CURRENT
Diagnóstico e Tratamento

EMERGÊNCIAS PEDIÁTRICAS

Tradução:
André Garcia Islabão
Jussara N.T. Burnier
Soraya Imon de Oliveira

Revisão técnica desta edição:
Patricia Miranda do Lago
Médica pediatra, intensivista pediátrica e de cuidados paliativos.
Chefe do Serviço de Emergência Pediátrica do Hospital de Clínicas de Porto Alegre (HCPA).
Professora adjunta do Departamento de Pediatria da Faculdade de Medicina da Universidade Federal do Rio Grande do Sul (UFRGS). Mestre e Doutora em Medicina: Pediatria e Saúde da Criança pela Pontifícia Universidade Católica do Rio Grande do Sul (PUCRS).

João Carlos Batista Santana
Médico pediatra e intensivista pediátrico do HCPA.
Professor adjunto do Departamento de Pediatria da Faculdade de Medicina da UFRGS.
Mestre e Doutor em Saúde da Criança e do Adolescente pela UFRGS.

Francisco Bruno
Médico pediatra e intensivista pediátrico do Hospital São Lucas da PUCRS e do HCPA.
Professor assistente da Faculdade de Medicina da PUCRS.
Mestre em Medicina: Pediatria e Saúde da Criança pela PUCRS.

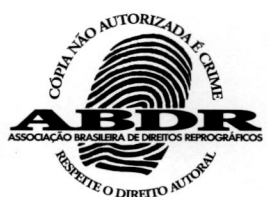

C976   CURRENT emergências pediátricas : diagnóstico e tratamento / C. Keith Stone ... [et al.] ; [tradução: André Garcia Islabão, Jussara N. T. Burnier, Soraya Imon de Oliveira ; revisão técnica: Patricia Miranda do Lago, João Carlos Batista Santana, Francisco Bruno]. – Porto Alegre : AMGH, 2016.
xxix, 769 p. il. color ; 25 cm.

ISBN 978-85-8055-544-8

1. Pediatria. 2. Medicina de emergência. I. Stone, C. Keith.

CDU 616-053.2

Catalogação na publicação: Poliana Sanchez de Araujo – CRB 10/2094

Um livro médico LANGE

CURRENT
Diagnóstico e Tratamento

EMERGÊNCIAS PEDIÁTRICAS

C. Keith Stone, MD, FACEP
Professor and Chairman
Department of Emergency Medicine
Texas A&M University Health Science Center
College of Medicine
Scott & White Healthcare
Temple, Texas

Roger L. Humphries, MD
Professor and Chair
Department of Emergency Medicine
University of Kentucky College of Medicine
Lexington, Kentucky

Dorian Drigalla, MD, FACEP
Associate Professor and Residency Director
Department of Emergency Medicine
Texas A&M University Health Science Center
College of Medicine
Scott & White Healthcare
Temple, Texas

Maria Stephan, MD, FAAP
Associate Professor of Emergency Medicine
University of Kentucky College of Medicine
Lexington, Kentucky
Richmond Emergency Physicians, Inc.
Bon Secours Health System
St. Mary's Hospital
Richmond, Virginia

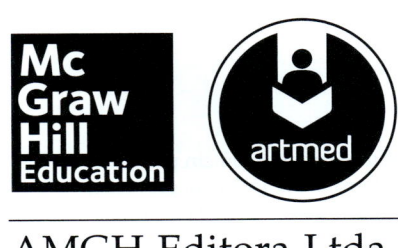

AMGH Editora Ltda.
2016

Obra originalmente publicada sob o título *Current diagnosis and treatment: pediatric emergency medicine*, 1st edition
ISBN 0071799451 / 9780071799454

Original edition copyright © 2014, McGraw-Hill Education Global Holdings, LLC. All rights reserved.

Portuguese language translation copyright © 2016 AMGH Editora Ltda., a Grupo A Educação S.A. company. All rights reserved.

Gerente editorial: *Letícia Bispo de Lima*

Colaboraram nesta edição:

Editora: *Mirian Raquel Fachinetto Cunha*

Arte sobre capa original: *Kaéle Finalizando Ideias*

Preparação de originais e leitura final: *Magda Regina Schwartzhaupt*

Editoração: *Know-how Editorial*

Nota

A medicina é uma ciência em constante evolução. À medida que novas pesquisas e a experiência clínica ampliam o nosso conhecimento, são necessárias modificações no tratamento e na farmacoterapia. Os autores desta obra consultaram as fontes consideradas confiáveis, num esforço para oferecer informações completas e, geralmente, de acordo com os padrões aceitos à época da publicação. Entretanto, tendo em vista a possibilidade de falha humana ou de alterações nas ciências médicas, os leitores devem confirmar estas informações com outras fontes. Por exemplo, e em particular, os leitores são aconselhados a conferir a bula de qualquer medicamento que pretendam administrar, para se certificar de que a informação contida neste livro está correta e de que não houve alteração na dose recomendada nem nas contraindicações para o seu uso. Essa recomendação é particularmente importante em relação a medicamentos novos ou raramente usados.

Reservados todos os direitos de publicação, em língua portuguesa, à
AMGH EDITORA LTDA., uma parceria entre GRUPO A EDUCAÇÃO S.A.
e McGRAW-HILL EDUCATION
Av. Jerônimo de Ornelas, 670 – Santana
90040-340 – Porto Alegre – RS
Fone: (51) 3027-7000   Fax: (51) 3027-7070

Unidade São Paulo
Av. Embaixador Macedo Soares, 10.735 – Pavilhão 5 – Cond. Espace Center
Vila Anastácio – 05095-035 – São Paulo – SP
Fone: (11) 3665-1100   Fax: (11) 3667-1333

SAC 0800 703-3444 – www.grupoa.com.br

É proibida a duplicação ou reprodução deste volume, no todo ou em parte,
sob quaisquer formas ou por quaisquer meios (eletrônico, mecânico, gravação,
fotocópia, distribuição na *Web* e outros), sem permissão expressa da Editora.

IMPRESSO NO BRASIL
PRINTED IN BRAZIL

Dedico esta 1ª edição à minha falecida mãe. Mantenho minha vontade de aprender e acredito que tudo é possível graças à sua coragem e dedicação aos meus primeiros anos de vida. Sua partida prematura me faz lembrar de viver cada dia. Seu amor é a base da minha vida como marido, pai e médico.

Dorian Drigalla

Ao meu marido, James, por seu apoio contínuo em todos os meus projetos, e em memória e honra de meus pais, Tim e Thomai, que tornaram possível eu ser médica.

Maria Stephan

Autores

Adam Scrogham, MD
Resident Physician
Department of Emergency Medicine
University of Kentucky College of Medicine
Lexington, Kentucky
Trauma de mão

Alicia Shirakbari, MD
Assistant Professor
Department of Emergency Medicine
University of Kentucky College of Medicine
Lexington, Kentucky
Ortopedia: distúrbios não traumáticos

Andrew L. Juergens II, MD
Assistant Professor and Assistant Residency Director
Department of Emergency Medicine
Texas A&M University Health Science Center
College of Medicine
Scott & White Healthcare
Temple, Texas
Comprometimento da via aérea

Andrew Morris, DO
Resident Physician
Department of Emergency Medicine
Texas A&M Health Science Center
College of Medicine
Scott & White Healthcare
Temple, Texas
Parada cardíaca

Anthony James, MD
Resident Physician
Department of Emergency Medicine
Texas A&M University Health Science Center
College of Medicine
Scott and White Healthcare
Temple, Texas
Sofrimento respiratório

Blake D. Hatfield, MSIV
Department of Emergency Medicine
Texas A&M Health Science Center College of Medicine
Scott & White Memorial Hospital
Temple, Texas
Coma

Brandon Pace, MD
Resident Physician
Department of Emergency Medicine
University of Kentucky College of Medicine
Lexington, Kentucky
Síndrome da morte súbita infantil e eventos com aparente risco de morte

Brett Trullender, MS, PT, MSIV
Texas A&M School of Medicine
College Station, Texas
Cianose

Brian Adkins, MD
Associate Professor
Department of Emergency Medicine
University of Kentucky College of Medicine
Lexington, Kentucky
Trauma de mão

Brian Hawkins, MD
Assistant Professor
Department of Emergency Medicine
University of Kentucky College of Medicine
Lexington, Kentucky
Síndrome da morte súbita infantil e eventos com aparente risco de morte

Brian Wagers, MD
Fellow in Pediatric Emergency Medicine
Division of Emergency Medicine
Cincinnati Children's Hospital Medical Center
Cincinnati, Ohio
Emergências psiquiátricas

Brit Anderson, MD
Pediatric Emergency Medicine Fellow
Department of Emergency Medicine
Cincinnati Children's Hospital Medical Center
Cincinnati, Ohio
Síncope

Brooks Keeshin, MD
Fellow, Child Abuse Pediatrics
Mayerson Center for Safe and Healthy Children
Cincinnati Children's Hospital Medical Center
Cincinnati, Ohio
Avaliação de abuso sexual no serviço de emergência

AUTORES

C. J. Buckley, MD
Assistant Professor
Department of Emergency Medicine
Texas A&M University Health Science Center
College of Medicine
Scott & White Healthcare
Temple, Texas
Trauma não acidental

C. Keith Stone, MD, FACEP
Professor and Chairman
Department of Emergency Medicine
Texas A&M University Health Science Center
College of Medicine
Scott & White Healthcare
Temple, Texas
Estado epiléptico
Cefaleia

Cassandra Zhuang, BS
Medical Student
Round Rock, Texas
Emergências oculares

Charles Tad Stiles, MD, FACEP
Assistant Professor
Department of Emergency Medicine
Texas A&M University Health Science Center
College of Medicine
Scott & White Healthcare
Temple, Texas
Febre

Christopher Colvin, MD
Emergency Service Partners
Austin, Texas
Sedação e analgesia em procedimentos pediátricos

Collin S. Goto, MD
Associate Professor of Pediatrics
Medical Toxicologist
Division of Emergency Medicine
Department of Pediatrics
Children's Medical Center of Dallas
University of Texas Southwestern Medical Center
Dallas, Texas
Ingestões e exposições tóxicas

Constance M. McAneney, MD, MS
Professor of Clinical Pediatrics
Division of Emergency Medicine
Cincinnati Children's Hospital Medical Center
Cincinnati, Ohio
Diarreia e vômitos

Corinne L. Bria, MD
Assistant Professor of Clinical Pediatrics
Division of Emergency Medicine
Cincinnati Children's Hospital Medical Center
Cincinnati, Ohio
Diarreia e vômitos

Craig J. Huang, MD
Associate Professor
Division of Pediatric Emergency Medicine
University of Texas Southwestern Medical Center
Children's Medical Center
Emergency Services
Dallas, Texas
Trauma torácico

Craig T. Carter, DO
Associate Professor
Department of Emergency Medicine and Pediatrics
University of Kentucky College of Medicine
Chandler Medical Center
Lexington, Kentucky
Emergências dermatológicas

Cristina M. Estrada, MD
Fellowship Director, Pediatric Emergency Medicine
Assistant Residency Director, Emergency Medicine
Department of Pediatrics
Vanderbilt Children's Hospital
Division of Pediatric Emergency Medicine
Nashville, Tennessee
Doenças infecciosas
Crianças com necessidades especiais e dependentes de alta tecnologia

David A. Smith, MD
Assistant Professor
Department of Emergency Medicine
Texas A&M University Health Science Center
College of Medicine
Scott & White Healthcare
Temple, Texas
Emergências pulmonares

Dhriti Mukhopadhyay, MD
Resident, Department of Surgery
Texas A&M University Health Science Center
College of Medicine
Scott & White Healthcare
Temple, Texas
Trauma geniturinário

AUTORES

Dominic Lucia, MD
Assistant Professor
Department of Emergency Medicine
Texas A&M University Health Science Center
College of Medicine
Medical Director
McLane Children's Hospital of Scott & White
Scott & White Healthcare
Temple, Texas
Sofrimento respiratório

Dorian Drigalla, MD, FACEP
Associate Professor and Residency Director
Department of Emergency Medicine
Texas A&M University Health Science Center
College of Medicine
Scott & White Healthcare
Temple, Texas
Trauma não acidental
Trauma maxilofacial e cervical
Emergências ambientais

Douglas Patton, MD
Resident Physician
Department of Emergency Medicine
Texas A&M University Health Science Center
College of Medicine
Scott & White Healthcare
Temple, Texas
Emergências cardíacas

Emily A. Porter, MD
Metropolitan Methodist Hospital
San Antonio, Texas
Dor abdominal

Eric William Stern, MD
Assistant Professor
Department of Emergency Medicine
Texas A&M University Health Science Center
    College of Medicine
Scott & White Healthcare
Temple, Texas
Trauma geniturinário
Emergências cardíacas

Evan Moore, MS IV
Medical Student
University of Kentucky College of Medicine
Lexington, Kentucky
Emergências dermatológicas

Halim Hennes, MD, MS
Professor of Pediatrics and Surgery
Department of Pediatrics
Division of Pediatric Emergency Medicine
University of Texas Southwestern Medical Center
Dallas, Texas
Trauma abdominal

Heather Kleczewski, MD
Assistant Professor of Pediatrics
Division of Emergency Medicine
Department of Pediatrics
University of Texas Southwestern Medical Center
Division of Emergency Medicine
Dallas, Texas
Abordagem ao paciente com trauma múltiplo

Ian D. Kane, MD
Division of Pediatric Emergency Medicine
Department of Pediatrics
Vanderbilt Children's Hospital
Nashville, Tennessee
Doenças infecciosas

Ian Taylor McGraw, MS, MS1
Texas A&M College of Medicine
Temple, Texas
Lesão térmica e inalação de fumaça

Irma Ugalde, MD
Assistant Professor
Baylor College of Medicine
Texas Children's Hospital
Houston, Texas
Choque

J. Scott Wieters, MD
Assistant Professor
Department of Emergency Medicine
Texas A&M Health Science Center
College of Medicine
Scott & White Healthcare
Temple, Texas
Parada cardíaca

Jakob Kissel, MD
Resident Physician
Department of Emergency Medicine
University of Kentucky College of Medicine
Lexington, Kentucky
Trauma craniano

AUTORES

James E. Morris, MD, MPH
Associate Professor
Department of Emergency Medicine
Texas A&M Health Science Center
College of Medicine
Scott & White Healthcare
Temple, Texas
Coma

Jason N. Collins, MD, FACEP
Assistant Professor
Department of Emergency Medicine
Texas A&M University Health Science Center
College of Medicine
Scott & White Healthcare
Temple, Texas
Emergências orais e otorrinolaringológicas

Jendi Haug, MD
Assistant Professor of Pediatrics
Department of Pediatrics
Division of Pediatric Emergency Medicine
University of Texas Southwestern, Children's Medical Center of Dallas
Dallas, Texas
Emergências ginecológicas

Jenny Glover, MS
Texas A&M School of Medicine
College Station, Texas
Comprometimento da via aérea

Jessica Kanis, MD
Fellow, Pediatric Emergency Medicine
Division of Emergency Medicine
Cincinnati Children's Hospital Medical Center
Cincinnati, Ohio
Trauma de extremidades

Jo-Ann O. Nesiama, MD, MS
Assistant Professor
Division of Pediatric Emergency Medicine
University of Texas Southwestern Medical Center
Children's Medical Center
Dallas, Texas
Trauma torácico

Jon Jaffe, MD
Assistant Professor
Department of Emergency Medicine
Texas A&M University Health Science Center
College of Medicine
Scott & White Healthcare
Temple, Texas
Equilíbrio hídrico e eletrolítico

Jonathan Wheatley, MD
Resident, Department of Emergency Medicine
Texas A&M University Health Science Center
College of Medicine
Scott & White Healthcare
Temple, Texas
Lesões de tecidos moles e cuidados com feridas

Joseph W. Heidenreich, MD, FACEP
Emergency Service Partners
Austin, Texas
Parada cardíaca

Julia Martin, MD, FACEP
Associate Professor
Department of Emergency Medicine
University of Kentucky College of Medicine
Lexington, Kentucky
Trauma craniano

Jullie Phillips, MD
Clinical Instructor, Pediatric Emergency Medicine
Department of Pediatrics
Vanderbilt Children's Hospital
Division of Pediatric Emergency Medicine
Nashville, Tennessee
Crianças com necessidades especiais e dependentes de alta tecnologia

Kathi Makoroff, MD
Associate Professor of Pediatrics
Department of Pediatrics
University of Cincinnati College of Medicine
Mayerson Center for Safe and Healthy Children
Cincinnati, Ohio
Avaliação de abuso sexual no serviço de emergência

Kenneth Yen, MD, MS
Associate Professor of Pediatrics
Department of Pediatrics
Division of Pediatric Emergency Medicine
University of Texas Southwestern Medical Center
Dallas, Texas
Emergências ginecológicas

Khylie McGee, MD
Resident, Department of Emergency Medicine
Texas A&M University Health Science Center,
    College of Medicine
Scott & White Healthcare
Temple, Texas
Lesão térmica e inalação de fumaça

AUTORES

LeeAnne Feher, MS III
Texas A&M School of Medicine
College Station, Texas
Cianose

Manoj P. Reddy, BS
Texas A&M School of Medicine
College Station, Texas
Comprometimento da via aérea

Margaret Strecker-McGraw, MD, FACEP
Assistant Professor
Texas A&M University Health Science Center,
    College of Medicine
Scott & White Healthcare
Temple, Texas
Lesão térmica e inalação de fumaça

Mary Greiner, MD
Assistant Professor of Pediatrics
Department of Pediatrics
University of Cincinnati College of Medicine
Mayerson Center for Safe and Healthy Children
Cincinnati Children's Hospital Medical Center
Cincinnati, Ohio
Avaliação de abuso sexual no serviço de emergência

Mary Wardrop, MD
Resident Physician
Department of Emergency Medicine
University of Kentucky College of Medicine
Lexington, Kentucky
Lesões por submersão

Matt Dawson, MD, RDMS, RDCS
Associate Professor
Department of Emergency Medicine
University of Kentucky
Lexington, Kentucky
Ultrassonografia de emergência à beira do leito

Matthew N. Graber, MD, PhD, FAAEM
Institutional Research Director and Attending
    Emergency Physician
Kaweah Delta Medical Center
Visalia, California
Emergências endócrinas e metabólicas

Mercedes Uribe, MD
Assistant Professor of Pediatrics
Department of Pediatrics
Division of Pediatric Emergency Medicine
University of Texas Southwestern
Dallas, Texas
Trauma abdominal

Michael Feldmeier, MD
Resident Physician
Department of Emergency Medicine
University of Kentucky College of Medicine
Lexington, Kentucky
Ortopedia: distúrbios não traumáticos

Michelle Eckerle, MD
Clinical Fellow
Division of Emergency Medicine
Cincinnati Children's Hospital Medical Center
Cincinnati, Ohio
Emergências hematológicas e oncológicas

Nicholas Irwin, MD
Resident Physician
Department of Emergency Medicine
University of Kentucky College of Medicine
Lexington, Kentucky
Emergências neurológicas

Pamela J. Okada, MD, FAAP, FACEP
Associate Professor of Pediatrics
Division of Pediatric Emergency Medicine
University of Texas
Southwestern Medical School
Children's Medical Center of Dallas
Dallas, Texas
Emergências gastrintestinais

Patrick Russell, MD
Department of Emergency Medicine
University of Kentucky College of Medicine
Lexington, Kentucky
Ultrassonografia de emergência à beira do leito

Richard M. Ruddy, MD
Director, Division of Emergency Medicine
Cincinnati Children's Hospital Medical Center
Professor of Pediatrics
University of Cincinnati College of Medicine
Cincinnati, Ohio
Emergências hematológicas e oncológicas

Richard Whitworth, MD
Chief Resident
Department of Emergency Medicine
Texas A&M University Health Science Center
College of Medicine
Scott & White Healthcare
Temple, Texas
Equilíbrio hídrico e eletrolítico

AUTORES

Robert D. Greenberg, MD, FACEP
Associate Professor and Vice-Chair
Director, Division of Prehospital Medicine
Department of Emergency Medicine
Texas A&M Health Science Center
College of Medicine
Scott & White Healthcare
Temple, Texas
Emergências oculares

Robert K. Minkes, MD, PhD
Professor, Division of Pediatric Surgery
University of Texas, Southwestern Medical School
Children's Medical Center of Dallas
Dallas, Texas
Emergências gastrintestinais

Roger L. Humphries, MD
Professor and Chair
Department of Emergency Medicine
University of Kentucky College of Medicine
Lexington, Kentucky
Emergências neurológicas

Ruqayya Gill, MBS, DO
Attending Emergency Physician
Kaweah Delta Medical Center
Visalia, California
Emergências endócrinas e metabólicas

Ryan P. Morrissey, MD
Assistant Professor
Department of Emergency Medicine
Medical Director, Central Texas Poison Center
Texas A&M University Health Science Center
College of Medicine
Scott & White Healthcare
Temple, Texas
Dor abdominal

Ryun Summers, DO
Resident, Department of Emergency Medicine
Texas A&M University Health Science Center
College of Medicine
Scott & White Healthcare
Temple, Texas
Trauma geniturinário

Sameer Desai, MD
Associate Professor
Department of Emergency Medicine
University of Kentucky
Lexington, Kentucky
Lesões por submersão

Sandy Y. Lee, BS
Medical Student-IV
Texas A&M University Health Science Center
College of Medicine
Temple, Texas
Emergências orais e otorrinolaringológicas

Scott A. Letbetter, MD
Resident Physician
Department of Emergency Medicine
Texas A&M Health Science Center
College of Medicine
Scott & White Memorial Hospital and McLane
   Children's Hospital
Temple, Texas
Emergências renais e geniturinárias

Scott A. McAninch, MD, FACEP
Assistant Professor
Department of Emergency Medicine
Texas A&M Health Science Center
College of Medicine
Scott & White Memorial Hospital and McLane
   Children's Hospital
Temple, Texas
Emergências renais e geniturinárias

Selena Hariharan, MD, MHSA
Assistant Professor of Pediatrics
Division of Emergency Medicine
Cincinnati Children's Hospital Medical Center
Cincinnati, Ohio
Emergências psiquiátricas

Shawn Horrall, MD, DTM&H
Assistant Professor
Department of Emergency Medicine
Texas A&M University Health Science Center
College of Medicine
Scott & White Healthcare
Temple, Texas
Lesões de tecidos moles e cuidados com feridas

Sing-Yi Feng, MD
Assistant Professor of Pediatrics
Medical Toxicologist
Division of Emergency Medicine
Department of Pediatrics
Children's Medical Center of Dallas
University of Texas Southwestern Medical Center
Dallas, Texas
Ingestões e exposições tóxicas

AUTORES

Sophia A. Koen, MD
Dallas Regional Medical Center
Mesquite, Texas
Cefaleia

Stephen McConnell, MD
Emergency Service Partners
Austin, Texas
Procedimentos de emergência
Trauma maxilofacial e cervical

Susan M. Scott, MD
Associate Professor of Pediatrics
Division of Emergency Medicine
Department of Pediatrics
University of Texas Southwestern Medical Center
Dallas, Texas
Abordagem ao paciente com trauma múltiplo

Taylor Ratcliff, MD, EMT-P
Assistant Professor
Department of Emergency Medicine
Texas A&M University Health Science Center
College of Medicine
Scott & White Healthcare
Temple, Texas
Cianose

Terren Trott, MD
Resident Physician
Department of Emergency Medicine
University of Kentucky College of Medicine
Lexington, Kentucky
Trauma de mão

Thomas Cunningham, MS IV
University of Kentucky College of Medicine
Lexington, Kentucky
Lesões por submersão

Thomas R. Jones, MD, Mdiv, FAAEM
Associate Professor
Department of Emergency Medicine
Texas A&M University Health Science Center
College of Medicine
Scott & White Healthcare
Temple, Texas
Abordagem ao paciente no serviço de emergência pediátrica

Timothy E. Brenkert, MD
Assistant Professor of Clinical Pediatrics
Division of Emergency Medicine
Cincinnati Children's Hospital Medical Center
Cincinnati, Ohio
Trauma de extremidades

Timothy R. Howes, MD
Resident Physician
Department of Emergency Medicine
University of Kentucky College of Medicine
Lexington, Kentucky
Emergências dermatológicas

Tyler McSpadden, MD
Resident, Department of Emergency Medicine
Texas A&M University Health Science Center,
   College of Medicine
Scott & White Healthcare
Temple, Texas
Emergências ambientais

Prefácio

CURRENT Emergências pediátricas: diagnóstico e tratamento foi idealizado para apresentar informações concisas, práticas e fáceis de assimilar para o diagnóstico e o tratamento de um amplo espectro de condições pediátricas que se apresentam no serviço de emergência. Os capítulos enfatizam o manejo imediato de problemas que ameaçam a vida, apresentando, na sequência, a avaliação e o tratamento de distúrbios específicos. Este livro auxiliará estudantes, residentes e médicos que atuam em medicina de emergência a proverem cuidados a pacientes pediátricos.

DESTAQUES

Ao manter a tradição desta série, *CURRENT Emergências pediátricas: diagnóstico e tratamento* fornece ao leitor um texto completo, porém escrito de forma sucinta, para prover aos médicos dos serviços de emergência pediátrica acesso rápido a informações precisas e úteis que irão ajudá-los na sua prática diária.

Por se concentrar nos aspectos práticos dos cuidados de emergência, este livro traz pouca discussão a respeito das ciências básicas ou fisiopatologia das doenças. Além disso, a discussão sobre o manejo enfatiza os tratamentos fornecidos rotineiramente no serviço de emergência.

PÚBLICO-ALVO

O livro será útil a todos os que praticam a medicina de emergência, incluindo médicos, residentes, alunos de graduação e pós-graduação em medicina, além de fornecer informações valiosas para profissionais de enfermagem e provedores de atendimento pré-hospitalar.

ORGANIZAÇÃO

O livro é organizado com base em prioridades e orientado por problemas. Os capítulos da Seção I, Aspectos Especiais, são escritos em formato não estruturado. Os capítulos da Seção II, Manejo de Problemas Comuns, são apresentados em formato baseado em problemas: distúrbios com risco à vida são discutidos primeiro, seguidos por uma apresentação de distúrbios específicos. Este formato segue sendo utilizado nas Seções III, Emergências em Trauma, e IV, Emergências Não Traumáticas.

AGRADECIMENTOS

Agradecemos à equipe da McGraw-Hill, Anne Sydor, Christie Naglieri e Christine Barcellona, por sua paciência e apoio durante o preparo dos originais. Agradecemos também às nossas famílias, Gail e Chase, Jessica, Luke e Cash, pelo amor e apoio que nos permitiu dedicar o tempo necessário para produzir este livro.

C. Keith Stone, MD
Dorian Drigalla, MD

Sumário

Seção I. Aspectos Especiais

1. Abordagem ao paciente no serviço de emergência pediátrica — 1

Thomas R. Jones, MD, Mdiv

- Avaliação inicial — 1
  - História — 1
  - Exame físico — 2
  - Considerações adicionais — 2

2. Ultrassonografia de emergência à beira do leito — 3

Matt Dawson, MD, RDMS, RDCS e Patrick Russell, MD

- Avaliação ultrassonográfica estendida focada para o trauma — 3
- Bloqueios nervosos — 7
- Ultrassonografia pulmonar — 9
- Ultrassonografia cardíaca — 11
- Ultrassonografia dos tecidos moles — 12
- Apendicite — 12
- Torsão testicular — 13
- Ultrassonografia rápida para choque e hipotensão — 15
- Ultrassonografia da vesícula — 16
- Estenose pilórica — 18
- Intussuscepção — 18
- Acesso vascular — 20
- Ultrassonografia musculoesquelética — 22
- Ultrassonografia ocular — 24

3. Procedimentos de emergência — 26

Stephen McConnell, MD

- Considerações gerais — 26
- Manejo da via aérea — 26
- Procedimentos torácicos — 26
  - Drenagem torácica — 26
- Procedimentos cardíacos — 30
  - Cardioversão e desfibrilação — 30
  - Marca-passo cardíaco — 30
  - Pericardiocentese — 31
- Procedimentos vasculares — 33
  - Colocação de cateter intravenoso periférico — 33
- Cateterização do vaso umbilical — 34
- Acesso venoso central — 35
  - Dissecção venosa para cateterização — 39
  - Acesso intraósseo — 40
  - Colocação de cateter arterial — 43
- Procedimentos gastrintestinais — 45
  - Reposicionamento de sonda de gastrostomia — 45
- Procedimento nos tecidos moles — 46
  - Incisão e drenagem de abscessos — 46
- Procedimentos em otorrinolaringologia — 46
  - Corpo estranho no canal auditivo externo — 46
  - Remoção de corpo estranho nasal — 47
  - Manejo de epistaxe — 48
- Procedimentos musculoesqueléticos — 49
  - Luxações e subluxações — 49
  - Artrocentese — 50
- Procedimentos neurológicos — 51
  - Punção lombar — 51
- Procedimentos urológicos — 52
  - Punção suprapúbica — 52

4. Sedação e analgesia em procedimentos pediátricos — 53

Christopher Colvin, MD

- Considerações gerais — 53
- Sedação procedural e estágios da analgesia — 53
  - Avaliação da sedação procedural e analgesia — 54
  - Monitorização — 54
  - Escala de sedação — 55
  - Conclusão da sedação e encaminhamento do paciente — 56
  - Agentes para sedação procedural e analgesia — 56
  - Agentes de reversão — 58

5. Trauma não acidental — 60

Dorian Drigalla, MD, FACEP e C. J. Buckley, MD

- Manejo imediato de problemas que ameaçam a vida — 60
  - Maus-tratos infantis — 60
    - Violência física — 60
    - Negligência — 60
    - Abuso sexual — 60
    - Abuso emocional — 61
  - Epidemiologia — 61
    - História — 61
    - Exame físico — 62
    - Diagnóstico diferencial — 65
    - Avaliação diagnóstica — 65
    - Manejo — 68

6. Avaliação de abuso sexual no serviço de emergência — 71

Kathi Makoroff, MD, MEd, Mary Greiner, MD e Brooks Keeshin, MD

- Generalidades sobre o abuso sexual — 71
  - Avaliação diagnóstica — 71
    - Ataque sexual agudo — 73

Secreção vaginal em meninas pré-puberais 75
Sangramento vaginal em crianças 76
Simulações 77

Seção II. Manejo de Problemas Comuns

7. Parada cardíaca 81

Joseph W. Heidenreich, MD, FACEP, J. Scott Wieters, MD e Andrew Morris, DO

Parada cardíaca em crianças 81
   Criança apneica/sem pulso 81
   Guias adjuntos que reduzem erros 81
Ressuscitação cardiopulmonar 84
   Suporte básico de vida/suporte avançado de vida em pediatria 84
   Desfibrilação/cardioversão 84
   Desfibrilador externo automático 85
Via aérea 85
   Adjuntos da via aérea 85
   Via aérea avançada 85
Respiração 85
Circulação 86
   Avaliação 86
   Acesso intravenoso 86
Arritmias letais 86
   Taquicardia ventricular sem pulso/fibrilação ventricular 86
Considerações neonatais 87
   Ressuscitação inicial 87
   Via aérea/respiração 87
   Ressuscitação cardiopulmonar e medicações 87
   Medidas pós-ressuscitação 87
Manejo farmacológico 88
   Medicações selecionadas 88
Cuidados pós-ressuscitação 90
Presença da família durante a ressuscitação 91
Término da ressuscitação 91
Cuidados pós-morte 91

8. Síndrome da morte súbita infantil e eventos com aparente risco de morte 92

Brandon Pace, MD e Brian Hawkins, MD

Generalidades sobre as condições clínicas 92
   Síndrome da morte súbita infantil 92
   Resumo 93
   Eventos com aparente risco à vida 94
   Resumo de eventos com aparente risco de morte e síndrome da morte súbita infantil 95

9. Comprometimento da via aérea 98

Andrew L. Juergens II, MD, Jenny Glover, MS e Manoj P. Reddy, BS

Considerações anatômicas do paciente pediátrico 98
Sinais de sofrimento respiratório 98

Determinação da causa de sofrimento respiratório 100
Tratamentos 100
   Modalidades não invasivas 100
Modalidades invasivas 104
   Intubação endotraqueal 104

10. Choque 113

Subhankar Bandyopadhyay, MD e Irma Ugalde, MD

Fisiopatologia 113
   Falha na macrocirculação 113
   Fornecimento normal de oxigênio e falência na microcirculação 114
Tipos de choque 114
   Choque hipovolêmico 114
   Choque distributivo 114
   Choque cardiogênico 115
   Choque obstrutivo 115
Apresentação clínica e reconhecimento de choque 115
   Choque compensado 115
   Choque descompensado 115
Manejo 116
   Choque hipovolêmico 116
   Choque cardiogênico 116
   Choque distributivo 116

11. Cianose 120

Taylor Ratcliff, MD, EMT-P, Brett Trullender, MS, PT, MS IV e LeeAnne Feher, MS III

Considerações gerais 120
   Achados do exame físico 120
   Diagnóstico diferencial 122
   Avaliação de cianose pediátrica e neonatal 123
   Tratamento 124
   Encaminhamento 124

12. Sofrimento respiratório 126

Dominic Lucia, MD e Anthony James, MD

Manejo imediato de problemas que ameaçam a vida 126
   Avaliação da gravidade e administração dos cuidados necessários imediatos 126
   Avaliação da adequação da oxigenação 126
   Obstrução grave da via aérea superior 126
   Alteração do sensório com respiração superficial 127
   Pneumotórax hipertensivo 128
   Asma grave 128
Tratamento de emergência de distúrbios específicos 130
   Colapso pulmonar 130
   Perda de parênquima pulmonar funcional 131
Doenças da via aérea 133
   Obstrução da via aérea 133
   Outras condições 136

13. Lesões por submersão — 138

Sameer Desai, MD, Mary Wardrop, MD e Thomas Cunningham, MS IV

Lesões por submersão — 138
   Epidemiologia — 138
   Definição — 138
   Fisiopatologia — 138
   Manejo no serviço de emergência — 139
   Prognóstico — 140

14. Febre — 141

Charles Tad Stiles, MD, FACEP

Considerações gerais — 141
Febre aguda do nascimento aos 29 dias — 141
Febre aguda em bebês com idade entre 29 e 90 dias — 142
Febre aguda em idade de 3 a 36 meses — 143
Febre aguda na criança após 36 meses — 144
Febre de origem desconhecida — 145
Febre na criança imunocomprometida — 147
Manejo da febre — 147

15. Dor abdominal — 149

Ryan P. Morrissey, MD e Emily A. Porter, MD

Avaliação do paciente pediátrico com dor abdominal — 149
   História — 149
   Exame físico — 152
   Exames laboratoriais — 153
   Avaliação radiológica — 153
   Medidas alternativas para o manejo da dor abdominal — 154
Manejo de distúrbios específicos — 155
   Distúrbios intestinais — 155
   Distúrbios hepatobiliares — 156
   Outros distúrbios que causam dor abdominal — 156

16. Vômitos e diarreia — 158

Corinne L. Bria, MD e Constance M. McAneney, MD, MS

Vômito — 158
   Recém-nascidos (com menos de 3 meses) — 158
   Crianças maiores (3 meses a 3 anos) — 161
   Crianças mais velhas e adolescentes — 164
Diarreia — 165
   Diarreia infecciosa — 165
   Diarreia parenteral — 170

17. Equilíbrio hídrico e eletrolítico — 171

Jon Jaffe, MD e Richard Whitworth, MD

Distúrbios de volume — 171
   Considerações gerais — 171
   Depleção de volume — 171
   Sobrecarga de volume — 172
Distúrbios do sódio — 172
   Considerações gerais — 172
Distúrbios do potássio — 174
   Considerações gerais — 174
Distúrbios do cálcio — 176
   Considerações gerais — 176
Terapia de manutenção intravenosa — 177
   Considerações gerais — 177
Terapia de déficit de líquidos — 177
   Considerações gerais — 177
Técnicas de hidratação — 178
   Considerações gerais — 178

18. Síncope — 179

Brit Anderson, MD e Seema Bhatt, MD, MS

Manejo imediato de problemas que ameaçam a vida que causam síncope — 179
   Doença cardíaca estrutural — 179
   Outras doenças cardíacas estruturais — 181
   Doença cardíaca funcional — 181
   Doença cardíaca elétrica primária — 182
Tratamento de emergência de distúrbios específicos — 186
   Definição e causas de síncope — 186
   Epidemiologia — 186
   História — 186
   Exame físico — 186
   Avaliação diagnóstica — 186
Condições variadas — 189
   Condições que simulam síncope — 189

19. Coma — 190

James E. Morris, MD, MPH e Blake D. Hatfield, MSIV

Manejo imediato de problemas que ameaçam a vida — 190
   Consições gerais — 190
   Manejo inicial — 190
   Avaliação neurológica — 190
   Pressão Intracraniana aumentada e herniação — 191
Investigação avançada do paciente comatoso — 193
   História — 193
   Exame físico — 193
   Imagem — 193
   Avaliação laboratorial — 194
Tratamento de emergência de distúrbios específicos que causam coma — 194
   Lesões estruturais — 194
      Hemorragia intracerebral — 194
      Hematoma subdural — 195
      Hematoma epidural — 195
      Tumor cerebral — 195
      Abscesso cerebral — 196

Causas metabólicas de coma	196
Considerações gerais	196
Hipoglicemia	196
Overdose de medicamentos e drogas	197
Intoxicação por álcool	197
Overdose de narcóticos	197
Gama-hidroxibutirato	198
Medicamentos e drogas que causam estado epiléptico	198
Hiponatremia	198
Hipotermia e hipertermia	198
Meningite	198
Erros inatos do metabolismo que causam coma	199
Síndrome de Reye	199
Outros distúrbios que causam coma	200
Trauma não acidental	200
Convulsão	200
Critérios de morte cerebral	200

20. Estado epiléptico   202
C. Keith Stone, MD, FACEP

Estado epiléptico convulsivo	202
Considerações gerais	202
Proteção da via aérea	202
Inserção de cateter intravenoso	202
Exclusão de hipoglicemia	202
Protocolo para tratamento medicamentoso	202
Manutenção da ventilação	204
Tomografia computadorizada	204
Punção lombar	204
Encaminhamento	204
Estado epiléptico não convulsivo	205
Considerações gerais	205
Achados clínicos	205
Avaliação	205
Tratamento	205
Encaminhamento	205

21. Cefaleia   206
C. Keith Stone, MD, FACEP e Sophia A. Koen, MD

Avaliação imediata e manejo da cefaleia causada por condições com risco de morte	206
Meningite bacteriana aguda	206
Encefalite por herpes simples	207
Hemorragia subaracnoide	207
Manejo de distúrbios específicos que causam cefaleia primária	208
Enxaqueca	208
Cefaleia em salva	209
Cefaleia de tensão	209
Manejo de distúrbios específicos que causam cefaleia secundária	210
Síndrome pós-concussão	210
Massa intracraniana	210
Hipertensão intracraniana idiopática (pseudotumor cerebral)	210
Sinusite aguda	211

Seção III. Emergências em Trauma

22. Abordagem ao paciente com trauma múltiplo   213
Heather Kleczewski, MD e Susan M. Scott, MD

Visão geral	213
Avaliação primária	213
Via aérea	213
Avaliação	214
Intervenções de emergência na via aérea	214
Imobilização da coluna cervical	216
Respiração	216
Avaliação	216
Pneumotórax hipertensivo	216
Pneumotórax aberto	217
Hemotórax	217
Tamponamento cardíaco	217
Tórax instável	217
Circulação	217
Avaliação	217
Características fisiológicas das crianças	217
Ressuscitação líquida	218
Incapacidade	218
Escala de coma de Glasgow em lactentes e adultos	218
Sinais físicos e achados na pressão intracraniana	218
Tratamento	218
Exposição e ambiente	219
Remoção das roupas e movimentação em bloco	219
Avaliação secundária	219
Exame da cabeça aos pés	219
História clínica	219
Exames laboratoriais	219
Exames laboratoriais e de imagem	219
Sonda nasogástrica, sonda orogástrica e sonda de Foley	220

23. Trauma craniano   221
Jakob Kissel, MD e Julia Martin, MD, FACEP

Manejo imediato de problemas que ameaçam a vida	221
Imobilização da coluna cervical	221
Via aérea	221
Respiração	221
Circulação	221
Incapacidade	222
Exposição	222
Outros problemas	222
Convulsões	222

Agressividade	222
Controle da dor	223
Avaliação diagnóstica adicional e tratamento de emergência de distúrbios específicos	223
Concussão/trauma craniano fechado	223
Hematoma de couro cabeludo	224
Lacerações do couro cabeludo	224
Fraturas de crânio: fechada/aberta/deprimida/basilar	225
Contusões cerebrais	226
Lesão axonal difusa	226
Hematoma epidural	226
Hematoma subdural	227
Hemorragia subaracnoide traumática	227
Miscelânea (casos/populações especiais, outros itens difíceis)	228
Trauma não acidental	228
Coagulopatia	228
Critérios de alta	228

24. Trauma maxilofacial e cervical — 229

Stephen McConnel, MD e Dorian Drigalla, MD, FACEP

Manejo imediato de problemas que ameaçam a vida	229
Manejo da via aérea	229
Lesões laríngeas e traqueais	229
Lesões faciais e cervicais	229
Respiração	229
Circulação	230
Incapacidade	230
Trauma cervical	230
Lesões cervicais penetrantes	230
Lesões cervicais traumáticas fechadas	231
Trauma de tecidos moles maxilofaciais	232
Lesão de nervo	232
Lesão de glândula parótida	232
Lesão ocular	232
Mordidas de animais	232
Avulsão de tecidos	232
Lesão nasal	232
Lesão de orelhas	233
Fraturas maxilofaciais	233
Fraturas de mandíbula	233
Lesões dentais	234
Fraturas maxilares (le fort)	235
Fratura do complexo zigomaticomaxilar	237
Fraturas orbitais	238
Fraturas nasais	238
Fraturas de seio frontal	239
Fraturas do osso temporal	240
Lesões nas orelhas	240
Hematoma auricular	240
Lacerações auriculares	241
Distúrbios otológicos após trauma craniano	241

25. Trauma torácico — 242

Jo-Ann O. Nesiama, MD, MS e Craig J. Huang, MD

Visão geral	242
Fisiopatologia	242
Manejo imediato de problemas que ameaçam a vida	242
Estabelecimento de via aérea, respiração e circulação	242
Controle da dor	242
Manejo imediato de lesões que ameaça a vida	242
Pneumotórax hipertensivo	243
Pneumotórax aberto (ferida torácica de sucção)	243
Hemotórax	244
Tamponamento cardíaco	244
Tórax instável	244
Lesões potencialmente ameaçadoras à vida	245
Contusão pulmonar	245
Contusão miocárdica	246
Hérnia diafragmática	246
Ruptura esofágica	247
Ruptura aórtica	247
Lesão traqueobrônquica	248
Outras lesões	248
Fraturas costais	248
Fraturas de esterno	249
Asfixia traumática	249
Comoção cardíaca	249
Trauma penetrante com toracotomia no serviço de emergência	250

26. Trauma abdominal — 251

Mercedes Uribe, MD e Halim Hennes, MD, MS

Visão geral	251
Tipos de lesões	251
Lesão abdominal fechada	251
Lesões penetrantes	251
Manejo de lesões que ameaçam a vida	251
Avaliação	251
Tratamento	252
Exames diagnósticos	252
Manejo de emergência de lesões específicas	255
Lesões esplênicas	255
Lesões hepáticas	256
Lesões renais	258
Lesão visceral	259

27. Trauma geniturinário — 261

Eric William Stern, MD, Ryun Summers, DO e Dhriti Mukhopadhyay, MD

Considerações gerais	261
Trauma renal fechado	261
Trauma ureteral	262
Trauma testicular	265
Lesão uretral	266

Lesão vesical	266
Lesões a cavaleiro	267

28. Trauma espinal — 269
Mohamed Badawy, MD

Manejo de pacientes com suspeita de lesão espinal	269
Imobilização	269
Técnica para movimentar o paciente	269
Manejo da via aérea	269
Manutenção da circulação adequada	270
Exame	270
Papel dos esteroides	270
Anatomia/fisiologia	271
Avaliação e classificação da lesão de medula espinal	271
Conceitos gerais: exame de imagem no trauma espinal	274
Exame de imagem da coluna cervical	274
Exames de imagem adjuntos	275
Tomografia computadorizada	275
Ressonância magnética	275
Síndromes de lesão da medula espinal	275
Lesões da coluna cervical	276
Deslocamento atlanto-occipital	276
Fraturas torácicas	279
Fraturas compressivas	279
Fraturas por cisalhamento	279
Fraturas explosivas	279
Lesões de coluna lombar	280
Lesão pelo cinto de segurança	280
Deslizamento de apófise vertebral	280
Lesão de medula espinal sem anormalidade radiológica	281
Fisgadas e quadriparesia transitória	282
Manejo de complicações tardias da lesão de medula espinal	283
Bexiga neurogênica	283
Ulceração gastrintestinal por estresse	284
Íleo paralítico	284
Complicações respiratórias	284
Cuidados com a pele	284

29. Trauma de extremidades — 285
Jessica Kanis, MD e Timothy E. Brenkert, MD

Classificação de Salter-Harris para fraturas pediátricas	285
Amputações traumáticas	285
Fraturas abertas	286
Síndrome compartimental aguda	287
Manejo das lesões ortopédicas específicas	287
Lesões na região do ombro	287
Fraturas de clavícula	287
Separação da articulação acromioclavicular	288
Deslocamento de ombro	289
Lesões de extremidades superiores	291
Fraturas proximais de úmero	291
Fraturas da haste umeral	292
Fraturas supracondilares	292
Fraturas de côndilo lateral	293
Fraturas epicondilares mediais	294
Fratura com separação da fise distal do úmero	295
Deslocamentos do cotovelo	295
Apofisite de epicôndilo medial	296
Lesões do antebraço	296
Subluxação da cabeça do rádio	296
Fraturas de Monteggia	297
Fratura de Galeazzi	298
Fraturas distais de rádio e ulna	298
Fratura *torus* (fivela)	299
Fraturas do carpo	300
Fraturas escafoides	300
Deslocamentos de falange	301
Lesões de quadril	302
Fraturas pélvicas	302
Fraturas de quadril	303
Deslocamento de quadril	304
Deslizamento de epífise femoral capital	305
Fraturas femorais	306
Fraturas da haste femoral	306
Lesões de joelho	306
Deslocamentos de joelho	306
Fraturas de fêmur distal	308
Fraturas de patela	309
Deslocamento de patela	309
Lesões de joelho: lesões de tecidos moles	310
Considerações gerais	310
Ruptura do mecanismo extensor: ruptura do tendão do quadríceps/patelar	310
Lacerações de menisco	311
Ligamentos cruzados	311
Ligamentos colaterais	312
Lesões de tíbia/fíbula	313
Fraturas de tuberosidade tibial e de Osgood-Schlatter	313
Fraturas de platô tibial	313
Fraturas de espinha tibial	314
Fraturas de haste tibial/fibular	315
Lesões de tornozelo	315
Deslocamento de tornozelo	315
Fraturas maleolares	316
Fraturas triplanares	316
Entorse de tornozelo	318
Lesões do pé	318
Ruptura do tendão de aquiles	318
Fraturas de calcâneo/talo	319
Fraturas metatarsais	320
Fraturas falangeanas	321
Doença de Sever/apofisite de calcâneo	321

30. Trauma de mão — 323

Brian Adkins, MD, Adam Scrogham, MD e Terren Trott, MD

Avaliação e tratametno de emergência	323
Posição do paciente	323
Estabilização	323
História	323
Exame da mão	324
Realização do exame	325
Exame e avaliação da função	326
Terminologia	326
Anatomia	327
Talas, tipoias e curativos	330
Manejo das lesões da mão	331
Lesões de pontas de dedos	331
Amputações de pontas de dedos	331
Hematoma subungueal	332
Avulsão de unha	332
Lesões de tendões extensores distais	333
Laceração de tendões extensores	333
Dedo em martelo	333
Deformidade em botoeira	335
Lesões ósseas e articulares	335
Infecções	336
Paroníquia e eponíquia	336
Panarício herpético	337
Unheiro	337
Infecções profundas do espaço fascial	337
Celulite	338
Tenossinovite supurativa	338
Infecção gonocócica disseminada	338
Problemas constritivos menores	339
Síndrome do túnel do carpo (compressão do nervo mediano)	339
Tenossinovite flexora estenosante (dedo em gatilho)	339
Tenossinovite de de Quervain	339
Lesões térmicas	339
Queimaduras deprimeiro grau	339
Queimaduras de segundo grau	339
Queimaduras de terceiro grau	339
Queimaduras elétricas	339
Geladura	340
Lesões por fogos de artifício	340
Corpos estranhos	340
Lesões complexas da mão	340
Classificação	340
Avaliação primária e estabilização	340
Amputações	341
Lesões de flexores e de extensores proximais	341
Lesões de nervos	341
Lesões por injeção de alta pressão	343
Síndromes compartimentais fechadas	343
Lesões por esmagamento	344

31. Lesões de tecidos moles e cuidados com feridas — 345

Shawn Horrall, MD, DTM&H e Jonathan Wheatley, MD

Manejo imediato de problemas que ameaçam a vida	345
Pressão direta	345
Torniquete	345
Anestésicos contendo epinefrina	345
Ligadura com pontos	345
Avaliação da ferida	346
História	346
Exame físico	346
Manejo do ferimento	347
Anestesia	347
Limpeza e desbridamento	350
Fechamento da ferida	351
Cuidado posterior da ferida	354
Considerações adicionais	354
Tratamento de ferimetnos específicos na emergência	356
Lacerações orais	356
Lesões por injeção de alta pressão	357
Amputações	357
Lesões por explosão	357
Ferimentos por mordeduras	357
Ferimentos puntiformes plantares	358

Seção IV. Emergências Não Traumáticas

32. Emergências oculares — 361

Robert D. Greenberg, MD, FACEP e Cassandra Zhuang, BS

Avaliação de emergência para sintomas oculares importantes	361
Avaliação de olho vermelho ou dolorido	361
História e exame	361
Avaliação de perda visual unilateral aguda	362
Pesquisa de trauma	362
História e exame	362
Diagnóstico diferencial	364
Problemas oculares que necessitam de tratamento imediato	365
Celulite orbital	365
Trombose de seio cavernoso	366
Descolamento de retina	366
Emergências oculares não traumáticas	367
Dacriocistite aguda	367
Dacrioadenite aguda	367
Hordéolo agudo (terçol)	367
Calázio	368
Infecções palpebrais (celulite periorbital)	368
Hemorragia subconjuntival espontânea	368

Conjuntivite	368
Úlcera bacteriana da córnea	369
Hifema	369
Queimaduras e trauma ocular	370
Queimaduras oculares	370
Queimaduras alcalinas	370
Queimaduras ácidas	370
Queimaduras térmicas	371
Trauma mecânico ocular	371
Lesões penetrantes ou perfurantes	371
Trauma fechado de olho, anexos e órbita	372
Equimose palpebral (olho roxo)	372
Lacerações palpebrais	373
Hemorragia orbital	373
Abrasões corneanas	373
Corpos estranhos em córnea e conjuntiva	373
Deslocamento traumático do cristalino e formação de catarata	374
Equipamentos e suprimentos	374
Corantes	374
Técnicas comuns para tratamento de problemas oculares	374

33. Emergências orais e otorrinolaringológicas — 378

Jason N. Collins, MD, FACEP e Sandy Y. Lee, BS

Manejo imediato de problemas que ameaçam a vida	378
Obstrução	378
Achados clínicos	378
Tratamento	379
Encaminhamento	379
Manejo de distúrbios específicos	380
Distúrbios da orelha	380
Distúrbios do nariz	384
Distúrbios da orofaringe	387
Distúrbios da boca	393

34. Emergências pulmonares — 394

David A. Smith, MD

Manejo imediato de problemas que ameaçam a vida	394
Insuficiência respiratória aguda	394
Avaliação diagnóstica complementar	395
Oximetria de pulso	395
Capnografia	395
Imagem	395
Tratamento de emergência de distúrbios específicos	396
Asma	396
Bronquiolite	397
Displasia broncopulmonar	398
Fibrose cística	398
Pneumonia	399
Infecção pediátrica pelo vírus da imunodeficiência humana	400
Doença pulmonar intersticial	400
Influenza	400
Embolia pulmonar	401
Edema pulmonar	401
Coqueluche	402
Tuberculose	403
Síndrome da angústia respiratória aguda	403

35. Emergências cardíacas — 405

Douglas Patton, MD e Eric William Stern, MD

Manejo de emergência dos distúrbios cardíacos	405
Manejo de emergências de distúrbios específicos	406
Doença cardíaca congênita	406
Endocardite infecciosa	407
Doença de Kawasaki	408
Miocardite	409
Pericardite aguda	410
Distúrbios eletrofisiológicos	411

36. Emergências gastrintestinais — 413

Pamela J. Okada, MD, FAAP, FACEP e Robert K. Minkes, MD, PhD

Manejo imediato de problemas que ameaçam a vida	413
Realização de um breve exame	405
Investigação complementar de bebê ou criança com emergência abdominal	413
História	414
Exame físico	415
Sinais abdominais	416
Exames laboratoriais	416
Exames radiológicos	416
Medidas adicionais no manejo	417
Manejo de distúrbios específicos que causam queixas abdominais no paciente pediátrico	417
Cólica	417
Doença do refluxo gastresofágico	418
Gastrenterite aguda	419
Alergia à proteína do leite	419
Enterocolite necrosante	420
Má rotação com volvo	420
Estenose hipertrófica de piloro	422
Intussuscepção	422
Divertículo de Meckel	425
Torsão testicular	427
Hérnia inguinal pediátrica	428
Apendicite	429
Constipação	431
Doença inflamatória pélvica	432
Torsão ovariana	436
Doença vesical: colelitíase e colecistite	437
Infecção do trato urinário	438
Doença inflamatória intestinal	439
Pancreatite	441

37. Emergências neurológicas — 443

Nicholas Irwin, MD e Roger L. Humphries, MD

Manejo imediato de condições neurológicas que ameaçam a vida — 443
  A criança comatosa — 443
    Considerações gerais — 443
    Tratamento — 443
  Hipertensão intracraniana — 443
    Considerações gerais — 443
    Achados clínicos — 443
    Tratamento e encaminhamento — 444
  Distúrbios infecciosos — 444
    Meningite bacteriana — 444
    Abscesso cerebral — 447
    Encefalite — 448
  Estado epiléptico — 449
    Considerações gerais — 449
    Achados clínicos — 449
    Tratamento — 449

Queixas neurológicas, síndromes e sintomas de apresentação no serviço de emergência — 450
  Convulsões — 450
    Considerações gerais — 450
    Achados clínicos — 451
    Tratamento — 451
    Encaminhamento — 451
  Enxaqueca pediátrica — 451
    Considerações gerais — 451
    Exames diagnósticos — 456
    Tratamento — 456
    Encaminhamento — 456
  Distúrbios desmielinizantes do sistema nervoso central — 457
    Considerações gerais — 457
    Encefalomielite disseminada aguda — 457
    Neuromielite óptica — 457
    Esclerose múltipla — 457
  Disfunção de derivação ventriculoperitoneal — 458
    Considerações gerais — 458
    Achados clínicos — 458
  Acidente vascular encefálico — 458
    Considerações gerais — 458
    Achados clínicos — 459
    Tratamento — 459
    Encaminhamento — 459
  Síndrome de Guillain-Barré — 459
    Considerações gerais — 459
    Achados clínicos — 459
    Tratamento — 460
    Encaminhamento — 460
  Distúrbios genéticos do sistema neuromuscular — 460
    Considerações gerais — 460
    Achados clínicos — 460
    Tratamento e encaminhamento — 460
  Paralisia do carrapato — 460
    Considerações gerais — 460
    Achados clínicos — 460
    Tratamento — 460
  Paralisia de Bell — 460
    Considerações gerais — 460
    Achados clínicos — 465
    Tratamento e encaminhamento — 465
  Botulismo — 465
    Considerações gerais — 465
    Achados clínicos — 465
    Tratamento — 465
  Coreia de Sydenham — 465
    Achados clínicos — 465
    Exames laboratoriais — 465
    Tratamento — 465

38. Emergências renais e geniturinárias — 467

Scott A. McAninch, MD, FACEP e Scott A. Letbetter, MD

Manejo imediato de problemas que ameaçam a vida — 467
  Oligúria/anúria e insuficiência renal aguda — 467
Manejo de emergência de distúrbios específicos — 469
  Doenças do sistema geniturinário masculino — 469
    Torção testicular — 469
    Torção de apêndices testiculares — 470
    Epididimite — 470
  Orquite — 470
  Hidrocele — 471
  Varicocele — 472
  Espermatocele — 472
  Tumores testiculares — 472
  Priapismo — 472
  Fimose — 474
  Parafimose — 474
  Balanopostite — 476
  Síndrome do torniquete de pelos — 477
  Lesões causadas por zíper — 478
  Complicações da circuncisão — 479
  Outras doenças geniturinárias — 480
    Infecção do trato urinário — 480
    Hematúria — 484
    Urolitíase — 485
    Hérnia encarcerada — 486
  Distúrbios renais — 487
    Glomerulonefrite pós-estreptocócica — 487
    Síndrome hemolítico-urêmica — 488
    Síndrome nefrótica — 489

39. Emergências ginecológicas — 492

Kenneth Yen, MD, MS e Jendi Haug, MD

Ginecologia pediátrica e da adolescência — 492
  Desenvolvimento normal — 492
  Exame — 492

Distúrbios vaginais 493
    Vulvovaginite 493
    Aderências labiais 494
Corpo estranho vaginal 494
Cisto e abscesso de glândula de Bartholin 495
Sangramento vaginal anormal 495
    Puberdade precoce 496
    Prolapso uretral 497
    Sangramento vaginal neonatal por abstinência de estrogênios maternos 497
    Sangramento vaginal anormal após a menarca 497
    Sangramento vaginal na adolescente gestante 499
Dor pélvica 501
    Considerações gerais 501
    Achados clínicos 501
Causas ginecológicas/obstétricas de dor pélvica que ameaçam a vida 502
    Torção ovariana 502
    Gestação ectópica 502
    Descolamento prematuro de placenta 503
    Abortamento espontâneo (completo, retido, incompleto ou ameaça) 503
    Abortamento séptico 504
    Ruptura uterina 505
Outras causas ginecológicas comuns de dor pélvica 505
    Ruptura de cisto ovariano 505
    Dismenorreia 505
    Mittelschmerz 506
    Endometriose 506
    Hímen imperfurado 506
Causas não ginecológicas comuns de dor pélvica 507
    Nefrolitíase 507
    Infecção do trato urinário (cistite, pielonefrite) 507
    Apendicite 507
Doenças sexualmente transmissíveis 508
    Doenças sexualmente transmissíveis causadas por bactérias 509
    Doenças sexualmente transmissíveis causadas por vírus 517
    Doenças sexualmente transmissíveis causadas por fungos 519
    Doenças sexualmente transmissíveis causadas por parasitas 520

40. Emergências hematológicas e oncológicas 522

Michelle Eckerle, MD e Richard M. Ruddy, MD

Emergências hematológicas 522
    Distúrbios das hemácias 522
        Anemia grave 522
        Anemia hemolítica autoimune 522
        Hemoglobinopatias – doença falciforme 522
    Distúrbios dos leucócitos 525
        Neutropenia sem neoplasia 525
    Plaquetas e distúrbios hemorrágicos 525
        Púrpura trombocitopênica imune 525
        Doença hemorrágica do recém-nascido 526
        Distúrbios hemorrágicos hereditários 526
        Coagulação intravascular disseminada 527
    Distúrbios de hipercoagulação e trombose 528
        Tromboembolia venosa/embolia pulmonar 528
        Acidente vascular encefálico 529
Emergências oncológicas 530
    Neoplasias hematológicas 530
        Linfoma 530
        Emergências associadas com apresentação de neoplasia 531
        Síndrome da veia cava superior/síndrome mediastinal superior 532
        Hipercalcemia 532
        Febre e neutropenia 533

41. Doenças infecciosas 535

Ian D. Kane, MD e Cristina M. Estrada, MD

Manejo imediato de problemas que ameaçam a vida 535
    Choque séptico 535
Tratamento de emergência para distúrbios específicos 536
    Febre (0 a 60 dias de idade) 536
    Febre (60 dias a 36 meses) 538
    Febre (mais de 3 anos), neutropenia febril e infecções de acesso venoso 539
Sistema orgânico 540
    Sistema nervoso 540
        Meningite 540
    Cabeça, orelhas, olhos, nariz e garganta 541
        Abscesso peritonsilar e retrofaríngeo 541
        Abscesso dentário 542
        Faringite 543
        Traqueíte bacteriana 544
        Otite média 545
        Mastoidite 546
        Sinusite 547
        Celulite periorbital e orbital 548
        Epiglotite 549
    Sistema linfático 550
        Linfadenite 550
    Sistema circulatório 550
        Endocardite 550
        Miocardite 551
    Sistema respiratório 552
        Infecções da via aérea superior 552
        Bronquiolite 553
        Crupe 554
        Pneumonia 555
        Coqueluche 557
    Sistema digestório 558
        Gastrenterite 558
        Hepatite 559

Sistema musculoesquelético	558
Osteomielite	560
Artrite séptica	561
Pele	562
Abscesso e celulite	562
Fasceíte necrosante	564
Infecções por herpesvírus	565
Parvovírus	566
Sarampo	567
Escabiose	568
Pediculose	569
Sistema urinário	569
Infecção do trato urinário	569
Sistema genital	571
Doenças sexualmente transmissíveis	571
Doenças transmitidas por carrapatos	573
Febre maculosa das montanhas rochosas e erliquiose (doença do carrapato)	573
Doença de Lyme	575

42. Emergências endócrinas e metabólicas 576

Matthew N. Graber, MD, PhD, FAAEM e Ruqayya Gill, MBS, DO

Diabetes melito	576
Hiperglicemia	576
Cetoacidose diabética	577
Hipoglicemia	578
Diabetes insípido	580
Hiponatremia	581
Síndrome da secreção inapropriada do hormônio antidiurético	581
Hipoparatireoidismo apresentando-se como hipocalcemia	582
Hiperplasia suprarrenal congênita	582
Síndrome de Cushing	583
Erros inatos do metabolismo	584
Hiperamoniemia	584
Acidemias metabólicas	586
Hipotireoidismo congênito	586
Doença de Graves	586
Tireotoxicose (tempestade tireoideana)	587
Doença de Graves neonatal	587
Tireotoxicose neonatal	588

43. Ortopedia: distúrbios não traumáticos 589

Alicia Shirakbari, MD e Michael Feldmeier, MD

Introdução	589
Distúrbios do pescoço	589
Torcicolo muscular adquirido	589
Distúrbios comuns das extremidades superiores	589
Epifisiólise umeral proximal (cotovelo de arremessador de beisebol)	589
Cotovelo	590
Avaliação da marcha	591

Marcha normal	591
Variações normais da marcha	591
Padrões de marcha anormais	591
Distúrbios do quadril	593
Distúrbios do joelho	596
Distúrbios da porção inferior da perna	597
Distúrbios da coluna vertebral	598
Escoliose	598
Cifose (cifose de Scheuermann)	598
Espondilolistese	599
Espondilite anquilosante	599
Discite	600
Abscesso epidural espinal	600
Outros distúrbios ortopédicos no serviço de emergência	600
Abscesso do psoas	600
Dores de crescimento	601
Osteogênese imperfeita	601
Tumores benignos	601
Tumores malignos	603

44. Lesão térmica e inalação de fumaça 604

Margaret Strecker-McGraw, MD, FACEP, Khylie McGee, MD e Ian Taylor McGraw, MS, MS1

Considerações gerais	604
Classificação das queimaduras	604
Ressuscitação de queimados	605
Avaliação inicial	605
Manejo no serviço de emergência	607
Critérios para encaminhamento a um centro de queimados	608
Cuidados ambulatoriais de queimaduras	608
Considerações gerais	608
Desbridamento	609
Agente tópico	609
Manejo no longo prazo	609
Lesão por inalação de fumaça	610
Lesão térmica	610
Lesão química	610
Intoxicação química sistêmica	610
Queimaduras químicas	612
Queimaduras por eletricidade	613
Queimaduras de contato	613
Queimaduras por exposição ao sol	613

45. Emergências ambientais 614

Dorian Drigalla, MD, FACEP e Tyler McSpadden, MD

Emergências por exposição ao calor	614
Considerações gerais	614
Erupção por calor (*miliaria rubra*)	614
Edema do calor	614
Síncope devido ao calor	615
Câimbras do calor	615
Exaustão por calor	615
Insolação	615

Emergências por exposição ao frio — 616
   Eritema (perniose) — 616
   Geladura (congelamento parcial) — 617
   Hipotermia — 618
   Doença de grandes altitudes — 621
   Doença aguda da montanha — 621
   Edema pulmonar de grandes altitudes — 622
   Edema cerebral de grandes altitudes — 622
Lesões por animais venenosos — 623
   Picadas de cobra — 623
Envenenamento por animais marinhos — 624
   Arraias — 624
   Água-viva — 625
Envenenamento por artrópodes — 625
Envenenamento por escorpiões — 626
Picada de aranha viúva-negra — 626
Picada de aranha marrom — 626
Emergências por energia elétrica — 627
   Lesões por eletricidade — 627
   Lesões por armas de condução elétrica — 628
   Lesões por raios — 629

46. Ingestões e exposições tóxicas — 631

Sing-Yi Feng, MD e Collin S. Goto, MD

Manejo geral do paciente intoxicado — 631
   Centros de controle de venenos — 631
Princípios do manejo do paciente intoxicado — 631
   Avaliação do paciente — 631
   Toxidromes — 631
   Exames laboratoriais — 632
   Radiologia — 633
   Descontaminação — 633
   Aumento da eliminação — 634
   Antídotos — 634
   Encaminhamento — 634
Agentes farmacêuticos — 636
   Paracetamol — 636
   Anticonvulsivantes — 637
      Carbamazepina — 637
      Fenobarbital — 637
      Fenitoína — 637
      Ácido valproico — 638
   Antipsicóticos — 638
   β-bloqueadores — 639
   Bloqueadores dos canais de cálcio — 639
   Clonidina — 639
   Antidepressivos cíclicos — 640
   Digoxina e glicosídeos cardíacos — 640
   Ferro — 642
   Isoniazida — 642
   Lítio — 643
   Anestésicos locais — 643
   Opioides — 644
   Salicilatos — 645
   Sulfonilureias — 645
   Anticoagulantes à base de varfarina — 646
Drogas de uso não medicamentoso — 647
   Anfetaminas — 647
   Canabinoides — 647
   Cocaína — 648
   Inalantes — 648
   Dietilamida do ácido lisérgico e outros alucinógenos — 649
Toxinas ambientais e domésticas — 649
   Monóxido de carbono — 649
   Substâncias cáusticas ou corrosivas — 650
   Cianeto — 651
   Hidrocarbonetos — 651
   Chumbo — 652
   Mercúrio — 653
   Metanol e etilenoglicol — 653
   Metemoglobinemia — 655
   Cogumelos — 655
   Inseticidas organofosforados e carbamatos — 656
   Plantas — 657
Toxinas e venenos naturais — 657
   Picadas de cobra — 657
   Envenenamento por himenóptera — 660
   Envenenamentos por espécies marinhas — 660
   Picadas de aranhas — 661

47. Emergências dermatológicas — 663

Craig T. Carter, DO, Timothy R. Howes, MD e Evan Moore, MD

Introdução e considerações gerais — 663
   Avaliação inicial — 663
   História — 663
   Exame — 663
   Erupções fúngicas comuns — 663
Erupções cutâneas bacterianas comuns — 671
   Febre escarlatina — 671
   Celulite e erisipela — 672
   Síndrome da pele escaldada estafilocócica e impetigo bolhoso — 674
   Síndrome do choque tóxico — 675
Celulite e infecções cutâneas relacionadas ao *S. Aureus* resistente à meticilina — 676
   S. Aureus resistente à meticilina — 676
   Foliculite, furúnculo e carbúnculo — 677
      Foliculite — 677
      Furúnculo e carbúnculo — 677
   Impetigo — 678
   Meningococcemia — 679
   Sífilis — 680
Erupções virais comuns — 681
   Enterovírus: infecções por Coxsackievírus — 681
   Herpes simples — 682
   Infecção primária por varicela — 684
   Eritema infeccioso (quinta doença) — 685
   Roséola (exantema súbito, sexta doença) — 686

Mononucleose infecciosa/vírus Epstein-Barr	688
Sarampo	689
Rubéola (sarampo alemão)	690
Molusco contagioso	691
Erupções infantis benignas comuns	692
Mília	692
Miliária	692
Eritema tóxico	693
Reações de hipersensibilidade	692
Urticária	695
Angioedema	695
Plantas: hera venenosa, carvalho, sumagre	696
Hipersensibilidade a medicamentos/ erupções causadas por medicamentos	696
Dermatite atópica/eczematosa	697
Eritema multiforme/síndrome de Stevens-Johnson/necrólise epidérmica tóxica	697
Fotossensibilidade	699
Vasculites e erupções autoimunes	699
Eritema nodoso	699
Eritema crônico migratório	700
Púrpura de Henoch-Schönlein	700
Pitiríase rósea	700
Doença de Kawasaki	701
Erupções por parasitas/vetores	702
Febre maculosa das montanhas rochosas	702
Doença de Lyme	703
Artrópodes	703
Escabiose	703
Mordida de aranha	704
Erupções com petéquias	705
Trombocitopenia	705
Púrpura trombocitopênica imunológica	706
Púrpura trombocitopênica trombótica/ síndrome hemolítico-urêmica	707
Câncer infantil/leucemia/supressão da medula óssea	707
Petéquias fisiológicas/traumáticas	707
Petéquias associadas com etiologia infecciosa	708
Coagulação intravascular disseminada/ púrpura fulminante	708
Meningococcemia	709

48. Emergências psiquiátricas   710

Brian Wagers, MD e Selena Hariharan, MD, MHSA

Introdução e demografia da doença mental em pediatria	710
Depressão	713
Transtorno bipolar	716
Transtornos de ansiedade	718
Psicose	719
Esquizofrenia	720
Comportamento agressivo (transtorno oposicionista-desafiante, transtorno de conduta)	721
Transtorno de déficit de atenção/hiperatividade	722

49. Crianças com necessidades especiais e dependentes de alta tecnologia   725

Julie Phillips, MD e Cristina M. Estrada, MD

Derivações de líquido cerebrospinal	725
Considerações gerais	725
Obstrução da derivação	725
Infecções de derivações	726
Drenagem excessiva	727
Tubos de traqueostomia	727
Considerações gerais	727
Obstrução/decanulação da traqueostomia	728
Infecção da traqueostomia	729
Sangramento da traqueostomia	730
Cateter venoso central de longa permanência	731
Considerações gerais	731
Oclusão do cateter	731
Ruptura do cateter	732
Deslocamento e migração do cateter	732
Infecção de acesso venoso central	733
Sonda de gastrostomia	734
Considerações gerais	734
Sonda entérica deslocada	734
Sonda entérica obstruída	735
Vazamento de sonda entérica	735
Ulceração gástrica	735
Celulite do estoma	736
Obstrução da via de saída gástrica	736
Colostomia e ileostomia	736
Considerações gerais	736
Estenose do estoma	737
Prolapso do estoma	737
Dermatite de contato periostomal	737
Derivações urinárias	737
Prolapso vesical	738
Estenose estomal	738
Bombas intratecais (bomba de baclofeno)	738
Estimulador do nervo vago	739
Índice	741

Seção I. Aspectos Especiais

Abordagem ao paciente no serviço de emergência pediátrica

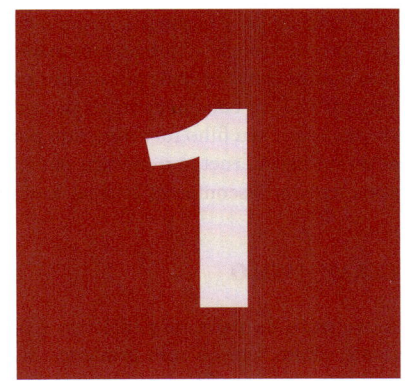

Thomas R. Jones, MD, Mdiv

É importante que o médico da emergência seja capacitado para administrar emergências pediátricas quando elas se apresentam. As crianças são um subgrupo único e significativo de pacientes que vêm ao serviço de emergência (SE). Em 2010, o banco de dados do Centers for Disease Control and Prevention (CDC) relatou um total de 129,8 milhões de visitas a SEs nos Estados Unidos: 25,5 milhões de visitas foram de pacientes com menos de 15 anos de idade e um adicional de 20,7 milhões foram de pacientes entre 15 e 24 anos. O médico da emergência deve estar preparado para cuidar de emergências pediátricas, quer elas se apresentem em um hospital infantil, um centro de referência terciário ou um hospital comunitário. Além disso, a criança que vem a um hospital de adultos pode desenvolver um problema de via aérea, uma reação alérgica aguda ou outro evento com risco de morte.

▼ AVALIAÇÃO INICIAL

Qual é a melhor maneira do médico da emergência avaliar um paciente pediátrico em um SE? Os desafios são, simultaneamente, obter a história, realizar o exame físico e determinar se a criança necessita de uma intervenção imediata, ou se o tratamento pode esperar.

A avaliação de uma criança no SE começa com a investigação do estado de consciência. As crianças naturalmente observam o ambiente. Uma criança que não acompanha o examinador pode ter um déficit visual ou outro problema neurológico. Uma criança que está dormindo normalmente no momento da avaliação deveria estar menos atenta quando acordada, e uma criança sonolenta ou letárgica significa uma potencial emergência.

A função respiratória deve ser avaliada nos momentos iniciais, quando o médico entra na sala. Deve ser observado o esforço respiratório, a frequência e a saturação arterial de oxigênio (SaO_2). A presença de estridor é uma indicação de uma via aérea potencialmente obstruída e deve causar preocupação. A obstrução adquirida da via aérea pode ser avaliada sistematicamente, devendo ser tratada de acordo com o caso.

A temperatura deve ser medida no início da avaliação. Bebês com menos de dois meses são particularmente vulneráveis, porque a sua imunidade não foi desenvolvida completamente, e a imunidade transplacentária fornecida pela mãe está em declínio. Os bebês pré-termo estão em risco ainda maior. A febre pode sinalizar uma investigação de sepse.

HISTÓRIA

O médico da emergência precisa obter também a história e deve ficar particularmente atento ao que motivou essa consulta, incluindo as informações dos cuidadores. A história médica anterior irá focalizar primariamente as condições, as investigações ou as internações que a criança já teve e que podem trazer dados importantes à avaliação. É importante também determinar o estado de imunização se a criança estiver em risco de doenças preveníveis.

A revisão da história familiar é importante. As perguntas abertas são mais úteis e frequentemente levantam possibilidades para o diagnóstico diferencial. Os membros mais próximos da família podem ter tido apresentações atípicas de doenças comuns. Por exemplo, o médico atento irá prestar atenção quando a família afirma que o pai da criança teve os mesmos sintomas e depois foi diagnosticado com apendicite.

Outras fontes de informação, como o pessoal dos serviços de emergência médica (SEM), avós ou irmãos, podem ser importantes, uma vez que os pais que trazem a criança para a avaliação podem ter estado ausentes no momento do início dos sintomas. O médico pode precisar obter essas informações por telefone ou rádio se essas pessoas não estiverem no SE.

A revisão da história prévia no prontuário da criança, quando disponível, também é importante. Registros eletrônicos revolucionaram a velocidade na qual essas informações podem ser revisadas. Os pais ou cuidadores podem ter compreendido erroneamente os diagnósticos anteriores, em especial quando acrônimos ou epônimos são usados pelos provedores de saúde na documentação. O médico de emergência deve comparar a história atual com os diagnósticos médicos no prontuário e esclarecer qualquer confusão.

O médico deve inquirir a respeito do uso de meios eletrônicos. Yahoo, Google e outros mecanismos de busca *online* têm sido usados cada vez mais por muitos pais na tentativa de "autodiagnosticar" as condições atuais da sua criança. Os pais podem suspeitar que seu filho foi acometido por uma condição que eles acharam na internet, e o médico que não abordar esse aspecto pode ter pais descontentes ao final da visita.

EXAME FÍSICO

A avaliação do paciente pediátrico é diferente daquela do paciente adulto, agindo com prudência no momento de avaliar o paciente. O exame físico geralmente não é conduzido da cabeça aos pés. A maior parte do exame é possível nos braços ou no colo de um dos pais, desde que seja feito de uma forma não ameaçadora, sem contenção, deixando as partes mais desconfortáveis do exame para o final. Crianças sonolentas devem ter os pulmões auscultados, já que elas podem chorar quando perturbadas e obscurecer achados do exame físico. O exame do abdome de uma criança sonolenta é preferível ao exame de um paciente apreensivo, se contorcendo.

Os bebês tendem a ser menos difíceis de examinar, pois eles não têm ansiedade com estranhos e frequentemente gostam de interagir. Além disso, bebês têm visão limitada. O examinador que sorri, abre bem os olhos e chega perto do bebê com frequência obtém resultados positivos, especialmente quando associados com sons verbais suaves.

A avaliação das orelhas e da orofaringe de uma criança maior e ativa pode necessitar de alguma contenção para que seja possível avaliar estas áreas sensíveis. O alinhamento do canal auditivo com tração da pinna (lóbulo da orelha) pode requerer contato mínimo ou nenhum contato do espéculo do otoscópio com o canal auditivo e diminuir o desconforto. Do mesmo modo, uma criança pode ser induzida a abrir a boca mais facilmente se não for usado um abaixador de língua.

O exame geniturinário é importante para completar a avaliação. Se for necessário um exame vaginal externo, em geral a criança irá se sentir menos ameaçada por uma posição joelho--tórax, mesmo ao avaliar lesões. O médico não deve causar dor, ou isso não será eficaz.

CONSIDERAÇÕES ADICIONAIS

O médico da emergência, nesse momento, geralmente irá discutir achados pertinentes ao exame com os pais e então descrever que outros exames, quando indicados, serão sugeridos. Seria interessante fornecer detalhes sobre qualquer procedimento necessário, inclusive qualquer desconforto associado esperado, e o que pode ser feito para minimizá-lo. O médico pode determinar que é mais prudente que certos membros da família deixem a área, o que pode ou não ser congruente com as preferências dos pais ou cuidadores. Um cuidador que é aliado ao médico irá reduzir o ônus do exame, a formulação do plano de tratamento e finalizar o plano para apresentação.

É imperativo que o médico considere a violência infantil como um motivo da consulta. Uma criança que chora constantemente pode estar associada com um dos pais no limite da sua sanidade. Uma história que não se ajusta com o exame deve levantar suspeita e indicar novas perguntas e considerações. Dois ou mais hematomas em uma criança que ainda não anda também deve levantar suspeita.

Aprender como avaliar o paciente pediátrico envolve o conhecimento e a habilidade que um médico irá continuar a aperfeiçoar e modificar com a experiência. Cada condição do paciente irá ditar uma abordagem pediátrica específica e determinar se estabilização, história ou exame tem prioridade.

Centers for Disease Control: National Hospital Ambulatory Medical Care Survey: 2010 Emergency Department Summary Tables. Bethesda, MD; 2010. Also available at http://www.cdc.gov/nchs/data/ahcd/nhamcs_emergency/2010_ed_web_tables.pdf. Accessed May 17, 2013.

Claudius I, Baraff LJ: Pediatric emergencies associated with fever. *Emerg Med Clin North Am* 2010;28(1):67 [PMID: 19945599].

Kellogg ND: Evaluation of suspected child physical abuse. *Pediatrics* 2007;119(6): 1232 [PMID: 17545397].

Pfleger A, Eber E: Management of acute severe upper airway obstruction in children. *Paediatr Respir Rev*. 2013;14(2):70-7 [PMID: 23598067].

van den Berg JP, Westerbeek EA, van der Klis FR, et al: Transplacental transport of IgG antibodies to preterm infants: A review of the literature. *Early Hum Dev* 2011;87(2):67.

Ultrassonografia de emergência à beira do leito

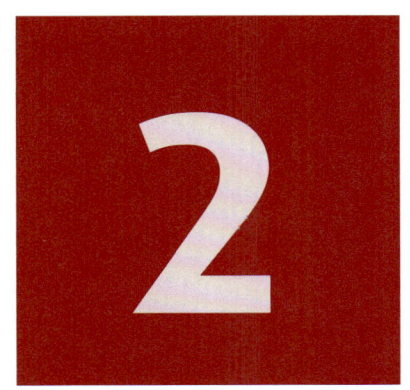

Matt Dawson, MD, RDMS, RDCS
Patrick Russell, MD

A ultrassonografia (US) à beira do leito revolucionou a prática da medicina de emergência. Ela tem permitido aos médicos diagnosticar e tratar os pacientes de forma mais segura e eficiente. Um dos principais benefícios da US é que ela não expõe o paciente à radiação ionizante. Isso é especialmente importante em pacientes pediátricos, que são os indivíduos mais vulneráveis aos riscos da radiação. O número de tomografias computadorizadas (TCs) nos Estados Unidos aumentou de 2 milhões em 1980 para 72 milhões em 2007. Isso ocorre independente do fato de que a radiação de dois a três exames abdominais fornece a mesma exposição à radiação que os sobreviventes da bomba nuclear de Hiroshima receberam, e 1 a 2% de todos os cânceres nos Estados Unidos podem ser atribuíveis à radiação de exames de TC.

Uma das limitações da US é que o feixe de ultrassom penetra profundamente no corpo, a resolução é reduzida, tornando o diagnóstico mais difícil. Todavia, as crianças são, em média, menores do que adultos, fazendo desse um problema menor.

Estes dois fatores, que crianças são menores com menos tecidos moles para penetrar e que eles são indivíduos com maior ganho pela redução de radiação, os tornam a população ideal para essa modalidade.

As aplicações úteis da US à beira do leito em uma população pediátrica incluem: avaliação ultrassonográfica estendida focada para o trauma (EFAST, do inglês *extended focused assessment with sonography for trauma*), apendicite, estenose pilórica, intussuscepção, exame de órgãos específicos (pulmões, coração, testículos, vesícula biliar, olhos, ossos, músculos e tecidos moles) e até procedimentos em situações críticas, como bloqueios nervosos, acesso vascular e tratamento rápido de choque e hipotensão.

Há inúmeras aplicações adicionais para a US à beira do leito, mas estas serão o foco deste capítulo.

AVALIAÇÃO ULTRASSONOGRÁFICA ESTENDIDA FOCADA PARA O TRAUMA

Um dos usos mais conhecidos da US à beira do leito é na avaliação de trauma, com múltiplos estudos ao longo dos últimos 30 anos mostrando a enorme utilidade desse exame. A maioria dos estudos é feito em adultos, e a literatura pediátrica tem sido, historicamente, menos promissora. Estudos recentes tinham sensibilidades de 81 e 92,5%, especificidades de 100 e 97,2% e acurácias de 97 e 95,5%. O acrônimo FAST compreende quatro janelas. Contudo, o termo pode estar superado, uma vez que recentemente a janela pleural foi adicionada como rotina para investigação de pneumotórax. Assim, atualmente, o exame é denominado EFAST com o E significando US estendida. A janela pleural tem mostrado ser muito mais sensível do que a radiografia torácica para pneumotórax no paciente supino. Em um estudo, a sensibilidade foi de 76% para radiografia comparada com 98% para US. Além disso, o uso de US para pneumotórax em crianças tem sido relatado.

As janelas de EFAST são quadrante superior direito (QSD), quadrante superior esquerdo (QSE), cardíaca, pélvica e pleural. Os objetivos da EFAST são identificar sangramento intraperitoneal hemodinamicamente significativo, tamponamento pericárdico, hemotórax e pneumotórax.

Os transdutores usados são bastante variáveis. Alguns médicos preferem o transdutor de raios fásico, ao passo que outros preferem o transdutor curvilíneo. Há transdutores curvados menores, desenhados especificamente para pacientes pediátricos. Às vezes, é possível usar o transdutor linear de alta frequência para toda a varredura em pacientes muito pequenos.

O QSD, ou bolsa de Morrison, é a área entre o fígado e o rim. É a incidência mais sensível para líquidos intraperitoneais, e o líquido aparece como uma faixa escura entre essas duas estruturas. A janela usada, o fígado, é uma estrutura muito grande que permite ao médico alguma variabilidade na colocação bem-sucedida do transdutor (Figuras 2-1, 2-2 e 2-3).

A incidência QSE, ou recesso esplenorrenal, é a área entre o baço e o rim. Essa é uma incidência mais difícil em muitos casos devido à pequena janela, o baço. É atípico ter um QSE positivo isolado, e não um QSD, uma vez que o líquido tende a drenar para QSD mais prontamente. Com frequência, haverá mais líquido sobre o baço, em vez de entre o baço e o rim (Figuras 2-4, 2-5 e 2-6).

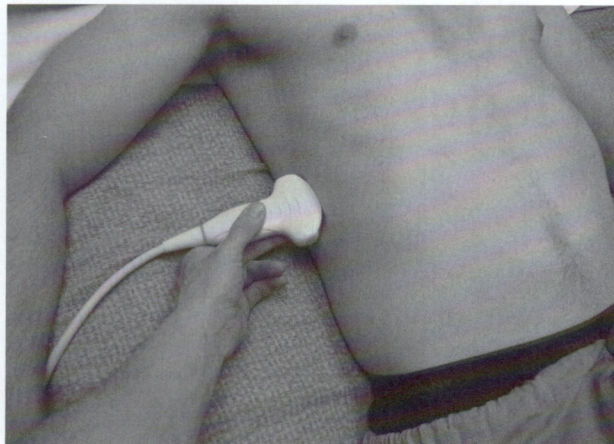

▲ **Figura 2-1** Colocação da mão no QSD. (Reproduzida com permissão de Dawson M, Mallin M. Introduction to Bedside Ultrasound. Lexington, KY: Emergency Ultrasound Solutions, 2012.)

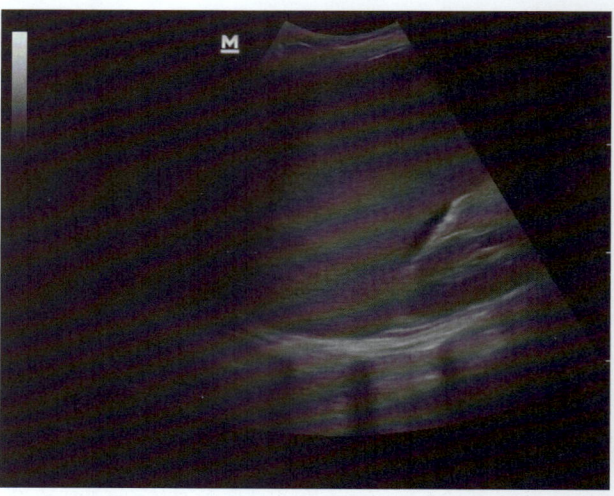

▲ **Figura 2-3** QSD positivo. (Reproduzida com permissão de Dawson M, Mallin M. Introduction to Bedside Ultrasound. Lexington, KY: Emergency Ultrasound Solutions, 2012.)

A incidência cardíaca é obtida tradicionalmente pela abordagem subxifoide usando o fígado como janela (Figuras 2-7 e 2-8). O objetivo é identificar um tamponamento pericárdico. O tamponamento pericárdico é definido pelo efeito da pressão nas câmaras do coração, e não simplesmente a presença de líquido pericárdico à medida que há causas de derrame pericárdico crônico. Contudo, em um paciente pediátrico que sofreu trauma, seria muito raro um derrame pericárdico (Figura 2-9) não ser agudo e patológico. Se a abordagem subxifoide não for possível, então uma rápida incidência paraesternal é uma opção.

A incidência pélvica é obtida usando a bexiga como janela para ver a área posterior à bexiga, que é intraperitoneal. De modo a visualizar a área intraperitoneal posterior à bexiga, é muito importante segurar o transdutor completamente perpendicular ao paciente, não com um ângulo, uma vez que a incidência angulada irá mostrar uma incidência extraperitoneal (Figuras 2-10 e 2-11). Uma incidência positiva nessa janela irá parecer com o que é apresentado na Figura 2-12.

O hemotórax é avaliado ao mesmo tempo em que são avaliadas as incidências do QSD e QSE. A visão do hemitórax é obtida

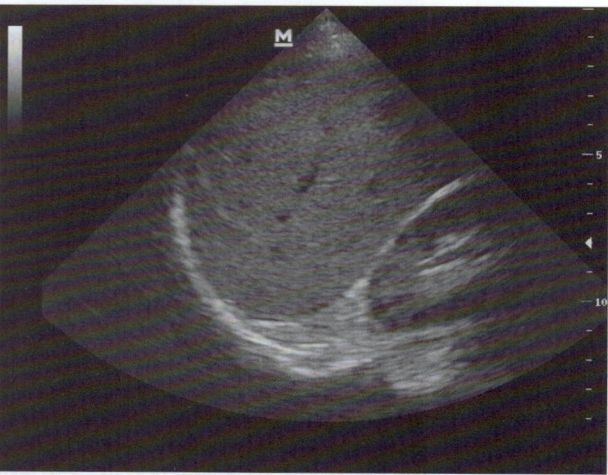

▲ **Figura 2-2** QSD normal. (Reproduzida com permissão de Dawson M, Mallin M. Introduction to Bedside Ultrasound. Lexington, KY: Emergency Ultrasound Solutions, 2012.)

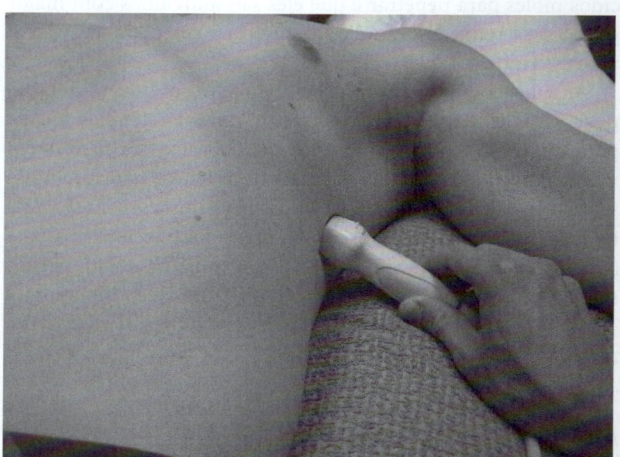

▲ **Figura 2-4** QSE. (Reproduzida com permissão de Dawson M, Mallin M. Introduction to Bedside Ultrasound. Lexington, KY: Emergency Ultrasound Solutions, 2012.)

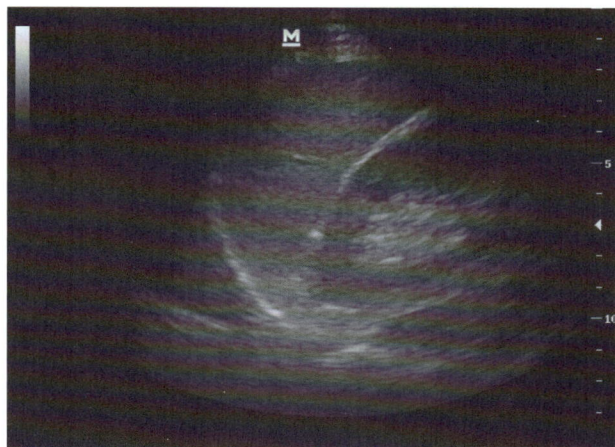

▲ **Figura 2-5** QSE normal. (Reproduzida com permissão de Dawson M, Mallin M. Introduction to Bedside Ultrasound. Lexington, KY: Emergency Ultrasound Solutions, 2012.)

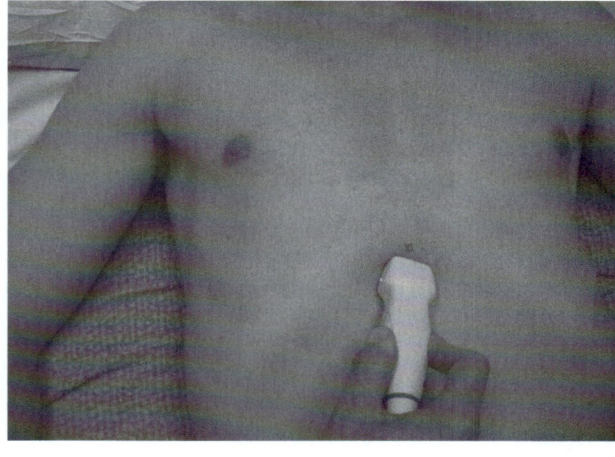

▲ **Figura 2-7** Incidência subxifoide. (Reproduzida com permissão de Dawson M, Mallin M. Introduction to Bedside Ultrasound. Lexington, KY: Emergency Ultrasound Solutions, 2012.)

simplesmente inclinando e deslizando o transdutor discretamente mais em direção à cabeça. A US é mais sensível do que a radiografia torácica para hemotórax (Figura 2-13).

As janelas pleurais são avaliadas pela movimentação do transdutor para cima até o tórax com a identificação da linha pleural entre as costelas. A presença de pulmão deslizando é normal, e a ausência de pulmão deslizando significa pneumotórax. O modo M permite a documentação de pulmão deslizando com uma única imagem. Um pneumotórax terá um aspecto de "código de barras", e o pulmão normal terá um aspecto de "areia de praia". Nos pneumotóraces, como há ausência de deslizamento pulmonar, há linhas planas acima e abaixo da pleura (código de barras), em contraste com o pulmão normal que aparece granuloso no modo M (areia de praia) (Figuras 2-14 e 2-15). Vários espaços intercostais devem ser avaliados quando se investiga um pneumotórax, embora quase qualquer espaço intercostal deva ter o sinal do pneumotórax no tórax anterior em um paciente supino, se o pneumotórax for grande o suficiente para causar instabilidade hemodinâmica.

O objetivo na avaliação inicial de pacientes pediátricos com trauma é identificar rapidamente situações com risco à vida, o que é feito com o EFAST. Embora não seja identificado cada sangramento intraperitoneal ou hemotórax pequeno, certamente o exame tem um papel importante na avaliação do paciente pediátrico com trauma.

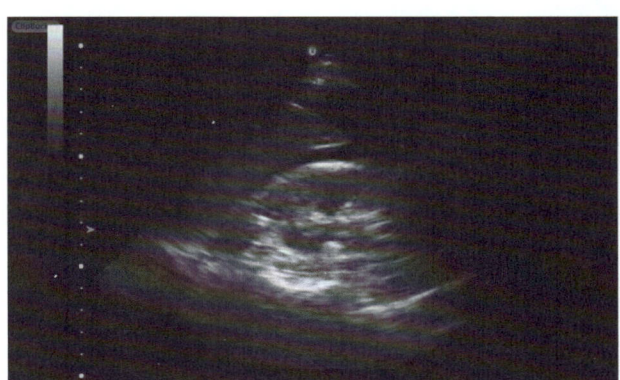

▲ **Figura 2-6** QSE positivo. (Reproduzida com permissão de Dawson M, Mallin M. Introduction to Bedside Ultrasound. Lexington, KY: Emergency Ultrasound Solutions, 2012.)

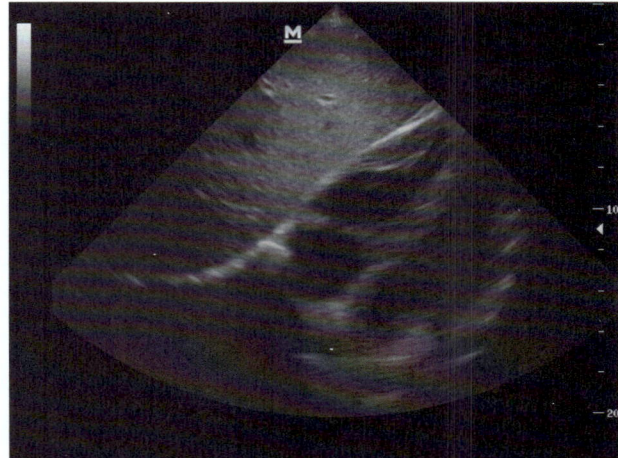

▲ **Figura 2-8** Subxifoide normal. (Reproduzida com permissão de Dawson M, Mallin M. Introduction to Bedside Ultrasound. Lexington, KY: Emergency Ultrasound Solutions, 2012.)

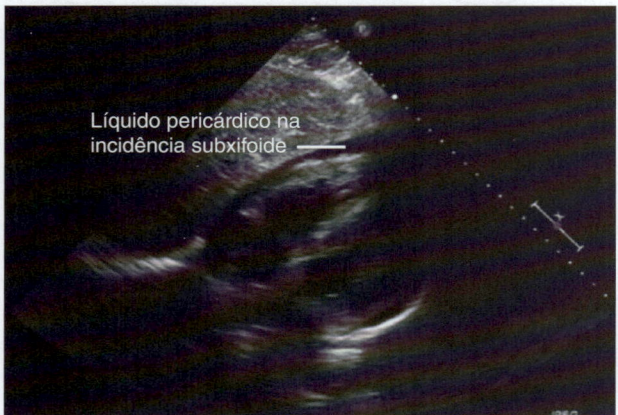

▲ **Figura 2-9** Derrame pericárdico. (Reproduzida com permissão de Dawson M, Mallin M. Introduction to Bedside Ultrasound. Lexington, KY: Emergency Ultrasound Solutions, 2012.)

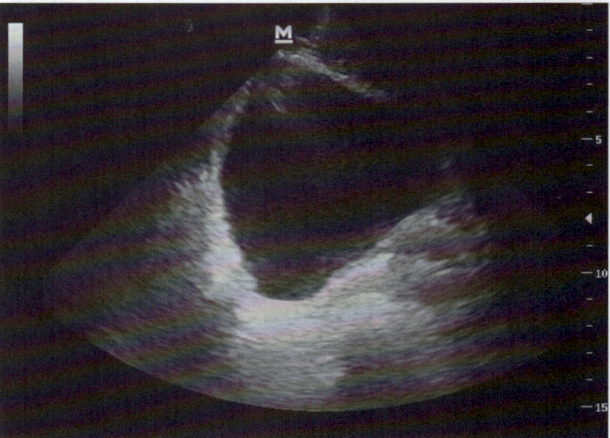

▲ **Figura 2-11** Incidência pélvica normal. (Reproduzida com permissão de Dawson M, Mallin M. Introduction to Bedside Ultrasound. Lexington, KY: Emergency Ultrasound Solutions, 2012.)

Au AK, Rotte MJ, Grzybowski RJ, Ku BS, Fields JM: Decrease in central venous cathether placement due to use of ultrasound guidance for peripheral intravenous catheters. Am J Emerg Med. 2012;30:1950-4 [PMID: 22795988].

2007 CT Market Summary Report. International Marketing Ventures. Rockville, MD: International Marketing Ventures; 2008. Available at http://www.imvinfo.com.

Brenner DJ, Hall EJ: Computed tomography–An increasing source of radiation exposure. N Engl J Med. 2007;357:2277. [PMID: 18046031].

Hall EJ, Brenner DJ: Cancer risks from diagnostic radiology. Br J Radiol. 2008;81:362. [PMID: 18440940].

Berrington de González A, Mahesh M, Kim KP, et al: Projected cancer risks from computed tomographic scans performed in the United States in 2007. Arch Intern Med. 2009;169:2071. [PMID: 20008689].

Grimberg A, Shigueoka DC, Atallah AN, Ajzen S, Lared W: Diagnostic accuracy of sonography for pleural effusion: A systematic review. Sao Paulo Med J. 2010;128:90. [PMID: 20676576].

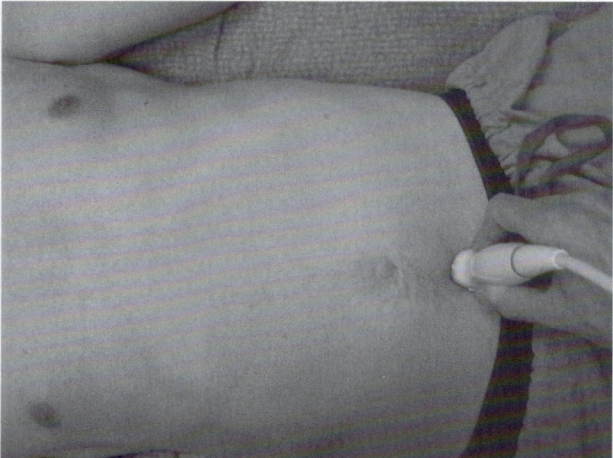

▲ **Figura 2-10** Incidência pélvica. (Reproduzida com permissão de Dawson M, Mallin M. Introduction to Bedside Ultrasound. Lexington, KY: Emergency Ultrasound Solutions, 2012.)

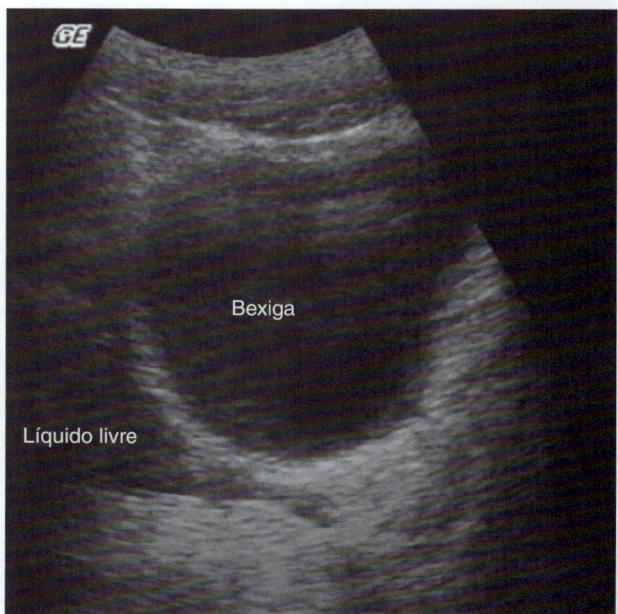

▲ **Figura 2-12** Incidência pélvica positiva. (Reproduzida com permissão de Dawson M, Mallin M. Introduction to Bedside Ultrasound. Lexington, KY: Emergency Ultrasound Solutions, 2012.)

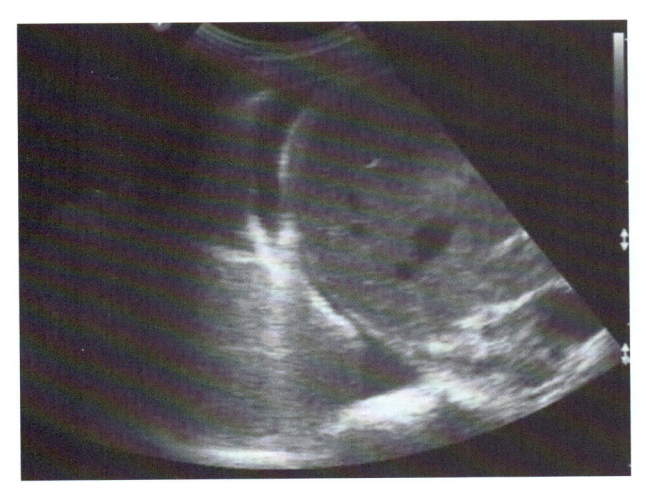

Figura 2-13 Hemotórax. (Reproduzida com permissão de Dawson M, Mallin M. Introduction to Bedside Ultrasound. Lexington, KY: Emergency Ultrasound Solutions, 2012.)

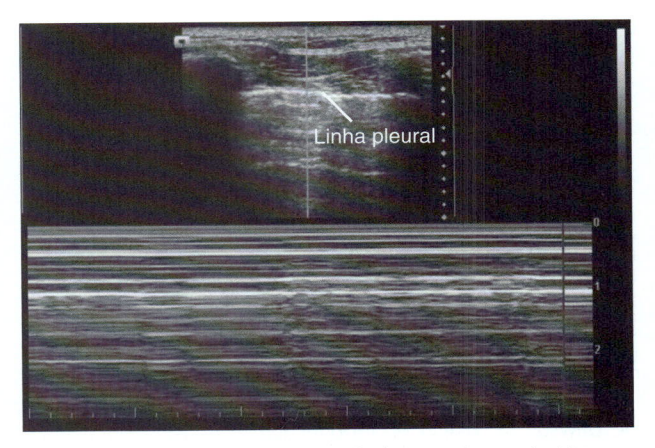

Figura 2-15 Sinal do código de barras. (Reproduzida com permissão de Dawson M, Mallin M. Introduction to Bedside Ultrasound. Lexington, KY: Emergency Ultrasound Solutions, 2012.)

BLOQUEIOS NERVOSOS

Múltiplos estudos têm mostrado que os bloqueios nervosos guiados por US são seguros e eficazes quando realizados por médicos de emergência. Além disso, a orientação por ultrassom tem mostrado ser mais segura e mais eficaz do que os pontos de referência tradicionais ou as técnicas de estimulação nervosa em crianças. Esses bloqueios podem ajudar os médicos da emergência a controlarem a dor aguda por lesões, facilitando na conclusão de procedimentos dolorosos com sucesso. A capacidade de bloqueios nervosos guiados por ultrassom de permitir sucesso com menos anestesia os torna particularmente úteis em crianças.

Os bloqueios nervosos realizados comumente em crianças no serviço de emergência (SE) são bloqueio femoral, bloqueio ciático, bloqueio do plexo braquial e bloqueios periféricos nos braços, incluindo os nervos radial, mediano e ulnar. Os transdutores lineares de alta-frequência de 5-10 MHz podem ser usados para a maioria dos bloqueios. Se um transdutor em "taco de hóquei" estiver disponível, ele será muito útil para alguns desses bloqueios.

Um bloqueio do "nervo femoral 3 em 1" é um procedimento que pode ser usado para controlar a dor relacionada com fratura femoral. Os três nervos envolvidos são o femoral, o obturador e o femoral cutâneo lateral. Para esse bloqueio, usar um transdutor linear de alta frequência e colocá-lo paralelo e logo abaixo do ligamento inguinal. Nesta orientação, será possível identificar o feixe neurovascular com o nervo, a artéria e a veia de lateral para medial. A agulha pode ser colocada no eixo longitudinal ou transversal ao transdutor com uma abordagem lateral ao nervo, de modo a evitar a artéria e a veia. É importante lembrar que é preciso manter a ponta da agulha à vista o tempo todo, e o anestésico deve ser injetado profundamente na fáscia ilíaca. Injetando abaixo desse plano fascial será anestesiado o nervo femoral com bloqueio bem-sucedido. Em geral, 5-20 mL de anestésico serão suficientes, dependendo do tamanho da criança. Para realizar esse procedimento, deve ser mantida uma técnica estéril o tempo todo. Preparar a pele da forma habitual quando forem identificados os pontos de referência. Cobrir o transdutor do ultrassom com uma capa esterilizada. Uma seringa de 10 cc com agulha de 3,8 cm calibre 21 pode ser usada em pacientes menores; usar agulha espinal de 8,5 cm para pacientes maiores. Para bloqueios de nervos periféricos no SE, é preferível usar lidocaína a 1% pura (Figura 2-16).

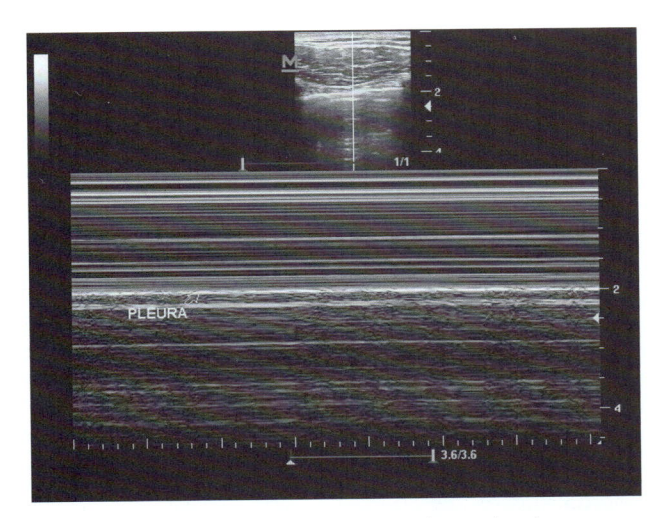

Figura 2-14 Sinal da areia da praia. (Reproduzida com permissão de Dawson M, Mallin M. Introduction to Bedside Ultrasound. Lexington, KY: Emergency Ultrasound Solutions, 2012.)

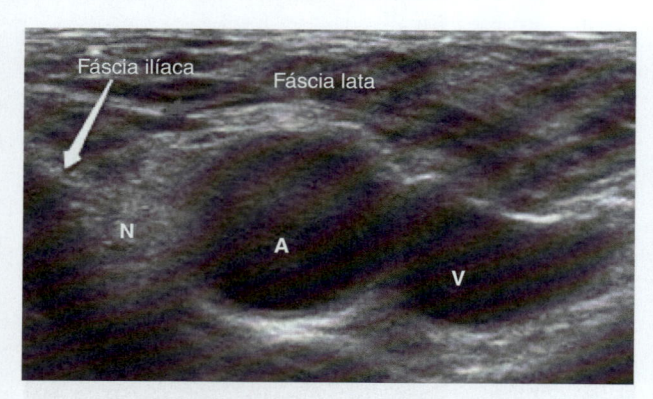

Figura 2-16 Nervo femoral. (Reproduzida com permissão de Dawson M, Mallin M. Introduction to Bedside Ultrasound. Lexington, KY: Emergency Ultrasound Solutions, 2012.)

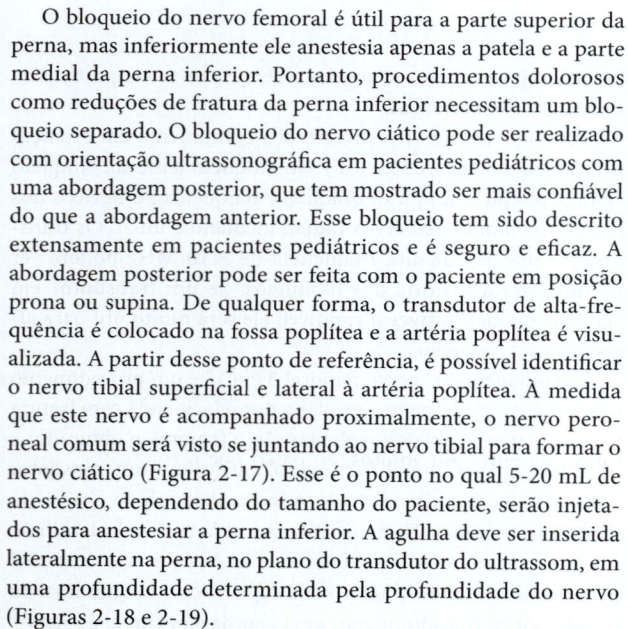

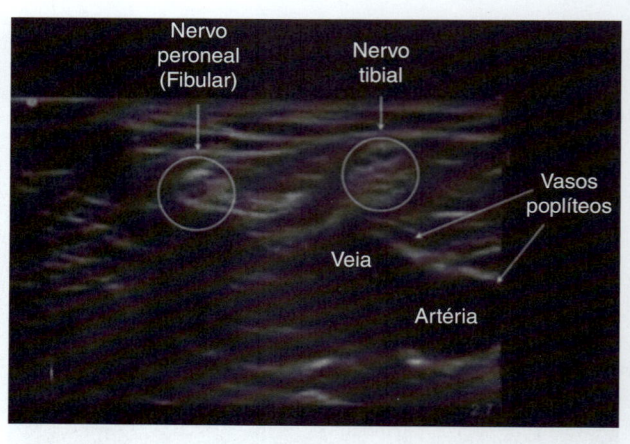

Figura 2-17 Nervos tibial e peroneal comum.

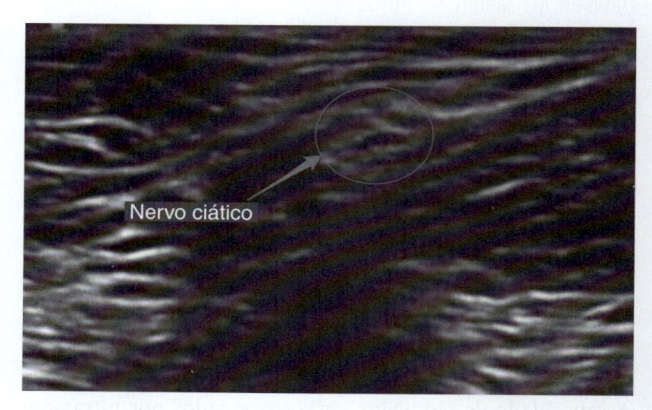

Figura 2-18 Nervo ciático.

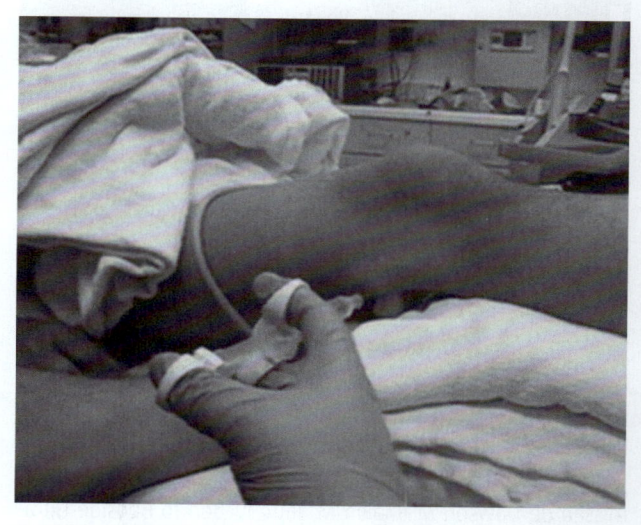

Figura 2-19 Abordagem ao nervo ciático.

O bloqueio do nervo femoral é útil para a parte superior da perna, mas inferiormente ele anestesia apenas a patela e a parte medial da perna inferior. Portanto, procedimentos dolorosos como reduções de fratura da perna inferior necessitam um bloqueio separado. O bloqueio do nervo ciático pode ser realizado com orientação ultrassonográfica em pacientes pediátricos com uma abordagem posterior, que tem mostrado ser mais confiável do que a abordagem anterior. Esse bloqueio tem sido descrito extensamente em pacientes pediátricos e é seguro e eficaz. A abordagem posterior pode ser feita com o paciente em posição prona ou supina. De qualquer forma, o transdutor de alta-frequência é colocado na fossa poplítea e a artéria poplítea é visualizada. A partir desse ponto de referência, é possível identificar o nervo tibial superficial e lateral à artéria poplítea. À medida que este nervo é acompanhado proximalmente, o nervo peroneal comum será visto se juntando ao nervo tibial para formar o nervo ciático (Figura 2-17). Esse é o ponto no qual 5-20 mL de anestésico, dependendo do tamanho do paciente, serão injetados para anestesiar a perna inferior. A agulha deve ser inserida lateralmente na perna, no plano do transdutor do ultrassom, em uma profundidade determinada pela profundidade do nervo (Figuras 2-18 e 2-19).

Os bloqueios do plexo braquial podem ser muito úteis para facilitar o manejo da dor para lesões ou procedimentos da extremidade superior. Há múltiplas abordagens ao plexo braquial, incluindo interescaleno, supraclavicular, infraclavicular e axilar. Em crianças, às vezes, é útil usar uma pequena quantidade de sedação para esse procedimento devido à ansiedade associada com uma injeção no pescoço ou região da extremidade superior. A sedação mínima inicial pode, frequentemente, evitar uma sedação mais profunda que seria necessária para o procedimento. A abordagem mais comum do plexo braquial é a abordagem axilar, que será descrita adiante. Ela permite o bloqueio dos nervos radial, mediano, ulnar e musculocutâneo. Todavia, o próprio nervo axilar frequentemente não é bloqueado com essa abordagem. Isso significa que a anestesia desse bloqueio deva ser distal ao cotovelo. Se for necessária a anestesia do braço superior, então, o bloqueio a partir de um ou mais bloqueios proximais seria mais apropriado.

O paciente deve ser posicionado com o braço afetado abduzido e fletido a 90 graus em uma posição de "aprovação". Nessa posição, o transdutor de alta-frequência deve ser colocado na dobra axilar para visualizar a artéria axilar. Em torno da artéria axilar é possível ver os nervos mediano, radial e ulnar. Para realizar esse procedimento, deve ser mantida uma técnica estéril o tempo todo. Preparar a pele da forma comum quando os pontos de referência forem identificados. Cobrir o transdutor com uma bainha esterilizada. Uma seringa de 10 cc com agulha de 3,8 cm calibre 21 pode ser usada em pacientes menores; usar agulha espinal de 8,5 cm para pacientes maiores. Para o bloqueio de nervos periféricos no SE, é preferível usar lidocaína a 1% pura. O nervo musculocutâneo pode ser visualizado mais inferior dentro do músculo coracobraquial. Cada nervo deve ser cercado com 2-4 cc de anestésico para um bloqueio adequado. A injeção perto do nervo mediano, como ilustrado, fará o anestésico seguir os planos fasciais e circundar os nervos radial e ulnar. Ao realizar esse bloqueio, é aconselhável colapsar a veia axilar para reduzir a chance de uma injeção intravascular. Isso pode ser realizado com uma pressão mínima (Figuras 2-20 e 2-21).

Em conclusão, os bloqueios nervosos podem ser um adjunto muito útil para o controle da dor em pacientes pediátricos. Os bloqueios nervosos podem reduzir os riscos associados com sedação para procedimentos e permitir um controle mais adequado da dor em geral.

> Antonis MS, Chandwani D, McQuillen K: Ultrasound-guided placement of femoral 3-in-1 anesthetic nerve block for hip fractures. Acad Emerg Med. 2006;13:S122.

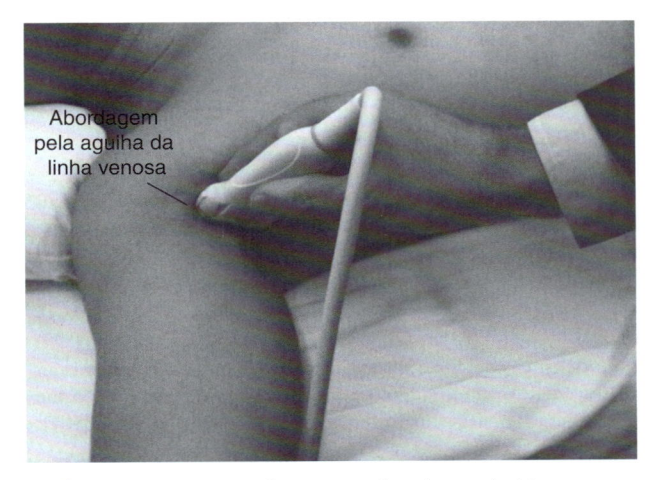

▲ **Figura 2-20** Posição do nervo axilar. (Reproduzida com permissão de Dawson M, Mallin M. Introduction to Bedside Ultrasound. Lexington, KY: Emergency Ultrasound Solutions, 2012.)

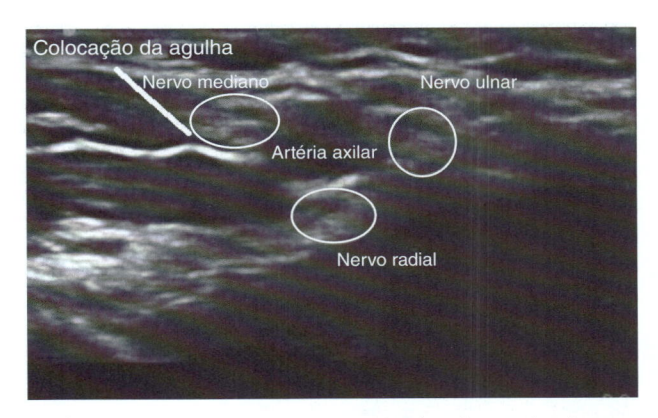

▲ **Figura 2-21** Bloqueio do nervo axilar. (Reproduzida com permissão de Dawson M, Mallin M. Introduction to Bedside Ultrasound. Lexington, KY: Emergency Ultrasound Solutions, 2012.)

> Oberndorfer U, Marhofer P, Bosengerg A, et al: Ultrasonographic guidance for sciatic and femoral nerve blocks in children. Br J Anaesth. 2007;98(6):797. [PMID: 17449890].

ULTRASSONOGRAFIA PULMONAR

Como descrito na seção EFAST, a US tem sido usada em pacientes pediátricos e tem mostrado ser mais sensível do que a radiografia torácica, tanto para pneumotórax quanto hemotórax. A técnica para diagnóstico de pneumotórax e hemotórax foi discutida naquela seção. Todavia, há inúmeras outras aplicações da US quando se avalia um paciente para patologia pulmonar. A US pulmonar é realizada com múltiplos transdutores diferentes em adultos, ao passo que o transdutor linear de alta-frequência geralmente é suficiente para todos os pacientes pediátricos, exceto os muito grandes. Em um paciente pediátrico muito grande, um transdutor curvilíneo ou de raios fásicos pode ser mais adequado quando se avalia a presença de consolidação, derrame, edema pleural ou outras patologias que não pneumotórax.

O derrame pleural pode ser avaliado de modo similar ao hemotórax (ver Figura 2-13). O derrame será visto como uma faixa escura logo acima do diafragma. Líquido, quer seja sangue ou derrame, irá aparecer anecoico (escuro). Além da identificação de derrames pleurais, a US também pode ser muito útil para guiar a toracocentese, tornando-a mais segura. O derrame pleural pode ser identificado, e o tamanho do derrame pode ser medido pela medição da largura da faixa de líquidos. Essa informação pode ser usada, bem como a medida da pele ao pulmão para ajudar a guiar a toracocentese. A orientação e a visualização em tempo real da ponta da agulha podem tornar o procedimento ainda mais seguro.

A pneumonia e a consolidação pulmonar são avaliadas prontamente com a US pulmonar. Múltiplos estudos mostraram que

Figura 2-22 Hepatização pulmonar. (Reproduzida com permissão de Dawson M, Mallin M. Introduction to Bedside Ultrasound. Lexington, KY: Emergency Ultrasound Solutions, 2012.)

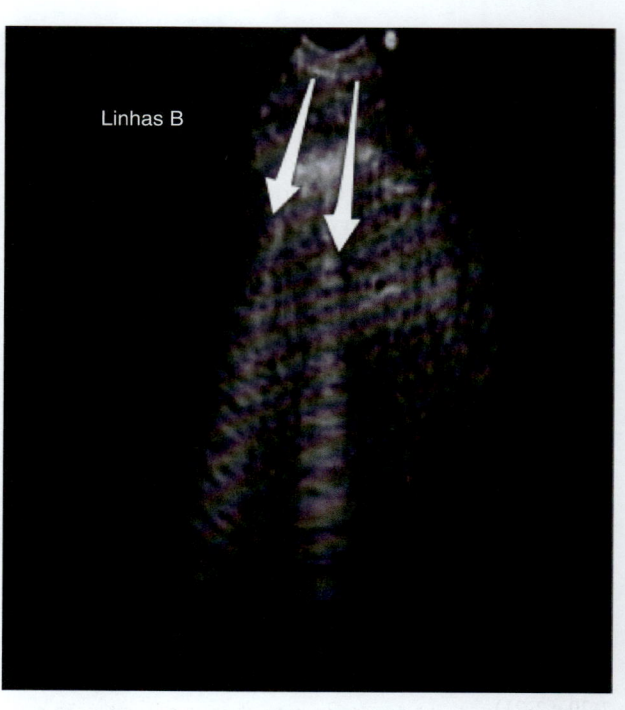

Figura 2-23 Linhas B. (Reproduzida com permissão de Dawson M, Mallin M. Introduction to Bedside Ultrasound. Lexington, KY: Emergency Ultrasound Solutions, 2012.)

ela é mais adequada do que a radiografia torácica e comparável à TC torácica. À medida que o espaço intersticial se consolida, a densidade se altera e se torna mais parecida com à do fígado. Isso é chamado de hepatização do pulmão e dá ao pulmão um aspecto muito similar ao fígado (Figura 2-22). Com a US pulmonar, também é possível distinguir a consolidação e a atelectasia. A consolidação apresenta broncogramas aéreos dinâmicos, móveis, uma vez que os brônquios geralmente não estão obstruídos. Contudo, a obstrução brônquica está presente na atelectasia e resulta no que aparece como um broncograma estático, não cintilante.

A bronquiolite é um distúrbio clínico que, em geral, é tratado sem imagens. Contudo, frequentemente nos casos mais graves, é solicitada uma radiografia torácica. A US não tem sido, historicamente, parte dessa investigação, mas um estudo recente mostrou que a US é mais acurada e se correlaciona melhor com a gravidade clínica do que a radiografia. Nesse estudo, a US mostrou consolidações subpleurais, inúmeras linhas "B" e anormalidades nas linhas pleurais que se correlacionam com a gravidade da doença. As linhas B são um tipo de artefato em cauda de cometa indicativo de edema pleural intersticial. As "linhas A" são um artefato horizontal indicando superfície pulmonar normal.

A doença intersticial em geral pode ser apreciada na US. Ela é vista como linhas B e pode representar edema pulmonar, fibrose pulmonar e infecção ou tumor (Figura 2-23). No edema pulmonar, o número de linhas B pode ser acompanhado para avaliar o sucesso das manobras terapêuticas, como a pressão positiva contínua na via aérea (CPAP, do inglês *continuous positive airway pressure*). Embora a correlação clínica seja necessária quando as linhas B estão presentes para determinar a etiologia exata, a gravidade de cada um dos processos patológicos mencionados se correlaciona com o número de linhas B presentes.

A US se mostrou eficaz para diagnóstico e como ferramenta para acompanhar o processo da doença, como pneumotórax, hemotórax, edema pleural, pneumonia, bronquiolite e outras doenças do pulmão. Alguns autores chegaram a sugerir que a US poderia substituir a radiografia torácica padrão. Quando isso for adotado como uma prática disseminada, quantidades significativas de tempo e de radiação serão economizadas na avaliação de patologia pulmonar em crianças.

Parlamento S, Copetti R, Di Bartolomeo S: Evaluation of lung ultrasound for the diagnosis of pneumonia in the ED. Am J Emerg Med. 2009;27(4):379. [PMID: 19555605].

Reissig A, Kroegel C: Sonographic diagnosis and follow-up of pneumonia: A prospective study. Respiration. 2007;74(5):537. [PMID: 17337882].

Cortellaro F, Colombo S, Coen D, Duca P: Lung ultrasound is an accurate diagnostic tool for the diagnosis of pneumonia in the emergency department. Emerg Med J. 2012;29(1):19. [PMID: 21030550].

Caiulo VA, Gargani L, Caiulo S, et al: Lung ultrasound in bronchiolitis: Comparison with chest x-ray. Eur J Pediatr. 2011;170(11):1427. [PMID: 21468639].

Liteplo AS, Marill KA, Villen T, et al: Emergency thoracic ultrasound in the differentiation of the etiology of shortness of breath: Sonographic B-lines and N-terminal probrain type natriuretic peptide in diagnosing congestive heart failure. Acad Emerg Med. 2009;139:1140. [PMID: 19183402].

Gargani L, Doveri M, D'Errico L, et al: Ultrasound lung comets in systemic sclerosis: A chest sonography hallmark of pulmonary interstitial fibrosis. Rheumatol. 2009;48:1382. [PMID: 19717549].

Dawson M, Mallin M: Introduction to Bedside Ultrasound. Lung Ultrasound chapter. (this is an ebook published on-line; Editors Malin and Dawson)

ULTRASSONOGRAFIA CARDÍACA

A US do coração pode ser uma ferramenta muito útil e, às vezes, salvadora. O seu uso no trauma penetrante tem mostrado aumentar a sobrevida dos pacientes. Isso se deve ao diagnóstico e tratamento cirúrgico mais rápido em pacientes com derrames pericárdicos (ver discussão na seção sobre EFAST). A ecocardiografia básica também é um elemento-chave no exame de URCH em pacientes com hipotensão não diferenciada (ver discussão no tópico Ultrassonografia rápida para choque e hipotensão a ser apresentado adiante). Além do trauma e hipotensão não diferenciada, a US cardíaca é útil na avaliação de dispneia, dor torácica, síncope e parada cardíaca.

Em pacientes que apresentam parada cardíaca, uma olhada rápida no coração durante o suporte avançado de vida cardiovascular (SAVC) pode ser benéfica. É possível identificar uma causa reversível da parada, como o tamponamento pericárdico. Também pode dar uma informação prognóstica muito boa pela avaliação da função global do coração. Se o paciente estiver com inatividade cardíaca, esse é um prognóstico muito ruim. Em um estudo com 136 pacientes em parada cardíaca com inatividade cardíaca na US à beira do leito inicial, nenhum sobreviveu. Embora a maioria dos médicos use a inatividade cardíaca para suspender definitivamente as manobras de ressuscitação em pacientes adultos, isso pode ser menos evidente em pacientes pediátricos. A US é um forte indicador prognóstico e fornece à equipe mais evidências objetivas e de resolução de que é o momento de declarar o óbito quando eles já acham que é a decisão acertada.

Se for diagnosticado um tamponamento pericárdico, a US pode tornar a pericardiocentese mais fácil, mais segura e com uma maior taxa de sucesso. Um estudo observou uma taxa de complicações de 1% para as maiores e 3% para as menores, que se compara com 7 a 50% para as abordagens às cegas (Figura 2-24).

As janelas básicas para a US cardíaca são subxifoide, paraesternal longitudinal, paraesternal transversa e apical. (Figura 2-25). A incidência subxifoide frequentemente é mais sensível para detectar tamponamento pericárdico. Contudo, outras incidências também podem ser usadas. A incidência apical pode ser melhorada virando o paciente para a posição em decúbito lateral esquerdo.

Embora o nível de evidência para a US cardíaca pediátrica não esteja tão desenvolvido quanto para a US à beira do leito de adulto, ela é um exame útil, podendo fornecer informações muito valiosas em pacientes com trauma, hipotensão não diferenciada, dispneia, parada cardíaca e outras doenças.

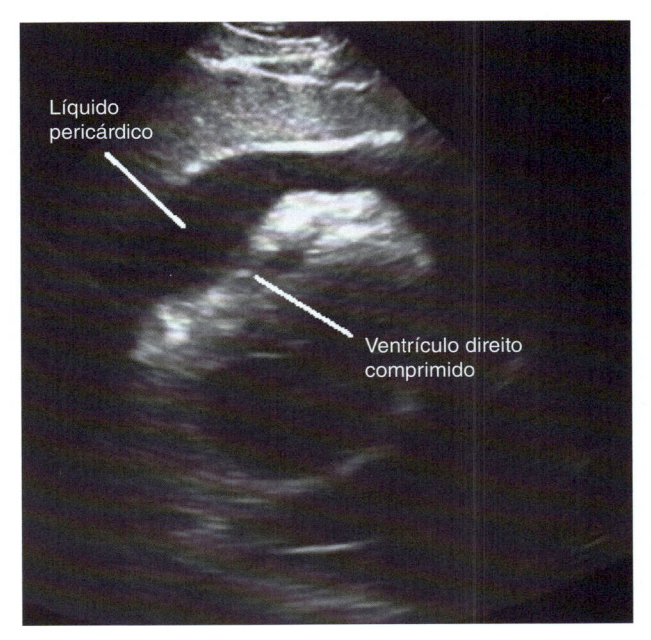

▲ **Figura 2-24** Tamponamento cardíaco. (Reproduzida com permissão de Dawson M, Mallin M. Introduction to Bedside Ultrasound. Lexington, KY: Emergency Ultrasound Solutions, 2012.)

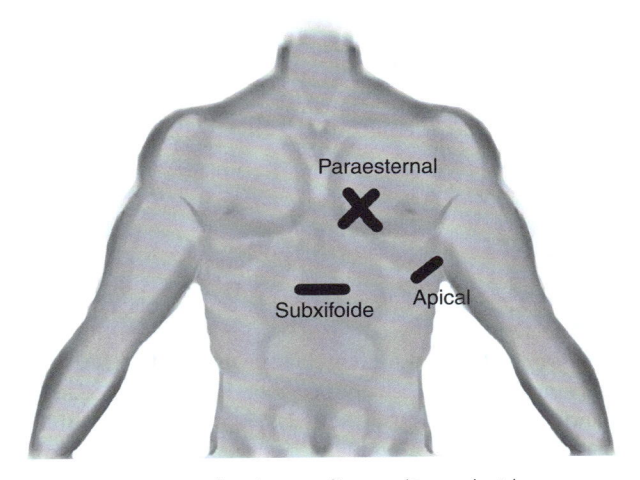

▲ **Figura 2-25** Incidências cardíacas. (Reproduzida com permissão de Dawson M, Mallin M. Introduction to Bedside Ultrasound. Lexington, KY: Emergency Ultrasound Solutions, 2012.)

Dawson M, Mallin M: Introduction to Bedside Ultrasound. Lung Ultrasound chapter. (this is an ebook published on-line; Editors Malin and Dawson)

Labovitz AJ, Noble VE, Bierig M, et al: Focused cardiac ultrasound in the emergent setting: A consensus statement of the American Society of Echocardiography and American College of Emergency Physicians. J Am Soc Echocardiogr. 2010;23(12):1225. [PMD: 21111923].

Tibballs J, Russell P: Reliability of pulse palpation by healthcare personnel to diagnose paediatric cardiac arrest. Resuscitation. 2009;80(1):61. [PMID: 18992985].

ULTRASSONOGRAFIA DOS TECIDOS MOLES

A US dos tecidos moles é uma das aplicações mais comuns em pacientes pediátricos. Celulite e abscessos são queixas muito comuns e podem, com frequência, ser difíceis de diferenciar uma da outra. Os esquemas de tratamento são diferentes: se um abscesso for tratado como celulite, apenas com antibióticos, haverá falha terapêutica. Além disso, o tratamento de um abscesso, que é incisão e drenagem, pode ser muito doloroso e não deve ser realizado em um paciente que tem apenas celulite. Isso torna a US muito útil para pacientes com infecções cutâneas.

Em um estudo, a US à beira do leito alterou o plano de tratamento do médico para infecção cutânea de tecidos moles em 57% das vezes. Mesmo quando o clínico sabe que há um abscesso, é útil visualizar o tamanho e a localização exata para orientar a drenagem.

Um abscesso irá aparecer como uma área hipoecoica ou anecoica, e a celulite terá um aspecto em pedra de calçamento devido ao edema (Figuras 2-26 e 2-27). Um abscesso também se mostra flutuante sob pressão, o que ajuda a discriminá-lo de um linfonodo. Também é útil colocar um fluxo de cor em uma estrutura anecoica para determinar que não há fluxo sanguíneo, o que sugeriria a presença de um vaso sanguíneo, e não um abscesso.

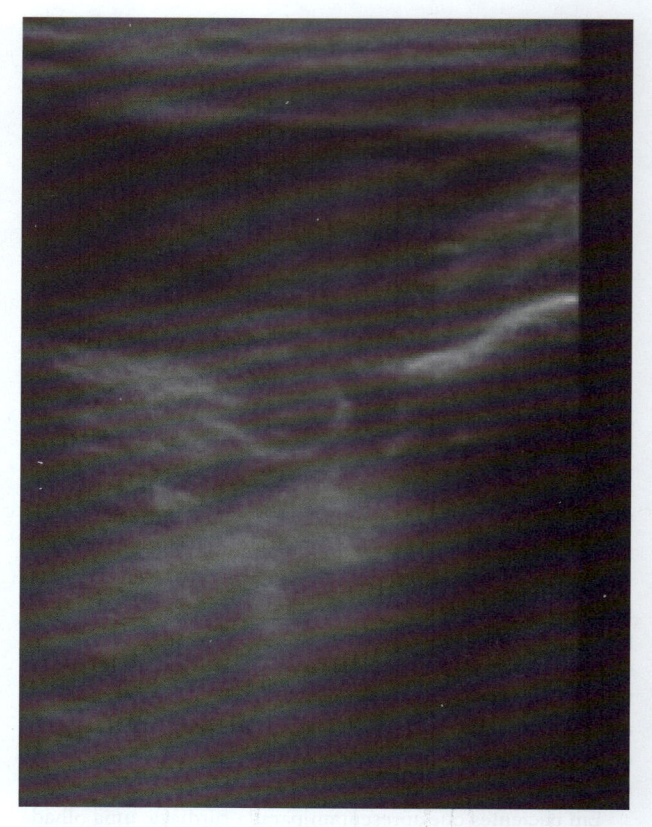

▲ **Figura 2-26** Abscesso.

Tayal VS, Hasan N, Norton HJ, Tomaszewski CA: The effect of soft-tissue ultrasound on the management of cellulitis in the emergency department. Acad Emerg Med. 2006;13(4):384. [PMID: 16531602].

APENDICITE

Aproximadamente 80 mil pacientes por ano são diagnosticados com apendicite nos Estados Unidos. Embora muitos pacientes possam ser diagnosticados clinicamente, inúmeros pacientes não têm apresentação clássica, especificamente mulheres e crianças muito jovens para expressarem o que estão sentindo. Portanto, o exame é a norma para pacientes pediátricos com suspeita de apendicite. A contagem de leucócitos e a radiografia não são sensíveis ou específicas, e a TC tem a desvantagem da exposição à radiação.

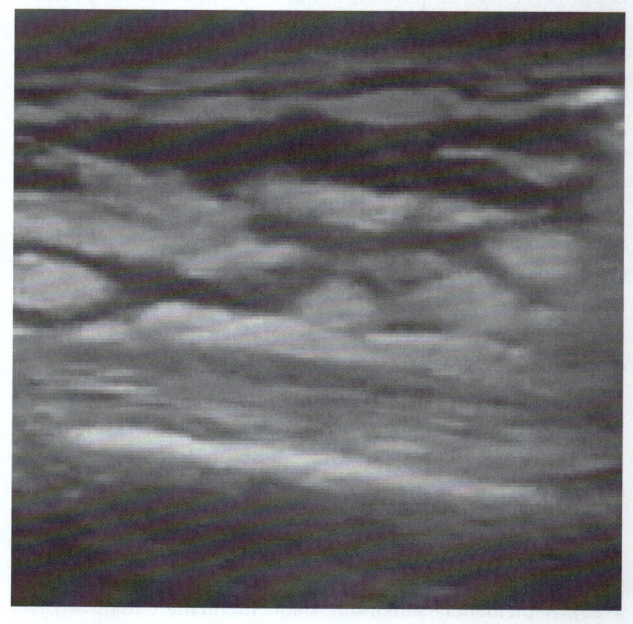

▲ **Figura 2-27** Celulite. (Fotografia usada com permissão de Sonocloud.org.)

A US tem sido usada para avaliação de apendicite há 30 anos e tem sensibilidade relatada de 76 a 100% e especificidade de 88 a 100%. A sensibilidade e a especificidade da TC se mostraram similares, mas, em geral, parece ser discretamente mais alta. Em um estudo da Stanford University de 2011, a sensibilidade e a especificidade do protocolo foram 98,6 e 90,6%, respectivamente. A taxa de apendicectomias negativas foi de 8,1%, com uma taxa de falha no diagnóstico de apendicite de 0,5%. Isso foi obtido evitando TC em 53% dos pacientes.

A avaliação do apêndice com ultrassom é realizada com uma compressão graduada procurando o apêndice no quadrante inferior direito. No paciente pediátrico, o transdutor linear de alta-frequência geralmente é o mais indicado, mas em um paciente obeso, às vezes, é mais apropriado o uso do transdutor curvilíneo. Essa compressão graduada na área de sensibilidade máxima é muito importante, uma vez que ela movimenta o intestino e os gases que o acompanham para fora do caminho. Movimentos lentos e suaves, bem como o controle adequado da dor são necessários, já vez que o paciente sentirá forte dor e caso contrário não irá tolerar o procedimento. A artéria ilíaca é um bom ponto de referência, pois o apêndice com frequência se localiza imediatamente medial ou às vezes superficial a ela.

O apêndice normal será menor do que 7 mm e compressível. Em contraste, um apêndice inflamado será maior do que 7 mm, não compressível e tem um aspecto de "alvo" causado pelo edema das paredes da mucosa. Um apêndice perfurado, contudo, não terá o aspecto de alvo, mas, às vezes, será uma estrutura anecoica ou hipoecoica representando um abscesso (Figuras 2-28 e 2-29).

É importante lembrar que uma elevada porcentagem de pacientes não precisa de nenhum exame de imagem ou outros testes após uma história e exame físico minucioso. Também é importante ter em mente que a US para apendicite é uma modalidade muito dependente do operador. Com o uso e a experiência, a habilidade com o exame irá melhorar. Além disso, o exame tem potencial para reduzir os custos e a radiação das TCs quando usado no contexto adequado.

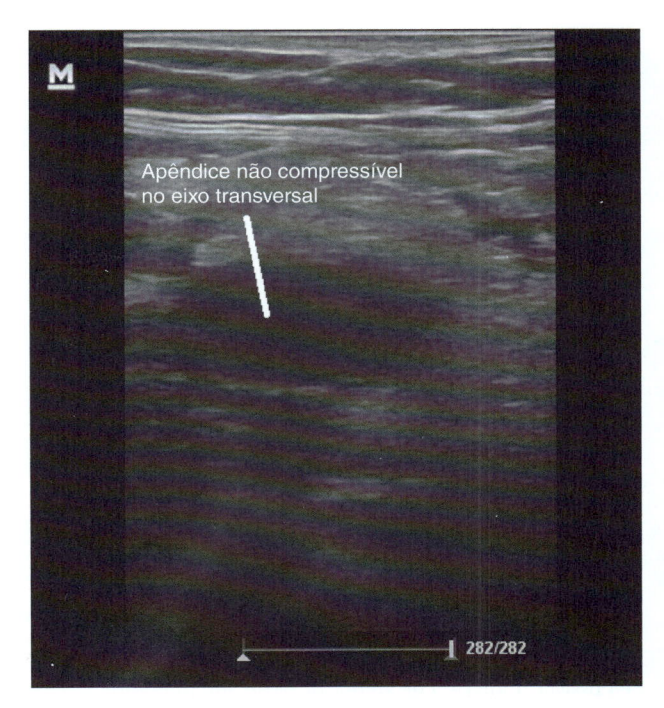

▲ **Figura 2-29** Líquido livre apendiceal. (Fotografia usada com permissão de Sonocloud.org.)

Krishnamoorthi R, Ramarajan N, Wang N, et al: Effectiveness of a staged US and CT protocol for the diagnosis of pediatric appendicitis: Reducing radiation exposure in the age of ALARA. Radiology. 2011;259(1):231. [PMID: 21324843].

TORSÃO TESTICULAR

Queixas testiculares, como torsão, epididimite, orquite, trauma, hidrocele e hemorragia, são queixas comuns no SE. Contudo, os achados do exame físico não são sempre muito sensíveis ou específicos para as causas da dor testicular de emergência. A US é uma modalidade ideal para avaliar o testículo, uma vez que esse é um órgão superficial. Além do mais, a maioria dos processos patológicos que afetam o testículo, como a torsão, a epididimite e a orquite, podem ser prontamente avaliados com base no fluxo aumentado ou diminuído na US.

A torsão é um processo dependente do tempo que pode levar a uma perda do testículo ou da função testicular. A US irá mostrar uma redução de fluxo para o testículo afetado e heterogeneidade comparada com o lado não afetado. O testículo afetado é mais hipoecoico devido ao edema e à obstrução linfática venosa.

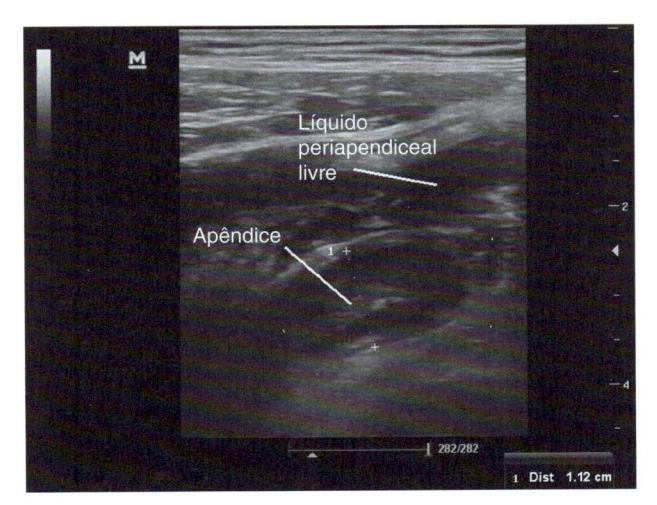

▲ **Figura 2-28** Medida linear longitudinal do apêndice. (Fotografia usada com permissão de Sonocloud.org.)

A sensibilidade e especificidade da US realizada pelo médico da emergência para torsão testicular mostrou ser de 95 e 94% em um estudo. A maior limitação da US para torsão testicular é que ela é dependente do usuário. Até que o provedor esteja certo da sua competência, provavelmente é mais seguro usar a US à beira do leito para incluir a torsão, e não para excluí-la. Se houver uma suspeita clínica alta de torsão testicular, o urologista deve ser chamado imediatamente, de modo que o manejo cirúrgico definitivo não seja retardado pelo procedimento US. Há a possibilidade de "torsão intermitente", onde haveria um fluxo na US entre os episódios de torsão. Esse é outro motivo para chamar o urologista nos casos de elevada suspeita clínica, independentemente dos resultados da US.

Para realizar o procedimento, o paciente deve ser colocado em uma posição confortável com as pernas em posição de "pernas de rã" com uma toalha colocada na região inguinal para maior conforto. O testículo não afetado pode ser examinado primeiro, e o fluxo colorido pode ser ajustado durante a varredura do testículo para captar o fluxo sanguíneo. Quando isso for obtido, o outro testículo pode ser avaliado para o fluxo com os mesmos ajustes. O Power Doppler pode ser usado para avaliar o fluxo se for difícil avaliar com Doppler colorido normal. Se possível, a imagem de ambos os testículos ao mesmo tempo pode ser útil para comparar os fluxos. A ausência de fluxo ou fluxo reduzido é sugestiva de torsão e é indicação de cirurgia de emergência (Figura 2-30).

Processos patológicos adicionais que podem ser vistos na US do saco escrotal são orquite e epididimite, que aparecem como fluxo aumentado para o testículo e epidídimo, respectivamente. Uma ruptura testicular irá aparecer como um testículo heterogêneo, grosseiramente deformado. Uma hidrocele irá aparecer como uma massa anecoica no saco escrotal. É fácil confundir uma hematocele ou piocele com uma hidrocele, de

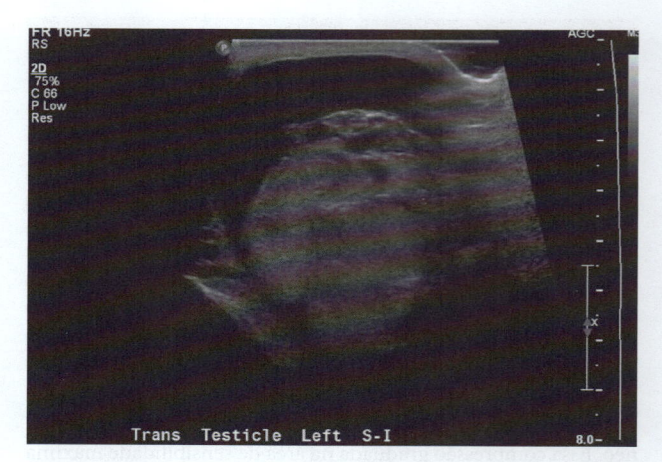

▲ **Figura 2-31** Ruptura testicular. (Reproduzida com permissão de Dawson M, Mallin M. Introduction to Bedside Ultrasound. Lexington, KY: Emergency Ultrasound Solutions, 2012.)

modo que a correlação clínica é importante. Varicoceles irão aparecer como um feixe extratesticular de estruturas tubulares. É fácil confundir isso com um epidídimo inflamado ou uma hérnia intestinal, mas o fluxo colorido pode ajudar a diferenciar uma varicocele desses outros processos. A realização de um Doppler de fluxo colorido irá diagnosticar a varicocele pela demonstração de um refluxo nas veias espermáticas (Figuras 2-31, 2-32 e 2-33).

A posição dos testículos torna muito fácil examiná-los com ultrassom, por isso é importante lembrar que esse é um procedimento dependente do usuário. A prática é importante para estabelecer habilidade suficiente, e os médicos devem ter conhecimento das suas próprias limitações com o procedimento.

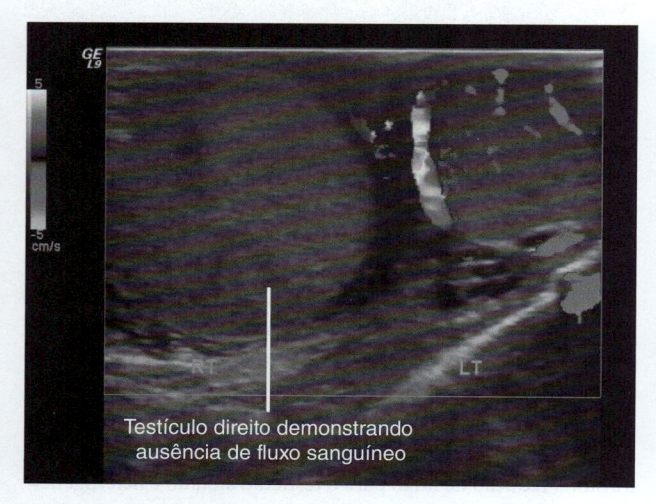

▲ **Figura 2-30** Torsão. (Fotografia usada com permissão de Sonocloud.org.)

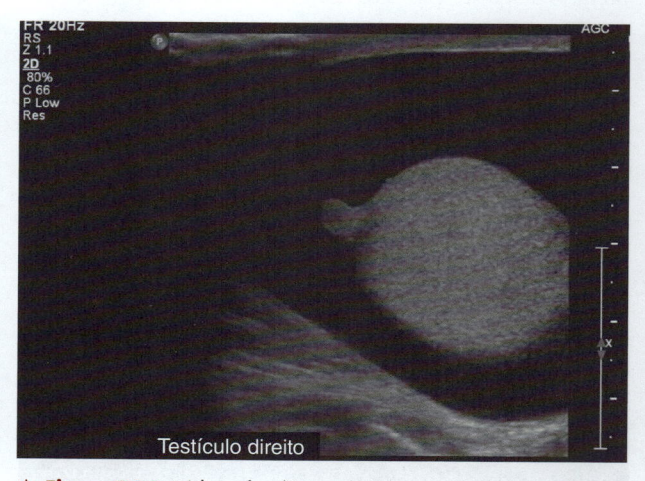

▲ **Figura 2-32** Hidrocele. (Reproduzida com permissão de Dawson M, Mallin M. Introduction to Bedside Ultrasound. Lexington, KY: Emergency Ultrasound Solutions, 2012.)

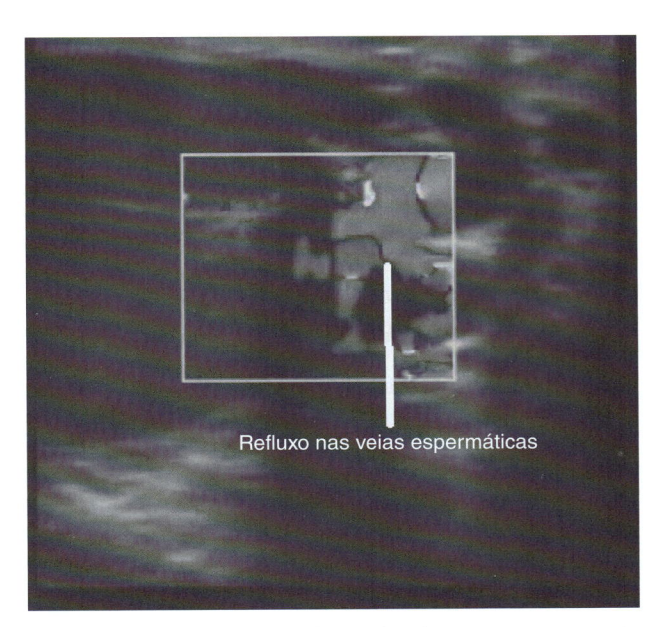

Figura 2-33 Varicocele. (Reproduzida com permissão de Dawson M, Mallin M. Introduction to Bedside Ultrasound. Lexington, KY: Emergency Ultrasound Solutions, 2012.)

ULTRASSONOGRAFIA RÁPIDA PARA CHOQUE E HIPOTENSÃO

O uso da US à beira do leito na avaliação de pacientes de trauma é o padrão de cuidados. Embora igualmente importante e eficaz, o seu uso na avaliação de pacientes clínicos gravemente enfermos tem sido historicamente menos comum. Essa falta de utilização foi abordada por Weingart et al. com seu desenvolvimento do exame URCH em 2006. Esse documento revolucionário combinou as pesquisas mais recentes sobre várias modalidades de US na avaliação de pacientes hipotensos.

O exame URCH foi desenhado para ser um exame rápido, realizado facilmente, usando máquinas portáteis encontradas no SE. O exame consiste em varreduras do coração, veia cava inferior (VCI), bolsa de Morrison (QSD), aorta e campos pulmonares bilateralmente (pneumotórax). Os componentes e a sequência do exame podem ser lembrados usando o mnemônico COVI-MAP.

Coração

O ponto de início do exame URCH é direcionado à identificação da patologia que poderia contribuir para a hipotensão (p. ex., derrame pericárdico, tamponamento, insuficiência ventricular direita e função ventricular esquerda). Para detalhes completos do exame cardíaco, ver o tópico Ultrassonografia cardíaca apresentado anteriormente.

Veia cava inferior

A avaliação da VCI com a US à beira do leito pode estimar o volume intravascular de forma não invasiva. Os achados do exame devem ser interpretados com base em se o paciente está respirando espontaneamente, ou ventilado mecanicamente. Essa é uma consideração importante, uma vez que a ventilação mecânica (VM) irá causar uma dilatação da VCI durante a inspiração, em vez de colapso. Em geral, a VCI deve ser avaliada para compressibilidade, bem como a resposta à respiração. Uma VCI completamente compressível com grande colapso inspiratório (apenas pacientes com respiração espontânea) sugere depleção de volume, e uma VCI não compressível sem colapso inspiratório sugere ausência de resposta ao teste provocativo com líquidos (Figura 2-34).

Bolsa de Morrison

Assim como no trauma, o líquido livre em qualquer parte do abdome pode dar indicações clínicas das possíveis causas de hipotensão. A US do QSD, do QSE e da área suprapúbica pode fornecer informações, sugerindo diagnósticos como ruptura de vísceras, sangramento intra-abdominal espontâneo e gravidez ectópica. Em uma avaliação rápida, a bolsa de Morrison com o paciente na posição de Trendelenburg é a mais sensível para líquidos intraperitoneais livres.

Ao avaliar as incidências do quadrante superior, o transdutor pode ser angulado em direção ao tórax para permitir a visualização das bases pulmonares. Tais incidências podem avaliar a presença de derrame pleural ou hemotórax. Essa modalidade é descrita com mais detalhes na seção sobre pulmão neste capítulo.

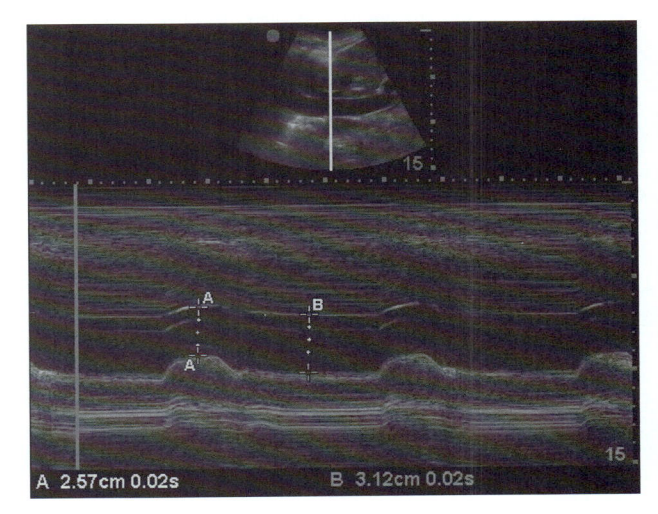

Figura 2-34 Colapsabilidade da veia cava inferior. (Reproduzida com permissão de Dawson M, Mallin M. Introduction to Bedside Ultrasound. Lexington, KY: Emergency Ultrasound Solutions, 2012.)

Aorta

A avaliação da aorta abdominal é uma indicação fundamental para o uso de US à beira do leito. Como um componente do exame URCH, a aorta abdominal deve ser avaliada em quatro níveis. Com a varredura de forma transversal, a aorta deve ser avaliada logo abaixo do coração, suprarrenal, infrarrenal e imediatamente proximal à bifurcação ilíaca. Movimentando o transdutor para baixo no abdome de forma contínua, é possível acompanhar a aorta por meio dessas áreas. Em um adulto, uma aorta maior do que 5 cm, na presença de choque, sugere uma ruptura de aneurisma. Embora menos provável em um paciente pediátrico, a avaliação pode prover mais indícios da etiologia da hipotensão.

Pneumotórax

Embora mais provável em pacientes de trauma, o penumotórax hipertensivo é uma possível fonte de hipotensão em pacientes clínicos. A colocação de uma linha central ou outra instrumentação do tórax torna isso mais provável. Detalhes completos dessa avaliação são cobertos na seção sobre pulmão deste capítulo.

Com o transdutor nas mãos de um médico competente, o exame URCH é completado facilmente em menos de 2 minutos e pode fornecer detalhes valiosos na avaliação de pacientes hipotensos. Essa avaliação rápida, usando a sequência COVI-MAP, pode fornecer informações inestimáveis e direcionar rapidamente ações clínicas (Figura 2-35).

> Weingart, Scott, Daniel Duque, Bret Nelson: The RUSH exam–Rapid ultrasound for shock/hypotension. Available at http://www.webcitation.org/5vyzOaPYU. Accessed July 30, 2012.

> Hernandez C, Shuler K, Hannan H, Sonyika C, Likourezos A, Marshall J: CAUSE: Cardiac arrest ultrasound exam–A better approach to managing patients in primary non-arrhythmogenic cardiac arrest. Resuscitation. 2008;76(2):198. [PMID: 17822831].
>
> Weekes AW: Symptomatic hypotension: ED stabilization and the emerging role of sonography. EM Practice. 2007;9(11).
>
> Jardin F, Veillard-Baron A: Ultrasonographic examination of the vena cava.

ULTRASSONOGRAFIA DA VESÍCULA

Embora menos comum do que em adultos, a colelitíase sintomática e a doença biliar obstrutiva complicada são as indicações mais comuns para colecistectomia pediátrica. A US à beira do leito pode ser diagnóstica na colecistite aguda. Assim como em adultos, os critérios ultrassonográficos incluem espessamento da parede vesical (> 3 mm), líquidos pericolecísticos, cálculos biliares, dilatação do ducto biliar comum (DBC) e sinal de Murphy ultrassonográfico. Em comparação com especialistas em imagens, os médicos de emergência demonstraram sensibilidades e especificidades similares para detecção de cálculos biliares (86-96% e 88-97% comparado com 84 e 99%, respectivamente). Em média, um clínico experiente pode realizar um exame focado da vesícula em cerca de 2-3 minutos. Essa avaliação rápida e eficaz mostrou acelerar o tratamento e reduzir a duração da permanência no SE.

A colecistite aguda é um processo de doença que pode se apresentar com uma miríade de achados físicos e laboratoriais. Raramente um paciente irá se apresentar com febre, leucocitose e dor no QSD. A variedade de apresentações clínicas torna o diagnóstico bastante dependente de modalidades por imagem, especificamente da US dessa região. A US do QSD geralmente tem uma sensibilidade e especificidade de 94 e 84%, respectivamente. Para fazer o diagnóstico de colecistite aguda, geralmente é aceito que o médico da emergência possa confiar na presença de cálculos biliares, espessamento da parede vesical, sinal de Murphy ultrassonográfico e no exame físico. A presença de cálculos biliares combinados com um sinal de Murphy isoladamente tem um valor preditivo positivo de 92,2%. O espessamento da parede vesical na presença de cálculos biliares tem um valor preditivo positivo de 95,2% (Figura 2-36).

Para realizar uma avaliação ultrassonográfica concentrada no QSD, o paciente deve ser colocado em decúbito lateral esquerdo (Figura 2-37). A imagem em posição deitada é possível, contudo é tecnicamente mais difícil. A posição em decúbito lateral esquerdo coloca o fígado mais para baixo, empurrando a vesícula para longe da sombra da caixa torácica. Se a visualização ainda for insuficiente, uma inspiração profunda pode empurrar o fígado e a vesícula mais para baixo. Para a maioria dos pacientes, o transdutor curvilíneo será a opção mais adequada para a avaliação da vesícula. Começar com o transdutor colocado sagitalmente sob a borda costal, a direita da linha média. A partir desse ponto, o transdutor deve ser deslizado

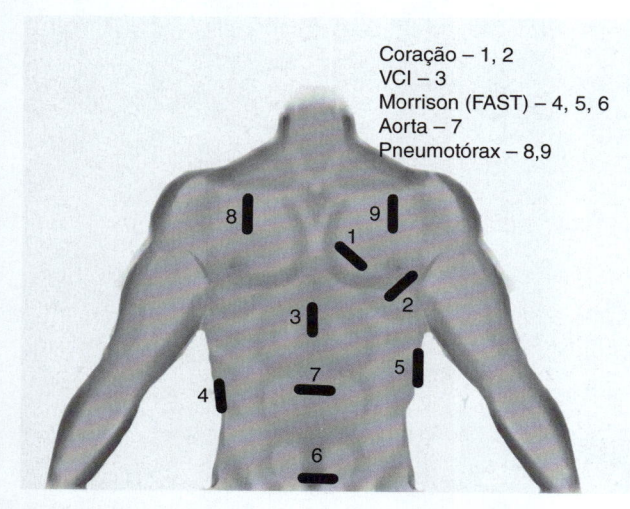

Coração – 1, 2
VCI – 3
Morrison (FAST) – 4, 5, 6
Aorta – 7
Pneumotórax – 8, 9

▲ **Figura 2-35** Sequência URCH. FAST, avaliação ultrassonográfica focada para o trauma. (Reproduzida com permissão de Dawson M, Mallin M. Introduction to Bedside Ultrasound. Lexington, KY: Emergency Ultrasound Solutions, 2012.)

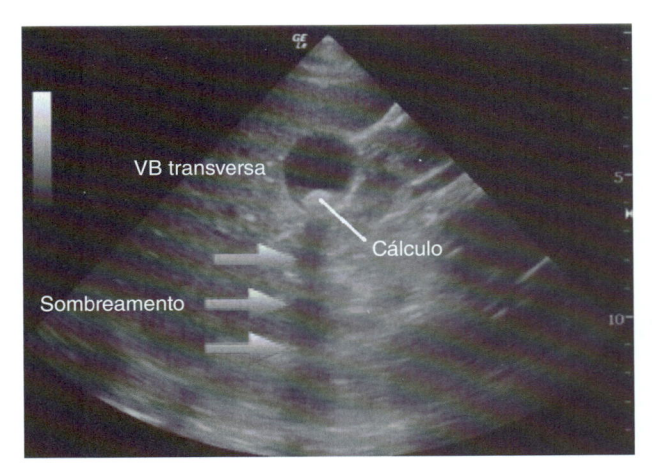

Figura 2-36 Cálculo biliar.

sobre o QSD até que seja obtida uma imagem da vesícula. O uso de fluxo colorido pode ajudar a distinguir a estrutura cística de uma grande vasculatura abdominal (Figura 2-38). Quando

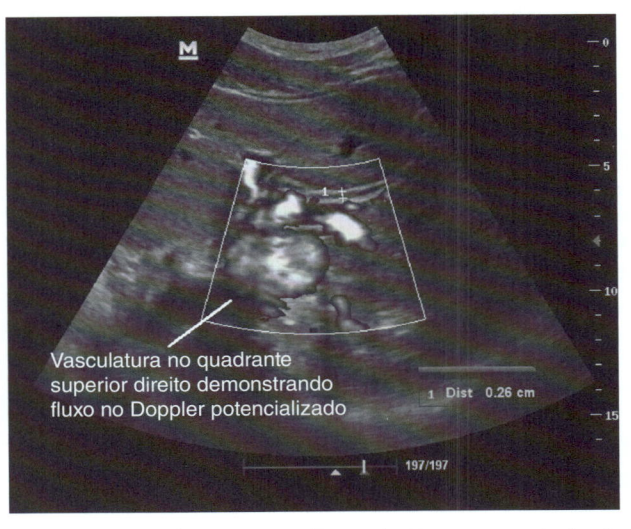

Figura 2-38 Fluxo a cores. (Reproduzida com permissão de Dawson M, Mallin M. Introduction to Bedside Ultrasound. Lexington, KY: Emergency Ultrasound Solutions, 2012.)

identificada, a vesícula deve ser avaliada para a presença de cálculos, espessamento da parede e líquido pericolecístico, bem como sinal de Murphy ultrassonográfico. O espessamento da parede deve ser medido na parede anterior, com um achado normal de menos de 3 mm (Figura 2-39). Desse ponto, o DBC também deve ser avaliado. No plano sagital, é possível procurar a vesícula na direção cefálica, trazendo a tríade hepática e o clássico sinal do "Mickey Mouse". Este sinal consiste nas veias do sistema portal, como a face e as orelhas do Mickey formadas

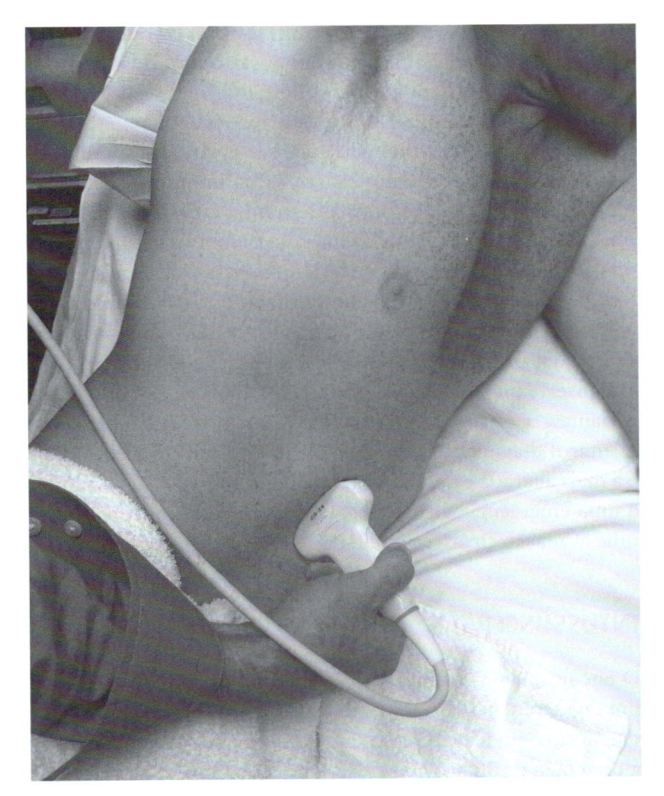

Figura 2-37 Posição para a vesícula biliar. (Reproduzida com permissão de Dawson M, Mallin M. Introduction to Bedside Ultrasound. Lexington, KY: Emergency Ultrasound Solutions, 2012.)

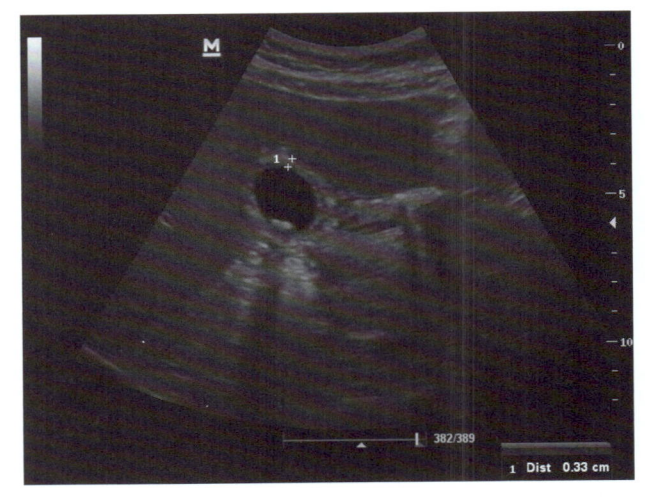

Figura 2-39 Espessamento da parede por colecistite. (Reproduzida com permissão de Dawson M, Mallin M. Introduction to Bedside Ultrasound. Lexington, KY: Emergency Ultrasound Solutions, 2012.)

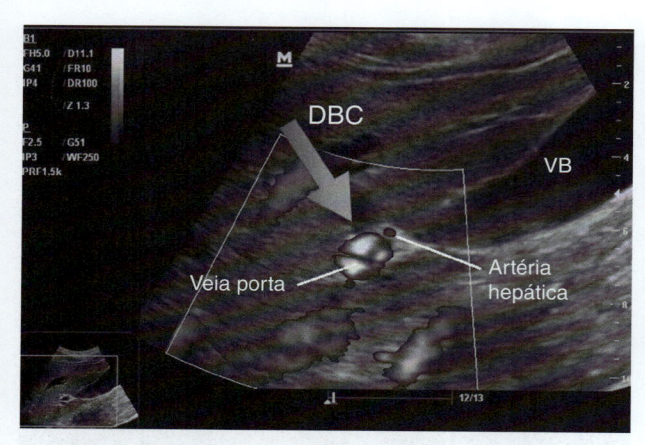

▲ **Figura 2-40** Ducto biliar comum. DBC, ducto biliar comum; VB, vesícula biliar. (Reproduzida com permissão de Dawson M, Mallin M. Introduction to Bedside Ultrasound. Lexington, KY: Emergency Ultrasound Solutions, 2012.)

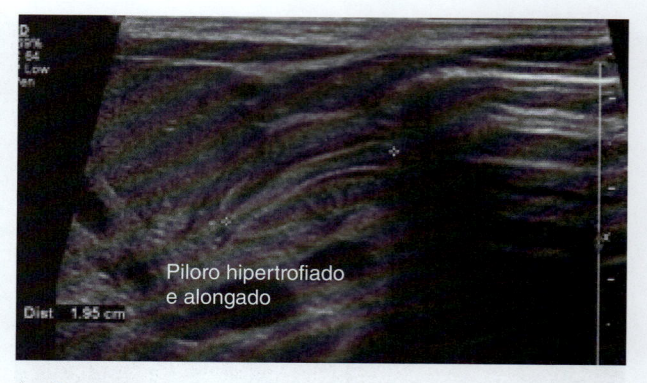

▲ **Figura 2-41** Estenose pilórica.

pelas artérias hepáticas e o DBC. O fluxo colorido irá diferenciar o DBC da artéria hepática e veia portal. O DBC também irá representar a orelha esquerda do Mickey (Figura 2-40). Um DBC mede menos de 7 mm de uma parede interna à outra e a dilatação sugere doença biliar.

> Mehta S, Lopez ME, Chumpitazi BP, et al: Clinical characteristics and risk factors for symptomatic pediatric gallbladder disease. Pediatrics. 2012;129:e82. [PMID: 22157135].
>
> Tsung JW, Raio CC, Ramirez-Schrempp D, Blaivas M: Point-ofcare ultrasound diagnosis of pediatric cholecystitis in the ED. Am J Emerg Med. 2010;28:338. [PMID: 20223393].

ESTENOSE PILÓRICA

A estenose pilórica é uma grave condição encontrada em pacientes pediátricos. A condição resulta de hipertrofia da musculatura do piloro gástrico. Embora frequentemente idiopática, a condição tem sido associada com níveis elevados de gastrina e disfunção dos gânglios pilóricos. O piloro hipertrofiado obstrui a via de saída gástrica, causando vômitos persistentes, classicamente em jato. A doença ocorre em uma taxa de 1:200-300 nascimentos. A estenose pilórica tem sido diagnosticada desde os 10 dias de nascimento e até 20 semanas: contudo, a idade típica de apresentação é de 4-6 semanas. A prevalência em homens é 3-6 vezes maior do que em mulheres, sendo a condição cirúrgica mais comum em bebês. Na maioria dos pacientes, a pilorotomia é curativa, com poucas sequelas. Se deixada sem tratamento, a doença pode ser fatal como resultado de profunda desidratação e anormalidades metabólicas.

A estenose pilórica é diagnosticada classicamente por meio de exame fluoroscópico gastrintestinal seriado ou por US. Nenhum estudo é superior ao outro; todavia, a US oferece sensibilidades e especificidades similares, 85 e 100%, sem o uso de radiação ionizante.

O exame deve ser realizado apenas por um ultrassonografista experiente, uma vez que é um dos exames à beira do leito mais difíceis de realizar. Os aspectos fundamentais do exame incluem a identificação da musculatura hipertrofiada do piloro, bem como a avaliação da função dinâmica da musculatura em um período de 5-10 minutos. O exame deve ser completado com o transdutor linear, e o paciente em posição supina. A partir de uma abordagem anterior, o piloro será localizado entre o antro gástrico e o duodeno. Se houver estenose pilórica, o estômago pode estar cheio de conteúdo gástrico obstruído. Devem ser feitas medições em secção transversa na linha média do eixo longitudinal. Um piloro normal terá uma espessura da parede muscular (EPM) de menos de 3 mm e um comprimento do canal pilórico normal menor do que 15 mm. Nessa localização, o piloro deve ser observado por um período de 5-10 minutos para confirmar as medições. Uma alteração na EPM ou a passagem de líquidos pelo piloro pode indicar espasmo pilórico, em vez de estenose do piloro (Figuras 2-41 e 2-42). Embora existam muitas variantes, bem como outras medidas que podem confirmar ou rejeitar o diagnóstico de estenose pilórica, a EPM longitudinal é a mais acurada e amplamente aceita. Como a estenose pilórica é uma emergência cirúrgica aguda, o diagnóstico deve indicar uma avaliação cirúrgica imediata.

INTUSSUSCEPÇÃO

O encurtamento e a invaginação de uma peça de intestino em um segmento mais distal é conhecido como intussuscepção. Esse diagnóstico pode trazer risco à vida, se não for tratado, e ocorre a uma taxa de 50 por 100.000 crianças por ano. A enfermidade pode resultar de uma anomalia anatômica. Um "ponto de partida", como linfoma ou divertículo de Meckel, pode ser empurrado a partir do intestino proximal para dentro do segmento distal pela peristalse. Embora identificado em aproximadamente

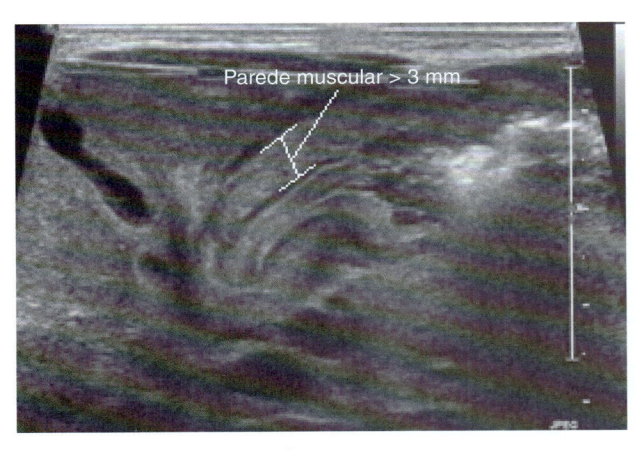

▲ **Figura 2-42** Estenose pilórica.

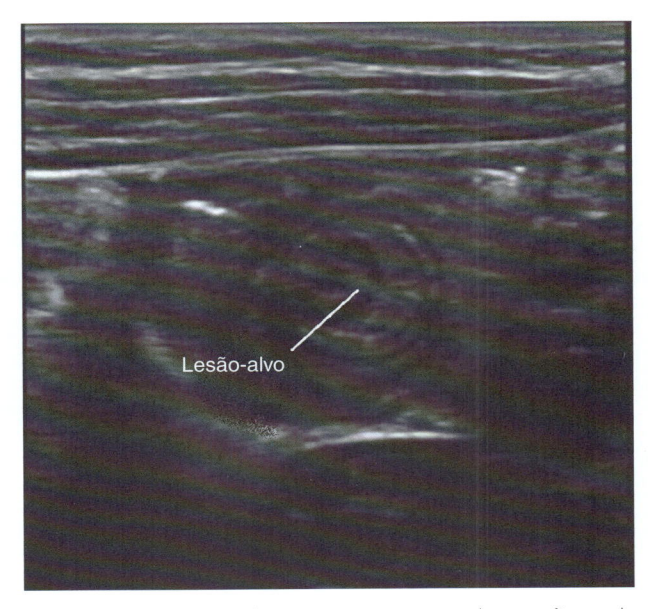

▲ **Figura 2-43** Lesão-alvo na intussuscepção. (Fotografia usada com permissão de Sonocloud.org.)

20% dos pacientes, um ponto de partida, ou de deflagração, como um retalho de Peyer, parece estar presente mesmo quando não é apreciado radiograficamente. Embora haja pacientes relatados de até 7 anos de idade, a enfermidade geralmente é encontrada em pacientes com idade de 6 meses a 1 ano. Em um estudo recente com ultrassonografistas novatos em um SE, foi obtida uma sensibilidade de 87% e uma especificidade de 97% com um ultrassom à beira do leito com treinamento mínimo.

A apresentação mais comum é a de uma criança no grupo etário já mencionado, com dor abdominal grave, intermitente, e intervalos sem dor. Até 75% dos pacientes podem ter algum sangue presente nas fezes. Contudo, a tríade clássica de "fezes em geleia de groselha", dor abdominal e vômitos é encontrada em aproximadamente 20% dos diagnósticos confirmados. Entre os casos confirmados, até 50% dos pacientes terão uma massa abdominal palpável na apresentação inicial. Quando diagnosticada, a intussuscepção geralmente pode ser reduzida com enema hidrostático ou pneumático, sob orientação de ultrassom ou fluoroscópica. Se o paciente se apresenta com isquemia intestinal, evidência de perfuração ou instabilidade clínica, deve ser realizada a intervenção cirúrgica.

A avaliação da intussuscepção é multifacetada. Se houver preocupação clínica com perfuração ou obstrução, devem ser obtidas radiografias simples. Essas radiografias irão revelar ar livre e gás obstrutivo. Elas também podem revelar padrões consistentes com intussuscepções, como as "lesões-alvo", ou "lucências crescentes" em 45 a 73% (Figura 2-43). O padrão-ouro para avaliação de intussuscepção tem sido classicamente o enema contrastado, uma vez que é diagnóstico e terapêutico. A US vem ganhando popularidade nos anos recentes, visto que não é invasiva e não tem o risco de perfuração associado com os enemas contrastados. O exame também não utiliza radiação ionizante e pode ser realizado à beira do leito, se necessário. O uso de US à beira do leito demonstrou sensibilidades de 98 a 100%. A US também tem a vantagem de diagnosticar pontos de deflagração que não são evidentes nos estudos com enema.

Do mesmo modo que a estenose pilórica, a US à beira do leito pode ser um desafio. Como tal, ela pode ser realizada de forma confiável apenas por um ultrassonografista capacitado. Assim como na avaliação da estenose pilórica, deve ser utilizado o transdutor linear de alta-frequência. O exame deve ser realizado em posição supina. Toda a via do cólon deve ser avaliada, começando pelo ceco. Uma vez localizado, o intestino deve ser acompanhado desde o ceco/íleo distal em sentido horário, do quadrante inferior esquerdo até o QSD. Se o paciente tiver uma massa abdominal palpável, a área deve ser examinada em múltiplos planos. O intestino normal terá um anel hiperecoico em torno do conteúdo hipoecoico intestinal. Se um segmento de intestino com intussuscepção estiver presente, ele pode aparecer como múltiplas camadas hipoecoicas em contraste com os segmentos normais. Esse aspecto frequentemente tem sido comparado com o aspecto de um rim normal, o "sinal do pseudo-rim" (Figura 2-44). O aspecto de uma intussuscepção também tem sido descrito como o sinal-alvo. Isso é visualizado como um centro hiperdenso cercado por anéis hiperdensos concêntricos.

A demonstração de tais achados deve estimular um enema contrastado de emergência, bem como uma avaliação de cirurgia pediátrica. Um cirurgião deve estar presente no momento do enema em preparação para possíveis complicações, inclusive perfuração.

Riera A, Hsiao A, Langhan M, Goodman R, Chen L: Diagnosis of intussusception by physician novice sonographers in the emergency department. Ann Emerg Med. 2012;60(3):264. [PMID: 22424652].

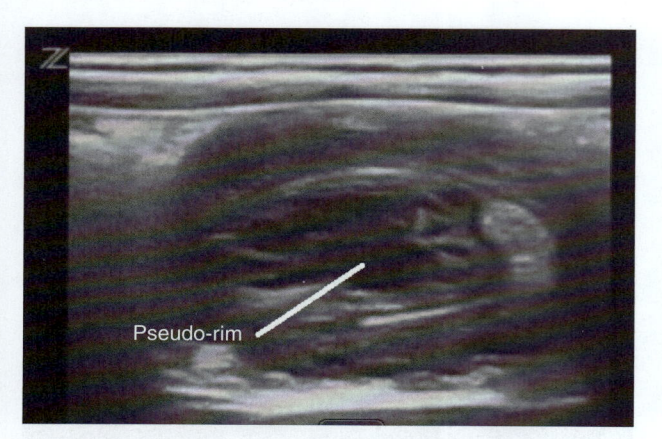

▲ **Figura 2-44** Pseudo-rim. (Fotografia usada com permissão de Sonocloud.org.)

ACESSO VASCULAR

Assim como no paciente adulto, o acesso vascular pode ser extremamente importante em pacientes pediátricos no SE. A obtenção de um acesso vascular confiável frequentemente é mais desafiadora em pacientes que estão mais necessitados. O uso da US à beira do leito tem revolucionado a prática de obtenção de acesso vascular central, bem como periférico.

Obtido classicamente por meio do uso de referências anatômicas, os avanços na US à beira do leito têm permitido a visualização da vasculatura central em tempo real. Por meio da visualização em tempo real, as taxas de complicação do acesso venoso central foram minimizadas. Os problemas causados pela anatomia distorcida, ausência de pontos de referência identificáveis e por variações anatômicas podem ser reduzidos pelo uso de US à beira do leito.

Há muitos riscos, como pneumotórax, hemorragia e lesão aos vasos e nervos, associados com a colocação de linha venosa central. Com o uso de US, os vasos periféricos que seriam difíceis de ver ou palpar podem ser visualizados e canulados.

Tanto no acesso central quanto no periférico, o uso da US à beira do leito reduziu as complicações e aumentou as taxas de sucesso da canulação. A Agency for Healthcare Research and Quality (AHRQ) e o National Institute for Clinical Excellence têm advogado o uso da US à beira do leito para obter acesso vascular central. As pesquisas e as publicações subsequentes apoiam a orientação para acesso vascular como uma indicação crucial para a US à beira do leito realizada por médicos de emergência. Uma breve discussão das abordagens ao acesso central e uma visão geral da colocação de linha venosa periférica vem a seguir.

As localizações mais comuns para canulação venosa central são a jugular interna, a subclávia e as veias femorais. A artéria jugular interna geralmente é encontrada profundamente no músculo esternocleidomastoide, lateral e superficial à artéria carótida

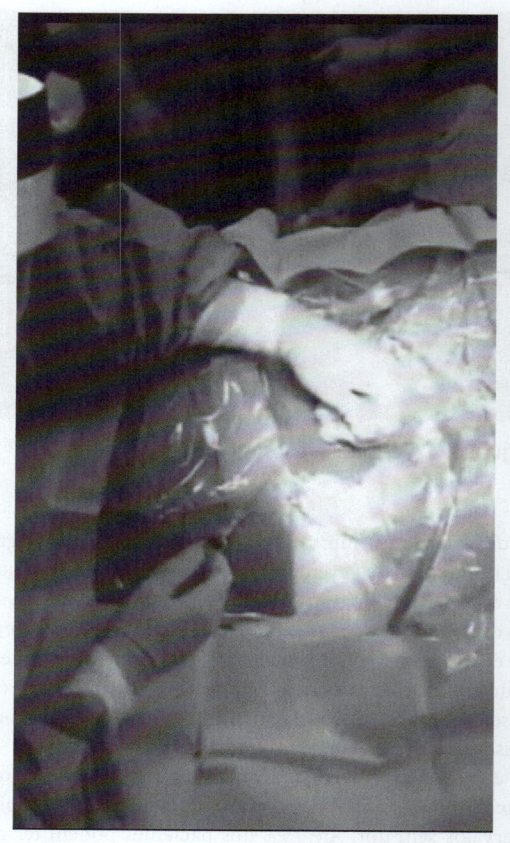

▲ **Figura 2-45** Jugular interna. (Reproduzida com permissão de Dawson M, Mallin M. Introduction to Bedside Ultrasound. Lexington, KY: Emergency Ultrasound Solutions, 2012.)

(Figuras 2-45 e 2-46). As veias subclávia e axilar são localizadas facilmente a partir de uma abordagem infraclavicular no aspecto lateral da clavícula, e a veia femoral é encontrada imediatamente inferior ao canal inguinal, na metade da distância entre a crista ilíaca e a sínfise pubiana. As propriedades da vasculatura devem ser avaliadas em cada local. A veia, em geral, será comprimida mais facilmente, tem paredes mais finas e não tem pulsações arteriais. O fluxo a cores pode ser utilizado para diferenciar melhor entre a vasculatura venosa e a arterial.

Para realizar a tarefa de orientação dinâmica do acesso vascular, deve ser utilizado o transdutor linear. Antes de cobrir o paciente, a área deve ser mapeada para determinar a viabilidade do local. Essa pesquisa pode revelar anomalias anatômicas que podem representar um desafio, bem como coágulos dentro do vaso avaliado (Figura 2-47). Quando visualizado e determinado como um local adequado, o paciente deve ser preparado e coberto de forma estéril, incluindo o uso de uma cobertura esterilizada no transdutor de US. A pele deve ser puncionada com o transdutor sobre a vasculatura desejada no plano transverso. Nessa orientação, o operador deve ser capaz de visualizar

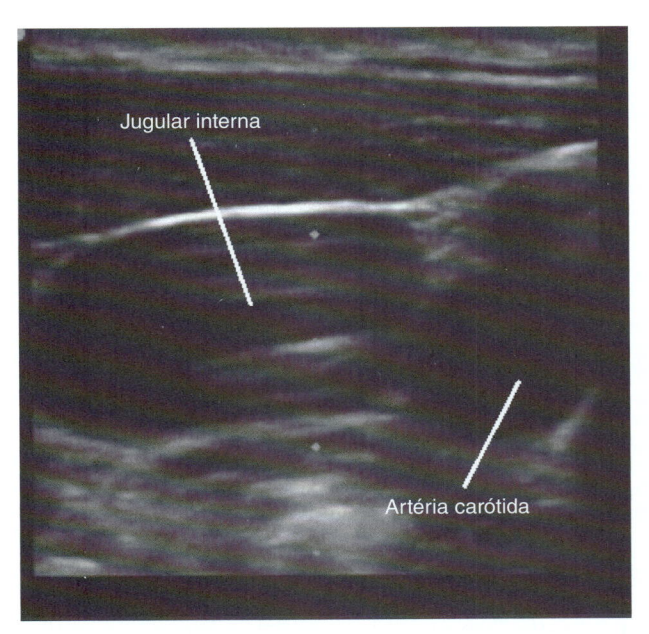

▲ **Figura 2-46** Jugular interna. (Reproduzida com permissão de Dawson M, Mallin M. Introduction to Bedside Ultrasound. Lexington, KY: Emergency Ultrasound Solutions, 2012.)

a ponta da agulha, assim como buscar sinais secundários de alinhamento adequado (p. ex., artefato do anel para baixo), que é uma faixa sólida ou série de faixas paralelas irradiando para longe do objeto, ou endentação da vasculatura e estruturas adjacentes. Quando o alinhamento foi estabelecido, o operador

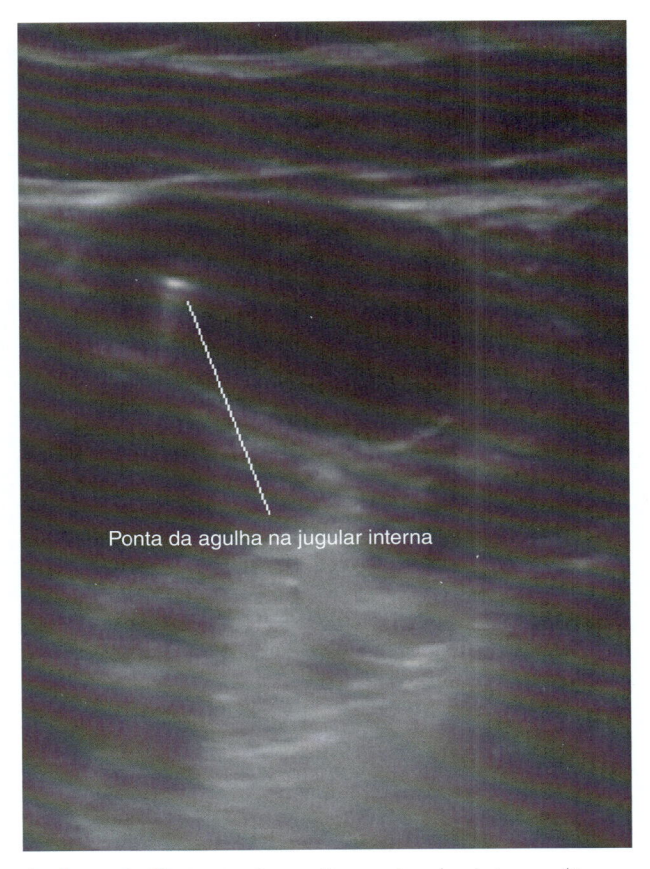

▲ **Figura 2-48** Ponta da agulha na jugular interna. (Reproduzida com permissão de Dawson M, Mallin M. Introduction to Bedside Ultrasound. Lexington, KY: Emergency Ultrasound Solutions, 2012.)

pode optar entre dois métodos para prosseguir. A ponta da agulha pode ser seguida para venopunção no plano transverso, ou o operador pode mudar para o plano longitudinal, acompanhando a progressão da agulha para venopunção (Figura 2-48). Quando a canulação bem-sucedida for confirmada por um refluxo na seringa, a canulação é feita pela técnica de Seldinger.

Similar aos benefícios fornecidos pelo uso da US à beira do leito na colocação do acesso venoso central, o seu uso na colocação de linha periférica oferece profundas vantagens. A US em tempo real permite a visualização da vasculatura periférica que não é prontamente visível, palpável ou encontrada em uma localização anatômica usada rotineiramente. O acesso periférico é obtido usando os mesmos conceitos básicos que no cateterismo central; contudo, as veias periféricas são mais superficiais e mais facilmente compressíveis. Para obter a melhor visualização, deve ser colocada uma pressão muito leve no transdutor, e nas extremidades deve ser utilizado um torniquete para minimizar a compressão.

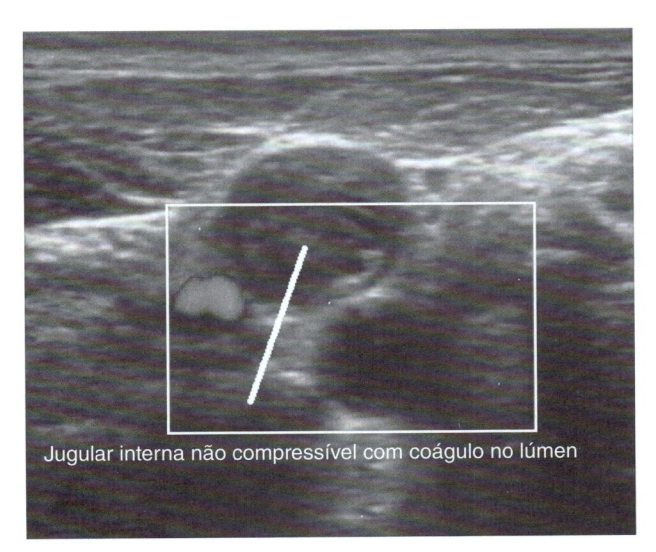

▲ **Figura 2-47** Trombo na jugular interna. (Reproduzida com permissão de Dawson M, Mallin M. Introduction to Bedside Ultrasound. Lexington, KY: Emergency Ultrasound Solutions, 2012.)

A utilização da US à beira do leito na orientação da punção ou canulação arterial segue as mesmas diretrizes básicas, mirando inversamente o vaso pulsátil, não compressível, de parede espessada. Quando o alvo for visualizado, é seguida a técnica-padrão para punção/canulação arterial.

Quer seja colocando uma linha central, periférica ou arterial, o uso da US à beira do leito pode ser feito para aumentar o sucesso e reduzir as complicações.

> Rothschild JM: Ultrasound guidance of central vein catheterization: Making healthcare safer: A critical analysis of patient safety practices. Available at http://www.ahrq.gov/clinic/ptsafety/ch21.htm.

ULTRASSONOGRAFIA MUSCULOESQUELÉTICA

A US à beira do leito tem demonstrado sensibilidade e especificidade no diagnóstico das fraturas dos ossos longos e outros distúrbios do sistema musculoesquelético. Na avaliação das fraturas dos ossos longos, estudos têm mostrado sensibilidade e especificidade de 91 e 100%, respectivamente. Além disso, a US à beira do leito tem se mostrado benéfica na redução e no tratamento das fraturas de ossos longos. O seu uso na avaliação dos distúrbios musculoesqueléticos pediátricos não é limitado a fraturas. Evidências substanciais provam que o seu uso no diagnóstico de derrames do quadril tem uma sensibilidade de 85%, especificidade de 93%, reduzindo a permanência no SE. Múltiplos relatos de casos têm demonstrado a capacidade dos médicos da emergência em diagnosticarem derrames de quadril usando a US à beira do leito. Além disso, a US provou ser eficaz para guiar a aspiração na avaliação da sinovite transitória *versus* artrite séptica.

A realização da MEQ é um dos procedimentos à beira do leito mais simples feitos pelo médico de emergência. Assim como nas indicações mais superficiais, o transdutor linear deve ser utilizado, mas o transdutor curvilíneo pode ser usado para as estruturas mais profundas. Para avaliar uma fratura aguda dos ossos longos, são usados dois princípios básicos: fazer a varredura no local da dor e em dois planos. A visualização do osso irá ilustrar um córtex ósseo hiperecoico abaixo do tecido mole e periósteo hipoecoico. Qualquer defeito nesse córtex será visualizado prontamente (Figura 2-49).

A US das fraturas dos ossos longos tem desafios na população pediátrica que podem limitar seu sucesso. O exame pode ser doloroso com a pressão aplicada diretamente nos locais da fratura, limitando, assim, a aderência à norma. Do mesmo modo, no paciente pediátrico, placas de crescimento imaturo serão visualizadas como uma área hipoecoica dentro do córtex hiperecoico. A demonstração das placas de crescimento tem mostrado responder pela maioria dos erros na US à beira do leito na avaliação de fraturas no paciente pediátrico.

A avaliação do quadril pediátrico segue um padrão similar ao encontrado na avaliação de fratura. O paciente deve estar em posição supina, pernas estendidas em posição neutra. Como o quadril pediátrico é uma estrutura superficial na maioria dos pacientes, o transdutor linear irá produzir a melhor imagem. Começar com o transdutor sagitalmente, paralelo ao eixo longo do colo femoral. Essa incidência irá demonstrar a cabeça femoral, colo femoral, cápsula e o músculo iliopsoas (Figura 2-50). Com essas estruturas em vista, a espessura capsular-sinovial pode ser medida da concavidade anterior do colo femoral para a superfície posterior do iliopsoas. Quando essa medida é obtida, ela deve ser comparada com o lado não afetado para determinar a presença de um derrame (Figura 2-51). Os parâmetros que definem um derrame são geralmente uma medida capsular-sinovial maior do que 5 mm, ou mais de 2 mm de diferença em relação ao lado não afetado. Quando diagnosticado, a US também pode ser utilizada na aspiração do derrame para a avaliação do líquido sinovial.

A US à beira do leito pode ser utilizada adicionalmente no diagnóstico de enfermidades agudas dos tendões e dos ligamentos. O exemplo mais relevante é a avaliação da ruptura do tendão de Aquiles. Junto com o exame físico, a avaliação do tendão de Aquiles é sensível e específica. O exame, assim como a maioria dos exames musculoesqueléticos é realizado com o transdutor linear de alta-frequência. O tendão de Aquiles deve ser mapeado com o transdutor no eixo longitudinal e transversal. O tendão normal irá demonstrar uma estrutura homogênea com ecogenicidade intermediária. Um tendão patológico irá demonstrar heterogeneidade do tecido com edema e líquido livre associados.

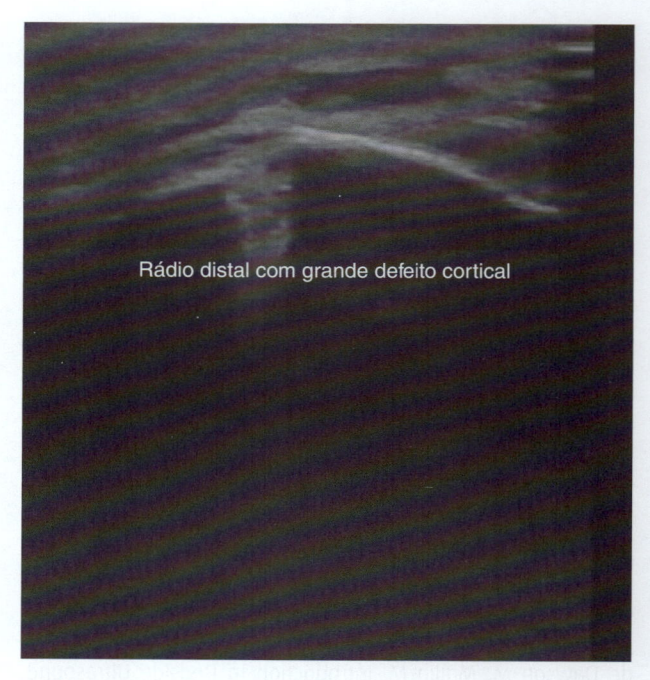

▲ **Figura 2-49** Fratura distal do rádio. (Fotografia usada com permissão de Sonocloud.org.)

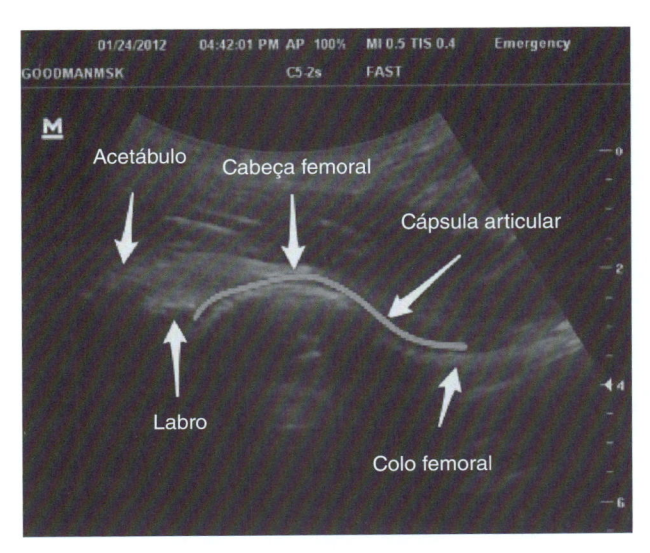

▲ **Figura 2-50** Articulação do quadril.

O tendão também pode ser examinado de forma dinâmica com o paciente tentando realizar uma flexão plantar do pé (Figuras 2-52 e 2-53).

> Chinnock B, Khaletskiy A, Kuo K, Hendey GW: Ultrasoundguided reduction of distal radius fractures. J Emerg Med. 2011;40(3):308. [PMID: 19959315].

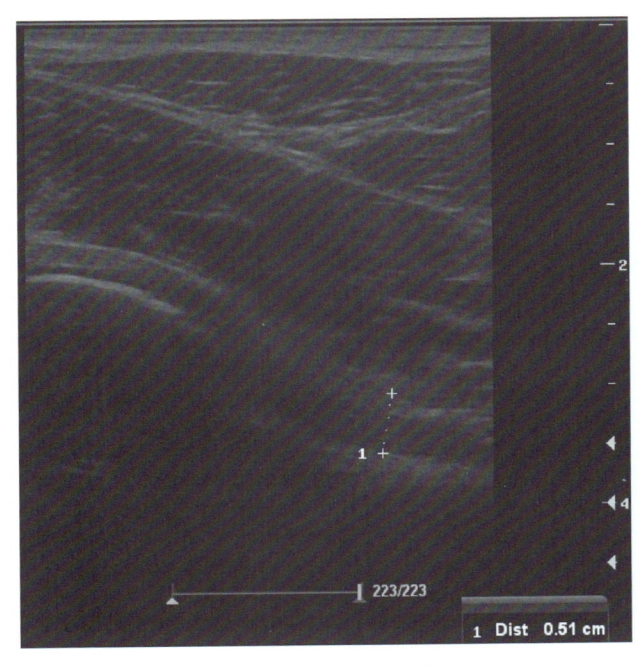

▲ **Figura 2-51** Medida da cápsula articular.

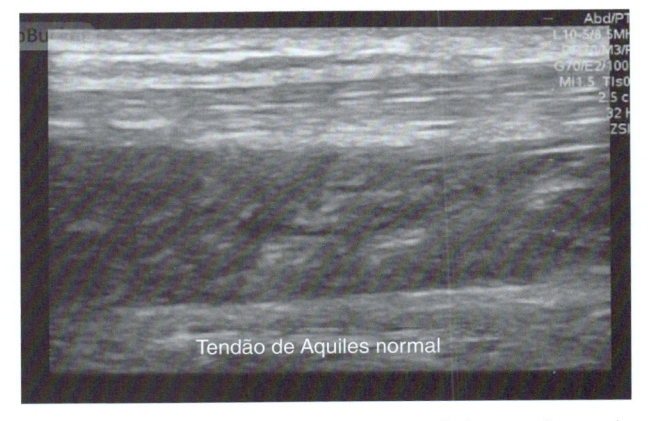

▲ **Figura 2-52** Tendão de Aquiles normal. (Fotografia usada com permissão de Sonocloud.org.)

> Shavit I, Eidelman M, Galbraith R: Sonography of the hip joint by the emergency physician: Its role in the evaluation of children presenting with acute limp. Pediatr Emerg Care. 2006;22(8):579. [PMID: 16912625].
>
> Minardi JJ, Lander OM: Septic hip arthritis: Diagnosis and arthrocentesis using bedside ultrasound. J Emerg Med. 2012;43:316-8 [PMID: 22284975].
>
> Tsung JW, Blaivas M: Emergency department diagnosis of pediatric hip effusion and guided arthrocentesis using point-of-care ultrasound. J Emerg Med. 2008;35(4):393. [PMID: 18403170].
>
> Vieira RL, Levy JA: Bedside ultrasonography to identify hip effusions in pediatric patients. Ann Emerg Med. 2010;55(3):284. [PMID: 19695738].
>
> Weinberg ER, Tunik MG, Tsung JW: Accuracy of clinician-performed point-of-care ultrasound for the diagnosis of fractures in children and young adults. Injury. 2010;41(8):862. [PMID: 20466368].

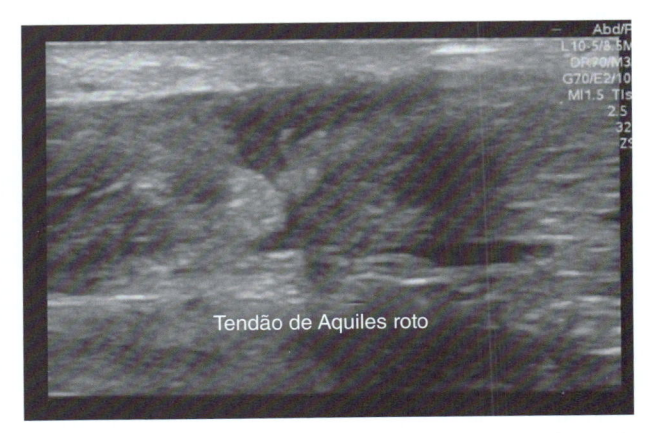

▲ **Figura 2-53** Ruptura do tendão de Aquiles. (Fotografia usada com permissão de Sonocloud.org.)

ULTRASSONOGRAFIA OCULAR

Inúmeras propriedades do olho o tornam ideal para avaliação ultrassonográfica. A sua localização superficial e a elevada composição de líquidos tornam fácil a obtenção de imagens de qualidade. A facilidade do exame usando a US à beira do leito oferece uma avaliação não invasiva da câmara interior, do globo e do olho posterior (incluindo o nervo óptico).

Específico ao paciente pediátrico, esse exame não invasivo pode ajudar no diagnóstico de ruptura do globo, corpo estranho, descolamento de retina ou pressão intracraniana (PIC) elevada. As indicações para US ocular são vastas. Essa seção não irá abordar todas as indicações de US ocular, mas irá tratar brevemente as indicações mais importantes no paciente pediátrico.

Para realizar a avaliação ultrassonográfica à beira do leito do olho do paciente pediátrico, o transdutor linear de alta-frequência deve ser selecionado. O sonógrafo deve ser ajustado para US ocular ou a potência ajustada para 20 a 30% no transdutor linear de alta-frequência para evitar o dano teórico às estruturas sensíveis. O paciente deve estar recostado ou em posição supina. Um grande volume, ou almofada de gel, deve ser colocado sobre a pálpebra fechada. Se houver preocupação de que a criança vai abrir o olho, um curativo de Tegaderm pode ser colocado sobre o olho antes da colocação do gel. A mão que realiza a varredura deve ser colocada na ponte nasal ou na testa para evitar uma pressão não intencional no olho. Se uma ruptura do globo for óbvia ou altamente suspeita, esse exame é contraindicado. O olho deve ser mantido em uma posição neutra durante todo o exame. A partir desse ponto, o olho deve ser mapeado nos planos transverso e longitudinal, criando uma imagem mental tridimensional do olho. Com essa técnica simples, inúmeras patologias comuns podem ser avaliadas (Figura 2-54).

Talvez a maior preocupação na avaliação do trauma ocular seja a ruptura do globo. Se esse diagnóstico for evidente ou altamente suspeito, a US deve ser adiada e solicitada uma avaliação oftalmológica. Nessa avaliação, o médico da emergência deve ter extrema cautela de não colocar pressão direta no olho. A manutenção de uma faixa ecolucente a partir da almofada de gel irá evitar pressão não intencional no globo. Achados consistentes com ruptura do globo incluem redução do tamanho do globo, colapso da câmara anterior e encurvamento da esclera (Figura 2-55).

O corpo estranho intraocular é classicamente difícil de diagnosticar, e um diagnóstico falho pode ter uma profunda morbidade. O teste de Siedel negativo ou pequenos locais de entrada podem levar a falsos diagnósticos, como abrasão corneal. Além disso, objetos como vidro e material orgânico podem não ser visualizados na radiografia ou na TC. Quando presentes, os corpos estranhos intraoculares geralmente aparecem como uma estrutura ecogênica com sombreamento ou artefato.

Nos casos com suspeita de descolamento de retina, a fundoscopia direta apresenta múltiplos desafios e frequentemente achados inconclusivos. A utilização de US à beira do leito pelo médico da emergência mostrou ter uma sensibilidade de 97% e especificidade de 92% na avaliação de possível descolamento da retina. Quando presente, a retina descolada irá aparecer como uma estrutura fina, altamente reflexiva que parece flutuar no vítreo

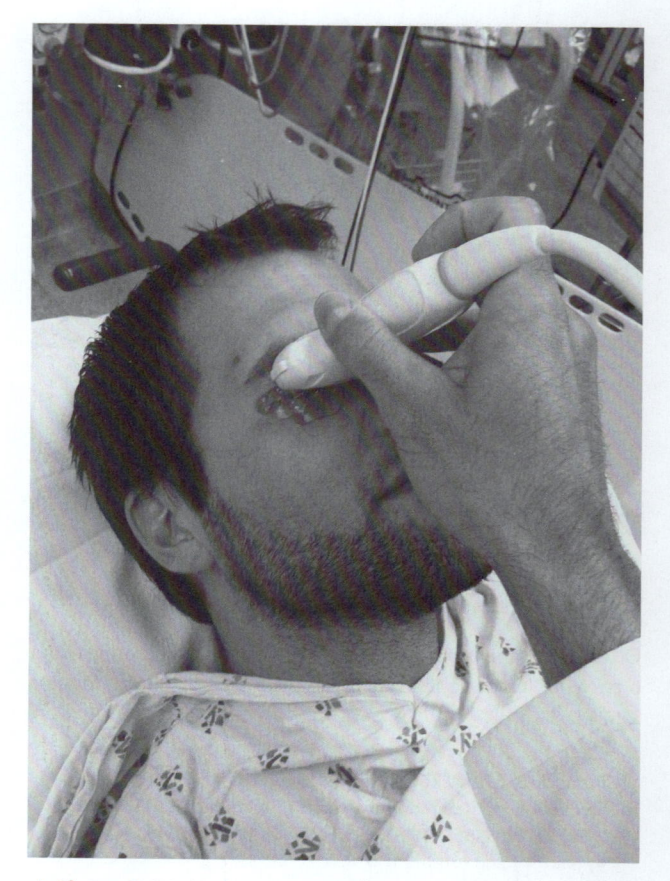

▲ **Figura 2-54** Mapeamento ocular.

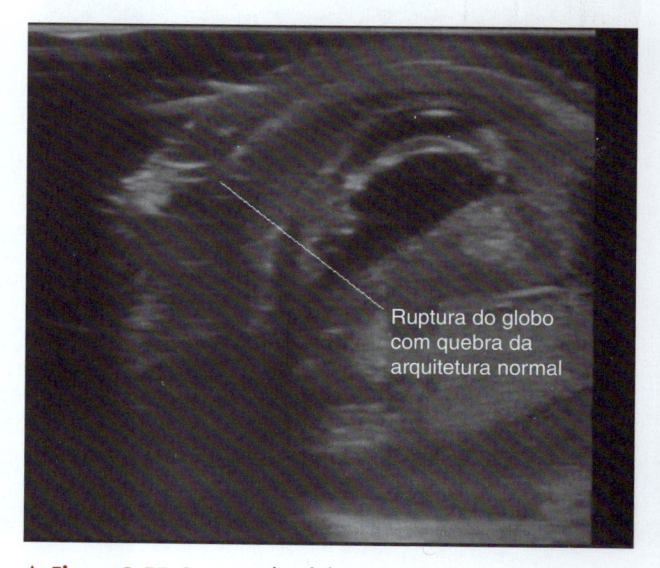

▲ **Figura 2-55** Ruptura do globo.

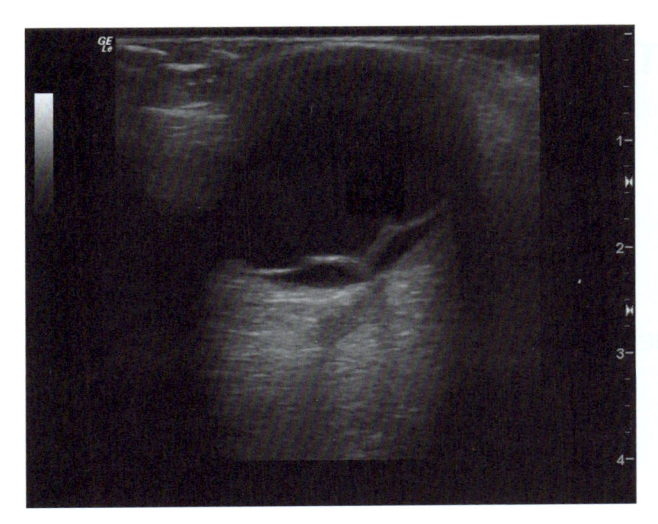

▲ Figura 2-56 Descolamento da retina.

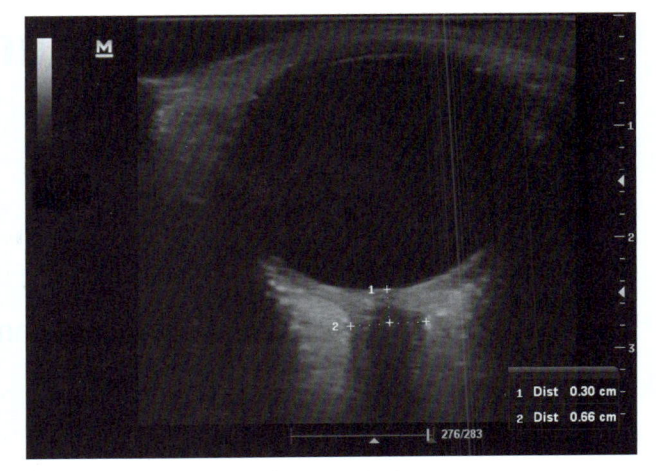

▲ Figura 2-57 Medida do nervo óptico.

(Figura 2-56). A retina irá manter pontos fixos para a coroide, que pode distinguir de outras patologias do vítreo. Uma ruptura completa pode manter uma conexão apenas no nervo óptico e ora serrata. Estes pontos fixos irão levar a retina a produzir uma forma em V dentro do globo. Todos os deslocamentos de retina devem indicar uma avaliação oftalmológica de emergência.

Uma indicação fundamental para o uso de US à beira do leito do olho é a medida da PIC. Para avaliar a PIC, a bainha do nervo óptico deve ser medida em ambos os olhos e feita a média. A bainha deve ser medida perpendicularmente, 3 mm, atrás do globo. Um valor médio maior do que 5 mm representa uma PIC maior do que 20 com uma sensibilidade de 90% e uma especificidade de 85% (Figura 2-57).

> Ma J: Ocular ultrasound. In: Emergency Ultrasound. 2nd ed. New York, NY: McGraw-Hill; 2008.
> Sawyer, NA: Ultrasound imaging of penetrating ocular trauma. J Emerg Med. 2009;36(2)181. [PMID: 17976814].
> Shinar Z, Chan L, Orlinski M; Use of ocular ultrasound for the evaluation of retinal detachment. J Emerg Med. 2011;40(1):53. [PMID: 19625159].
> Moretti R: Ultrasonography of the optic nerve in neurocritically ill patients. Acta Anaesthesiol Scand. 2011;55(6):644. [PMID: 21463263].

> Dubourg J, Javouhey E, Geeraerts T, Messerer M, Kassai B: Ultrasonography of optic nerve sheath diameter for detection of raised intracranial pressure: A systematic review and meta-analysis. Intensive Care Med. 2011;37(7):1059. [PMID: 21505900].
> Rajajee V: Optic nerve ultrasound for the detection of raised intracranial pressure. Neurocrit Care. 2011;15(3):506. [PMID: 21769456].

O uso da US à beira do leito continua a revolucionar a prática da medicina de emergência. Diagnósticos feitos tradicionalmente por radiografia comum, TC e US analisada por radiologia estão sendo feitas por médicos da emergência com US à beira do leito. Pacientes pediátricos no SE se beneficiam mais à medida que os médicos da emergência se tornam mais confortáveis e confiantes com a realização dos exames por US.

> Jardin F, Veillard-Baron A: Ultrasonographic examination of the vena cava. Intensive Care Med. 2006;32:203. [PMID: 16450103].
> Ramirez-Schrempp D, Dorfman DH, Tien I, Liteplo AS: Bedside ultrasound in pediatric emergency medicine fellowship programs in the United States: Little formal training. Pediatr Emerg Care. 2008;24:664. [PMID: 19242134].
> Marin JR, Zuckerbraun NS, Kahn JM: Use of emergency ultrasound in Unites States pediatric emergency medicine fellowship programs in 2011. J Ultrasound Med. 2012;31(9):1357. [PMID: 22922615].

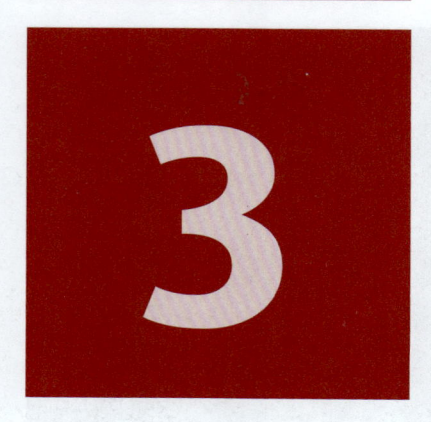

3
Procedimentos de emergência

Stephen McConnell, MD

CONSIDERAÇÕES GERAIS

Um bom desempenho de uma variedade de procedimentos pode ser fundamental no manejo de pacientes na faixa etária pediátrica. Embora a frequência dos procedimentos realizados na prática clínica possa variar, o médico deve se sentir confiante no desempenho dos procedimentos e ter o conhecimento das indicações, das contraindicações e dos procedimentos alternativos. Quando possível e as circunstâncias permitirem, deve-se obter o consentimento informado apropriado antes de iniciar um procedimento. Os seguintes procedimentos são descritos em detalhes: drenagem torácica, cardioversão e desfibrilação, marca-passo cardíaco, pericardiocentese, colocação de cateter intravenoso periférico, cateterismo de vaso umbilical, acesso venoso central, dissecção venosa, acesso intraósseo, colocação de cateter arterial, substituição de sonda de gastrostomia, incisão e drenagem de abscesso, remoção de corpo estranho no canal auditivo externo (CAE), remoção de corpo estranho no canal nasal, manejo de epistaxe, reduções de luxações comuns, artrocentese, punção lombar (PL) e suprapúbica.

MANEJO DA VIA AÉREA

O manejo da via aérea do paciente é fundamental no ambiente clínico da emergência. A identificação do paciente que pode se beneficiar do manejo simples ou avançado nem sempre é clara. Inúmeros métodos e técnicas descritas a seguir podem ser empregados de modo a cuidar adequadamente do paciente que necessita de intervenções na via aérea. Ver Capítulo 9 para discussões mais aprofundadas.

PROCEDIMENTOS TORÁCICOS

DRENAGEM TORÁCICA

Indicações

A inserção de um dreno torácico pode estar indicada para aliviar o acúmulo de líquidos ou de ar no espaço pleural. O paciente pode necessitar um dreno torácico devido a trauma, a pneumotórax espontâneo, a causas iatrogênicas ou outras doenças sistêmicas. Derrames parapneumônicos também podem necessitar a colocação de um dreno torácico para ajudar no manejo do paciente.

Contraindicações

A drenagem torácica é, frequentemente, um procedimento salvador e tem poucas contraindicações, que, em geral, são relativas, como coagulopatia ou infecção cutânea sobrejacente. A necessidade de reexpansão pulmonar geralmente tem prioridade sobre as contraindicações relativas. Não há procedimentos alternativos para a maioria das indicações de drenagem torácica. Os clínicos devem sempre checar qual é o lado afetado antes do início do procedimento.

Equipamentos e materiais

Reúna todos os equipamentos e materiais necessários antes de realizar o procedimento. Muitas instalações fornecem uma bandeja de drenagem torácica padronizada com os equipamentos essenciais para o procedimento. É prudente verificar a lista de materiais na bandeja para garantir que todos os elementos necessários estejam disponíveis. Na ausência de uma bandeja pré-preparada, determine que os seguintes materiais e equipamentos estejam presentes e prontos para uso:

- Material de esterilização cutâneo;
- Equipamento operatório estéril e equipamento de proteção pessoal: máscara, gorro, avental e luvas esterilizadas;
- Anestésico local, seringa e agulhas adequadas;
- Campos cirúrgicos e compressas estéreis;
- Drenos torácicos apropriados;
- Bisturi com lâmina #11 ou #15;
- Pinça Kelly e Mayo;
- Fio de seda para sutura nº 0;
- Porta-agulha;

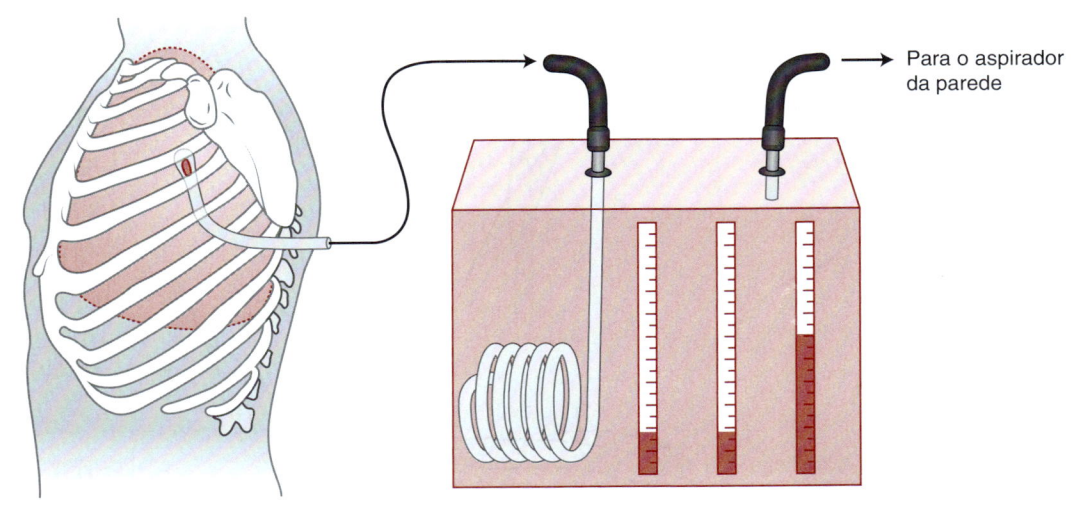

▲ **Figura 3-1** **Sistema comercial de drenos de toracotomia** com três câmaras (da esquerda para a direita): Coletor, selo d'água e coluna d'água. Cada câmara é cheia com água esterilizada com base nas especificações do fabricante. A câmara de coleta é conectada diretamente ao dreno do paciente, e o dreno, ao equipamento, permitindo que qualquer drenagem se acumule. A câmara do meio (selo d'água) permite que o ar saia do espaço pleural durante a expiração e impede o refluxo de ar para dentro do espaço pleural durante a inspiração. As borbulhas de ar na câmara de selo d'água indicam um vazamento de água. A câmara de coluna de água é usada para regular a força de sucção. A altura da coluna d'água indica a quantidade de aspiração relativa à câmara de selo d'água. O ajuste do equipamento do aspirador da parede deve afetar a coluna de água, que, por sua vez, é usado para manejar clinicamente a quantidade de aspiração. (Reproduzida com permissão de Dunphy JE, Way LW (eds): *Current Surgical Diagnosis & Treatment*, 5th ed. Lange, 1981. Direitos Autorais © McGraw-Hill Education LLC.)

- Gaze impregnada com vaselina;
- Gaze estéril quadrada de 4 cm;
- Esparadrapo de 5-7,5 cm de seda ou plástico;
- Equipamento de aspiração, em geral um tipo disponível comercialmente, pré-empacotado, que inclui drenos de conexão (Figura 3-1).

Identifique a via de abordagem adequada e selecione o tamanho de dreno torácico apropriado. As recomendações de tamanho de dreno torácico podem ser encontradas em uma fita de Broselow. No serviço de emergência (SE), o diagnóstico de pneumotórax *versus* líquido no espaço pleural pode não ser claro. De modo geral, a inserção do maior dreno possível minimizará o risco de coagulação ou obstrução com o líquido ou sangue acumulado. Um resumo dos tamanhos de drenos torácicos comuns é apresentado na Tabela 3-1. Certifique-se que a porta de ar proximal do dreno selecionado fique na cavidade pleural após o término da colocação, medindo-o sobre o paciente para uma comparação antes da inserção. Mantenha um campo estéril e siga uma técnica estéril por todo o procedimento. Anestesie uma área suficiente para garantir uma analgesia adequada, prestando atenção ao local de incisão cutânea e à via do dreno. Dependendo do estado clínico, o paciente pode se beneficiar da administração de medicação sistêmica, ou de sedação procedural, de modo a permitir que o procedimento seja realizado de forma confortável.

A maioria dos drenos torácicos deve ser inserida no terceiro, quarto ou quinto espaços intercostais, na linha mesoaxilar. Raramente, pode ser feita uma abordagem anterior para colocar um dreno de pequeno calibre no segundo espaço intercostal, na linha mesoclavicular. A técnica é usada primariamente para um pneumotórax; todavia, a localização é menos utilizada na prática clínica devido às complicações potenciais e a menor satisfação do paciente com o dreno de tórax anterior.

Tabela 3-1 Tamanho do dreno torácico

Idade do paciente	Neonato	0-1 ano	1-2 anos	2-5 anos	5-10 anos	> 10 anos	Adulto
Peso do paciente	< 5 kg	5-10 kg	10-15 kg	15-20 kg	20-30 kg	30-50 kg	~ 50 kg
Tamanho aproximado do dreno torácico (French)	8-12	10-14	14-20	20-24	20-28	28-40	32-40

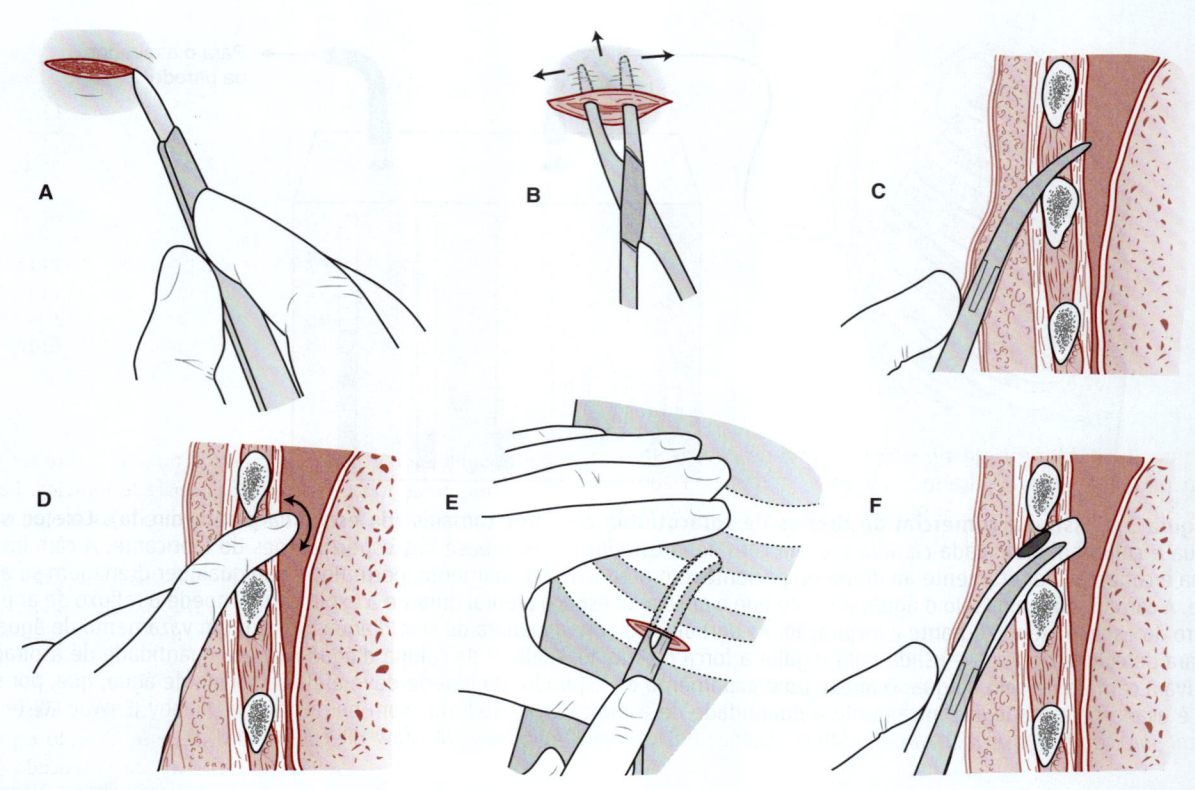

▲ **Figura 3-2 Drenagem torácica.** A. Incisão na pele no local escolhido. B. Usar uma dissecção às cegas a partir da incisão para os músculos intercostais. C. Entrar no espaço pleural com uma pinça de Kelly fechada. D. Palpar o trato criado com um único dedo para garantir a entrada no espaço pleural. E. Guiar o dreno com uma pinça de Kelly pela abertura no tecido subcutâneo. F. Guiar o dreno até a cavidade pleural. (Reproduzida com permissão de Reichman EF, Simon RR: *Emergency Medicine Procedures*. New York, McGraw-Hill, 2004. Direitos Autorais © McGraw-Hill Education LLC.)

Procedimento

A Figura 3-2 ilustra o procedimento de colocação de um dreno torácico.

Preparar todo o equipamento, inclusive o aspirador, e conectá-lo ao aspirador da parede.

1. Posicionar o paciente com o braço ipsilateral sobre a cabeça ou elevado, para longe do campo.
2. Preparar os instrumentos estéreis e colocar a roupa esterilizada.
3. Esterilizar a pele no local adequado predeterminado e vários centímetros em torno do local de incisão pretendido.
4. Determinar o interespaço e palpar a costela acima e abaixo do local de inserção pretendido. Anestesiar a área acima do interespaço e a área inferior (Figura 3-3).
5. Colocar os campos cirúrgicos deixando uma janela de cerca de 10 x10 cm sobre o local de inserção.
6. Fazer a incisão com o bisturi na pele um ou dois espaços intercostais abaixo de onde o dreno torácico será inserido no espaço pleural. Verifique que a incisão seja grande o suficiente para permitir que o dreno e o dedo do operador ou outro equipamento (p. ex., a pinça de Kelly) seja inserido pela pele. Fazer a incisão um a dois espaços intercostais abaixo do local de inserção do dreno no espaço pleural permite a formação de um túnel no tecido subcutâneo e ajuda a guiar o dreno torácico ao seu destino final. A incisão deve ser paralela à costela adjacente.
7. Fazer uma dissecção com a pinça Mayo em direção cefálica para identificar o espaço pleural no qual o dreno torácico será inserido. A dissecção também pode ser dirigida anterior ou posterior, dependendo da intenção do dreno torácico. No paciente supino, o ar estará localizado preferencialmente na região anterior, e o líquido se localizará posteriormente. A inserção do dreno torácico acima da costela inferior ajudará a minimizar a possibilidade de dano ao feixe neurovascular que corre ao longo da borda inferior da costela superior.
8. Entrar no espaço pleural logo acima da costela inferior do espaço pleural com as pontas da pinça Kelly fechadas

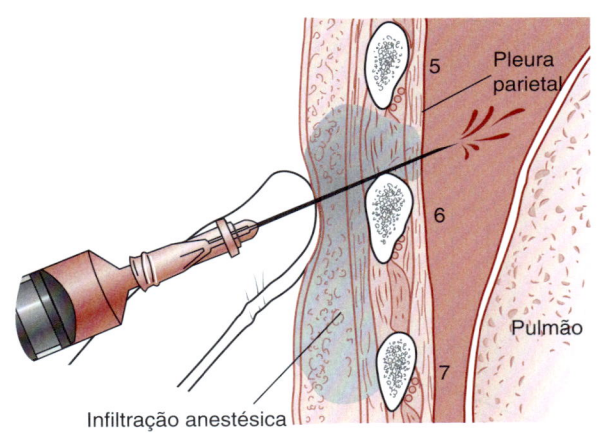

▲ **Figura 3-3** Infiltração de **anestésico local** na parede torácica para inserção de dreno torácico. (Reproduzida com permissão de Reichman EF, Simon RR: *Emergency Medicine Procedures*. New York, McGraw-Hill, 2004. Direitos Autorais © McGraw-Hill Education LLC.)

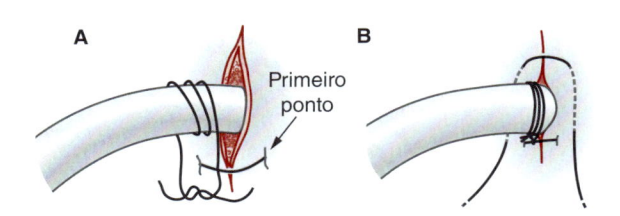

▲ **Figura 3-4** O **fio de seda** é usado para fixar o dreno torácico à pele da parede torácica. (Reproduzida com permissão de Reichman EF, Simon RR: *Emergency Medicine Procedures*. New York, McGraw-Hill, 2004. Direitos Autorais © McGraw-Hill Education LLC.)

mantendo uma pressão constante, abrindo, então, as pontas ao passar a pleura parietal e penetrar no espaço pleural. Isso abrirá o espaço suficiente para passar o dreno. Muitos operadores subestimam a quantidade de força necessária para passar pelos músculos intercostais e a parede torácica. Por isso, use uma força constante e esteja preparado para liberar a pressão quando a pinça entrar subitamente no espaço pleural. Uma súbita entrada de ar ou líquido é esperada.

9. Se o espaço intercostal for do tamanho adequado, o operador deve inserir um dedo no espaço pleural e girar 360 graus para confirmar a localização.
10. Pinçar a porção distal do dreno torácico antes da inserção: isso garantirá que um rápido escape de sangue ou líquidos não causará uma exposição desnecessária aos líquidos corporais. Guiar o dreno à medida que ele for inserido no espaço pleural de forma superior e anterior ou posterior, dependendo da situação clínica.
11. Conectar o dreno torácico distal ao equipamento de aspiração e avaliar a variação nas colunas de água com a respiração. A colocação imprópria resultará na ausência de movimentação da água com a inspiração e a expiração.
12. Fixar o dreno no local com fio de seda. Isso é realizado comumente costurando com sutura horizontal contínua em torno do dreno, o que auxilia a fechar a incisão de cada lado do dreno. Usar as terminações do fio de seda para enrolar no dreno em direções opostas (4-5 voltas cada) e amarrar de forma segura (Figura 3-4).
13. Envolver com gaze com vaselina em torno do dreno sobre a incisão para evitar vazamento. Cortar quadrados de gaze de 10 cm e fixá-los em torno do dreno, sobre a gaze com vaselina. Prender a gaze à pele com esparadrapo e fixar o dreno aplicando um esparadrapo diretamente sobre ele, inferiormente ao local de inserção na parede torácica. Fixar o dreno aos conectores do equipamento de aspiração com mais esparadrapo (Figura 3-5).
14. Avaliar a colocação do dreno por meio de uma radiografia torácica em posição ereta, prestando atenção à reexpansão pulmonar e à melhora na coleção de líquidos (se tiver sido feita uma radiografia prévia).

Técnicas alternativas para retirar o ar incluem: descompressão por agulha (geralmente realizada no segundo espaço intercostal, linha mesoclavicular), dreno torácico colocado por técnica de Seldinger de pequeno calibre e aspiração por agulha.

Encaminhamento

A maioria dos pacientes que tem dreno torácico colocado de emergência deve ser internada no hospital para mais cuidados, geralmente em uma unidade cirúrgica ou de terapia intensiva. Considerar a transferência para uma instalação com especialistas adequados como indicado.

Complicações

O dano ao feixe neurovascular, incluindo o nervo torácico ou as artérias intercostais, pode ocorrer enquanto é feita a dissecção tecidual, antes da inserção do dreno. Drenos torácicos colocados inadequadamente podem danificar as estruturas intra-abdominais ou mediastinais. O dano ao tecido pulmonar também pode ocorrer durante a colocação do dreno torácico. A instabilidade hemodinâmica também pode ser encontrada, em parte devida a uma rápida evacuação de um derrame ou por compressão direta do coração. Infecção também pode ocorrer quando técnicas estéreis não são seguidas na inserção do dreno torácico ou na manutenção de um dreno torácico colocado.

Lin CH, Lin WC, Chang JS: Comparison of pigtail catheter with chest tube for drainage of parapneumonic effusion in children. *Pediatr Neonatol*. 2011;52(6):337 [PMID: 22192262].

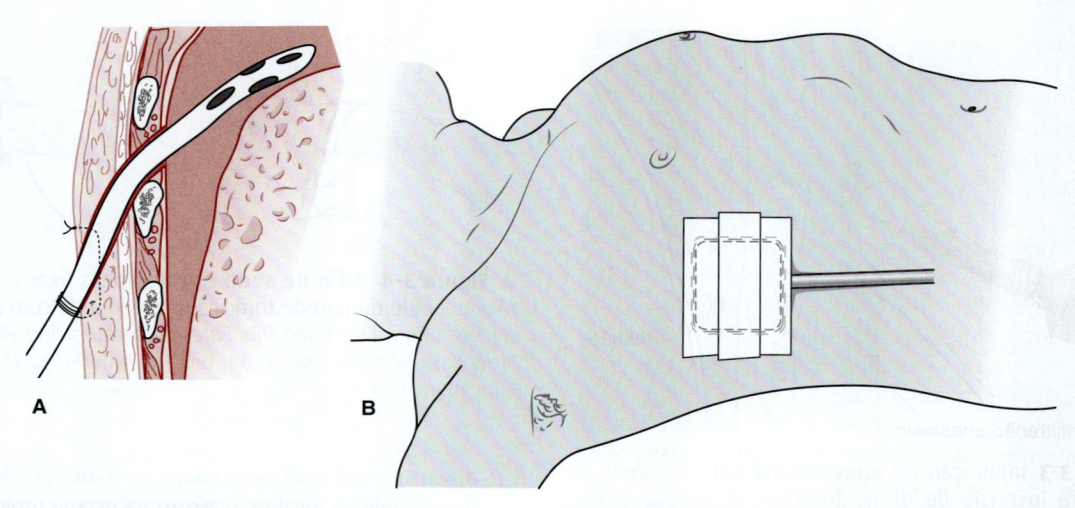

▲ **Figura 3-5** O **curativo do dreno torácico** é colocado após a sua fixação com sutura. (Reproduzida com permissão de Reichman EF, Simon RR: *Emergency Medicine Procedures*. New York, McGraw-Hill, 2004. Direitos Autorais © McGraw-Hill Education LLC.)

Yadav K, Jalili M, Zehtabchi S: Management of traumatic occult pneumothorax. *Resuscitation*. 2010;81(9):1063 [PMID: 20619952].

PROCEDIMENTOS CARDÍACOS

As intervenções cardíacas raramente são realizadas no paciente pediátrico. Contudo, o conhecimento adequado e o uso no momento certo podem fazer a diferença no desfecho do paciente. A maioria das indicações de intervenção cardíaca depende da estabilidade hemodinâmica do paciente. Ver Capítulo 35 para discussões mais aprofundadas.

CARDIOVERSÃO E DESFIBRILAÇÃO

A cardioversão e a desfibrilação usam uma fonte externa de energia com o objetivo de restaurar o ritmo de perfusão. Na cardioversão sincronizada, a corrente de energia é aplicada durante o complexo QRS e evita o período refratário relativo quando um choque poderia causar uma fibrilação ventricular (FV) refratária. Na desfibrilação, geralmente uma grande quantidade de energia é aplicada ao coração em um momento que não é sincronizado com o ciclo cardíaco elétrico intrínseco.

A cardioversão sincronizada pode ocorrer no paciente hemodinamicamente instável, ou no paciente no qual o manejo clínico não foi bem-sucedido para controlar a sua condição. A cardioversão sincronizada deve ser iniciada em 0,5 joules/kg e então duplicada a cada 1-2 minutos até 2 joules/kg. É imperativo que o monitor esteja sincronizado com o paciente antes da aplicação do choque.

Em paciente pediátrico, não é necessária a sincronização para a desfibrilação. Começar a primeira tentativa de desfibrilação com 2 joules/kg; cada desfibrilação subsequente deve ser de 4 joules/kg.

MARCA-PASSO CARDÍACO

A colocação de marca-passo cardíaco raramente é feita em pacientes pediátricos; todavia, o seu uso apropriado pode mudar o desfecho do paciente. Há duas formas de marca-passo disponíveis na emergência: o transtorácico e o transvenoso. Cada forma fornece desafios únicos até que o manejo definitivo seja realizado. Deve-se administrar analgesia e ansiólise, quando indicado.

Indicações

Assistolia e bradicardia assintomática são as indicações mais comuns em crianças.

▶ Marca-passo transtorácico

Marca-passo transtorácico, ou cardíaco externo, utiliza eletrodos similares ao da cardioversão ou desfibrilação. As pás do marca-passo devem ser colocadas no paciente uma sobre a face anterior esquerda do tórax, e a outra, na parede torácica posterior, geralmente adjacente à escápula esquerda. Alguns clínicos preferem colocar a segunda pá diretamente posterior ou sobre a parede torácica lateral esquerda. Deve-se garantir que as pás não se toquem. Antes de ligar a função de marca-passo, a frequência desejada deve ser ajustada (em geral, com base na idade do paciente) e o nível de energia ajustado ao menor possível. Após ligar o marca-passo, o nível de energia deve ser aumentado gradualmente até que ocorra a captura mecânica. Avaliação de um cardiologista para um manejo definitivo.

Marca-passo transvenoso

O marca-passo transvenoso, ou cardíaco interno, utiliza o acesso venoso central para a inserção de um cabo de marca-passo. A maioria dos pacientes pediátricos irá necessitar uma bainha French 6, que permite a inserção de um cabo de marca-passo French 4. Embora quase qualquer uma veia central possa ser acessada para permitir a inserção do cabo de marca-passo, preferencialmente a veia jugular interna direita (adolescentes e crianças com mais de 8 anos) ou a veia femoral (crianças com 8 anos ou menos) é acessada. Evitar a veia subclávia esquerda, se possível, permitirá uma abordagem mais fácil se for necessário um marca-passo permanente.

Uma das dificuldades da colocação de um cabo de marca-passo transvenoso é o posicionamento adequado. Isso pode ser especialmente desafiador se uma das veias femorais for acessada. Alguns cateteres vêm com um balão, que pode ser inflado para ajudar a "flutuar" o cabo até o local adequado. Contudo, em estados de baixo fluxo, isso frequentemente é ineficaz. Um meio de garantir a colocação adequada é o uso de fluoroscopia ou de orientação por eletrocardiografia (ECG). Embora a fluoroscopia esteja disponível rotineiramente na sala de cirurgia ou no laboratório de cateterismo, a tecnologia, muitas vezes, não está disponível no SE. A utilização de uma das derivações V do ECG (com as derivações dos membros conectadas), conectando-a diretamente ao cabo do marca-passo, permite ao clínico "ver", com base na atividade elétrica da derivação V, onde a ponta do marca-passo está localizada.

Mais comumente, a inserção do cabo do marca-passo no SE é realizada em um método "cego". Isso envolve a inserção do cateter através da bainha e com o marca-passo em modo de demanda completa. Esse método permite que o marca-passo sinta a atividade cardíaca intrínseca, mas não permite que o marca-passo gere corrente elétrica. Quando o clínico observa que o marca-passo está inserido adequadamente, o nível de energia deve ser aumentado e o cabo do marca-passo deve ser avançado lentamente até que seja obtida uma captura mecânica.

Complicações

Podem ocorrer complicações com o marca-passo na abordagem transvenosa, embora tenham sido observadas queimaduras cutâneas com a abordagem transtorácica continuada. O uso de cabos de marca-passo rígidos tem sido associado com ruptura ventricular. O balão na ponta do cabo pode romper e causar embolia aérea. Arritmias ventriculares também podem ocorrer com a abordagem transvenosa.

Encaminhamento

Independentemente do método usado para o comando cardíaco do paciente, cenários clínicos que demandam marca-passo cardíaco indicam internação hospitalar e avaliação cardiológica.

PERICARDIOCENTESE

A capacidade de realizar uma pericardiocentese pode ser salvadora em um cenário clínico adequado. Nem todos os derrames pericárdicos necessitam de pericardiocentese de emergência realizada no SE.

Indicações

O paciente com derrame pericárdico e instabilidade hemodinâmica, como tamponamento cardíaco, se beneficia de uma pericardiocentese feita no momento certo. O paciente com um derrame pericárdico mais crônico pode ter uma pericardiocentese diagnóstica realizada para avaliar a condição após internação hospitalar.

Contraindicações

Não há contraindicações absolutas à realização de pericardiocentese de emergência diante de um tamponamento cardíaco. As contraindicações relativas (relevantes para o tamponamento sem risco de morte) são a infecção cutânea sobrejacente e os distúrbios hemorrágicos conhecidos ou suspeitados.

Equipamentos e materiais

Reunir todos os materiais, inclusive:

- Material para esterilização cutânea;
- Equipamento para esterilização do operador e de proteção pessoal: máscara, gorro, avental e luvas estéreis;
- Anestésico local, seringa e agulhas adequadas;
- Seringas variadas (duas de cada) inclusive de 50 mL;
- Agulha de pericardiocentese calibre 14-18; agulhas espinais são usadas com frequência. Uma agulha de até 12 a 15 cm de comprimento pode ser necessária para adolescentes maiores;
- Toalhas e compressas estéreis;
- Monitor eletrocardiográfico ou máquina de ECG capaz de registro contínuo do ECG;
- Aparelho de ultrassonografia (US), quando disponível, com bainha estéril para o transdutor.

Se for previsto deixar um cateter no local para drenagem contínua, deve-se garantir que todos os equipamentos de suporte adequados estejam presentes. Os kits disponíveis comercialmente são usados com frequência para deixar o dreno pericárdico no local.

Máquinas de ECG à beira do leito podem ser usadas para informar ao médico se a ponta da agulha tocar a parede ventricular. Isso pode reduzir as complicações de punção ventricular. A US à beira do leito em tempo real possibilita observar a agulha penetrar no pericárdio. A US também pode ajudar o médico a avaliar a presença de comprometimento cardíaco e a presença de tamponamento antes do procedimento.

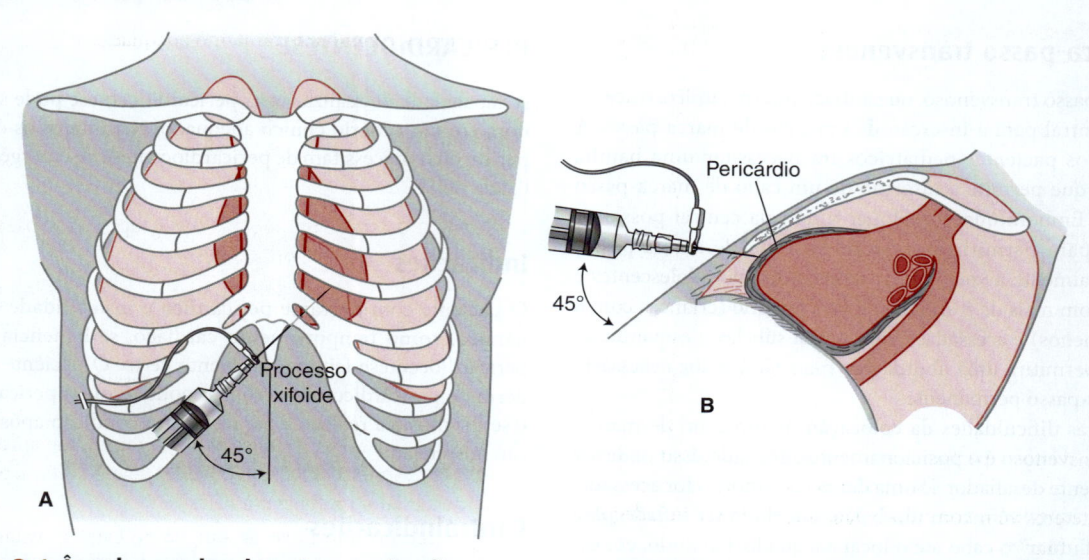

▲ **Figura 3-6 Ângulos usados durante a pericardiocentese.** A. Inserir a agulha a 45 graus a partir da linha mesossagital; B. 45 graus sobre a superfície abdominal. (Reproduzida com permissão de Reichman EF, Simon RR: *Emergency Medicine Procedures*. New York, McGraw-Hill, 2004. Direitos Autorais © McGraw-Hill Education LLC.)

Procedimento

A analgesia apropriada ou sedação procedural deve ser administrada quando possível. A pericardiocentese é um procedimento estéril. O paciente pode necessitar manejo da via aérea antes da realização de uma pericardiocentese. O uso de US à beira do leito em tempo real pode melhorar o sucesso e reduzir as potenciais complicações.

1. Após garantir uma analgesia apropriada e observar técnica estéril (quando possível), posicionar o paciente em posição de Trendelenburg reversa discreta.
2. Selecionar o tamanho adequado da seringa e da agulha para o paciente, ou colocar o conjunto de drenagem pericárdica à beira do leito.
3. Esterilizar o campo proposto para o procedimento em uma área ampla sobre o espaço subxifoide; cobrir com os campos o tórax e a parede abdominal adjacentes.
4. Conectar a agulha a uma das derivações V na máquina de ECG com a derivação dos membros ligada a ela. Utilizar a US em tempo real, quando disponível, para ajudar no procedimento.
5. Identificar os pontos de referência: 1 cm a esquerda da margem inferior do processo xifoide. Alternativamente considerar uma abordagem paraesternal no quinto espaço intercostal.
6. Avançar a agulha, com pressão negativa na seringa, através da pele. Abordagem xifoide: ângulo de 45 graus ao plano anterior da pele e 45 graus com a linha média em direção medial ao ombro esquerdo (Figura 3-6). Abordagem paraesternal: perpendicular à pele através do quinto espaço intercostal.
7. Retirar tanto líquido pericárdico quanto possível, ou inserir o dreno pericárdico.
8. Quando o dreno não é utilizado, remover a agulha e cobrir o ferimento com um curativo estéril.
9. Obter uma radiografia torácica para avaliar a presença de complicações potenciais.

Encaminhamento

Pacientes submetidos à pericardiocentese no SE devem ser admitidos para mais avaliações e manejo. O cirurgião cardiotorácico, ou o cardiologista, deve ser consultado dependendo do cenário clínico.

Complicações

Infecção é uma complicação conhecida. Além disso, as complicações podem incluir hemotórax ou pneumotórax, lesão vascular, incluindo vasos coronários, bem como o potencial para dano às estruturas peritoneais, como o fígado.

Arya SO, Hiremath GM, Okonkwo KC, et al: Central venous catheter-associated pericardial tamponade in 6-day old: a case report. *Int J Pediatr*. Epub 2010 [PMID: 20169087].

Berul CL, Cecchin F, American Heart Association, et al: Indications and techniques of pediatric cardiac pacing. *Expert Rev Cardiovasc Ther*. 2003;1(2):165 [PMID: 15030277].

Manole MD, Saladino RA: Emergency department management of the pediatric patient with supraventricular tachycardia. *Pediatr Emerg Care*. 2007;23(3):176 [PMID: 17413437].

Weil BR, Ladd AP, Yoder K: Pericardial effusion and cardiac tamponade associated with central venous catheters in children: an uncommon but serious and treatable condition. *J Pediatr Surg*. 2010;45(8):1687 [PMID:20713221].

PROCEDIMENTOS VASCULARES

A maioria dos clínicos da emergência encontrará um cenário clínico adequado quando o acesso intravenoso (IV) é necessário para o cuidado do paciente. É importante que o clínico compreenda e seja hábil na obtenção do acesso venoso periférico; e quando uma veia não for identificável, que obtenha acesso por uma via diferente.

COLOCAÇÃO DE CATETER INTRAVENOSO PERIFÉRICO

O acesso IV periférico é obtido mais comumente no SE. Embora a tarefa e a dificuldade possam estar aumentadas devido ao tamanho do paciente, ao estado volumétrico e à cooperação, as técnicas relativas permanecem iguais. Há quatro sítios principais nos quais o acesso IV periférico ocorre comumente: extremidade superior, extremidade inferior, escalpo e veia jugular externa no pescoço.

Indicações

Há inúmeras indicações para obtenção de acesso IV periférico. Para pacientes que requerem exames laboratoriais diagnósticos, o sangue pode ser coletado durante ou imediatamente após a colocação do cateter. Para pacientes que necessitam de medicações IV sistêmicas ou reposição de líquidos, um cateter IV periférico é adequado para estas situações clínicas.

Contraindicações

Há um pequeno número de contraindicações para colocação de acesso periférico. Evitar áreas de infecção e inflamação, como a celulite sobrejacente ou a flebite aparente. Do mesmo modo, evitar trombose e rupturas cutâneas prévias, inclusive queimaduras. Escolher locais alternativos se houver linfedema ou trauma proximal ao local de inserção. Avaliar a perfusão antes da aplicação de um torniquete, e se houver evidência de má perfusão, o médico deve tentar encontrar um local alternativo.

Equipamentos e materiais

O procedimento de acesso IV periférico é similar em todos os grupos etários, embora o tamanho do equipamento varie. Uma das chaves para o sucesso na colocação do cateter IV periférico é o entendimento com o paciente e os membros da família. Construir confiança pode reduzir a ansiedade do paciente e de seus familiares, bem como do médico que fará o procedimento. O uso de torniquetes pode ser útil, embora não deva ser usado quando se tenta colocar um cateter IV na veia jugular externa. O uso de um auxiliar pode ser benéfico para ajudar a estabilizar e a imobilizar a extremidade onde ocorrerá o acesso IV.

- Materiais de limpeza da pele/compressas com álcool;
- Torniquete;
- Cateter IV e agulha de tamanho adequado;
- Frasco de líquido pré-preparado para uso IV ou ampolas de solução fisiológica (SF).

Procedimento

1. Discutir com o paciente (quando apropriado) e os familiares sobre o procedimento.
2. Após a avaliação e a seleção da veia, imobilizar a extremidade e aplicar um torniquete proximal ao local da veia, se adequado.
3. Limpar cuidadosamente a área do acesso IV.
4. Inserir a agulha na pele a aproximadamente 0,5-1 cm distal ao local da entrada venosa, em um ângulo de aproximadamente 15 graus com a superfície da pele. Manter a pele tensa pode ajudar a imobilizar a veia.
5. Após receber um fluxo de sangue no cateter, avançar cerca de 1-2 mm para garantir que a ponta da agulha e o cateter estejam na veia.
6. Avançar o cateter pela veia suavemente enquanto mantém a agulha na posição.
7. Quando o cateter estiver na veia, retirar a agulha e colocar de imediato em um vasilhame adequado para equipamentos perfuro-cortantes.
8. Se for necessário sangue para análise laboratorial, coletar uma amostra.
9. Remover o torniquete e injetar SF IV, garantindo que o cateter permaneça na veia e que não haja extravasamento.
10. Fixar o cateter IV no local. Em crianças menores, pode ser útil aplicar uma tala para reduzir os movimentos na extremidade e garantir a veia.

Considerações especiais

Nem todos os pacientes necessitam um cateter IV permanente. Se uma amostra de sangue é tudo que é necessário, considere usar uma agulha *butterfly*, que tem um diâmetro menor. Se houver dificuldade para identificar uma veia adequada, considerar escurecer a sala e usar uma lanterna para iluminar a veia pelo outro lado da extremidade. Também há equipamentos disponíveis comercialmente para iluminar a veia.

Considerar o uso de anestésicos tópicos ou injeção de anestésicos locais para aliviar a dor do paciente. Contudo, algumas medicações tópicas podem levar até uma hora para fazer efeito e podem não ser práticas no ambiente de um SE. Há evidência de que distrair a criança (com videogames ou TV) e o uso de sucrose oral em bebês pode reduzir a dor durante a colocação de cateter IV.

As veias do escalpo podem ser usadas para acesso IV periférico em pacientes com idade entre 6-9 meses, ou quando o cabelo impede a visualização. A vantagem das veias do escalpo para acesso é que geralmente elas são mais superficiais. Um torniquete pode ser usado ao acessar as veias e, às vezes, uma banda de borracha pode ser suficiente. Garantir que haja um pedaço de esparadrapo ou outra etiqueta para ajudar a remover o torniquete após ser usado. O torniquete nunca deve ser colocado em torno do pescoço do paciente. A cateterização ocorre na técnica como delineado previamente, e quando o cateter é colocado, a gaze ou outro material deve ser aplicado de modo a apoiar o cateter para que não haja mobilização.

Complicações

O dano ao vaso pode resultar em formação de hematoma. Outras estruturas próximas à veia, incluindo artérias ou nervos, podem ser danificadas inadvertidamente. Áreas locais de inflamação ou infecção podem ocorrer. Ao colocar um cateter de jugular externa, deve-se ter um cuidado extremo para evitar dano a qualquer das estruturas profundas, inclusive a artéria carótida.

CATETERIZAÇÃO DO VASO UMBILICAL

A cateterização do vaso umbilical é realizada primariamente nas primeiras 24 horas de vida de um paciente. Isso geralmente ocorre em uma unidade de cuidados intensivos neonatais, mas pode ser necessária no SE. O acesso à artéria umbilical permite a coleta frequente de sangue, incluindo sangue arterial, e fornece uma via para administração de líquidos e medicação. A exsanguineotransfusão também pode ser realizada por meio dessa via. A maioria, mas nem todos, dos bebês tem duas artérias umbilicais que parecem similares uma à outra, tendo paredes mais grossas do que a única veia. As artérias são localizadas geralmente em posição inferior ou em direção às 6 horas.

A cateterização da veia umbilical é mais bem-sucedida no recém-nascido (RN), mas pode ser tentada em bebês até duas semanas de idade. Líquidos e medicações podem ser administrados por esta via, mas outros locais de acesso devem ser esgotados antes de canular a veia umbilical. A veia umbilical frequentemente parece plana, em vez de arredondada e geralmente em posição superior, às 12 horas.

Equipamentos e materiais

Os cateteres umbilicais são supridos comercialmente em um kit com a maioria dos materiais necessários. O clínico deve estar familiarizado com o kit na sua instituição, bem como com os outros materiais necessários. Esse é um procedimento estéril, e uma aderência estrita aos protocolos estéreis é de suma importância. O paciente submetido a cateterismo de vaso umbilical em geral é criticamente enfermo e pode necessitar de outras intervenções, como manejo da via aérea antes do procedimento.

Procedimento

1. Medir a distância adequada pela qual o cateter será inserido. Usar o guia ou nomograma apropriado para inserção de cateter arterial ou venoso e o comprimento do ombro ao umbigo. A maioria dos procedimentos realizados no SE será feito de emergência, e os médicos podem não ter tempo suficiente para determinar o comprimento ideal de inserção.
2. Fixar livremente a base do cordão umbilical com uma sutura em bolsa ou com fita umbilical.
3. Usando um bisturi, cortar transversalmente o cordão umbilical 0,5-2 cm da base e identificar os vasos.
4. Usando pinças hemostáticas, everter as bordas do coto umbilical.
5. Dilatar o vaso apropriado usando fórceps de bordas lisas.
6. Inserir o cateter adequado até a profundidade sugerida no nomograma ou até que seja observado um fluxo sanguíneo.
7. Fixar o cateter no local e realizar uma radiografia pós-procedimento para confirmar a colocação.

As Figuras 3-7 e 3-8 mostram a canulação de artéria e de veia umbilical.

Complicações

Como há inúmeras complicações nas cateterizações dos vasos umbilicais, o uso de rotina do procedimento não é recomendado. A isquemia da extremidade inferior ou intestino, ou a formação de trombos pode ser vista. Infecção também é uma

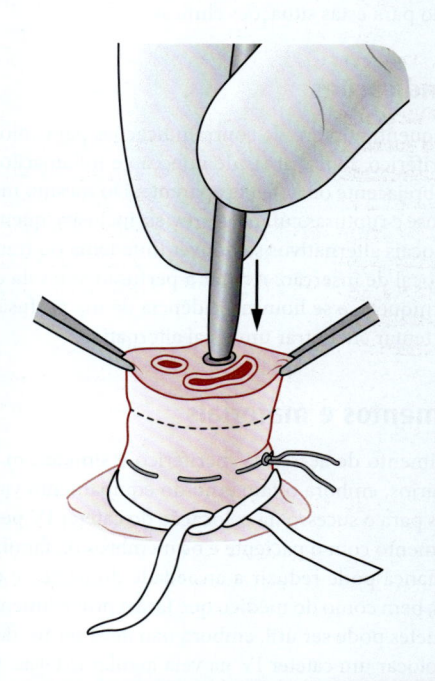

▲ **Figura 3-7** Inserção de cateter na artéria umbilical. O cateter é colocado em uma das duas artérias umbilicais. (Reproduzida com permissão de Reichman EF, Simon RR: *Emergency Medicine Procedures*. New York, McGraw-Hill, 2004. Direitos Autorais © McGraw-Hill Education LLC.)

PROCEDIMENTOS DE EMERGÊNCIA **CAPÍTULO 3** **35**

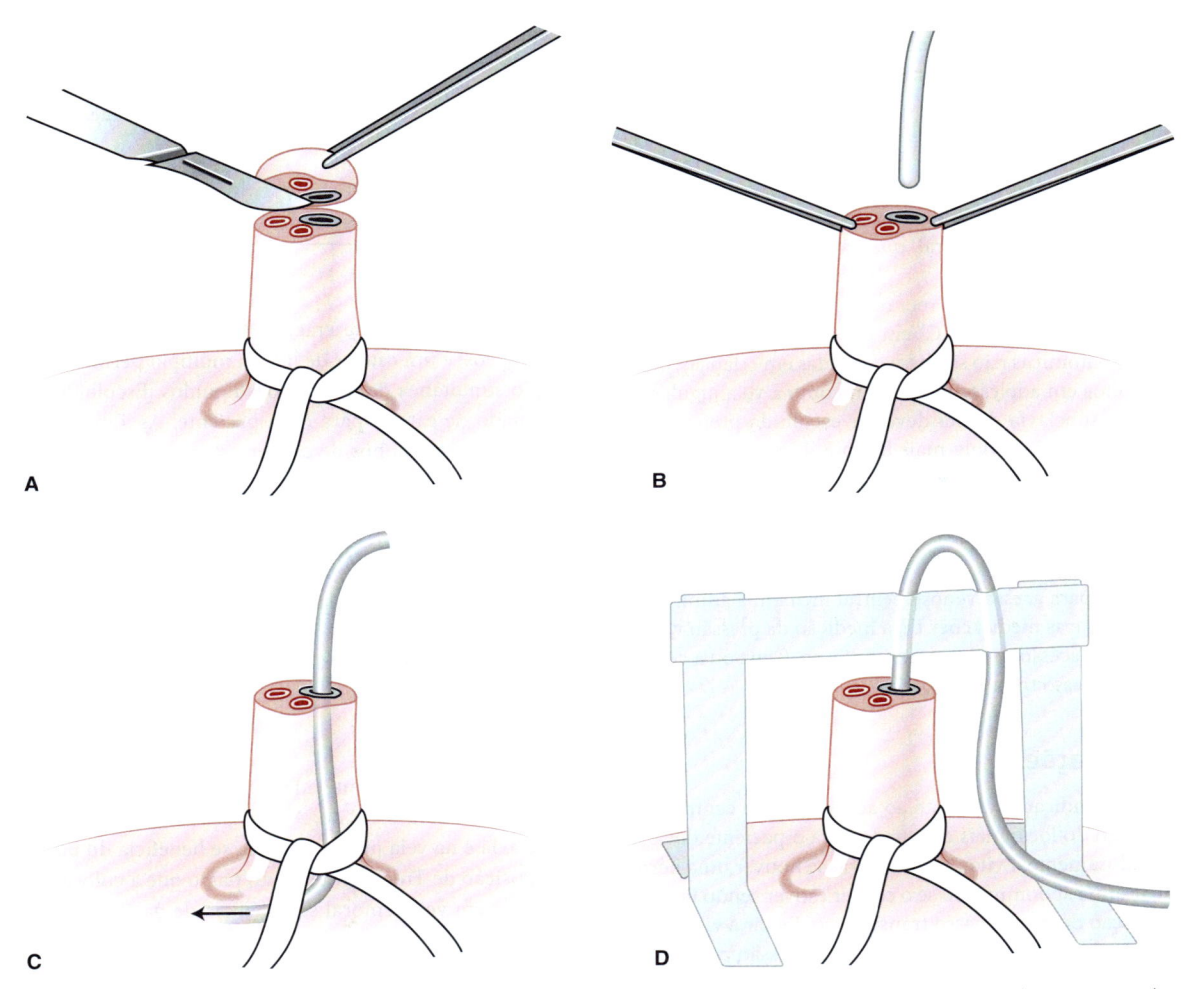

▲ **Figura 3-8** Inserção de cateter em veia umbilical. (Reproduzida com permissão de Tintinalli Je, Stapczynski JS, Ma OJ, Cline DM, Cydulka RK, Meckler GD: *Titinalli's Emergency Medicine: A Comprehensive Study Guide*, 7ª Ed.: Nova Iorque, McGraw-Hill, 2011. Direitos Autorais © McGraw-Hill Education LLC.)

complicação de qualquer procedimento invasivo, e especificamente a enterocolite necrosante pode ser vista na cateterização do vaso umbilical.

Encaminhamento

Pacientes que têm um cateter em um vaso umbilical precisam ser internados em uma unidade de cuidados intensivos neonatal ou pediátrica.

ACESSO VENOSO CENTRAL

Embora realizado menos comumente do que o acesso venoso periférico, é crucial compreender os desafios e as complexidades peculiares do acesso venoso central. O acesso venoso central é feito através da veia jugular interna, da veia subclávia ou da veia femoral.

Seleção do local

O médico precisa ter uma compreensão completa da anatomia relacionada ao local do cateterismo venoso central antes de começar o procedimento. Muitos clínicos são capazes de usar a US em tempo real para ajudar a guiá-los durante o procedimento, como discutido no Capítulo 2.

A veia femoral se situa medialmente à artéria femoral na região proximal da coxa. O local geralmente é considerado uma boa escolha para um acesso venoso central de emergência. Ele é prontamente identificado por referências anatômicas, pode ser pressionado no evento de sangramento e não interfere com outros procedimentos, como o manejo da via aérea que pode estar em andamento. Além disso, complicações presentes em outros locais (p. ex., pneumotórax) não são encontradas nessa abordagem.

A veia jugular interna corre dentro da bainha carotídea com a artéria carótida e o nervo vago. Preferencialmente, a veia jugular interna direita deve ser cateterizada, porque é uma via mais direta para a veia cava superior. Esse local permite a monitorização da pressão venosa central, que não é possível a partir da via femoral.

A veia subclávia é o local menos comum para a colocação de cateter venoso central (CVC) em um paciente pediátrico. As referências anatômicas não são bem definidas em crianças, como são em adultos em adolescentes. Assim como a veia jugular interna, a veia subclávia direita deve ser escolhida preferencialmente devido a uma cúpula mais baixa à direita, bem como a uma via mais direta para a veia cava superior.

Indicações

As indicações para acesso venoso central incluem a administração de líquidos e as medicações IV, a medição da pressão venosa central ou para acesso de um cateter de Swan-Ganz ou a colocação de marca-passo transvenoso.

Contraindicações

Não há contraindicação absoluta ao acesso venoso central, embora a seleção do local mais adequado para o paciente deva ser feita cuidadosamente. Evitar a via femoral se houver uma hérnia femoral, trauma abdominal ou se o cateter estiver sendo inserido para colocação de marca-passo transvenoso. Evitar a via subclávia em pacientes recebendo ventilação com pressão positiva, ou aqueles com diagnóstico suspeito ou comprovado de distúrbios hemorrágicos devido à natureza não compressível desse local.

Equipamentos e materiais

A maioria dos materiais necessários está incluída em um kit pediátrico de linha central disponível comercialmente. Um cateter de lúmen único permite a rápida infusão de líquidos ou produtos sanguíneos, e um cateter de lúmen múltiplo permite a administração simultânea de medicações/líquidos. Escolha o tamanho adequado de cateter para cada paciente. As Tabelas 3-2 e 3-3 resumem os tamanhos de cateter esperados para diferentes locais de acesso e grupos etários pediátricos. Alguns adolescentes podem necessitar um kit de adulto devido ao tamanho de seu corpo. A técnica mais comum para colocação da linha central é a técnica de Seldinger (Figura 3-9). Esse é um procedimento estéril, e a aderência estrita à técnica estéril é crucial. Deve ser obtido o consentimento informado antes de começar o procedimento sempre que as condições clínicas permitirem.

Tabela 3-2 Diâmetro do cateter French para acesso venoso central

Idade	0-6 meses	6 m-2 anos	3-6 anos	7-12 anos
Jugular interna	3	3	4	4-5
Subclávia	3	3	4	4-5
Femoral	3	3-4	4	4-5

Procedimento

1. Posicionar o paciente adequadamente para o lado no qual o cateter será inserido. A colocação de cateter na veia subclávia e na veia jugular interna se beneficia do paciente em posição de Trendelenburg, ao passo que a colocação de cateter em veia femoral se beneficia de paciente em Trendelenburg reverso.
2. Usar analgesia ou sedação adequada, como apropriado, para minimizar o desconforto do paciente.
3. Esterilizar a pele circunjacente e o local da inserção e cobrir a área em torno com campos estéreis. Observar uma técnica estéril, incluindo equipamentos de proteção pessoal esterilizado.
4. Quando disponível, usar orientação por US em tempo real (ver Capítulo 2).

Tabela 3-3 Comprimento médio do cateter em centímetros

Idade	1 m	3 m	6 m	9 m	1 ano	1,5 anos	2 anos	4 anos	6 anos	8 anos	10 anos	12 anos	14 anos	16 anos
Peso médio (kg)	4,2	5,8	7,8	9,2	10,2	11,5	12,8	16,5	20,5	26	31	39	50	62,5
Altura média (cm)	55	61	68	72	76	83	88	103	116	127	137	149	165	174
Jugular interna	6,0	6,6	7,3	7,6	8,0	8,7	9,2	10,6	11,8	12,9	13,8	15,0	16,5	17,3
Subclávia	5,5	6,0	6,6	6,9	7,3	7,9	8,3	9,6	10,7	11,7	12,5	13,5	14,9	15,7
Femoral	15,7	17,3	19,1	20,1	21,1	22,9	24,2	28,1	31,4	34,2	36,8	39,9	44,0	46,3

PROCEDIMENTOS DE EMERGÊNCIA CAPÍTULO 3 37

8. Remover a seringa da agulha, com cuidado para não mover a agulha durante esse processo. Garantir que o retorno de sangue é escuro e não pulsátil.
9. Inserir o guia metálico através da agulha no vaso. Não forçar o guia metálico; reposicionar a agulha se o guia não avançar livremente.
10. Remover a agulha sobre o guia metálico, deixando-o no local. Sempre manter o guia metálico fixado quando estiver no vaso.
11. Usar uma lâmina de bisturi N° 11 para criar um entalhe na pele no local de entrada, junto ao guia.
12. Avançar o dilatador sobre o guia metálico e dentro do vaso. Quando o dilatador for inserido, removê-lo, mantendo a pressão sobre a pele onde o dilatador estava localizado e mantendo a posição e a apreensão sobre o guia (Figura 3-9).
13. Inserir o cateter sobre o guia e dentro do vaso. Observar e anotar o comprimento do cateter inserido.
14. Fixar o cateter no local com sutura.
15. Obter e revisar uma radiografia pós-procedimento para confirmar a colocação (veias jugular interna e subclávia).

▶ **Veia femoral**

Posicionar o quadril do paciente em abdução e em rotação externa. Palpar a artéria femoral aproximadamente 1-2 cm abaixo do ligamento inguinal. Aproximadamente 1-2 cm medial a esse local é onde se situa a veia femoral. A orientação por ultrassom melhorou a taxa de sucesso no cateterismo da veia femoral e deve ser utilizado quando possível. Inserir a agulha em um ângulo a 45 graus com a pele e avançar em direção à tuberosidade isquial. Quando a agulha tiver entrado no vaso, considerar a redução do ângulo para 20-30 graus se o guia não avançar livremente. Não permitir que a agulha passe além do ligamento inguinal e para dentro da cavidade peritoneal (Figura 3-10).

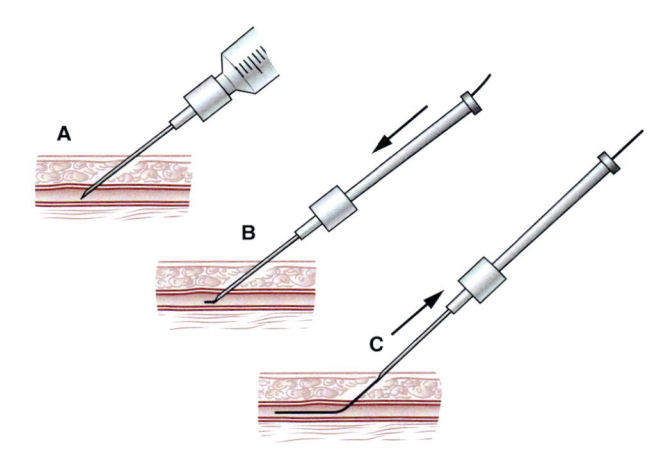

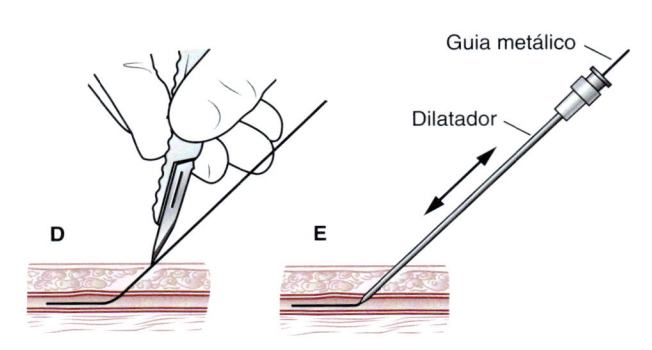

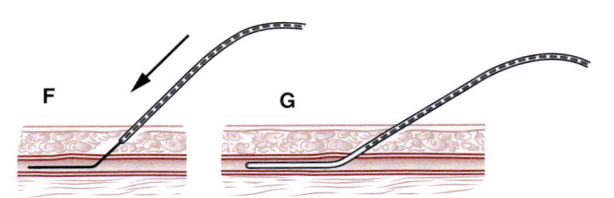

▲ **Figura 3-9 Técnica de Seldinger.** A. Uma agulha introdutora é usada para puncionar a veia e aspirar o sangue. B. Com a seringa removida, o guia metálico é passado pela agulha para dentro da veia. C. Remova a agulha sobre o guia. D. Use um bisturi para alargar o local da punção cutânea junto ao guia. E. Avance o dilatador sobre o guia, através da abertura cutânea e até a profundidade do conector; remova o dilatador. F. Insira o cateter sobre o guia e dentro da veia. G. Remova o guia enquanto mantém o cateter no local. (Reproduzida com permissão de Reichman EF, Simon RR: *Emergency Medicine Procedures*. New York, McGraw-Hill, 2004. Direitos Autorais © McGraw-Hill Education LLC.)

▶ **Veia jugular interna**

A abordagem mediana é a mais popular em pacientes pediátricos. Posicionar o paciente de modo que a cabeça esteja girada 30 graus em relação à linha média, voltada para o lado contralateral. Identificar a junção dos dois feixes do músculo esternocleidomastoide, que formam um ápice onde a veia jugular interna está localizada. Palpar a artéria carótida e observar que a veia está ao lado da artéria. Sempre que possível, deve ser usada a orientação por ultrassom em tempo real. Inserir a agulha em um ângulo de 30 graus com a pele e avançar em direção ao mamilo ipsilateral (Figura 3-11).

5. Anestesiar o local da inserção com injeção local de anestésico.
6. Inserir a agulha de entrada na pele, aplicando pressão negativa com uma seringa conectada.
7. Avançar a agulha 1-2 mm após a entrada inicial de sangue para garantir que a ponta da agulha está na veia.

▶ **Veia subclávia**

Há duas abordagens à canulação da veia subclávia: supraclavicular e infraclavicular. Para a abordagem supraclavicular, localizar

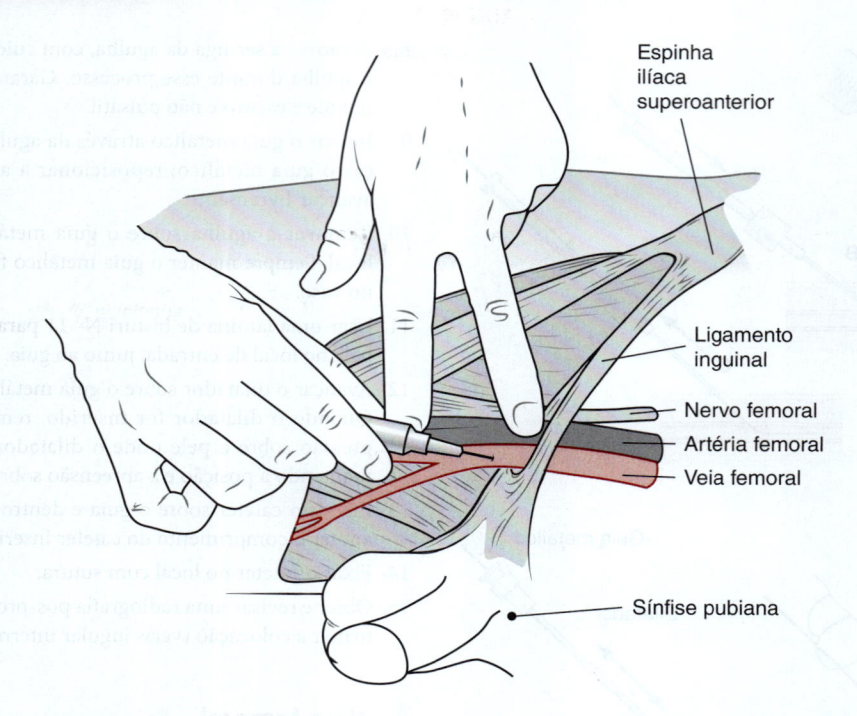

▲ **Figura 3-10 Colocação de linha central: veia femoral.** A punção deve ocorrer aproximadamente 1-2 cm inferior ao ligamento inguinal e 1 cm medial ao pulso da artéria femoral. Entrar na pele a 45 graus. (Reproduzida com permissão de Reichman EF, Simon RR: *Emergency Medicine Procedures*. New York, McGraw-Hill, 2004. Direitos Autorais © McGraw-Hill Education LLC.)

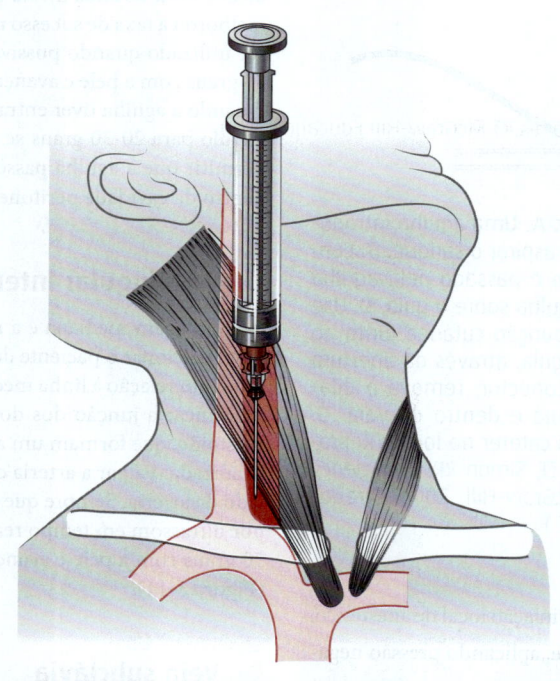

▲ **Figura 3-11 Colocação de linha central: veia jugular interna, abordagem mediana.** Entrar na pele a 30 graus, entre os feixes do músculo esternocleidomastoide, direcionado para o mamilo ipsilateral. (Reproduzida com permissão de Reichman EF, Simon RR: *Emergency Medicine Procedures*. New York, McGraw-Hill, 2004. Direitos Autorais © McGraw-Hill Education LLC.)

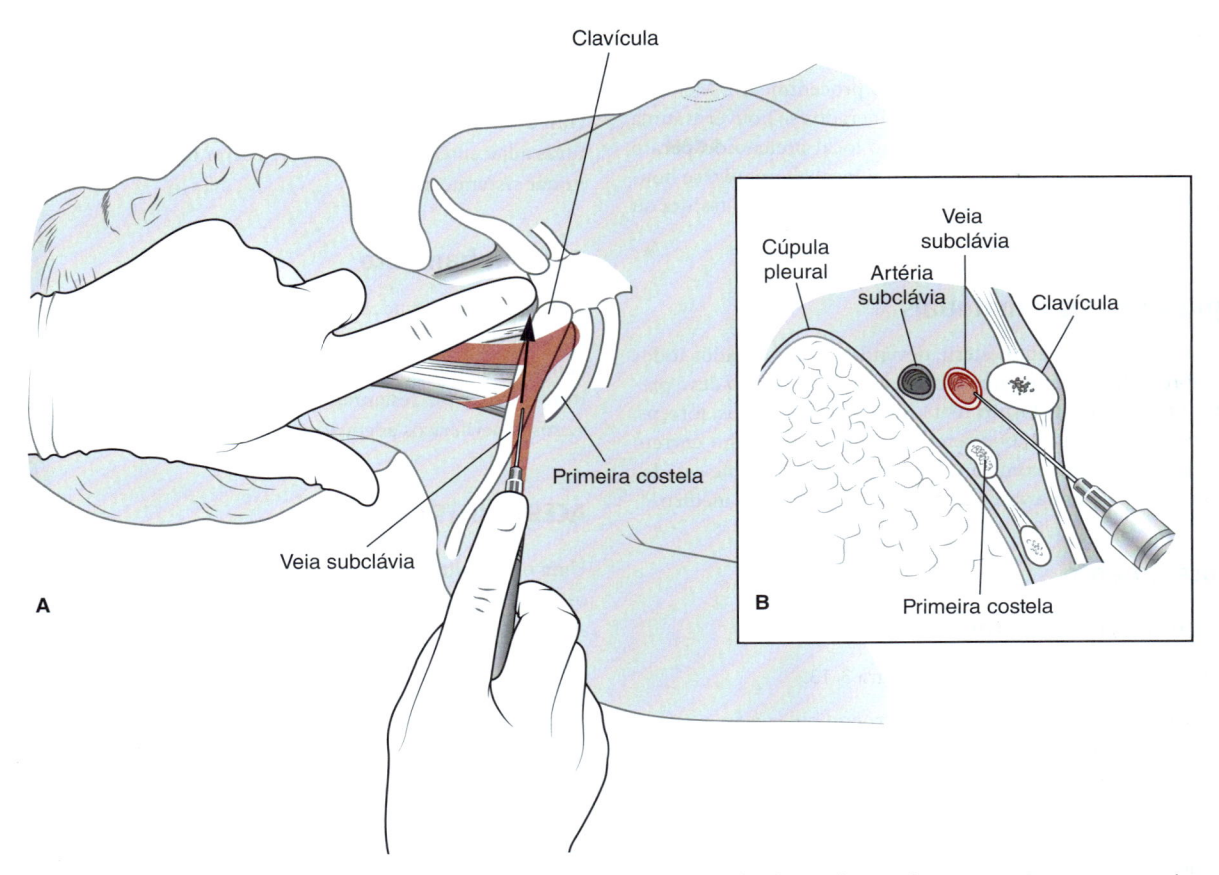

▲ **Figura 3-12 Colocação de linha central: veia subclávia, abordagem infraclavicular.** A. Ilustra a visão que o operador tem do paciente quando a agulha é inserida. B. Ilustra uma incidência transversa à medida que a agulha passa profundamente pela clavícula e entra na veia subclávia. (Reproduzida com permissão de Reichman EF, Simon RR: *Emergency Medicine Procedures*. New York, McGraw-Hill, 2004. Direitos Autorais © McGraw-Hill Education LLC.)

a borda lateral do feixe clavicular do músculo esternocleidomastoide e o aspecto superior da clavícula nesta junção. Inserir a agulha cerca de um dedo lateralmente a este local na margem superior da clavícula e avançar a agulha em direção à fúrcula supraesternal. Para a abordagem infraclavicular, identificar a linha mesoclavicular e a borda inferior da clavícula. Inserir e avançar a agulha sob a clavícula dirigida à fúrcula supraesternal (Figura 3-12).

Complicações

Há inúmeras complicações identificadas na colocação de CVC. O vaso cateterizado pode se tornar trombosado, lacerado ou perfurado. Podem ocorrer arritmias cardíacas com o avançar do guia metálico. Também pode ocorrer infecção. Na colocação de cateter em jugular interna e subclávia, pneumotórax e hemotórax são complicações conhecidas. Os cateteres femorais têm sido associados com dano ao conteúdo peritoneal, bem como a hematomas retroperitoneais.

Encaminhamento

Pacientes com CVCs colocados no SE são internados geralmente para avaliação e manejo da condição clínica que requer a colocação do cateter.

DISSECÇÃO VENOSA PARA CATETERIZAÇÃO

O cateterismo venoso usando dissecção venosa permite a visualização direta do vaso sendo cateterizado. Várias técnicas e localizações têm sido descritas; contudo, as veias basílica e safena distal são realizadas mais comumente.

Indicações

A dissecção venosa é feita primariamente quando outras técnicas periféricas não produziram acesso vascular adequado. Isso é um fato nos pacientes com queimaduras significantes.

Contraindicações

Não há contraindicações absolutas ao procedimento. Métodos ou locais alternativos devem ser considerados se houver trauma à região ou a uma região proximal ao local pretendido para o acesso. O operador deve considerar um local alternativo se houver evidência de infecção, patologia subjacente, como fratura ou síndrome do compartimento.

Equipamentos e materiais

Esse é um procedimento estéril, devendo ser empregados todos os esforços para manter uma técnica estéril. O médico deve preparar uma lâmina de bisturi nº 11, pinças hemostáticas, fórceps, fio de seda e seringas. O cateter vascular no tamanho correto deve ser selecionado com base no tamanho do paciente e na localização. A anatomia vascular deve ser revisada pelo médico.

Procedimento

▶ Veia safena distal

O procedimento está ilustrado na Figura 3-13.

1. Fazer uma incisão superficial perpendicular à veia safena distal, aproximadamente 1 cm superior ao maléolo medial. A incisão deve ser profunda o suficiente para penetrar a derme, mas não deve danificar o tecido subjacente.
2. Dissecar o tecido subcutâneo com pinça de ponta romba e identificar a veia safena distal.
3. Inserir o fio de seda de modo a formar duas ligaduras na veia.
4. Amarrar a ligadura distal do vaso.
5. Elevar a ligadura proximal e fazer uma pequena venotomia.
6. Inserir o cateter no local da venotomia e fixar a ligadura proximal. Isso deve firmar o cateter dentro da veia.
7. Fechar a pele com sutura e fixar a extremidade do cateter.

▶ Veia basílica

1. Posicionar o braço do paciente com o cotovelo estendido e o antebraço em posição supina.
2. A aproximadamente 2 cm da dobra flexora, criar uma incisão de 2-3 cm perpendicular à veia basílica. Determinar que essa incisão seja anterior ao epicôndilo medial.
3. Dissecar o tecido subcutâneo com pinça de ponta romba e identificar a veia safena distal.
4. Inserir o fio de seda de modo a formar duas ligaduras na veia.
5. Amarrar a ligadura distal do vaso.
6. Elevar a ligadura proximal e fazer uma pequena venotomia.
7. Inserir o cateter no local da venotomia e fixar a ligadura proximal. Isso deve manter o cateter dentro da veia.
8. Fechar a pele com sutura e fixar a extremidade do cateter.

Complicações

A maioria das complicações surge com a incisão inicial ou com a venotomia, incluindo a transecção do vaso ou de estruturas adjacentes. Infecção pode ocorrer localmente ou se disseminar sistemicamente.

Encaminhamento

Considerar a internação de todos os pacientes que necessitam de uma dissecção venosa no SE. A dissecção venosa deve ser considerada um acesso vascular temporário. Quando o volume intravascular for restaurado, continuar a avaliar outros acessos venosos periféricos adequados.

ACESSO INTRAÓSSEO

Uma opção alternativa para acesso vascular inicial é a via intraóssea (IO). Essa técnica é utilizada em ambiente hospitalar e pré-hospitalar para fornecer acesso vascular rápido e confiável no cuidado de pacientes pediátricos gravemente enfermos.

Indicações

Equipamentos intraósseos devem ser utilizados apenas quando é necessário acesso vascular imediato e outras vias são consideradas difíceis ou impossíveis. O uso de rotina de equipamentos intraósseos para o cuidado de pacientes não é recomendado. Esses equipamentos não são considerados como um acesso vascular definitivo.

Contraindicações

As contraindicações incluem fraturas recentes (no local escolhido), referidas à osteogênese imperfeita ou à evidência de infecção ou queimadura sobrejacente.

Equipamentos e materiais

As agulhas intraósseas estão disponíveis comercialmente; a agulha é um trocanter calibroso com uma cânula interna como obturador. Há agulhas manuais, bem como agulhas perfurantes no mercado. Além disso, deve ser administrado um anestésico local ou analgesia sistêmica sempre que a situação clínica indicar e o tempo permitir.

Procedimento

A localização mais comum para inserção da agulha intraóssea é a tíbia proximal ou distal. Deve-se tentar manter uma técnica estéril durante todo o procedimento (Figura 3-14).

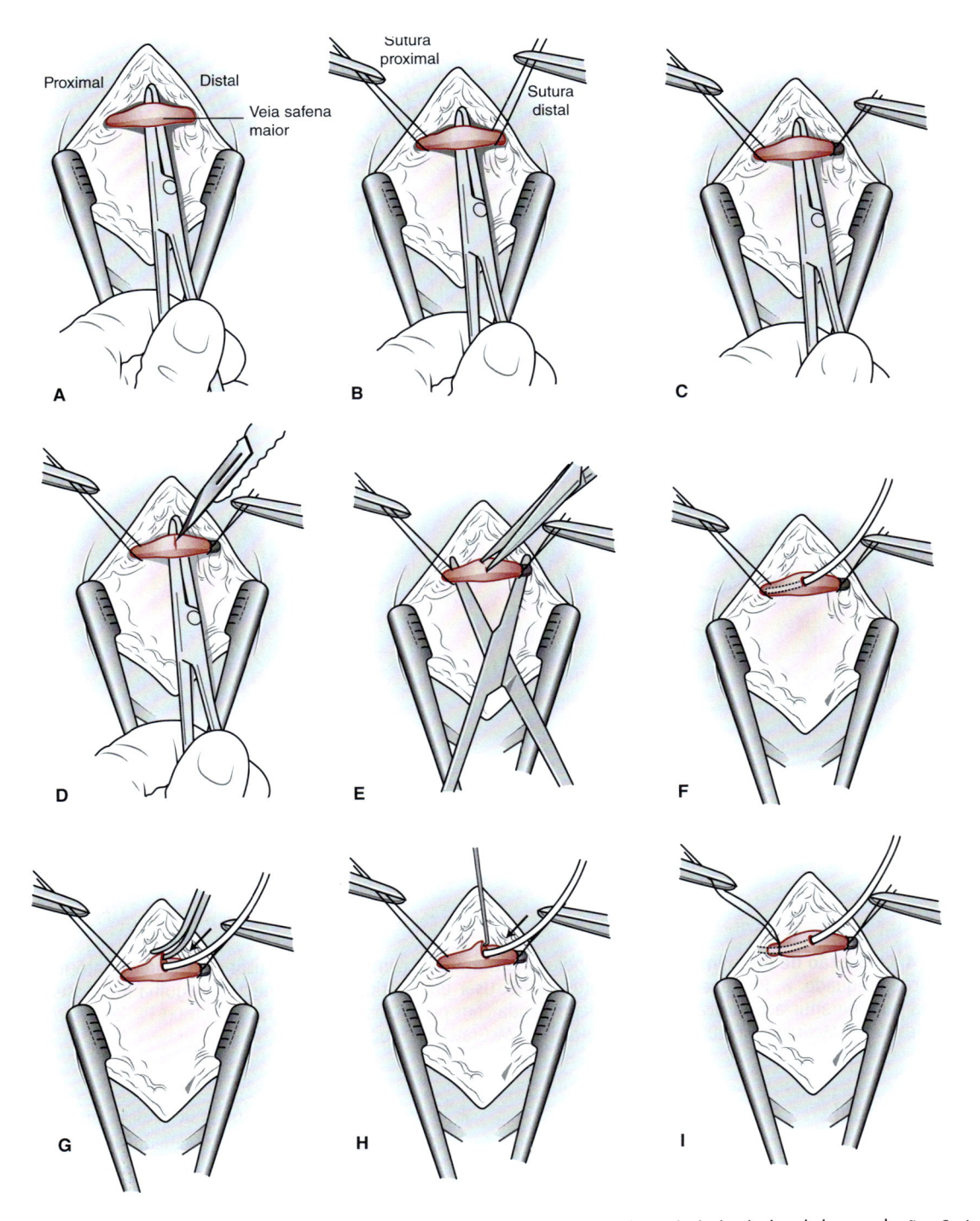

▲ **Figura 3-13 Dissecção venosa.** A. Isolar a veia. B. Colocar os fios de seda de cada lado do local de canulação. C. Amarrar a sutura distal. D. Usando um bisturi, fazer uma incisão na veia com bastante espaço para colocar o cateter IV. E. Um método alternativo é usar uma pinça hemostática e tesoura para criar a abertura. F. Avançar o cateter em direção proximal. G. Uma pinça hemostática pequena pode ajudar a manter a permeabilidade da veia durante a canulação. H. Manter controle e visibilidade da veia até que o cateter esteja completamente inserido. I. Amarrar a sutura proximal para fixar o cateter no local. (Reproduzida com permissão de Reichman EF, Simon RR: *Emergency Medicine Procedures*. New York, McGraw-Hill, 2004. Direitos Autorais © McGraw-Hill Education LLC.)

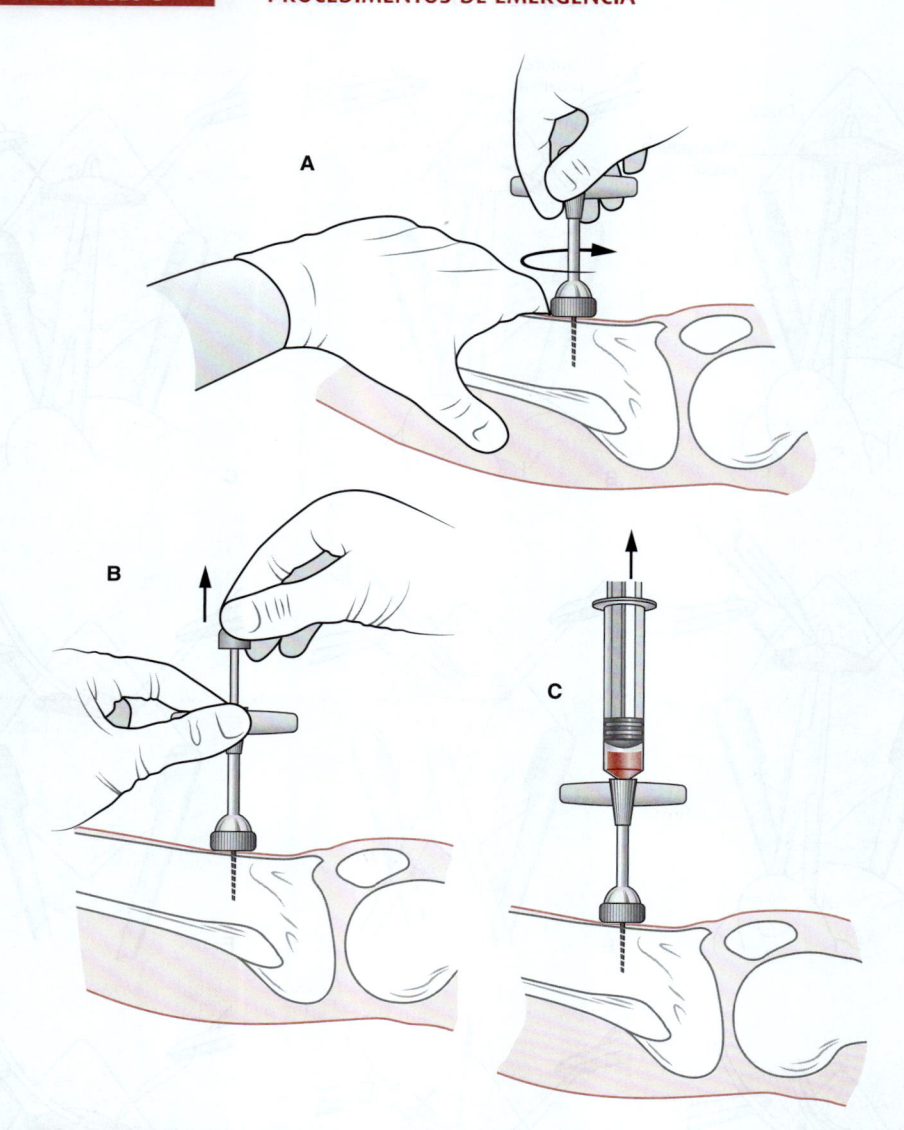

▲ **Figura 3-14 Colocação de linha intraóssea.** A. Apoiar a extremidade com uma mão e usar um esforço giratório para colocar a linha no local adequado. B. Remover a alça e obturador. C. Usar uma seringa para conectar a agulha intraóssea e aspirar a medula óssea para garantir a colocação correta. (Reproduzida com permissão de Reichman EF, Simon RR: *Emergency Medicine Procedures*. New York, McGraw-Hill, 2004. Direitos Autorais © McGraw-Hill Education LLC.)

▶ **Tíbia proximal**

1. Identificar a tuberosidade tibial e palpar a área imediatamente distal e medial à tuberosidade tibial. Localizar a área mais plana na região. Esterilizar a pele em uma ampla margem em torno da área.
2. Colocar a ponta da agulha intraóssea perpendicular ao córtex da tíbia.
3. Com uma pressão firme e constante, avançar a agulha intraóssea. Girar a agulha melhora a taxa de penetração. Não se deve balançar a agulha.
4. Haverá uma liberação súbita de pressão, significando que a ponta da agulha está no espaço medular.
5. Retirar o obturador, deixando a porção da cânula da agulha intraóssea no local.
6. Conectar uma seringa ao cateter e aspirar a medula para confirmar a colocação correta. Se a medula óssea não puder ser aspirada, tentar limpar o cateter suavemente e buscar evidência de extravasamento. A limpeza do cateter com SF deve ser simples se o cateter estiver bem colocado.
7. Fixar o cateter no local, cobrindo com gaze e curativo.

▶ Tíbia distal

1. Identificar o maléolo medial. A aproximadamente 2 cm proximal à margem superior do maléolo medial, localizar a porção mais plana da tíbia distal nesta região. Esterilizar a pele com uma ampla margem nessa área.
2. Colocar a ponta da agulha intraóssea perpendicular ao córtex da tíbia.
3. Com uma pressão firme e constante, avançar a agulha intraóssea. O operador pode achar que girar a agulha melhora a taxa de penetração. Não se deve balançar a agulha.
4. Haverá uma liberação súbita de pressão, significando que a ponta da agulha está no espaço medular.
5. Retirar o trocanter, deixando o cateter no local.
6. Conectar uma seringa ao cateter e aspirar a medula para confirmar a colocação correta. Se não puder ser aspirada medula óssea, tentar limpar o cateter suavemente e buscar evidência de extravasamento. A limpeza do cateter com SF deve ser simples se o cateter estiver bem colocado.
7. Fixar o cateter no local, cobrindo com gaze e curativo.

Complicações

Várias complicações estão associadas com cateteres intraósseos. Infecções como osteomielite ou celulite podem ocorrer. Se o cateter não estiver colocado corretamente, pode ocorrer uma fratura, causando dano às placas de crescimento. A transfixação de um osso com a colocação de agulha intraóssea tem sido relatada, com resultante extravasamento dos líquidos administrados. A síndrome do compartimento pode ocorrer em pacientes que têm um cateter intraósseo mal posicionado não reconhecido.

Encaminhamento

Pacientes com um cateter intraósseo devem ser internados no hospital. Dependendo da resposta do paciente, pode ser necessária uma unidade pediátrica de cuidados intensivos. Um acesso vascular adicional deve ser buscado quando a situação clínica permitir.

COLOCAÇÃO DE CATETER ARTERIAL

Embora a colocação de um cateter venoso seja rotina no manejo de muitos pacientes pediátricos, o cateterismo arterial é reservado para aqueles pacientes que estão criticamente enfermos. As artérias radial e femoral são as escolhas mais frequentemente como o local para colocação do cateter arterial.

Indicações

A colocação de cateter arterial permitirá a monitorização em tempo real da pressão arterial (PA) e a coleta de amostras para gasometria arterial (GA). Ambas as opções podem se mostrar benéficas no cuidado de pacientes pediátricos gravemente enfermos.

Contraindicações

Há inúmeras contraindicações à colocação de cateter arterial. O clínico deve evitar locais com fraturas subjacentes, ausência de pulso ou comprometimento vascular na extremidade escolhida (ou um teste de Allen positivo), ou evidência de infecção sobrejacente.

Equipamentos e materiais

Os kits disponíveis comercialmente contêm a maior parte do equipamento necessário para cateterismo arterial. A canulação arterial é realizada com uma abordagem de cateter sobre agulha ou um método de Seldinger modificado. É importante verificar que o tamanho da agulha ou do cateter seja adequado ao paciente (Tabela 3-4). Um assistente deve preparar o equipamento de monitorização arterial adequado. Obter o consentimento prévio ao procedimento a ser realizado e considerar analgesia ou sedação para conforto do paciente. Esse procedimento é realizado observando-se uma técnica estéril.

Tabela 3-4 Tamanhos de cateteres arteriais

Artéria	Radial, tibial posterior, pedial dorsal, ou braquial	Femoral ou axilar	Umbilical
Paciente < 10 kg	Tam. agulha: 25 ou 23 Tam. cateter: 24 ou 22	Tam. agulha: 23 Tam. cateter: 20 ou 18 Tam. French: 3-4	Tam French: 3,5-5
Paciente 10-40 kg	Tam. agulha: 23 Tam. cateter: 22	Tam. agulha: 23 ou 21 Tam. cateter: 18 ou 16 Tam. French: 4-5	
Paciente > 40 kg	Tam. agulha: 23 ou 21 Tam. cateter: 22 ou 20	Tam. agulha: 21 Tam. cateter: 18, 16 ou 14 Tam. French: 5-6	

Procedimento

▶ Artéria radial

Antes de realizar um cateterismo de artéria radial, realize um teste de Allen para verificar a presença de um fluxo colateral adequado através da artéria ulnar. O teste de Allen é realizado aplicando pressão nas artérias radial e ulnar imediatamente proximal ao punho, permitindo que o sangue flua para fora da mão. Após obter palidez, liberar a pressão na artéria ulnar e observar o retorno da cor na mão. A ausência de retorno no lado da artéria radial indica ausência de fluxo colateral e é uma contraindicação à colocação do cateter na artéria radial.

1. Posicionar a mão do paciente discretamente estendida com desvio ulnar para expor a artéria radial.
2. Palpar a artéria radial durante o procedimento.
3. Inserir a agulha na pele em um ângulo de 30 a 45 graus mirando a cabeça e em direção ao pulso.
4. Avançar lentamente a agulha até que o sangue arterial penetre na seringa.
5. Avançar o guia pela agulha e depois o cateter sobre o guia se estiver realizando a técnica de Seldinger. Avançar o cateter no vaso se estiver realizando a abordagem do cateter sobre a agulha.
6. Verificar a presença de fluxo pulsátil e conectar o cateter para monitorização arterial.
7. Fixar o cateter arterial e considerar uma tala para impedir o paciente de movimentar e deslocar o cateter.

▶ Artéria femoral

A artéria femoral é usada comumente no paciente pediátrico devido ao seu maior tamanho.

1. Posicionar o paciente com rotação externa e abdução do quadril ipsilateral.
2. Palpar o pulso arterial durante o procedimento.
3. Inserir a agulha na pele em um ângulo de 30 a 45 graus mirando a cabeça e em direção ao pulso.
4. Avançar lentamente a agulha até que o sangue arterial penetre na seringa.
5. Avançar o guia pela agulha e depois o cateter sobre o guia se estiver realizando a técnica de Seldinger. Avançar o cateter no vaso se estiver realizando a abordagem do cateter sobre a agulha. Devido à localização mais profunda da artéria femoral, comparada com a artéria radial, a maioria dos clínicos usa a técnica de Seldinger.
6. Verificar a presença de fluxo pulsátil e conectar o cateter para monitorização arterial.
7. Fixar o cateter arterial e considerar uma tala para impedir o paciente de movimentar e deslocar o cateter.

Complicações

A complicação mais séria associada com o cateterismo arterial inclui o dano à artéria e subsequente fluxo sanguíneo insuficiente à extremidade distal. Verifique novamente após 10 a 15 minutos para garantir um fluxo sanguíneo distal adequado à extremidade afetada. A lesão também pode ocorrer em outras estruturas adjacentes. Hematoma e formação de trombos são complicações conhecidas. Em tentativas falhas, aplicar pressão direta sobre o local de punção por 10 minutos.

Alten JA, Borasino S, Gurley WQ, et al: Ultrasound-guided femoral vein catheterization in neonates with cardiac disease. *Pediatr Crit Care Med*. 2012;13(6):654 [PMID: 22791091].

Biran V, Gourier E, Cimerman P, et al: Analgesic effects of EMLA cream and oral sucrose during venipuncture in preterm infants. *Pediatrics*. 2011;128(1):e63 [PMID: 21669894].

Bothur-Nowacka J, Czech-Kowalska J, Grusfeld D, et al: Complications of umbilical vein catheterisation. Case Report. *Pol J Radiol*. 2011;76(3):70 [PMID: 22802847].

Brzezinski M, Luisetti T, London MJ: Radial artery cannulation: A comprehensive review of recent anatomic and physiologic investigations. *Anesth Analg*. 2009;109(6):1763 [PMID: 19923502].

Chappell S, Cilke GM, Chan TC, et al: Peripheral venous cutdown. *J Emerg Med*. 2006;31(4):411 [PMID: 17046484].

DiCarlo JV, Auerbach SR, Alexander SR: Clinical review: Alternative vascular access techniques for continuous hemofiltration. *Crit Care*. 2006;10(5):230 [PMID: 16989669].

Haumont D, de Beauregard VG, Can Herreweghe I, et al: A new technique for transumbilical insertion of central venous silicone catheters in newborn infants. *Acta Paediatr*. 2008;97(7):988 [PMID: 18422804].

Jimenez N, Bradford H, Seidel KD, et al: A comparison of needle-free injection system for local anesthesia versus EMLA for intravenous catheter insertion in the pediatric patient. *Anesth Analg*. 2006;102(2):411 [PMID:16428534].

Khouloud AS, Julia G, Abdulaziz B, et al: Ultrasound guidance for central vascular access in the neonatal and pediatric intensive care unit. *Saudi J Anaesth*. 2012;6(2):120 [PMID: 22754436].

Kim do K, Choi SW, Kwak YH: The effect of SonoPrep on EMLA cream application for pain relief prior to intravenous cannulation. *Eur J Pediatr*. 2012;171(6):985 [PMID: 22350285].

Lewis GC, Crapo SA, Williams JG: Critical skills and procedures in emergency medicine: vascular access skills and procedures. *Emerg Med Clin North Am*. 2013;31(1):59 [PMID: 23200329].

Minute M, Badina L, Cont G, et al: Videogame playing as distraction technique in course of venipuncture. *Pediatr Med Chir*. 2012;34(2):77 [PMID: 22730632].

Schindler E, Kowald B, Suess H, et al: Catheterization of the radial or brachial artery in neonates and infants. *Paediatr Anaesth*. 2005;15(8):677 [PMID: 16029403].

Voigt J, Waltzman M, Lottenberg L: Intraosseous vascular access for in-hospital emergency use: a systematic clinical review of the literature and analysis. *Pediatr Emerg Care*. 2012;28(2):185 [PMID: 22307192].

Watchko JF: Route of exchange transfusion in neonates with hyperbilirubinemia. *Pediatr Crit Care Med*. 2011;12(1):110 [PMID: 21209575].

Weiser G, Hoffmann Y, Glabraith R, et al: Current advances in intraosseous infusion-a systematic review. *Resuscitation*. 2012;83(1):20 [PMID: 21871243].

Yigiter M, Arda IS, Hicsonmez A: Hepatic laceration because of malpositioning of the umbilical vein catheter: case report and literature review. *J Pediatr Surg.* 2008;43(5):e39 [PMID: 18485935].

PROCEDIMENTOS GASTRINTESTINAIS

REPOSICIONAMENTO DE SONDA DE GASTROSTOMIA

Pacientes submetidos a procedimento de gastrostomia endoscópica percutânea (GEP) podem vir ao SE por vários motivos, inclusive deslocamento da sonda da GEP. O clínico deve compreender os riscos e os benefícios da reposição da sonda, ou inserir outro equipamento.

Indicações

Pacientes sem meios de ingestão nutricional adequada necessitam reposição da sonda de alimentação ou uma avaliação apropriada para substituição da sonda.

Contraindicações

Há poucas contraindicações à reposição de uma sonda de gastrostomia desalojada. Primariamente, desde que o trato tenha amadurecido, e o paciente venha logo que a sonda tenha sido desposicionada, a sua reinserção não é difícil. Contudo, se a sonda de gastrostomia foi colocada a menos de 2 a 3 semanas antes da apresentação do paciente, o trato não teve tempo de amadurecer e a tentativa de reposicionar a sonda no SE é contraindicada.

Equipamentos e materiais

Quando possível, reposicione uma sonda de gastrostomia com um do mesmo tamanho e fabricante. Isso pode não ser exequível em todos os SE, dependendo da disponibilidade de equipamento. Se um equipamento idêntico não estiver disponível, tente colocar uma sonda de Foley do mesmo tamanho da sonda desalojada.

Procedimento

O procedimento de reposição da sonda de gastrostomia é ilustrado na Figura 3-15. Esse não é um procedimento estéril. Considere colocar anestésico tópico, como lidocaína viscosa, sobre o local da gastrostomia para ajudar a aliviar o desconforto.

1. Localizar a sonda de gastrostomia de tamanho apropriado ou sonda de Foley. Testar o equipamento antes da inserção para garantir uma função adequada.
2. Colocar um lubrificante à base de água sobre a pele no local onde a gastrostomia se localiza.
3. Aplicar uma pressão suave enquanto insere a sonda de gastrostomia através do trato maduro.

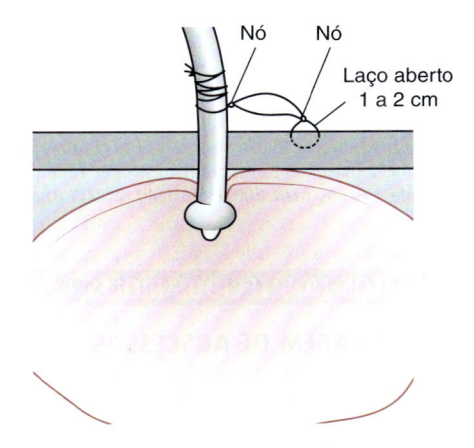

▲ **Figura 3-15 Reposição da sonda de gastrostomia.** Ilustração da correta reposição da sonda de gastrostomia, fixado no local com fio de seda. (Reproduzida com permissão de Reichman EF, Simon RR: *Emergency Medicine Procedures*. New York, McGraw-Hill, 2004. Copyright © McGraw-Hill Education LLC.)

4. Inflar o balão da sonda de gastrostomia ou sonda de Foley e fixar a sonda no local. Um fio de seda pode ser usado para fixar a sonda se não houver um suporte disponível comercialmente.
5. Confirmar a colocação no estômago com um exame clínico e por meio de injeção de contraste hidrossolúvel seguido de uma radiografia de confirmação.

Complicações

Há poucas complicações se o local da gastrostomia for maduro. Todavia, locais com menos de 2 a 3 semanas requerem intervenção endoscópica ou cirúrgica. Pode ocorrer sangramento em alguns pacientes, mas geralmente é autolimitado. A cauterização em torno do local pode ser necessária nos casos de vazamento persistente de sangue. Casos de peritonite têm ocorrido quando se tenta fornecer nutrição por meio de uma sonda de gastrostomia mal posicionada.

Encaminhamento

O paciente pode retornar para casa após a reposição da sonda. Se for utilizado uma sonda de Foley, é possível fornecer nutrição até que uma sonda de GEP permanente possa ser colocada no acompanhamento.

Minchff TV: Early dislodgement of percutaneous and endoscopic gastrostomy tube. *J S C Med Assoc.* 2007;103(1):13 [PMID: 17763821].

Saavedra H, Losek JD, Shanley L, et al: Gastrostomy tube-related complaints in the pediatric emergency department: identifying opportunities for improvement. *Pediatr Emerg Care.* 2009;25(11):728 [PMID: 19864965].

Showalter CD, Kerrey B, Spellman-Kennebeck S, et al: Gastrostomy tube replacement in a pediatric ED: Frequency of complications and impact of confirmatory imaging. *Am J Emerg Med.* 2012;30(8):1501 [PMID: 22306396].

Wu TS, Leech SJ, Rosenberg M: Ultrasound can accurately guide gastrostomy tube replacement and confirm proper tube placement at the bedside. *J Emerg Med.* 2009;36(3):280 [PMID: 18614327].

PROCEDIMENTOS NOS TECIDOS MOLES

INCISÃO E DRENAGEM DE ABSCESSOS

Abscessos cutâneos são uma preocupação comum no SE. A compreensão da sua patologia, bem como o seu manejo são cruciais na prática clínica.

Indicações

O paciente que se apresenta no SE com abscesso cutâneo deve ser submetido à incisão e drenagem. Dependendo da localização e da idade do paciente e da história clínica, pode ser ou não um procedimento simples.

Contraindicações

As contraindicações à incisão e drenagem no SE podem incluir o seguinte: preocupação com infecção dos tecidos profundos, localização perineal ou perianal, celulite facial ou orbital, abscessos envolvendo a região anterior do pescoço e abscessos que envolvem a genitália ou o tecido mamário. O cirurgião apropriado deve ser consultado nesses casos. Evitar drenar um abscesso que se comunica com um espaço articular, ou um cuja cicatriz resultante será inaceitável.

Equipamentos e materiais

Os materiais necessários para a incisão e drenagem são um bisturi com lâmina nº 11 e uma pinça hemostática. A irrigação com SF é útil, bem como material para curativo e tamponamento, dependendo do tamanho do abscesso e da preferência do cirurgião. Anestesia local ou analgésicos sistêmicos podem ser necessários. Dependendo do paciente e das circunstâncias clínicas, considerar a sedação procedural para a drenagem do abscesso. O clínico pode considerar uma US à beira do leito para ajudar a delinear um abscesso.

Procedimento

1. Anestesiar a área em torno do abscesso. O uso de uma infusão de lidocaína tamponada ameniza a dor.
2. Abrir a cavidade do abscesso com uma lâmina de bisturi nº 11.
3. Remover as loculações com a pinça hemostática para uma dissecção sem cortes. Abrir as pontas da pinça dentro da cavidade para garantir que todas as loculações tenham sido rompidas.
4. Irrigar a cavidade do abscesso com quantidades copiosas de SF.
5. Considerar o preenchimento da cavidade com tampão de gaze para manter uma drenagem continuada de material purulento adicional ou formado recentemente.

Complicações

Raramente são encontradas complicações ao drenar um abscesso. O fechamento precoce da incisão pode trazer a recorrência da flutuação. A incisão deve ser grande o suficiente, ou devem ser usadas compressas para coletar qualquer secreção purulenta recorrente. Quando as loculações não são rompidas completamente, os bolsos remanescentes são isolados e podem se tornar abscessos recorrentes. Do mesmo modo, se o abscesso for localizado próximo a estruturas vitais, há o risco de dano nervoso ou vascular. Defeitos estéticos podem ocorrer no local de drenagem.

Encaminhamento

O paciente submetido à drenagem de abscesso no SE raramente é internado no hospital. Pacientes que se beneficiam de avaliação e de hospitalização incluem aqueles com efeitos sistêmicos significativos, abscessos complicados e aqueles que podem ter imunossupressão subjacente.

Baumann BM, Russo CJ, Pavlik D: Management of pediatric skin abscesses in pediatric, general academic, and community emergency departments. *West J Emerg Med.* 2011;12(2):159 [PMID: 21691519)].

PROCEDIMENTOS EM OTORRINOLARINGOLOGIA

CORPO ESTRANHO NO CANAL AUDITIVO EXTERNO

A presença de corpo estranho no canal auditivo externo (CAE) é uma preocupação comum em pacientes do SE. Os objetos que comumente ficam alojados no CAE incluem contas, brinquedos, papel e insetos. A remoção de corpo estranho do CAE é uma habilidade que os clínicos da emergência devem ter. O paciente pode se apresentar no SE com otalgia, redução da audição em um lado ou o conhecimento de que há um corpo estranho no CAE. Um exame completo é crucial.

Indicações

A remoção de corpo estranho do CAE pode ser realizada no SE.

Contraindicações

As contraindicações são raras. O paciente não cooperativo pode necessitar de sedação para garantir que o operador possa remover o corpo estranho com segurança, sem causar trauma à membrana timpânica ou ao CAE. Corpos estranhos cercados por edema considerável, eritema ou secreção devem ser encaminhados a uma avaliação com otorrinolaringologista. Se o corpo estranho não puder ser visualizado adequadamente, a avaliação com otorrinolaringologista é apropriada.

Equipamentos e materiais

Há inúmeros produtos disponíveis comercialmente para ajudar a remover corpos estranhos do CAE. Pinças jacaré, ganchos, curetas, cateter de aspiração e outros equipamentos podem ser usados de modo a tornar a remoção do corpo estranho a mais rápida e indolor possível.

Procedimento

Identifique o local do corpo estranho. É importante ter um paciente cooperativo, sendo, às vezes, necessária ansiólise ou analgesia. Considere chamar um especialista para remover o corpo estranho se for necessária a sedação procedural. Visualize o corpo estranho no exame físico e determine o método mais adequado para remover o objeto.

▶ Irrigação

Irrigação é uma técnica que pode ser usada sem visualização completa do corpo estranho e com mínimo risco de dano ao canal auditivo ou membrana timpânica. Use um cateter calibre 18 ou 20 conectado a uma seringa para instilar água na temperatura ambiente dirigida à parede posterior e superior do canal auditivo. Não usar água com um objeto que pode inchar, uma vez que isso pode dificultar a remoção.

▶ Aspiração

Corpos estranhos que têm uma superfície plana e regular podem ser removidos do CAE com um cateter de aspiração. Coloque o cateter de aspiração alinhado ao corpo estranho, com cuidado para não empurrar o objeto mais para dentro do CAE. Aplicar sucção de forma suave para remover o corpo estranho.

▶ Instrumentos

Corpos estranhos com superfícies irregulares podem ser removidos do CAE com o uso de fórceps jacaré, ou um gancho de ângulo reto. Não tentar remover o corpo estranho às cegas, já que isso pode alojá-lo ainda mais profundamente no CAE, traumatizando o canal ou a membrana timpânica.

Complicações

Independentemente do método usado para remoção do corpo estranho, é importante examinar a orelha após a remoção ou a tentativa de remoção do objeto para avaliar a presença de complicações. Se o médico não for bem-sucedido na remoção do corpo estranho, está indicada a avaliação com especialista.

A maioria das complicações ocorre quando se tenta remover o corpo estranho com instrumentos rígidos. Estes podem causar abrasões ou lacerações no canal auditivo ou podem penetrar através da membrana timpânica. É preciso ter muito cuidado ao colocar algo no CAE para remover um corpo estranho. Deve ser feita uma avaliação do CAE após a remoção do corpo estranho para garantir uma completa resolução.

Encaminhamento

Os pacientes podem ter alta com segurança do SE após uma remoção bem-sucedida de corpo estranho. Alguns pacientes podem ter alta com encaminhamento para especialista. A maioria dos corpos estranhos pode ser removida durante o horário normal de atendimento ambulatorial pelo otorrinolaringologista (ORL). A avaliação de emergência deve ser feita nos casos de sangramento ou quando há sinais de infecção sistêmica grave.

REMOÇÃO DE CORPO ESTRANHO NASAL

Assim como no CAE, os corpos estranhos também podem se alojar nas narinas. A identificação de corpo estranho nasal pode ser um desafio, uma vez que os pais ou cuidadores podem não ter visto a inserção do objeto, e o paciente pode não admitir ou descrever o evento.

Indicações

A via aérea do paciente deve ser protegida durante a tentativa de remoção de um corpo estranho no nariz. A presença de secreção fétida, purulenta, unilateral em um bebê ou criança menor é um indicativo de corpo estranho.

Contraindicações

Distúrbios hemorrágicos são uma contraindicação relativa; portanto, considere a avaliação de um especialista para estes pacientes. Não tente remover um corpo estranho superior ao corneto médio, uma vez que pode haver dano inadvertido à placa cribiforme.

Equipamentos e materiais

Assim como os produtos disponíveis comercialmente para a remoção de corpo estranho no CAE, há inúmeros produtos comerciais para remoção de corpos estranhos nasais. O suprimento sanguíneo para as narinas é substancialmente maior do que para o CAE, e o risco de epistaxe é considerável. Os clínicos devem ter vasoconstritores disponíveis, como a oximetazolina ou a fenilefrina. Um espéculo nasal de tamanho adequado também é necessário.

Procedimento

Inúmeros procedimentos têm sido descritos para a remoção bem-sucedida de corpos estranhos nasais. Um paciente cooperativo irá produzir os melhores resultados. Deve-se prover ansiólise, bem como analgesia, quando adequado. Considerar a avaliação por especialista se for necessária sedação procedural.

▶ Técnicas com pressão positiva

Várias técnicas têm sido descritas usando pressão positiva. Ocluir a narina não afetada do paciente e solicitar que ele assoe o nariz. Às vezes, os corpos estranhos alojados no vestíbulo podem ser removidos. A técnica que pode funcionar para crianças menores é com um dos pais aplicando pressão positiva na boca do paciente enquanto oclui a narina não afetada. Isso tem um efeito similar no paciente que não pode assoar o nariz ao comando. Lembrar que os corpos estranhos nasais podem se tornar traqueais ou esofágicos, de modo que é recomendada cautela.

▶ Instrumentação

Inúmeros instrumentos estão disponíveis para ajudar a remoção de corpos estranhos nasais. Usando um espéculo nasal, identifique a superfície de apresentação do corpo estranho. Considere uma pinça jacaré se a superfície puder ser agarrada ou um cateter de aspiração se a superfície for lisa e regular. Um cateter com um balão na ponta pode ser inserido além do corpo estranho, seguido pela insuflação do balão, e então retirado, removendo o corpo estranho. O corpo estranho pode ser desalojado para a nasofaringe, chegando até a traqueia ou esôfago.

Complicações

Há várias complicações com a remoção de corpo estranho nasal. Objetos desalojados podem ser aspirados, deglutidos ou se alojarem na traqueia. A instrumentação pode causar dano à vasculatura da mucosa nasal resultando em epistaxe. Avaliar o nariz após a remoção do corpo estranho para identificar qualquer complicação potencial.

MANEJO DE EPISTAXE

A epistaxe é um sintoma de apresentação comum no SE com uma variedade de etiologias e níveis de gravidade. A maior parte dos episódios se resolve antes da chegada do paciente, embora alguns permaneçam, independente dos esforços dos clínicos.

A fonte de epistaxe na maioria dos pacientes está no aspecto anterior do nariz, no plexo de Kiesselbach. Essa é uma área rica em leitos capilares que pode começar o sangramento com mínima irritação ou manipulação. Doenças como infecções respiratórias superiores, com inflamação localizada associada, podem predispor o paciente à epistaxe. O clima seco também pode contribuir. Raramente, epistaxe é causada por uma fonte posterior, que pode ser de uma fonte venosa (plexo de Woodruff), ou das artérias esfenopalatinas ou etmoidais. Sangramentos posteriores em geral são causados por trauma e raramente são espontâneos.

Indicações

O manejo da epistaxe deve ser empregado em vários graus em pacientes pediátricos. Manobras simples, como a pressão externa, podem resolver completamente os sintomas do paciente.

Contraindicações

Não há contraindicações absolutas.

Equipamentos e materiais

Há várias formas de manejar a epistaxe. O clínico deve selecionar o equipamento disponível, inclusive os vasoconstritores tópicos (oximetazolina ou fenilefrina). Um cautério deve estar disponível, bem como um aspirador. O espéculo nasal ajuda a visualizar a área que está sangrando. Tampões anterior e posterior devem estar disponíveis. Os tampões disponíveis comercialmente podem ser usados em adolescentes, e os pacientes mais jovens podem necessitar de equipamentos diferentes.

Procedimento

O clínico deve usar um avental e uma máscara facial durante o exame além de outros equipamentos de proteção pessoal. O paciente frequentemente irá apresentar vômitos e expectoração sanguinolentos durante a avaliação.

▶ Sangramento anterior

1. Identificar a área de sangramento. Considere pedir ao paciente para assoar o nariz para eliminar sangue e coágulos.
2. Considerar a aplicação de vasoconstritor tópico.
3. Se houver uma área local de sangramento, considerar a cauterização. Evitar uma cauterização prolongada da superfície septal para evitar dano permanente e má cicatrização.
4. Se todos os métodos não tiverem êxito e o sangramento ainda persistir, considerar o tamponamento nasal anterior. Os equipamentos disponíveis comercialmente incluem tampões de vários tamanhos. O clínico deve estar familiarizado com o material existente antes de iniciar o manejo da epistaxe.

▶ Sangramento posterior

O tamponamento posterior pode ser realizado no SE e é um procedimento relativamente desconfortável. Considerar a avaliação com um especialista para esses pacientes e garantir a proteção da via aérea, quando apropriado.

1. Identificar a área de sangramento, quando possível. A maioria dos sangramentos posteriores é de difícil visualização para detalhes.
2. Considerar a aplicação de vasoconstritor tópico.
3. Se todos os métodos falharem, considerar o tamponamento nasal posterior. Isso pode ser feito com um produto disponível comercialmente, ou usando outra técnica, como:

Tamponamento posterior com compressa de gaze

1. Enrolar uma gaze de 5×5 ou 10×10 cm para formar um cilindro. Amarrar com fio de sutura, formando uma cauda em cada ponta. Deve haver quatro fios: um para cada narina e um para fixar em cada lado da face.
2. Inserir um cateter flexível na narina direita e segurar a ponta do cateter a partir da orofaringe posterior. Anestésicos tópicos ajudam a prevenir o reflexo de vômito do paciente.
3. Fixar uma das pontas do fio do rolo de gaze ao cateter e puxar pela narina direita.
4. Repetir os passos 2 e 3 para a cavidade esquerda.
5. Puxar o rolo de gaze pela orofaringe para ocluir a passagem da nasofaringe para a orofaringe. Deve haver um fio de sutura saindo da narina direita, outro da narina esquerda e dois saindo da boca.
6. Fixar o fio de sutura direito e esquerdo a outro rolo de gaze. Esse rolo irá servir para aliviar a pressão do septo nasal.
7. Fixar os dois fios de sutura da boca na face.
8. Tamponar o nariz o mais firme possível.

Tamponamento posterior de Foley

1. Obter uma sonda de Foley do mesmo diâmetro da narina. Inflar o balão para garantir a sua integridade e cortar o tubo distal da sonda de Foley.
2. Recobrir a sonda de Foley com unguento antibiótico e inserir na narina afetada.
3. Quando o cateter estiver visível na faringe posterior, inflar o balão e retirar a porção proximal da sonda de Foley até que o balão fique ancorado.
4. Tamponar a narina anterior e fixar a sonda de Foley.

O tratamento de um sangramento posterior pode comprometer a via aérea do paciente. É recomendado que o manejo da via aérea tenha prioridade. Além do mais, a inserção de cateteres ou equipamentos comerciais na cavidade nasal não é recomendada diante de um trauma. Pode haver uma ruptura óssea na placa cribiforme e a inserção de cateteres poderia causar lesão intracraniana.

Complicações

As complicações do manejo da epistaxe anterior são raras. Se for colocado um tampão, é imperativo que seja removido dentro de 24 horas. Os sangramentos nasais posteriores são os maiores riscos no manejo e podem ser acompanhados por outros achados traumáticos. Isquemia, infecção e trauma são as principais complicações do manejo da epistaxe. Do mesmo modo, o comprometimento da via aérea tem sido registrado no tamponamento nasal anterior e posterior.

Encaminhamento

A maioria dos pacientes que se apresenta na emergência tem sangramentos nasais anteriores, que podem ser manejados no SE. Se for colocado um tampão anterior, é indicado o acompanhamento urgente por um especialista, geralmente dentro de 24 horas. Se for encontrado um sangramento posterior, ou o clínico for incapaz de controlá-lo, considerar a avaliação com um especialista no SE ou a transferência do paciente para uma instalação com disponibilidade de especialistas.

> Damrose JF, Maddalozzo J: Pediatric epistaxis. *Laryngoscope*. 2006;116(3):387 [PMID: 16540895].
> Heim SW, Maughan KL: Foreign bodies in the ear, nose and throat. *Am Fam Physician*. 2007;76(8):1185 [PMID: 17990843].
> Kumar S, Kumar M, Lesser T, et al: Foreign bodies in the ear: a simple technique for removal analysed in vitro. *Emerg Med J*. 22(4):2005;266 [PMID: 15788826].
> Marin JR, Trainor JL: Foreign body removal from the external auditory canal in a pediatric emergency department. *Pediatr Emerg Care*. 2006;22(9):630 [PMID: 16983246].

PROCEDIMENTOS MUSCULOESQUELÉTICOS

O sistema musculoesquelético pediátrico é diferente do adulto, uma vez que ainda está amadurecendo. Ter uma compreensão da anatomia da estrutura esquelética pediátrica é útil no manejo dos procedimentos musculoesqueléticos.

LUXAÇÕES E SUBLUXAÇÕES

O paciente pediátrico pode se apresentar ao SE após uma lesão traumática que resulte em uma deformidade do membro ou dos dedos. Um exame de imagem é importante para identificar fraturas, bem como luxações e subluxações. O clínico deve ser capaz de reduzir as luxações comuns no SE. Uma redução bem-sucedida provavelmente irá depender de uma analgesia adequada e possivelmente de uma sedação. Um exame neurovascular completo é necessário antes e depois de qualquer tentativa de redução.

▶ Subluxação da cabeça do rádio ("cotovelo de babá")

Geralmente, a história e o exame físico são suficientes para diagnosticar uma subluxação da cabeça do rádio. A lesão ocorre comumente em pacientes com idade entre 1 e 4 anos. O mecanismo, em geral, é um puxão abrupto no braço do paciente com o cotovelo em extensão e o antebraço em pronação. Anatomicamente, o ligamento anular se torna alojado dentro da articulação radiocapitelar causando subluxação. O paciente se apresenta recusando-se a movimentar o braço afetado. Se for obtida uma imagem, as radiografias podem parecer normais. Não há almofada de gordura posterior, e a linha radiocapitelar deve ser mantida. Se nenhum desses estiver presente, considerar um diagnóstico alternativo, como fratura supracondilar oculta do úmero.

A redução da subluxação da cabeça do rádio não requer equipamento especial. Aplicar pressão suavemente sobre a cabeça do rádio com a mão não dominante. Simultaneamente, aplicar tração no antebraço enquanto supina o antebraço e flete o cotovelo em um movimento. Com frequência, é sentido um estalido durante a redução. Após a redução, não é necessário nenhum tratamento especial ou imobilização. O paciente geralmente irá começar a mover o braço afetado logo após a redução, se não imediatamente.

▶ Luxação do ombro

A luxação anterior do ombro é comum em adolescentes, ao passo que crianças menores raramente luxam a articulação do ombro. O mecanismo primário é o trauma direto em um incidente relacionado a esportes. A redução da articulação luxada deve ser realizada no SE. Com frequência, pode ser obtida analgesia adequada com medicações intra-articulares ou medicações sistêmicas. Alguns pacientes podem necessitar sedação para possibilitar a redução da luxação. A chave do sucesso é o manejo adequado da dor e o relaxamento da musculatura adequada.

Há inúmeras técnicas descritas para reduzir um ombro luxado. Tração/contratração é um dos métodos mais comuns e pode ser melhorado com a manipulação escapular. Neste procedimento, o paciente é colocado em posição supina, e dois lençóis são usados para ajudar na redução. O primeiro lençol é passado sob a axila afetada do paciente com um lado passando anterior ao tórax, e o outro sob as costas. O segundo lençol é enrolado no antebraço proximal. Uma pressão constante e regular é aplicada até que os músculos do ombro comecem a relaxar. Empurrando a ponta da escápula medialmente enquanto o aspecto superior da escápula é empurrado lateralmente pode ajudar a redução. Além disso, a rotação interna e externa do ombro pode facilitar a redução. Após isso, deve ser feito um exame de imagem, e o paciente colocado em um imobilizador de ombro. O acompanhamento com um ortopedista é recomendado.

▶ Luxação do dedo

Tanto as articulações interfalangianas proximais quanto as distais podem sofrer luxação, em geral com o segmento distal sendo deslocado dorsalmente. Um trauma com carga axial ao dedo é responsável pela maioria das luxações. Devido às complicações do dedo, é necessário um exame completo.

Para a redução, o paciente geralmente irá se beneficiar de analgesia sistêmica ou da realização de um bloqueio digital. Quando for obtido o controle adequado da dor, deve ser tentada a redução. A articulação afetada deve ser hiperestendida para recriar a lesão. Aplicar uma tração axial firme e constante à articulação afetada e pressionar a falange deslocada de volta ao alinhamento anatômico. Quando a redução for atingida, o clínico deve documentar a estabilidade ligamentar. Imobilizar o dedo e obter uma imagem pós-redução. Encaminhar o paciente para acompanhamento,, seja com um médico de cuidados primários ou com um ortopedista especialista em mão.

▶ Luxação patelar

As luxações patelares são lesões comuns que ocorrem em adolescentes que participam de eventos esportivos. O mecanismo típico é uma lesão com torsão ou lesão direta ao joelho. Lesões neurovasculares não ocorrem nas luxações patelares.

A redução é simples e realizada facilmente. O joelho afetado deve ser estendido enquanto se aplica uma pressão leve na patela, levando-a de volta ao alinhamento neutro. Uma medicação para dor pode ser administrada sistemicamente. Uma imagem pós-procedimento deve ser obtida, e o joelho afetado deve ser imobilizado por seis semanas. O paciente deve ser encaminhado a um ortopedista para acompanhamento.

ARTROCENTESE

A artrocentese é realizada de forma estéril e envolve a remoção de líquido sinovial para análise. Isso é realizado pela inserção de uma agulha no espaço articular com aspiração de uma quantidade de líquido. Os locais mais comuns para realizar o procedimento são joelho, tornozelo e cotovelo. O consentimento informado deve ser obtido, quando exequível.

Indicações

Dor, rubor, edema e calor em uma articulação são sintomas clínicos que podem justificar uma avaliação para uma artropatia séptica ou inflamatória.

Contraindicações

Deve-se ter cuidado ao realizar esse procedimento em um paciente com coagulopatia. O clínico não deve realizá-lo em um local onde haja celulite sobrejacente.

▶ Joelho

Há duas abordagens comuns para a realização de artrocentese do joelho: superior lateral e medial. A anestesia local deve ser administrada antes do procedimento. Esterilizar a superfície cutânea antes da inserção da agulha.

Na abordagem superolateral, o joelho é estendido e a agulha é inserida lateralmente à borda superolateral da patela. O trato da agulha deve ser orientado para a fossa intercondilar.

Na abordagem medial, o joelho deve ser completamente estendido ou fletido a 45 graus. O suporte com mantas irá ajudar a manter o paciente no ângulo desejado da articulação do joelho. A agulha é inserida medialmente ao meio da patela e guiada em direção à fossa intercondilar.

Independentemente do método, uma tração suave na seringa fornece pressão negativa, ajudando a identificar quando a agulha penetra no espaço articular. O líquido sinovial irá variar de claro a cor de palha, a purulento ou sanguinolento, e geralmente ter característica viscosa.

▶ Tornozelo

Há duas abordagens comuns para a realização de uma artrocentese do tornozelo: articulação tibiotalar e articulação subtalar.

Deve ser administrada anestesia local antes do procedimento. O clínico deve conhecer todos os pontos de referência e ser capaz de identificá-los no paciente.

A abordagem tibiotalar é mais bem-sucedida com o pé em discreta flexão plantar. Inserir a agulha anterior ao maléolo medial e medial ao tendão tibial anterior. Guiar a agulha posterolateralmente aplicando pressão negativa na seringa à medida que o médico avança a agulha.

A articulação subtalar é mais bem acessada com o tornozelo a 90 graus. Inserir a agulha imediatamente distal ao maléolo lateral, no mesmo plano horizontal da articulação subtalar, e direcionar a agulha medialmente.

▶ Cotovelo

O cotovelo tem uma abordagem causada pela via do feixe neurovascular no lado medial. Posicionar o cotovelo do paciente a 90 graus e identificar a cabeça radial, o epicôndilo lateral e a ponta do olécrano. No meio desse triângulo, inserir a agulha direcionada para o processo coronoide da ulna.

Complicações

Os procedimentos para artrocentese têm possíveis complicações. Podem ocorrer danos à estrutura interna da articulação, às estruturas neurovasculares que correm próximas à articulação e ao tecido conectivo, como ligamentos e tendões. Infecção é uma complicação que também pode ocorrer.

Encaminhamento

Dependendo do resultado da análise dos líquidos, o paciente pode ter alta ou ser internado. Se a análise do líquido resultar em suspeita de artropatia séptica, deve ser solicitada a avaliação imediata por ortopedista.

> Bettencourt RB, Linder MM: Arthrocentesis and therapeutic joint injection: an overview for the primary care physician. *Prim Care.* 2010;37(4):691 [PMID: 21050951].
> Bishop JY, Flatow EL: Pediatric shoulder trauma. *Clin Orthop Relat Res.* 2005;432:41 [PMID: 15738802].
> Carson S, Woolridge DP, Colletti J: Pediatric upper extremity injuries. *Pediatr Clin North Am.* 2006;53(1):41 [PMID: 16487784].
> Tsung JW, Blaivas M: Emergency department diagnosis of pediatric hip effusion and guided arthrocentesis using point-of-care ultrasound. *J Emerg Med.* 2008;35(4):393 [PMID: 18403170].

PROCEDIMENTOS NEUROLÓGICOS

PUNÇÃO LOMBAR

A punção lombar (PL) permite que o clínico avalie o líquido cerebrospinal (LCS) para evidência de inflamação, infecção ou presença de sangue, como na hemorragia subaracnoide.

Indicações

A maioria das punções lombares é realizada em pacientes pediátricos, para excluir infecção. A avaliação para pseudotumor cerebral e outros distúrbios neurológicos pode incluir a necessidade de punção lombar.

Contraindicações

As contraindicações incluem a suspeita de aumento da pressão intracraniana (PIC), evidência de infecção sobre o local onde a PL seria realizada, bem como coagulopatia. Os pacientes podem ter uma formação na coluna espinal que impede o clínico de realizar o procedimento. A US à beira do leito tem demonstrado ser benéfica em alguns pacientes.

Equipamentos e materiais

A realização da PL é um procedimento estéril. O consentimento informado deve ser obtido, sempre que possível. Kits comercialmente disponíveis contêm a maioria dos itens necessários para o desempenho do procedimento. Dependendo do tamanho do paciente, uma agulha espinal de diferentes calibres ou comprimentos pode ser mais adequada do que a agulha espinal-padrão do kit. Considerar a aplicação de analgésicos transdérmicos se o tempo permitir.

Procedimento

Há duas posições nas quais o paciente pode ser colocado para a PL: sentado ereto ou deitado em decúbito lateral. Com o paciente deitado de lado, a medição da pressão de abertura pode ser feita de forma mais fácil e acurada. O passo mais crítico é o alinhamento do paciente. Verificar se os quadris e os ombros estão paralelos é crucial para ajudar o operador a determinar a linha média real do canal espinal do paciente.

1. Palpar a crista ilíaca superoposterior, que deve estar aproximadamente ao nível do interespaço L3-L4.
2. Limpar a área com solução de betadina e deixar secar completamente.
3. Injetar anestésico local no local planejado para a punção.
4. Identificar novamente o interespaço L3-L4 e inserir a agulha na linha média, perpendicular à pele ao nível do interespaço.
5. Guiar a agulha através da pele e do interespaço em direção ao umbigo.
6. Avançar a agulha com o estilete no local.
7. Quando sentir uma liberação súbita, retirar o estilete.
8. Repetir os passos 6 e 7 até que haja retorno do LCS. Considerar um discreto reposicionamento da agulha se ela não progredir e parar no osso. Retirar a agulha até a ponta em cada tentativa de reposicionamento.
9. Conectar o manômetro para medir a pressão de abertura, se a posição deitada estiver sendo usada.

10. Coletar aproximadamente 1 mL de LCS em cada tubo de coleta específico.
11. Reposicionar o estilete e retirar a agulha. Colocar um curativo adequado no local de inserção da agulha.

Complicações

Raramente, complicações neurológicas permanentes ocorrem com a PL. O risco de lesão à medula espinal é mínimo, causado pelo local de inserção na região de L3-L4. Dor e ocasionalmente parestesias podem ser observadas no paciente. Um vazamento persistente de LCS e cefaleia também podem ser complicações associadas com uma PL. Também pode ocorrer infecção ou hematoma epidural.

Encaminhamento

O encaminhamento depende da indicação para realizar a PL, assim como dos resultados da análise do líquido. Se houver preocupação clínica com infecção, o clínico deve iniciar terapia antibiótica enquanto aguarda o resultado da PL.

Bruccoleri RE, Chen L: Needle-entry angle for lumbar puncture in children as determined by using ultrasonography. *Pediatrics.* 2011;127(4):e921 [PMID: 21444601].

Gorchynski J, McLaughlin T: The routine utilization of procedural pain management for pediatric lumbar punctures: are we there yet? *J Clin Med Res.* 2011;3(4):164 [PMID: 22121399].

Greenberg RG, Smith PB, Cotton CM, et al: Traumatic lumbar punctures in neonates: test performance of the cerebrospinal fluid white blood cell count. *Pediatr Infect Dis J.* 2008;27(12):1047 [PMID: 18989240].

PROCEDIMENTOS UROLÓGICOS

PUNÇÃO SUPRAPÚBICA

A punção suprapúbica possibilita ao clínico um meio alternativo de obter uma amostra de urina, ou de aliviar uma obstrução urinária causada por lesão uretral ou outro problema urológico. Esse é um procedimento estéril, que é auxiliado pelo uso de US à beira do leito em tempo real.

Indicações

Pacientes com lesão ou trauma uretral que são incapazes de urinar podem necessitar de descompressão vesical urgente. A realização de cateterismo ou punção suprapúbica permite ao clínico um meio alternativo de obter uma amostra de urina não contaminada. A maioria dos pacientes e suas famílias prefere o cateterismo uretral, em vez da abordagem suprapúbica.

Contraindicações

As contraindicações incluem meios alternativos aceitáveis para obter amostra urinária ou preocupação com interferência intestinal com o procedimento.

Equipamentos e materiais

Há kits de cateterismo vesical suprapúbico disponíveis comercialmente. Se o clínico necessita apenas uma amostra de urina, esta pode ser obtida com uma agulha de pequeno calibre e uma seringa de 2 cc. Uma técnica estéril deve ser mantida durante o procedimento.

Procedimento

1. Colocar o paciente na posição com pernas fletidas como sapo. Usar um assistente quando o paciente não é cooperativo.
2. Identificar os pontos de referência: linha média, 1-2 cm superior à sínfise pubiana.
3. Usar uma solução de betadina para limpar a área, permitindo que a solução seque completamente, e cobrir a área com campos esterilizados.
4. A aproximadamente 1-2 cm superior à sínfise pubiana, inserir a agulha e avançar. Angular a agulha cerca de 10-20 graus da vertical em direção cefálica. Quando disponível, usar uma máquina de US para ajudar a orientar a trajetória da agulha.
5. Quando for obtida a urina, retirar a agulha ou continuar a inserir o cateter vesical pela técnica de Seldinger, ou técnica do cateter sobre agulha.
6. Aplicar um curativo ou fixar o cateter no local.

Complicações

Hematúria pode ser observada após o cateterismo suprapúbico. Além disso, a penetração do trato intestinal pode ocorrer se uma alça intestinal se sobrepuser à bexiga. A US pode ser útil na redução de complicações. Também pode ocorrer infecção, como em outros procedimentos invasivos.

Encaminhamento

Considerar a internação do paciente que foi submetido à aspiração vesical suprapúbica ou cateterismo vesical. A maioria dos pacientes submetidos a esse procedimento são gravemente enfermos ou sofreram trauma significativo e necessitam de cuidados especiais.

Mohammed A, Khan A, Shergill IS, et al: A new model for suprapubic catheterization: The MediPlus Seldinger suprapubic catheter. *Expert Rev Med Devices.* 2008;5(6):705 [PMID: 19025347].

Sedação e analgesia em procedimentos pediátricos

Christopher Colvin, MD

CONSIDERAÇÕES GERAIS

A sedação procedural e a analgesia se mostraram seguras e eficazes no serviço de emergência (SE), devendo ser utilizadas quando os pacientes são submetidos a procedimentos dolorosos. Além de facilitar esses procedimentos, inúmeros agentes são utilizados em pediatria para facilitar exames diagnósticos (tomografia computadorizada [TC], ressonância magnétcia [RM], punção lombar [PL]). O passo mais importante, além de monitorar o paciente, envolve a extensa preparação, e ao final da sedação, o paciente deve retornar ao estado basal mental e fisiológico. Em cenários nos quais a gravidade da doença do paciente coloca em dúvida a aplicabilidade da sedação no SE, o médico deve revisar os riscos e considerar a avaliação com um anestesiologista. Embora graus de sedação possam, às vezes, ser ambíguos, a observação da progressão do paciente e a vigilância da depressão respiratória podem reduzir efeitos indesejados e facilitar a recuperação.

A nomenclatura "sedação procedural e analgesia" (SPA) substituiu o termo anterior "sedação consciente", após recomendações recentes das diretrizes, e é definida pelo American College of Emergency Physicians (ACEP) como a "administração de sedativos ou agentes dissociativos com ou sem analgésicos, para induzir um estado que permita ao paciente tolerar procedimentos desagradáveis enquanto mantém a função cardiorrespiratória". A política clínica da ACEP afirma: "A sedação procedural e a analgesia têm por objetivo resultar em um nível de consciência deprimido que permita ao paciente manter a oxigenação e o controle da via aérea independentemente". Os pacientes podem progredir para cada estágio sucessivo da sedação ao ponto de apneia e parada respiratória. A meta do médico é evitar a inconsciência progressiva no paciente e permanecer capaz de manejar sua função cardiopulmonar quando necessário.

SEDAÇÃO PROCEDURAL E ESTÁGIOS DA ANALGESIA

O espectro da SPA envolve níveis de anestesia mínimo, moderado, profundo e geral, necessitando que o médico reconheça os níveis de sedação e esteja preparado para recuperar o próximo nível de sedação, se necessário. Vários especialistas têm recomendado uma categoria separada para anestésico dissociativo, como a cetamina, porque o desempenho e o perfil de efeitos adversos diferem amplamente de outras formas de sedação. Cada grau de sedação aumenta o risco de instabilidade cardiopulmonar com provável necessidade de intervenção agressiva.

- **Sedação mínima (ansiólise):** um estado induzido por medicamentos durante o qual o paciente responde normalmente aos comandos verbais. Embora a função cognitiva e a coordenação física possam estar comprometidas, os reflexos da via aérea e as funções ventilatória e cardiovascular não são afetadas.
- **Sedação moderada/analgesia (sedação consciente):** uma depressão da consciência induzida por medicamentos, durante a qual o paciente responde intencionalmente aos comandos verbais, quer seja isoladamente ou acompanhado por estimulação tátil leve. Nenhuma intervenção é necessária para manter a via aérea patente, e a ventilação espontânea é adequada. A função cardiovascular geralmente é mantida.
- **Sedação profunda/analgesia:** uma depressão da consciência induzida por medicamento durante a qual o paciente não pode ser acordado facilmente, mas responde intencionalmente após estimulação repetida ou dolorosa. A capacidade de manter a função ventilatória independentemente pode estar comprometida. O paciente pode necessitar assistência para manter uma via aérea patente, e a ventilação espontânea pode ser inadequada. A função cardiovascular geralmente é mantida.
- **Anestesia geral:** uma perda de consciência induzida por medicamentos, durante a qual o paciente não pode ser acordado, mesmo por estimulação dolorosa. A capacidade de manter a função ventilatória independente com frequência está comprometida. O paciente requer assistência para manter uma via aérea patente e pode ser necessário ventilação com pressão positiva devido à depressão da ventilação espontânea, ou

depressão induzida por medicamentos da função neuromuscular. A função cardiovascular pode estar comprometida.

AVALIAÇÃO DA SEDAÇÃO PROCEDURAL E ANALGESIA

As indicações para SPA incluem alívio da dor, amnésia e ansiólise necessárias para conforto do paciente; portanto, os medicamentos, as doses, a profundidade e a duração da sedação devem ser considerados antes do início do procedimento. A SPA requer avaliação pré-sedação, monitorização da sedação e avaliação pós-sedação antes do encaminhamento. Na avaliação pré-sedação, a história das complicações prévias da anestesia/sedação deve ser avaliada junto com as condições mórbidas e alergias. A American Society of Anesthesiology (ASA) classifica a gravidade da doença do paciente como categorias I, II, III, IV, V e VI (Tabela 4-1) usando um sistema de graduação criado em 1941. Cada categoria envolve graus crescentes de doença sistêmica progressiva e tem como propósito ser usada para avaliação da doença do paciente antes da cirurgia. Um paciente classificado como ASA I-II pode ser sedado de forma razoável no SE sem elevar o risco de sequela pela doença sistêmica subjacente. Quando um paciente é considerado mais doente (ASA III-IV), geralmente é mais adequado envolver anestesia dentro dos parâmetros de cenários eletivos ou sem risco à vida. As classificações de categoria III mostraram ser um fator de risco independente para desfechos adversos em pacientes de anestesia geral e sedação pediátrica. As categorias V e VI, em geral, não são aplicáveis dentro do ambiente do SE. O aspecto negativo da classificação ASA é a ambiguidade das definições de categoria e escore variável entre os médicos.

O paciente deve ser rastreado para doenças recentes, hospitalizações, complicações do nascimento, doença do refluxo gastroesofágico (DRGE), doença hepática ou renal, bem como distúrbios metabólicos. Doenças pulmonares como asma, fibrose cística, fibrose pulmonar e traqueomalácia podem resultar em hipoxemia profunda. A história do paciente de uso de oxigênio suplementar em casa indicaria que as categorias ASA III e IV necessitam uma revisão crítica para a necessidade de SPA no SE. O paciente pediátrico com história prévia de cirurgia cardíaca (transposição dos grandes vasos, tetralogia de Fallot, síndrome do coração esquerdo hipoplásico) requer avaliação com um anestesiologista. O paciente com DRGE pode requerer aspiração passiva enquanto está sedado, o que poderia resultar em laringospasmo ou pneumonite por aspiração. As alergias alimentares e medicamentosas devem ser documentadas, porque a alergia ao ovo e à soja impossibilita o uso de propofol. A doença hepática pode indicar uma capacidade reduzida de metabolizar os barbitúricos e benzodiazepínicos, o que potencialmente prolonga a sedação. O metoexital pode induzir atividade convulsiva em um paciente com história de distúrbios convulsivos.

A avaliação das via aérea é fundamental para estabelecer um plano de sedação adequado se forem necessárias manobras agressivas. O procedimento planejado envolverá a oclusão da via aérea (reparo de laceração oral, endoscopia gastrintestinal)? O paciente tem uma língua grande, uma mordida exagerada ou micrognatia? Pacientes com uma classificação de Mallampati menor do que III, incapacidade de abrir a boca mais do que 4 cm, uma distância tiromental menor do que 6 cm, história de inflexibilidade espinal cervical ou história de intubação difícil prévia indicam um alto risco de falha na intubação. Se o paciente for identificado como de alto risco para falência da via aérea, precauções adequadas devem ser implementadas, devendo ser considerada a decisão de cancelar a SPA.

O paciente deve ser avaliado para a ingesta oral recente. Os pacientes correm o risco de aspiração do conteúdo gástrico quando atingem níveis profundos de sedação e perdem seus reflexos de proteção da via aérea. Embora pequenos estudos no SE avaliando esquemas de jejum pediátrico não tenham mostrado eventos adversos significativos com uma ingesta oral conhecida antes dos procedimentos, as diretrizes da ASA recomendam parâmetros de segurança para líquidos de 2 horas, antes, e de sólidos, 6 horas antes do procedimento. Estima-se que a aspiração sob anestesia geral tenha uma incidência de 1:3.420 com uma mortalidade de 1:125.109 pacientes com poucos dados sugerindo sequelas no longo prazo. A anestesia geral está no final do espectro da sedação e frequentemente indica manipulação avançada da via aérea. Portanto, a aspiração é muito mais provável. Embora nenhum estudo tenha demonstrado um risco elevado de aspiração para SPA moderada a profunda na SE, é imperativo considerar o conteúdo gástrico e a sedação profunda. Um paciente que apresenta um estômago cheio se beneficiaria da observação e do retardo no procedimento para esvaziamento gástrico. Há necessidade de cuidados para minimizar a probabilidade de aspiração e para manejá-la, caso ocorra, com equipamento de aspiração, cateter de succão, bem como pessoal adicional, caso o paciente precise ser virado para posição em decúbito lateral.

MONITORIZAÇÃO

Quando a necessidade de SPA for confirmada, o consentimento informado deve ser obtido, e a monitorização adequada deve

Tabela 4-1 Classificação da American Society of Anesthesiologists (ASA)

ASA categoria I	Paciente saudável normal
ASA categoria II	Paciente com doença sistêmica leve
ASA Categoria III	Paciente com doença sistêmica grave
ASA categoria IV	Paciente com doença sistêmica grave que é uma ameaça constante à vida
ASA categoria V	Paciente moribundo que não se espera sobrevida sem a cirurgia
ASA categoria VI	Paciente declarado em morte cerebral cujos órgãos estão sendo removidos para doação

ser preparada. No âmbito da SPA pediátrica, o responsável legal deve ser informado dos riscos e dos benefícios e documentado para consentimento. Os pacientes devem ter o estado e a função mental documentada antes e após o início do procedimento. Os pacientes pediátricos devem receber monitor cardíaco e medidas de oximetria de pulso, pressão arterial (PA), e se disponível CO_2 ao final da expiração ($EtCO_2$, do inglês *end-tidal* CO_2). Estudos têm mostrado que o $EtCO_2$ é mais sensível do que a oximetria de pulso na identificação de pacientes com depressão respiratória, embora não haja diferença nos desfechos. Pacientes com sedação profunda que resulta em depressão respiratória irão demonstrar aumento no $EtCO_2$ maior do que 10 mmHg em relação à linha de base, ou maior do que 50 mmHg total antes que eles demonstrem aumento na saturação arterial de oxigênio (SaO_2). Embora o $EtCO_2$ não diferencie o nível de sedação, ele pode detectar de forma acurada a depressão respiratória. Enquanto é feita a monitorização do curso da sedação do paciente, a frequência cardíaca (FC), a PA e a SaO_2 devem ser documentadas em intervalos de tempo seriados.

Adjuntos da via aérea, além da laringoscopia direta, como uma máscara de intubação laríngea (MIL), larincoscópio, escopia com iluminação e fibroscópio, devem permanecer à beira do leito. Oxigênio suplementar pode ser necessário por meio de um equipamento sem reaproveitamento, ou por máscara nasal se o paciente se tornar obnubilado inesperadamente. De qualquer forma, a proteção das via aérea do paciente e a evitação da depressão respiratória são fundamentais para uma sedação bem-sucedida.

A estabilidade hemodinâmica deve ser mantida. Muitos agentes e esquemas sedativos resultam em vasodilatação, e quando os pacientes desenvolvem um nível de consciência, o estímulo simpático também pode diminuir e potencializar bradicardia e redução da pressão arterial média (PAM). Pacientes com uma história de desidratação ou anemia por perda sanguínea aguda devem receber reposição de volume antes da SPA. Agentes pressóricos, como norepinefrina, epinefrina, fenilefrina, dopamina e efedrina, devem estar disponíveis para a eventual ocorrência de choque refratário à infusão de líquidos.

Eventos adversos devem ser documentados com descrições adicionais das intervenções realizadas. Os relatos padronizados dos eventos adversos incluem apneia, SaO_2 menor do que 90%, $EtCO_2$ maior do que 50, bradicardia, hipotensão e vômitos. A monitorização cardíaca contínua é importante para detectar ritmos adversos, podendo ajudar a determinar a resposta à dor quando o paciente desenvolve uma taquicardia sinusal. Ferramentas adicionais que podem se mostrar vitais durante as sedações incluem acesso a medicações usadas para suporte avançado de vida cardiovascular (SAVC), equipamento avançado para via aérea e oxigênio suplementar por cânula nasal, não reaproveitável, ou bolsa-válvula-máscara (BVM) (Tabela 4-2).

ESCALA DE SEDAÇÃO

Inúmeras escalas de sedação medem os níveis de conforto, de agitação e de sedação do paciente na unidade de terapia intensiva (UTI), sala de cirurgia, ou SE. As escalas fornecem um guia para os médicos determinarem a profundidade da sedação e a necessidade de pequenas titulações, reversão ou medicações adicionais. A maioria das escalas de sedação inclui a monitorização de agitação que não se relaciona diretamente com a sedação procedural eletiva no SE. A escala de sedação de Ramsay (ESR) tem sido utilizada em estudos com SPA no SE para descrever os níveis de sedação. A ESR é um simples sistema de 6 notas, com 1 sendo ansioso ou inquieto, e 6, sendo ausência de resposta aos estímulos (Tabela 4-3). Ela foi validada para confiabilidade entre avaliadores e simplifica a avaliação da SPA no SE.

Tabela 4-2 Equipamento para sedação

Oxigênio de alto fluxo
Máscara de oxigênio de não reinalação
Bolsa-válvula-máscara
Máscara nasal
Equipamento avançado de via aérea
Monitor cardíaco
Monitor de PA
Oximetria de pulso/CO_2CF
Agentes de reversão (naloxona, flumazenil)
Medicações de SAVC
Desfibrilador
Equipamento de aspiração com cateter
Equipamentos IV

PA, pressão arterial; IV, intravenoso; CO_2CF, gás carbônico corrente final; SAVC, suporte avançado de vida cardiovascular.

Tabela 4-3 Escala de sedação de Ramsay

Escore	Responsividade
1	Paciente está ansioso e agitado ou inquieto, ou ambos
2	Paciente está cooperativo, orientado e tranquilo
3	Paciente responde apenas aos comandos
4	Paciente exibe uma resposta breve a um leve toque na glabela, ou estímulo auditivo alto
5	Paciente exibe uma resposta indolente a um leve toque na glabela, ou estímulo auditivo alto
6	Paciente não exibe nenhuma resposta

CONCLUSÃO DA SEDAÇÃO E ENCAMINHAMENTO DO PACIENTE

Deve-se ter cuidado com a conclusão da SPA para limitar a administração de medicação adicional. No caso de cessação dos estímulos nocivos (a fratura distal do rádio é reduzida e imobilizada) logo após a última dose, podem ocorrer depressão respiratória, hipotensão e bradicardia. Dependendo do esquema sedativo utilizado, a degradação rápida iria mitigar estes efeitos (propofol, dexmedetomidina, etomidato). Agentes de longa duração, como fentanil e midazolam, podem produzir uma sedação evidente 20 a 30 minutos além da última dose e do término do procedimento no SE. O paciente deve responder verbalmente quando a sedação tiver terminado, após a avaliação ter sido completada, e deve retornar ao seu estado mental basal anterior à SPA. Vômitos pós-procedurais podem ser comuns após agentes como a cetamina; portanto, o retorno completo ao estado basal é recomendado antes de administrar ingestão oral. Estudos sugerem que um período de observação mínimo pós-SPA de 30 minutos deve ser exercido. A maioria dos eventos adversos, como instabilidade hemodinâmica e vômitos, devem se resolver nesse período. Ao término do período de observação pós-SPA, o paciente pode ter alta do SE.

AGENTES PARA SEDAÇÃO PROCEDURAL E ANALGESIA

O agente ideal para sedação procedural para pacientes no SE age rapidamente, produz um excelente conforto e o efeito se resolve logo em seguida com pouco ou nenhum efeito adverso. Nenhum agente sedativo é perfeito, mas há inúmeros agentes adaptados a cada necessidade do paciente (Tabela 4-4). A analgesia frequentemente pode ser controlada com narcóticos, mas a sedação procedural requer a adição de um agente amnéstico para atingir um estado estável de conforto. Os benzodiazepínicos frequentemente são incluídos com os narcóticos para facilitar a sedação adequada. A cetamina pode ser o único agente em procedimentos de curta duração, e o midazolam e o fentanil permanecem a base de inúmeros procedimentos no SE. O propofol, embora seja um forte agente para uma sedação moderada a profunda, não satisfaz as necessidades analgésicas; todavia, em múltiplos estudos, ele, com frequência, é usado isoladamente para toda a SPA.

▶ Fentanil

O fentanil é um forte opiáceo sintético com uma potência quase 100 vezes maior do que a morfina. O fentanil não tem propriedades amnésticas, de modo que frequentemente é usado em combinação com o midazolam ou o propofol. A probabilidade de depressão respiratória aumenta substancialmente quando o fentanil é administrado com os sedativos já citados. Ele é excretado pelo rim, com uma meia-vida de 3,5 horas. A dose para analgesia é de 1-2 mcg/kg/IV, mas é mais eficiente quando administrado em alíquotas de 0,5-2 mcg/kg/IV a cada 2 a 3 minutos. O tempo para o início de ação é de 1 a 2 minutos e tem uma duração de ação de 30 a 45 minutos.

Tabela 4-4 Doses dos agentes de sedação e de reversão

Agente	Dose	Início de ação	Duração de ação
Fentanil	IV: 0,5-2 mcg/kg Nasal: 1,5-2 mcg/kg	1-2 min 2-5 min	30-45 min 30-60 min
Cetamina	IV: 1-2 mg/kg IM: 3-5 mg/kg	1-2 min 5-10 min	20-60 min 60-120 min
Dexmedetomidina	IV: 1 mcg/kg em bólus, então 0,5-0,7 mcg/kg/h	15-30 min	240 min
Midazolam	IV: 0,05-0,1 mg/kg (6 m-5 a) cada 2-3 min prn (máx 0,6 mg/kg) 0,025-0,05 mg/kg (6-12 anos) cada 2-3 min prn (máx 0,4 mg/kg) IM: 1-0,15 mg/kg Nasal: 0,2-0,6 mg/kg	1-5 min 10-15 min 5-10 min	20-60 min 60-120 min 30-60 min
Propofol	IV: 1 mg/kg então 0,5 mg/kg prn IV infusão contínua: 5-50 mcg/kg/min	30-60 seg	2-5 min
Etomidato	IV: 0,1-0,2 mg/kg	30-60 seg	3-5 min
Naloxona	IV: 0,01 mg/kg cada 2-3 min prn	1-5 min	30-60 min
Flumazenil	IV: 0,01 mg/kg/min até máx de 0,05 mg/kg	1-5 min	20-75 min

O fentanil intranasal é dosado em 1,5 a 2 mcg/kg. Inúmeros estudos demonstram eficácia em 2 mcg/kg por dose. A biodisponibilidade é de 71% da dose IV, e a formulação típica é de 50 mcg/mL. O tempo de início de ação é de 2 a 5 minutos. O fentanil não induz a liberação de histamina e é menos provável de induzir hipotensão. O fentanil também é improvável de causar reação alérgica cruzada em pacientes com alergia conhecida à morfina. Os eventos adversos incluem bradicardia, hipotensão, aumento da pressão intracraniana (PIC) e potencial de rigidez da parede torácica com doses elevadas.

▶ Cetamina

A cetamina é um anestésico dissociativo que produz efeitos amnésticos e sedativos. A cetamina aumenta as catecolaminas endógenas pelo bloqueio da via de receptação, facilitando os efeitos simpaticomiméticos. Ele mantém os reflexos de proteção da via aérea e pode aumentar a FC e a PA, bem como a PIC e a pressão intraocular (PIO). Pacientes com trauma cefálico ou ocular devem receber outro agente. A cetamina pode causar laringospasmo, que pode se apresentar como tosse persistente até oclusão completa com resultante hipoxemia. Uma história recente de infecção da via aérea superior (IVAS), bebê com menos de 3 meses, crupe e estimulação da faringe posterior (aspiração agressiva, endoscopia, broncoscopia) têm demonstrado aumentar a probabilidade de laringospasmo.

O paciente com frequência demonstra nistagmo persistente com movimentos não intencionais, mas é incapaz de se comunicar. Antes do início da SPA, pode ser útil descrever o fenômeno aos amigos ou familiares no quarto. As desvantagens da cetamina são fenômenos de emergência e vômitos pós-procedurais. Os benzodiazepínicos mostraram reduzir de forma marginal ambos os efeitos. A dose da cetamina é de 1-2 mg/kg/IV com início de ação dentro de 1 a 2 minutos, nível máximo dentro de 5 minutos e duração total de 20 a 60 minutos. A cetamina é administrada IM em doses de 3-5 mg/kg com início de ação em 5 a 10 minutos, nível máximo em 10 a 15 minutos e duração de 1 a 2 horas. A cetamina é um sialagogo, que pode produzir um aumento nas secreções traqueobrônquicas e salivares. Um anticolinérgico, como a atropina ou o glicopirolato, pode ser administrado para mitigar os efeitos. O glicopirolato pode ser administrado intramuscular (IM) ou IV em doses de 0,004 mg/kg (a injeção comum usada é uma solução a 0,2 mg/mL). A dose de atropina deve ser 0,01 mg/kg IM/IV com uma dose mínima de 0,1 mg e máxima de 0,5 mg.

▶ Dexmedetomidina

A dexmedetomidina é um agonista α_2-adrenérgico de ação central com efeitos sedativos e analgésicos. Poucos estudos têm avaliado o uso da dexmedetomidina para SPA no SE; contudo, inúmeros estudos têm demonstrado a segurança e a eficácia da dexmedetomidina para a SPA, as intervenções cirúrgicas e o manejo na UTI. As preocupações primárias com a dexmedetomidina envolvem a capacidade de mitigar o estímulo simpático central. Os pacientes podem desenvolver profunda bradicardia, parada sinusal, bloqueio cardíaco e hipotensão. Pacientes com uma história de doença cardiovascular, bloqueio cardíaco ou miocardiopatia não devem receber dexmedetomidina para SPA. O uso de anticolinérgicos é necessário para prevenir eventos cardíacos adversos.

O esquema regular envolve a utilização do glicopirolato em dose de 0,004 mg/kg IV antes do início da SPA. Estudos têm demonstrado que as medidas preventivas reduziram significativamente episódios de bradicardia. A dose de ataque para SPA é de 1 mcg/kg em bólus em 10 minutos, seguido por 0,5-0,7 mcg/kg/h. O tempo da dose de ataque não deve ser menor do que 10 minutos para evitar bradicardia. O paciente é capaz de ser submetido a procedimentos dolorosos sem desenvolver depressão respiratória, e quando a SPA for completada, o agente é rapidamente metabolizado com um tempo de recuperação curto. O paciente deve ser monitorado continuamente durante o uso de dexmedetomidina.

▶ Midazolam

O midazolam é um benzodiazepínico com efeitos sedativos, ansiolíticos e amnésticos, mas sem efeitos analgésicos. Ele atua por meio dos receptores GABA resultando em uma entrada de cloreto, ocorrendo depressão do sistema nervoso central (SNC). Frequentemente é usado em combinação com um narcórtico, como o fentanil, ou anestésico dissociativo, como a cetamina. Ele é mais rápido no início de ação do que o diazepam ou lorazepam. O midazolam pode ser administrado via oral (VO), via retal (VR), IV ou IM e vaporizado por via nasal. O medicamento também mostrou diminuir os episódios de vômitos pós-procedurais e reações de emergência, com a cetamina. O midazolam pode causar hipotensão e depressão respiratória. Um paciente com idade de 6 meses a 5 anos deve receber uma dose de 0,05 a 0,1 mg/kg IV; em pacientes entre 6 e 12 anos, as doses são de 0,025 mg a 0,05 mg/kg IV. Um paciente que recebe narcóticos simultaneamente deve ter a dose de midazolam reduzida em 30%. As vias alternativas de midazolam e as doses incluem:

- IM: 0,1-0,15 mg/kg;
- VO: 0,25-1 mg/kg;
- Intranasal: 0,2-0,6 mg/kg;
- VR: 0,25-0,5 mg/kg.

Os pacientes pediátricos que necessitam de ansiólise suave para imagem radiológica podem receber midazolam intranasal atomizado para facilitar o estudo sem a necessidade de administração parenteral. O midazolam intranasal é mais efetivo com atomização quando comparado com a infusão contínua e não tende a queimar na administração.

▶ Propofol

O propofol é um sedativo hipnótico não opioide, não barbitúrico, que é fornecido por meio de uma emulsão lipídica. Como a emulsão é composta de produtos de soja e ovos, o paciente com alergia a esses alimentos não devem fazer uso desse agente. A concentração é de 10 mg/mL e é administrado IV. O propofol tem uma tendência a queimar na injeção inicial IV. Essa sensação pode ser mitigada injetando 0,5-1,0 mL de lidocaína na veia periférica. Na SPA, o propofol é administrado como 1 mg/kg IV em dose de ataque seguido de 0,5 mg/kg IV de dose de manutenção. A infusão contínua do propofol é iniciada em 5-50 mcg/kg/min e titulado até o nível adequado de consciência. O risco de depressão respiratória e apneia é maior se o propofol for dado em bólus grande e rápido e é substancialmente mais provável se administrado com narcóticos. Como é difícil titular corretamente o nível de sedação com propofol, torna-se imperativa a avaliação contínua da consciência do paciente. Se for atingido um nível de sedação mais profundo do que o desejado, o agente deve ser descontinuado, o paciente deve ser observado e, se necessário, devem ser realizadas manobras de resgate. O propofol tem o benefício de ser metabolizado rapidamente após a descontinuação da SPA ou infusão contínua, e isso permite que o médico observe o paciente de perto por um curto período de tempo até a resolução da sedação. O propofol é benéfico nos casos neurológicos de emergência nos quais os exames seriados podem ser necessários para documentar progressão, e ele tem mostrado reduzir a PIC. Ele também tem mostrado propriedades antieméticas e anticonvulsivantes. As sequelas de longo prazo com o propofol não são vistas com as doses de SPA no curto prazo, mas incluem hiperlipidemia, pancreatite, deficiência de zinco, hepatomegalia, rabdomiólise e síndrome de infusão do propofol. Eventos adversos de curto prazo incluem hipotensão, hipoxemia, redução do débito cardíaco (DC), depressão respiratória e apneia.

Etomidato

O etomidato é um agente hipnótico não barbitúrico de curta ação com efeitos do tipo GABA. Ele tem sido estudado exaustivamente na indução de anestesia geral, IVAS e SPA. Para SPA, a dose é 0,1-0,2 mg/kg IV. Os benefícios incluem um rápido início de ação, efeitos hemodinâmicos estáveis e metabolismo rápido. Os eventos adversos incluem laringospasmo, soluços e mioclonia. A mioclonia pode ocorrer em mais de 20 a 30% dos pacientes que podem tornar o procedimento mais difícil de completar (redução do ombro). Nenhuma sequela de longo prazo foi evidenciada a partir da mioclonia, mas o aparecimento de atividade convulsiva pode sugerir uma investigação desnecessária. O etomidato tem mostrado atenuar a resposta do teste de estimulação do hormônio adrenocorticotrófico (ACTH), sugerindo uma etiologia para supressão suprarrenal; contudo, estudos não demonstraram uma diferença estatisticamente significativa no desfecho em pacientes hospitalizados que receberam uma única dose de etomidato. Há uma maior preocupação com supressão suprarrenal em pacientes recebendo múltiplas doses ou infusões contínuas de etomidato.

AGENTES DE REVERSÃO

Raramente, o médico pode precisar administrar agentes de reversão diante de um paciente que foi sedado profundamente a um estado de anestesia geral. Embora a maioria dos agentes seja metabolizada rapidamente e não seja necessária nenhuma medicação adicional, o esquema com midazolam e fentanil pode durar 20 a 30 minutos. A naloxona é administrada para superdosagem de opioides, e o flumazenil é indicado para superdosagem de benzodiazepínicos. Embora a naloxona seja relativamente benigna (excluindo sintomas de abstinência), o flumazenil pode ser potencialmente perigoso em um paciente dependente de benzodiazepínicos e pode precipitar uma convulsão refratária.

Naloxona

A naloxona é um antagonista dos opioides que compete diretamente com os narcóticos sistêmicos. Ela se liga a todos os receptores de opiáceos, mas parece ter uma maior afinidade pelos receptores μ. A naloxona pode ser administrada pelo tubo endotraqueal (TET), IM, IV, IO ou subcutânea (SC). Não é recomendado administrar a naloxona pelo TET nos recém-nascidos (RNs). A dose da naloxona é de 0,01 mg/kg/IV e é recomendado administrar pequenas quantidades em pacientes que fazem uso crônico de opioides, de modo a evitar evidências de abstinência. A reversão abrupta em pacientes que fazem uso crônico de narcóticos pode resultar em convulsões, arritmias cardíacas, edema pulmonar, ou agitação profunda.

Flumazenil

O flumazenil compete diretamente pelo local de ligação dos benzodiazepínicos no receptor GABA, revertendo, assim, alguns aspectos da depressão do SNC (depressão respiratória). O flumazenil não facilita o metabolismo dos benzodiazepínicos e pode ocorrer uma sedação rebote quando o flumazenil é eliminado. O flumazenil é administrado IV, sofre metabolismo hepático e é excretado por via renal. A meia-vida sistêmica varia de 20 a 75 minutos. Os pacientes pediátricos devem receber doses de 0,01 mg/kg até 0,2 mg IV durante 15 segundos. Doses repetidas podem ser dadas em incrementos de 0,01 mg/kg até um máximo de 0,05 mg/kg total ou 1 mg total. O flumazenil pode causar convulsões refratárias em pacientes em uso crônico de benzodiazepínicos. Caso um paciente desenvolva atividade convulsiva após a administração de flumazenil, os benzodiazepínicos provavelmente serão ineficazes, independente de grandes doses para ligação competitiva.

American Society of Anesthesiologists: ASA Physical Status Classification System. Park Ridge, IL; 2013. http://www.asahq.org/For-Members/Clinical-Information/ASA-Physical-Status-Classification-System.aspx. Accessed April 24, 2013.

Bahn EL, Holt KR: Procedural sedation and analgesia: A review and new concepts. *Emerg Med Clin N Am.* 2005;23:503 [PMID: 15829394].

Bhatt M, Kennedy RM, Osmond MH, et al: Consensus-based recommendations for standardizing terminology and reporting adverse events for emergency department procedural sedation and analgesia in children. *Ann Emerg Med.* 2009;53:426 [PMID: 19026467].

Borland M, Esson A, Babl F, et al: Procedural sedation in children in the emergency department: A PREDICT study. *Emerg Med Australas.* 2009;21:71 [PMID: 19254316].

Borland M, Jacobs I, King B, et al: A randomized controlled trial comparing intranasal fentanyl to intravenous morphine for managing acute pain in children in the emergency department. *Ann Emerg Medicine.* 2007;49:335 [PMID: 17067720].

Carrasco G: Review: Instruments for monitoring intensive care unit sedation. *Crit Care.* 2000;4:217 [PMID: 11094504].

Deitch K, Miner J, Chudnofsky CR, Dominici P, Latta D: Does end tidal CO_2 monitoring during emergency department procedural sedation and analgesia with propofol decrease the incidence of hypoxic events? A randomized, controlled trial. *Ann Emerg Med.* 2010;55:258 [PMID: 19783324].

Godwin SA, Caro DA, Wolf SJ, et al: American College of Emergency Physicians. Clinical policy: Procedural sedation and analgesia in the emergency department. *Ann Emerg Med.* 2005;45:177 [PMID: 15671976].

Green SM, Krauss B: Barriers to propofol use in emergency medicine. *Ann Emerg Med.* 2008;52:392 [PMID: 18295374].

Hohl C, Sadatsafavi M, Nosyk B, et al: Safety and clinical effectiveness of midazolam versus propofol for procedural sedation in the emergency department: A systematic review. *Acad Emerg Med.* 2009;15:1 [PMID: 18211306].

Klein E, Brown JC, Kobayashi A, et al: A randomized clinical trial comparing oral, aerosolized intranasal, and aerosolized buccal midazolam. *Ann Emerg Med.* 2011;58:323 [PMID: 21689865].

Lamas A, López-Herce J, Sancho L, et al: Assessing sedation in critically ill children by bispectral index, auditory-evoked potentials, and clinical scales. *Intensive Care Med*. 2008;34:2092 [PMID: 18600313].

Lee J, Gonzalez ML, Chuang SK, et al: Comparison of methohexital and propofol use in ambulatory procedures in oral and maxillofacial surgery. *J Oral Maxillofac Surg*. 2008;66:1996 [PMID: 18848094].

Liddo L, D'Angelo A, Nguyen B, et al: Etomidate versus midazolam for procedural sedation in pediatric outpatients: A randomized controlled trial. *Ann Emerg Med*. 2006;48:433 [PMID: 16997680].

McQueen A, Wright RO, Kido MM, et al: Procedural sedation and analgesia outcomes in children after discharge from the emergency department: Ketamine versus fentanyl/midazolam. *Ann Emerg Med*. 2009;54:191 [PMID: 19464072].

Meredith JR, O'Keefe KP, Galwankar S: Pediatric procedural sedation and analgesia. *J Emerg Trauma Shock*. 2008;1:88. [PMID: 19561987].

Miller MA, Levy P, Patel MM: Procedural sedation and analgesia in the emergency department: What are the risks? *Emerg Med N Am*. 2005;23:551 [PMID: 15829397].

Miner J, Biros MH, Heegaard W, et al: Bispectral electroencephalographic analysis of patients undergoing procedural sedation in the emergency department. *Acad Emerg Med*. 2003;10:638 [PMID: 12782525].

Miner J, Danahy M, Moch A, et al: Randomized clinical trial of etomidate versus propofol for procedural sedation in the emergency department. *Ann Emerg Med*. 2007;49:15 [PMID: 16997421].

Messenger D, Murray HE, Dungey PE, et al: Subdissociative-dose ketamine versus fentanyl for analgesia during propofol procedural sedation: A randomized clinical trial. *Acad Emerg Med*. 2008;15:877 [PMID: 18754820].

Newman DH, Azer MM, Pitetti RD, et al: When is a patient safe for discharge after procedural sedation? The timing of adverse effect events in 1367 pediatric procedural sedations. *Ann Emerg Med*. 2003;42:627 [PMID: 14581914].

Newton T, Pop I, Duvall E: Sedation scales and measures—A literature review. *SAAD Dig*. 2013;29:88 [PMID: 23544226].

Riker RR, Shehabi Y, Bokesch PM, et al: Dexmedetomidine vs midazolam for sedation of critically ill patients. *JAMA*. 2009;301:489 [PMID: 19188334].

Roback MG, Bajaj L, Wathen JE, Bothner J: Preprocedural fasting and adverse events in procedural sedation and analgesia in a pediatric emergency department: Are they related? *Ann Emerg Med*. 2004;44:454 [PMID: 15520704].

Roback MG, Wathen JE, Bajaj L, Bothner JP: Adverse events associated with procedural sedation and analgesia in a pediatric emergency department: A comparison of common parenteral drugs. *Acad Emerg Med*. 2005;1:508 [PMID: 15930401].

Saunders M, Adelgais K, Nelson D, et al: Use of intranasal fentanyl for the relief of pediatric orthopedic trauma pain. *Acad Emerg Med*. 2010;17:1155 [PMID: 21175512].

Sivilotti ML, Messenger DW, van Vlymen J, Dungey PE, Murray HE: A comparative evaluation of capnometry versus pulse oximetry during procedural sedation and analgesia on room air. *CJEM*. 2010;12:397 [PMID: 20880431].

Vardy JM, Dignon N, Mukherjee N, et al: Audit of the safety and effectiveness of ketamine for procedural sedation in the emergency department. *Emerg Med J*. 2008;25:579 [PMID: 18723707].

Zed P, Abu-Laban R, Chan WW, Harrison DW: Efficacy, safety and patient satisfaction of propofol for procedural sedation and analgesia in the emergency department: A prospective study. *CJEM*. 2007;9:421 [PMID: 18072987].

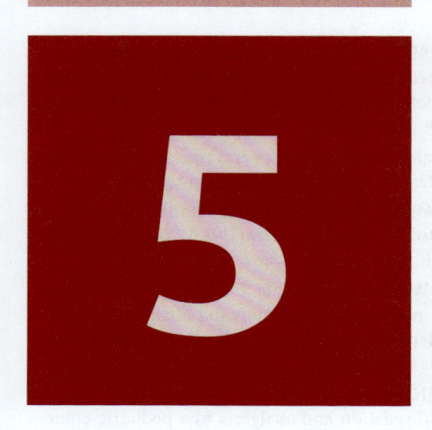

5 Trauma não acidental

Dorian Drigalla, MD, FACEP
C. J. Buckley, MD

MANEJO IMEDIATO DE PROBLEMAS QUE AMEAÇAM A VIDA

Assim como todos os pacientes que se apresentam ao serviço de emergência (SE), o paciente pediátrico deve ser avaliado com um exame no momento certo e reanimado, se necessário. Uma história detalhada deve ser obtida, quando possível; contudo, uma ameaça clínica ou traumática aparente deve ser abordada de forma rápida e apropriada.

MAUS-TRATOS INFANTIS

Os maus-tratos infantis são definidos como qualquer comportamento em relação às crianças que pode ser considerado inadequado ou nocivo, consistindo em quatro tipos: violência física, negligência, abuso sexual e abuso emocional. Os estudos mais antigos e mais conhecidos sobre maus-tratos infantis foram conduzidos em 1946 por John Caffey um radiologista que reconheceu as características do trauma não acidental (TNA) e as entidades psicológicas envolvidas nos maus-tratos infantis.

VIOLÊNCIA FÍSICA

A violência física é definida amplamente como um ato que envolve contato corporal que pretende causar sensação de intimidação, lesão ou outro sofrimento ou dano físico. A violência física em geral, mas nem sempre, deixa evidência de uma lesão física observável. O United States Department of Health and Human Services (USDHHS) define a violência física como a lesão física não acidental (variando de hematomas menores a fraturas graves ou morte) como resultado de socos, espancamento, chutes, mordidas, sacudidas, arremesso, punhaladas, sufocamento, pancadas (com mão, vara, cinto ou outro objeto), queimadura ou outra forma de lesão que é infligida por um dos pais, cuidador ou outro indivíduo que seja responsável pela criança. Essa lesão é indicativa de maus-tratos, quer o indivíduo tenha planejado ou não machucar a criança. Nos Estados Unidos, as formas físicas de disciplina, como o espancamento, são comuns; o clínico precisa colher uma história cuidadosa para ajudar a diferenciar uma história de disciplina declarada de um padrão consistente com violência.

NEGLIGÊNCIA

A negligência é mais complicada e é o tipo mais comum de maus-tratos infantis. A negligência é a falha do cuidador em suprir as necessidades fundamentais da criança e pode ser dividida em quatro subcategorias: física, médica, educacional e emocional. A negligência física ocorre quando um cuidador não supre a supervisão, o sustento e o abrigo necessários à criança. A negligência médica é a falha em prover o tratamento médico essencial a uma criança. No SE, o médico com frequência encontra crianças com problemas médicos múltiplos que são especialmente vulneráveis à negligência médica; todavia, diferenças regionais e socioeconômicas podem estabelecer variações nos valores culturais e, portanto, padrões diferentes de cuidados. Contudo, se pela recusa do cuidador em usar um recurso disponível o bem-estar de uma criança é colocado em risco, deve ser considerada uma ação corretiva. Deve ser observado que se as crenças religiosas proíbem certas intervenções médicas, a maioria das leis estaduais não define isso como negligência.

ABUSO SEXUAL

O abuso sexual é definido como o emprego, o uso, a persuasão, a indução, a sedução ou a coerção de uma criança para engajar-se, ou assistir a qualquer outra pessoa engajar-se em qualquer conduta sexualmente explícita ou estimulação de tal conduta com o objetivo de produzir uma descrição visual de tal conduta: ou o

Agradecimentos: Os autores estendem a sua sincera gratidão a Erica Ward, MD e Sheilah Priori, enfermeiras examinadoras forense, da McLane Children Hospital Scott & White, Temple, Texas. Seus conhecimentos e experiência foram de grande valia para a produção deste capítulo. Obrigado por tudo que vocês fizeram para servir as crianças de nossa comunidade.

rapto, e nesses casos de relação com cuidador ou interfamiliar, rapto de menores, assédio, prostituição ou outra forma de exploração sexual de crianças ou incesto com crianças. Esse tópico é coberto com mais detalhes no Capítulo 6.

ABUSO EMOCIONAL

O abuso emocional é qualquer ação que enfraquece o crescimento emocional de uma criança ou sentimentos de autoestima, como ameaças violentas, gritos, linguagem humilhante, apatia emocional ou rejeição. Sem um substanciamento sólido do comprometimento ou dano mental, o abuso emocional é extremamente difícil de provar. Há um alto índice de associação entre outras formas de maus-tratos infantis e abuso emocional.

EPIDEMIOLOGIA

Embora os relatos oficiais de violência infantil provavelmente atenuem a sua real prevalência, inúmeros estudos têm demonstrado a natureza generalizada da violência e da negligência infantil. Como relatado pelo USDHHS, as estatísticas seguintes são específicas de 2011 e seguem uma tendência similar dos cinco anos antecedentes.

Nos Estados Unidos, foram encontradas 9,1 crianças por 1.000 submetidas a maus-tratos, mais frequentemente por um dos pais, isoladamente ou com outra pessoa. Apenas 13% das crianças sofreram violência por alguém que não era seu responsável. Quase metade das crianças tinha idade menor ou igual a cinco anos. A maior taxa de maus-tratos era em crianças com menos de um ano de idade, com uma taxa de vitimização de 21,2 por 1.000 crianças. Um número significativo de crianças maltratadas irá morrer devido à violência infantil.

Nos Estados unidos, 1.545 fatalidades foram relatadas, em uma taxa de 2,1 por 100.000 crianças. As crianças menores eram mais prováveis de morrer como resultado de maus-tratos: 81% das fatalidades foram em crianças com menos de 4 anos e 42% delas tinham menos de 1 ano.

Crianças de ambos os sexos eram igualmente maltratadas. Oitenta e oito por cento das crianças relatadas como maltratadas em 2011 estavam em três grupos étnicos: hispânicas, afro-americanas e brancas. As crianças brancas respondem por 44% das vítimas de maus-tratos.

O tipo mais comum de maus-tratos verificado foi negligência (78,5%). O segundo tipo mais comum foi violência física seguida de abuso sexual.

Fatores de risco para os maus-tratos foram identificados entre as vítimas infantis. Crianças com incapacidade, como retardo mental, distúrbios emocionais ou problemas médicos crônicos, mostraram ter um maior risco. Dezesseis por cento das vítimas de violência infantil têm incapacidade, tornando as crianças com qualquer tipo de incapacidade três ou quatro vezes mais prováveis de serem maltratadas. Os maus-tratos podem ser encontrados em todas as classes socioeconômicas; contudo, eles são predominantes nas áreas mais pobres e sem privilégios. Fatores de risco adicionais incluem violência doméstica, história de maus-tratos entre os pais, abuso de álcool e drogas e transtornos psiquiátricos dos pais.

HISTÓRIA

Ao coletar a história do paciente, os padrões a seguir aumentam a suspeita de violência infantil. Uma lesão que não é consistente com o mecanismo relatado deve aumentar a preocupação do examinador para o potencial de maus-tratos. Por exemplo, uma criança de 2 anos não é provável de fraturar o fêmur ao cair do sofá. O profissional de saúde deve observar as lesões inconsistentes com as capacidades físicas da criança, explicações vagas das lesões, apresentação tardia, alterações significativas na explicação das lesões e diferenças acentuadas nas explicações de uma testemunha a outra. É importante avaliar o afeto do cuidador vigilante. Seria anormal e preocupante o cuidador parecer indiferente a uma criança lesionada.

É importante coletar informações sobre o comportamento da criança antes, durante e após a lesão, para avaliar a gravidade e a natureza do seu mecanismo. Os déficits relatados na responsividade devem ser anotados e sugerem uma maior investigação. Pode ser difícil obter todas as informações em uma forma não acusatória. Um cuidador que se sente ameaçado frequentemente esconde informações com medo das consequências.

A história médica prévia da criança é importante, uma vez que uma doença subjacente pode predispor à lesão atual ou revelar um padrão consistente com abuso. Atenção especial deve ser dada a trauma ou hospitalizações anteriores, a condições congênitas ou genéticas e a doenças clínicas crônicas. A história familiar pode fornecer uma percepção útil sobre o estado atual da criança. O rastreamento para a história familiar de distúrbios hemorrágicos, distúrbios metabólicos, distúrbios ósseos, síndrome da morte súbita infantil (SMSI) e distúrbios genéticos ajudam a discriminar entre doença subjacente e maus-tratos. Crianças com distúrbios metabólicos podem parecer negligenciadas ou malnutridas. A história da gravidez e do parto é importante, inclusive se a gravidez foi desejada, se foi feito pré-natal adequado, se houveram complicações pós-natal, trauma de parto, depressão pós-parto e onde ocorreu o parto. As lesões durante o parto são comuns e mais prováveis se o parto não ocorreu no hospital ou sob a supervisão de um profissional de saúde.

Há outros aspectos menos intuitivos da história que são úteis no rastreamento de pacientes pediátricos para maus-tratos. A determinação dos métodos familiares de ação disciplinar e a extensão daqueles métodos são importantes. A disciplina não deve lesar a criança. O temperamento basal da criança pode fornecer uma perspectiva aos estressores que podem predispor a criança a ser maltratada. Crianças inquietas e crianças com deficiências mentais são mais prováveis de serem maltratadas do que aquelas que são mais fáceis de cuidar. A história do desenvolvimento (linguagem, engatinhar, andar, motricidade fina e marcos psicológicos) fornece uma visão da evolução mental da criança e pode ser retardada na presença de abuso e negligência. Por fim, o rastreamento de consumo de substâncias ilícitas pelos pais ou cuidadores, estressores sociais e financeiros, envolvimento prévio com os conselhos tutelares e violência doméstica é útil para identificar os fatores de risco para maus-tratos.

EXAME FÍSICO

A maioria das lesões em crianças que se apresentam ao SE não é o resultado de maus-tratos. Ao examinar o paciente pediátrico, é importante levar em consideração a história, a natureza e o mecanismo da lesão e o fato de que eventos incomuns ocorrem na vida diária. Raramente há um padrão de lesão ou achado que seja patognomônico de abuso. Contudo, ao examinar a criança, uma abordagem completa, da cabeça aos pés, é essencial para minimizar as falhas no diagnóstico das lesões.

Avaliação geral

A avaliação geral de um paciente pediátrico inclui o estado de alerta da criança, o comportamento, a higiene e a interação global com o cuidador. A escala de coma de Glasgow (GCS) é uma ferramenta útil se houver suspeita de comprometimento do nível de alerta da criança. Se houver uma redução do sensório, história de trauma ou preocupação por lesão neurológica, considerar a imobilização da espinha cervical antes de proceder com o exame físico. Quando a criança estiver clinicamente estável, a altura e o peso são obtidos para o cálculo da dose das medicações, se necessário, e para comparar com os registros anteriores quando disponíveis. A falha no crescimento e a incapacidade de ganhar peso são aspectos preocupantes que requerem maior investigação. As Figuras 5-1, 5-2 e 5-3 mostram exemplos de grave falha no crescimento relacionada à negligência. É possível que as crianças tenham uma falha no desenvolvimento e, em paralelo, sofram violência. A má higiene, como a troca pouco frequente de fraldas e a presença de roupas sujas, pode indicar negligência.

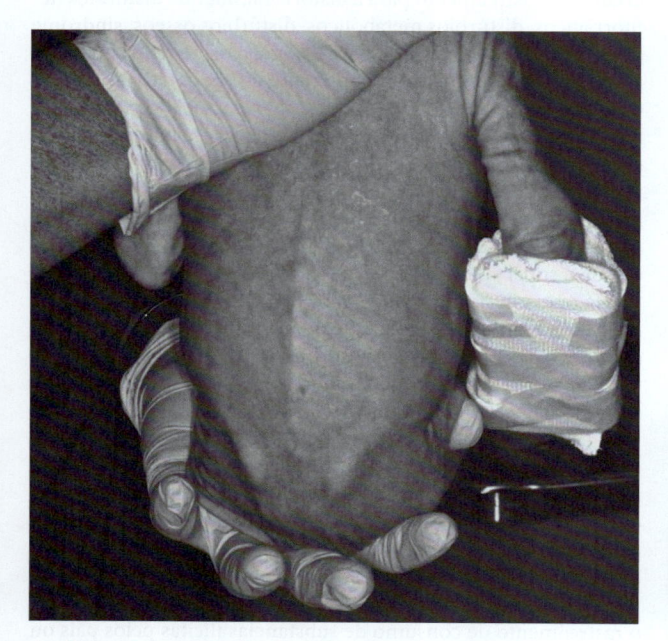

▲ **Figura 5-1** Exemplo de falha no crescimento relacionada à negligência. Observe o proeminente processo espinhoso e a pelve óssea.

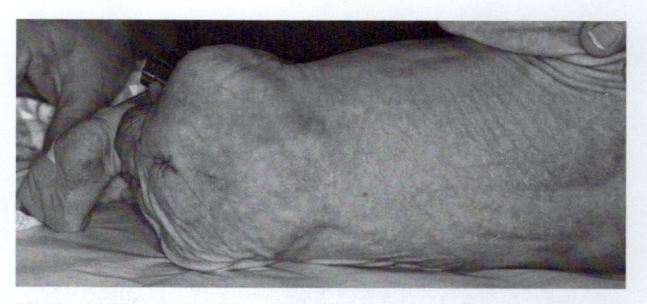

▲ **Figura 5-2** Exemplo de negligência: ausência de definição glútea revela ausência de músculos e depósitos de gorduras.

Lesões cutâneas

Um exame físico completo requer retirar toda a roupa do paciente de modo que não se perca nenhuma lesão. Quando o exame estiver completo, reaqueça e cubra a criança de modo a não causar desconforto ou outra lesão. A pele da criança pode revelar lesões, sendo importante documentar o tamanho, a localização e a forma de cada uma. Um padrão e forma de lesão podem dar indícios do seu mecanismo e do objeto que a infligiu. Lesões acidentais ocorrem mais comumente sobre proeminências ósseas, de modo que lesões sobre áreas como pescoço, ângulo do queixo, orelhas, escalpo e qualquer aspecto posterior do corpo são preocupantes. Nem todas as lesões cutâneas são visíveis, de modo que a palpação para hematomas mais profundos pode ser útil. A idade da lesão cutânea pode ser difícil e, às vezes, impossível de determinar acuradamente. Lacerações ou abrasões em vários estágios de cicatrização são aspectos inquietantes. Nem a avaliação visual nem o grau de edema dos tecidos moles determinarão de forma consistente e acurada a idade de um hematoma. Contusões com padrões na pele podem lembrar uma alça de corda, um cabide, um cinto ou outros objetos e são achados preocupantes. As Figuras 5-4, 5-5, 5-6 e 5-7 mostram exemplos de lesões com padrões cutâneos.

Queimaduras

Nas lesões por queimaduras, observe especialmente a explicação sobre o ocorrido, o número, a extensão e a distribuição das queimaduras sobre o corpo. Lesões escaldadas nas extremidades superiores da criança, no torso, no pescoço ou na cabeça são

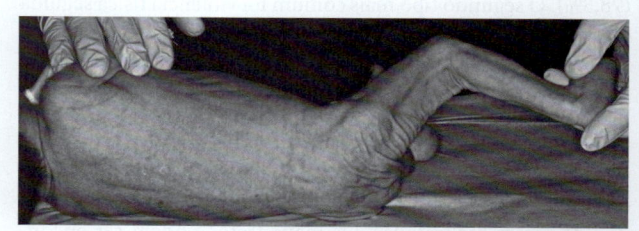

▲ **Figura 5-3** Estruturas esqueléticas claramente evidentes da extremidade inferior com ausência de tônus muscular ou tecido gorduroso são consistentes com negligência.

TRAUMA NÃO ACIDENTAL | **CAPÍTULO 5** | **63**

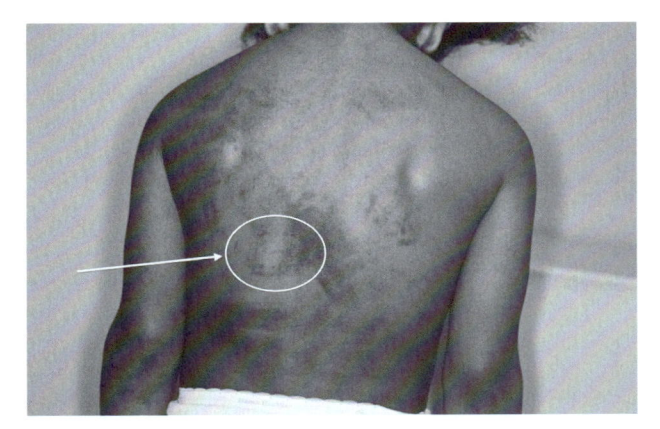

▲ **Figura 5-4** Contusão com padrão (circulada) é consistente com uma fivela de cinto.

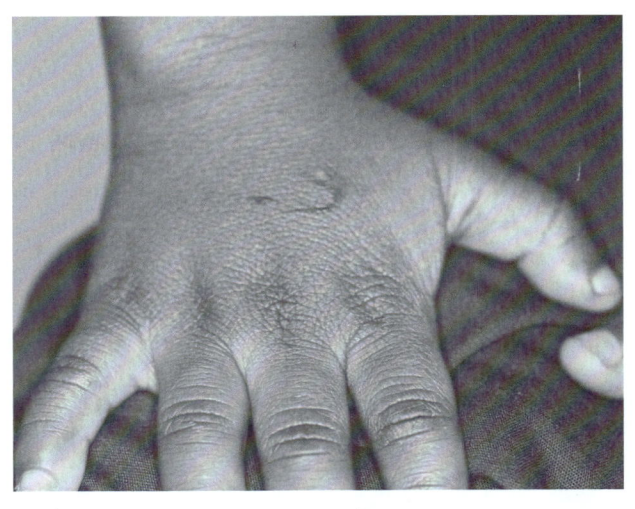

▲ **Figura 5-6** Contusões com padrão são consistentes com uma forma de alça, com o impacto de uma corda enlaçada.

mais consistentes com respingos de líquidos quentes. Lesões escaldadas infligidas por submersão forçada são frequentemente bem demarcadas sobre as nádegas, o períneo ou as extremidades inferiores e têm poucas lesões por respingos. A Figura 5-8 mostra exemplos de lesão por queimadura por submersão forçada. Um padrão de queimadura em meia e/ou luva é relacionado com lesão por imersão. Outras queimaduras com padrão, como aquelas por ferro de engomar ou cigarro, podem ser demarcadas claramente e sugerem a consideração de abuso; contudo, a lesão acidental também pode resultar em um padrão de objeto quente.

Lesões cranianas

Como as lesões cranianas são a principal causa de fatalidades na violência infantil, um exame completo da cabeça, dos olhos, das orelhas e da garganta é imperativo. As crianças vítimas de violência são mais prováveis de ter hemorragias subdurais e subaracnoides, hematomas subdurais agudos ou crônicos e grandes hemorragias retinianas comparadas com crianças envolvidas em trauma acidental significativo. A avaliação do crânio para deformidade ou crepitação, hemotímpano, equimoses atrás da orelha (sinal de Battle) ou equimoses em torno dos olhos pode ser útil quando se avalia a fratura craniana.

O exame ocular pode ser um desafio aos médicos que cuidam de pacientes pediátricos lesionados devido a uma lesão incompatível e confusa da paciente; contudo, o exame é um

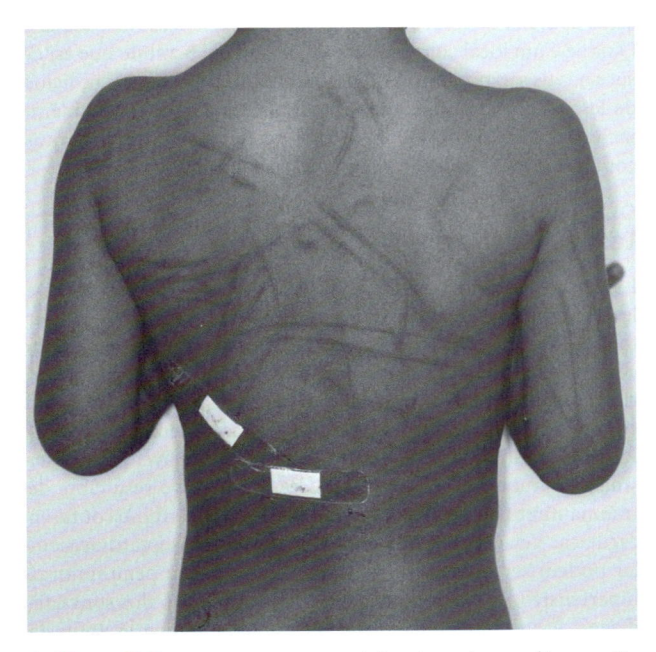

▲ **Figura 5-5** Contusões com padrão, de natureza linear, são consistentes com ser atingido por um objeto linear. Observe um clareamento central no padrão de equimoses.

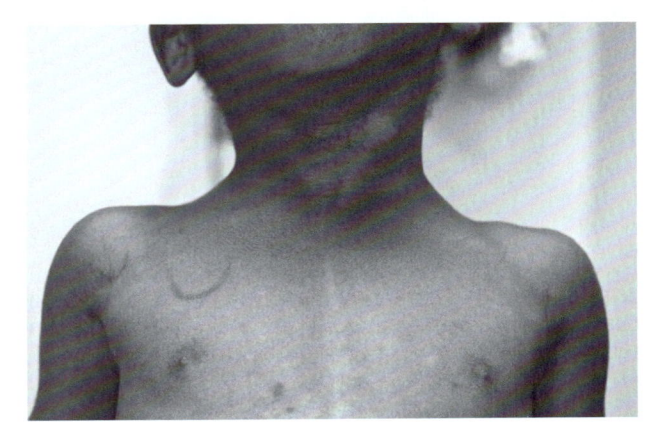

▲ **Figura 5-7** Exemplo de uma contusão com padrão em forma de alça no tórax anterior direito, consistente com o impacto de uma corda enlaçada.

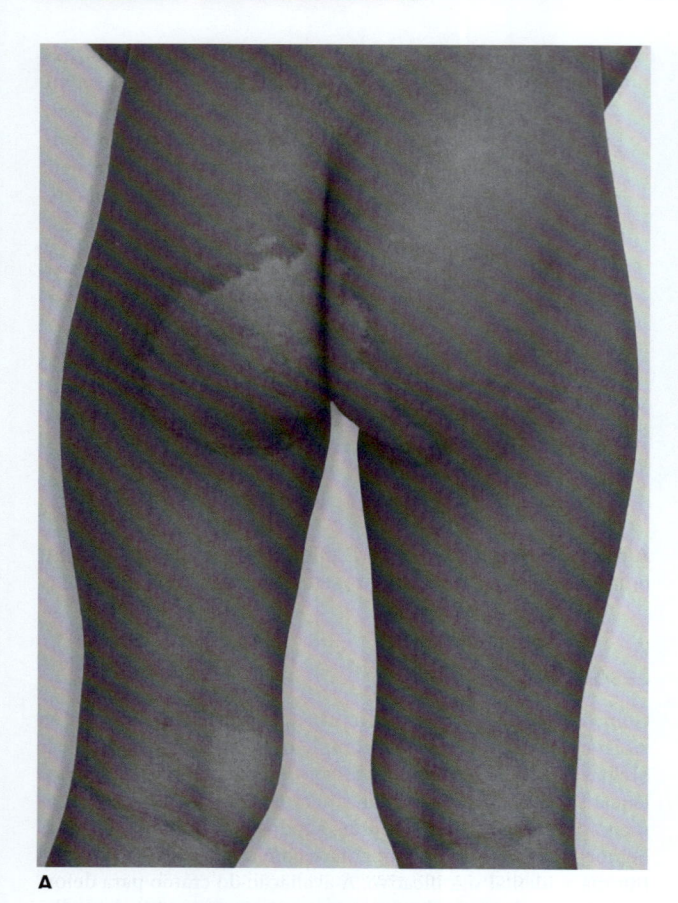

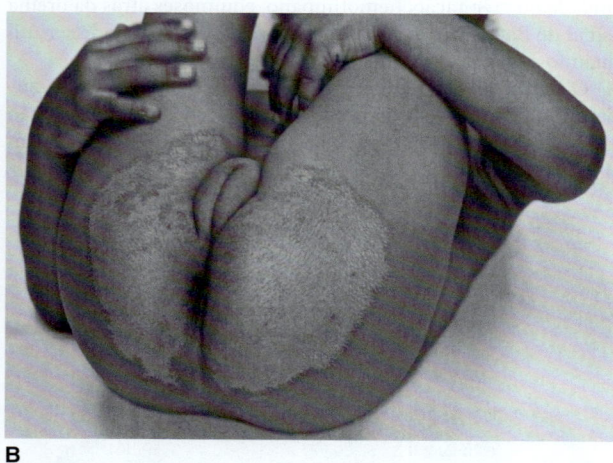

▲ **Figura 5-8** As fotografias demonstram lesões por água quente nas nádegas e na região perineal consistentes com submersão forçada.

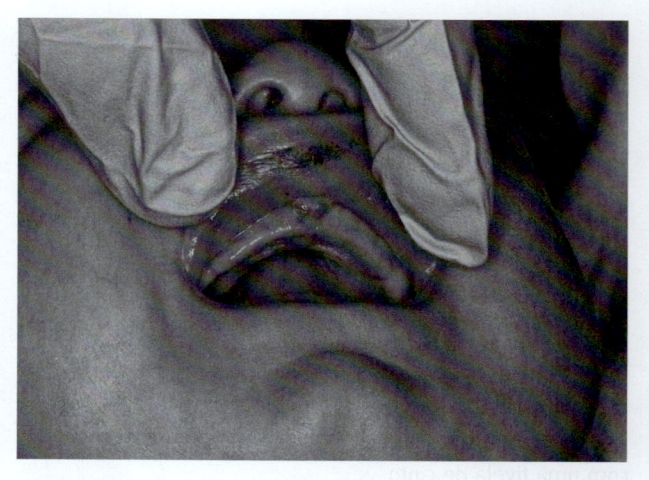

▲ **Figura 5-9** Laceração do frênulo em uma criança de 2 meses de idade alimentada por mamadeira.

aspecto necessário e importante do exame físico. O exame fundoscópico deve ser realizado em todos os bebês quando há preocupação com violência. Embora possam ocorrer pequenos sangramentos durante o processo do nascimento, um achado de hemorragia retiniana geralmente é preocupante, quando extensa, uma vez que 85% dos bebês sacudidos terão lesão retiniana. Se um exame fundoscópico adequado não for possível de ser realizado, deve-se considerar uma avaliação oftalmológica. Por fim, a resposta pupilar e os movimentos extraoculares devem ser avaliados, se possível. Pupilas fixas, dilatadas, são sinais de lesão cerebral significativa.

Ao examinar os olhos, o nariz, a boca e a garganta de uma criança machucada, olhe bem de perto. As orelhas e os lábios são áreas comuns de lesões por mordidas nas crianças maltratadas. O nariz é um local comum de lesão acidental, de modo que as lesões nasais são preditores menos confiáveis de TNA. Os indícios de lesão infligida à boca de uma criança que usa a mamadeira incluem laceração do frênulo do lábio interno, equimose da mucosa oral e lesões por mordida da língua (Figura 5-9).

Lesões do tronco

Lesões acidentais nas costas, no tórax e no abdome são raras, e lesões significativas nessas áreas podem ser graves. Além de tirar toda a roupa do paciente, é necessário virá-lo para examinar as costas e evitar não ver alguma lesão. A fratura de costelas posteriores e laterais é preditiva de lesões infligidas, sendo consistente com um mecanismo de constrição ou esmagamento. O desconforto respiratório, a imobilização ou a dor intratável podem ser sinais de fratura de costela. Lesão cardíaca grave resultante de trauma direto ao tórax pode incluir hemopericárdio e contusão cardíaca. Veias distendidas no pescoço e colapso cardiovascular podem ser indicativas de hemopericárdio ou penumotórax hipertensivo, especialmente se houver diminuição dos sons cardíacos. A ausculta cuidadosa dos campos pulmonares antes da palpação é importante na avaliação do pneumotórax e de ruptura diafragmática, sugerida pela presença de sons intestinais no tórax.

A lesão de órgãos sólidos é comum tanto no trauma acidental quanto no infligido; contudo, a lesão de órgãos ocos, assim como a perfuração intestinal, é mais comum no trauma infligido. O exame físico do abdome pediátrico pode não ser confiável, mas se houver hematomas, defesa, rebote ou evidência de lesão significativa, deve haver uma forte suspeita de lesão de órgãos sólidos e ocos. Crianças com lesão abdominal geralmente têm uma apresentação tardia e tendem a ter idade abaixo da adolescência e ter uma maior taxa de mortalidade global. Sempre se deve inspecionar a genitália externa para lesão ou deformidade.

Lesões das extremidades

O exame completo das extremidades requer a palpação sistemática que isola cada articulação, a mão e o pé, para avaliar a lesão. Embora a maioria das lesões das extremidades seja acidental, as fraturas dos ossos longos, as fraturas em espiral, as marcas de pegadas e as lesões das extremidades em crianças que não deambulam são especialmente preocupantes para violência infantil. Além da palpação, é um requisito que o estado neurovascular daquela extremidade seja avaliado, se possível. Uma grande quantidade das fraturas não é detectável clinicamente ao exame físico; assim, um exame físico negativo não deve eliminar a suspeita clínica de lesão.

DIAGNÓSTICO DIFERENCIAL

A história e o exame físico irão fornecer a perspectiva inicial sobre a probabilidade de abuso, embora muitos achados possam não ser claros ou ter explicações potencialmente benignas. A avaliação laboratorial e radiográfica ajudará a esclarecer o diagnóstico diferencial de outras possíveis explicações da apresentação. Distúrbios hemorrágicos, osteogênese imperfeita, distúrbios metabólicos e outros podem ser descobertos ou descartados pela avaliação completa. O médico da emergência deve sempre considerar maus-tratos quando avalia uma criança com lesões (Tabela 5-1).

AVALIAÇÃO DIAGNÓSTICA

O teste diagnóstico para lesão deve ser completado no SE, quando possível. Uma nova avaliação para as condições clínicas ou lesões adicionais pode ser sugerida pelos exames iniciais. A internação ao hospital ou a transferência para uma instalação adequada pode ser necessária para mais avaliações.

Testes laboratoriais

Rastreamento toxicológico, avaliação eletrolítica, exames de rastreamento metabólico e outros testes laboratoriais devem ser solicitados como indicado pela história e pelo exame físico. A idade e a condição da criança serão fatores adicionais de orientação. A criança com escoriações ou sangramento, em especial com história de episódios recorrentes, deve ser submetida a estudos de coagulação, hemograma completo, tempo de sangria e a outros testes de rastreamento hematológico. A suspeita de trauma abdominal deve sugerir um exame qualitativo de urina (EQU), de enzimas hepáticas e pancreáticas.

Avaliação radiográfica

Assim como em outros casos de lesão traumática, o exame físico orienta o médico da emergência na escolha dos estudos iniciais de imagem. Contudo, muitos pacientes em situação de violência

Tabela 5-1 Considerações sobre o diagnóstico diferencial para suspeita de violência física

Achados	Possíveis causas	Considerações e testes
Hematomas	História de trauma acidental consistente com lesão	Mecanismo da lesão, estágio do desenvolvimento, lesões com padrão aparente
	Distúrbios hematológicos ou vasculares (hemofilia, PTI, CIVD, Púrpura de Henoch-Schoenlein, ingestão de salicilatos, manchas mongólicas)	Rastreamento hematológico, incluindo hemograma, TP, TTPa, INR, tempo de sangria, níveis dos fatores de coagulação
Fraturas	História de trauma acidental consistente com lesão	Tipo de fratura consistente com mecanismo?
	Trauma ao nascer	Investigar a história, a revisão do prontuário, a idade atual do paciente
	Doenças esqueléticas (osteogênese imperfeita, raquitismo)	Teste genético, cintilografia óssea, cálcio, fosfatase alcalina, fósforo, vitamina D, hormônio da paratireoide
Trauma craniano	História de trauma acidental consistente com lesão	Considerar TC, RM
	Distúrbios hematológicos	Estudos de coagulação, níveis de fatores
	Anomalias vasculares intracranianas	ATC ou RM/ARM
Alteração da consciência	Doenças infecciosas, metabólicas e toxicológicas	Investigação clínica de alteração do sensório

TC, tomografia computadorizada; ATC, angiotomografia computadorizada; CIVD, coagulação intravascular disseminada; INR, coeficiente internacional normalizado; PTI, púrpura trombocitopênica idiopática; ARM, angiorressonância magnética; RM, ressonância magnética; TP, tempo de protrombina; TPPa; tempo de tromboplastina parcial ativada.

se apresentam com achados mais sutis da história ou do exame físico. Estão indicadas radiografias da extremidade dolorosa, sensível, ferida ou deformada. Evidências de lesão nos filmes iniciais, especialmente diante de uma história ou exame inconsistente, devem despertar uma consideração de imagens adicionais de rastreamento, principalmente em bebês e crianças pequenas. Fraturas em múltiplos estágios de cicatrização são particularmente preocupantes para maus-tratos.

▶ Avaliação do esqueleto

Considerando a existência de um elevado grau de suspeita clínica, há uma concordância sobre a indicação da avaliação do esqueleto para crianças com idade igual ou menor do que 2 anos, sendo também considerada em crianças com até 5 anos de idade. A criança mais velha raramente apresenta uma fratura oculta. Cada área anatômica deve ser avaliada por imagens independentemente para garantir uma exposição e densidade radiográfica adequada, bem como para maximizar a clareza das imagens. Um simples "bebêgrama" ou uma série de 2 a 3 radiografias não compreende um substituto aceitável. Os componentes especificados de uma avaliação do esqueleto estão listados a seguir.

Esqueleto apendicular

Incidências anteroposteriores (AP) bilaterais do úmero, antebraços, fêmur, perna, pés e incidências posteroanteriores (PA) bilaterais das mãos.

Esqueleto axial

As incidências torácicas devem incluir AP, lateral, oblíqua direita e esquerda, incluindo costelas, coluna torácica e coluna lombar superior. Também estão incluídas incidências AP da pelve, incluindo a coluna lombar média, lombossacral lateral, coluna cervical lateral e radiografias do crânio (incidências lateral e frontal).

▶ Modalidades de imagem específicas do corpo

A TC geralmente está disponível no SE e deve ser considerada diante de um trauma aparente da cabeça ou do corpo. Ela também pode ser usada para rastrear lesões quando outros testes diagnósticos não explicaram a apresentação do paciente. Outras modalidades de imagem podem se mostrar úteis em situações específicas.

Avaliação da Cabeça

Devido à ampla gama de apresentações no ambiente de suspeita de abuso, o médico de emergência deve considerar ferimento na cabeça em todas as crianças ao suspeitar de maus-tratos. Achados suspeitos de um bebê sacudido variam de letargia à hemorragia retiniana documentada. A hemorragia subdural por esse tipo de lesão por aceleração-desaceleração parece ser o resultado de ruptura das veias da ponte e também pode estar associada com lesão cerebral hipóxica subjacente. Alteração do sensório, convulsões, inconsolabilidade e outros achados relacionados devem sugerir outras avaliações.

Além de prover uma excelente avaliação de lesão intracraniana, as modernas TC multislice são extremamente acuradas para avaliação de fraturas do crânio. Assim, a TC sem contraste do crânio é a modalidade de imagem de escolha para uma avaliação rápida e sensível do trauma craniano pediátrico e permanece como a mais usada em relação à RM. Tipos de fratura específicos ocorrem mais predominantemente nas lesões não acidentais da cabeça; notadamente, fraturas múltiplas, fraturas deprimidas, fraturas não parietais e fraturas alargadas mais de 3 mm nas linhas de sutura (fraturas nas diástases). Uma lesão craniana acidental resulta mais comumente em uma única fratura linear. O achado intracraniano mais comum no TNA é a hemorragia subdural (HSD) e podem ser vistas hemorragias em múltiplas idades aparentes. Embora a HSD tenha sido relatada como um resultado do nascimento, os bebês a termo assintomáticos tendem a mostrar resolução em torno da quarta semana de vida. A hemorragia subaracnoide, a hemorragia intraventricular, a lesão isquêmica e as contusões cerebrais são achados menos frequentes demonstrados por TC.

Se o paciente estiver clinicamente estável sem achados neurológicos, uma TC craniana inicial na fase aguda é suficiente. Contudo, a RM pode ser mais útil diante de achados neurológicos persistentes e preocupantes, uma vez que ela é mais precisa na identificação de hemorragias melhores ou lesões isodensas mais antigas.

O pai ou responsável pode insistir na obtenção ou não de uma TC, que pode complicar o curso do SE. Muitos especialistas recomendam uma TC craniana para qualquer criança com trauma craniano aparente ou suspeitado, particularmente em uma criança menor de 2 anos; todavia, a exposição à radiação em crianças tem sido uma área de maior foco e controvérsia. Um estudo prospectivo recente pelo Pediatric Emergency Care Applied Research Network (PECARN) tem se concentrado na incidência de lesão com particular respeito pela necessidade de manejo agudo ou intervenção neurocirúrgica. As diretrizes resultantes podem ajudar os clínicos na determinação da necessidade de solicitar a TC diante de trauma craniano pediátrico. Em crianças menores de 2 anos, com estado mental normal, hematoma do escalpo ausente ou apenas frontal, menos de 5 segundos de perda de consciência, mecanismo não grave, ausência de fratura craniana palpável e comportamento normal, de acordo com os pais, o estudo concluiu que o manejo urgente não está indicado. Regras preditivas similares foram desenvolvidas para a criança com mais de 2 anos. Contudo, a preocupação no SE com a violência deve indicar uma especial consideração à avaliação por TC. O médico da emergência é cobrado para garantir um encaminhamento clínico e social seguros, e os achados da TC em relação à violência serão relevantes quer a intervenção cirúrgica seja urgente ou não.

Avaliação do corpo e das extremidades

Como a investigação do esqueleto descrita aumenta a sensibilidade diagnóstica para o TNA, ela está indicada quando há preocupação com lesão aguda ou remota relacionada com maus-tratos infantis, bem como nas lesões cranianas que são suspeitadas ou documentadas pelas radiografias simples iniciais ou TC cranianas.

A cintilografia óssea pode ter uma maior sensibilidade para certos tipos de fratura, como as fraturas de costelas; portanto, o American College of Radiology encoraja a cintilografia, quer seja na avaliação de um paciente internado ou no acompanhamento, quando há suspeita de violência significativa, mas não há documentação pela radiografia inicial. A RM corporal total tem sido utilizada em adultos e crianças com propósitos variados, inclusive avaliação oncológica e de lesões quando há suspeita de violência infantil. Os equipamentos de RM atuais têm baixa sensibilidade nesta esfera e não são recomendados para avaliação de TNA.

As imagens do tórax por TC podem revelar, por outro lado, fraturas ocultas da costela, pneumotórax, lesões cardíacas ou outras. A imagem do abdome por TC pode revelar lesões de órgãos sólidos ou de vísceras. A elevação das enzimas hepáticas, sangue nas fezes, hematúria, elevação das enzimas pancreáticas e hemoglobina anormal podem ser indicações de imagem por TC quando não há outra explicação adequada.

Achados radiológicos pertinentes

1. **Fraturas de costela** em crianças sugerem trauma grave (Figura 5-10). Crianças menores têm costelas particularmente flexíveis, e qualquer fratura aguda ou em cicatrização é sugestiva de maus-tratos. As fraturas de costelas observadas em crianças menores de 1 ano de idade são altamente preocupantes. A reanimação cardiopulmonar (RCP) não tem sido descrita como uma causa confiável de fratura de costela.
2. **Lesões clássicas da metáfise** são um tipo de fratura preocupante, primariamente em bebês. Em geral chamadas de fraturas angulares, ou fraturas de alça do balde, elas resultam de forças de cisalhamento e são rupturas angulares entre a fise e a borda óssea subperióstea. As localizações mais frequentes são o fêmur distal (Figura 5-11), o úmero proximal e a tíbia ou a fíbula proximal e distal.
3. **Fratura escapular, do processo espinhoso e esternal** deve despertar uma preocupação imediata de violência infantil (Figura 5-12).
4. Uma preocupação moderada deve ocorrer quando são detectadas **múltiplas fraturas**, especialmente quando elas estão em **vários estágios de cicatrização** (Figura 5-13).
5. Fraturas da haste dos ossos longos (diáfise) são vistas comumente no SE e não necessariamente implicam violência infantil. A probabilidade de que uma fratura da diáfise resultou de um acidente aumenta com a idade do paciente. **Crianças**

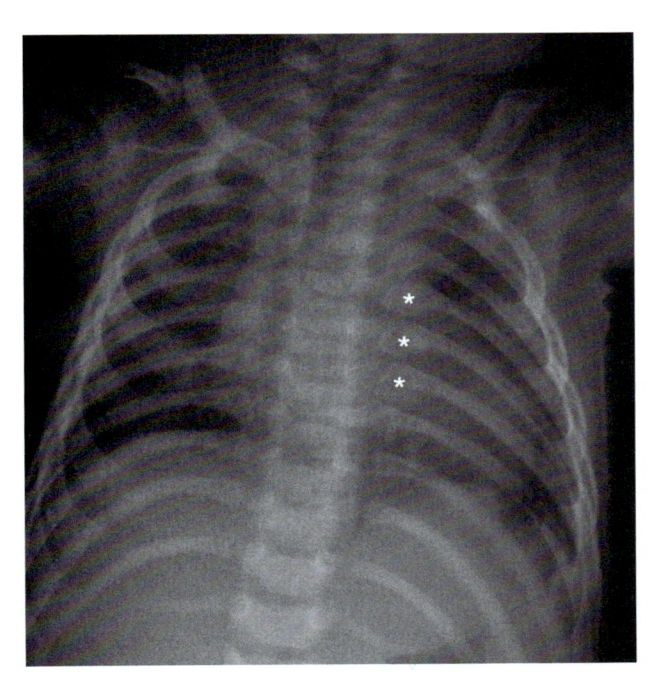

▲ **Figura 5-10** Fraturas na costela esquerda sugestivas de trauma grave. Os asteriscos (*) marcam áreas de formação calosa, indicando cicatrização e um tempo subagudo de lesão.

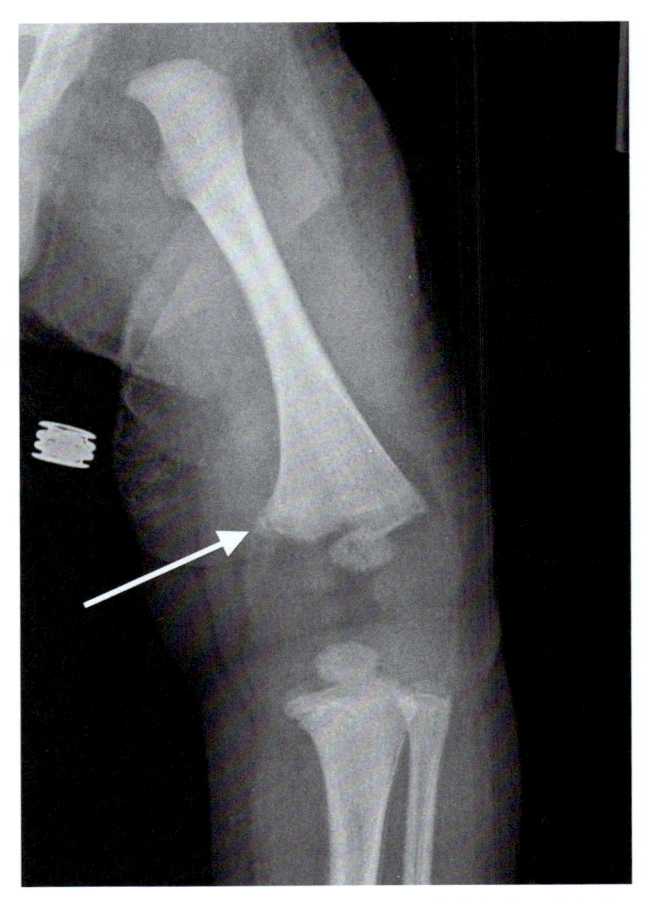

▲ **Figura 5-11** Clássica fratura do "ângulo" diafiseal do fêmur distal (aguda).

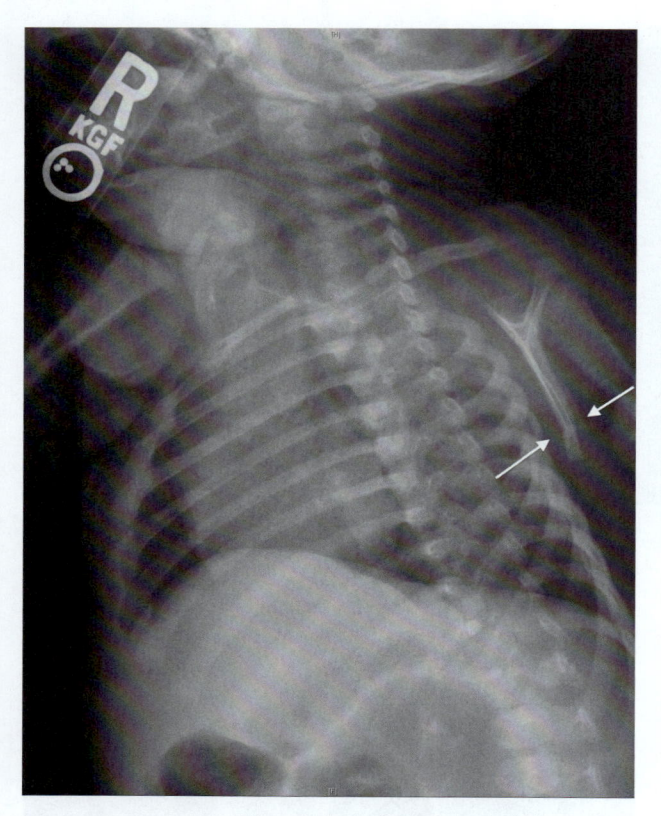

▲ **Figura 5-12** Fratura escapular. Observe o aspecto sutil do córtex aprisionado entre as duas setas.

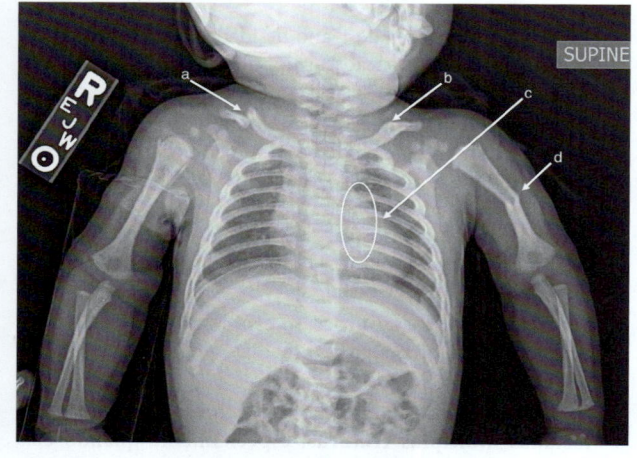

▲ **Figura 5-13** Fraturas em múltiplos estágios de cicatrização: (a) fratura aguda da clavícula direita; (b) fratura subaguda em cicatrização da clavícula esquerda; (c) fraturas subagudas em cicatrização da costela esquerda com formação calosa; (d) fratura aguda do úmero esquerdo.

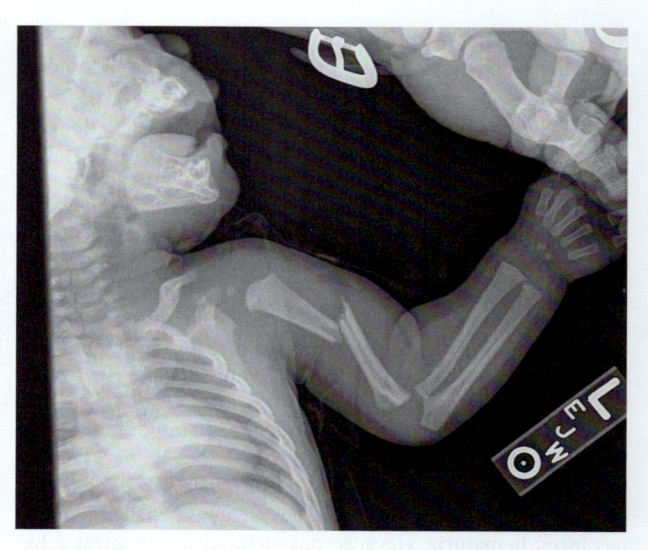

▲ **Figura 5-14** Fratura do úmero esquerdo em um bebê.

que não deambulam com fraturas de ossos longos são mais preocupantes, podem ser vistas como resultado de causas variadas e podem aparecer como fraturas em espiral, oblíquas ou transversas (Figura 5-14).

6. Fraturas lineares do crânio podem ocorrer após uma queda acidental de cerca de 1 metro; contudo, fraturas lineares em crianças menores e todas as **fraturas de crânio de natureza complexa ou com depressão** são indicações válidas para consideração de maus-tratos.
7. **Fraturas pélvicas** são geralmente resultado de trauma grave, embora relatos tenham descrito essas fraturas como resultado de abuso sexual.
8. A determinação da idade de uma fratura não é uma ciência exata, mas a maioria dos radiologistas pediátricos pode distinguir as fraturas agudas (sem sinais de cicatrização) de fraturas em cicatrização.

MANEJO

Documentação

A prova de violência não é necessária ao médico para que ele faça uma denúncia; contudo, uma documentação detalhada da avaliação do paciente é fundamental. Toda a informação histórica deve ser documentada claramente de forma não tendenciosa. Todas as afirmativas feitas com relação à lesão devem ser observadas, e quando são dadas múltiplas explicações ou relatos da história, todas as discussões devem incluir a fonte.

Um exame físico detalhado deve ser documentado. Os tamanhos, o estágio de cicatrização e a localização exata dos ferimentos, abrasões, contusões e outras evidências de lesão devem ser enumeradas. Uma ferramenta de diagrama corporal pode ser

TRAUMA NÃO ACIDENTAL   **CAPÍTULO 5**   **69**

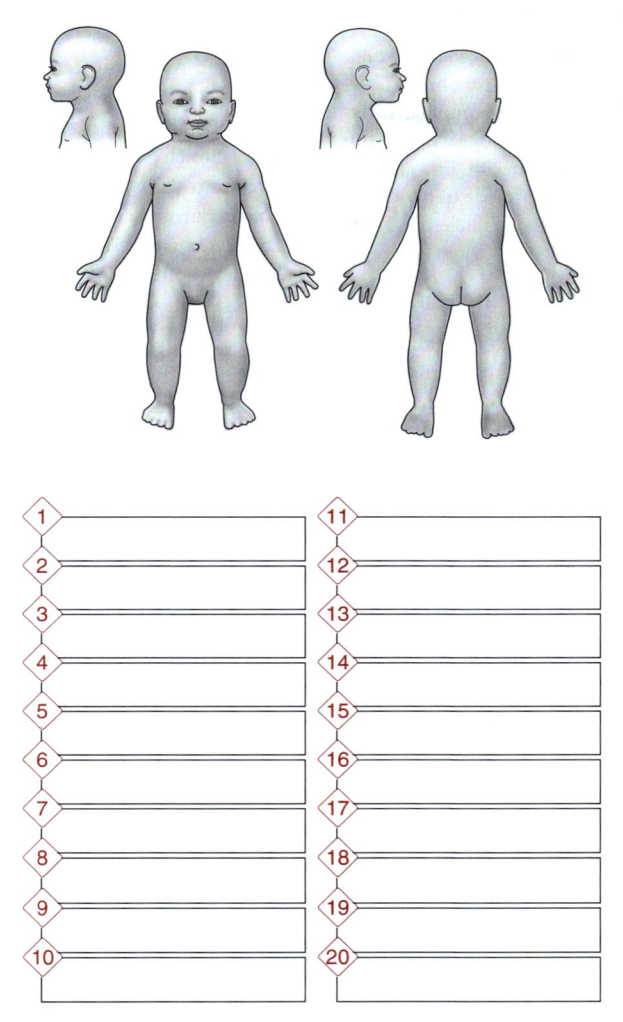

▲ **Figura 5-15** Diagrama corporal com lista de lesões. Cada lesão deve ser marcada no diagrama, e a lista usada para documentar o tamanho e as características de cada achado.

útil no prontuário médico para registrar as lesões. Um exemplo de diagrama corporal é apresentado na Figura 5-15. Preferencialmente, deve ser solicitada permissão para fotografar as lesões ao cuidador do paciente, e as fotografias devem ser anexadas ao prontuário. Todos os exames laboratoriais e de imagem devem ser citados em relação aos achados normais e anormais. Embora alguns achados do exame nas radiografias sejam considerados patognomônicos de TNA, os achados devem ser documentados sem preconceito. As inconsistências encontradas na história, o exame e os achados dos exames devem ser especificadas, bem como a suspeita de que houve violência ou negligência, quando presente.

Algumas instalações têm pessoal qualificado (enfermeira qualificada para exames de abuso sexual) ou programa similar para obter uma história e exame físico completo e abrangente diante de qualquer lesão violenta ou abuso. Muitas jurisdições também podem autorizar ou treinar profissionais da polícia ou dos serviços de proteção à infância a documentar o caso com fotografias forenses. O médico da emergência deve estar familiarizado com os recursos locais e as práticas padronizadas na sua área. Muitos Estados utilizam um kit formal de coleta de evidência para exame de violência sexual.

Estes aspectos são discutidos no Capítulo 6.

Quando o médico ou pessoal especializado coleta evidência durante a avaliação, o material deve permanecer em posse direta do examinador até que seja lacrado e entregue às autoridades competentes, já que a cadeia de custódia das evidências nessas situações pode ter relevância legal significativa.

Comunicação com os pais ou responsável

O médico que atende a criança diante de uma situação de suspeita ou confirmação de violência infantil deve discutir a obrigação de relatar o fato quando este foi determinado. Essa comunicação frequentemente é difícil quando um dos pais ou responsável presente está envolvido ou é surpreendido pela informação. Em geral, as autoridades recomendam a garantia ao cuidador de que todos os exames e avaliações serão no melhor interesse do paciente.

Aspectos legais e denúncia de violência infantil

Nos EUA, a violência e a negligência infantil são definidas legalmente em nível federal pela Lei federal Child Abuse Prevention and Treatment Act (CAPTA) e pela CAPTA Reauthorization Act de 2010:*

"Qualquer ato recente ou falha em agir por parte dos pais ou cuidadores que resulte em morte, dano grave físico ou emocional, violência ou exploração sexual" ou "Um ato ou falha em agir que apresente um risco de dano grave". As leis se aplicam primariamente aos pais e cuidadores e, em geral, não se aplicam a pessoas não familiares ou a conhecidos.

Cada Estado tem definições específicas de maus-tratos, e todos os Estados que aceitam fundos da Lei citada devem atender os padrões federais listados. A responsabilidade pelo bem-estar infantil é delegada ao nível estadual. Todos os Estados autorizam a qualquer pessoa a relatar ocorrências sabidas ou suspeitadas de abuso ou negligência infantil aos serviços de proteção à infância. A denúncia obrigatória de violência infantil varia em cada Estado, com uma tendência à obrigatoriedade nas profissões que têm contato próximo ou recorrente com crianças. Nos Estados Unidos, os médicos em todos os Estados são obrigados a relatar casos de violência sabidos ou suspeitados. A maioria dos Estados exige a denúncia por assistentes sociais, professoras, treinadores, cuidadoras e agentes da lei. Geralmente, uma criança é definida como um menor de 18 anos.

A capacidade de colocar a criança em custódia sob proteção no hospital varia em cada jurisdição. O médico da emergência deve ser familiarizado com a legislação local e estadual a respeito da sua obrigação de relatar casos de violência e o limite de prazo existente. Ele pode ter de submeter-se a um depoimento juramentado ou testemunhar em uma audiência civil ou criminal em relação aos cuidados prestados ao paciente.

Encaminhamento

Um encaminhamento seguro confirmado deve ser garantido em todos os casos de suspeita de maus-tratos infantis. Uma lesão necessitando de manejo cirúrgico ou monitorização contínua indica internação. Alguns casos envolvem mais lesões menores, ou lesões já cicatrizadas. Os serviços de proteção infantil podem indicar uma posição oficial sobre a necessidade de internação hospitalar. A custódia temporária por um membro da família ou família adotiva pode ser providenciado.

O médico da emergência deve ter confiança no encaminhamento clínico e social seguro e no acompanhamento do paciente. No evento da avaliação médica ainda estar em progresso, um plano seguro de alta não poder ser elaborado, ou os serviços de proteção infantil estiverem indisponíveis, a internação está indicada para completar a investigação e para permitir que os trâmites sociais e legais sejam finalizados pelas autoridades adequadas.

Adamsbaum C, Mejean N, Merzoug V, et al: How to explore and report children with suspected non-accidental trauma. *Pediatr Radiol.* 2010;40:932 [PMID: 20432011].

American College of Radiology: ACR-SPR practice guideline for skeletal surveys in children. 2011. Available at http://www.acr.org/~/media/ACR/Documents/PGTS/guidelines/Skeletal_Surveys.pdf. Accessed July 31, 2013.

Guenther E, Olsen C, Keenan H, et al: Randomized prospective study to evaluate child abuse documentation in the emergency department. *Acad Emerg Med.* 2009;16(3):249 [PMID: 19154562].

Hobbs CJ, Bilo RA: Nonaccidental trauma: Clinical aspects and epidemiology of child abuse. *Pediatr Radiol.* 2009;39(5):457 [PMID: 19198825].

Kellogg ND: American Academy of Pediatrics Committee on Child Abuse and Neglect: Evaluation of suspected child physical abuse. *Pediatrics.* 2007;119(6):1232 [PMID: 17545397].

Kemp AM, Dunstan F, Harrison S, et al: Patterns of skeletal fractures in child abuse: Systematic review. *BMJ.* 2008;337:a1518 [PMID: 18832412].

Kuppermann N, Holmes JF, Dayan PS, et al: Identification of children at very low risk of clinically-important brain injuries after head trauma: A prospective cohort study. *Lancet.* 2009;3(374):1160 [PMID: 19758692].

Monuteaux MC, Lee L, Fleegler E: Children injured by violence in the United States: Emergency department utilization, 2000-2008. *Acad Emerg Med.* 2012;19(5):535 [PMID: 22594357].

Rajaram S, Batty R, Rittey CD, et al: Neuroimaging in non-accidental head injury in children: An important element of assessment. *Postgrad Med J.* 2011;87:355 [PMID: 21450760].

Togioka BM, Arnold MA, Bathurst MA, et al: Retinal hemorrhages and shaken baby syndrome: An evidence-based review. *J Emerg Med.* 2009;37(1):98 [PMID: 19081701].

U.S. Department of Health and Human Services–Children's Bureau: Child maltreatment 2011. *U.S. Government Printing Office,* 2011. Also available at http://www.acf.hhs.gov/sites/default/files/cb/cm11.pdf. Accessed July 31, 2013.

U.S. Department of Health and Human Services–Children's Bureau: Definitions of child abuse and neglect. *U.S. Government Printing Office,* 2011. Also available at https://www.childwelfare.gov/systemwide/laws_policies/statutes/define.pdf. Accessed July 31, 2013.

---

* N. de R.T. No Brasil, essas questões são abordadas no Estatuto da Criança e do Adolescente (Lei Nº 8.069, de 13 de julho de 1990).

Avaliação de abuso sexual no serviço de emergência

6

Kathi Makoroff, MD, MEd
Mary Greiner, MD
Brooks Keeshin, MD

GENERALIDADES SOBRE O ABUSO SEXUAL

AVALIAÇÃO DIAGNÓSTICA

Um paciente que sofreu abuso sexual se apresenta comumente ao serviço de emergência (SE) devido ao seguinte:

1. Manejo clínico e forense da suspeita de abuso sexual agudo relatado;
2. Avaliação após a descoberta de abuso sexual;
3. Lesão ou achados do exame; por exemplo, sangramento que sugere um diagnóstico diferencial, incluindo ataque sexual;
4. Secreção genital ou evidência de doença sexualmente transmissível (DST).

A história é, com frequência, a parte mais importante do diagnóstico de abuso sexual. Uma descoberta de abuso sexual pode ocorrer durante uma história e exame físico no SE. A descoberta deve ser tratada com calma e respostas sem críticas, evitando julgamentos morais, devendo ser evitadas perguntas que conduzam às respostas. O médico do SE pode fazer perguntas sobre possíveis ataques sexuais ou abuso, se necessário, para a avaliação clínica e forense do paciente, incluindo:

- A natureza do ataque sexual e o tipo de contato;
- O intervalo de tempo entre o ataque e a chegada ao SE.

Contudo, as entrevistas forenses devem ser realizadas por profissionais treinados em entrevistar crianças para possível abuso sexual. Quando crianças com preocupação de abuso sexual se apresentam ao SE, uma assistente social (de plantão ou de sobreaviso) deve ser notificada.

Crianças que são sexualmente violentadas necessitam de um exame físico; todavia, o tipo e a urgência do exame são ditados pela história e relação temporal com o evento abusivo mais recente. Uma criança assintomática que revela uma história remota de abuso sexual (> 3 dias desde o último contato) pode precisar apenas um exame médico geral no SE, e o exame genital encaminhado para um centro de defesa infantil (quando disponível), ou para um médico especializado em medicina pediátrica de abuso infantil.

Um exame genital está indicado quando a criança descreve sintomas genitais (dor, secreção, disúria, sangramento) ou descreve abuso sexual envolvendo contato genital que ocorreu dentro das últimas 72 horas. Uma criança ansiosa em geral irá cooperar amplamente com o exame (e coleta de evidência) se um dos pais ou outra pessoa de apoio estiver presente durante o exame. Técnicas de tranquilização e distração são úteis, e a avaliação com um especialista infantil (quando disponível) pode ser útil. A sedação raramente é necessária e pode ser ineficaz. Um exame nunca deve ser imposto em uma criança que se recusa. Quando um exame é considerado clinicamente necessário, por exemplo, sangramento vaginal sem uma fonte conhecida e o paciente não é cooperativo, o exame com anestesia deve ser considerado. Quando um exame genital é realizado, deve haver um acompanhante do hospital presente.

Uma menina na puberdade pode ser examinada em posição supina com os pés nos estribos da maca. Uma garota na pré-puberdade deve ser examinada em posição supina com "pernas de rã" (quadris e joelhos dobrados, as solas dos pés se tocando). A tração suave, simétrica dos lábios, com as mãos enluvadas, permitirá a visualização da vulva e do hímen (Figuras 6-1 e 6-2). Deve ser dada atenção especial ao hímen, dobra posterior e fossa navicular, os locais mais comuns de lesão em uma paciente que sofreu abuso sexual. Em pacientes do sexo feminino, a posição com joelhos dobrados sobre o tórax pode ser necessária para uma visualização mais adequada do hímen posterior. O uso da designação do mostrador do relógio para documentar a localização da lesão no hímen, com a posição de 12 horas na uretra, não importando a posição da paciente. Uma iluminação adequada é essencial. Um aplicador com algodão pode ser usado nas meninas pós-pubescentes para abrir e examinar as bordas do hímen. O hímen pré-pubescente é sensível ao toque, o que deve ser evitado, se possível. Um espéculo nunca é usado no exame de uma menina na pré-puberdade. O único momento no qual

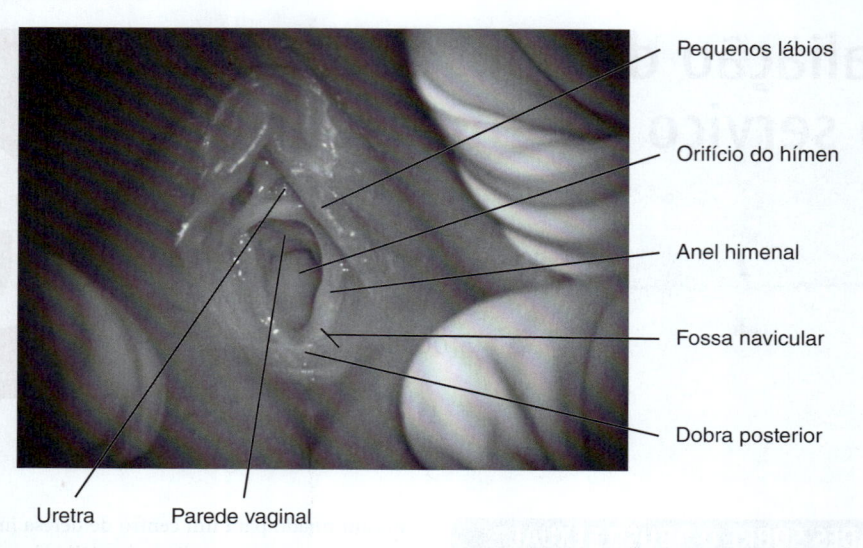

Figura 6-1 Diagrama anatômico rotulado. (Reproduzida com permissão de Dr. Kathi Makoroff.)

um espéculo é usado em meninas dessa faixa etária é durante o exame com anestesia.

Um paciente do sexo masculino pode ser examinado em posição supina, com cuidado para inspecionar o pênis e o saco escrotal completamente. O ânus pode ser examinado em decúbito lateral ou em posição prona. Pode ser usado um colposcópio, quando disponível, para aumentar as áreas genital e anal, a fim de procurar pequenos defeitos.

A maioria dos exames físicos no abuso ou ataque sexual será normal. Os achados específicos para trauma, embora não necessariamente diagnósticos de abuso ou ataque sexual, incluem hematomas, lacerações, mordidas e rupturas (Figuras 6-3 e 6-4).

Achados inespecíficos incluem eritema, sensibilidade e fissuras anais. Sinais de possível DST, como secreção ou lesões, podem ser descobertas.

Dependendo da apresentação, a paciente pode ser uma candidata à coleta de evidência. O manejo e o acompanhamento da saúde mental e clínica (quando apropriado) são uma consideração para o paciente.

Antes de o paciente ter alta do SE, é necessário:

- Avaliar o estado emocional do paciente e da família;
- Identificar o acesso que o suposto criminoso tem ao paciente, à família ou a outros indivíduos, de modo a garantir um plano seguro de alta.

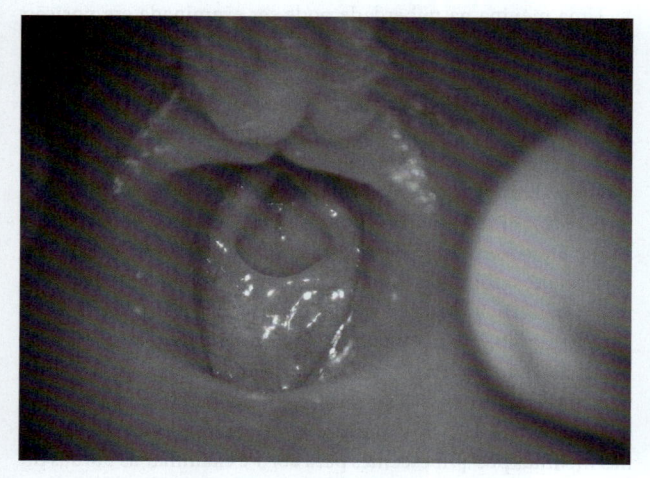

Figura 6-2 Técnica de tração labial mostrando a visualização do hímen. (Reproduzida com permissão de Dr. Kathi Makoroff.)

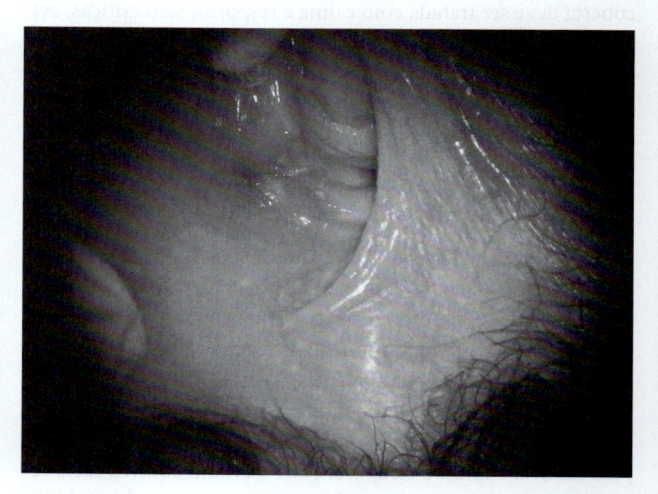

Figura 6-3 Lesão aguda à genitália feminina, incluindo uma ruptura ao hímen na posição de 8 horas. (Reproduzida com permissão de Dr. Kathi Makoroff.)

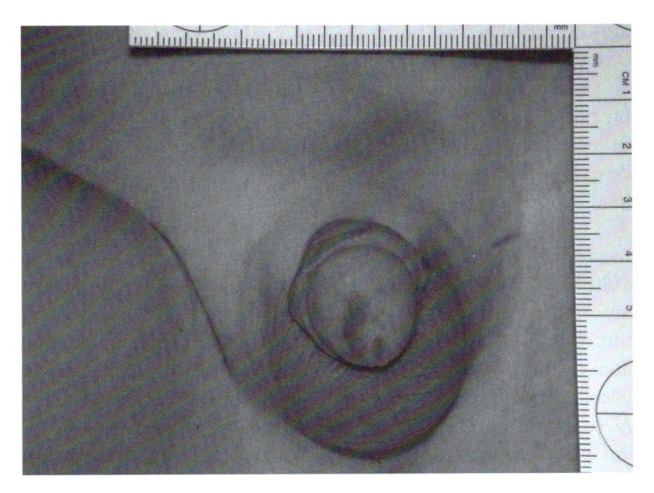

Figura 6-4 Lesão ao pênis de um menino após ataque sexual agudo. (Reproduzida com permissão de Dr. Kathi Makoroff.)

ATAQUE SEXUAL AGUDO

Manejo imediato de problemas graves que ameaçam a vida

▶ Sangramento

A vítima de um ataque sexual agudo pode ter sangramento vaginal e/ou anal. O paciente que apresenta sangramento genital e/ou anal necessita atenção e avaliação imediata.

▶ Estabilidade hemodinâmica

Avalie os sinais vitais do paciente, incluindo pulso, pressão arterial (PA) para estabilidade hemodinâmica e para sinais clínicos de choque (palidez, sudorese, enchimento capilar retardado, alteração do sensório).

Tratamento do choque, quanto presente

- Inserir dois cateteres de grande calibre;
- Coletar sangue para tipagem e reação cruzada, hemograma completo, painel de coagulação (plaquetas, tempo de protrombina [TP], tempo parcial de tromboplastina [TPT] e uma paciente do sexo feminino na puberdade ou pré-puberdade, teste sérico de gravidez);
- Começar uma infusão rápida de solução cristaloide e monitorar sinais vitais;
- Infundir sangue compatível, logo que possível, se indicado; quando não disponível, infundir sangue tipo O;
- Continuar a monitorar os sinais vitais;
- O paciente deve ser monitorado em um ambiente de choque/trauma.

Avaliação da causa do sangramento

A avaliação ginecológica/cirúrgica deve ser obtida imediatamente.

O paciente deve ser submetido a um exame visual para identificação da fonte do sangramento. Uma menina na pré-puberdade deve ser submetida a um exame especular apenas com anestesia. A paciente pode necessitar ser colocada em sala de cirurgia para um exame, com anestesia, para uma avaliação completa.

Uma ultrassonografia (US) pélvica pode estar indicada para investigar outras causas de sangramento, como gravidez, gravidez ectópica, tumor ou trauma.

▶ Suicídio e automutilação

Uma história de abuso sexual é fortemente associada com aumento do risco de ideação suicida e tentativa de automutilação entre crianças mais velhas e adolescentes.

Um paciente avaliado para ataque sexual agudo deve ser investigado cuidadosamente para pensamentos suicidas e para automutilação.

Os fatores que aumentam o risco de tentativas de suicídio entre os adolescentes incluem tentativas prévias de suicídio, diagnóstico de transtornos do humor e psicóticos (transtornos depressivos maiores, transtornos afetivos bipolares), uso ativo de substâncias, história de internações psiquiátricas e mau sistema de suporte familiar/social.

Um protocolo padronizado de rastreamento suicida deve ser considerado no SE para detectar o nível atual de desconforto e aspectos relacionados com segurança (pensamentos de automutilação ou suicida) no paciente que sofreu ataque sexual.

Uma avaliação psiquiátrica deve ser obtida se houver uma dúvida ou preocupação a respeito de suicídio ou automutilação.

▶ Intoxicação

O ataque sexual pode coincidir com o uso intencional ou a administração velada de substâncias.

Se o paciente demonstra um nível diminuído de consciência:

- Avalie a via aérea, a ventilação e o estado circulatório;
- Avalie os sinais vitais continuamente;
- Solicite um painel toxicológico;
- Inicie uma hidratação intravenosa (IV);
- Corrija as anormalidades eletrolíticas;
- Comece um tratamento farmacológico específico quando disponível.

Inicie a coleta de evidência do exame genital/anal apenas quando o paciente estiver coerente e puder consentir ou concordar com o processo e o exame.

Avaliação diagnóstica

Uma criança que vem ao SE por ataque sexual agudo deve ser submetida a um exame físico completo, incluindo exame genital e anal, como discutido. Os ferimentos ou lesões cutâneas preocupantes devem ser descritas em detalhes com a ajuda de um diagrama corporal total e, quando disponível, documentação fotográfica.

A coleta de evidência deve ser realizada se o ataque tiver ocorrido dentro das últimas 72 horas (para todos os meninos e meninas em idade pré-puberdade), podendo ser considerado até 96 horas em meninas na puberdade, se houver potencial para recuperação de evidências forenses.

O kit de coleta de evidências de ataque sexual (chamado de *kit de estupro*) inclui lista de verificação, instruções, equipamentos de coleta e mecanismos de etiquetagem e vedação adequados para manter uma cadeia de custódia apropriada das evidências coletadas.

As evidências primárias coletadas são esfregaços da boca, áreas genitais e anais, bem como das áreas relatadas pela vítima, que podem ser locais onde líquidos corporais (saliva, sêmen, sangue) podem ter tido contato, incluindo pele, unhas e pelos pubianos. Ao obter esses esfregaços para evidência, tenha certeza de fazê-lo antes que o paciente se lave, ou antes que seja feita coleta de esfregaços para objetivos clínicos (como culturas). O paciente deve ser instruído a não tomar banho, comer/beber ou usar o banheiro antes que os esfregaços sejam obtidos.

Uma fonte de luz alternativa, como a lâmpada de Wood, bem como a luz branca direta, pode ser usada para identificar áreas de fluidos corporais ressecados sobre a pele. Essas áreas devem ser raspadas para os esfregaços.

Lesões cutâneas com padrão que podem ser marcas de mordida devem ser tratadas como mordidas. As áreas devem ser raspadas para coleta de DNA e fotografadas com e sem uma fita métrica no campo da fotografia.

As roupas íntimas, bem como qualquer roupa que tenha contato potencial com os líquidos corporais devem ser coletadas para exame. As roupas devem ser colocadas em bolsas de papel especialmente marcadas para coleta de roupas de evidência.

Os testes para drogas no paciente pode ter valor clínico e forense e é uma consideração importante na avaliação de um suposto ataque sexual. O teste para drogas deve ser considerado quando o paciente tem dificuldade em lembrar-se dos eventos; relata um período no qual tem perda de memória; descreve intoxicação desproporcional à quantidade de álcool ou outra substância consumida; parece estar intoxicado. Como um teste clínico normal para drogas pode não detectar inúmeras substâncias frequentemente implicadas na facilitação de um ataque sexual, testes adicionais devem ser realizados como parte do processo de coleta de evidências.

Um paciente com história de ataque sexual envolvendo contato oral, genital ou anal tem indicação de teste para DSTs e gravidez (quando aplicável). Quando houver um retardo na descoberta, o teste realizado no SE pode ser definitivo para detectar uma infecção adquirida ou gravidez. Contudo, se o ataque sexual for recente, o teste no SE pode ser para estabelecer uma linha de base, e o paciente pode ter um acompanhamento realizado com o médico de cuidados primários ou nos centros locais de defesa infantil (≤ 1-2 semanas se houver desenvolvimento de sintomas). Os testes devem ser feitos para gravidez, *Neisseria gonorrhoeae, Chlamydia trachomatis, Trichomonas vaginalis,* vírus da imunodeficiência humana (HIV), sífilis, vírus da hepatite B (HBV) e vírus da hepatite C (HCV).

O teste de gravidez deve ser considerado para uma menina na pós-puberdade ou peripuberdade que relata abuso sexual, independentemente do tipo de abuso sexual descoberto. O teste de gravidez deve ser repetido duas semanas após o ataque sexual agudo.

O teste para *N. gonorrhoeae* e *C. trachomatis* é realizado usando o teste de amplificação do ácido nucleico (NAAT) ou culturas. Quando há uma descoberta de contato genital, uma amostra de urina "suja" ou não limpa pode ser suficiente para um teste NAAT. Contudo, se houver uma revelação de contato anal ou oral, são realizados métodos de cultura (apenas esfregaço faringeano para *N. gonorrhoeae*). Se o teste for positivo para *N. gonorrhoeae* e *C. trachomatis* em uma criança pré-puberal ou em um paciente que não tem uma história de contato sexual prévio, é necessário repetir o teste para confirmação antes do início do tratamento (ver tópico a seguir).

O teste para *T. vaginalis* é realizado usando um esfregaço vaginal e uma lâmina molhada usando uma amostra de urina com teste antigênico para Trichomonas.

O teste para HIV pode ser realizado como um teste de ponto de cuidados usando um esfregaço oral ou sangue. O teste no momento da visita ao SE fornece um controle basal; é recomendado um teste de acompanhamento em 6 semanas, 3 meses e 6 meses pelo Centers for Disease Control and Prevention (CDC).

Os testes sanguíneos para sífilis, HBV e HCV devem ser considerados para todas as descobertas de ataque sexual genital, anal ou oral. O teste de acompanhamento deve ser realizado em 6 semanas (sífilis e HBV), 3 meses (sífilis e HCV) e 6 meses (HCV) ou a qualquer momento que o paciente e a família observem o aparecimento de uma lesão genital não dolorosa (sífilis) ou qualquer sintoma.

Tratamento de emergência para distúrbios específicos

▶ Profilaxia de gravidez

A profilaxia da gravidez deve ser considerada em todas as pacientes do sexo feminino na puberdade e pré-puberdade que revelam contato genital-genital ou genital-anal (ou desconhecido) que tenha ocorrido nas últimas 120 horas. Um esquema de profilaxia de uma dose deve ser oferecido no SE. O profissional de saúde deve estar familiarizado com o mecanismo de ação presumido da medicação profilática para aconselhar a paciente e a família. Se o profissional não estiver confortável em fornecer a profilaxia de gravidez por motivos religiosos ou outros, um profissional alternativo deve ser consultado (Tabela 6-1).

▶ Profilaxia de infecções transmitidas sexualmente

A profilaxia para *N. gonorrhoeae* ou *C. trachomatis* deve ser considerada para pacientes na puberdade que revelam contato

Tabela 6-1 Profilaxias após ataque sexual**

	Adolescentes ou adultos (≥ 45 kg)*	Crianças (< 45 kg)*
Gravidez	Plano B (levonorgestrel 0,75 mg), 2 tabs × 1*	
Clamídia	Azitromicina 1 g VO × 1 ou Doxiciclina 100 mg VO bid × 7 dias*	Eritromicina base ou Etilsuccinato, 50 mg/kg/dia /4 dose × 14 dias ou Azitromicina, 20 mg/kg (máx 1 g) VO × 1
Gonorreia	Ceftriaxona 250 mg IM × 1 MAIS Azitromicina 1 g VO × 1	Ceftriaxona 125 mg IM × 1 MAIS Azitromicina 20 mg/kg (máx 1 g) VO × 1
Tricomoníase	Metronidazol 2 g VO × 1	Metronidazol 15 mg/kg/dia /3 doses × 7 dias; máx 2 g
Hepatite	Comece ou complete imunização para vírus de hepatite B se não for completamente imunizado. Se o ofensor for HBsAg positivo conhecido, também deve ser administrado HBIG	Comece ou complete imunização para vírus de hepatite B se não for completamente imunizado Se o ofensor for HBsAg positivo conhecido, também deve ser administrado HBIG

*Pacientes que não estiverem grávidas.
**Estas diretrizes refletem as recomendações de agosto de 2012.
HBsAg, antígeno de superfície para hepatite B; HBIG, imunoglobulina pra hepatite B; VO, via oral.

genital-genital ou genital-anal (ou desconhecido) que tenha ocorrido nas últimas 72 horas (ver Tabela 6-1). A profilaxia não é recomendada em pacientes pré-puberais devido à baixa incidência de DST em crianças pré-puberais que sofreram abuso sexual e devido a uma potencial importância forense do diagnóstico de uma DST neste grupo etário.

Consultar as diretrizes do CDC para as recomendações atuais de tratamento.

▶ Profilaxia pós-exposição ao HIV

Quando houver o risco de transmissão de HIV a uma criança durante um ataque sexual, a profilaxia pós-exposição ao HIV (HIV PPE) deve ser considerada. Os fatores de risco que aumentam a transmissão do HIV incluem múltiplos estupradores, lesão em local de transferência de líquidos corporais, DSTs concomitantes e HIV não diagnosticada/não controlada no estuprador. Os fatores do estuprador que aumentam o risco de infecção por HIV conhecida ou não diagnosticada incluem DSTs concomitantes conhecidas, história de uso de drogas e/ou história de encarceramento.

A HIV PPE deve ser iniciada logo que possível. Embora haja uma janela de 72 horas após o ataque sexual no qual a HIV PPE pode ser iniciada, a eficácia da terapia diminui ao longo do período de 72 horas. Recomenda-se que um paciente que opte pela HIV PPE comece um esquema de três medicamentos antirretrovirais com tratamento com 28 dias. As medicações específicas a serem usadas devem ser discutidas com um especialista em doenças infecciosas locais ou especialista em violência sexual infantil. Muitos SEs têm kits iniciais de HIV PPE em estoque; todavia, o acompanhamento deve ser garantido pelos 28 dias restantes do curso, e os efeitos adversos devem ser verificados.

O teste para HIV deve ser realizado no SE para garantir que o paciente já não seja HIV positivo. O teste é repetido em 6 semanas, 3 meses e 6 meses.

▶ Acompanhamento de saúde mental

É comum que uma vítima de violência sexual experimente estresse emocional após o incidente. A vítima pode evoluir para um transtorno de ansiedade, transtorno de estresse pós-traumático, transtorno depressivo maior ou outro transtorno comportamental/emocional. Devem-se prover recursos e informes para cada paciente e seus familiares com detalhes das respostas emocionais comuns à violência sexual, como os pais podem dar suporte e informações sobre sinais e sintomas de piora do estresse emocional. Além disso, é importante suprir uma lista dos profissionais de saúde na área que têm experiência em aconselhamento de vítimas de violência sexual, bem como os números de telefone que os sobreviventes de violência sexual podem ligar para suporte 24 horas.

SECREÇÃO VAGINAL EM MENINAS PRÉ-PUBERAIS

Avaliação diagnóstica

A secreção vaginal em uma menina pré-puberal pode resultar de agentes infecciosos, reação de sensibilidade, corpo estranho ou uma condição fisiológica. Inúmeras infecções não transmitidas sexualmente podem causar secreção vaginal. Contudo, é imperativo diagnosticar corretamente uma DST (Tabela 6-2).

A incidência de DSTs em meninas pré-puberais abusadas sexualmente é menor do que 3% e, portanto, o valor preditivo positivo do método do teste (cultura ou NAAT) é bastante reduzido. O tratamento presuntivo para gonorreia e Clamídia não

Tabela 6-2 Causas de secreção vaginal em crianças

Organismos não transmitidos sexualmente
Streptococcus sp.
Staphylococcus sp.
Escherichia coli
Enterococcus
Shigella sp.
Salmonella sp.
Anaeróbios (*Clostridium*)
Candida albicans
Gardnerella vaginalis
Organismos transmitidos sexualmente
Neisseria gonorrhoeae
Chlamydia trachomatis
Trichomonas vaginalis
Não infecciosas
Corpos estranhos
Irritação
Má higiene
Fisiológica

é recomendado para pacientes pré-puberais devido à incidência muito baixa de infecção na paciente e devido ao baixo risco de infecção ascendente (infecção é uma doença do trato inferior em meninas pré-puberais) e à necessidade frequente de testes confirmatórios. Como a maioria dos achados do exame em meninas pré-puberais que sofreram abuso sexual é normal, a descoberta de uma DST com frequência pode ser a única evidência forense.

Culturas para *N. gonorrhoeae* e *C. trachomatis* ainda são consideradas como o padrão-ouro em crianças pré-puberais, porque os métodos que não cultura (NAAT) ainda não foram testados rigorosamente neste grupo etário. Os testes de amplificação do ácido nucleico substituíram os métodos de cultura para detecção de *N. gonorrhoeae* e *C. trachomatis* na maioria dos laboratórios. Independentemente dos métodos de teste, o tratamento não deve ser aplicado no momento do teste devido à necessidade de teste confirmatório, quando positivo.

A presença de uma DST em uma criança pré-puberal não confirma o abuso sexual. É possível que a criança tenha adquirido a DST ao nascer ou de uma forma não sexual, como por autoinoculação. O encaminhamento e avaliação com um especialista em violência sexual infantil é recomendado.

Tratamento de distúrbios específicos

Consultar as diretrizes do CDC para as recomendações mais atualizadas de tratamento.

Uma menina pré-puberal deve ser examinada em posição supina com pernas abertas e joelhos dobrados. A tração suave e simétrica dos lábios com mãos enluvadas permite uma melhor visualização. A paciente deve ser examinada para sinais de secreção, irritação, ferimentos, lesões e presença de corpo estranho na vagina. A posição com joelhos dobrados sobre o tórax é útil para uma visualização mais adequada dentro da vagina na busca de corpo estranho. Quando visualizado, e a paciente é cooperativa, pode ser tentada a remoção com um jato de água morna com uma seringa. Um espéculo nunca é usado no exame de uma menina pré-puberal; a única ocasião em que o espéculo é usado neste grupo etário é durante exame com anestesia.

SANGRAMENTO VAGINAL EM CRIANÇAS

Manejo imediato de problemas graves que ameaçam a vida

Um paciente que apresenta sangramento genital ativo necessita atenção e avaliação imediata.

▶ Estabilidade hemodinâmica

Avalie os sinais vitais do paciente inclusive pulso, PA para estabilidade hemodinâmica e para sinais clínicos de choque (palidez, sudorese, enchimento capilar retardado, alterações do sensório).

Tratamento do choque, quanto presente

- Inserir dois cateteres de grande calibre;
- Coletar sangue para tipagem e reação cruzada, hemograma completo, painel de coagulação (plaquetas, tempo de protrombina [TP], tempo parcial de tromboplastina [TPT] e uma paciente do sexo feminino na puberdade ou pré-puberdade, teste sérico de gravidez);
- Começar uma infusão rápida de solução cristaloide e monitorar sinais vitais;
- Infundir sangue compatível logo que possível, se indicado; quando não disponível, infundir sangue tipo O;
- Continuar a monitorar os sinais vitais;
- A paciente deve ser monitorada em um ambiente de choque/trauma.

▶ Avaliar a causa do sangramento

A avaliação ginecológica e/ou cirúrgica deve ser obtida imediatamente.

A paciente deve ser submetida a um exame visual para buscar a fonte do sangramento. Em primeiro lugar, deve ser determinada a fonte do sangramento, se é vaginal, uretral ou retal. Crianças pré-puberais devem receber exame especular apenas com anestesia. A paciente pode precisar ser colocada em sala de cirurgia para um exame com anestesia para avaliação completa.

Uma ultrassonografia (US) pélvica pode estar indicada para investigar outras causas de sangramento, como gravidez, gravidez ectópica ou trauma.

Diagnóstico diferencial

Um diagnóstico diferencial de sangramento vaginal é listado na Tabela 6-3. É importante excluir menstruação em meninas pré-puberais. Sinais de desenvolvimento puberal, sintomas (cólicas) e história familiar da idade da menarca podem ser úteis.

Tabela 6-3 Causas de sangramento vaginal em crianças

Causas em crianças pré-puberais
Trauma
Corpo estranho
Puberdade precoce
Tumor
Sangramento não vaginal (hematúria, prolapso uretral)

Causas em crianças puberais
Trauma
Menstruação
Hipermenorreia
Cisto ovariano
Torsão ovariana
Gravidez
Aborto
Tumor
Coagulopatia
Anormalidade endócrina
Ciclo menstrual (*mittleschmerz*)

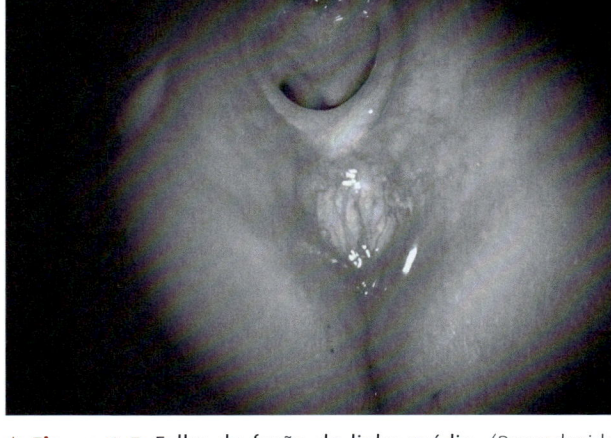

▲ **Figura 6-5** Falha de fusão da linha média. (Reproduzida com permissão de Dr. Kathi Makoroff.)

SIMULAÇÕES

Avaliação diagnóstica adicional

▶ **Simulação da anatomia**

Falha de fusão da linha média

A falha de fusão da linha média perineal pode ocorrer em qualquer parte ao longo da linha média desde os lábios ou saco escrotal até o ânus. Embora isso pareça um grande defeito, o achado é congênito e não há dor ou sangramento associado. Não é necessário nenhum tratamento, mas a documentação adequada no prontuário clínico é importante (Figuras 6-5 e 6-6).

Aderências labiais

As aderências labiais são comuns em crianças pequenas. A etiologia parece estar relacionada com irritação local combinada com baixos níveis de estrogênio em crianças. As aderências podem ser pequenas e finas (membranosas), ou bem grossas, como uma faixa. Um pequeno número de crianças é sintomático. As aderências podem resultar em retenção urinária e "pingamento" nas roupas íntimas em crianças que já são treinadas no uso do sanitário. A criança pode apresentar uma pequena quantidade de sangue nas roupas íntimas se as aderências forem dissolvidas acidentalmente. Não há associação conhecida entre aderências labiais e abuso sexual.

As crianças não necessitam tratamento para aderências labiais assintomáticas, uma vez que a maioria delas se resolve espontaneamente. Em um paciente sintomático com evidência de disúria, retenção urinária ou suspeita de abuso sexual quando a anatomia genital precisa ser examinada, pode ser usado um tratamento com um creme tópico de estrogênio. O estrogênio tópico deve ser usado com parcimônia e por apenas algumas semanas. A família deve ser informada dos possíveis, porém temporários, efeitos adversos, como aumento das mamas e sangramento vaginal discreto. A separação mecânica é dolorosa e não é recomendada.

▶ **Simulação de trauma**

Lesão em montaria

A lesão genital pode resultar de queda sobre um objeto. Geralmente uma lesão em montaria causa dano à genitália externa e escoriações unilaterais, e são vistos edema dos lábios e tecidos periuretrais (Figura 6-7). Contudo, é visto trauma ocasional ao hímen com lesão interna. A história e tipo de objeto envolvido

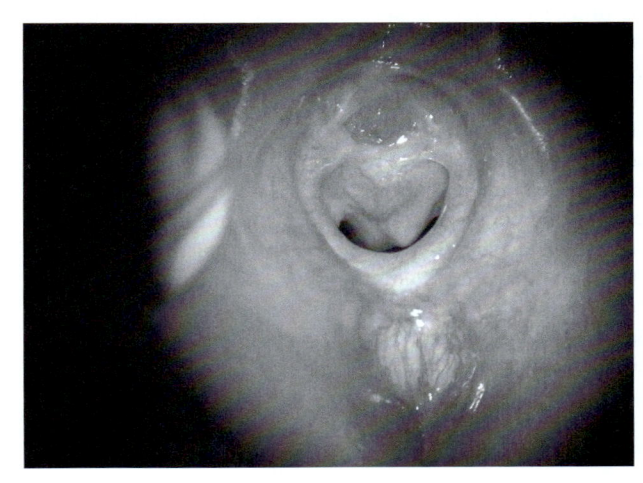

▲ **Figura 6-6** Falha de fusão da linha média. (Reproduzida com permissão de Dr. Kathi Makoroff.)

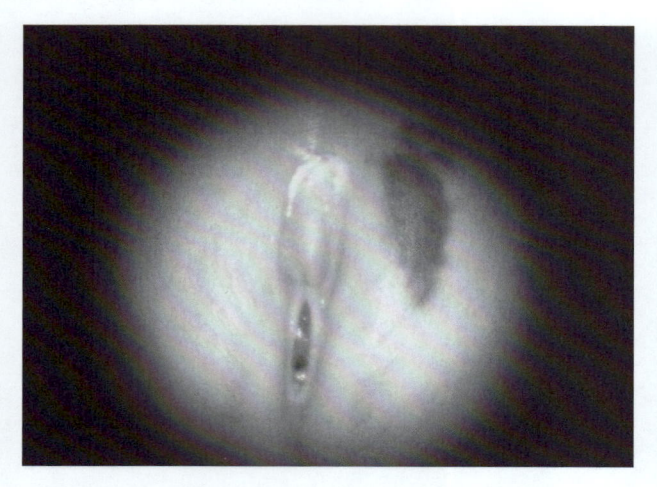

▲ **Figura 6-7** Lesão em montaria com dano ao lábio maior esquerdo. (Reproduzida com permissão de Dr. Kathi Makoroff.)

na penetração são necessários para a documentação. É imperativo obter uma história detalhada da lesão a partir da criança (se tiver um desenvolvimento adequado) separadamente dos pais/adultos. Inúmeros fatores aumentam a preocupação de possível abuso sexual; incluindo nenhuma história de lesão; lesão em uma criança que não deambula; lesão vaginal ou himenial sem história de trauma penetrante; história inconsistente com os achados físicos; e/ou trauma não genital adicional.

O tratamento geralmente é sintomático. Se ocorrerem lesões graves, o reparo cirúrgico pode ser necessário com encaminhamento a um ginecologista ou cirurgião pediátrico (ver também o tópico Sangramento vaginal em crianças apresentado anteriormente).

Prolapso uretral

O prolapso uretral é uma condição que ocorre apenas no sexo feminino e também pode ocorrer em meninas em idade escolar. A paciente irá apresentar sangramento indolor e, ao exame, terá o que aparece como edema, mas é a porção prolapsada da uretra (Figura 6-8). A etiologia é desconhecida, mas a deficiência de estrogênio pode ser um fator de risco. Os fatores de risco adicionais incluem aumento da pressão intra-abdominal, que resulta de tosse ou constipação e defeitos anatômicos. O tratamento clínico inclui banhos de assento e cremes tópicos de estrogênio. O encaminhamento a um urologista está indicado, bem como uma revisão com a família das indicações para um retorno urgente, incluindo aumento da dor ou sangramento que são sinais de estrangulamento.

▶ Simulação de eritema/contusões

As condições que simulam eritema são listadas nas Tabelas 6-4 e 6-5.

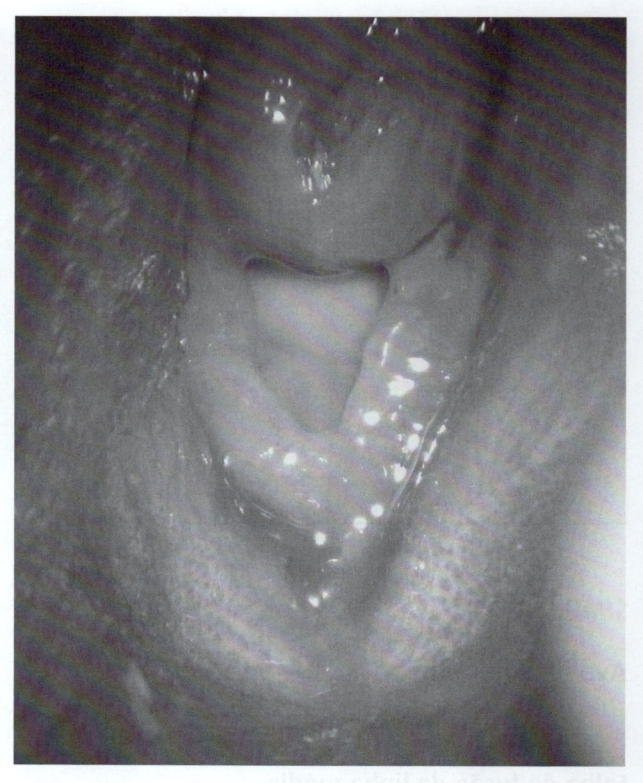

▲ **Figura 6-8** Prolapso uretral. (Reproduzida com permissão de Dr. Kathi Makoroff.)

Tabela 6-4 Condições que simulam contusões genitais

Manchas mongólicas
Vasculites
Púrpura trombocitopênica imunológica
Meningococcemia
Eritema multiforme
Corantes de roupas que mancham a pele
Púrpura de Henoch-Schönlein
Esclerose por líquen
Hemangioma

Tabela 6-5 Condições que causam eritema genital em crianças

Dermatite estreptocócica
Má higiene
Dermatite
Sensibilidade ao sabão
Verminose
Infecção por cândida
Celulite

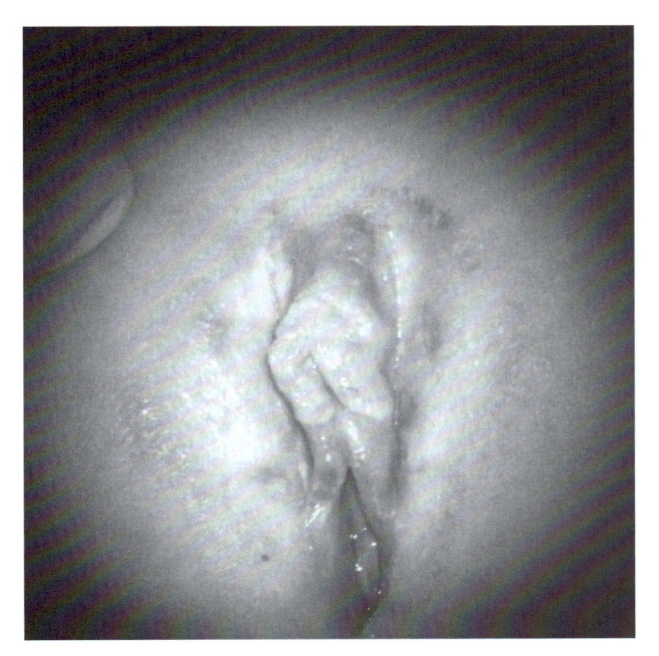

▲ **Figura 6-9** Esclerose por líquen em uma jovem do sexo feminino pré-puberal demonstrando hipopigmentação da pele e áreas de friabilidade que aparecem como contusões. (Reproduzida com permissão de Dr. Kathi Makoroff.)

Esclerose por líquen

A esclerose por líquen é encontrada com frequência em mulheres na pós-menopausa, mas ocasionalmente em meninas na pré-puberdade. Os achados incluem uma pele fina, hipopigmentada, facilmente friável, nas áreas genital e anal que podem sangrar mesmo sem trauma; também podem ocorrer coceira e dor (Figura 6-9). A causa exata é desconhecida, mas parece envolver suscetibilidade genética, disfunção autoimune e estado de hipoestrogenismo. O tratamento consiste em corticosteroide de alta potência e encaminhamento para dermatologista ou ginecologista pediátrico.

Doença estreptocócica perianal

A dermatite/doença estreptocócica perianal é uma doença infecciosa causada por estreptococo β-hemolítico do grupo A. Os sinais e sintomas incluem eritema perianal, bem como vulvovaginal ou peniano, prurido, dor, fissura anal, fezes com raias de sangue, sangramento retal, secreção anal e secreção vaginal (Figura 6-10).

Uma cultura bacteriana para estreptococo do grupo A para as regiões perianal e/ou vulvovaginal ou peniano deve ser obtida esfregando um cotonete seco sobre as áreas afetadas.

O tratamento consiste em penicilina ou amoxicilina. Em pacientes alérgicos à penicilina, é usada eritromicina. O tratamento é por 14 a 21 dias.

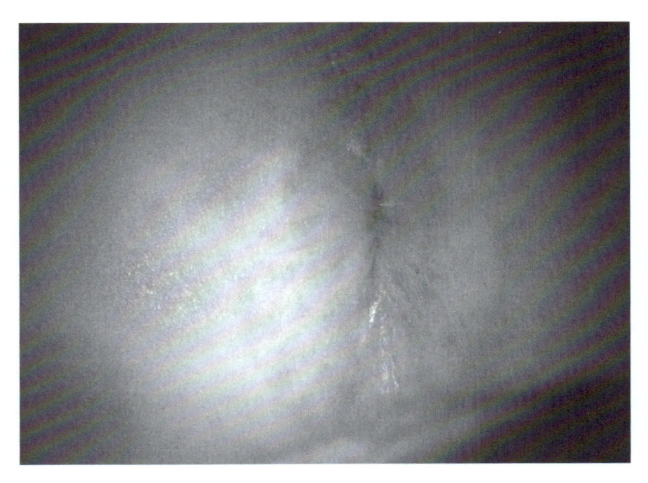

▲ **Figura 6-10** Dermatite estreptocócica perianal. (Reproduzida com permissão de Dr. Kathi Makoroff.)

Congestão venosa

A congestão venosa se refere à coloração arroxeada dos tecidos perianais causada pelo acúmulo de sangue venoso no plexo hemorroidal externo. O sangue venoso se acumula no plexo quando um paciente está imobilizado, levando as veias a ficarem distendidas e visíveis (Figura 6-11). A congestão venosa frequentemente pode ser eliminada colocando o paciente em posição ereta e mobilizando-o e reexaminando-o logo após deitar-se.

Adams JA, Kaplan RA, Starling SP, et al: Guidelines for medical care of children who may have been sexually abused. *J Pediatr Adolesc Gynecol.* 2007;20(3):163-172 [PMID: 17561184].

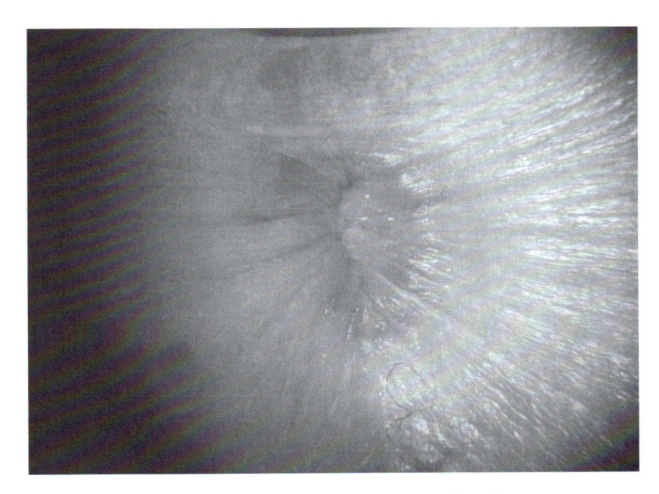

▲ **Figura 6-11** Congestão venosa. (Reproduzida com permissão de Dr. Kathi Makoroff.)

American Academy of Pediatrics: Sexually transmitted infections in adolescents and children. In: Pickering LK, Baker CJ, Kimberlin DW, Long SS, eds. *Red Book: 2009 Report of the Committee on Infectious Diseases.* 28th ed. Elk Grove Village, IL: American Academy of Pediatrics; 2009.

Anveden-Herzberg L, Gaudererx WL: Urethral prolapse: An often misdiagnosed cause of urogenital bleeding in girls. *Pediatr Emerg Care.* 1995;11:212 [PMID: 8532563].

Brent DA, Greenhill LL, Compton S, et al: The Treatment of Adolescent Suicide Attempters study (TASA): Predictors of suicidal events in an open treatment trial. *J Am Acad Child Adolesc Psychiatry.* 2009;48:987 [PMID: 19730274].

Centers for Disease Control and Prevention. *Sexually Transmitted Diseases Treatment Guidelines,* 2010. Atlanta, GA, 2010. Also available at http://www.cdc.gov/std/treatment/2010/sexual-assault.htm. Accessed August 29, 2012.

Davidoff F, Trussell J: Plan B and the politics of doubt. *JAMA.* 2006;296:1775 [PMID: 17032991].

Gavril AR, Kellogg ND, Nair P: Value of follow-up examinations of children and adolescents evaluated for sexual abuse and assault. *Pediatrics.* 2012;129:282 [PMID: 22291113].

Hammerschlag MR: Sexual assault and abuse of children. *Clin Infec Dis.* 2011;53:99 [PMID: 22080264].

Kellogg N: American Academy of Pediatrics, Committee on Child Abuse and Neglect: The evaluation of sexual abuse in children. *Pediatrics.* 2005;116:506 [PMID: 19720674].

Krol A: Perianal streptococcal dermatitis. *Pediatr Dermatol.* 1990;7:97 [PMID: 2359737].

Lang ME, Darwish A, Long AM: Vaginal bleeding in the prepubertal child. *CMAJ.* 2005;172:1289 [PMID: 15883400].

McCann J, Voris J, Simon M, Wells R: Perinal findings in prepubertal children selected for nonabuse: A descriptive study. *Child Abuse Negl.* 1989;13:179 [PMID: 2743179].

Powell JJ, Wojnarowska F: Lichen sclerosis. *Lancet.* 1999;353:1777 [PMID: 10348006].

Seção II. Manejo de Problemas Comuns

Parada cardíaca

Joseph W. Heidenreich, MD, FACEP
J. Scott Wieters, MD
Andrew Morris, DO

▼ PARADA CARDÍACA EM CRIANÇAS

Ao contrário da parada cardiopulmonar em adultos, a maioria das paradas cardiopulmonares em crianças é precedida de falência respiratória, incluindo hipóxia e hipercarbia. Inúmeras condições podem levar à falência respiratória seguida de parada cardíaca, incluindo sepse, doença respiratória, submersão, trauma, anormalidades eletrolíticas e metabólicas e síndrome da morte súbita infantil infantil (SMSI). As paradas cardíacas com ritmos iniciais de fibrilação ventricular (FV) e taquicardia ventricular (TV) não precedidas por qualquer doença aparente, embora menos frequentes, também podem ocorrer.

Infelizmente, vítimas pediátricas de parada cardíaca têm baixas taxas de sobrevida. Embora as taxas de sobrevida de parada cardíaca em hospital tenham aumentado de 9 para 27% nos últimos 30 anos, nenhum aumento foi mostrado na taxa de sobrevida nas paradas cardíacas fora do hospital, com a sobrevida tendo estagnado em 6%. Os possíveis motivos para o aumento na sobrevida hospitalar incluem rápido reconhecimento da parada cardíaca infantil, equipes de resposta rápida e disponibilidade de especialistas pediátricos para fornecer cuidados imediatos a crianças gravemente enfermas, ao passo que fora do hospital não há essas vantagens. Embora a ressuscitação cardiopulmonar (RCP) aumente a taxa de sobrevida, menos de 50% dos pacientes pediátricos com parada cardíaca recebem RCP de algum espectador.

Nada causa maior preocupação, medo e ansiedade em um clínico do que uma reanimação cardiopulmonar pediátrica. A arte bem-sucedida de cuidar de crianças em uma parada cardíaca requer uma abordagem, em equipe, organizada e calma. O advento de diretrizes padronizadas de reanimação nos anos 1980 tem auxiliado os clínicos a prover o melhor cuidado possível a crianças gravemente enfermas, e o domínio das diretrizes de suporte avançado de vida em pediatria (SAVP) é importante para o cuidado ideal da criança em parada cardíaca. Embora a SAVP seja um padrão de cuidados, os esforços de ressuscitação podem ir além, incluindo o uso da ultrassonografia (US), a monitorização calorimétrica quantitativa e a RCP contínua.

Além disso, para melhorar os resultados, é vital reconhecer os sinais de choque e falência respiratória precocemente, antes que a parada cardiopulmonar ocorra. Também é importante ter uma boa compreensão das condições que podem levar à parada cardiopulmonar. Em muitos pacientes, o tratamento imediato das causas reversíveis e a reanimação precoce, quando indicada, evitarão uma parada cardíaca iminente.

CRIANÇA APNEICA/SEM PULSO

Quando uma criança é diagnosticada sem pulso e/ou apneica, são instituídos os algoritmos do SAVP. Inúmeras técnicas de manejo da via aérea podem ser usadas para obter oxigenação e ventilação. A RCP deve ser instituída para todos os ritmos sem pulso ou bebês bradicárdicos com vistas à circulação sanguínea. A análise do ritmo e a estabilização elétrica são prioridade, com uma meta de perfundir sangue oxigenado nos órgãos vitais, reduzindo, assim, o dano isquêmico e preservando a função dos órgãos vitais. As ações que são listadas nos algoritmos SAVP são realizadas pela equipe de ressuscitação, de forma escalonada.

GUIAS ADJUNTOS QUE REDUZEM ERROS

As medicações para ressuscitação de adultos têm seringas dosadas preenchidas que reduzem erros de medicação; todavia, os medicamentos pediátricos precisam ser calculados em mg/kg para serem dosados corretamente. Há inúmeros recursos para ajudar na redução de erros e do tempo e energia cognitiva envolvida no cálculo de doses. Aplicativos de smartphones, encartes de medicamentos, doses pré-preparadas baseadas no peso e fitas de Broselow são adjuntos notáveis que auxiliam na redução de erro, melhorando a eficiência da reanimação. Um exemplo de um encarte de medicamento é mostrado na Figura 7-1.

CAPÍTULO 7 — PARADA CARDÍACA

DOSAGENS PRÉ-CALCULADAS DOS MEDICAMENTOS
Rev. 8/05 Item #D3085-004

The Children's Hospital at SCOTT & WHITE

PAS min (5%)
0-1 m: 60
1 m-1 a: 70
1 a: 70 + (2 × idade em anos)

Tamanho TET:
Nascimento: 3,0 -3,5
1 a: 4.0 depois [(idade/4) + 4]

Profundidade TET:
3 × o tamanho correto do tubo

IDADE	6 a	7 a	8 a	9 a	10 a	11 a	12 a	13 a	14 a	15 a	16 a	Adulto
PESO (KG)	20	22	25	28	34	36	40	45	50	57	62	70
EPI (1:10.000) DOSE IV mL-0,1 mL/kg	2	2,2	2,5	2,8	3,4	3,6	4	4,5	5	5-10	5-10	5-10
EPI (1:1.000) Dose TET mL-0,1 mL/kg	2	2,2	2,5	2,8	3,4	3,6	4	4,5	5	5	5	5
ATROPINA mgs- 0,02 mg/kg (máx = 1 mg)	0,4	0,44	0,5	0,5	0,5	0,5	0,5	0,5	1	1	1	1
mL de 0,1 mg/mL	4	4,4	5	5	5	5	5	5	1	1	1	1
mL de 0,4 mg/mL	1	1,1	1,25	1,25	1,25	1,25	1,25	1,25	2,5	2,5	2,5	2,5
CÁLCIO 10 mg/kg Ca++ elementar (100 mg/mL) mL de Gliconato de Ca++ (100 mg/kg)	10	10	10	10	10	10	10	10	10	10	10	10
mL de Cloreto de Ca++ (20 mg/kg)	4	4,4	5	5,6	6,8	7,2	8	9	10	10	10	10
ADENOSINA Mgs-0,1 mg\kg (máx = 12 mg) (3 mg\mL)	2	2,2	2,5	2,8	3,4	3,6	4	4,5	5	5,7	6	6
mL da 1ª dose (0,1 mg/kg)	0,7	0,7	0,8	0,9	1,1	1,2	1,3	1,5	1,7	1,9	2	2
mL da 2ª dose (0,2 mg/kg)	1,3	1,5	1,7	1,9	2,3	2,4	2,7	3	3,3	3,8	4	4
BICARBONATO DE SÓDIO mEq- 1 mEq/kg	20	22	25	28	34	36	40	45	50	50	50	50
mL-1 mEq/mL	20	22	25	28	34	36	40	45	50	50	50	50
mL de PediVial (0,5 mEq/mL)	40	44	50	56	68	72	80	90	100	100	100	100
NARCAN mgs-0,1 mg/kg	2	2	2	2	2	2	2 a 4	2 a 4	2 a 4	2 a 4	2 a 4	2 a 4
mL-1 mg/mL	2	2	2	2	2	2	2 a 4	2 a 4	2 a 4	2 a 4	2 a 4	2 a 4
GLICOSE mL de D25-0,5 g/kg	40	44	50	56	68	72	80	90	100	100	100	100
mL de D50-0,5 g/kg	20	22	25	28	34	36	40	45	50	50	50	50
DESFIBRILAÇÃO Joules a 2 J/kg	40	44	50	56	68	72	80	90	100	100	100	100
Joules a 4 J/kg	80	88	100	112	136	144	160	180	200	200	200	200
CARDIOVERSÃO Joules a 0,5 J/kg	10	11	13	14	17	18	20	23	25	29	31	35
Joules a 1 J/kg	20	22	25	28	34	36	40	45	50	57	62	70
EPINEFRINA/*PROSTAGLANDINA/ NOREPINEFRINA/TERBUTALINA (1 mg/100 mL concentração) Velocidade em mL/h para: *0,05 mcg/kg/min	6	6,7	7,5	8,5	10	11	12,5	13,5	15	17	18,5	21
*0,1 mcg/kg/min	12	13	15	17	20	22	24	27	30	34	37	42
0,17 mcg/kg/min	20	22	26	29	35	37	41	46	51	58	63	71
0,34 mcg/kg/min	41	45	51	57	69	73	82	92	102	116	126	143
0,51 mcg/kg/min	61	67	77	86	104	110	122	138	153	174	190	214
DOPAMINA/DOBUTAMINA (80 mg/100 mL concentração) Velocidade em mL/h para: 6,66 mcg/kg/min	10	11	12,5	14	17	18	20	22,5	25	28,5	31	35
13,32 mcg/kg/min	20	22	25	28	34	36	40	45	50	57	62	70
20 mcg/kg/min	30	33	37,5	42	51	54	60	67,5	75	85,5	93	105
LIDOCAÍNA mgs- 1 mg/kg (máx = 100 mg)	20	22	25	28	34	36	40	45	50	57	62	70
mL a 1% (10 mg/mL)	2	2	3	3	3	4	4	5	5	6	6	7
mL a 2% (20 mg/mL)	1	1	1	1	2	2	2	2	3	3	3	4
DRIP DE LIDOCAÍNA 400 mg/100 mL concentração Velocidade em mL/h para: 20 mcg/kg/min	6	7	8	8	10	11	12	14	15	17	19	21
40 mcg/kg/min	12	13	15	17	20	22	24	27	30	34	37	42
AMIODARONA mg- 5 mg/kg (50 mg/mL)	100	110	125	140	170	180	200	225	250	285	300	300
mL para TV (máx 3 mL)	2	2,2	2,5	2,8	3	3	3	3	3	3	3	3
mL para FV (máx 6 mL)	2	2,2	2,5	2,8	3,4	3,6	4	4,5	5	5,7	6	6
DRIP DE AMIODARONA (450 mg/250 mL SG 5% frasco de vidro) Velocidade em mL/h para: 15 mg/kg/dia	6,9	7,6	8,7	9,7	11,8	12,5	13,9	15,6	17,4	19,8	21,8	24,3

▲ **Figura 7-1** (Continua)

PARADA CARDÍACA — CAPÍTULO 7

DOSAGENS PRÉ-CALCULADAS DOS MEDICAMENTOS
Rev. 8/05 Item #D3085-004

PAS min (5%)
0-1 m: 60
1 m-1 a: 70
1 a: 70 + (2 × idade em anos)

Tamanho TET:
Nascimento: 3,0 -3,5
1 a: 4.0 depois [(idade/4) + 4]

Profundidade TET:
3 × o tamanho correto do tubo

IDADE	B	1 m	2 m	4 m	6 m	8 m	10 m	12 m	2 a	3 a	4 a	5 a
PESO (KG)	3	4	5	6	7	9	10	15	12	14	16	18
EPI (1:10.000) Dose IV mL-0,1 mL/kg	0,3	0,4	0,5	0,6	0,7	0,9	1	1	1,2	1,4	1,6	1,8
EPI (1:1.000) Dose TET mL-0,1 mL/kg	0,3	0,4	0,5	0,6	0,7	0,9	1	1	1,2	1,4	1,6	1,8
ATROPINA Mgs-0,02 mg/kg (máx = 1 mg)	N/A	0,1	0,1	0,12	0,14	0,18	0,2	0,2	0,24	0,28	0,32	0,36
mL de 0,1 mg/mL	N/A	1	1	1,2	1,4	1,8	2	2	2,4	2,8	3,2	3,6
mL de 0,4 mg/mL	N/A	0,25	0,25	0,3	0,35	0,45	0,5	0,5	0,6	0,7	0,8	0,9
CÁLCIO 10 mg/kg Ca^{++} elementar (100 mg/mL) mL de gliconato de Ca^{++} (100 mg/kg)	3	4	5	6	7	9	10	10	10	10	10	10
mL de cloreto de Ca^{++} (20 mg/kg)	0,6	0,8	1	1,2	1,4	1,8	2	2	2,4	2,8	3,2	3,6
ADENOSINA mgs- 0,1 mg/kg (máx = 12 mg) (3 mg/mL)	0,3	0,4	0,5	0,6	0,7	0,9	1	1	1,2	1,4	1,6	1,8
mL da 1ª dose (0,1 mg/kg)	0,1	0,1	0,2	0,2	0,2	0,3	0,3	0,3	0,4	0,5	0,5	0,6
mL da 2ª dose (0,2 mg/kg)	0,2	0,3	0,4	0,4	0,4	0,6	0,6	0,6	0,8	1	1	1,2
BICARBONATO DE SÓDIO mEq-1 mEq/kg	3	4	5	6	7	9	10	10	12	14	16	18
mL-1 mEq/mL	3	4	5	6	7	9	10	10	12	14	16	18
mL de PediVial (0,5 mEq/mL)	6	8	10	12	14	18	20	20	24	28	32	36
NARCAN mgs- 0,1 mg/kg	0,3	0,4	0,5	0,6	0,7	0,9	1	1	1,2	1,4	1,6	1,8
mL a 1 mg/mL	0,3	0,4	0,5	0,6	0,7	0,9	1	1	1,2	1,4	1,6	1,8
GLICOSE mL de D25-0,5 g/kg	6	8	10	12	14	18	20	20	24	28	32	36
mL de D50-0,5 g/kg	3	4	5	6	7	9	10	10	12	14	16	18
DESFIBRILAÇÃO Joules a 2 J/kg	6	8	10	12	14	18	20	20	24	28	32	36
Joules a 4 J/kg	12	16	20	24	28	36	40	40	48	56	64	72
CARDIOVERSÃO Joules a 0,5 J/kg	2	2	3	3	4	5	5	5	6	7	8	9
Joules a 1 J/kg	3	4	5	6	7	9	10	10	12	14	16	18
EPINEFRINA/*PROSTAGLANDINA/ NOREPINEFRINA/TERBUTALINA (1 mg/100 mL concentração) Velocidade em mL/h para: *0,05 mcg/kg/min	1	1,2	1,5	1,8	2,1	2,7	3	3	3,6	4,2	4,8	5,4
*0,1 mcg/kg/min	1,8	2,4	3	3,6	4,2	5,4	6	6	7,2	8,4	9,6	10,2
0,17 mcg/kg/min	3,1	4,1	5,1	6,1	7,1	9,2	10,2	10,2	12,2	14,3	16,3	18,4
0,34 mcg/kg/min	6,1	8,2	10,2	12,2	14,3	18,4	20,4	20,4	24,5	28,6	32,6	36,7
0,51 mcg/kg/min	9,2	12,2	15,3	18,4	21,4	27,5	30,6	30,6	36,7	42,8	49	55,1
DOPAMINA/DOBUTAMINA (80 mg/100 mL concentração) Velocidade em mL/h para: 6,66 mcg/kg/min	1,5	2	2,5	3	3,5	4,5	5	5	6	7	8	9
13,32 mcg/kg/min	3	4	5	6	7	9	10	10	12	14	16	18
20 mcg/kg/min	4,5	6	7,5	9	10,5	13,5	15	15	18	21	24	27
LIDOCAÍNA mgs- 1 mg/kg (máx = 100 mg)	3	4	5	6	7	9	10	10	12	14	16	18
mL A 1% (10 mg/mL)	0,3	0,4	0,5	0,6	0,7	0,8	1	1	1,2	1,4	1,6	1,8
mL a 2% (20 mg/mL)	0,15	0,2	0,25	0,3	0,35	0,45	0,5	0,5	0,6	0,7	0,8	0,9
DRIP DE LIDOCAÍNA 400 mg/100 mL concentração) Velocidade em mL/h para: 20 mcg/kg/min	0,9	1,2	1,5	1,8	2,1	2,7	3	3	3,6	4,2	4,8	5,4
40 mcg/kg/min	1,8	2,4	3	3,6	4,2	5,4	6	6	7,2	8,4	9,6	10,8
AMIODARONA mg- 5 mg/kg (50 mg/mL)	15	20	25	30	35	45	50	50	60	70	80	90
mL para TV (máx 3 mL)	0,3	0,4	0,5	0,6	0,7	0,9	1	1	1,2	1,4	1,6	1,8
mL para FV (máx 6 mL)	0,3	0,4	0,5	0,6	0,7	0,9	1	1	1,2	1,4	1,6	1,8
DRIP DE AMIODARONA (450 mg/250 mL SG 5% frasco de vidro) Velocidade em mL/h para: 15 mcg/kg/dia	1	1,4	1,7	2,1	2,4	3,1	3,5	3,5	4,2	4,9	5,6	6,3

▲ **Figura 7-1** *(Continuação)* Doses pré-calculadas dos medicamentos. EPI, epinefrina; PAS, pressão arterial sistólica; TET, tubo endotraqueal; TV, taquicardia ventricular; FV, fibrilação ventricular; SG, solução glicosada.

Atkins DL, Everson-Stewart S, Sears GK, et al: Epidemiology and outcomes from out-of-hospital cardiac arrest in children: The resuscitation outcomes consortium epistry–cardiac arrest. *Circulation*. 2009;119:1484 [PMID: 19273724].

Rodriguez-Nunez A, Lopez-Herce J, Garcia C, et al: Pediatric defibrillation after cardiac arrest: initial response and outcome. *Crit Care*. 2006;10:R113 [PMID: 16882339].

Young KD, Gasuche-Hill M, McClung CD, et al: A prospective, population based study of the epidemiology and outcome of out of hospital pediatric cardiopulmonary arrest. *Pediatrics*. 2004;114:157 [PMID: 15231922].

RESSUSCITAÇÃO CARDIOPULMONAR

SUPORTE BÁSICO DE VIDA/SUPORTE AVANÇADO DE VIDA EM PEDIATRIA

Na mais recente publicação da American Heart Association (AHA) a respeito da SAVP, o ABC (via aérea, respiração [*breathing*] e circulação) da RCP foi trocado por CBA (circulação, respiração [*breathing*] e via aérea) para adultos e crianças. A troca do ABC para CBA assinala uma mudança de paradigma significativa na parada cardíaca que prioriza as compressões cardíacas de alta qualidade precocemente e a desfibrilação imediata em relação ao manejo da via aérea e à respiração de resgate. Embora a maior parte dos dados que suporta essa mudança seja de literatura de adultos, a decisão foi tomada em aplicar a nova mnemônica também a crianças, de modo a simplificar o treinamento. Contudo, como discutido, a maior parte dos casos de parada cardíaca em crianças é precipitada por parada respiratória, pois nelas a via aérea e a respiração merecem muito mais atenção do que em adultos.

A parada cardíaca fora do hospital presenciada deve ser atendida inicialmente com a verificação da responsividade e da respiração normal, seguida por compressões torácicas, se o pulso estiver ausente. A verificação do pulso não deve retardar as compressões do tórax em mais do que 10 segundos. Os estudos mostram que mesmo os profissionais de saúde podem ter dificuldade em identificar corretamente o pulso; portanto, se houver incerteza e o paciente mostrar sinais de má perfusão, a RCP deve ser iniciada imediatamente. Se houver pulso, mas a frequência estiver abaixo de 60 bpm e o paciente mostrar sinais de má perfusão, as compressões torácicas devem ser iniciadas como se não houvesse pulso. Se houverem dois socorristas, um deles deve alertar o serviço de emergência (SE) imediatamente; contudo, se não houver uma segunda pessoa e não houver uma forma de solicitar ajuda imediatamente, o socorrista deve administrar 2 minutos de RCP antes de deixar o paciente para chamar o SE. Uma elevada percentagem de pacientes pediátricos em parada cardíaca responde muito bem à RCP precoce.

As compressões de alta qualidade, a desfibrilação precoce e o tratamento das causas reversíveis têm mostrado melhorar a sobrevida da parada cardíaca. Em 2010, a frequência de compressões recomendada foi revisada de 100 para, *pelo menos, 100*, refletindo dados que mostram que uma frequência maior do que 100 resulta em melhores desfechos do que uma frequência menor do que 100. Do mesmo modo, a profundidade recomendada para as compressões foi revisada para *pelo menos um terço* do diâmetro do tórax, ou, *pelo menos*, 2,5 cm em bebês e *pelo menos* 5 cm em crianças. As revisões foram baseadas em dados de adultos mostrando que até 5 mm de aumento na profundidade da compressão resulta em uma melhora mensurável na sobrevida da parada cardíaca. Além disso, o retorno incompleto deve ser evitado, e as interrupções nas compressões torácicas devem ser minimizadas. Aquele que atua na compressão deve revezar a cada 2 minutos, se possível.

Com um único socorrista, a proporção de compressão para ventilação é de 30:2, e com dois socorristas, essa proporção é de 15:2. Se for colocada uma via aérea avançada, as compressões torácicas e as ventilações devem ser assíncronas, com uma frequência de compressão de pelo menos 100, e uma frequência de ventilação, de 8-10 (uma respiração a cada 6-8 segundos). Em recém-nascidos (RNs), a proporção recomendada de compressão torácica para ventilação é de 3:1.

A RCP, realizada apenas com as mãos ou apenas compressão, é uma alternativa ao RCP de suporte básico de vida (SBV)-padrão de acordo com as diretrizes atuais do SAVP. Os dados que apoiam a RCP com mãos vêm predominantemente de estudos com adultos nos quais a maioria das paradas tem origem cardíaca. A RCP com mãos tem várias vantagens sobre a RCP tradicional, resultando em taxas de sobrevida iguais ou melhores do que a RCP-padrão para parada cardiogênica. Os leigos são mais prováveis de aplicar a RCP só com as mãos, porque não há necessidade de contato boca-a-boca e é uma habilidade fácil de dominar. A RCP com as mãos fornecerá substancialmente mais compressões torácicas com menos interrupções. Os pacientes que provavelmente irão se beneficiar mais da RCP com mãos têm sangue maximamente oxigenado no momento da parada. É importante observar, contudo, que em uma parada por asfixia, a RCP com mãos tem desfechos comparáveis a nenhuma RCP. A RCP com mãos apenas, portanto, deve ser aplicada de forma judiciosa na população pediátrica fora do hospital e provavelmente não tem utilidade no ambiente hospitalar.

DESFIBRILAÇÃO/CARDIOVERSÃO

O manejo das arritmias em pacientes pediátricos difere muito do manejo de arritmias em adultos. A parada cardíaca primária na população pediátrica é relativamente rara, mas, em geral, resulta de uma lesão secundária, como hipóxia, trauma, sepse ou *overdose*. A maioria das crianças apresentará um padrão de bradicardia que leva a uma atividade elétrica sem pulso (AESP) ou assistolia. Por isso, quando houver preocupação a respeito de arritmia cardíaca, as crianças tendem a responder melhor à abordagem da lesão primária, em vez do tratamento dirigido ao coração. As crianças podem ter ritmo sinusal com frequências acima de 220 bpm, e frequências menores do que isso devem ser assumidas como compensação de uma doença, e não uma arritmia primária. É difícil diferenciar uma taquicardia sinusal de uma arritmia com má perfusão. A cardioversão deve ser considerada em uma criança com perfusão anormal e um ritmo cardíaco anormal com uma cardioversão sincronizada em 0,5 a 1 J/kg. Se for necessário um segundo choque, a dose deve ser aumentada para 2 J/kg. As arritmias letais, como a TV, a FV, a AESP e a assistolia, devem ser tratadas de acordo com os algoritmos do SAVP.

DESFIBRILADOR EXTERNO AUTOMÁTICO

Inúmeros tipos de desfibriladores externos automáticos (DEAs) estão disponíveis para fornecer doses atenuadas de energia para pacientes pediátricos. Os DEAs, quando disponíveis, são recomendados para uso em criança com menos de 8 anos, e também para menores de 1 ano. Se um DEA com capacidade de atenuar a dose de energia para criança não estiver disponível, um DEA é considerado seguro e eficaz em dose adulto-padrão para crianças com mais de um ano de idade. Um DEA de adulto pode ser usado para um bebê, se não houver outro DEA disponível; contudo, há poucos dados sobre segurança nesta faixa etária.

VIA AÉREA

O conhecimento médico de quando um paciente pediátrico precisa de uma via aérea adjunta ou avançada é uma das habilidades mais críticas na ressuscitação pediátrica. Como a maioria das paradas cardíacas em crianças é precedida por parada respiratória, o manejo da via aérea e da respiração merece atenção especial. O médico perspicaz deve observar cuidadosamente sinais de declínio respiratório. A falência respiratória se caracteriza por oxigenação inadequada, ventilação inadequada, ou ambas. Sinais de falência respiratória iminente incluem aumento da frequência e do esforço respiratório com sinais de estresse (batimentos da asa do nariz, retrações, grunhidos), diminuição da frequência e do esforço respiratório com letargia associada ou cianose persistente com respiração anormal.

ADJUNTOS DA VIA AÉREA

A via aérea nasofaríngea e a orofaríngea são excelentes adjuntos que podem ajudar a manter a permeabilidade da via aérea por deslocar o palato mole ou a língua da passagem de ar faríngea. Uma via aérea orofaríngea é usada apenas em um paciente com reflexo do vômito ausente; e uma via aérea nasofaríngea pode ser usada em todos os pacientes. Para funcionar adequadamente, o equipamento deve ser do tamanho certo. Uma via aérea orofaríngea deve alcançar desde o canto da boca até o ângulo do queixo, ao passo que a via aérea nasofaríngea deve alcançar o nariz até o trago quando segurada contra a face. Os equipamentos são particularmente úteis durante ventilações com bolsa e máscara e podem melhorar o fluxo de ar em um paciente com dificuldade de ser ventilado de outra forma.

VIA AÉREA AVANÇADA

Uma ampla revisão da via aérea pediátrica adjunta, bem como de intubação endotraqueal (IET) é mencionada no Capítulo 9.

RESPIRAÇÃO

Durante a RCP, é aceitável fornecer oxigênio a 100%; contudo, as novas diretrizes reforçam que níveis de oxigênio devem ser titulados para uma saturação de oxiemoglobina de 94% ou mais nos períodos pré- e pós-parada. A administração de oxigênio em excesso não é necessária e pode ser prejudicial.

A ventilação com bolsa-máscara é uma habilidade importante na ressuscitação de um paciente pediátrico em situação crítica. Não apenas esse tipo de ventilação é uma ponte para a ventilação mecânica (VM), mas pode ser a única ventilação necessária para a ressuscitação do paciente. A ventilação com bolsa-máscara é uma habilidade que requer treinamento e prática para ser mantida, sendo, sem dúvida, a habilidade mais difícil na reanimação pediátrica. É importante escolher uma máscara de tamanho adequado, manter a via aérea aberta, garantir a vedação entre a máscara e a face e avaliar a eficácia de cada ventilação.

A força, o volume e a frequência excessivas da ventilação são um problema comum durante a parada cardíaca pediátrica e podem reduzir a probabilidade de um desfecho bem-sucedido. Com maior importância, a hiperventilação aumenta a pressão intratorácica, impede o retorno venoso e diminui o débito cardíaco (DC) durante a RCP. Isso leva à diminuição do fluxo sanguíneo cardíaco e cerebral e ao aumento da mortalidade. A hiperventilação também pode induzir a retenção de ar e barotrauma, bem como insuflação do estômago, regurgitação e aspiração. Para evitar a entrada de ar no estômago, pode ser aplicada pressão cricoide durante ventilações com bolsa-máscara. Imediatamente após a IET, deve ser passada uma sonda nasogástrica (NG) para aliviar a insuflação gástrica, que pode comprometer os esforços de ressuscitação.

As diretrizes atuais de RCP recomendam que a cada 30 compressões, sejam fornecidas duas ventilações durante um segundo cada para uma única pessoa socorrendo a RCP. Para duas pessoas socorrendo a RCP, duas respirações devem seguir cada 15 compressões. O socorrista deve fornecer um volume suficiente para ver uma elevação torácica visível, mas não mais do que isso. Se houver uma via aérea avançada, a frequência respiratória (FR) durante a RCP deve ser de 8 a 10, ou uma respiração a cada 6 a 8 segundos. Se houver um ritmo cardíaco com perfusão, mas o paciente estiver apneico, a frequência de ventilação deve ser de 12 a 20 respirações, ou uma respiração a cada 3 a 5 segundos.

A monitorização do gás carbônico ao final da expiração ($EtCO_2$) é recomendada formalmente durante e após a parada para avaliação de ventilação adequada/confirmação do tubo endotraqueal (TET), assim como a eficiência da compressão torácica e detecção do retorno da circulação espontânea (RCE). Durante a RCP, os níveis do $EtCO_2$ são relacionados de forma imprecisa com a qualidade da compressão torácica com compressões efetivas. Quando há RCE, ocorre um aumento súbito e drástico do $EtCO_2$.

As seguintes advertências devem ser lembradas ao interpretar o $EtCO_2$. A presença de um formato de onda de capnografia confirma que um TET está na via aérea, mas não exclui a intubação do brônquio principal direito. Às vezes, a epinefrina em bólus pode reduzir transitoriamente o fluxo sanguíneo pulmonar, reduzindo, assim, o $EtCO_2CF$. A asma grave e o edema pulmonar podem reduzir acentuadamente o $EtCO_2$, às vezes abaixo de limites detectáveis. Do mesmo modo, um grande vazamento de ar glótico pode resultar em um EtCO$_2$ baixo.

CIRCULAÇÃO

AVALIAÇÃO

O primeiro componente da avaliação do estado circulatório do paciente pediátrico é a "impressão de entrada" do provedor de cuidados de saúde. Importantes informações de saúde podem ser obtidas a partir do nível de atividade do paciente, tônus muscular, aspecto e contexto da apresentação. A presença de pulso deve ser avaliada por não mais do que 10 segundos. Em crianças, a palpação da artéria braquial é preferida. Se não for detectado um pulso adequado em 10 segundos, a RCP deve ser iniciada.

A presença de pulso isoladamente não exclui a necessidade de compressões torácicas, uma vez que frequências de pulso inadequadas não irão atingir uma perfusão adequada dos órgãos-alvo. As compressões torácicas devem ser iniciadas se a frequência de pulso for menor do que 60 por minuto com sinais de má perfusão. A temperatura e a cor da pele e o enchimento capilar (normal < 2 segundos) podem ser usados como métodos de avaliação do estado de perfusão, mas podem ser influenciados pelo estado ambiental, como a temperatura ambiente. No hospital, o profissional de saúde, com frequência, terá o benefício dos monitores cardíacos e outros métodos avançados de monitorização do estado circulatório. Deve-se ter cuidado para evitar "tratar o monitor", já que um bom traçado eletrocardiográfico pode não necessariamente corresponder a uma perfusão adequada dos órgãos-alvo, como, por exemplo, o paciente com AESP.

ACESSO INTRAVENOSO

O acesso vascular é um componente essencial dos esforços de ressuscitação pediátricos efetivos. Embora o suporte da via aérea, a respiração e a circulação não devam ser retardados por tentativas em estabelecer o acesso vascular, é imperativo garantir um meio confiável de administrar medicação e líquidos ao paciente, bem como obter amostras de sangue para exames laboratoriais.

A canulação venosa periférica frequentemente é o método e é aceitável se puder ser estabelecido rapidamente. Os locais comuns de canulação no paciente pediátrico incluem o dorso da mão ou pé, o antebraço, ou em RNs, o escalpo. As diretrizes atuais recomendam que os profissionais de saúde limitem o tempo de tentativa de canulação venosa periférica e, em vez disso, tentem obter o acesso intraósseo (IO). Os cateteres IO podem ser colocados de forma rápida e segura para administração de medicamentos e para obtenção de amostras sanguíneas (inclusive tipo de sangue e gasometria sanguínea). As medicações devem ser administradas nas mesmas doses usadas em cateteres intravenosos (IV) e seguidas de injeção de 5mL de solução fisiológica (SF).

Os provedores de cuidados infantis devem ter habilidade na colocação de cateteres IO. Além da agulha IO de Jamdishi, que é colocada manualmente e tem sido usada historicamente na parada cardíaca pediátrica, há vários equipamentos IO disponíveis comercialmente, incluindo o EZ-IO, que tem mostrado reduzir o tempo de colocação e as complicações relacionadas à colocação IO. A canulação venosa central não é recomendada como método inicial de acesso vascular durante os esforços de ressuscitação, já que ele requer treinamento especial e tempo para ser obtido de forma segura. A colocação de uma linha central pode ser útil no período pós-ressuscitação para administração continuada de medicações vasoativas.

ARRITMIAS LETAIS

Ao seguir o algoritmo de SAVP, o médico deve considerar cuidadosamente as causas reversíveis de parada cardíaca. Anteriormente, essas causas reversíveis eram enfatizadas para AESP e assistolia, mas agora são enfatizadas durante a parada cardíaca com qualquer ritmo. As causas reversíveis podem ser lembradas usando o mnemônico 5Hs e 5Ts (hipóxia, hipovolemia, íon hidrogênio [acidose], hipo/hipercalemia, hipoglicemia, hipotermia, toxinas, tamponamento, trombose miocárdica, trombose pulmonar e pneumotórax hipertensivo). O cuidado especial ao abordar a oxigenação, a respiração e o choque será consideravelmente benéfico. Em pacientes RNs, lesões dependentes do ducto arterial devem ser consideradas no diagnóstico diferencial, e a prostaglandina E (PGE) pode ter um papel na ressuscitação. Frequentemente, a US/Doppler irá detectar pulsos não capazes de serem palpados na área central. O médico deve usar US auxiliar para detectar atividade cardíaca e correlacionar com monitorização elétrica para orientar a reanimação. A US será capaz de detectar derrame pericárdico e pneumotórax hipertensivo ou hemoperitônio, que são causas potencialmente reversíveis de AESP e assistolia.

TAQUICARDIA VENTRICULAR SEM PULSO/ FIBRILAÇÃO VENTRICULAR

O reconhecimento da taquicardia com complexos alargados pode ser difícil em um paciente taquicárdico. Complexos QRS com largura maior do que 0,09 milissegundos são considerados alargados em crianças com menos de 4 anos de idade, e 0,1 milissegundos em crianças com idade igual ou maior de 4 anos. A desfibrilação deve ser aplicada logo que possível para TV sem pulso ou FV. A desfibrilação bifásica da TV sem pulso e da FV deve ser feita com 2 J/kg até um máximo de 10 J/kg (ou máximo de 200 J em adultos). As arritmias primárias em geral respondem melhor à desfibrilação do que as arritmias que se desenvolvem secundariamente às doenças. As placas podem ser colocadas em posição anteroposterior ou axilar-esternal. As placas pediátricas e DEAs pediátricos são preferidos, contudo, os DEAs de adultos não são prejudiciais em crianças maiores de 1 ano com estudos mostrando que os DEAs de adulto têm uma sensibilidade de 96% e especificidade de 100% para reconhecer FV e TV. Os desfibriladores monofásicos mais antigos podem ser usados para desfibrilar a 2 J/kg com choques subsequentes a 4 J/kg. Deve ser observado que as taxas de conversão são de cerca de 20% com choques monofásicos de 2 J/kg.

Em contraste com as recomendações do SAVP, muitos recomendam que a RCP não seja interrompida durante a desfibrilação. Estudos não mostraram transmissão significativa de energia da desfibrilação à pessoa que está realizando as compressões torácicas. As interrupções servem apenas para impedir a circulação da RCP de alta qualidade. O médico pode usar uma toalha pequena ou tapete de borracha para ajudar a reduzir a preocupação com a lesão do provedor pela desfibrilação.

CONSIDERAÇÕES NEONATAIS

As habilidades para ressuscitação neonatal não são empregadas diariamente no SE, mas são um conjunto de habilidades que precisam ser revisadas periodicamente. Assim como qualquer ressuscitação ou procedimento, a preparação é fundamental. Os médicos e profissionais do SE devem estar conscientes do tipo de equipamentos necessários para ressuscitação adequada e a sua localização, inclusive conhecimento geral da equipe disponível para resposta.

RESSUSCITAÇÃO INICIAL

Os RNs devem ser enxugados e aquecidos cuidadosamente, uma vez que são propensos à hipotermia, uma condição que aumenta o consumo de oxigênio. A meta para a temperatura inicial é 36,5 °C na temperatura axilar. Imediatamente após o parto, podem ser usadas toalhas e mantas aquecidas, mas é preferível uma fonte de calor radiante, como o tipo usado nas salas de parto. Bebês prematuros podem ser envoltos em plástico para evitar perda de calor. Todas as intervenções ventilatórias devem incluir a umidificação aquecida. A sala deve ser aquecida, se possível, a 26 °C.

VIA AÉREA/RESPIRAÇÃO

A ventilação é a base da ressuscitação neonatal e deve ser reavaliada regularmente durante a reanimação. A boca e a narina do RN devem ser aspiradas logo após o nascimento com uma pera de borracha. O conteúdo aspirado (mecônio) deve ser verificado para a cor. A aspiração não apenas limpa a via aérea do RN, mas também fornece a estimulação necessária. Líquido manchado de mecônio pode indicar a necessidade de medidas ventilatórias mais agressivas.

Deve-se ter cuidado ao usar oxigênio suplementar nesse grupo etário, especificamente no bebê pré-termo. A oximetria de pulso é uma ferramenta valiosa para avaliação de oxigenação adequada no RN. O oxigênio suplementar deve ser titulado de forma que a saturação periférica da hemoglobina pelo oxigênio (SpO_2) seja 85 a 95%. Lembrar-se de que os níveis de SpO_2 não se elevarão a esse nível até 10 minutos após o parto. Se não houver uma resposta de aumento da FC (< 100 batimentos/min) após 90 segundos, a fração inspirada de oxigênio (FiO_2) pode ser aumentada. A ventilação com pressão positiva está indicada se não houver melhora na FC, ou se o bebê permanecer apneico. Isso deve ser aplicado com uma bolsa ou outro equipamento capaz de fornecer uma ventilação com pressão positiva. A pressão positiva contínua na via aérea (CPAP, do inglês *continuous positive airway pressure*) só deve ser usada em bebês que respiram espontaneamente.

Uma seleção de equipamentos adequados é importante quando a intubação é necessária. Uma lâmina de Miller ou outra lâmina reta é preferida para visualização da via aérea. A maioria dos bebês a termo pode ser intubada com uma lâmina de tamanho 1, ao passo que bebês menores ou prematuros podem necessitar uma lâmina tamanho 0. O TET deve ser inserido apenas passando as cordas vocais. Pode ser benéfico também aplicar pressão positiva ao final da expiração (PEEP) por meio do ventilador.

RESSUSCITAÇÃO CARDIOPULMONAR E MEDICAÇÕES

As compressões torácicas são indicadas para bebês com uma frequência que permanece abaixo de 60 batimentos/min independente de uma ventilação adequada. As compressões devem ser realizadas em uma proporção de 3:1, com as ventilações com pressão positiva, para um total de 90 compressões e 30 respirações em um minuto. Após uma FC 60 batimentos/min ou mais ser atingida, a RCP deve ser descontinuada.

Se a frequência permanecer abaixo de 60, independentemente de ventilação e compressões adequadas, é indicado o uso de epinefrina. A dose recomendada é 0,01-0,03 mg/kg (0,01 a 0,03 mL de solução a 1:10.000) IV. Essa dose pode ser triplicada se administrada por via TET. Reavaliar a FC e a ventilação do paciente repetidamente.

A expansão de volume é feita com um bólus inicial de 10 mL/kg de líquido isotônico (SF ou solução de Ringer lactato). Se houver suspeita de perda sanguínea, então deve ser transfundido concentrado de hemácias tipo O negativo. Preferencialmente, o sangue transfundido deve ser cruzado com o da mãe. A administração de rotina de naloxona para expansão de volume não é mais recomendada.

MEDIDAS PÓS-RESSUSCITAÇÃO

Após a ressuscitação, a via aérea, a respiração e a circulação devem ser avaliadas mais uma vez, bem como o estado hidreletrolítico. É importante tratar de forma expectante, prestar atenção aos níveis de glicose, bem como tratar hipoglicemia imediatamente e de forma agressiva com SG. O RN deve ser admitido na unidade de terapia intensiva neonatal (UTIN) mais próxima.

Berg M, Schexnayder S, Chameides M, et al: Part 13: Pediatric Basic Life Support: 2010 American Heart Association Guidelines for Cardiopulmonary Resuscitation and Emergency Cardiovascular Care. *Circulation*. 2010;122:S862 [PMID: 20956229].

Berg MD, Samson RA, Meyer RJ, et al: Pediatric defibrillation doses often fail to terminate prolonged out-of-hospital ventricular fibrillation in children. *Resuscitation*. 2005;67:63 [PMID: 16199288].

Chameides L, Samson RA, Schexnayder SM, et al: *Pediatric Advanced Life Support Provider Manual*. Dallas: American Heart Association; 2011.

Edson DP, Abella BS, Kramer-Johansen J, et al: Effects of compression depth and pre-shock pauses predict defibrillation failure during cardiac arrest. *Resuscitation*. 2006;71:137 [PMID: 16982127].

Hoke RS, Heinroth K, Trappe HJ, et al: Is external defibrillation an electric threat for bystanders? *Resuscitation*. 2009;80:395 [PMID: 19211180].

International Liaison Committee on Resuscitation: 2005 International consensus on cardiopulmonary resuscitation and emergency cardiovascular care science with treatment recommendations. Part 7: Neonatal resuscitation. *Resuscitation*. 2005;67:293 [PMID: 16324993].

Kattwinkel J, Bloom RS, American Academy of Pediatrics: *Textbook of Neonatal Resuscitation*. Dallas: American Academy of Pediatrics; 2011.

Kattwinkel J, Perlman J, Aziz K, et al: Part 15: Neonatal resuscitation: 2010 American Heart association guidelines for cardiopulmonary resuscitation and emergency cardiovascular care. *Circulation*. 2010;122:S909 [PMID: 20956231].

Kitamura T, Iwami T, Kawamura T, et al: Conventional and chestcompression-only cardiopulmonary resuscitation by bystanders for children who have out-of-hospital cardiac arrests: A prospective, nationwide, population-based cohort study. *Lancet*. 2010;375:1347 [PMID: 20202679].

Kleinman M, Chareides L, Schexnayder S, et al: Part 14: Pediatric basic life support: 2010 American Heart Association guidelines for cardiopulmonary resuscitation and emergency cardiovascular care. *Circulation*. 2010;122:S876 [PMID: 20956230].

Kliegman RM, Stanton B, Geme J, et al: *Nelson Textbook of Pediatrics: Expert Consult Premium Edition*. Philadelphia, PA.: Saunders; 2011.

Loyd MS, Heeke B, Walter PF, et al: An analysis of electrical current glow through rescuers in direct contact with patients during biphasic external defibrillation. *Circulation*. 2008;117:2510 [PMID:18458166].

Noori S, Wlodaver A, Gottipati V, et al: Transitional changes in cardiac and cerebral hemodynamics in term neonates at birth. *J Pediatr*. 2012;160:943 [PMID: 22244465].

Perlman JM, Wyllie J, Kattwinkel J, et al: Neonatal resuscitation: 2010 international consensus on cardiopulmonary resuscitation and emergency cardiovascular care science with treatment recommendations. *Pediatrics*. 2010;126:e1319 [PMID:20956431].

Tibballs J, Carter B, Kiraly NJ, et al: External and internal biphasic direct current shock doses for pediatric ventricular fibrillation and pulseless ventricular tachycardia. *Pediatr Crit Care Med*. 2011;12:14 [PMID: 20308928].

Tibballs J, Russell P: Reliability of pulse palpation by healthcare personnel to diagnose pediatric cardiac arrest. *Resuscitation*. 2009;80:61 [PMID: 18992985].

Watkinson M: Temperature control of premature infants in the delivery room. *Clin Perinatol*. 2006;33:43 [PMID:16533632].

MANEJO FARMACOLÓGICO

As doses de medicação para o paciente pediátrico dependem do peso da criança, devendo ser usada a medida de peso mais recente confiável. Diante de uma parada cardíaca, essa medida frequentemente não está disponível, e o uso de auxílios com base no comprimento (como a fita de Broselow) é uma alternativa aceitável. Independente do fato de que a maioria dos auxílios indicam doses pré-calculadas baseadas no peso ideal, faltam dados sobre a segurança do ajuste de doses pré-calculadas para crianças obesas. Embora várias das medicações usadas nos protocolos SAVP possam ser administradas por meio de TET em quantidade 2,5 vezes a dose IV, a medicação por via TET é desencorajada em prol de usar a via IV como primeira escolha, e IO como segunda escolha. Apenas em último caso, com a incapacidade de estabelecer uma via IO, os medicamentos devem ser administrados por TET. A Tabela 7-1 enumera as medicações comuns com as doses que são usadas na ressuscitação pediátrica.

MEDICAÇÕES SELECIONADAS

Adenosina

A adenosina é um nucleosídeo endógeno com meia-vida muito curta. Esse fármaco causa um bloqueio do nó atrioventricular (BAV) de curta duração, o que torna essa medicação a terapia de primeira linha para taquicardia supraventricular (TSV) ou taquicardia supraventricular pediátrica (TSVP). A administração deve ser por via IV em bólus rápido seguido de SF com monitorização cardíaca cuidadosa. A adenosina pode causar um breve período de assistolia. Se uma dose inicial de 0,1 mg/kg (máximo de 6 mg) não resolver a TSV ou TSVP, ela pode ser repetida em até duas doses adicionais de 0,2 mg/kg (máximo de 12 mg).

Amiodarona

A amiodarona é um bloqueador dos canais de potássio (antiarrítmico de classe III) com algum efeito bloqueador dos canais de sódio, β-bloqueador e bloqueador dos canais de cálcio. A amiodarona reduz a condução AV e prolonga o período refratário AV. Ela também alarga o complexo QRS e prolonga o intervalo QT. A amiodarona está indicada no tratamento da FV ou da TV sem pulso em um bólus rápido de 5 mg/kg (dose única máxima de 300 mg) até 15 mg/kg total. Ela também está indicada no tratamento da TV sem pulso e como um agente de segunda linha para o tratamento da TSV, se a adenosina falhar. Nestes pacientes, ela deve ser administrada em infusão lenta durante 20 a 60 minutos sob monitorização cardíaca e da pressão arterial (PA), uma vez que pode ocorrer prolongamento de QT e hipotensão.

Atropina

A atropina é um medicamento com efeito parassimpaticolítico útil no tratamento das bradicardias sintomáticas. A atropina acelera o ritmo de marca-passo sinoatrial e encurta a condução AV. Evite o uso em bloqueios cardíacos de alto grau (bloqueios cardíacos Mobitz tipo II ou de terceiro grau). Administrar 0,02 mg/kg IV ou IO (dose única mínima de 0,1 mg para evitar bradicardia paradoxal, dose única máxima de 0,5 mg). Repetir uma vez, se necessário. A atropina também pode ser administrada por via TET, se acesso IV ou IO não estiverem disponíveis. Nesse paciente, administrar 2 a 2,5 vezes a dose usada. A atropina não está mais indicada em crianças com AESP ou assistolia.

Cálcio

Disponível como cloreto de cálcio ou gliconato de cálcio, a administração de cálcio é recomendada diante hipercalemia ou

Tabela 7-1 Medicamentos usados comumente na parada cardíaca pediátrica

Medicamento	Indicações	Dose
Adenosina	TSV	0,1 mg/kg bólus rápido. Pode repetir com até duas doses adicionais de 0,2 mg/kg (máximo 12 mg/dose)
Albumina	Choque, queimaduras, trauma	0,5-1,0 g/kg IV/IO infusão rápida
Salbutamol	Asma, hipercalemia	2,5-5,0 mg nbz a cada 20 min conforme a necessidade ou 0,5 mg/kg/h contínuo (máx 20 mg)
Amiodarona	FV, TV sem pulso	5 mg/kg IV/IO em bólus (máx 300 mg por dose única). Pode repetir até um máximo diário de 15 mg/kg
	TV e TSV estáveis	5 mg/kg IV/IO durante 20-60 min. Repetir até um máximo diário de 15 mg/kg
Atropina	Bradicardia sintomática	0,02 mg/kg IV/IO. Pode repetir uma vez, dose máxima 1 mg em crianças, 3 mg em adolescentes.
	Intoxicação por organofosforados	< 12 anos, 0,02-0,05 mg/kg IV/IO repetida a cada 30 min até reversão > 12 anos, 2 mg IV/IO, então, 1-2 mg IV/IO até a reversão
Cloreto de cálcio	Hipocalcemia, *overdose* de BCC, hipercalemia, hipermagnesemia	20 mg/kg IV ou IO em bólus lento durante a parada conforme a necessidade (dose máx 2 g)
Difenidramina	Choque anafilático	1-2 mg/kg IV/IO/IM cada 4-6 h (máximo 50 mg)
Epinefrina	Parada cardíaca sem pulso, bradicardia sintomática	Em parada, 0,01 mg/kg IV/IO (concentração 1:10.000), dose máxima de 1 mg)
	Choque hipotensivo	0,1-1,0 mcg/kg/min IV/IO
	Anafilaxia	0,01 mg/kg 1:1000 IM a cada 15 min (dose máxima 0,3 mg). Se hipotenso, dar 0,01 mg/kg 1:10.000 IV/IO cada 3-5 min (dose máxima 1 mg)
Etomidato	SRI	0,2-0,4 mg/kg IV/IO durante 30 segundos
Glicose (SG)	Hipoglicemia	0,5-1,0 g/kg IV/IO. Se ocorrer extravasamento, pode causar necrose
Hidrocortisona	Insuficiência suprarrenal	2 mg/kg IV (máx 100 mg)
Lidocaína	FV, TV sem pulso, TV estável	1 mg/kg IV ou IO em bólus 20-50 mcg/min em infusão IV ou IO
Sulfato de magnésio	Hipomagnesemia, torsade de pointes	25 mg/kg IV ou IO lentamente durante 10-20 min (dose máx 2 g)
Milrinona	Disfunção miocárdica com aumento RVS/RVP	Dose de ataque de 50 mcg/kg IV/IO durante 10-60 min, depois infusão de 0,75 mcg/kg/min
Naloxona	Intoxicação por opioides	1-5 mcg/kg IV/IO – reversão parcial 0,1 mg/kg (máx 2 mg) – reversão total
Procainamida	FA, *flutter* atrial, TSV ou TV (com boa perfusão)	15 mg/kg IV ou IO durante 30-60 min
Bicarbonato de sódio	Acidose metabólica grave, hipercalemia *Overdose* de antidepressivos tricíclicos	1 mEq/kg IV/IO em bólus lento 1-2 mEq/kg IV/IO em bólus até que o pH sérico > 7,45 seguido por infusão para manter pH alcalino
Terbutalina	Estado asmático, hipercalemia	0,1-10 mcg/kg/min IV/IO, pode dar 10 mcg/kg SC até iniciar IV
Vasopressina	Parada cardíaca	0,4-1 unidade/kg em bólus para substituir 1ª ou 2ª dose de epinefrina (máx 40 unidades)
	Hipotensão resistente à catecolamina	0,2-2 miliunidades/kg/min infusão contínua

TSV, taquicardia supraventricular; IV, intravenoso; nbz, nebulizar; IO, intraósseo; FV, fibrilação ventricular; TV, taquicardia ventricular; FA, fibrilação atrial; RVS, resistência vascular sistêmica; RVP, resistência vascular pulmonar; BCC, bloqueadores do canal de cálcio; SRI, sequência rápida de intubação.

hipermagnesemia documentadas, ou na ocorrência de *overdose* de bloqueador de canais de cálcio ou hipocalcemia documentada. O cálcio pode ser irritante dos vasos periféricos e, como tal, deve ser infundido em uma veia central, quando disponível. A dose irá variar de acordo com a formulação e a concentração com o cloreto de cálcio, fornecendo aproximadamente três vezes mais cálcio elementar do que o gliconato de cálcio.

Epinefrina

A epinefrina é um agonista α e β-adrenérgico indicado para o tratamento de todos os ritmos sem pulso. Ela pode ser repetida a cada 3 a 4 minutos, se necessário, e pode ser administrada por meio de TET, como descrito na Tabela 7-1.

Glicose

A glicose é um carboidrato que é essencial no tratamento da hipoglicemia. Ela está disponível como dextrose em diferentes concentrações (D50, D25 e D10). Ela deve ser administrada cuidadosamente, pois sua natureza hiperosmolar significa que ela pode causar necrose nos tecidos adjacentes, se ocorrer extravasamento.

Lidocaína

A lidocaína é um antiarrítmico de classe IB que reduz a automaticidade das células de marca-passo. O seu uso está indicado nas arritmias ventriculares. Os sinais de intoxicação devem ser monitorados e estes incluem depressão cardiovascular, redução do DC e convulsões. Após um tratamento bem-sucedido da arritmia com a administração em bólus, deve ser mantida uma infusão, como descrito na Tabela 7-1.

Sulfato de magnésio

O magnésio está indicado no tratamento da TV polimórfica (torsade de pointes) ou na incidência de hipomagnesemia documentada. Ele deve ser administrado lentamente a 25 mg/kg (dose máx de 2 g) IV ou IO durante 10 a 20 minutos, uma vez que a administração rápida pode causar hipotensão. O paciente deve ser monitorado para sinais de intoxicação, que incluem prolongamento de QT e diminuição dos reflexos tendinosos profundos.

Procainamida

A procainamida é um antiarrítmico de classe IA que aumenta o período refratário nos átrios e nos ventrículos. Ela pode ser usada no tratamento da FA ou *flutter* atrial, embora falte evidência de benefício na ressuscitação pediátrica. Deve ser evitada a administração concomitante com outros medicamentos que prolongam o intervalo QT. A medicação deve ser infundida lentamente durante 30 a 60 minutos. A infusão deve ser descontinuada se forem observados sinais de toxicidade.

Berg M, Schexnayder S, Chameides M, et al: Part 13: Pediatric Basic Life Support: 2010 American Heart Association Guidelines for Cardiopulmonary Resuscitation and Emergency Cardiovascular Care. *Circulation*. 2010;122:S862 [PMID: 20956229].

Chameides L, Samson RA, Schexnayder SM, et al: *Pediatric Advanced Life Support Provider Manual*. Dallas: American Heart Association; 2011.

Kleinman M, Chareides L, Schexnayder S, et al: Part 14: Pediatric basic life support: 2010 American Heart Association guidelines for cardiopulmonary resuscitation and emergency cardiovascular care. *Circulation*. 2010;122:S876 [PMID: 20956230].

Kliegman RM, Stanton B, Geme J, et al: *Nelson Textbook of Pediatrics: Expert Consult Premium Edition*. Philadelphia, PA.: Saunders; 2011.

CUIDADOS PÓS-RESSUSCITAÇÃO

Os cuidados pós-ressuscitação de pacientes pediátricos pós-parada cardíaca merecem atenção especial. Melhoras recentes na sobrevida de vítimas de parada cardíaca ocorrem, em parte, devido às medidas pós-ressuscitação em adição à RCP de alta qualidade, e as diretrizes atuais da SAVP incluem um algoritmo dedicado aos cuidados pós-parada cardíaca.

A prioridade imediata após obter RCE é otimizar a ventilação e a oxigenação. Titular o oxigênio (O_2) para uma saturação de oxigênio (SO_2) de 94 a 99%. Além disso, se ainda não tiver obtido a via aérea artificial, considerar nesse momento. A capnografia ajuda a garantir uma ventilação adequada.

O sistema circulatório deve ser abordado para quaisquer sinais de hipotensão persistente ou choque. As causas reversíveis mais comuns (5Hs e 5Ts) devem ser revisadas, mas lembrar que essa lista não é completa. Líquidos administrados em bólus de 1-20 mL/kg devem ser dados como necessário para suporte do sistema circulatório. Se os líquidos não forem suficientes para resolver a hipotensão, considerar o uso de vasopressores ou agentes inotrópicos. Norepinefrina, dopamina ou epinefrina são indicadas para choque hipotensivo, e a milrinona, a dobutamina, a efedrina ou a dopamina são preferidos para choque normotenso.

A hipotermia terapêutica tem mostrado claramente melhorar os desfechos para sobreviventes comatosos de parada cardíaca na população adulta. Embora haja, provavelmente, um subgrupo de pacientes pediátricos que se beneficiaria de hipotermia terapêutica, como aqueles cuja lesão inicial foi uma arritmia cardíaca primária, os dados que suportam essa prática em crianças são inconclusivos misturados. As diretrizes de SAVP pós-ressuscitação recomendam que a hipotermia terapêutica deve ser "considerada" em sobreviventes pediátricos comatosos pós-parada cardíaca.

Por fim, a monitorização intensiva de agitação, convulsões, hipoglicemia, eletrólitos e outras anormalidades laboratoriais é essencial, e os pacientes devem ser transferidos imediatamente para uma unidade de terapia intentiva pediátrica (UTIP), ou centro de cuidados intensivos mais próximo para monitorização.

PRESENÇA DA FAMÍLIA DURANTE A RESSUSCITAÇÃO

O processo da ressuscitação pode ser preocupante, psicológica e emocionalmente, para os membros da família, bem como para os provedores de saúde. Muitos avanços ocorreram nesta área nas últimas décadas. Embora a percepção desses conceitos difira, muita pesquisa tem sido feita sobre o assunto. Alguns profissionais de saúde temem que a família atrapalhe. Contudo, as pesquisas mostram que quando a família tem alguém dedicado lhe atendendo (em geral, um capelão ou enfermeira) eles não atrapalham. Outras preocupações a respeito de disputas judiciais foram refutadas em estudos, mesmo quando erros foram cometidos.

A presença da família durante a ressuscitação está ganhando mais e mais aceitação. Muitos estudos têm mostrado o seu benefício nessa situação, o que permite à família perceber a gravidade da condição do seu ente querido, dissipar a dúvida de que "tudo foi feito", reduzir a sensação de culpa, encorajar o fechamento da situação e facilitar o processo global de luto. O benefício para o provedor de saúde é que a presença da família encoraja o profissionalismo, a dignidade e torna o processo de comunicar a morte mais fácil. Como resultado dos achados de pesquisa, muitas organizações desenvolveram posicionamentos sobre o assunto. Associações e organizações que endossam a presença da família na ressuscitação incluem o American College of Emergency Physicians (ACEP), o American Academy of Pediatrics (AAP), o American Heart Association (AHA) e o American College of Critical Care Medicine.

A presença da família na ressuscitação deve ser oferecida aos familiares. Pessoal dedicado deve ser responsável por explicar e cuidar da família presente. Quando feito de forma adequada, os benefícios serão ganhos pela equipe de saúde, assim como pela família.

TÉRMINO DA RESSUSCITAÇÃO

Não há preditores bem estabelecidos do desfecho para orientar o término dos esforços de ressuscitação. Muitos autores sugerem conceitos como tempo muito prolongado, colapso não testemunhado, doses crescentes de epinefrina e idade, bem como a duração total da RCP como maus preditores de bons resultados. A RCP por um espectador, a parada cardíaca com testemunhas e temperaturas hipotérmicas são os melhores indicadores prognósticos. O término dos esforços deve ser considerado após o paciente ter sido ventilado com oxigênio, ter sido feita reposição de volume, as arritmias terem sido abordadas e as causas reversíveis de AESP e assistolia afastadas. A família presente durante a ressuscitação não deve ser forçada a tomar a decisão de terminar os esforços. Como o líder da ressuscitação, o médico deve levar todos os dados e circunstâncias em consideração para tomar a difícil decisão, porém final, de terminar os esforços.

CUIDADOS PÓS-MORTE

Provavelmente não há uma experiência mais traumática ou dolorosa do que a morte de uma criança. Os pais devem poder sofrer a perda do seu filho. Encorajar os pais a segurar a criança e ficar com ela pode ser uma forma de ajudar no processo do luto. Os profissionais de saúde devem estar disponíveis para abordar questões dos membros da família e oferecer condolências. Capelães e especialistas em vida infantil têm um papel importante e devem ser incluídos no processo de luto conforme a necessidade dos pais. A equipe de saúde também pode sofrer efeitos psicológicos e emocionais que necessitam ser abordados. Sessões formais e informais de discussão podem ser ferramentas poderosas de oferecer apoio moral, união e manter a satisfação no trabalho.

American Academy of Pediatrics & American College of Emergency Physicians, O'Malley P, et al: Patient and family centered care and the role of the emergency physician providing care to a child in the emergency department. *Pediatrics*. 2006;118:2242-2244 [PMID: 17079599].

American Academy of Pediatrics, Committee on Pediatric Emergency Medicine, American College of Emergency Physicians: Joint policy statement: Guidelines for care of children in the emergency department. *Pediatrics*. 2009;124:1233 [PMID: 19770172].

Berg MD, Samson RA, Meyer RJ, et al: Pediatric defibrillation doses often fail to terminate prolonged out-of-hospital ventricular fibrillation in children. *Resuscitation*. 2005;67:63 [PMID: 16199288].

Davidson JE, Powers K, Hedayat KM, et al: Clinical practice guidelines for support of the family in the patient-centered intensive care unit: American College of Critical Care Medicine Task Force 2004-2005. *Crit Care Med*. 2007;35:605 [PMID: 17205007].

Doherty DR, Parshuram CS, Gaboury I, et al: Hypothermia therapy after pediatric cardiac arrest. *Circulation*. 2009;119:1492 [PMID: 19273725].

Hanson C, Strawser D: Family presence during cardiopulmonary resuscitation: Foote Hospital emergency department's nine-year perspective. *J Emerg Nurs*. 1992;18:104 [PMID: 1573794].

8 Síndrome da morte súbita infantil e eventos com aparente risco de morte

Brandon Pace, MD
Brian Hawkins, MD

GENERALIDADES SOBRE AS CONDIÇÕES CLÍNICAS

A síndrome da morte súbita infantil (SMSI), os eventos com aparente risco de morte (EARM) e a apneia infantil são três condições clínicas que têm definições distintas. A EARM é definida como um conjunto de sintomas que são assustadores ao observador, que podem incluir alterações na coloração da pele, apneia, alteração no tônus muscular e/ou sufocamento ou engasgo. A SMSI é um diagnóstico, e não um conjunto de sintomas, sendo definida como morte infantil súbita e inesperada para a qual não há explicação. Para fazer o diagnóstico de SMSI, deve ser feita necropsia completa, revisão da história clínica e familiar e investigação da cena da morte que exclua fatores ambientais predisponentes e mesmo assim não resulte em uma explicação clara para a morte infantil. A apneia infantil é definida pela American Academy of Pediatrics (AAP) como "um episódio inexplicado de cessação da respiração por 20 segundos ou mais, ou uma pausa respiratória mais curta associada com bradicardia, cianose, palidez e/ou hipotonia acentuada".

A EARM não deve ser considerada uma "SMSI quase evitada". Não há evidência suficiente para sugerir que a EARM precede a SMSI. A literatura atual indica que a EARM, a SMSI e a apneia não são relacionadas; em vez disso, a EARM é um termo multifacetado, que engloba várias causas, com a inclusão da apneia como um dos sintomas que pode ser percebido como risco à vida pelo observador. A literatura não atingiu um consenso sobre os componentes da investigação-padrão para um EARM. Isso é um contraste com a SMSI na qual foi alcançado um consenso sobre o modo que deve ser feito o diagnóstico – deve ser realizada uma necropsia completa, uma revisão da história clínica e familiar e uma investigação da cena de morte que exclua fatores ambientais predisponentes. Tanto o EARM quanto a SMSI são similares pelo fato de terem um vasto diagnóstico diferencial quanto à sua causa e uma causa definitiva que pode nunca ser encontrada.

SÍNDROME DA MORTE SÚBITA INFANTIL

▶ Avaliação

FUNDAMENTOS DO DIAGNÓSTICO

▶ Para fazer o diagnóstico de SMSI, deve ser realizada uma necropsia completa, uma revisão da história clínica e familiar e uma investigação da cena de morte que exclua fatores ambientais predisponentes e não resulte em uma explicação clara da morte da criança.

▶ Considerações gerais

A definição de SMSI foi alterada à medida que a compreensão da síndrome tem evoluído devido à pesquisa e à experiência clínica. O National Institute of Health (NIH) definiu originalmente a SMSI como "a morte súbita de um bebê ou criança pequena, que é inesperada pela história, e na qual um completo exame pós-morte não demonstra uma causa adequada". Pesquisas adicionais indicam que as condições ambientais podem ter um papel na SMSI, como trauma, hiper/hipotermia e asfixia. A definição de SMSI foi atualizada e inclui revisão da história clínica e familiar e uma investigação da cena de morte, além da necropsia. Apenas após uma revisão completa dos registros médicos do paciente e da família, uma investigação da cena da morte e uma necropsia resultando em ausência de explicação clara da morte da criança é que o termo SMSI é usado.

▶ Epidemiologia

Inúmeros fatores foram associados previamente com a SMSI, inclusive bebês pré-termo, famílias socioeconomicamente prejudicadas, etnias não brancas, filhos de mães solteiras, uso de substâncias ilícitas pela mãe e idade materna abaixo de 20 anos de idade. Bebês que dormem na mesma cama dos pais e bebês que dormem sozinhos em posição prona têm sido correlacionados com SMSI. O tabagismo paterno e materno é um forte fator de risco para SMSI. Em alguns estudos, há um aumento de 2 a 5 vezes no risco quando há tabagismo materno.

Como resultado da definição atualizada da SMSI, a incidência tem declinado. Um fator que tem levado ao declínio na incidência de sufocação (antes classificado como SMSI) é a campanha *Back to sleep*, que advogava a posição supina, em vez da posição prona, para bebês dormirem. Essa campanha foi iniciada após estudos nos anos 1980 e 1990 que indicaram que os bebês que dormiam em posição supina tinham um risco mais baixo de SMSI. Após essa campanha, a taxa de bebês que dormiam em posição prona diminuiu, com uma redução global na taxa de SMSI em 58% desde 1992.

A maioria das mortes por SMSI ocorreu em bebês do sexo masculino entre 2 a 4 meses. Poucas mortes ocorreram em bebês com menos de um mês e mais de 8 meses.

Apresentação

A apresentação característica da SMSI inclui um bebê que é encontrado morto após ter sido posto no berço pelo cuidador. Embora não haja evidência de que o bebê que se apresenta ao serviço de emergência (SE) com EARM irá subsequentemente sofrer SMSI, tem sido relatado que os bebês haviam apresentado vômitos, diarreia e/ou letargia nas semanas antes da morte.

Casos característicos com SMSI incluem aqueles nos quais o bebê morreu entre 2 e 4 meses de idade período de incidência máxima de SMSI, e o bebê era saudável entre as verificações intermitentes após ter sido colocado no berço, mas foi encontrado morto posteriormente. Os casos que não são característicos de SMSI incluem aqueles nos quais houve um período de tempo prolongado entre o momento no qual o bebê foi visto bem pela última vez e quando ele foi encontrado morto, e o bebê que morre após os 6 meses de idade.

Diagnóstico diferencial

O diagnóstico diferencial de SMSI é amplo e inclui distúrbios metabólicos, canaliculopatias cardíacas, infecções, posições de dormir e/ou condições inseguras e trauma, como abuso infantil.

Os erros inatos do metabolismo podem ser a causa da morte no bebê com SMSI. Especificamente podem haver casos de distúrbios relatados do metabolismo dos ácidos graxos que contribuem para a morte infantil. A deficiência da desidrogenase Acil CoA de cadeia média (MCADD) é o distúrbio mais comum do metabolismo dos ácidos graxos. Neste distúrbio, o bebê é incapaz de oxidar os ácidos graxos quando a glicose está indisponível, podendo resultar em uma crise metabólica e morte súbita.

As canaliculopatias cardíacas respondem por 10 a 15% dos casos de SMSI. As síndromes do QT longo estão relacionadas com anormalidades dos canais de sódio e dos canais de potássio, que aumentam o risco de morte súbita. A maioria das anormalidades é secundária às mutações genéticas naqueles canais específicos. Bebês com mutações nos canais de sódio cardíacos estão em risco aumentado de morte súbita durante o sono, ao passo que aqueles com mutação nos canais de potássio estão em maior risco de morte súbita durante períodos de estimulação do sistema nervoso simpático.

As mutações genéticas que afetam o sistema imune tornam um bebê mais suscetível à infecção, que resulta em morte súbita. Estudos prévios têm observado a possibilidade de correlação entre a deleção de um gene específico e uma infecção trivial um pouco antes da morte do bebê. Também existem estudos investigando a possibilidade de genótipos anormais da interleucina e como isso pode resultar em uma resposta imune à infecção em bebês resultando em morte súbita.

Condições e/ou posições de dormir perigosas podem resultar em morte súbita inesperada infantil. Dormir no sofá ou na poltrona é um exemplo de condição insegura de dormir, considerando a possibilidade de o bebê escorregar entre as almofadas e sufocar. A espuma compressível é especialmente perigosa devido ao risco de se moldar à forma do bebê e ocluir a via aérea. Dormir em posição prona tem sido indicado em até 50% dos casos de morte súbita inesperada em estudos anteriores. Um bebê que dorme na mesma cama com outro indivíduo está em maior risco de morte súbita devido ao risco de sufocamento. Um estudo prévio realizado pelo National Institute of Child Health and Human Development and Consumer Product Safety Commission mostrou que um bebê dormindo com um indivíduo em uma cama de adulto tinha um risco de morte de 25,5/100.000 *versus* um risco quando dormia sozinho em seu berço de 0,63/100.000.

Com base nos dados de 2006 da AAP, a incidência de sufocamento infantil intencional é de 1 a 5%. Pode ser quase impossível discriminar o sufocamento intencional do acidental em um exame ou necropsia. A revisão da história pode ser útil para identificar elementos que sugiram um delito, como episódios repetidos de cianose ou apneia, ou EARM enquanto é supervisionado pelo mesmo cuidador, mortes inesperadas em um ou mais irmãos e morte simultânea de gêmeos. Como afirmado, apenas após uma revisão completa dos registros médicos do paciente e da família, uma investigação da cena de morte e uma necropsia resultando em ausência de explicação clara para a morte infantil, é que o termo SMSI pode ser usado. Como a necropsia no caso de abuso infantil pode revelar lesões ocultas e resultar na causa de morte, esses casos não se enquadram na categoria de SMSI.

RESUMO

A SMSI é definida como a morte inexplicada de um bebê com menos de um ano após uma revisão da história clínica e familiar, uma investigação da cena de morte e uma necropsia completa que não resulte em explicação para a morte infantil. Se a história médica revelar infecção recente, história clínica de malformação cardíaca, dormir pronado ou sinais de trauma na necropsia, então, por definição, esses casos não são SMSI. Fatores associados com SMSI incluem bebês pré-termo, famílias carentes, etnia não branca, filhos de mães solteiras, uso de substâncias ilícitas pela mãe, tabagismo dos pais, idade materna menor de 20 anos, pais que dormem na mesma cama dos bebês e bebês que dormem em posição prona. A apresentação típica da SMSI inclui um bebê que é encontrado morto após ter sido posto na cama pelo cuidador, independente de verificações normais intermitentes. O diagnóstico diferencial de SMSI inclui distúrbios metabólicos, canaliculopatias cardíacas, infecções, posições de dormir de risco e abuso infantil.

EVENTOS COM APARENTE RISCO À VIDA

FUNDAMENTOS DO DIAGNÓSTICO

- Um EARM deve ser considerado como uma descrição de sintomas preocupantes, em vez de um diagnóstico.
- O diagnóstico diferencial deve permanecer amplo, com atenção cuidadosa à história e ao exame físico.
- Não há abordagem padronizada à avaliação de um EARM no SE.

Considerações gerais

Um EARM é uma descrição de um grupo de sintomas específicos, em vez de um diagnóstico definitivo. Um EARM é definido como "um episódio que é assustador para o observador e que é caracterizado por alguma combinação de apneia, alteração da coloração, alteração acentuada no tônus muscular, sufocamento ou engasgo". As causas são amplas e diversas, e 50% das avaliações determinam uma causa definitiva.

Um EARM é responsável por menos de 1% de todas as visitas ao SE e não há preferência por sexo. Ele permanece um problema preocupante devido à natureza da apresentação contida na definição, bem como a dificuldade na obtenção de um diagnóstico diferencial.

Manejo inicial

Se o paciente parecer agudamente doente ou em sofrimento, aqueles aspectos devem ser abordados de forma rápida, e o paciente, ressuscitado de acordo com os protocolos de suporte avançado de vida pediátrico (SAVP). É necessária uma abordagem típica da via aérea, da respiração e da circulação.

Diagnóstico diferencial

Três condições compreendem 50% dos diagnósticos a partir dos quais é feito um diagnóstico final. Estes são refluxo gastresofágico,

convulsão e infecção da via aérea inferior. O trauma não acidental (TNA) deve ser considerado no diagnóstico diferencial, pois deve ser difícil de diagnosticar. Há um grande número de causas potenciais a serem mantidas no diferencial. Por exemplo, um estudo mostrou um potencial para EARM relacionados com a posição do bebê em um assento de segurança. A Tabela 8-1 enumera as causas de EARM.

Os fatores de risco de EARM incluem bebês pré-termo, devido à sua fisiologia imatura, bem como bebês saudáveis a termo, durante as duas primeiras horas após o nascimento.

A monitorização domiciliar não mostrou prevenir EARM ou SMSI; contudo, ela é recomendada hoje em bebês prematuros

Tabela 8-1 Causas de eventos com aparente risco à vida

Causa	Descrição
Sufocamento acidental	Ocorre durante o sono Em posição prona Tem objetos macios próximos da face
Convulsões	Perda de consciência Desvio ocular Convulsão Hiper- ou Hipotonia
Apneia da infância	Exclusão de outras causas Ausência de respiração por > 20 segundos
Metabólicas (erros inatos)	História familiar de distúrbios metabólicos Atividade convulsiva Doenças frequentes Dismorfismos
Cardíacas	Cansaço ao se alimentar Sudorese Cianose central
Infecções (meningite, sepse, ITU)	Febre ou hipotermia Letargia
DRGE	Encolher as pernas durante EARM Associação com a alimentação
Intussuscepção	Sangue nas fezes e letargia
Volvo	Vômitos biliosos Abdome distendido
Infecção respiratória	Tosse Coriza Sibilos
Anormalidades da via aérea	Estridor e dificuldade com a alimentação
Corpo estranho	História de ingestão Estridor
Trauma não acidental	Sangue na boca ou nariz Irmãos com SMSI Apresentação tardia

EARM, eventos com aparente risco à vida; SMSI, síndrome da morte súbita infantil; ITU, infecção do trato urinário; DRGE, distúrbio do refluxo gastresofágico.

com alto risco de apneia, bradicardia e hipóxia, bem como bebês que são tecnologicamente dependentes, como os que fazem uso de ventiladores domiciliares, e bebês que têm condições clínicas associadas com aspectos respiratórios que os beneficiariam de monitorização em domicílio.

Independente da associação frequente, não há evidência de que a EARM seja um precursor da SMSI. Os fatores de risco de EARM e SMSI são diferentes, e a epidemiologia revela populações de pacientes distintamente diferentes.

▶ Avaliação

Ao avaliar um bebê com EARM, é importante obter uma descrição acurada do evento. É preciso ser capaz de discernir a apneia verdadeira (> 30 segundos) *versus* a respiração periódica. É importante determinar se o episódio se resolveu espontaneamente ou requereu estimulação para resolução. A determinação de cianose central *versus* acrocianose também tem importância vital. Um exame físico cuidadoso, com atenção a anormalidades neurológicas e cardiovasculares, é necessário. Fatores históricos importantes para EARM são enumerados no box a seguir, que trata dos fatores históricos importantes para EARM. Os achados importantes do exame físico são listados na Tabela 8-2.

A avaliação diagnóstica de eventos EARM é controversa, com alguns especialistas recomendando testes de rastreamento basais para todos os pacientes com EARM, mas as evidências por trás de um conjunto básico de recomendações permanecem decepcionantes. Um estudo recente documentou uma ampla variação de como os médicos da emergência avaliam os EARMs no SE. Para a maioria dos exames utilizados na avaliação de EARM, a probabilidade de um teste positivo é baixa, e a importância do teste é menor quando comparado com a importância de uma boa história clínica e exame físico. A maioria concorda que não há nenhuma investigação-padrão para EARM. Os testes diagnósticos incluem eletrencefalografia (EEG), neuroimagem, testes metabólicos séricos, rastreamento toxicológico e investigação de refluxo gástrico. Os pacientes que têm convulsões causadas por EARM frequentemente têm um EEG e neuroimagem normais. Portanto, os diagnósticos devem ser feitos clinicamente. A Tabela 8-3 lista os testes e as considerações para diagnóstico de EARM.

Tabela 8-2 Considerações do exame físico para o bebê com evento com aparente risco de morte

Tipo de exame	Considerações
Nível de consciência Sinais vitais Circunferência da cabeça	O bebê é estimulável, irritável?
Exame da cabeça	Buscar sinais de trauma. Tamanho da fontanela
Exame da membrana timpânica	Observar assimetria; hemotímpano
Exame pupilar Exame ocular	Buscar hemorragia conjuntival e retiniana
Exame da nasofaringe	Investigar sinais de congestão, presença de refluxo alimentar, sangue (abuso)
Exame do pescoço	Pesquisar traqueomalácia/ laringomalácia
Exame pulmonar	Avaliar o trabalho respiratório e sons respiratórios anormais (estridor, sibilos, estertores, roncos)
Exame cardíaco	Prestar atenção no ritmo cardíaco e sopros e perfusão (enchimento capilar, pulsos)
Exame abdominal	Observar a presença de distensão ou sinais de um abdome agudo
Exame musculoesquelético	Avaliar a presença de sinais de trauma
Exame da pele	Buscar escoriações ou erupções
Exame neurológico	Avaliar o tônus muscular (hiper- ou hipotonicidade), movimentos, reflexos
Exame corporal (fenótipo)	Avaliar as características dismórficas

▶ Encaminhamento

Devido ao alto risco de episódios recorrentes (12% nas primeiras 24 horas), a maioria dos médicos recomenda observação na maioria dos episódios de EARM. Há estudos em andamento para ajudar na determinação de um modelo preditivo, para auxiliar a identificar pacientes que requerem internação. A alta pode ser possível se este foi o primeiro episódio de EARM, se não houver história de prematuridade, nenhuma história anterior significativa, se tiver uma boa aparência com sinais vitais estáveis e se o episódio for curto e se resolver espontaneamente, com uma alta probabilidade de uma causa não progressiva como o refluxo gástrico. Um estudo indicou pacientes de alto risco como tendo menos de um mês e tendo múltiplos eventos. Se o paciente tiver alta, as orientações e os recursos para SBVP devem ser disponibilizados aos cuidadores.

RESUMO DE EVENTOS COM APARENTE RISCO DE MORTE E SÍNDROME DA MORTE SÚBITA INFANTIL

O EARM é definido como um episódio que é assustador para o observador, sendo caracterizado por alguma combinação de apneia, alteração na cor, acentuada alteração no tônus muscular, sufocamento ou engasgo. O EARM não é um diagnóstico, mas é designado como um grupo de sintomas. Os três sintomas mais importantes de um EARM incluem aqueles associados

Fatores históricos importantes para EARM

Presença ou ausência de apneia
(com particular atenção para apneia obstrutiva vs. central)

Alteração da coloração e distribuição
(acrocianose vs. cianose central)

Alteração no tônus muscular e distribuição

Tremor rítmico e distribuição

Presença de sufocamento, engasgo, tosse ou vômitos

Duração do episódio

Associação com a alimentação

Dificuldades alimentares
(aversão, sufocamento, sudorese, fadiga)

Desvio ocular e movimentos oculares anormais

Nível de consciência

Febre

Coriza e sintomas respiratórios superiores

História de trauma

Aspecto antes do EARM

Localização e posição de dormir no momento do EARM

Necessidade de ressuscitação

Medicações
(também medicações tomadas pela mãe, se estiver amamentando)

História clínica anterior

História familiar de EARM, SMSI

Tabela 8-3 Testes diagnósticos para eventos com aparente risco de morte

Teste	Considerações
EEG	Difícil de obter no SE Baixa sensibilidade para diagnóstico de epilepsia Possível para EARM recorrente
Neuroimagem (TC/RM/US)	Não indicados para todos os pacientes como um exame de rotina Risco de radiação com TC Realizar nos casos suspeitos de abuso (também necessita exame da retina e investigação do esqueleto)
Exames laboratoriais	Pode detectar anormalidade eletrolítica (hiponatremia) ou ser útil na detecção de erro inato. As opções incluem hemograma completo com contagem diferencial, eletrólitos, amônia, lactato, piruvato, PCR, resumo de urina
Estudos toxicológicos	Muitos especialistas recomendam um rastreamento toxicológico na urina Um estudo recente mostrou 8,4% dos bebês com um teste EARM positivo para uma medicação que poderia causar apneia
Investigações para DRGE	Muitos especialistas sugerem testes (REED, pHmetria) se o paciente tiver relatado refluxo frequente, ou se o evento tiver sido precedido por conteúdo alimentar ou gástrico observado na boca ou nariz no momento do EARM
Estudos do LCS	Baixa probabilidade de oferecer informações importantes, a não ser que seja considerado o diagnóstico de meningite
Ecocardiograma	Exame normal, a não ser que a história seja sugestiva de problema cardíaco
Esfregaço nasofaríngeo (RSV, coqueluche)	Solicitar se houver suspeita clínica

EEG, eletrencefalografia; SE, serviço de emergência; EARM, eventos com aparente risco de morte; TC, tomografia computadorizada; RM, ressonância magnética; US, ultrassonografia; PCR, proteína C reativa; DRGE, distúrbio do refluxo gastresofágico; REED, radiografia contrastada de esôfago, estômago e duodeno; LCS, líquido cerebrospinal; RSV, vírus sincicial respiratório.

com DRGE, distúrbios convulsivos e infecções da via aérea inferior. Os fatores de risco de EARM incluem bebês prematuros e bebês saudáveis a termo durante as primeiras duas horas após o nascimento. Há uma ampla variabilidade na investigação da EARM e não há uma investigação-padrão; em vez disso, uma história e exame físico detalhados são essenciais em cada caso de EARM na busca por uma causa. Na maioria dos casos, é recomendada a internação, considerando que estudos prévios observaram que 12% dos pacientes podem ter um episódio recorrente dentro de 24 horas. Se o paciente tiver alta para casa, recursos de SBV devem ser disponibilizados para os cuidadores do paciente.

Não há evidências suficientes para sugerir que o EARM precede a SMSI; portanto, o EARM não deve ser considerado um quase-SMSI. A SMSI é considerada um diagnóstico definitivo, em contraste com o EARM, que é um grupo de sintomas. A SMSI é definida como a morte inexplicada de um bebê com menos de um ano de idade após uma completa revisão do registro médico do paciente e da família, investigação da cena da morte e necropsia resultando em ausência de explicação clara da morte do bebê. De modo a chegar a um diagnóstico de SMSI, o médico deve revisar o registro médico do paciente e da família, investigar a cena da morte e realizar uma necropsia de todos os casos onde a SMSI é suspeitada. A apresentação característica de SMSI inclui um bebê que é encontrado morto após ter sido posto para dormir pelo cuidador independente de verificações normais intermitentes. Os fatores de risco para SMSI incluem prematuridade, famílias carentes socioeconomicamente, etnia não branca, filhos de mães solteiras, uso de substâncias ilícitas pela mãe, tabagismo materno e paterno, idade materna abaixo de

20 anos de idade, pais dormindo na mesma cama do bebê, bebê dormindo sozinho em posição prona.

Berkowitz C: Advances in pediatrics sudden infant death syndrome, sudden unexpected death, and apparent life-threatening events. *Adv Pediatr*. 2012;59:183-208 [PMID: 22789579].

Bonkowsky JL, Guenther E, Srivastava R, Filloux FM. Seizures in children following an apparent life-threatening event. *J Child Neurol*. 2009;24:709-713 [PMID: 19289698].

Brand DA, Altman RL, Purtill K, Edwards KS. Yield of diagnostic testing in infants who have had an apparent life-threatening event. *Pediatr*. 2005;115:885-893 [PMID: 15805360].

Chu A, Hageman JR. Apparent life threatening events in infancy. *Pediatr Ann*. 2013;42:78-83 [PMID: 23379411].

Claudius I, Keens T. Do all infants with apparent life-threatening events need to be admitted? *Pediatr*. 2007;119:679-683 [PMID: 17403838].

Dewolfe CC: Apparent life-threatening event: A review. *Pediatr Clin North Am*. 2005; 52;1127-1146 [PMID: 16009260].

Edner A, Katz-Salamon M, Lagercrantz H, Reicson M, Milerad J: Heart rate variability in infants with apparent life-threatening events. *Acta Paediatr*. 2000;89:1326-1329 [PMID: 11106044].

Fu LY, Moon RY. Apparent life-threatening events: An update. *Pediatr Rev*. 2012;33:361-368 [PMID: 22855928].

Genizi J, Pillar G, Ravid S, Shahar E. Apparent life-threatening events: Neurological correlates and the mandatory work-up. *J Child Neurol*. 2008;231305-1307 [PMID: 18645202].

Grylack LJ, Williams AD: Apparent life-threatening events in presumed healthy neonates during the first three days of life. *Pediatr*.1996;97:349-351 [PMID: 8604268].

Kundra M, Duffy E, Thomas R, Mahajan PV. Management of apparent life-threatening event: A survey of emergency physicians practice. *Clin Pediatr*. 2012:51:130-133 [PMID: 21903620].

Okada K, Motoko M, Honma S, Wakabayashi Y, Sugihara S, Osawa M: Discharge diagnoses in infants with apparent life-threatening event. *Pediatr Int*. 2003;45:560-563 [PMID: 14521532].

Pitetti RD, Maffei F, Chan K, Hickey R, Berger R, Pierce MC: Prevalence of retinal hemorrhages and child abuse in children who present with an apparent life-threatening event. *Pediatr*. 2002;Sept:557.

Pitetti RD, Whitman E, Zaylor A. Accidental and nonaccidental poisonings as a cause of apparent life-threatening events in infants. 2008;122:e359-362 [PMID: 18676522].

Tonkin SL, Vogel SA, Bennet L, Gunn AJ. Apparently life threatening events in infant safety seats. *BMJ*. 2006;333:1205-1206 [PMID: 17158387].

Wong LCH., Behr ER: Sudden unexplained death in infants and children: The role of undiagnosed inherited cardiac conditions. Europace. 2014;Feb 28 (Epub ahead of print) [PMID: 24585884].

9 Comprometimento da via aérea

Andrew L. Juergens II, MD
Jenny Glover, MS
Manoj P. Reddy, BS

CONSIDERAÇÕES ANATÔMICAS DO PACIENTE PEDIÁTRICO

A intubação endotraqueal (IET) de crianças pode ser mais difícil comparada com a intubação de adultos devido às diferenças anatômicas. Inúmeras diferenças estão ilustradas na Figura 9-1. As crianças têm uma pequena abertura da boca com uma distância hiomental de 1,5 cm ou menos, em um recém-nascido (RN) ou bebê, e 3 cm ou menos em uma criança maior. As crianças também têm um comprometimento da mobilidade da cabeça e pescoço, especialmente uma criança com síndrome de Down ou artrite reumatoide juvenil (ARJ).

As crianças têm via aérea que são em direção cefálica comparadas com adultos. Elas têm a laringe mais próxima ao nível espinal C3, ao passo que a laringe em adultos está no nível C4. A posição mais alta da laringe de uma criança permite que a língua esteja em uma posição mais alta na via aérea e em um ângulo mais agudo em relação à laringe; por isso, a laringe parece anterior à via aérea. Além do mais, a laringe pode ser parcialmente encoberta pelo osso hioide superiormente.

Como a criança naturalmente tem a região occipital maior em comparação com seu corpo, a intubação de pacientes pediátricos em superfícies rígidas frequentemente é difícil. Um grande occipício requer que o médico posicione um paciente pediátrico de forma diferente. O pescoço deve ser estendido ou mantido em posição neutra para manter uma via aérea patente. Uma posição adequada do paciente pode ser obtida com o uso de mantas e toalhas para apoiar o corpo.

A porção mais estreita da via aérea em uma criança está ao nível da membrana cricoide, comparada com o nível das cordas vocais em um adulto. Convencionalmente se ensina que os tubos com balonetes não devem ser usados em uma criança com menos de 8 anos de idade. Tubos sem balonete de tamanho apropriado vedam bem no anel cricoide, onde a via aérea é mais estreita. Os tubos sem balonete são preferidos, porque os tubos com balonete aumentam o risco de dano isquêmico à mucosa da traqueia pela compressão entre o balonete e o anel cricoide. Contudo, o formato do tubo endotraqueal (TET) moderno foi aperfeiçoado e isso pode ser um risco menor do que se achava anteriormente, e muitos médicos usam tubos com balonete em crianças menores. Os balonetes dos TET são planejados, hoje, para terem grande volume e baixa pressão, produzindo, assim, vedação com uma pressão menor. Vários estudos não mostraram aumento no estridor pós-extubação ou taxas de reintubação quando os tubos com balonete eram usados em ambientes controlados com monitorização frequente da pressão do balonete. Os tubos com balonete podem fornecer alguma proteção contra aspiração. Os benefícios potenciais dos balonetes do TET incluem facilitar a ventilação com pressões maiores, ventilação mais consistente e diminuição da necessidade de trocar os tubos de tamanho inadequado.

As crianças podem ter línguas, amígdalas e adenoides desproporcionalmente maiores comparadas com adultos. Uma língua grande é uma causa comum de obstrução da via aérea, em geral em crianças que estão apresentando convulsões, no estado pós-ictal ou obnubiladas. O médico deve ser cuidadoso ao colocar uma via aérea nasal em bebês menores, pois grandes adenoides e amígdalas podem ser traumatizadas durante a inserção e isso pode resultar em sangramento.

A via aérea pediátricas são menores do que as de adulto em todas as dimensões, inclusive o diâmetro. Como a área de um círculo é proporcional ao quadrado do raio, uma alteração muito pequena no raio irá resultar em uma alteração drástica na via aérea. Esse conceito é explicado na lei da resistência de Poiseuille, que afirma que a resistência é inversamente proporcional à quarta potência do raio ($R \propto 1/r^4$). Baseada nessa equação, o médico deve observar que os pacientes pediátricos têm uma menor tolerância ao edema ou à obstrução da via aérea (Figura 9-2).

SINAIS DE SOFRIMENTO RESPIRATÓRIO

Quando uma criança se apresenta ao serviço de emergência (SE), os pais devem ser questionados se a criança tem apresentado sintomas de respiração ruidosa (durante exercício, em repouso, durante a alimentação), cirurgias ou intubações prévias, dor no pescoço, febre, infecções respiratórias recentes, trauma de parto ou anomalias congênitas. Ao exame físico, o médico deve avaliar a frequência respiratória (FR) e o uso de músculos acessórios, inclusive

COMPROMETIMENTO DA VIA AÉREA

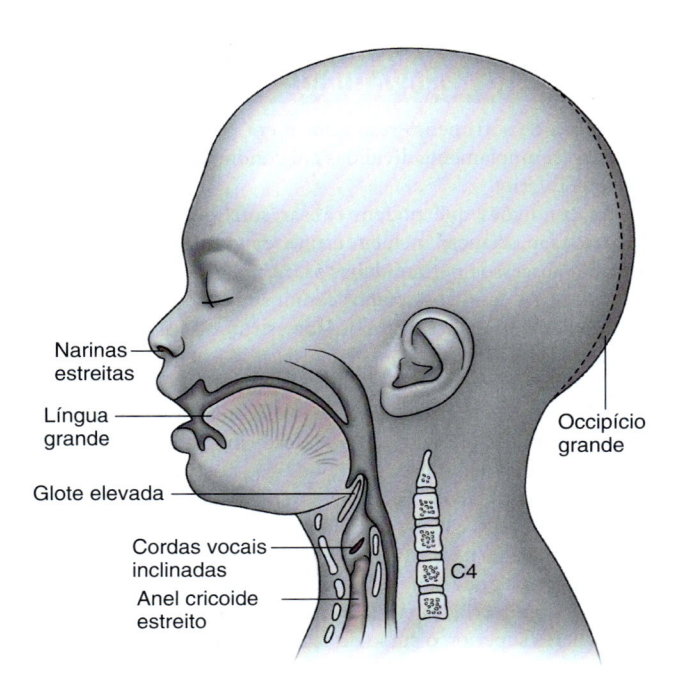

Figura 9-1 Diferenças anatômicas na via aérea pediátrica.

batimento das abas do nariz. Estridor, tosse e alterações da voz são vários dos sinais mais frequentes de sofrimento respiratório.

Frequência respiratória

A FR de uma criança deve ser determinada na chegada ao SE, antes de perturbar a criança. Os RNs frequentemente têm respiração periódica, de modo que é importante contar as respirações durante um minuto completo e reavaliar a FR regularmente. A FR adequada varia com a idade. A saturação de oxigênio (SO_2) também deve ser medida no paciente pediátrico.

Uso dos músculos acessórios

Vários indícios visuais indicam que um paciente pediátrico está em sofrimento respiratório. O médico deve prestar atenção ao uso dos músculos acessórios da respiração. As retrações são um sinal de sofrimento respiratório visto comumente, em que a pele e os tecidos moles são retraídos durante a inspiração. As retrações podem ocorrer nas áreas subesternal, intercostal, supraclavicular e supraesternal. A criança deve ser despida para uma avaliação completa.

O batimento da asa do nariz é uma forma de uso dos músculos acessórios e representa um alargamento das narinas durante o sofrimento respiratório. Isso é uma tentativa de reduzir a resistência da via aérea. Os bebês que têm sofrimento respiratório grave também balançam a cabeça com frequência. Isso ocorre como resultado dos músculos do pescoço serem usados para aumentar a pressão respiratória.

Os bebês têm uma menor porcentagem de fibras de músculos esqueléticos tipo 1 ou de encurtamento lento nos músculos intercostais e diafragma, que são menos propensos à fadiga. Além do mais, bebês têm menores depósitos de glicogênio e gordura nos músculos respiratórios. Essas diferenças predispõem os bebês à fadiga dos músculos respiratórios. Do mesmo modo, as crianças menores respiram preferencialmente pelo nariz; nos casos de respiração oral, um bebê precisa usar os músculos do palato mole para manter a via aérea oral aberta – gastando mais energia.

Alteração da coloração

Um sintoma fundamental do sofrimento respiratório é a cianose, o mosqueamento ou outra alteração da cor. Cianose pode estar presente em qualquer idade na infância e pode ser intermitente ou persistente. A cianose central envolve geralmente os lábios, a língua e as membranas mucosas, e a cianose periférica envolve os dedos e artelhos. Pseudocianose é uma coloração azulada da pele ou membranas mucosas que não está associada com hipoxemia ou vasoconstrição periférica.

A capacidade do médico de reconhecer cianose depende de vários fatores, incluindo a coloração da pele, a iluminação ambiente, o nível de hemoglobina desoxigenada, a concentração total de hemoglobina e o estado geral da perfusão. A verificação da oximetria de pulso do paciente irá discriminar os estados cianóticos da pseudocianose, embora a acurácia da oximetria seja influenciada por alterações nos níveis de pH, níveis de hemoglobina, tensão de dióxido de carbono arterial, perfusão periférica e artefato de movimento. A medida da tensão de oxigênio do sangue arterial é o reflexo mais válido do estado da oxigenação arterial.

A cianose pode resultar de vários processos de doença. Aspectos pulmonares e cardiovasculares devem ser considerados. A cianose produzida como resultado de um distúrbio respiratório primário pode ser causada por sofrimento respiratório,

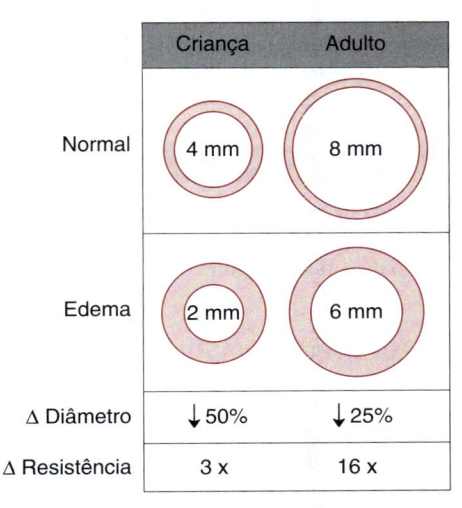

	Criança	Adulto
Normal	4 mm	8 mm
Edema	2 mm	6 mm
Δ Diâmetro	↓ 50%	↓ 25%
Δ Resistência	3 x	16 x

Figura 9-2 Efeito do diâmetro da via aérea sobre a resistência na via aérea pediátrica comparada com as de adultos.

pneumonia, doença pulmonar crônica, malformação pulmonar e outras causas de disfunção pulmonar. O médico deve avaliar o paciente para sinais de sofrimento respiratório, apneia ou baqueteamento digital. Na presença de sopro significativo, cardiomegalia ou hepatomegalia, a cianose é, mais provavelmente, de origem cardíaca. Os testes que podem confirmar a causa da cianose incluem a radiografia torácica, uma eletrocardiografia, uma gasometria arterial e uma avaliação para alteração clínica após o início de suplementação de oxigênio.

Respiração e sons respiratórios

Os sons respiratórios audíveis e auscultados podem fornecer indícios das causas de sofrimento respiratório. Sibilância expiratória é um sinal comum de sofrimento respiratório. O som de alta frequência é produzido durante tentativas de expiração contra uma obstrução intratorácica da via aérea, que pode ser causada por asma, massa ou estrutura vascular comprimindo a via aérea, ou um corpo estranho na via aérea. Uma história de tosse inexplicada pode ser sugestiva de corpo estranho na laringe, na traqueia ou nos brônquios. Os sibilos podem ocorrer nas fases inspiratórias e expiratórias com obstrução grave. Os sibilos geralmente são ouvidos apenas com um estetoscópio, mas em casos graves podem ser ouvidos sem ele.

O estridor inspiratório é um som de alta frequência causado por fluxo de ar turbulento através de uma obstrução extratorácica da via aérea. As causas de estridor incluem crupe, abscessos retrofaríngeos e corpos estranhos na via aérea superior. Alterações na qualidade da voz ou choro podem ser uma indicação da causa do sofrimento respiratório.

Uma voz abafada pode indicar um abscesso retrofaríngeo ou periamidaliano. Ruídos de roncos podem indicar obstrução parcial da via aérea pela língua que cai para trás na orofaringe posterior e frequentemente é visto em pacientes com convulsões. Sons borbulhantes podem indicar a presença de sangue ou secreções na via aérea.

Outro sinal de sofrimento respiratório é a presença de grunhido, o som produzido quando um bebê expira contra uma glote parcialmente fechada que aumenta a pressão expiratória final. O grunhido ocorre frequentemente em pacientes que têm pneumonia, edema pulmonar e bronquiolite.

Contudo, é importante observar que quando a criança está em sofrimento respiratório grave, muitos sinais do sofrimento respiratório diminuem. O desaparecimento de retrações ou a redução da FR pode ser um sinal de fadiga e parada respiratória iminente.

Liess BD, Scheidt TD, Templer JW: The difficult airway. *Otolaryngol Clin North Am.* 2008;41(3):567 [PMID:18435999].

Ondik MP, Kimatian S, Carr MM: Management of the difficult airway in the pediatric patient. *Operative Techniques Otolaryngol.* 2007;18(2):121.

Porepa W, Benson L, Manson DE, et al: True blue: A puzzling case of persistent cyanosis in a young child. *CMAJ.* 2009;180(7):734. [PMID: 19332754].

Santillanes G, Gausche-Hill M: Pediatric airway management. *Emerg Med Clin North Am.* 2008;26(4):961 [PMID: 19059095].

DETERMINAÇÃO DA CAUSA DE SOFRIMENTO RESPIRATÓRIO

As causas de sofrimento respiratório em pacientes pediátricos podem ser amplamente divididas em condições da via aérea superior e inferior.

As condições que podem causar sofrimento respiratório superior em crianças incluem crupe, epiglotite, traqueíte bacteriana, abscessos periamidalianos ou retrofaríngeos e corpos estranhos. As condições menos comuns incluem edema ou disfunção das cordas vocais, tumores ou estruturas vasculares invadindo a via aérea.

Deve-se ter cuidado especial na abordagem geral ao paciente pediátrico com patologia da via aérea superior. Nos casos graves, o paciente pode apresentar uma posição em tripé, tentando maximizar o fluxo de ar. A criança pode não ser capaz de manejar suas próprias secreções. Se for necessária a intubação, os tecidos edemaciados ou o corpo estranho que estão causando a obstrução podem se tornar um desafio particular. A obstrução da via aérea superior pode ser exacerbada pelo choro e incômodo da criança. Com a criança em sofrimento grave por um problema na via aérea superior, o curso de ação mais prudente geralmente é ter equipamentos para a via aérea prontos à beira do leito para uso, se necessário, mas evitar o desconforto da criança o máximo possível. A criança deve ser acompanhada para a sala de cirurgia logo que possível, onde a via aérea pode ser assegurada em um ambiente mais controlado com um especialista.

As condições que podem afetar a via aérea inferior de crianças e causar sintomas respiratórios incluem asma, pneumonia, insuficiência cardíaca congestiva (ICC), síndrome da angústia respiratória aguda (SARA) e doença pulmonar neonatal. Ver também Capítulo 12, Sofrimento respiratório.

Choi J, Lee GL: Common pediatric respiratory emergencies. *Emerg Med Clin North Am.* 2012;30(2):529 [PMID: 22487117].

Chung S, Forete V, Campisi P: A review of pediatric foreign body ingestion and management. Clin Ped Emerg Med. 2010;11(3):225.

Liess BD, Scheidt TD, Templer JW: The difficult airway. *Otolaryngol Clin North Am.* 2008;41(3):567 [PMID:18435999].

TRATAMENTOS

O cenário clínico de apresentação irá guiar o tratamento específico e o manejo da via aérea. As abordagens invasivas e não invasivas serão discutidas a seguir.

MODALIDADES NÃO INVASIVAS

Simples manobras de manejo da via aérea podem garantir uma via aberta entre os pulmões do paciente e a cavidade oral. A criança tem uma língua relativamente grande comparada com adultos.

A língua é uma causa comum de obstrução da via aérea na criança inconsciente. Há várias técnicas disponíveis para abrir a via aérea e aliviar esse problema.

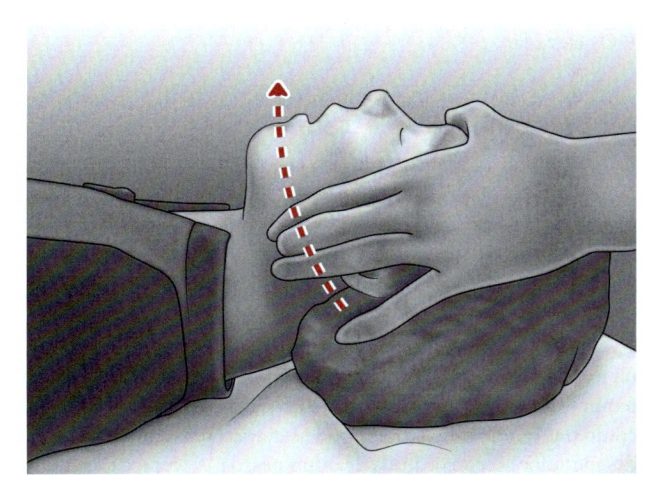

Figura 9-3 A técnica de elevação da mandíbula.

Elevação da mandíbula

A manobra de elevação da mandíbula age para abrir a via aérea aliviando qualquer pressão que a língua ou epiglote possa ter sobre a faringe posterior. Para realizar essa manobra, o operador se posiciona em posição cefálica ao paciente supino, coloca os polegares em cada lado do maxilar do paciente e eleva o queixo empurrando-o anteriormente com os dedos no ângulo da mandíbula (Figura 9-3). A elevação da mandíbula é preferida à elevação do queixo em pacientes nos quais há suspeita de lesão espinal.

Elevação do queixo

Se não houver suspeita de lesão à coluna cervical, a manobra de elevação do queixo pode ser usada. Essa manobra obtém o mesmo objetivo desejado da técnica de elevação da mandíbula. Com o paciente em posição supina, o operador coloca uma mão na testa do paciente e a outra mão na ponta do queixo. A testa é pressionada para baixo enquanto se eleva o queixo para frente e para cima, inclinando a cabeça para trás.

Aspiração por cateter

A aspiração com cateter pode ser um componente vital na remoção efetiva de secreções no manejo da via aérea. A remoção de obstruções na boca e faringe pode limpar a abertura e remover quaisquer barreiras para abrir os canais respiratórios.

Via aérea orofaríngea

Uma via aérea orofaríngea (VOF) é um adjunto útil que pode ajudar a ventilar um paciente pediátrico inconsciente. Uma VOF geralmente é menos tolerada do que uma via aérea nasofaríngea (VNF) devido ao risco de vômitos súbitos e laringospasmo, bem como a estimulação do reflexo do vômito. O tamanho de uma VOF é medido por meio da distância entre os cantos da boca e o ângulo da mandíbula. Uma VOF é inserida com a ponta virada para o céu da boca antes de invertê-la 180°. O lado oposto à ponta da curvatura é colocado entre os dentes do paciente para prevenir mordida.

Via aérea nasofaríngea

Uma VNF deve ser evitada em um paciente quando houver suspeita de trauma da base do crânio devido ao risco de infecção ou penetração na fossa craniana anterior. O comprimento adequado da VNF é medido a partir do nariz do paciente até o meato auditivo externo. O tamanho da VNF pode ser aproximado comparando o diâmetro do tubo com o dedo mínimo do paciente. Uma VNF de tamanho correto irá separar o palato mole da faringe e evitar a estimulação do reflexo do vômito e da tosse. A inserção é feita primeiro lubrificando a ponta e depois confirmando a colocação na parte posterior da boca, como mostrado na Figura 9-4.

Administração de oxigênio

O oxigênio suplementar pode ser a terapia eficaz em pacientes pediátricos que apresentam condições respiratórias e hipoxemia. A administração excessiva de oxigênio pode ter efeitos negativos nos pacientes, e a administração insuficiente (hipóxia) pode levar a dano tecidual.

▶ Cânula nasal

A cânula nasal é uma medida comprovada e eficaz na administração de oxigênio em pacientes com hipóxia leve a moderada. As crianças geralmente toleram a administração por cânula nasal em níveis menores do que 4 litros por minuto, com níveis menores geralmente dados a bebês e crianças menores. O resfriamento e o ressecamento da via aére pode causar desconforto ao paciente. A cânula nasal de alto fluxo (CNAF) se mostrou útil em alguns casos de sofrimento respiratório em crianças e RNs, quando usada com cautela.

▶ Máscara simples de oxigênio

As máscaras simples de oxigênio são amplamente usadas em pacientes com hipoxemia. As máscaras tendem a ser diluídas com ar ambiente e podem resultar em concentrações imprevisíveis de oxigênio, particularmente quando não estão bem ajustadas.

▶ Máscara de oxigênio de não reinalação

Uma máscara de oxigênio de não reinalação usa uma bolsa reservatório na qual o oxigênio entra entre as respirações. A na máscara e pode ser útil para pacientes que necessitam uma FiO_2 elevada.

▶ Bolsa-válvula-máscara

Uma bolsa-válvula-máscara (BVM) é usada para oxigenar e ventilar pacientes fornecendo ventilação com pressão positiva (VPP). A técnica geralmente é utilizada antes da intubação. Uma BVM é aplicada sobre o nariz e a boca do paciente para formar uma vedação sem vazamento de ar sobre a face, sem ultrapassar os limites dos olhos e do queixo. O operador da BVM estabiliza a vedação pressionando a máscara com o polegar e o indicador na forma da letra C. Os três dedos restantes formam subsequentemente a letra E abaixo do queixo do paciente. Isso é conhecido como o **método E-C**. A bolsa pode ser apertada com a mão livre do operador ou com a ajuda de outra pessoa. A técnica com duas pessoas tem mostrado administrar volumes correntes médios em crianças e bebês mais eficazes do que o método com uma pessoa apenas. O tamanho da bolsa e a frequência de inflações depende da idade e da condição do paciente. A confirmação da técnica adequada pode ser feita pela visualização da elevação do tórax. A inflação inadequada de uma BVM pode levar à distensão gástrica, o que pode complicar ainda mais o problema respiratório do paciente.

As bolsas de fluxo-inflável requerem o uso de uma fonte de fluxo externo de modo a inflar. A partir da perspectiva de um paciente, uma bolsa de fluxo-inflável pode ser mais fácil de prover respiração comparada com uma bolsa autoinflável. Uma bolsa de fluxo-inflável fornece uma retroalimentação tátil mais forte ao operador, e é mais fácil dizer que está ocorrendo uma boa vedação entre a máscara e o paciente. Contudo, a bolsa autoinflável é mais fácil de usar, com menos dificuldades técnicas do que a bolsa de fluxo-inflável, inclusive não ser dependente de uma fonte de oxigênio constante e pressurizada para funcionar.

Tratamento com nebulização

A nebulização é usada comumente em pacientes do SE, pacientes internados e crianças menores que não podem controlar adequadamente a sua respiração para usar um inalador. A intervenção farmacológica por meio de um nebulizador pode ser um tratamento eficaz para certas doenças obstrutivas da via aérea em pacientes pediátricos. As medicações nebulizadas como o salbutamol e outros β-agonistas agem diretamente nos receptores $β_2$-adrenérgicos para dilatar os bronquíolos.

▶ $β_2$-agonistas

O salbutamol é um agonista seletivo dos receptores $β_2$ usado para limitar os broncoespasmos por meio do relaxamento dos músculos da via aérea inferior. O salbutamol é uma terapia de primeira linha para asma aguda devido à sua alta seletividade $β_2$-adrenérgica e mínima toxicidade.

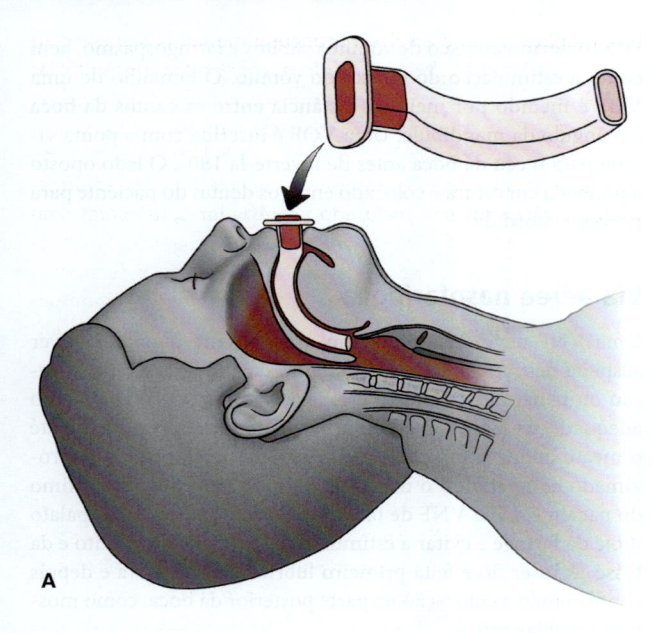

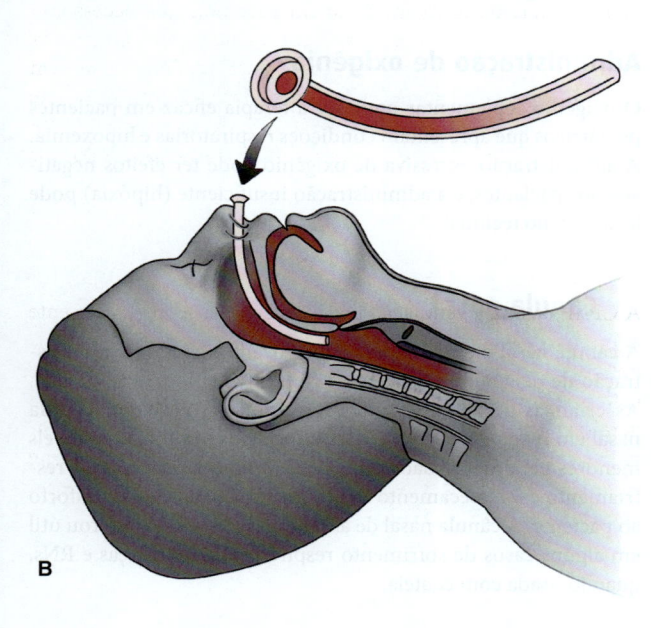

▲ **Figura 9-4** Equipamentos básicos importantes da via aérea para aliviar a obstrução da vias aérea superior por tecidos faringeanos colapsados. A. Via aérea oral. B. Via aérea nasal. (Adaptada com permissão de Stone CK, Humphries RL: *Current Diagnosis and Treatment Emergency Medicine*, 7ª ed. McGraw-Hill, 2011. Direitos Autorais © McGraw-Hill Education LLC.)

máscara tem o potencial de prover níveis de fração inspirada de oxigênio (FiO_2) próximos a 100%. Esse tipo de máscara de oxigênio tem uma válvula que impede o ar ambiente de entrar

Dosagem de salbutamol (nebulizado) por idade:

- < 2 anos (fora da bula): 0,2-0,6 mg/kg/dia dividido a cada 4-6 horas, nebulizador;
- 2-12 anos >15 kg: 0,63-2,5 mg a cada 6-8 horas nebulizador;
- Os níveis de potássio sérico devem ser monitorados de perto em pacientes que recebem salbutamol continuamente.

O levosalbutamol é o R-enantômero do salbutamol, podendo ser mais específico ao receptor β_2 do que o salbutamol racêmico, o que resultaria em menos efeitos colaterais. Contudo, estudos clínicos não demonstram uma vantagem clara do levosalbutamol sobre o salbutamol.

▶ Epinefrina

A epinefrina age como um agonista não seletivo de todos os receptores adrenérgicos. Um uso primário em situações pediátricas de emergência é no tratamento do crupe ou na obstrução da via aérea superior. Uma solução a 2,25% de epinefrina racêmica nebulizada mostrou reduzir substancialmente os sintomas em pacientes com crupe. A epinefrina nebulizada também tem sido descrita como tratamento para bronquiolite e asma. Todavia, o salbutamol permanece a opção de primeira linha para o tratamento em crianças com asma. O uso de medicação nebulizada para bronquiolite não é mais eficaz do que a nebulização com solução fisiológica (SF).

A dosagem da solução de epinefrina racêmica para asma e crupe por idade é:

- < 4 anos 0,05 mL/kg nebulizador (diluído em 3 mL de SN); não mais do que a cada 12 horas; máximo de 0,5 mL/dose;
- > 4 anos, 0,5 mL nebulizador a cada 3 a 4 horas, conforme a necessidade.

▶ Oxigênio umidificado

O oxigênio umidificado pode ser usado no tratamento do crupe. O seu mecanismo de ação teórico inclui a redução do edema da via aérea e a liberação e umidificação das secreções. O tratamento pode ser eficaz nas exacerbações agudas da asma brônquica quando usado como adjunto com salbutamol nebulizado. A umidificação do oxigênio pode ajudar a reduzir o ressecamento das membranas mucosas e o desconforto daqueles em uso de oxigenoterapia.

▶ Heliox

Heliox é um gás composto de várias misturas de hélio e oxigênio. A composição de heliox permite que a sua densidade seja menor do que a dor e, portanto, forneça uma redução na resistência do fluxo. O heliox tem sido estudado em pacientes com asma, bronquiolite aguda e displasia broncopulmonar. O seu uso tem sido particularmente bem-sucedido nas obstruções respiratórias superiores. Ainda há controvérsias a respeito do uso do heliox como terapia de primeira linha na asma e na bronquiolite. Em pacientes com crupe moderado a grave, o heliox tem mostrado ser eficaz na melhora dos sintomas. O heliox pode ser administrado de várias formas, incluindo nebulizadores, máscaras com reservatórios sem reciclagem e ventiladores mecânicos. As possíveis desvantagens e riscos incluem o custo, o risco de anoxia, a hipotermia, o fornecimento de grandes volumes aos pulmões e a administração limitada de oxigênio (máximo 30%) quando utiliza heliox em situação de emergência.

Ventilação não invasiva com pressão positiva

A ventilação não invasiva com pressão positiva (VNIPP) é um meio eficaz de estabilizar a respiração em um paciente de modo a evitar a intubação ou a intervenção cirúrgica. A pressão positiva contínua da via aérea (CPAP) e a pressão positiva contínua em dois níveis (BiPAP) são dois métodos que são considerados VNIPP. Os dois métodos têm sido usados como terapia de primeira linha em pacientes que necessitam de suporte ventilatório primário ou para ajudar a desmamar os pacientes ventilação invasiva. As medidas de VNIPP também podem ser usadas para superar o hiato antes da introdução de procedimentos mais invasivos. As indicações de uso de VNIPP incluem fadiga respiratória, asma, bronquiolite, pneumonia e apneia obstrutiva do sono.

▶ Pressão positiva contínua da via aérea

A CPAP facilita a ventilação por manter a via aérea do paciente aberta para permitir o fluxo de oxigênio suplementar para os pulmões. Dependendo da idade do paciente, a CPAP pode ser colocada por máscara facial ou tubos nasais. O ajuste de pressão geralmente começa em 5 cm H_2O e aumenta em pequenos incrementos antes de atingir um nível confortável para o paciente e clinicamente eficaz, em geral sem ultrapassar um máximo recomendado de 15 cm H_2O.

▶ Pressão positiva da via aérea em dois níveis

A BiPAP pode fornecer níveis de pressão inspiratória (IPAP) e expiratória (EPAP) pré-ajustadas que podem reagir à respiração do paciente como consequência. A BiPAP pode ser preferida, às vezes, em relação à CPAP devido à sua capacidade de fornecer ajuda adicional na inspiração e na ventilação. Os ajustes usados geralmente para a BiPAP são as seguintes:

- IPAP: 10-12 cm H_2O;
- EPAP: 5-7 cm H_2O.

Bingham RM, Proctor LT: Airway management. *Pediatr Clin North Am.* 2008;55(4):873.

Bjornson C, Russell KF, Vandermeer B, et al: Nebulized epinephrine for croup in children. *Cochrane Database Syst Rev.* 2011;Feb 16:2011 [PMID: 21328284].

Davidovic L, LaCovey D, Pitetti RD: Comparison of 1- versus 2-person bag-valve-mask techniques for manikin ventilation of infants and children. *Ann Emerg Med.* 2005;46(1):37 [PMID: 15988424].

Eastwood GM, O'Connell B, Considine J: Oxygen delivery to patients after cardiac surgery: A medical record audit. *Crit Care Resusc.* 2009;11(4):238 [PMID: 20001870].

Garcia Figueruelo A, Urbano Villaescusa J, Botran Prieto M: Use of high-flow nasal cannula for non-invasive ventilation in children. *An Pediatr* (Barc). 2011;75(3):182 [PMID: 21511547].

Hostetler M: Use of noninvasive positive-pressure ventilation in the emergency department. *Emerg Med Clin North Am.* 2008;26(4):929 [PMID: 19059092].

Kim IK, Corcoran T: Recent developments in heliox therapy for asthma and bronchiolitis. *Clin Pedi Emerg Med.* 2009;10(10):68.

Kleinman ME, Chameides L, Schexnayder SM, et al: 2010 American Heart Association Guidelines for Cardiopulmonary Resuscitation and Emergency Cardiovascular Care. *Circulation.* 2010;122(3):S876 [PMID: 20956230].

Krebs SE, Flood RG, Peter JR et al: Evaluation of a high-dose continuous albuterol protocol for treatment of pediatric asthma in the emergency department. *Pediatr Emerg Care.* 2013;29(2):191 [PMID: 23364383].

Martinón-Torres F: Noninvasive ventilation with helium-oxygen in children. *J Crit Care.* 2012;27(2):220.e1 [PMID: 21958976].

Navaratnarajah J, Black AE: Assessment and management of the predicted difficult airway in babies and children. *Anaesth Intensive Care Med.* 2012;13(5):226.

Nibhanipudi K, Hassen GW, Smith A: Beneficial effects of warmed humidified oxygen combined with nebulized albuterol and ipratropium in pediatric patients with acute exacerbation of asthma in winter months. *J Emerg Med.* 2009;37(4):446 [PMID: 19062230].

O'Driscoll BR, Howard LS, Davison AG: BTS guideline for emergency oxygen use in adult patients. *Thorax.* 2008;63(Suppl 6) vi1[PMID 18838559].

Rechner JA, Loach VJ, Ali MT, et al: A comparison of the laryngeal mask airway with facemask and oropharyngeal airway for manual ventilation by critical care nurses in children. *Anaesthesia.* 2007;62(8):790 [PMID: 17635426].

Simşek-Kiper Po, Kiper N, Hascelik G, et al: Emergency room management of acute bronchiolitis: A randomized trial of nebulized epinephrine. *Turk J Pediatr.* 2011;53(6):651 [PMID: 22389988].

Skierven HO, Hunderi JO, Brügmann-Pieper SK, et al: Racemic adrenaline and inhalation strategies in acute bronchiolitis. *N Engl J Med.* 2013;368(24):2286 [PMID: 23758233].

Spentzas T, Minarik M, Patters AB, et al: Children with respiratory distress treated with high-flow nasal cannula. *J Intensive Care Med.* 2009;24(5):323 [PMID: 19703816].

Stafford RA, Benger JR, Nolan J: Self-inflating bag or Mapleson C breathing system for emergency pre-oxygenation? *Emerg Med J.* 2009;25(3):153 [PMID: 18299363].

MODALIDADES INVASIVAS

INTUBAÇÃO ENDOTRAQUEAL

A IET no manejo da via aérea é a colocação de um TET na traqueia de um paciente para manter uma via aérea aberta.

Indicações para intubação

▶ **Neonatos**

Instabilidade cardiopulmonar

O sofrimento pode incluir sinais vitais atípicos, sofrimento respiratório, pressão arterial (PA) baixa, frequência cardíaca (FC) baixa e baixa SO_2, bem como outros achados atípicos no paciente. A intubação pode ajudar a fornecer oxigenação e aliviar o trabalho respiratório do RN. Menos esforço pode ser colocado no paciente, permitindo um melhor manejo dos sintomas cardiorrespiratórios.

Mecônio

O mecônio é uma das primeiras fezes produzidas por um RN após o nascimento. Ele é composto de células epiteliais intestinais ingeridas, ácidos biliares, enzimas digestivas, lanugo e líquido amniótico. Problemas respiratórios podem ocorrer como resultado de síndrome de aspiração de mecônio (SAM) quando os bebês passam fezes para o líquido amniótico antes do nascimento. Os protocolos atuais recomendam a intubação para SAM quando o RN se apresenta como não vigoroso, definido como um tônus muscular fraco, FC < 100 batimentos/min, ou um esforço respiratório insuficiente.

Prematuridade com sofrimento respiratório

O sofrimento respiratório em bebês pode ser causado por uma insuficiência na produção de surfactante. Quando medidas não invasivas se mostram ineficazes, um médico pode utilizar intubação traqueal para fornecer ventilação adequada.

▶ **Bebês e crianças**

Insuficiência respiratória

Veja o tópico Determinação da causa de sofrimento respiratório apresentado anteriormente, bem como o Capítulo 12.

Comprometimento da via aérea

A obstrução da via aérea, que é causada por um corpo estranho, ou edema, ou por lesão à traqueia, laringe ou brônquios, pode ser tratada por intubação traqueal. Ultrapassar o bloqueio com um TET permite que o paciente mantenha uma via aérea aberta e preserve uma respiração normal.

Transporte para um nível mais alto de cuidados

Há controvérsia sobre a necessidade de intubação antes da transferência para um nível mais alto de cuidados em pacientes nos quais há um risco de descompensação da via aérea. Os médicos comunitários podem não expressar o mesmo nível de conforto e autoconfiança para realizar procedimentos avançados em pacientes pediátricos que seus colegas de atendimento hospitalar. Se uma criança estiver em risco de perder sua via aérea, o médico que faz a transferência deve pesar os riscos e benefícios e adiar a intubação. Uma criança que descompensa durante o transporte pode ter um desfecho pior se a intubação for necessária em um ambiente fora do hospital. Todavia, provedores de transporte especialmente treinados em cuidados críticos demonstram um alto índice de intubação bem-sucedida.

Escalas de graduação

Escalas de graduação visual têm sido utilizadas para ajudar o médico na avaliação da dificuldade prevista de um paciente com a IET. Os estudos têm questionado a especificidade de tais sistemas de graduação. As classificações podem não ser aplicáveis a crianças pequenas devido à cooperação do paciente com o exame e a variação anatômica.

▶ Classificação de Mallampati

O escore de Mallampati é uma escala de graduação que aplica uma anotação numérica de 1-4: 1 é um paciente que é relativamente fácil de intubar, e 4 é um paciente que é muito difícil de intubar. Os valores numéricos são designados pela avaliação da cavidade oral do paciente pré-procedimento (Figura 9-5).

▶ Sistema Cormack-Lehane

O sistema Cormack-Lehane classifica a dificuldade de intubação pela visibilidade das características anatômicas específicas na laringoscopia (Figura 9-6).

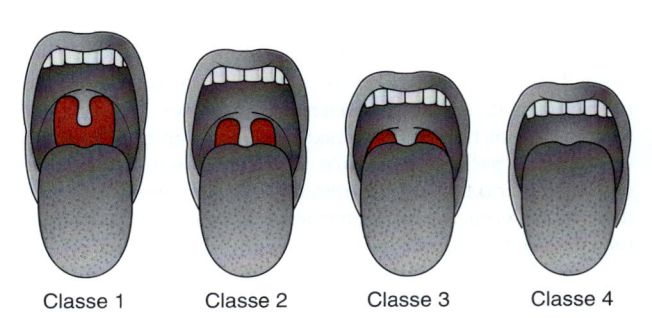

▲ **Figura 9-5** Classificações de Mallampati.
Classe 1: visualiza pilares da faringe, do palato mole e da úvula
Classe 2: visualiza os pilares da faringe e do palato mole
Classe 3: visualiza os palatos duro e mole
Classe 4: visualiza apenas o palato duro

Equipamento

▶ Tubo endotraqueal

Há um argumento para o uso de um TET sem balonete para intubação de crianças com menos de 8 anos de idade. Todavia, as vantagens de um TET com balonete incluem uma possível menor vedação, o menor vazamento de gás e uma menor chance de laringoscopia recorrente. A pressão da inflação do balonete recomendada é de menos de 20 cm de H_2O.

Determinação do tamanho:

O ensino tradicional de usar o dedo mínimo para determinar o calibre o TET pode resultar em tamanhos de tubo 1-2 mm maiores do que o necessário. As fórmulas por idade apresentadas a seguir são preferidas em relação a essas estimativas dos dedos; contudo, essas últimas são aceitas clinicamente quando não há outros meios disponíveis:

- Com balonete: Tamanho do TET (mm ID) = (idade em anos/4) + 3;
- Sem balonete: Tamanho TET (mm ID) = (idade em anos/4) + 4.

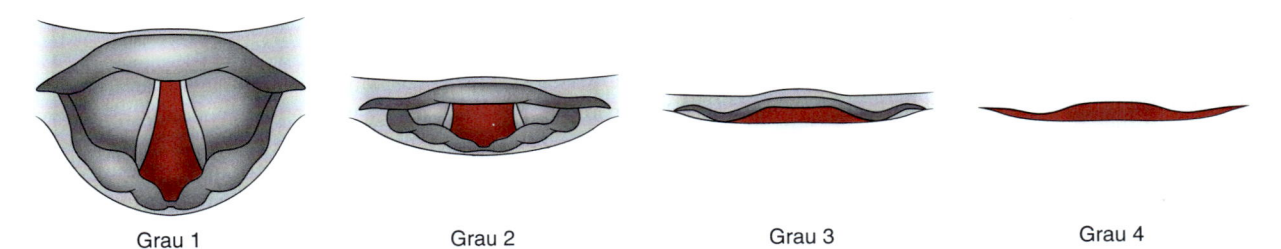

▲ **Figura 9-6** Classificação de Cormack-Lehane.
Grau 1: visão de toda a abertura laríngea
Grau 2: visão de partes da abertura laríngea ou das aritenoides
Grau 3: visão apenas da epiglote
Grau 4: visão apenas do palato mole

▶ Fita de Broselow

A fita de Broselow é um sistema codificado por cores usado por profissionais de saúde para determinar as doses adequadas de medicação e os tamanhos de medicamentos com base na altura e no peso do paciente pediátrico. A fita de Broselow é um meio de determinar o tamanho correto do TET para um paciente pediátrico na ausência de informações relacionadas à idade em situações de emergência.

▶ Bolsa-válvula-máscara

Uma BVM é um meio não invasivo de fornecer oxigênio a um paciente durante a preparação para intubação, como discutido no tópico sobre Bolsa-válvula-máscara.

▶ Aspiração

A aspiração é usada durante a intubação para remover secreções aparentes que podem, potencialmente, atrapalhar o procedimento.

▶ Lâmina do laringoscópio: Miller vs. Macintosh

Uma lâmina de laringoscópio é usada durante a IET para permitir que o médico visualize a laringe diretamente. As lâminas vêm em tamanhos e formas variáveis, sendo as mais comuns a Miller (reta) e a Macintosh (curva). A diferença no sucesso da intubação com as lâminas pode ser atribuída à técnica adequada em relação à lâmina usada, bem como à escolha do tamanho correto.

A lâmina de Miller é colocada posteriormente na epiglote, elevando-a diretamente. Essa é a lâmina preferida para bebês e crianças menores, que podem ter uma epiglote flácida. A lâmina de Miller geralmente é usada para crianças de idade com mais de um ano, mas, se necessário, a lâmina de Miller pode ser usada para crianças de qualquer idade. Uma lâmina de Miller 0 deve ser usada apenas em bebês prematuros e RNs de tamanho médio. Uma lâmina de Miller 1 é adequada para a maioria dos bebês além do período RN imediato.

A lâmina Macintosh desliza na valécula (espaço entre a epiglote e a língua) e eleva indiretamente a epiglote. A lâmina curva de Macintosh é usada primariamente em crianças mais velhas e em adultos.

O tamanho da lâmina do laringoscópio é estimado usando a distância entre o dente incisivo superior e o ângulo da mandíbula. Em crianças com menos de 8 anos de idade, os estudos têm mostrado que as lâminas que mediam dentro de 1 cm desta distância anatômica tiveram melhores resultados na primeira tentativa.

▶ Guia metálico

Um guia metálico é um equipamento usado para ajudar e guiar a colocação de um TET durante a intubação de um paciente. O guia é colocado no TET e removido apenas após o tubo ter sido colocado com sucesso no local. É essencial deixar uma distância suficiente entre o final do guia e o fim do tubo, a fim de evitar lesar a via aérea.

Preparação

▶ Pré-oxigenação

A pré-oxigenação com uma fonte de oxigênio a 100% em um paciente com respiração espontânea permite uma "retirada de gás carbônico" e fornece um reservatório de oxigênio para os pacientes enquanto eles estão em apneia durante o procedimento de intubação. Os estudos têm mostrado que a pré-oxigenação maior do que os 3-4 minutos habituais tem pouco ou nenhum benefício.

As recomendações atuais indicam o uso de uma máscara facial sem reciclagem para fornecer pré-oxigenação. A ventilação não invasiva (VNI) por meio de CPAP pode ser um meio mais efetivo de pré-oxigenação em pacientes gravemente enfermos.

▶ Posicionamento

A posição de "aspiração" é recomendada para um paciente em preparação para intubação. A posição fornece visualização adequada da abertura da glote. Ela é obtida movimentando a cabeça para frente e estendendo discretamente a articulação atlanto-occipital (Figura 9-7).

▶ Sequência rápida de intubação

A sequência rápida de intubação (SRI) é o método preferido de intubação em pacientes sem risco aumentado conhecido de complicação. A SRI consiste na administração imediata de um agente de indução e um agente bloqueador neuromuscular. A combinação dos dois fármacos causa paralisia imediata e sedação em um paciente e resulta em condições ideais de intubação traqueal (Tabela 9-1). Estudos têm mostrado eficácia e segurança da SRI em pacientes pediátricos.

▶ Pré-tratamento

O procedimento de SRI e intubação pode causar alterações fisiológicas indesejáveis. O pré-tratamento é usado para ajudar a atenuar os efeitos negativos. As medicações pré-tratamento devem ser administradas 3 a 5 minutos antes da SRI.

Atropina

O uso da atropina como um pré-tratamento para intubação pediátrica é controversa. A atropina tem sido usada tradicionalmente na intubação traqueal para deprimir a resposta vagal acentuada (bradicardia) dos pacientes pediátricos. Contudo, alguns estudos têm mostrado um aumento em taquicardia e arritmia cardíaca em pacientes que receberam atropina como pré-tratamento para intubação.

Intubação neuroprotetora

Pacientes que necessitam intubação e têm trauma craniano sustentado ou estão em risco de pressão intracraniana aumentada

Correto

Pescoço discretamente estendido

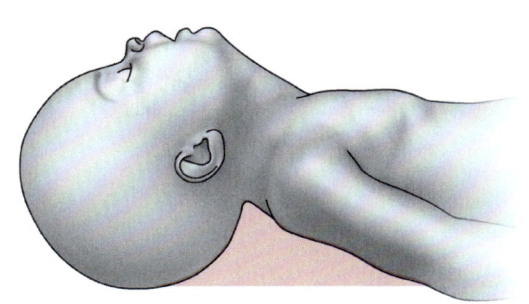

Incorreto

Pescoço hiperestendido

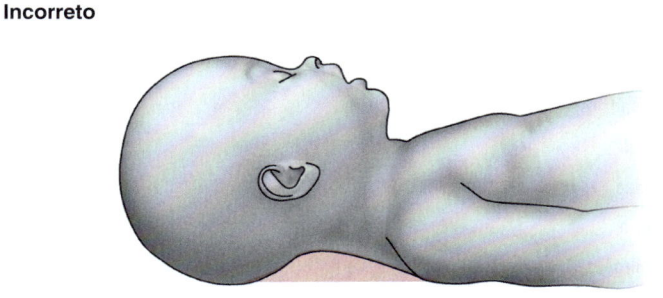

Pescoço subestendido

▲ **Figura 9-7** A posição de aspiração.

(PIC) podem se beneficiar de medidas pré-tratamento designadas a reduzir a PIC. Classicamente, a lidocaína e o fentanil têm sido usados. Acredita-se que a lidocaína reduz o reflexo da tosse e previne a elevação da PIC. O fentanil é um analgésico opioide que pode atenuar a resposta simpática à intubação. Uma dose defasciculante de rocurônio ou vecurônio também pode ser dada em um décimo da dose paralisante-padrão para prevenir fasciculações e elevação subsequente da PIC.

▶ Agentes sedativos

Etomidato

O uso do etomidato na SRI permanece controverso. Estudos têm mostrado que o seu uso pode resultar em supressão da suprarrenal e, portanto, tem o potencial de causar complicações em crianças com choque séptico. Não está claro se tais complicações irão ocorrer após a administração de uma única dose. Outros estudos apoiam a eficácia do etomidato como um tratamento sedativo para SRI em crianças. O etomidato ainda é um agente de indução amplamente usado devido à sua relativa estabilidade hemodinâmica.*

Benzodiazepínicos

Entre os benzodiazepínicos, o midazolam é o agente mais usado para indução. O midazolam tem o potencial de causar depressão respiratória e pode ter alguns efeitos hemodinâmicos indesejáveis. Os benzodiazepínicos podem ter sua ação revertida com o flumazenil, embora isso possa reduzir o limiar convulsivo.

Barbitúricos

O tiopental é um medicamento capaz de induzir sedação para SRI. O tiopental tem sido usado em pacientes com PIC elevada que estão hemodinamicamente estáveis. Os efeitos adversos do tiopental incluem a liberação de histamina, a depressão miocárdica, a venodilatação e a hipotensão.

Propofol

O propofol é um potente sedativo/hipnótico e pode deprimir o tônus muscular da faringe e da laringe, para facilitar a IET. O uso do propofol pode causar hipotensão e depressão miocárdica. O propofol não tem fortes propriedades analgésicas, podendo causar dor com a infusão.

Cetamina

A cetamina é um antagonista do receptor N-metil-D-aspartato (NMDA) que tem uma ampla variedade de efeitos, incluindo

---

* N. de R.T. O uso do etomidato não é indicado para pacientes pediátricos em choque pela supressão da suprarrenal.

Tabela 9-1 Dose dos medicamentos

	Dose	Comentários	Início de ação	Duração
Pré-tratamento				
Atropina	0,02 mg/kg IV IV/IO: 0,04-0,06 mg	Dose mínima: 0,1 mg Dose máxima: Criança: 0,5 mg Adulto: 1 mg	2-4 min	4 h
Neuroproteção				
Fentanil	2-3 mcg/kg IV		30-60 seg	30-45 min
Lidocaína	1-1,5 mg/kg IV		45-90 seg	120 min
Sedação				
Etomidato	0,3 mg/kg IV		30-60 seg	3-5 min
Midazolam	0,1-0,3 mg/kg IV	Benzodiazepínico	60-90 seg	15-30 min
Tiopental	3-5 mg/kg IV	Barbitúrico de escolha	< 30 seg	5-10 min
Propofol	2-3 mg/kg IV		15-45 seg	3-10 min
Cetamina	1-2 mg/kg IV		30-60 seg	5-10 min
Paralisia				
Succinilcolina	0,3-2 mg/kg IV	Agente despolarizante	45 seg	4-6 min
Rocurônio	0,6-1,2 mg/kg IV	Não despolarizante	< 1 min	30-60 min
Vecurônio	0,08-0,1 mg/kg IV	Não despolarizante	2 min	45-65 min

IV, intravenosa; IO, intraóssea.

analgesia e anestesia. A cetamina é um dos poucos agentes de indução de SRI que irão causar analgesia em adição aos seus efeitos sedativos. Os efeitos colaterais adversos da cetamina incluem possível aumento da FC e da PA, devendo ser usado com cautela em pacientes hipertensos.

▶ Agentes bloqueadores neuromusculares (paralisantes)

Succinilcolina

A succinilcolina é um agente despolarizante recomendado por muitas fontes para bloqueio neuromuscular na SRI. Embora a succinilcolina seja a medicação mais amplamente usada para paralisia, ela não é isenta de efeitos adversos. A succinilcolina tem o potencial de causar hipercalcemia, fasciculações musculares e aumento da pressão intraocular. O potencial para hipercalcemia restringe o uso de succinilcolina para hipertermia maligna, hipercalcemia prévia, queimadura recente ou infecção grave, lesões desnervantes, esclerose lateral amiotrófica (ELA) ou esclerose múltipla. Em crianças mais jovens, a administração da succinilcolina em miopatias não diagnosticadas pode deixar os pacientes em risco de hipercalcemia.

Independente de suas desvantagens, ela tem um rápido início de ação e uma duração do efeito muito mais curta do que os agentes não despolarizantes. Isso pode ser vantajoso em um paciente em que há um risco de falha na intubação, em especial se o paciente estiver respirando espontaneamente, ou seria difícil ventilar por outros meios se estiver paralisado ou um período estendido.

Rocurônio

O rocurônio é parte de uma classe de agentes conhecidos como bloqueadores neuromusculares não despolarizantes de ação curta. O rocurônio exibe menos perigo para hipercalcemia do que a succinilcolina. Contudo, ele tem um maior tempo até o início de ação e uma maior duração do efeito. Um médico pode optar por administrar doses maiores para encurtar a instalação de paralisia, mas a duração do efeito também será prolongada.

Vecurônio

O vecurônio é uma medicação não despolarizante que age similarmente ao rocurônio. O vecurônio também tem um início de ação e duração de ação relativamente mais longos quando comparados com a succinilcolina.

Laringoscopia direta

▶ **Técnica**

A laringoscopia direta pode ser usada para ajudar na visualização da laringe para IET. Antes da intubação, todos os equipamentos, incluindo aspirador, lâmpadas na lâmina do laringoscópio e balonetes do TET, devem ser verificados. O paciente é colocado em uma posição o mais próximo possível da ideal (ver Figura 9-7). O pré-tratamento é aplicado e então é feita a medicação de sequência rápida como indicado. A lâmina do laringoscópio é segurada na mão esquerda. A mão direita é usada para separar os lábios e dentes. A lâmina do laringoscópio é inserida ao longo do lado direito da boca, empurrando a língua para a esquerda. Usando o laringoscópio, o queixo, a língua e a epiglote são elevados, com cuidado para não balançar o laringoscópio para trás e apoiá-lo contra os dentes superiores ou o maxilar. As cordas vocais são visualizadas e o TET apropriado é inserido entre elas. O TET é inserido em uma profundidade adequada, uma estimativa inicial que pode se feita se tomando o diâmetro do tubo (em mm) e multiplicando por 3. Isso dará uma profundidade inicial em centímetros. Contudo, a posição do tubo deve ser verificada.

▶ **Métodos de verificação da colocação do tubo**

A verificação da colocação do TET é uma etapa crítica no procedimento de intubação. A possibilidade de colocação errada pode levar à lesão cerebral hipóxica e morte em um paciente pediátrico. É importante observar que nenhum método de verificação por si só é 100% confiável e sensível. Múltiplos métodos devem ser considerados e utilizados em um paciente para confirmar a correta execução da IET. A verificação deve ser repetida em pacientes que são movimentados ou transportados.

Visualização direta

A visualização do TET ao passar pelas cordas vocais fornece uma forte evidência de uma colocação adequada. Contudo, intubações difíceis em situações de urgência podem limitar e impedir a visualização direta.

Ausculta

A ausculta de sons respiratórios iguais nos pulmões pode indicar a colocação correta do TET. A justaposição do esôfago com a traqueia em um paciente pediátrico pode produzir sons que podem mascarar uma intubação esofágica. Durante uma ventilação induzida com BVM, os sons auscultados sobre a axila do paciente bilateralmente são tranquilizadores; todavia, os sons ouvidos sobre o estômago indicam a colocação inadequada do tubo.

Elevação do tórax

A elevação e descida do tórax de uma criança pode indicar a colocação adequada do TET, embora a ventilação esofágica também tenha mostrado produzir elevação torácica similar.

Vapor d'água

A condensação observada no TET pode ser vista com a colocação traqueal. Esse método não é considerado confiável devido à ocorrência de vapor d'água em tubos esofágicos mal colocados.*

Detectores de intubação esofágica

Os detectores de intubação esofágica (DIEs) são mais confiáveis do que a ausculta ou elevação torácica para pacientes que estão em parada cardíaca ou hipotensos. Bulbos autoinfláveis podem ser colocados em um TET e irão inflar rapidamente se for feita colocação correta. A ausência de inflação ou uma inflação que dura mais de cinco segundos indica a necessidade de reavaliação de TET. Os bulbos autoinfláveis não são recomendados para crianças menores de cinco anos de idade ou que pesam menos de 20 kg.

Gás carbônico ao final da expiração

Um dispositivo colorimétrico pode ser colocado em um TET para identificar a presença de dióxido de carbono expirado. Pacientes que foram intubados com sucesso irão expirar dióxido de carbono em quantidade suficiente para produzir alteração na cor de roxo para amarelo. Em paciente recebendo gás umidificado, o dispositivo colorimétrico pode ser inutilizado dentro de 15 minutos. O dispositivo contém papel que muda de cor em um ambiente acídico. Várias condições podem causar dificuldades no uso do dispositivo colorimétrico, como administração de epinefrina endotraqueal, estado asmático, grande vazamento de ar pela glote e contaminação acídica.

A capnografia é a detecção de gás carbônico ao final da expiração ($EtCO_2$, do inglês *end-tidal CO2*) a cada respiração usando medições por espectrometria infravermelha. Formatos de onda fortes, constantes, indicam intubação traqueal adequada. Há um risco de falso-positivos em pacientes que são ventilados com BVM e tiveram um TET colocado na faringe. No ambiente pré-hospital, a capnografia mostrou ser mais confiável do que a ausculta na verificação da colocação do TET. Contudo, a detecção do $EtCO_2$ como um todo é menos acurada em pacientes que estão em parada cardíaca.

Radiografia torácica

A intubação é considerada bem-sucedida se a ponta do TET estiver entre 2 e 6 cm acima da carina, sujeito à variação com o tamanho do paciente. A verificação da colocação na traqueia pode ser feita por meio de uma radiografia torácica para excluir a colocação no esôfago. As radiografias torácicas são feitas tradicionalmente em incidência anteroposterior com o paciente em posição supina e a cabeça na linha média. A radiografia torácica frequentemente é desencorajada como a única confirmação da colocação correta do TET em situação de emergência devido à quantidade de tempo necessária para completar o procedimento.

---

* N. de R.T. Os revisores técnicos da edição em língua portuguesa também não recomendam a utilização deste recurso.

Complicações possíveis

As complicações mais comuns da IET incluem intubação esofágica, aspiração, trauma dentário, laceração da via aérea oral e hipóxia. A intubação esofágica aumenta o risco de inflação gástrica e privação de oxigênio no paciente. A hipóxia pode levar à lesão tecidual e cerebral, à bradicardia, à arritmia e à morte. Os métodos de verificação de colocação adequada do tubo identificam a maioria dos TETs colocados inadequadamente.

Métodos alternativos para assegurar a via aérea pérvia

Via aérea por máscara laríngea

Uma via aérea por máscara laríngea (VAML) pode ser uma boa alternativa em pacientes que são difíceis de intubar. Ela deve ser considerada em situações nas quais a VBM e a intubação são difíceis ou não possíveis. Uma VAML geralmente é colocada na faringe do paciente e subsequentemente é mais fácil de manejar em uma situação de emergência. O balonete é inflado para criar uma vedação e estabelecer uma via aérea aberta. Uma maior frequência de complicação foi observada em crianças comparado com adultos em condições clínicas. Contudo, a VAML é preferida em relação à IET quando um médico habilitado não está disponível para IET. As contraindicações relativas para as VAMLs incluem pacientes não sedados e crianças com reflexos de vômito.

Uma VAML também pode ser usada como um canal para ajudar na intubação traqueal de um paciente. A intubação de uma via aérea por máscara laríngea (IVAML) fornece características específicas que podem ajudar durante a intubação. Uma IVAML permite o uso de TET maiores, um circuito conector removível e a capacidade de elevar a epiglote. Um TET pode ser colocado por meio de uma VAML ou IVAML para facilitar o acesso à traqueia.

Técnicas transtraqueais

A cricotirotomia (cricotiroidotomia) é um procedimento de emergência usado para criar uma via aérea patente entre as cartilagens cricoide e tireoide. Em geral, o procedimento é indicado em condições nas quais a intubação ou ventilação é contraindicada ou não pode ser realizada. A cricotirotomia pode ser realizada em pacientes que devem ter via aérea difícil, determinados pelos testes pré-procedimento. As complicações graves da cricotirotomia a tornam o "último esforço" de oxigenação de um paciente em sofrimento agudo. Há poucas contraindicações absolutas além da acessibilidade e/ou identificação da membrana cricotireoide. Dois métodos diferentes de cricotirotomia estão disponíveis para uso emergencial de curta-duração: cirurgia e agulha.

As indicações de cricotirotomia incluem:

- Falha na intubação;
- Falha na ventilação;
- Obstrução na via aérea;
- Hemorragia na via aérea nasofaríngea;
- Lesão na coluna cervical impedindo a ventilação/intubação tradicional.

Cricotirotomia cirúrgica

A cricotirotomia cirúrgica está indicada em pacientes com mais de 12 anos que atendem os critérios para ventilação emergencial, como listado. Ela permite a ventilação e a oxigenação. A identificação da membrana cricotireoide é o primeiro passo no procedimento. Deve ser feita uma incisão na linha média na membrana cricotireoide enquanto evita os ramos das veias tiroide inferior e jugular anterior. A incisão deve ser profunda o suficiente para entrar suavemente no espaço traqueal. Um gancho traqueal pode ser usado para manter o trato para a traqueia. O tubo de traqueostomia é colocado, então, através da membrana. Deve-se tomar cuidado para não inserir o tubo muito profundamente, porque ele pode passar facilmente a carina e entrar no brônquio principal. Há inúmeros kits de cricotomia produzidos comercialmente.

O tamanho do tubo será menor do que o usado para intubação orotraqueal para permitir a penetração no espaço cricotireoide diminuído. Um TET 6.0 é usado frequentemente em pacientes de tamanho adulto. Em pacientes pediátricos menores, pode ser usado um TET 4,5-5.5. O TET deve ter balonete. O balonete permite alguma flexibilidade na seleção do tubo se for escolhido um tamanho um pouco menor, mas o tamanho maior que pode ser passado de forma fácil e segura irá permitir uma melhor resistência da via aérea e a limpeza pulmonar.

Cricotirotomia por agulha a jato

A cricotirotomia por agulha a jato é o método de escolha usado em pacientes com menos de 12 anos. Uma cricotirotomia por agulha a jato é muito similar à técnica cirúrgica, exceto pelo uso de uma agulha para puncionar e ter acesso à traqueia. Uma seringa com aproximadamente 1-2 mL de solução fisiológica (SF) é montada em um cateter IV de grande calibre (14-16 gauge) com agulha. A membrana cricotireoide é puncionada, e angulada a 45 graus, apontada inferiormente. A agulha é avançada enquanto se retira a seringa. Quando a traqueia é atingida, o ar é aspirado para dentro da seringa. O cateter pode ser deslizado sobre a agulha para dentro da traqueia. Muitos cateteres IV disponíveis comercialmente têm paredes plásticas relativamente finas, devendo-se ter cuidado para não dobrá-los. Alternativamente, se for usado um kit, uma pequena incisão é feita para criar uma abertura maior. Um guia metálico é inserido pela agulha, e a agulha é retirada. Um dilatador e subsequentemente um cateter são colocados sobre o guia.

Quando o cateter é fixado, ele deve ser conectado diretamente ao oxigênio (não por meio de um regulador) por meio de tubos com válvulas de liberação. Alternativamente, pode ser cortado um orifício no tubo pequeno o suficiente para ser ocluído pelo polegar que pode servir como uma válvula de liberação de pressão. O paciente deve receber um segundo de oxigênio a 100% em jato para cada 4 segundos de liberação de pressão. O paciente não é ventilado efetivamente durante este período. Essa é uma medida temporária apenas para permitir que seja iniciada outra técnica de manejo definitivo de via aérea.

As complicações da cricotirotomia são muitas e graves, incluindo:

- Deslocamento da incisão;
- Deslocamento da agulha;
- Hemorragia;
- Obstrução;
- Aspiração;
- Colocação incorreta, levando à hipóxia;
- Trauma traqueal e laríngeo;
- Pneumotórax.

▶ Cuidados pós-intubação

Ajustes do ventilador

Múltiplos modos de ventilação estão disponíveis para cuidado pós-intubação no paciente pediátrico. O manejo do ventilador é um tópico extenso, coberto rapidamente a seguir.

A ventilação controlada por volume (VCV) usa um ajuste de volume como o marcador para a ciclagem do ventilador. O ventilador funciona fornecendo volumes constantes de inalação ao paciente. O VCV manejado de forma imprópria pode resultar em pressão excessiva, especialmente sob condições de complacência diminuída e pode resultar em lesão pulmonar induzida pelo ventilador.

Deve-se ter cautela, especialmente em crianças menores, se for usada VCV. Os volumes usados em tais pacientes são pequenos. Quando o volume dos tubos e o resto do circuito são adicionados, a margem de erro em muitos ventiladores pode não estar suficientemente dentro dos limites para evitar o barotrauma.

A ventilação controlada por pressão (VCP) fornece pressão ao paciente como a força de impulsão para a ventilação. O volume que o paciente recebe é uma função da pressão administrada, bem como outros fatores, como complacência pulmonar.

Estudos sugerem algumas vantagens da VCP sobre a VCV. As pressões da via aérea podem ser mais bem controladas em pacientes que recebem VCP, resultando em menos lesão pulmonar.

Sedação

A sedação após a intubação é necessária quando a duração de ação dos medicamentos paralisantes supera a medicação de indução. Um estudo com o etomidato e rocurônio de curta ação ou vecurônio em pacientes pediátricos mostrou que os pacientes experimentaram efeitos sedativos inadequados na presença de paralisia. Os médicos da emergência devem estar conscientes da duração dos medicamentos durante a SRI, para evitar ter um paciente paralisado que não está sedado adequadamente. Isso é particularmente aparente quando se usa os agentes paralisantes de ação mais longa, como o rocurônio ou o vecurônio.

A sedação pós-intubação também ajuda com o conforto do paciente e a capacidade de tolerar o ventilador. Ela pode ajudar a reduzir as pressões na via aérea e beneficiar a hemodinâmica. Os esquemas de sedação usados comumente no SE incluem infusão contínuas intravenosas (IV) de fentanil, midazolam, propofol e cetamina.

Aspiração

Os cateteres de aspiração são usados nos cuidados pós-intubação para prevenir aspiração. É importante ter um cateter de aspiração disponível para remover quaisquer secreções na cavidade oral, na faringe e na traqueia. Unidades de aspiração instaladas na parede ou portáteis fornecem forças de aspiração variáveis e devem ser ajustadas antes do uso. A força de aspiração máxima recomendada na traqueia fica entre 80 e 120 mmHg em crianças. Os cateteres de aspiração que são usados no TET não devem ser inseridos além do TET, a fim de evitar trauma traqueal.

Achen B, Terblanche OC, Finucane BT: View of the larynx obtained using the Miller blade and paraglossal approach, compared to that with the Macintosh blade. *Anaesth Intensive Care.* 2008;36(5):717 [PMID: 18853593].

den Brinker M, Hokken-Koelega AC, Hazelzet JA, et al: One single dose of etomidate negatively influences adrenocortical performance for at least 24h in children with meningococcal sepsis. *Intensive Care Med.* 2008;34(1):163 [PMID: 17710382].

Escobedo M: Moving from experience to evidence: Changes in US neonatal resuscitation program based on International Liaison Committee on Resuscitation review. *J Perinatol.* 2008;28:S35 [PMID: 18446175].

Holm-Knudsen RJ, Rasmussen LS, Charabi B, et al: Emergency airway access in children: Transtracheal cannulas and tracheotomy assessed in a porcine model. *Paediatr Anaesth.* 2012;22(12):1159 [PMID 23134162].

Katos MG, Goldenberg D: Emergency cricothyrotomy. *Operative Techniques Otolaryngol.* 2007;18(2):110.

Kendrick DB, Monroe KW, Bernard DW, et al: Sedation after intubation using etomidate and a long-acting neuromuscular blocker. *Pediatr Emerg Care.* 2009;25(6):393 [PMID: 19458564].

Kleinman ME, Chameides L, Schexnayder, SM, et al: 2010 American Heart Association Guidelines for Cardiopulmonary Resuscitation and Emergency Cardiovascular Care. *Circulation.* 2010;122(3):S876 [PMID: 20956230].

Krage R, van Rijn C, van Groeningen D, Loer, SA, et al: Cormack-Lehane classification revisited. *Br J Anaesth.* 2010;105(2):220 [PMID: 20554633].

Le Cong M: Flying doctor emergency airway registry: A 3-year, prospective, observational study of endotracheal intubation by the Queensland section of the Royal Flying Doctor Service of Australia. *Emerg Med J.* 2012;29(3):249 [PMID: 20844099].

Mallampati S, Gatt S, Gugino L, et al: A clinical sign to predict difficult tracheal intubation: A prospective study. *Can Anaesth Soc J.* 1985;32(4):429 [PMID 4027773].

Mort TC, Waberski BH, Clive J: Extending the preoxygenation period from 4 to 8 mins in critically ill patients undergoing emergency intubation. *Crit Care Med.* 2009;37(1):68 [PMID: 19050620].

Nishisaki A, Marwaha N, Kasinathan V, et al: Airway management in pediatric patients at referring hospitals compared to a receiving tertiary pediatric ICU. *Resuscitation.* 2011;82(4):386 [PMID: 21227561].

Perry JJ, Lee JS, Sillberg VA, et al: Rocuronium versus succinylcholine for rapid sequence induction intubation. *Cochrane Database Syst Rev.* 2008;(2)Apr 16. [PMID: 18425883].

Rudraraju P, Eisen LA: Confirmation of endotracheal tube position: A narrative review. *J Intensive Care Med.* 2009;24(5):283 [PMID: 19654121].

Scherzer D, Leder M, Tobias JD: Pro-con debate: etomidate or ketamine for rapid sequence intubation in pediatric patients. *J Pediatr Pharmacol Ther.* 2012;17(2):142 [PMID: 23118665].

Sprung CL, Annane D, Keh D, et al: Hydrocortisone therapy for patients with septic shock. *N Engl J Med.* 2008;358:111 [PMID: 18184957].

Weiss M, Dullenkopf A, Fischer JE, et al: Prospective randomized controlled multi-centre trial of cuffed or uncuffed endotracheal tubes in small children. *Br J Anaesth.* 2009;103(6):867 [PMID: 19887533].

Wong DT, McGuire GP: Endotracheal intubation through a laryngeal mask/supraglottic airway. *Can J Anaesth.* 2007;54(6):489 [PMID: 17541083].

Zuckerbraun NP, Pitetti RD, Herr SM, et al: Use of etomidate as an induction agent for rapid sequence intubation in a pediatric emergency department. *Acad Emerg Med.* 2006;13(6):602.

Choque

10

Subhankar Bandyopadhyay, MD
Irma Ugalde, MD

Qualquer condição que resulta em fornecimento inadequado de oxigênio tecidual desencadeia uma resposta autonômica no corpo humano para manter a homeostase. Uma resposta celular para reduzir o fornecimento de oxigênio ativa a cascata de mecanismos compensatórios fisiológicos para manter funções normais. Portanto, em um estado de choque, o fornecimento inadequado de oxigênio não atende às demandas metabólicas celulares, resultando em hipoperfusão tecidual global e acidose metabólica. A resposta celular à redução do fornecimento de oxigênio causa depleção de trifosfato de adenosina (ATP), disfunção da bomba de íons dependente de energia e perda da integridade da membrana celular. Estes eventos levam à acidose láctica sistêmica, com predomínio de vários mecanismos compensatórios que progridem para falência múltipla de órgãos (FMO) e, por fim, morte.

Clinicamente, o choque é uma síndrome complexa associada com ruptura aguda da macro- e microcirculação resultante de quebra do fluxo sanguíneo. A hipotensão pode se apresentar no choque, mas o choque pode não ser diagnosticado em virtude apenas de hipotensão. No paciente pediátrico, a presença de hipotensão é considerada um sinal de choque descompensado.

FISIOPATOLOGIA

FALHA NA MACROCIRCULAÇÃO

O sangue (líquido) é bombeado a partir do coração (bomba), levado pelos vasos (canos) e fornecido aos tecidos. Portanto, a perfusão inadequada pode resultar de mau funcionamento da bomba; ou seja, débito cardíaco (DC) reduzido por uma pré-carga inadequada, má contratilidade e pós-carga excessiva. Estes resultam em redução do volume de ejeção (VE). Como o DC é uma função do VE e da frequência cardíaca (FC), a diminuição da FC também pode causar redução na perfusão tecidual. O VE é a diferença entre o volume diastólico final (VDF) e o volume sistólico final (VSF), como mostrado na equação seguinte.

$$\text{Débito cardíaco (DC)} = \text{volume de ejeção (VE)} \times \text{frequência cardíaca (FC)}$$

e

$$\text{Volume de ejeção} = \text{volume diastólico final (VDF)} - \text{volume sistólico final (VSF);}$$

logo

$$DC = VDF - VSF \times FC$$

O VDF é amplamente dependente da pré-carga, e o VSF reflete a pós-carga. O parâmetro que melhor se relaciona com o VE e que pode ser medido é a fração de ejeção (FE), a fração de sangue que é ejetada pelo ventrículo esquerdo (VE) durante a contração ou fase de ejeção do ciclo cardíaco (sístole). A faixa normal da FE é 55 a 70%. O aumento do VDF com a reposição de volume e a redução do VSF, pelo aumento da contratilidade miocárdica ou redução da pós-carga, irá aumentar o VE e consequentemente o DC.

O volume líquido inadequado causa um estado de hipovolemia, uma diminuição do VDF e a redução da perfusão tecidual. A FC aumentada (taquicardia) e a vasodilatação aumentada com uma redução na resistência vascular sistêmica (RVS) podem ser um mecanismo compensatório inicial durante os estágios iniciais do choque para restaurar o DC, como expresso na seguinte equação.

$$\text{Pressão arterial (PA)} = \text{débito cardíaco (DC)} \times \text{resistência vascular sistêmica (RVS);}$$

portanto,

$$DC = PA/RVS.$$

Contudo, o DC diminui eventualmente e a hipotensão ocorre devido à redução na pré-carga. As alterações que ocorrem em um estado de choque são perda de volume da pré-carga ou VDF, aumento da FC, vasodilatação, diminuição da RVS e perda da contratilidade miocárdica (aumento do VSF). À medida que o

VDF e o VS diminuem, junto com a redução da RVS (hipotensão), resultam em insuficiência cardíaca (IC).

O mau funcionamento do sistema circulatório normal leva à perfusão inadequada de órgão-alvo e disfunção. Consequentemente, a má perfusão periférica (tempo de enchimento capilar tardio), o débito urinário reduzido e a alteração do sensório são componentes do quadro clínico do choque.

FORNECIMENTO NORMAL DE OXIGÊNIO E FALÊNCIA NA MICROCIRCULAÇÃO

A função e a sobrevida celular normais são dependentes do suprimento contínuo de oxigênio. O oxigênio inspirado se movimenta através da membrana alvéolo-capilar para dentro do sangue e é transportado para os tecidos para manutenção do metabolismo aeróbio celular. Qualquer ruptura no circuito circulatório resulta em redução no fornecimento de oxigênio aos tecidos (falência na microcirculação) e converte a via metabólica aeróbia normal em metabolismo anaeróbio, resultando em acidose láctica metabólica. A extração de oxigênio tecidual é máxima e refletida na saturação de oxigênio (SO_2) venoso misto diminuída, como expressa na equação seguinte.

Distribuição de oxigênio (DO_2)

$DO_2 = DC \times CaO_2$

- CaO_2 = conteúdo de oxigênio arterial
- $CaO_2 = (Hgb \times SaO_2 \times 1,34) + (0,003 \times PaO_2)$

Consumo de oxigênio (VO_2)

$VO_2 = DC \times Hgb \times 13,8 \times (SaO_2 - SvO_2)$

SaO_2 = saturação arterial de oxigênio

SvO_2 = saturação venosa de oxigênio

TIPOS DE CHOQUE

CHOQUE HIPOVOLÊMICO

A hipovolemia, que é um volume sanguíneo circulatório reduzido, é o tipo mais comum de choque em crianças. A redução aguda no volume intravascular circulante, quer seja por perda de líquidos e eletrólitos (gastrenterite, queimaduras), ou por perda de sangue (trauma), ativa o centro vasomotor na medula no mesencéfalo por meio dos barorreceptores arteriais. Isso, por sua vez, resulta em estimulação simpática para o coração, os vasos sanguíneos, a medula suprarrenal e as células justaglomerulares nos rins. Isso resulta em um aumento nas catecolaminas e angiotensina II circulantes, junto com o aumento nos reflexos autonômicos, o aumento na FC, a contratilidade miocárdica e a FE (DC), a vasoconstrição na pele e órgãos viscerais (resistência vascular periférica). Se houver um retardo na ressuscitação com líquidos ou sangue adequados (se a hemorragia continuar), esses mecanismos compensatórios falham, resultando em disfunção de múltiplos órgãos e morte.

CHOQUE DISTRIBUTIVO

A distribuição desigual de sangue, devido à vasodilatação e acúmulo no leito vascular periférico, é a causa de um choque distributivo. A causa mais comum de choque distributivo em crianças é a sepse. Outras causas comuns são anafilaxia, neurogênico ou lesões medulares e certas intoxicações medicamentosas.

▶ Choque anafilático

O choque anafilático resulta de uma resposta imune sistêmica a um alérgeno. Ambas as respostas mediadas por imunoglobulina E (IgE) e não mediadas por IgE podem causar degranulação dos mastócitos com subsequente liberação de histamina. A histamina é o mediador primário da resposta anafilática e causa relaxamento do músculo liso vascular, constrição do músculo liso brônquico, altera o DC e causa extravazamento de plasma através da membrana transcapilar. O outro potente mediador do choque anafilático é o fator de ativação plaquetário (FAP), que é um vasoconstritor coronário, vasodilatador periférico e um inotrópico negativo.

▶ Choque neurogênico

A ruptura de fibras eferentes simpáticas resultante de lesão medular é a causa mais comum de um choque neurogênico. Essa é uma ruptura seletiva do estímulo simpático, mantendo o estímulo vagal intacto. Hipotensão com bradicardia são as características clínicas mais consistentes do choque neurogênico.

▶ Choque séptico

Sepse é uma síndrome da resposta inflamatória sistêmica (SIRS, do inglês *systemic inflammatory response syndrome*) na presença de infecção comprovada ou suspeita. A SIRS na população pediátrica é definida pela presença de pelo menos dois de quatro critérios.

1. Um critério deve ser a temperatura anormal (> 38,5 °C ou < 36 °C).
2. Taquicardia definida como > 2 desvios-padrão (DP) acima do normal para idade ou em crianças com menos de um ano, bradicardia, persistindo por > 30 minutos (Tabela 10-1).
3. Frequência respiratória (FR) média > 2 DP para a idade; ou em ventilação mecânica (VM), sem qualquer evidência de doença neuromuscular ou anestesia geral.
4. Contagem de leucócitos anormal para a idade (leucocitose ou leucopenia) sem qualquer evidência de ter sido induzida por quimioterapia.

A SIRS foi descrita originalmente em adultos, mas a definição foi subsequentemente modificada para crianças. A FC ou a FR elevadas isoladamente não é suficiente para diagnosticar SIRS na população pediátrica. O choque séptico em crianças pode ser dividido em estágios clínico inicial e tardio. No choque séptico

CHOQUE   CAPÍTULO 10   115

Tabela 10-1 Valores normais para pulso e pressão arterial média-pressão venosa central (mmHg) por idade

	RN a termo	≤ 1 a	≤ 2 a	≤ 7 a	≤ 15 a
Pulso (bpm)	120-180	120-180	120-160	100-140	90-140
PAM-PVC (mmHg)	> 55	> 60	> 65	> 65	> 65

RN, recém-nascido; PAM, pressão arterial média; PVC, pressão venosa central.

inicial, o DC é normal ou aumentado, a PA é normal ou pode haver uma pressão de pulso alargada devido à redução na resistência vascular periférica. O paciente geralmente se apresenta com sensório intacto, taquicardia, pulsos fortes e extremidades aquecidas. O choque séptico tardio consiste em sinais e sintomas de instabilidade hemodinâmica consistente com choque descompensado, como alteração do sensório, hipotensão, taquicardia, pulsos periféricos débeis e extremidades frias.

CHOQUE CARDIOGÊNICO

O choque cardiogênico é causado pela redução no DC com disfunção primária dentro do coração. O baixo DC neste cenário geralmente ocorre pela contratilidade cardíaca diminuída. O DC diminuído, que é incapaz de atender às demandas teciduais de nutrientes e oxigênio, leva progressivamente à falência cardíaca. O infarto do miocárdio é a causa mais comum de choque cardiogênico em adultos, ao passo que as condições seguintes que danificam diretamente o miocárdio são causas primárias de choque cardiogênico em crianças:

- Arritmias (taquicardias supraventriculares e ventriculares);
- Miocardiopatias: hipóxia, infecções, miocardite viral, doença do tecido conectivo, metabólica e toxinas;
- Doença cardíaca congênita;
- Pós-cirurgia cardíaca;
- Trauma.

Os sinais e sintomas de insuficiência ventricular esquerda (pulsos filiformes, edema pulmonar, pulsos periféricos fracos) ou direita (distensão venosa jugular, hepatomegalia) geralmente se apresentam no choque cardiogênico.

CHOQUE OBSTRUTIVO

Uma obstrução mecânica que causa impedância ao fluxo de saída cardíaco efetivo e assim leva à redução do DC é uma causa de choque obstrutivo. A estenose aórtica grave, a interrupção do arco aórtico, o tamponamento pericárdico e o penumotórax hipertensivo podem causar obstrução mecânica do coração e de suas vias de saída, reduzindo, assim, o DC. A embolia pulmonar (EP), embora possa causar obstrução ao fluxo de saída pela artéria pulmonar e causar um choque obstrutivo, também é classificada como causa de choque cardiogênico.

APRESENTAÇÃO CLÍNICA E RECONHECIMENTO DE CHOQUE

CHOQUE COMPENSADO

O sinal mais precoce de um choque compensado, independente da sua etiologia, é provavelmente taquicardia inexplicada sem outros sinais. Independentemente da causa primária, o choque ocorre devido ao volume intravascular efetivo diminuído ou hipovolemia. A hipovolemia é absoluta ou relativa. A hipovolemia absoluta ocorre devido à perda de líquidos e eletrólitos (vômitos, diarreia), perda sanguínea (trauma), perda de líquidos para o terceiro espaço (peritonite, ascite). A hipovolemia relativa existe quando há espaço intravascular sem líquido intravascular adequado. Isso ocorre devido à resistência intravascular diminuída, como é visto na sepse, na anafilaxia, na intoxicação medicamentosa e nas lesões medulares. Os sinais iniciais de choque incluem taquicardia, taquipneia e tempo de enchimento capilar normal ou discretamente retardado. À medida que o volume intravascular efetivo diminui, ocorre taquicardia, para manter o DC enquanto o VE é compensado. As catecolaminas endógenas inicialmente aumentam a contratilidade miocárdica e a resistência vascular periférica. No choque séptico inicial, contudo, há vasodilatação cutânea periférica, causando aumento do fluxo sanguíneo periférico junto com aumento do DC caracterizado por pulsos fortes (choque quente).

CHOQUE DESCOMPENSADO

O choque descompensado ocorre quando os mecanismos fisiológicos compensatórios falham. Taquicardia e taquipneia se tornam progressivamente mais graves. O volume intravascular diminuído causa isquemia tecidual e acidose, e a taquipneia, uma característica do mecanismo compensatório da acidose metabólica, leva à redução no nível de PCO_2 sanguíneo. Ocorre vasoconstrição nos vasos sanguíneos esplâncnicos e cutâneos, levando a vários sinais e sintomas. A oligúria ocorre devido à redução do fluxo sanguíneo renal; a motilidade gástrica decorre da redução do fluxo sanguíneo nos vasos sanguíneos abdominais. Por fim, o sensório é alterado devido à falta de fluxo sanguíneo e oxigenação no cérebro. A síndrome de disfunção múltipla de órgãos (SDMO) é um lado do espectro do choque séptico. As substâncias vasoativas liberadas no sangue levam a dano das células endoteliais nas paredes capilares com extravasamento capilar nos órgãos-alvo, resultando em SDMO. Esse processo nos pulmões leva à síndrome da angústia respiratória aguda (SARA) e insuficiência respiratória.

> Keet C: Recognition and management of food-induced anaphylaxis. *Pediatr Clin North Am.* 2011;58(2):377 [PMID: 21453808].
>
> Mack E: Neurogenic Shock. *Open Pediatr Med J.* 2013;7 (Supp1:M4)16.
>
> Soar J, Pumphrey R, Cant A, et al: Emergency treatment of anaphylactic reactions: Guidelines for healthcare providers. *Resuscitation.* 2008;77(2):157 [PMID: 18358585].

MANEJO

O objetivo da terapia de todas as formas de choque é restaurar o fluxo de oxigênio e nutrientes adequados para as células de órgãos vitais, de modo a atender às demandas metabólicas. Para cumprir essa meta, o ABC (via aérea [*airway*], respiração [*breathing*] e circulação) precisa ser abordado rapidamente.

Via aérea intacta e uma ventilação eficaz devem estar presentes ou precisam ser estabelecidas rapidamente. Aplicar uma máscara de oxigênio de não reinalação (oxigênio com fração inspirada de oxigênio [FiO_2] a 100%) deve ser o primeiro passo. Quase simultaneamente, deve ser obtido um acesso venoso e coletado sangue para análise laboratorial em todos os pacientes. A reposição agressiva de líquidos é iniciada com um bólus rápido de 20 mL/kg de cristaloides, solução de cloreto de sódio a 0,9% ou ringer lactato, com bólus subsequentes determinados pelo exame e suspeita de choque continuado. A exceção é o tratamento do choque cardiogênico. Ver tópico Choque Cardiogênico a seguir.

Cada intervenção deve ser seguida de uma reavaliação do paciente. Isso é facilitado com a monitorização contínua do estado hemodinâmico com telemetria cardíaca, oximetria e avaliação frequente ou contínua dos sinais vitais, incluindo FC, PA e respirações. Quando a reanimação for iniciada, uma história e avaliação clínica dirigidas para verificar a causa do choque devem ser realizadas. Medidas específicas de reversão do choque são então adaptadas aos estados específicos de choque.

CHOQUE HIPOVOLÊMICO

A administração agressiva de líquidos é a característica da terapia do choque hipovolêmico, presumindo-se uma via aérea intacta. A melhor forma de obter isso é colocando duas linhas intravenosas (IV) de grande calibre, já que pode estar indicada a administração repetida de bólus de 20 mL/kg de solução fisiológica (SF). O acesso intraósseo (IO) ou venoso central deve ser considerado sem atraso significativo se o acesso IV não for bem-sucedido. Os líquidos são administrados por injeção ou por equipamento de infusão rápida (bolsa de pressão) enquanto se observam sinais de sobrecarga de líquidos (desenvolvimento de aumento do trabalho respiratório, estertores, ritmo de galope ou hepatomegalia). Na ausência destes achados clínicos, podem ser necessárias múltiplas injeções de líquidos de até 200 mL/kg durante a reanimação. As crianças normalmente necessitam de 40-60 mL/kg na primeira hora.

Diante de trauma, o líquido de primeira linha ainda é a solução de cristaloides IV, que deve ser administrada a 20 mL/kg durante 5 a 10 minutos usando dois locais IV de grande calibre. Um segundo bólus IV de 20 mL/kg pode ser repetido. Se os sinais vitais não melhorarem, sangue é a próxima escolha de líquido. Além de sangue, os coloides não oferecem um benefício na mortalidade comparado com os cristaloides. É importante lembrar que em um paciente anêmico, a adição de oxigênio a 100% é essencial, porque o oxigênio dissolvido irá compor uma grande parte do conteúdo de oxigênio. A rápida avaliação, em uma forma sistemática, organizada e eficiente, é crítica no reconhecimento dos locais de hemorragia que podem se beneficiar da pronta correção cirúrgica ou causas prontamente reversíveis de choque, como tamponamento cardíaco ou penumotórax hipertensivo. Ver capítulos sobre Trauma na Seção II, Emergências em trauma. O padrão de cuidados atual se concentra no controle da hemorragia, na monitorização cuidadosa da hemodinâmica e no uso de líquidos, para manter a perfusão tecidual até que o controle cirúrgico esteja disponível.

CHOQUE CARDIOGÊNICO

A reposição de líquidos deve ser abordada com cautela em crianças com choque cardiogênico. Essas crianças requerem pequenos bólus de líquidos de 5-10 mL/kg se a hipovolemia for um fator contribuinte da sua função cardíaca deprimida. Isso é seguido por reavaliação imediata do paciente. A terapia inotrópica é iniciada precocemente com a dobutamina sendo um agente ideal com suas propriedades inotrópicas β1-agonistas características e efeitos β-2 de redução da pós-carga. A dopamina em doses baixas também pode ser usada. Os inibidores da fosfodiesterase, como a milrinona, podem ser administrados, embora o início de ação não seja imediato. A monitorização de hipotensão durante a dose de ataque é importante; uma infusão de manutenção sem dose de ataque é outra opção. Um estado estável não é atingido por pelo menos seis horas após a infusão de uma dose de manutenção. A conversão elétrica ou farmacológica pode ser necessária nas taquiarritmias, ao passo que os agentes cronotrópicos ou marca-passo podem ser necessários para bradiarritmias que resultam em instabilidade hemodinâmica. A avaliação com um cardiologista é importante para ajudar a orientar os esforços de ressuscitação.

CHOQUE DISTRIBUTIVO

1. Choque neurogênico

Quando a hemorragia é excluída em uma situação de trauma e há suspeita de choque espinal (hipotensão com bradicardia), agentes com propriedades α1-agonistas são necessários para se opor à vasodilatação periférica subjacente. A fenilefrina é uma boa escolha. Alternativamente, a norepinefrina e a dopamina em altas doses têm ação β1 e α1, fornecendo inotropia cardíaca.

2. Choque séptico

As diretrizes de cuidados críticos de 2007 atualizadas em 2009 para choque séptico enfatizam que bebês e crianças, em

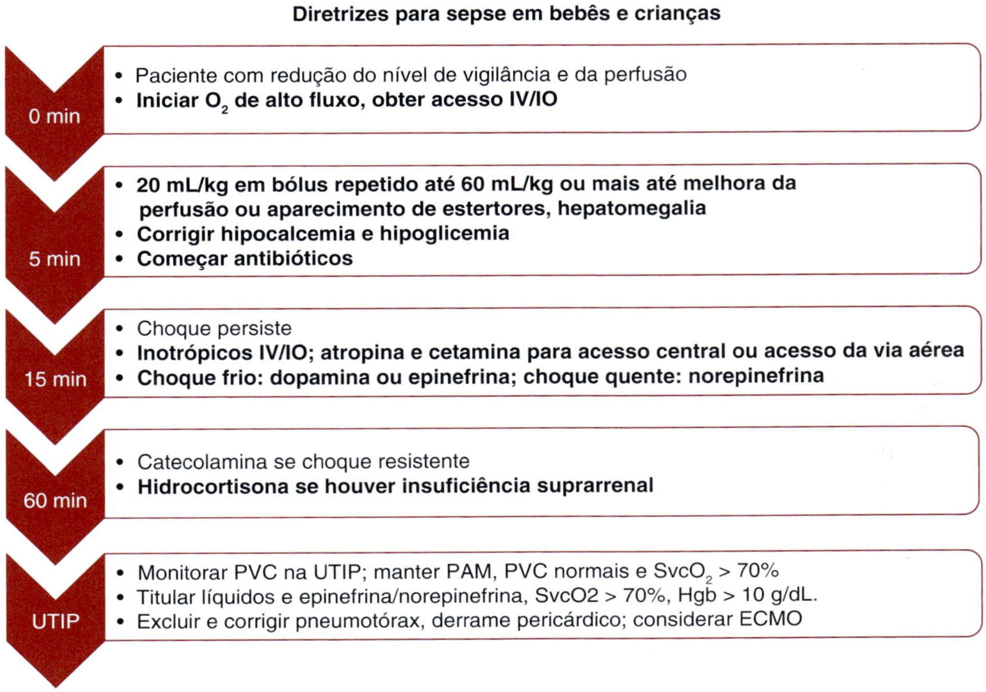

CHOQUE   CAPÍTULO 10   117

Diretrizes para sepse em bebês e crianças

0 min
- Paciente com redução do nível de vigilância e da perfusão
- **Iniciar O$_2$ de alto fluxo, obter acesso IV/IO**

5 min
- **20 mL/kg em bólus repetido até 60 mL/kg ou mais até melhora da perfusão ou aparecimento de estertores, hepatomegalia**
- Corrigir hipocalcemia e hipoglicemia
- **Começar antibióticos**

15 min
- Choque persiste
- **Inotrópicos IV/IO; atropina e cetamina para acesso central ou acesso da via aérea**
- **Choque frio: dopamina ou epinefrina; choque quente: norepinefrina**

60 min
- Catecolamina se choque resistente
- **Hidrocortisona se houver insuficiência suprarrenal**

UTIP
- Monitorar PVC na UTIP; manter PAM, PVC normais e SvcO$_2$ > 70%
- Titular líquidos e epinefrina/norepinefrina, SvcO2 > 70%, Hgb > 10 g/dL.
- Excluir e corrigir pneumotórax, derrame pericárdico; considerar ECMO

▲ **Figura 10-1** Algoritmo para manejo escalonado, sensível ao tempo, dirigido por metas, do suporte hemodinâmico em bebês e crianças. O$_2$, oxigênio; IV, intravenoso; IO, intraósseo; PVC, pressão venosa central; PAM, pressão arterial média; SvcO2; saturação venosa mista central de oxigênio; ECMO, oxigenação por membrana extracorpórea; UTIP, unidade de terapia intensiva pediátrica. (Adaptada com permissão de Brierley J, Carcillo JA, Choong K, et al: Clinical practice parameters for hemodynamic support of pediatric and neonatal septic shock: atualização do American College of Critical Care Medicine de 2007. *Crit Care Med* 2009;37(2):666.)

comparação com adultos, requerem proporcionalmente volumes de líquidos maiores, terapias inotrópicas e vasodilatadoras, hidrocortisona para insuficiência suprarrenal e oxigenação por membrana extracorpórea (ECMO, do inglês *extracorporeal membrane oxygenation*) para choque séptico refratário (Figura 10-1).

A principal recomendação na atualização é o uso precoce do suporte inotrópico por meio de acesso periférico até a obtenção de acesso central (Figuras 10-1 e 10-2).

A via aérea e a respiração são estabilizadas inicialmente com o fornecimento de oxigênio de alto fluxo de acordo com as diretrizes de suporte avançado de vida em pediatria. A intubação e a ventilação mecânica (VM) estão indicadas se houver aumento do trabalho respiratório, hipoventilação ou declínio do estado mental. A intubação pode ajudar nos pacientes que requerem grandes volumes de reposição de líquidos e inotrópicos, uma vez que ela pode reduzir a necessidade de oxigênio. Isso ocorre porque até 40% do DC pode ser necessário para o trabalho respiratório. A cetamina com atropina tem sido advogada como um agente de indução. O etomidato não é recomendado devido à evidência de supressão suprarrenal em adultos após o seu uso.

A infusão de líquidos é iniciada com bólus de 20 mL/kg de cristaloide ou coloide durante 5 a 10 minutos em sucessão rápida com os objetivos clínicos sendo FC limiar, PA normal e enchimento capilar menor de dois segundos. Com a reavaliação continuada do paciente após cada intervenção para quaisquer sinais de insuficiência cardíaca congestiva (ICC) (estertores, galopes, hepatomegalia ou distensão venosa jugular), até 60 mL/kg de líquidos podem ser administrados nos primeiros 15 minutos. A administração rápida de líquidos pode ser realizada com uma bolsa inflável de pressão, mantida a 300 mmHg, ou empurrando manualmente os líquidos. As bombas IV tradicionais ou líquidos IV por gravidade (infusão contínua totalmente aberto) são inaceitáveis. Se a reversão do choque ainda não ocorreu com essas medidas, medicamentos vasoativos podem ser iniciados enquanto continua simultaneamente a reposição de líquidos. A dopamina é o medicamento de escolha para o choque não responsivo aos líquidos em uma situação de baixa RVS. Em doses médias (5-10 mcg/kg/min), a dopamina pode aumentar o DC por agir como um inotrópico e em doses maiores (> 10 mcg/kg/min) ela aumenta a RVS por agir como um vasopressor. Se o choque persistir, é importante discriminar entre o choque frio e quente. No choque frio, é recomendada a epinefrina; para o choque quente, a norepinefrina.

Ao obter o acesso IV, uma amostra sanguínea é enviada ao laboratório para análise, devendo incluir glicose, lactato e cálcio ionizado, devendo ser empreendidos esforços para corrigi-los.

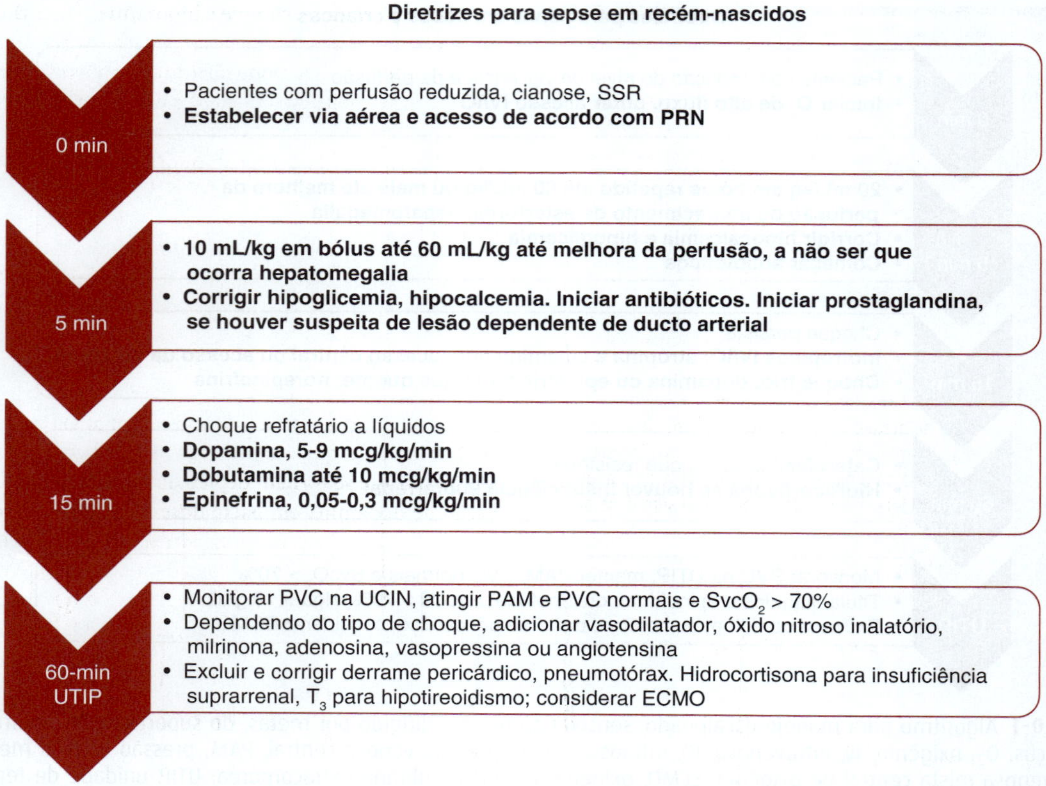

Diretrizes para sepse em recém-nascidos

0 min
- Pacientes com perfusão reduzida, cianose, SSR
- **Estabelecer via aérea e acesso de acordo com PRN**

5 min
- 10 mL/kg em bólus até 60 mL/kg até melhora da perfusão, a não ser que ocorra hepatomegalia
- Corrigir hipoglicemia, hipocalcemia. Iniciar antibióticos. Iniciar prostaglandina, se houver suspeita de lesão dependente de ducto arterial

15 min
- Choque refratário a líquidos
- **Dopamina, 5-9 mcg/kg/min**
- **Dobutamina até 10 mcg/kg/min**
- **Epinefrina, 0,05-0,3 mcg/kg/min**

60-min UTIP
- Monitorar PVC na UCIN, atingir PAM e PVC normais e $SvcO_2 > 70\%$
- Dependendo do tipo de choque, adicionar vasodilatador, óxido nitroso inalatório, milrinona, adenosina, vasopressina ou angiotensina
- Excluir e corrigir derrame pericárdico, pneumotórax. Hidrocortisona para insuficiência suprarrenal, T_3 para hipotireoidismo; considerar ECMO

▲ **Figura 10-2** Algoritmo sensível ao tempo, direcionado a metas, para manejo escalonado do suporte hemodinâmico de recém-nascidos. pvc, pressão venosa central; ucin, unidade de cuidados intensivos; pam, pressão arterial média; ecmo, oxigenação por membrana extracorpórea; utip, unidade de terapia intensiva pediátrica; ssr, síndrome de sofrimento respiratório; pnr, protocolo de ressuscitação neonatal; $scvo_2$ saturação venosa central de oxigênio; t_3, tri-iodotironina; $SvcO_2$, saturação venosa mista central de oxigênio. (Adaptada com permissão de Brierley J, Carcillo JA, Choong K, et al: Clinical practice parameters for hemodynamic support of pediatric and neonatal septic shock: 2007 update from American College of Critical Care Medicine. *Crit Care Med* 2009;37(2):666.)

Dentro da primeira hora de tratamento, antibióticos devem ser iniciados após a obtenção de culturas de sangue, urina ou outros tecidos, quando o tempo permitir. Corticosteroides em dose de estresse (hidrocortisona, 2,5 mg/kg) podem ser dados a crianças com distúrbio suprarrenal conhecido ou àquelas em uso crônico de esteroides que permanecem em choque, independente do uso de epinefrina ou norepinefrina. Os desfechos terapêuticos são um tempo de enchimento capilar menor do que dois segundos, o limiar da FC e pulsos normais sem um diferencial entre os pulsos central e periférico, débito urinário maior do que 1 mL/kg/h e estado mental normal. A ECMO pode ser uma terapia importante para o choque séptico refratário.

3. Anafilaxia

A epinefrina é a base do tratamento de reações anafiláticas e retardos na administração estão associados com piores resultados. O colapso cardiovascular requer líquidos em SF IV em bólus, começando com 20 mL/kg, junto com a epinefrina. As doses recomendadas são listadas na Tabela 10-2. Arritmias ventriculares, angina, infarto do miocárdio, edema pulmonar, emergência hipertensiva e hemorragia intracraniana são efeitos colaterais raros da administração de epinefrina e são associados mais comumente com o uso IV. Adjuntos à terapia como os anti-histamínicos, agonistas adrenérgicos inalatórios, corticosteroides e bloqueadores H_1 e H_2 não revertem os sintomas com risco de morte que são característicos da anafilaxia, mas são recomendados.

▶ População especial

O recém-nascido em choque

Quando o choque é diagnosticado, a via aérea e a respiração devem ser estabilizadas garantindo-se a permeabilidade, a ventilação e a oxigenação. O acesso IV ou IO deve ser obtido rapidamente. Todavia, ao contrário da maioria dos choques, grandes

Tabela 10-2 Dose de medicação no tratamento do choque

Choque hipovolêmico	Restaurar o volume, iniciar com cristaloides 20 mL/kg até que a perfusão do paciente melhore ou apareçam sinais de sobrecarga de volume (estertores, hepatomegalia). Os produtos de sangue são usados inicialmente nos casos de trauma e perda sanguínea conhecida ou suspeitada. O controle da hemorragia é um adjunto importante
Choque cardiogênico	Bólus menores (5-10 mL/kg) com avaliação cuidadosa da resposta do paciente aos líquidos. A inotropia precoce é usada. Dopamina em doses < 10 mcg/kg/min ou dobutamina 1-20 mcg/kg/min. Milrinona pode ser usada após avaliação cardiológica. Comece com uma dose de ataque de 50-75 mcg/kg, com doses de manutenção em infusão de 0,5-0,75 mcg/kg/min. Monitorar para hipotensão durante dose de ataque ou considerar infusão de manutenção sem dose de ataque
Choque anafilático	Epinefrina IM, 0,01 mg/kg até um máximo de 0,3 mg em crianças, dada como uma solução de 1:1000 (1 mg/1 mL). Infusões IV para hipotensão persistente, 0,1-1 mcg/kg/min. Líquidos, corticosteroides (dose 1-2 mg/kg de metilprednisolona); os anti-histamínicos são adjuntos dos cuidados
Choque neurogênico	Fenilefrina (1 mcg/kg IV e titular; 0,01 mcg/kg/min em infusão contínua), com propriedades α1-agonista, é uma boa escolha, mas pode causar bradicardia reflexa, de modo que deve ser usada com cautela. Uma alternativa é a norepinefrina (0,5-2 mcg/kg/min) com propriedades agonistas α1 e β1. A epinefrina (0,5-2 mcg/kg/min) ou a vasopressina (0,5 mL/kg/h) pode ser usada nos casos refratários
Choque séptico	Ver Figuras 10-1 e 10-2

volumes de entrada de líquidos podem estar associados com maior morbidade pulmonar, cardíaca, gastrintestinal e do sistema nervoso central (SNC) em bebês prematuros. Assim, um RN a termo (que não está em choque cardiogênico) pode receber um bólus de 20 mL/kg de cristaloides, ao passo que um RN prematuro deve começar com um bólus de 10 mL/kg, e ambos devem ser reexaminados cuidadosamente após cada intervenção. Se a fonte da hipovolemia for hemorragia, sangue total ou reconstituído é mais adequado do que os cristaloides (Tabela 10.2). A infusão de coloides no período perinatal pode comprometer a função pulmonar no longo prazo.

Diante de acidose, choque e hipoxemia, a pressão aumentada da artéria pulmonar pode levar à hipertensão pulmonar persistente no neonato. Isso pode melhorar com óxido nítrico inalado com maiores efeitos vistos a 20 ppm. Além disso, o bebê que apresenta IC por síndromes obstrutivas congênitas do coração esquerdo irão necessitar a administração de prostaglandina E (PGE) para manter o ducto arterial patente. A dose inicial típica nessa intervenção salvadora é de 0,05-0,1 mcg/kg/min, mas pode ser titulada ao efeito até um máximo de 0,4 mcg/kg/min. Os efeitos podem ser vistos dentro de 15 minutos. Como a apneia pode ser uma reação adversa da infusão de PGE, estes bebês devem ser intubados.

Os RNs respondem aos agentes vasculares diferentemente das crianças mais velhas e adultos. Embora a dopamina possa ser usada como agente de primeira linha, ela pode ser menos efetiva, uma vez que os depósitos miocárdicos de norepinefrina são imaturos e se tornam depletados rapidamente. Uma combinação de dopamina em baixa dose (8 g/kg/min) e dobutamina (≥ 10 g/kg/min) é recomendada inicialmente. Se o paciente não responder adequadamente a essas intervenções, então a epinefrina (0,05-0,3 g/kg/min) pode ser infundida para restaurar a PA normal e a perfusão. Para o manejo do choque séptico em RNs, ver Figura 10-2.

Alderson P, Bunn F, Lefebvre C, et al: Human albumin solution for resuscitation and volume expansion in critically ill patients. *Cochrane Database Syst Rev*. 2004;(4):CD001208.

Arnal LE, Stein F: Pediatric septic shock: Why has mortality decreased? The utility of goal-directed therapy. *Semin Pediatr Infect Dis*. 2003;14(2):165 [PMID: 12881803].

Brierley J, Carcillo JA, Choong K, et al: Clinical practice parameters for hemodynamic support of pediatric and neonatal septic shock: 2007 update from the American College of Critical Care Medicine. *Crit Care Med*. 2009;37(2):666 [PMID: 19325359].

de Oliveira CF: Early goal-directed therapy in treatment of pediatric septic shock. *Shock*. 2010;34 (Suppl 1):44 [PMID: 20523274].

Jackson WL, Jr: Should we use etomidate as an induction agent for endotracheal intubation in patients with septic shock?: A critical appraisal. *Chest*. 2005;127(3):1031 [PMID: 15764790].

Roberts I, Alderson P, Bunn F, Chinnock P, Ker K, Schierhout G: Colloids versus crystalloids for fluid resuscitation in critically ill patients. *Cochrane Database Syst Rev*. 2004;(4):CD000567.

Schweer L: Pediatric trauma resuscitation: Initial fluid management. *J Infus Nurs*. 2008;31(2):104 [PMID: 18344770].

Simpson JN, Teach SJ: Pediatric rapid fluid resuscitation. *Curr Opinion Pediatr*. 2011;23(3):286 [PMID: 21508842].

Stoner MJ, Goodman DG, Cohen DM, Fernandez SA, Hall MW: Rapid fluid resuscitation in pediatrics: Testing the American College of Critical Care Medicine guideline. *Ann Emerg Med*. 2007;50(5):601 [PMID: 17764783].

11 Cianose

Taylor Ratcliff, MD, EMT-P
Brett Trullender, MS, PT, MS IV
LeeAnne Feher, MS III

CONSIDERAÇÕES GERAIS

A cianose neonatal e pediátrica é uma queixa comum vista no serviço de emergência (SE). A incidência de cianose pediátrica declina com a idade; contudo, a gravidade da causa subjacente pode torná-la mais ameaçadora. Consequentemente, é importante classificar e compreender as várias etiologias da cianose, uma vez que ela se relaciona com a idade e a apresentação, de modo a estratificar o risco e a gravidade. Este capítulo irá diferenciar a cianose periférica da cianose central e as causas benignas das patológicas, bem como o tratamento de cada uma.

A cianose é percebida visualmente como uma coloração azulada ou arroxeada nos tecidos corporais resultante de anormalidades da hemoglobina (Hb) e da saturação arterial de oxigênio (SaO_2) nos leitos capilares dentro daqueles tecidos. Primariamente, a Hb dessaturada dá o aspecto característico da cianose. Qualquer fator que diminua a saturação global de oxigênio da Hb no sangue arterial (carga) ou aumente o consumo de Hb no sangue periférico (descarga) pode causar cianose. Portanto, a hipóxia ou outras causas de redução das trocas de oxigênio ao nível capilar pulmonar irão causar cianose central ou sistêmica.

A cianose central se torna visível ao olho humano quando a Hb dessaturada atinge 5 g/L, o que corresponde aproximadamente a 85% de SaO_2. A saturação da Hb e a SaO_2 causando cianose periférica são mais variáveis. Inúmeros fatores além de causas centrais contribuem para cianose periférica, variando de eventos fisiológicos normais a causas com risco de morte. A maioria dos fatores se relaciona com alterações no fluxo arterial, como o tônus vasomotor, a perfusão e as alterações na temperatura.

Embora incomum no SE, o tipo mais comum de cianose é chamado comumente de acrocianose, ou cianose das mãos, pés e área perioral. O termo não científico se refere à cianose periférica mais comum em recém-nascidos (RNs) nos primeiros minutos de vida. Os neonatos nascem com um alto grau de resistência vascular intrínseca e instabilidade vasomotora. Normalmente, com o reaquecimento, a aspiração e a oxigenação, a acrocianose permanece confinada à periferia e dura apenas alguns minutos. A cianose está incluída no sistema de escore de APGAR para RNs (Figuras 11-1 e 11-2). Em alguns bebês, a acrocianose pode persistir por mais tempo e se tornar cianose central, que pode se tornar patológica.

Bebês sadios podem se apresentar ao SE com cianose periférica. Os pais podem ficar preocupados a respeito de cianose periférica associada ao banho, à alimentação e, às vezes, a surtos de raiva. Em bebês, as alterações vasomotoras associadas com temperatura, a alimentação e a agitação ou choro podem produzir cianose periférica transitória. A cianose central geralmente não é vista nestes pacientes e deve incentivar uma investigação por causas mais graves, como as "crises cianóticas" que ocorrem na tetralogia de Falllot. A cianose central é considerada patológica até prova em contrário.

Além disso, pais ou cuidadores podem trazer crianças menores com preocupações a respeito de livedo, comumente chamado de "aspecto mosqueado". Livedo (l. reticularis) é um padrão reticular de coloração arroxeada, frequentemente confundido com cianose. Na maioria dos pacientes, a causa é benigna e é devida a fluxo venoso lento. Contudo, livedo na presença de uma criança enferma, ou outros achados cutâneos, como púrpura, ulceração ou lesões cutâneas ou mucosas, devem estimular a investigações mais amplas. O livedo persistente, não relacionado a uma causa ambiental, pode sugerir vasculite ou doença trombótica.

ACHADOS DO EXAME FÍSICO

O diagnóstico de cianose não é complicado e comumente é feito apenas pelo exame físico. A pele exposta deve ser examinada para os sinais já citados, pele azulada ou arroxeada ou descolorada. A cianose periférica geralmente é confinada às mãos, aos pés e, ocasionalmente, às áreas com leitos capilares terminais, como as orelhas, o nariz e a área perioral. Os testes clínicos e

CIANOSE   CAPÍTULO 11   121

Escore de Apgar

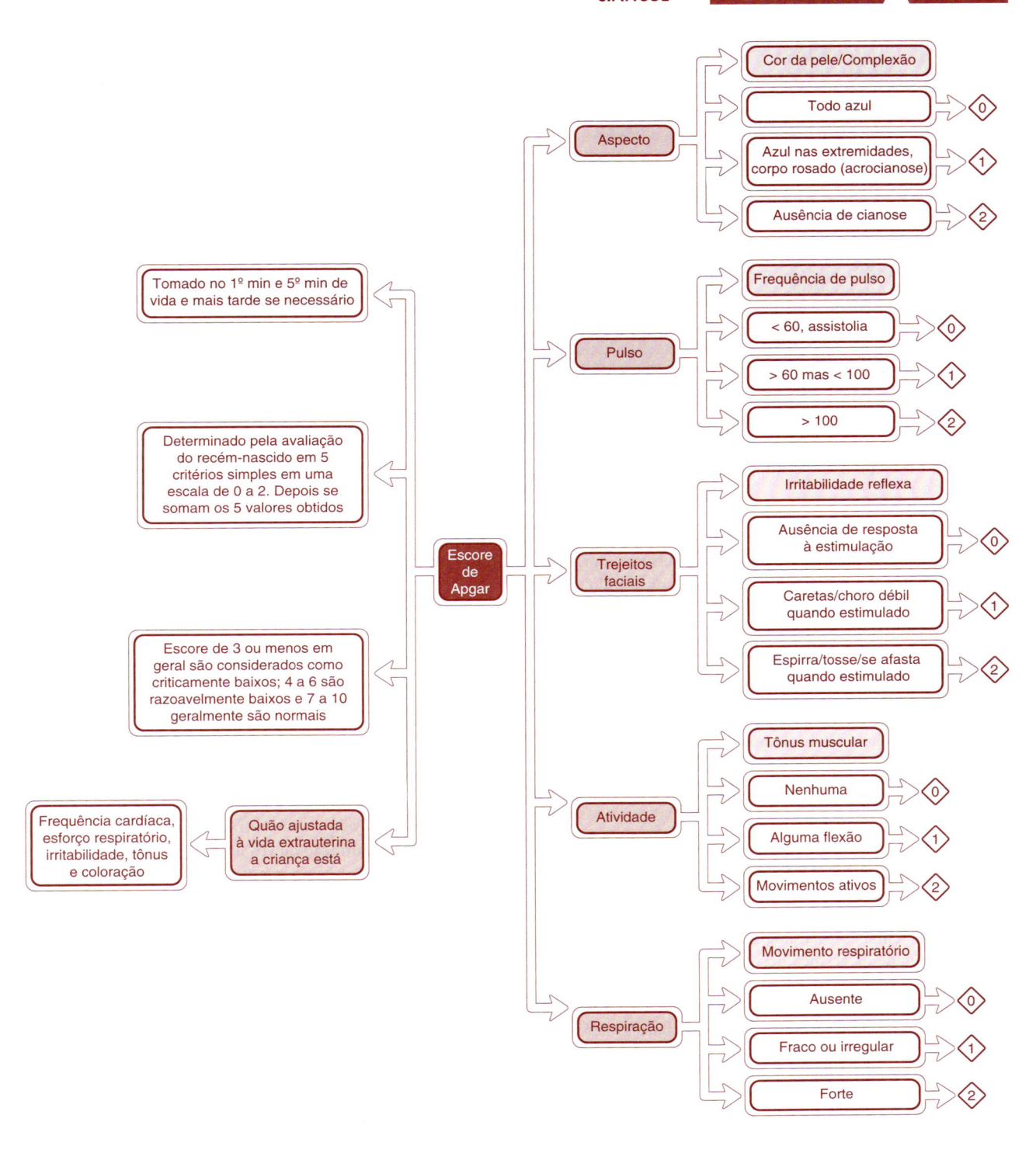

- Tomado no 1º min e 5º min de vida e mais tarde se necessário
- Determinado pela avaliação do recém-nascido em 5 critérios simples em uma escala de 0 a 2. Depois se somam os 5 valores obtidos
- Escore de 3 ou menos em geral são considerados como criticamente baixos; 4 a 6 são razoavelmente baixos e 7 a 10 geralmente são normais
- Quão ajustada à vida extrauterina a criança está — Frequência cardíaca, esforço respiratório, irritabilidade, tônus e coloração

Aspecto — Cor da pele/Complexão
- Todo azul → 0
- Azul nas extremidades, corpo rosado (acrocianose) → 1
- Ausência de cianose → 2

Pulso — Frequência de pulso
- < 60, assistolia → 0
- > 60 mas < 100 → 1
- > 100 → 2

Trejeitos faciais — Irritabilidade reflexa
- Ausência de resposta à estimulação → 0
- Caretas/choro débil quando estimulado → 1
- Espirra/tosse/se afasta quando estimulado → 2

Atividade — Tônus muscular
- Nenhuma → 0
- Alguma flexão → 1
- Movimentos ativos → 2

Respiração — Movimento respiratório
- Ausente → 0
- Fraco ou irregular → 1
- Forte → 2

▲ **Figura 11-1** Escore de Apgar.
- Tomado no primeiro e quinto minutos de vida (e quando necessário)
- Soma de A, P, G A e R, cada um com uma nota de 0 a 2.
- Escores
  ≤ 3 = criticamente baixo
  4-6 = baixo
  7-10 = geralmente normal

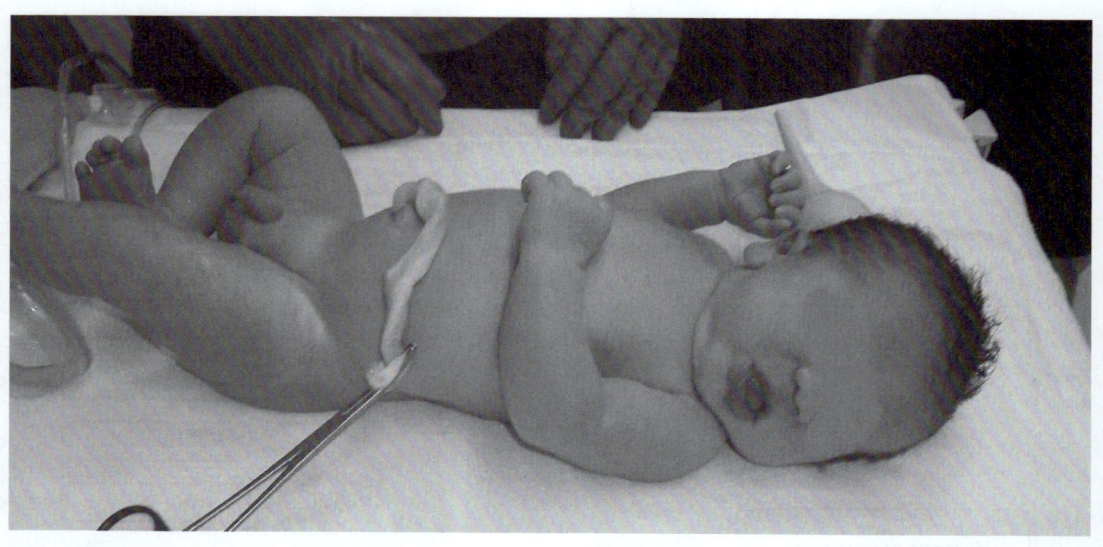

▲ **Figura 11-2** Cianose. (Reimpressa com permissão de Charles Goldberg, MD, Universidade da California, San Diego School of Medicine.)

laboratoriais frequentemente também irão verificar a perfusão usando o tempo de enchimento capilar, comprimindo o leito ungueal rapidamente e liberando-o a seguir; a maioria volta ao normal em menos de 2 segundos. Perifericamente, nos leitos ungueais e tecidos distais, a medida do enchimento capilar é confundida pela temperatura, tônus vasomotor e outros fatores que podem dar falsos resultados. O enchimento capilar nas áreas centrais, por exemplo, sobre o tórax ou testa, é mais confiável e menos sujeito a erro. Importante saber que a cianose se torna imperceptível ao olho humano após os níveis de Hb caírem abaixo de 5 mg/dL, dificultando o exame físico em pacientes gravemente anêmicos.

DIAGNÓSTICO DIFERENCIAL

Condições cardíacas, hematológicas, pulmonares, trauma e exposições ambientais são etiologias conhecidas de cianose em crianças. A idade da criança deve ser levada em consideração para o diagnóstico diferencial. Os neonatos podem ter sinais e sintomas específicos da idade para a doença associada, e as considerações variam com o avançar da idade. Crianças mais velhas podem ter um diagnóstico diferencial similar ao de adultos e incluir outras causas cardíacas.

Causas cardíacas de cianose

Como o débito cardíaco (DC) e as taxas de extração de oxigênio são fatores de definição na fisiologia da cianose, uma anormalidade cardíaca ou defeito cardíaco congênito podem causar graus variados de cianose. Fatores cardíacos clinicamente relevantes são discutidos no Capítulo 35.

Causas hematológicas de cianose

A cianose em crianças pode resultar de anemia e de anormalidade na Hb, como as metemoglobinopatias (ver Capítulo 40).

▶ **Anemia**

Anemia é uma redução na massa de células vermelhas do sangue ou na concentração de Hb sanguínea. Essa redução diminui a Hb efetiva e a capacidade de transporte do oxigênio do sangue. A palidez causada pela anemia geralmente pode ser apreciada quando a concentração de Hb está abaixo de 8-9 g/dL. A concentração de Hb no sangue pode ser reduzida por três mecanismos básicos: redução da produção de eritrócitos, aumento da destruição de eritrócitos (p. ex., hemólise) e perda sanguínea.

A anemia também pode ser classificada pelo tamanho ou morfologia das hemácias. Essa classificação inclui a anemia microcítica, normocítica e macrocítica. Os valores normais de Hb e hematócrito (Ht) para crianças entre 6 e 12 anos são aproximadamente 13,5 g/dL e 40%, respectivamente.

Na avaliação de um paciente jovem para anemia, é importante coletar uma história detalhada que possa expor causas genéticas ou de longa duração de anemia, episódios de perda sanguínea ou sinais de hemólise. Os sinais de hemólise incluem alteração na cor da urina, escleras amareladas e icterícia. Devem ser feitas perguntas a respeito de infecções recentes ou crônicas, bem como viagens recentes para regiões com doenças endêmicas (p. ex., malária). Também deve ser considerada a potencial exposição a drogas ou toxinas.

Metemoglobinemia

A metemoglobinemia é uma causa de cianose. A metemoglobina é um estado alterado da Hb no qual o componente ferroso (Fe^{++}) do heme é convertido a estado férrico (Fe^{3+}). As causas podem ser endógenas ou exógenas, classicamente associadas com causas genéticas, como a deficiência de glicose-6-fosfato (G6PD) e as medicações, como os anestésicos locais, sulfonamidas e dapsona. A metemoglobinemia deve ser suspeitada em pacientes com cianose e pO_2 arterial normal e pressão parcial arterial de oxigênio (PaO_2) normal. Do mesmo modo, a oximetria de pulso-padrão pode ser inacurada na presença de metemoglobinemia. Se a saturação arterial de oxigênio (SaO_2) como medida pela oximetria de pulso-padrão for significativamente diferente daquela medida pela gasometria arterial (GA), a presença de metemoglobinemia deve ser suspeitada.

Causas pulmonares de cianose

As causas pulmonares de cianose em crianças são consideradas as causas mais comuns de cianose central. As causas respiratórias são variáveis, mas incluem qualquer condição que impeça o oxigênio de atingir os alvéolos ou comprometa a difusão do oxigênio através da membrana alveolar. A história e o exame clínico do paciente devem indicar ao médico a suspeita clínica, quer seja infecção, doença pulmonar intrínseca ou problema da via aérea superior ou inferior.

A infecção pode ser bacteriana ou viral e inclui pneumonia, empiema ou processos virais, como a bronquiolite por vírus sincicial respiratório (VSR). Essas infecções podem causar exacerbações de doença pulmonar intrínseca, como a asma ou a fibrose cística. A infecção da da via aérea superior (IVAS) pode estar associada com crupe, epiglotite ou traqueíte bacteriana, embora o clínico também deva considerar corpo estranho e lesão por inalação. Os achados clínicos de obstrução da via aérea podem incluir estridor, alterações da voz, salivação, retrações esternais e tempo inspiratório prolongado.

O edema pulmonar pode ser devido à etiologia cardiogênica ou não cardiogênica. O edema pulmonar reduz a difusão de oxigênio através dos alvéolos para dentro dos capilares pulmonares. O edema pulmonar cardiogênico geralmente é resultado de insuficiência cardíaca (IC) esquerda, mas em crianças pode estar associado com uma miríade de lesões cardíacas congênitas. A doença cardíaca isquêmica é incomum em crianças; todavia, miocardite e várias miocardiopatias podem produzir IC. As causas de edema pulmonar não cardiogênico incluem síndrome de angústia respiratória aguda (SARA) induzida por doenças, pneumonite por afogamento e exposição química. A história, o exame físico e a radiografia torácica ajudam o clínico a determinar o diagnóstico diferencial correto (ver Capítulo 12).

Causas traumáticas de cianose

O trauma é uma consideração no diagnóstico diferencial de cianose. Quer seja causado por comprometimento da oxigenação, comprometimento circulatório, ou ambos, o paciente pediátrico traumatizado pode ser cianótico. O clínico deve suspeitar de pneumotórax ou de outra lesão intratorácica na criança cianótica que vem ao SE após uma lesão traumática, particularmente quando o mecanismo sugere a possibilidade de trauma torácico, ou são observados indícios de trauma da parede torácica.

O pneumotórax pode ser classificado como espontâneo ou traumático, e simples ou hipertensivo. O pneumotórax hipertensivo é uma emergência real, resultando em um comprometimento acentuado da ventilação e do retorno venoso. Os achados podem incluir movimentos anormais da parede torácica, dor torácica, sons respiratórios anormais, enfisema subcutâneo e achados tardios, que incluem desvio traqueal e/ou distensão venosa jugular. Os sinais vitais podem refletir hipotensão, que piora rapidamente, taquicardia e hipóxia. O pneumotórax hipertensivo deve ser tratado imediatamente com descompressão por agulha e/ou toracotomia com dreno. O tratamento do pneumotórax traumático é abordado no Capítulo 25.

Causas ambientais de cianose

A cianose em crianças pode resultar de causas ambientais. Considerações ambientais comuns incluem exposição ao frio (hipotermia), envenenamento e lesões por inalação. A causa específica geralmente é identificada por uma história detalhada a partir de membros da família ou de cuidadores (ver Capítulos 45, Emergências ambientais e 46, Ingestões e exposições tóxicas).

AVALIAÇÃO DE CIANOSE PEDIÁTRICA E NEONATAL

A investigação inicial deve se concentrar em condições comuns da idade e ser orientada pela história clínica. Os pacientes podem ter uma história de infecção pulmonar, anormalidade cardíaca ou outra causa provável ou exposição. O exame físico, os exames à beira do leito direcionados e a avaliação laboratorial irão orientar o clínico nos casos não esclarecidos.

Oximetria de pulso

A oximetria de pulso é uma valiosa ferramenta à beira do leito e é utilizada de forma rápida, dando informações instantaneamente. As leituras da oximetria de pulso podem ser feitas em todos os quatro membros, para ajudar na identificação das anormalidades vasculares, como a coarctação da aorta e anomalias dos grandes vasos. Contudo, a oximetria de pulso também pode fornecer desinformação. Metemoglobinemia e intoxicação por monóxido de carbono são duas condições clínicas nas quais os dados da oximetria de pulso e do exame físico podem estar errados. Os cooxímetros especializados de espectro múltiplo devem ser utilizados nesses casos à medida que eles podem diferenciar entre a Hb regular, a metemoglobinemia e a Hb saturada com monóxido de carbono. Na maioria dos casos, onde há preocupação quanto à gravidade, uma GA também deve ser obtida para avaliar a PaO_2 do sangue periférico.

Teste de hiperóxia

Na maioria dos casos de cianose pediátrica, oxigênio suplementar irá aumentar a tensão de difusão do oxigênio nos pulmões e aumentar a PaO_2, resultando em melhoras na oxigenação periférica e na redução no aspecto cianótico. Um grupo seleto de pacientes com *shunts* arteriovenosos pode não melhorar com a oxigenação, e, em vez disso, até piorar. Para estes pacientes, o teste de hiperóxia pode se mostrar benéfico.

O teste de hiperóxia é considerado o padrão-ouro para discriminar condições pulmonares e hemoglobinopatias de condições cardíacas. Com o paciente respirando ar ambiente, é obtida medida de GA da artéria radial direita. Outra medida é obtida com o paciente inspirando oxigênio a 100% por 10 minutos. Como uma alternativa aos valores da GA, medidas da oximetria de pulso podem ser usadas comparando o ar ambiente com oxigênio a 100%. Em pacientes sem *shunt* cardiopulmonar, a PaO_2 deve se elevar acima de 150 mmHg após fornecer oxigênio a 100%, o que prevê a ausência de um *shunt* cardíaco. Em pacientes com *shunt* cardiopulmonar, a PaO_2 não deve exceder 150 mmHg e/ou serão notadas alterações mínimas na oximetria de pulso após a administração de oxigênio a 100%.

Como citado, algumas hemoglobinopatias, como a metemoglobinemia, podem produzir diferentes padrões, como uma PaO_2 maior do que 200 mmHg com uma baixa oximetria de pulso após hiperóxia. É importante notar que o teste da hiperóxia não pode funcionar isoladamente para excluir todas as formas de doença cardíaca congênita, uma vez que as obstruções do lado esquerdo podem não seguir este padrão de achados.

TRATAMENTO

O manejo inicial do paciente pediátrico que se apresenta com cianose é centrado em medidas usuais de cuidados críticos pediátricos. A avaliação imediata da gravidade e a rápida identificação e correção de qualquer ameaça à vida estão indicadas. Atenção específica deve ser dada à permeabilidade da via aérea e à correção de respiração inadequada, que são as prioridades iniciais. As medidas-padrão deve ser iniciadas, incluindo acesso IV periférico, avaliação laboratorial e monitorização dos sinais vitais, inclusive pressão arterial (PA) não invasiva e SaO_2. Um eletrocardiografia (ECG) de 12 derivações deve ser obtido.

Quando a via aérea, a respiração, a circulação (ABC) e as etapas dos cuidados críticos iniciais são manejadas, o oxigênio suplementar em alta concentração é a intervenção primária mais comum. A administração de oxigênio suplementar pode piorar o estado hemodinâmico do paciente e não demonstra melhora na oxigenação, especialmente no RN. Nestes pacientes, uma lesão dependente do ducto arterial deve ser suspeitada, e o oxigênio suplementar deve ser restrito. Quando disponível, a avaliação cardiológica de emergência deve ser solicitada. Se indisponível, ou na presença de um comprometimento hemodinâmico significativo, a terapia com prostaglandina E_1 (PGE_1) deve ser iniciada (ver Capítulo 35).

À parte da identificação de preocupações sobre hiperóxia e lesões ductais, a determinação da etiologia é crítica. Uma consideração específica é a hipertensão pulmonar persistente. Em pacientes selecionados, um tônus vascular pulmonar elevado persiste após o nascimento, conhecido como hipertensão pulmonar persistente do recém-nascido (HPPR). A síndrome sobrecarrega a circulação do coração direito e impede a circulação pulmonar efetiva e as trocas de oxigênio. No RN com HPPR, o resultado é um ducto arterioso persistentemente aberto causando um *shunt*. O tratamento inclui aumento da fração inspirada de oxigênio (FiO_2) e a ventilação alveolar efetiva para maximizar a oxigenação. O paciente provavelmente irá precisar intubação, sedação e ventilação mecânica (VM) para maximizar as condições alveolares. Os agentes inotrópicos podem ser usados para sustentar a função do coração direito nesse ínterim, seguido por terapia clínica dirigida a dilatar a vasculatura pulmonar. O óxido nítrico (ON) tem sido a medicação inalatória de escolha, mas tem uma disponibilidade limitada e é contraindicado em outros tipos de doença cardíaca congênita que podem não ter sido excluídas. A sildenafila não foi aprovada pelo FDA para uso na população pediátrica, mas é o tema de pesquisas em andamento. Em crianças mais velhas, o manejo adequado da doença subjacente que pode contribuir para a hipertensão pulmonar persistente deve ser considerado, desde apneia obstrutiva do sono à patologia metabólica, mas provavelmente irá necessitar de investigação fora do SE.

ENCAMINHAMENTO

Garantir um encaminhamento seguro e um acompanhamento adequado é a principal prioridade do médico do SE. O paciente pediátrico que apresenta cianose central e características preocupantes ao exame deve ser internado para investigação e tratamento. Também é provável que um paciente cianótico com uma causa crônica como asma deva ser internado, a não ser que melhore acentuadamente, porque a condição clínica inicial é grave o bastante para produzir cianose. O paciente com causas sabidamente reversíveis como as "crises cianóticas" conhecidas ou outras causas podem retornar para casa com acompanhamento cuidadoso. Do mesmo modo, o paciente com bom aspecto, com uma causa benigna, como acrocianose ou livedo com uma explicação clara, terão alta para casa.

Dolbec K, Mick NW: Congenital Heart Disease. *Emerg Med Clin North Am.* 2011;29(4):811-27 [PMID: 22040709].

Fouzas S, Priftis KN, Anthracopoulos MB: Pulse oximetry in pediatric practice. *Pediatrics.* 2011;128(4):740-52 [PMID: 21930554].

Jopling J, Henry E, Wiedmeier SE, et al: Reference ranges for hematocrit and blood hemoglobin concentration during the neonatal period: Data from a multihospital health care system. *Pediatrics.* 2009;123(2):e333-7 [PMID: 19171584].

Konduri GG, Kim UO: Advances in the diagnosis and management of persistent pulmonary hypertension of the newborn. *Pediatr Clin North Am.* 2009;56(3):579-600 [PMID: 19501693].

Kurklinsky, AK, Miller, VM, Rooke, TW: Acrocyanosis: The Flying Dutchman. *Vasc Med.* 2011;16(4):288-301 [PMID: 21427140].

Scott JA, Wonodi C, Moïsi JC, et al: The definition of pneumonia, the assessment of severity, and clinical standardization in the Pneumonia Etiology Research for Child Health Study. *Clin Infect Dis.* 2012;54(Suppl 2):S109-16 [PMID: 22403224].

Steinhorn, RH: Evaluation and management of the cyanotic neonate. *Clin Pediatr Emerg Med.* 2008;9(3):169-175 [PMID: 19727322].

Yap SH, Anania N, Alboliras ET, et al: Reversed differential cyanosis in the newborn: A clinical finding in the supra-cardiac total anomalous pulmonary venous connection. *Pediatr Cardiol.* 2009;30(3):359-62 [PMID: 18923862].

Zhang L, Mendoza-Sassi R, Santos JC, et al: Accuracy of symptoms and signs in predicting hypoxemia among young children with acute respiratory infection: A meta-analysis. *Int J Tuberc Lung Dis.* 2011;15(3):317-25 [PMID: 21333097].

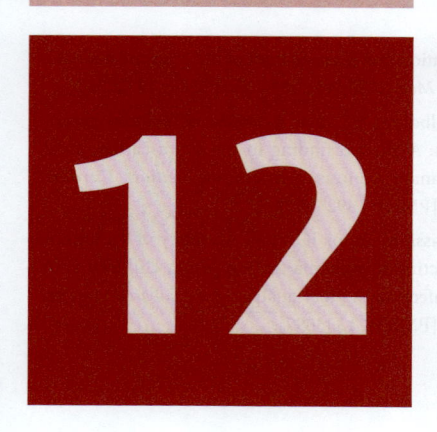

12 Sofrimento respiratório

Dominic Lucia, MD
Anthony James, MD

MANEJO IMEDIATO DE PROBLEMAS QUE AMEAÇAM A VIDA

AVALIAÇÃO DA GRAVIDADE E ADMINISTRAÇÃO DOS CUIDADOS NECESSÁRIOS IMEDIATOS

O paciente pediátrico que apresenta sofrimento respiratório pode representar um desafio ao médico do serviço de emergência (SE). A insuficiência respiratória é uma causa comum de parada cardíaca no paciente pediátrico e, por isso, o paciente em sofrimento respiratório deve ter a maior prioridade no SE.

O paciente deve receber, em paralelo, uma avaliação e terapia imediata. A manutenção de uma via aérea e respiração adequadas deve ser a consideração primária inicial. A avaliação respiratória começa com o aspecto geral do paciente, do abdome, da parede torácica e do pescoço. Os bebês e crianças maiores frequentemente compensam seu esforço respiratório com sinais como batimento da asa do nariz, retrações clavicular e/ou esternal. Um declínio no estado mental é um componente crítico do sofrimento respiratório avançado e insuficiência respiratória iminente.

A suplementação imediata de oxigênio deve ocorrer durante a avaliação inicial e continuar em pacientes com sofrimento respiratório grave. Um exame físico dirigido e realizado rapidamente na orofaringe, no pescoço, nos pulmões, no coração, no tórax e nas extremidades deve ser feito junto com a monitorização cardiovascular e a obtenção da história. Uma radiografia torácica deve ser feito logo que possível, uma vez que pode prover informações diagnósticas valiosas. Deve-se ter cautela, para que a realização da radiografia torácica não retarde os cuidados imediatos para salvar a vida ou remova a criança de um ambiente de monitorização.

AVALIAÇÃO DA ADEQUAÇÃO DA OXIGENAÇÃO

Estado mental

Em uma criança, o estado mental pode ser da maior importância na avaliação inicial da oxigenação. A hipóxia pode se manifestar como uma variedade de alterações comportamentais, que incluem sonolência, choro e irritabilidade persistentes. Comportamentos mais alterados e preocupantes associados com hipóxia são inconsolabilidade, inquietação, agitação, confusão, letargia e resposta reduzida aos estímulos dolorosos. O médico do SE deve ser cauteloso, ou seja, a não atribuir estes sinais e sintomas a comportamentos normais de bebês ou crianças diante de possível hipóxia.

Oximetria de pulso

A oximetria de pulso à beira do leito é uma ferramenta útil para informação rápida, que mede o percentual de saturação de oxigênio (SpO_2) no sangue capilar. Ela pode ser particularmente útil durante a sedação procedural ou intubação endotraqueal (IET) devido ao fornecimento em tempo real de informações fisiológicas. As informações devem ser consideradas como parte da avaliação da ventilação, porque ela não mede a pressão parcial arterial de gás carbônico ($PaCO_2$) e não informa sobre a hipoventilação inicial. Pode ser um desafio obter um formato de onda consistente em uma criança não cooperativa ou em uma criança que está em colapso cardiopulmonar com má perfusão periférica. O estado mental associado ao estado respiratório da criança deve, portanto, ser usado como avaliação da oxigenação até que possam ser obtidos dados objetivos.

Gasometria arterial

Informações similares a respeito da oxigenação arterial podem ser coletadas a partir da gasometria arterial (GA) comparada com a oximetria de pulso. A GA acrescenta informações essenciais sobre a eficácia da ventilação na forma de pH, pressão parcial arterial de oxigênio (PaO_2) e $PaCO_2$. Um quadro mais completo do estado fisiológico do paciente fornece um estado basal inicial para manejo posterior. A obtenção da GA não deve retardar o tratamento imediato com base na avaliação em tempo real do sofrimento respiratório do paciente.

OBSTRUÇÃO GRAVE DA VIA AÉREA SUPERIOR

▶ Achados clínicos

Se a criança não apresenta apneia evidente, o diagnóstico de obstrução da via aérea superior geralmente pode ser obtido com base em respirações estridorosas evidentes, bem como esforços respiratórios significativos. A extensão dos achados clínicos em uma criança com obstrução da via aérea superior pode ser inicialmente tão sutil quando ansiedade e relatos dos pais de respiração incomum à apresentação assustadora de estridor com retrações supraesternal e/ou supraclavicular. A criança pode não ser capaz de chorar ou falar. Devido à propensão da criança ou bebê à exploração oral, o risco de inalação de corpos estranhos deve ser alto no diagnóstico diferencial. Doença viral ou sazonalidade podem tornar o crupe o motivo provável para o estridor. Edema ou massa visível no pescoço podem estar presentes. Lábios e língua edemaciados podem resultar de obstrução da via aérea superior. Uma laringoscopia pode ser necessária para determinar a causa real da obstrução, mas como discutido a seguir a criança deve ser abordada com extremo cuidado.

▶ Tratamento

Deve-se ter cautela no tratamento clínico da criança consciente com apresentação de comprometimento da via aérea superior e/ou estridor. Em casos como epiglotite, edema supraglótico ou corpo estranho na via aérea, o exame da criança em sofrimento pode piorar o estado clínico muito rapidamente. (Ver Capítulo 9 para abordagem da criança em sofrimento respiratório.)

Em pacientes com edema por infecção ou reação alérgica em via aérea superior, o tratamento é dirigido à redução do edema da via aérea. A terapia envolve resfriamento e a vasoconstrição de tecidos afetados. A epinefrina por inalação, intramuscular (IM), ou via parenteral é a medicação mais efetiva e rápida para reverter o edema da via aérea superior por inúmeras causas. A epinefrina geralmente é bem tolerada em crianças e deve ser administrada sem retardo pela via escolhida.

Um corpo estranho com obstrução total ou parcial precisa ser visualizado e extraído com fórceps de tamanho adequado (McGill) na criança que está deteriorando (Figura 12-1). Se a criança estiver estável, a extração em um ambiente mais controlado como a sala de cirurgia por especialista e anestesiologista deve ser considerada. Líquidos e matérias particuladas que obstruem a via aérea devem ser aspiradas usando um equipamento de aspiração rígido, de ponta romba. Corpos estranhos moldáveis, como pedaços de cachorro-quente ou balões de látex, podem necessitar da manobra de Heimlich. O médico mais habilidoso no manejo da via aérea deve cuidar do paciente. O uso de adjuntos como laringoscopia de fibra ótica ou laringoscopia vídeo-assistida pode ser um recurso crítico na remoção de corpo estranho de uma via aérea infantil. Se métodos menos invasivos falharem, o uso imediato de ventilação por agulha a jato ou cricotiroidotomia pode ser necessário, mas geralmente são evitados em crianças com menos de 10 anos.

▶ Encaminhamento

O paciente pediátrico com uma remoção de corpo estranho não complicada sem perda de consciência e recuperação completa ao seu estado basal pode ser observado no SE por um período

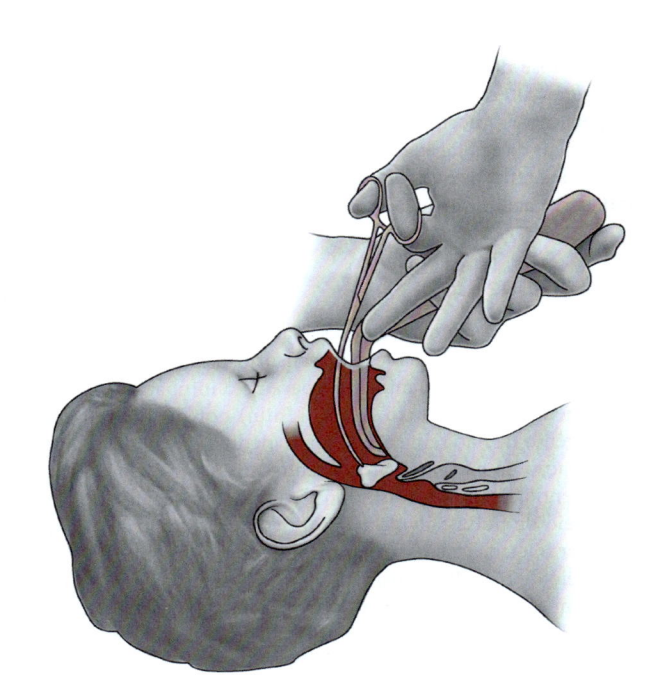

▲ **Figura 12-1** Remoção de corpo estranho com pinça de McGill.

de tempo antes da alta com precauções específicas para retorno. A maioria dos pacientes com sintomas prolongados requer internação para observação. Crianças que apresentam qualquer nível de hipóxia, instrumentação ou tratamento com epinefrina devem ser consideradas para um período de observação internadas. Crianças com possível aspiração de líquidos ou materiais também devem ser observadas. O encaminhamento diretamente para a sala de cirurgia pode ser necessária para um paciente que necessita sedação e exploração da via aérea por anestesiologistas pediátricos e especialistas em otorrinolaringologia cirúrgica.

ALTERAÇÃO DO SENSÓRIO COM RESPIRAÇÃO SUPERFICIAL

▶ Achados clínicos

A alteração do sensório em uma criança com sofrimento respiratório é um dilema diagnóstico porque uma condição pode ser a causa da outra. As ações iniciais devem ser dirigidas à avaliação e ao tratamento da via aérea e da respiração. A hipóxia em uma criança pode progredir e se manifestar como alteração do sensório, tal como sonolência, irritabilidade, agitação, confusão e/ou letargia. O sofrimento respiratório óbvio pode causar respiração profunda e forçada com os sintomas clínicos já citados de retrações inspiratórias e batimentos da asa do nariz.

O desafio diagnóstico único é a criança com hipóxia que apresenta taquipneia sutil e respirações superficiais por causas como trauma oculto, choque ou desarranjos metabólicos, como cetoacidose diabética (CAD). Em um paciente pediátrico que apresenta alteração do sensório, a determinação do estado de oxigenação e a glicemia à beira do leito devem ocorrer nos minutos iniciais da avaliação do paciente. A alteração do sensório com perda dos reflexos de proteção da via aérea (reflexo de vômito) é indicação para intubação imediata.

Tratamento

Quando for determinada a necessidade de proteção da via aérea de um paciente com alteração do sensório, o suporte ventilatório deve ser iniciado enquanto se prepara para intubação. Oxigênio suplementar de alto fluxo (10-15 L/min) por meio de máscara de oxigênio de não reinalação é uma medida intermediária para a intubação no paciente parcialmente consciente que não irá tolerar ventilação com pressão positiva (VPP). A VPP adequada por meio de bolsa-válvula-máscara com reservatório (BVMR) deve ser iniciada imediatamente no paciente que a tolera. A VPP por meio de BVMR é considerada, com frequência, a habilidade mais importante no tratamento do paciente pediátrico em sofrimento respiratório (ver Capítulo 9).

A intubação endotraqueal (IET) fornece uma via aérea definitiva por prevenir aspiração, bem como facilitar suporte respiratório efetivo por BVMR e ventilação mecânica (VM). Se houver incerteza a respeito da indicação da intubação do paciente com alteração do sensório, erre para o lado da intubação. Após a via aérea estar segura, a avaliação e o tratamento das causas de alteração do sensório podem ser conduzidos por meio de um manejo adequado.

Encaminhamento

O paciente pediátrico com alteração de sensório e sofrimento respiratório deve ser admitido em uma unidade de terapia intensiva pediátrica(UTIP).

PNEUMOTÓRAX HIPERTENSIVO

Achados clínicos

O pneumotórax hipertensivo é causado por acúmulo de ar na cavidade torácica fora do parênquima pulmonar. Em geral, é resultado de trauma, raramente ocorre de forma espontânea. A etiologia subjacente é uma ruptura no tecido pulmonar, permitindo o escape de ar para o espaço pleural, causando um aumento na pressão positiva na cavidade torácica no lado afetado. O paciente pode se queixar de dor torácica e provavelmente irá apresentar sofrimento respiratório. O exame pode revelar hiper-ressonância à percussão da parede torácica e pouco movimento da parede torácica no lado afetado. Taquicardia, taquipneia e hipóxia são achados esperados, bem como hipotensão devido à obstrução ao fluxo sanguíneo venoso para o coração. Os achados radiográficos incluem hiperexpansão do lado afetado do tórax e desvio do conteúdo mediastinal para longe do lado afetado.

Tratamento

O tratamento não deve ser atrasado para a realização da radiografia torácica se os achados do exame clínico sugerirem pneumotórax hipertensivo. A descompressão imediata com agulha deve ser realizada no lado afetado seguida de toracotomia com drenagem. O tamanho do dreno varia com a idade e o tamanho da criança; um tubo French 18 é adequado à maioria das crianças, um tubo French 10 a 12 é adequado para um recém-nascido (RN) ou um bebê. A melhora na pressão arterial (PA), na hipóxia, na taquicardia e na taquipneia deve acompanhar o tratamento à medida que a pressão positiva na cavidade torácica é aliviada. (Ver Capítulo 3 para o procedimento específico.)

Encaminhamento

A hospitalização está indicada para o manejo da drenagem torácica e investigação do trauma ou patologia subjacentes.

ASMA GRAVE

Achados clínicos

A causa mais comum de sofrimento respiratório no paciente pediátrico é a exacerbação da asma aguda. O aspecto mais importante do sofrimento agudo por um episódio asmático é o aspecto físico inicial da criança. O exame da criança com o tórax e o abdome exposto é de fundamental importância. Achados como o estado respiratório, a coloração e a alteração de sensório podem fornecer orientação rápida sobre a gravidade e o tratamento. Outros achados comuns são taquipneia, taquicardia, hiperexpansão torácica, retrações inspiratórias e batimentos da asa do nariz. Em uma criança com história de asma, a sibilância difusa na ausculta ou o mais grave "tórax quieto" pode ser um achado rápido do exame que confirma suspeita de uma exacerbação da asma, bem como uma história dirigida. A capacidade da criança de falar, que vai desde o silêncio até frases completas, pode ser um achado útil para determinar a gravidade de um evento particular. Em crianças incapazes de falar sentenças completas, oximetria de pulso menor do que 92%, declínio do estado de consciência ou com tórax silenciosos, o tratamento imediato não pode ser abrandado. Os pontos importantes incluem história de asma, número relacionado de visitas a clínicas ou SEs, hospitalizações, intubações e tratamentos atuais, anteriores e domiciliares.

Tratamento

Oxigênio

O oxigênio deve ser administrado imediatamente. A modalidade de fornecimento depende da gravidade da doença e do método que a criança tolera melhor. Quando tolerado, a cânula nasal inicial com 1 a 3 L/min é um ponto de início, a não ser que a criança esteja em um quadro extremo. Se for necessário o aumento da oxigenação, considerar uma máscara de oxigênio de não reinalação de tamanho adequado. Se for necessária terapia adicional, porque a criança não está melhorando, ou está piorando, o agravamento da ventilação não invasiva (VNI) deve ocorrer se isso for uma opção no hospital.

O uso da VNI no tratamento das exacerbações da asma aguda deve ser considerado. Se o tempo, o equipamento e as circunstâncias permitirem, a VNI deve ocorrer antes da decisão de intubar. A decisão de intubar uma criança asmática não deve ser tomada sem motivo. O estado de consciência e o esforço respiratório servem como sinalização inicial para essa decisão.

Broncodilatadores simpaticomiméticos β-adrenérgicos

A medicação broncodilatadora deve ser dada em aerossol na fase inicial. Ela pode ser dada junto com suplementação de oxigênio. Considere a adição de brometo de ipatrópio à dose inicial de aerossol, já que foi demonstrado que esse fármaco reduz a necessidade de hospitalização no paciente pediátrico com asma. Tratamentos contínuos com nebulizadores geralmente são usados no asmático grave. A terapia parenteral com epinefrina não oferece maior efetividade em relação aos β-agonistas inalados. Se o paciente não tem o volume corrente adequado para fornecer a medicação por inalação, a administração IM de epinefrina em uma concentração de 1:1000 em uma dose de 0,01 mL/kg até 0,3 mL pode ser considerada, ou melhor, usar salbutamol por via endovenosa (EV) em bólus ou infusão contínua. A monitorização deve ser usada em todos os pacientes em uso dessa terapia, uma vez que taquicardia é o efeito colateral mais comum.

Corticosteroides

A administração precoce de corticosteroides no curso de uma exacerbação de asma tem mostrado muitos benefícios. A via oral (VO) tem mostrado eficácia similar às vias parenterais, permitindo que o médico administre a medicação mais rapidamente, em vez de esperar o acesso intravenoso (IV). A dose inicial de 1 a 2 mg/kg de prednisona ou uma dose de dexametasona a 0,6 mg/kg tem mostrado benefícios similares. Embora os corticosteroides inalatórios tenham um papel no esquema de manutenção, eles não estão indicados no episódio de exacerbação aguda.

Sulfato de magnésio

O sulfato de magnésio tem um efeito broncodilatador potencial e deve ser considerado para tratar a exacerbação moderada a grave da asma. Ele deve ser reservado para pacientes que não apresentam uma resposta substancial à terapia inicial com β-agonistas inalatórios e ipatrópio. Uma dose de 50 mg/kg IV é dada em um período de 20 minutos. Use de cautela com doses repetidas, uma vez que os efeitos da intoxicação por magnésio incluem a perda dos reflexos tendinosos profundos e eventual depressão respiratória ou parada cardíaca.

Ventilação mecânica invasiva

A intubação pode ser necessária no paciente asmático descompensado. Se essa decisão for tomada, é importante lembrar alguns princípios básicos. A cetamina é uma excelente opção sedativa devido às suas propriedades broncodilatadoras. O paciente pode não melhorar rapidamente, pois o aspecto inicial de obstrução da via aérea inferior ainda está presente. O represamento de ar e o fôlego curto podem ocorrer devido à fase expiratória prolongada. Para prevenir esses problemas, a proporção entre o tempo inspiratório e o tempo expiratório deve ser ajustada inicialmente em 1:3, o que deve ser feito com base nos achados clínicos.

Outras considerações

Considerar a reidratação com cristaloides isotônicos no paciente com asma aguda. O paciente frequentemente se apresenta com algum nível de desidratação devido a uma ingestão oral deficiente e perdas insensíveis associadas com taquipneia. Terapias alternativas incluem inalação de heliox e infusão de cetamina.

▶ Encaminhamento

A hospitalização deve ser considerada se a resolução completa ou quase completa dos sintomas associados com a exacerbação não tiver ocorrido após três tratamentos com salbutamol e esteroides. O nível de cuidados (enfermaria vs.UTIP) necessários depende da avaliação clínica em tempo real da criança após o tratamento no SE. Deve-se ter cautela na alta rápida para casa após a melhora de uma criança que apresentava sofrimento respiratório. A recaída de exacerbação da asma não é rara; portanto, um período de observação no SE, um plano de alta adequado, as medicações, as precauções de retorno e as instruções de acompanhamento devem ser providenciados antes da alta do paciente. Manejo adicional do paciente em sofrimento é discutido no Capítulo 34.

Berg MD, Schexnayder SM, Chameides L, et al: Pediatric life support: 2010 American Heart Association guidelines for cardiopulmonary resuscitation and emergency cardiovascular care. *Circulation.* 2010;122:S876-908 [PMID: 20956230].

Browne LR, Gorelick MH: Asthma and pneumonia. *Pediatr Clin North Am.* 2010;57:1347-1356 [PMID: 21111121].

Carroll CL, Schramm CM: Noninvasive positive pressure ventilation for the treatment of status asthmaticus in children. *Ann Allergy Asthma Immunol.* 2006;96:454-459 [PMID:16597080].

Choi J, Lee GL: Common pediatric respiratory emergencies. *Emerg Med Clin North Am.* 2012;30:529-563 [PMID: 22487117].

Donoghue AJ, Nadkarni V, Berg RA, et al: Out-of-hospital pediatric cardiac arrest: An epidemiologic review and assessment of current knowledge. *Ann Emerg Med.* 2005;46:512 [PMID: 16308066].

Dotson K, Dallman M, Bowman CM, et al: Ipratropium bromide for acute asthma exacerbations in the emergency setting: A literature review of the evidence. *Pediatr Emerg Care.* 2009;25: 687-692 [PMID: 19834421].

Fidkowski CW, Zheng H, Firth PG: The anesthetic considerations of tracheobronchial foreign bodies in children: A literature review of 12,979 cases. *Anesth Analg.* 2010;111:1016-1025 [PMID: 20802055].

Iramain R, Lopez-Herce J, Coronel J, et al: Inhaled salbutamol plus ipratropium in moderate and severe asthma crises in children. *J Asthma.* 2011;48:298-303 [PMID: 21332430].

Mayordomo-Collunga J, Medina A, Rey C, et al: Non-invasive ventilation in pediatric status asthmaticus: A prospective observational study. *Pediatr Pulmonol.* 2011;46:949-955 [PMID: 21520437].

Walker DM: Update on epinephrine (adrenaline) for pediatric emergencies. *Curr Opin Pediatr.* 2009;21:313-319 [PMID: 19444115].

Wang XF, Hong JG: Management of severe asthma exacerbation in children. *World J Pediatr.* 2011;7:293-301 [PMID: 22015722].

Zur KB, Litman RS: Pediatric airway foreign body retrieval: surgical and anesthetic perspectives. *Paediatr Anaesth.* 2009'19(Supp1):109-117 [PMID: 19572850].

TRATAMENTO DE EMERGÊNCIA DE DISTÚRBIOS ESPECÍFICOS

COLAPSO PULMONAR

O colapso pulmonar nem sempre produz achados do exame físico. A gravidade do colapso será manifestada no grau de sofrimento respiratório do paciente. O exame físico e a radiografia torácica irão detectar a patologia subjacente e orientar o médico da emergência para o tratamento correto. O manejo de causas específicas do colapso pulmonar é abordado a seguir.

Pneumotórax

▶ **Achados clínicos**

Pacientes com um pneumotórax espontâneo podem se apresentar com dor torácica, taquipneia e taquicardia. Os achados de sofrimento respiratório podem ser acompanhados por achados do exame físico de hiper-ressonância na percussão da parede torácica e redução dos sons respiratórios no lado afetado. O pneumotórax espontâneo consiste em duas categorias: primária e secundária. O pneumotórax espontâneo primário ocorre na ausência de qualquer doença pulmonar subjacente, e o pneumotórax espontâneo secundário é causado por doença pulmonar subjacente conhecida, como fibrose cística ou asma. A radiografia torácica (Figura 12-2) é diagnóstica e irá orientar o tratamento.

▶ **Tratamento**

O tratamento do pneumotórax espontâneo primário depende do tamanho do pneumotórax e da sintomatologia. Pequenos pneumotóraces, menores de 10 a 20%, ou apicais, em crianças com sintomas mínimos, podem ser tratados de forma conservadora com oxigênio suplementar. O índice de recorrência entre pacientes tratados de forma conservadora com oxigênio suplementar é de 50%. Pequenos pneumotóraces com sintomas significativos podem ser tratados com aspiração manual por meio de toracocentese, com ou sem colocação de um cateter conectado a uma válvula de Heimlich. A toracotomia com dreno está indicada nos grandes pneumotóraces.

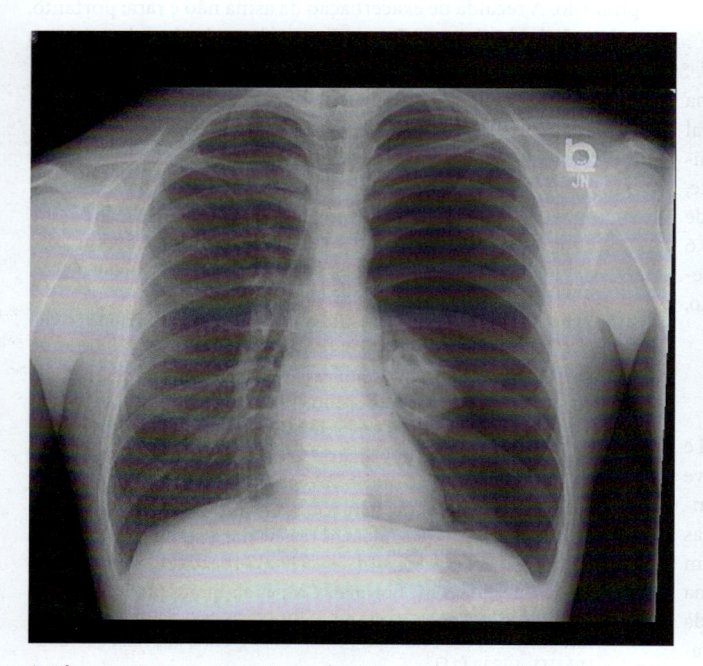

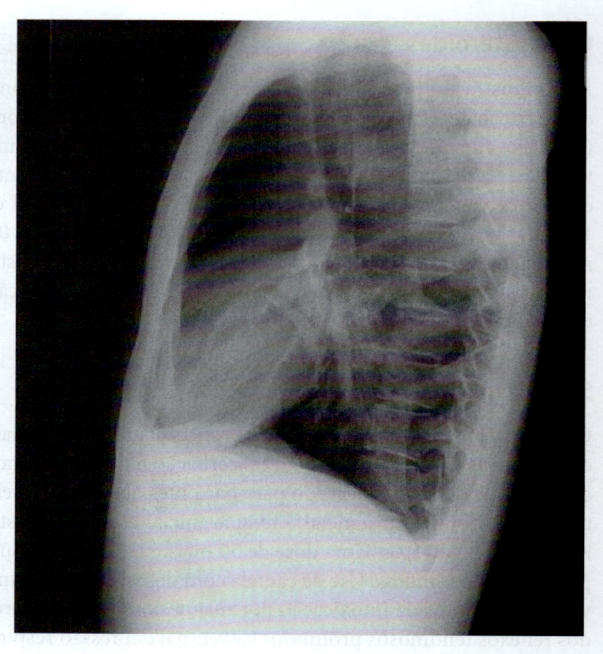

▲ **Figura 12-2** Pneumotórax demonstrado na radiografia torácica.

Encaminhamento

A internação está indicada para oxigênio suplementar e observação. Alguns pacientes podem necessitar de cirurgia videotoracoscópica assistida (CTVA) para aliviar pneumotórax persistente ou recorrente.

Hidrotórax/Hemotórax

▶ Achados clínicos

O acúmulo de líquidos no espaço pleural irá levar a colapso pulmonar. O grau de sofrimento respiratório é dependente do volume de líquidos na cavidade torácica. Os achados do exame físico podem incluir macicez à percussão e diminuição dos sons respiratórios à ausculta. A radiografia torácica é diagnóstica. (Ver Capítulo 25.)

▶ Tratamento

O sofrimento respiratório agudo por hidrotórax é incomum na população pediátrica. Se a dispneia é de instalação aguda e a etiologia parece ser o hidrotórax, a drenagem está indicada. Um cateter de pequeno calibre pode ser inserido para drenagem de líquidos de baixa viscosidade. Se o líquido for particularmente viscoso, está indicada a inserção de um tubo de toracotomia. Uma amostra do líquido removido deve ser enviada ao laboratório para análise (contagem de células, glicose, pH, proteína, lactato desidrogenase [LDH]), cultura e estudo citológico.

O sofrimento respiratório por hemotórax é quase sempre o resultado de trauma. O hemotórax pode ser causado por fratura de costelas, ruptura no parênquima pulmonar ou lesões cardíacas e vasculares. A toracotomia com colocação de tubo está indicada para drenagem. A tomografia computadorizada (TC) de tórax está indicada para identificar a fonte do hemotórax e orientar o manejo do paciente, que pode incluir a exploração cirúrgica.

▶ Encaminhamento

O paciente deve ser internado no hospital para investigação complementar e manejo dos cateteres de drenagem e tubos de toracotomia.

Atelectasia

▶ Achados clínicos

O colapso dos alvéolos que não é causado por hidrotórax, hemotórax ou pneumotórax é conhecido como atelectasia. A causa mais comum de atelectasia é a inspiração superficial. Isso pode ser causado por condições como pneumonia, distúrbios neuromusculares preexistentes que causam dificuldade com a expansão da parede torácica ou imobilidade prolongada por estados crônicos de doença.

▶ Tratamento

O grau de dispneia ou sofrimento respiratório depende da gravidade da atelectasia. Oxigênio suplementar e suporte respiratório estão indicados. A VPP pode estar indicada para os casos graves e pode incluir a pressão positiva em dois níveis (BiPAP) ou a intubação com VM. A pressão positiva irá abrir os alvéolos e deve melhorar o estado respiratório do paciente.

▶ Encaminhamento

A hospitalização está indicada para todos os pacientes com atelectasia, a não ser que a gravidade seja leve e não resulte em hipóxia.

PERDA DE PARÊNQUIMA PULMONAR FUNCIONAL

O sofrimento respiratório pode ser devido a condições que causam uma redução na funcionalidade do parênquima pulmonar. Os achados do exame físico incluem estertores inspiratórios, macicez à percussão da parede torácica e alterações auscultatórias, como a egofonia. A radiografia torácica irá revelar infiltrados ou consolidações e é diagnóstica. As condições que causam uma redução na funcionalidade do parênquima pulmonar em crianças incluem edema pulmonar, pneumonia, displasia broncopulmonar e aspiração.

Edema pulmonar

▶ Achados clínicos

O edema pulmonar em crianças geralmente resulta de anormalidades cardíacas subjacentes, a maioria das quais de origem congênita. As alterações na curva de função cardíaca (curva de Frank-Starling) devido às anormalidades cardiopulmonares congênitas subjacentes podem resultar em edema pulmonar. À medida que o edema pulmonar piora, o tecido pulmonar se torna menos complacente e ocorre taquipneia e hipóxia. Os achados do exame clínico podem revelar estertores e redução dos sons cardíacos à ausculta. Taquipneia, taquicardia e hipóxia progridem em relação à gravidade do edema pulmonar. Em crianças, há hepatomegalia, mas o edema periférico pode ou não estar presente, dependendo da cronicidade do edema pulmonar. Cardiomegalia e vasculatura pulmonar proeminente à radiografia são características diagnósticas (Figura 12-3).

▶ Tratamento

O tratamento inicial deve começar com oxigênio suplementar. Se essa terapia falhar, a BiPAP pode ser usada para evitar IET em condições clínicas adequadas. Se a criança não for capaz de proteger a via aérea ou não tolerar, a IET deve ser realizada.

▶ Encaminhamento

A hospitalização está indicada para uma criança com edema pulmonar, a não ser que a os sintomas sejam muito leves, não haja hipóxia e a etiologia seja por uma anormalidade cardiopulmonar

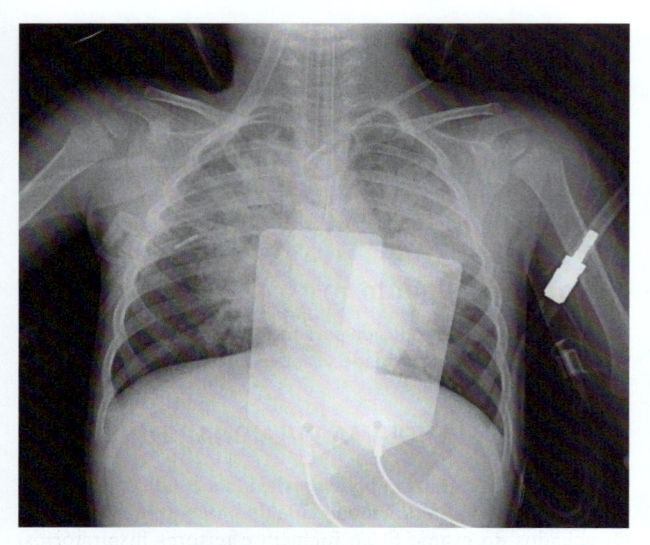

Figura 12-3 Edema pulmonar demonstrado na radiografia torácica.

conhecida. O edema pulmonar em uma criança sem anormalidade pulmonar conhecida demanda uma internação.

Pneumonia

▸ **Achados clínicos**

Febre e tosse são sintomas vistos em crianças com pneumonia. Os sintomas adicionais podem incluir sibilância, taquipneia, dor torácica e hipóxia. Os achados do exame físico podem revelar sibilos e estertores na ausculta, e áreas sobrejacentes de consolidação podem produzir egofonia e macicez à percussão. A radiografia torácica é diagnóstica (Figura 12-4.)

▸ **Tratamento**

Oxigênio suplementar deve ser administrado para suporte do estado respiratório. A terapia broncodilatadora pode ser efetiva quando há sibilos e hipóxia. Antibióticos parenterais devem ser considerados na criança que não tolera a ingestão oral, com a escolha do agente sendo orientada por idade. As recomendações gerais para crianças com mais de dois anos são ceftriaxona, 50 mg IV e cobertura atípica com azitromicina (dose inicial de 10 mg/kg no primeiro dia). Avaliar o estado de hidratação da criança e administrar líquidos IV, conforme indicado. (Ver Capítulo 34 para uma discussão detalhada sobre pneumonia.)

▸ **Encaminhamento**

Em crianças com menos de cinco anos, a pneumonia é uma das principais causas de morte. Casos leves sem sinais de hipóxia em uma criança que está bem em outros aspectos podem ser tratados com antibióticos orais e acompanhamento com um médico de cuidados primários. Em todos os demais casos, a internação para antibióticos IV e terapia respiratória está indicada.

Displasia broncopulmonar

▸ **Achados clínicos**

Crianças com displasia broncopulmonar podem apresentar taquipneia, taquicardia, retrações, hipóxia, hipercapnia, sibilos

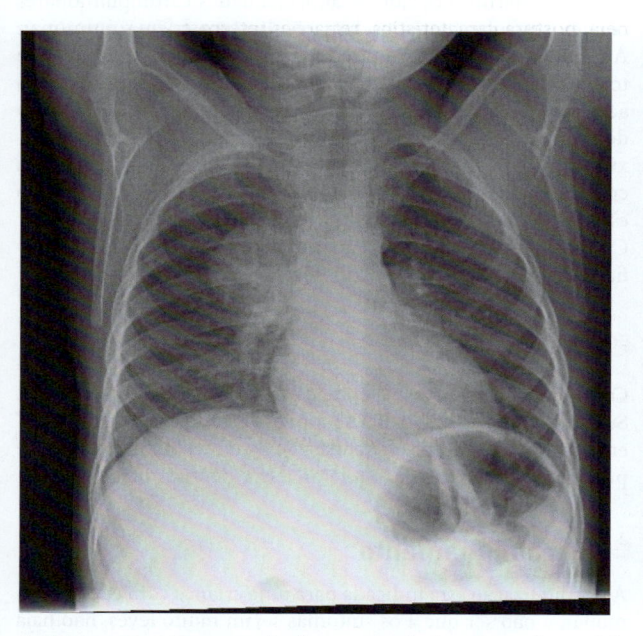

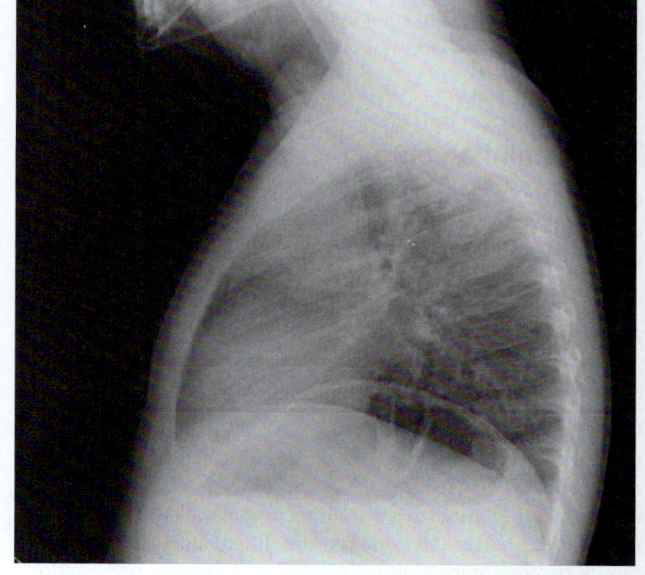

Figura 12-4 Pneumonia demonstrada à radiografia torácica.

e outros achados consistentes com uma exacerbação aguda da doença pulmonar subjacente. Eles podem parecer clinicamente com uma criança que sofre de asma, mas a sua história é significativa para prematuridade, baixo peso ao nascer e/ou história de VM ao nascer. Os achados da radiografia torácica incluem hiperexpansão e atelectasia, bem como a possibilidade de pneumonia ou edema pulmonar sobrepostos.

▶ Tratamento

O tratamento deve incluir suporte respiratório, como indicado, com oxigênio suplementar e terapia broncodilatadora. O manejo mais agressivo está indicado se o estado respiratório da criança se deteriorar, e inclui BiPAP e possível intubação com VM. Corticosteroides IVs, diuréticos (nos casos de sobrecarga de líquidos) e óxido nítrico (ON) inalado são benéficos. Se houver pneumonia concomitante, deve ser iniciado antibiótico IV.

▶ Encaminhamento

Crianças com displasia broncopulmonar frequentemente têm outras comorbidades significativas e devem ser fortemente considerados para internação hospitalar para mais cuidados.

Aspiração

▶ Achados clínicos

A aspiração de alimentos, de líquidos ou de vômitos pode se apresentar como sofrimento respiratório em graus variáveis. A aspiração de corpos estranhos é discutida mais adiante neste capítulo. Suspeite de aspiração em uma criança com alteração do estado mental que apresenta sofrimento respiratório. O achado de vômito nas roupas ou na boca pode confirmar a suspeita clínica. O quadro clínico pode ser similar à pneumonia, com taquipneia, taquicardia e hipóxia presentes. A radiografia torácica pode revelar infiltrados ou uma consolidação, dependendo de quando a aspiração ocorreu.

▶ Tratamento

O tratamento de suporte com oxigênio suplementar deve ser iniciado. A boca deve ser aspirada, e os detritos, eliminados. Nos casos mais graves, a IET pode ser necessária. A broncoscopia pode ser benéfica para limpar os pedaços aspirados. Como os achados clínicos podem simular pneumonia, especialmente na radiografia, em geral são iniciados antibióticos de largo espectro.

▶ Encaminhamento

Todos os pacientes devem ser hospitalizados, uma vez que o estado pulmonar pode se deteriorar devido à inflamação progressiva a partir da lesão inicial para o parênquima pulmonar.

Bhandari A, Bhandari V: Pitfalls, problems, and progress in bronchopulmonary dysplasia. *Pediatrics.* 2009;123:1562-1573 [PMID: 19482769].

Browne LR, Gorelick MH: Asthma and pneumonia. *Pediatr Clin North Am.* 2010;57:1347-1356 [PMID: 21111121].

Choi J, Lee GL: Common pediatric respiratory emergencies. *Emerg Med Clin North Am.* 2012;30:529-563 [PMID: 22487117].

de Benedictis FM, Carnielli VP, de Benedictis D: Aspiration lung disease. *Pediatr Clin North Am.* 2009;56:173-190 [PMID:19135587].

Don M, Canciani M, Korppi M: Community-acquired pneumonia in children: What's old? What's new? *Acta Paediatr.* 2010;99:1602-1608 [PMID: 20573146].

Lee LP, Lai MH, Chiu WK, et al. Management of primary spontaneous pneumothorax in Chinese children. *Hong Kong Med J.* 2010;16:94-100 [PMID: 20354242].

Lynch T, Bialy L, Kellner JD, et al: A systematic review on the diagnosis of pediatric bacterial pneumonia: When gold is bronze. *PLoS One.* 2010;5:e11989 [PMID: 20700510].

Robinson PD, Cooper P, Ranganathan SC: Evidence-based management of paediatric primary spontaneous pneumothorax. *Paediatr Respir Rev.* 2009;10:110-117 [PMID: 19651381].

Seguier-Lipszyc E, Elizur A, Klin B, et al: Management of primary spontaneous pneumothorax in children. *Clin Pediatr (Phila).* 2011;50:797-802 [PMID: 21482575].

Shah S, Sharieff GQ: Pediatric respiratory infections. *Emerg Med Clin North Am.* 2007;25:961-979 [PMID: 17950132].

DOENÇAS DA VIA AÉREA

OBSTRUÇÃO DA VIA AÉREA

A obstrução da via aérea de uma criança resulta em dispneia e pode progredir para sofrimento respiratório grave. O exame físico pode revelar uma criança com sibilos ou estridor, taquipneia, postura característica, retrações intercostais e subesternais e asfixia. Múltiplas etiologias podem resultar em obstrução da via aérea superior e incluem corpos estranhos, epiglotite, crupe, hipertrofia amigdaliana, abscesso retrofaríngeo, anafilaxia, traqueíte bacteriana e anomalias congênitas.

A identificação da causa subjacente e o manejo no momento certo para alívio da obstrução são fundamentais. A radiografia torácica e a radiografia lateral dos tecidos moles do pescoço podem ajudar na identificação do corpo estranho se for radiopaco. As crianças podem aspirar pequenos objetos, como nozes, moedas, grãos e brinquedos com obstrução resultante em múltiplos locais ao longo da traqueia e árvore brônquica. A radiografia torácica com uma incidência expiratória irá revelar hiperexpansão unilateral no lado afetado, se o corpo estranho estiver alojado no brônquio.

Corpo estranho

A asfixia por corpos estranhos inalados é uma das principais causas de morte acidental em crianças menores. O corpo estranho deve ser removido para aliviar a obstrução. O momento e o local da remoção dependem da gravidade dos sintomas da criança. Crianças em sofrimento respiratório agudo necessitam avaliação da via aérea e, quando visível, a remoção do objeto por meio de visualização direta. Se o objeto não pode ser visualizado e a insuficiência respiratória for iminente, a IET está indicada. Se o objeto que causa a obstrução impede a IET e não pode ser removido, a cricotirotomia de emergência pode ser necessária. A laringoscopia com fibra óptica, quando disponível, pode ajudar na remoção. Para a criança que não está em sofrimento respiratório, a remoção com broncoscópio rígido sob anestesia geral é o padrão-ouro, bem como a via mais segura. (Ver também Capítulo 33, Emergências orais e otorrinolaringológicas.)

Causas anatômicas

As causas anatômicas de obstrução da via aérea incluem epiglotite, crupe, hipertrofia amigdaliana, abscesso retrofaríngeo e edema de laringe.

A epiglotite deve ser manejada cuidadosamente, pois qualquer tentativa de visualizar ou manipular a via aérea pode resultar em piora dos sintomas. As crianças com essa condição hoje são vistas raramente devido à vacinação contra *Haemophilus influenza*. Crianças com epiglotite devem ser avaliadas na sala de cirurgia por um anestesiologista e um cirurgião se houver necessidade de traqueostomia.

O crupe resulta em edema da laringe e traqueia. Ele é identificado por uma tosse rouca e estridor. O clássico "sinal do campanário" é visível na incidência anteroposterior (AP) na radiografia do pescoço. O tratamento inclui oxigênio suplementar como necessário, esteroides em dose única e epinefrina nebulizada para casos moderados a graves.

A hipertrofia amigdaliana é um achado pediátrico comum. Crianças com essa condição frequentemente são observadas roncando durante o sono e podem ter episódios intermitentes apneias curtas enquanto dormem. A inflamação aguda das amígdalas, como nos casos de amigdalite, pode resultar em uma obstrução anatômica na via aérea superior. O tratamento deve incluir oxigênio suplementar quando necessário, esteroides em dose única e antibiótico para amigdalite aguda. Estas crianças devem ser encaminhadas para um otorrinolaringologista (ORL) para avaliação de amigdalectomia eletiva. A hipertrofia grave que causa sofrimento respiratório agudo deve ser manejada com IET.

Os abscessos retrofaríngeos também podem causar uma obstrução anatômica da via aérea superior. O oxigênio suplementar deve ser administrado em adição aos antibióticos IV. A incisão cirúrgica e a drenagem são necessárias. Nos casos de comprometimento respiratório iminente, a IET é necessária.

Anormalidades congênitas da via aérea superior

▶ Achados clínicos

As anormalidades congênitas comuns da via aérea superior incluem laringomalácia, disfunção/paralisia das cordas vocais e estenose subglótica. Outras causas incluem apneia obstrutiva do sono, tumores, anomalias vasculares, micrognatia, retrognatia, fissura palatina e inúmeras condições raras.

A apresentação clínica pode variar de sofrimento respiratório leve a grave, dependendo da etiologia subjacente. Como as anormalidades congênitas são de natureza estrutural, a irritação ou trauma leve da via aérea podem levar a edema significativo e subsequente sofrimento respiratório. Os pacientes podem apresentar estridor, taquipneia, retrações, hipóxia e taquicardia.

▶ Tratamento

Oxigênio suplementar deve ser iniciado. O uso de VPP com BiPAP pode ser útil em alguns pacientes, dependendo da etiologia subjacente. Se a IET for necessária, o médico do SE deve estar familiarizado com ela e ter à sua disposição adjuntos para via aérea difícil para auxiliar na intubação. O médico deve investigar outras causas potenciais para o sofrimento respiratório agudo da criança, como infecções, trauma, ou exacerbações de outras condições comórbidas e tratar de acordo.

▶ Encaminhamento

A alta ou internação depende da gravidade da condição do paciente e da etiologia do evento agudo. Qualquer preocupação com a potencial deterioração com o estado respiratório da criança indica a internação hospitalar.

Anafilaxia

▶ Achados clínicos

A anafilaxia é causada pela liberação rápida de mediadores inflamatórios em resposta a gatilhos específicos, mais comumente alimentos, medicamentos ou picadas de insetos em crianças. Essa é uma condição potencialmente letal que requer ação imediata pelo médico da emergência. A criança pode apresentar taquipneia, taquicardia, edema (localizado ou difuso), urticária, sibilos, estridor e prurido.

▶ Tratamento

A epinefrina (0,01 mg/kg) em injeção intramuscular (IM), repetida a cada 5 a 20 minutos até 3 doses como indicado, é o tratamento de primeira linha. Outros tratamentos incluem broncodilatadores, anti-histamínicos (difenidramina) e corticosteroides. A anafilaxia grave pode resultar em hipotensão, de modo que pode ser necessária a monitorização e tratamento com líquidos. Manejar o estado respiratório da criança com oxigênio suplementar e estar preparado para um suporte respiratório mais avançado (BiPAP ou IET) se o estado respiratório deteriorar.

▶ Encaminhamento

Pacientes com sintomas muito leves devem ser observados após o tratamento por um mínimo de 4 horas e receber alta se estiver estável. Todos os demais pacientes necessitam internação.

Traqueíte bacteriana

▶ Achados clínicos

As crianças irão apresentar sintomas que podem incluir tosse (rouca, similar ao crupe), estridor, taquipneia, retrações, taquicardia, dor de garganta e febre. Pacientes com traqueíte bacteriana não irão responder ao tratamento-padrão do crupe e geralmente parecem mais doentes. O processo inflamatório na laringe, na traqueia e nos brônquios resulta na formação de uma membrana mucopurulenta. A membrana pode se deslocar e resultar em obstrução da via aérea. A radiografia do pescoço pode revelar um "sinal do campanário" do mesmo modo que no crupe.

▶ Tratamento

Deve ser fornecido oxigênio suplementar e avaliado o estado respiratório. Se for indicada a IET, usar um tubo endotraqueal (TET) discretamente menor para acomodar o edema da via aérea e minimizar o trauma potencial. Os antibióticos IVs devem ser iniciados, incluindo uma cefalosporina de terceira-geração ou clindamicina. Crianças com aspecto toxêmico devem receber vancomicina.

▶ Encaminhamento

Todos os pacientes com traqueíte bacteriana necessitam internação hospitalar.

Bronquiolite

▶ Achados clínicos

A bronquiolite é uma apresentação clínica pediátrica única que ocorre mais comumente em crianças com idade entre 6 meses a 2 anos. Esse diagnóstico deve ser fortemente considerado em uma criança com menos de dois anos que apresenta rinorreia, sibilos e taquipneia, especialmente no inverno e início da primavera. Vírus sincicial respiratório (VSR), rinovírus, adenovírus, metapneumovírus humano, influenza e parainfluenza vírus têm sido considerados os agentes causadores dessa doença, com o VSR sendo o mais comum. A patologia da doença é causada por edema, inflamação e necrose epitelial com descamação para dentro dos bronquíolos infantis. Pode ocorrer hipóxia pela obstrução variável. O curso da bronquiolite pode ser variável e prolongado com a criança apresentando mais do que um episódio da doença em uma mesma estação. Estudos diagnósticos nem sempre são necessários, já que bronquiolite é um diagnóstico clínico. Estudos recentes têm mostrado que há um alto grau de infecções concomitantes do trato urinário e/ou otite média aguda em bebês com menos de três meses com VSR.

Uma radiografia torácica típica em um bebê com bronquiolite não complicada revela uma combinação variável de hiperinflação, espessamento peribrônquico e possível atelectasia. A radiografia torácica não é indicada como uma investigação de rotina nas diretrizes atuais da American Academy of Pediatric (AAP) para bronquiolite. Uma pesquisa dos agentes virais podem revelar o culpado para o episódio específico de bronquiolite, mas tem raro efeito sobre o manejo clínico real.

▶ Tratamento

O tratamento da bronquiolite se baseia no cuidado de suporte. A aspiração nasal pode ser um tratamento simples e inicial que pode ocasionar uma melhora clínica significativa no bebê devido à sua respiração nasal obrigatória. O estado de hidratação da criança deve ser considerado, já que esse pode ser um aspecto importante na bronquiolite devido às perdas insensíveis pela taquipneia e à má alimentação devido aos esforços respiratórios.

As diretrizes práticas da AAP recomendam oxigênio suplementar se a saturação periférica da hemoglobina pelo oxigênio (SpO_2) for menor do que 90%. O oxigênio pode ser fornecido por cânula nasal. A terapia inalatória com broncodilatadores não mostrou um benefício significativo para ser a terapia-padrão. Muitos clínicos fazem uma dose de teste de agonistas β-adrenérgicos. Doses subsequentes devem ser realizadas apenas se a dose inicial mostrar um claro benefício. O salbutamol tem a vantagem de um possível uso domiciliar na alta, ao contrário de outras terapias inalatórias, que podem ser tentadas na bronquiolite, que incluem epinefrina racêmica ou solução fisiológica (SF) hipertônica. Os corticosteroides e os antibióticos não têm um papel na terapia-padrão, a não ser que hajam outras doenças que demandem o uso destas medicações. Assim como na asma, a intubação deve ser considerada como um último recurso em uma criança com bronquiolite. Muitas das complicações que ocorrem com os asmáticos intubados podem ocorrer nos pacientes com bronquiolite que são intubados, inclusive a retenção de ar e barotrauma.

▶ Encaminhamento

O estado clínico da criança com bronquiolite deve ser a base para a condução do caso. A idade mais jovem e as condições comórbidas são os preditores mais úteis da gravidade. Fatores como necessidade de oxigênio para manter a SpO_2 acima de 90% ou incapacidade de se alimentar e permanecer hidratado indicam a necessidade de internação. Outra consideração deve ser a capacidade do cuidador de retornar se a criança piorar em casa.

Antes de um paciente com bronquiolite ter alta para casa, o cuidador deve receber educação, incluindo instruções de aspiração, possível terapia broncodilatadora, instruções para hidratação e instruções explícitas para retorno. Bebês com menos de três meses devem ser considerados para internação. Se houver uma história de apneia durante o curso da doença, deve ser feita a internação. A decisão de admitir em enfermaria ou UTI pediátrica deve ser baseada na capacidade de cada instituição de cuidar do paciente. Um paciente com sofrimento respiratório significativo ou necessidade de suporte ventilatório (não invasivo ou intubação) deve ser encaminhado para UTIP.

OUTRAS CONDIÇÕES

Coqueluche

▶ **Achados clínicos**

A coqueluche é uma infecção respiratória bacteriana que é extremamente contagiosa por meio de contato e perdigotos com o epitélio respiratório. A incidência tem aumentado com vários surtos endêmicos localizados nos Estados Unidos. A apresentação clínica clássica ocorre na sequência: fases catarral, paroxística e convalescente. Os sintomas associados com cada fase são listados na Tabela 12-1. A coqueluche deve ter prioridade alta no diagnóstico diferencial em um paciente com tosse persistente sem outros sinais de doença evidente, como sons pulmonares, febre, dor de garganta ou sintomas de gripe. Uma apresentação comum pode ser de um adolescente afebril com tosse persistente por mais de uma semana. Outra apresentação pode ser de uma criança não toxêmica que tem um surto de tosse rápida, prolongada, com vômitos após a tosse. As crianças podem exibir evidências de episódios prolongados de aumento da pressão intratorácica pela tosse com petéquias na parte superior do corpo ou hemorragia subconjuntival. Bebês menores podem ser um diagnóstico mais desafiador. Uma história de cianose e apneia e uma fase convalescente prolongada podem estar presentes. Uma leucocitose substancial pode estar presente, em geral na fase catarral.

▶ **Tratamento**

O tratamento em geral é dirigido ao cuidado de suporte com especial cautela para evitar estímulos que podem deflagrar tosse, inclusive alérgenos, temperaturas frias e atividade física vigorosa. Anti-histamínicos e corticosteroides não têm valor clínico significativo. O tratamento antibiótico pode ser usado presuntivamente com base nos achados clínicos. Os benefícios do tratamento antibiótico incluem redução na gravidade da doença, sintomas e transmissão potencial. Os macrolídeos são a classe geralmente recomendada de antibióticos, com a azitromicina sendo o mais comumente prescrito devido ao seu perfil de segurança e à simplicidade da dose.

Tabela 12-1 Sintomas das fases clínicas do coqueluche

Fase catarral (7-14 dias)	Sintomas semelhantes aos da IVAS Febre de baixo grau Rinorreia Tosse seca, irritativa, intermitente
Fase paroxística (2-4 semanas)	Paroxismos persistentes de tosse Possível "respiração pesada" característica ao final da tosse Criança com quadro infeccioso durante essa fase até a resolução do tratamento
Fase convalescente (1-6 semanas)	Sintomas diminuem gradualmente A tosse pode piorar durante esse período

IVAS, infecção da via aérea superior.

▶ **Encaminhamento**

Se o tratamento não for fornecido de forma adequada, deve ser feito o acompanhamento de perto com exames laboratoriais. Os contatos domiciliares devem ser tratados se houver um teste positivo em um paciente sintomático. A imunidade não é obtida a partir da doença natural, e a imunização não confere imunidade por toda a vida. A decisão de hospitalizar o paciente se baseia no quadro clínico, incluindo gravidade da doença, condições comórbidas, idade, estado da hidratação, história de apneia ou cianose. Se for necessária hospitalização, a criança deve ser colocada em isolamento dentro da instituição até que o diagnóstico seja confirmado.

Embolia pulmonar

▶ **Achados clínicos**

A embolia pulmonar (EP) em crianças frequentemente ocorre com fatores de risco maiores. Os fatores de risco incluem distúrbios hematológicos (doença falciforme, leucemias, trombofilias hereditárias), neoplasias, trauma, doença cardíaca congênita ou presença de linhas venosas centrais. A maioria dos casos ocorre em adolescentes, e os fatores de risco, semelhante aos adultos, como o uso de anticoncepcionais orais, tabagismo, gravidez e abortamento, devem ser considerados quando há suspeita de EP.

Achados históricos de dispneia inexplicada, dor torácica pleurítica, tosse (com ou sem hemoptise), taquipneia, febre, dor nas extremidades ou edema podem ser produzidos na EP. Devido à forte correlação com as linhas venosas centrais, a trombose venosa profunda (TVP) da extremidade superior deve ser uma consideração na população pediátrica com história ou presença de linha central.

O exame físico da paciente com EP pode revelar taquicardia, taquipneia, aumento do trabalho respiratório, sons pulmonares anormais ou cianose. Os achados físicos da TVP, que tem uma forte incidência de EP subsequente, incluem edema das extremidades, sensibilidade, eritema, calor e distensão venosa. Não há regras de previsão específicas para a população pediátrica. Os achados laboratoriais, como o dímero-D, frequentemente não são tão úteis em crianças, porque muitas crianças com EP já têm uma alta probabilidade pré-teste. As modalidades diagnósticas por imagem para EP incluem radiografia torácica, cintilografia ventilação-perfusão, angiografia pulmonar e angiotomografia pulmonar. A escolha da imagem deve ser feita junto com os radiologistas, uma vez que cada estudo tem especificidade e sensibilidade variáveis em idade e hábitos corporais variáveis para a detecção de EP.

▶ **Tratamento**

Com TVP e alto nível de suspeita ou quando o diagnóstico detecta uma EP, o tratamento não deve ser atrasado. Quando possível, o tratamento deve ser em cooperação com uma hematologista pediátrica. A avaliação não deve atrasar o tratamento da criança. O "ABC" (via aérea, respiração e circulação) deve ser a prioridade inicial.

Após a via aérea do paciente ser considerada estável, a terapia clínica deve ser iniciada. As recomendações gerais são divididas por idade. A heparina não fracionada (HNF) IV em uma dose de ataque para um RN até um adolescente é de 70 a 75 unidades/kg.

- Bebês com < 1 ano, velocidade de infusão IV inicial começa com 28 unidades/kg/hora;
- Crianças 1-16 anos, velocidade de infusão IV de 20 unidades/kg/hora com um máximo de 1.650 unidades por hora;
- Adolescentes >16 anos, velocidade de infusão IV de 15 unidades/kg/hora com um máximo de 1.650 unidades por hora. A heparina de baixo peso molecular por via subcutânea (SC) atinge a faixa terapêutica mais rapidamente;
- Crianças ≥ 2 meses de idade, a dose inicial é de 1 mg/kg SC duas vezes ao dia;
- Bebês < 2 meses de idade, a dose deve ser aumentada para 1,5 mg/kg SC duas vezes ao dia.

▶ Encaminhamento

Pacientes com imagens ou exames duvidosos, mas com evidência por história ou exame físico, devem ser considerados para tratamento e internação hospitalar em um ambiente monitorado. Pacientes com um diagnóstico de TVP nova ou EP devem ser internados. A UTIP deve ser fortemente considerada para crianças com EP.

Hiperventilação psicogênica

▶ Achados clínicos

Adolescentes são mais propensos a apresentar hiperventilação no SE. Embora seja um diagnóstico de exclusão, ele pode ser feito com base em episódios anteriores e alguns achados sutis, porém úteis, do exame físico. O subgrupo de pacientes adolescentes frequentemente apresenta uma história de dispneia aguda e ansiedade que podem ter sido precedidas por eventos estressantes. Se o paciente está hiperventilando ao ponto de tetania, isso fala fortemente a favor do diagnóstico. O paciente também relata tontura (vasoconstrição cerebral) e parestesias perioral e/ou dos membros. A dispneia pode melhorar com o exercício. O paciente com frequência pode ser tranquilizado, de modo a falar claramente e suprimir o padrão respiratório muito alto. A oximetria de pulso normal com ar ambiente e sons respiratórios mais baixos e claros são achados do exame físico que podem ser muito úteis. Exames laboratoriais de rastreamento revelam apenas uma baixa pressão parcial arterial de gás carbônico ($PaCO_2$), uma pressão parcial arterial de oxigênio (PaO_2) normal ou alto um pH elevado. A etiologia orgânica deve ser considerada, mas, com frequência, os pacientes podem ser diagnosticados no SE. Após ser acalmado e tranquilizado, o quadro clínico do paciente com frequência se resolve no SE.

▶ Tratamento

Não é necessário nenhum tratamento específico. A tranquilização pode ajudar no ambiente médico. Em adolescentes mais velhos com hipocapnia sintomática (formigamento perioral, espasmo carpopedal, tetania), ou alcalose respiratória acentuada (pH > 7,55), a respiração em um saco bem vedado pode ajudar a aliviar os sintomas de hipocapnia.

▶ Encaminhamento

O paciente não deve ser mandado para casa com sintomas continuados. Se os sintomas se resolverem, o acompanhamento ambulatorial com um pediatra ou pneumologista pediátrico pode ser útil para uma investigação completa e tranquilização do cuidador.

Bettitol S, Wang K, Thompson MJ, et al: Symptomatic treatment of the cough in whooping cough. *Cochrane Database Syst Rev.* 2012;5:CD003257 [PMID: 22592689].

Bjornson CL, Johnson DW: Croup. *Lancet.* 2008;371:329-39 [PMID: 18295000].

Bordley WC, Viswanathan M, King VJ, et al: Diagnosis and testing in bronchiolitis: A systematic review. *Arch Pediatr Adolesc Med.* 2004;158:119-26 [PMID: 14757603].

Cherry J: Clinical practice. Croup. *N Engl J Med.* 2008;358:384-91 [PMID: 18216359].

Choi J, Lee GL: Common pediatric respiratory emergencies. *Emerg Med Clin North Am.* 2012;30:529-63 [PMID: 22487117].

Daniel SJ: The upper airway: Congenital malformations. *Paediatr Respir Rev.* 2006;7:S260-3 [PMID: 16798587].

Fidkowski CW, Zheng H, Firth PG: The anesthetic considerations of tracheobronchial foreign bodies in children: A literature review of 12,979 cases. *Anesth Analg.* 2010;111:1016-25 [PMID: 20802055].

Healy F, Hanna BD, Zinman R: Pulmonary complications of congenital heart disease. *Paediatr Respir Rev.* 2012;13:10-5 [PMID: 22208788].

Muraro A, Roberts G, Clark A, et al: EAACI task force on anaphylaxis in children. The management of anaphylaxis in childhood: position paper of the European academy of allergology and clinical immunology. *Allergy.* 2007;62:857-71 [PMID: 17590200].

Parasuraman S, Goldhaber S: Venous thromboembolism in children. *Circulation.* 2006;113:e12-6 [PMID: 16418440].

Shah S, Sharieff GQ: Pediatric respiratory infections *Emerg Med Clin North Am.* 2007;25:961-79 [PMID: 17950132].

Simons FE: Anaphylaxis. *J Allergy Clin Immunol.* 2010;125:S161-81 [PMID: 20176258].

Steinhorn RH: Neonatal pulmonary hypertension. *Pediatr Crit Care Med.* 2010;11:S79-84 [PMID: 20216169].

Walker DM: Update on epinephrine (adrenaline) for pediatric emergencies. *Curr Opin Pediatr.* 2009;21:313-9 [PMID: 19444115].

Zur KB, Litman RS: Pediatric airway foreign body retrieval: surgical and anesthetic perspectives. *Paediatr Anaesth.* 2009;19(Suppl 1):109-17 [PMID: 19572850].

13 Lesões por submersão

Sameer Desai, MD
Mary Wardrop, MD
Thomas Cunningham, MS IV

LESÕES POR SUBMERSÃO

A Organização Mundial de Saúde (OMS) estima que a incidência anual de morte por afogamento seja aproximadamente 500 mil casos por ano em todo o mundo; e em homens com idade entre 5 e 14 anos, é a principal causa de morte em todo o mundo. A população pediátrica está em maior risco de eventos de afogamento. As lesões por submersão são a segunda causa de morte por lesões não intencionais em crianças com idade entre 1 e 18 anos, e a principal causa de morte acidental em crianças com idade entre 1 e 4 anos. Em 2009, os Centers for Disease Control and Prevention (CDC) relataram 983 lesões fatais e 5.624 lesões não fatais por afogamento não intencional ou lesões por submersão na população pediátrica.

EPIDEMIOLOGIA

A distribuição etária dos incidentes por afogamento na população pediátrica segue uma distribuição bimodal. O primeiro e maior pico ocorre entre crianças com idade entre 1 e 4 anos que não têm supervisão adequada em piscinas, banheiras, baldes e outros locais com grande volume de água. O segundo pico de idade ocorre entre adolescentes do sexo masculino, o que tem sido atribuído a um comportamento de maior risco, hiperestimativa da capacidade de nadar, consumo de álcool e/ou drogas ilícitas e maior exposição a volumes de água. Há uma maior taxa de afogamento entre crianças afro-americanas e americanas nativas. O afogamento é muito mais comum durante os meses de verão, quando as piscinas, as praias e outros locais com grandes volumes de água são mais frequentados, particularmente durante o dia e nos fins de semana. Há populações especiais em maior risco de afogamento, especificamente pacientes com epilepsia, crianças com distúrbios de desenvolvimento e indivíduos com síndrome do QT longo ou outras arritmias cardíacas.

DEFINIÇÃO

Historicamente, tem havido confusão considerável devido à terminologia variada usada para descrever os sintomas de afogamento. Em 2002, o Congresso Mundial sobre afogamento reuniu-se e estabeleceu o modelo oficial Utstein, que padronizou o discurso médico usado atualmente. Os termos seguintes foram abandonados no discurso médico: afogamento seco *versus* molhado; afogamento ativo *versus* silencioso; afogamento secundário; quase-afogamento. O modelo Utstein define afogamento como "um processo resultante em comprometimento respiratório primário por submersão/imersão em um meio líquido". Está implícito nesta definição que há uma interface líquido/ar na entrada da via aérea da vítima impedindo que ela respire.

FISIOPATOLOGIA

O processo de afogamento começa quando a via aérea da vítima fica abaixo da superfície de líquidos, geralmente água, um momento no qual a vítima prende voluntariamente a respiração. O período com a perda de fôlego é seguido por um período involuntário de laringospasmo secundário à presença de líquido na orofaringe ou laringe. A falta de ventilação e oxigenação resulta em hipóxia e, por fim, em morte se o processo não for revertido. A maioria das lesões por submersão envolve aspiração de líquidos. A distinção entre afogamento em água doce e água salgada foi significativa historicamente devido às preocupações de que a tonicidade da água poderia causar distúrbios eletrolíticos maiores, influenciando os tratamentos anteriores e os protocolos de manejo. Atualmente é reconhecido que essa distinção não tem importância no tratamento das vítimas. A aspiração de mais de 11 mL/kg de peso corporal deve ocorrer antes que ocorram alterações no volume sanguíneo; e para que ocorram alterações eletrolíticas, é necessária a aspiração de 22 mL/kg. A maioria das lesões por submersão envolve aspiração de uma pequena quantidade de água secundária a laringospasmo associado. É incomum que vítimas de afogamento aspirem mais de 3 a 4 mL/kg. A aspiração de 1 a 2 mL/kg de líquido pode destruir o surfactante pulmonar, resultando em complacência pulmonar reduzida, atelectasia, derivação intrapulmonar significativa e incompatibilidade V-Q e edema pulmonar. Esse quadro, então, evolui para síndrome da angústia respiratória aguda (SARA).

Quando um paciente é reanimado com sucesso, estudos têm mostrado que os pulmões são capazes de recuperação total sem complicações pulmonares a longo prazo pelo evento de afogamento e aspiração, embora relatos de hiper-reatividade da via aérea tenham sido feitos.

A perda de consciência durante um incidente de afogamento é um resultado direto de hipóxia cerebral. As áreas do cérebro mais suscetíveis à lesão são as regiões limítrofes ao final dos leitos vasculares, em particular o hipocampo, o córtex insular e os gânglios basais. Quando a hipóxia continua, ocorre isquemia global e dano neurológico. Isso resulta em encefalopatia pós-hipóxica e um aumento na pressão intracraniana (PIC). A elevação na PIC e sua persistência ao longo do tempo reflete a gravidade da lesão neurológica. A elevação prolongada da PIC é um mau indicador prognóstico. Tem sido bem documentado que pacientes que sofrem lesões por submersão em água muito fria ou gelada têm mais chance de recuperação neurológica, embora essa recuperação completa seja relatada em lesões por submersão em água morna. Se o paciente for capaz de ser resfriado rapidamente, isso reduz o metabolismo global e tem um efeito protetor sobre o tecido neuronal. Isso é especialmente verdadeiro quando o paciente é capaz de oxigenar enquanto o resfriamento ocorre e quando a hipóxia não se instala até que o paciente esteja resfriado. O dano neurológico após um incidente por afogamento é o fator limitante na recuperação e na funcionalidade para pacientes ressuscitados com sucesso. A melhor previsão do desfecho neurológico final é encontrada por meio da repetição do exame neurológico durante as primeiras 24 a 48 horas de terapia.

Pacientes ressuscitados não terão dano cardíaco a longo prazo. Se a vítima de afogamento sofre asfixia prolongada, a hipóxia resultante irá levar à parada cardíaca. No momento em que ocorre dano miocárdico grave, o paciente terá lesão neurológica grave sustentada que não é passível de sobrevivência. Há uma associação bem conhecida entre afogamento e eventos cardíacos primários. O ato de nadar e prender a respiração envolvidos podem precipitar arritmias letais, especialmente em pacientes com síndrome de QT prolongado não diagnosticada.

MANEJO NO SERVIÇO DE EMERGÊNCIA

A ressuscitação deve ser realizada de acordo com as diretrizes atuais de suporte avançado de vida cardiovascular (SAVC), exceto que o padrão tradicional de via aérea, respiração e circulação (ABC, do inglês *airway*; *breathing*; *circulation*) deve ser usado em uma sequência oposta de circulação, de via aérea e de respiração (CAB), tendo em vista a causa hipóxica de parada. O tempo para início da ressuscitação cardiopulmonar (RCP) tem um papel fundamental no sucesso e no desfecho neurológico das vítimas de afogamento. Os pacientes devem ser imobilizados, e um colar C colocado até a determinação definitiva do mecanismo da lesão. Muitas vítimas de afogamento têm lesões traumáticas além das lesões por submersão. Se o afogamento foi precipitado por condições clínicas (p. ex., convulsões, ingestões), decisões de tratamento devem ser ajustadas para avaliar adequadamente a situação.

É importante que, na avaliação inicial, seja obtida a temperatura basal, uma vez que muitas vítimas de afogamento são submersas em água fria e sofrem de hipotermia. Se o paciente estiver hipotérmico, deve ser feito o reaquecimento imediato. O reaquecimento externo pode ser feito com mantas aquecidas, Bair Hugger, lâmpadas de calor, aumento da temperatura ambiental e bolsas de líquidos mornos aplicadas nas virilhas e nas axilas. Métodos de reaquecimento interno incluem líquidos mornos IV, irrigação vesical com solução fisiológica (SF) morna e administração de oxigênio aquecido umidificado. Alguns pacientes podem parecer sem vida até que a temperatura central tenha sido elevada satisfatoriamente. Pacientes hipotérmicos devem ser aquecidos ativamente até uma temperatura de 32 a 34 °C. Dados recentes sugerem que a hipotermia tem um efeito neuroprotetor e pode melhorar o desfecho neurológico, embora ainda faltem estudos definitivos desta prática após lesões por submersão na população pediátrica. Devido ao sucesso da hipotermia terapêutica em pacientes pós-parada cardíaca, inúmeras instituições realizam atualmente hipotermia terapêutica em pacientes de afogamento que sofreram parada cardíaca. No passado, hiperventilação, coma barbitúrico, diurese agressiva e bloqueio neuromuscular foram usados em um esforço de melhorar os desfechos neurológicos. Contudo, estudos têm mostrado que essas medidas não melhoram os desfechos e não devem ser usadas.

Pacientes que se apresentam ao serviço de emergência (SE) com escala de coma de Glasgow (GCS) de 14 ou 15 e saturações de oxigênio (SO_2) igual ou maior do que 95% em ar ambiente podem ser classificados como de baixo risco de complicações. Estes pacientes requerem um período de 4 a 6 horas de observação no SE. Os estudos têm mostrado que pacientes com sequelas clínicas por lesões por submersão irão apresentar sintomas neste período de tempo. Os pacientes necessitam exames pulmonares seriados e oximetria de pulso contínua. Estudos laboratoriais e radiografias torácicas não são necessárias ou indicadas neste subgrupo de baixo risco. É comum que o paciente tenha inicialmente uma radiografia torácica normal, independente da lesão pulmonar, e os achados do exame físico irão preceder qualquer anormalidade radiográfica. Os testes laboratoriais básicos e estudos dos gases sanguíneos são desnecessários se o paciente estiver respirando independentemente e mantendo SO_2 com ar ambiente.

Pacientes que sofreram lesões por afogamento apresentarão sintomas como estertores, roncos, sibilos, estridor, aumento do trabalho respiratório ou redução da SO_2. Pacientes sintomáticos com achados respiratórios ao exame físico, incapacidade de manter SO_2 em 95% ou acima em ar ambiente, ou quaisquer outros achados anormais requerem uma avaliação profunda e internação em um leito monitorado. O principal foco a partir de um ponto de vista respiratório é prevenir mais hipóxia enquanto o paciente se recupera do incidente por afogamento. Os pacientes incapazes de manter suas SO_2 iguais ou acima de 95% em ar ambiente requerem suporte respiratório com oxigênio suplementar. Saturações arteriais de oxigênio (SaO_2) iguais ou inferiores a 90% ou pressão parcial arterial de oxigênio (PaO_2) abaixo de 60 quando em oxigênio de alto fluxo indicam a necessidade de pressão positiva na via aérea. A pressão positiva na via aérea (CPAP) pode ser usada para obter isso. Contudo, o perigo de distensão gástrica e vômitos com aspiração é uma consideração, já que pacientes vítimas de afogamento frequentemente ingerem água, o que os coloca em maior risco. Se o paciente for incapaz de manter saturações com estratégias de ventilação não invasiva (VNI), ou desenvolver uma pressão parcial arterial de gás carbônico ($PaCO_2$) maior do que 50, a intubação é recomendada para suporte com ventilação com pressão positiva (VPP). Níveis elevados de pressão positiva ao final da expiração (PEEP) podem ser necessários para recrutar áreas de parênquima pulmonar cheias de líquidos. Isso deve ser equilibrado com o risco de desenvolver barotrauma pulmonar por níveis de pressão elevados. Do mesmo modo, a PEEP pode aumentar pressões intratorácicas e comprometer o retorno cardíaco e o débito cardíaco (DC), que, por sua vez, pode reduzir a perfusão cerebral global. Não há meta de PaO_2 estabelecida para orientar a ressuscitação. O manejo do tratamento deve ser dirigido à prevenção de qualquer hipóxia adicional enquanto o paciente está se recuperando da sua lesão para melhorar o desfecho neurológico. Em pacientes graves que precisam de monitorização frequente da gasometria arterial (GA), é razoável a colocação de uma linha arterial para facilitar a coleta de sangue. A administração de antibióticos profiláticos para tratar possível aspiração ainda é uma opção controversa, embora estudos atuais não apoiem essa prática.

As etapas fundamentais no manejo e na alta de pacientes pediátricos do SE são listadas nos boxes a seguir.

Manejo inicial de lesão por submersão no SE.

1. Avaliar a via aérea, intubar se houver hipóxia significativa ou alteração do sensório usando sequência rápida de intubação (SRI).
2. Se não estiver intubado, oxigênio por cateter nasal, máscara ou CPAP.
3. Considerar trauma, imobilizar a coluna se houver qualquer preocupação de lesão, inclusive se o mecanismo for desconhecido.
4. Líquidos intravenosos (IV) com solução fisiológica (SF) ou solução de Ringer lactato, usar líquidos mornos se hipotérmico.
5. Se houver sinais de broncoespasmo, pode-se tentar β-agonistas.
6. Observar a presença de lesão pulmonar.
7. Exames por imagem, se necessário.

Critérios para alta com segurança do paciente.

- Assintomático por período de observação de 4-6 horas.
- Manter $SaO_2 \geq 95\%$ em ar ambiente.
- Paciente não requer suporte respiratório em qualquer momento.
- GCS 14-15.
- Ausência de achados no exame físico pulmonar seriado.

PROGNÓSTICO

Longos estudos têm sido conduzidos para classificar desfechos neurológicos no longo prazo de lesões por afogamento. Os esforços têm se concentrado em como prever o prognóstico na chegada ao SE e, assim, orientar o trabalho de ressuscitação no SE. Não há sistema de classificação até o momento que preveja quais pacientes terão um mau desfecho neurológico. Os sistemas atuais têm classificado erroneamente os pacientes como de mau prognóstico quando na verdade eles tiveram posteriormente uma recuperação total. É aceito que parada cardiopulmonar prolongada, pupilas fixas e dilatadas e GCS 3 são indicadores de um mau desfecho neurológico. Do mesmo modo, tem havido relatos de casos de recuperação completa de pacientes após submersão em águas geladas, com esses mesmos critérios de mau prognóstico, embora isso não pareça ser a evolução esperada. A questão do grau de agressividade da ressuscitação destes pacientes na chegada ao SE ainda é um debate. Por fim, a decisão de ressuscitar fica a cargo do médico do atendimento.

American Academy of Pediatrics Committee on Injury, Violence, and Poison Prevention: Prevention of drowning. *Pediatrics.* 2010;126(1):253-262. Epub 2010 May 24 [PMID 20498167].

Bowman SM, Aitken ME, Robbins JM, Baker SP: Trends in US pediatric drowning hospitalizations, 1993-2008. *Pediatrics.* 2012;129(2):275-81. Epub 2012 Jan 16 [PMID: 22250031].

Centers for Disease Control, National Center for Injury and Prevention Control: WISQARS. Available at http://www.cdc.gov/injury/wisqars/. Accessed August 28, 2012.

Dean R, Mulligan J: Management of water incidents: Drowning and hypothermia. *Nurs Stand.* 2009;24(7):35-9 [PMID: 19927557].

Kawati R, Covaciu L, Rubertsson S: Hypothermia after drowning in paediatric patients. *Resuscitation.* 2009;80(11):1325-6. Epub 2009 Aug 26 [PMID: 19713025].

Kenny D, Martin R: Drowning and sudden cardiac death. *Arch Dis Child.* 2011;96(1):5-8. Epub 2010 Jun 28 [PMID: 20584851].

Layon AJ, Modell JH: Drowning: Update 2009. *Anesthesiology.* 2009;110(6):1390-401 [PMID: 19417599].

Szpilman D, Bierens J, Handley A, Orlowski J: *Drowning. N Engl J Med.* 2012;366(22):2102-2110 [PMID: 22646632].

Torres SF, Rodríguez M, Iolster T, et al: [Near drowning in a pediatric population: epidemiology and prognosis]. *Arch Argent Pediatr.* 2009;107(3):234-40 [PMID: 19543632].

Vanden Hoek TL, Morrison LJ, Shuster M, et al: Part 12: cardiac arrest in special situations: 2010 American Heart Association Guidelines for Cardiopulmonary Resuscitation and Emergency Cardiovascular Care. *Circulation.* 2010;122(18 Suppl 3):S829 [PMID: 20956228].

Weiss J: American Academy of Pediatrics Committee on Injury, Violence, and Poison Prevention. Prevention of drowning. *Pediatrics.* 2010;126(1):e253-62. Epub 2010 May 24 [PMID: 20498167].

Wester TE, Cherry AD, Pollock NW, et al: Effects of head and body cooling on hemodynamics during immersed prone exercise at 1 ATA. *J Appl Physiol.* 2009;106(2):691-700. Epub 2008 Nov 20 [PMID: 19023017].

World Health Organization: Media Centre Fact Sheet, Drowning. Available at http://www.who.int/mediacentre/factsheets/fs347/en/. Accessed August 28, 2012.

Youn CS, Choi SP, Yim HW, Park KN: Out-of-hospital cardiac arrest due to drowning: An Utstein style report of 10 years of experience from St. Mary's Hospital. *Resuscitation.* 2009;80(7):778-83. Epub 2009 May 13 [PMID: 19443097].

Febre

14

Charles Tad Stiles, MD, FACEP

CONSIDERAÇÕES GERAIS

A febre constitui aproximadamente 20% das visitas ao serviço de emergência (SE) em todo o país, sendo a preocupação mais comum entre os pais. A febre é definida como uma temperatura axilar maior do que 37,4 °C ou retal a cima de 38 °C. A febre é induzida por pirógenos exógenos produzidos por organismos invasores e por pirógenos endógenos que são liberados por células mediadoras imunológicas. Estas substâncias pirógenas causam um reajuste no "termostato" central do corpo no hipotálamo.

A maioria das crianças que apresenta febre tem causas benignas e doença autolimitada. A febre gera ansiedade, podendo levar os pais a tratarem excessivamente a febre, ou os médicos a prescreverem uma terapia antibacteriana para uma doença viral. Elevações na temperatura corporal alarmam pais e cuidadores, podendo resultar na criança sendo levada para avaliação antes mesmo que uma síndrome clínica se manifeste.

O método de mensuração da temperatura deve ser retal em uma criança com menos de dois anos, uma vez que esse é o método mais confiável nessa faixa etária, no qual a detecção da febre é imperativa.* A temperatura oral geralmente é 1 °C, e a axilar, 2 °C mais baixa do que a temperatura retal. A termometria timpânica e a temporal são atraentes como uma técnica menos invasiva e mas rápida, porém ambas foram bem estudadas e demonstraram, de certo modo, uma má sensibilidade para detecção de febre em pacientes pediátricos.

A pesquisa a respeito da detecção de febre por meio tátil materno tem mostrado que a avaliação da mãe da criança é bastante acurada em mais de 50% das vezes. Isso merece consideração clínica, uma vez que a febre não validada não é uma queixa incomum de doença pediátrica no SE. A temperatura ambiental, a técnica do operador, o termômetro digital *versus* de mercúrio, o tipo de equipamento usado e o consumo de líquidos antes da medida oral podem afetar as temperaturas medidas.

Embora a maioria das febres pediátricas seja causada por patógenos virais, a identificação da causa da febre como um organismo invasivo e/ou uma infecção bacteriana grave (IBG) é importante para prevenir morbidade ou morte em crianças. Quanto mais jovem o paciente, menos confiável o exame físico; bebês com menos de três meses devem ser abordados com a mais cautela usando as diretrizes clínicas adequadas, uma vez que doenças bacterianas graves são prevalentes nesse grupo etário. Contudo, todas as crianças com menos de 3 anos merecem uma avaliação meticulosa.

FEBRE AGUDA DO NASCIMENTO AOS 29 DIAS

▶ Considerações gerais

Os recém-nascidos (RNs) têm maior risco de IBG, com uma incidência aproximada de 15 a 20%. O seu sistema imune não está completamente desenvolvido, e os sinais e achados clínicos não são confiáveis. A etiologia mais comum de febre é viral, mas os estreptococos do grupo B, *Escherichia coli* e *Listeria monocytogenes*, são as causas mais comuns de IBG.

A ruptura prematura das membranas materna no parto pode ser causa de sepse neonatal de início precoce, do 1º ao 8º dia de vida e, em geral, é causada por estreptococos do grupo B. A sepse neonatal de início tardio, a partir do 8º dia, geralmente é causada por organismos entéricos gram-negativos e, às vezes, *Staphylococcus* coagulase-negativos. Sempre se deve investigar o estado materno quanto ao vírus herpes simples (HSV) e a profilaxia para estreptococos do grupo B, infecção anterior ou ativa e/ou tratamento.

A infecção do trato urinário (ITU) em RN pode não ser detectável ao exame microscópico inicial, e a cultura pode apenas confirmar o diagnóstico quando o organismo for isolado.

▶ Achados clínicos

Achados clínicos importantes que sugerem IBGs podem ser sutis ou difíceis de detectar em RNs e nunca se deve confiar na sua

---

* N. de R.T. No Brasil, essa forma de medir a temperatura corporal não é utilizada habitualmente.

ausência. Os sinais além da febre real ou relatada (≥ 37,4 °C) incluem hipotermia (≤ 35 °C), falta de apetite, tosse, vômitos, diarreia, dificuldade de respirar, letargia ou choro excessivo. Os achados físicos podem incluir ausência de resposta à estimulação, irritabilidade (choro excessivo), fontanela abaulada, sofrimento respiratório com batimento da asa do nariz, gemidos, retrações, abdome distendido e tenso, erupções vasculíticas, como petéquias e/ou púrpura, que são sempre nefastas. Celulite da parede abdominal pode ser devida à onfalite, uma inflamação do cordão umbilical que pode causar sepse. O RN com infecções por HSV pode se apresentar com convulsões, achados neurológicos focais, testes de função hepática alterados ou letargia, com ou sem lesões características da membrana mucosa por HSV-1 e/ou rinorreia.

▶ Avaliação e tratamento

A Figura 14-1 delineia a avaliação e o tratamento para RNs com febre. Os RNs com febre devem ser assumidos como portadores de sepse devido à não confiabilidade dos achados clínicos e ao sistema imune subdesenvolvido do RN. A atenção à via aérea, à respiração e à circulação (ABC) é fundamental, e a manutenção e a ressuscitação com líquidos devem ser iniciadas quando necessárias. A punção lombar (PL) deve ser realizada sempre.

Estudos laboratoriais e intervenções incluem hemograma completo com hemocultura, exame qualitativo de urina (EQU) e urocultura, radiografia torácica, exame do líquido cerebrospinal (LCS) para contagem de leucócitos, glicose, proteína, cultura e coloração de Gram e cultura de fezes, se houver diarreia. Considerar os testes virais do LCS para HSV, quando houver

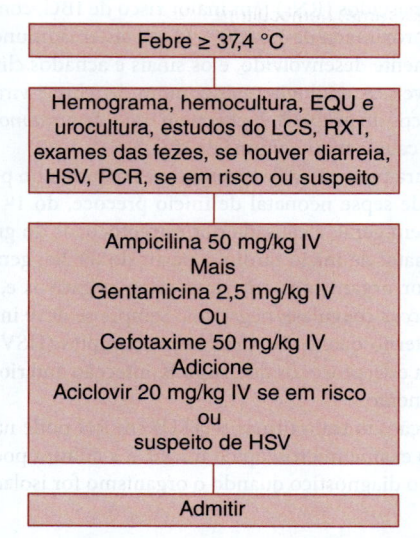

```
┌─────────────────────────────┐
│       Febre ≥ 37,4 °C        │
└─────────────────────────────┘
              │
┌─────────────────────────────┐
│ Hemograma, hemocultura, EQU e │
│ urocultura, estudos do LCS, RXT, │
│ exames das fezes, se houver diarreia, │
│ HSV, PCR, se em risco ou suspeito │
└─────────────────────────────┘
              │
┌─────────────────────────────┐
│   Ampicilina 50 mg/kg IV    │
│            Mais             │
│   Gentamicina 2,5 mg/kg IV  │
│             Ou              │
│    Cefotaxime 50 mg/kg IV   │
│          Adicione           │
│ Aciclovir 20 mg/kg IV se em risco │
│             ou              │
│       suspeito de HSV       │
└─────────────────────────────┘
              │
┌─────────────────────────────┐
│           Admitir           │
└─────────────────────────────┘
```

▲ **Figura 14-1** Diretrizes de avaliação e tratamento para bebês com idade ≤ 28 dias. LCS, líquido cerebrospinal; RXT, radiografia torácica; HSV, vírus herpes simples; PCR, reação em cadeia da polimerase; IV, intravenoso.

suspeita. Os testes sazonais para outras doenças virais (influenza, enterovírus) produzem informações, mas não alteram o manejo global para internação hospitalar e terapia antibacteriana, por isto, são desnecessários.

As opções antibióticas são direcionadas a cobrir estreptococos do grupo B, *Escherichia coli* e *Listeria monocytogenes*, que incluem ampicilina 50 mg/kg combinada com cefotaxime, 50 mg/kg (se houver meningite suspeita ou confirmada) ou gentamicina, 5 mg/kg. Os dados mostram que a sobrevida na sepse neonatal pode ser aumentada com o uso empírico de gentamicina, e não cefotaxime. O uso da ceftriaxona nesta faixa etária é desencorajado, porque os RNs não podem metabolizá-los e/ou excretá-los bem, especialmente com hiperbilirrubinemia preexistente.

▶ Encaminhamento

Todos os pacientes neste grupo etário devem ser internados para terapia antibiótica IV para tratamento de IBG.

FEBRE AGUDA EM BEBÊS COM IDADE ENTRE 29 E 90 DIAS

▶ Considerações gerais

A confiabilidade da avaliação clínica melhora com a idade da criança neste grupo. O risco de IBG em bebês com idade entre 60-80 dias diminui de aproximadamente 12% até que o risco se aproxima ao de crianças maiores. O pneumococo e o vírus influenza tipo B são patógenos prevalentes neste grupo etário, embora o último continue a diminuir nos estudos de vigilância.

Os bebês com uma síndrome viral óbvia, como a bronquiolite, a crupe ou a estomatite viral, têm um menor risco de IBG concomitante, com exceção da ITU. Isso é verdadeiro em bebês que têm teste positivo para influenza. Várias ferramentas de observação e critérios de avaliação clínica têm sido descritos para avaliação de bebês com IBG, mas a maioria tem apenas um valor preditivo positivo moderado, independente da alta sensibilidade demonstrada.

▶ Achados clínicos

Além dos achados clínicos discutidos para o grupo etário neonatal, um bebê irritável, inquieto, ou um com febre que recusa alimentação pode estar desenvolvendo uma IBG. A rigidez de nuca é encontrada em aproximadamente 25% dos pacientes neste grupo etário. Tônus muscular flácido, má perfusão cutânea, choro fraco, mínima resposta aos procedimentos dolorosos e letargia global sugerem sepse. Por outro lado, bebês com mais de 30 dias que têm congestão nasal, tosse e espirros com um aspecto clínico geral bom e com febre provavelmente manifestam uma infecção da via aérea superior (IVAS) viral.

Avaliação e tratamento

A Figura 14-2 demonstra a avaliação e o tratamento para bebês com idade entre 29 dias e 3 meses. Neste grupo etário, a avaliação séptica pode ser específica. Uma radiografia pode não ser necessário em uma criança que tem um bom aspecto e não exibe taquipneia, taquicardia, sibilos, tosse ou outros sintomas respiratórios. Um EQU deve sempre ser obtido, observando que as ITUs podem não apresentar piúria e uma urocultura deve ser obtida e acompanhada. Hemograma e hemocultura devem ser obtidos, e a internação é recomendada para a IBG se a contagem de leucócitos for maior do que 15.000, embora as recomendações sejam da era pré-pneumocócica e pré-*Haemophilus* B. Uma PL pode não ser necessária se o bebê com idade entre 60-90 dias não for claramente toxêmico; todavia, ela deve ser realizada no bebê com idade entre 29-60 dias.

Encaminhamento

Bebês com bom aspecto neste grupo etário podem ser manejados como pacientes ambulatoriais, se a investigação for normal. Se for tomada a decisão de dar alta ao paciente, os cuidadores devem ser responsáveis e confiáveis. Um acompanhamento clínico seguro deve ser planejado e disponibilizado dentro de 24 horas. Uma cefalosporina de terceira geração (ceftriaxona) pode ser usada como terapia antibiótica empírica para bacteremia oculta se a criança tiver alta, mas se essa modalidade antimicrobiana for usada, então deve ser realizada uma PL. Os pacientes com aspecto doente, com avaliação anormal ou com cuidadores não confiáveis devem ser internados.

FEBRE AGUDA EM IDADE DE 3 A 36 MESES

Considerações gerais

A maior parte das causas de infecção neste grupo etário é viral. A presença em creches e o estado de imunização devem ser fortemente considerados na avaliação. Quanto mais velhos e mais capazes de verbalizar forem as crianças, mais confiável será a avaliação clínica. Febre sem foco aparente (FSF) é um exemplo clínico de uma criança de quem a história, as investigações físicas e laboratorial/radiológica são incapazes de revelar uma fonte da elevação de temperatura, mas quando isso ocorre, é uma preocupação menor de infecção grave em uma criança imunizada e de bom aspecto.

Uma consideração clínica importante para investigações (com exceção do EQU e urocultura) e terapia antimicrobiana empírica em crianças com FSF é se eles tiveram pelo menos três

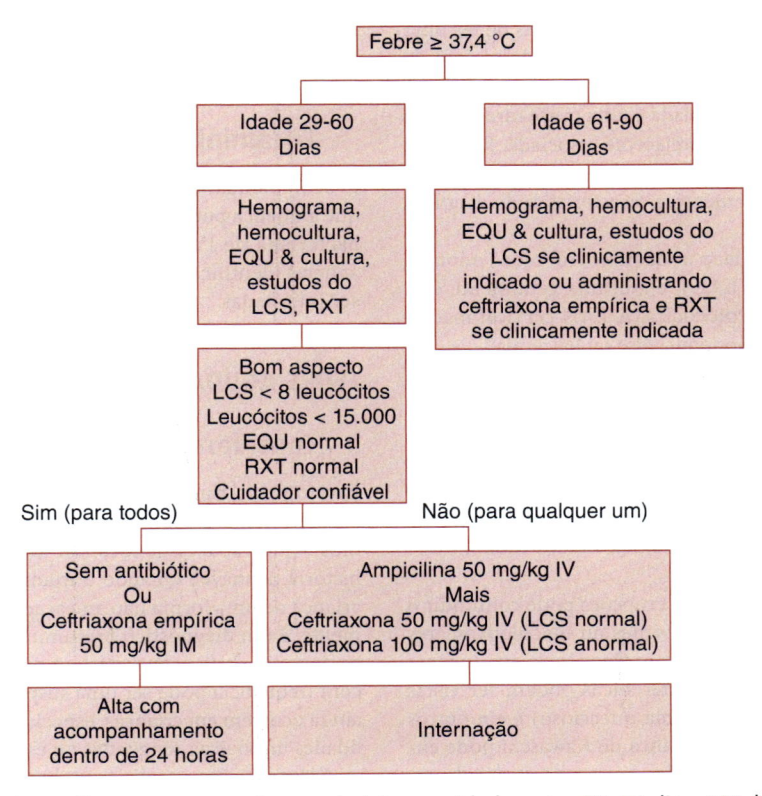

▲ **Figura 14-2** Diretrizes de avaliação e tratamento para bebês com idade entre 29-90 dias. LCS, líquido cerebrospinal; RXT, radiografia torácica; IV, intravenoso; IM, intramuscular; EQU, exame qualitativo de urina.

vacinações pneumocócicas e *Haemophilus B* que são dadas aproximadamente aos 6 meses de vida. A vacina pneumocócica heptavalente tem reduzido acentuadamente a incidência de IBG por este organismo neste grupo etário e vacinas polivalentes mais novas estão em desenvolvimento que podem cobrir mais de 12 cepas. A vacina contra *H. influenza* tem sido altamente eficaz na redução de infecções por este organismo.

Infecções cutâneas por *Streptococcus* β-hemolítico do grupo A (GAS) e *S. aureus* (especialmente resistência à meticilina adquirida na comunidade) são comuns. Se ocorrer bacteremia neste grupo etário, muitas serão por *S. pneumoniae* com desfechos gerais favoráveis, mesmo em crianças não tratadas com antimicrobianos. Causas de febre, como doenças autoimunes (discutidas adiante), Kawasaki, osteomielite, infecções atípicas e/ou zoonoses, infecções orofaríngeas, incluindo as odontogênicas, neoplasias/leucemias e apendicite, são incluídas no diagnóstico diferencial. Crianças neste grupo etário podem apresentar queixa de cefaleia com febre e não é incomum avaliação no SE em uso de antibióticos para uma otite ou sinusite presumida. Nestas crianças, os sinais clássicos de irritação meníngea podem não estar presentes devido a uma meningite parcialmente tratada.

▶ Achados clínicos

O aspecto geral da criança é mais útil neste grupo etário, porque crianças com bom aspecto são menos prováveis de ter uma IBG. O exame da cabeça, das orelhas, dos olhos, do nariz e da garganta (COONG) pode revelar otite ou faringite com preocupações mínimas. A otite média isolada é uma causa rara de febre que resulta de uma IVAS viral sobrejacente associada. Rinorreia ou congestão nasal com tosse e espirros ativos que acompanham uma IVAS viral são, frequentemente, a característica do diagnóstico como causa de febre.

Massas do pescoço e da face podem ser infecções odontogênicas ou linfadenopatias (LAN), e a última geralmente está associada com faringite estreptocócica. A LAN cervical maciça pode ser vista nos casos de mononucleose ou leucemia.

Os pulmões podem apresentar roncos, estertores e/ou sibilos, e a presença ou ausência de retrações e/ou uso de músculos acessórios deve ser observada. A palpação do abdome é importante para documentar a presença ou ausência de dor, bem como de massas, aumento hepático ou esplênico. A palpação das extremidades ou a observação da criança andando é importante para o diagnóstico de infecções dos tecidos moles, ossos ou articulações.

A presença de diferentes tipos de erupções pode confundir o diagnóstico, mas erupções morbiliformes ou maculopapulares inespecíficas migratórias são vistas com frequência em doenças virais, ao passo que erupções características podem ser vistas na rubéola, na quinta doença (eritema infeccioso) e em outros exantemas virais. A erupção inespecífica de Kawasaki pode envolver as palmas das mãos e solas dos pés e está associada caracteristicamente com uma língua em framboesa, queilose dos lábios e conjuntivite exsudativa.

▶ Avaliação e tratamento

Após a atenção ao ABC, o aspecto clínico geral da criança é um indicador confiável da necessidade de investigação de sepse. A obtenção de hemograma e hemocultura é necessária apenas em crianças muito doentes ou naquelas com um foco bacteriano suspeito, como pneumonia, um abscesso significativo ou infecção dos tecidos moles. Hemoculturas de rotina simplesmente não estão indicadas neste grupo etário, em crianças vacinadas e de bom aspecto.

A radiografia torácica é indicada se os sintomas respiratórios não parecerem virais, quando taquipneia ou taquicardia estiverem presentes e nos primeiros episódios de sibilos. Um EQU e urocultura devem ser obtidos se houver suspeita de ITU, especialmente se não for encontrada outra fonte de febre.

Os estudos do LCS devem ser indicados em crianças com alteração de consciencia que não melhoram com as medidas de reanimação, crianças com cefaleia e dor na nuca e/ou rigidez, especialmente se a criança estiver em uso de antibióticos orais, uma vez que a meningite tratada parcialmente pode ser clinicamente enganadora. Testes de antígeno viral na via aérea superior devem ser obtidos se indicarem o prognóstico do desfecho ou a troca do manejo, como no caso de vírus sincicial respiratório (VSR) ou influenza. Uma drenagem de abscesso ou líquido articular obtida deve ser encaminhada para cultura, e teste de sensibilidade para o organismo para determinar a terapia antimicrobiana.

A principal causa de febre neste grupo etário é viral; portanto, isso deve pesar em relação ao tratamento de otite, sinusite e outras IVASs com terapia antimicrobiana.

▶ Encaminhamento

O acompanhamento de perto é necessário na alta do SE, porque a doença pode progredir, podendo ocorrer a sobreinfecção bacteriana de IVASs virais. Crianças com aspecto doente ou aquelas identificadas com infecção grave pela avaliação devem ser internadas.

FEBRE AGUDA NA CRIANÇA APÓS 36 MESES

▶ Considerações gerais

Exceto pelas crianças com retardo no desenvolvimento ou comprometimento da comunicação, pacientes pediátricos mais velhos serão capazes de localizar seus sintomas e fornecer uma história confiável. Quando o examinador é capaz de abordar a criança de uma forma não ameaçadora, a recompensa, não raramente, é um diagnóstico presumido à beira do leito. O risco de bacteremia neste grupo etário é menor do que 1% e meningite com frequência pode ser uma suspeita clínica. Todavia, as ITUs ainda ocorrem em crianças, especialmente aquelas com anormalidades urológicas congênitas ou espinha bífida.

Crianças com paralisia cerebral, comprometimento dos reflexos da via aérea ou da deglutição, ou com refluxo gastresofágico considerável estão em risco de pneumonia por aspiração.

Creches e escolas transmitem inúmeras infecções entre crianças. Além disso, crianças imunizadas e não imunizadas podem ser portadoras de doenças fora do benefício de "imunidade grupal" do seu ambiente. Adolescentes podem manifestar sintomas sistêmicos de um patógeno transmitido sexualmente. A maioria das infecções será determinada como de origem viral com base em uma avaliação clínica confiável.

▶ Achados clínicos

Como elas são capazes de verbalizar, as crianças neste grupo etário são capazes de indicar seus sintomas para causas bacterianas de febre, e o mal-estar geral associado com infecções virais será aparente. Os achados clínicos para crianças com idade entre 3 e 36 meses se aplicam a crianças mais velhas (discutidos anteriormente). O exame abdominal e neurológico será mais confiável à medida que a idade e o desenvolvimento avançam. Os seios da face se tornam mais desenvolvidos com a idade, e o exame intranasal e a palpação dos seios da face devem ser feitos em crianças mais velhas com febre. A avaliação da pele e do períneo deve ser feita, e a palpação das articulações e linfonodos regionais não deve ser esquecida.

Síndromes de mononucleose podem apresentar adenopatia cervical anterior e posterior característica, faringite exsudativa, hepatoesplenomegalia e erupção intrigante. Pacientes adolescentes com doença sexualmente transmissível (DST) podem ter erupções pustulares, artrite, uretrite ou cervicite; todavia, pacientes com HIV primária podem ter apenas apresentação gripal com linfadenopatia difusa. Abscessos cutâneos e celulite são mais comuns com *S. aureus* resistente à meticilina (MRSA) adquiridos na comunidade que causam a maioria dos abscessos cutâneos, e cepas de estreptococos que produzem proteína M estão se tornando o principal patógeno na celulite.*

▶ Avaliação e tratamento

A atenção ao ABC é a prioridade, com a consideração de sepse em crianças de aspecto doentio indicando a reanimação adequada e imediata e a terapia antibiótica empírica apropriada. Nas crianças de bom aspecto que estão completamente vacinadas, as hemoculturas não são necessárias, uma vez que bacteremia não deve ser uma preocupação maior. Quanto à preocupação de ITU, os algoritmos e as recomendações atuais a respeito do risco devem ser seguidos, inclusive a urocultura. O teste para antígeno viral e manejo neste grupo etário é o mesmo dos bebês de 3 a 36 meses (discutido anteriormente), porque os valores preditivos positivo e negativo do teste rápido de influenza diminuem com a idade; portanto, o médico deve ser cauteloso sobre abrir mão de uma PL devido a um teste positivo para influenza.

O teste laboratorial de rastreamento rápido para estreptococos na garganta pode ser útil para produzir um resultado positivo verdadeiro como causa bacteriana de febre e faringite na ausência de sintomas virais; contudo, o recurso pode ser superutilizado se o clínico não considerar os critérios de Centor na tomada de decisão.** As hemoculturas devem ser obtidas em pacientes com pneumonia bacteriana complicada e celulite, bem como bacteremia suspeitada. Um LCS deve ser obtido em pacientes com cefaleia clinicamente significativa, com febre e vômitos. Não é incomum para uma criança com febre e dor abdominal vaga ser portadora de pneumonia do lobo inferior, logo uma radiografia torácica deve ser considerado nos casos de dor ou sensibilidade principalmente no quadrante superior.

Aspiração e drenagem de articulações inflamadas, abscessos e ferimentos infectados para cultura e sensibilidade antibiótica devem ser realizadas sempre que possível. Adolescentes sexualmente ativos com sintomas relacionados devem ter as pústulas cutâneas abertas para cultura e coloração Gram, e coleta de amostras da uretra e cervical quando há sintomas geniturinários, linfadenopatias inguinais ou dor abdominal baixa com febre. O teste para HIV deve ser feito no SE ou por encaminhamento para um médico de cuidados primários ou departamento de saúde se houver suspeita de DST.

Considerar causas não infecciosas de febre quando padrões de febre prolongados e infrequentes ocorrerem, especialmente com sintomas constitucionais acentuados, linfadenopatia, envolvimento articular e outras manifestações incomuns. Por fim, síndromes virais e febre podem ser manejadas de forma expectante e tratadas sintomaticamente como em outros grupos etários.

Qualquer fonte não esclarecida de febre ou febre associada com sintomas abdominais após tomografia computadorizada (TC), ressonância magnética (RM) ou imagem de ultrassonografia (US) devem ser acompanhados cuidadosamente com instruções para retornar para o SE, se os sintomas piorarem, ou se não melhorarem como esperado, e os sintomas devem ser revisados com os cuidadores.

▶ Encaminhamento

A maioria das crianças neste grupo etário pode ter alta a partir do SE. Pacientes com aspecto doente ou aqueles identificados com uma infecção grave na avaliação devem ser internados.

FEBRE DE ORIGEM DESCONHECIDA

▶ Considerações gerais

A febre de origem desconhecida em crianças com frequência é uma apresentação incomum ou atípica de uma entidade mais comum. A definição prática é de uma febre de pelo menos 8 dias de duração sem um foco aparente, a partir de uma história e exame físico adequados, exames laboratoriais apropriados e/ou imagem radiológica em um paciente ambulatorial ou internado. As causas comuns são infecções, neoplasias ou doença do tecido conectivo.

---

* N. de R.T. No Brasil, estas cepas mais resistentes e agressivas são bem menos frequentes.

** N. de R.T. Este recurso é caro e pouco acessível no Brasil.

A fonte da febre relatada deve ser considerada, uma vez que um termômetro com mau funcionamento ou uma febre artificial pode incitar uma série de estudos diagnósticos dispendiosos.

O padrão da febre é importante. A febre flutuante ou em picos pode ser vista em linfomas, endocardite, sarcoidose, tuberculose, abscessos ocultos ou artrite juvenil idiopática (AJI; anteriormente chamada de artrite reumatoide juvenil). Os pacientes podem estar livres de febre entre os episódios piréxicos como malária, outros cânceres com origem no sangue e febre por mordida de rato. As síndromes disautonômicas hereditárias podem causar episódios isolados de febre durante um período de semanas ou meses. A história de viagens é importante para consideração de malária, dengue e outras febres virais associadas a artrópodes ou hemorrágicas, hepatite, febre macular das Montanhas Rochosas (FMMR) ou tifo. Acampamento, exposição a florestas densas ou mordidas de carrapatos sugerem FMMR ou doença de Lyme.

O consumo de alimentos deve ser revisado nos casos de hepatite, brucelose e salmonela. O contato com animais ou a posse de animais de estimação é importante na suspeita de parvovírus (cães), pasteurella ou bartonella (mordedura/arranhão de cães e gatos), salmonela (répteis mantidos em cativeiro), toxoplasmose (excremento de gatos), gatos e gado grávidos recentemente (febre Q) ou remoção de pele de animais em caçadas (tularemia). A possibilidade da infecção por HIV deve ser incluída e o risco de exposição ambiental examinado.

Achados clínicos

A criança com sinusite pode não ser diagnosticada se os aspectos dessa doença como secreção purulenta na retrofaringe e a sensibilidade nos seios da face não forem pesquisados no exame físico. Conjuntivite pode estar associada com Kawasaki ou leptospirose, e uveíte pode se desenvolver em várias condições autoimunes.

Exsudatos orofaríngeos e amidalianos associados com uma infecção estreptocócica resistente assumida podem ser vistos com mononucleose ou vírus Epstein-Bar (EBV). Linfadenopatia regional pode ocorrer no linfoma, citomegalovírus (CMV) ou doença do arranhão do gato (DAG), e a linfadenopatia difusa pode ser apreciada na leucemia ou doença por HIV. Um sopro antes inexistente ou patológico sugere endocardite. Hepatoesplenomegalia frequentemente está presente no EBV, ao passo que o aumento do baço pode ser visto na infecção por CMV. Uma massa abdominal palpável com febre e hematúria sugere um tumor de Wilm do rim. Febres periódicas com estomatite aftosa, faringite e adenite (síndrome FPEAFA) são consideradas quando episódios livres de febre ocorrem durante meses e, às vezes, anos com achados clínicos característicos nestes epônimos.

As erupções cutâneas características incluem púrpura, como visto no rubor relacionado com vasculite ou plaquetas, ou petéquias nas doenças por riquétzias, endocardite e outras infecções sistêmicas ou processos endoteliais. A erupção cutânea da FMMR parece petequial e começa nos punhos e tornozelos e se dissemina centralmente, e as lesões por varicela são pustulares e vesiculares e geralmente aparecem no escalpo ou linha do cabelo antes de se tornarem generalizadas. As erupções maculares difusas de cor profunda podem ser vistas na doença do soro e são acompanhadas por edema articular; contudo, se estas ocorrerem após o uso da amoxicilina para a faringite, o médico deve considerar um EBV não diagnosticado, e não uma reação medicamentosa se o componente de artrite não estiver presente.

A febre reumática aguda (FRA) pode ser diagnosticada com artrite de múltiplas articulações, achados cardíacos, coreia e/ou achados cutâneos característicos de eritema marginado ou nódulos subcutâneos diante de infecção GAS recente. Escaras ou pústulas podem se desenvolver no local de inoculação para tularemia ou DAG. Uma erupção macular cor de salmão está associada com AIJ. A palpação dos músculos é importante para detectar um abscesso dos tecidos moles profundos, e sensibilidade óssea pode ser vista na osteomielite e nas neoplasias.

Avaliação e tratamento

Os estudos laboratoriais devem ser solicitados considerando a história, o exame físico, a demografia e as exposições da criança com febre de origem desconhecida continuada. O hemograma deve incluir um esfregaço para diagnóstico de neoplasia hematológica e malária. Uma contagem de neutrófilos elevada está associada com infecção. Inúmeros especialistas recomendam a velocidade de hemossedimentação (VHS) e a proteína C reativa, pois esses geralmente são indicados como marcadores inflamatórios. Se os índices são normais uma causa artificial de febre permanece no diagnóstico diferencial. Independente da falta de especificidade, níveis acentuadamente elevados de Proteína C reativa e especialmente VHS sugerem doença autoimune ou neoplasia.

Vários conjuntos de hemoculturas devem ser obtidos ao longo do tempo em um período de 12 a 24 horas quando há suspeita de abscesso ou endocardite oculta. Deve ser realizado um EQU e uma urocultura, e repetido se os resultados forem equívocos. A radiografia torácica deve ser incluída na avaliação, e a imagem dos seios da face, preferivelmente a TC, deve ser considerada quando há sintomas respiratórios superiores persistentes com ou sem cefaleia. Se houver cefaleia significativa com febre, deve ser feita uma PL, especialmente em uma criança que já está em uso de antibióticos. Se forem observados achados neurológicos focais com qualquer pleocitose do LCS, tuberculose (TB), estudos para fungos, e cultura para PCR de HSV devem ser solicitados na amostra colhida.

Alterações nas enzimas hepáticas podem ser vistas em CMV ou EBV. O teste de HIV deve ser considerado em crianças avaliadas para Febre de origem desconhecida (FOD). Sorologias específicas podem ser enviadas para AIJ, lúpus, EBV, CMV, toxoplasmose, tularemia, brucelose, leptospirose, DAG e riquetziose. Se for considerado um abscesso intra-abdominal, a US é preferida à TC como primeiro estudo.

Encaminhamento

Crianças com FOD podem ter alta do SE com acompanhamento cuidadoso. Os pacientes devem ser internados para tratamento e avaliação se eles tiverem aspecto doente ou se for diagnosticada uma infecção grave no SE.

FEBRE NA CRIANÇA IMUNOCOMPROMETIDA

Crianças com febre e neoplasia se constituem em uma potencial emergência médica. Sua contagem absoluta de neutrófilos deve ser avaliada, deve ser obtida cultura de urina, de sangue e outras apropriadas, e o hematologista/oncologista deve ser consultado para os cuidados definitivos (ver Capítulo 40).

As síndromes de imunodeficiência podem requerer o uso de gamaglobulina ou outra terapia imunomoduladora indicadas pelo especialista apropriado. Pacientes com anemia falciforme em geral são funcionalmente asplênicos aos 10 anos de idade, e a terapia antimicrobiana selecionada deve cobrir os organismos encapsulados. O tratamento de escolha é o mesmo em crianças que foram submetidas à esplenectomia. Crianças com doenças do tecido conectivo, púrpura trombocitopênica imunológica (PTI) ou outras doenças em uso crônico de esteroides devem ser consideradas como funcionalmente imunossuprimidas. A criança com HIV e febre deve ser manejada com orientação de um infectologista. Pacientes pediátricos com acessos vasculares ou dispositivos de longa permanência devem ser submetidos à cultura dos locais possíveis considerando a sepse do cateter ou a infecção do dispositivo como uma possível fonte da febre. Considerar a coleta de LCS para cultura em cateteres de drenagem ventricular ou de *shunts* para verificar infecção bacteriana, usando uma técnica estéril em avaliação com um neurocirurgião.

MANEJO DA FEBRE

O desconforto associado com febre pode ser um sofrimento para a criança devido à liberação de pirógenos endógenos e exógenos que causam mialgia e desconforto corporal global, particularmente em algumas infecções virais. Como discutido, a recalibração do ponto de partida hipotalâmico para induzir febre é um mecanismo importante pelo qual o corpo bloqueia o metabolismo e a replicação de um organismo invasivo. As terapias comprovadas para a redução da febre incluem o paracetamol e o ibuprofeno. É comum que crianças recebam subdoses desses antipiréticos na apresentação inicial ao SE, uma vez que a bula indica uma dose menor do que o peso corporal esperado dentro de cada grupo etário. Devido à associação com a síndrome de Reye, o ácido acetilsalicílico (AAS) e os seus derivados nunca devem ser administrados a crianças febris.*

A fobia à febre é um fenômeno comum entre cuidadores de crianças, bem como entre pessoal médico e hospitalar com relação ao perigo da febre. Temores frequentemente injustificados a respeito da febre variam de convulsões até dano cerebral, além do temor legítimo da possibilidade de uma IBG estar presente. Os indivíduos esperam de forma não realística que a temperatura corporal de uma criança se normalize com a terapia antipirética. Alguns profissionais de SE podem acreditar que seja necessário que a temperatura de uma criança melhore acentuadamente antes da alta. Calafrios e tremores podem ser interpretados erroneamente por observadores como atividade convulsiva. Os pais podem utilizar banhos frios ou meios menos convencionais como banhos com álcool. Estas medidas devem ser evitadas, pois, na verdade, induzem a mais tremores e, paradoxalmente, elevam a temperatura corporal enquanto os vapores do álcool podem induzir toxicidade ou hipoglicemia e levarem a queimaduras na pele.

Um componente importante do manejo e da educação dos pais para a criança febril inclui o uso adequado e seguro de medicações antipiréticas. O esquema ideal de dose do paracetamol é de 10 a 15 mg/kg por via oral a cada 4 a 6 horas, como necessário. As doses retais podem ser administradas com segurança até 30 mg/kg no mesmo horário.

O ibuprofeno pode ser administrado na dose de 5 a 10 mg/kg a cada 8 horas quando necessário para crianças com mais de 6 meses. É comum que os pais usem um esquema "intercalado" entre o paracetamol e o ibuprofeno, embora nenhum dado mostre que esse método seja substancialmente mais eficaz do que o uso de qualquer agente isoladamente. Para mal-estar ou mialgias extremas com febre, não há nenhum risco em usar ambos os fármacos juntos em intervalos adequados (paracetamol a cada 4 horas e ibuprofeno a cada 8 horas) desde que seja tomado cuidado para não confundir as doses. Embora os dados mostrem que a febre pode ser reduzida mais cedo com o ibuprofeno que tem uma duração de ação maior do que o paracetamol, não há uma diferença global na eficácia. Foi observada toxicidade renal com o ibuprofeno em pacientes com depleção acentuada de volume, e também há uma baixa tolerância em crianças com gastrite e vômitos. Há um potencial para desenvolvimento de toxicidade hepática se houver uma superdosagem de paracetamol. Uma educação útil dos pacientes e uma ferramenta de segurança é oferecer aos pais uma seringa pré-marcada para levar para casa após demonstrar como dosar e administrar o fármaco com ela.

Crianças com febre alta e resistente, maior do que 39,5 °C, devem ser reavaliadas para infecção progressiva ou nova, e uma criança com uma temperatura corporal maior do que 41 °C deve ser tratada para hiperpirexia, uma emergência clínica com as medidas de resfriamento adequadas.

American College of Emergency Physicians Clinical Policies Committee: Clinical policy for children younger than three years presenting to the emergency department with fever. *Ann Emerg Med.* 2003;42:530-545 [PMID:14520324].

Bilavsky E, Shouval DS, Yarden-Bilavshy H, et al: A prospective study of the risk for serious bacterial infections in hospitalized febrile infants with or without bronchiolitis. *Pediatr Infect Dis J.* 2008;27:269-270 [PMID: 18277919].

---

* N. de R.T. A dipirona não é utilizada nos EUA, porém no Brasil é um medicamento muito empregado e seguro, que, em estudos, não mostrou para-efeitos hematológicos importantes.

Clark RH, Bloom BT, Spitzer AR, et al: Empiric use of ampicillin and cefotaxime, compared with ampicillin and gentamycin, for neonates at risk for sepsis is associated with an increased risk for neonatal death. *Pediatrics*. 2006;117:67-74 [PMID: 16396862].

Claudius I: An evidence-based review of neonatal emergencies. *Pediatr Emerg Med Pract*. 2010;7:8.

Crocetti, M, Moghbeli N, Serwint J: Fever phobia revisited: Have parental misconceptions about fever changed in 20 years? *Pediatrics*. 2001;107:1241-6 [PMID: 11389237].

Hurt TL, Kim T, Washke D, el al: The things kids bring home from abroad: Evaluating the returning child traveler with fever. *Pediatr Emerg Med Pract*. 2005;2:11.

Ingarfield SL, Celenza A, Jacobs IG, Riley TV: Outcomes in patients with an emergency department diagnosis of fever of unknown origin. *Emerg Med Australas*. 2007;19:105-12 [PMID: 17448095].

Krief WI, Levine DA, Platt SL, et al: Influenza virus infection and the risk of serious bacterial infections in young febrile infants. *Pediatrics*. 2009;124:30-9 [PMID: 19564280].

National Center for Biotechnology Information: Evidence Report/Technology Assessment, No. 205: Diagnosis and Management of Febrile Infants (0-3 Months). Rockville, MD: 2012. Available at http://www.ncbi.nlm.nih.gov/books/NBK92690/pdf/TOC.pdf. Accessed May 5, 2013.

Pierce CA, Voss B: Efficacy and safety of ibuprofen and acetaminophen in children and adults: A meta-analysis and qualitative review. *Ann Pharmacother*. 2010;44:489-506 [PMID: 20150507].

Vergnano S, Sharland M, Kazembe P, et al: Neonatal sepsis: An international perspective. *Arch Dis Child Fetal Neonatal Ed*. 2005;90:F220-4 [PMID: 15846011].

Dor abdominal

15

Ryan P. Morrissey, MD
Emily A. Porter, MD

AVALIAÇÃO DO PACIENTE PEDIÁTRICO COM DOR ABDOMINAL

HISTÓRIA

Uma história detalhada deve ser coletada apenas após o médico ter avaliado e estabilizado o paciente e estabelecido que não há nenhuma condição com risco de morte. Uma história meticulosa é crucial para orientar o médico no manejo da dor abdominal, incluindo avaliações laboratoriais e radiográficas, diagnóstico diferencial, necessidade de avaliação com especialista e encaminhamento. Dependendo da idade da criança, a obtenção de uma história detalhada da dor abdominal pode ser um desafio. Em crianças mais jovens, os pais frequentemente percebem que o abdome da criança dói com base na expressão facial ou nos movimentos corporais, como contorção ou elevação dos joelhos. A localização da dor pode se mostrar difícil com base apenas na história. As características fundamentais da história incluem a presença, a duração e a localização da dor; a presença ou ausência da dor; a alimentação e os hábitos intestinais; a última ingestão oral; a frequência e o caráter das fezes ou vômitos; os sintomas urinários; a história menstrual; a secreção/sangramento vaginal; os sintomas respiratórios; o histórico de viagens e as alterações no peso.

Atenção especial deve ser dada a uma história clínica anterior significativa, a qual inclui antecedentes de prematuridade, anomalias congênitas, erros inatos do metabolismo, doença falciforme, enterocolite necrosante, fibrose cística e intussuscepção. Uma revisão completa dos sistemas é mandatória, uma vez que a dor abdominal é, com frequência, um sintoma de distúrbios que se originam em outros sistemas orgânicos, como orelha, nariz e garganta (ONG [faringite]), geniturinário (GU [infecção do trato urinário {ITU}, gravidez ectópica, hérnia]), vascular (púrpura de Henoch-Schönlein) e pulmonar (pneumonia do lobo inferior). O médico tem em mente um diagnóstico diferencial apropriado à idade durante a história, pois as causas comuns de dor abdominal variam significativamente na população pediátrica, especialmente entre os bebês.

O diagnóstico diferencial das causas comuns de dor abdominal aguda está listado na Tabela 15-1.

Idade

As causas de dor abdominal específicas da idade ajudam a determinar o diagnóstico diferencial, já que muitas causas ocorrem primariamente quando recém-nascido (RN), lactente ou após os três anos. Por exemplo, a apendicite é extremamente rara em crianças com menos de dois anos e a má rotação é muito incomum após os dois anos. A enterocolite necrosante pode se apresentar com muito poucos sintomas antes de sepse evidente, mas saber que o RN nasceu na 29ª semana de gestação e apresenta uma aparente dor abdominal três semanas depois irá ajudar o médico em um diagnóstico precoce.

Gênero

Há várias condições que tendem a ocorrer com maior frequência em homens e mulheres que podem ajudar o médico a reduzir o diagnóstico diferencial. Além do diagnóstico diferencial mais complexo para as mulheres em idade reprodutora, há outros processos de doença quando o gênero torna o diagnóstico mais ou menos provável no paciente pediátrico com dor abdominal. Tanto a intussuscepção quanto a estenose pilórica ocorrem com uma frequência mais do que duas vezes maior do que em homens. As mulheres têm uma incidência 3 a 4 vezes maior de ITUs do que os homens não circuncisados.

Anorexia, náuseas e vômitos

Embora comum, a presença ou ausência de anorexia, náuseas e vômitos não exclui as causas cirúrgicas de dor abdominal em crianças. Um fator fundamental de distinção no paciente pediátrico é a presença de vômitos biliares, geralmente indicativos de emergência cirúrgica, como obstrução, intussuscepção, má rotação com ou sem volvo ou hérnia inguinal encarcerada. Os vômitos biliares geralmente necessitam de avaliação cirúrgica de emergência.

Tabela 15-1 Diagnóstico diferencial da dor abdominal aguda

Doença	Característica da dor	Epidemiologia	Sintomas associados	Exame físico	Avaliação laboratorial e radiológica
Apendicite ± perfuração	Periumbilical gradualmente localizada no QID se tornando aguda e persistente	Incidência máxima na adolescência (devido à hiperplasia linfoide máxima) e rara abaixo dos 2 anos; frequentemente se apresenta com peritonite ou sepse devido ao diagnóstico tardio em crianças menores; perfuração: (90% < 3 a, < 15% adolescentes)	Febre, vômitos, diarreia, dor difusa, distensão, queixas no quadril direito, letargia, ou irritabilidade	Febre, sensibilidade no QID ou periumbilical	Leucocitose não sensível; US abdominal (sensibilidade, 80-92%; especificidade, 86-92%; apêndice não visualizado em 10% com apendicite); TC abdominal (sensibilidade 87-100% e maior com contraste oral e colônico; especificidade 83%-97%)
Intussuscepção	Em cólica, intensa e intermitente. A criança pode elevar as pernas para o abdome e chutar. A criança parece calma entre os ataques	Pico de incidência aos 10 meses; raro abaixo dos 3 meses; 2-4 vezes mais comum em meninos	Dor intermitente, febre, vômitos, anorexia, letargia, fezes sanguinolentas ou mucosas	"Sinal da dança" ou "salsicha" no QID; massa abdominal	O enema hidrossolúvel ou com bário é o padrão-ouro para o diagnóstico e terapia; US abdominal (sensibilidade, 95-98%; especificidade 88-94%) como adjunto para monitorar o efeito terapêutico
Má rotação/ volvo do intestino médio	Vaga, difusa, ou inexistente	75% diagnosticado com 1 ano; incidência máxima com menos de 1 mês (50%)	Intolerância alimentar, vômitos biliosos, dor abdominal, peritonite e choque	Exame abdominal normal em 50% dos pacientes devido à obstrução proximal; distensão; sinais peritoneais; sinais de choque	Estudo GI superior é o padrão-ouro, revelando uma redução/bico no contraste e mau posicionamento do ligamento de Treitz; radiografia simples pode revelar OID, OIG ou nada
Estenose pilórica	Intermitente, difusa, vaga ou inexistente	Pico de incidência na 3ª-5ª semana; os meninos tem uma incidência 2-5 vezes maior (especialmente os primogênitos ou aqueles com história familiar)	Vômitos biliosos pós-prandiais em jato; desidratação	Pode revelar massa palpável semelhante a uma "azeitona" no QSD (90% especificidade, < 50% sensibilidade) ou peristalse aumentada no QSE	Alcalose metabólica hipoclorêmica, hipocalemia, hiponatremia, acidúria paradoxal; US abdominal ou UGI é o padrão-ouro (ambos têm 90% de sensibilidade e especificidade)
Hérnia encarcerada	Intermitente no início; depois regular na virilha unilateral	Hérnia inguinal varia de 3-5% no bebê a termo; 7-30% nos bebês prematuros; familial; 90% das hérnias inguinais ocorrem em meninos; proporção de 6:1 de homens para mulheres; 60% à direita, 30% à esquerda, 10% bilateral. Maior risco de encarceramento no primeiro ano de vida, logo, a maioria das hérnias congênitas deve ser reparada	Abaulamento edemaciado, doloroso, sobre a pele, geralmente piora com o choro e o esforço; anorexia, vômitos e febre	O abaulamento inguinal doloroso não pode ser reduzido; pior com a criança chorando; sombra escura sob a pele. A redução de hérnia não encarcerada é mais fácil com analgésicos e/ou sedação	A US testicular é útil para excluir a torsão testicular, mas não deve retardar a avaliação cirúrgica imediata
Enterocolite necrosante	Difusa, vaga, inexistente	RNs - igual entre os sexos nos bebês a termo com < 7 dias; bebês prematuros com menos 21 dias	Distensão; má alimentação; vômitos, diarreia; letargia; apneia; sangue nas fezes (25%)	Aumento da circunferência abdominal, alças intestinais visíveis, redução dos sons intestinais, massa palpável, eritema da parede abdominal	KUB mostra pneumatose intestinal em 50-75%; esvaziamento gástrico retardado

(continua)

DOR ABDOMINAL **CAPÍTULO 15** **151**

Tabela 15-1 Diagnóstico diferencial da dor abdominal aguda *(continuação)*

Doença	Característica da dor	Epidemiologia	Sintomas associados	Exame físico	Avaliação laboratorial e radiológica
Hepatite	QSD, vaga, inexistente	HBV e HCV podem ser transmitidos no útero; 70-80% são HAV	Cefaleia, anorexia, mal-estar, desconforto abdominal, náusea, vômitos	Hepatomegalia, às vezes sensível, icterícia, ascite, varizes ou esplenomegalia	Dosagem de AST, ALT, fosfatase alcalina, GGT, bilirrubina e albumina séricas; estudos de coagulação; ácido láctico; considerar a sorologia viral
Pancreatite	Epigástrica – com irradiação para o dorso; pós-prandial; instalação rápida; contínua; intensa	Principalmente idiopática ou congênita; às vezes medicações, hipertrigliceridemia, colelitíase, ou trauma	Náuseas, vômitos, diarreia; às vezes febre ou letargia	Sensibilidade epigástrica; equimose no epigástrio ou flanco; nos casos graves pode se apresentar com sepse	Lipase sérica, amilase, eletrólitos e PCR; hemograma; US para colelitíase e edema pancreático; TC com contraste VO e IV pode ajudar para pseudocisto
Cistite e pielonefrite	Dor abdominal suprapúbica ou generalizada; às vezes, dor nos flancos ou nas costas	Responde por 5-14% das visitas pediátrica ao SE; maior prevalência para meninas com < 2 anos e meninos com < 1 ano; meninos não circuncisados têm risco 6-20 vezes maior do que meninos circuncisados; meninas < 12 meses risco 3-4 vezes maior	Vômitos, má alimentação; inquietação; disúria, urgência urinária, incontinência, febre (2-12%) mais provável em pacientes mais jovens	Sensibilidade suprapúbica; febre, sensibilidade no ângulo costovertebral	EQU coletado de forma limpa; considerar a urocultura
Cólica renal	Costovertebral ou quadrante inferior ao longo do curso do ureter	10 vezes menos comum do que em adultos; 20-40% encontrada acidentalmente; associada com história familiar, doenças congênitas e distúrbios metabólicos	Assintomático; dor generalizada; hematúria; ITU recorrente; vômitos; constipação; enurese	Exame abdominal geralmente normal; sensibilidade generalizada	EQU; creatinina sérica; US renal/abdominal adequada como modalidade de imagem primária; TC mais sensível e específica (pode necessitar contraste para avaliar obstrução e cálculos radioluscentes)
Torção ovariana	Unilateral	Mulheres; 25% têm ovários normais	Dor abdominal inferior unilateral (pode ser intermitente); náuseas, vômitos	Massa anexial palpável 20-40%	US diagnóstica (Doppler); pode ser falso-negativo se o estudo for feito durante o período de distorção; US abdominal ou TC pode mostrar cisto ovariano/massa ou líquido pélvico; laparoscopia diagnóstica
Gravidez ectópica	Unilateral inicialmente; pode se tornar difusa após ruptura	Mulheres; início súbito de dor aguda com a ruptura	Náuseas, vômitos, dor abdominal, sangramento vaginal; frequentemente assintomática	Sensibilidade anexial ± massa palpável	US mostrando gravidez extrauterina ± líquido livre na pelve; teste de gravidez positivo
Torção testicular	Unilateral no saco escrotal ou na virilha; pode aumentar e diminuir	Homens; raramente antes da puberdade/12% bilateral	Testicular, inguinal, abdominal inferior ou no flanco, náusea e vômitos	Testículos sensíveis, altos, com posicionamento horizontal; epidídimo indistinguível dos testículos; reflexo cremastérico ausente; perna ipsilateral fletida no quadril e joelho	US diagnóstica (Doppler); pode ser falso-negativo se o estudo for feito durante o período de distorção; a exploração cirúrgica é diagnóstica de forma definitiva

PCR, reação em cadeia da polimerase; QID, quadrante inferior direito; QSE, quadrante superior esquerdo; QSD, quadrante superior direito; TC, tomografia computadorizada; US, ultrassonografia; EQU, exame qualitativo de urina; VO, via oral; IV, intravenoso; RN, recém-nascido; GI, gastrintestinal; HBV, vírus da hepatite B; HCV, vírus da hepatite C; HAV, vírus da hepatite A; ALT, do inglês *liver transaminase sere*; AST, do inglês *transaminase serum are*; US, ultrassonografia; GGT, gama glutamil transferase; OIG, obstrução do intestino grosso; OID, obstrução do intestino delgado.

Febre e rigidez

Febre é um sintoma de apresentação comum pelo qual os pais buscam tratamento de emergência para a criança. A febre também é comumente associada com muitas causas de dor abdominal, principalmente infecciosa. Nos casos de diagnóstico tardio, especialmente em crianças que ainda não verbalizam suas queixas, a febre ou a sepse pode ser o sintoma de apresentação na ausência de qualquer dor abdominal conhecida. Sinais inflamatórios sistêmicos, como febre e rigidez, quando observados em pacientes com dor abdominal, sugerem uma doença extra-abdominal/sistêmica com manifestações abdominais ou patologia abdominal que progrediu para se tornar sistêmica. A combinação de sinais vitais, exame físico, incluindo um exame abdominal detalhado, e uma revisão dos sintomas deve ajudar a diferenciar essas duas possibilidades.

Caráter das fezes

▶ Diarreia, constipação e obstipação

É importante perguntar a respeito da frequência e das características das fezes de um paciente pediátrico, porque os detalhes podem indicar as causas da dor abdominal. A presença de diarreia diante de dor abdominal sugere um processo infeccioso ou alérgico. É de especial consequência em crianças menores, já que elas podem desidratar muito mais rapidamente do que adultos. Os pais e o clínico devem se concentrar nos sinais de desidratação e tentar a reidratação por via oral (VO), intravenosa (IV) ou pelo método emergente de dermóclise. A constipação é uma causa comum de dor abdominal funcional em crianças, particularmente quando é crônica. A constipação de início recente combinada com dor abdominal ou náuseas e vômitos é mais sugestiva de um processo obstrutivo. Esteja atento para o paciente com diarreia e história de constipação e uso de laxantes, já que há provável encoprese com impactação fecal.

▶ Hematoquezia e melena

Hematoquezia está associada com condições como constipação com hemorroidas, fissura anal e sangramento gastrintestinal baixo. Em crianças, isso pode estar na forma de divertículo de Meckel, que também pode servir como ponto de partida para intussuscepção. Melena geralmente é causada por sangramento gastrintestinal alto, mas em bebês que estão sendo amamentados, também pode ser causada por deglutição de sangue materno ou de uma fonte nasofaríngea, como epistaxe. As clássicas fezes em "geleia de framboesa" na intussuscepção é um achado tardio e, de certo modo, sombrio, uma vez que sugere necrose intestinal.

EXAME FÍSICO

O exame abdominal em crianças menores pode ser bem difícil devido à dor e a aspectos como confiança, necessitando, assim, da utilização de métodos menos tradicionais do que em adultos. A distração é especialmente útil, bem como os exames seriados. Quando possível, examine o abdome de crianças menores enquanto ela está sendo segurada por um dos pais. Avalie sinais peritoneais por métodos secundários, como pedir à criança para pular, saltitar, subir ou brincar. Engaje a criança ou um dos pais na palpação do abdome, pedindo que ele coloque a mão no abdome com a mão do médico sobre ela, o que também reduz a sensação de cócegas. O exame cuidadoso do aspecto global (letárgico vs. alegre, estado de hidratação, aspecto toxêmico) da criança pode ser tão útil quando o próprio exame abdominal.

Um exame abdominal geral completo é necessário em adição a um exame focado para excluir causas extra-abdominais de dor abdominal, como faringite e pneumonia. Quando adequado, deve ser realizado um exame pélvico.

Avaliação

Avalie a presença de cicatrizes, sondas de alimentação, ostomias, distensão, equimoses, eritema, icterícia, vasculatura anormal, peristalse e massas protrusas.

Auscultação

Com a campânula do estetoscópio, ausculte todos os quatro quadrantes e a linha média para os sons peristálticos. Sons de alta-frequência são indicativos de obstrução parcial.

Percussão

A percussão normal deve produzir macicez no quadrante superior direito (QSD) sobre o fígado, um som oco sobre o estômago no quadrante superior esquerdo (QSE) e uma percussão abafada nos demais locais. O aumento esplênico produz macicez no QSE sobre as costelas inferiores. O aumento da bexiga produz macicez na área suprapúbica. O rebote é produzido por dor pela percussão remota no local imediato ao exame e é sugestivo de inflamação peritoneal.

Palpação

O relaxamento da musculatura abdominal é necessário para a palpação abdominal. Isso frequentemente pode ser obtido da forma mais adequada em crianças tímidas enquanto estão nos braços dos pais. A conversa para distraí-las pode ajudar a relaxar algumas crianças. Sempre comece com uma palpação leve e deixe para palpar a área de sensibilidade máxima por último. Observe a face da criança para evidência de desconforto à medida que você realiza a palpação. Em crianças propensas a cócegas, a palpação profunda pode ser realizada com pressão com o estetoscópio ou fazendo a criança colocar seus dedos sobre a mão do examinador e acompanhar os movimentos. O examinador também deve avaliar a presença de hepatoesplenomegalia. Observe a presença de fezes palpáveis. O exame retal, externo e interno, deve ser feito quando indicado, para avaliar a presença de fissuras, marcas cutâneas, impactação fecal e sangue evidente ou oculto.

Sinais especiais

▶ Sinal do obturador

Em posição supina, o paciente flete a coxa direita a 90 graus e depois gira de forma suave interna e externamente. A dor pélvica indica um músculo inflamado e levanta a possibilidade de apendicite.

▶ Sinal do iliopsoas

Em posição supina, o paciente com joelho estendido, flete a coxa contra a resistência da mão do examinador. Se doloroso, indica um processo inflamatório envolvendo o músculo psoas.

▶ Sinal de Rovsing

Positivo quando a palpação do quadrante inferior esquerdo (QIE) causa aumento da dor no quadrante inferior direito (QID) e é sugestivo de apendicite.

EXAMES LABORATORIAIS

Contagem sanguínea

Semelhante à febre e rigidez, a leucocitose e a trombocitose não são específicas nem sensíveis para abdome cirúrgico, nem a sua ausência exclui patologias graves, especialmente em crianças com comprometimento imunológico. Do mesmo modo, a leucopenia pode ser um sinal de apresentação de sepse na presença de outros critérios de síndrome da resposta inflamatória sistêmica (SIRS). Policitemia vera, embora rara em crianças, cursa com desidratação grave. Anemia na ausência de trauma deve alertar o médico para um sequestro hematológico subjacente ou um processo anêmico como a mononucleose infecciosa ou a anemia falciforme.

Amilase sérica e lipase

A amilase e lipase séricas na presença de dor epigástrica sugerem pancreatite. O seu grau de elevação não é preditivo da gravidade da pancreatite. A lipase sérica é mais específica para pancreatite, uma vez que é encontrada apenas no pâncreas, e a medição da amilase, que é menos específica, tem se tornado menos comum.

Testes de função hepática

Testes de função hepática (TFH) alterados, incluindo transaminases e bilirrubina, diante de um quadro de dor abdominal, sugerem disfunção hepatocelular, devendo-se fazer a confirmação de sorologia viral. Fosfatase alcalina e gama-glutamil transferase elevadas com ou sem hiperbilirrubinemia são mais indicativas de um processo colestático, geralmente idiopático ou induzido por medicação.

Urina

A urina deve ser enviada para análise e microscopia, para excluir cistite e pielonefrite. Na criança febril ou com história de ITU, a urina também deve ser enviada para cultura e teste de sensibilidade antibiótica. A estearase dos leucócitos tem uma sensibilidade e especificidade razoavelmente boas (respectivamente 80 a 90%) para ITU. Alternativamente, os nitritos são pouco sensíveis (49%), mas altamente específicos (98%) para ITUs. A urina deve ser coletada de forma estéril a partir de um cateter urinário, quando indicado. Além de cistite, hematúria pode estar associada com glomerulonefrite pós-estreptocócica ou cólica renal, embora as hemácias possam estar ausentes na última em casos de obstrução.

Eletrólitos séricos e testes de função renal

Embora os resultados de um painel bioquímico básico possam indicar desarranjos metabólicos variados, diante de dor abdominal, o foco é uma avaliação objetiva do estado volumétrico e pode excluir, confirmar ou enfatizar achados do exame físico. Achados consistentes com desidratação incluem hipobicarbonatemia e proporção elevada de *blood urea nitrogen* (BUN)-creatinina (Cr).

Teste de gravidez e reação em cadeia da polimerase para clamídia/gonorreia

Um teste de gravidez deve ser solicitado em todas as meninas em período perimenarca e pós-menarca. Um teste de gravidez positivo na presença de dor abdominal é uma gravidez ectópica até prova em contrário. Uma β-gonadotrofina coriônica humana quantitativa de 1.500 UI/L define a zona discriminatória para visualização de uma gravidez intrauterina com um transdutor de ultrassom intrauterino, e 5.000 UI/L é o valor consistente com uma visualização transabdominal. Para pacientes nos quais há suspeita de infecção pélvica, mas não há achados específicos ao exame físico, os resultados da reação em cadeia da polimerase (PCR) para gonorreia e Clamídia podem aumentar a acurácia clínica.

Teste para sangue oculto nas fezes

O teste para a presença de sangue oculto nas fezes é útil em certos distúrbios hemorrágicos gastrintestinais e na intussuscepção. Ele também pode ser positivo na constipação grave devido às hemorroidas internas ou fissuras anais.

AVALIAÇÃO RADIOLÓGICA

Quando a história não é completa, o exame radiológico pode ser especialmente útil no diagnóstico da doença abdominal, e em alguns casos, até terapêutico. Em anos recentes, tem havido uma tendência para minimizar a quantidade de exposição à radiação por estudos radiográficos no SE, especialmente de pacientes pediátricos. Em geral, iniciar com radiografia simples do abdome para investigar a presença de ar livre, constipação, obstrução, corpo estranho e cálculos. Uma radiografia torácica pode revelar pneumonia do lobo inferior. Uma US abdominal é útil no diagnóstico de apendicite, colelitíase, pancreatite, estenose pilórica, intussuscepção, cólica renal obstrutiva e na avaliação do fígado. A US pélvica irá avaliar cistos ovarianos, torsão ovariana e gravidez ectópica. A US escrotal avalia a torsão testicular e a hérnia inguinal. Estudos com enema com ar, com ou sem contraste, pode sequencialmente diagnosticar e tratar a intussuscepção. Estudo gastrintestinal superior pode diagnosticar a má rotação e a estenose pilórica.

A TC abdominal (idealmente com contraste entérico, retal e IV) pode diagnosticar apendicite, pancreatite e obstrução, entre outras. A TC abdominal sem contraste pode revelar litíase ureteral. Comparada com outras modalidades radiográficas comuns. A TC expõe os pacientes a muito mais radiação ionizante. Tendo em vista o risco estocástico para neoplasias, diretrizes conservadoras para redução de risco incluem a limitação de varreduras às áreas anatômicas de interesse, limitação de estudos multiface, escalonamento da dose de radiação para o tamanho do paciente e o uso adequado de modalidades alternativas como a US quando possível.

MEDIDAS ALTERNATIVAS PARA O MANEJO DA DOR ABDOMINAL

Exame e avaliação seriadas

Ao optar por minimizar a radiação, os exames abdominais repetidos ou seriados (preferivelmente pelo menos clínico) são úteis para acompanhar a progressão da doença e podem ajudar nas decisões a respeito da realização de um estudo radiográfico e no encaminhamento do paciente. Isso é especialmente verdadeiro quando o diagnóstico é incerto com base apenas na história e exame físico inicial. O médico deve perguntar sobre progressão dos sintomas, necessidade de analgesia, alteração nos sinais vitais e repetir o exame abdominal. Os exames seriados bem-sucedidos podem evitar radiação ou cirurgias desnecessárias sem o risco de retardo no diagnóstico. Se o paciente permanece sem melhora após um período de horas, o médico prudente pode interná-lo para observação e/ou solicitar uma avaliação cirúrgica. Se o paciente tiver alta para casa, o cuidador deve ser aconselhado de forma verbal e escrita a respeito dos cuidados para retorno ao hospital.

Nutrição

Em geral, um paciente que apresenta dor abdominal deve ficar em jejum (nada via oral [NVO]) até que seja determinado que a dor é de natureza não cirúrgica ou até que seja necessária uma provocação oral. Diante de perdas continuadas ou de suspensão prolongada da ingestão oral, deve ser iniciado o fornecimento de líquidos IV de manutenção com base no peso.

Analgesia

Tradicionalmente, a analgesia é suspensa diante de dor abdominal para evitar mascarar o grau de desconforto antes de decidir a necessidade de intervenção cirúrgica. Contudo, no paciente pediátrico, a analgesia pode ajudar em um exame físico mais acurado com um paciente mais relaxado e melhorar a experiência global para a família. Um estudo recente não revelou demora no diagnóstico após a administração de 0,05-0,1 mg/kg de morfina IV.

Controle de vômitos e aspiração nasogástrica

As crianças podem, com frequência, se queixar de dor abdominal devido a vômitos. No paciente que está vomitando, começar com antieméticos dissolvidos por VO ou parenteral. Um cateter nasogástrico e aspiração podem ser necessários nos casos refratários ou quando há obstrução.

Antimicrobianos

Os antimicrobianos devem ser reservados para dor abdominal com pelo menos uma tentativa de diagnóstico, a não ser que hajam sinais evidentes de sepse, como febre alta, rigidez e instabilidade hemodinâmica. Em alguns casos, os cirurgiões avaliadores podem pedir que os antibióticos perioperatórios sejam dados no SE. Contudo, a administração de antimicrobianos na dor abdominal não diferenciada pode levar a complicações devido à progressão subclínica e retardo no diagnóstico ou formação de abscesso.

Avaliação cirúrgica

A avaliação cirúrgica precoce é útil nos casos de dor abdominal pediátrica, especialmente nos esforços para minimizar a exposição à radiação. Alguns cirurgiões irão operar com base apenas na história e no exame físico, e a avaliação precoce pode prevenir sequelas indesejáveis. Também é útil para estabelecer uma linha de base para exames seriados no caso de internação para observação de dor abdominal não diferenciada. Nos casos de emergência cirúrgica aparente, um subespecialista cirúrgico deve ser chamado logo que possível, mesmo antes da realização de estudos confirmatórios.

Chawla S, Seth D, Mahajan P, et al: Upper gastrointestinal bleeding in children. *Clin Pediatr.* 2007;46(1):16-21 [PMID: 17164504].

Holtz LR, Neill MA, Tarr PI: Acute bloody diarrhea: A medical emergency for patients of all ages. *Gastroenterology.* 2009;136(6):1887-1898 [PMID: 19457417].

Marin JR, Alpern ER: Abdominal pain in children. *Emerg Med Clin North Am.* 2011;29(2):401, ix-x [PMID: 21515185].

McCollough M, Sharieff GQ: Abdominal pain in children. *Pediatr Clin North Am.* 2006;53(1):107-137, vi [PMID: 16487787].

Ross A, LeLeiko NS: Acute abdominal pain. *Pediatr Rev.* 2010;31(4):135-144 [PMID: 20360407].

Sharwood LN, Babl FE: The efficacy and effect of opioid analgesia in undifferentiated abdominal pain in children: A review of four studies. *Paediatr Anaesth.* 2009;19(5):445-451 [PMID: 19453578].

Sivit CJ: Contemporary imaging in abdominal emergencies. *Pediatr Radiol.* 2008;38(4):S675-8 [PMID: 18810420].

MANEJO DE DISTÚRBIOS ESPECÍFICOS

Os distúrbios gastrintestinais (Capítulo 36), renal e geniturinário (Capítulo 38) e ginecológico (Capítulo 39) são discutidos com mais detalhes nos capítulos listados entre parênteses.

DISTÚRBIOS INTESTINAIS

Apendicite aguda

▶ **Achados clínicos**

A apendicite atinge um pico de incidência na adolescência e é rara em crianças com menos de 2 anos de idade. Ela geralmente se manifesta como dor de instalação gradual que preferencialmente se localiza no QID e se torna persistente e que pode ser acompanhada por anorexia ou febre. A ausência ou presença de leucocitose traz pouca ajuda ao diagnóstico. A apendicite geralmente é diagnosticada pela US ou TC com contraste.

▶ **Tratamento e encaminhamento**

A apendicite demanda uma avaliação cirúrgica, analgésicos, ocasionalmente o uso de antibióticos com base na preferência do cirurgião e internação para cirurgia.

Intussuscepção

▶ **Achados clínicos**

A intussuscepção geralmente se apresenta como uma dor em cólica, intensa e intermitente, em uma criança com menos de um ano e é mais comum em meninos. A criança pode chutar as pernas no ar durante os ataques de dor e depois ficar calma. A intussuscepção também pode se apresentar com letargia como o principal sintoma. Às vezes, uma massa palpável está presente no QID. O quadro pode ser diagnosticado com enema com bário ou hidrossolúvel ou com a US.

▶ **Tratamento e encaminhamento**

O enema diagnóstico frequentemente é terapêutico, mas a intussuscepção pode recorrer e pode ser monitorada com US seriada. Os pacientes refratários ou aqueles com desidratação, sepse, ou sinais de perfuração ou outras complicações devem ser internados.

Má rotação com volvo do intestino médio

▶ **Achados clínicos**

Os bebês com má rotação com ou sem volvo do intestino médio geralmente apresentam sintomas dentro do primeiro ano de vida (metade no primeiro mês) com o sinal característico de vômitos biliosos, intolerância alimentar, dor abdominal ou, em casos graves, peritonite e choque. Metade dos pacientes tem um exame abdominal normal, ao passo que outros têm sinais peritoneais, distensão ou choque. O estudo gastrintestinal superior revela uma redução ou um "bico" no contraste e um ligamento de Treitz mal posicionado.

▶ **Tratamento e encaminhamento**

Como é uma emergência cirúrgica, as crianças não devem receber nada por VO, devendo ser internadas para avaliação cirúrgica de emergência. A ressuscitação apropriada deve começar no SE.

Estenose pilórica

▶ **Achados clínicos**

Pacientes com estenose pilórica são mais frequentemente meninos, em geral primogênitos, com um pico entre 3 a 5 semanas de vida. Os pais, em geral, relatam vômitos em jato pós-prandiais que não são biliosos e podem estar associados com dor abdominal intermitente, geralmente aliviada pelos vômitos. Os pacientes podem apresentar desidratação grave por perdas continuadas, independente da ingestão normal. A clássica "azeitona" palpável tem uma baixa sensibilidade, mas é altamente específica. Os testes laboratoriais podem revelar alcalose metabólica hipoclorêmica, mas esse achado nem sempre está presente no curso da doença. A US e o estudo gastrintestinal superior têm sensibilidade e especificidade semelhantes para o diagnóstico.

▶ **Tratamento e encaminhamento**

Na criança desidratada, o tratamento imediato inclui a correção da perda de líquidos, de eletrólitos e o desequilíbrio acidobásico com cristaloides em bólus. As crianças devem ser colocadas em dieta zero e serem avaliadas por um cirurgião para internação.

Hérnia encarcerada

▶ **Achados clínicos**

As hérnias encarceradas se apresentam clinicamente em meninos no primeiro ano de vida, em especial em meninos prematuros que têm história familiar. As hérnias geralmente são inguinais e podem ser bilaterais. Os pais observam um abaulamento doloroso, edemaciado, sob a pele, que é pior com o choro, e o médico é incapaz de reduzir o abaulamento, apesar de analgesia e sedação adequadas. Pode haver anorexia, náusea, vômitos e febre associadas. A US testicular é útil para excluir a torsão.

▶ **Tratamento e encaminhamento**

Hérnias encarceradas são uma emergência cirúrgica que necessitam avaliação cirúrgica imediata para reparo, de modo a evitar a progressão para necrose intestinal. Os pacientes devem receber analgesia parenteral adequada e dieta zero em preparação para cirurgia.

Enterocolite necrosante

Achados clínicos

A enterocolite necrosante é uma doença de RNs, em geral aqueles nascidos prematuramente e que têm uma apresentação variável desde uma dor mínima a ausente até uma dor vaga e difusa acompanhada de distensão, anorexia, vômitos, diarreia, letargia e fezes sanguinolentas. O exame também varia, dependendo do grau de comprometimento e de ar intestinal, mas pode revelar grande circunferência abdominal com eritema da parede abdominal e diminuição dos sons intestinais. A radiografia abdominal geralmente mostra pneumatose cistoide intestinal.

Tratamento e encaminhamento

Comece a reanimação de emergência com líquidos IV, descompressão nasogástrica, dieta zero e início de antibióticos de amplo espectro imediatamente. A enterocolite necrosante é uma emergência cirúrgica real, e a avaliação cirúrgica precoce é crucial para evitar maior dano intestinal. Estes pacientes devem ser internados em uma unidade de terapia intensiva pediátrica (UTIP) que pode necessitar a transferência para outro hospital. Esteja preparado para administrar sangue, vasopressores e intubar o paciente, pois pode ocorrer rápida deterioração e sepse.

> Lampi B, Levin TL, Berdon WE, et al: Malrotation and midgut volvulus: A historical review and current controversies in diagnosis and management. *Pediatr Radiol.* 2009;39(4):359-366 [PMID: 19241073].
>
> Neu J, Walker WA: Necrotizing enterocolitis. *N Engl J Med.* 2011;364(3):255-264 [PMID: 21247316].
>
> Pandya S, Heiss K: Pyloric stenosis in pediatric surgery: An evidence-based review. *Surg Clin North Am.* 2012;92(3):527-539, vii-viii [PMID: 22595707].
>
> Pepper VK, Stanfill AB, Pearl RH: Diagnosis and management of pediatric appendicitis, intussusception, and Meckel diverticulum. *Surg Clin North Am.* 2012;92(3):505-526, vii [PMID: 22595706].

DISTÚRBIOS HEPATOBILARES

Hepatite

Achados clínicos

A hepatite aguda apresenta sintomas gripais, incluindo cefaleia, anorexia, mal-estar, desconforto abdominal e dor no QSD, náuseas e vômitos. O exame físico pode incluir hepatomegalia e sensibilidade, icterícia, ascite, varizes ou esplenomegalia. Os testes de função hepática estão elevados, assim como podem estar alterados o perfil de coagulação e o ácido láctico.

Tratamento e encaminhamento

O tratamento da hepatite é principalmente de suporte, uma vez que há apenas antivirais em investigação para hepatite A, a forma mais comum de hepatite em crianças. A hospitalização está indicada em pacientes com desidratação significativa devido a vômitos ou aqueles com hepatite fulminante, como indicado por bilirrubina sérica muito elevada, tempo de protrombina (TP) prolongado, albumina sérica baixa e hipoglicemia.

Pancreatite

Achados clínicos

A pancreatite apresenta dor epigástrica grave e resistente, às vezes com irradiação para as costas. Ela pode estar associada com náuseas, vômitos, febre ou letargia. Além de sensibilidade epigástrica, equimose do epigástrio ou flanco, às vezes está presente em casos de conversão hemorrágica. A lipase e amilase séricas estão elevadas em pelo menos três vezes o limite normal. A US pode revelar colelitíase ou edema pancreático, e a TC pode mostrar inflamação pancreática ou pseudocisto.

Tratamento e encaminhamento

Os pacientes devem ficar em dieta zero e serem internados para hidratação IV e analgésicos parenterais.

> Bai HX, Lowe ME, Husain SZ: What have we learned about acute pancreatitis in children? *J Pediatr Gastroenterol Nutr.* 2011;52(3):262-270 [PMID: 21336157].
>
> Devictor D, Tissieres P, Afanetti M, et al: Acute liver failure in children. *Clin Res Hepatol Gastroenterol.* 2011;35(6-7):430-437 [PMID: 21531191].

OUTROS DISTÚRBIOS QUE CAUSAM DOR ABDOMINAL

Cistite e pielonefrite

Achados clínicos

ITUs são um achado comum em pacientes na unidade pediátrica e ocorrem principalmente em crianças com menos de dois anos, a não ser que haja uma história de predisposição, ocorrendo mais frequentemente em pacientes do sexo feminino seguido de meninos não circuncisados. A cistite simples se apresenta com dor abdominal suprapúbica ou generalizada, e a pielonefrite pode se apresentar adicionalmente com dor no flanco ou nas costas e febre. As infecções são diagnosticadas com queixas clínicas diante de estearase leucocitária positiva, nitrite ou bacteriúria no EQU ou um número suficiente de unidades formadoras de colônias bacterianas em uma urocultura.

Tratamento e encaminhamento

O tratamento deve ser feito com antimicrobianos adequados à idade e à comunidade (geralmente orais), levando em consideração a resistência local. Crianças com infecções recorrentes, complicadas, do trato urinário ou sintomas refratários, ou sinais de sepse devem ser internadas para antibióticos parenterais e avaliação urológica.

Cólica renal

▶ Achados clínicos

A cólica renal se apresenta com dor intensa e intermitente na área costovertebral ou ao longo do curso do ureter em um quadrante inferior. Sintomas adicionais variam de aumento da frequência urinária ou enurese a hematúria e vômitos. Os pacientes geralmente têm um exame abdominal normal. Os cálculos às vezes podem ser vistos na US renal ou abdominal, que pode verificar a presença de obstrução. A TC é mais sensível e específica do que a US, mas tem a desvantagem da radiação.

▶ Tratamento e encaminhamento

A maior parte das cólicas renais pode ser manejada ambulatorialmente com analgesia adequada e encaminhamento urológico. Diante de febre, pielonefrite, comprometimento da função renal ou na presença de cálculos maiores, a avaliação urológica e internação são apropriados.

Torsão ovariana

▶ Achados clínicos

A torsão ovariana se apresenta com dor unilateral (em geral, intermitente quando o ovário torce e destorce) em uma paciente do sexo feminino, em geral com um cisto ovariano maior do que 5 cm. Náuseas e vômitos podem estar associados. Ocasionalmente uma massa anexial pode ser palpada. O Doppler revela redução do fluxo arterial para o ovário, e a US pode revelar o cisto ovariano correspondente.

▶ Tratamento e encaminhamento

A torsão ovariana é uma emergência ginecológica que requer internação para laparoscopia imediata para evitar necrose ovariana.

Gravidez ectópica

▶ Achados clínicos

Gravidez ectópica, no caso de ruptura, se apresenta como início súbito de dor unilateral aguda que pode se tornar difusa. Frequentemente há amenorreia com início de sangramento vaginal e outros sinais de gravidez. As mulheres, em geral, são assintomáticas. Sensibilidade e massa anexial podem estar presentes. A gravidez ectópica pode ser diagnosticada na US com visualização direta da gravidez extrauterina e líquido livre na pelve, ou ausência de gravidez intrauterina com uma gonadotrofina β-coriônica humana estabelecida que esteja dentro da zona discriminatória.

▶ Tratamento e encaminhamento

Pacientes com gravidez ectópica podem optar pelo uso do metotrexate sob observação de perto por um ginecologista no ambiente clínico correto. Diante de uma idade gestacional avançada ou ruptura, são necessárias internação e laparoscopia.

Torsão testicular

▶ Achados clínicos

A torsão testicular se apresenta com dor no escroto ou virilha unilateral que pode aumentar e diminuir. A condição geralmente ocorre na puberdade ou depois dela e pode ser bilateral. O testículo é "alto" com uma posição horizontal e ausência de reflexo cremastérico. O Doppler irá mostrar a ausência de fluxo sanguíneo arterial para o testículo, mas pode ser falsamente negativo durante períodos de distorção.

▶ Tratamento e encaminhamento

Nos casos de torsão, a avaliação urológica para visualização cirúrgica imediata e reparo está indicada, mesmo se o Doppler não for diagnóstico na condição clínica for adequada.

Baldisserotto M: Scrotal emergencies. *Pediatr Radiol.* 2009;39(5):516-521 [PMID: 19189096].

McGrath NA, Howell JM, Davis JE: Pediatric genitourinary emergencies. *Emerg Med Clin North Am.* 2011;29(3):655-666 [PMID: 21782080].

McKay CP: Renal stone disease. *Pediatr Rev.* 2010;31(5):179-188 [PMID: 20435709].

Pecile P, Miorin E, Romanello C, et al: Age-related renal parenchymal lesions in children with first febrile urinary tract infections. *Pediatrics.* 2009;124(1):23-29 [PMID: 19564279].

Shaikh N, Monroe NE, Lopez J, et al: Does this child have a urinary tract infection? *JAMA.* 2007;298(24):2895-2904 [PMID: 18159059].

Vichnin M: Ectopic pregnancy in adolescents. *Curr Opin Obstetr Gynecol.* 2008;20(5):475-478 [PMID: 18797271].

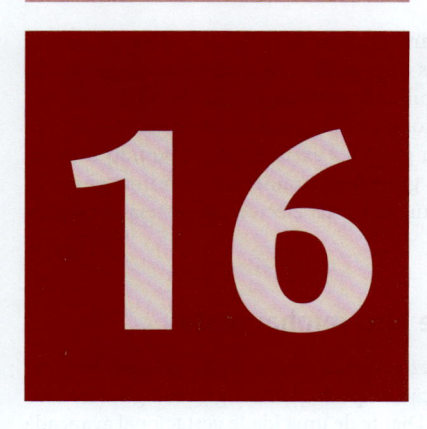

16 Vômitos e diarreia

Corinne L. Bria, MD
Constance M. McAneney, MD, MS

VÔMITO

Vômito é o ato de expelir o conteúdo do estômago pela boca. Ele pode ser um sintoma de algo benigno, como o excesso alimentar em um bebê, até uma condição mais séria, como a obstrução intestinal (Tabela 16-1). Na abordagem do paciente pediátrico que apresenta vômitos, o médico deve considerar quatro classificações básicas: idade, sintomas associados, grau de doença e etiologias fora do trato gastrintestinal (TGI) que podem causar vômitos.

Assim como em todos os pacientes pediátricos, a abordagem geral começa com uma história completa e um exame físico preciso (Tabela 16-2). A história deve incluir a idade do paciente, bem como o início (duração da doença, relação com a alimentação, hora do dia), a quantidade (número de vezes) e o caráter do vômito (cor, força, presença de sangue, conteúdo alimentar, muco). A história adicional inclui viagens, ingestões (alimentos e medicações), uso de antibióticos, episódios na creche, doença crônica e imunocompetência do paciente. Sintomas gastrintestinais (GI) associados, como febre, dor abdominal, diarreia, anorexia e flatulência, devem ser investigados. Sinais e sintomas sugestivos de etiologias fora do TGI, como cefaleia, rigidez de nuca, descoordenação, visão borrada, dor de garganta, erupção cutânea, tosse, dor torácica, aumento do trabalho respiratório, disúria, frequência urinária, dor no flanco, secreção vaginal e amenorreia, devem ser pesquisados.

Durante o exame físico, o aspecto geral deve ser observado avaliando o grau de doença, incluindo a responsividade, o estado mental, a irritabilidade e os sinais vitais. Um exame da cabeça aos pés deve ser realizado, com destaque para o estado de hidratação (membranas mucosas, lágrimas, turgor da pele, frequência cardíaca (FC), pulsos, enchimento capilar, peso) e exame abdominal (distensão; presença, localização e qualidade da dor; massas; presença de sons intestinais). Observe qualquer etiologia neurológica, metabólica, cardíaca, infecciosa, ginecológica, renal e tóxica para o vômito.

O amplo diagnóstico diferencial para os sintomas de vômitos torna um conjunto diagnóstico de testes laboratoriais e radiológicos impossíveis. A história, o exame físico, a idade do paciente e o grau de toxemia devem orientar a investigação.

RECÉM-NASCIDOS (COM MENOS DE 3 MESES)

Uma história cuidadosa do nascimento e período perinatal deve ser obtida. A instalação, a duração, a qualidade e a cor dos vômitos, os sintomas GI associados e a revisão dos sistemas devem ser observadas (Tabela 16-3).

Obstrução gastrintestinal

▶ **Achados clínicos**

A presença de vômitos no início da vida pode ser indicativa de anomalias GI congênitas e um sinal de obstrução. Vômitos biliosos são um achado característico de obstrução intestinal, como má rotação com ou sem volvo, íleo meconial, atresia intestinal, hérnia encarcerada ou doença de Hirschsprung (segmento aganglônico do cólon). Em geral, esses processos obstrutivos têm dor abdominal associada (elevação das pernas com a dor), anorexia e distensão ou rigidez abdominal. A hérnia encarcerada pode se apresentar com um saco escrotal ou área inguinal edemaciados. Os vômitos devidos à atresia esofágica não serão biliosos. Geralmente, a atresia do esôfago se apresenta muito cedo no berçário, com dificuldade de alimentação e vômitos imediatos. Além de má alimentação, vômitos e distensão abdominal, no recém-nascido (RN) a doença de Hirschsprung se apresenta quando não houver passagem de mecônio e não houver fezes no exame retal. Outras características clínicas de obstrução intestinal no RN incluem letargia, desidratação e má perfusão. Os RNs podem mostrar sinais de choque compensado ou não compensado rapidamente no curso da doença.

Estenose pilórica, obstrução da via de saída gástrica, geralmente, se apresenta em bebês com idade entre três e seis semanas. É raro em bebês com mais de três meses. A história

Tabela 16-1 Causas de vômitos com risco de morte

Recém-nascidos (nascimento-3 meses)
Obstrução: Má rotação, volvo, doença de Hirschsprung, atresia do esôfago, estenose pilórica
Infecções: Enterocolite necrosante, peritonite, meningite, sepse, gastrenterite com desidratação
Causas não gastrintestinais: Hidrocefalia, tumor cerebral, hematoma intracraniano, erros inatos do metabolismo

Bebês e crianças maiores (3 meses-3 anos)
Obstrução: Volvo, intussuscepção, hérnia encarcerada, doença de Hirschsprung
Infecções: Meningite, sepse, gastrenterite com desidratação
Causas não gastrintestinais: Hidrocefalia, tumor cerebral, hematoma intracraniano, abscesso craniano, acidose tubular renal, obstrução renal, síndrome hemolítico-urêmica, toxinas (drogas, chumbo, ferro), miocardite

Crianças mais velhas e adolescentes (3 anos-18 anos)
Obstrução: Volvo, intussuscepção
Infecções: Meningite, sepse, apendicite
Causas não gastrintestinais: Tumor cerebral, hematoma intracraniano, uremia, cetoacidose diabética, toxinas (drogas, chumbo, ferro)

Tabela 16-2 Avaliação de vômitos e diarreia aguda

História
Doença atual: Momento de instalação, duração e natureza dos sintomas, sintomas associados (febre, dor abdominal, mialgias, cefalalgia, anorexia, sintomas neurológicos)
Viagens: Internacional ou doméstica, andarilhos, novos suprimentos de água
Exposições: Surtos na comunidade, exposições em creches, hospitalização, institucionalização
Ingestão: Cogumelos, produtos vegetais, preparações de ervas, frutos do mar, histórico alimentar nas 24 horas
Toxinas: Medicações, drogas recreacionais, uso recente de antibióticos, exposição a metais pesados, pesticidas, monóxido de carbono
Radioterapia ou quimioterapia
Histórico clínico e cirúrgico: Distúrbios endócrinos, HIV, doença maligna, sangramento gastrintestinal, cirurgia abdominal
Contato sexual

Exame físico
Aspecto geral: Saúde global do paciente, aspecto tóxico, icterícia ou evidência de depleção de volume
Sinais vitais – conjunto completo: PA, FC, FR, oximetria de pulso, temperatura retal
Exame abdominal: Sensibilidade focal, sinais de inflamação peritoneal, dor desproporcional ao exame, abdome distendido
Exame retal: Impactação fecal, melena, hematoquezia, sangue oculto

Exames laboratoriais e diagnósticos
Contagem de células fecais: Utilidade clínica limitada, porque os eritrócitos e leucócitos fecais estão associados com disenteria e processos não infecciosos
Culturas de fezes: Em pacientes que parecem toxêmicos, pacientes imunocomprometidos e aqueles com diarreia crônica
Pesquisa de ovos e parasitas nas fezes: Em pacientes com diarreia crônica, aqueles com história de viagens internacionais, pacientes HIV positivos e exposições em creches
Toxina do *C difficile*: Considere se houve uso recente de antibiótico. Não há indicação de teste em criança < 1 ano
Antígeno para Giárdia: Considere em pacientes infectados por HIV, em pacientes com história de viagem para países em desenvolvimento, naqueles com uma história de viagens em trilhas e exposição em creches
Hemograma completo, ureia nitrogenada, Cr, glicose, lipase, testes de função hepática e hemocultura, como indicada
EQU e teste de gravidez na urina, quando indicado
Avaliação radiológica: Considerar uma série para abdome agudo na suspeita de obstrução intestinal; TC ou US abdominal, quando indicado

(Reproduzida com permissão de Stone CK, Humphries RL: *Current Diagnosis and Treatment Emergency Medicine*, 7ª Ed. Direitos Autorais © The McGraw-Hill Companies, 2011. gastrointestinal Emergencies: Further Evaluation of the Patient with Diarrhea and Vomiting.) FC, frequência cardíaca; FR, frequência respiratória; Cr, creatinina; PA, pressão arterial; TC, tomografia computadorizada; US, ultrassonografia; EQU, exame qualitativo de urina; HIV, vírus da imunodeficiência adquirida.

---

obtida revela vômitos não biliosos gradualmente crescentes que progridem para vômitos em jato, logo após ou durante a alimentação. O bebê em geral continua com fome, não tem dor abdominal ou distensão, e uma pequena massa semelhante a uma azeitona pode ser palpada no quadrante superior direito (QSD), que é melhor palpada após a ocorrência de vômitos. Uma onda peristáltica, movendo-se do quadrante superior esquerdo (QSE) para o QSD, pode ser observada. Estes bebês geralmente têm um bom aspecto, a não ser que tenham evoluído para desidratação.

▶ Tratamento

Quando um RN mostra sinais de obstrução intestinal, está indicada uma avaliação cirúrgica imediata. Em bebês com aspecto doente, devem-se iniciar líquidos intravenosos (IV) com solução fisiológica (SF); solicitar hemograma, dosagem de eletrólitos e glicose. Radiografia abdominal em decúbito dorsal e lateral e de pé são necessárias. A presença de ar livre na cavidade abdominal é indicativa de perfuração intestinal, níveis hidroaéreos indicam obstrução, cólon proximal dilatado com um pouco de gás na pelve indicam doença de Hirschsprung e distensão gasosa do estômago e duodeno proximal (bolha dupla) indica atresia duodenal. Uma série gastrintestinal superior (GIS), que mostra a junção gastrojejunal em uma localização anormal (lado direito da coluna), é suspeita de má rotação. O enema com bário que demonstra um ceco móvel localizado na linha média, no QSD ou do lado esquerdo do abdome pode confirmar a má rotação. A cirurgia está indicada para a maioria das obstruções intestinais neonatais.

O prognóstico baseia-se na quantidade de necrose intestinal e perda de intestino, presença de peritonite, presença de perfuração, presença de outras anomalias congênitas com risco de morte e condições gerais subjacentes do RN no momento da cirurgia.

Tabela 16-3 Causas comuns de vômitos

RNs (nascimento-3 meses)
Refluxo gastresofágico
Obstrução: Atresia esofágica/intestinal, estenose pilórica
Infecções: Gastrenterite, enterocolite necrosante, meningite, sepse

Bebês e crianças maiores (3 meses-3 anos)
Refluxo gastresofágico
Obstrução: Intussuscepção, hérnia encarcerada
Infecções: Gastrenterite, otite média, ITU, meningite, sepse
Causas não gastrintestinais: Toxinas, pós-tussiva

Crianças mais velhas e adolescentes (3-18 anos)
Obstrução: Volvo, intussuscepção, hérnia encarcerada
Infecções: Apendicite, gastrenterite, meningite, ITU
Causas não gastrintestinais: Cetoacidose diabética, toxinas, êmese pós-tussiva, gravidez

ITU, infecção do trato urinário.

Se houver suspeita de estenose pilórica, então deve ser realizada uma série GIS ou US. A US se tornou o exame de escolha, mas é dependente do operador. A US irá mostrar um piloro espessado (> 3 mm) com um canal longo (> 15 mm). Alguns centros são mais confortáveis com as séries GIS. Se for identificada uma estenose pilórica ou o paciente estiver desidratado, deve ser solicitada uma dosagem de eletrólitos. Alcalose metabólica hipocalêmica hipoclorêmica geralmente está presente e necessita de correção antes da pilorotomia cirúrgica definitiva.

Infecções

▶ Achados clínicos

Outras causas graves de vômitos no RN são de etiologia infecciosa. O RN pode ser hipotérmico, normotérmico ou febril. Se houver diarreia, uma gastrenterite pode ser a causa. Dor ou distensão abdominal geralmente não está presente na gastrenterite aguda (GEA). Embora, em geral, não seja uma situação de risco, a GEA pode se tornar ameaçadora para o RN se for causada por uma infecção bacteriana ou se houver o desenvolvimento de desidratação ou hipoglicemia. Hematêmese ou melena devem alertar o profissional de saúde para uma gastrenterite mais grave ou para ampliar o diagnóstico diferencial. A enterocolite necrosante (ECN) pode se apresentar com vômitos, intolerância alimentar, distensão abdominal, eritema e sensibilidade e fezes sanguinolentas. A patogênese exata da ECN parece ser devida à isquemia intestinal prévia, à infecção e à imaturidade imunológica do intestino. A ECN geralmente ocorre em bebês prematuros, mas até 10% dos casos ocorre em bebês a termo. A apresentação ocorre nas primeiras semanas de vida.

Etiologias infecciosas de vômito originadas fora do TGI precisam ser consideradas. Alteração do sensório, fontanela abaulada, má alimentação, enchimento capilar retardado, além de vômitos podem ser indicativos de meningite e/ou sepse. ITUs podem se apresentar apenas com vômitos, com ou sem febre, e devem ser consideradas no diagnóstico diferencial. O RN pode parecer bem em outros aspectos.

▶ Tratamento

Avaliar o aspecto geral do RN. Os sinais vitais devem ser observados. Se houver suspeita de gastrenterite viral em um bebê de bom aspecto, bem hidratado, com bom débito urinário, e ainda se alimentando, a observação e o teste com alimentação oral no serviço de emergência (SE) é apropriado. Medidas imediatas de ressuscitação devem ser iniciadas em qualquer bebê de aspecto doentio com os seguintes sintomas: distensão abdominal, dor, fezes sanguinolentas, irritabilidade, sonolência, enchimento capilar deficiente, taquicardia para a idade, taquipneia para a idade, febre, apneia ou fontanela abaulada. A colocação de cateter IV com SF em bólus, hemograma completo, hemocultura, EQU e urocultura a partir de sonda urinária, painel renal, gasometria capilar e glicose devem ser uma prioridade após avaliar e manejar a via aérea e a respiração. Antibióticos devem ser administrados. A escolha antibiótica geralmente é ampla e baseada no que você está tratando em particular. Em geral, ampicilina mais um aminoglicosídeo são medicamentos de primeira linha. Deve-se considerar fortemente o aciclovir no RN com suspeita de meningite. Uma punção lombar (PL) deve ser realizada em qualquer RN com febre ou com suspeita de meningite. A radiografia abdominal na ECN mostra classicamente pneumatose cistoide intestinal (aspecto de bolhas de sabão ou gás na parede intestinal).

Causas não gastrintestinais de vômitos

▶ Achados clínicos

Os vômitos podem ser indicativos de patologia do sistema nervoso central (SNC). As etiologias mais comuns no grupo etário neonatal são devidas a aumento na pressão intracraniana (PIC). Hidrocefalia, lesão maciça e hematoma subdural ou epidural podem causar aumento da PIC. Edema cerebral por meningite ou perda axonal difusa de massa cinza-branca (trauma não acidental [TNA]) também podem ser o motivo do aumento da PIC. Kernicterus também pode ser uma causa de vômitos em RNs, mas raramente é visto em países desenvolvidos.

Erros inatos do metabolismo, especificamente aminoacidemias, acidemias orgânicas, distúrbios do metabolismo dos carboidratos, podem se apresentar com vômitos, mas geralmente o bebê terá uma constelação de sintomas, incluindo letargia, convulsões, hipo- ou hipertonia, taquipneia/hiperpneia, falha no desenvolvimento e possivelmente hepatomegalia. Distúrbios metabólicos devem ser suspeitados como causa de vômitos quando o RN tem aspecto doente, os sintomas se apresentam com alteração na dieta, história familiar de retardo mental e/ou consanguinidade parental.

▶ Tratamento

A via aérea, a respiração e a circulação (ABC) são atendidas primeiro com a colocação de um cateter IV e SF em bólus. É importante obter um hemograma e hemocultura, porque a sepse ou um processo infeccioso está sempre no diagnóstico diferencial do RN doente. Eletrólitos e glicose são importantes, bem como a gasometria capilar, quando disponível, para ajudar a determinar o estado acidobásico. Pacientes com hipoglicemia e acidose devem ter uma determinação dos níveis de amônia e dos testes de função hepática. A hipoglicemia deve ser tratada imediatamente com 5 a 10 mL/kg de sol. de glicose a 10%. Obter uma nova dosagem de glicose para verificar se a glicemia foi corrigida.

Pacientes com vômitos e sintomas de distúrbios neurológicos (fontanela abaulada, convulsões, letargia, pupilas reagentes lentas, hemorragia retiniana) requerem reanimação com intubação para garantir a permeabilidade da via aérea, TC craniana para excluir processos intracranianos e PL. Os bebês que estão assim tão doentes precisam iniciar o tratamento antibiótico até que a etiologia seja determinada.

Colletti JE, Brown KM, Sharieff GQ, Barata IA, Ishimine P: ACEP Pediatric Emergency Medicine Committee. The management of children with gastroenteritis and dehydration in the emergency department. *J Emerg Med*. 2010;38(5):686-698 [PMID: 19345549].

Freedman SB, Ali S, Oleszczuk M, Gouin S, Hartling L: Treatment of acute gastroenteritis in children: An overview of systematic reviews of interventions commonly used in developed countries. *Evid Based Child Health*. 2013;8(4):1123-1137 [PMID: 23877938].

Refluxo gastresofágico

▶ Achados clínicos

A causa mais comum de vômitos no RN é a doença do refluxo gastresofágico (DRGE), que é a regurgitação do conteúdo esofágico ou estomacal, geralmente resultante de disfunção do esfíncter esofágico inferior. Os RNs têm uma história de nascimento e perinatal normal. Eles parecem normais ao exame, ganhando pelo menos 150 g por semana após eles recuperarem seu peso na primeira semana de vida. Eles geralmente estão com fome. Em bebês, a DRGE se resolve no primeiro ano de vida e, em geral, é uma condição benigna. Raramente, a DRGE pode se tornar mais grave, dificultando o desenvolvimento, causando pneumonia por aspiração, tosse crônica, apneia, esofagite e irritabilidade, sibilos e até mesmo um evento agudo com risco de morte (EARM). À medida que o bebê se torna mais ereto e sólidos são adicionados à dieta, a DRGE geralmente melhora. Em torno de um ano de vida, 95% dos casos de DRGE em bebês se resolve.

▶ Tratamento

O refluxo gastresofágico é um diagnóstico clínico em bebês normais que estão crescendo e se desenvolvendo e geralmente não requerem terapia. Em RNs sem alteração no peso, que continuam a se desenvolver e não apresentam dor, a terapia consiste em deixar o bebê em posição ereta após a alimentação e oferecer pequenas quantidades de alimentos espessos mais frequentemente. Se o RN estiver sentindo dor ou tem vômitos frequentes, arqueamento, ou dificuldade em ganhar peso, pode estar indicada a intervenção clínica. Os antagonistas da histamina (ranitidina) podem ser iniciados, mas os dados disponíveis são limitados para a segurança em bebês com menos de 44 semanas corrigido para prematuridade. Em bebês com peso muito baixo, os estudos demonstram um aumento na incidência de ECN, mortalidade e infecções daqueles recebendo ranitidina. Em bebês não prematuros ou de peso muito baixo, a ranitidina (2 mg/kg/dose 3 vezes ao dia) e os inibidores da bomba de prótons (IBPs) (omeprazol, 0,7-1 mg/kg/dia em dose única ou lansoprazol, 0,2 mg/kg/dia em dose única) podem aliviar os sintomas de esofagite e ajudar a melhorar a dor, mas eles não resolvem os vômitos. Os medicamentos procinéticos não são usados de rotina como antigamente. A cisaprida pode causar arritmias cardíacas graves em crianças e foi cancelada para uso pediátrico. A metoclopramida tem mostrado eficácia limitada com efeitos adversos (reações distônicas, agitação).

Bebês com sintomas de DRGE refratária ao tratamento conservador podem necessitar uma sonda de pH esofágico. Uma cintilografia gastresofágica ou varredura GI superior pode mostrar um esvaziamento gástrico retardado e qualquer motivo anatômico para o retardo. Os testes podem ser realizados como pacientes ambulatoriais e arranjados por meio do médico de cuidados primários do paciente.

A internação deve ser considerada em um RN com coloração cianótica (um EARM) devido à DRGE presumida. Um período de observação em monitores irá determinar a gravidade da DRGE, a necessidade de terapia e eliminar outras causas de cianose que não a DRGE.

Guillet R, Stoll BJ, Cotten CM, et al. Association of H2-blocker therapy and higher incidence of necrotizing enterocolitis in very low birth weight infants. National Institute of Child Health and Human Development Neonatal Research Network. *Pediatrics*. 2006;117(2):e137-42 [PMID: 23877938].

Terrin G, Passariello A, De Curtis M, Manguso F, Salvia G, Lega L, et al. Ranitidine is associated with infections, necrotizing enterocolitis, and fatal outcome in newborns. *Pediatrics*. 2012;129(1):e40-5 [PMID: 22157140].

CRIANÇAS MAIORES (3 MESES A 3 ANOS)

Crianças maiores têm motivos similares para apresentar vômitos.

Obstrução gastrintestinal

▶ Achados clínicos

Intussuscepção é a causa mais frequente de obstrução em crianças maiores, com idade entre 6 meses a 3 anos (60% < 1 ano;

90% < 2 anos). A forma mais comum envolve a junção íleocecal quando o segmento proximal se invagina sobre o segmento distal causando congestão venosa e linfática e edema. A obstrução pode levar à isquemia, à perfuração e à peritonite. Dor abdominal intermitente em cólica (com elevação das pernas) e vômitos são os sinais característicos. Os vômitos são inicialmente não biliosos, mas podem progredir para biliosos se continuarem sem diagnóstico. O bebê pode ter períodos livres de dor, mas eventualmente pode progredir para períodos letárgicos entre os episódios de dor abdominal. Se a condição persistir, podem ocorrer fezes sanguinolentas, descritas classicamente como fezes em geleia de groselha. A ausência de fezes em geleia de groselha não exclui a intussuscepção. Ao exame, o bebê pode ter uma massa palpável como uma salsicha no lado direito.

Hérnias encarceradas, volvos e doença de Hirschsprung são causas de obstrução neste grupo etário. Hérnias encarceradas se apresentam com edema na virilha, dor, bem como vômitos. O volvo geralmente se apresenta com vômitos biliosos, distensão abdominal e dor. Os pacientes em geral parecem enfermos. Pacientes com doença de Hirschsprung geralmente têm uma história de não ter fezes normais sem alguma forma de estimulação retal. Ao exame retal, eles não apresentam fezes na ampola retal. O divertículo de Meckel (ducto onfalomesentérico remanescente) pode causar intussuscepção recorrente ou volvo e, portanto, obstrução deve ser considerada como uma etiologia em pacientes apresentando vômitos que tiveram divertículo de Meckel assintomático diagnosticado previamente que não foi ressecado. O volvo é diagnosticado com GIS ou enema com bário.

▶ **Tratamento**

Se o paciente tem um aspecto doente ou está em choque compensado, deve ser dada atenção primária ao ABC. Administrar SF em bólus de 20 mL/kg (repetir se necessário). Hemograma completo, eletrólitos, glicemia e gasometria capilar devem ser obtidos em pacientes que parecem mais enfermos. A avaliação cirúrgica deve ser obtida imediatamente. Em bebês maiores que apresentam vômitos, dor abdominal intermitente com letargia, fezes positivas para heme, avaliar a presença de intussuscepção. A maioria dos bebês e crianças que apresentam intussuscepção não tem aspecto doente, mas parecem desconfortáveis se forem observados durante o episódio de dor abdominal. Duas radiografias do abdome (anteroposterior [AP] e ereto ou decúbito lateral) devem ser obtidas para investigar níveis de ar e líquido, ar livre, diminuição do ar no QID ou efeito de massa. A radiografia abdominal não é um exame definitivo e não pode excluir intussuscepção, mas irá orientar o médico para notificar o cirurgião se houver sinais de perfuração. A US é usada para diagnosticar intussuscepção, mas é dependente do operador. O enema com ar pode diagnosticar e reduzir a intussuscepção. Até 90% dos casos são reduzidos por meio do enema aéreo. Após a redução bem-sucedida pelo enema aéreo, o paciente deve ser observado para sinais de perfuração ou recorrência. A laparotomia está indicada na falha da redução pelo enema, na perfuração e em pacientes que apresentam choque.

Assim como os RNs, bebês mais velhos com sinais de obstrução intestinal (vômitos biliosos, distensão abdominal, dor abdominal) devem ser submetidos à avaliação cirúrgica imediata. A reanimação com líquidos e a análise laboratorial devem ser iniciadas como descrito previamente. Lembrar que bebês e crianças manterão sua PA, independente de estar em choque.

> Mandeville K, Chien M, Willyerd FA, Mandell G, Hostetler MA, Bulloch B: Intussusception: Clinical presentations and imaging characteristics. *Pediatr Emerg Care*. 2012;28(9):842-844 [PMID: 22929138].

Infecções

▶ **Achados clínicos**

A etiologia infecciosa mais comum de vômitos neste grupo etário é a gastrenterite viral. A gastrenterite viral, em geral, é associada com diarreia, mas comumente começa com vômitos como o primeiro sinal de apresentação. Os sintomas incluem possível febre, dor abdominal em cólica e, dependendo da duração e da gravidade da doença, desidratação. Pode ocorrer gastrenterite bacteriana (*Salmonella, Shigella*), mas a diarreia é uma característica proeminente. As causas infecciosas não gastrintestinas devem ser consideradas como uma etiologia de vômitos. Meningite, encefalite ou sepse podem causar vômitos em bebês mais velhos com história de febre, diminuição da atividade, alteração do estado mental, má alimentação e retardo do enchimento capilar. Meningismo pode não estar presente nos bebês maiores ou nas crianças menores. Otite média, ITU, pneumonia, hepatite e miocardite viral podem apresentar vômitos. Atenção cuidadosa deve ser dada à taquicardia em bebês maiores, febris, que não melhoram com antipiréticos e com a redução na febre. Um exame cardíaco minucioso, com atenção à presença de sopros ou galopes, hepatomegalia, ou presença de sibilos ou estertores, deve ser realizado, uma vez que o diagnóstico diferencial deve incluir miocardite.

▶ **Tratamento**

Avaliar aspecto geral, membranas mucosas, presença de lágrimas e determinar o enchimento capilar maior do que dois segundos. Tem sido demonstrado que estes quatro fatores predizem desidratação. Se os esforços de reanimação estiverem indicados (> 10% de desidratação), eles devem ser realizados imediatamente. Em geral, bebês maiores e crianças com gastrenterite viral não necessitam qualquer intervenção. Os eletrólitos séricos não são recomendados de rotina, a não ser que o paciente exiba estado mental alterado, desidratação moderada a grave, sinais clínicos de hipocalemia, hipoglicemia ou hiponatremia, bebês com menos de 6 meses de idade, ou apresentações suspeitas. Bebês maiores e crianças com desidratação leve a moderada podem ser reidratados por via oral (VO). Se a desidratação for de 6 a 9% por estimativa clínica, então começar a reidratação oral com 100 mL/kg durante 3 a 4 horas. Se a desidratação for de 3 a 5%, começar a reidratação oral com 50 mL/kg durante 3 a 4 horas. Lembrar-se de repor as perdas continuadas. A solução de reidratação oral é, preferivelmente, uma solução contendo sódio, potássio, cloreto, e carboidratos (Pedialyte, Rehydralyte, Infalyte, solução da Organização Mundial de Saúde). As bebidas esportivas e o suco de maçã não são recomendados como soluções devido ao alto teor de carboidratos e baixo teor de eletrólitos. Os antieméticos tradicionalmente não são recomendados (efeitos sedativos, reações distônicas), mas há evidências de que a ondansetrona (IV: 0,15-0,3 mg/kg/dose; VO: 8-15 kg dar 2 mg/dose, >15-30 kg dar 4 mg/dose, >30 kg, dar 8 mg/dose) é eficaz na redução da frequência dos vômitos, aumentando a eficácia da reidratação oral, diminuindo a necessidade de hidratação IV e reduzindo as admissões com menos efeitos colaterais adversos.

Se a reidratação oral for contraindicada (rara), falhar, ou não for aceita pelos pais, a terapia IV pode ser instituída no SE. Os eletrólitos séricos não são indicados de rotina. Um bólus de 20 mL/kg de SF ou Ringer lactato pode ser administrado. Após o bólus, se a FC do paciente estiver baixa e o paciente tiver urinado, pode ser feita uma provocação por VO. O uso da ondansetrona pode melhorar as chances do paciente não precisar internação. Se o paciente não tiver urinado ou o estado de hidratação não tiver melhorado, um segundo bólus de SF 20 mL/kg está indicado. Os critérios para internação incluem o seguinte:

- Mais de 5% de desidratação *e* incapacidade de tolerar líquidos por via oral;
- Doença subjacente grave (sepse, ITU, erro inato do metabolismo, cetoacidose diabética [CAD]);
- Vômitos biliosos;
- Situação social carente.

Quanto mais jovem o paciente mais conservador o provedor de saúde deve ser e pode querer considerar a internação.

Se houver vômitos e diarreia por mais tempo do que os 2 a 6 dias usuais da gastrenterite viral ou diarreia sanguinolenta proeminente, considerar gastrenterite bacteriana. Uma cultura de fezes pode estar indicada nestes pacientes.

Para vômitos causados por outras etiologias infecciosas, estão indicados cuidados dirigidos. Meningite, encefalite ou sepse requerem a colocação de cateter IV, hemograma, hemocultura, eletrólitos, glicemia e reposição de líquidos. Antibióticos de amplo espectro estão indicados. Uma PL deve ser obtida se o paciente estiver estável; todavia, antibióticos não devem ser retardados se não for possível realizar a PL imediatamente.

Otite média, ITU, pneumonia devem ser investigadas adequadamente e tratadas. Se houver suspeita de miocardite (taquicardia a despeito de redução da febre, novos sopros, galope, hepatomegalia, estertores) estão indicados uma radiografia torácica e uma eletrocardiografia (ECG). Se houver cardiomegalia ou sinais de miocardite no ECG, deve ser consultado um cardiologista pediátrico. Um ecocardiograma está indicado na internação.

Causas não gastrintestinais de vômitos

▶ Achados clínicos

As causas não infecciosas extragastrintestinais de vômitos devem ser consideradas. Nos bebês maiores e crianças, etiologias do SNC são incomuns, mas podem ser devastadoras se não forem detectadas. Tumores cerebrais, hidrocefalia, hematomas (não acidentais ou trauma acidental) e abscessos podem causar aumento da PIC e vômitos. A PIC aumentada pode levar à separação das suturas, aumento da circunferência da cabeça e abaulamento da fontanela se o paciente tiver menos de 6 a 9 meses de idade. Papiledema pode estar presente. Letargia e irritabilidade podem ser os sintomas de apresentação. Um paciente neste grupo etário não pode se queixar da presença de cefaleia. A tríade de Cushing (hipertensão, bradicardia e depressão respiratória) é indicativa de herniação do tronco cerebral, necessitando intubação, ressuscitação e investigação.

Os erros inatos do metabolismo ainda podem se apresentar após os três primeiros meses de vida. As apresentações envolvem vômitos, letargia, possíveis convulsões, hipo- ou hipertonia, taquipneia/hiperpneia, falha no desenvolvimento e possível hepatomegalia. Deve ser obtida a história a respeito dos sintomas relacionados com alteração na dieta, jejum ou história familiar de distúrbios metabólicos ou retardo no desenvolvimento.

Os distúrbios renais, como a acidose tubular renal ou a falência renal, são possíveis. Embora estes processos de doença tendam a ocorrer em crianças maiores, a insuficiência renal secundária à síndrome hemolítico-urêmica (SHU) pode afetar este grupo etário. Os bebês geralmente têm um aspecto doentio e podem ter uma história de hematúria, poliúria, anúria, edema e hipertensão.

Devido à sua natureza exploratória, as crianças estão em risco de ingestão de itens e substâncias. O vômito pode ser o sintoma primário. Considerar a intoxicação por chumbo nos pacientes com pica. Estes pacientes também podem exibir dor abdominal. O retardo no desenvolvimento é um sinal tardio. O exame cuidadoso da criança deve ser realizado buscando sinais de toxina, com atenção especial aos sinais vitais e alteração do sensório. As ingestões comuns que causam vômitos são salicilatos, teofilina, álcool, hidrocarbonetos, chumbo, ferro e digoxina.

▶ Tratamento

As etiologias não infecciosas extragastrintestinais dos vômitos requerem uma investigação e tratamento dirigidos. Os eletrólitos séricos, bem como a gasometria capilar e glicemia, quando disponíveis, são importantes para ajudar a determinar o estado acidobásico e a etiologia eletrolítica para os sintomas. O nível de amônia e os testes de função hepática devem ser incluídos se o paciente tiver hipoglicemia. A hiperglicemia diante de desidratação grave e vômitos pode ser evidência de CAD. Hipoglicemia deve ser tratada imediatamente com 2 a 4 mL/kg de glicose a 25%. Líquidos IVs contendo glicose devem ser instituídos após o paciente ter recebido o bólus inicial. A avaliação com um especialista em distúrbios metabólicos e genéticos está justificada.

No bebê com sinais de aumento da PIC ou alteração do estado mental, a primeira atenção deve ser dada ao ABC. Após o paciente ser considerado estável, uma TC da cabeça é necessária. As avaliações adequadas com subespecialistas devem ser realizadas ou o paciente deve ser transferido para um centro de cuidados terciários para que os cuidados definitivos sejam iniciados.

Vômitos secundários à ingestão de toxinas requerem uma avaliação dirigida.

CRIANÇAS MAIS VELHAS E ADOLESCENTES

Vômitos causados por obstrução, infecção e causas não gastrintestinais continuam pelo grupo etário pediátrico. ECN, estenose pilórica, atresias intestinais e íleo meconial não ocorrem em crianças maiores (> 3 anos). Embora ocorra por toda a vida, a DRGE geralmente não causa vômitos em crianças com mais de um ano de idade. A intussuscepção é rara em crianças com mais de cinco anos de idade e geralmente ocorre secundária a uma massa como ponto de deflagração. Distúrbios metabólicos e doença de Hirschsprung em geral têm sido diagnosticados no primeiro ano de vida. O paciente pediátrico mais velho é capaz de fornecer uma história dos sintomas (cefaleia, áreas específicas onde dói) e então os motivos específicos para os vômitos podem ser encontrados. A gastrenterite afeta todas as idades e os princípios gerais de avaliação do estado de hidratação, reidratação com solução oral, se indicado, e determinação do encaminhamento do paciente são os mesmos.

Obstrução gastrintestinal

A obstrução como uma etiologia pode ocorrer por toda a vida. O volvo continua a ocorrer e deve ser considerado quando um paciente apresenta dor abdominal em cólica, vômitos biliosos e distensão abdominal. Um paciente que foi submetido a uma cirurgia prévia tem a possibilidade de aderências pós-operatórias e pode apresentar os mesmos sintomas. O tratamento é o mesmo com estabilização como a base e a avaliação cirúrgica para cuidados definitivos (ver tópico Crianças maiores (3 meses a 3 anos) apresentado anteriormente).

Infecção

Achados clínicos

Os vômitos como um sinal de infecção em crianças mais velhas é similar a crianças em outros grupos etários. Uma doença mais comum em crianças com mais de dois anos de idade é a apendicite. Embora a apendicite tenha sido vista em todas as idades, em crianças com menos de dois anos ela é diagnosticada tardiamente, após perfuração, devido a sintomas inespecíficos. Em crianças em idade escolar, a dor abdominal geralmente começa na região periumbilical e migra para o QID. A anorexia é seguida de vômitos. Pode ocorrer febre de baixo grau. Diarreia não é um sintoma, mas a sua presença não exclui a apendicite. A criança pode se queixar de aumento da dor aos movimentos, com o andar, pular, tossir ou estar em um veículo em movimento. À medida que a inflamação progride, a criança pode exibir sensibilidade de rebote e dor referida ao exame. Crianças menores têm queixas mais vagas ao exame e uma progressão mais rápida dos sintomas. Os sinais e sintomas de apendicite variam amplamente, e o diagnóstico pode ser difícil. Torsão ovariana, doença sexualmente transmissível (DST), abscesso tubo-ovariano, gastrenterite e ITU devem estar no diagnóstico diferencial.

Tratamento

Quando uma criança mais velha apresenta vômitos, anorexia, dor periumbilical ou no QID, febre de baixo grau, dor aos movimentos, deve ser suspeitada apendicite. Um hemograma deve mostrar uma contagem elevada de leucócitos. Uma leucocitose acima de 10.000 com contagem absoluta de neutrófilos maior do que 6.750 coloca o paciente em risco aumentado de apendicite. A dosagem de eletrólitos não é necessária, a não ser que o paciente exiba sinais de desidratação. A TC e a US são modalidades radiológicas que podem ajudar no diagnóstico. A US tem a vantagem de não ter radiação, ter um menor custo e ser a melhor modalidade para avaliar a presença de fluxo para o ovário em pacientes do sexo feminino. Ela é discretamente mais sensível do que a TC quando o apêndice é visualizado (sensibilidade 97,5%). A US é dependente do operador e em instituições nas quais um especialista em US pediátrica não está presente, a TC abdominal é o estudo de escolha. Se houver suspeita de perfuração, a TC é o exame de escolha. O bólus de SF IV seguido de líquidos de manutenção está indicado se a criança estiver desidratada. A remoção cirúrgica do apêndice geralmente é realizada; contudo, em um paciente com perfuração, o cirurgião pode preferir tratar com antibióticos e adiar a apendicectomia.

Bundy DG, Byerley JS, Liles EA, Perrin EM, Katznelson J, Rice HE: Does this child have appendicitis? *JAMA*. 2007;298(4):438-451 [PMID: 17652298].

Mittal MK, Dayan PS, Macias CG, et al; Pediatric Emergency Medicine Collaborative Research Committee of the American Academy of Pediatrics. Performance of ultrasound in the diagnosis of appendicitis in children in a multicenter cohort. *Acad Emerg Med*. 2013;20(7):697-702 [PMID: 23859583].

Causas não gastrintestinais de vômitos

Achados clínicos

Assim como em crianças em outros grupos etários, as anormalidades metabólicas causam vômitos. Erros inatos do metabolismo (diagnosticados previamente), uremia, e insuficiência suprarrenal podem se apresentar nesta faixa etária. O diabetes se apresenta mais comumente neste grupo etário. Polidipsia, poliúria e polifagia com perda de peso são sintomas clássicos de apresentação, mas se a criança apresentou progressão da doença, vômitos podem ser a queixa principal. Primeiro, a apresentação do diabetes pode não ser diagnosticada e atribuída à gastrenterite. A criança pode ter um hálito com odor frutífero, hiperpneia, alteração do estado mental e parecer mais desidratado do que esperado.

O diagnóstico diferencial dos vômitos na adolescência deve incluir a gravidez. De acordo com a Youth Risk Behavior Survey, 33% dos alunos do primeiro ano do segundo grau, 44% dos alunos do segundo ano, 53% dos alunos do terceiro ano e 63% dos alunos do quarto ano nos Estados Unidos já tiveram relações sexuais vaginais. Fatores históricos podem ser negados e os sintomas físicos podem ser sutis.

Vômitos cíclicos são uma entidade que se apresenta inicialmente entre os três e cinco anos de idade e se distingue por inúmeros episódios de vômitos intercalados com períodos de bem-estar. Pode haver um período prodrômico de febre, náuseas, cefaleia ou letargia. A etiologia inclui alteração da motilidade intestinal ou enxaqueca abdominal. É um diagnóstico de exclusão após outras causas de vômitos terem sido consideradas e o paciente ter sido submetido a exames, incluindo estudos metabólicos, séries GIS, endoscopia ou ressonância magnética (RM) do cérebro. O diagnóstico geralmente não é feito no SE.

▶ Tratamento

Quando há suspeita de uma etiologia não gastrintestinal para os vômitos em uma criança neste grupo etário, a investigação é baseada nessa suspeita clínica. Como a criança mais velha é melhor na comunicação, a investigação pode ser focada. Se houver suspeita de CAD, então está indicada uma glicose sérica, eletrólitos, gasometria capilar (para determinar o pH) e EQU. O tratamento inclui a correção da desidratação, da hiperglicemia e da acidose e prevenção de hipocalemia (Capítulo 42). O edema cerebral, exibido por uma alteração no estado mental, é uma complicação da CAD na população pediátrica com risco de morte. Portanto, a monitorização do estado mental e o exame neurológico são importantes.

Um teste de gravidez deve ser realizado em todas as pacientes do sexo feminino na pós-menarca. Se o teste for positivo, o tratamento dos vômitos com um antiemético como a ondansetrona pode aliviar os sintomas. O encaminhamento para cuidados primários adequados é uma necessidade.

Yen S, Martin S: Contraception for adolescents. *Pediatr Ann.* 2013;42(2):21-25 [PMID: 23379400].

DIARREIA

Em pacientes pediátricos, o termo diarreia se refere ao amolecimento das fezes sem necessariamente a inclusão de um aumento no número de defecações. Qualquer alteração no padrão das fezes de um paciente pediátrico deve levantar suspeita de diarreia. Embora a diarreia possa acompanhar doenças pediátricas comuns, como a gastrenterite viral aguda, a diarreia pode ser um sintoma de uma doença com risco de morte (Tabela 16-4).

Tabela 16-4 Causas comuns de diarreia

Infecções: Enterite viral, enterite parasitária, enterite bacteriana
Diarreia parenteral
Distúrbios dietéticos
Uso de antibióticos
Síndrome de intestino irritável
Doença inflamatória intestinal

DIARREIA INFECCIOSA

Vírus

Rotavírus, calicivírus (vírus Norwalk e Sapporo), enterovírus, adenovírus e astrovírus.

Parasitas

Giardia lamblia, Entamoeba histolytica e Cryptosporidia.

▶ Achados clínicos

Vírus e parasitas são duas fontes de diarreia infecciosa, que causam fezes amolecidas ou aquosas, que podem ser malcheirosas. Pacientes pediátricos podem ter um aumento da frequência de defecações e dor abdominal que pode acompanhar a diarreia. A maioria dos pacientes com causas virais de diarreia têm febre, e as fezes não são sanguinolentas. A maioria do pacientes com causas parasitárias de diarreia apresentam o quadro por uma semana ou mais e tiveram exposição à água contaminada, como um lago ou riacho, ou frequentaram uma creche onde ocorrem surtos.

Ao obter uma história, é importante verificar a ingestão e a excreção do paciente durante o curso da doença. Questões específicas a respeito do volume de ingestão e excreção, por exemplo, o número de fraldas molhadas durante o curso da doença e o número, a frequência e o tamanho das fezes ajudam a estimar o equilíbrio hídrico.

Causas virais e parasitárias de diarreia podem levar à desidratação, como evidenciado por alteração no estado mental (letargia), anormalidades nos sinais vitais (taquicardia, hipotensão) e perda de peso. Além disso, o exame das membranas mucosas e turgor da pele são úteis para estimar a desidratação. O exame abdominal geralmente revela um abdome flácido, não distendido, que o paciente pode perceber como desconfortável, mas o exame não produz sensibilidade localizada ou de rebote.

▶ Tratamento

A Tabela 16-5 lista características do diagnóstico diferencial da diarreia pediátrica comum. As causas virais e parasitárias de diarreia necessitam cuidados suportivos com reidratação oral

Tabela 16-5 Características do diagnóstico diferencial da diarreia pediátrica comum

Causa	Modo de transmissão	Incubação	Comentários	Terapia
Salmonella sp.	Alimentos ou água contaminada (ovos, aves, leite). Animais ou bichos de estimação (tartarugas, pintinhos, lagartos). Reuniões em grupo	8-72 horas	Muito comum. Febre, dor abdominal, cefaleia, mialgia, diarreia com pouco vômito. Risco de sepse nos jovens ou em paciente imunocomprometido (doença falciforme, diabetes, HIV, asplenia). Raras hemácias fecais; leucócitos comuns	Terapia antimicrobiana geralmente não é indicada em pacientes com infecção assintomática ou gastrenterite não complicada (não invasiva). Tratar a infecção naqueles pacientes com doença grave ou sepse, nos pacientes imunocomprometidos ou nos hospitalizados. Se a terapia antimicrobiana for iniciada em pacientes com gastrenterite, a amoxicilina ou sulfametoxazol-trimetoprima é recomendada para as cepas suscetíveis. Alternativa: azitromicina ou ceftriaxona para cepas resistentes. Fluoroquinolonas não são aprovadas para uso em crianças com < 18 anos
Shigella sp.	Transmissão fecal-oral, pessoa a pessoa ou alimentos contaminados. Creches e instituições. Sanitização deficiente. Altamente contagiosa	1-3 dias	Muito comum. Crianças com 1-5 anos, pacientes institucionalizados. Febre, cefaleia, dor abdominal, mialgia, diarreia com pouco vômito. Convulsões febris e aspecto toxêmico podem justificar punção lombar. A diarreia pode começar durante o procedimento. Hemácias fecais são comuns; placas de leucócitos	Tratar a infecção nos pacientes com disenteria grave, sepse ou surtos institucionais. Tratar com ampicilina ou sulfametoxazol-trimetoprima por 5 dias. Cepas resistentes: tratar com azitromicina parenteral por 3 dias, ceftriaxona por 5 dias, ou uma fluoroquinolona (como a ciprofloxacina se >18 anos) por 3 dias. As cefalosporinas orais não são úteis para o tratamento. As fluoroquinolonas não são aprovadas para uso em crianças com < 18 anos
Campylobacter sp.	Água não clorada, alimentos contaminados (leite não processado, aves). Animais ou bichos de estimação. Reservatórios de água natural em parques	1-7 dias	Muito comum. Diarreia dos mochileiros, meses de verão, crianças e adultos jovens. Febre, cefaleia, dor abdominal, mialgia por vários dias seguida por diarreia com poucos vômitos. Pode simular apendicite. Hemácias e leucócitos fecais são comuns	Tratar a infecção nos pacientes comprometidos ou toxêmicos. Azitromicina e eritromicina encurtam a duração da doença e previnem a recaída quando administrados. Tratamento com azitromicina (10 mg/kg/d por 3-5 dias) ou eritromicina (40 mg/kg/d dividida em 4 doses por 5 dias). Fluoroquinolona, como a ciprofloxacina, pode ser efetiva, mas a resistência à ciprofloxacina é comum. A fluoroquinolona não é aprovada para uso em crianças com < 18 anos
Yersinia enterocolitica	Alimentos ou água contaminada (porco, leite). Transmissão fecal-oral, pessoa a pessoa. Animais selvagens e domésticos	1-5 dias	Crianças e adultos jovens. Anorexia, febre baixa, dor abdominal no QID e vômitos podem preceder a diarreia e simular apendicite. Bacteremia pode ocorrer em crianças com < 1 ano ou outros com condições como depósito excessivo de ferro (i.e., uso de deferoxamina na doença falciforme/β-talassemia) e estados imunossuprimidos. Hemácias e leucócitos fecais são comuns. (Condições com sobrecarga de ferro aumentam substancialmente a patogenicidade da enterocolítica.)	Tratar a condição em pacientes gravemente enfermos. Geralmente autolimitada. Tratar com sulfametoxazol-trimetoprima, aminoglicosídeos ou cefotaxime. Pode usar tetraciclina ou doxiciclina (em crianças ≥ 8 anos); fluoroquinolonas (para pacientes ≥ 18 anos). Geralmente resistente às cefalosporinas de primeira geração e à maioria das penicilinas
E. coli enterohemorrhagic O156:H7	Água e alimentos contaminados; carnes cruas ou mal passadas, hambúrgueres; transmissão fecal-oral, pessoa a pessoa; instituições, creches	3-8 dias	Crianças e idosos; febre, dor abdominal, vômitos, diarreia sanguinolenta visível; pode simular sangramento gastrointestinal ou isquemia mesentérica; síndrome hemolítico-urêmica (causa comum de insuficiência renal em crianças) ocorre em 5%, 5-20 dias pós-infecção. Hemácias e leucócitos fecais são comuns	Cuidados suportivos; antibioticoterapia não recomendada

(continua)

Tabela 16-5 Características do diagnóstico diferencial da diarreia pediátrica comum *(continuação)*

Causa	Modo de transmissão	Incubação	Comentários	Terapia
Aeromonas hydrophilia	Água contaminada	1-5 dias	Mas comum em pacientes imunocomprometidos. Mais grave em crianças. Causa de 10-15% dos casos de diarreia pediátrica. Diarreia, vômitos e cólicas abdominais com ou sem febre. Infecção crônica pode simular doença intestinal inflamatória. Hemácias e leucócitos fecais são comuns	Tratar com sulfametoxazol-trimetoprima. Pode-se usar tetraciclina (crianças ≥ 8 anos); fluoroquinolonas (para pacientes ≥ 18 anos)
Strongyloides stercoralis	Contaminação fecal e do solo. Climas quentes, má sanitização, instituições	Semanas a meses	Febre, dor abdominal, vômitos, diarreia e sepse em pacientes imunocomprometidos. Os comprometidos podem desenvolver sintomas cutâneos, pulmonares ou do SNC	Ivermectina, 200 ?g/kg/d x 2d Alternativa: abendazol 400 ?g/kg/d x 7 d
Clostridium difficile (associado com antibióticos)	Uso recente de antibióticos. Clindamicina, penicilinas e cefalosporinas são implicadas mais comumente	1-12 semanas	Febre, dor abdominal, diarreia, raramente vômitos. Pode causar doença significativa, especialmente nos comprometidos. Hemácias e leucócitos fecais são comuns. Taxas de colonização intestinal em bebês saudáveis podem ser de até 50% mas geralmente < 5% em crianças com > 5 anos e adultos	Descontinuar antibióticos associados; metronidazol (30 mg/kg/d dividido em 4 doses, máximo 2 g/d) é o medicamento de escolha para o tratamento inicial de crianças e adolescentes com diarreia leve a moderada e para a primeira recaída. Ou vancomicina, 40 mg/kg/d, via oral, dividida em 4 doses, até uma dose máxima diária que não exceda 2 g). Terapia por 10 dias.
Entamoeba histolytica (disenteria amebiana)	Água e alimentos contaminados. Sanitização deficiente, instituições. Viagens para países em desenvolvimento	1-12 semanas	Pacientes com disenteria amebiana aguda apresentam febre de instalação abrupta, dor abdominal, tenesmo e diarreia sanguinolenta. Vômito é raro. A disenteria crônica causa mal-estar, perda de peso, distensão abdominal e diarreia com raias de sangue. Pode desenvolver abscesso hepático. Hemácias e leucócitos fecais são comuns	Metronidazol, 35-50 mg/kg/d por via oral, 3 vezes ao dia, x 10 dias, seguido de iodoquinol 30-40 mg/kg/d (max 2 gr) por via oral, 3 vezes ao dia por 20 dias.
Giardia intestinalis (antigamente, *Giardia lamblia*)	Infectada diretamente a partir de uma pessoa infetada ou por meio de ingestão de água e alimentos com contaminação fecal	1-3 semanas	Diarreia aquosa aguda, dor abdominal, ou doença intermitente, prolongada, frequentemente debilitante, caracterizada pela eliminação de fezes fétidas associada com flatulência, distensão abdominal e anorexia. Má absorção com perda de peso significativa, falha no desenvolvimento e anemia.	Metronidazol, 15 mg/kg/d por via oral, 3 vezes ao dia, por 7 dias
Cryptosporidia	Oocistos são excretados nas fezes e transmitidos por via fecal-oral. Extensos surtos de doença transmitida pela água têm sido associados com contaminação da água potável e água recreacional.	3-14 dias	Diarreia aquosa, não sanguinolenta, cólicas abdominais, fadiga, febre, vômitos, anorexia, perda de peso. Geralmente dura 6-14 dias. Em pacientes imunocomprometidos cronicamente, diarreia grave que pode levar à desnutrição e perda de peso.	Nitazoxanida: 1-3 anos: 100 mg VO 2 x/dia por 3 dias 4-11 anos: 200 mg VO 2 x/dia por 3 dias > 12 anos: 500 mg VO 2 x/dia por 3 dias x/dia

QID, quadrante inferior direito; VO, via oral; SNC, sistema nervoso central.
(Adaptada com permissão de Stone CK, Humphries RL: *Current Diagnosis and Treatment Emergency Medicine*, 7ª Ed. Direitos Autorais © The McGraw-Hill Companies, 2011. Capítulo 36. Emergências Gastrintestinais. Manejo Empírico e Encaminhamento de pacientes com gastrenterite infecciosa. Quimioterapia empírica.)

ou IV, dependendo do grau de desidratação e monitorização cuidadosa da ingestão e excreção. Os sintomas geralmente cedem em 2 a 5 dias. As soluções de reidratação oral contêm glicose e eletrólitos, e a reintrodução de alimentos deve ocorrer precocemente na doença. Se for estimado que um paciente tenha uma desidratação de 5 a 10%, um painel metabólico básico, pesquisando especificamente eletrólitos e ureia, deve ser obtido. O estudo revela o grau de acidose e se o paciente está hipo ou hipernatrêmico. Um nível de glicose à beira do leito irá determinar se o paciente está hipoglicêmico. Para pacientes que necessitam reidratação IV, um bólus de 20 mL/kg de SF deve ser iniciado. Após essa intervenção, o paciente deve ser reavaliado e se estiver melhor, pode ser submetido a um teste com líquidos orais. Se o paciente estiver mais gravemente desidratado, é necessário mais de um bólus de SF e, então, líquidos IV com dextrose em velocidade de manutenção ou mais para manter a hidratação diante de diarreia. O exame das fezes especificamente para ovos e parasitas pode confirmar a identificação do agente infeccioso, uma vez que certas formas de diarreia podem ser um problema de saúde pública (surtos de *Cryptosporidia*).

A maioria dos pacientes pediátricos com causas virais e parasitárias de diarreia pode tolerar líquidos orais e, assim, suportar a reidratação em casa. A internação deve ser considerada em pacientes pediátricos que desenvolveram desidratação de 5 a 10% que continuaram com diarreia ou que estão hipo- ou hipernatrêmicos. É importante observar que bebês e crianças menores não têm a mesma reserva que crianças maiores e podem demonstrar desidratação mais rapidamente e com características históricas mais sutis do que crianças mais velhas,

Medicações antidiarreicas não devem ser usadas em crianças com gastrenterite. Nos últimos anos, os probióticos (membros do gênero *Lactobacillus bifidobacterium* que alteram a microflora do hospedeiro) têm sido estudados em crianças com gastrenterite. Um relato da American Academy of Pediatrics Committee on Nutrition afirmou que há evidência em bebês e crianças sadias em outros aspectos para apoiar o uso de probióticos precocemente no curso de gastrenterite. Os estudos mostram que os probióticos reduzem a duração da diarreia causada por gastrenterite viral em um dia. Não há evidência conclusiva que mostre que os probióticos são eficazes na prevenção de diarreia.

Bactérias

Salmonella, Shigella, Yersinia, Campylobacter, Escherichia coli patogênica, *Aeromonas hydrophila, Vibrio* sp., *Clostridium difficile*, tuberculose.

▶ Achados clínicos

As bactérias servem como fonte de diarreia infecciosa. Em comparação com as causas virais e parasitárias de diarreia, as duas características das causas bacterianas são as cólicas abdominais e a hematoquezia ou fezes sanguinolentas. Devido à natureza infecciosa desse tipo de diarreia, a febre frequentemente é encontrada nos pacientes.

Ao obter a história, é importante perguntar sobre a exposição a ovos ou galinha crus ou mal cozidos (*Salmonella*), piscinas públicas (*Shigella*), cidra de maçã não pasteurizada (*Campylobacter*), carne vermelha mal cozida, como hambúrgueres (*Escherichia coli* patogênica) ou crustáceos (*Vibrio* sp.).

A SHU é uma sequela grave da shiga-toxina *E. coli* (STEC). A infecção entérica por *E. coli* O157:H7 é o serotipo STEC mais comumente associado com SHU. A anemia hemolítica microangiopática, a trombocitopenia e a insuficiência/falência renal aguda podem ser vistas na análise laboratorial. A SHU ocorre em até 15% das crianças infectadas por shiga-toxina *E. coli*. Ela se desenvolve em sete dias (≥ 3 semanas) após a instalação da diarreia. Mais de 50% das crianças necessitam diálise e 3 a 5% morrem. As complicações neurológicas (convulsões, coma, acidente vascular encefálico [AVE]) foram relatadas.

O *Clostridium difficile* é a causa mais comum de diarreia associada a antimicrobianos e é um patógeno comum associado aos cuidados de saúde. Os sintomas clínicos incluem colonização assintomática, diarreia aquosa, diarreia sanguinolenta, febre e dor abdominal. Colite pseudomembranosa geralmente é caracterizada por diarreia com muco nas fezes, cólica e dor abdominal, febre e toxicidade sistêmica. A colonização por cepas produtoras de toxinas sem sintomas ocorre em crianças com menos de 5 anos e é comum em bebês com menos de um ano de idade. O método de teste mais comum usado atualmente para as toxinas do *C. difficile* é o imunoensaio da enzima comercialmente disponível (EIA), que detecta as toxinas A e/ou B. Os ensaios moleculares usando testes de amplificação do ácido nucleico (NAATs) também estão disponíveis. O American Academy of Pediatrics Policy Statement a respeito dos testes recomenda o seguinte: o teste para colonização ou toxina para *C. difficile* deve ser realizado apenas em crianças com diarreia que atendem os critérios clínicos e relacionados à idade listados nas recomendações seguintes. O teste em bebês (< 12 meses) é complicado por um alto índice de colonização assintomática. O teste deve ser limitado a bebês com doença de Hirschsprung ou outros distúrbios graves da motilidade ou em uma situação de surtos. Etiologias alternativas devem ser buscadas mesmo naqueles com um teste positivo para *C. difficile*.

É importante verificar a ingestão e excreção dos pacientes durante o curso da doença. Questões específicas a respeito do volume de ingestão e eliminação, por exemplo, o número de fraldas molhadas durante o curso da doença e o número, a frequência e o tamanho das fezes, ajudam a estimar o equilíbrio hídrico. Na maioria dos pacientes, o sangue nas fezes irá aparecer como uma pequena quantidade especificamente em gotas na superfície das fezes. As causas bacterianas de diarreia podem levar à desidratação, como evidenciado por anormalidades dos sinais vitais, especificamente taquicardia, hipotensão e redução no peso. Além disso, o exame das membranas mucosas e turgor da pele são úteis para estimar a desidratação.

Tratamento

As causas bacterianas de diarreia requerem cuidados de suporte, com reidratação oral ou IV, dependendo do grau de desidratação e monitorização cuidadosa da ingestão e eliminação. As soluções de reidratação oral contêm glicose e eletrólitos, e a reintrodução da alimentação deve ocorrer precocemente na doença. Se um paciente tem 5 a 10% de desidratação, deve ser obtido um painel metabólico. O painel avalia possível hipoglicemia, hipo- ou hipernatremia, ureia ou Cr elevada. Um hemograma pode revelar anemia ou trombocitopenia se houver suspeita de SHU. Para pacientes que necessitam reidratação IV, um bólus de 20 mL/kg de SF deve ser iniciado. Após essa intervenção, o paciente deve ser reavaliado e, se tiver melhorado, pode ser submetido a um teste de líquidos por VO. Na desidratação mais grave, o paciente pode necessitar mais do que um bólus de SF e depois líquidos IV com dextrose em uma velocidade de manutenção ou mais para manter a hidratação diante de diarreia.

No paciente pediátrico febril com diarreia sanguinolenta, uma cultura de fezes pode ajudar a determinar o agente infeccioso; contudo, na maioria dos pacientes, a terapia antibiótica não está indicada, mesmo com uma cultura de fezes positiva. O teste para *C. difficile* é discutido.

A terapia antibiótica está indicada na shiguelose, uma vez que os antibióticos encurtam o curso da doença e a duração da eliminação dos organismos nas fezes. A Tabela 16-5 lista as opções de tratamento para etiologias específicas de diarreia.

A maioria dos pacientes pediátricos com causas bacterianas de diarreia pode receber reidratação oral em casa. As famílias frequentemente necessitam a tranquilização de que as fezes sanguinolentas não são um sinal nefasto. A internação deve ser considerada em pacientes pediátricos que estão com desidratação leve a moderada com diarreia continuada. É importante observar que bebês e crianças menores não têm a mesma reserva que crianças maiores e podem demonstrar desidratação mais rapidamente e com características históricas mais sutis do que crianças mais velhas.

> American Academy of Pediatrics. *Red Book: 2012 Report of the Committee on Infectious Diseases*. Section 4: Antimicrobial Agents and Related Therapy. Drugs for parasitic infections, 29th ed. Pickering LK, ed. Elk Grove Village, IL: American Academy of Pediatrics; 2012: 848-868.
>
> Schutze GE, Willoughby RE; Committee on Infectious Diseases; American Academy of Pediatrics: Clostridium difficile infection in infants and children. *Pediatrics*. 2013;131:196-200 [PMID: 23277317].
>
> Stutman HR: Salmonella, shigella, and campylobacter: Common bacterial causes of infectious diarrhea. *Pediatric Ann*. 1994;23(10):538-543 [PMID: 7838603].

Doença intestinal inflamatória

Achados clínicos

A doença inflamatória intestinal (DII) inclui a colite ulcerativa e a doença de Crohn. As características clínicas de ambos os distúrbios incluem diarreia, perda GI de sangue e proteína, dor abdominal, febre, anemia, perda de peso e falha no crescimento. Manifestações extraintestinais (artrite, uveíte, eritema nodoso, hepatite crônica e colangite esclerosante) são mais comuns na doença de Crohn. Uma apresentação típica no SE inclui a dor abdominal grave e diarreia com ou sem sangue oculto nas fezes. O exame abdominal pode revelar sensibilidade, defesa e/ou sensibilidade de rebote. A doença perianal (fissuras, marcas cutâneas, fístulas e abscessos) pode preceder as manifestações intestinais da doença de Crohn em vários anos.

Tratamento

Se um paciente tem DII conhecida, o manejo inicial no SE envolve uma avaliação da gravidade dos sintomas GI e toxicidade sistêmica.

Doença leve

A doença leve consiste do seguinte:

- Menos de seis evacuações por dia;
- Ausência de sinais sistêmicos.

Doença moderada

A doença moderada consiste do seguinte:

- Mais de seis evacuações ao dia;
- Febre (temperatura > 38 °C);
- Hipoalbuminemia (concentração de proteína sérica < 3,2 g/dL);
- Anemia (concentração hemoglobina < 10 g/dL).

Doença grave

A doença grave consiste no seguinte:

- Mais de seis evacuações ao dia;
- Cólicas abdominais e sensibilidade acentuadas;
- Febre;
- Anemia significativa;
- Leucocitose (leucócitos > 15.000);
- Hipoalbuminemia (3 mg/dL);
- Megacólon tóxico.

Em pacientes com DII conhecida ou suspeitada, os exames laboratoriais, incluindo hemograma completo com contagem diferencial, painel metabólico básico, albumina sérica, testes de função hepática, velocidade de hemossedimentação (VHS) e proteína C reativa estão indicados. As radiografias abdominais são úteis para estabelecer o diagnóstico de megacólon tóxico, obstrução intestinal ou perfuração. O exame das fezes para sangue oculto, leucócitos fecais e cultura para agentes infecciosos é importante.

O paciente com DII conhecida ou suspeitada pode ter alta do SE quando o paciente apresenta manifestações leves da doença, *e* os exames laboratoriais e radiológicos do paciente não revelam anormalidade significativa *e* o acompanhamento com um gastrenterologista foi arranjado.

Em pacientes com doença moderada a grave, o manejo inicial é suportivo com a reidratação IV com SF seguido por manutenção com líquidos com dextrose IV. A internação destes pacientes pode ser necessária para iniciar ou modificar a terapia específica, como corticosteroides ou medicações imunossupressoras. A avaliação com um gastrenterologista é recomendada.

DIARREIA PARENTERAL

Achados clínicos

Pacientes pediátricos podem desenvolver diarreia sem uma etiologia infecciosa ou inflamatória. Otite média aguda (OMA) pode causar diarreia em bebês e crianças menores. Os pacientes podem ter febre associada com OMA e podem desenvolver desidratação pela diarreia.

Tratamento

Neste caso, o tratamento da OMA irá levar à resolução da diarreia. Os pacientes estão seguros para alta do SE desde que eles possam manter a hidratação, independente da diarreia. Pacientes desidratados podem necessitar internação ao hospital para reidratação IV e monitorização rígida da ingestão e eliminação.

Distúrbios dietéticos

Achados clínicos

Os distúrbios dietéticos, como os excessos alimentares e ingestão de bebidas açucaradas, como suco de maçã, podem levar bebês e crianças menores a ter diarreia. Os pacientes são afebris e se desenvolvem normalmente, apesar da diarreia. As características históricas incluem questões específicas, independentemente da frequência e do volume das alimentações ou líquidos açucarados, e o aspecto de um bebê ou criança mais jovem grande pode indicar ingestão excessiva de alimentos ou doces como a causa de diarreia. Os pacientes geralmente não demonstram desidratação significativa; contudo, o amolecimento das fezes ou a alteração no padrão das fezes leva a uma preocupação nos pais, que indica visitas ao SE.

Tratamento

É importante identificar distúrbios dietéticos como causa da diarreia, de modo que a orientação adequada pode ser fornecida aos pais. A redução do volume de alimentação e a limitação do volume de bebidas açucaradas podem causar remissão da diarreia. A não ser que esteja desidratado de forma moderada a grave devido à diarreia, o paciente pode ter alta para casa com instruções de alimentação modificada. É importante ter um acompanhamento do paciente com um pediatra para reforçar a orientação antecipada e para acompanhar a diarreia do paciente.

Thomas DW, Greer FR: American Academy of Pediatrics Committee on Nutrition; American Academy of Pediatrics Section on Gastroenterology, Hepatology, and Nutrition. *Pediatrics*. 2010;126(6):1217-31 [PMID: 21115585].

Síndrome do intestino irritável

Achados clínicos

A síndrome do intestino irritável (SII) difere da DII pelo fato da anatomia intestinal na SII não ser anormal. A SII se caracteriza por dor abdominal, plenitude e aumento abdominal por pelo menos três dias por mês, nos últimos três meses. Os sintomas da SII geralmente são reduzidos após um movimento intestinal ou ocorrem quando há uma alteração na frequência de movimentos intestinais. Os pacientes com SII podem oscilar entre constipação e diarreia, embora a maioria dos pacientes tenha uma tendência a ser constipado ou ter diarreia.

Tratamento

O tratamento da SII é dirigido ao alívio dos sintomas e inclui alterações no estilo de vida, como aumento do sono ou do exercício, alterações dietéticas, como redução da cafeína, e certas medicações, como os anticolinérgicos, para controlar os espasmos dos músculos intestinais. Embora a SII seja um distúrbio para a vida toda, ela não leva a dano permanente aos intestinos e raramente leva à internação ao hospital.

Aloi M, D'Arcangelo G, Pofi F, et al.: Presenting features and disease course of pediatric ulcerative colitis. *J Crohns Colitis*. 2013;7(11): e509-e515 [PMID: 23583691].

Suares, NC, Ford AC: Diagnosis and treatment of irritable bowel syndrome. *Discov Med*. 2011;11(60):425-33 [PMID: 21616041].

Equilíbrio hídrico e eletrolítico

Jon Jaffe, MD
Richard Whitworth, MD

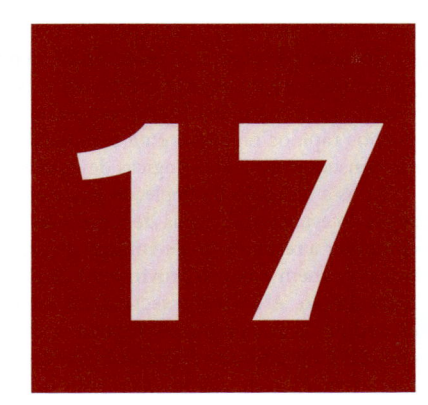

O manejo do balanço hídrico e eletrolítico em crianças é um desafio constante na prática da medicina de emergência. O tamanho variável dos pacientes associado à sua dependência de outros para alimentação, tanto em períodos saudáveis quanto durante a doença, aumentam o desafio. O ambiente em torno e os múltiplos sistemas orgânicos, incluindo pele, trato alimentar, pulmões, rins, coração, vasculatura e músculos, reunidos por múltiplos sistemas endócrinos, criam o equilíbrio. Embora a maioria dos pacientes esteja no serviço de emergência (SE) por curtos períodos de tempo, o diagnóstico do estado hidreletrolítico precisa ter um escopo mais amplo. Há fórmulas para calcular a quantidade adequada de líquidos e solutos para os pacientes, mas os cálculos precisam ser modificados ao longo do tempo. O estado hídrico de um paciente precisa ser reavaliado regularmente, independente dos cálculos.

DISTÚRBIOS DE VOLUME

CONSIDERAÇÕES GERAIS

O volume intravascular é crucial para a homeostase e a sobrevida. A população pediátrica é muito mais sensível a desequilíbrios no volume do que os adultos. O estado do volume de uma criança é determinado amplamente pela concentração de sódio, que é regulada pela capacidade do rim de alterar a quantidade de sódio reabsorvido ao longo do néfron. Os rins têm uma capacidade notável de variar a quantidade de reabsorção de sódio, regulando, assim, o estado volumétrico. Contudo, a capacidade do sistema renal de compensar pode ser superada pela perda extrema de volume, ingestão acentuadamente reduzida, redistribuição de volume ou doença renal.

DEPLEÇÃO DE VOLUME

▶ Achados clínicos

A história e o exame físico contribuem significativamente para a avaliação e o tratamento de crianças com depleção presumida de volume. Elementos históricos importantes envolvem a presença de sintomas gastrintestinais (GI) que estão entre as condições mais comuns que necessitam terapia hídrica. Outras condições que resultam em depleção de volume são ingestão deficiente, sepse, queimaduras, fibrose cística e condições renais ou dos hormônios de regulação.

O conhecimento da gravidade ou da quantidade de depleção de volume é útil para orientar a terapia, bem como a urgência e a duração da terapia. A desidratação é classificada em < 5%, 5 a 10% e > 10%. Por muitos anos, uma variedade de achados físicos e classificações foram propostas. Nenhuma destas é tão boa quando o peso acurado.

Deve-se observar a presença de membranas mucosas ressecadas, a ausência de lágrimas, a taquicardia em repouso, o enchimento capilar maior do que 3 segundos, o padrão respiratório anormal e a hipotensão. Na ausência de um peso basal documentado, que geralmente não está disponível para o médico do SE, o paciente com história de ingesta deficiente e perda excessiva pode ser considerado ainda hidratado até diminuir 5% do seu peso. A presença de um ou mais desses sinais clínicos colocaria o paciente na faixa de desidratação, de 5 a 10%. O paciente que demonstra todos os sinais está profundamente doente e em choque. A mensuração ultrassonográfica da proporção da aorta em relação à veia cava inferior (VCI) é promissora na avaliação do grau de desidratação.

▶ Tratamento

O tratamento da criança depletada de volume é ditado pelo grau de desidratação e é obtido geralmente em duas fases: primária e secundária. A reposição primária frequentemente é dirigida pelo médico do SE, e a reposição secundária ocorre em ambiente de internação, após a estabilização inicial. Na desidratação moderada a grave, a reposição imediata de volume circulante com solução cristaloide isotônica é necessária. A criança deve receber bólus repetidos de 20 mL/kg de solução fisiológica (SF) (intravenosa [IV] ou intraóssea [IO]). A administração repetida está indicada com base na reavaliação e na responsividade do paciente aos líquidos. No estágio de reposição primária, não há indicação de soluções hipotônica ou hipertônica, já que o objetivo da terapia é a melhora do volume circulante e, portanto, a perfusão tecidual. A expansão de volume com soluções tônicas pode causar desvios rápidos no sódio e na osmolalidade séricas, resultando em consequências neurológicas devastadoras.

Após a correção da depleção grave e estabilização, começa o segundo estágio da terapia de reposição. A meta desse estágio é continuar a restauração de volume, a correção de distúrbios eletrolíticos, bem como o provimento de líquidos adequados para manutenção. A correção secundária depende da concentração de sódio. No paciente eunatrêmico, a correção pode continuar com SF. Contudo, nas crianças hiponatrêmicas e hipernatrêmicas, a reposição de volume não é tão simples e requer o cálculo da água corporal total (ACT), o excesso ou déficit de sódio e a concentração de sódio dos líquidos.

▶ Encaminhamento

Pacientes com desidratação leve que respondem à hidratação podem ser tratados sem internação, com atenção à causa subjacente. Pacientes com desidratação moderada à grave devem ser hospitalizados.

SOBRECARGA DE VOLUME

▶ Achados clínicos

O excesso de volume é um problema raro em crianças saudáveis devido à regulação de volume pelo rim por meio da excreção e reabsorção de sódio. Crianças com distúrbios renais subjacentes são suscetíveis aos efeitos da excreção de sódio reduzida. Do mesmo modo, crianças com distúrbios cardiovasculares podem manifestar aumento do volume intravascular em uma tentativa de melhorar a perfusão, resultando em insuficiência cardíaca congestiva (ICC).

O volume aumentado sem distúrbio renal ou cardiovascular subjacente pode ser visto na presença de intoxicação por água. Indícios históricos incluem letargia, sintomas neurológicos, diante de uma ingestão aumentada de água livre. O resultado é hiponatremia diluicional que pode ser evidente em um painel eletrolítico.

▶ Tratamento

O tratamento da sobrecarga de volume na criança com condições crônicas de saúde é mais bem feito com a avaliação de um especialista. A diurese e possível diálise podem estar indicadas. Diante de hiponatremia por intoxicação aquosa, a restrição de líquidos é o tratamento de escolha.

▶ Encaminhamento

A maioria das crianças com sobrecarga de volume, independentemente da etiologia subjacente, deve ser considerada para internação.

Chen L, Hsiao A, Langhan M, et al: Use of bedside ultrasound to assess degree of dehydration in children with gastroenteritis. *Acad Emerg Med*. 2010;17:1042-1047 [PMID: 21040104].

Colletti JE, Brown KM, Sharieff GQ, et al: The management of children with gastroenteritis and dehydration in the emergency department. *J Emerg Med*. 2010;38:686-698 [PMID: 19345549].

Freedman SB, Adler M, Seshadri R, et al: Oral ondansetron for gastroenteritis in a pediatric emergency department. *N Engl J Med*. 2006;354:1698-1705 [PMID: 16625009].

Friedman JN, Goldman RD, Srivastava R, et al: Development of aclinical dehydration scale for use in children between 1 and 36 months of age. *J Pediatr*. 2004;145:201-207 [PMID: 15289767].

Simpson JN, Teach SJ: Pediatric rapid fluid resuscitation. *Curr Opin Pediatr*. 2011;23:286-292 [PMID: 21508842].

Johnston BC, Shamseer L, da Costa BR, et al: Measurement issues in trials of pediatric acute diarrheal diseases: A systematic review. *Pediatrics*. 2010;126:e222-e231 [PMID: 20566617].

Kinlin LM, Freedman SB: Evaluation of a clinical dehydration scale in children requiring intravenous rehydration. *Pediatrics*. 2012;129:e1211-1219 [PMID: 22529270].

Saba TG, Fairbairn J, Houghton F, et al: A randomized controlled trial of isotonic versus hypotonic maintenance intravenous fluids in hospitalized children. *BMC Pediatr*. 2011;11:82 [PMID: 21943218].

DISTÚRBIOS DO SÓDIO

CONSIDERAÇÕES GERAIS

O sódio é o cátion mais abundante no líquido extracelular (LEC) e, portanto, o determinante primário da osmolalidade. Por meio de uma variedade de mecanismos hormonais, o rim regula o estado volumétrico por meio da excreção e reabsorção de sódio e, portanto, a alteração na concentração de sódio pode ser acompanhada por flutuações no volume e vice-versa. O tratamento dos distúrbios do sódio se baseia em vários fatores, incluindo a gravidade dos sintomas, a cronicidade e o estado de volume do paciente. As decisões de tratamento são baseadas nestes fatores na esperança de prevenir as sequelas neurológicas potencialmente devastadoras da correção de sódio.

Hipernatremia é a concentração de sódio maior do que 145 mEq/L. De uma forma mais simples, hipernatremia é o déficit de água para o sódio corporal total e ocorre por perda de água e, menos comumente, por ingestão ou administração excessiva de sódio. Cada categoria pode ser subdividida, e o diferencial pode ser extenso (Tabela 17-1).

Tabela 17-1 Causas de hipernatremia

Diminuição de água	Aumento de sódio
Gastrintestinal	Fórmula preparada inadequadamente
Aumento das perdas insensíveis	Iatrogênica
Perda renal (diabetes insípido)	Abuso
Ingestão diminuída	

Achados clínicos

Uma história detalhada nutricional e alimentar deve ser obtida, bem como uma história de qualquer fonte potencial de perda de volume, inclusive, mas não limitada a, perdas GI e condições crônicas, como o diabetes insípido (DI). O médico do SE deve ter um elevado grau de suspeição para os distúrbios do sódio em crianças e bebês, porque eles são dependentes dos outros para líquidos e nutrição. Além disso, os bebês são propensos ao aumento das perdas insensíveis, e a capacidade dos rins de concentrar não está totalmente desenvolvida, fornecendo, assim, fontes adicionais de perda de água.

Os sinais e sintomas dominantes de hipernatremia infantil são desidratação e queixas neurológicas generalizadas. As queixas neurológicas podem ser sutis, consistindo em irritabilidade, letargia, fraqueza e inquietação. Os pais podem relatar um choro de alta frequência, e o médico pode testemunhar hiperpneia. Os sintomas neurológicos progridem como resultado de perda de água a partir de células cerebrais em resposta ao aumento da osmolaridade. O impacto mais devastador da hipernatremia é a hemorragia intracraniana. O aumento da concentração de sódio extracelular retira a água livre das células cerebrais, causando desidratação e encolhimento do cérebro. À medida que o cérebro se afasta das meninges cranianas, as estruturas vasculares se rompem.

Sódio sérico elevado confirma o diagnóstico, e se a causa aparente não for clara pela história ou exame físico, é necessária uma investigação mais profunda para determinar a etiologia da perda de água livre. Os exames de urina são úteis para determinar se a perda é primariamente uma patologia renal ou resulta de um mecanismo extrarrenal. A urina diluída inadequadamente indica uma patologia renal, como o DI. Em contraste, hipernatremia por uma causa extrarrenal deve ter uma osmolalidade urinária maior do que 1.000 mOsm/kg.

Tratamento

O tratamento da hipernatremia depende da cronicidade e do estado volumétrico. Na criança gravemente depletada de volume e hipernatrêmica, a prioridade é a restauração do volume intravascular e deve ser obtida com bólus repetidos de 20 mL/kg de SF até a melhora dos sinais vitais. Após atingir a estabilização, o médico do SE deve iniciar a correção com base na velocidade de desenvolvimento. À medida que a hipernatremia se desenvolve, o cérebro produz osmóis idiogênicos para combater os efeitos osmóticos da osmolalidade aumentada do LEC. O processo ocorre ao longo do tempo e, portanto, é mais proeminente quando a hipernatremia se desenvolve lentamente. Quando a hipernatremia é corrigida rapidamente, os osmóis idiogênicos criam um gradiente osmótico, causando o movimento de água do LEC para dentro do cérebro, originando edema cerebral. Quando a instalação é desconhecida ou sabidamente crônica, a meta da correção é diminuir o sódio não mais do que 0,5 mEq/L/h ou 12 mEq/L/dia e a ACT corrigida durante 48 a 72 horas. Há várias equações para correção, cada uma delas baseada na correção do déficit de água, que, por sua vez, irá corrigir o sódio. A hipernatremia aguda grave geralmente é um produto do excesso de sódio, não de perda de água livre, e pode ser corrigida mais rapidamente; contudo, pode ser impossível a correção com solução hipotônica. Concentrações de sódio maiores do que 180 podem necessitar diálise peritoneal. Equações que são usadas para corrigir a hipernatremia estão listadas na Tabela 17-2. A concentração de sódio contida nos líquidos típicos está listada na Tabela 17-3.

Tabela 17-2 Equações para correção de hipernatremia

Cálculo da ACT = peso (kg) × 0,6 (criança) ou 0,8 (bebê)
Cálculo do déficit de ACT = {[Na−140] / 145} × ACT
Cálculo do volume de reposição para o líquido desejado = volume = déficit de ACT × {1/(1−[Na do líquido/154])}
Cálculo da velocidade de infusão para corrigir em 48-72 horas = volume do líquido desejado em mL/h

ACT, água corporal total; Na, sódio.

Encaminhamento

Crianças com hipernatremia significativa, independentemente da etiologia, devem ser hospitalizadas.

Hiponatremia

A hiponatremia é uma concentração de sódio menor do que 135 mEq/L. Em contraste com a hipernatremia, o diagnóstico e tratamento da hiponatremia é muito mais complexo. A hipernatremia está associada com alguns elementos de depleção de volume e hiperosmolalidade, ao passo que a hiponatremia pode ser encontrada nos estados hipo-, hiper- e euvolêmicos, bem como em todos os espectros da osmolalidade. Os mesmos fatores que orientam o tratamento da hipernatremia, da cronicidade, da gravidade dos sintomas e do estado de volume são essenciais ao manejo da hiponatremia na emergência.

As manifestações de hiponatremia são mais um produto da osmolalidade sérica diminuída e do efeito osmótico sobre o cérebro. O líquido é impulsionado para dentro do cérebro como resultado do gradiente osmótico entre as células do cérebro e o LEC, causando edema. Os mecanismos de compensação explicam a hiponatremia crônica; contudo, se o desarranjo do sódio se desenvolve rapidamente, não há tempo para compensação e os sintomas progridem rapidamente.

Tabela 17-3 Concentrações de sódio dos líquidos intravenosos comuns

SF (0,9%) − 154 mEq/L
SF ½ (0,45%) = 77 mEq/L
0,2%−34 mEq/L
SG 5% − 0 mEq/L

Achados clínicos

Os pacientes apresentam uma constelação de queixas neurológicas vagas, desde cefaleia, vômitos e perda de apetite que ao final progridem para convulsão e coma. O médico perspicaz pode identificar e corrigir o problema antes que ele progrida até esse ponto, mas assim como a maioria de outros diagnósticos, é necessário um elevado índice de suspeita. A entrevista com os pais para uma história alimentar detalhada e um histórico de doenças GI recentes ou em andamento é mandatória. A revisão das medicações para causas potenciais de síndrome da secreção inadequada do hormônio antidiurético (SIADH) pode ajudar a fazer o diagnóstico.

O médico do SE deve verificar o estado volumétrico do paciente, bem como a cronicidade dos sintomas. A medição do sódio sérico faz o diagnóstico. Os fatores que podem causar pseudo-hiponatremias são hiperglicemia, hiperproteinemia e hiperlipidemia. O teste deve ser feito para excluir esses casos espúrios. Na hiponatremia de etiologia incerta, a osmolalidade urinária e o sódio urinário podem ser úteis.

Tratamento

A gravidade e a cronicidade dos sintomas irão ditar o manejo inicial. A correção rápida de hiponatremia indolente pode ter consequências neurológicas tardias devastadoras. A mielinose pontina central tem sido associada com a correção rápida do sódio e pode ocorrer 4 a 5 dias após a correção. Diante disso, o sódio deve ser corrigido em não mais do que 8 mEq/L ao dia. Independentemente do estado de líquidos diante de sintomas graves (convulsão e coma), a correção parcial rápida com SF a 3% pode ser necessária. Pequenas alíquotas de 1 a 2 mL/kg de SF a 3% podem ser usadas até que as convulsões se resolvam. O manejo emergente da correção da hiponatremia hipovolêmica começa com o tratamento dos sintomas neurológicos graves e reposição de volume intravascular e pode ocorrer em paralelo, se necessário. A correção não emergente de sódio é atingida por meio de restrição de água ou administração de líquidos parenterais e é dependente do estado de volume intravascular. Equações úteis para corrigir a hiponatremia são listadas na Tabela 17-4.

Tabela 17-4 Equações para corrigir a hiponatremia

Cálculo da água corporal total (ACT) = peso (kg) × 0,6 (criança) ou 0,8 (bebê)
Alteração no sódio sérico por 1 litro de líquido = (Na infundido − sódio sérico)/(ACT + 1)
Volume necessário = (sódio sérico − sódio desejado)/alteração no Na por litro infundido
Cálculo de horas de infusão necessárias para alteração na velocidade de correção do sódio (0,3 a 0,5 mEq/L) = (sódio sérico − meta de sódio)/0,3
Cálculo da velocidade de infusão = volume necessário/horas para corrigir

Encaminhamento

Gravidade e cronicidade dos sintomas orientarão o encaminhamento. A hospitalização será necessária para a maioria dos pacientes.

> El-Bayoumi MA, Abdelkader AM, El-Assmy NM, et al: Normal saline is safe initial rehydration fluid in children with diarrhearelated hypernatremia. *Eur J Pediatr*. 2012;17:383-388 [PMID: 21909623].
>
> Moritz ML, Ayus JC: New aspects in the pathogenesis, prevention, and treatment of hyponatremic encephalopathy in children. *Pediatr Nephrol*. 2010;25:1225-1238 [PMID: 19894066].
>
> Moritz ML, del Rio M, Crooke GA, et al: Acute peritoneal dialysis as both cause and treatment of hypernatremia in an infant. *Pediatr Nephrol*. 2001;16:697-700 [PMID: 11511979].

DISTÚRBIOS DO POTÁSSIO

CONSIDERAÇÕES GERAIS

O potássio (K) é regulado pelo rim, e o hormônio aldosterona tem o efeito mais profundo sobre a sua regulação. Os níveis de potássio sérico (não necessariamente o potássio corporal total) também são alterados pelo pH, catecolaminas circulantes e insulina, uma vez que estes hormônios estimulam a célula a captar o potássio ou liberá-lo no LEC. O potássio é o principal cátion intracelular e a sua concentração intracelular é responsável pelo potencial de membrana da célula. Portanto, variações no potássio irão alterar a contratilidade e a responsividade dos tecidos nervoso e muscular.

Hipercalemia

O limite normal superior do potássio varia com a idade. O nível em recém-nascidos (RNs) e lactentes é maior do que 6,5 mEq/L e em bebês e crianças é maior do que 5,5 mEq/L. A hipercalemia é uma emergência eletrolítica real devido ao potencial para arritmias letais. Há quatro causas primárias de hipercalemia: aumento da ingesta, desvios celulares, diminuição da excreção e factícia. O distúrbio e as causas primárias são detalhados na Tabela 17-5.

Achados clínicos

Queixas associadas com hipercalemia frequentemente são leves e inespecíficas e relacionadas à patologia subjacente, não ao distúrbio eletrolítico. Os elementos históricos de interesse particular são história clínica, medicações e episódios prévios. A eletrocardiografia (ECG) e a monitorização cardíaca são da maior importância quando a hipercalemia é suspeitada ou descoberta. A história da hipercalemia e testes diagnósticos adicionais podem ajudar a descobrir a causa subjacente, mas toda a atenção deve ser concentrada na estabilização imediata. Exames suplementares podem ser obtidos para ajudar a equipe do hospital, mas não

Tabela 17-5 Causas de hipercalemia

Aporte aumentado	Desvio celular	Excreção diminuída	Factícia
Transfusão sanguínea	Acidose	Insuficiência renal	Amostra hemolisada
LIV contendo potássio	Rabdomiólise	Doença suprarrenal	Leucocitose
Suplementação oral	Lise tumoral	Doença tubular renal	
	Hemólise		
	Sangramento GI		

LIV, líquido intravenoso; GI, gastrintestinal;

são a preocupação primária no SE. Os exames para hipercalemia incluem eletrólitos urinários, osmolalidade urinária, osmolalidade plasmática e aldosterona.

Quando o potássio sérico atinge aproximadamente 6 mEq/L, podem estar presentes ondas T altas, apiculadas, de base estreita. À medida que o potássio se eleva, o intervalo PR se prolonga e então, eventualmente, a onda P se achata. Se não for corrigido, o QRS irá se alargar e progredir para uma onda senoide seguida por fibrilação ventricular (FV) e assistolia. As alterações do ECG vistas com o aumento da concentração de potássio são mostradas na Figura 17-1.

ECG e potássio sérico

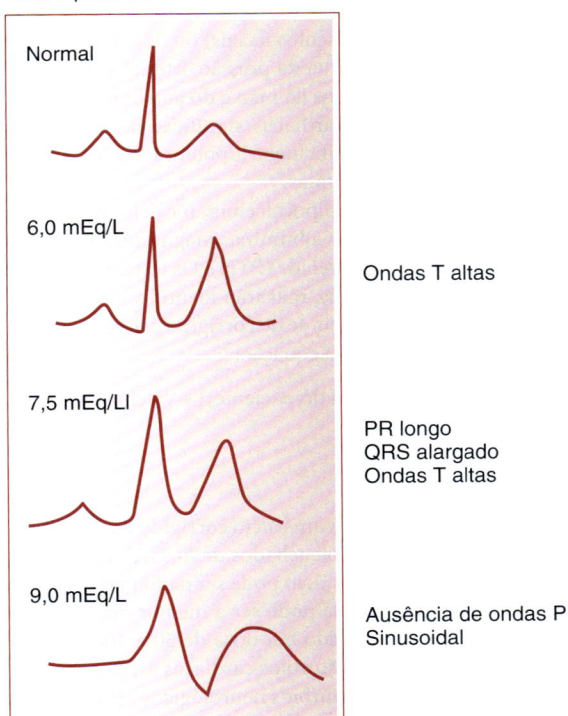

- Normal
- 6,0 mEq/L — Ondas T altas
- 7,5 mEq/Ll — PR longo, QRS alargado, Ondas T altas
- 9,0 mEq/L — Ausência de ondas P, Sinusoidal

▲ **Figura 17-1** Achados eletrocardiográficos típicos com a elevação da concentração de potássio.

▶ Tratamento

O tratamento da hipercalemia está indicado se o potássio sérico for maior do que 6,0 mEq/L com alterações no ECG, ou maior do que 7,0 mEq/L com ou sem alterações no ECG. O tratamento de emergência pode ser dividido em três etapas sequenciais: estabilização cardíaca, temporização e eliminação.

A estabilização cardíaca é obtida por meio de cálcio IV. Há duas opções: cloreto de cálcio e gliconato de cálcio. Embora o cloreto de cálcio contenha aproximadamente três vezes o cálcio elementar, ele deve ser administrado por meio de linha central e, portanto, o gliconato de cálcio é uma opção disponível mais rapidamente. A dose de gliconato de cálcio é de 60 a 100 mg/kg repetida a cada 10 minutos se não houver resposta na duração do QRS.

A temporização é atingida utilizando a capacidade das células de armazenar potássio e assim reduzir os níveis séricos. É importante observar que o potássio corporal total não se altera, mas o excesso de potássio é armazenado temporariamente nas células. Vários métodos de temporização estão disponíveis. A insulina leva à captação de potássio nas células e deve ser administrada concomitantemente com soluções glicosadas para prevenir hipoglicemia. Um β_2-agonista como o salbutamol irá promover a captação celular de potássio. O bicarbonato de sódio pode causar desvio transitório na captação celular de potássio pela elevação do pH empurrando o potássio para dentro das células. De todas as medidas de temporização, o bicarbonato de sódio tem os resultados mais variáveis.

A eliminação é a fase final no tratamento de emergência e geralmente é obtido com resinas de trocas. Outras opções para eliminação de potássio são os diuréticos de alça e, nas elevações graves e refratárias de potássio, a hemodiálise de emergência.

▶ Encaminhamento

Crianças com hipercalemia necessitam internação para monitorização e tratamento da causa subjacente.

Hipocalemia

A hipocalemia é um potássio sérico menor do que 3,5 mEq/L. No paciente pediátrico, a hipocalemia geralmente é um produto de perda GI (diarreia) ou perda renal (acidose tubular renal [ATR]). Independentemente do mecanismo, os efeitos da hipocalemia podem ter um efeito profundo sobre os músculos cardíaco, esquelético e liso.

▶ Achados clínicos

A criança com hipocalemia pode apresentar uma miríade de queixas. Como resultado dos efeitos sobre os músculos cardíaco, esquelético e liso, o paciente pode se queixar ou exibir câimbras musculares, fraqueza e possível paralisia. Quando a hipocalemia é descoberta, um ECG deve ser obtido, bem como os níveis séricos de magnésio e fosfato. Os achados característicos no ECG incluem onda T achatada, depressão do segmento S-T e, ocasionalmente, uma onda U entre as ondas T e P. Assim como a hipercalemia, o reconhecimento e a correção da hipocalemia são prioridades no SE. Após a estabilização, exames adicionais para confirmar o diagnóstico subjacente podem ser solicitados, como gases sanguíneos, potássio urinário, osmolalidade urinária e osmolalidade sérica.

▶ Tratamento

As metas do tratamento são repor o potássio em uma velocidade segura e parar a sua perda. Nas reduções leves no potássio, a reposição oral pode ser suficiente e a dose oral de potássio é de 0,5 a 2 mEq/kg a cada 12 horas. Pacientes gravemente sintomáticos ou depletados de potássio podem necessitar potássio IV. O potássio IV deve sempre ser administrado em um ambiente monitorado e por meio de uma bomba de infusão em uma velocidade de 0,5 mEq/kg durante 1 a 2 horas. O magnésio deve ser reposto concomitantemente. Deve-se ter cautela ao corrigir a hipocalemia em pacientes com doença renal, pois eles têm uma capacidade reduzida de regular a excreção do excesso de potássio.

▶ Encaminhamento

Considerar a internação para a criança com hipocalemia para monitorização, reposição e tratamento da causa subjacente.

Ingram TC, Olsson JM: In brief: Hypokalemia. *Pediatr Rev.* 2008;29:e50-e51 [PMID: 18765467].

Mahoney BA, Smith WA, Lo DS, et al: Emergency interventions for hyperkalemia. *Cochrane Database Syst Rev.* 2005;18:CD003235 [PMID: 15846652].

DISTÚRBIOS DO CÁLCIO

CONSIDERAÇÕES GERAIS

Aproximadamente 99% do cálcio corporal total é encontrado no tecido esquelético. O 1% restante é distribuído entre os compartimentos intracelular e extracelular e é vital para a função celular e sobrevida. Flutuações no cálcio podem ter inúmeras

Tabela 17-6 Causas de distúrbios do cálcio

Hipercalcemia	Hipocalcemia
Hipoparatireoidismo	Hiperparatireoidismo
Hipoparatireoidismo materno	Intoxicação por vitamina D
Deficiência de vitamina D	Administração de cálcio exógeno
Hiperfosfatemia	Diuréticos
Ingestão (etilenoglicol)	Neoplasia

manifestações que incluem efeitos GI, psiquiátricos, neurológicos e cardíacos. Dentro do LEC, o cálcio existe ligado a proteínas e íons ou livre. O cálcio livre ou "ionizado" é fisiologicamente ativo. O percentual de cálcio ligado depende de vários fatores, sendo os dois mais notáveis o nível de albumina e o pH. A Tabela 17-6 enumera as causas mais comuns de desarranjos do cálcio.

Hipocalcemia

▶ Achados clínicos

Similar às anormalidades eletrolíticas, as manifestações de hipocalcemia são dependentes de cronicidade. A hipocalcemia leve pode se apresentar como parestesias da face e das mãos e progredir para sintomas mais graves de convulsão, laringospasmo e tetania. Um sinal de Chvostek (estímulo do nervo fácil causando torção e contração dos músculos faciais) ou de Trousseau (inflar o manguito de pressão acima da pressão arterial sistólica [PAS] causa espasmo dos músculos da mão e do antebraço) pode estar presente. Complicações cardíacas significativas são possíveis diante de hipocalcemia e incluem hipotensão, ICC, prolongamento de QT e outras arritmias.

Com o diagnóstico de hipocalcemia, o cálcio ionizado deve ser solicitado, assim como albumina, magnésio, fosfato, perfil renal e hormônio da paratireoide (PTH). Os testes podem não se mostrar úteis na emergência, mas irão identificar a causa subjacente. O clínico deve lembrar-se de corrigir o cálcio sérico para o nível de albumina, usando a equação:

$$[0,8 \times (4 - \text{albumina do paciente})] + \text{cálcio sérico}$$

▶ Tratamento

Na hipocalcemia grave com um cálcio corrigido de menos de 7,5 ou sintomas significativos ou achados de ECG, a reposição IV é necessária. O gliconato de cálcio pode ser dado perifericamente, e o ambiente da emergência pode ser a melhor opção. O gliconato de cálcio é administrado em dose de 50 a 100 mg/kg durante 3 a 5 minutos para distúrbios cardíacos e 100 a 200 mg/kg em 5 a 10 minutos para distúrbios neurológicos graves. As doses são repetidas até a resolução dos sintomas. A reposição oral é uma opção para uma hipocalcemia menos grave. O magnésio deve ser corrigido concomitantemente com a hipocalcemia. Em pacientes com hipofosfatemia grave, a reposição agressiva de cálcio pode resultar na precipitação de cálcio e fosfato nos tecidos.

▶ **Encaminhamento**

Os pacientes que requerem reposição IV devem ser hospitalizados para monitorização e tratamento da causa subjacente.

Hipercalcemia

▶ **Achados clínicos**

Os sinais e sintomas de apresentação irão depender da gravidade e da cronicidade do nível elevado de cálcio. Elevações leves (< 12 mg/dL) podem ser assintomáticas, e à medida que os níveis se elevam os sintomas se desenvolvem e a criança pode apresentar queixas de anorexia, irritabilidade e dor abdominal. Se a hipercalcemia for grave, a apresentação pode incluir fraqueza, convulsão e coma. Quando a hipercalcemia é profunda, pode haver desidratação e sinais e sintomas de hipovolemia.

Quando há suspeita ou confirmação de hipercalcemia, o tratamento deve começar, bem como a investigação para identificar a causa subjacente. A avaliação laboratorial inclui perfil metabólico básico, cálcio ionizado, magnésio, fósforo, albumina e avaliação do estado acidobásico. Deve ser obtido o nível do PTH, embora na maioria dos casos, os resultados não estejam disponíveis na fase aguda do tratamento. Contudo, os resultados podem ser de importância vital para o acompanhamento ou em pacientes internados.

▶ **Tratamento**

A hipercalcemia leve (> 12 mg/dL) e moderada (< 14 mg/dL) pode não necessitar o tratamento de emergência, e sim a investigação para identificar a causa subjacente. A hipercalcemia sintomática ou grave (> 14 mg/dL) requer tratamento. O manejo inicial é dirigido à reposição de líquidos. Quando o volume circulante adequado é restaurado, a excreção de cálcio pode ser promovida com diuréticos de alça. Tratamentos alternativos incluem calcitonina, bisfosfonatos e hemodiálise. A avaliação com um nefrologista pediátrico está indicada antes do início destas terapias.

▶ **Encaminhamento**

Crianças com sintomas ou aquelas com hipercalcemia moderada ou grave devem ser internadas para monitorização e tratamento.

Lietman SA, Germain-Lee EL, Levine MA: Hypercalcemia in children and adolescents. *Curr Opin Pediatr.* 2010;22:508-515 [PMID: 20601885].

Shaw N: A practical approach to hypocalcaemia in children. *Endocr Dev.* 2009;16:73-92 [PMID: 19494662].

Tabela 17-7 Manutenção das necessidades de líquidos por peso

Peso (massa)	Líquidos/dia
< 10 kg	100 mL/kg
11-20 kg	1.000 mL + 50 mL/kg
> 21 kg	1.500 mL + 20 mL/kg

TERAPIA DE MANUTENÇÃO INTRAVENOSA

CONSIDERAÇÕES GERAIS

Os líquidos de manutenção para crianças se baseiam comumente no peso (massa) do paciente. As fórmulas são usadas com base no gasto calórico e área de superfície corporal (ASC) e não são lineares. As fórmulas são para terapia parenteral apenas e são listadas na Tabela 17-7. Os cálculos de líquidos frequentemente são acoplados com a terapia para o déficit de líquidos como necessário.

As necessidades de sódio e potássio são relacionadas com as fórmulas de manutenção.

- Sódio ~ 2-3 mEq/100 mL de líquidos administrados por dia
- Potássio ~ 2 mEq/100 mL de líquidos administrados por dia

A criança de 10 kg receberia 1 litro de líquidos. Isso representaria 30 mEq de sódio e aproximadamente 20 mEq de potássio. Em geral, esse líquido é administrado em uma solução hipotônica de SG a 5% diluído meio a meio com SF (SG 5% 1:1 SF) SG 5% diluído em uma para cada 4 partes de SF (SG 5% 1:4 SF) em bebês com menos de 6 semanas. Embora haja controvérsia a respeito do uso de soluções hipotônicas em pacientes no perioperatório por um período prolongado causando hiponatremia iatrogênica, a janela de 12 horas para a ressuscitação de emergência e administração de líquidos permanece indiscutível. Assim, SG 5% diluído meio a meio com SF permanece o padrão.

Moritz ML, Ayus JC: Improving intravenous fluid therapy in children with gastroenteritis. *Pediatr Nephrol.* 2010;25:1383-1384 [PMID: 20309584].

Mortiz ML, Ayus JC: Inravenous fluid management for the acutely ill child. *Curr Opin Pediatr.* 2011;23:186-193 [PMID: 21415832].

TERAPIA DE DÉFICIT DE LÍQUIDOS

CONSIDERAÇÕES GERAIS

A terapia do déficit é mais claramente baseada no peso, porque a perda de peso rápida é, invariavelmente, equivalente à perda de água. A reposição pode ser estimada com base no peso, e a porcentagem estimada de desidratação (perda de peso) se baseia nos achados físicos. O déficit de líquidos é calculado usando a seguinte equação.

Déficit de líquidos (mL) = peso (kg) × % desidratação × 10

Em uma situação prática, alguns dos déficits são repostos com terapia de ressuscitação e devem ser incluídos no cálculo total. Por exemplo, em um bebê de 10 kg com desidratação de 10%, o déficit de líquidos é de 1.000 mL. Se o paciente recebe bólus de 20 mL/kg de líquidos, déficit é igual a 800 mL de água. Contudo, os líquidos de manutenção devem ser calculados e administrados. O volume de líquido de manutenção para o exemplo é de 1.000 mL (100 mL/kg x 10 kg). Como resultado, a terapia continuada deve ser de 1.800 nas próximas 24 horas pela administração de SG 5% 1:1 SF a 75 mL/h por 24 horas. A partir de um ponto de vista puramente dos líquidos, essa é uma terapia adequada para o déficit e a manutenção. Todavia, continua havendo um déficit calórico significativo. Para o médico do SE, a meta é normalizar os sinais vitais e dar ao paciente uma pequena quantidade de água com sal e açúcar, na esperança de um retorno precoce à alimentação normal.

▶ Encaminhamento

Os pacientes que têm déficits de líquidos de 5% ou mais devem ser internados.

Moritz ML, Ayus JC: Improving intravenous fluid therapy in children with gastroenteritis. *Pediatr Nephrol*. 2010;25:1383-1384 [PMID: 20309584].

Mortiz ML, Ayus JC: Inravenous fluid management for the acutely ill child. *Curr Opin Pediatr*. 2011;23:186-193 [PMID: 21415832].

Simpson JN, Teach SJ: Pediatric rapid fluid resuscitation. *Curr Opin Pediatr*. 2011;23:286-292 [PMID: 21508842].

TÉCNICAS DE HIDRATAÇÃO

CONSIDERAÇÕES GERAIS

Há várias técnicas para hidratação. Elas variam devido à localização, à disponibilidade de recursos e a normas culturais. O médico do SE deve estar familiarizado com todas.

▶ Reidratação oral

A reidratação oral é a via preferida pela Organização Mundial de Saúde (OMS) e muitos centros nos Estados Unidos. As soluções de reidratação oral são determinadas para fornecer volume, minerais e carboidratos sem a taxação osmótica que os refrigerantes ou sucos podem trazer. A hidratação oral não pode ser usada na presença de íleo paralítico; portanto, os sons intestinais devem estar presentes para começar a terapia. Administrar lentamente com uma seringa ou colher de chá e repor as perdas das fezes e da urina usando o peso das fraldas. A reidratação pela sonda nasogástrica (SNG) pode ser usada efetivamente mesmo na presença de vômitos. A dosagem é, geralmente, 50 a 100 mL/kg de solução de reidratação oral em 4 horas.

▶ Infusão intraóssea

A infusão intraóssea (IO) é usada frequentemente no ambiente pré-hospitalar ou diante de um paciente *in extremis*. Ela tem a vantagem de ser uma forma rápida e segura de administrar líquidos e medicamentos. Igualmente ao acesso venoso, os medicamentos e líquidos irritantes precisam ser considerados cuidadosamente para evitar complicações.

▶ Infusão subcutânea

A infusão de líquidos no tecido subcutâneo (SC) é uma técnica antiga de tratar o paciente desidratado leve a moderado. Atualmente, essa forma tem sido aumentada pela hialuronidase recombinante. A enzima afrouxa o espaço subcutâneo e o torna mais receptivo a volume. Também ajuda aumentar a hidratação oral para melhorar o compartimento intravascular e tornar o acesso venoso mais fácil. Injetar 150 unidades de hialuronidase recombinante antes da administração de líquidos SC. Geralmente a injeção é feita com cateter 24 gauge colocado no espaço subcutâneo nas costas do paciente, entre as escápulas ou na coxa anterior. A hialuronidase pode facilitar a absorção de 1.000 mL ou mais de solução a uma velocidade e volume que não exceda a infusão IV.

Mortiz ML, Ayus JC: Intravenous fluid management for the acutely ill child. *Curr Opin Pediatr*. 2011;23:186-93 [PMID: 21415832].

Rouhani S, Meloney L, Ahn R, et al: Alternative rehydration methods: A systematic review and lessons for resource-limited care. *Pediatrics*. 2011;127:e748-57 [PMID: 21321023].

Simpson JN, Teach SJ: Pediatric rapid fluid resuscitation. *Curr Opin Pediatr*. 2011;23:286-92 [PMID: 21508842].

Spandorfer PR: Subcutaneous rehydration: Updating a traditional technique. *Pediatr Emerg Care*. 2011;27:230-6 [PMID: 21378529].

Síncope

18

Brit Anderson, MD
Seema Bhatt, MD, MS

MANEJO IMEDIATO DE PROBLEMAS QUE AMEAÇAM A VIDA QUE CAUSAM SÍNCOPE

Embora a síncope vasodepressora seja a causa mais comum de síncope em crianças mais velhas e adolescentes, as causas cardíacas são as mais preocupantes e que trazem risco à vida neste grupo. Aproximadamente 2 a 6% de todos os casos de síncope pediátrica podem ser atribuídas ao coração. As raras causas de síncope, embora com risco à vida, devem ser diferenciadas de etiologias mais benignas. A história e os achados do exame físico e de eletrocardiografia (ECG) podem ser usados pelo médico da emergência para rastrear os pacientes que podem estar em risco de patologia cardíaca. Os sinais históricos incluem síncope com o exercício e uma história familiar positiva (Tabela 18-1). As causas cardíacas de síncope podem ser divididas em categorias estruturais, funcionais e elétricas primárias. A Tabela 18-2 lista os achados de ECG associados com anormalidades cardíacas específicas.

DOENÇA CARDÍACA ESTRUTURAL

A doença cardíaca estrutural inclui uma ampla faixa de patologias definidas por uma alteração na arquitetura física do coração. A história de síncope aos esforços e dor torácica anginosa é preocupante para doença cardíaca estrutural. Os mecanismos pelos quais a doença cardíaca estrutural pode causar síncope incluem arritmias e obstrução ao fluxo de saída. As anormalidades estruturais incluem miocardiopatia hipertrófica, artérias coronárias anômalas e condições cardíacas congênitas que foram submetidas a reparo.

Miocardiopatia hipertrófica

▶ Achados clínicos

A miocardiopatia hipertrófica (MCH) é caracterizada por hipertrofia assimétrica do ventrículo esquerdo (VE). Ela é a doença cardiovascular genética mais comum, com um padrão autossômico dominante de hereditariedade. A condição é causada por uma mutação em um de vários genes, que respondem pela heterogeneidade da apresentação clínica.

A MCH pode levar à obstrução da via de saída ou arritmias. A incidência de morte súbita é de aproximadamente 1 em 200.000, ocorrendo mais comumente durante o exercício.

Uma história e exame físico cuidadosos são importantes quando há preocupação com MCH, devendo ser dada especial atenção à história familiar. Pacientes com MCH apresentam dor torácica, tontura ou síncope aos esforços. Como uma elevada porcentagem de pacientes pediátricos não tem obstrução da via de saída, nem sempre é encontrado um sopro ao exame físico. Classicamente, um sopro sistólico com a MCH irá aumentar com a diminuição do retorno venoso ao coração (manobra de Valsalva ou posição de pé) e irá diminuir com o aumento do retorno venoso ao coração (posição sentada). Um ECG deve ser lido cuidadosamente para desvio de eixo, hipertrofia ventricular esquerda e anormalidades de ST. O ecocardiograma é diagnóstico e deve ser feito se houver suspeita de MCH.

▶ Tratamento

Todos os pacientes com suspeita de MCH ou que têm uma história, exame físico ou achados do ECG preocupantes devem ser acompanhados por um cardiologista, devendo abster-se de esforço físico. O rastreamento dos membros da família geralmente está indicado. O tratamento depende do paciente, devido à heterogeneidade da doença. O tratamento inclui β-bloqueadores, bloqueadores dos canais de cálcio e desfibriladores implantáveis.

▶ Encaminhamento

Os pacientes que se apresentam ao serviço de emergência (SE) com achados preocupantes para MCH devem ser avaliados por um cardiologista, deixando de fazer atividade física até que a avaliação esteja completa. Os pacientes com sinais de insuficiência cardíaca (IC) ou que são instáveis devem ser internados para manejo continuado.

Tabela 18-1 Achados históricos de síncope

- História de doença cardíaca
- Síncope ao exercício ou aos esforços
- Ausência de sintomas prodrômicos
- História de dor torácica, palpitações, dificuldade respiratória
- História familiar
  - Morte súbita
  - Colocação de marca-passo
  - Acidentes de carro/afogamento
  - Arritmias
  - SMSI
  - Surdez

SMSI, síndrome da morte súbita infantil

Tabela 18-2 Achados do eletrocardiografia associados com anormalidades cardíacas específicas

Doença	Achado do ECG
MCH	AAE HVE Desvio eixo Segmento ST anormal Ondas Q nas derivações laterais IOT
Estenose aórtica	HVE Tensão VE
Anomalias vasculares	Alterações ondas ST/T Ondas Q Sofrimento/Infarto
Miocardite	Taquicardia sinusal Alterações onda ST e T Ondas Q BR QRS alargado
Miocardiopatia dilatada	Taquicardia sinusal Alterações onda ST e T Ondas Q Arritmias
Síndrome do QT longo	QTc > 450 mseg
Síndrome de Brugada	Elevação de ST nas derivações precordiais direitas
Síndrome de Wolff-Parkinson-White	Intervalo PR curto Onda delta TSV (geralmente taquicardia de complexo estreito com ondas P ausentes ou polimórficas)
TV polimórfica catecolaminérgica	Repouso: bradicardia normal ou sinusal, onda U

ECG, eletrocardiografia; MCH, miocardiopatia hipertrófica; AAE, aumento do átrio esquerdo; HVE, hipertrofia ventricular esquerda; IOT, inversão de onda T; VE, ventrículo esquerdo; BR, bloqueio de ramo; TV, taquicardia ventricular; TSV, taquicardia supraventricular.

Artéria coronária direita ou esquerda anômala originada do seio aórtico oposto

▶ Apresentação clínica

A artéria coronária direita ou esquerda anômala originada do seio aórtico oposto pode levar à isquemia miocárdica e à arritmia ventricular ao exercício. Durante o exercício, supõe-se que a artéria coronária anômala pode ser dobrada ou comprimida pela aorta em expansão. A história de síncope durante o exercício é particularmente preocupante para MCH. Infelizmente, o diagnóstico é um desafio, uma vez que o exame físico e o ECG podem ser normais. A ecocardiografia, a tomografia computadorizada (TC) ou a ressonância magnética (RM) pode ser utilizada para delinear a origem anormal das artérias coronárias.

▶ Tratamento

O tratamento é cirúrgico e inclui o reimplante da artéria coronária e procedimentos de retirada do músculo em excesso.

▶ Encaminhamento

Se uma criança tem síncope durante o exercício, uma avaliação cuidadosa deve ser feita para excluir artérias coronárias anômalas. O encaminhamento é feito em conjunto com um cardiologista pediátrico, de modo que a avaliação possa ser completada de modo seguro e no momento correto. Os pacientes devem ter restrição de atividades.

Artéria coronária esquerda anômala a partir da artéria pulmonar

▶ Apresentação clínica

A origem anômala da coronária esquerda a partir da artéria pulmonar (OACEAP) pode levar à síncope ou morte súbita. À medida que as pressões pulmonares caem após o nascimento, a perfusão para a artéria coronária esquerda anômala cai, levando à isquemia miocárdica. A síndrome de roubo miocárdico pode ocorrer se as colaterais entre as coronárias esquerda e direita se desenvolverem. A direção do fluxo sanguíneo inverte e drena da artéria coronária esquerda para dentro da artéria pulmonar (aorta para coronária direita para coronária esquerda para artéria pulmonar). Além da isquemia, pode ocorrer fibrose, dilatação, ou aneurismas do VE. Os pacientes podem ter insuficiência da válvula mitral associada. A história inclui sintomas de IC, dor torácica episódica e sintomas aos esforços. O exame físico pode revelar um galope ou sopro por insuficiência mitral. Cardiomegalia pode ser vista na radiografia torácica. Achados de infarto do miocárdio ou isquemia podem estar presentes ao ECG (alterações de ST-T, ondas Q). O diagnóstico pode ser difícil. Ecocardiografia, teste de esforço, TC, RM ou angiografia coronária pode estar indicada.

▶ Tratamento

O tratamento depende da apresentação clínica e inclui o reparo cirúrgico do problema primário. Os pacientes podem precisar de manejo clínico das consequências (isquemia miocárdica).

▶ Encaminhamento

Pacientes com história preocupante de OACEAP necessitam de ecocardiografia e avaliação cardiológica. O encaminhamento deve ser feito em conjunto com um cardiologista pediátrico.

> Leong SW, Bordes AJ, Henry J, et al: Anomalous left coronary artery from the pulmonary artery: A case report and review of the literature. *Int J Cardiol*. 2009;133:132-134 [PMID: 18279981].

OUTRAS DOENÇAS CARDÍACAS ESTRUTURAIS

Pacientes com doença cardíaca congênita reparada ou doença cardíaca prostética que apresentam síncope necessitam atenção especial. As lesões coronarianas adquiridas também podem levar à síncope, e incluem doença de Kawasaki (DK), aterosclerose e uso de drogas. Os pacientes com DK podem ter aneurismas, estenose ou oclusões de artéria coronária que persistem após a fase aguda da doença, podendo levar à morbidade e mortalidade grave. Outras doenças cardíacas estruturais que podem levar à síncope incluem massas cardíacas, defeito do septo atrial (DAS), displasia arritmogênica do ventrículo direito (VD) e hipertensão pulmonar primária ou secundária.

DOENÇA CARDÍACA FUNCIONAL

A doença cardíaca funcional é um distúrbio que afeta primariamente a função dos miócitos cardíacos e a arquitetura celular. Miocardite, miocardiopatia dilatada e pericardite com derrame são doenças cardíacas funcionais que podem levar à síncope. A síncope é causada provavelmente por uma arritmia secundária.

Miocardite

▶ Apresentação clínica

A miocardite é uma inflamação, necrose ou miocitólise do miocárdio que pode levar à IC, a arritmias ou à morte súbita. A causa mais comum de miocardite é uma infecção viral, embora haja etiologias inflamatórias, tóxicas e outras. A apresentação clínica depende da idade e da etiologia e é variada. Os sintomas podem variar de uma leve doença gripal até dor torácica, IC, instabilidade hemodinâmica ou morte. Febre e taquicardia persistente podem sugerir o diagnóstico. A radiografia torácica revela um coração aumentado e edema pulmonar. Os achados do ECG incluem taquicardia sinusal, voltagem de QRS reduzida e anormalidades do segmento ST e da onda T. Arritmias também podem estar presentes. O ecocardiograma é significativo para uma má função ventricular. O padrão-ouro para o diagnóstico é a biópsia miocárdica.

▶ Tratamento

O tratamento depende da etiologia da miocardite e da condição do paciente. O paciente deve ser monitorado cuidadosamente. O cuidado de suporte é importante. O tratamento das arritmias e da IC pode estar indicado. Terapias como a imunoglobulina intravenosa (IV) e a imunossupressão são controversos.

▶ Encaminhamento

Embora inúmeros pacientes com miocardite melhorem espontaneamente, alguns pacientes se tornam muito doentes e necessitam maiores cuidados. Avaliações cardiológicas e por cirurgião cardiotorácico podem ser necessárias. Os pacientes com miocardite devem ser observados de perto, e se houver suspeita de um curso fulminante, o paciente deve ser transferido para uma unidade de cuidados terciários.

> Sagar S, Liu PP, Cooper LT, Jr: Myocarditis. *Lancet*. 2012;379:738-747 [PMID: 22185868].

Miocardiopatia dilatada

▶ Apresentação clínica

A dilatação ventricular esquerda (embora o VD possa estar envolvido) pode ser causada por várias etiologias. Na criança, a condição frequentemente é idiopática, mas a miocardite e os distúrbios neuromusculares são outras etiologias. Uma causa genética pode estar presente em alguns pacientes e pode ser herdada de modo autossômico dominante. Pacientes pediátricos podem ter disfunção sistólica e diastólica, além de arritmias. Todos os grupos etários podem ser afetados, e as apresentações clínicas variam. A instalação frequentemente é insidiosa e os sintomas incluem sofrimento respiratório e dor abdominal. O ECG pode revelar aumento atrial, hipertrofia ventricular esquerda ou direita e anormalidades da onda T. A radiografia torácica é significativa para cardiomegalia e pode ter congestão ou edema pulmonar. O ecocardiograma é diagnóstico.

▶ Tratamento

Se houver suspeita de miocardiopatia dilatada em uma criança, um cardiologista deve ser consultado. O manejo depende da etiologia. A terapia clínica para a IC pode ser bem-sucedida, embora o transplante cardíaco ocasionalmente seja necessário.

▶ Encaminhamento

O encaminhamento da criança com suspeita ou confirmação de miocardiopatia dilatada é feito em conjunto com um cardiologista com base nas condições clínicas da criança.

Black KD, Seslar SP, Woodward GA: Cardiogenic causes of pediatric syncope. *Clin Pediatr Emerg Med.* 2011;12(4):266-277; http://www.sciencedirect.com/science/article/pii/S1522840111000620.

Carabello BA, Paulus WJ: Aortic Stenosis. *Lancet.* 2009;373:956-966 [PMID: 19232707].

Cooper LT: Myocarditis. *N Engl J Med.* 2009;360:1526-38 [PMID: 19357408].

Jefferies JL, Towbin JA: Dilated cardiomyopathy. *Lancet.*2010;375 (9716):752-762 [PMID: 20189027].

Walsh KE, Sanders LK, Ross JC: A-9-year old boy with exertional syncope. *J Emerg Med.* 2012;43(5):e319-e324 [PMID:22445680].

Washington R: Syncope and sudden death in the athlete. *Clin Pediatr Emerg Med*. 2007; 8(1): 54-58.

DOENÇA CARDÍACA ELÉTRICA PRIMÁRIA

A doença cardíaca elétrica primária é o distúrbio da atividade cardíaca normal sem uma anormalidade estrutural ou funcional. Síndrome do QT longo, síndrome de Brugada, síndrome de Wolff-Parkinson-White (WPW), bloqueio cardíaco e TV estão incluídas nessa categoria.

Síndrome do QT longo

▶ **Apresentação clínica**

A síndrome do QT longo (SQTL) é uma canalopatia iônica. Há interferência com a repolarização ventricular que predispõe a arritmias instáveis. Síncope ou morte súbita resulta de arritmias, como torsade de pointes ou fibrilação ventricular (FV). A prevalência estimada na população em geral nos Estados Unidos é de 1 em 5.000. Há várias etiologias, incluindo congênita e adquirida. A SQTL congênita é um distúrbio heterogêneo que resulta de mutações em um de três genes e pode ser classificada como QTL1, QTL2 e QTL3. As apresentações diferem entre os tipos: QTL1 tende a ser deflagrada por estresse físico ou emocional, e QTL2 é deflagrado classicamente por ruídos altos. O QT longo pode estar associado com síndromes genéticas específicas: Romano-Ward com herança autossômica dominante e síndrome de Jervell e Lange-Nielsen com surdez e transmissão autossômica recessiva. A SQTL pode ser adquirida por meio de distúrbio eletrolítico (hipocalcemia), hipotireoidismo ou medicações (agentes antiarrítmicos, antidepressivos tricíclicos, antipsicóticos, antibióticos, antifúngicos e anti-histamínicos).

É essencial obter uma história familiar cuidadosa de arritmia ou morte súbita, porque o QT longo pode ser hereditário. A síncope com a SQTL é precipitada. Os pacientes geralmente não relatam sintomas prodrômicos. O diagnóstico é feito no ECG (Figura 18-1). A fórmula de Bazet é usada para calcular o intervalo QT corrigido (QTc) quando é obtido o ECG.

$$QTc = QT / \sqrt{RR}$$

O limite superior do normal para o QTc depende do sexo e da idade. O ecocardiograma é normal. O teste genético para mutações está disponível e pode ser adequado em pacientes com história familiar de morte súbita ou achados do ECG.

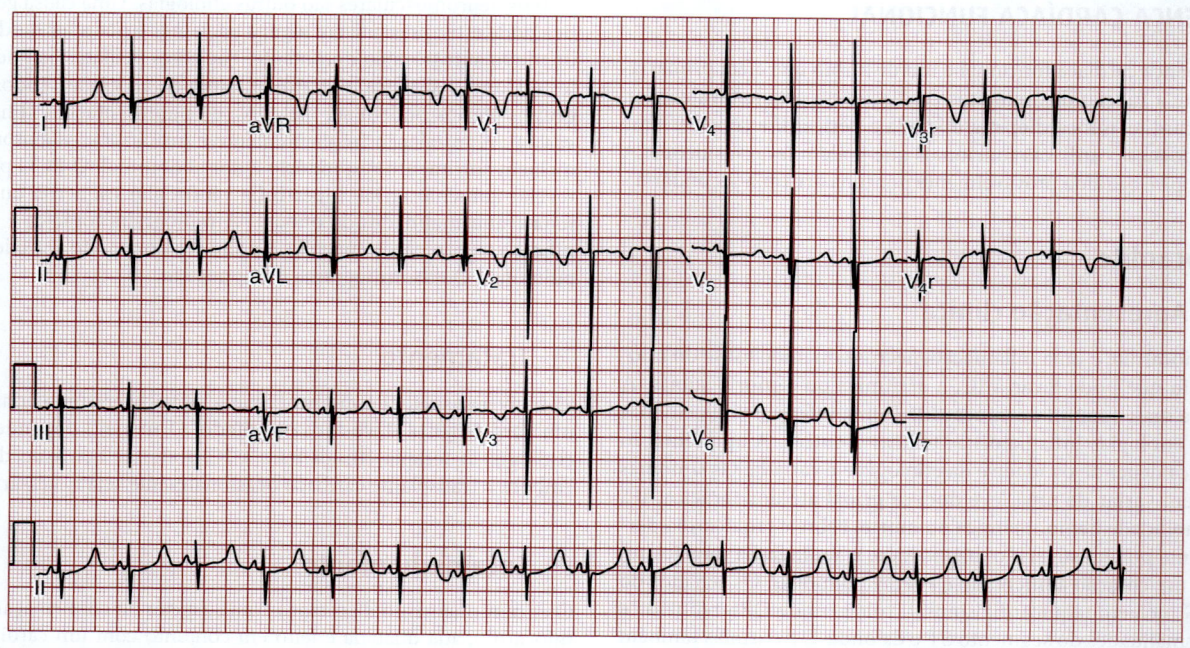

▲ **Figura 18-1** QT Longo.

▶ Tratamento

O tratamento depende da etiologia e inclui β-bloqueadores e a colocação de um cardioversor-desfibrilador implantável (CDI). Os pacientes com SQTL devem se abster de esportes competitivos e medicações que sabidamente prolongam o intervalo QT.

▶ Encaminhamento

Crianças e adolescentes com síncope e QTc prolongado devem ser avaliados no SE por um cardiologista. É apropriado encaminhar um paciente com QTc prolongado limítrofe para um cardiologista para tratamento ambulatorial. A atividade física deve ser restrita até que o paciente seja avaliado.

> Roden DM: Long-QT syndrome. *N Engl J Med.* 2008;358(2):169-176 [PMID: 18184962].

Síndrome de Brugada

▶ Apresentação clínica

A síndrome de Brugada é uma canalopatia que predispõe a arritmias. A síndrome pode se apresentar com síncope ou morte súbita. Os pacientes têm uma mutação no canal SCN5A, um canal de sódio, mas têm um coração estruturalmente normal. O distúrbio é hereditário, provavelmente autossômico dominante. O diagnóstico é feito pelo achado de uma elevação do segmento ST nas derivações precordiais direitas ao ECG (Figura 18-2). Os pacientes que apresentam síncope parecem ter um alto risco de morte súbita.

▶ Tratamento

A base do tratamento nos pacientes que apresentam síncope é a colocação de um CDI.

▶ Encaminhamento

Os pacientes com suspeita de síndrome de Brugada que apresentam síncope devem ser avaliados por um cardiologista no SE, já que têm risco de morte súbita.

> Probst V, Veltmann L, Eckardt PG, et al: Long-term prognosis of patients diagnosed with Brugada syndrome: Results from the FINGER Brugada syndrome registry. *Circulation.* 2010;121:635-643 [PMID: 20100972].

Taquicardia supraventricular

▶ Apresentação clínica

A TSV é uma taquiarritmia que requer tecido atrial ou nodal atrioventricular (AV) para condução. A taquicardia pode ocorrer por meio de vários mecanismos, um dos quais é uma via acessória (ver tópico Síndrome de Wolff-Parkinson-White apresentado adiante). As apresentações clínicas da TSV incluem palpitações, dor torácica, dificuldade respiratória e síncope. Crianças mais jovens terão uma frequência cardíaca (FC) maior do que 220 batimentos por minuto. A instalação rápida e o término rápido diferenciam a TSV da taquicardia sinusal. Os achados do ECG podem incluir uma taquicardia com complexo estreito sem

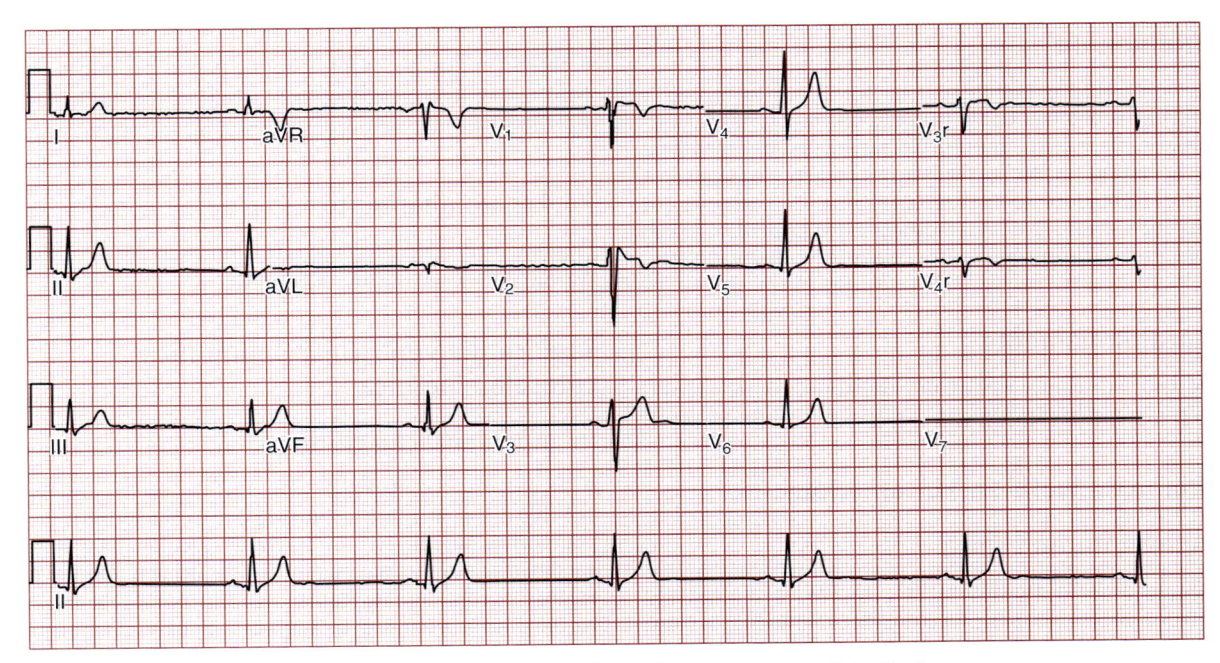

▲ **Figura 18-2** Síndrome de Brugada: observe o QRS anormal nas derivações precordiais direitas.

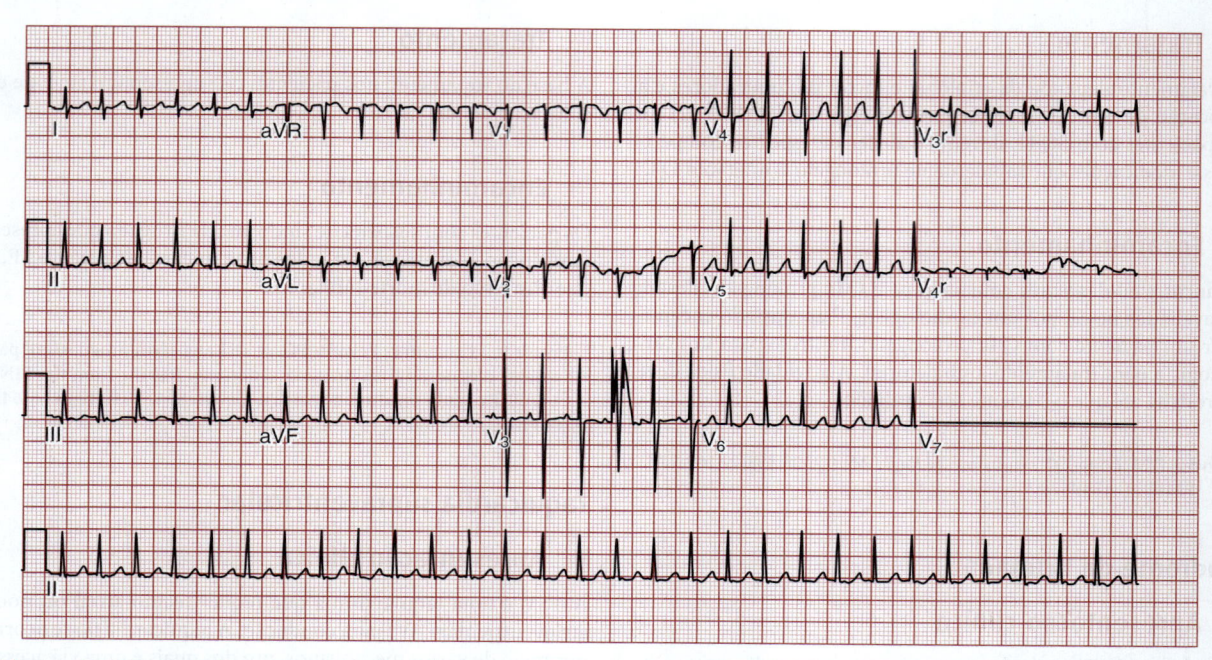

▲ **Figura 18-3** Taquicardia supraventricular; observe o QRS rápido (frequência cardíaca ~ 170), estreito e regular, sem evidência de ondas P precedentes.

variabilidade batimento a batimento e uma onda P ausente ou polimórfica (Figura 18-3). Os pacientes com TSV e uma via acessória ou bloqueio de ramo podem apresentar taquicardia com complexo alargado.

▶ **Tratamento**

O tratamento da TSV em condições agudas varia, dependendo da estabilidade hemodinâmica do paciente. Quando instável, a cardioversão é a base do tratamento. No paciente estável, manobras vagais, adenosina, ou outras medicações podem ser tentadas. A taquicardia complexa deve ser tratada como TV, a não ser que se saiba que seja uma TSV. A terapia em longo prazo depende da etiologia e inclui tratamento clínico (β-bloqueadores) e ablação.

▶ **Encaminhamento**

A TSV associada com síncope e pré-excitação deve ser encaminhada para um eletrofisiologista.

Síndrome de Wolff-Parkinson-White

▶ **Apresentação clínica**

A síndrome de Wolff-Parkinson-White (WPW) é caracterizada por uma via acessória a partir do átrio para o ventrículo, contornando o nó AV (Figura 18-4). Ela resulta em ativação precoce do ventrículo. A síncope ocorre quando há uma condução rápida a partir do átrio que pode se deteriorar em FV. Em contraste com a SQTL e a síndrome de Brugada, a maioria dos pacientes com WPW relatam palpitações cardíacas por TSV.

▶ **Tratamento**

A ablação por cateter da via acessória pode ser curativa. Em pacientes estáveis, as manobras vagais e a adenosina são recomendadas; nos pacientes instáveis, é usada a cardioversão sincronizada.

▶ **Encaminhamento**

Pacientes com TSV devem ser encaminhados para um eletrofisiologista para ablação da via acessória.

Taquicardia ventricular polimórfica catecolaminérgica

▶ **Apresentação clínica**

A taquicardia ventricular polimórfica catecolaminérgica (TVPC) é uma arritmia hereditária que é caracterizada por TV polimórfica durante estresse físico ou emocional. Os sintomas geralmente se apresentam na infância e incluem tontura, palpitações e síncope durante momentos de estresse. Frequentemente há uma história familiar de sintomas similares. O diagnóstico é feito pelo teste de esforço ou monitorização Holter. A taquicardia polimórfica ou as contrações ventriculares prematuras

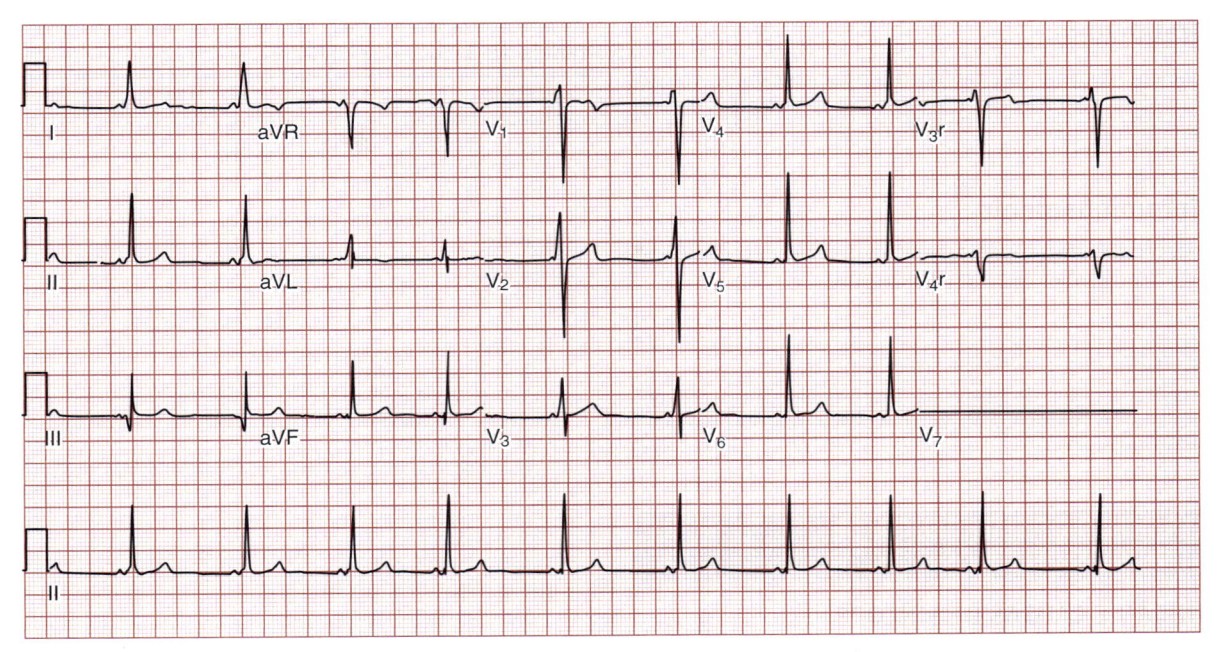

▲ **Figura 18-4** Síndrome de Wolff-Parkinson-White; observar as ondas delta e o intervalo PR curto.

(CVPs) podem ser vistas à medida que a FC aumenta. O ECG de repouso geralmente é normal, assim como o ecocardiograma. Pacientes não tratados têm um alto índice de mortalidade.

▶ **Tratamento**

As opções de tratamento incluem β-bloqueadores e colocação de CDI.

▶ **Encaminhamento**

Pacientes com suspeita de TVPC devem ser encaminhados a um cardiologista. A atividade física deve ser restrita até que a avaliação esteja completa.

> Ylanen K, Poutanen T, Hiippala A, et al: Catecholaminergic polymorphic ventricular tachycardia. *Eur J Pediatr.* 2010;169:535-542 [PMID: 20143088].

Bloqueio atrioventricular

▶ **Apresentação clínica**

O bloqueio atrioventricular (BAV) pode ser uma causa de síncope em crianças e adolescentes. O bloqueio de segundo grau tipo II é a falência súbita, intermitente da condução dos átrios para os ventrículos sem um alongamento gradual do intervalo PR visto no ECG. O bloqueio de terceiro grau, ou bloqueio cardíaco completo, é a ausência completa de condução dos átrios para os ventrículos. O BAV pode ser congênito, por exemplo, quando há anomalias estruturais ou no caso de lúpus neonatal. O bloqueio cardíaco adquirido pode ser devido a muitas condições, inclusive história de cirurgia cardíaca ou miocardite. Os pacientes podem apresentar síncope por baixo débito cardíaco (DC).

▶ **Tratamento**

Os pacientes que têm episódios sincopais causados por bloqueio cardíaco de segundo ou terceiro graus são candidatos à colocação de marca-passo.

▶ **Encaminhamento**

Os pacientes devem ser avaliados por um cardiologista, pois pode estar indicada a colocação de um marca-passo.

Síndrome do nó sinusal

▶ **Apresentação clínica**

A síndrome do nó sinusal (SNS) é uma doença complexa que envolve o nó sinusal, podendo levar à bradicardia e, às vezes, à taquicardia intermitente. O mecanismo da SNS não é claro e, provavelmente é multifatorial. As causas potenciais de SNS são problemas intrínsecos no nó sinusal, defeitos na condução do nó sinusal para o resto dos átrios e influências autonômicas anormais. A apresentação clínica varia e vai desde bradicardia assintomática à tontura, à síncope e a sinais de IC. A síndrome pode ocorrer após cirurgia cardíaca.

▶ Tratamento

O tratamento depende da estabilidade do paciente. Inúmeros pacientes podem ser observados, e pacientes sintomáticos podem necessitar marca-passo.

▶ Encaminhamento

Pacientes sintomáticos (que apresentam síncope) devem ser avaliados por um cardiologista imediatamente.

> Anderson JB, Benson DW: Genetics of sick sinus syndrome. *Card Electrophysiol Clin*. 2010;2:499-507 [PMID: 21499520].
>
> Hanash CR, Crosson JE: Emergency diagnosis and management of pediatric arrhythmias. *J Emerg Trauma Shock*. 2010;3:251-260 [PMID: 20936909].

TRATAMENTO DE EMERGÊNCIA DE DISTÚRBIOS ESPECÍFICOS

DEFINIÇÃO E CAUSAS DE SÍNCOPE

Síncope é definida como uma perda abrupta da consciência associada com uma perda do tônus postural. Os episódios são, em geral, curtos e se resolvem espontaneamente. A síncope é uma queixa comum no SE durante a infância e a adolescência.

As causas de síncope podem ser classificadas em categorias gerais: autonômicas, cardíacas, metabólicas e condições que simulam a síncope. A etiologia é, mais frequentemente, benigna embora haja raras causas de síncope com risco de morte que não devem ser desconsideradas. As causas com risco de morte são geralmente de natureza cardíaca. A Tabela 18-3 enumera as causas de síncope.

EPIDEMIOLOGIA

A incidência real de síncope na população pediátrica não é conhecida, já que muitas pessoas não procuram assistência médica. Contudo, a síncope pediátrica é encontrada comumente no SE. De fato, ela responde por aproximadamente 1% das visitas ao SE nos Estados Unidos. Tem sido relatado que a síncope é mais comum no grupo etário de adolescentes com um pico de incidência entre 15 e 19 anos de idade. As mulheres são mais afetadas do que os homens.

HISTÓRIA

Uma história cuidadosa pode ajudar a identificar a síncope real, bem como apontar aqueles com alto risco devido a causas de síncope com risco à vida (doença cardíaca). A descrição do que aconteceu antes do evento sincopal, bem como durante o evento são importantes de extrair do paciente, assim como de testemunhas. Uma história deve ser obtida, incluindo os detalhes sobre o que o paciente estava fazendo quando ocorreu a síncope (de pé, fazendo exercício), a posição que o paciente estava antes da síncope, a duração da perda da consciência, os sintomas prodrômicos (tontura, sudorese, náuseas e alterações da visão), dor torácica ou palpitações cardíacas, a presença ou ausência de atividade convulsiva. A síncope que ocorre durante o esforço físico pode ser um sinal de perigo, sinalizando para uma etiologia cardíaca subjacente. Podem ocorrer lesões ao cair quando há perda de consciência. Qualquer história clínica prévia significativa, incluindo novas medicações, uso de drogas ilícitas ou história familiar de etiologia cardíaca, deve ser investigada.

EXAME FÍSICO

O exame completo deve ser realizado, incluindo os sinais vitais (em repouso e ortostático), com especial atenção ao exame neurológico e cardíaco.

AVALIAÇÃO DIAGNÓSTICA

A avaliação adicional deve ser sugerida pelos achados da história e do exame físico. Tem sido observado que testes extensos em pacientes de rotina com síncope são caros e sem necessidade.

Tabela 18-3 Causas de síncope

Autonômicas
- Síncope vasovagal
- Síncope situacional (inclui ataques de respiração suspensa)
- Hipotensão ortostática
- STOP
- Hipersensibilidade do seio carotídeo
- Gravidez

Cardiogênicas
- Estrutural
  - MCH
  - Estenose aórtica
  - Hipertensão pulmonar
  - Vaso coronário anômalo
  - Doença de Kawasaki
  - Massa cardíaca
  - Outras doenças cardíacas congênitas reparadas ou não reparadas
- Funcional
  - Miocardiopatia dilatada
  - Miocardite
  - Pericardite com derrame
- Elétrica primária
  - Síndrome do QT longo
  - Síndrome de Brugada
  - BAV
  - TSV\WPW
  - TSV
  - Displasia arritmogênica do VD

Metabólicas
- Distúrbio eletrolítico
- Exposição a monóxido de carbono

TSV, taquicardia supraventricular; WPW, síndrome de Wolff-Parkinson-White; VD, ventrículo direito; BAV, bloqueio atrioventricular; STOP, síndrome da taquicardia ostostática postural; MCH, miocardiopatia hipertrófica.

No mínimo, deve ser obtido um ECG em cada criança que apresenta um episódio sincopal para rastrear doença cardíaca. Exames laboratoriais que podem ser úteis incluem nível de glicose, de hematócrito (Ht), teste de gravidez na urina e rastreamento toxicológico na urina. Se houver preocupação a respeito de dano neurológico ou convulsão, considerar exames de neuroimagem ou eletrencefalografia (EEG), respectivamente.

> Anderson JB, Czosek RJ, Cnota J, et al: Pediatric syncope: National Hospital Ambulatory Medical Care Survey Results. *J Emerg Med*. 2012;43 (4):575-583. [PMID: 22406025].
>
> Task Force for the Diagnosis and Management of Syncope, European Society of Cardiology, European Heart Rhythm Association: Guidelines for the diagnosis and management of syncope (version 2009). *Eur Heart J*. 2009;30:2631-2671 [PMID: 19713422].

Síncope vasovagal

▶ Apresentação clínica

A síncope vasovagal é a causa mais comum de síncope em crianças, respondendo por metade de todas as visitas relacionadas à síncope no SE. Os pacientes tendem a ter queixas de sintomas prodrômicos imediatamente antes da perda de consciência, que incluem vertigem, sudorese, sensação de calor, tontura, náuseas e alterações visuais. A perda de consciência ocorre a seguir, durando alguns segundos. As testemunhas podem relatar que o paciente parece pálido e sudorético. Pode haver uma atividade convulsiva após a perda de consciência, geralmente um ou dois movimentos de impulsão, causados por hipoperfusão cerebral. A recuperação é espontânea, mas pode levar vários minutos antes que a sudorese, a náusea e os outros sintomas se resolvam.

Os gatilhos comuns para a síndrome vasovagal incluem posição de pé prolongada, temperaturas elevadas, estresse, medo, dor ou visão de sangue. A presença desses gatilhos é sugestiva de síncope vasovagal. O mecanismo da síncope vasovagal é complexo, mas envolve a redução do tônus vascular e do DC devido a um forte estímulo vagal.

A investigação no SE, assim como todas as queixas de síncope, inclui história cuidadosa, exame físico minucioso, teste de gravidez, se indicado, e ECG. Se este for consistente com síncope vasovagal, não é necessária avaliação diagnóstica adicional.

▶ Tratamento

Pacientes com síncope vasovagal devem ser acalmados no SE. Os métodos para abortar um episódio sincopal podem ser discutidos, incluindo a importância de reconhecer os sintomas pré-sincopais, repousar, ingerir líquidos e evitar os gatilhos conhecidos. Os pacientes devem ser aconselhados a ingerir bastante líquido e comer refeições saudáveis, regularmente.

▶ Encaminhamento

Pacientes com história e exame físico consistentes com síncope vasovagal que têm ECG normal no SE podem ter alta para casa. Eles devem buscar atenção com seu médico de cuidados primários, se necessário.

Síncope situacional

▶ Apresentação clínica

A síncope situacional é uma síncope reflexa deflagrada por situações específicas. Os gatilhos incluem micção, defecação, tosse, espirros, mergulhos, pentear os cabelos e mesmo a deglutição. Os estímulos tendem a causar episódios recorrentes de síncope em pacientes suscetíveis. Os pacientes podem apresentar sintomas pré-sincopais, como vertigem, sudorese, náusea e alterações visuais seguidas de perda de consciência. Os pacientes recuperam a consciência dentro de alguns segundos, mas podem continuar a ter sintomas por vários minutos.

▶ Tratamento

É aconselhável evitar os gatilhos conhecidos, quando possível. Os pacientes devem ingerir bastante líquidos.

▶ Encaminhamento

Pacientes com uma apresentação clínica e avaliação no SE consistentes com síncope situacional podem ter alta para casa. Na síncope recorrente ou gatilhos que não podem ser evitados, a avaliação com um cardiologista pode ser benéfica.

Crises de perda de fôlego

▶ Apresentação clínica

As crises de perda de fôlego ocorrem em crianças entre 6 e 24 meses de idade e são eventos assustadores para os pais. Uma crise de perda de fôlego geralmente é deflagrada por uma emoção, como medo, dor ou raiva. A criança prende a respiração, frequentemente fica pálida ou cianótica e perde a consciência. O evento termina espontaneamente quando a criança volta a respirar.

▶ Tratamento

As crises de perda de fôlego são eventos benignos que geralmente não requerem tratamento.

▶ Encaminhamento

As crianças podem ter alta para casa com os pais após tranquilização.

> Whitehouse WP: Breath holding spells. *J Pediatr Neurol*. 2010;8:49-50. doi 10.3233/JPN-2010-0353.

Hipotensão ortostática

▶ Apresentação clínica

A hipotensão ortostática é a falha nos mecanismos compensatórios para manter o DC adequado durante alterações posturais (da posição supina para de pé) e pode resultar em síncope. Os pacientes podem apresentar alterações visuais, tontura, vertigem e fraqueza ao mudar de posição. Desidratação, perda de sangue, gravidez ou medicações podem ser responsáveis. O diagnóstico é feito pela obtenção dos sinais vitais ortostáticos. Um teste de gravidez deve ser feito em mulheres. Se houver preocupação com perda sanguínea, estão indicados testes adicionais.

▶ Tratamento

Se a causa provável de hipotensão ortostática for desidratação, o tratamento é a hidratação intravenosa (IV) ou por via oral (VO). Se houver suspeita de perda sanguínea, deve ser dada atenção à reposição de líquidos (cristaloides, produtos sanguíneos), à estabilização da pressão arterial (PA), bem como à identificação e ao tratamento da fonte de hemorragia. A lista de medicações do paciente deve ser rastreada para os medicamentos que podem contribuir para hipotensão ortostática.

▶ Encaminhamento

O encaminhamento de pacientes com hipotensão ortostática depende da etiologia subjacente. Pacientes com desidratação podem ter alta se o clínico estiver confiante que o paciente pode manter a hidratação em casa. Se uma paciente estiver grávida, deve ser arranjado o cuidado obstétrico. Se o paciente estiver instável, devido à perda sanguínea ou hipovolemia extrema, o encaminhamento depende do quadro clínico.

Síndrome de taquicardia ortostática postural

▶ Apresentação clínica

Os sintomas da síndrome de taquicardia ortostática postural (STOP) são induzidos por alterações posturais. Os sintomas são acompanhados por taquicardia, que em adultos é definida como pelo menos 30 batimentos de aumento acima da frequência basal, sem hipotensão. Os pacientes podem apresentar síncope, fadiga, palpitações, intolerância ao exercício e mal-estar geral. A síndrome tende a se apresentar em adolescentes, geralmente após um período prolongado de inatividade, como uma doença ou lesão.

▶ Tratamento

Os sintomas agudos de STOP melhoram ao sentar. O tratamento de primeira linha inclui exercícios aeróbios, exercícios de fortalecimento, aumento da ingestão de líquidos e sal. Os pacientes podem necessitar medicações para controle dos sintomas.

▶ Encaminhamento

Os pacientes com STOP podem ter alta para casa a partir do SE.

> Johnson JN, Mack KJ, Kuntz NL: Postural orthostatic tachycardia syndrome: A clinical review. *Pediatr Neurol.* 2010;42:77-85 [PMID: 20117742].

Gravidez

A síncope pode ocorrer durante a gravidez; portanto, todas as mulheres em idade fértil que apresentam queixa de síncope devem ser testadas para gravidez. A síncope pode ser uma ocorrência normal durante a gravidez, mas pode sinalizar um processo mais grave, incluindo gravidez ectópica ou embolia pulmonar (EP). Se houver preocupação com esses processos em uma paciente grávida, deve ser conduzida uma investigação adequada.

▶ Tratamento

Na maioria das pacientes, a síncope na gravidez não requer tratamento. É importante aconselhar as pacientes grávidas a ingerir bastante líquidos e evitar gatilhos que podem causar síncope.

▶ Encaminhamento

O cuidado obstétrico deve ser arranjado para adolescentes pediátricas. Se houver preocupação com um processo como a gravidez ectópica, a paciente deve ser transferida para uma instalação na qual a condição possa ser manejada adequadamente.

Intoxicação por monóxido de carbono

▶ Achados clínicos

A intoxicação grave por monóxido de carbono pode levar à síncope. As fontes comuns de monóxido de carbono incluem exaustão de motores e fornalhas em pane. Cefaleia, vertigem e confusão resultam de exposições leves, embora síncope ou mesmo morte possa ocorrer com exposições mais intensas. A exposição causa hipóxia, uma vez que o monóxido de carbono tem uma afinidade muito maior pela hemoglobina (Hb) do que o oxigênio. A gasometria arterial (GA) ou venosa deve ser obtida com co-oximetria para o diagnóstico (ver Capítulo 46, Intoxicações).

▶ Tratamento

Pacientes que foram expostos ao monóxido de carbono devem ser colocados em um respirador sem reciclagem com oxigênio a 100%. O oxigênio hiperbárico é controverso no tratamento da intoxicação por monóxido de carbono. Não está claro quais pacientes devem receber oxigênio hiperbárico, embora os médicos possam considerar a perda de consciência como uma indicação.

Weaver LK: Clinical practice: Carbon monoxide poisoning. *N Engl J Med*. 2009;360:1217-1225 [PMID: 19297574].

Hipoglicemia

▶ Achados clínicos

Hipoglicemia pode ser uma causa de síncope na criança com diabetes insulino-dependente. Os sintomas precedentes incluem fraqueza, fome, sudorese, agitação e confusão. O diagnóstico é feito pelos baixos níveis de glicose.

▶ Tratamento

O tratamento inclui SG oral ou IV contendo líquidos ou sólidos.

▶ Encaminhamento

O paciente pode ter alta para casa quando o nível da glicose retornar ao normal e ele estiver com seu estado mental basal.

Fischer JW, Cho CS: Pediatric syncope: Cases from the emergency department. *Emerg Med Clin North Am*. 2010;28:501-516 [PMID: 20709241].

Goble MM, Benitez C, Baumgardner M, et al: ED management of pediatric syncope: Searching for a rationale. *Am J Emerg Med*. 2008;26:66-70 [PMID: 18082784].

CONDIÇÕES VARIADAS

CONDIÇÕES QUE SIMULAM SÍNCOPE

No diagnóstico diferencial da síncope verdadeira, há condições que simulam a síncope. Estas são convulsões, enxaqueca e transtornos psiquiátricos específicos. A história é a chave de um diagnóstico acurado.

Os pacientes com convulsões frequentemente descrevem um estado premonitório antes da convulsão, o que difere dos sintomas prodrômicos da síncope. A posição supina antes do evento é mais sugestivo de convulsão do que de síncope. Os movimentos abruptos das extremidades são vistos antes da perda de consciência em uma convulsão, e pode ser relatada incontinência ou cianose. Uma convulsão geralmente dura mais tempo do que um episódio sincopal. Os pacientes frequentemente têm um período pós-ictal que não é experimentado após uma síncope verdadeira. Contudo, pode ser difícil diferenciar um evento sincopal de uma convulsão com base apenas na apresentação clínica. Em geral, o paciente já retornou ao seu estado basal na apresentação. A situação pode ser complicada pelo fato da criança que teve uma síncope poder apresentar uma atividade convulsiva enquanto inconsciente devido à hipoperfusão cerebral. Se houver preocupação a respeito de atividade epiléptica, o encaminhamento a um neurologista é recomendado para a realização de um EEG.

As enxaquecas podem se apresentar com perda de consciência, mas geralmente têm cefaleia e náusea associada.

Hiperventilação e pseudosíncope são eventos que podem ser confundidos com síncope, mas têm uma etiologia psiquiátrica. Os dois eventos são comuns em meninas adolescentes e são deflagrados por estresse emocional extremo. A hiperventilação é caracterizada por respiração profunda e pode ser acompanhada por dor torácica, ansiedade, formigamento das extremidades e, às vezes, perda de consciência. A pseudosíncope frequentemente é um evento emocional prolongado que pode ocorrer diante de muitas pessoas. O paciente com pseudosíncope raramente apresenta lesão pela queda e com frequência é capaz de descrever todo o evento. Estes pacientes não têm as alterações hemodinâmicas ou autonômicas associadas com as causas da síncope verdadeira. Se a história é sugestiva destes eventos, em vez de síncope, o encaminhamento a um psiquiatra está indicado.

Thijs RD, Bloem BR, van Dijk JG: Falls, faints, fits and funny turns. *J Neurol*. 2009;256:155-167 [PMID: 19271109].

Yilmaz S, Gokben S, Levent E, et al: Syncope or seizure? The diagnostic value of synchronous tilt testing and video-EEG monitoring in children with transiet loss of consciousness. *Epilepsy Behav*. 2012;24:93-96 [PMID: 22459868].

19 Coma

James E. Morris, MD, MPH
Blake D. Hatfield, MSIV

MANEJO IMEDIATO DE PROBLEMAS QUE AMEAÇAM A VIDA

CONSIDERAÇÕES GERAIS

O coma é definido como a ausência total de estimulação e consciência de si e do ambiente que dura pelo menos uma hora. O coma é caracterizado pela ausência de ciclos de sono-vigília e indiferença aos estímulos, que são associados com lesão ou ruptura funcional do sistema de ativação reticular ascendente no tronco cerebral ou estruturas corticais bilaterais. Os pacientes comatosos não demonstram abertura ocular, fala/vocalizações adequadas à idade ou movimentos espontâneos normais. Os movimentos produzidos pelos estímulos dolorosos (quando presentes) são normais ou reflexivos e não intencionais. Embora se deva tentar realizar a diferenciação definitiva do coma de outros estados patológicos com redução da consciência, como delírio, estado vegetativo e morte cerebral, ela pode ser difícil no ambiente da emergência. Termos como obnubilação, estupor e letargia são imprecisos e há variabilidade de opiniões entre os médicos a respeito do seu uso. Uma descrição específica do nível de consciência do paciente ou o estímulo ao qual o paciente responde é preferível.

MANEJO INICIAL

O manejo inicial do paciente comatoso que se apresenta no SE deve ser similar ao de qualquer paciente gravemente enfermo. Pacientes que não respondem à terapia empírica para coma devem ser submetidos à avaliação e suporte imediato da via aérea, da respiração e da circulação (ABC) antes dos esforços de diagnóstico e abordagem das causas específicas do coma serem empreendidos. A terapia empírica, chamada de "coquetel do coma", consiste em naloxona e dextrose intravenosa (IV) (Tabela 19-1). Naloxona (IV 0,1 mg/kg em recém-nascidos [RNs] e crianças com < 5 anos; 2 mg em crianças com > 5 anos) reverte rapidamente o coma e a depressão respiratória secundária à *overdose* de narcóticos, mas tem uma meia-vida curta e podem ser necessárias múltiplas doses ou infusão contínua. A dextrose (0,5 g/kg) reverte o coma secundário à hipoglicemia e está indicada se um teste rápido de glicemia não estiver disponível. Agentes como o flumazenil raramente são dados de forma empírica, uma vez que podem precipitar convulsões que são refratárias aos benzodiazepínicos. O flumazenil pode estar indicado no coma iatrogênico secundário à administração excessiva de benzodiazepínicos, como após uma sedação procedural.

O coma que persiste após a administração da naloxona e glicose deve sugerir consideração de manejo definitivo da via aérea e da respiração. O acesso IV deve ser obtido, e a pressão arterial (PA) (especialmente a hipotensão), manejada agressivamente. O exame físico direcionado, incluindo o conjunto completo de sinais vitais, deve ser obtido, para avaliar as exposições potencialmente precipitantes, como o trauma ou evidência de uso de drogas, bem como evitar a não detecção de fatores complicadores, como hipo- e hipertermia e hipóxia. A coluna cervical deve ser mantida imobilizada, se houver suspeita ou evidência de trauma. A história adicional obtida de amigos, parentes, professores ou profissionais que trabalham em SEs é imperativa.

AVALIAÇÃO NEUROLÓGICA

Após as ameaças imediatas à vida terem sido abordadas, uma avaliação neurológica estruturada, incluindo o nível de consciência, o exame dos nervos cranianos e o exame sensoriomotor, deve ser conduzida logo que possível. As lesões estruturais são mais prováveis de produzir déficits de lateralização e uma progressão rostrocaudal da disfunção do tronco cerebral, e os movimentos involuntários são sugestivos de uma causa metabólica do coma. A escala de coma de Glasgow (GCS) pediátrica tem mostrado ser prognóstica em muitos tipos diferentes de coma. Os escores total e diferencial (ocular, verbal e motor) devem ser documentados (Tabela 19-2).

Tabela 19-1 Coquetel do coma pediátrico

Agente	RN (0-3 meses)	Bebês (3-12 meses)	Criança < 5 anos ou < 20 kg	Criança > 5 anos ou > 20 kg
Naloxona	> 0,1 mg/kg IV/IO/IM	0,1 mg/kg IV/IO/IM	0,1 mg/kg IV/IO/IM	2 mg/kg IV/IO/IM
Dextrose	0,5 g/kg de D10	0,5 g/kg de D10 ou D25	0,5 g/kg de D25 ou D50	0,5 g/kg de D25 ou D50

RN, recém-nascido; IV, intravenoso; IM, intramuscular; IO, intraósseo.

Um exame cuidadoso dos nervos cranianos (especialmente a resposta pupilar) pode ajudar a determinar o nível de disfunção do tronco cerebral (Tabela 19-3). As lesões rostrais ao mesencéfalo geralmente resultam em função pupilar e movimento ocular normais. As anormalidades pupilares (especialmente unilaterais) podem ser um indicador precoce de herniação, e a função pupilar deve ser avaliada com frequência quando há preocupação com aumento da pressão intracraniana (PIC). Pupilas reativas simetricamente que geralmente são grandes ou pequenas são sugestivas de ingestão de drogas.

O exame motor deve focar na presença de movimentos espontâneos e produzidos e se eles são reflexivos, involuntários ou intencionais. Os movimentos intencionais, como a localização, requerem algum grau de processamento cortical, ao passo que os reflexos são respostas estereotípicas que ocorrem na ausência de estímulo cortical e geralmente desaparecem na sequência (Tabela 19-4). As lesões estruturais caudais ao mesencéfalo são caracterizadas por extensão das extremidades superior e inferior (postura descerebrada), e as lesões rostrais ao mesencéfalo são caracterizadas por flexão das extremidades superiores e extensão das extremidades inferiores (postura descorticada). As posturas descerebrada e descorticada frequentemente apresentam padrões intermitentes e assimétricos que não devem ser confundidos com convulsões.

PRESSÃO INTRACRANIANA AUMENTADA E HERNIAÇÃO

A pressão intracraniana (PIC) aumentada geralmente resulta de uma lesão que ocupa espaço como um hematoma ou tumor; todavia, a PIC também pode resultar de edema cerebral secundário a trauma, à infecção ou a distúrbio metabólico grave, como o tratamento agressivo da cetoacidose diabética (CAD). O princípio de Monro-Kellie conceitua a relação do conteúdo intracraniano; ou seja, o volume dentro do crânio é fixo e normalmente contém três componentes: cérebro, sangue e líquido cerebrospinal (LCS). O aumento na quantidade de um dos componentes (edema cerebral, hematoma ou hidrocefalia) ou a adição de componentes (tumor) resulta em aumento da PIC, que pode ser visível em RNs e bebês a partir de uma fontanela deslocada. Usando o princípio de Monro-Kellie, o tratamento é dirigido à redução do volume dos componentes ou à expansão do volume disponível por meio de descompressão cirúrgica. A meta do tratamento é manter a pressão de perfusão cerebral (PPC) (PPC = pressão arterial média [PAM] – PIC), entre 30 e 40 mmHg para RNs prematuros, aproximadamente 40 mmHg em RNs e bebês e entre 50 e 60 mmHg em crianças com mais de 2 anos.

Tabela 19-2 Escala de coma de Glasgow pediátrica

Categoria	Escore	Criança < 5 anos	Criança > 5 anos
Abertura ocular	4	Espontânea	Espontânea
	3	Ao chamado	Ao chamado
	2	À dor	À dor
	1	Sem resposta	Sem resposta
Responsividade verbal	5	Fala/vocalização adequada à idade	Orientado
	4	Capacidade menor do que a usada; choro irritado	Confuso
	3	Chora com a dor	Palavras inadequadas
	2	Geme com a dor	Incompreensível
	1	Sem resposta	Sem resposta
Responsividade motora	6	Movimentos espontâneos normais	Obedece a comandos
	5	Localiza para dor supraocular (> 9 m)	Localiza com a dor
	4	Afasta de pressão no leito ungueal	Afasta com a dor
	3	Flexão com a dor supraocular	Postura descorticada
	2	Extensão com a dor supraocular	Postura descerebrada
	1	Sem resposta	Sem resposta

Tabela 19-3 Reflexos do tronco cerebral

Reflexo	Técnica do exame	Resposta normal	Localização no tronco cerebral
Pupila	Resposta à luz	Restrição direta e consensual	Mesencéfalo
Oculocefálico	Girar a cabeça de um lado ao outro	Os olhos se movem de forma conjugada em direção oposta à cabeça	Ponte
Vestíbulo-oculocefálico	Irrigação do canal auditivo externo com água fria	Nistagmo com componente rápido se distanciando do estímulo	Ponte
Reflexo corneano	Estimulação da córnea	Fechamento da pálpebra	Ponte
Reflexo da tosse	Estimulação da carina	Tose	Medula
Reflexo do vômito	Estimulação do palato mole	Elevação simétrica do palato mole	Medula

As síndromes de herniação resultam de PIC aumentada e levam à compressão do tronco cerebral que se manifesta por hipertensão arterial, bradicardia e irregularidades respiratórias (tríade de Cushing). A herniação pode ser uncal, central ou cerebelar (Tabela 19-5). O manejo inicial no SE consiste no reconhecimento imediato e na ressuscitação agressiva. Evitar hipóxia e hipotensão é essencial, e outros fatores sistêmicos adversos, como hiperglicemia e febre, devem ser abordados. A saída do fluxo venoso cerebral deve ser promovida pela elevação da cabeça do paciente a 30 graus, e a sedação e analgesia adequadas devem ser feitas para minimizar a atividade metabólica cerebral. A profilaxia de convulsão deve ser considerada, particularmente quando foram administrados agentes paralisantes. Quando disponível, tratamento adicional deve ser orientado pela monitorização da PIC. Quando a monitorização da PIC não está disponível, a hiperventilação discreta para uma pressão parcial arterial de gás carbônico ($PaCO_2$) de 30 a 35 mmHg deve ser iniciada (hiperventilação excessiva ou prolongada tem sido associada com um prognóstico negativo), seguida de manitol (0,25-0,5 g/kg IV a cada 4 a 6 horas) ou solução fisiológica (SF) hipertônica (2 mL/kg de solução a 3% IV). Se a PIC permanecer elevada e a craniectomia não for indicada ou não estiver disponível, os barbitúricos podem ser usados para reduzir o metabolismo cerebral e assim o fluxo sanguíneo cerebral. A terapia com barbitúricos é mais eficaz em pacientes com resposta autorregulatória preservada, devendo ser considerada apenas após os pacientes não terem respondido a outros tratamentos. Os corticosteroides não demonstraram reduzir o edema cerebral diante de trauma, mas podem estar indicados em patologias não traumáticas (tumor cerebral).

> Fouad H, Haron M, Halawa EF, et al: Nontraumatic coma in a tertiary pediatric emergency department in Egypt: Etiology and outcome. *J Child Neurol.* 2011;26(2):136-141 [PMID: 20606061].
>
> Ghosh A, Wilde EA, Hunter JV, et al: The relation between Glasgow Coma Scale score and later cerebral atrophy in paediatric traumatic brain injury. *Brain Inj.* 2009;23:228-233 [PMID: 19205959].
>
> Jindal A, Singhi SC, Singhi P: Non-traumatic coma and altered mental status. *Indian J Pediatr.* 2012;79:367-375 [PMID: 21870145].
>
> Pitfield AF, Carroll AB, Kissoon N: Emergency management of increased intracranial pressure. *Pediatr Emerg Care.* 2012;28:200-204 [PMID: 22307193].
>
> Seshia SS, Bingham WT, Kirkham FJ, et al: Nontraumatic coma in children and adolescents: Diagnosis and management. *Neurol Clin.* 2011;29:1007-1043 [PMID: 22032671].

Tabela 19-4 Pontos de referência e reflexos neurológicos

Reflexo	Descrição	Idade de desaparecimento
Paraquedas	Braços estendidos como se estivesses aparando uma queda, visto antes que o bebê possa andar	~ 6 meses
Moro	A face do bebê parece assustada, e os braços se movem para longe com as palmas das mãos para cima	3-4 meses
Tonicneck	Quando a face do bebê é inclinada para um lado, o braço daquele lado se afasta do corpo e o braço contralateral é fletido com o punho fechado	~ 6 meses
Preensão palmar	Quando um dedo é colocado na mão do bebê causa uma ação de preensão	4-5 meses
Preensão plantar	O bebê flete os artelhos em resposta ao estímulo plantar	9-12 meses
Babinski	O bebê estende os artelhos em resposta ao estímulo plantar	2 anos
Passadas	O bebê faz uma ação de passadas com ambos os pés em uma superfície e com seu corpo apoiado	4-5 meses

Tabela 19-5 Sinais de pressão intracraniana aumentada e síndromes de herniação

Sinal	Mecanismo	Tipo de herniação
Coma	Compressão do tegumento do mesencéfalo	Uncal, central
Dilatação pupilar	Compressão do terceiro nervo ipsilateral	Uncal
Miose	Compressão do mesencéfalo	Central
Paralisia do olhar lateral	Estiramento do VI par craniano ou abducente	Central
Hemiparesia	Compressão do pedículo cerebral contralateral	Uncal
Postura descerebrada	Compressão do mesencéfalo	Central, uncal
Hipertensão, bradicardia	Compressão da medula	Central, uncal, cerebelar
Respiração anormal	Compressão da ponte ou da medula	Central, uncal, cerebelar

▼ INVESTIGAÇÃO AVANÇADA DO PACIENTE COMATOSO

HISTÓRIA

O número de distúrbios que produz coma é grande (Tabela 19-6). A história deve ser obtida de várias fontes, inclusive amigos, professores, polícia e pessoal dos SEs. Os pontos cruciais incluem o seguinte:

- Trauma craniano recente, mesmo que aparentemente trivial;
- Uso de drogas ou exposição potencial;
- História médica prévia, incluindo história de convulsões, diabetes, doenças hepáticas ou metabólicas, ou outras doenças neurológicas;
- Atividade e comportamento pré-comatoso (cefaleia, confusão, vômitos);
- Instalação do coma súbito *versus* gradual;
- Indivíduos que têm sintomas similares;
- Preocupação com trauma não acidental (TNA);
- *Overdose* acidental ou intoxicação, incluindo exposição potencial a medicações de membros da família.

EXAME FÍSICO

Em adição a um exame neurológico focado, o exame físico deve se concentrar em evidências de outras ameaças à vida, como a hipovolemia e o trauma sistêmico. O trauma em outra parte do corpo é evidência presuntiva de trauma craniano no paciente comatoso.

Tabela 19-6 Etiologia do coma e alteração do sensório

Distúrbios cerebrais primários
Distúrbios hemisféricos bilaterais ou difusos
  Lesão cerebral traumática
  TNA
  Isquêmico
  Hemorrágico (HSA, hemorragia intraventricular)
  Encefalopatia hipóxica-isquêmica
  Trombose venosa cerebral
  Neoplasia
  Meningite/encefalite
  Convulsões generalizadas ou complexas parciais; estado epiléptico
  Encefalopatia hipertensiva
  Síndrome de encefalopatia reversível posterior
  Encefalomielite aguda disseminada
  Hidrocefalia
Distúrbios hemisféricos unilaterais (com deslocamento de estruturas da linha média)
  Traumático (contusões, HSD)
  Grande AVEi hemisférico
  Hemorragia intracerebral primário
  Abscesso cerebral
  Tumor cerebral
Distúrbios do tronco cerebral (ponte, mesencéfalo)
  Hemorragia, infarto, tumor, trauma
  Mielinose pontina central
  Compressão por infarto cerebelar, hematoma, abscesso, tumor

Distúrbios sistêmicos que causam coma
Tóxicos
  Overdose de medicações/efeitos adversos
  Consumo de drogas ilícitas
  Exposições (monóxido de carbono, metais pesados)
Metabólicos
  SIRS/sepse
  Hipóxia
  Hipercapnia
  Hipotermia
  Hipoglicemia
  Crises hiperglicêmicas (CAD, NHHS)
  Hipo- ou Hipernatremia
  Hipercalcemia
  Insuficiência hepática
  Insuficiência renal
  Síndrome de Reye
  Encefalopatia de Wernicke
Endócrino
  Pan-hipopituitarismo
  Insuficiência suprarrenal
  Hipo- ou hipertireoidismo

TNA, trauma não acidental; HSA, hemorragia subaracnoide; HSD, hemorragia subdural; AVEi, acidente vascular encefálico isquêmico; SIRS, síndrome da resposta inflamatória sistêmica; CAD, cetoacidose diabética; NHHS, estado hiperglicêmico hiperosmolar.

IMAGEM

A tomografia computadorizada (TC) do crânio sem contraste é parte integral da investigação do coma não relacionado com hipoglicemia, *overdose*, ou outra causa metabólica, devendo ser fortemente considerada em um paciente que permanece comatoso após o uso de dextrose e naloxona. A ressonância magnética (RM), a espectroscopia de RM, a eletrencefalografia (EEG) e o exame como o potencial evocado são exames que podem ser feitos da unidade de terapia intensiva (UTI) para determinar a etiologia do coma, mas têm utilidade limitada no SE. A espectroscopia de RM pode ser útil na detecção de encefalopatia hipóxica-isquêmica, erros inatos do metabolismo e na encefalopatia aguda com convulsões bifásicas e difusão tardia reduzida (EACD). O uso do EEG é útil para diagnóstico e para determinar o prognóstico diante de coma, particularmente quando há preocupação com estado epiléptico não convulsivo. A ultrassonografia (US) à beira do leito da bainha do nervo óptico pode revelar PIC aumentada, um contribuinte potencial para a causa do coma.

AVALIAÇÃO LABORATORIAL

A determinação rápida dos níveis de glicose sanguínea é o exame laboratorial inicial mais importante no paciente comatoso. Eletrólitos, testes de função hepática (TFHs), hemograma, exame qualitativo de urina (EQU), rastreamento toxicológico no soro e na urina, testes de função tireoideana, creatinina/ureia e análise dos gases arteriais e venosos devem ser obtidos precocemente na avaliação do coma. A punção lombar (PL) e a análise do LCS devem ser realizadas se não houver contraindicação (lesões em massa ou evidência de PIC aumentada) em pacientes nos quais a causa do coma não é clara ou nos quais há suspeita de uma causa infecciosa. O eletrocardiografia (ECG) deve ser obtido, e a monitorização cardíaca, realizada para eliminar arritmias cardíacas ou ingestões tóxicas como fator contribuinte. Em pacientes intubados em uso de agentes paralisantes ou naqueles nos quais o estado epiléptico não convulsivo é uma consideração, o EEG deve ser obtido logo que for possível.

> Colbert CA, Holshouser BA, Aaen GS, et al: Value of cerebral microhemorrhages detected with susceptibility-weighted MR Imaging for prediction of long-term outcome in children with nonaccidental trauma. *Radiology.* 2010;256:898-905 [PMID: 20720073].
>
> Jindal A, Singhi SC, Singhi P: Non-traumatic coma and altered mental status. *Indian J Pediatr.* 2012;79:367-375 [PMID: 21870145].
>
> Seshia SS, Bingham WT, Kirkham FJ, et al: Nontraumatic coma in children and adolescents: Diagnosis and management. *Neurol Clin.* 2011;29:1007-1043 [PMID: 22032671].

▼ TRATAMENTO DE EMERGÊNCIA DE DISTÚRBIOS ESPECÍFICOS QUE CAUSAM COMA

LESÕES ESTRUTURAIS

HEMORRAGIA INTRACEREBRAL

▶ Considerações gerais

A hemorragia intracerebral pode ser classificada como primária (não relacionada com lesões congênitas ou adquiridas) ou secundária (relacionadas com malformações vasculares, tumores ou outras lesões). A hemorragia intracerebral primária é rara em crianças, com a vasta maioria das hemorragias intracerebrais primárias relacionadas com hipertensão e angiopatia amiloide, que ocorre em áreas características do cérebro: massa branca profunda, gânglios basais, tálamo, cerebelo e ponte. A hemorragia intracerebral secundária tem localização mais variável e é considerada o tipo mais comum de hemorragia intracerebral em pacientes pediátricos. Isto consiste em malformações arteriovenosas, anormalidades hematológicas e tumores cerebrais. A deterioração rápida (dentro das primeiras 6 horas da apresentação) está relacionada mais comumente ao crescimento inicial do hematoma. Os edemas citotóxico e vasogênico em torno da hemorragia podem resultar em isquemia e raramente são responsáveis pela deterioração tardia (ver Capítulo 37).

A púrpura trombocitopênica imunológica(PTI) pode causar hemorragia intracerebral ou complicar outros tipos de hemorragia intracerebral. De acordo com casos publicados entre 1954 e 1998, 72% dos pacientes com PTI desenvolveram hemorragia intracerebral dentro de 6 meses do diagnóstico, e uma maioria de pacientes apresentou contagem de plaquetas menor do que 10.000/μl. A PTI com hemorragia intracerebral produziu uma taxa de mortalidade de 55%. Crianças com hemofilia também estão com risco aumentado de hemorragia intracerebral espontânea. Até 12% dos pacientes com hemofilia irão desenvolver hemorragia intracerebral, mais comumente entre 6 meses e 2 anos de idade. Pacientes com doença falciforme em uso de corticosteroides, de anti-inflamatórios não esteroides (AINEs), ou transfusões nos últimos 14 dias, e pacientes com hipertensão pré-mórbida podem estar em maior risco de hemorragia intracerebral.

▶ Achados clínicos

As características clínicas da apresentação de um paciente estão relacionadas com o tamanho e a localização da hemorragia (Tabela 19-7). A cefaleia está presente universalmente em pacientes acordados e pode acompanhar outros sinais de PIC aumentada. Pacientes com hemorragia de grandes áreas frequentemente mostram sinais de herniação e podem estar comatosos na chegada. Convulsões ocorrem em 10% de todos os casos de hemorragia intracerebral, com exceção de 50% dos pacientes com hemorragia lobar. A maioria dos pacientes esta hipertensa na apresentação, mesmo quando previamente normotensos.

Tabela 19-7 Síndromes de hiperostose cortical primária idiopática

Localização	Achados
Gânglios basais	Déficit motor contralateral, paresia do olhar, afasia
Tálamo	Perda sensorial contralateral
Cerebelo	Náusea, vômitos, ataxia, nistagmo, alteração do estado mental, paralisia ipsilateral do olhar/facial
Ponte	Coma, pupilas puntiformes, instabilidade autonômica, quadriplegia, padrões respiratórios alterados

Tratamento e encaminhamento

O teste diagnóstico de escolha é a TC. O cuidado é primariamente suportivo e dirigido à redução da PIC e controle da PA, embora não haja consenso sobre o manejo ideal. O controle agressivo da PA usando labetalol IV ou nicardipina deve ser considerado. Uma PAM mais baixa pode resultar em menor crescimento do hematoma e melhores resultados; todavia, deve-se tomar cuidado para garantir que sejam mantidas PPCs adequadas. Hemorragias em áreas características podem não necessitar avaliação diagnóstica mais profunda e raramente são acessíveis à cirurgia. Pacientes mais jovens sem uma fonte clara da hemorragia devem ser considerados para angiografia cerebral e possível cirurgia. A hemorragia cerebelar sintomática requer cirurgia. Todos os pacientes devem ser internados para mais cuidados.

HEMATOMA SUBDURAL

Considerações gerais

A possibilidade de HSD deve ser considerada em um paciente comatoso. O trauma é a causa mais comum de HSD em crianças mais velhas, e a síndrome do bebê sacudido (SBS) é a causa mais comum em RNs e bebês. Os pacientes podem não apresentar uma história ou evidência de trauma. Os RNs e bebês que vêm ao SE com HSD devem ser considerados como vítimas potenciais de abuso (ver Capítulo 23).

Achados clínicos

Os HSDs têm uma apresentação altamente variável. Sintomas e sinais de HSD são inespecíficos, não localizados ou ausentes e podem ser estáveis ou rapidamente progressivos. A HSD frequentemente é bilateral e pode estar associada com contusão cerebral subjacente. Hemiparesia, quando presente, é contralateral à lesão em aproximadamente 60% dos pacientes; a dilatação pupilar ipsilateral ocorre em aproximadamente 75% dos pacientes. O exame diagnóstico de escolha é a TC, que revela uma coleção de sangue hiperdensa, extra-axial, em forma crescente, que raramente cruza a foice ou o tentório, mas que, por outro lado, não é limitado pelas suturas. As lesões subagudas (> de 10-14 dias) podem aparecer isodensas na TC.

Tratamento e encaminhamento

A hospitalização imediata e avaliação neurocirúrgica de emergência devem ser realizadas. O declínio rápido do sensório ou outro déficit neurológico sugere o aumento do tamanho do hematoma e pode indicar a intubação e o tratamento agressivo da PIC aumentada, como discutido. Os esteroides não mostraram benefício no manejo da PIC.

HEMATOMA EPIDURAL

Considerações gerais

O hematoma epidural (HED) é uma coleção de sangue entre a camada periosteal da dura e a tábua interna do crânio que acontece quase exclusivamente diante de trauma. Comumente, a HED ocorre na região temporoparietal secundária à laceração da artéria meníngea média. Em crianças, a HED na região frontoparietal é mais comum do que em adultos, devido à maior proporção da região frontoparietal em relação à região têmporo-occipital. Embora incomum, a HED occipital pode resultar de uma laceração do seio dural e frequentemente é rapidamente progressiva. Ela pode se estender sob o tentório, resultando em apneia. A HED arterial ocorre com mais frequência em crianças mais velhas, e a HED venosa é discretamente mais frequente em crianças menores (ver Capítulo 23).

Achados clínicos

Os sintomas de HED progridem rapidamente. A apresentação clássica do trauma craniano seguido por uma breve perda de consciência, retorno da vigilância, depois piora da cefaleia e vômitos com coma subsequente (intervalo de lucidez ou fenômeno "falar e morrer") é visto em 20%. O exame diagnóstico de escolha é a TC, que revela uma coleção de sangue hiperdensa, de forma lenticular (biconvexa), que geralmente não cruza a linha de sutura, o que a diferencia da HSD. Contudo, um estudo retrospectivo sobre HED em crianças demonstrou que 11% das HED cruzaram a linha de sutura. A dilatação pupilar ipsilateral e hemiparesia contralateral são achados nefastos sugestivos de herniação iminente.

Tratamento e encaminhamento

A avaliação neurocirúrgica imediata deve ser obtida. Se um neurocirurgião ou uma confirmação por TC do diagnóstico não estiverem disponíveis e o paciente estiver herniando ativamente, uma trepanação ipsilateral à área do trauma (ou à pupila dilatada se o trauma externo não for aparente) pode salvar a vida. Os cuidados são suportivos e dirigidos à redução da PIC. Os pacientes que apresentam uma HED pequena que não causam herniação ou déficit neurológico podem ser considerados para manejo conservador em uma avaliação com um neurocirurgião. Aproximadamente 50% dos RNs com HED podem ser tratados sem cirurgia.

TUMOR CEREBRAL

Considerações gerais

O coma é um sintoma incomum de tumores primários ou metastáticos no sistema nervoso central (SNC), mas podem se originar de convulsões induzidas pelo tumor ou pela PIC aumentada secundária à hemorragia aguda dentro do tumor. As lesões em massa que levam a síndromes de herniação fornecem uma constelação de sintomas que requerem manejo imediato, como discutido na seção Pressão intracraniana aumentada e herniação neste capítulo.

Achados clínicos

Os pacientes têm, geralmente, uma história de cefaleia, fraqueza focal e alteração ou depressão da consciência que tem duração de vários dias a semanas. A apresentação com cefaleia comumente é pior pela manhã, seguida por um declínio nos sintomas dentro de 2 horas após acordar. Os sintomas podem piorar com aumentos na pressão intratorácica (exercício, tosse ou alterações na posição). A fraqueza focal comum inclui perda gradual de movimentos ou sensibilidade nos membros superiores ou inferiores, ataxia, dificuldades na fala, anormalidades visuais e perda auditiva. Tontura ou outros sinais da circulação posterior também podem estar presentes. A consciência deprimida pode se apresentar com sonolência, dificuldade de raciocínio, alterações comportamentais e perda de memória. Papiledema, reflexo vermelho ausente, reflexo de Babinski positivo e suturas separadas são possíveis achados do exame físico. A TC sem contraste, seguida por TC contrastada, se necessário, é o estudo diagnóstico inicial preferido, seguido por RM e, possivelmente, EEG.

▶ Tratamento e encaminhamento

Os glicocorticoides e agentes osmóticos (dexametasona e manitol, respectivamente) são muito eficazes na redução do edema circunjacente e devem ser iniciados precocemente. A administração de anticonvulsivantes deve ser considerada para prevenir ou reduzir convulsões. A avaliação neurocirúrgica deve ser obtida. A hospitalização para cuidados de suporte e maior avaliação está indicada.

ABSCESSO CEREBRAL

▶ Considerações gerais

O abscesso cerebral deve ser considerado em pacientes imunocomprometidos que exibem alteração na atividade mental. Etiologicamente, a invasão local por organismos que causam sinusite e otite média e disseminação hematógena por infecções dentais é mais comum entre pacientes imunocompetentes.

▶ Achados clínicos

A progressão para coma pode ocorrer ao longo de dias ou, raramente, horas. Com frequência, os sinais usuais de infecção estão ausentes. Em particular, febre e leucocitose podem não estar presentes, mesmo nos casos confirmados. A temperatura é normal em 50% dos pacientes e a contagem de leucócitos é menor do que 10.000/mL em mais de 25% dos pacientes. Devem ser obtidas culturas sanguíneas (preferivelmente 2 antes da administração de antibióticos), embora 30% dos pacientes possam ter resultados positivos. A taxa de sedimentação eritrocitária e a proteína C reativa elevadas podem estar presentes. TC não contrastada, seguida por TC contrastada, se necessário, podem revelar grandes abscessos; contudo, a RM tem maior sensibilidade. A PL é contraindicada secundária à lesão que ocupa espaço.

▶ Tratamento e encaminhamento

A terapia antibiótica deve ser iniciada precocemente quando a suspeita clínica de infecção do SNC é alta, antes da imagem, se possível. A escolha do antibiótico deve cobrir anaeróbios, bem como aeróbios, e a cobertura para fungos e outros organismos pode estar indicada, dependendo da história do paciente. A terapia empírica em combinação com vancomicina, metronidazol e uma cefalosporina de terceira ou quarta geração estão indicadas. O uso de corticosteroides para PIC aumentada secundária a abscesso cerebral deve ser reservado para pacientes nos quais o edema causa déficit neurológico maior. Os esteroides diminuem a penetração do antibiótico no abscesso e alteram a formação da cápsula, que pode causar ruptura para os ventrículos cerebrais e espaço subdural. A avaliação neurocirúrgica e hospitalização são necessárias, embora muitos cirurgiões adiem a intervenção inicialmente.

Frazier JL, Ahn ES, Jallo GI: Management of brain abscesses in children. *Neurosurg Focus*. 2008;24:E8 [PMID: 18518753].

Huisman TA, Tschirch FT: Epidural hematoma in children: Do cranial sutures act as a barrier? *J Neuroradiol*. 2009;36:93-97 [PMID: 18701165].

Jordan LC, Hillis AE: Hemorrhagic stroke in children. *Pediatr Neurol*. 2007;36:73-80 [PMID: 17275656].

Piatt JH: Intracranial suppuration complicating sinusitis among children: An epidemiological and clinical study. *J Neurosurg Pediatr*. 2011;7:567-574 [PMID: 21631191].

▼ CAUSAS METABÓLICAS DE COMA

CONSIDERAÇÕES GERAIS

As encefalopatias metabólicas são caracterizadas por um período de intoxicação, *delirium* tóxico, ou agitação, após o qual o paciente gradualmente se torna sonolento e, por fim, comatoso. Cefaleia não é um sintoma inicial de encefalopatia metabólica, exceto na meningite, ou intoxicação causada por compostos organofosforados ou monóxido de carbono. O exame neurológico geralmente falha em revelar lesões hemisféricas focais (hemiparesias, perda hemissensorial, afasia) antes da perda de consciência. Os achados neurológicos geralmente são simétricos, exceto em pacientes com encefalopatia hepática e coma hipoglicêmico, que pode ser acompanhada por sinais focais que lateralizam ou alternam lados. Asterixis pode estar presente. A marca da encefalopatia metabólica são as pupilas reativas (uma função do mesencéfalo) na presença de função comprometida do tronco cerebral inferior (hipoventilação, perda dos movimentos extraoculares), um conjunto anatomicamente inconsistente de anormalidades.

HIPOGLICEMIA

▶ Considerações gerais

Ao contrário de outros órgãos, o cérebro depende quase completamente de glicose para suprir suas necessidades energéticas. A hipoglicemia abrupta interfere rapidamente com o metabolismo cerebral e produz sintomas de forma rápida. A ocorrência de hipoglicemia é mais comum em RNs seguidos por bebês e crianças de até três anos, e raramente crianças mais velhas. A hipoglicemia hiperinsulinêmica persistente da infância (HHPI) é a causa mais comum de hipoglicemia em RNs, e o tratamento com insulina para o diabetes tipo 1 é a causa mais comum de hipoglicemia em bebês e crianças (ver Capítulo 42).

▶ Achados clínicos

Os sintomas de hipoglicemia são prováveis de acontecer em RNs quando o açúcar sanguíneo está abaixo de 40 a 45 mg/dL, e em crianças maiores quando o açúcar sanguíneo está abaixo de 60 a 65 mg/dL. Os sinais e sintomas incluem taquicardia, sudorese, visão borrada, cianose, apneia, má alimentação e ansiedade. Os sintomas podem avisar o paciente de hipoglicemia iminente, mas podem estar ausentes em pacientes com neuropatia diabética autonômica ou (mais comumente) passam despercebidos em crianças pré-verbais. Anormalidades neurológicas comuns são *delirium*, convulsões, sinais focais que alternam os lados e coma. O coma hipoglicêmico pode ser tolerado por 60 a 90 minutos, mas quando flacidez com hiporreflexia foi atingida, a administração de glicose dentro de 15 minutos é essencial para evitar dano irreversível.

▶ Tratamento e encaminhamento

Se possível, confirmar a hipoglicemia por análise do sangue antes do tratamento com bólus de solução de dextrose. A dose IV é dependente do peso/idade/condição (ver Tabela 19-2). Dar uma dose adicional de solução de dextrose, se necessário, ou começar a infusão de dextrose aos que não respondem ao tratamento inicial ou que respondem e têm uma reincidência. Outras terapias, como glucagon ou octreotide, geralmente têm um pequeno papel em casos rotineiros de hipoglicemia, mas podem ser considerados em casos específicos, como a *overdose*.

Pacientes acordados devem ser alimentados e depois observados por 1 a 2 horas após a suplementação de glicose ter sido descontinuada para garantir que a hipoglicemia não tenha uma reincidência antes da alta hospitalar. A hipoglicemia refratária ou recorrente pode requerer hospitalização, especialmente se a hipoglicemia voltar a ocorrer, independente de tratamento agressivo ou na eventualidade de uma *overdose* de insulina de ação prolongada ou agente hipoglicemiante oral.

OVERDOSE DE MEDICAMENTOS E DROGAS

A *overdose* de drogas é uma das causas mais comuns de coma em pacientes que chegam ao SE. As drogas podem estar implicadas, incluindo álcool, opiáceos, sedativos-hipnóticos, antiepilépticos e antidepressivos tricíclicos. O manejo da *overdose* de drogas é discutido no Capítulo 46.

INTOXICAÇÃO POR ÁLCOOL

A intoxicação por álcool em crianças pode se originar da ingestão de etanol, álcool isopropílico ou metanol. Produtos domésticos comuns contendo álcool (colutório bucal) podem ser uma causa de intoxicação em crianças que se apresentam ao SE. A intoxicação alcoólica produz uma encefalopatia metabólica similar à que é produzida por medicamentos sedativos-hipnóticos, embora o nistagmo durante a vigília e o comprometimento precoce dos movimentos oculares laterais não sejam tão comuns. A vasodilatação periférica é uma manifestação proeminente e produz taquicardia, hipotensão e hipotermia. Os sintomas incluem náusea, vômitos, confusão, convulsões, pele cianótica ou pálida, respiração lenta e perda de consciência.

Os sinais de intoxicação ocorrem quando os níveis de álcool no sangue atingem 50 a 75 mg/dL com etanol absoluto (95-99%) em crianças menores, e o coma ocorre comumente quando os níveis atingem 125 a 200 mg/dL. Como o álcool tem uma pressão osmótica significativa (100 mg/dL = 22,4 mOsm), a intoxicação alcoólica é uma causa de hiperosmolalidade.

Os pacientes devem ser observados até que ocorra melhora com orientação e julgamento normais, e coordenação satisfatória. Os pacientes com anormalidades que requerem hospitalização (anormalidade metabólicas ou outras condições subjacentes) devem ser hospitalizados, ou aqueles nas quais a exposição sugere negligência ou um encaminhamento inseguro. O manejo da intoxicação alcoólica é discutido no Capítulo 46.

OVERDOSE DE NARCÓTICOS

Hipoventilação e pupilas puntiformes são as características principais na *overdose* de narcóticos, bem como a ausência de movimentos extraoculares em resposta à manobra dos olhos de boneca. As pupilas puntiformes estão associadas com distúrbios que devem ser excluídos, como o uso de colírios mióticos, hemorragia pontina, pupilas de Argyll-Robertson por sífilis (congênita ou adquirida) e envenenamento por inseticidas organofosforados.

A intoxicação por narcóticos é confirmada por dilatação pupilar rápida e despertar após a administração de um antagonista dos narcóticos como a naloxona (ver Tabela 19-1). Pacientes que têm uma *overdose* de um narcótico específico (propoxifeno) podem não responder a uma dose inicial, podendo necessitar duas vezes a quantidade recomendada. A duração da ação da naloxona varia com a dose e a via de administração, e a repetição das doses ou uma infusão contínua pode ser necessária após intoxicação com um narcótico de ação prolongada (metadona).

Opioides como a metadona, a hidrocodona e os adesivos de fentanil se mostraram fatais em crianças nas exposições acidentais. A apresentação clínica é variável, dependendo da quantidade de opioide ingerida e do tempo de exposição, mas comumente inclui respiração e atividade mental diminuídas. Os adesivos de fentanil em particular podem fornecer doses muito altas a crianças menores que os mastigam. Nos 26 casos relatados de toxicidade por fentanil desde 1997, a maioria das crianças tinham menos de 2 anos de idade. Houve 10 mortes e 12 hospitalizações.

A hospitalização está indicada para pacientes que não se recuperam completamente no SE ou que ingeriram narcóticos de ação prolongada. O tratamento da *overdose* de medicamentos e do envenenamento é discutido no Capítulo 46.

GAMA-HIDROXIBUTIRATO

O gama-hidroxibutirato é um depressor do SNC e pode induzir o coma. Conhecido como a "droga do rapto", ele é usado frequentemente em festas embora, em crianças, a exposição seja mais difícil de ser determinada. A detecção do medicamento é difícil, porque a maior parte é eliminada pelos pulmões. O tratamento é primariamente de suporte e pode envolver a intubação endotraqueal (IET). Alguns pacientes necessitam hospitalização para cuidado suportivo prolongado.

MEDICAMENTOS E DROGAS QUE CAUSAM ESTADO EPILÉPTICO

A ingestão de medicamentos que podem causar estado epiléptico levando ao coma deve ser considerada. Teofilina, antidepressivos tricíclicos (ADTs), anfetaminas, cocaína, fenilpropanolamina, efedra* e heroína em altas doses podem causar convulsão. Os ADTs são uma classe de medicamentos usados para tratar depressão, como profilaxia de enxaqueca e alguns distúrbios de dor crônica. Seu estreito índice terapêutico aumenta a probabilidade de *overdose*. Embora sejam usadas raramente em pacientes pediátricos, a exposição não intencional a medicações de membros da família é possível. A maioria dos pacientes pediátricos recebe uma dose terapêutica entre 5 a 10 mg/kg/dia. Os efeitos adversos geralmente ocorrem com mais de 20 mg/kg/dia, com alteração do sensório e a toxicidade cardiovascular aparecendo comumente na apresentação. O controle da via aérea e a monitorização cardíaca devem ser considerados no início do manejo. As convulsões ou arritmias associadas com a ingestão de ADTs podem ser refratárias aos agentes usados comumente e o tratamento com bicarbonato de sódio ou solução fisiológica (SF) hipertônica está indicado (Capítulo 46).

HIPONATREMIA

A hiponatremia pode se apresentar com *delirium*, convulsões, vômitos, bradicardia, colapso circulatório e depressão respiratória ou coma. A hiponatremia pode causar sintomas neurológicos quando os níveis de sódio sérico são menores do que 120 mEq/L e os sintomas são comuns com níveis abaixo de 110 mEq/L. Quando o nível de sódio sérico cai rapidamente, os sintomas ocorrem com níveis séricos de sódio mais altos (Capítulo 17).

▶ Tratamento e encaminhamento

A SF hipertônica é um tratamento comum para hiponatremia diante de convulsões refratárias ou coma. Terapias convencionais, como restrição de líquidos, demeclociclina, carbonato de lítio ou ureia para hiponatremia, podem ser tóxicos e levar inúmeros dias para atingir um efeito máximo. Recentemente os antagonistas dos receptores AVP (conivaptan, lixivaptan e tolvaptan) estão se mostrando benéficos para elevar os níveis séricos de sódio. A hospitalização é mandatória em pacientes sintomáticos ou na hiponatremia recém-diagnosticada com níveis séricos de sódio menores do que 125 mEq/L.

HIPOTERMIA E HIPERTERMIA

▶ Achados clínicos

Hipotermia e hipertermia estão associadas com disfunção neurológica simétrica que pode progredir para o coma. Pacientes comatosos devem ter a temperatura retal medida com um termômetro de alcance estendido se o termômetro-padrão falhar em registrar a temperatura.

A temperatura corporal interna menor do que 26 °C uniformemente causa coma; hipotermia com temperatura central maior do que 32 °C geralmente não causa coma. As temperaturas corporais de 26 a 32 °C estão associadas com graus variados de consciência reduzida. A reação pupilar será mais lenta abaixo de 32 °C e é perdida abaixo de 26,5 °C. Temperaturas corporais internas acima de 41 a 42 °C estão associadas com coma e também podem causar rapidamente dano cerebral permanente. Convulsões são comuns, especialmente em crianças.

▶ Tratamento e encaminhamento

A hospitalização é mandatória em pacientes com alteração do sensório ou outros déficit neurológicos. Medidas diagnósticas e de tratamento para hipotermia e hipertermia são discutidas no Capítulo 45.

MENINGITE

▶ Achados clínicos

A tríade clássica de febre, rigidez de nuca e alteração do sensório é pouco sensível para meningite bacteriana. Os clínicos devem ter um limiar baixo para realizar uma PL, a fim de confirmar casos suspeitos de meningite. Pacientes com meningite bacteriana geralmente têm pleocitose do LCS, e um nível de glicose no LCS menor do que 40 mg/dL ou menos de 60% do nível de glicose sérica, que são consistentes com infecção bacteriana. Pacientes com infecção viral ou outras etiologias infecciosas podem ter pleocitose, mas geralmente têm níveis de glicose normal no LCS. Contudo, um paciente com alteração do sensório, convulsão, déficit neurológico focal ou evidência de PIC aumentada deve ser submetido a um exame por imagem antes da PL, para minimizar o risco de herniação. Ver Capítulo 41 para informação adicional sobre meningite.

▶ Tratamento e encaminhamento

Iniciar a terapia antibiótica imediatamente com base nos achados clínicos, antes de obter o exame por imagem. Não retardar

---

* N. de R.T. A Ephedra sinica é uma planta da família das Ephedraceae, rica em efedrina.

Tabela 19-8 Tratamento da meningite

Antibiótico	Recém-nascido (< 1 mês)	Bebês (1-3 meses)	Crianças > 3 meses
Ampicilina	50-100 mg/kg a cada 6 h	50-100 mg/kg a cada 6 h	
Gentamicina	2,5 mg/kg a cada 8 h		
Cefotaxime	50 mg/kg a cada 6-8 h		75 mg/kg a cada 6-8 h, até máx 12 g diária
Vancomicina		15 mg/kg a cada 6 h	15 mg/kg a cada 6 h, até máx 1 g por dose
Ceftriaxona		50 mg/kg a cada 12 h	50 mg/kg a cada 12 h, até máx 4 g por dia
Rifampicina			10 mg/kg a cada 12 h, até máx 600 mg por dia

a administração dos antibióticos para obter exames de imagem ou do LCS. As recomendações atuais para RNs são ampicilina mais gentamicina ou cefotaxime. As recomendações para bebês são vancomicina e ampicilina mais ceftriaxona. Crianças com 3 meses e mais devem receber cefotaxime ou ceftriaxona, mais vancomicina. Dexametasona administrada com antibióticos pode ser considerada em crianças mais velhas (ver Tabela 19-8). A hospitalização está indicada para todos os pacientes com meningite que apresentam coma ou nos quais a meningite bacteriana não pode ser excluída. O aciclovir deve ser administrado a pacientes nos quais há uma suspeita clínica de encefalite por vírus herpes simples (HSV). Pacientes pediátricos com idade pós-neonatal devem receber uma dose de 10 mg/kg três vezes ao dia, por 21 dias. A administração neonatal não foi correlacionada com desfechos favoráveis comparados com pacientes não tratados (67% vs. 69%).

ERROS INATOS DO METABOLISMO QUE CAUSAM COMA

▶ Considerações gerais

Os erros inatos do metabolismo (EIM) são uma categoria ampla de distúrbios metabólicos que levam à alteração do sensório em crianças que não são diagnosticados ao nascer. Os RNs fazem o teste do pezinho para identificar e potencialmente reduzir a progressão das condições, embora muitos distúrbios clinicamente significativos não sejam diagnosticados no nascimento. EIMs que levam ao coma incluem distúrbio da urina em xarope de bordo, distúrbios da oxidação dos ácidos graxos, distúrbios do ciclo da ureia e hiperglicemia não cetótica.

▶ Achados clínicos

Crianças com EIMs podem ter sintomas consistentes com outras causas de coma (náuseas, vômitos, dificuldades alimentares), que são um desafio à identificação no diagnóstico diferencial. As características marcantes para EIMs (urina com odor de xarope de bordo) e a análise sanguínea se tornam vitais para o início precoce do tratamento. A história adequada deve ser coletada para dar ao clínico as causas possíveis de coma, particularmente informações relevantes ao EIM.

▶ Tratamento e encaminhamento

O manejo imediato do ABC deve ser realizado. Hipoglicemia é uma apresentação complicadora comum de vários EIMs e pode resultar em piores desfechos e, portanto, deve ser evitada. Em crianças com distúrbios conhecidos, os pais podem ter conhecimento da condição de sua criança ou podem ser capazes de fornecer a informação do contato para o especialista que acompanha a criança. A internação para manejo e avaliação com especialistas em distúrbios metabólicos está indicada.

SÍNDROME DE REYE

▶ Considerações gerais

A síndrome de Reye é uma condição rara, mas potencialmente fatal, que causa edema cerebral e hepático. A síndrome tem sido ligada fortemente ao uso de salicilatos após uma doença viral (varíola, vírus influenza, HSV). Crianças com distúrbios da oxidação dos ácidos graxos estão com risco aumentado de desenvolver síndrome de Reye.

▶ Achados clínicos

Os pacientes geralmente têm edema cerebral e depósitos gordurosos no fígado que causam degeneração. Os sintomas são progressivos e em geral começam 3 a 5 dias após uma infecção viral. Crianças com menos de 2 anos apresentam inicialmente diarreia e taquipneia. Crianças maiores exibem inicialmente vômitos contínuos e sonolência incomum. À medida que a síndrome progride, os pacientes podem mostrar irritabilidade, confusão, postura descerebrada, paralisia (braços e pernas), olhar fixo, convulsões, redução da consciência e coma. Avaliações laboratoriais podem revelar diminuição da glicose e aumento dos níveis de acidez e de amônia. O teste da síndrome de Reye é inespecífico, mas geralmente inclui TC, PL e biópsia hepática para ajudar a determinar o diagnóstico.

▶ Tratamento e encaminhamento

Os diuréticos devem ser considerados para reduzir a PIC. A administração de glicose IV e medicações antiepilépticas está indicada, Plaquetas, plasma e vitamina K devem ser dadas, bem como medicações para prevenir a hemorragia que resulta de patologia hepática como indicado.

> Crawford, JR: Advances in pediatric neurovirology. *Curr Neurol Neurosci Rep.* 2010;10:147-154 [PMID: 20425240].
>
> Faustino EV, Hirshberg EL, Bogue CW: Hypoglycemia in critically ill children. *J Diabetes Sci Technol.* 2012;6:48-67 [PMID: 22401322].
>
> Gosalakkal JA, Kamoji V: Reye syndrome and Reye-like syndrome. *Pediatr Neurol.* 2008;39:198-200 [PMID: 18725066].
>
> Kim KS: Acute bacterial meningitis in infants and children. *Lancet Infect Dis.* 2010;10:32-42 [PMID: 20129147].
>
> Kraut JA, Kurtz I: Toxic alcohol ingestions: Clinical features, diagnosis, and management. *Clin J Am Soc Nephrol.* 2008;3:208 [PMID: 18045860].
>
> Kwon KT, Tsai VW: Metabolic emergencies. *Emerg Med Clin North Am.* 2007;25:1041-1060 [PMID: 17950135].
>
> Munger MA: New agents for managing hyponatremia in hospitalized patients. *Am J Health Syst Pharm.* 2007;64(3):253-265 [PMID: 17244874].
>
> Thompson C, Kneen R, Riordan A, et al: Encephalitis in children. *Arch Dis Child.* 2012;97:150-161 [PMID: 21715390].

OUTROS DISTÚRBIOS QUE CAUSAM COMA

TRAUMA NÃO ACIDENTAL

▶ Considerações gerais

O trauma não acidental (TNA) que resulta em coma geralmente ocorre em RNs e bebês como resultado de forças de aceleração-desaceleração angular que rompem as veias corticais que drenam para os seios venosos durais. Os pacientes que vêm ao SE com a tríade de HSD, hemorragia retiniana e encefalopatia devem ser considerados como vítimas potenciais de abuso de TNA, chamados de SBS (Capítulo 5).

▶ Achados clínicos

A tríade do TNA pode se apresentar com ou sem evidência externa observável de trauma craniano. Outros sintomas são vômitos, irritabilidade, convulsões e coma. A TC craniana sem contraste é o exame diagnóstico inicial preferido. Os exames radiográficos têm indicado que as HSDs que aparecem como densidades heterogêneas/mistas na TC sem contraste são indicativas de lesões repetitivas. A HSD inter-hemisférica parece ser outro sinal de TNA em crianças. Muitos casos de TNA craniano podem inicialmente ter uma TC relativamente normal ou evidência de lesão axonal difusa.

▶ Tratamento e encaminhamento

A avaliação neurológica com possível evacuação de qualquer hematoma resultante está indicada. Diuréticos e anticonvulsivantes em avaliação com a neurocirurgia podem ser usados para aliviar o edema cerebral. A hospitalização imediata é necessária.

CONVULSÃO

▶ Considerações gerais

O estado epiléptico não convulsivo deve ser considerado em qualquer paciente sem outra causa aparente de coma, especialmente naqueles com uma história de distúrbio convulsivo. O coma pós-ictal prolongado de várias horas seguido por vários dias de confusão pode ocorrer após o estado epiléptico, em pacientes com dano cerebral (p. ex., infartos cerebrais múltiplos, trauma craniano, encefalite ou retardo mental) e em pacientes com encefalopatia metabólica que altera a consciência e induz convulsões (p. ex., hiponatremia, hiperglicemia).

▶ Achados clínicos

O exame neurológico em geral não é focal, embora o sinal de Babinski possa estar presente transitoriamente. Raramente, podem haver anormalidades focais (paralisia de Todd) direcionadas anatomicamente ao foco de atividade convulsiva no cérebro. As convulsões tônico-clônicas generalizadas são o tipo mais comum de convulsões na infância, exibindo instalação rápida, pele pálida, miose, desvio ocular, incontinência vesical e intestinal e rigidez muscular.

O exame físico pode produzir evidência de uma convulsão recente, como trauma à língua por mordida ou incontinência. A resolução rápida do coma em uma paciente com uma convulsão presenciada ou distúrbio convulsivo conhecido deve sugerir o diagnóstico de estado pós-ictal como a causa do coma. O coma que parece primeiro ser pós-ictal, mas falha em melhorar, deve indicar uma investigação para processos subjacentes que contribuem para a depressão do sensório, incluindo encefalopatia metabólica, dano cerebral difuso subjacente, encefalite e lesão estrutural. As investigações adequadas incluem a medição de eletrólitos séricos (particularmente sódio e cálcio), a TC e a PL.

▶ Tratamento e encaminhamento

O tratamento depende da causa subjacente da convulsão, mas o lorazepam IV (0,5-0,1 mg/kg, ≥ 2 mg) é a primeira escolha para a maioria das causas. Fenitoína, fosfenitoína ou levetiracetam são os próximos agentes em linha quando há suspeita de convulsões repetitivas. Deve-se ficar alerta para causas metabólicas e tratá-las adequadamente. A hospitalização imediata é necessária para crianças com estado epiléptico, coma pós-ictal prolongado e convulsões por causas metabólicas que não são corrigíveis rapidamente (Capítulo 20).

CRITÉRIOS DE MORTE CEREBRAL

A morte cerebral é um diagnóstico clínico apoiado pela perda de função neurológica do cérebro e do tronco cerebral, com coma concomitante irreversível (etiologia conhecida) e apneia. Antes da condução dos testes neurológicos e de apneia acurados para confirmar o diagnóstico, o paciente precisa atender certos critérios:

- Evidência clínica ou de neuroimagem de evento catastrófico do SNC compatível com o diagnóstico clínico de morte cerebral;
- Exclusão ou correção de condições clínicas que podem confundir a avaliação clínica, como:
  - Choque ou hipotensão relacionada à idade do paciente;
  - Distúrbios acidobásicos;
  - Distúrbios eletrolíticos graves;
  - Endocrinopatias;
  - Intoxicação/envenenamentos por drogas;
  - Temperatura central < 35 °C.

Se o paciente atende aos seguintes critérios, dois exames com períodos de observação intermitentes são realizados por clínicos diferentes. O período de observação para RNs (37 semanas-30 dias) é de 24 horas, com bebês e crianças (> 30 dias), 12 horas. Se os testes do paciente permanecem inalterados, o diagnóstico de morte cerebral pode ser feito:

- Coma (falta de resposta): Ausência de resposta motora cerebral à dor;
- Ausência de reflexos do tronco cerebral (todos os seguintes);
- Ausência de resposta pupilar à luz;
- Ausência de reflexo oculocefálico (manobra dos olhos de boneca);
- Ausência de resposta calórica à água fria;
- Ausência de reflexo corneano;
- Ausência de reflexo do queixo;
- Ausência de caretas aos estímulos dolorosos;
- Ausência de reflexo do vômito;
- Ausência de tosse à estimulação traqueal/brônquica;
- Apneia > 15 minutos com pressão parcial arterial de gás carbônico ($PaCO_2$) > 60 mmHg.

Testes ancilares podem ser usados quando fatores complicadores estão presentes, como trauma facial grave, anormalidades pupilares preexistentes ou níveis tóxicos de drogas. Os testes ancilares resultam em achados que são consistentes com morte cerebral, mas não são diagnósticos. Os testes ancilares padrão incluem angiografia cerebral de quatro vasos, EEG e cintilografia cerebral por radionuclídeos com tecnécio-99m-hexametil-propilenoamina. Em alguns pacientes, os testes podem ajudar no diagnóstico, mas em outros, podem confundir o quadro. Os testes devem ser repetidos após o período de observação de 24 horas. Os testes ancilares, como o Doppler transcraniano, o potencial evocado somatossensorial, a angiotomografia e a angiorressonância magnética, não foram estudados adequadamente e não são recomendados hoje em crianças. A documentação do diagnóstico de morte cerebral deve incluir causa e irreversibilidade da condição, ausência de reflexos do tronco cerebral, ausência de resposta motora à dor, resultados de testes formais de apneia e justificativa para resultados de quaisquer testes confirmatórios. Os testes iniciais e as repetições devem ser incluídos.

Colbert CA, Holshouser BA, Aaen GS, et al: Value of cerebral microhemorrhages detected with susceptibility-weighted MR Imaging for prediction of long-term outcome in children with nonaccidental trauma. *Radiology*. 2010;256:898-905 [PMID:20720073].

Gill JR, Goldfeder LB, Armbrustmacher V, et al: Fatal head injury in children younger than 2 years in New York City and an overview of the shaken baby syndrome. *Arch Pathol Lab Med*. 2009;133:619-27 [PMID: 19391663].

Nakagawa TA, Ashwal S, Mathur M, et al: Clinical report—guidelines for the determination of brain death in infants and children: An update of the 1987 task force recommendations. *Pediatrics*. 2011;128:e720-40 [PMID: 21873704].

Sharieff GQ, Hendry PL: Afebrile pediatric seizures. *Emerg Med Clin North Am*. 2011;29:95-108 [PMID: 21109106].

Squier W: The "Shaken Baby" syndrome: Pathology and mechanisms. *Acta Neuropathol*. 2011;122:519-42 [PMID: 21947257].

Thompson C, Kneen R, Riordan A, et al: Encephalitis in children. *Arch Dis Child*. 2012;97:150-61 [PMID: 21715390].

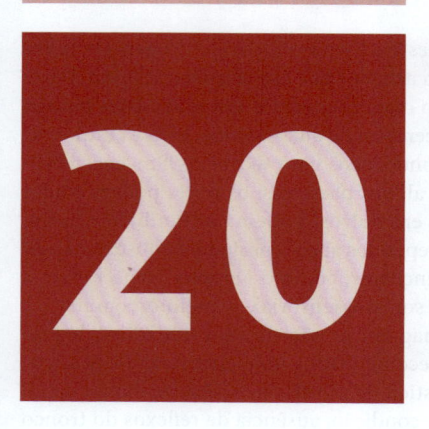

20 Estado epiléptico

C. Keith Stone, MD, FACEP

ESTADO EPILÉPTICO CONVULSIVO

CONSIDERAÇÕES GERAIS

Uma convulsão que tem duração maior do que 5 minutos, ou múltiplos episódios convulsivos sem nenhum período de consciência entre eles, é a definição aceita atualmente de estado epiléptico (EE). Observar cuidadosamente para atividade convulsiva no paciente em coma. Os sinais de estado epiléptico convulsivo (EEC) podem ser sutis (desvio da cabeça ou dos olhos; tremores repetitivos dos dedos, das mãos ou um dos lados da face).

PROTEÇÃO DA VIA AÉREA

Usar uma via aérea nasofaríngea. Administrar oxigênio a 100% por cânula nasal ou máscara facial sem reciclagem e monitorar com oximetria de pulso. Deve-se estar preparado para possível intubação endotraqueal (IET) se a terapia anticonvulsivante falhar em terminar a convulsão ou causar depressão respiratória após o término da convulsão (ver Capítulo 9).

INSERÇÃO DE CATETER INTRAVENOSO

Obter amostras de sangue para dosagem de glicose, eletrólitos, magnésio e fosfato; testes de função hepática (TFHs) e renal; e hemograma completo; bem como frascos adicionais para possível rastreamento toxicológico ou medição dos níveis de anticonvulsivantes se houver suspeitas ou conhecimento do uso destas medicações. Considerar hemocultura e urocultura, se necessário, com base na apresentação.

EXCLUSÃO DE HIPOGLICEMIA

Obter a glicemia à beira do leito e administrar 2,5 mL/kg de solução glicosada (SG) a 10% se o paciente estiver hipoglicêmico. Se não for possível estabelecer uma linha intravenosa (IV), a hipoglicemia pode ser tratada com glucagon, administrado por via intramuscular (IM) ou subcutânea (SC) em uma dose de 0,03 mg/kg, com um máximo de 1 mg.

PROTOCOLO PARA TRATAMENTO MEDICAMENTOSO

Agentes de primeira linha

▶ **Benzodiazepínicos**

Administrar lorazepam, 0,1 mg/kg IV (dose máx 5 mg) durante 1 minuto. Repetir a dose de lorazepam em 5 minutos se a convulsão não tiver terminado. Diazepam, 0,2 mg/kg é uma alternativa. Os dois medicamentos têm mostrado ser igualmente eficazes como opções de primeira linha. O lorazepam tem uma maior duração de ação comparado com o diazepam. Devido a essa propriedade, o lorazepam é considerado atualmente o medicamento de escolha. Se o acesso venoso não puder ser obtido, o midazolam, 0,2 mg/kg pode ser administrado por várias vias: IM, intranasal ou bucal. Alternativamente, o diazepam pode ser dado via retal, 0,2 a 0,5 mg/kg (Figura 20-1).

Agentes de segunda-linha

▶ **Fenitoína ou fosfenitoína**

Se as convulsões persistirem após duas doses adequadas de um benzodiazepínico, administrar fenitoína ou fosfenitoína como anticonvulsivante de segunda-linha. A infusão de fenitoína em velocidades rápidas pode precipitar arritmias cardíacas e hipotensão. Estes efeitos colaterais indesejados podem ser evitados com o uso da fosfenitoína (uma promedicação da fenitoína) que pode ser dada mais rapidamente do que a fenitoína. A dosagem da fosfenitoína é expressa como equivalente da fenitoína (EF). A dose é 25 a 30 mg EF/kg IV a uma velocidade de até 150 EF/min. Administrar fenitoína 25 a 30 mg/kg por infusão IV em uma velocidade máxima de 50 mg/min.

Agentes de terceira linha

Não há consenso sobre a definição de estado epiléptico refratário (EER). A literatura recente apoia a definição de EER como

ESTADO EPILÉPTICO — CAPÍTULO 20

Pacientes que apresentam estado epiléptico

↓

Agentes de primeira linha

Lorazepam 0,1 mg/kg IV (dose máx 5 mg)
Ou
Diazepam 0,2 mg/kg IV (dose máx 5 mg)

Repetir a dose em 5 min se a convulsão não terminar

↓

Agentes de segunda linha

Fosfenitoína 25-30 mg EF/kg IV a uma velocidade de até 150 EF/min
Ou
Fenitoína 25-30 mg/kg IV a uma velocidade de 50 mg/min ou menos

↓

Agentes de terceira linha

Levetiracetam 40 mg/kg IV a uma velocidade de 5 mg/min
Ou
Ácido valproico 40 mg/kg IV* a uma velocidade de 5 mg/min
Ou
Fenobarbital 20-30 mg/kg IV

↓

Indução do coma

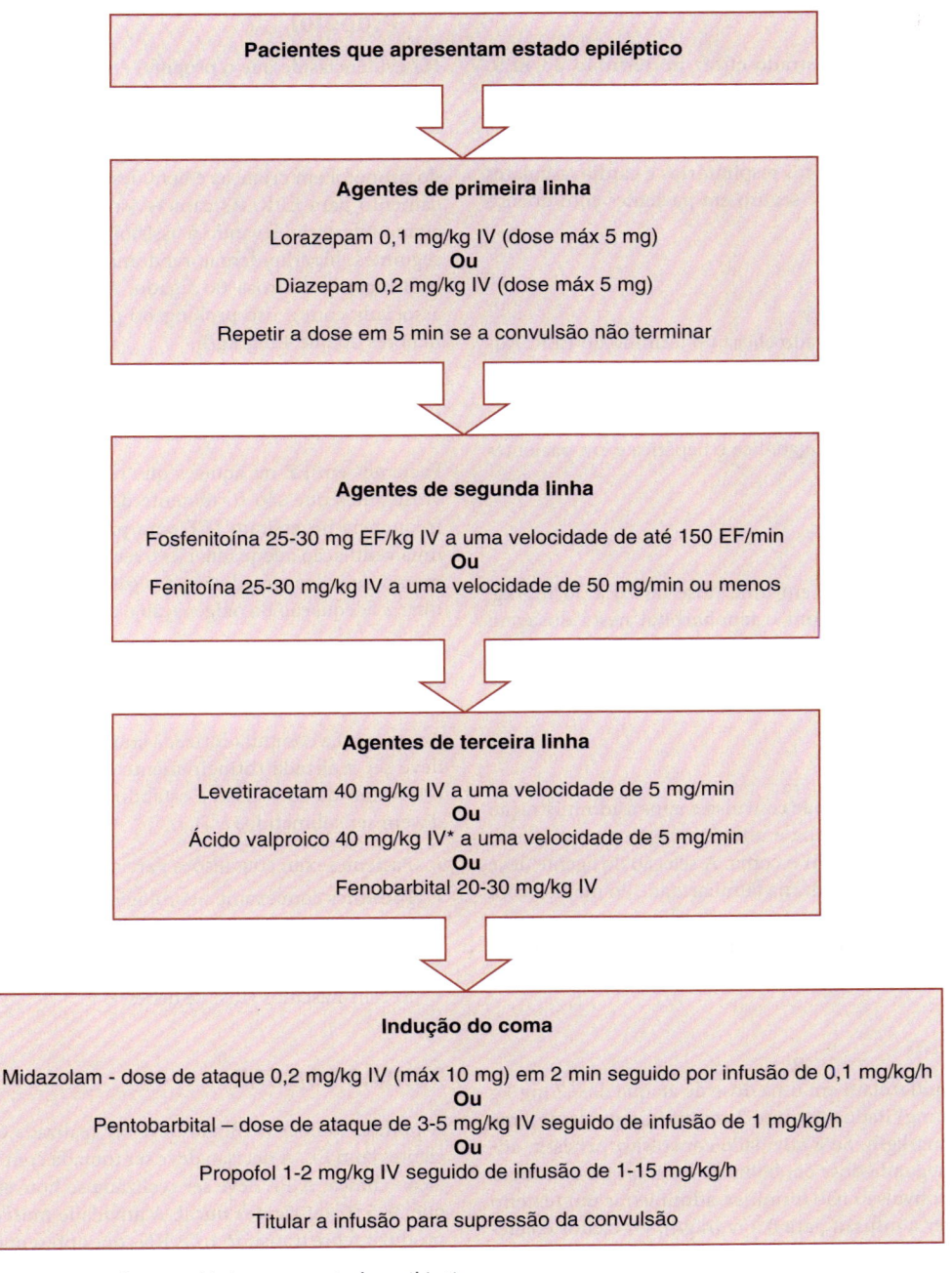

Midazolam - dose de ataque 0,2 mg/kg IV (máx 10 mg) em 2 min seguido por infusão de 0,1 mg/kg/h
Ou
Pentobarbital – dose de ataque de 3-5 mg/kg IV seguido de infusão de 1 mg/kg/h
Ou
Propofol 1-2 mg/kg IV seguido de infusão de 1-15 mg/kg/h

Titular a infusão para supressão da convulsão

▲ **Figura 20-1** Tratamento farmacológico para estado epiléptico.
* N. de R.T Essa apresentação não se encontra disponível no Brasil.

qualquer convulsão que continua 60 minutos após a administração de agentes de primeira e de segunda linha. Considere a administração de um dos seguintes medicamentos anticonvulsivantes para pacientes com EER (levetiracetam, ácido valproico, fenobarbital). A intubação pode ser necessária com a administração desses medicamentos. A monitorização contínua do EEG deve ser considerada quando disponível enquanto esses medicamentos são usados em pacientes com EER. Se a atividade convulsiva persiste por 5 minutos após o término da administração de um agente de terceira linha, considerar a administração de um agente adicional de terceira linha, ou prosseguir para a indução de coma.

▶ Levetiracetam

O levetiracetam tem-se mostrado eficaz no término do EER. Administrar a dose de 40 mg/kg IV em uma velocidade de 5 mg/kg/min. O medicamento tem características atraentes para EER com quase nenhuma interação medicamentosa, raras reações alérgicas e mínimos efeitos respiratórios e cardiovasculares com a dose IV. Além disso, é seguro em pacientes com doença hepática e metabólica.

▶ Ácido valproico

O ácido valproico é considerado eficaz no término do EER. Administrar a dose de 40 mg/kg IV em uma velocidade de 5 mg/kg/min. As vantagens do medicamento são o excelente perfil de segurança e a facilidade de administração. Ele é contraindicado em pacientes com doença metabólica e hepática e em pacientes com trombocitopenia.

▶ Fenobarbital

Administrar o fenobarbital em uma dose de 20 a 30 mg/kg. As complicações comuns com o fenobarbital nesta dosagem incluem hipotensão e depressão respiratória. A IET frequentemente é necessária. Pacientes com instabilidade hemodinâmica não devem receber esse medicamento.

Indução do coma

A falha em terminar a atividade convulsiva após a administração de um agente de terceira linha é uma indicação para o uso de anestésicos gerais para induzir o coma. A seleção do agente deve ser baseada na disponibilidade, na familiaridade do médico com o medicamento e os efeitos colaterais. A avaliação com um neurologista e a monitorização contínua do EEG estão indicadas. A IET geralmente é necessária.

▶ Midazolam

Administrar o midazolam em uma dose de ataque de 0,2 mg/kg (máximo de 10 mg) dados durante 2 minutos, seguida de uma infusão de 0,1 mg/kg/h. Se a atividade convulsiva persistir, administrar uma segunda dose em bólus de 0,2 mg/kg e continuar a infusão. Se a convulsão não terminar, administrar um terceiro bólus e aumentar a infusão para 0,2 mg/kg/h. Os efeitos colaterais são mínimos, e hipotensão é rara. Parece haver um risco aumentado de convulsão recorrente com o midazolam comparado com outros agentes.

▶ Pentobarbital

Administrar o pentobarbital em uma dose de ataque de 3 a 5 mg/kg seguida de uma infusão de 1 mg/kg/h titulada para produzir supressão ao EEG com uma dose máxima de infusão de 10 mg/kg/h. Hipotensão e depressão miocárdica são efeitos colaterais proeminentes.

▶ Propofol

Há evidências de que o propofol é superior ao midazolam e aos barbitúricos de curta ação para terminar a EER. Administrar o propofol em uma dose de 1 a 2 mg/kg em dose de ataque seguido de uma infusão de 1 a 15 mg/kg/h. A síndrome da infusão do propofol em crianças é bem descrita e limita o uso do medicamento para EER. As características clínicas são bradicardia aguda refratária, levando à assistolia com, pelo menos, um dos seguintes: hiperlipidemia, rabdomiólise, acidose metabólica ou infiltração gordurosa do fígado. A síndrome está fortemente associada com o uso prolongado por mais de 48 horas e doses maiores do que 4 mg/kg/h.

MANUTENÇÃO DA VENTILAÇÃO

Pacientes em EE ou aqueles que recebem medicações anticonvulsivantes que são fortemente depressoras respiratórias com frequência necessitam IET para proteger a via aérea e manter uma ventilação adequada. Deve ser feita a monitorização da oximetria de pulso e medições dos gases sanguíneos para acompanhar a adequação da oxigenação e da ventilação.

TOMOGRAFIA COMPUTADORIZADA

A tomografia computadorizada craniana sem contraste (TC) não deve ser realizada rotineiramente em pacientes com EE. Após o término da convulsão e estabilização, os seguintes pacientes devem ser submetidos à TC:

- Pacientes com convulsões parciais;
- Pacientes com exame neurológico focal;
- Pacientes com suspeita de ter hipertensão intracraniana (HIC);
- Pacientes com trauma craniano;
- Recém-nascidos (RNs) e bebês.

PUNÇÃO LOMBAR

A punção lombar (PL) não deve ser realizada de rotina em pacientes com EE. A decisão deve ser tomada com base na apresentação clínica. A PL deve ser realizada se houver febre maior do que 38,5 °C ou rigidez nucal. A atividade muscular do EE pode produzir febre transitória. Os RNs que apresentam EE devem ser submetidos à PL. O EE pode produzir uma leve pleocitose transitória do líquido cerebrospinal (LCS) em até 20% dos pacientes.

ENCAMINHAMENTO

Pacientes com EEC devem ser internados no hospital. A internação em uma unidade de tratamento intensivo (UTI) é necessária em pacientes que receberam grandes doses de agentes antiepilépticos e aqueles que necessitam EEG contínuo e monitorização ou suporte respiratório.

Abend NS, Gutierrez-Colina AM, Dlugos DJ: Medical treatment of pediatric status epilepticus. *Semin Pediatr Neurol*. 2010;17:169-75 [PMID: 20727486].

Kam PC, Cardone D: Propofol infusion syndrome. *Anaesthesia*. 2007;62:690–701 [PMID: 17567345].

Owens J: Medical management of refractory status epilepticus. *Semin Pediatr Neurol*. 2010;17:176-81 [PMID: 20727487].

Penas JJ, Molins A, Salas Puig J: Status epilepticus evidence and controversy. *Neurologist*. 2007;13:S62-S73 [PMID: 18090953].

Shah AM, Vashi A, Jagoda A: Review article: Convulsive and non-convulsive status epilepticus: An emergency medicine perspective. *Emerg Med Australas*. 2009;21:352-66 [PMID: 19840084].

Shearer P, Riviello J: Generalized convulsive status epilepticus in adults and children: Treatment guidelines and protocols. *Emerg Med Clin N Am*. 2011;29:51-64 [PMID: 21109102].

ESTADO EPILÉPTICO NÃO CONVULSIVO

CONSIDERAÇÕES GERAIS

O estado epiléptico não convulsivo (EENC) se apresenta de formas diversas, é difícil de diagnosticar e, frequentemente, tem um retardo prolongado antes que um diagnóstico definitivo possa ser feito. Embora não haja uma definição-padrão para EENC, a atividade convulsiva prolongada maior do que 30 minutos sem manifestações motoras maiores e comportamento ou cognição alterada são definitivos. Há controvérsias a respeito dos achados do EEG para o diagnóstico de EENC e o grau de agressividade que o médico deve ter ao tratar a condição, em especial em pacientes em coma ou gravemente enfermos. Há muitos tipos de EENC reconhecidos: EENC de ausência, EENC complexo parcial e EENC no coma. A classificação apenas por achados clínicos é problemática, mas desnecessária no serviço de emergência (SE).

ACHADOS CLÍNICOS

O quadro clínico do EENC é variado (Tabela 20-1). A característica é a alteração comportamental ou cognitiva. Os pacientes que apresentam estado pós-ictal prolongado após uma crise convulsiva, pacientes alterados com manifestação motora sutil, como contorcer-se e pestanejar, aqueles com flutuação do sensório, e pacientes sem causa definida de alteração do sensório, especialmente aqueles com história de convulsão, devem levantar um alto índice de suspeição de EENC.

AVALIAÇÃO

A chave para o diagnóstico acurado reside na obtenção de resultados de um EEG em pacientes com suspeita de ter EENC. Isso pode ser um desafio, já que os EEGs não estão prontamente disponíveis para pacientes do SE. Em pacientes com uma forte suspeita de EENC, o risco de retardo no diagnóstico definitivo deve ser medido e a transferência para uma instalação com capacidade para realizar um EEG deve ser considerada. A avaliação com um neurologista é mandatória.

Tabela 20-1 Achados clínicos no estado epiléptico não convulsivo

Alteração do sensório
Atividade mental lenta
Desorientação
Confusão
Respostas lentas
Psicose
Ausência de responsividade
Ilusões
Paranoia
Alucinações
Catatonia
Manifestações motoras
Posicionamento
Flexão ou extensão de extremidades
Desvio da cabeça
Impulsos ciclônicos
Contorções
Outros achados
Automatismos
Movimentos oculares
Desvio ocular
Persistência verbal
Afasia
Interrupção da fala
Fala desorganizada

TRATAMENTO

O EENC tem sido considerado tradicionalmente uma condição benigna devido à ausência de sequelas sistêmicas do EEC, como a hipertermia, a acidose metabólica e o comprometimento respiratório. Contudo, evidências recentes indicam que o EENC seja considerado uma condição de emergência com o tratamento iniciado na hora certa. O tratamento do EENC se espelha no tratamento do EEC com os benzodiazepínicos como tratamento de primeira linha, seguidos pelos agentes de segunda linha (fosfenitoína ou fenitoína) e agentes de terceira linha (levetiracetam, ácido valproico, fenobarbital). As diretrizes para doses foram delineadas.

ENCAMINHAMENTO

Pacientes com suspeita de EENC ou aqueles com um diagnóstico definitivo devem ser internados no hospital e passar por avaliação com um neurologista.

Chang AK, Shinnar S: Nonconvulsive status epilepticus. *Emerg Med Clin N Am*. 2011;29:65-72 [PMID:21109103].

Galimi R: Nonconvulsive status epilepticus in pediatric populations: Diagnosis and management. *Minerva Pediatr*. 2012;64: 347-55 [PMID: 22555329].

Shah AM, Vashi A, Jagoda A: Review article: Convulsive and non-convulsive status epilepticus: An emergency medicine perspective. *Emerg Med Australas*. 2009;21:352-66 [PMID:19840084].

21 Cefaleia

C. Keith Stone, MD, FACEP
Sophia A. Koen, MD

AVALIAÇÃO IMEDIATA E MANEJO DA CEFALEIA CAUSADA POR CONDIÇÕES COM RISCO DE MORTE

MENINGITE BACTERIANA AGUDA

Considerações gerais

A meningite é uma doença infecciosa com risco de morte que afeta o sistema nervoso central (SNC). Bactérias que são patogênicas aos humanos podem causar meningite. Contudo, um número razoavelmente pequeno de patógenos (estreptococos do grupo B, *Escherichia coli, Listeria monocytogenes, Haemophilus influenzae* tipo B, *S. pneumoniae* e *Neisseria meningitidis*) responde pela maioria das incidências em recém-nascidos (RNs) e crianças. Independente do tratamento antibiótico, a mortalidade é significativa e alguns sobreviventes irão ter sequelas neurológicas permanentes. A sobrevida depende do diagnóstico e do tratamento antibiótico imediatos (ver Capítulo 41).

Sinais e sintomas

Os sinais e sintomas de meningite são dependentes da idade. Os sintomas podem ser inespecíficos, sutis ou mesmo ausentes. Crianças mais velhas frequentemente apresentam queixa de cefaleia. Sintomas adicionais incluem febre, fotofobia, náusea e vômitos, confusão, letargia e irritabilidade. Os achados físicos incluem rigidez de nuca, sinal de Kernig (a flexão do quadril enquanto estende o joelho produz dor nas costas e na perna), sinal de Brudzinski (flexão passiva do pescoço causando flexão dos quadris), achados neurológicos focais e pressão intracraniana (PIC) aumentada. Na apresentação, os sinais de irritação meníngea estão presentes em 75% das crianças com meningite bacteriana aguda.

Achados laboratoriais

Em pacientes com quadro clínico suspeito de meningite, deve ser realizada uma punção lombar (PL). Na ausência de papiledema e achados neurológicos focais, a tomografia computadorizada (TC) antes da PL não está indicada. A coloração Gram do líquido cerebrospinal (LCS) irá permitir a identificação presuntiva do agente bacteriano na maioria dos pacientes e pode orientar a terapia antimicrobiana. A meningite bacteriana é um diagnóstico provável se os leucócitos totais do LCS estiverem acima de 1.000, a glicose do LCS for menor do que 10 mg/dL e a proteína do LCS for maior do que 100 mg/dL.

Tratamento

Terapia antimicrobiana

Se houver suspeita de meningite bacteriana, começar a administração de antibióticos empíricos adequados imediatamente com base na idade e no organismo suspeito (ver Capítulo 41). Administrar a primeira dose logo que a PL for realizada. Se a PL precisar ser retardada para uma TC, devem ser obtidas duas amostras sanguíneas para cultura e então iniciados os antimicrobianos apropriados. A cultura do LCS pode ser negativa em pacientes que recebem tratamento antibiótico antes do LCS ter sido colhido.

Corticosteroides*

Os estudos falharam em demonstrar a utilidade dos corticosteroides em pacientes com meningite bacteriana. Contudo, as evidências sugerem um benefício potencial e nenhum efeito negativo proeminente. As diretrizes do National Institute for Health and Clinical Excellence (NICE) para crianças e pessoas jovens com idade até 16 anos recomenda dexametasona 0,15 mg/kg até uma dose máxima de 10 mg, quatro vezes ao dia por 4 dias para meningite bacteriana suspeita ou confirmada. Os corticosteroides não devem ser dados a crianças com menos de 3 meses.

---

* N. de R.T. Atualmente não existem artigos consistentes que indiquem o uso de corticosteroide em pacientes com meningite. Há uma forte indicação de usar corticosteroide em pacientes com meningite e que tenham prótese coclear.

Se a dexametasona não foi dada antes ou com a primeira dose de antibióticos, mas a indicação foi atendida, a primeira dose deve ser dada dentro de quatro horas do início dos antimicrobianos. A dexametasona não deve ser administrada mais de 12 horas após o início da antibioticoterapia.

▶ Encaminhamento

A hospitalização imediata está indicada para todos os pacientes.

ENCEFALITE POR HERPES SIMPLES

▶ Considerações gerais

A encefalite por herpes simples (EHS) é uma doença infecciosa do SNC na qual o diagnóstico e o tratamento rápido são fundamentais para evitar uma mortalidade significativa. Sem o tratamento com aciclovir, a EHS tem uma taxa de mortalidade de 70%. Com o uso do teste da reação em cadeia da polimerase (PCR) para herpes, a apresentação clínica e a progressão da doença em crianças são mais variadas. Essa variação pode resultar em um retardo na administração do aciclovir com implicações maiores na morbidade e na mortalidade.

▶ Sinais e Sintomas

Os sinais clássicos da EHS incluem febre, alteração do sensório, distúrbios no comportamento e sintomas e sinais neurológicos, que incluem convulsões e déficits neurológicos focais. Sinais de irritação meníngea incluem cefaleia, rigidez de nuca, vômitos e fotossensibilidade.

▶ Achados laboratoriais

A PL deve ser realizada em pacientes nos quais o quadro clínico é suspeito de EHS. Na ausência de papiledema e achados neurológicos focais, não está indicada a TC antes da PL. Se for feita a PL, crianças com EHS frequentemente demonstram alterações nas regiões frontotemporais com perda do padrão normal do giro. Os achados do LCS de crianças com EHS mostram caracteristicamente aumento no número de leucócitos (< 1.000) com uma predominância de linfócitos, uma proteína aumentada (< 100 mg/dL) e uma glicose normal. Devem ser realizados estudos de PCR e LCS, uma vez que a PCR é o padrão-ouro para o diagnóstico da EHS. A sensibilidade e especificidade são 96 e 99%, respectivamente, nos estudos que incluem todos os grupos etários de pacientes. Todavia, relatos e estudos de casos têm demonstrado um número significativo de exames falso-negativos de PCR em crianças com sensibilidade de 70 a 75%, particularmente nos estágios iniciais da doença.

▶ Tratamento

O aciclovir é o agente de escolha em crianças com EHS. A dose recomendada atualmente é de 15 mg/kg a cada 8 horas por 15 dias. Há evidências que indicam que uma recaída precoce pode ocorrer, e como resultado, alguns autores recomendam uma dose de 20 mg/kg a cada 8 horas por 21 dias.

▶ Encaminhamento

A hospitalização imediata está indicada em todos os pacientes.

HEMORRAGIA SUBARACNOIDE

▶ Considerações gerais

A hemorragia subaracnoide (HSA) é uma emergência clínica cuja maior parte resulta de ruptura de aneurismas. Um pequeno número resulta de trauma, infecção ou dissecção. Aneurismas intracranianos em crianças são raros e respondem por menos de 5% dos pacientes de todas as idades com aneurismas. A maioria dos aneurismas em crianças são sintomáticos e há uma predominância masculina. Em comparação com adultos, a localização de aneurismas na circulação cerebral difere em crianças, com uma incidência aumentada aproximadamente três vezes para lesões na circulação posterior.

▶ Achados clínicos

Os sinais e sintomas de HSA incluem cefaleia e déficits neurológicos focais (40%), PIC aumentada (20%) e convulsões. Quando a cefaleia é a queixa primária, a história clássica é uma cefaleia intensa e súbita. Na ausência de história familiar de enxaqueca, deve ser considerada uma HSA.

▶ Achados laboratoriais e de imagem

Uma TC deve ser realizada como primeiro teste diagnóstico quando há suspeita de HSA. A PL deve ser realizada se a TC não demonstrar sangue, mas a suspeita permanecer elevada. O LCS, que demonstra xantocromia, é diagnóstico. Todavia, o LCS demora 12 horas após a hemorragia, para se tornar xantocrômico, e, assim, permanece por aproximadamente 2 semanas. O sangue no LCS pode ser devido à HSA ou à PL traumática. A angiografia cerebral é o padrão-ouro para detecção de aneurismas; contudo, a angiorressonância magnética (ARM) e a angiotomografia (ATC) estão melhorando como técnicas de imagem para diagnóstico. Em pacientes gravemente enfermos, a ATC é mais fácil de ser realizada do que a ARM.

▶ Tratamento e encaminhamento

O tratamento é determinado pela localização e pela etiologia da HSA. O tipo e a localização do aneurisma irão ditar o tratamento com um *stent* endovascular ou um clipe cirúrgico. A avaliação neurocirúrgica e a internação na unidade de terapia intensiva (UTI) são necessárias para todos os pacientes.

Berardi A, Lugli L, Rossi C, et al: Neonatal bacterial meningitis. *Minerva Pediatr*. 2010;62:51-54 [PMID: 21089719].

De Tiege X, Rozenberg F, Heron B: The spectrum of herpes simplex encephalitis in children. *Eur J Paediatr Neurol*. 2008;12:72-81 [PMID: 17870623].

Do corticosteroids improve outcome in meningitis. *Drug Ther Bull*. 2010;48:116-120 [PMID: 20926448].

Kim KS: Acute bacterial meningitis in infants and children. *Lancet Infect Dis*. 2010;10:32-42 [PMID: 20129147].

Krings T, Geibprasert S, terBrugge KG: Pathomechanisms and treatment of pediatric aneurysms. *Childs Nerv Syst*. 2010;26:1309-1318 [PMID: 20033187].

Regelsberger J, Heese O, Martens T, et al: Intracranial aneurysms in childhood: Report of 8 cases and review of the literature. *Cent Eur Neurosurg*. 2009;70:79-85 [PMID: 19711260].

Thompson C, Kneen R, Riordan A, et al: Encephalitis in children. *Arch Dis Child*. 2012;97:150-161 [PMID: 21715390].

MANEJO DE DISTÚRBIOS ESPECÍFICOS QUE CAUSAM CEFALEIA PRIMÁRIA

ENXAQUECA

▶ **Considerações gerais**

A cefaleia da enxaqueca é um distúrbio cerebral primário no qual eventos neurais resultam em vasodilatação de vasos cerebrais, que causa dor e ativação nervosa adicional. As enxaquecas são extremamente comuns na infância e na adolescência. A prevalência relatada aumenta à medida que as crianças ficam mais velhas. A enxaqueca é relatada em 3% das crianças em idade pré-escolar, 4 a 11% das crianças no ensino fundamental e em 8 a 23% das crianças no ensino médio. Há uma prevalência de enxaqueca em meninos antes da puberdade e em meninas após a puberdade. Uma história familiar de enxaqueca comumente está presente.

▶ **Achados clínicos**

A cefaleia da enxaqueca pediátrica é classificada pela International Headache Society (IHS) em três categorias: enxaqueca sem aura, enxaqueca com aura e síndromes periódicas infantis que são precursoras de enxaqueca.

Na enxaqueca sem aura, a dor é pulsátil, unilateral e de intensidade moderada a grave. Os sintomas podem incluir náuseas e vômitos, fotofobia e fonofobia. Também se inclui palidez, alteração da personalidade ou alteração no apetite ou sede. Podem ocorrer pródromos várias horas antes do início da cefaleia. A continuação da dor pode causar contração da musculatura cervical, levando a um diagnóstico errado de cefaleia de tensão.

A enxaqueca com aura é precedida por sintomas neurológicos progressivos (a aura) com subsequente recuperação completa. As auras mais comuns são distúrbios visuais e são chamadas auras oftálmicas. Elas incluem defeitos de hemianopsia dos campos, escotomas e cintilações que aumentam e se espalham perifericamente. Outras auras incluem sintomas sensoriais que podem incluir dormência ou formigamento da face, dos lábios ou dos dedos. É raro que crianças tenham déficit motores ou da fala. À medida que a aura desaparece, ocorre vasodilatação produzindo a cefaleia, que tem características idênticas à enxaqueca sem aura.

Nas síndromes periódicas infantis, as crianças podem apresentar vômitos cíclicos, sintomas abdominais, sintomas benignos de vertigem e uma história familiar de cefaleia de enxaqueca.

As crises de enxaqueca podem ser precipitadas por certos alimentos, como queijos, que contêm tiramina, carnes com nitritos, chocolates contendo feniletilamina e glutamato monossódico (um flavorizante). Jejum, emoção, menstruação, drogas e luz solar também podem desencadear as crises.

▶ **Tratamento**

Analgésicos

As medicações de venda livre, que incluem paracetamol e ibuprofeno, são seguras e eficazes no tratamento de pacientes pediátricos com cefaleia de enxaqueca de natureza leve a grave. O ibuprofeno, 7,5 a 10 mg/kg ou paracetamol, 15 mg/kg, geralmente são agentes de primeira linha eficazes. Além disso, o cetorolaco 0,5 mg/kg IV ou IM é eficaz, mas tem uma alta incidência de recorrência de cefaleia. Os opiáceos devem ser evitados, porque podem exacerbar os sintomas gastrintestinais e têm um alto potencial de dependência.

Antagonistas da dopamina (antieméticos)

Os antagonistas da dopamina têm mostrado ser eficazes para abortar a cefaleia da enxaqueca aguda. A proclorperazina e a metoclopramida são os mais usados. A dose da proclorperazina é 0,15 mg/kg IV. Os efeitos colaterais incluem hipotensão e acatisia. A metoclopramida também é efetiva e deve ser dosada em 0,1 a 0,2 mg/kg.

Triptanos

Os triptanos têm a vantagem de serem agentes farmacológicos seletivos para o tratamento das cefaleias da enxaqueca. Estes compostos são agonistas dos receptores 5-HT da serotonina. Todos esses medicamemtos se mostraram eficazes para abortar a cefaleia da enxaqueca aguda; contudo, a maioria não é aprovada para uso em crianças. O almotriptano é aprovado para adolescentes (12-17 anos), mas está disponível apenas na forma oral em uma dose de 6,25 a 12,5 mg. O rizatriptano 5 a 10 mg em tabletes de dissolução oral é aprovado e mostrou boa eficácia em crianças com 6 anos ou mais. Outras considerações são o sumatriptano em spray nasal, 5 a 20 mg (aprovado para crianças > 12 anos) e zolmitriptano, 5 mg intranasal para adolescentes (uso não indicado na bula em crianças).

Derivados do ergot

As preparações do ergot têm sido amplamente usadas no passado para tratamento agudo das cefaleias da enxaqueca e podem ser eficazes em crianças. Devido à eficácia dos antagonistas da dopamina e dos triptanos, as preparações do ergot devem ser abandonadas para terapia abortiva no SE.

Medicamentos profiláticos

A terapia profilática pode ser útil na prevenção da cefaleia da enxaqueca, mas ela não deve ser iniciada no SE. Os pacientes devem ser encaminhados para um neurologista para avaliação de tratamento preventivo.

Terapia biocomportamental

Além da terapia farmacológica, a terapia biocomportamental é importante para o manejo das enxaquecas, que inclui a discussão com o paciente sobre um estilo de vida saudável, como uma dieta bem balanceada, não pular refeições, exercícios regulares e uma boa higiene do sono. O aconselhamento comportamental e as técnicas de enfrentamento devem ser consideradas para o paciente que sofre de cefaleias recorrentes ou incapacitantes; portanto, um encaminhamento a partir do SE deve ser considerado para estes pacientes.

▶ Encaminhamento

O encaminhamento a um neurologista ou médico de cuidados primários está indicado. A hospitalização (além de uma breve permanência no SE para medicação parenteral) raramente é necessária.

CEFALEIA EM SALVA

▶ Achados clínicos

A cefaleia em salva é uma síndrome de ataques distintos de cefaleia unilateral grave com sintomas cranianos autonômicos ipsilaterais. Os sintomas autonômicos incluem ptose, lacrimejamento, miose, injeção conjuntival, edema palpebral, congestão nasal e rinorreia. A cefaleia em salva é rara em crianças e a sua apresentação em crianças é similar à de adultos e distinta de enxaqueca. A prevalência na infância é de 0,1%, sendo mais comum em meninos.

A dor causada pela cefaleia em salva ocorre na distribuição do nervo trigêmeo e mais comumente nas áreas ocular, frontal e temporal. Há dois tipos de cefaleia em salva: episódica e crônica. Na cefaleia em salva episódica, a cefaleia pode durar de 7 dias a um ano, separada por episódios sem dor que podem durar um mês. As cefaleias em salva crônicas ocorrem por mais de um ano sem remissão ou com remissões que duram menos de um mês.

▶ Tratamento

O tratamento-padrão para os ataques agudos é o oxigênio (7 L/min por 15 min) fornecido por máscara facial. O sumatriptano é administrado por via subcutânea (SC) ou intranasal, embora o seu uso em crianças com menos de 12 anos não esteja indicado na bula e não haja estudos de sua eficácia em crianças. O verapamil tem-se mostrado eficaz como tratamento preventivo em adultos, mas não tem estudos na população pediátrica. O tratamento com medicações como o ibuprofeno e a codeína se mostrou amplamente ineficaz. A prednisona 2 mg/kg pode ser eficaz em crianças.

▶ Encaminhamento

Devido à gravidade, à recorrência e à cronicidade dos ataques, a avaliação ou um encaminhamento para um neurologista deve ser considerado. A hospitalização raramente está indicada.

CEFALEIA DE TENSÃO

▶ Achados clínicos

A cefaleia de tensão se apresenta mais comumente como uma pressão constante. A localização geralmente é bilateral. A maioria das cefaleias de tensão é descritas como dor leve a moderada, mas a dor grave pode estar presente. Em geral, não há sintomas associados, como náuseas, vômitos e fotofobia. A dor é constante e não pulsátil e persiste por horas ou todo o dia. Os exames neurológicos devem ser normais.

▶ Tratamento

A abordagem ao tratamento da cefaleia de tensão no SE é com medicamentos anti-inflamatórios não esteroides (AINEs) para terapia abortiva. O encaminhamento para terapia profilática ou tratamento não farmacológico deve ser considerado.

▶ Encaminhamento

O encaminhamento para um neurologista pode ser necessário se medidas simples não forem bem-sucedidas. A hospitalização não está indicada.

Eilandand LS, Hunt MO: The use of triptans for pediatric migraines. *Paediatr Drugs*. 2010;12:379-389 [PMID: 21028917].

Lewis DW: Pediatric migraine. *Neurol Clin*. 2009;27:481-501 [PMID: 19289227].

Majumdar A, Ahmed MA, Benton S: Cluster headache in children. Experience from a specialist headache clinic. *Eur J Paediatr Neurol*. 2009;13: 524-529 [PMID: 19109043].

Mariani R, Capuano A, Torriero R et al: Cluster headache in childhood: Case series from a pediatric headache center. *J Child Neurol*. 2014;29:62-65 [PMID: 23307881].

O'Brien HL, Kabbouche MA, Hershey AD: Treating pediatric migraine: An expert opinion. *Expert Opinion Pharmacotherapy*. 2012;13:959-966 [PMID: 22500646].

Ozge A, Termine C, Antonaci F, et al: Overview of diagnosis and management of paediatric headache. Part 1: Diagnosis. *J Headache Pain*. 2011;12:13-23 [PMID: 21359874].

MANEJO DE DISTÚRBIOS ESPECÍFICOS QUE CAUSAM CEFALEIA SECUNDÁRIA

SÍNDROME PÓS-CONCUSSÃO

Crianças e adolescentes que têm lesão cerebral traumática leve (concussão) geralmente se recuperam de sintomas agudos dentro de várias semanas. Contudo, alguns pacientes podem experimentar sintomas continuados por semanas ou meses e ir ao SE apresentando uma constelação de sintomas pós-concussivos chamados de síndrome pós-concussiva (SPC).

Achados clínicos

Os sinais e sintomas clínicos da SPC incluem cefaleia (72- 93%), náusea, fotofobia, fonofobia, alterações visuais e vertigem. Além disso, podem haver distúrbios emocionais (irritabilidade, ansiedade, depressão) ou comprometimento cognitivo (perda de concentração, processamento lento, déficit de atenção).

Tratamento e encaminhamento

O papel da TC na SPC é limitado se o paciente não for submetido a exame por imagem no momento do evento traumático agudo. O caráter da cefaleia dita o tratamento da SPC. Os tratamentos farmacológicos para enxaqueca e cefaleia de tensão são adequados para SPC e são ditados pelos sintomas do paciente. O repouso físico e cognitivo (eliminação de computadores, videogames, televisão) é o tratamento mais importante. A hospitalização geralmente não está indicada para a SPC.

MASSA INTRACRANIANA

Achados clínicos

As cefaleias causadas por tumores cerebrais são uma preocupação comum para os pais, independente do número estatisticamente pequeno de crianças com cefaleias causadas por tumores. As crianças com uma massa intracraniana geralmente apresentam sinais e sintomas de PIC elevada aguda ou crônica. A elevação na PIC pode aumentar de dias a meses, dependendo da localização e da velocidade do crescimento tumoral. A apresentação clássica é a cefaleia que ocorre diariamente e é exacerbada pela pressão de Valsalva ou posição supina. Os vômitos geralmente estão presentes, com uma história de vômitos que ocorrem durante a noite ou cedo pela manhã. Uma elevação aguda, rápida da PIC, pode levar a um nível alterado da consciência. Os achados do exame físico de PIC elevada incluem papiledema, palidez do disco ótico e distúrbios visuais.

Imagem

Pacientes com sinais e sintomas consistentes com PIC elevada ou alteração no estado mental devem ser submetidos a exames de neuroimagem no SE. O estudo inicial é a TC craniana sem contraste, exceto em crianças com fontanela aberta. Nestes bebês, a ultrassonografia (US) evita a exposição à radiação e é mais útil para a investigação de um rápido aumento na circunferência da cabeça. O teste definitivo para uma lesão suspeita na TC é a RM de alta qualidade com e sem contraste.

Tratamento e encaminhamento

Crianças com hidrocefalia aguda frequentemente necessitam de tratamento de emergência. A avaliação neurológica ou neurocirúrgica está indicada. A tríade de Cushing (pressão arterial [PA] elevada, bradicardia e respiração irregular) é uma emergência que requer tratamento agressivo dirigido à redução da PIC. O tratamento inclui dexametasona, manitol ou hiperventilação. Os procedimentos de *shunt* frequentemente são necessários para estabilizar os pacientes. Crianças que estão estáveis podem ser manejadas usando dexametasona até que o tratamento definitivo possa ser iniciado. A hospitalização está indicada para todos os pacientes.

HIPERTENSÃO INTRACRANIANA IDIOPÁTICA (PSEUDOTUMOR CEREBRAL)

Achados clínicos

A hipertensão intracraniana (HIC) idiopática é uma síndrome caracterizada por papiledema, PIC aumentada (com LCS normal) e estudo por imagem cerebral inespecífico demonstrando ventrículos normais ou pequenos. A síndrome é vista geralmente em mulheres obesas, mas com o aumento da obesidade infantil, ela está se tornando mais prevalente em crianças e adolescentes.

A cefaleia difusa é quase sempre um sintoma de apresentação. A dor, em geral, está presente ao acordar ou em posição deitada. Os sintomas podem incluir vômitos, alterações na visão e paralisia do sexto nervo, com relatos de diplopia horizontal e tinido pulsátil. Crianças mais jovens podem ser difíceis de diagnosticar, com sintomas de irritabilidade, indiferença, vertigem, sonolência, dor nas costas e no pescoço. Crianças mais velhas mostram sintomas similares aos adultos. Elas podem ter preocupações de diplopia e visão borrada, ou obscurecimento visual transitório que ocorre em mais de 60% dos pacientes. O papiledema moderado a grave é visto em mais de 40% das pessoas afetadas. O diagnóstico é feito quando o paciente tem sintomas de PIC aumentada, ausência de sintomas de localização, exames de imagem normais ou inespecíficos e pressões do LCS elevadas (> 180 mm H_2O em crianças < 8 anos; > 200 mm H_2O em crianças ≥ 8 anos) com achados normais em outros aspectos do LCS. O curso em casos idiopáticos geralmente é autolimitado por vários meses, mas pode ocorrer perda visual. A diferenciação de pseudotumor cerebral de massas cerebrais é crítica e pode ser feita pela TC.

Tratamento e encaminhamento

A hospitalização está indicada para avaliação e tratamento de pacientes com HIC idiopática de diagnóstico recente no SE. A acetazolamida 15 a 25 mg/kg/dia é o tratamento de primeira linha. Furosemida 0,3 a 0,6 mg/kg/dia combinada com potássio tem sido usada como tratamento de segunda linha. Topiramato 1,5 a 3 mg/kg/dia em duas doses divididas, com dose máxima de 200 mg/dia. Para crianças com preocupações visuais, pode ser usada a metilprednisolona 15 mg/kg IV. As PLs seriadas podem fornecer apenas alívio temporário e são desconfortáveis para o paciente; todavia, elas podem ser indicadas se a perda visual for grave, progressiva ou não responsiva às medicações. As manobras cirúrgicas, incluindo o desvio lombar-peritoneal ou a descompressão da bainha do nervo óptico, podem ser necessárias. Os pacientes que se apresentam ao SE com diagnóstico de pseudotumor cerebral devem receber tratamento em avaliação com neurologista, neurocirurgião ou oftalmologista do paciente.

SINUSITE AGUDA

Achados clínicos

A sinusite geralmente é precedida por uma infecção da via aérea superior (IVAS). Quando os sintomas persistem por 7 a 10 dias, o diagnóstico de sinusite deve ser considerado. Os sintomas incluem cefaleia, pressão facial, congestão nasal, secreção nasal, dor dental maxilar e tosse. Crianças menores raramente sentem pressão facial, mas podem estar irritáveis e podem vomitar por engasgar com as secreções. Os sintomas vistos menos frequentemente incluem febre, mal-estar, fadiga, mau hálito e dor de garganta.

Os achados físicos geralmente não são úteis para diferenciar a IVAS viral de sinusite. A sensibilidade facial à palpação ou percussão frequentemente está ausente em crianças mais jovens e não são confiáveis em crianças mais velhas. A secreção purulenta vista ao exame da cavidade nasal pode ser um achado confiável para sinusite, mas o exame é difícil em crianças menores. Se houver edema periorbital, deve ser considerada a sinusite envolvendo o seio etmoidal.

Imagem

As radiografias simples dos seios da face geralmente não são necessárias para o diagnóstico de sinusite. A suspeita clínica baseada nos achados da história e do exame físico é suficiente para fazer o diagnóstico e começar o tratamento na maioria dos pacientes. Embora a TC dos seios possa mostrar grandes detalhes dos seios paranasais para incluir níveis hidroaéreos e espessamento da mucosa, ela é recomendada apenas para confirmar o diagnóstico de sinusite crônica.

Tratamento e encaminhamento

A sinusite se resolve sem terapia antibiótica em mais de metade dos pacientes. Contudo, os antibióticos são recomendados para encurtar o curso clínico. As diretrizes da American Academy of Pediatrics recomendam amoxicilina para sinusite leve a moderada não complicada. A dose é de 45 a 90 mg/kg/dia dividida em duas doses. O tratamento alternativo para pacientes com alergia à penicilina inclui cefalosporinas de segunda geração, claritromicina ou azitromicina. Os fatores de risco para sinusite resistente à amoxicilina são a frequência a creches, a terapia antimicrobiana nos últimos três meses e a idade abaixo de 2 anos. Estes pacientes, bem como aqueles com sintomas graves devem receber doses altas de amoxicilina-clavulanato 80 a 90 mg/kg/dia de amoxicilina com 6,4 mg/kg/dia de clavulanato dividido em duas doses. Os esteroides por via oral (VO) ou nasal podem ser a terapia adjuntiva, mas a eficácia é controversa. Os pacientes podem ter alta para acompanhamento com pediatra. A hospitalização não está indicada.

Blume HK, Lucas S, Bell KR: Subacute concussion-related symptoms in youth. *Phys Med Rehabil Clin N Am.* 2011;22:665-681 [PMID: 22050942].

Fleming AJ, Chi SN: Brain tumors in children. *Curr Probl Pediatr Adolesc Health Care.* 2012;42:80-103 [PMID: 22433905].

Ko MW, Liu GT: Pediatric idiopathic intracranial hypertension (pseudotumor cerebri). *Horm Res Paediatr.* 2010;74:381-389 [PMID: 20962512].

Mercille G, Ospina LH: Pediatric idiopathic intracranial hypertension: A review. *Pediatr Rev.* 2007;28:e77-86 [PMID: 17974701].

Tan R, Spector S: Pediatric sinusitis. *Curr Allergy Asthma Rep.* 2007;7:421-426 [PMID: 17986371].

Seção III. Emergências em Trauma

Abordagem ao paciente com trauma múltiplo

22

Heather Kleczewski, MD
Susan M. Scott, MD

VISÃO GERAL

Conforme descrito no Advanced Trauma Life Support Course (ATLS, 2010), "A mortalidade e a morbidade por lesões acidentais superam todas as principais doenças em crianças e adultos jovens, tornando-as o problema de saúde mais grave nessa população".

As lesões acidentais são a causa número 1 de morte e de incapacidade a longo prazo nas crianças com mais de 1 ano (Tabela 22-1). Estima-se que, para cada morte de criança por lesão acidental, 34 sejam internadas em hospitais para tratamento de lesões não fatais, e 1.000 sejam atendidas no serviço de emergência (SE) e liberadas para casa após a avaliação de uma lesão acidental. Dados do Centers for Disease Control and Prevention (CDC) confirmam que as lesões acidentais, intencionais e não intencionais, são responsáveis por mais da metade das mortes anuais em pediatria.

Epidemiologia

As lesões não intencionais são o principal mecanismo de lesão, sendo seguidas por homicídios e suicídios (Tabela 22-2).

A frequência de ocorrência de cada mecanismo de lesão varia conforme o local. A lesão acidental não intencional mais frequente é aquela ligada a veículos automotivos, seguida por afogamentos, fogo/queimaduras e intoxicações. As mortes após acidentes de trânsito estão aumentando. A criança envolvida morre frequentemente por lesão cerebral, com e sem outros traumas importantes, sendo este responsável por mais de 80% das fatalidades.

Características anatômicas das crianças

As crianças apresentam distintas características fisiológicas e anatômicas que aumentam seu risco de lesão. As características incluem tamanhos e formatos corporais variáveis, com posicionamento anterior dos órgãos internos. Os lactentes e as crianças menores apresentam uma grande relação entre cabeça e corpo, bem como um esqueleto flexível em desenvolvimento, com centro de crescimento ativo. Além disso, sua grande área de superfície corporal as predispõe à hipotermia e à perda insensível de líquidos. Durante a avaliação e o manejo da criança com trauma, essas características podem apresentar um desafio ao profissional. As instituições que cuidam de vítimas de trauma pediátrico devem ter equipamentos apropriados para idade e tamanho, bem como métodos para assegurar a correta dosagem de medicamentos devido à variedade de tamanhos e de pesos das vítimas de trauma.

Avaliação

As vítimas de traumas maiores e multissistêmicos precisam de uma avaliação concisa, sistemática e abrangente com a utilização de uma abordagem multidisciplinar idealmente em um centro especializado no trauma. O American College of Surgeons desenvolveu as diretrizes do Advanced Trauma Life Support (ATLS) para padronizar a avaliação de pacientes com trauma. A abordagem se concentra na rápida identificação e estabilização de lesões que ameaçam a vida. Várias etapas e reavaliações guiam o profissional desde a estabilização inicial até a transferência para o cuidado definitivo das lesões ocorridas.

AVALIAÇÃO PRIMÁRIA

A avaliação inicial do paciente com trauma pediátrico é realizada através da avaliação primária. Esta avaliação se divide em via aérea (*airway*), respiração (*breathing*) e circulação (ABC). O objetivo é identificar e tratar rapidamente lesões que ameaçam a vida antes de passar para a próxima etapa. Ela também permite a reavaliação do ABC, se a criança ficar instável a qualquer momento durante a avaliação.

VIA AÉREA

Nas crianças, a parada cardíaca costuma ocorrer devido à causa respiratória. Ela pode começar com hipoxemia, hipercapnia e acidose, progredindo para bradicardia e hipotensão, que precedem uma parada cardíaca.

Tabela 22-1 As 10 principais causas de morte, Estados Unidos, 2007, todas as raças, ambos os sexos

Posição	< 1	1-4	5-9	10-14	15-24
1	Anomalias congênitas 5.785	Lesão não intencional 1.588	Lesão não intencional 965	Lesão não intencional 1.229	Lesão não intencional 15.897
2	Prematuridade 4.857	Anomalias congênitas 546	Neoplasias malignas 480	Neoplasias malignas 479	Homicídios 5.551
3	SMSI 2.453	Homicídios 398	Anomalias congênitas 196	Homicídios 213	Suicídios 4.140
4	Complicações maternas na gestação 1.769	Neoplasias malignas 364	Homicídios 133	Suicídios 180	Neoplasias malignas 1.653
5	Lesão não intencional 1.285	Doença cardíaca 173	Doença cardíaca 110	Anomalias congênitas 178	Doença cardíaca 1.084

SMSI, síndrome da morte súbita infantil.
Fonte: National Center for Health Statistics (NCHS), National Vital Statistics System. Produzido por: Office of Statistics and Programming, National Center for Injury Prevention and Control, CDC using WISQARS™.

AVALIAÇÃO

A etapa inicial da avaliação primária é a avaliação da permeabilidade da via aérea e da capacidade da criança para manter a sua via aérea.

Em lactentes e crianças menores, a permeabilidade da via aérea pode ser avaliada pela observação do choro do paciente. Em crianças maiores, pode-se solicitar uma resposta verbal para determinar a permeabilidade da via aérea. Se a criança não for capaz de responder de maneira adequada e no momento correto em função de suspeita de lesão craniana, de lesão facial ou de piora do estado mental, a via aérea deve ser garantida antes de passar para a próxima etapa na avaliação primária.

Diferenças anatômicas na via aérea da criança

Deve-se ter atenção especial às diversas diferenças anatômicas na via aérea de crianças em comparação com adultos. A língua das crianças é desproporcionalmente grande em comparação com a orofaringe. Isso coloca a criança em maior risco de obstrução da via aérea superior pela língua. A via aérea de lactentes e crianças pequenas também está deslocada anteriormente e tem uma epiglote maior e frouxa em comparação com crianças maiores e adultos, o que pode tornar difícil a intubação endotraqueal (IET).

INTERVENÇÕES DE EMERGÊNCIA NA VIA AÉREA

Manobras na via aérea

Várias manobras podem ser usadas para abrir a via aérea da criança. A manobra de inclinação do queixo inclui a colocação dos dedos de uma das mãos do profissional sob a mandíbula da criança enquanto o polegar aplica uma suave pressão para baixo no lábio superior. O método de tração da mandíbula (*jaw thrust*) utiliza as duas mãos, uma de cada lado, para aplicar uma delicada

Tabela 22-2 As 10 principais causas de morte por lesão não intencional, Estados Unidos, 2007, todas as raças, ambos os sexos

Posição	< 1	1-4	5-9	10-14	15-24
1	Sufocamento não intencional 959	Afogamento não intencional 458	Tráfego de veículos automotivos não intencional 456	Tráfego de veículos automotivos não intencional 696	Tráfego de veículos automotivos não intencional 10.272
2	Tráfego de veículos automotivos não intencional 122	Tráfego de veículos automotivos não intencional 428	Fogo/queimadura não intencional 136	Afogamento não intencional 102	Intoxicação não intencional 3.159
3	Afogamento não intencional 57	Fogo/queimadura não intencional 204	Afogamento não intencional 122	Outro transporte terrestre não intencional 80	Afogamento não intencional 630
4	Fogo/queimadura não intencional 39	Sufocamento não intencional 149	Sufocamento não intencional 42	Fogo/queimadura não intencional 78	Outro transporte terrestre não intencional 310
5	Queda não intencional 24	Outra lesão de pedestre não intencional 124	Outro transporte terrestre não intencional 40	Intoxicação não intencional 69	Queda não intencional 233

Fonte de dados: National Center for Health Statistics (NCHS), National Vital Statistics System. Produzido por: Office of Statistics and Programming, National Center for Injury Prevention and Control, CDC using WISQARS™.

pressão para cima sobre os ângulos da mandíbula. Ambas as manobras elevam a língua, para evitar a oclusão da via aérea, bem como a hiperextensão do pescoço.

Via aérea não invasiva

A via aérea orofaríngea e a nasofaríngea podem ser usadas para melhorar a permeabilidade da via aérea da criança.

▶ Via aérea orofaríngea*

A via aérea orofaríngea (VOF) é usada em pacientes inconscientes para aliviar a obstrução da via aérea causada pela língua. Uma VOF nunca é usada em pacientes conscientes devido ao risco de vômitos e aspiração associado com o desencadeamento do reflexo de vômito. A VOF é colocada abaixando-se a língua com um abaixador de língua ou com a própria VOF com sua ponta direcionada para o palato. A VOF é, então, colocada com a sua curvatura acompanhando a curvatura da língua. Deve-se ter muito cuidado para garantir que a VOF não desencadeie o reflexo do vômito.

▶ Via aérea nasofaríngea

A via aérea nasofaríngea (VNF) pode ser usada em pacientes conscientes sem suspeita de lesão facial ou nasal para abrir a via aérea. O tamanho apropriado da VNF é determinado medindo-se a distância entre a narina e o meato auditivo externo. A VNF é lubrificada e delicadamente colocada em uma narina não obstruída. Ela é avançada lentamente com a curvatura da via aérea acompanhando a curvatura da nasofaringe. A VNF pode obstruir por secreções e deve ser aspirada com frequência.

Intubação

▶ Indicações

As crianças com escala de coma de Glasgow (ECG) menor do que 8, grande volume de secreções, sangue, vômitos na via aérea ou dificuldades ventilatórias com bolsa-válvula-máscara (BVM) necessitam do estabelecimento de uma via aérea definitiva. A IET manterá a permeabilidade da via aérea e protegerá a via aérea nos pacientes que preenchem os critérios para o procedimento. É importante obter uma breve história sobre intubações prévias e problemas cardíacos, neurológicos, genéticos e respiratórios preexistentes e que poderiam dificultar o estabelecimento da via aérea na criança.

▶ Equipamento

É importante revisar todos os suprimentos necessários, como laringoscópio com lâmina em funcionamento, aspiração e

---

* N. de R.T. Também conhecida como cânula de Guedel.

Material necessário para a intubação endotraqueal
Bolsa-válvula-máscara (BVM) autoinsuflante ou de anestesia
Máscara facial de tamanho adequado
Rolos para apoio dos ombros
Aspiração
Laringoscópio
Lâminas de laringoscópio
Tubos endotraqueais (TETs)
Estilete
Sonda nasogástrica ou orogástrica
Colorímetro para detecção de CO_2
Via aérea alternativa (VML) com monitor de CO_2 ao final da expiração ($EtCO_2$, do inglês *end-tidal CO2*)

---

dispositivos, para verificar o posicionamento do tubo antes de iniciar o procedimento. A preparação assegura o mínimo de interrupções e garante a segurança do paciente (ver Box Material necessário para a intubação endotraqueal).

O tamanho do tubo endotraqueal (TET) é selecionado com base na idade real ou estimada da criança. Pode ser usado um TET sem balonete em todas as crianças após o período neonatal. A fórmula comumente usada é mostrada na seguinte equação.

Tamanho do TET sem balonete (mm) = 4 + (idade/4)

Fitas de medida com base no peso podem ser usadas para determinar o tamanho adequado do tubo e, muitas vezes, os produtos trazem os tamanhos recomendados por unidade de peso impressos. Um tubo de meio tamanho menor deve estar disponível se houver resistência durante a intubação.

▶ Sequência rápida de intubação

Nas crianças com estado mental significativamente deprimido ou em pacientes nas situações extremas, podem não ser necessários medicamentos para a indução na intubação. No paciente semiconsciente, são usados medicamentos de sequência rápida de intubação (SRI) para se obter sedação e paralisia. As escolhas dos medicamentos costumam ser guiadas pelo quadro clínico do paciente (Tabela 22-3). A presença de hipotensão, bradicardia ou suspeita de trauma craniano tem impacto na medicação escolhida para a SRI.

Imediatamente antes da intubação, o paciente deve ser pré-oxigenado com oxigênio a 100%. Isso dá ao paciente uma reserva de oxigênio, a qual permite que ele tolere interrupções na oxigenação durante a intubação. A capacidade residual funcional das crianças é menor do que a dos adultos, o que encurta o tempo que uma criança pode ficar sem oxigenação. Durante a intubação, a saturação periférica de oxigênio (SpO_2) do paciente deve ser monitorada de forma cuidadosa. Se, a qualquer momento, a saturação começar a cair rapidamente e entre as tentativas de intubação, o paciente deve ser novamente pré-oxigenado com oxigênio a 100% para repor as reservas.

Tabela 22-3 Medicamentos em sequência rápida de intubação e suas indicações e contraindicações

Medicamento	Dose	Indicação	Contraindicações/cuidados
Atropina	0,02 mg/kg Dose mínima: 0,1 mg Dose máxima: 0,5 mg	Bradicardia Pré-medicação em crianças < 1 ano Uso de succinilcolina	Taquicardia Inibe o reflexo pupilar à luz
Etomidato	0,5 mg/kg	Hipotensão Suspeita de trauma craniano	Produz mioclonia Supressão suprarrenal transitória
Fentanil	2-4 mcg/kg	Sepse Preocupação com supressão suprarrenal	Hipotensão
Lidocaína	1 mg/kg	PIC elevada	Deve ser administrada vários minutos antes da intubação
Propofol	2 mg/kg	Paralisia de início rápido	Duração de ação muito curta
Rocurônio	1 mg/kg	Paralisia	Mascara a atividade epiléptica por 5-20 minutos
Succinilcolina	1-2 mg/kg	Paralisia de início rápido	Bradicardia Hipercalemia em pacientes com insuficiência renal ou miopatias Hipertermia maligna
Midazolam	0,1-0,3 mg/kg	Sedação	Hipotensão

PIC, pressão intracraniana.

Confirmação da via aérea

Após a intubação, é importante verificar o posicionamento do TET com o uso de vários métodos. A ausculta de ruídos respiratórios em ambos os campos pulmonares e a ausência de ruídos respiratórios no estômago é um método. O uso de colorimetria do $EtCO_2$, observação de mudanças de cor e pesquisa de ar úmido dentro do TET são outros métodos. A presença de um traçado de $EtCO_2$, se disponível, também é útil. A radiografia torácica deve ser realizada rapidamente após a intubação, para verificar o posicionamento do TET e determinar sua profundidade. Se a SpO_2 do paciente cair, se a ventilação ficar difícil ou se houver alterações respiratórias significativas, aconselha-se a remoção do TET e a ventilação com BVM, tentando-se repetir a IET. A VML pode ser colocada no caso de uma via aérea difícil. Contudo, esta não é uma via aérea definitiva, mas uma medida temporária até que seja possível colocar um TET.

IMOBILIZAÇÃO DA COLUNA CERVICAL

Indicações

Além de avaliar a via aérea, é importante proteger a coluna cervical do paciente. Devido ao tamanho grande de sua cabeça em relação ao corpo, os lactentes e crianças menores têm risco aumentado de lesão da coluna cervical. Deve-se utilizar um colar para a coluna cervical, bem como a sustentação manual da cabeça do paciente em posição neutra em crianças com quaisquer fatores de risco para lesão da coluna cervical. Os fatores de risco incluem mecanismo com desaceleração rápida, trauma direto de cabeça e pescoço, trauma múltiplo, alteração do sensório, queixa de dor cervical, fraqueza, parestesias ou déficits neurológicos ao exame.

RESPIRAÇÃO

AVALIAÇÃO

A avaliação da respiração é a segunda etapa na avaliação primária, a qual inclui a avaliação de oxigenação e ventilação adequadas. Além do exame físico, a oximetria de pulso é útil para determinar a oxigenação do paciente. O exame inclui a observação de respiração espontânea adequada, a ausculta dos campos pulmonares e a avaliação do pescoço e do tórax. A avaliação do pescoço e do tórax inclui a posição da traqueia e a pesquisa de enfisema subcutâneo pela palpação, a avaliação para distensão de veias cervicais, a identificação de lesão penetrante e a observação de assincronia na movimentação da parede torácica.

As lesões mais importantes a serem identificadas durante a avaliação da respiração são o pneumotórax hipertensivo, o pneumotórax aberto, o hemotórax e o tórax instável.

PNEUMOTÓRAX HIPERTENSIVO

O pneumotórax hipertensivo resulta de lesões que causam acúmulo de ar no espaço pleural, devido ao mecanismo de "válvula unidirecional", o ar encarcerado desvia o mediastino para o lado oposto ao acúmulo de ar. A pressão elevada dentro do espaço pleural pode comprimir e prejudicar o retorno venoso para o coração, o que se manifesta por taquicardia e hipotensão. Os achados físicos do pneumotórax hipertensivo incluem desvio traqueal para o lado oposto ao acúmulo de ar, redução ou ausência de ruídos respiratórios no lado afetado, hiper-ressonância no lado acometido e distensão de veias cervicais.

O pneumotórax hipertensivo deve ser rapidamente descomprimido para melhorar a oxigenação, a ventilação e a circulação.

Uma agulha de grosso calibre ou espinal deve ser inserida no segundo ou terceiro espaço intercostal na linha hemiclavicular do lado afetado. Será escutado um escape de ar quando a agulha entrar no espaço pleural. Muitas vezes, será observada a melhora dos sinais vitais e da facilidade de ventilação com BVM. Após a descompressão, um dreno de tórax deve ser colocado para evitar o reacúmulo do pneumotórax hipertensivo.

PNEUMOTÓRAX ABERTO

O pneumotórax aberto é causado por um defeito na parede torácica que permite a entrada de ar no espaço pleural. Ferimentos abertos pequenos no tórax funcionam como válvulas unidirecionais que impedem o escape de ar da cavidade pleural, criando um pneumotórax hipertensivo. No pneumotórax aberto maior, o defeito na parede torácica cria um equilíbrio entre as pressões intratorácica e atmosférica, permitindo que o ar entre no espaço pleural quando a pressão intratorácica diminui durante a inspiração, em vez de entrar no pulmão através dos brônquios. Estes ferimentos são chamados de ferimentos torácicos de "sucção". No exame físico, os ferimentos penetrantes do tórax estão associados com redução ou ausência de ruídos respiratórios no lado afetado. Alterações dos sinais vitais, como taquicardia, taquipneia e hipóxia, podem ser observadas.

Se for detectado um pneumotórax aberto, o ferimento deve ser imediatamente coberto com um curativo oclusivo. Deve-se colocar gaze vaselinada sobre o ferimento e fixar em três lados. Isso permite que o ar saia da cavidade torácica, mas evita que ele entre na cavidade torácica. Um dreno de tórax deve ser colocado no lado afetado. O dreno de tórax não deve ser colocado através do defeito na parede torácica, e o defeito não deve ser fechado no SE. Após a colocação do dreno de tórax, o ferimento deve ser completamente ocluído. Muitas vezes, grandes defeitos da parede torácica irão necessitar de fechamento cirúrgico em sala de cirurgia.

HEMOTÓRAX

O hemotórax á causado por acúmulo de sangue dentro do tórax causando compressão do pulmão. O paciente apresentará sinais de choque devido à perda de sangue e à piora da ventilação e da oxigenação. Ao exame físico, o paciente terá redução dos ruídos respiratórios e macicez à percussão do tórax no pulmão afetado. O paciente deve ser agressivamente ressuscitado com líquidos e um dreno de tórax deve ser colocado para drenar a coleção de sangue.

TAMPONAMENTO CARDÍACO

O tamponamento cardíaco pode prejudicar a circulação. Tamponamento cardíaco ocorre devido ao acúmulo de sangue dentro do saco pericárdico. Ele costuma ser secundário ao trauma penetrante do tórax, o qual é incomum em crianças. A tríade de Beck é a presença de veias cervicais distendidas, hipotensão e bulhas cardíacas abafadas no tamponamento cardíaco. Em pacientes com perda significativa de volume, a distensão de veias cervicais pode não estar presente. Deve ser realizada a pericardiocentese de emergência. Pode-se usar a ultrassonografia (US) à beira do leito como adjuvante ao exame físico na detecção de um derrame pericárdico. A pericardiocentese é uma medida temporária para melhorar a circulação, mas não uma cura. O paciente necessitará de toracotomia e exploração para isolamento e reparo da fonte de sangramento.

TÓRAX INSTÁVEL

Tórax instável é uma lesão que pode prejudicar a respiração. Isto ocorre quando há fratura de múltiplas costelas consecutivas, criando um segmento da parede torácica que não tem mais continuidade óssea. É comum haver contusões pulmonares subjacentes em associação com a lesão. O tórax instável é incomum em pacientes pediátricos mais jovens devido à redução de calcificação e ao aumento da elasticidade das costelas, mas isto é visto em crianças maiores e em adolescentes.

O tórax instável e as contusões pulmonares afetam a respiração de duas maneiras. Em primeiro lugar, por dor, o paciente costuma exibir restrição e ventilação superficial, o que pode levar à oxigenação e à ventilação inadequadas. Em segundo lugar, a contusão pulmonar subjacente, uma área do pulmão que terá menor capacidade de troca de oxigênio, leva à hipóxia.

No exame físico, o segmento instável apresentará movimento paradoxal durante o ciclo respiratório. As costelas quebradas também podem ser sentidas à palpação. As radiografias torácicas podem ser úteis para a visualização das costelas quebradas. Porém, as radiografias não identificam de maneira adequada a separação entre ossos e cartilagem.

O tratamento do tórax instável inclui controle agressivo da dor, a fim de permitir que o paciente respire profundamente. O controle da dor pode ser obtido com o uso de narcóticos intravenosos (IV) e anestesia local. Os pacientes podem se beneficiar de bloqueios de nervos intercostais ou de anestesia epidural. Os líquidos devem ser usados com cautela, para evitar o acúmulo nas contusões pulmonares subjacentes. O controle agressivo da dor e o manejo adequado dos líquidos podem evitar a intubação de pacientes com tórax instável.

CIRCULAÇÃO

AVALIAÇÃO

A terceira etapa da avaliação primária é a avaliação da circulação. Durante essa etapa, é importante identificar fontes de hemorragia e fontes de choque não hemorrágico.

CARACTERÍSTICAS FISIOLÓGICAS DAS CRIANÇAS

Em crianças, a taquicardia será a única alteração dos sinais vitais associada com hemorragia aguda em função do aumento da reserva fisiológica. Nas crianças, é importante e difícil determinar se a taquicardia é uma função da ansiedade ou se ocorre por choque. A pressão sanguínea pode permanecer normal ou levemente reduzida por vasoconstrição e taquicardia. As crianças necessitam da perda de 30 a 45% de seu volume sanguíneo antes de apresentar redução na pressão arterial sistólica (PAS). A hipotensão é um achado tardio e costuma ocorrer logo antes do colapso circulatório.

O estado circulatório é avaliado primeiramente pelos sinais vitais do paciente. Os sinais vitais devem ser avaliados quanto à presença de hipotensão, de redução ou de aumento da pressão de pulso e taquicardia. O limite mais baixo da PAS normal (percentil 5) pode ser determinado utilizando-se a fórmula de 70 mmHg mais a idade da criança em anos vezes dois (para crianças com mais de 2 anos de vida). No exame físico, enchimento capilar, pulsos periféricos, temperatura da pele, aparecimento de pele moteada, alterações no sensório, formação de hematomas e lacerações devem ser observados. Locais comuns de perda sanguínea em crianças incluem lacerações sangrantes, coxas, abdome e pelve, crânio em crianças com suturas abertas e tórax.

Tabela 22-4 Escala de coma de Glasgow modificada para pediatria

		Criança	Lactente	Escore
Abertura ocular		Espontânea	Espontânea	4
		ao chamado	ao chamado	3
		à dor	a dor	2
		Sem resposta	Sem resposta	1
Verbal		Orientada	Balbucia	5
		Confusa	Choro irritável	4
		Inadequada	Chora à dor	3
		Incompreensível	Resmunga à dor	2
		Sem resposta	Sem resposta	1
Motora		Obedece a comandos	Espontânea, proposital	6
		Localiza a dor	Retira ao toque	5
		Retira à dor	Retira à dor	4
		Flexão à dor	Postura em flexão	3
		Extensão à dor	Postura em extensão	2
		Sem resposta	Sem resposta	1

RESSUSCITAÇÃO LÍQUIDA

O manejo inicial do choque hemorrágico inclui a interrupção da fonte de sangramento ativo. As lacerações ativamente sangrantes devem ser suturadas ou deve ser colocado um curativo compressivo no local. Devem ser instalados dois acessos periféricos IV do maior calibre possível. A ressuscitação inicial com líquidos pode ser administrada com bólus de 20 mL/kg de líquidos isotônicos aquecidos administrados da maneira mais rápida possível. Se o paciente continuar apresentando taquicardia ou hipotensão após 40 a 60 mL/kg de líquidos isotônicos, pode-se administrar concentrado de hemácias (CH) aquecidas tipo O negativo em alíquotas de 10 mL/kg. Os sinais vitais devem ser cuidadosamente monitorados quanto a alterações durante a ressuscitação com líquidos. Os sinais de uma ressuscitação bem-sucedida incluem o retorno da frequência cardíaca (FC) e da pressão arterial (PA) para valores normais, melhora do estado mental, aquecimento das extremidades, melhora do enchimento capilar e melhora da coloração da pele.

INCAPACIDADE

ESCALA DE COMA DE GLASGOW EM LACTENTES E ADULTOS

A incapacidade (*disability*) é a quarta etapa da avaliação primária. A incapacidade inclui a avaliação da gravidade do trauma craniano. A ECG pode ser aplicada em crianças que verbalizam. Uma escala modifica pode ser usada em crianças que ainda não verbalizam (Tabela 22-4). O trauma craniano é classificado como leve, moderado ou grave com base no escore do paciente na ECG. O trauma craniano leve é definido como um escore de 13 a 15 na ECG. O trauma craniano moderado é definido como um escore de 9 a 12 e o trauma craniano grave é um escore de 8 ou menos. Os escores de 8 ou menos na ECG costumam necessitar de IET para a proteção da via aérea. A gravidade do escore na ECG nem sempre se correlaciona com achados intracranianos na tomografia computadorizada (TC).

SINAIS FÍSICOS E ACHADOS NA PRESSÃO INTRACRANIANA

O trauma craniano pode ser acompanhado por PIC elevada. A tríade de Cushing com hipertensão, bradicardia e respirações agônicas indica PIC elevada e herniação uncal iminente. As pupilas devem ser verificadas quanto à dilatação e à reatividade. Pupilas dilatadas e não reagentes são também sinais de herniação iminente.

TRATAMENTO

As crianças com sinais de PIC elevada e herniação iminente necessitam de intervenção imediata e avaliação com um neurocirurgião. Várias medidas temporárias podem ser realizadas antes da intervenção neurocirúrgica de emergência. Manitol (infusão de 0,5-1 g/kg IV) ou solução fisiológica (SF) hipertônica a 3% (infusão de 2-3 mL/kg IV) podem ser administrados agudamente a pacientes com elevações sintomáticas da PIC. O manitol cria uma diurese osmótica que pode piorar o estado de volume nos pacientes que já estão desidratados. Os pacientes intubados podem ser hiperventilados por curtos períodos de tempo até uma pressão parcial arterial de gás carbônico (PaCO$_2$) de 30 mmHg como terapia de resgate em pacientes com descompensação aguda. A capnografia do EtCO$_2$ é útil para guiar breves períodos de hiperventilação. A hiperventilação prolongada não demonstrou benefício em pacientes com trauma craniano. Estas medidas temporárias não devem retardar o cuidado definitivo por um neurocirurgião.

EXPOSIÇÃO E AMBIENTE

REMOÇÃO DAS ROUPAS E MOVIMENTAÇÃO EM BLOCO

A etapa final da avaliação primária é a exposição e o ambiente. Todos os pacientes de trauma pediátrico devem ter todas as suas roupas removidas para a avaliação adequada das lesões. O paciente também deve ser movido em bloco, para manter as precauções com a coluna cervical e avaliar adequadamente possíveis lesões de coluna e dorso.

O períneo deve ser avaliado quanto à presença de sangramento ou hematomas. O meato uretral deve ser visualizado para determinar a presença de sangue. A presença de sangue pode estar associada com trauma uretral ou de bexiga, que poderia necessitar de avaliação adicional. Se houver sangue no meato uretral, não deve ser colocada uma sonda de Foley até que a integridade da uretra e da bexiga tenha sido avaliada.

Deve ser realizado um exame retal em todos os pacientes de trauma pediátrico para avaliação do tônus retal e de lesões retais. Em meninos, deve ser observada a posição da próstata. Uma próstata em posição elevada é indicativa de lesão uretral.

Risco de hipotermia

Após a exposição e exame, a criança deve ser coberta com cobertores aquecidos. Lactentes e crianças menores têm maior relação entre área de superfície corporal e volume corporal, tornando-os mais suscetíveis à hipotermia. À medida que a criança fica maior, esta relação diminui.

A normotermia deve ser mantida no paciente de trauma. A febre deve ser tratada com antipiréticos para reduzir a taxa metabólica corporal. Além de cobertas aquecidas, podem-se usar líquidos aquecidos IV para a manutenção da normotermia.

Em qualquer alteração aguda no estado do paciente, a avaliação primária deve ser repetida iniciando com a via aérea para a reavaliação de emergências que ameacem a vida. Quando o paciente estiver estável, a avaliação secundária e outras medidas adjuvantes devem ser completadas.

AVALIAÇÃO SECUNDÁRIA

Após a estabilização e avaliação de lesões que ameacem a vida, deve ser realizado um exame físico mais detalhado e uma anamnese breve.

EXAME DA CABEÇA AOS PÉS

O exame físico dos pacientes com trauma múltiplo deve ser conduzido da cabeça aos pés para a avaliação de lesões que não ameacem a vida.

A cabeça deve ser avaliada quanto à presença de lacerações, de instabilidade óssea e de hematomas. Os olhos devem ser avaliados quanto à presença de hemorragia, lacerações e presença de lentes de contato. As orelhas devem ser avaliadas quanto à presença de líquido cerebrospinal (LCS), hemotímpano e sinal de Battle, os quais são sinais de fraturas de crânio. O nariz deve ser avaliado quanto à presença de sangramento, drenagem de LCS e hematomas septais. Os hematomas septais necessitam de drenagem e tamponamento para evitar dano à cartilagem nasal. A orofaringe também deve ser avaliada quanto à presença de lacerações e lesões dentais. Os ossos da face devem ser palpados para a pesquisa de fraturas.

Deve ser realizado um exame cuidadoso do pescoço enquanto se mantêm as precauções para a coluna cervical. A musculatura paraespinal deve ser palpada, para a pesquisa de espasmos, e as vértebras devem ser palpadas, para a pesquisa de dor e alterações de relevo. A mobilidade do pescoço não deve ser testada até que se eliminem todas as preocupações quanto a fraturas de coluna cervical.

O tórax deve ser examinado quanto à presença de hematomas, lacerações, enfisema subcutâneo e fraturas que não tenham sido identificadas na avaliação primária. Também é importante auscultar os sons respiratórios para reavaliar a presença de pneumotórax. Em pacientes intubados, os sons respiratórios devem ser auscultados para garantir a ventilação equilibrada de ambos os pulmões.

O abdome deve ser palpado para a pesquisa de dor, defesa ou irritação peritoneal, que são indicativos de lesão de órgão sólido ou víscera oca. Deve-se ter muita atenção para a presença de hematomas. Os hematomas em distribuição de cinto de segurança podem estar associados com lesão de órgão sólido. Hematomas que ocorrem seguindo determinados padrões podem ser indicativos de trauma não acidental.

Os braços e as pernas devem ser avaliados quanto à movimentação à presença de deformidades ósseas. Um exame neurológico completo também deve ser realizado neste momento.

HISTÓRIA CLÍNICA

Um membro da equipe de trauma também deve coletar uma história clínica focada junto com a equipe do SE e os pais, se estiverem disponíveis. O mnemônico AMPLE é útil para juntar rapidamente as informações pertinentes que possam melhorar o cuidado do paciente.

- A: Alergias
- M: Medicamentos
- P: Passado clínico
- L: Lanche mais recente
- E: Eventos antes e depois do trauma

EXAMES LABORATORIAIS

Após o exame físico completo e a obtenção de uma história clínica breve, exames laboratoriais e de imagem podem ser usados para delinear com maior acurácia as lesões da criança. Se os exames não puderem ser obtidos de maneira segura, o planejamento da transferência para o cuidado definitivo também deve ocorrer neste momento.

Radiografias torácicas, da pelve e da coluna cervical podem ser obtidas rapidamente para exame de lesões não aparentes ao exame físico. A radiografia torácica é útil para a identificação de pneumotórax, contusão pulmonar e posicionamento do TET em pacientes intubados. Se for identificada uma fratura pélvica, deve ser colocado um cinturão pélvico ou lençóis amarrados firmemente ao redor da pelve. As fraturas pélvicas em crianças causam perda sanguínea significativa em comparação com adultos. Os cinturões ajudam a tamponar o sangramento resultante de uma fratura. As radiografias de pelve podem ser postergadas, se o paciente for colaborativo, não apresentar outras lesões preocupantes e não houver dor à palpação da pelve.

Devido à grande quantidade de radiação liberada pela TC, é preferível a radiografia de coluna cervical como método de imagem nos pacientes pediátricos. Para a avaliação completa da coluna cervical, pelo menos uma incidência anteroposterior e uma lateral da coluna cervical devem ser obtidas. Em crianças maiores e que colaboram, deve ser obtida uma incidência odontoide.

Nas crianças com dor abdominal, defesa ou hematoma em distribuição de cinto de segurança, deve ser obtida uma TC de abdome e pelve para a avaliação de lesões de órgão sólido ou víscera oca. O paciente deve ser estabilizado antes de ir para o setor de tomografia. Os pacientes instáveis devem receber avaliação e tratamento imediatos antes da TC. Exames de imagem adicionais não devem retardar a transferência de um paciente para um local que possa fornecer o cuidado definitivo.

EXAMES LABORATORIAIS E DE IMAGEM

Os exames laboratoriais podem ser usados como adjuvantes do exame físico. Hemoglobina (Hb) e hematócrito (Ht) são úteis na determinação do grau de perda sanguínea em um paciente com trauma. O Ht também guia a necessidade de transfusões. A aspartato aminotransferase (TGO), a alanina aminotransferase (TGP), a amilase e a lipase podem ser usadas para rastrear lesões de órgãos sólidos. A presença de marcadores laboratoriais elevados deve levar à imediata realização de TC para avaliação do trauma abdominal. O exame qualitativo de urina (EQU) deve ser realizado para avaliação de lesão renal e uretral. A presença de sangue no exame à beira do leito ou mais de 40 hemácias na microscopia deve levar à realização imediata adicional com TC

ou uretrografia retrógrada para a avaliação de lesão uretral, vesical e renal. Em crianças que necessitam de cirurgia, os exames de coagulação e tipagem sanguínea com provas cruzadas são úteis.

A avaliação ultrassonográfica focada para o trauma (FAST, do inglês, *focused assessment sonography in trauma*) é cada vez mais usada no trauma em pediatria. Ela pode identificar pequenas quantidades de líquido livre abdominal em pacientes pediátricos de trauma, o que pode não ser significativo. Porém, grandes quantidades de líquido abdominal são anormais e podem necessitar de avaliação adicional com TC.

SONDA NASOGÁSTRICA, SONDA OROGÁSTRICA E SONDA DE FOLEY

Em crianças que recebem ventilação com pressão positiva contínua na via aérea (CPAP) ou ventilação mecânica (VM), pode haver necessidade de sonda nasogástrica ou orogástrica para a descompressão do estômago. A sonda nasogástrica deve ser colocada em pacientes alertas ou que têm reflexo de vômito. A sonda orogástrica pode ser colocada em pacientes intubados. Antes da colocação de uma sonda nasogástrica, é importante a avaliação de fraturas ósseas faciais, pois a colocação de uma sonda nasogástrica em pacientes com fraturas ósseas faciais pode causar dano adicional. O débito urinário é um indicador sensível do estado de volume e da perfusão renal. Um cateter urinário pode ser colocado após a exclusão de lesão uretral.

Após a avaliação inicial, a ressuscitação e a estabilização, o profissional deve garantir a monitorização continuada do paciente com frequentes reavaliações, bem como com o encaminhamento adequado do paciente. A consideração de transferência para um centro especializado em trauma é importante em todos os pacientes com sinais vitais instáveis, ECG de menos de 12 ou com qualquer lesão que necessite da avaliação de subespecialidades.

American College of Surgeons Committee on Trauma: *Advanced Trauma Life Support for Doctors*, 8th ed. Chicago, IL: American College of Surgeons; 2008.

Kleinman ME, et al: Pediatric advanced life support: 2010 American Heart Association Guidelines for Cardiopulmonary Resuscitation and Emergency Cardiovascular Care. *Circulation*. 2010;122:S876 [PMID: 20956230].

Kortbeek JB, et al: *Advanced Trauma Life Support*, 8th ed. The evidence for change. *J Trauma*. 2008;64:1638 [PMID: 18545134].

Trauma craniano

Jakob Kissel, MD
Julia Martin, MD, FACEP

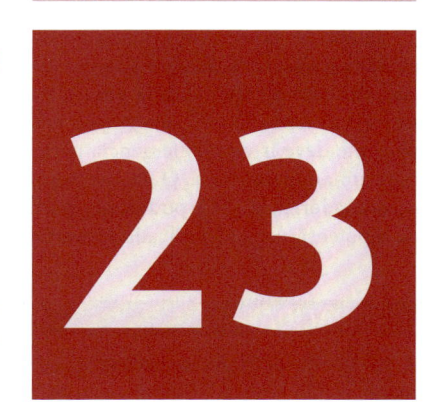

MANEJO IMEDIATO DE PROBLEMAS QUE AMEAÇAM A VIDA

IMOBILIZAÇÃO DA COLUNA CERVICAL

Os pacientes pediátricos com trauma fechado grave do crânio devem ser considerados como tendo lesão de coluna cervical até prova em contrário, devendo ser manejados com imobilização completa durante o transporte e a avaliação inicial. Uma consideração importante é o uso de um colar cervical de tamanho apropriado. O uso de colar com tamanho inadequado pode levar à imobilização incompleta da coluna cervical e, em alguns pacientes, pode obstruir a via aérea em caso de subir e cobrir o queixo e a boca. Além disso, o paciente pediátrico deve estar fixado a uma superfície rígida com blocos para a cabeça e rolos de toalhas ou outro material volumoso junto ao aspecto lateral da criança, para evitar que ela seja deslocada lateralmente.

VIA AÉREA

Pode haver parada respiratória transitória e hipóxia, as quais podem causar lesão cerebral secundária. A hipóxia deve ser evitada a todo custo, preferindo-se manter uma saturação de oxigênio (SaO_2) acima de 98%. Assim, a intubação endotraqueal (IET) precoce deve ser realizada em casos com escores na escala de coma de Glasgow (ECG) de 3-8 (ver adiante e Figura 23-1) ou em qualquer paciente com um nível de consciência decrescente e incapacidade de proteger a via aérea. Na chegada ao serviço de emergência (SE), o paciente deve receber oxigênio a 100% por máscara não reinalante e também pode-se usar oxigênio a 100% com bolsa-válvula-máscara (BVM) nos pacientes em apneia ou bradipneia como medida temporária até a via aérea definitiva.

RESPIRAÇÃO

Após estabelecer uma via aérea definitiva, ou quando o paciente estiver suficientemente estável para manter a via aérea, deve-se obter gasometria. A gasometria é importante porque, além da hipoxemia, demonstra a hipocarbia e a hipercarbia, que podem causar dano cerebral secundário. A hipocarbia causa redução da perfusão cerebral, e assim como a hipercarbia estão associadas com elevação de morbidade e mortalidade, sendo adequado manter a pressão parcial arterial de gás carbônico ($PaCO_2$) em cerca de 35 mmHg. Nas raras situações em que houverem sinais incontestáveis de herniação transtentorial iminente ou concomitante, como no caso de midríase unilateral ou deterioração neurológica aguda, a hiperventilação com resultante hipocarbia permissiva pode ser empregada por breves períodos até que seja possível realizar a intervenção neurocirúrgica definitiva.

CIRCULAÇÃO

A hipotensão no caso de trauma é mais provavelmente um marcador de perda sanguínea severa, indicando choque de classe III ou IV. Nos pacientes pediátricos, ela é mais grave, pois as crianças geralmente conseguem compensar a hipovolemia em comparação com adultos. A hipotensão no paciente com trauma craniano leva a dano cerebral secundário, devendo ser evitada. A mortalidade de pacientes com lesão cerebral grave e hipotensão é maior do que o dobro daquela de pacientes sem hipotensão. A presença de hipóxia em conjunto com a hipotensão está associada com uma mortalidade de cerca de 75%. Uma única ocorrência de hipotensão e hipóxia está associada com um aumento de 150% na mortalidade. Uma intervenção inicial apropriada é a infusão de bólus de líquidos com solução fisiológica (SF) ou solução de Ringer lactato de 20 mL/kg, sendo que soluções hipotônicas ou contendo glicose devem ser evitadas. Além disso, choque neurogênico por lesão de medula espinal, tamponamento cardíaco e pneumotórax hipertensivo são possíveis etiologias para a hipotensão.

A tríade de Cushing (hipertensão, bradicardia e pressão de pulso ampla) significa um aumento importante na pressão intracraniana (PIC). As crianças podem apresentar taquicardia, em vez de bradicardia. A hipertensão intracraniana (HIC) pode ser manejada com manitol 0,5 a 1 g/kg, ou SF hipertônica a 3% (5 mL/kg) no paciente hipotenso. Embora não haja consenso sobre os benefícios dessas intervenções, é aconselhada a avaliação com a neurocirurgia nesses casos.

Se não for possível obter uma pressão arterial (PA) normal, apesar de ressuscitação agressiva com líquidos e se uma avaliação ultrassonográfica focada para o trauma (FAST, do inglês, *focused assessment with sonography for trauma*) for positiva, o paciente deve ir com emergência para o bloco cirúrgico (BC) para uma laparotomia. O exame neurológico e a tomografia computadorizada (TC) podem ser postergados até que a fonte da hipotensão seja identificada e revertida.

INCAPACIDADE

A ECG pode ser usada em pacientes pediátricos com trauma craniano, sendo realizados alguns ajustes para crianças que ainda não verbalizam (Tabela 23-1). É importante que o escore na ECG seja estabelecido na chegada do paciente ao SE, antes da administração de sedativos, paralisantes ou analgésicos, pois ele discrimina entre pacientes com lesão cerebral leve (ECG 13-15), lesão cerebral moderada (ECG 9-12) e lesão cerebral grave (ECG 3-8). O aspecto mais sensível da ECG é o escore-motor. Se o escore-motor do paciente variar ou se um lado for mais responsivo, o melhor escore-motor é um indicador prognóstico mais acurado do que o pior escore. A estimulação pode ser feita por pressão no leito ungueal ou pinçamento do músculo trapézio. Deve ser realizado um exame pupilar. A resposta pupilar e a ECG constituem um exame neurológico apropriado em casos de trauma. Em pacientes pediátricos, drogas, álcool e outras intoxicações acidentais ou propositais podem confundir o exame neurológico.

EXPOSIÇÃO

O corpo dos pacientes pediátricos deve ser completamente exposto e examinado, incluindo o dorso. São tomadas precauções na virada de decúbito em casos de trauma craniano até que se exclua uma lesão de coluna cervical. Cobrir o paciente com cobertores aquecidos. Administrar líquidos aquecidos, se necessário, pois as crianças são mais sensíveis do que os adultos às flutuações de temperatura em razão de sua superfície corporal proporcionalmente maior. A sala deve ser mantida aquecida. Evitar a hipertermia tanto quanto a hipotermia, pois ambas as condições podem causar dano cerebral secundário.

OUTROS PROBLEMAS

CONVULSÕES

Podem ocorrer convulsões pós-traumáticas na criança com lesão cerebral. As convulsões de início precoce são mais comuns e menos preocupantes do que as convulsões de início tardio, pois estas últimas podem representar aumento da PIC. As convulsões agudas devem ser tratadas com midazolam, fenitoína, e fenobarbital, conforme a necessidade. A evidência do tratamento profilático com antiepilépticos é atualmente uma recomendação de nível III, e as diretrizes indicam que a profilaxia com fenitoína seja considerada para reduzir as convulsões pós-traumáticas em pacientes pediátricos com lesão cerebral traumática (LCT) grave. Deve-se ter em mente que o período pós-ictal pode confundir o exame neurológico, bem como o tratamento com medicamentos sedativos ou antiepilépticos e o uso de paralisantes de ação prolongada em casos de sequência rápida de intubação (SRI). Indica-se o uso de agentes paralisantes de ação curta ou intermediária (os autores preferem a succinilcolina ao rocurônio) na SRI.

AGRESSIVIDADE

O comportamento agressivo e a agitação são sinais de mau prognóstico na criança com trauma craniano que podem indicar uma lesão cerebral mais grave ou antecipar uma piora neurológica iminente. Deve-se confirmar que causas orgânicas de alteração do estado mental foram investigadas e tratadas, incluindo hipoxemia, hipoglicemia e hipotensão. Além disso, um paciente agressivo tem mais chance de causar dano a si próprio e piorar a lesão cerebral ou de coluna cervical. Intoxicação e dor podem tornar o paciente mais agressivo. Deve-se tentar ao máximo a realização de um exame neurológico adequado, com a ECG e a função pupilar antes da SRI. Além disso, os agentes paralisantes de ação curta, como a succinilcolina, devem ser usados quando

Tabela 23-1 Escala de coma de Glasgow em pediatria

	Olhos	Verbal	Motor
1	Sem abertura ocular	Sem resposta verbal	Sem resposta motora
2	Abre olhos em resposta ao estímulo doloroso	Inconsolável, agitado, resmunga à dor	Extensão anormal à dor
3	Abre olhos em resposta ao chamado	Inconsistentemente inconsolável, chora ao estímulo doloroso	Flexão anormal à dor para um lactente
4	Abre olhos espontaneamente	Chora, mas consolável, interações inadequadas	Lactente retira ao estímulo doloroso
5	N/A	Sorri, orientado aos sons, segue objetos, interage, balbucia	Lactente retira ao toque
6	N/A	N/A	Lactente se move espontaneamente ou de forma proposital; normal

apropriados e disponíveis, pois os neurocirurgiões desejarão realizar um exame neurológico mais extenso assim que possível.

CONTROLE DA DOR

Após a avaliação inicial, deve-se controlar a dor no paciente pediátrico com narcóticos e sedativos, conforme a necessidade para um controle adequado. O fentanil 1 mcg/kg é uma boa primeira opção, pois tende a ter menos efeito sobre a PA do que os narcóticos de longa ação. No paciente intubado, é importante a sedação adequada para evitar rápidas flutuações na PA. Considerar o uso de propofol ou fentanil e midazolam. Porém, é importante lembrar que um analgésico irá agir contra alguma estimulação simpática nativa, a qual pode ser um importante fator de sustentação da PA; assim, titular com cuidado a dose de analgésicos.

> Kochanek PM, Carney N, Adelson PD, et al: Guidelines for the acute medical management of severe traumatic brain injury in infants, children and adolescents, 2nd ed. *Pediatr Crit Care Med.* 2012;13(1) [PMID: 22217782].

▼ AVALIAÇÃO DIAGNÓSTICA ADICIONAL E TRATAMENTO DE EMERGÊNCIA DE DISTÚRBIOS ESPECÍFICOS

CONCUSSÃO/TRAUMA CRANIANO FECHADO

O trauma é a principal causa de morte em crianças, e a LCT é responsável por quase meio milhão de avaliações em emergências por ano para crianças com idade entre 0 e 14 anos. Dessas avaliações, cerca de 75% são LCTs leves e sem gravidade ou concussões. Uma concussão é um trauma craniano fechado que resulta em agressões metabólicas, em vez de alterações estruturais grosseiras. O método mais importante para determinar anormalidades intracranianas em pacientes pediátricos com trauma craniano é a TC de crânio. Porém, a maioria das TCs será normal e ela não é isenta de riscos. Além do custo financeiro e do custo de tempo e permanência no SE, a dose de radiação sobre o cérebro em desenvolvimento não é desprezível. Estima-se que até 1 em 2.000 neonatos submetidos a uma TC de crânio morrerão por câncer causado pela exposição à radiação na TC. Embora essa estimativa se baseie em diversas variáveis, o risco da radiação da TC é real e deve ser considerado pelos médicos ao decidir sobre quais pacientes necessitam de exame de imagem e quais podem ser observados com segurança. Para isso, foram desenvolvidos diversos algoritmos que foram testados para ajudar a identificar, pela história e pelo exame físico, o paciente de baixo risco e o paciente que necessita de uma TC de crânio para tentar minimizar o uso deste exame caro e potencialmente prejudicial. O mais atual dos algoritmos de decisão é o Low-Risk Criteria for Infants and Children with Minor Head Injury do Pediatric Emergency Care Applied Research Network (PECARN). As crianças são divididas em dois grupos etários (< 2 anos e ≥ 2 anos) e, quando são preenchidos todos os critérios de baixo risco, o valor preditivo negativo chega a quase 100% em ambos os grupos (Tabela 23-2). Essas crianças necessitam de observação no SE.

Tabela 23-2 Critérios de baixo risco para lactentes e crianças, reduzindo a necessidade de tomografia computadorizada de crânio

Idade	< 2 anos	> 2 anos
Critérios de baixo risco	Estado mental normal Ausência de hematoma no couro cabeludo, exceto na região não frontal Perda de consciência < 5 seg Mecanismo não severo* Ausência de fratura craniana palpável Comportamento normal pelos pais	Estado mental normal Ausência de perda de consciência Ausência de vômitos Mecanismo não severo* Ausência de sinais de fratura da base do crânio Ausência de cefaleia intensa
Sensibilidade	100%	96,80%
Valor preditivo negativo	100%	99,95%

*Mecanismo grave: acidente de trânsito com ejeção, capotagem ou fatalidade de outro passageiro; pedestre ou ciclista sem capacete *versus* veículo automotivo; queda > 2 metros (idade ≥ 2 anos) ou > 1 metro (idade < 2 anos); golpe na cabeça por objeto de alto impacto.
Dados de Kuppermann N. *et al* Identification of children at very low risk of clinically-important brain injuries after head trauma. *Lancet.* 2009;374:1160.

▶ Achados clínicos

A concussão é uma alteração do sensório induzida pelo trauma que pode ou não envolver a perda de consciência.

▶ Tratamento

O tratamento da concussão é de suporte, podendo incluir paracetamol para a cefaleia, ambiente com pouco estímulo, incluindo sala com iluminação reduzida e pouco ruído. Há várias diretrizes para que os atletas retornem para a prática/competição. Em geral, essas diretrizes são conservadoras e recomendam que os atletas não retornem à prática ou competição até que estejam sem sintomas por um período de tempo. A principal preocupação é de que se o atleta sofrer outra concussão antes da recuperação completa da primeira lesão, possa ocorrer uma descompensação neurológica grave (e até morte) chamada de síndrome do segundo impacto.

▶ Encaminhamento

Para os pacientes que sofrem uma concussão, é adequado haver um período de observação no SE de 4 a 6 horas após a lesão, seguido de observação cuidadosa por um adulto responsável nas próximas 24 horas. O cuidador deve receber um conjunto de instruções escritas, incluindo sintomas a serem observados e motivos para retorno ao SE para uma reavaliação. Estes sintomas incluem piora constante da cefaleia, náuseas e vômitos não controláveis, convulsões de início tardio e alteração do sensório. Deve-se tranquilizar o cuidador de que a criança pode dormir se for hora de descanso ou sono noturno e de que a cefaleia pode persistir por vários dias, apesar do tratamento com paracetamol. Deve ser agendado um acompanhamento cuidadoso com um médico da atenção primária e, nos casos de concussão significativa, deve-se considerar a realização de exames neuropsiquiátricos para estabelecer uma linha de base para pautar a recuperação. Sintomas como amnésia no período da lesão, perda de memória de curto prazo e lentidão mental podem persistir por semanas ou meses em pacientes com concussões graves. O retorno às circunstâncias em que o paciente possa sofrer novos traumas cranianos, como competições ou esportes de contato, deve ser postergado até a melhora de todos os sintomas, devendo o paciente ser acompanhado por um médico da atenção primária ou especialista em concussão para a liberação das atividades.

> Brenner DJ: Estimating cancer risks from pediatric CT: Going from the qualitative to the quantitative. *Pediatr Radiol*. 2002;32(4):228-231 [PMID: 11956700].
>
> Chodick G, Ronckers CM, Shalev V, Ron E: Excess lifetime cancer mortality risk attributable to radiation exposure from computed tomography examinations in children. *Israel Med Assoc J*. 2007;9(8):584-587 [PMID: 17877063].
>
> Faul M XL, Wald MM, Coronado VG: Traumatic brain injury in the United States: Emergency department visits, hospitalizations and deaths 2002–2006. *In: Centers for Disease Control and Prevention NCfIPaC*, ed. Atlanta, GA; 2010.
>
> Kuppermann N, Holmes JF, Dayan PS, et al: Identification of children at very low risk of clinically-important brain injuries after head trauma: A prospective cohort study. *Lancet*. 2009;374(9696):1160-1170 [PMID: 19758692].
>
> Schunk JE, Schutzman SA: Pediatric head injury. *Am Acad Pediatr*. 2012;33(9):398-411 [PMID: 22942365].
>
> Schutzman SA, Barnes P, Duhaime AC, et al: Evaluation and management of children younger than two years old with apparently minor head trauma: Proposed guidelines. *Pediatrics*. 2001;107(5):983-993 [PMID: 11331675].
>
> Smith-Bindman R, Lipson J, Marcus R, et al: Radiation dose associated with common computed tomography examinations and the associated lifetime attributable risk of cancer. *Arch Intern Med*. 2009;169(22):2078-2086 [PMID: 20008690].

HEMATOMA DE COURO CABELUDO

▶ Achados clínicos

Um hematoma pode ser uma lesão isolada de tecidos moles, podendo esconder ou indicar uma lesão mais grave. Como os seios não são completamente aerados nas crianças menores, os ossos frontais são mais fortes e os hematomas na testa têm menos chance de estar associado com lesão craniana ou intracraniana. Hematomas recentes não frontais aumentam as chances de lesão intracraniana, devendo ser obtida uma TC em crianças com menos de 2 anos.

▶ Tratamento

Após o exame do hematoma e pesquisa de fratura craniana com depressão óssea, pode-se aplicar gelo e compressão delicada com uma toalha sobre o hematoma para reduzir o edema. Evitar a aplicação direta de gelo sobre a pele, pois isso pode causar dano tecidual por congelamento. Devem ser seguidas as observações e diretrizes previamente descritas para o trauma craniano fechado.

▶ Encaminhamento

Os pacientes com hematoma do couro cabeludo podem ser liberados com um adulto responsável e confiável que tenha capacidade de acompanhar de forma cuidadosa junto com o médico da atenção primária. Fornecer instruções para a aplicação de compressas frias para o conforto, evitar o contato direto do gelo ou a sua aplicação prolongada, podendo-se usar paracetamol para a dor ou desconforto.

LACERAÇÕES DO COURO CABELUDO

▶ Achados clínicos

As lacerações resultam de trauma fechado ou penetrante – há pouco tecido subcutâneo no couro cabeludo e, assim, o trauma fechado comprime a pele entre o objeto e o crânio, podendo resultar em lacerações significativas. O couro cabeludo é uma região muito vascularizada e sangrará de maneira profusa. Ele pode sangrar o suficiente para causar choque hipovolêmico e, assim, o sangramento ativo deve ser rapidamente controlado. As estimativas pré-hospitalares da perda sanguínea por lacerações no couro cabeludo são importantes, mas são, muitas vezes, sub ou superestimadas e, dessa forma, devem ser avaliadas com cuidado e correlacionadas com o exame do paciente. Pode haver necessidade de controlar o sangramento com cautério, suturas ou clipes de Raney antes de um exame da laceração e qualquer outro trauma importante subjacente. Deve-se observar o comprimento, a profundidade, as camadas de tecido envolvidas (derme, fáscia superficial, aponeurose gálea, pericrânio) e a condição das bordas da ferida. Quando o sangramento estiver controlado, deve-se obter uma TC de crânio para a pesquisa de anormalidades intracranianas estruturais conforme a indicação (alteração do sensório).

▶ Tratamento

Pode haver necessidade de sedação para a preparação, a exploração e o reparo de lacerações no couro cabeludo em pacientes pediátricos. Pode ser usada anestesia tópica, local ou regional. A lidocaína com epinefrina costuma ser usada para ajudar a controlar o sangramento e a infusão contínua. Deve-se irrigar de forma copiosa com alta pressão para reduzir a contaminação e diminuir o risco de infecção, embora a vascularização do couro cabeludo o proteja da infecção. Não se deve depilar o couro cabeludo, pois isso aumenta o risco de infecção da ferida. Puxar os cabelos da ferida e afastá-los com o uso de pomada para a visualização da laceração. Explorar a ferida para a pesquisa de corpo estranho. Se houver envolvimento da gálea, ela pode ser fechada com suturas interrompidas simples de fios absorvíveis. Fechar a pele com grampos ou suturas interrompidas simples, com fio não absorvível ou rapidamente absorvível, deixando pontas longas para facilitar a remoção das suturas não absorvíveis. Considerar um curativo compressivo em lacerações profundas para evitar a formação de hematomas.

▸ Encaminhamento

Os pacientes com laceração do couro cabeludo podem ser liberados com instruções de rotina para o cuidado de feridas: enxaguar a área evitando a fricção ou o uso de sabão, removendo o curativo compressivo após 24 horas e não havendo necessidade de novos curativos ou antibióticos tópicos. Também devem ser consideradas as precauções para a concussão. As suturas ou grampos devem ser removidos em 10 dias com, uma revisão da ferida durante este período, se houver necessidade.

FRATURAS DE CRÂNIO: FECHADA/ABERTA/ DEPRIMIDA/BASILAR

▸ Achados clínicos

As fraturas de crânio são identificadas em 2 a 20% dos pacientes pediátricos com trauma craniano (Figura 23-1 A, B). Todos os pacientes com suspeita de fratura de crânio devem ser submetidos a uma TC de crânio após o controle do sangramento de alguma laceração associada no couro cabeludo. Hematomas no couro cabeludo sobre as regiões não frontais, especialmente em crianças com menos de 2 anos, podem ser o único sinal de uma fratura de crânio fechada e essas crianças devem ser submetidas a uma TC de crânio. Uma fratura de crânio fechada com depressão de mais do que uma vez a espessura do crânio costuma ser cirúrgica. Investigar cuidadosamente quaisquer lacerações do couro cabeludo quanto a evidências de fratura subjacente, corpo estranho, deformidade ou fragmentos de crânio ou parênquima cerebral. As fraturas do crânio basilares podem estar associadas com o sinal de Battle (equimose mastoide), olhos de guaxinim (equimose periorbital) ou drenagem de líquido cerebrospinal (LCS) pela orelha ou nariz, sendo um fator de risco significativo para lesões intracranianas.

▸ Tratamento

A literatura não está clara em relação ao tratamento de qualquer fratura aberta, fratura dos seios da face ou fratura associada com pneumoencéfalo ou drenagem de LCS em relação à administração de antibióticos IV para evitar a meningite. As fístulas liquóricas podem ser de difícil detecção e, assim, pode haver necessidade de enviar uma amostra para confirmação laboratorial.

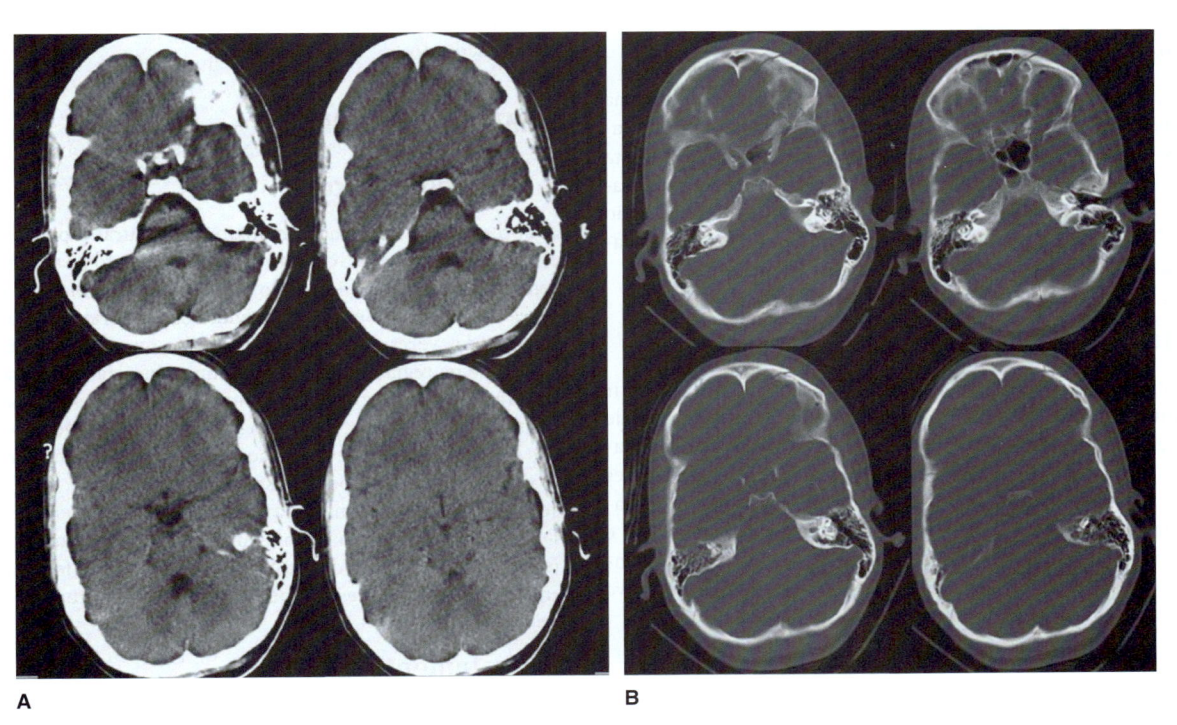

▲ **Figura 23-1** Um menino de 15 anos envolvido em acidente de trânsito com sinais de trauma facial esquerdo e alteração do estado mental. **(A)** TC sem contraste com janelas cerebrais. Uma pequena quantidade de pneumoencéfalo é observada na imagem superior esquerda na região frontal esquerda. **(B)** TC sem contraste com janelas ósseas demonstrando de maneira mais clara uma fratura craniana discretamente deslocada através da região supraorbital esquerda. Também é observado um hematoma frontal no couro cabeludo.

Elevar a cabeceira do leito em 30 graus e programar uma avaliação com um neurocirurgião pediátrico.

▶ Encaminhamento

Os pacientes pediátricos com fratura de crânio devem ser internados no serviço de neurocirurgia, com a possível exceção das fraturas fechadas e não deslocadas sem qualquer lesão intracraniana subjacente. Os pacientes pediátricos com fratura de crânio necessitam de acompanhamento cuidadoso para garantir a recuperação adequada. Nas crianças, ocorrem complicações exclusivas, os cistos leptomeníngeos ou "fraturas de crescimento", em que a linha de fratura não fecha normalmente, continuando a separar-se à medida que a cabeça da criança cresce. No caso do paciente com fratura fechada, após a avaliação com neurocirurgião, se não houver preocupação quanto a trauma não acidental (TNA) e se os pais forem responsáveis e tiverem meio de transporte confiável, ele pode ser liberado para casa e acompanhado cuidadosamente. Os cuidadores devem receber informações detalhadas para retornarem ao SE se houver qualquer sinal de infecção, alteração do sensório, cefaleia crescente, convulsões, náuseas/vômitos não controláveis ou outros sintomas que preocupem a família.

CONTUSÕES CEREBRAIS

▶ Achados clínicos

As contusões cerebrais ocorrem após um mecanismo de trauma significativo, de modo que é importante obter uma história detalhada, se possível. Elas podem ser causadas por transmissão direta de força, em geral para o córtex frontal ou por forças de contragolpe no lado oposto ao do impacto. Elas geralmente aparecerão na TC de crânio, estando associadas com hemorragias intraparenquimatosas e subaracnoides. Pode haver edema significativo.

▶ Tratamento

O tratamento inicial das contusões cerebrais envolve prevenir o dano secundário, com o fornecimento de bons cuidados de emergência, ressuscitação adequada, embora não demasiadamente agressiva, oxigenação e suporte qualificado. Os pacientes apresentam risco aumentado de hemorragia intraparenquimatosa tardia, e seu estado de coagulação deve ser monitorado e corrigido, quando necessário, com plaquetas, plasma fresco congelado (PFC) ou fatores específicos, conforme a indicação. Deve ser obtida uma avaliação de emergência com neurocirurgião.

▶ Encaminhamento

Os pacientes devem ser internados e monitorados cuidadosamente quanto ao surgimento de sintomas preocupantes. A monitorização da PIC pode ser necessária se houver o desenvolvimento de sinais de PIC elevada, como o coma e o ECG menor do que nove.

LESÃO AXONAL DIFUSA

▶ Achados clínicos

A lesão axonal difusa é causada pelas forças de cisalhamento da desaceleração sobre os neurônios cerebrais. Ela é causada por trauma fechado, geralmente por acidente de trânsito, mas também pela síndrome do bebê sacudido (SBS). Pode haver desenvolvimento rápido de edema cerebral. Não costuma haver anormalidade da TC de crânio, mas algumas vezes podem ser vistas lesões puntiformes na junção entre substância branca e cinzenta.

▶ Tratamento

Avaliação de ECG e um exame neurológico breve. O médico deve ter um limiar muito baixo para a intubação destes pacientes, pois pode haver rápido desenvolvimento de edema cerebral e declínio na capacidade de proteger a via aérea. Aconselha-se a avaliação precoce com a neurocirurgia. Deve-se manter a PA e a oxigenação para evitar lesão secundária. No caso de sinais de herniação, a solução fisiológica (SF) hipertônica (3% a 5 mL/kg) ou o manitol (0,25-1 g/kg em bólus IV) podem estabilizar o edema cerebral.

▶ Encaminhamento

Internar os pacientes com contusão cerebral em unidade de neurocirurgia e/ou de cuidados intensivos pediátricos para observação cuidadosa.

HEMATOMA EPIDURAL

▶ Achados clínicos

A apresentação clássica do hematoma epidural é o trauma fechado lateral da cabeça com imediato surgimento de alteração do sensório, seguido por intervalo de lucidez e, depois, por rápida piora neurológica e morte. O hematoma epidural é causado, na maioria das vezes, por ruptura da artéria meníngea média após um golpe na região temporal ou temporoparietal, em geral com fratura craniana deprimida e resultante coleção de sangue entre o crânio e a dura-máter. Ele também tem sido relatado após dano aos seios venosos e coleção adjacente de sangue no mesmo local. O diagnóstico é feito por TC sem contraste (Figura 23-2), onde será evidente um hematoma biconvexo na margem cerebral. Diferentemente do hematoma subdural, o hematoma epidural não atravessa as linhas de sutura, pois o sangue está fora da dura-máter e, assim, está restrito pelas aderências da sutura ao crânio.

▶ Tratamento

É importante após estabilização, realizar a TC, pois o parênquima cerebral subjacente não costuma estar afetado, podendo-se esperar uma recuperação completa após a evacuação neurocirúrgica. Porém, devido ao acúmulo de sangue geralmente com alta pressão, pode haver herniação com dano irreversível e morte dentro de horas após o trauma.

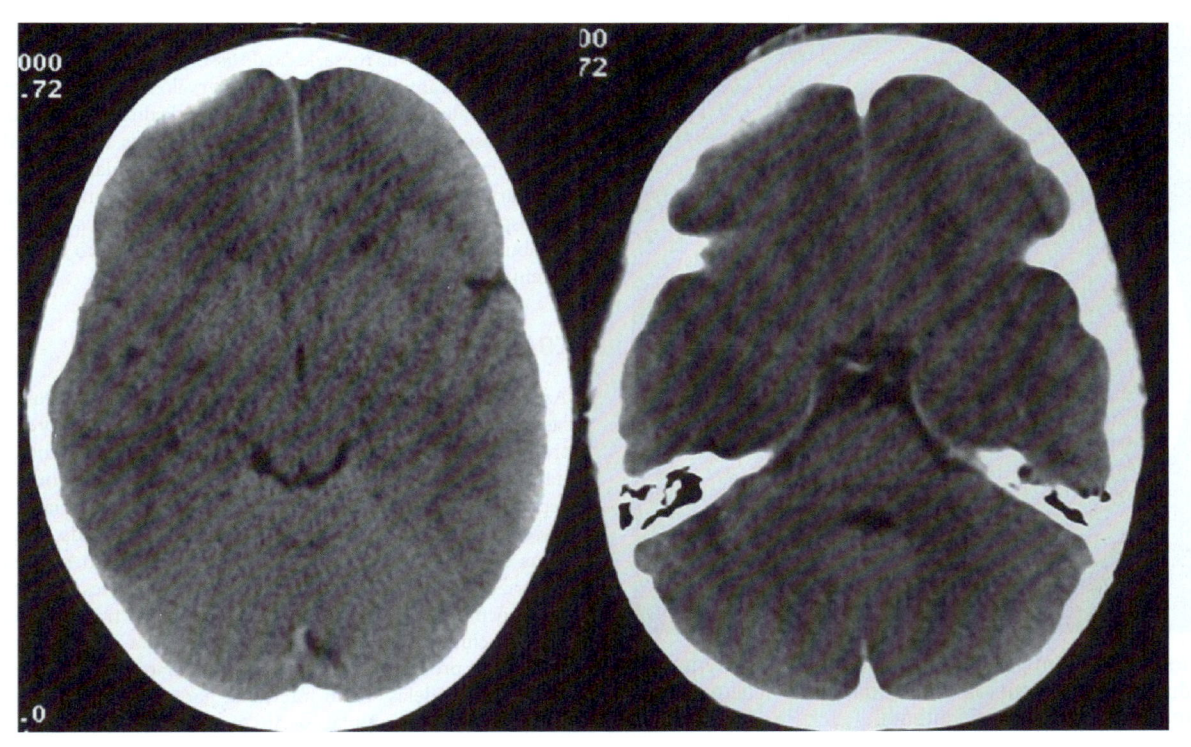

▲ **Figura 23-2** Um paciente pediátrico com um discreto hematoma epidural na região frontal direita. Com a utilização de protocolos pediátricos de imagem com menor dose, algumas vezes os hematomas epidurais são difíceis de serem visualizados na tomografia computadorizada sem contraste com o uso de janelas cerebrais, devendo-se considerar também a análise das janelas ósseas.

Encaminhamento

Deve-se programar uma avaliação com neurocirurgião, e a craniotomia com evacuação do hematoma epidural, assim que possível, após o diagnóstico.

HEMATOMA SUBDURAL

Achados clínicos

Resultantes da laceração de veias comunicantes entre o crânio e o parênquima cerebral, os hematomas subdurais ocorrem profundamente à dura-máter. Na TC de crânio, eles aparecem como coleções de sangue em formato de crescente e que acompanham o contorno interno do crânio (Figura 23-3). Os hematomas subdurais agudos aparecem hiperdensos, mas os hematomas subagudos e crônicos podem ter densidade normal ou ser hipodensos devido à reabsorção da hemoglobina (Hb) no sangue, podendo ser de difícil visualização. As crianças com menos de 2 anos têm risco aumentado de hematoma subdural devido à fragilidade de suas veias comunicantes e por haver mais espaço na calota craniana para o cérebro se mover durante o trauma. O hematoma subdural, especialmente o bilateral, deve levar à imediata consideração de TNA, geralmente por ser sacudida (SBS).

Tratamento

Dependendo do estado neurológico do paciente, essas lesões podem ser evacuadas ou apenas observadas. É importante a avaliação com um neurocirurgião pediátrico. Se a criança não tiver nenhum déficit neurológico ou apresentar apenas alterações mínimas, o organismo geralmente consegue reabsorver estes hematomas sem cirurgia.

Encaminhamento

Internar os pacientes para observação ou cirurgia.

HEMORRAGIA SUBARACNOIDE TRAUMÁTICA

Achados clínicos

O achado mais comum em pacientes com escore menor do que 13 na ECG é a hemorragia subaracnoide traumática, que resulta de laceração dos vasos subaracnoides e apresenta-se com sangue no líquido cerebrospinal (LCS). Os pacientes costumam apresentar cefaleia, fotofobia e meningismo. Em geral, esta lesão pode ser reconhecida na TC de crânio, mas as tomografias realizadas dentro de 6 a 8 horas da lesão podem ser mais sensíveis.

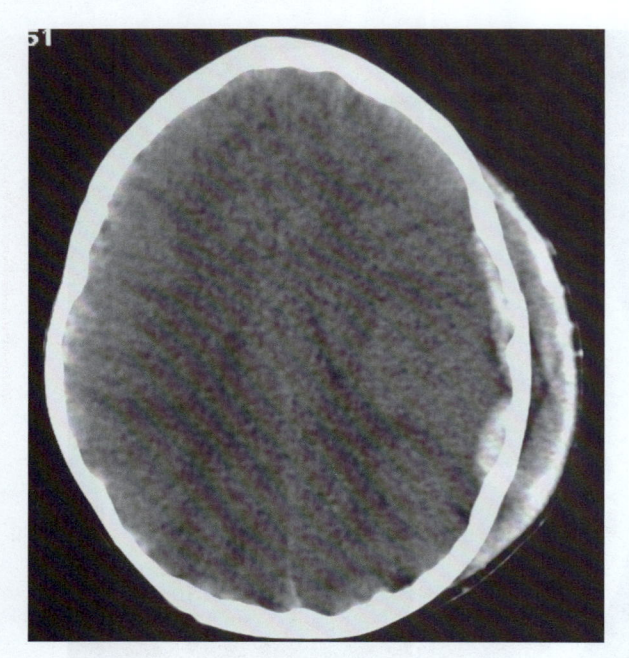

▲ **Figura 23-3** Um paciente pediátrico com uma hemorragia subdural parietal esquerda com hematoma de couro cabeludo sobrejacente à hemorragia interna.

A hemorragia subaracnoide está associada com um aumento importante da mortalidade, especialmente quando tem início precoce ou está combinada com ECG na faixa de 3 a 8.

▶ **Tratamento**

Obter uma história clínica detalhada e um exame físico completo, pois o paciente tem potencial para piorar rapidamente. Aconselha-se uma avaliação com um neurocirurgião.

▶ **Encaminhamento**

Internar os pacientes para observação rigorosa e possível repetição da TC ou intervenção neurocirúrgica.

MISCELÂNEA (CASOS/POPULAÇÕES ESPECIAIS, OUTROS ITENS DIFÍCEIS)

TRAUMA NÃO ACIDENTAL

A lesão intencional de uma criança por um dos pais, tutor ou conhecido é considerado abuso infantil. Se o abuso não for reconhecido, é provável que ele aumente e, na próxima ocasião, possa resultar na morte da criança. Entre as fatalidades infantis por TNA, 66% dos casos nas crianças com menos de 5 anos se dão por trauma craniano abusivo, e as crianças com menos de 1 ano formam a maioria destas mortes. O médico deve suspeitar de abuso se a história do pai/cuidador não coincidir com o exame físico (lactente < 6 meses que "rolou" da mesa, lesão de ossos longos em criança jovem demais para caminhar), se houver intervalo muito grande entre a lesão e a avaliação médica, se houver história diferente entre os pais ou em casos de múltiplos hematomas subdurais, em especial com fratura craniana concomitante. Os traumas cranianos costumam resultar de sacudidas na criança. Deve-se manter um baixo limiar de suspeita e alertar o serviço social em qualquer caso de suspeita de abuso. Lembrar que essas crianças estão em risco de morte se forem liberadas nas mesmas circunstâncias.

COAGULOPATIA

As crianças com hemofilia, outras discrasias sanguíneas, aquelas que usam medicamentos anticoagulantes e que apresentam trauma craniano representam uma percentagem muito baixa da população de pacientes com trauma craniano. Porém, elas representam desafios especiais. Obviamente, estas crianças têm risco aumentado de HIC com expansão continuada do hematoma e resultante elevação da PIC. Até o momento, não existem diretrizes clínicas específicas para o manejo destes pacientes. O manejo médico de crianças com hemofilia e trauma craniano varia, incluindo um limiar mais baixo para a TC de crânio e a transfusão profilática de fatores da coagulação, com uma maior porcentagem delas sendo internada para observação e transfusão de fatores da coagulação. Até que novas pesquisas definam a prática mais adequada, é prudente pecar por excesso e envolver precocemente a avaliação com a hematologia pediátrica.

CRITÉRIOS DE ALTA

A maior parte dos casos de trauma craniano não é grave. Os pacientes podem ser avaliados, observados e liberados com segurança para casa. Lactentes e crianças assintomáticas que estejam no SE há pelo menos 4 horas após a lesão podem ser liberadas com segurança com cuidadores confiáveis sem exames de imagem. As crianças com menos de 2 anos e risco intermediário de HIC ou fratura de crânio podem ser observadas por 4 a 6 horas e liberadas se estiverem estáveis ou melhorando, ou pode-se obter uma TC e a criança ser liberada se o exame for normal. O risco de piora tardia após uma TC normal se aproxima de zero. Os pais/cuidadores devem ser orientados sobre a síndrome pós-concussão e o que devem observar na criança, sendo que a criança com concussão deve ser acompanhada pelo médico da atenção primária ou clínica especializada em concussão para a realização de testes neuropsiquiátricos de referência. Uma criança com lesão intracraniana deve ser internada no hospital, bem como uma criança que demonstre sinais de piora mesmo leve durante a permanência na emergência.

Klevens J, Leeb RT: Child maltreatment fatalities in children under 5: Findings from the National Violence Death Reporting System. *Child Abuse Negl.* 2010;34(4):262-266 [PMID: 20304491].

Witmer CM, Manno CS, Butler RB, Raffini LJ: The clinical management of hemophilia and head trauma: A survey of current clinical practice among pediatric hematology/oncology physicians. *Pediatr Blood Cancer.* 2009;53:406-410 [PMID: 19489052].

Trauma maxilofacial e cervical

24

Stephen McConnel, MD
Dorian Drigalla, MD, FACEP

MANEJO IMEDIATO DE PROBLEMAS QUE AMEAÇAM A VIDA

A avaliação do paciente pediátrico com trauma bucomaxilofacial e cervical começa com a avaliação primária do trauma. Dependendo das lesões presentes, o manejo da via aérea pode ser difícil devido a distorções dos pontos de referência normais ou pela presença de sangue impedindo a visualização. Costuma ser difícil a determinação da gravidade de uma lesão apenas pelo exame externo, e a avaliação completa pode necessitar do uso de técnicas avançadas de imagem ou avaliação com cirurgião de trauma.

A complexidade e as complicações das estruturas dessa região exige um exame abrangente. O manejo da via aérea pode ser difícil em pacientes com lesões traumáticas da face e do pescoço, e a via aérea deve ser garantida sempre que o seu comprometimento estiver presente ou for considerado iminente.

Várias modalidades de exame de imagem podem ser usadas para a avaliação de lesões potenciais. A tomografia computadorizada (TC) é comumente usada no serviço de emergência (SE) para avaliação das lesões traumáticas. A ressonância magnética (RM) e os estudos da deglutição podem ser usados para identificar ou excluir as lesões. O médico do SE deve estar atento para identificação do paciente que pode ser vítima de trauma não acidental (TNA).

MANEJO DA VIA AÉREA

A monitorização contínua da via aérea é fundamental. Uma avaliação completa da via aérea deve ser feita com a coluna cervical imobilizada por um colar cervical. Os pacientes podem inicialmente mostrar pouca ou nenhuma evidência de lesão traqueal.

LESÕES LARÍNGEAS E TRAQUEAIS

Monitorar alterações na fala, presença de enfisema subcutâneo, desenvolvimento ou piora de edema, hematoma em expansão, bem como desvio da traqueia de sua posição na linha média. Estes sinais sugerem uma lesão potencial na laringe e a possibilidade de piora do comprometimento da via aérea.

As lesões traqueais são sugeridas pela presença de ar no mediastino na radiografia torácica, pelo desenvolvimento de enfisema subcutâneo ou pelo desenvolvimento de um pneumotórax simples ou hipertensivo.

A intubação endotraqueal (IET) deve ser tentada para garantir a via aérea quando houver suspeita de lesão laríngea ou traqueal. Aconselha-se a preparação simultânea de via aérea cirúrgica. Pode haver necessidade de cricotireoidotomia ou traqueostomia, se houver falha na intubação.

LESÕES FACIAIS E CERVICAIS

As lesões traumáticas da face ou mandíbula podem se apresentar com obstrução da via aérea resultante de deslocamento de tecido ou por quantidade significativa de sangue, o que impede que o paciente seja capaz de ventilar ou oxigenar de maneira efetiva. Realizar uma manobra de tração da mandíbula quando a lesão permitir e utilizar a aspiração para limpar sangue e secreções que possam estar complicando a ventilação. As lesões cervicais podem incluir dano à medula espinal cervical com redução na respiração espontânea efetiva. Nesses pacientes, deve-se realizar a IET ou outro manejo da via aérea, ao mesmo tempo em que se mantém o alinhamento da coluna cervical. A sequência rápida de intubação (SRI) seguida pela intubação orotraqueal é o método preferido para garantir a via aérea. Considera-se evitar os agentes paralisantes se for provável que a deformidade facial impeça uma ventilação bem-sucedida com bolsa-válvula-máscara (BVM) durante o procedimento. Podem ser usados adjuntos de via aérea para a realização adequada deste procedimento (ver Capítulo 9). Deve-se estar preparado para a realização de via aérea cirúrgica em pacientes com lesões laríngeas ou traqueais, pois a passagem do tubo endotraqueal (TET) pela área da lesão pode não ser bem-sucedida.

RESPIRAÇÃO

Monitorar continuamente a respiração para manter oxigenação e ventilação aceitáveis. As gasometrias guiarão a administração adequada de oxigênio. Um pneumotórax concomitante deve ser tratado apropriadamente (ver Capítulo 3). Reavaliações frequentes e manejo de secreções devem ser mantidos. Colocar uma sonda orogástrica ou nasogástrica para descomprimir o estômago.

CIRCULAÇÃO

Controlar a hemorragia aparente quando houver lesão vascular visível. Hematoma em expansão, sopro carotídeo, ausência de pulso carotídeo e piora da oxigenação são indicadores de lesão vascular potencial. Não remover corpos estranhos nem explorar feridas abertas no SE, pois isso pode resultar em piora da hemorragia.

Recomenda-se a compressão direta de feridas faciais ou cervicais sangrantes. Não aplicar pressão circunferencial (torniquete) no pescoço, pois é provável que isso cause comprometimento vascular ou de via aérea. Se um vaso sangrante puder ser claramente visualizado e a compressão direta não controlar a hemorragia, considerar uma sutura em oito ou o clampeamento direto para a hemostasia, tendo cuidado para evitar estruturas adjacentes.

Monitorar cuidadosamente a frequência cardíaca (FC) e a pressão arterial (PA). Tratar o choque hemorrágico aparente conforme descrito no Capítulo 10. A administração agressiva de líquidos intravenosos (IV), derivados sanguíneos e vasopressores pode ser necessária. Considerar o choque espinal em pacientes com hipotensão e bradicardia, iniciando as medidas de suporte.

INCAPACIDADE

Na presença de trauma facial ou de tecidos moles cervicais, é forte a suspeita de lesão intracraniana ou de coluna cervical. Está indicada a avaliação de trauma relacionado ou adjacente. A imediata avaliação com um neurocirurgião ou cirurgião de coluna está indicada quando estas lesões forem identificadas.

> Chapman VM, Fenton LZ, Gao D, et al: Facial fractures in children: Unique patterns of injury observed by computed tomography. *J Comput Assist Tomogr*. 2009;33(1):70-72 [PMID: 19188788].
>
> Dufresene CR, Manson PN: Pediatric craniofacial trauma: Challenging pediatric cases–Craniofacial trauma. *Craniomaxillofac Trauma Reconstr*. 2011;4(2):73-84 [PMID: 22655118].
>
> Hopper RA, Salemy S, Sze RW: Diagnosis of midface fractures with CT: What the surgeon needs to know. *Radiographics*. 2006;26(3):783-793 [PMID: 16702454].
>
> Imahara SD, Hopper RA, Wang J, et al: Patterns and outcomes of pediatric facial fractures in the United States: A survey of the National Trauma Data Bank. *J Am Coll Surg*. 2009;207(5):710-716 [PMID: 18954784].

TRAUMA CERVICAL

As lesões de estruturas cervicais que ameacem a vida necessitam de intervenção imediata. Existe a possibilidade de lesão laríngea, traqueal, esofágica, vascular e espinal quando houver evidência de trauma penetrante ou fechado. As lesões de medula espinal e a trombose da artéria carótida comum ou interna são responsáveis por 50% da mortalidade associada com lesões cervicais fechadas ou penetrantes. O manejo precoce da via aérea é adequado, havendo necessidade de pesquisa judiciosa de lesão subjacente.

LESÕES CERVICAIS PENETRANTES

▶ Achados clínicos

As lesões penetrantes são mais comumente causadas por ferimentos de arma de fogo ou facas. As lesões de via aérea e esofágica são raras. As lesões diretas de via aérea podem estar presentes no caso de rouquidão, tosse ou dispneia. O enfisema subcutâneo pode estar presente. O envolvimento indireto da via aérea (como um hematoma em expansão) pode causar estridor, taquipneia, disfonia ou cianose.

As lesões esofágicas se apresentam com disfagia e/ou odinofagia, bem como salivação excessiva e hematêmese. Os sinais clínicos nem sempre estão presentes, devendo-se ter um alto grau de suspeita clínica junto com uma avaliação diagnóstica abrangente quando o mecanismo do trauma sugerir esta possibilidade.

O pescoço é dividido em três zonas com base em pontos de referência anatômicos (Figura 24-1). A zona 1 se estende da saída do tórax até a região inferior da cartilagem cricóidea. A zona II

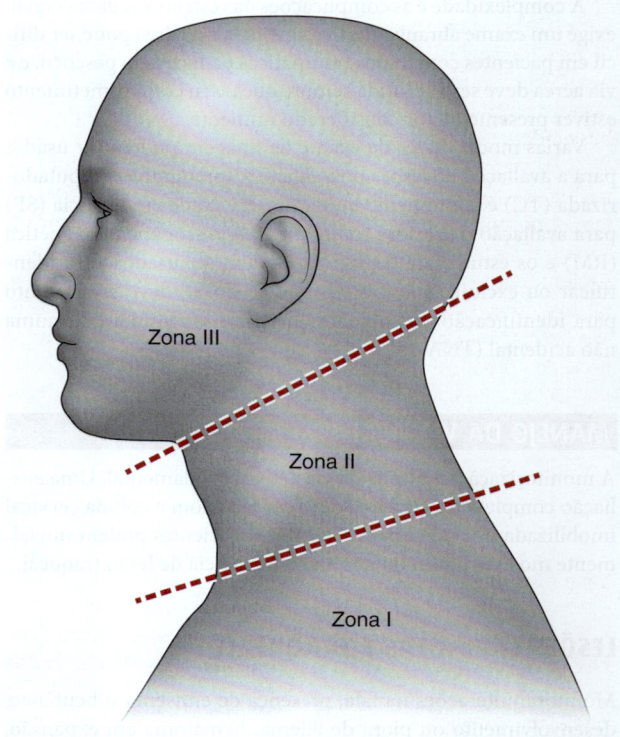

▲ **Figura 24-1** Zonas do pescoço.

abrange da cartilagem cricóidea até o ângulo da mandíbula. A zona III se estende do ângulo da mandíbula até a base do crânio.

As estruturas potencialmente lesadas são delineadas pela zona cervical envolvida. As lesões da zona I podem envolver estruturas torácicas ou cervicais maiores, como vasos subclávios, pleura, traqueia ou esôfago. O dano a essas estruturas nesta localização pode necessitar de exploração cirúrgica. O controle proximal dos vasos nessa região pode necessitar de uma toracotomia. A avaliação das lesões da zona I frequentemente exige exames de imagem avançados, incluindo angiografia e estudos da deglutição para excluir lesões do esôfago.

As lesões da zona II costumam ser notadas ao exame físico. A presença de um hematoma em expansão ou sopro pode significar lesão vascular, ao passo que estridor ou alterações da fala podem significar lesão traqueal ou laríngea. Historicamente, o trauma penetrante na zona II levaria à exploração cirúrgica. Hoje, é mais comum a observação de pacientes hemodinamicamente estáveis com a assistência de exames de imagem avançados atualmente disponíveis.

As lesões da zona III têm uma alta taxa de lesão vascular. Essas lesões costumam desafiar o manejo cirúrgico, pois são difíceis de obter o controle distal. A angiografia costuma ser necessária e pode haver necessidade de radiologia intervencionista.

▶ Tratamento

Os pacientes instáveis podem ser definidos como aqueles com choque hemorrágico, bem como aqueles com hematoma cervical em expansão, via aérea instável que não pode ser garantidas ou acidente vascular encefálico (AVE) aparente com sinais de envolvimento do sistema nervoso central (SNC). O paciente instável com uma lesão cervical penetrante necessita de exploração cirúrgica. A via aérea deve ser garantida quando possível, buscando-se avaliação cirúrgica imediata.

O paciente estável deve receber um exame físico seguido por radiografia torácica e de tecidos moles cervicais. O paciente com exame normal e radiografias normais pode ser clinicamente observado quanto ao desenvolvimento de sinais ou sintomas. O paciente com exame ou radiografia inicial anormal necessita de outros testes diagnósticos. A angiografia convencional ou a TC são necessárias para a avaliação de lesão vascular. A suspeita de lesão de via aérea ou esôfago necessita de esofagoscopia e laringoscopia/broncoscopia. Um exame contrastado da deglutição aumentará a sensibilidade na avaliação de lesões da via aérea ou esofágicas.

▶ Encaminhamento

Os pacientes instáveis necessitam de exploração cirúrgica. Os pacientes com lesão de zona I, II ou III e achados angiográficos positivos para lesão vascular devem ser submetidos à exploração cirúrgica. Nos pacientes com lesões descobertas durante endoscopia esofágica ou laríngea, há necessidade de avaliação e exploração cirúrgica. Os pacientes estáveis com um mecanismo suspeito para lesão subjacente, mas sem evidências de lesão ao exame ou durante avaliação por procedimento ou exame radiológico, devem ser clinicamente observados no hospital.

LESÕES CERVICAIS TRAUMÁTICAS FECHADAS

▶ Achados clínicos

Os acidentes de trânsito são as principais fontes de lesão cervical fechada. O cinto de segurança, o painel ou outros objetos podem causar trauma direto à região anterior do pescoço. O estrangulamento é outra fonte de lesão, geralmente evidente por sinais clínicos, como hemorragia subconjuntival, petéquias faciais ou marcas diretas de corda. A lesão, chamada de "colarinho" ou *clothesline*, pode ocorrer durante esportes, artes marciais e ao dirigir veículos recreativos.

A fratura laríngea acima da glote apresenta-se com enfisema subcutâneo cervical, disfagia, rouquidão, obstrução crescente da via aérea e, ocasionalmente, deformidade da cartilagem tireóidea. A lesão abaixo da glote em geral se apresenta com hemoptise e perda aérea persistente pelo TET.

As lesões esofágicas fechadas podem ser sugeridas por aspirado sanguinolento na sonda gástrica ou crepitação nos tecidos cervicais superficiais. No início, pode não ser notado nenhum sinal de lesão, sendo que o mecanismo da lesão deve levar à consideração de exames de imagem.

▶ Tratamento

A abordagem ao paciente com trauma fechado segue um curso semelhante ao do trauma penetrante: avaliar e estabilizar a via aérea conforme a necessidade e, depois, realizar exames de imagem avançados para avaliar o dano aos grandes vasos e outros tecidos profundos. A avaliação esofágica com exame radiológico da deglutição com contraste hidrossolúvel também pode estar indicado.

O paciente instável deve ter a coluna cervical imobilizada, a via aérea assegurada e receber avaliação adicional para as prováveis causas. O choque hemorrágico deve ser tratado com derivados de sangue. A avaliação de sinais de lesão vascular começa com um exame focado. A presença de sopro carotídeo, hematoma em expansão, sangramento ou hematoma pulsátil ou déficit de pulso indicam a possibilidade de lesão vascular. Hipotensão, hematomas estáveis e sinais isquêmicos no SNC também indicam lesão vascular. Estes pacientes devem ser submetidos a uma angiografia por TC da cabeça e pescoço para avaliação da integridade vascular. Vários centros preferem a angiografia cerebral convencional de quatro vasos para a avaliação das artérias vertebrais e carótidas.

Os pacientes estáveis devem receber um exame físico completo, incluindo avaliação neurológica cuidadosa, bem como radiografias de pescoço e tórax. Achados anormais indicam a necessidade de angiografia por TC. Os estudos por TC também avaliarão as estruturas não vasculares do pescoço. Exames normais em pacientes clinicamente sintomáticos devem ser seguidos de avaliação endoscópica da via aérea e/ou do esôfago.

▶ Encaminhamento

Os pacientes com diagnóstico de lesão vascular, de via aérea ou esofágica necessitam de avaliação cirúrgica. A radiologia intervencionista pode beneficiar pacientes com lesão vascular ou comprometimento cerebrovascular. Os pacientes sem achados definitivos de lesão durante a avaliação diagnóstica também devem ser observados no hospital quando houver suspeita clínica de lesão oculta.

> Rathlev NK, Medzon R, Bracken ME: Evaluation and management of neck trauma. *Emerg Med Clin North Am.* 2007;25(3):679-694 [PMID 17826212].
>
> Tisherman SA, Bokhari F, Collier B, et al: Clinical practice guideline: Penetrating zone II neck trauma. *J Trauma.* 2008;64(5):1392-1405 [PMID: 18469667].

TRAUMA DE TECIDOS MOLES MAXILOFACIAIS

Os pacientes pediátricos podem chegar ao SE com várias lesões das estruturas musculoesqueléticas da face e do pescoço. Muitos pacientes podem ser manejados completamente no SE e não necessitam de avaliação com especialista ou internação. As lesões de tecidos moles da face e do pescoço são duas condições comuns para as quais os pacientes podem buscar atenção médica. As lesões de tecidos moles e cuidados com feridas são discutidos no Capítulo 31.

Há necessidade de uma história e exame físico detalhados para o manejo adequado. A identificação do mecanismo da lesão e a avaliação da presença de corpo estranho podem ajudar a definir os cuidados. O fechamento de uma ferida no momento adequado pode melhorar o desfecho clínico, incluindo redução na formação de cicatrizes e na probabilidade de infecção. A irrigação abundante com limpeza da ferida é especialmente importante. As lesões de tecidos moles profundos na face ou no pescoço podem necessitar de uma avaliação focada para a exclusão de lesão de nervos, vasos sanguíneos, estruturas musculares ou glândulas e dutos salivares.

LESÃO DE NERVO

O suprimento nervoso da face é grande, incluindo os nervos facial, trigêmeo, auditivo, lingual e hipoglosso. Testar os ramos do nervo facial e observar a presença de assimetria facial. Observar os movimentos da testa e das sobrancelhas, bem como o sorriso. Avaliar a sensibilidade e o paladar. Avaliar a audição e os movimentos da língua.

LESÃO DE GLÂNDULA PARÓTIDA

Considerar a lesão de glândula parótida quando a ferida implicar uma provável lesão. Sondar o ducto de Stensen a partir do lado interno da boca e observar sua passagem pela ferida. Se uma lesão de glândula parótida não for tratada, pode haver desenvolvimento de uma fístula salivar com dificuldade ou impossibilidade de reparo. Neste caso, deve-se solicitar avaliação com especialista em cirurgia bucomaxilofacial.

LESÃO OCULAR

Avaliar cuidadosamente os olhos e a acuidade visual (ver Capítulo 32). Um exame com lâmpada de fenda com coloração de fluoresceína está indicado para a avaliação de lesão de globo ocular. As lacerações palpebrais têm risco de cicatrização inadequada se não for feito um reparo especializado. Está indicado um exame ocular completo para a exclusão de fratura subjacente da parede orbital ou dano ao globo. As lacerações completas, aquelas que envolvem a margem palpebral ou o sistema canalicular e aquelas em que há distorção da função palpebral, devem ser manejadas por cirurgião plástico ou oftalmologista.

MORDIDAS DE ANIMAIS

As mordeduras de animais são um tipo específico de lesão dos tecidos moles que exige atenção. Avaliar o estado neurológico, bem como o estado de imunização do paciente e do animal. As feridas de mordeduras de animais não devem ser fechadas, a menos que isso resulte em perda de função. Muitos médicos aproximam grosseiramente as feridas de mordeduras para uma melhor cicatrização em termos estéticos. Todas as feridas por mordedura devem ser limpas e irrigadas.

AVULSÃO DE TECIDOS

A avulsão de tecido é uma lesão que pode ser vista no paciente pediátrico. Deve-se ter cuidado para avaliar e limpar completamente a ferida, determinando a necessidade de avaliação com especialista. Os pacientes com lesões extensas podem necessitar de exploração e intervenção no bloco cirúrgico; especificamente, as avulsões que envolvem estruturas próximas dos olhos, nariz, orelhas ou boca. As avulsões com perda significativa de tecido devem ser manejadas por um especialista.

LESÃO NASAL

Inspecionar bilateralmente as narinas quanto à presença de hematoma septal, epistaxe continuada ou obstrução. Há necessidade de exame completo para identificar a presença de um hematoma septal, o qual aparece como um abaulamento eritematoso ou violáceo sobre o septo. Uma fratura adjacente é provável na presença de hematoma (Figura 24-2). Um hematoma septal nasal deve ser drenado em regime de emergência, preferivelmente por um especialista. A drenagem pode ser realizada no SE por um médico experiente. A evacuação precoce de um hematoma está recomendada para evitar a formação de um abscesso ou de perfuração septal. Raramente, pode ocorrer a disseminação intracraniana de bactérias.

Observar a possibilidade de vazamento de líquido cerebrospinal (LCS), o qual indica uma lesão comunicante intracraniana e provável fratura subjacente. Uma lesão cartilaginosa necessita de reparo especializado para garantir um resultado estético adequado, especialmente no paciente pediátrico em crescimento.

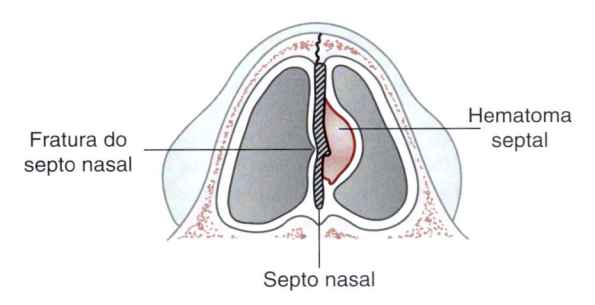

Figura 24-2 Hematoma septal nasal. (Reproduzida com permissão de Reichman EF, Simon RR: *Emergency Medicine Procedures*. McGraw-Hill, 2004. Copyright © McGraw-Hill Education LLC.)

LESÃO DE ORELHAS

As lacerações auriculares e os hematomas auriculares necessitam de atenção específica (ver tópico Lacerações auriculares apresentado adiante). Estes achados devem levar à avaliação da possibilidade de hemotímpano, bem como de hematoma pós-auricular (sinal de Battle) e otorreia de LCS. Qualquer destes três achados sugere fratura associada ou lesão intracraniana, devendo levar a uma avaliação diagnóstica adicional e avaliação com especialista.

Hogg NJ, Horswell BB: Soft tissue pediatric facial trauma: A review. *J Can Dent Assoc*. 2006;72(6):549-552 [PMID: 16884647].

Singh G, Mohammad S, Pal US, et al: Pediatric facial injuries: It's management. *Natl J Maxillofac Surg*. 2011;2(2):156-162 [PMID: 22639504].

FRATURAS MAXILOFACIAIS

FRATURAS DE MANDÍBULA

▶ Achados clínicos

Os pacientes pediátricos raramente sofrem lesão da mandíbula, embora esta lesão seja mais comum do que fraturas da região média da face. É provável que isso se deva à estrutura não sustentada da mandíbula. A maioria das lesões ocorre por trauma fechado em casos de quedas ou acidentes de trânsito. Alguns sugerem que a mandíbula apresenta risco extra devido à presença dos dentes permanentes em desenvolvimento, o que pode levar a um relativo afilamento do osso, bem como a uma curvatura da mandíbula. As lesões de mandíbula costumam estar acompanhadas por lesão dental, a qual é descrita na seção Lesões dentais deste capítulo. A frequência de fratura mandibular aumenta com a idade na população pediátrica. O médico perspicaz suspeitará de lesão de mandíbula em um paciente com dor, edema, assimetria, trismo, má oclusão ou presença de equimose sublingual. Os pacientes também podem sofrer dano ao nervo alveolar inferior, produzindo perda de sensibilidade ao longo da mandíbula até a linha média do lábio inferior. Uma laceração deve ser avaliada para excluir uma fratura aberta. Qualquer achado sugestivo de fratura mandibular deve levantar a suspeita de lesão facial ou intracraniana associada.

▶ Tratamento

Avaliar e estabilizar a via aérea do paciente e a respiração em primeiro lugar. Deve-se considerar a TC da mandíbula isolada ou em combinação com incidências bucomaxilofaciais como o exame de imagem de escolha. As incidências focadas nessas estruturas ajudarão a determinar a extensão da lesão e podem auxiliar o especialista a planejar as opções terapêuticas adequadas. A fratura mandibular mais comum no paciente pediátrico é a fratura em "galho verde" (Figura 24-3). Isto ocorre quando uma parede cortical é cortada e a outra parede cortical é curvada. Os pacientes pediátricos apresentam alta taxa de cicatrização do periósteo, o que leva a uma cicatrização mais rápida.

A fratura de mandíbula confirmada deve ser considerada aberta devido aos dentes adjacentes, sendo, geralmente, recomendado o uso de antibióticos de amplo espectro. Está indicada a avaliação com cirurgião-dentista ou cirurgião bucomaxilofacial.

▶ Encaminhamento

O manejo de uma fratura em galho verde sem deslocamento ou má colusão é conservador.

A redução de uma fratura mandibular é difícil e deve ser realizada por um especialista. A redução fechada com uso de tala imobilizadora é preferida na maioria dos pacientes com fratura

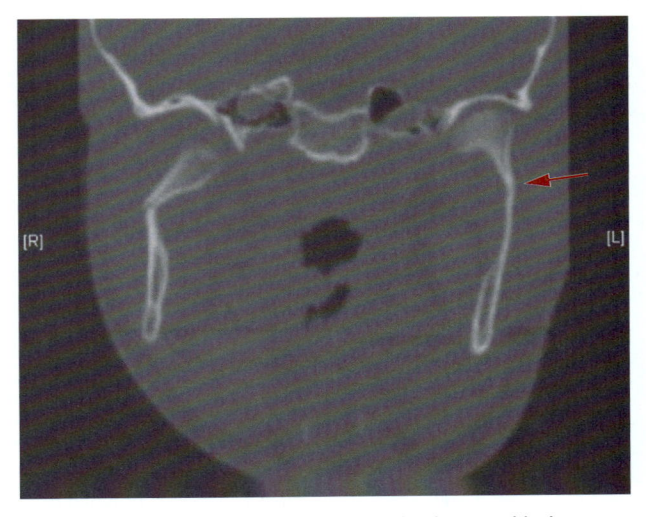

▲ **Figura 24-3** Fratura em galho verde da mandíbula: A tomografia computadorizada demonstra fraturas bilaterais dos côndilos da mandíbula em paciente de 12 anos. A fratura esquerda (seta) é uma fratura incompleta (galho verde). (Reproduzida com permissão de Shah BR, Lucchesi M (Eds): *Atlas of Pediatric Emergency Medicine*, 2nd ed. McGraw-Hill, 2013. Copyright © McGraw-Hill Education LLC.)

de mandíbula. Pode haver necessidade de realizar uma redução aberta em alguns pacientes e, com os avanços recentes em materiais, as complicações são menores.

> John B, John RR, Stalin A, et al: Management of mandibular body fractures in pediatric patients: A case report and review of the literature. *Contemp Clin Dent.* 2010;1(4):291-296 [PMID: 22114443].
>
> Laster Z, Muska EA, Nagler R: Pediatric mandibular fractures: Introduction of a novel therapeutic modality. *J Trauma.* 2008;64(1):225-229 [PMID: 18188125].

LESÕES DENTAIS

▶ Achados clínicos

Os pacientes com fratura da porção média da face ou mandíbula muitas vezes têm lesão dental associada. A incidência é maior nos dentes anteriores, sendo comum em crianças pequenas que começam a se locomover e com coordenação menos desenvolvida. É importante recuperar a oclusão ao cuidar de pacientes com lesões dentais, bem como identificar qualquer potencial fratura subjacente.

Os pacientes podem chegar ao serviço de emergência (SE) após um trauma isolado resultar em dano a um ou mais dos dentes primários ou secundários. O dano pode variar desde uma pequena rachadura ou lasca até a avulsão completa. A compreensão de como manejar o paciente pediátrico é fundamental. O tratamento de lesões dentais se concentra primariamente na sobrevida dos dentes permanentes. O dano a um dente primário não é fundamental, pois ele será normalmente substituído por um dente permanente. A Figura 24-4 detalha a anatomia de um dente.

▶ Tratamento

As fraturas dentais através do esmalte costumam ser manejadas ambulatorialmente com encaminhamento para cirurgiões-dentistas. Porém, o dano que ocorre na dentina ou na polpa deve ser tratado no SE. Se não forem tratadas, estas lesões podem resultar em necrose ou infecção, estando indicado o manejo rápido.

A classificação de Ellis costuma ser usada para descrever as camadas dentárias envolvidas na fratura. As fraturas Ellis I envolvem o esmalte, e as fraturas Ellis II e Ellis III envolvem a dentina e a polpa, respectivamente (Figura 24-5).

Fraturas dentais e fechamentos temporários

Um dente fraturado necessita de um fechamento temporário no SE. Antes de se tentar o fechamento temporário do dente, deve-se fornecer analgesia adequada, pois a polpa e a dentina expostas são muito sensíveis. Considerar a realização de um bloqueio de nervo ou a administração de analgesia sistêmica. Há várias preparações comercialmente disponíveis que podem ser colocadas sobre um dente fraturado para selá-lo, com as de hidróxido de cálcio sendo as aplicações mais comuns. Aplicar a mistura sobre o dente fraturado e deixar secar, formando um selo sobre o local da fratura.

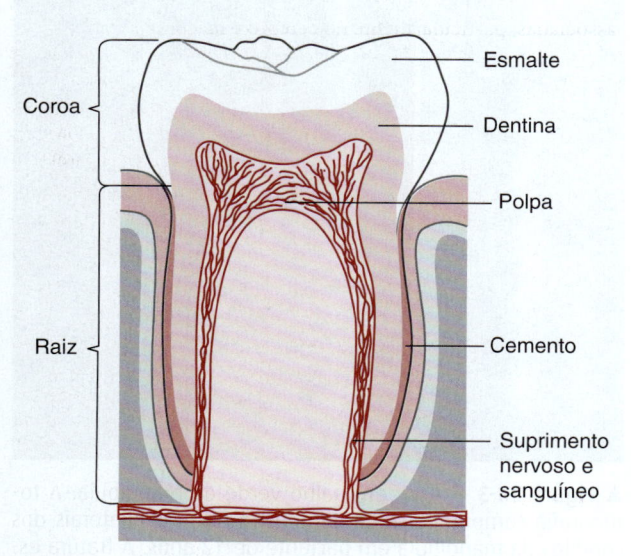

▲ **Figura 24-4** Anatomia dental em corte transversal. (Reproduzida com permissão de Stone CK, Humphries RL: *Current Diagnosis & Treatment Emergency Medicine*, 7th ed. New York: McGraw-Hill, 2011. Copyright © McGraw-Hill Education LLC.)

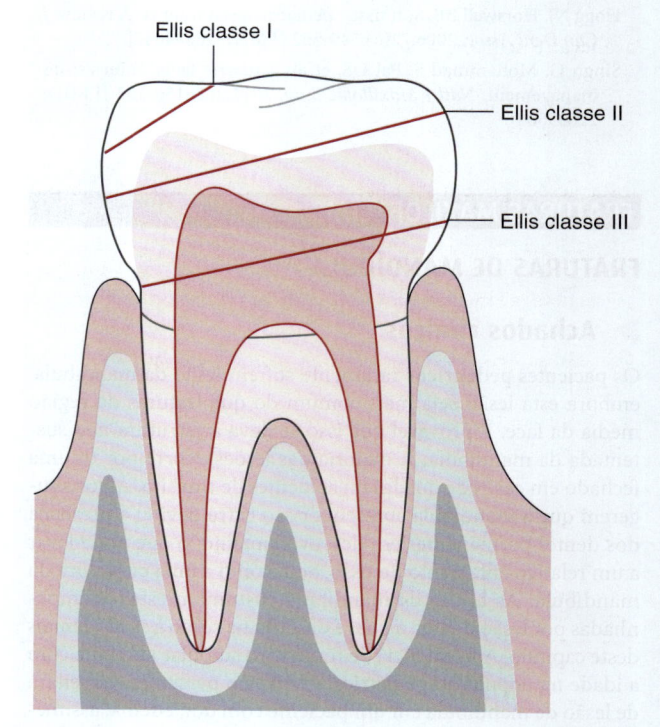

▲ **Figura 24-5** Classificação de Ellis para fraturas dentais. (Reproduzida com permissão de Stone CK, Humphries RL: *Current Diagnosis & Treatment Emergency Medicine*, 7th ed. New York: McGraw-Hill, 2011. Copyright © McGraw-Hill Education LLC.)

Recolocação de uma avulsão de dente

A avulsão dental, o deslocamento de um dente de sua posição anatômica normal, também pode ocorrer. O primeiro passo no manejo do paciente é a localização do dente perdido. A avulsão de dentes traz um risco de aspiração para o paciente. Deve-se tentar reimplantar um dente que sofreu avulsão apenas no caso de dentes permanentes. O tempo é fundamental na recolocação de um dente permanente, pois o ligamento periodontal pode sofrer necrose. A fricção do dente que sofreu avulsão pode causar dano ao ligamento periodontal, não sendo recomendada. Colocar o dente que sofreu avulsão em um recipiente com leite pode tornar mais lento o processo de morte das células associadas ao ligamento periodontal.

A tentativa de recolocar um dente que sofreu avulsão costuma ser dolorosa. Deve-se fornecer ao paciente uma dose suficiente de analgesia ou anestesia. Se a avaliação bucal revelar trauma significativo, não se deve tentar recolocar o dente que sofreu avulsão. Deve-se fazer a aspiração delicada da cavidade dental para remover qualquer coágulo de sangue e irrigar suavemente a área com solução fisiológica (SF). Algum coágulo de sangue que permaneça na cavidade dental pode impedir o alinhamento anatômico do dente. É importante não causar dano ao ligamento periodontal que recobre a cavidade. Deve-se gentilmente e com pressão firme e inserir o dente na cavidade com um alinhamento anatômico. O dente necessitará de uma fixação no local, geralmente com adesivos temporários e um pedaço curto de fio.

Fratura de borda alveolar

Algumas vezes, o trauma dental pode estar associado com uma fratura da borda alveolar, a secção da maxila ou mandíbula no local onde ficam os dentes. Isto é mais comum quando há deslocamento de múltiplos dentes ou quando eles sofrem luxação. Estas lesões podem ser observadas no exame físico como uma secção nos dentes ou como um único dente que está desalinhado ou parcialmente móvel. Se a secção for móvel e trouxer risco de aspiração, deve-se proceder à imobilização no SE antes da liberação do paciente.

▶ Encaminhamento

A maioria dos pacientes com lesões dentais e hemostasia apropriada pode ser liberada para casa. Após a colocação de um selamento temporário sobre um dente fraturado, está indicado o acompanhamento com um dentista para o cuidado definitivo. A reavaliação após avulsão de um dente permanente e sua recolocação no SE é urgente e deve ser programado o acompanhamento para cuidado dental definitivo. O reparo de uma fratura de borda alveolar deve ser feito por um cirurgião-dentista ou dentista assim que possível, preferivelmente nas primeiras 24 horas após a lesão. O cuidado definitivo com um dentista ou cirurgião-dentista deve ser programado antes da liberação do paciente.

> Iso-Kungas P, Törnwall J, Suominen AL, et al: Dental Injuries in pediatric patients with facial fractures are frequent and severe. *J Oral Maxillofac Surg.* 2012;70(2):396-400 [PMID: 22260909].

> Lieger O, Zix J, Kruse A, et al: Dental injuries in association with facial fractures. *J Oral Maxillofac Surg.* 2009;67(8):1680-1684 [PMID: 19615582].

FRATURAS MAXILARES (LE FORT)

As fraturas da porção média da face no paciente pediátrico são raras. Alguns autores levantaram a hipótese de que este achado se deve à elasticidade da estrutura do esqueleto, bem como ao fato de a porção média da face ser menos proeminente do que no adulto. Além disso, o paciente pediátrico com menos de 5 anos não apresenta um sistema sinusal bem aerado, o que provavelmente aumenta a proteção da porção média da face. Está relatado que as fraturas da porção média da face em crianças com menos de 5 anos são responsáveis por menos de 1% das fraturas e são primariamente causadas por trauma fechado.

À medida que o paciente pediátrico entra na adolescência, a estrutura do esqueleto se desenvolve até ficar parecida com aquela do adulto e as cavidades sinusais se tornam aeradas. Acredita-se que isso tenha um papel no aumento das fraturas sinusais em populações de pacientes adolescentes. A presença de uma fratura facial após trauma fechado, primariamente por acidente de trânsito, está associada com um maior escore de gravidade da lesão e com maior permanência hospitalar em pacientes que necessitam de internação.

O sistema de classificação Le Fort é classicamente usado para descrever padrões típicos de lesão da maxila. Estão descritos três diferentes tipos e todos eles envolvem a placa pterigoide. A fratura pode ser unilateral ou bilateral. O sistema de classificação é útil para discutir a lesão do paciente com um especialista. As fraturas Le Fort estão associadas com um mecanismo de lesão significativo, necessitando de uma consideração mais ampla das lesões associadas, particularmente no cérebro e na coluna cervical.

As fraturas **Le Fort I** têm natureza grosseiramente horizontal, através da maxila acima das estruturas dentais e dos dentes. Estas fraturas se comunicam com as aberturas nasais inferiormente. Estas fraturas se localizam abaixo da junção do complexo zigomaticomaxilar (CZM). Essencialmente, a porção superior da maxila e os dentes estão separados da porção média superior da face.

As fraturas **Le Fort II** envolvem a maxila, como na fratura Le Fort I, mas se estendem superiormente e através do pilar zigomaticomaxilar, incluindo o assoalho da órbita e sua margem inferior. Elas podem envolver a parede orbital medial e o septo nasal, tendo um formato piramidal. A região nasal e a maxila estão separadas dos outros ossos faciais.

As fraturas **Le Fort III** incluem todo o arco zigomático através da órbita e dos ossos nasais e etmoidais. Estas fraturas são chamadas de disjunções craniofaciais, pois a maxila, o zigoma e o complexo naso-orbital-etmoidal estão separados do crânio. A Figura 24-6 demonstra os diferentes aspectos das fraturas Le Fort.

▶ Achados clínicos

Os pacientes com fraturas Le Fort geralmente se apresentam com trauma facial bem evidente. Edema, equimose, mobilidade

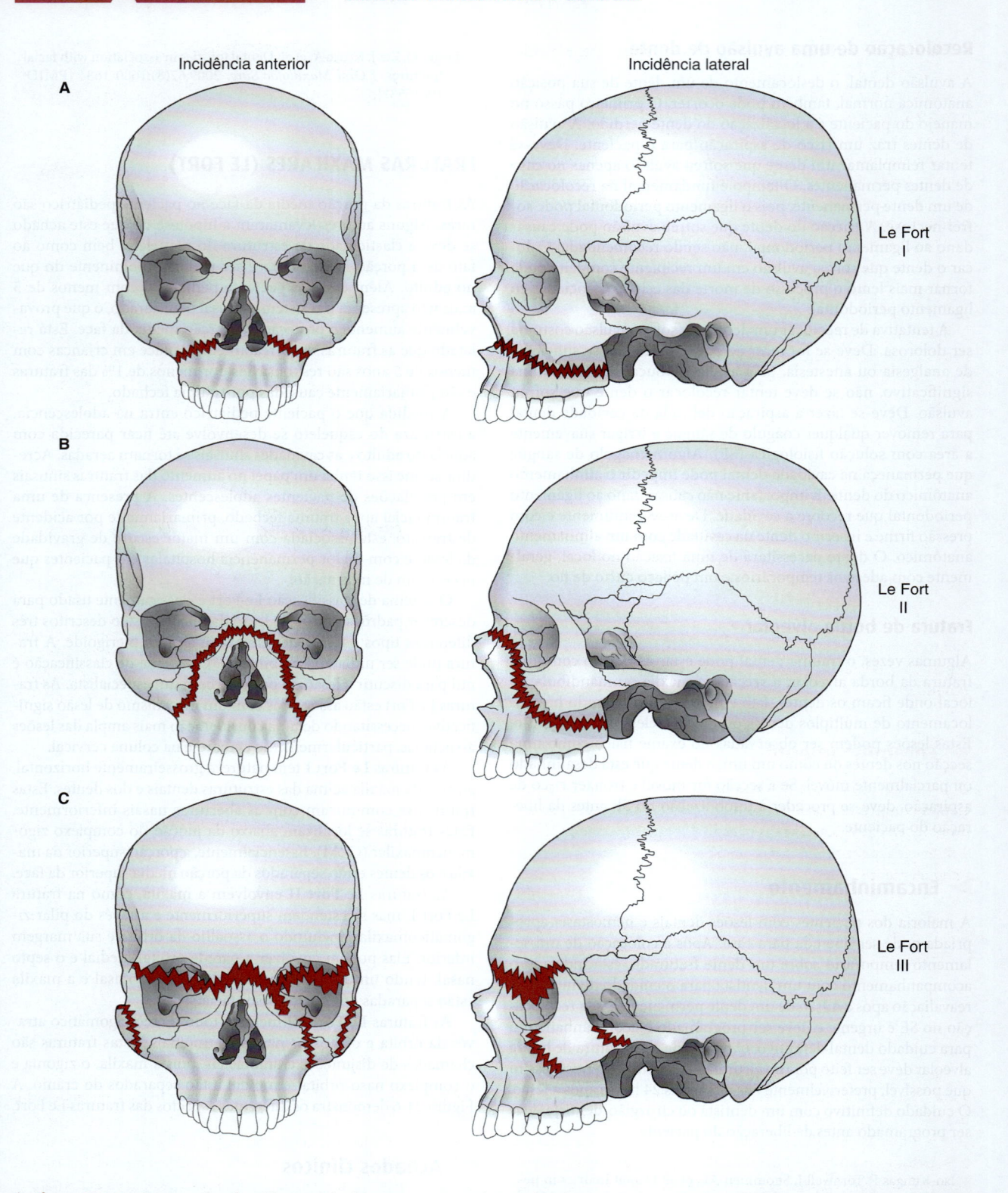

▲ **Figura 24-6** Sistema de classificação de fraturas Le Fort. (Reproduzida com permissão de Stone CK, Humphries RL: *Current Diagnosis & Treatment Emergency Medicine*, 7th ed. New York: McGraw-Hill, 2011. Copyright © McGraw-Hill Education LLC.)

e deformidade variando conforme a lesão subjacente. Má oclusão é frequentemente relatada. Na fratura Le Fort I, o paciente pode ter edema de lábio superior e sensação de rangido quando o palato duro é palpado. Se a fratura for bilateral, a maxila pode ser instável ao exame.

Uma fratura Le Fort II pode ter mais deformidade, incluindo um aumento do espaço intercantal. É provável que exista equimose infraorbital. A mobilidade da maxila e do palato duro será notada no exame físico.

Uma fratura Le Fort III revelará mobilidade facial mais significativa e completa à manipulação. Costuma haver edema significativo e equimose, bem como alongamento e achatamento da aparência facial.

Deve-se avaliar a face em ambos os lados quanto à possibilidade de encarceramento orbital, déficits de nervos e mobilidade. Examinar cuidadosamente o paciente quanto a lesões associadas.

▶ Tratamento

A maioria das fraturas da maxila e do zigoma é identificada em uma TC bucomaxilofacial específica. Como estas lesões resultam primariamente de trauma fechado, está indicada uma avaliação abrangente do paciente. TC de crânio e coluna cervical costumam estar indicadas. Solicitar a avaliação de um cirurgião facial precocemente quando for identificada uma fratura Le Fort.

As fraturas Le Fort I e II raramente estão associadas a complicações da via aérea. Uma fratura Le Fort III pode ter envolvimento da via aérea devido a edema e dissecção de hematomas em expansão. Considerar a garantia de uma via aérea precocemente, evitando o uso de tubos nasotraqueais ou sondas nasogástricas.

▶ Encaminhamento

O cirurgião facial deve determinar o encaminhamento de pacientes com fratura Le Fort. Os danos estéticos e funcionais costumam ser cirurgicamente reparados. A maioria dos pacientes é internada para observação quando o reparo cirúrgico não é imediatamente planejado.

Gentile MA, Tellington AJ, Burke WJ, et al: Management of midface maxillofacial trauma. *Atlas Oral Maxillofac Surg Clin N Am.* 2013;21(1):69-95 [PMID: 23498333].

FRATURA DO COMPLEXO ZIGOMATICOMAXILAR

O CZM é composto pelas bordas lateral e inferior da órbita, bem como pelo pilar do CZM e o arco zigomático. As linhas de fratura ocorrem pela borda inferior, junção zigomaticotemporal e sutura zigomaticofrontal (Figura 24-7). A fratura, por meio das três áreas, é comumente chamada de "fratura em tripé". Devido ao envolvimento dos dois lados da órbita, a lesão nessa área tem impacto potencialmente significativo sobre a integridade da órbita, das estruturas intraorbitais e do olho.

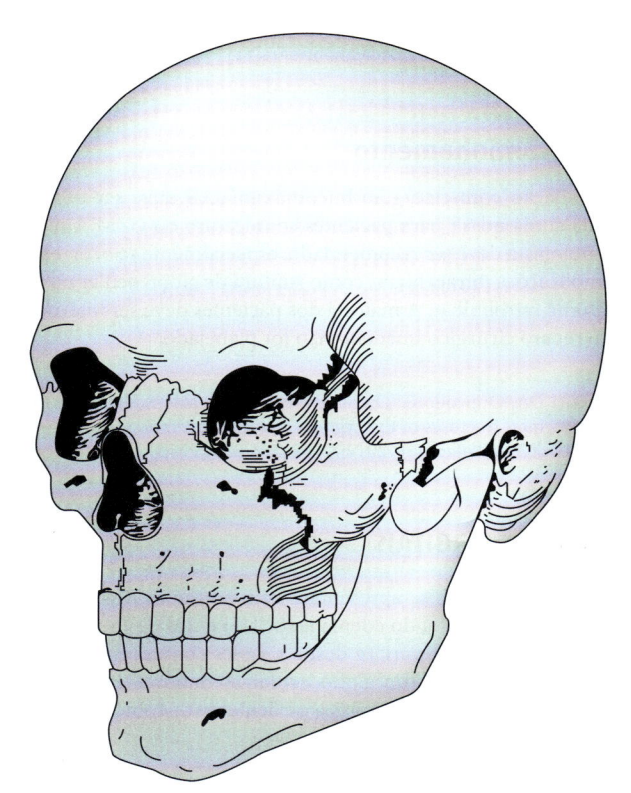

▲ **Figura 24-7** Fratura em tripé (complexo zigomaticomaxilar). (Reproduzida com permissão de Stone CK, Humphries RL: *Current Diagnosis & Treatment Emergency Medicine*, 7th ed. New York: McGraw-Hill, 2011. Copyright © McGraw-Hill Education LLC.)

▶ Achados clínicos

É comum haver extenso edema, dor e equimose local em casos de fratura do CZM. Hemorragia subconjuntival e globo ocular deslocado sugerem esta lesão. É possível haver diplopia ao exame. O nervo infraorbital pode estar acometido, causando redução da sensibilidade. Enfisema e desníveis ósseos palpáveis podem ser notados ao exame cuidadoso. A maioria dos casos de parestesias observadas ao exame pode se tornar permanente, havendo necessidade de cuidadosa documentação da perda de sensibilidade.

▶ Tratamento

Há necessidade de TC das estruturas bucomaxilofaciais e orbitais. As fraturas e os tecidos moles, incluindo o globo ocular, os músculos extraoculares e os nervos, podem ser vistos nas tomografias modernas. As imagens em reconstrução tridimensional, quando disponíveis, oferecem detalhes mais claros das lesões. A avaliação de um especialista está indicada quando houver confirmação diagnóstica. A fixação cirúrgica precoce está indicada quando houver fragmentos deslocados ou encarceramento de músculos extraoculares.

▶ Encaminhamento

A avaliação com cirurgião bucomaxilofacial deve ser programada ainda no SE para pacientes com fratura do CZM. Um oftalmologista deve ser recomendado, especialmente se ocorrerem complicações intraorbitais, como ruptura de globo ocular ou hematoma retrobulbar. A maioria dos pacientes deve ser internada se o reparo cirúrgico imediato não for planejado.

> Gaziri DA, Omizollo G, Luchi GH, et al: Assessment for treatment of tripod fractures of the zygoma with microcompressive screws. *J Oral Maxillofac Surg*. 2012;70(6):e378-388 [PMID: 22608820].

FRATURAS ORBITAIS

As fraturas orbitais se apresentam com sintomas diversos, dependendo da fratura, do edema associado e dos deslocamentos. As lesões associadas variam desde simples contusão até laceração adjacente e lesão do globo ocular. A maioria das fraturas orbitais resulta de agressão física ou acidente de trânsito.

▶ Achados clínicos

No mínimo, o exame físico deve testar a acuidade visual, bem como a presença de defeitos do campo visual ou diplopia em todos os movimentos extraoculares. A resposta pupilar e a integridade do globo ocular devem ser avaliadas. Palpar a borda orbital para pesquisa de deformidades e observar a presença de enoftalmia e exoftalmia.

À medida que o paciente pediátrico se torna o paciente adolescente, os padrões de lesão lembram aqueles dos adultos. Porém, no paciente pediátrico mais jovem, as lesões podem ser diferentes daquelas dos adultos. O teto da órbita tem mais chance de ser fraturado no paciente pediátrico mais jovem, devido ao crânio de tamanho relativamente maior e à ausência de pneumatização dos seios da face. Há uma forte associação entre fraturas do teto da órbita e anormalidades intracranianas e fraturas frontobasais.

▶ Tratamento

A lesão aparente do globo ocular deve levar à cobertura não compressiva do olho e avaliação oftalmológica de emergência. Lesões adicionais da parede orbital podem ocorrer no paciente pediátrico. À medida que o paciente entra na adolescência, podem ocorrer fraturas da parede orbital medial ou inferior devido à pneumatização dos seios da face. As fraturas do assoalho da órbita e da parede medial da órbita podem causar encarceramento da musculatura ocular. O exame físico detalhado permitirá que essas fraturas sejam suspeitadas antes da realização do exame de imagem. Um exame por lâmpada de fenda com coloração por fluoresceína ajudará a avaliar as lesões de globo ocular. A presença do sinal de Seidel (fluoresceína fluindo no local da lesão) indica uma lesão penetrante do globo ocular.

A TC está indicada nos casos de suspeita de lesão da parede orbital. Costumam ser realizadas TCs completas bucomaxilofaciais e de crânio, mas alguns hospitais têm protocolos específicos para TC orbital com maior precisão. A avaliação para encarceramento de músculos extraoculares, além da pesquisa de fraturas e lesão do globo ocular, pode necessitar de imagens coronais e sagitais.

▶ Encaminhamento

Defeitos pupilares, encarceramento aparente e lesão aberta de globo ocular são indicações para avaliação oftalmológica de emergência. Todas as fraturas orbitais devem ser discutidas em conjunto com um oftalmologista para estabelecer um plano de cuidados.

A maioria dos pacientes pediátricos com diagnóstico de fraturas orbitais é internada para observação e exame detalhado. As fraturas fechadas e não deslocadas do teto da órbita costumam ser manejadas de forma conservadora em crianças. Porém, pode haver necessidade de avaliação oftálmica abrangente para excluir lesão ocular. Isto pode ser difícil na criança menor, a qual costuma necessitar de exame com sedação. Se não houver especialista disponível ou se o exame não puder ser realizado de forma confiável, deve-se transferir o paciente para um centro de trauma. As fraturas isoladas e sem deslocamento ou evidência de encarceramento raramente exigem intervenção cirúrgica. Porém, é prudente realizar a avaliação para lesão traumática concomitante.

> Gerbino G, Roccia F, Bianchi FA, et al: Surgical management of orbital trapdoor fracture in a pediatric population. *J Oral Maxillofac Surg*. 2010;68(6)1310-1316 [PMID: 20381939].
>
> Joshi S, Kassira W, Thaller SR: Overview of pediatric orbital fractures. *J Craniofac Surg*. 2011;22(4):1330-1332 [PMID: 21772188].
>
> Nowinski D, Di Rocco F, Roujeau T, et al: Complex pediatric orbital fractures combined with traumatic brain injury: Treatment and follow-up. *J Craniofac Surg*. 2010;21(4):1054-1059 [PMID: 20613557].
>
> Thiagarajah C, Kersten RC: Medial wall fracture: An update. *Craniomaxillofac Trauma Reconstr*. 2009;2(3):135-139 [PMID: 22110807].

FRATURAS NASAIS

▶ Achados clínicos

Os pacientes com fraturas nasais comumente apresentam lesão após trauma fechado direto da face com direção anteroposterior. A lesão pode ser isolada ou ocorrer em conjunto com outras lesões da porção média da face. Epistaxe unilateral ou bilateral, dor nasal, desvio e hematoma de septo nasal, deformidade nasal e lesão de mucosa nasal são prováveis achados clínicos associados com uma fratura nasal.

▶ Tratamento

As fraturas nasais podem existir em combinação com outras lesões da porção média da face. As lesões nasais simples não necessitam de exames de imagem para o diagnóstico. Porém, as lesões adjacentes associadas devem ser excluídas quando o mecanismo ou o exame sugerirem lesão adicional. Primariamente causadas por trauma fechado, as fraturas naso-orbito-etmoidais podem resultar de força significativa (Figura 24-8). A literatura sugere que esses tipos de lesão podem ser responsáveis por até 15% das fraturas faciais em pediatria. A área afetada costuma estar significativamente edemaciada e pode haver aumento do lacrimejamento ipsilateral e perda do suporte estrutural do nariz. Uma TC das estruturas bucomaxilofaciais irá confirmar ou excluir de maneira confiável tais fraturas.

Em todas as lesões nasais, o médico deve avaliar o paciente para evidências de outros achados traumáticos. É importante estabilizar a via aérea do paciente, pois algumas fraturas podem resultar em quantidade significativa de epistaxe ou comprometimento da via aérea. Evitar a inserção de objetos (tubo nasotraqueal ou sonda nasogástrica) dentro do nariz até obter uma avaliação completa da extensão da lesão. Controlar a epistaxe com tamponamento nasal, se uma lesão penetrante subjacente tiver sido excluída. Um hematoma de septo nasal deve ser drenado antes da liberação do paciente, a menos que esteja disponível o acompanhamento imediato (mesmo dia). O acompanhamento deve ser confirmado antes de liberar o paciente.

▶ Encaminhamento

As lesões isoladas de septo nasal são primariamente manejadas por um cirurgião facial. Dependendo da idade do paciente no momento da lesão, uma das preocupações é o desenvolvimento a longo prazo do esqueleto nasal e da porção média da face, se a redução não for feita de maneira apropriada. A maioria dos pacientes com fratura significativamente deslocada necessitará de procedimento cirúrgico adicional. O manejo das fraturas nasais simples e com deslocamento mínimo inclui acompanhamento em regime de urgência com otorrinolaringologista ou cirurgião plástico. A maioria dos autores recomenda profilaxia antibiótica devido à habitual colonização nasal com bactérias. Deve ser prescrita uma analgesia adequada.

Feridas sobrejacentes (fraturas abertas) e deformidades nasais significativas exigem avaliação por especialistas. Um paciente com fratura naso-orbito-etmoidal deve ser avaliado por um especialista no SE ou transferido para instituição com disponibilidade de especialista na área.

Desrosiers AE, Thaller SR: Pediatric nasal fractures: Evaluation and management. *J Craniofac Surg*. 2011;22(4):1327-1329 [PMID: 21772190].

Liau JY, Woodlief J, van Aalst JA: Pediatric nasoorbitoethmoid fractures. *J Craniofac Surg*. 2011;22(5):1834-1838 [PMID: 21959446].

Nguyen M, Koshy JC, Hollier LH Jr: Pearls of nasoorbitoethmoid trauma management. *Semin Plast Surg*. 2010;24(4):383-388 [PMID: 22550462].

Umana AN, Offiong ME, Francis P, et al: Nasal septal hematoma: Using tubular nasal packs to achieve immediate nasal breathing after drainage. *Int J Med Science*. 2011;3(7):233-235.

Wright RJ, Murakami CS, Ambro BT: Pediatric nasal injuries and management. *Facial Plast Surg*. 2011;27(5):483-490 [PMID: 22028012].

FRATURAS DE SEIO FRONTAL

As fraturas de seio frontal resultam de força significativa, mais comumente de acidente de trânsito. A fratura ocorre no osso frontal, devendo ser considerada uma fratura de crânio. O seio começa a ser formado nas crianças entre 1 e 2 anos de idade, completando seu desenvolvimento aos 12 anos de idade. É esperado que existam lesões intracranianas e faciais associadas, havendo necessidade de avaliação abrangente. É provável haver lesão neurológica. A porção anterior do seio frontal fica logo abaixo da pele, e a porção posterior fica atrás do seio e adjacente ao cérebro. As fraturas de seio frontal geralmente envolvem a porção anterior, sendo que as lesões mais significativas também envolvem a porção posterior. As fraturas da porção posterior são consideradas fraturas abertas, podendo resultar em perda de LCS O aspecto inferior do seio é formado pelas bordas orbitais superiores bilateralmente.

▶ Achados clínicos

Edema aparente da testa em casos de mecanismo significativo do trauma deve levantar a suspeita de fratura do seio frontal. Pode haver crepitação sobre o seio frontal. Também podem haver lesões adjacentes em órbita, couro cabeludo e porção média da face. Muitos pacientes apresentam lesão neurológica ou intracraniana subjacente devido à força da lesão, e um exame neurológico detalhado pode não ser possível.

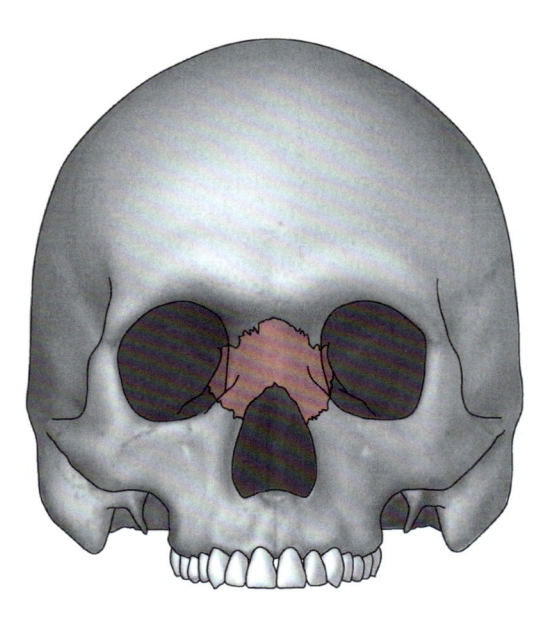

▲ **Figura 24-8** Fratura naso-orbito-etmoidal.

▶ Tratamento

Uma TC de crânio e das estruturas bucomaxilofaciais confirmará as fraturas de seio frontal. Também deve ser realizado exame de imagem da coluna cervical para a pesquisa de lesões. O deslocamento da porção anterior se correlaciona com deformidade estética e necessidade de correção cirúrgica. Quanto maior o deslocamento da porção posterior, maior é a chance de ter havido lesão intracraniana associada. A rinorreia deve ser considerada como se houvesse um vazamento de LCS até que isso seja excluído. Lesões oculares podem ocorrer se a fratura de seio frontal envolver a borda orbital superior. As fraturas graves de seio frontal também podem se estender ao osso temporal com sinais adicionais de lesão.

▶ Encaminhamento

As fraturas com deformidade significativa da porção anterior do seio frontal e aquelas com envolvimento da porção posterior têm necessidade de correção cirúrgica. A rinorreia de LCS e as fraturas abertas também são indicações de cirurgia. Um cirurgião facial deve ser recomendado em todas as fraturas de seio frontal, e um neurocirurgião deve ser chamado para pacientes com fraturas da porção posterior ou com lesão intracraniana associada. As fraturas isoladas de seio frontal sem deslocamento podem ser liberadas se o especialista considerar que o manejo ambulatorial é adequado. Os pacientes pediátricos com fraturas de seio frontal são internados para observação cuidadosa e reparo cirúrgico, conforme a necessidade.

Boswell KA: Management of facial fractures. *Emerg Med Clin N Am.* 2013;31(2):539-551 [PMID: 23601488].

FRATURAS DO OSSO TEMPORAL

A maioria das fraturas da base do crânio inclui fratura associada ou extensão da fratura até o osso temporal. O osso temporal circunda e protege muitas estruturas delicadas, como cóclea, vestíbulo, artéria carótida interna, veia jugular e canal do nervo facial. A presença de trauma craniano significativo pode limitar o exame clínico.

▶ Achados clínicos

Os pacientes alertas podem se queixar de déficit do nervo facial, tonturas, perda auditiva ou vazamento de líquido da orelha. Quando possível, deve-se avaliar a audição e a função do nervo facial do paciente. Examinar o canal auditivo e a membrana timpânica, prestando muita atenção para a presença de hemotímpano ou algum vazamento de LCS ou sangue pelo canal. Pode haver hematoma pós-auricular (sinal de Battle) ou equimose periorbital (geralmente bilateral, "olhos de guaxinim").

▶ Tratamento

Há necessidade de TC de crânio e das estruturas bucomaxilofaciais. As fraturas podem ser longitudinais, seguindo o eixo longo do osso temporal, ou transversas em relação a este eixo. As fraturas transversas causam dano mais grave em comparação com as longitudinais. Estas fraturas costumam estar associadas com força significativa, devendo-se suspeitar de outras lesões conforme o mecanismo. Devem-se seguir as precauções em relação à coluna cervical. Não manipular nem tamponar o canal auditivo, pois lesões abertas podem causar contaminação direta da orelha interna, com disseminação para o LCS, as meninges e o cérebro.

▶ Encaminhamento

Os pacientes com fraturas de osso temporal devem ser internados. Um cirurgião bucomaxilofacial ou de otorrinolaringologia deve ser consultado para avaliação. Podem haver complicações auditivas temporárias e de longo prazo. Um neurocirurgião deve ser consultado em caso de lesões intracranianas associadas.

LESÕES NAS ORELHAS

HEMATOMA AURICULAR

▶ Achados clínicos

O trauma fechado direto na orelha, incluindo lesões ocorridas em eventos de esportes de contato, é a principal causa de hematomas auriculares. A separação entre o pericôndrio e a cartilagem auricular, bem como o dano a pequenos vasos, leva à formação de hematomas. O hematoma aumenta de forma gradual até um tamanho máximo rapidamente, sendo bem aparentes ao exame físico.

▶ Tratamento

Os hematomas auriculares devem ser drenados no SE. Se o hematoma não for suficientemente drenado, podem ocorrer complicações, como infecção, pericondrite e necrose. A substituição de um hematoma por tecido fibrótico é conhecida como "orelha em couve-flor".

A drenagem de um hematoma auricular não é difícil. A analgesia adequada durante o procedimento pode necessitar de um bloqueio auricular. A colaboração do paciente é fundamental para o procedimento. Alguns médicos preferem usar uma agulha calibre 18 conectada a uma seringa para drenar o hematoma. Isto pode não ser suficiente se o coágulo já estiver formado, podendo haver necessidade de uma incisão maior com bisturi. A incisão com bisturi deve ser paralela à hélice. Pode haver necessidade do uso de hemostáticas pequenas para quebrar o hematoma. Há necessidade de pressão firme para obter a hemostasia. A colocação de um curativo compressivo é, então, indicada. Escorar a orelha em ambos os lados com chumaços de algodão fixados no local fornecerá a pressão adequada.

▶ Encaminhamento

Os casos de hematomas auriculares isolados podem ser liberados para casa. O paciente deve ser avaliado em 24 horas por um otorrinolaringologista (ORL) para avaliar a possibilidade de reacúmulo de sangue e guiar o manejo adicional.

LACERAÇÕES AURICULARES

▶ Achados clínicos

As lacerações auriculares podem ser superficiais, penetrar através da orelha ou se estender através da margem externa. A limpeza cuidadosa da ferida permitirá uma avaliação completa para determinar a extensão e a profundidade da lesão. Se o mecanismo da lesão incluir trauma fechado, como um acidente de trânsito, a presença de uma laceração auricular deve levar à consideração de lesão craniana ou intracraniana subjacente.

▶ Tratamento

O reparo da maioria das lacerações auriculares deve ser realizado no SE. A avaliação da perda de tecido é importante, pois é provável que a perda de qualquer porção de estrutura cartilaginosa cause defeito permanente. Pode haver necessidade de bloqueio auricular para uma analgesia suficiente.

Se a cartilagem estiver minimamente envolvida, deve-se aproximar as margens da ferida. Algumas vezes, pode haver necessidade do uso de fios absorvíveis. A pele sobrejacente deve ser fechada para assegurar que não haja cartilagem exposta. A cartilagem exposta pode levar a condrites ou deformidades. Se não houver pele e tecidos moles suficientes para cobrir a cartilagem ou se o defeito da cartilagem for severo, considerar a avaliação com especialista.

▶ Encaminhamento

As lacerações manejadas pelo médico da emergência devem ser acompanhadas precocemente por otorrinolaringologista ou cirurgião plástico para garantir uma cicatrização adequada. A avaliação cirúrgica no SE é adequada para a quase amputação da orelha e para feridas profundas ou complexas.

Greywoode JD, Pribitkin EA, Krein H, et al: Management of auricular hematoma and the cauliflower ear. *Facial Plast Surg.* 2010;26(6):451-455 [PMID: 21086231].

Lavasani L, Leventhal D, Constantinides M, et al: Management of acute soft tissue injury to the auricle. *Facial Plast Surg.* 2010;26(6):445-450 [PMID: 21086230].

DISTÚRBIOS OTOLÓGICOS APÓS TRAUMA CRANIANO

▶ Achados clínicos

As complicações que ocorrem após fraturas de osso temporal são comuns, mas, felizmente, muitas não estão associadas com altas taxas de mortalidade. A preocupação mais comum após lesão de osso temporal é a perda auditiva, a qual pode resultar de lesão auditiva neurossensória, condutiva ou mista.

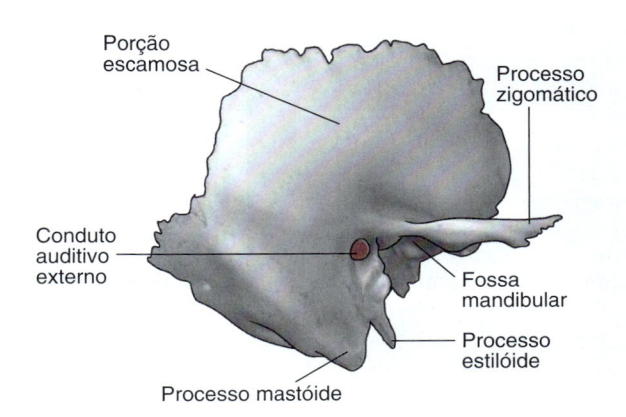

▲ **Figura 24-9** Esquema do osso temporal.

A perda auditiva neurossensória pode resultar de dano à cóclea ou nervo auditivo. Esta perda auditiva pode ser vista em pacientes sem fratura de osso temporal. As pessoas com perda auditiva para baixas frequências recuperam mais função do que aquelas com perda auditiva para altas frequências.

A perda auditiva condutiva ocorre quando há mudanças estruturais na transmissão do som. Embora a cóclea e os nervos funcionem de forma adequada, uma mudança no canal auditivo externo, na membrana timpânica ou nos ossículos pode resultar em perda auditiva condutiva. Duas das causas mais comuns de perda auditiva condutiva são a ruptura da membrana timpânica e o hemotímpano. Se qualquer delas for a causa da perda auditiva, a recuperação costuma ser boa. Porém, o médico deve considerar a possibilidade de deslocamento dos ossículos se não ocorrer a recuperação ou se não houver evidências dos dois achados ao exame físico. A correção da perda auditiva condutiva pode necessitar de intervenção cirúrgica, especificamente no paciente com deslocamento de ossículos.

Outros achados otológicos que podem sugerir dano ao osso temporal incluem surdez, zumbido, vertigem, paralisia de nervo facial, otorreia de LCS e hemotímpano. Se for encontrado qualquer destes sintomas no exame físico, o médico deve considerar a possibilidade de fratura do osso temporal. A Figura 24-9 ilustra as estruturas do osso temporal.

▶ Tratamento e Encaminhamento

Tratar agudamente as fraturas de osso temporal conforme descrito neste capítulo (Fraturas de osso temporal). Deve ser obtida avaliação urgente com otorrinolaringologista em casos de hemotímpano. Indica-se avaliação no SE ou acompanhamento com otorrinolaringologista em casos de perda auditiva traumática após trauma craniano.

Johnson F, Semaan MT, Megerian CA: Temporal bone fracture: Evaluation and management in the modern area. *Otolaryngol Clin North Am.* 2008;41(3):597-618 [PMID: 18436001].

25 Trauma torácico

Jo-Ann O. Nesiama, MD, MS
Craig J. Huang, MD

VISÃO GERAL

O trauma é a principal causa de morbidade e mortalidade infantil nos Estados Unidos, sendo responsável por mais de 7,5 milhões de atendimentos em serviços de emergência (SEs) anualmente. O trauma torácico é a segunda principal causa de mortalidade em pacientes de trauma pediátrico e geralmente é encontrado em casos de trauma múltiplo, em geral causados por impactos de alta energia, como em acidentes de trânsito. As lesões torácicas fechadas são responsáveis por mais de 80% dos traumas torácicos em pediatria, necessitando de maiores permanências hospitalares em comparação com as lesões traumáticas penetrantes.

FISIOPATOLOGIA

As seguintes características anatômicas das crianças diferenciam o trauma torácico em crianças daquele de adultos:

- A maior complacência da parede torácica devido à elasticidade das cartilagens permite que o tórax absorva a energia e a dissipe para os órgãos internos sem necessariamente resultar em fraturas costais.
- Maior incidência de asfixia traumática e comoção cardíaca devido à maior complacência da parede torácica.
- Um maior volume de sangue em relação ao peso corporal pode resultar em maior incidência de hipovolemia e choque, apesar da perda de quantidades menores de sangue.
- O índice de massa corporal (IMC) relativamente menor resulta em maior energia de forças dispersadas sobre uma área menor.
- Um mediastino mais móvel aumenta a incidência de lesões intratorácicas, como pneumotórax e hemotórax, os quais podem causar comprometimento cardiovascular.

MANEJO IMEDIATO DE PROBLEMAS QUE AMEAÇAM A VIDA

ESTABELECIMENTO DE VIA AÉREA, RESPIRAÇÃO E CIRCULAÇÃO

As prioridades no paciente com trauma são o estabelecimento de uma via aérea definitiva, o manejo da respiração e, depois, a circulação. As causas de comprometimento da via aérea, o qual pode ocorrer em qualquer nível desde a faringe até a traqueia, bem como os distúrbios de ventilação/oxigenação no paciente pediátrico com trauma torácico incluem:

- Interrupção direta da via aérea pela lesão
- Dificuldades na troca gasosa por hipoventilação secundária à dor ou lesão neurológica
- Lesões na parede torácica, na pleura e no parênquima pulmonar (atelectasias, contusões, hemotórax ou pneumotórax).

CONTROLE DA DOR

O controle adequado da dor é importante para garantir o máximo de conforto, resultando em melhora da movimentação e expansão da parede torácica, otimizando as trocas de oxigênio e a ventilação. Narcóticos parenterais (morfina, fentanil) são usados com este objetivo, podendo haver necessidade de múltiplas doses.

MANEJO IMEDIATO DE LESÕES QUE AMEAÇAM A VIDA

As lesões que ameaçam a vida devem ser identificadas na avaliação primária, necessitando de ação imediata sem exame diagnóstico definitivo, pois estas medidas costumam salvar a vida do paciente.

PNEUMOTÓRAX HIPERTENSIVO

O pneumotórax hipertensivo ocorre quando há acúmulo de ar no espaço intrapleural (Figura 25-1). Isto costuma ser visto em lesões do parênquima pulmonar ou brônquios, à medida que o ar se dirige unidirecionalmente para o espaço pleural. O ar entra durante a inspiração e não consegue escapar durante a expiração. O acúmulo de ar pode levar a colapso pulmonar no lado afetado e desviar o conteúdo do mediastino para o outro lado. Um grande pneumotórax hipertensivo pode reduzir o retorno venoso para o coração, com subsequente colapso cardiovascular.

▶ Diagnóstico

O pneumotórax hipertensivo é um diagnóstico clínico em pacientes com sinais e sintomas que incluem sofrimento respiratório severo com taquipneia e hipóxia, com redução ou ausência de sons respiratórios no lado afetado. Pode haver distensão das veias cervicais no lado afetado, mas este achado não está consistentemente presente. O desvio da traqueia pode ser evidente na radiografia torácica, quando obtida. A ultrassonografia (US) à beira do leito pode diagnosticar de maneira acurada um pneumotórax (ver Capítulo 2).

▶ Tratamento

Quando há suspeita de pneumotórax hipertensivo em paciente com comprometimento respiratório ou cardiovascular, deve ser instituída a rápida descompressão antes de se obter radiografia torácica. A descompressão rápida, com agulha de grosso calibre colocada no segundo espaço intercostal, converterá um pneumotórax hipertensivo em um pneumotórax simples, fornecendo alívio imediato para os sintomas. A agulha deve permanecer no local até a colocação de um dreno de tórax, geralmente na linha axilar média no quinto espaço intercostal.

Duas condições que simulam o pneumotórax hipertensivo em crianças são a intubação do brônquio principal direito, levando a colapso do pulmão esquerdo, e a distensão gástrica maciça, que pode elevar o hemidiafragma esquerdo e reduzir a ventilação no pulmão esquerdo.

Brook OR, Beck-Razi N, Abadi S, et al: Sonographic detection of pneumothorax by radiology residents as part of extended focused assessment with sonography for trauma. *J Ultrasound Med.* 2009;28(6):749–755 [PMID: 19470815].

Pitetti RD, Walker S: Life-threatening chest injuries in children. *Clin Pediatr Emerg Med.* 2005;6:16-22.

PNEUMOTÓRAX ABERTO
(Ferida torácica de sucção)

Ocorre pneumotórax aberto quando uma lesão penetrante cria uma comunicação direta entre o espaço pleural e o ambiente externo. Isto resulta em pressões iguais nos ambientes atmosférico e intrapleural, permitindo que o ar entre diretamente para o espaço pleural, em vez de ir para os pulmões. O resultado é o colapso pulmonar com dificuldade e/ou insuficiência respiratória e, por fim, colapso cardiovascular.

▶ Diagnóstico

O pneumotórax aberto deve ser identificado na avaliação primária, com ferida aberta evidente, sofrimento respiratório com hipóxia, taquipneia e diminuição de sons cardíacos no lado afetado. Pode haver enfisema subcutâneo palpável próximo à ferida ou sobre a parede torácica se for mais grave. A US à beira do leito é útil para o diagnóstico do pneumotórax (ver Capítulo 2).

▶ Tratamento

A administração da máxima fração inspirada de oxigênio (FiO_2) deve ser prioridade. O tratamento definitivo consiste em evitar que entre mais ar pela ferida e em remover o ar que já está presente. Um curativo oclusivo colocado sobre a ferida evitará que entre mais ar para o espaço pleural. O curativo deve ser fixado com fita em três lados para criar uma válvula unidirecional que permita que o ar seja expelido durante a expiração e evite que o ar entre durante a inspiração. A colocação de dreno de tórax no lado afetado, conforme descrito, removerá o ar intrapleural já presente.

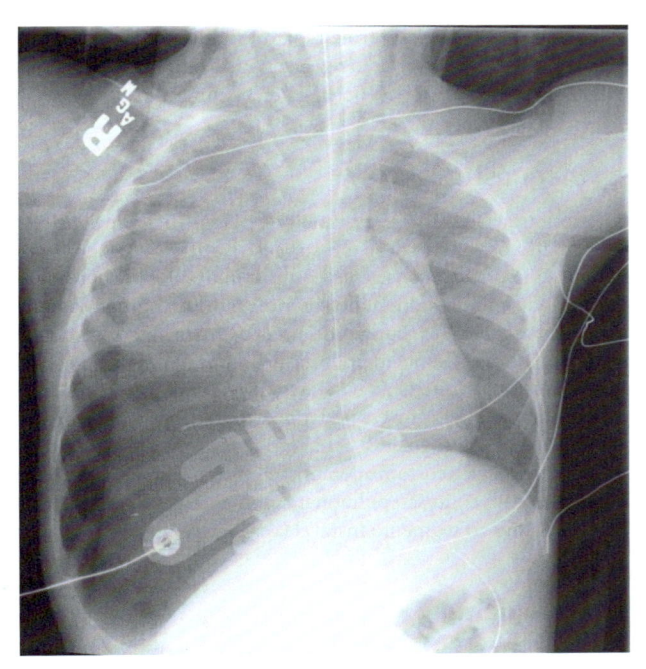

▲ **Figura 25-1** Pneumotórax hipertensivo do lado direito com deslocamento importante das estruturas mediastinais para a esquerda.

Kerr M, Maconochie I: Paediatric chest trauma (part 1)—Initial lethal injuries. *Trauma.* 2008;10:183-194.

HEMOTÓRAX

O hemotórax costuma ocorrer como resultado de um trauma torácico fechado. A presença de hemotórax pode ser indicativa de lesão de grandes vasos ou pode ser secundária à laceração de vasos pulmonares.

▶ Diagnóstico

Pode haver sofrimento respiratório evidenciado por taquipneia, dispneia e hipóxia. Se for suficientemente grande, pode haver redução dos sons respiratórios no lado afetado à ausculta. A radiografia torácica pode mostrar acúmulo de líquido pleural. A US é outra modalidade útil para o diagnóstico (ver Capítulo 2).

▶ Tratamento

Toracotomia com colocação de dreno de tórax é o tratamento de escolha para o hemotórax (ver Capítulo 3). A drenagem incompleta de sangue dentro de uma semana da lesão deve levar o profissional a considerar a possibilidade de haver um empiema desenvolvido no período.

> Sartorelli KH, Vane DW: The diagnosis and management of children with blunt injury of the chest. *Semin Ped Surg.* 2004;13(2):98 [PMID: 15362279].

TAMPONAMENTO CARDÍACO

O tamponamento cardíaco ocorre quando há acúmulo de sangue no pericárdio, geralmente por lesão torácica penetrante, mas também pode ocorrer na presença de trauma torácico fechado. O pericárdio é fibroso e não distensível, e mesmo um rápido acúmulo de pequena quantidade de sangue pode causar uma marcada redução no enchimento diastólico com prejuízo do débito cardíaco (DC). Esta condição resultará em colapso cardiovascular se não for tratada.

▶ Diagnóstico

O diagnóstico de tamponamento cardíaco pode ser difícil, pois a clássica tríade de pressão de pulso estreitada, distensão de veias jugulares e bulhas cardíacas abafadas não costuma ocorrer em crianças. As crianças têm pescoços mais curtos em comparação com adultos, de maneira que a distensão de veias jugulares pode ser difícil de identificar. Além disso, a parede torácica mais fina da criança transmite o som a todas as áreas dos campos pulmonares, de modo que pode não ser notado o abafamento das bulhas cardíacas. No paciente pediátrico com dificuldade respiratória e sinais de choque que não melhoram com ventilação adequada e ressuscitação com líquidos, deve-se considerar o tamponamento cardíaco. Uma US à beira do leito pode ajudar a detectar alterações na contratilidade e no derrame pericárdico (ver Capítulo 2). A radiografia torácica pode demonstrar uma silhueta cardíaca aumentada, sugestiva deste diagnóstico. A ferramenta diagnóstica de escolha é a ecocardiografia.

▶ Tratamento

A pericardiocentese com agulha pode fornecer alívio sem assistência radiológica se a ecocardiografia de emergência à beira do leito não estiver disponível. Porém, a pericardiocentese pode ser útil apenas se for encontrado sangue não coagulado com o uso de uma agulha de grosso calibre com bainha plástica. A pericardiocentese por agulha guiada por US tem se mostrado segura e confiável. A agulha é introduzida à esquerda da área subxifoide e direcionada para cima e para o ombro esquerdo em um ângulo de 45 graus com aspiração cuidadosa até que seja obtido líquido/sangue. A cânula de pericardiocentese pode ser deixada no local conforme a necessidade para novas aspirações até a descompressão cirúrgica definitiva.

> Kerr M, Maconochie I: Paediatric chest trauma (part 1)—Initial lethal injuries. *Trauma.* 2008;10:183-194.

TÓRAX INSTÁVEL

Quando há fratura de duas ou mais costelas contíguas em mais de um local, isto resulta em um segmento "livre" ou "instável". Esta parte do tórax se move em resposta a alterações na pressão intrapleural, e o restante do tórax responde a mudanças na pressão intratorácica e atividade dos músculos respiratórios. O segmento livre contrai quando o tórax se expande durante a inspiração e, depois, se projeta para fora durante a expiração quando o restante do tórax se retrai, criando o típico movimento "paradoxal" e reduzindo a eficiência da respiração.

▶ Diagnóstico

O tórax instável costuma ser difícil de diagnosticar em pacientes pediátricos. Taquipneia e respiração superficial podem ser evidentes na criança consciente e, se a condição estiver presente por período prolongado, pode ser vista fadiga respiratória com hipóxia resultante. A palpação da parede torácica deve revelar o segmento instável. Também pode haver crepitação da parede torácica. Segmentos instáveis na parede torácica lateral e posterior são potencialmente mais graves, podendo ocorrer maior prejuízo da movimentação diafragmática e maior dificuldade na respiração. A radiografia torácica costuma demonstrar múltiplas fraturas costais deslocadas com contusão pulmonar subjacente e enfisema subcutâneo próximo ao segmento instável (ver Figura 25-2).

▶ Tratamento

A administração da máxima FiO_2 é uma prioridade. Muitas vezes, é realizada a intubação eletiva para auxiliar no controle da dor e na higiene pulmonar agressiva. A pressão direta sobre o segmento instável para evitar o movimento paradoxal deve

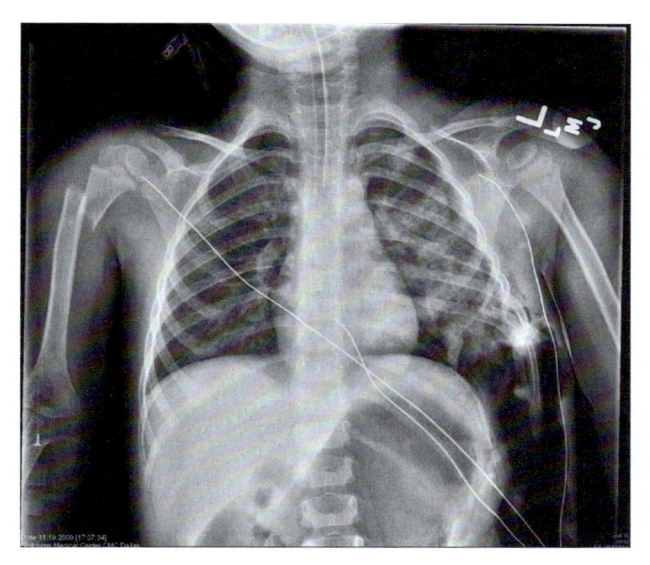

Figura 25-2 Tórax instável à esquerda com contusão pulmonar subjacente e enfisema subcutâneo associado. Também é observada uma fratura de úmero direito proximal.

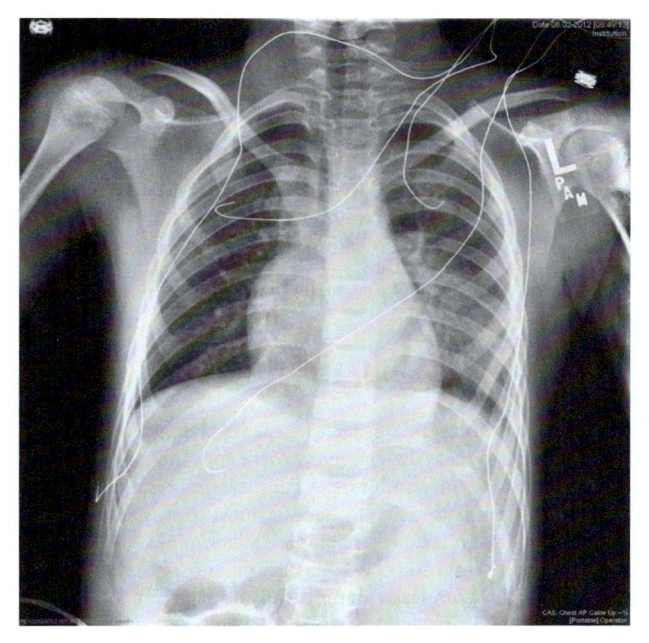

Figura 25-3 Contusão pulmonar no lobo inferior esquerdo.

ser realizada imediatamente. Isto pode ser feito enfaixando-se o segmento instável. Pode ser feito um controle agressivo da dor usando-se morfina ou fentanil e, algumas vezes, bloqueio de nervos intercostais. Pode haver necessidade de higiene pulmonar mais invasiva, como aspiração e, algumas vezes, broncoscopia.

A presença de tórax instável deve alertar o médico para outras lesões potenciais, pois sua presença denota uma quantidade significativa de força aplicada na parede torácica.

Kerr M, Maconochie I: Paediatric chest trauma (part 1)—Initial lethal injuries. *Trauma*. 2008;10:183-194.

LESÕES POTENCIALMENTE AMEAÇADORAS À VIDA

As lesões que potencialmente ameaçam a vida, com frequência identificadas na avaliação secundária, não ameaçam imediatamente a vida, mas podem ter impacto significativo na morbidade e resultar em aumento da mortalidade se não forem prontamente identificadas e manejadas de forma adequada.

CONTUSÃO PULMONAR

A contusão pulmonar é a lesão mais comum no trauma torácico em crianças. Ela costuma ocorrer no trauma torácico fechado, tendo grande associação com outras lesões intratorácicas e extratorácicas. A lesão do parênquima pulmonar resulta em hemorragia e edema a partir dos capilares pulmonares, levando ao colapso alveolar e à consolidação pulmonar. Por fim, ocorre desequilíbrio entre ventilação e perfusão, além de uma redução na complacência pulmonar.

Diagnóstico

Até 50% das crianças podem não ter sintomas, tornando o diagnóstico difícil durante a avaliação inicial. O grau de sintomas costuma ser diretamente proporcional às áreas envolvidas. Os pacientes podem apresentar taquipneia, hipóxia, hipoxemia, taquicardia, redução de sons respiratórios ou ruídos adventícios (estertores ou sibilância) nas regiões afetadas. Pode haver hematoma na parede torácica. Também pode haver dor torácica na criança consciente e que verbaliza. A radiografia torácica pode demonstrar áreas de consolidação que podem inicialmente ter distribuição esparsa ou envolver todo o pulmão (Figura 25-3). Em crianças, estas áreas esparsas de consolidação não respeitam as fronteiras anatômicas de segmentos ou lobos. Porém, os achados na radiografia torácica podem ser tardios em relação aos achados clínicos ou subestimar o grau da lesão; assim, recomendam-se radiografias seriadas se houver suspeita desta condição clínica. A tomografia computadorizada (TC) de tórax é mais sensível do que a radiografia torácica, mas não é recomendada como rotina. Porém, ela pode ser útil se houver suspeita de lesões intratorácicas.

Tratamento

A administração de oxigênio a 100% está indicada como tratamento de suporte. Se a disfunção respiratória for grave, pode ser realizada a intubação eletiva com volume expiratório final positivo. Deve ser feita a analgesia agressiva com morfina ou fentanil. Fisioterapia de tórax, incluindo aspiração e drenagem postural, deve ser realizada. É fundamental um manejo cuidadoso de líquidos para manter a normovolemia, pois a hipervolemia pode piorar a condição.

A pneumonia é a complicação mais comum e deve ser manejada conforme a indicação clínica.

> Hamrick M, Duhn R, Boswell W Ochsner M: Pulmonary contusion in the pediatric population. *Am Surg.* 2010;76 (7):721-724 [PMID: 20698378].
>
> Kerr M, Maconochie I: Paediatric chest trauma (part 2)—Hidden injuries. *Trauma.* 2008;10:195-210.
>
> Moore MA, Wallace EC, Westra SJ: Chest trauma in children: Current imaging guidelines and techniques. *Radiol Clin N Am.* 2011;49:949-968 [PMID: 21889016].

CONTUSÃO MIOCÁRDICA

A contusão miocárdica é a lesão cardíaca mais comum em trauma torácico na pediatria, mas ocorre com menor frequência em comparação com os adultos. A contusão miocárdica costuma ocorrer no trauma torácico fechado. Muitas contusões cardíacas em crianças deixam de ser relatadas devido à ausência de sintomas na apresentação ou a falhas no diagnóstico. Além disso, muitas crianças com lesão significativa morrem antes de chegar ao hospital. Há áreas distintas de hemorragia dentro do músculo cardíaco e pode haver envolvimento de uma camada do músculo. O problema pode levar a defeitos na condução cardíaca, à redução da função e mesmo choque cardiogênico.

▶ Diagnóstico

A confirmação da contusão miocárdica pode ser difícil, particularmente na criança que ainda não verbaliza. As crianças podem ser assintomáticas na apresentação. Dor torácica, taquicardia e hipotensão, particularmente em crianças que não respondem à ressuscitação adequada com líquidos, podem ser pistas para auxiliar no diagnóstico. Atualmente não há consenso sobre exames auxiliares de escolha para determinar um diagnóstico definitivo. Porém, há várias modalidades que definitivamente podem auxiliar no diagnóstico.

Eletrocardiografia

A eletrocardiografia é a ferramenta de rastreamento mais adequada e deve ser obtida nas crianças que apresentam trauma torácico. Porém, um eletrocardiograma normal não descarta o diagnóstico. Os achados eletrocardiográficos podem ser variados e inespecíficos: inversões de onda T, alterações de segmento ST, extrassístoles ventriculares, arritmias supraventriculares e ventriculares e graus variados de bloqueio cardíaco foram descritos. Porém, alguns relatos indicam que, se uma criança com trauma torácico fechado está hemodinamicamente estável no momento da apresentação e apresenta ritmo sinusal normal, é improvável que desenvolva falha da bomba cardíaca.

Marcadores bioquímicos

Os níveis séricos das enzimas cardíacas creatinocinase (CK) e a isoenzima MB da creatinocinase (CK-MB) não são específicos para o coração e costumam estar elevados na presença de trauma, pois estão presentes no músculo esquelético, no intestino e no fígado. A troponina T e a troponina I são mais específicas para o coração, mas são menos sensíveis.

Ecocardiografia

A ecocardiografia não deve ser usada como ferramenta de rastreamento nas crianças com suspeita de contusão miocárdica. Esta modalidade é recomendada na presença de hipotensão persistente, apesar de ressuscitação adequada com líquidos e eletrocardiografia anormal. A ecocardiografia costuma ser obtida para excluir outras lesões cardíacas potenciais, como ruptura miocárdica, derrame pericárdico ou falha de bomba cardíaca.

Imagem com radionuclídeos

O radionuclídeo marcado na cintilografia se acumula no miocárdio lesado, permitindo uma avaliação rápida e não invasiva de lesão do músculo cardíaco, o que torna o exame teoricamente uma modalidade diagnóstica de escolha. O exame fornece avaliação rápida e não invasiva do dano ao músculo cardíaco. Porém, pode não estar disponível e pode ser falsamente negativo em casos de contusões miocárdicas menores.

▶ Tratamento

O tratamento das contusões miocárdicas é primariamente de suporte com manejo da hipotensão ou de arritmias cardíacas, quando ocorrerem. A hipotensão que não responde a terapia com líquidos intravenosos (IV) pode necessitar de inotrópicos. Porém, o médico deve lembrar que os inotrópicos podem aumentar o consumo miocárdico de oxigênio e, assim, piorar a contusão cardíaca presente. Pode haver necessidade de antiarrítmicos para o tratamento de arritmias persistentes.

> Brock JS, Benitez R: Blunt Cardiac trauma. *Cardiol Clin.* 2012 30(4):545-555 [PMID: 23102031].
>
> Kerr M, Maconochie I: Paediatric chest trauma (part 2)—Hidden injuries. *Trauma.* 2008;10:195-210.

HÉRNIA DIAFRAGMÁTICA

A hérnia diafragmática é uma ocorrência muito rara em crianças, ocorrendo com maior frequência no lado esquerdo, pois o lado direito está protegido pela borda superior do fígado, embora evidências sugiram que esta lateralidade observada possa estar superestimada. A hérnia pode resultar de trauma torácico fechado ou penetrante. Um trauma torácico penetrante abaixo da linha do mamilo exige avaliação radiológica extensa para excluir esta condição.

▶ Diagnóstico

As crianças podem ser assintomáticas, particularmente se a ruptura for pequena. A herniação de conteúdo abdominal para

TRAUMA TORÁCICO — CAPÍTULO 25

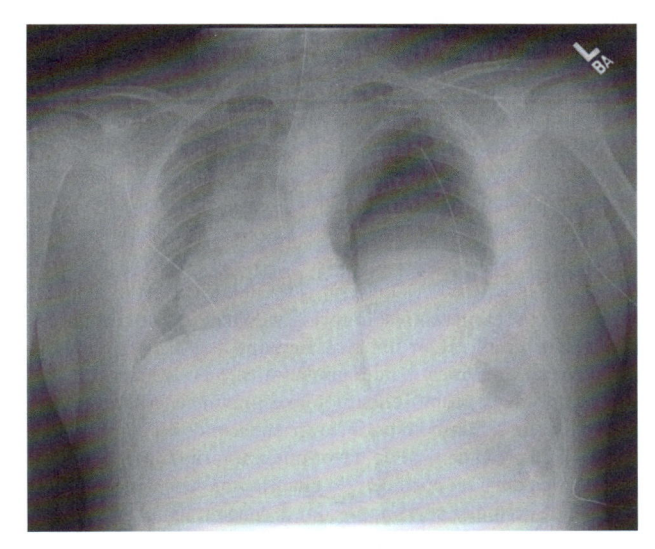

▲ **Figura 25-4** Ruptura diafragmática esquerda com deslocamento de estruturas mediastinais para a direita. A sonda nasogástrica demonstra que a bolha gástrica está intratorácica.

dentro da cavidade torácica, causando comprometimento respiratório e levando à hipóxia e à taquipneia, pode ocorrer quando o defeito é suficientemente grande. O típico "abdome escafoide" pode não estar presente inicialmente, a não ser que haja uma herniação substancialmente grande. Pode haver ausência ou redução dos sons respiratórios no lado afetado. A presença de ruídos intestinais no lado afetado pode ser notada. Pode haver dor torácica, abdominal ou no ombro (por irritação do nervo frênico). Sintomas de obstrução intestinal, como vômitos, podem ser observados. Se não houver herniação visceral, o diagnóstico pode ser tardio ou difícil.

A radiografia torácica é o exame diagnóstico inicial, mas não tem elevada sensibilidade. Porém, os achados podem não ser notados na presença de lesões associadas, como contusões pulmonares ou lesões de diafragma direito, pois o fígado impede a herniação do conteúdo abdominal. O achado de hemidiafragma elevado, irregularidade da margem diafragmática, presença de conteúdo abdominal intratorácico ou presença de sonda nasogástrica na cavidade intratorácica pode indicar o diagnóstico (Figura 25-4).

A TC de tórax não é muito sensível para este diagnóstico, mesmo com cortes muito pequenos no exame.

Foram sugeridas outras modalidades diagnósticas, incluindo ressonância magnética (RM), fluoroscopia e toracoscopia diagnóstica. A toracoscopia diagnóstica deve ser realizada quando houver forte suspeita. Porém, estas estratégias diagnósticas não costumam estar disponíveis ou serem factíveis no cenário de cuidados agudos.

▶ Tratamento

O reparo cirúrgico é mandatório em pacientes com ruptura diafragmática, pois a lesão não melhorará de forma espontânea, independentemente do tamanho.

Kerr M, Maconochie I: Paediatric chest trauma (part 2)—Hidden injuries. *Trauma*. 2008;10:195–210.

RUPTURA ESOFÁGICA

O trauma fechado ou penetrante pode causar ruptura esofágica; porém, isto é raro em crianças. O esôfago distal, com a ausência de estruturas mediastinais de suporte em sua volta, é a região mais afetada no trauma fechado. A perfuração leva ao vazamento de conteúdo diretamente para o mediastino e espaço pleural. Esta lesão costuma estar associada com outras lesões intratorácicas, tendo taxa de mortalidade relativamente alta.

▶ Diagnóstico

A ruptura esofágica pode ser difícil de diagnosticar. Os sintomas costumam ser inespecíficos e podem incluir dor torácica, dor abdominal, dispneia, disfagia e vômitos. Se a ruptura ocorrer mais proximalmente, pode haver dor cervical. A presença de crepitação na parede torácica ou de enfisema subcutâneo pode auxiliar no diagnóstico. A radiografia torácica é o exame diagnóstico inicial de escolha e pode demonstrar enfisema subcutâneo, pneumotórax, pneumomediastino e/ou derrame pleural. Também pode ser observado um mediastino alargado.

A esofagografia com contraste hidrossolúvel e a esofagoscopia rígida confirmam o diagnóstico. A esofagoscopia rígida deve ser realizada se houver suspeita da lesão, apesar de esofagografia negativa.

▶ Tratamento

O tratamento é determinado pelo tamanho e pela localização da ruptura. Vários autores defendem o reparo cirúrgico primário da ruptura. O manejo conservador com antibióticos IV, suporte nutricional e drenagem é defendido em rupturas não associadas com mediastinite.

Kerr M, Maconochie I: Paediatric chest trauma (part 2)—Hidden injuries. *Trauma*. 2008;10:195–210.

RUPTURA AÓRTICA

A ruptura aórtica ocorre raramente em crianças; porém, ela está associada com uma elevada taxa de mortalidade. Há necessidade de considerável quantidade de energia para causar uma ruptura aórtica, geralmente com rápida aceleração-desaceleração e forças de cisalhamento mais comumente causadas por acidentes de trânsito, colisão de pedestres e veículos automotivos e quedas. As lesões comumente vistas em pacientes com lesão aórtica incluem contusões pulmonares, fraturas pélvicas e de outros ossos longos, lesões abdominais e lesões do sistema nervoso central (SNC). A aorta é muito móvel em crianças, e a ruptura tende a ocorrer em áreas de menor mobilidade, como ao nível do ligamento arterioso e do istmo aórtico distal à artéria subclávia esquerda. A lesão varia desde uma pequena laceração da íntima a até uma transecção completa. A mortalidade se aproxima de 100% na transecção completa.

▶ Diagnóstico

A ruptura parcial da aorta se apresenta com hipotensão, dispneia, dor torácica retroesternal e pulsos reduzidos, particularmente nas extremidades inferiores e na extremidade superior esquerda. Rouquidão, dorsalgia e dor escapular também podem estar presentes. As modalidades diagnósticas a seguir podem ser usadas para avaliar a ruptura de aorta.

Radiografia torácica

Os achados na radiografia simples de tórax podem ser inespecíficos; porém, ela é a modalidade diagnóstica de escolha para o rastreamento. A presença de mediastino alargado é o achado mais consistente, mas ele pode ser obscurecido pela presença do timo nas crianças menores. Outros sinais radiográficos, como botão aórtico indefinido ou desvio traqueal para a direita, podem estar presentes.

Tomografia computadorizada de tórax

Esta modalidade é o exame diagnóstico de escolha no paciente hemodinamicamente estável. Ela tem boa especificidade, mas não sensibilidade. Achados anormais necessitam de aortografia.

Ecocardiografia transesofágica

Esta modalidade diagnóstica é recomendada no paciente instável por ser rápida, não invasiva e poder ser realizada à beira do leito. Porém, ela pode não estar disponível.

Aortografia

Esta modalidade radiológica é menos usada atualmente em função de seu custo, tempo necessário para a realização e por não estar amplamente disponível. Ela costuma ser usada quando a TC é inconclusiva.

▶ Tratamento

O manejo cuidadoso da pressão arterial (PA) e o reparo cirúrgico imediato da ruptura aórtica formam a base do tratamento.

Kerr M, Maconochie I: Paediatric chest trauma (part 2)—Hidden injuries. *Trauma*. 2008;10:195-210.

LESÃO TRAQUEOBRÔNQUICA

A lesão traqueobrônquica costuma ocorrer em casos de trauma torácico fechado. Ela ocorre muito raramente em crianças. Porém, ela também pode ocorrer no trauma penetrante do tórax.

A taxa de mortalidade é elevada. A elasticidade da parede torácica nas crianças permite a dissipação de grandes forças para o mediastino sem ruptura da parede torácica. Assim, a ausência de fraturas costais não deve reduzir a possibilidade de uma lesão traqueobrônquica. A maioria das lesões ocorre próximo à carina, ao redor da traqueia distal ou da porção proximal do brônquio fonte principal direito.

▶ Diagnóstico

Pode haver sofrimento respiratório evidenciado por taquipneia, dispneia e hipóxia. Dor torácica, hemoptise e disfagia também podem estar presentes. A radiografia torácica pode mostrar achados inespecíficos, como pneumotórax, pneumomediastino e/ou fraturas costais. Também pode haver enfisema subcutâneo. Com lesões mais proximais, pode haver pneumotórax hipertensivo. O diagnóstico deve ser considerado quando houver vazamento persistente de ar após toracotomia com drenagem de tórax. A broncoscopia pode ajudar a identificar a localização da lesão.

▶ Tratamento

A administração de oxigênio a 100% e a drenagem de tórax estão indicadas precocemente no manejo de crianças com lesão traqueobrônquica. A intubação eletiva precoce costuma ser defendida, preferivelmente com o uso de um broncoscópio, para evitar a conversão de lesões parciais em transecções completas. O desbridamento cirúrgico precoce com anastomose primária é o tratamento de escolha.

Kerr M, Maconochie I: Paediatric chest trauma (part 2)—Hidden injuries. *Trauma*. 2008;10:195-210.

OUTRAS LESÕES

FRATURAS COSTAIS

Fraturas costais ocorrem raramente em crianças com trauma torácico e, quando presentes, podem indicar outras lesões. As fraturas costais costumam ser causadas por trauma torácico fechado. Deve ser considerado o trauma não acidental (TNA) como causa em crianças com menos de 1 ano, pois isso é responsável pela maioria dos casos neste grupo etário. Causas como fragilidade óssea, trauma de parto e raquitismo devem ser excluídas. A maioria das fraturas costais que ocorrem como resultado de TNA costuma se localizar posteriormente, como no trauma de parto. Foram relatadas fraturas costais por ressuscitação cardiopulmonar, mas estas costumam se localizar anteriormente e têm ocorrência rara.

▶ Diagnóstico

A radiografia torácica é a modalidade de escolha para o rastreamento de fraturas costais (Figura 24-5). A presença de uma fratura na primeira costela é altamente indicativa de TNA, estando associada com a presença de outras lesões intratorácicas.

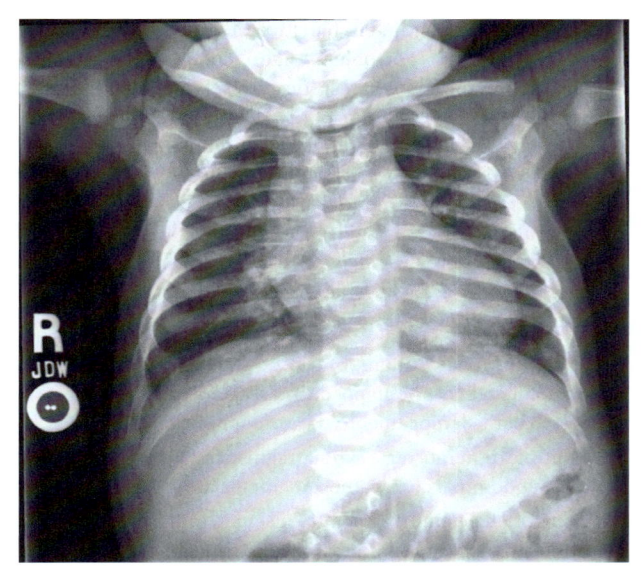

Figura 25-5 Radiografia torácica demonstrando fraturas em consolidação na porção posterior da oitava e nona costelas. Estas fraturas são altamente suspeitas de trauma não acidental.

Múltiplas fraturas costais são um marcador de lesão grave; as lesões associadas têm alta taxa de mortalidade. Assim, o médico deve considerar fortemente a obtenção de uma TC de crânio, bem como outros exames para pesquisar evidências de TNA em uma criança pequena com múltiplas fraturas costais.

▶ **Tratamento**

O tratamento é primariamente de suporte. Controle agressivo da dor e medidas para a respiração profunda costumam ser suficientes para evitar complicações como atelectasias.

> Kerr M, Maconochie I: Paediatric chest trauma (part 2)—Hidden injuries. *Trauma*. 2008;10:195-210.
> Moore MA, Wallace EC, Westra SJ: The imaging of pediatric thoracic trauma. *Pediatr Radiol*. 2009;39:485-496 [PMID: 19151969].

FRATURAS DE ESTERNO

As fraturas de esterno ocorrem raramente em crianças devido à elasticidade da parede torácica. Estas fraturas ocorrem após trauma torácico fechado e costumam resultar de força considerável, o que deve alertar o médico para a possibilidade de outras lesões intratorácicas.

▶ **Diagnóstico**

A presença de dor torácica que piora com a palpação do esterno deve levantar a suspeita de uma fratura do esterno. A radiografia torácica pode demonstrar a fratura, embora ela possa ser sutil e passar despercebida. Se houver deslocamento significativo, pode haver pneumotórax ou contusão pulmonar.

▶ **Tratamento**

Controle agressivo da dor com morfina e fentanil e exercícios de respiração profunda para evitar atelectasias são as prioridades do tratamento.

> Garel T, Ince A, et al: The sternal fracture: Radiographic analysis of 200 fractures with special reference to concomitant injuries. *J Trauma Inj Infect Crit Care*. 2003;57(4):837844 [PMID: 15514539].
> Mayberry JC, Ham LB et al: Surveyed opinion of American Trauma, orthopedic, and thoracic surgeons on rib and sternal fracture repair. *J Trauma Inj, Infect Crit Care*. 2008;66(3):875–879 [PMID: 19276767].

ASFIXIA TRAUMÁTICA

Um golpe direto severo no tórax com a glote fechada pode resultar em asfixia traumática. A lesão pode ocorrer quando um veículo automotivo atropela uma criança, ou quando um objeto pesado cai sobre o tórax ou abdome de uma criança. O aumento na pressão dilata os capilares e os sistemas venosos. As regiões drenadas pela veia cava superior (VCS) são particularmente afetadas, resultando em marcada diferença entre a cabeça/pescoço e o restante do corpo da criança ao exame físico.

▶ **Diagnóstico**

A criança pode ter hemorragias petequiais na região da cabeça e do pescoço, podendo haver envolvimento da esclera e das membranas mucosas. Podem haver hematomas, cianose e edema na região do corpo acima da área de impacto, ao passo que região abaixo da área de impacto pode ser normal. Também devem ser consideradas outras lesões intratorácicas associadas resultantes da força de impacto direto.

▶ **Tratamento**

As manifestações cutâneas melhorarão com o tempo. As lesões associadas, incluindo tórax instável, pneumotórax, contusão pulmonar e ruptura aórtica, devem ser manejadas de forma apropriada ao caso.

As condições clínicas a seguir têm taxa de mortalidade anormalmente elevada e, assim, raramente são vistas no SE.

> Pitetti RD, Walker S: Life-threatening chest injuries in children. *Clin Pediatr Emerg Med*. 2005;6:16-22.

COMOÇÃO CARDÍACA

A comoção cardíaca descreve um evento em que a parede torácica anterior é atingida por uma força que resulta em arritmia ventricular, sem causar dano estrutural no miocárdio e tendo o potencial para levar à morte súbita cardíaca. Os pacientes costumam ser previamente saudáveis e sem doença cardíaca subjacente. A taxa de mortalidade relatada para esta lesão é de cerca de 85%.

▶ Diagnóstico

Uma história clínica completa e acurada ajuda a determinar o diagnóstico. Os pacientes podem ter dor torácica, arritmia ou hipotensão inexplicada. A elevação da troponina I pode ser muito útil na confirmação do diagnóstico. O eletrocardiograma pode mostrar elevações inespecíficas de segmento ST, taquicardia sinusal e arritmias. Pode haver fratura esternal associada na radiografia torácica.

▶ Tratamento

As crianças com instabilidade hemodinâmica devem ser submetidas imediatamente a uma ecocardiografia, podendo necessitar de suporte inotrópico. A administração imediata de desfibrilação pode salvar a vida da criança com fibrilação ventricular (FV).

Como a taxa de mortalidade é muito alta, a prevenção é a base para se evitar esta lesão, como o uso de equipamentos de proteção adequados durante atividades esportivas associadas como o beisebol.

> Kamdar G, Santucci K, et al: Management of pediatric cardiac trauma in the ED. *Clin Pediatr Emerg Med*. 2011;12(4):323-332.
>
> Pitetti RD, Walker S: Life-threatening chest injuries in children. *Clin Pediatr Emerg Med*. 2005;6:16-22.

TRAUMA PENETRANTE COM TORACOTOMIA NO SERVIÇO DE EMERGÊNCIA

A lesão é incomum em crianças, particularmente naquelas com menos de 13 anos de idade. Isto costuma ser resultado de ferimentos por projéteis balísticos de alta velocidade ou ferimentos causados por objeto afiado, como facas. A parede torácica das crianças é mais elástica em relação à dos adultos, oferecendo menos proteção para o conteúdo intratorácico. Assim, podem haver lacerações do parênquima pulmonar, bem como do coração. As lacerações que envolvem o coração costumam ser fatais, resultando em tamponamento cardíaco e colapso circulatório.*

Se a criança sobreviver até a chegada ao SE, a toracotomia de emergência pode salvar sua vida. As indicações para toracotomia de emergência incluem

1. Melhora no desvio temporário de sangue, preferivelmente para o cérebro por meio de massagem cardíaca aberta e acesso para clampeamento da aorta torácica.
2. Controle de hemorragia subdiafragmática causada por trauma intra-abdominal com clampeamento da aorta torácica.
3. Controle da hemorragia intravascular torácica persistente evidenciada por sangramento persistente por toracostomia e dreno de tórax.
4. Controle de hemorragia cardíaca ou alívio de tamponamento cardíaco maciço que não pode ser drenado por pericardiocentese.

Este procedimento heroico e que pode salvar a vida deve ser usado em pacientes com lesões torácicas penetrantes que tenham sofrido uma parada cardiopulmonar testemunhada no SE, naqueles com perda dos sinais vitais durante curto tempo de transporte até o SE ou em pacientes com choque ou hipotensão persistente severa e suspeita de hemorragia intratorácica ou tamponamento cardíaco maciço.

> Mejia JC, Stewart RM, Cohn SM: Emergency department thoracotomy. *Semin Thorac Cardiovas Surg*. 2008;20:13-18 [PMID: 18420121].

---

* N. de R.T. No Brasil, com o aumento da violência urbana, estes traumas têm sido vistos com mais frequência.

Trauma abdominal

26

Mercedes Uribe, MD
Halim Hennes, MD, MS

VISÃO GERAL

O trauma abdominal é a lesão fatal mais comumente despercebida e a terceira principal causa de morte pediátrica por trauma após lesões da cabeça e do tórax. A taxa de mortalidade é estimada em torno de 8,5%, sendo responsável por 8 a 12% de todas as mortes de crianças internadas com trauma abdominal.

As crianças têm características anatômicas, fisiológicas e psicológicas diferentes dos adultos, o que as predispõem a diversas lesões. O reconhecimento dessas características é importante na avaliação e no manejo do paciente pediátrico com trauma. As características mais pertinentes em relação ao trauma abdominal são descritas na Tabela 26-1.

TIPOS DE LESÕES

LESÃO ABDOMINAL FECHADA

Mais de 80 a 90% das lesões abdominais traumáticas em crianças resultam de mecanismo fechado. As causas mais comuns de lesões são acidentes de trânsito (49%), quedas (22%), trauma por impacto direto (20%) e atropelamento por veículo (9%). Outros mecanismos incluem acidentes de trânsito, lesões por guidão de bicicleta e trauma por esporte ou não acidental. As incidências de lesões de órgãos sólidos associadas com trauma fechado são baço (46,7%), fígado (33,3%), rins (17,5%) e pâncreas (2,5%).

As crianças com trauma não acidental (TNA) têm maior risco de morbidade e mortalidade.

LESÕES PENETRANTES

O trauma abdominal penetrante é responsável por 4 a 15% de todos os traumas abdominais em pediatria. Nos Estados Unidos, as lesões relacionadas com arma de fogo e os ferimentos por tiro são as causas mais comuns de lesões penetrantes no grupo etário da pediatria e representam a principal causa de morte em homens negros com idade entre 15 a 24 anos. Outras lesões penetrantes incluem feridas por objetos pontiagudos, empalação, mordeduras de cachorros e acidentes relacionados com máquinas. As lesões penetrantes em geral envolvem lesões de vísceras ocas, primariamente o intestino delgado. O fígado é o órgão sólido mais lesado (possivelmente devido ao seu grande tamanho), seguido por rins e baço. Embora as feridas por arma de fogo geralmente necessitem de intervenção cirúrgica, um subgrupo de crianças estáveis com ferimentos por objeto pontiagudo pode ser manejado de maneira conservadora.

Tataria M, Nance ML, Holmes JH, et al: Pediatric blunt abdominal injury: age is irrelevant and delayed operation is not detrimental. J Trauma. 2007;63(3):608-614 [PMID: 18073608].

MANEJO DE LESÕES QUE AMEAÇAM A VIDA

O cuidado do trauma em todas as lesões pediátricas segue as diretrizes do Advanced Trauma Life Support (ATLS). Via aérea (*airway*), respiração (*breathing*) e circulação (ABC) formam a principal prioridade. O reconhecimento precoce e o início oportuno da ressuscitação, os exames diagnósticos apropriados e os cuidados definitivos podem reduzir a morbidade e a mortalidade nestes pacientes. Os exames radiológicos que exigem que o paciente deixe a sala de trauma devem ser reservados apenas para pacientes hemodinamicamente estáveis e em conjunto com o cirurgião do trauma.

AVALIAÇÃO

O abdome é, em geral, avaliado durante a avaliação secundária e começa com a descompressão do estômago e da bexiga e o exame físico do dorso. O exame físico deve incluir avaliação, ausculta e palpação. Durante a avaliação, abrasões e contusões da parede torácica inferior e abdominal ou distensão do abdome são marcadores de lesões de órgãos sólidos ou intestinais.

Tabela 26-1 Razões para a suscetibilidade pediátrica no trauma

- O abdome é largo e curto, especialmente em crianças menores
- A musculatura mais fina da parede abdominal, de órgãos sólidos maiores e de abdome protuberante aumentam o risco de lesão direta
- As costelas e pelve elásticas e menos desenvolvidas aumentam o risco de lesão do fígado, do baço e do sistema urogenital na ausência de fraturas ósseas
- Os órgãos internos têm menos isolamento por gordura e são suspensos por estruturas mais elásticas. Isto reduz a quantidade de absorção de energia e contribui para o dano aos órgãos
- A primeira porção do duodeno não é bem protegida e as crianças podem ter hematoma intramural mesmo com trauma leve
- Lacerações e lesões jejunais altas próximas da válvula ileocecal também são comuns em crianças
- A distensão abdominal é mais comum após trauma devido à deglutição de ar por dor e choro, tornando mais difícil o exame físico
- As crianças podem manter a PA com perda de até 25-40% do volume sanguíneo antes de resultar em hipotensão
- As crianças têm pequeno diâmetro anteroposterior da cavidade abdominal e, quando inadequadamente imobilizada, o fulcro de uma lesão por flexão seria no corpo da coluna, expondo-a uma lesão por flexão-distensão (fratura de Chance)
- O corpo menor da criança permite que as forças traumáticas normalmente se distribuam sobre uma menor massa corporal, aumentando o número de sistemas atingidos durante o trauma
- A área de superfície relativamente maior promove a hipotermia, que complica o choque

PA, pressão arterial.

Tabela 26-2 Indicações para laparotomia no trauma abdominal

- Instabilidade hemodinâmica em pacientes com trauma fechado ou penetrante, sinais de irritação peritoneal
- Transecção ou avulsão pancreática e pseudocisto pancreático
- Lesões renovasculares
- Suspeita de lesão intestinal com pneumoperitônio ou evidência de contaminação fecal ou intestinal no lavado peritoneal diagnóstico
- Evisceração de conteúdo abdominal
- Lacerações retais ou vaginais
- Ruptura intraperitoneal da bexiga
- Síndrome de compartimento abdominal
- Hérnia diafragmática traumática
- Ferimentos abdominais por arma de fogo

A percussão é útil para determinar a presença de líquido intraperitoneal ou ar livre com macicez à percussão ou ressonância timpânica, respectivamente. Em uma criança neurologicamente saudável, a palpação abdominal pode revelar dor, hipersensibilidade ou defesa abdominal como sinais de lesão abdominal. Algumas lesões podem desenvolver sintomas muito lentamente (perfuração gastrintestinal, contusões pancreáticas, hematoma duodenal ou hematobilia); assim, há necessidade de exames físicos repetidos.

As crianças com lesões dolorosas ou inquietantes, sensório alterado ou aquelas que não colaboram em função da idade ou comprometimento neurológico subjacente podem não manifestar sinais e sintomas de lesão abdominal. Áreas que costumam passar despercebidas nas crianças com possível lesão abdominal incluem a região geniturinária, o dorso ou flanco e o reto.

TRATAMENTO

Ressuscitação líquida

O objetivo da ressuscitação líquida na criança é rapidamente corrigir o déficit de volume intravascular. Utilizar as diretrizes do ATLS para a ressuscitação no trauma (ver Capítulo 22).

Indicações para laparotomia de emergência

O manejo não cirúrgico de lesões de órgãos sólidos nas crianças hemodinamicamente estáveis com trauma abdominal fechado está bem sustentado na literatura. A taxa de sucesso do manejo não cirúrgico se aproxima de 90% nestes pacientes.

A decisão de operar os pacientes pediátricos se baseia não apenas na anatomia ou na classificação radiográfica da lesão, mas também na resposta fisiológica à lesão e na resposta à ressuscitação. As indicações para laparotomia no trauma abdominal em pediatria estão listadas na Tabela 26-2.

O cirurgião do trauma deve ser envolvido no cuidado destas crianças desde a chegada à sala de trauma, para evitar atrasos no diagnóstico e no cuidado definitivo.

> Avarello JT, Cantor RM: Pediatric major trauma: An approach to evaluation and management. Emerg Med Clin North Am. 2007;25(3):803-846 [PMID: 17826219].
>
> Tataria M, Nance ML, Holmes JH 4th, et al: Pediatric blunt abdominal injury: Age is irrelevant and delayed operation is not detrimental. J Trauma. 2007;63(3):608-614 [PMID: 18073608].

EXAMES DIAGNÓSTICOS

Avaliação laboratorial

A avaliação laboratorial depende da gravidade do trauma e do exame físico da criança. Há necessidade de tipagem e provas cruzadas para transfusões no paciente instável. Concentrado de hemácias (CH) tipo O negativo ou do tipo específico pode ser usado até a disponibilidade de sangue com provas cruzadas. Exames laboratoriais essenciais no trauma abdominal incluem hemograma completo (HC), provas de função hepática (PFH) e exame qualitativo de urina (EQU). Exames adicionais incluem amilase, lipase, exames de coagulação e bioquímica geral como parte da avaliação dos pacientes com trauma em muitas instituições, podendo ser individualizados.

Hemoglobina e hematócrito

O principal valor de uma dosagem basal de hemoglobina (Hb) e de hematócrito (Ht) é a capacidade de acompanhar valores seriados que reflitam uma perda sanguínea continuada. Os valores iniciais podem ser normais, mesmo com sangramento significativo, até que ocorra um equilíbrio. O objetivo é manter o nível de Ht em 30%, realizando transfusões de sangue quando o nível de Hb cair para 7 a 8 g/dL.

Provas de função hepática

As transaminases hepáticas estão elevadas na lesão hepática. Os níveis séricos de transaminase glutâmico oxalacética (TGO) maiores do que 400 UI/L ou de transaminase glutâmico pirúvica (TGP) maiores do que 250 UI/L são bons preditores para a lesão hepática não suspeitada. A tomografia computadorizada (TC) de abdome é recomendada para identificar e classificar as suspeitas de lesão hepática.

Exame qualitativo de urina

A presença de hematúria microscópica ou macroscópica pode indicar lesão do sistema geniturinário, mas também pode representar um trauma não renal em crianças. A hematúria não é específica para lesões renais ou ureterais, podendo estar ausente nessas lesões. Indica-se exame de imagem dos rins se houver mais de 50 hemácias por campo no exame de urina.

Amilase e lipase

Níveis séricos elevados de amilase e lipase não são marcadores sensíveis para trauma pancreático. Eles podem estar elevados em pacientes com insuficiência renal, e a amilase pode estar elevada na lesão ou na inflamação de glândulas salivares. A sensibilidade dessas enzimas pode aumentar se forem obtidos exames seriados. Até o momento, não há exames confiáveis para a identificação do trauma pancreático, incluindo a TC. Alguns especialistas continuam a recomendar dosagem de amilase e lipase em crianças com trauma abdominal fechado como a maneira mais adequada de identificar suspeitas de lesão pancreática.

Exames de coagulação

Provas de coagulação, incluindo contagem de plaquetas, tempo de protrombina (TP) e tempo de tromboplastina parcial (TTP), raramente são úteis no trauma agudo. Porém, devem ser monitorados em crianças que recebem múltiplas unidades de sangue em risco para o desenvolvimento de coagulopatias relacionadas a transfusões.

Eletrólitos

Anormalidades eletrolíticas são incomuns no trauma agudo. Acidose metabólica, aumento de lactato e déficit de base (DB) são marcadores úteis para a presença de lesão abdominal que pode necessitar de cirurgia. Outras anormalidades eletrolíticas que ocorrem primariamente após transfusões maciças incluem hipercalemia, alcalose metabólica, hiperfosfatemia e hipocalcemia.

Outras modalidades diagnósticas

Os exames laboratoriais e o exame físico não apresentam sensibilidade e especificidade suficientes para diagnosticar ou excluir lesão intra-abdominal em crianças. Assim, exames de imagem são fundamentais na avaliação da criança com suspeita de trauma abdominal. Estas modalidades diagnósticas são radiografia abdominal, ultrassonografia (US) abdominal, TC, LPD e laparoscopia diagnóstica (LD).

Radiografia simples

O American College of Surgeons Committee on Trauma recomenda radiografias de rotina em pacientes de trauma, incluindo coluna cervical, tórax e pelve. Radiografias simples de abdome são primariamente úteis no trauma penetrante para detectar pneumoperitônio e corpo estranho. Outros exames, incluindo radiografia de esôfago, estômago e duodeno (REED) e colangiopancreatografia retrógrada endoscópica (CPRE), são, algumas vezes, necessários para diagnosticar determinadas lesões, como hematoma duodenal e trauma do ducto pancreático. Porém, eles não estão indicados no ambiente do serviço de emergência (SE).

Ultrassonografia

A US foi promovida a uma ferramenta efetiva para rastreamento inicial no SE para a avaliação de crianças com suspeita de trauma abdominal (ver Capítulo 2 para discussão completa da ultrassonografia). A técnica de avaliação focada com sonografia no trauma (FAST, do inglês, *focused assessment with sonography in trauma*) demora apenas 2 a 3 minutos para ser realizada e envolve um exame limitado de quatro locais específicos do abdome: quadrante superior direito, incluindo a bolsa de Morison (espaço potencial entre a fáscia de Gerota do rim e a cápsula de Glisson que recobre o fígado [Figura 26-1A]) e o espaço pleural direito, quadrante superior esquerdo (recesso esplenorrenal) eo espaço pleural esquerdo, área subxifoide para derrame pericárdico e pelve e fundo de saco de Douglas (bolsa retovesical). Outros autores incluíram incidências, como goteiras paracólicas direita e esquerda (Figura 26-1B) e os hemitórax para sangue ou pneumotórax. A FAST pode ser realizada durante a ressuscitação na avaliação primária do trauma e pode fornecer informações oportunas sobre a presença de líquido intraperitoneal (área hipoecoica), sugerindo lesão intra-abdominal. A avaliação rápida e oportuna pode ajudar o médico a identificar crianças que necessitam de intervenção cirúrgica imediata. Estudos têm demonstrado que a sensibilidade da FAST varia entre 46 e 100%, e sua especificidade varia entre 84 e 98%, para tentar detectar todas as crianças com lesões intra-abdominais (independentemente da presença de hemoperitônio). Porém, uma US negativa na criança instável tem utilidade limitada como único exame diagnóstico.

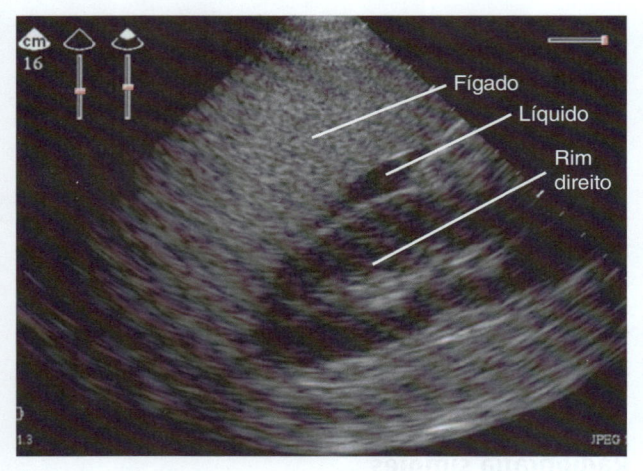

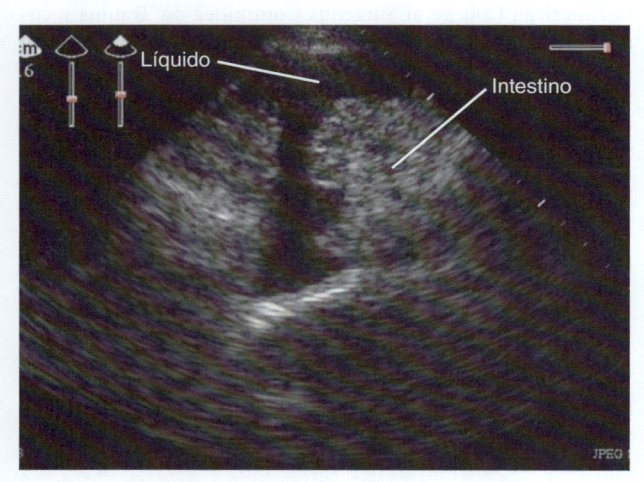

Tabela 26-3 Critérios para diagnóstico positivo de lavado peritoneal

- 10 mL de sangue macroscópico no aspirado inicial
- > 500 leucócitos/mL
- > 100.000 hemácias/mL

ou

- Presença de material entérico/vegetal

▲ **Figura 26-1** (**A**) Líquido livre na interface hepatorrenal. (**B**) Demonstração de goteiras paracólicas.

Lavado peritoneal diagnóstico

O LPD é um exame invasivo, rápido e altamente acurado historicamente usado para avaliação de hemorragia intraperitoneal ou ruptura de víscera oca. A indicação para o LPD no trauma abdominal é a determinação da necessidade de laparotomia de emergência em pacientes hemodinamicamente instáveis ou comatosos. Este procedimento pode detectar anormalidades em mais de 98% dos pacientes com lesão intraperitoneal. O LPD é raramente usado em pacientes pediátricos hoje devido ao uso crescente da FAST e da TC helicoidal. Tradicionalmente, o LPD é realizado em duas etapas após a descompressão da bexiga (sonda de Foley) e do estômago (sonda nasogástrica [NG] ou orográstica [OG]). Primeiro, o médico tenta aspirar líquido livre intraperitoneal. Se forem aspirados 10 mL ou mais de sangue, o procedimento é interrompido, pois é provável que haja lesão intraperitoneal. Segundo, se for detectado pouco ou nenhum sangue, o médico realiza um lavado da cavidade peritoneal com solução fisiológica (SF) ou solução de Ringer lactato, sendo o líquido enviado para o laboratório para coloração de Gram, contagem de hemácias e contagem de leucócitos. O líquido também é examinado quanto à presença de patógenos entéricos, conteúdo bilioso ou de matéria vegetal. A única contraindicação absoluta para o LPD é a cirurgia abdominal prévia. As principais contraindicações incluem cirurgia abdominal recente, coagulopatia, cirrose avançada e obesidade mórbida. Os resultados de um LPD positivo são listados na Tabela 26-3. Porém, o LPD não identifica lesões retroperitoneais. As complicações do LPD incluem lesão ou perfuração vesical, intestinal ou vascular.

Tomografia computadorizada

A TC de abdome é o procedimento radiológico de escolha para a avaliação de pacientes hemodinamicamente estáveis com suspeita de trauma abdominal fechado. Ela é considerada o padrão-ouro na avaliação da extensão e da gravidade das lesões intra-abdominais em crianças e reduziu a incidência de laparotomias exploratórias não terapêuticas. Embora a TC seja uma modalidade diagnóstica não invasiva, o médico deve considerar os riscos e os benefícios de obter uma TC de abdome devido a preocupações quanto ao risco potencial de doença maligna pela exposição à radiação. Para lesões de órgãos sólidos (fígado, baço, rins e glândulas suprarrenais), a TC é útil para classificar a gravidade da lesão. A TC tem a limitação de baixa sensibilidade para diagnosticar lesões pancreáticas, intestinais, diafragmáticas, vesicais e mesentéricas. A TC abdominal de duplo contraste intravenoso (IV) e oral melhora a sensibilidade para identificar lesões pancreáticas, duodenais e intestinais proximais. As indicações para TC de abdome e pelve estão listadas na Tabela 26-4.

Laparoscopia

A laparoscopia serve como ferramenta de diagnóstico rápido e tratamento no trauma abdominal, reduzindo a incidência de morbidade e as laparotomias negativas. Ela é uma alternativa segura para avaliação e manejo de determinadas lesões no trauma abdominal fechado e penetrante nos pacientes hemodinamicamente estáveis. No trauma fechado, a laparoscopia está indicada

Tabela 26-4 Indicações para tomografia computadorizada abdominal

- Suspeita de trauma abdominal fechado com base no padrão da lesão
- Dor ou hipersensibilidade abdominal na criança hemodinamicamente estável com trauma
- Necessidade inicial significativa de ressuscitação líquida sem perda sanguínea óbvia
- Trauma multissistêmico, como lesão grave pélvica, torácica ou craniana
- Incapacidade de realizar exame abdominal adequado por estado mental alterado, suspeita de lesão craniana, lesão de medula espinal ou intoxicação por álcool ou drogas
- Hemoglobina < 10 g/dL sem perda óbvia de sangue
- Hematúria macroscópica ou > 50 hemácias/campo
- Ferimentos penetrantes na região lombar ou flancos
- Necessidade de intervenção cirúrgica de emergência que limitará a capacidade do médico para realizar exames seriados do abdome

para avaliar lesões de vísceras ocas, explorar a origem de líquido livre intra-abdominal sem evidência de lesão de órgão sólido e quando o exame físico é duvidoso. No trauma penetrante, a laparoscopia está indicada em pacientes hemodinamicamente estáveis com ferimentos por objeto cortante em abdome anterior ou ferimentos tangenciais por arma de fogo.

Brenner DJ, Hall EJ: Computed tomography—an increasing source of radiation exposure. N Engl J Med. 2007;357:2277-2284 [PMID: 18046031].

Capraro AJ, Mooney D, Waltzman ML: The use of routine laboratory studies as screening tools in pediatric abdominal trauma. Pediatr Emerg Care. 2006;22:480-484 [PMID: 16871106].

Donnelly L: Imaging issues in CT of blunt trauma to the chest and abdomen. Pediatr Radiol. 2009;39(Suppl 3):S406-S413 [PMID: 19440760].

Fox C, Boysen M, Ghrahbaghian L: Test characteristics of focused assessment of sonography for trauma for clinically significant abdominal free fluid in pediatric blunt abdominal trauma. Acad Emerge Med. 2011;18:477-482 [PMID: 21569167].

Gaines BA, Rutkoski JD: The role of laparoscopy in pediatric trauma. Semin Pediatr Surg. 2010;19:300-303 [PMID: 20889087].

Holmes J, Gladman A, Chang C: Performance of abdominal ultrasonography in pediatric blunt trauma patients: A meta-analysis. J Pediatr Surg. 2007;42:1588-1594 [PMID: 17848254].

Holmes JF, Mao A, Awasthi S, McGahan JP, Wisner DH, Kuppermann N: Validation of a prediction rule for the identification of children with intra-abdominal injuries after blunt torso trauma. Ann Emerg Med. 2009;54:528-533 [PMID: 19250706].

Hom J: The risk of intra-abdominal injuries in pediatric patients with stable blunt abdominal trauma and negative abdominal computed tomography. Acad Emerg Med. 2010;17:469-475 [PMID: 20536798].

Moore MA, Wallace C, Westra SJ: The imaging of pediatric thoracic trauma. Pediatr Radiol. 2009;39:485-496 [PMID: 19151969].

Sivit CJ: Imaging children with abdominal trauma. AJR Am J Roentgenol. 2009;192:1179-1189.

Whitehouse J, Weigelt J: Diagnostic peritoneal lavage: A review of indications, technique, and interpretation. Scand J Trauma Resusc Emerg Med. 2009;17:13 [PMID: 19267941].

Winslow JE, Hinshaw JW, Hughes MJ: Quantitative assessment of diagnostic radiation doses in adult blunt trauma patients. Ann Emerg Med. 2008;52:93-97 [PMID: 18328598].

MANEJO DE EMERGÊNCIA DE LESÕES ESPECÍFICAS

LESÕES ESPLÊNICAS

FUNDAMENTOS DO DIAGNÓSTICO

- O baço é o órgão sólido mais comumente lesado no trauma abdominal fechado.
- Dor no ombro esquerdo (sinal de Kehr) e dor no quadrante superior esquerdo são marcas registradas da lesão esplênica.
- Ela pode causar instabilidade hemodinâmica significativa.
- O exame FAST pode identificar de maneira confiável a lesão em pacientes instáveis.
- A TC é o padrão-ouro para lesão esplênica em pacientes hemodinamicamente estáveis.
- A esplenomegalia por qualquer causa aumenta o risco de lesão mesmo por trauma mínimo.
- O manejo não cirúrgico é o padrão de cuidados em todos os graus de lesão esplênica.

Os achados que sugerem trauma esplênico no exame físico incluem abrasões ou dor no quadrante superior esquerdo, evidência de fratura de costela inferior esquerda, gemidos e distensão abdominal.

A TC de abdome tem um papel importante para guiar o manejo e para determinar o subsequente manejo conservador, incluindo nível de cuidados, duração da monitorização e duração da restrição de atividades, ou a necessidade de intervenção cirúrgica.

Os achados da radiografia simples costumam não ser confiáveis nem específicos para detectar lesão esplênica; porém, achados sutis podem fornecer pistas diagnósticas precoces e úteis. Fraturas de costelas inferiores esquerdas, elevação de diafragma esquerdo, atelectasia de lobo inferior esquerdo, derrame pleural esquerdo, deslocamento medial da bolha gástrica e deslocamento inferior da flexura esplênica do cólon são achados sutis.

No exame FAST, a presença de líquido livre ou lesão parenquimatosa pode auxiliar o médico a determinar a necessidade de laparotomia imediata. Quando for improvável a lesão esplênica, uma FAST normal pode evitar a necessidade de TC, substituindo-a por observação clínica adequada e exames físicos seriados.

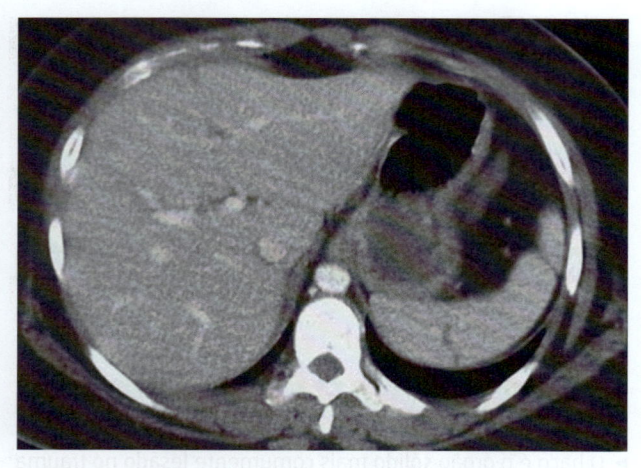

Figura 26-2 Imagem de tomografia computadorizada mostrando laceração com hipoatenuação curvilínea envolvendo menos de 3 cm da profundidade do parênquima na porção posterior do baço, consistente com lesão de grau II.

As lesões esplênicas são classificadas na TC abdominal (Figura 26-2), utilizando uma escala padronizada para as lesões do órgão de graus I a V da American Association for the Surgery of Trauma (AAST) que correlaciona os achados da TC com o potencial de morbidade e mortalidade (Tabela 26-5).

A maioria das lesões esplênicas necessita de manejo não cirúrgico. A decisão sobre o manejo não cirúrgico se baseia na resposta fisiológica à lesão e na presença de lesões associadas, em vez de se basear apenas nos achados radiológicos da lesão. O manejo não cirúrgico é considerado o padrão de cuidado nos pacientes hemodinamicamente estáveis com todos os graus de laceração esplênica, e a taxa de sucesso da abordagem é de 90%. Todos os pacientes necessitam de internação em serviço de trauma pediátrico.

O manejo conservador inclui internação para repouso no leito, exames abdominais seriados, hidratação IV, antibioticoterapia e monitorização de hemoglobina e sinais vitais. A internação na unidade de terapia intensiva (UTI) não é mandatória. A cicatrização completa de todos os graus é vista 3 meses após a lesão.

As crianças com instabilidade hemodinâmica após a avaliação primária, a avaliação secundária e a ressuscitação agressiva geralmente necessitam de laparotomia exploratória. A esplenectomia é mais provável em crianças com lesões esplênicas com destruição completa ou com lesões de graus IV e/ou V. Esplenorrafia e esplenectomia parcial são duas técnicas usadas para controlar o sangramento e preservar o parênquima esplênico. A esplenectomia laparoscópica tem se mostrado segura nas crianças. A vacinação contra bactérias encapsuladas é recomendada após esplenectomia ou manejo não cirúrgico de baço severamente destruído.

Ocorrem complicações tardias pelo menos 48 horas após a lesão, incluindo pseudocisto, abscesso, pseudoaneurisma e ruptura tardia.

LESÕES HEPÁTICAS

FUNDAMENTOS DO DIAGNÓSTICO

▶ A lesão hepática é a segunda lesão de órgão sólido mais comum no trauma fechado.
▶ A lesão hepática é a lesão de órgão sólido mais comum no trauma penetrante.
▶ A lesão hepática é a causa mais comum de hemorragia letal.
▶ Dor no ombro direito e dor no quadrante superior direito são marcas registradas da lesão hepática.
▶ Verificar Hb e PFH para avaliar sangramento hepático continuado.
▶ Usar FAST em pacientes instáveis.
▶ A TC é o padrão-ouro para lesão hepática em pacientes estáveis hemodinamicamente.
▶ Em comparação com as lesões esplênicas, as crianças com lesões hepáticas necessitam de mais transfusões e intervenções cirúrgicas.

As lesões hepáticas costumam ser mais graves do que as esplênicas e têm mais chance de causar sangramento tardio. Os mecanismos de lesão mais comuns são acidentes de trânsito, seguidos

Tabela 26-5 Classificação das lesões esplênicas

Grau	Tipo de lesão	Descrição da lesão
I	Hematoma	
	Laceração	
II	Hematoma	Subcapsular, 10-50% da área de superfície intraparenquimatoso, < 5 cm de diâmetro
	Laceração	Laceração capsular, 1-3 cm da profundidade do parênquima sem envolver vaso trabecular
III	Hematoma	Subcapsular, > 50% da área de superfície ou em expansão; ruptura subcapsular ou hematoma parenquimatoso; hematoma intraparenquimatoso ≥ 5 cm ou em expansão
	Laceração	> 3 cm da profundidade do parênquima ou envolvimento de vasos trabeculares
IV	Laceração	Laceração envolvendo vasos segmentares ou hilares produzindo importante desvascularização (> 25% do baço)
V	Hematoma	Baço completamente destruído
	Laceração	Lesão vascular hilar que desvasculariza o baço

por quedas e trauma por impacto direto. O duplo suprimento sanguíneo para a veia cava superior (VCS) aumenta o risco de hemorragia grave após trauma fechado.

Os achados que sugerem trauma hepático ao exame físico incluem dor ou abrasões no quadrante superior direito, dor no ombro direito, dor torácica inferior direita e distensão abdominal.

Os exames laboratoriais mais úteis no trauma hepático são Hb, Ht e PFH. Valores seriados de Ht identificarão o sangramento continuado potencial. O objetivo do manejo é manter um Ht de 30% e considerar transfusões sanguíneas se a Hb cair para 7 a 8 g/dL. As transaminases hepáticas estão elevadas na lesão hepática. Níveis séricos de TGO maiores de 400 UI/L ou de TGP maiores de 250 UI/L são preditores de lesão hepática.

Os exames de imagem são importantes para guiar e determinar o manejo conservador subsequente, incluindo nível de cuidados, duração da monitorização, duração da restrição de atividades ou intervenção cirúrgica.

As radiografias simples costumam ser normais. Porém, achados radiológicos sutis incluem fratura de costela inferior direita, elevação do hemidiafragma direito e derrame pleural direito.

O exame FAST pode revelar líquido livre ou lesão parenquimatosa. Estes achados devem levar à consideração de intervenção cirúrgica de urgência.

A TC de abdome permanece sendo o padrão-ouro na avaliação do trauma fechado no paciente hemodinamicamente estável. Ela determina com acurácia o grau da lesão hepática, outras lesões associadas e a quantidade de líquido livre no abdome (Figura 26-3). As lesões hepáticas são classificadas como hematoma subcapsular ou intra-hepático, contusão, lesão vascular ou ruptura biliar. Os achados da TC são classificados de I a VI utilizando uma escala padronizada para as lesões do órgão (Tabela 26-6). A classificação é da AAST; porém, a classificação não se correlaciona com os desfechos clínicos. O manejo não cirúrgico do trauma fechado do fígado em pacientes estáveis está bem definido, com taxas de sucesso de 85 a 90% na maioria dos centros pediátricos de trauma. O manejo conservador inclui internação hospitalar em serviço de trauma para repouso no leito, exames abdominais seriados, hidratação IV, antibioticoterapia e monitorização de Hb e sinais vitais. As complicações exclusivas do manejo não cirúrgico incluem vazamentos de bile, sangramento tardio, formação de abscesso e desenvolvimento de hemobilia. As complicações podem ser tratadas com intervenção não cirúrgica, como CPRE ou drenagem percutânea.

As indicações para laparotomia exploradora incluem um maior grau de lesão (graus IV-VI), um menor Pediatric Trauma Score devido a lesões multissistêmicas, necessidade de transfusões dentro de 2 horas da apresentação, trauma associado de veia cava retro-hepática ou veia hepática principal, paciente hipotenso sem resposta. As complicações da cirurgia podem incluir formação de abscesso, fístula pancreática, hematêmese por hemobilia, obstrução biliar, bilioma, úlcera gástrica de estresse, derrame pleural simpático, síndrome de compartimento abdominal, sangramento tardio, infecção de ferida e obstrução

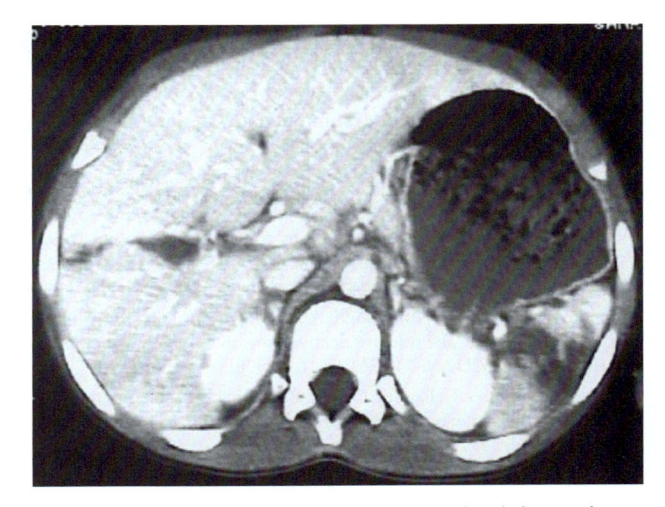

▲ **Figura 26-3** Tomografia computadorizada abdominal com contraste de um menino de 7 anos com uma ruptura hepática grau II e ruptura esplênica associada.

Tabela 26-6 Classificação das lesões hepáticas

Grau	Tipo de lesão	Descrição da lesão
I	Hematoma	Subcapsular, < 10% da área de superfície
	Laceração	Laceração capsular, < 1 cm da profundidade do parênquima
II	Hematoma	Subcapsular, 10-50% da área de superfície intraparenquimatosa, < 10 cm de diâmetro
	Laceração	Laceração capsular, 1-3 cm da profundidade do parênquima, < 10 cm de extensão
III	Hematoma	Subcapsular, > 50% da área de superfície de hematoma subcapsular ou parenquimatoso roto; hematoma intraparenquimatoso > 10 cm ou em expansão
	Laceração	> 3 cm da profundidade do parênquima
IV	Laceração	Ruptura parenquimatosa envolvendo 25-75% do lobo hepático ou 1-3 segmentos de Couinaud
V	Laceração	Ruptura parenquimatosa envolvendo > 75% do lobo hepático ou > 3 segmentos de Couinaud dentro do mesmo lobo
	Vascular	Lesões venosas justa-hepáticas (veia retro-hepática), veia cava/hepática principal central
VI	Vascular	Avulsão hepática

intestinal por aderências. A embolização arterial hepática por radiologia intervencionista tem sido usada em pacientes selecionados. Recomenda-se que crianças com estes problemas sejam transferidas para centros de trauma pediátrico onde existam recursos disponíveis.

Kiankhooy A, Sartorelli K, Vane D, Bhave A: Angiographic embolization is safe and effective therapy for blunt abdominal solid organ injury in children. J Trauma. 2010;68(3):526-531 [PMID: 20220415].

Landau A, van As AB, Numanoglu AJ, Millar AJ, Rode H: Liver injuries in children: The role of selective non-operative management. Injury. 2006;37(1):66-71 [PMID: 16246338].

Lynn K, Werder G, Callaghan R, et al: Pediatric blunt splenic trauma: A comprehensive review. Pediatr Radiol. 2009;39:904-916 [PMID: 19639310].

Thompson SR, Holland AJ: Evolution of nonoperative management for blunt splenic trauma in children. J Paediatr Child Health. 2006;42(5):231-234 [PMID: 16712549].

Tinkoff G, Esposito T, Reed J, et al: American Association for the Surgery of Trauma Organ Injury Scale I: Spleen, liver, and kidney, validation based on the National Trauma Data Bank. J Am Coll Surg. 2008;207:646-655 [PMID: 18954775].

LESÕES RENAIS

FUNDAMENTOS DO DIAGNÓSTICO

▶ O trauma renal é o trauma urológico mais comum.
▶ O atraso no diagnóstico pode aumentar a morbidade.
▶ A apresentação clínica não é específica e pode ser causada por lesões de outros órgãos.
▶ A TC é o exame de imagem de escolha para lesão renal.
▶ O manejo não cirúrgico pode ter sucesso em até 95% das lesões renais.

Após o baço e o fígado, o rim é o órgão sólido mais comumente lesado no trauma fechado. A maioria dos casos é de lesões menores que estão associadas a trauma direto no flanco ou forças de desaceleração rápida que esmagam os rins contra as costelas ou coluna vertebral. As colisões de trânsito são o mecanismo de lesão mais comum, seguidas por atropelamento de pedestres em acidentes de trânsito e quedas. Ocorrem lesões associadas abdominais e não abdominais em 80% das crianças com lesões renais, incluindo fígado, baço, cabeça e tórax. Os rins com anormalidades preexistentes são mais facilmente lesados do que os rins normais. O atraso no diagnóstico da lesão renal está associado com aumento de morbidade, como hipertensão ou insuficiência renal.

As manifestações clínicas da lesão renal são inespecíficas. Os achados que sugerem lesão renal ao exame físico incluem dor importante no flanco, hematoma no flanco, dor abdominal e hematúria. Os sintomas de lesão de outras estruturas comumente mascaram ou predominam sobre aqueles da lesão renal, tanto no início quanto tardiamente no curso da doença. Assim, há necessidade de alto grau de suspeição para garantir que as lesões renais não passem despercebidas.

O diagnóstico de lesão renal é difícil devido à sua localização retroperitoneal e se baseia no exame clínico, no mecanismo de lesão, nos exames radiológicos e nas análises laboratoriais.

A hematúria microscópica ou macroscópica pode indicar trauma em qualquer local do trato geniturinário, mas também pode representar trauma não renal em crianças. A hematúria não é específica para lesão renal ou ureteral, podendo estar ausente nesses casos. Exames de imagem renais estão indicados apenas em crianças com trauma abdominal e outra indicação para TC de abdome ou com 50 hemácias/campo no exame de urina. A hematúria não se correlaciona de maneira consistente com a gravidade da lesão renal. Lesões de alto grau podem se apresentar sem hematúria. Lesões renais significativas são mais prováveis em pacientes com lesões intra-abdominais múltiplas e hematúria.

As modalidades de imagem diagnóstica são fundamentais para a classificação adequada destas lesões e para planejar seu manejo apropriado. A radiografia simples costuma ser normal. Porém, achados sutis podem incluir obliteração das sombras renais e do psoas, escoliose com concavidade em direção ao lado da lesão, fraturas posteriores de costelas inferiores ou fraturas pélvicas e de processo espinhoso transverso adjacentes. A US não detecta lesões parenquimatosas, não é útil para classificá-las e não fornece avaliação funcional. A TC de abdome permanece sendo o padrão-ouro na avaliação do trauma fechado em pacientes hemodinamicamente estáveis. Ela pode delinear de maneira acurada a extensão da lesão do parênquima renal, detectar extravasamentos, identificar sangramento ativo, avaliar tecidos não viáveis e detectar outras lesões retroperitoneais e abdominais associadas. A TC é classificada por uma escala padronizada de lesão de órgãos de I a V pela AAST, a fim de padronizar a gravidade, o diagnóstico e o manejo bem-sucedido das lesões renais (Figura 26-4).

As decisões de manejo se baseiam no estado clínico subjetivo do paciente, na presença ou ausência de lesões abdominais associadas e são guiadas por evidências objetivas da gravidade da lesão.

O manejo não cirúrgico se tornou o padrão de cuidados na maioria das lesões de órgãos sólidos, incluindo os traumas renais de grau I a III. Ele é bem-sucedido em até 95% das lesões renais. Nas lesões renais de alto grau (IV e V), o manejo conservador permanece controverso. O manejo conservador geralmente inclui internação hospitalar em serviço de trauma para repouso no leito, hidratação IV e monitorização de Hb, de hematúria e dos sinais vitais. Após a melhora da hematúria macroscópica, é permitida a atividade limitada por 2 a 4 semanas até cessar a hematúria microscópica.

Quando uma criança apresenta extravasamento urinário sintomático persistente (urinoma), pode-se considerar nefrostomia percutânea minimamente invasiva e/ou técnicas de colocação

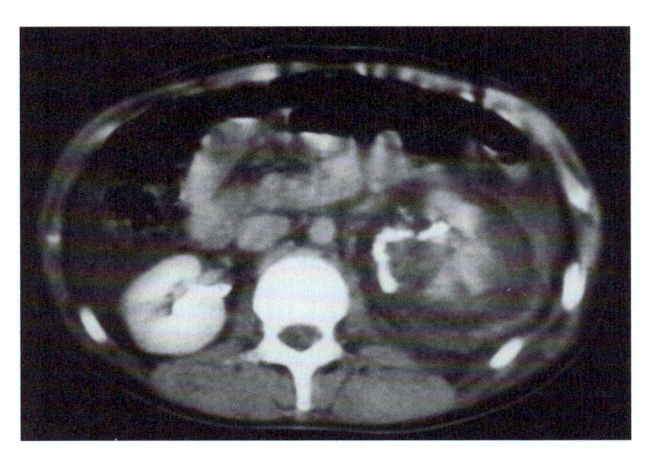

▲ Figura 26-4 Tomografia computadorizada mostrando ruptura do rim esquerdo acompanhada de extravasamento do agente de contraste e hemorragia retroperitoneal maciça.

de *stent* antes de intervenções cirúrgicas abertas. Tais técnicas apresentam taxa geral de salvamento renal de 98,9%. A embolização angiográfica é uma alternativa à cirurgia em pacientes estáveis com hematúria macroscópica persistente secundária à hemorragia no rim lesado. A exploração cirúrgica precoce deve ser reservada apenas para crianças com lesão renal extensa associada com instabilidade hemodinâmica e hemorragia.

Apesar da melhora das taxas gerais de salvamento renal associadas com o manejo não cirúrgico, são descritas complicações significativas, incluindo hemorragia tardia, hematúria maciça tardia, nefrectomia, cicatrizes renais com perda de função, desenvolvimento de cistos renais, hipertensão pós-lesão, infecção e urinoma persistente.

Bartley JM, Santucci RA: Computed tomography findings in patients with pediatric blunt renal trauma in whom expectant (nonoperative) management failed. Urology. 2012;80(6):1338-1344 [PMID: 23206778].

Buckley JC, McAninch JW: Revision of current American Association for the Surgery of Trauma Renal Injury grading system. J Trauma. 2011;70(1):35-37 [PMID: 21531196].

Henderson CG, Sedberry-Ross S, Pickard R, et al: Management of high grade renal trauma: 20-year experience at a pediatric level I trauma center. Urology. 2007;178(1):246-250 [PMID: 17499798].

LESÃO VISCERAL

FUNDAMENTOS DO DIAGNÓSTICO

▶ As lesões intestinais são raras.
▶ O atraso ou o não reconhecimento da lesão pode aumentar a mortalidade.
▶ O uso de cintos de segurança associado a acidentes tem até 50% de risco de lesão intestinal.
▶ O jejuno é o segmento mais comumente lesado.
▶ Manifestações clínicas de peritonite estão presentes em menos de 50% dos pacientes.
▶ Os exames de imagem são inespecíficos para lesões intestinais, incluindo a TC.
▶ O LPD deve ser considerado na criança com lesão cerebral crítica e achados suspeitos na TC, na qual é difícil realizar um exame físico confiável.
▶ Se houver suspeita de lesão visceral, o paciente deve ser observado no serviço de cirurgia do trauma.
▶ A lesão visceral confirmada necessita de intervenção cirúrgica.

A lesão intestinal após trauma abdominal fechado e penetrante é rara em crianças, ocorrendo em 1 a 15% dos pacientes. O mecanismo de lesão mais comum é o acidente de trânsito. Esta forma de trauma aumentou de incidência desde o uso obrigatório do cinto de segurança. Os ocupantes restritos em colisões de trânsito com força suficiente para produzir uma contusão na parede abdominal visível e fratura de coluna vertebral têm até 50% de risco de lesão intestinal. Outros mecanismos incluem trauma direto, lesões por guidão ou trauma penetrante. O local de lesão intestinal mais comum no trauma fechado ou penetrante é o intestino delgado, seguido por cólon e estômago. O jejuno é o segmento do intestino delgado mais comumente lesado, seguido por duodeno, íleo e ceco. A lesão de cólon é muito mais comum após lesão penetrante do abdome, com o cólon esquerdo sendo mais afetado. A lesão anorretal é a menos comum das lesões intestinais em crianças. O diagnóstico da lesão intestinal fechada costuma ser difícil, tardio e pode resultar em mortalidade em até 15% dos pacientes. A mortalidade relativamente alta pode dever-se à frequência de lesões multissistêmicas associadas, especialmente lesão cerebral. As lesões intestinais incluem perfuração, hematoma intestinal e lacerações mesentéricas com sangramento. O "sinal do cinto de segurança abdominal" tem sido descrito em crianças com aplicação inadequada do cinto de segurança. Esta contusão ocorre em crianças de 4 a 9 anos que usam cinto de segurança inadequadamente posicionado sobre a crista ilíaca imatura com migração para o abdome durante a desaceleração rápida do carro (Figura 26-5). As lesões incluem contusão/laceração de intestino delgado e lesões por lesões por flexão e distensão lombar.

A manifestação clínica de lesão intestinal costuma ser difícil de identificar e pode ser tardia. Em geral, qualquer contusão ou equimose na parede abdominal ao exame físico pode implicar risco significativo de lesão visceral, de órgão sólido ou de coluna lombar. O vazamento de conteúdo intestinal resulta em irritação peritoneal, que pode ou não ser evidente no exame físico inicial. Apesar de exame físico inicial cuidadoso, em crianças com perfuração intestinal fechada, a peritonite é observada em menos de 50% dos casos. Outros sinais e sintomas que sugerem lesão

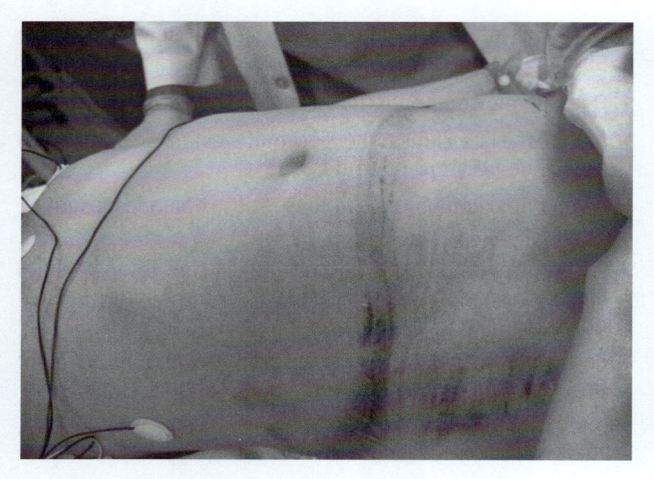

▲ **Figura 26-5** Contusão da parede abdominal ou "sinal do cinto de segurança" em uma criança envolvida em acidente de trânsito.

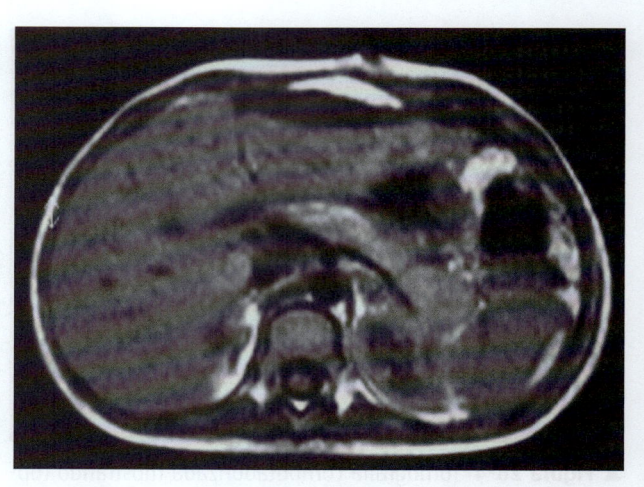

▲ **Figura 26-6** Ressonância magnética de abdome de uma menina de 10 anos com transecção da cauda do pâncreas.

intestinal incluem dor abdominal, febre e taquicardia. Há necessidade de alto índice de suspeição clínica para garantir que as lesões intestinais não passem despercebidas (Figura 26-6). Hematomas do duodeno e de outros locais do intestino podem causar sintomas de obstrução, com dor, vômitos e distensão abdominal.

O diagnóstico e o atraso potencial permanecem problemáticos nas lesões viscerais. É fundamental haver um alto índice de suspeição e exames abdominais seriados, junto com avaliações laboratoriais e radiográficas comparativas para identificar as crianças com lesão intestinal. Os exames laboratoriais podem inicialmente ser normais. A leucocitose tem sido relatada nas lesões intestinais com mais de 6 horas desde a apresentação.

A radiografia simples costuma ser normal. Menos de um terço dos pacientes com perfuração intestinal apresentam pneumoperitônio. Exames diagnósticos adicionais serão necessários na maioria das crianças com suspeita de lesão intestinal, em especial naquelas com lesões do sistema nervoso central (SNC) ou outros locais.

Os exames contrastados do trato gastrintestinal (TGI) e a US podem ser diagnósticos em casos de hematoma de duodeno e de outras partes do intestino. A TC permanece sendo o padrão-ouro na avaliação do trauma abdominal fechado no paciente hemodinamicamente estável. Sua acurácia diminui na detecção das lesões intestinais. Pneumoperitônio ou extravasamento de contraste na TC são diagnósticos de lesão intestinal, mas estes achados estão presentes em menos de 50% dos pacientes. Para tentar melhorar a acurácia diagnóstica da TC, foram descritos achados adicionais de lesão intestinal na TC, como líquido livre inexplicado, espessamento e reforço de contraste de parede

intestinal, alças intestinais dilatadas e aspecto filamentar na gordura mesentérica.

Devido às limitações do exame físico, dos exames laboratoriais e dos estudos diagnósticos não invasivos, o LPD tem sido defendido para facilitar o diagnóstico precoce de lesão intestinal. O LPD é raramente utilizado em crianças hoje e tem as suas próprias limitações, conforme já foi descrito. Apesar das limitações e desvantagens, o LPD pode ser considerado na criança com lesão cerebral crítica e achados suspeitos na TC, na qual é difícil obter exame físico confiável, e a laparotomia impõe risco substancial. O cirurgião do trauma deve ser envolvido precocemente no manejo destes pacientes.

As decisões de manejo se baseiam no estado clínico subjetivo do paciente, na presença ou ausência de lesões abdominais associadas e são guiadas pelas evidências de gravidade da lesão. É importante que estas crianças sejam transferidas para um centro de trauma pediátrico para avaliação e manejo definitivo por cirurgiões do trauma.

> Chidester S, Rana A, Lowell W, et al: Is the 'seat belt sign' associated with serious abdominal injuries in pediatric trauma? J Trauma. 2009;67(Suppl 1):S34-S36 [PMID: 19590352].
>
> Paris C, Brindamour M, Quimet A, St-Vil D: Predictive indicators for bowel injury in pediatric patients who present with a positive seat belt sign after motor vehicle collision. J Pediatr Surg. 2010;45(5):921-924 [PMID: 20438927].
>
> Sracey S, Forman J, Woods W, Arbogast K, Kent R: Pediatric abdominal injury patterns generated by lap belt loading. J Trauma. 2009;67(6):1278-1283 [PMID: 20009678].

Trauma geniturinário

27

Eric William Stern, MD
Ryun Summers, DO
Dhriti Mukhopadhyay, MD

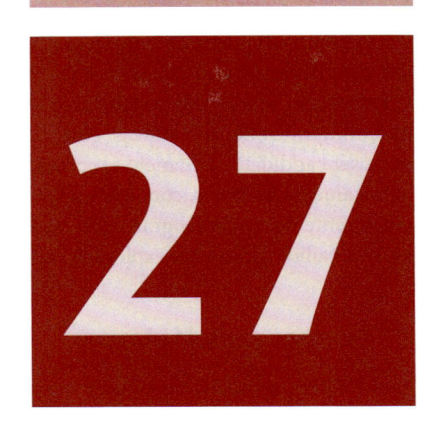

CONSIDERAÇÕES GERAIS

Aproximadamente 10% dos pacientes com trauma múltiplo são diagnosticados com lesões geniturinárias, com mais frequência em casos de múltiplas lesões por trauma fechado. A lesão significativa do sistema geniturinário é uma causa incomum de grave morbidade ou mortalidade. Muitas lesões geniturinárias não são imediatamente aparentes, sendo raro que sejam responsáveis por comprometimento hemodinâmico significativo. A avaliação inicial do paciente com trauma deve focar na estabilização e na ressuscitação, priorizando a instabilidade hemodinâmica. Ver Capítulo 22 para a abordagem dos pacientes com trauma múltiplo.

As lesões penetrantes do abdome e do tronco, bem como as lesões fechadas no torso devem levantar a suspeita clínica para a possibilidade de trauma geniturinário oculto. Sangue no meato uretral ou introito vaginal são prováveis indicadores de lesão. Hematúria macroscópica observada na primeira micção espontânea ou após a colocação da sonda de Foley deve levar a uma avaliação adicional.

Mais de 90% das lesões geniturinárias são seguramente manejadas sem cirurgia com uma baixa taxa de sequelas graves a longo prazo. Uma redução de nefrectomias e laparotomias coincidiu com as melhoras nas técnicas modernas de imagem e avaliação da lesão. O papel da observação vigilante, da drenagem urinária e de determinados procedimentos radiológicos intervencionistas substituiu em grande parte o manejo cirúrgico.

Antonis MS, Phillips CA, Bialvas M: Genitourinary imaging in the emergency department. Emerg Med Clin North Am. 2011;29(3):553-567 [PMID 21782074].

Ramchandani P, Buckler PM: Imaging of genitourinary trauma. AJR Am J Roentgenol. 2009;192(6):1514-1523 [PMID: 19457813].

Shenfeld OZ, Gnessin E: Management of urogenital trauma: State of the art. Curr Opin Urol. 2011;21(6):449-454 [PMID: 21897259].

Shewakramani S, Reed KC: Genitourinary trauma. Emerg Med Clin North Am. 2011;29(3):501-518 [PMID: 21782071].

TRAUMA RENAL FECHADO

Achados clínicos

A maioria das lesões renais em pediatria resulta de trauma de força fechada. Essas lesões são mais comumente observadas no paciente com múltiplas lesões e são menos ameaçadoras à vida do que lesões em outros sistemas. A lesão renal deve ser considerada em pacientes com trauma significativo no torso. Contusões, abrasões e lacerações no flanco ou parede abdominal devem ser observadas. Um "sinal do cinto de segurança" ou contusão sobre o abdome inferior é algo preocupante. As crianças com trauma geniturinário têm três a cinco vezes a taxa de malformações renais congênitas em comparação com coortes semelhantes de adultos.

As fraturas pélvicas têm alto grau de correlação com trauma geniturinário alto ou baixo, incluindo lesão renal. Avaliar a estabilidade da pele e observar a presença de sangue no meato uretral ou introito vaginal. Hematúria macroscópica é o maior alerta para trauma renal, renovascular e do sistema geniturinário inferior. O médico deve observar a primeira urina (ou sonda de Foley) do paciente, pois a evidência de hematúria pode diminuir com o efeito de diluição da infusão agressiva de cristaloides.

Tratamento

A ressuscitação do paciente em choque com suspeita de lesão renal deve seguir o padrão dos algoritmos de suporte de vida com atenção para via aérea, respiração e circulação (ABC) e uso judicioso de infusões de cristaloides e concentrados de hemácias (CHs). Exames diagnósticos ajudarão a estratificar a gravidade da lesão.

▶ Exames laboratoriais

A suspeita de lesão renal exige exame de urina e medida da função renal atual. Hematúria macroscópica ao exame determina uma alta probabilidade de lesão. A avaliação e o manejo de crianças com hematúria microscópica (> 50 hemácias por campo) permanecem sendo algo controverso. A maioria dos pacientes hemodinamicamente estáveis com hematúria microscópica pode ser candidato ao manejo expectante. Nas crianças hemodinamicamente instáveis, com mais de 50 hemácias/campo e sem outra fonte óbvia de sangramento, pode ser adequado realizar exames radiológicos e até exploração retroperitoneal.

Exames radiológicos

Estudos têm demonstrado que é seguro realizar manejo expectante sem exames de imagem em crianças com hematúria microscópica que estejam hemodinamicamente estáveis, não havendo necessidade de exame de imagem adicional para descartar a suspeita de lesões concomitantes. Em pacientes com hematúria macroscópica, hematúria microscópica com choque ou hematúria microscópica com mecanismo de lesão preocupante (lesões por desaceleração de alta velocidade), recomenda-se a realização de exames de imagem.

A tomografia computadorizada (TC) substituiu a pielografia intravenosa (PIV) como modalidade de escolha para exame de imagem. A TC permite o rastreamento de lesões concomitantes, e o reforço de contraste permite a visualização da perfusão renal e renovascular, bem como a avaliação de ureteres e bexiga. As imagens de TC pré-contraste, imediatamente pós-contraste e tardias (8-15 minutos) pós-contraste devem ser obtidas quando for considerado o trauma renal. A ultrassonografia (US) pode ser útil como exame de acompanhamento após a TC inicial para continuar a monitorização da evolução de lesões renais, reduzindo a exposição à radiação.

As lesões renais são classificadas conforme a natureza e a gravidade da lesão. A Tabela 27-1 descreve a classificação do trauma renal conforme a gravidade. Até 70% das crianças com lesão renal pela American Association for the Surgery of Trauma (AAST) de grau II ou mais podem não apresentar hematúria. A Figura 27-1 ilustra os graus de trauma renal.

Encaminhamento

As lesões de grau AAST I-III (pequenas contusões e lacerações renais) podem ser manejadas de maneira expectante com repouso no leito, analgesia e observação cuidadosa em ambiente hospitalar. As lesões de grau AAST IV e V costumam necessitar de manejo mais agressivo, incluindo repetidas transfusões de CHs para sangramento que não ameaça a vida, intervenção vascular e, no paciente com choque refratário, exploração retroperitoneal com nefrectomia potencial. Pode haver necessidade de manejo cirúrgico nas lesões renovasculares de alto grau. A ruptura da veia renal pode produzir um grau maior de choque em comparação com a ruptura da artéria renal, pois a veia renal tem comparativamente pouca capacidade de contrair-se.

As crianças hemodinamicamente estáveis com lesões renais de grau AAST I-III podem ser manejadas por cirurgiões e urologistas familiarizados com cuidados pediátricos. Os pacientes com lesões renais de alto grau ou com ruptura renovascular significativa devem ser estabilizados e possivelmente transferidos para um centro apropriado para trauma de nível terciário para cuidados adicionais. Os antibióticos são geralmente recomendados para cobrir patógenos urinários comuns.

A lesão renal não reconhecida pode variar desde ausência de sequelas a complicações tardias. A hipertensão renovascular, em geral, se manifesta cerca de 1 mês após a lesão inicial. Um rim severamente mal perfundido pode resultar em constrição da artéria renal, aumento da liberação de renina e hipertensão renovascular grave associada (rim de Goldblatt).

> The American Association for the Surgery of Trauma: Injury scoring scale, a resource for trauma care professionals. Chicago, IL; 2013. Also available at http://www.aast.org/library/traumatools/injury-scoringscales.aspx#kidney. Accessed August 17, 2013.
>
> Umbrelt EC, Routh JC, Husmann DA: Nonoperative management of nonvascular grade IV blunt renal trauma in children: Meta-analysis and systematic review. Urology. 2009;74(3):579-582 [PMID: 19589574].

TRAUMA URETERAL

Achados clínicos

As lesões ureterais são relativamente raras e costumam ser ocultas, sendo responsáveis por menos de 1% das lesões urológicas em crianças. As lesões ureterais costumam resultar de uma lesão por desaceleração associada a forças de cisalhamento. A ruptura ureteral fechada está associada com taxa de mortalidade de mais de 30%, a qual costuma ser atribuída a lesões multissistêmicas

Tabela 27-1 Sistema de classificação da lesão renal pela American Association for the Surgery of Trauma

Grau AAST	Padrão da lesão
I	Contusão/hematoma subcapsular
II	Laceração < 1 cm
III	Laceração > 1 cm +/- fragmentos desvascularizados, sem ruptura do sistema coletor ou extravasamento de urina
IV	Laceração sem extravasamento de urina, lesão renovascular maior com hemorragia controlada
V	Destruição renal, avulsão hilar, lesão renovascular maior com hemorragia não controlada

AAST, American Association for the Surgery of Trauma.

TRAUMA GENITURINÁRIO CAPÍTULO 27 263

A

B

C

D

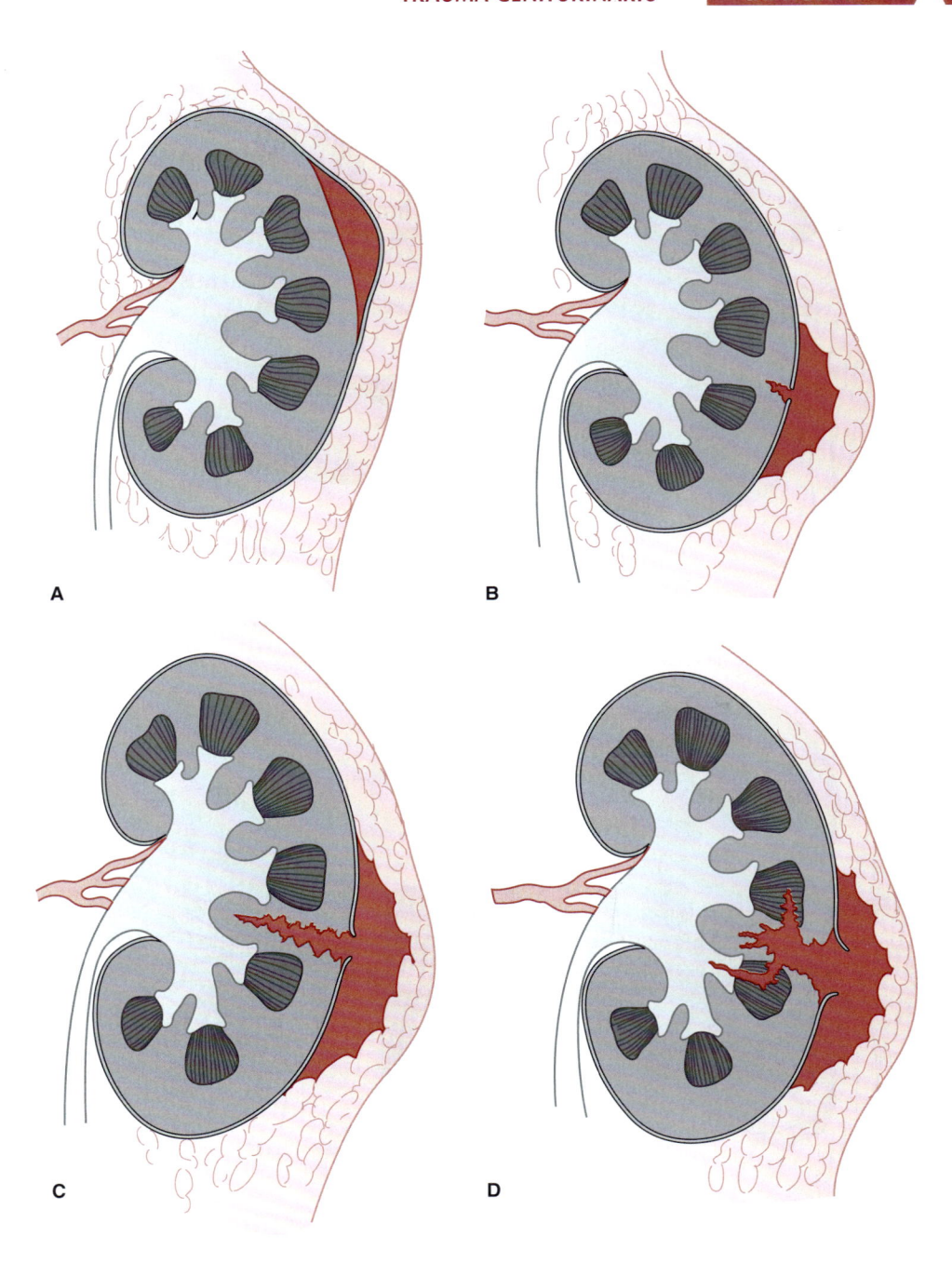

▲ **Figura 27-1** *(continua)*

sofridas por estes pacientes. Até 70% dos casos de lesão ureteral podem não apresentar hematúria. O débito urinário do lado não afetado pode ser normal em volume e na análise, se tiver ocorrido ruptura completa do outro lado. Pode ocorrer ruptura ureteropélvica após trauma abdominal fechado. Há necessidade de um alto índice de suspeição para diagnosticar essas lesões. As crianças apresentam maior risco de ruptura ureteropélvica em comparação com os adultos devido à sua coluna vertebral flexível e à proteção limitada pelo arcabouço costal sobre seus rins mais inferiormente localizados. As crianças que apresentam

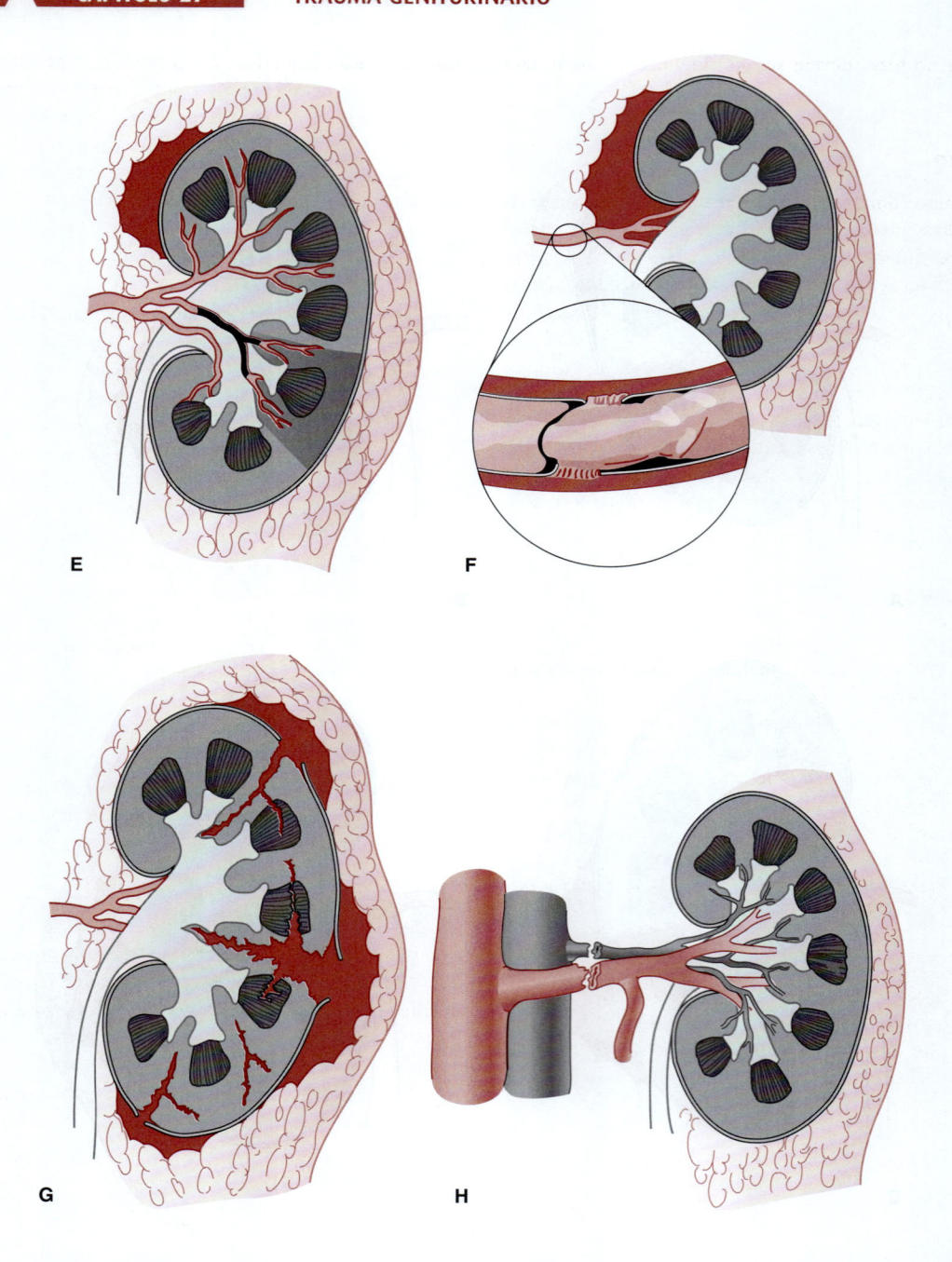

▲ **Figura 27-1** *(Continuação)* Classificação das lesões renais. Graus I e II são menores. Graus III, IV e V são maiores. **(A)** Grau I: Hematúria microscópica ou macroscópica; achados normais nos exames radiográficos; contusão ou hematoma subcapsular contido sem laceração do parênquima. **(B)** Grau II: Hematoma perirrenal confinado e sem expansão ou laceração cortical de menos de 1 cm de profundidade sem extravasamento de urina. **(C)** Grau III: Laceração do parênquima se estendendo mais de 1 cm para dentro do córtex sem extravasamento de urina. **(D)** Grau IV: Laceração do parênquima se estendendo através da junção corticomedular e para dentro do sistema coletor. Também pode haver laceração de vaso segmentar. **(E)** Grau V: Trombose de artéria renal segmentar sem laceração de parênquima. Observar a isquemia parenquimatosa correspondente. **(F)** Grau V: Trombose da artéria renal principal. A seta indica a laceração da íntima e trombose distal. **(G)** Grau V: Múltiplas lacerações maiores resultando em "destruição" renal. **(H)** Grau V: Avulsão da artéria e/ou veia renal principal. (Reproduzida com permissão de Tanagho EA, McAninch JW: *Smith's General Urology*, 17th ed. New York: McGraw-Hill, 2007. Copyright © McGraw-Hill Education LLC.)

trauma maior no torso devem ser consideradas de risco para lesão ureteral.

Tratamento

Obter um exame comum de urina e medir a função renal. As imagens tardias pós-contraste na TC podem revelar enchimento ureteral unilateral e possível extravasamento do meio de contraste no local da ruptura ureteral. Se os achados da TC forem suspeitos de ruptura ureteral, deve ser realizada uma pielografia retrógrada para determinar a permeabilidade da junção ureteropélvica.

As crianças com trauma múltiplo podem ser submetidas à laparotomia de emergência para as lesões inicialmente não observadas na exploração. Um achado preocupante em 3 a 5 dias após a laparotomia é o vazamento de urina no local da incisão, provavelmente resultando de necrose ureteral ou formação de urinoma.

Encaminhamento

A lesão ureteral confirmada exige internação hospitalar e possivelmente reparo cirúrgico. Recomenda-se a transferência para centro apropriado para trauma com disponibilidade de urologia pediátrica quando a avaliação inicial ocorre sem estes recursos. Se a junção ureteropélvica estiver intacta, pode estar indicada a colocação de *stent* ureteral com ou sem colocação de sonda de nefrostomia. Se a lesão ureteral for descoberta dentro de 5 dias do trauma, pode ser possível o reparo primário. Em pacientes instáveis, a extremidade lesada do ureter pode ser clipada, sendo colocada uma sonda de nefrostomia, com plano de reparo cirúrgico tardio.

> Asali MG, Romanowsky I, Kaneti J: [External ureteral injuries]. Harefuah. 2007;146(9):686-689,734 [PMID: 17969305].
>
> Elliot SP, McAninch JW: Ureteral injuries: External and iatrogenic. Urol Clin North Am. 2006;33(1):55-66 [PMID: 16488280].
>
> Helmy TE, Sarhan OM, Harraz AM, Dawaba M: Complexity of non-iatrogenic ureteral injuries in children: Single-center experience. Int Urol Nephrol. 2011;43(1):1-5 [PMID: 20526809].
>
> Pereira BM, Ogilvie MP, Gomez-Rodgriguez JC, et al: A review of ureteral injuries after external trauma. Scand J Trauma Resusc Emerg Med. 2010;18:6 [PMID: 20128905].

TRAUMA TESTICULAR

Achados clínicos

As crianças podem se apresentar após lesão fechada ou penetrante nos testículos e no escroto. Um trauma fechado significativo costuma ser necessário para produzir lesão testicular grave, devido à natureza livremente móvel dos testículos. Na avaliação inicial deve ser obtida uma história abrangente, incluindo documentação cuidadosa do grau de dor, presença de edema ou hematoma aparente no escroto ou períneo e busca exaustiva de lesões concomitantes. Os pacientes podem se queixar primariamente de dor abdominal e/ou náuseas e vômitos. Observar a presença ou ausência do reflexo cremastérico, posição e natureza da próstata e localização dos testículos.

Tratamento

Deve ser fornecida uma analgesia adequada. As lesões penetrantes exigem avaliação imediata com urologista sem atraso para exames de imagem ou de outro tipo. O diagnóstico e o manejo do trauma testicular fechado significativo permanecem controversos. Alguns autores recomendam a exploração cirúrgica e contraindicam que se confie na US escrotal devido à sua baixa sensibilidade para ruptura testicular. O sinal clássico de ruptura testicular, incluindo a ruptura da túnica albugínea com extrusão de túbulos seminíferos, pode ser visualizado na US, mas a sensibilidade varia conforme o operador. Pode ser muito difícil distinguir clinicamente e por US entre hematoma simples, hematocele e ruptura testicular verdadeira. A US é uma modalidade segura para avaliar a lesão testicular, mas seu uso não deve retardar a avaliação com especialista.

Encaminhamento

Os pacientes com trauma penetrante e fechado nos testículos devem passar por uma avaliação com urologista para garantir uma liberação segura do hospital. As lesões penetrantes necessitam de avaliação imediata e provável exploração cirúrgica. As lesões fechadas eram historicamente manejadas de forma conservadora; porém, estudos recentes mostraram aumento nas taxas de atrofia, infecção e orquiectomia tardia com o manejo conservador. Muitos urologistas hoje exploram cirurgicamente as lesões testiculares fechadas. Na ausência de ruptura testicular verdadeira, o urologista pode preferir drenar grandes hematoceles para melhorar a dor e permitir um retorno mais rápido do estado funcional. A consideração primária para o médico do SE é fornecer analgesia adequada e obter avaliação de emergência com um urologista. Dependendo do cenário da avaliação inicial e da experiência do urologista disponível, pode haver necessidade de transferência para centro especializado em trauma.

> Chandra RV, Dowling RJ, Ulubasoglu M, Haxhimolla H, Costello AJ: Rational approach to diagnosis and management of blunt scrotal trauma. Urology. 2007;70(2):230-234 [PMID: 17826476].
>
> Guichard G, El Ammari J, Cellarier D, et al: Accuracy of ultrasonography in diagnosis of testicular rupture after blunt scrotal trauma. Urology. 2008;71(1):52-56 [PMID: 18242364].
>
> Pogorelić Z, Jurić I, Furlan D, et al: Management of testicular rupture after blunt trauma in children. Pediatr Surg Int. 2011;27(8):885-889 [PMID: 21387107].

LESÃO URETRAL

Achados clínicos

As crianças têm risco aumentado de ruptura uretral em comparação com os adultos. Sangue no meato uretral, incapacidade de urinar, sangue no introito vaginal, próstata inchada ou elevada e presença de fraturas pélvicas devem alertar o médico para a possibilidade de lesão uretral. Uma uretrografia retrógrada (UGR) deve preceder a colocação de uma sonda de Foley na presença destes achados clínicos. Fraturas pélvicas em crianças têm mais chance de serem instáveis em comparação com os adultos, tendendo a deslocar posteriormente a uretra. A ruptura uretral posterior completa é mais comum em meninos do que em homens adultos. As meninas pré-puberais têm chance quatro vezes maior de apresentar lesões uretrais com fraturas pélvicas em comparação com mulheres.

Tratamento

Os meninos devem ser avaliados com UGR se houver suspeita de lesão uretral. Pode ser instilada uma quantidade de 10 a 15 mL de contraste por seringa de Toomey ou sonda de Foley de tamanho adequado, com balão levemente expandido colocado na abertura uretral, com concomitante radiografia de rins, ureteres e bexiga, sendo obtida durante a instilação de contraste. Se houver evidência de extravasamento de contraste, não se deve colocar sonda de Foley, providenciando-se com urgência avaliação com urologista. Ver Figura 27-2 para um exemplo de UGR positiva. Nas meninas pequenas, pode haver necessidade de sedação durante o procedimento, a fim de permitir a vaginoscopia e a cistoscopia, pois a uretra feminina em meninas pré-puberais é muito curta para permitir a UGR. Os pacientes com suspeita de lesão uretral devem ser submetidos a exame retal para avaliar a presença de sangue, a posição da próstata em meninos e a integridade da mucosa retal. Pelo menos dois terços das meninas com lesão uretral têm lesão vaginal concomitante, a qual deve ser avaliada durante cistoscopia de emergência. Pelo menos um terço das lesões uretrais em crianças se associa com lesões retais concomitantes.

Encaminhamento

É fundamental que haja uma abordagem multidisciplinar aos pacientes com lesões uretrais, geralmente envolvendo o serviço de emergência (SE), cirurgia, urologia, ginecologia e bloco cirúrgico. Todos os consultores envolvidos devem ter experiência e tranquilidade para tratar pacientes pediátricos. Dada a frequente associação de lesões uretrais com trauma de múltiplos sistemas, os médicos de centros clínicos da comunidade podem buscar o transporte de emergência para um centro de trauma após a estabilização inicial. Na ruptura uretral severa, a colocação emergencial de cateter suprapúbico (ou, em lactentes, uma vesicostomia de emergência) pode ser prudente antes do transporte. As decisões sobre as necessidades emergenciais de pacientes com derivação urinária devem ser feitas em avaliação com especialista adequado. Devem ser administrados antibióticos para patógenos urinários comuns, e a estabilização imediata de lesões concomitantes não deve ser postergada.

> Brandes S: Initial management of anterior and posterior urethral injuries. Urol Clin North Am. 2006;33(1):87-95 [PMID: 16488283].
>
> Pichler R, Fritsch H, Skradski V, et al: Diagnosis and management of pediatric urethral injuries. *Urol Int*. 2012;89:136-142 [PMID: 22433843].
>
> Rosenstein DI, Alsikafi NF: Diagnosis and classification of urethral injuries. Urol Clin North Am. 2006;33(1):73-85 [PMID: 16488282].

LESÃO VESICAL

Achados clínicos

As lesões vesicais em crianças são relativamente raras e estão, em geral, associadas com trauma concomitante de abdome e de pelve. A força fechada direta sobre a bexiga repleta resulta em ruptura (Figura 27-3). Hematúria macroscópica, incapacidade de urinar e presença de fraturas pélvicas devem aumentar o índice de suspeição do médico para lesão de bexiga. Pode haver lesão uretral associada, a qual deve ser avaliada conforme descrito na seção "Lesão uretral" deste capítulo.

Tratamento

Antes da avaliação da lesão vesical e da colocação de sonda de Foley, a lesão uretral deve ser excluída, incluindo a realização de UGR, quando indicada. Os tamanhos aproximados das sondas

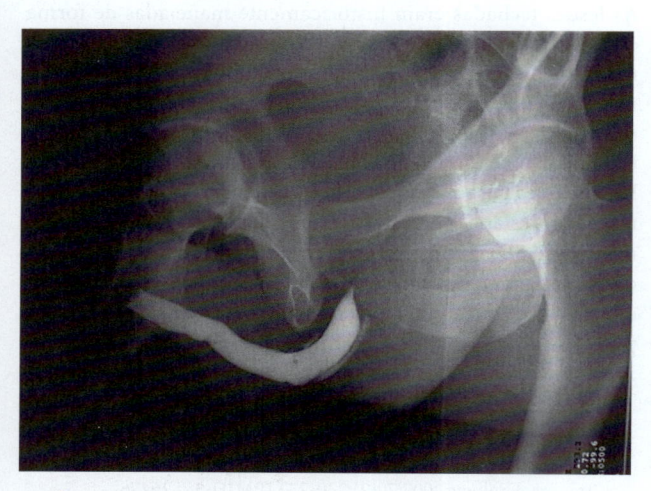

▲ **Figura 27-2** Lesão a cavaleiro em períneo masculino com sangue notado no meato uretral ao exame. Exemplo de uretrografia retrógrada positiva com extravasamento de contraste na uretra bulbosa indicando lesão uretral. (Reproduzida com permissão de Stone CK, Humphries RL: *Current Diagnosis and Treatment Emergency Medicine*, 7th ed. New York: McGraw-Hill 2011. Copyright © McGraw-Hill Education LLC.)

TRAUMA GENITURINÁRIO | CAPÍTULO 27 | 267

Capacidade vesical em mL = (idade + 2) × 30

As imagens da cistografia podem ser obtidas com radiografia simples de rins, ureteres e bexiga ou pode ser obtida uma cistografia por TC. Devem ser avaliados "defeitos de enchimento" por coágulos ou extravasamento intraperitoneal ou retroperitoneal. Deve-se prestar muita atenção na identificação de lesões do colo vesical, as quais são duas vezes mais prováveis de ocorrerem em crianças comparadas com adultos.

Encaminhamento

A lesão vesical indica a necessidade de internação ou transferência para centro de trauma. Indicações absolutas para reparo cirúrgico incluem retenção urinária e presença de fratura pélvica significativa. As lesões de colo vesical que não são cirurgicamente reparadas podem resultar em extravasamento persistente de urina e incontinência. A ausência de lesão de colo vesical pode ser manejada com drenagem de urina, permitindo que a bexiga cicatrize espontaneamente.

O reparo cirúrgico pode ser primário ou consistir em drenagem suprapúbica com reparo tardio. As indicações para cirurgia incluem retenção significativa de coágulos que não são eliminados e hematoma perineal. As rupturas retroperitoneais de bexiga são manejadas de forma conservadora com drenagem urinária por sonda de Foley ou com drenagem suprapúbica. As rupturas intraperitoneais são manejadas com reparo cirúrgico primário seguido por drenagem urinária. Devem ser administrados antibióticos com cobertura para patógenos urinários comuns.

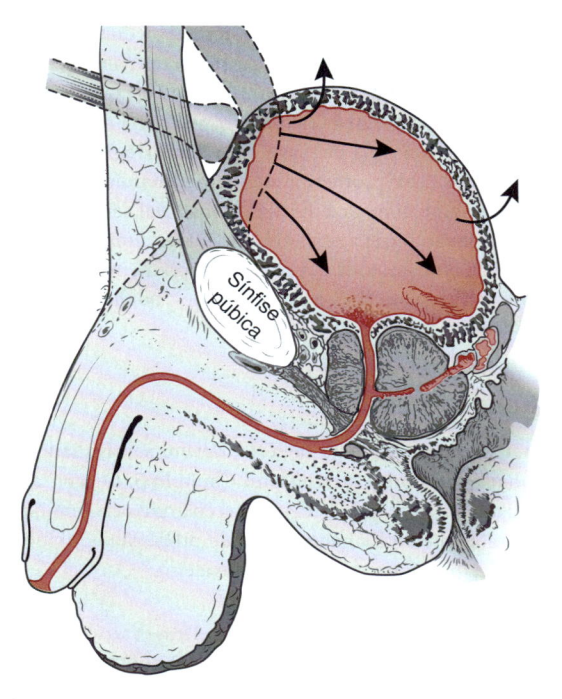

▲ **Figura 27-3** Mecanismo de lesão vesical: um golpe direto sobre uma bexiga repleta aumenta a pressão e resulta em ruptura intraperitoneal. (Reproduzida com permissão de Tanagho EA, McAninch JW: *Smith's General Urology*, 17th ed. New York. McGraw-Hill, 2007. Copyright © McGraw-Hill Education LLC.)

de Foley são descritos na Tabela 27-2. Após a colocação segura de uma sonda de Foley e a avaliação da hematúria macroscópica, pode ser obtida uma cistografia. Usar um meio de contraste como a gastrografina para instilar pelo menos metade da capacidade vesical estimada por efeito gravitacional. A capacidade vesical estimada é calculada com a fórmula a seguir.

Delbert CM, Glassberg KI, Spencer BA: Repair of pediatric bladder rupture improves survival: Results from the national trauma data bank. J Pediatr Surg. 2012;47(9):1677-1681 [PMID: 22974605].

LESÕES A CAVALEIRO

Achados clínicos

As lesões a cavaleiro são comuns em meninos e meninas jovens. Estas lesões geralmente ocorrem quando o ânus, o períneo ou a vagina da criança sofrem impacto forçado sobre uma superfície dura, ou quando a estrutura é sujeita a forças de cisalhamento. As lesões a cavaleiro costumam causar muita ansiedade nas crianças e nos pais; porém, a maioria das lesões melhora sem intervenção clínica ou cirúrgica. As lesões a cavaleiro ocorrem com mais frequência em crianças com menos de 10 anos. Agressões são a causa mais comum de lesão em crianças com idade entre 0 e 4 anos; quedas e acidentes de bicicleta causam a maioria das lesões em crianças com idade entre 5 e 9 anos; e acidentes de trânsito causam a maioria das lesões em crianças com idade de 15 anos ou mais. A história detalhada deve incluir a avaliação para trauma não acidental (TNA). O médico deve estar especialmente preocupado com a possibilidade de abuso em crianças que ainda não caminham (ver Capítulo 5).

Tabela 27-2 Tamanho aproximado da sonda de Foley conforme a idade

Idade	Tamanho (French)
Recém-nascido	5 Fr
3 meses	8 Fr
1 ano	8-10 Fr
3-6 anos	10 Fr
8 anos	10-12 Fr
10 anos	12 Fr
12 anos	12-14 Fr
Adolescente	16 Fr
Adulto	16-18 Fr

É mandatório realizar um exame cuidadoso do paciente. Pode ser necessário administrar sedação procedural, a fim de permitir um exame adequado, tanto para alívio da dor quanto da ansiedade do paciente. Devem-se visualizar ânus, períneo, vulva, lábios, fúrcula posterior, hímen, vagina e uretra. Muitas instituições norte-americanas utilizam equipes de enfermagem forense para realizar e documentar o exame em casos com suspeita de abuso.

Tratamento

Abrasões e contusões de vulva, lábios, hímen e períneo são comuns nas lesões a cavaleiro. A menos que as lesões sejam suficientemente grandes para prejudicar a micção, estiverem em expansão ou terem causado instabilidade hemodinâmica ou redução na concentração de hemoglobina (Hb), elas, em geral, necessitam cuidados locais com a ferida e o mínimo manejo clínico. Pequenas lacerações na fúrcula posterior, no hímen, no períneo e na vagina costumam necessitar apenas de tratamento de suporte. As lacerações com sangramento continuado, grandes lacerações vaginais, formação de hematoma na uretra, lacerações uretrais ou lacerações no reto podem necessitar de manejo cirúrgico.

A maioria das lesões a cavaleiro cicatriza bem sem intervenção específica; porém, 8 a 15% necessitam de manejo cirúrgico. Se o paciente não preencher critérios para o manejo cirúrgico, pode ser útil administrar tratamento sintomático com analgesia e banhos de assento, bem como tranquilizar o cuidador do paciente. Lesões complexas podem necessitar de profilaxia com antibióticos.

Quando houver dúvidas sobre a necessidade de reparo ou tratamento cirúrgico da laceração, recomenda-se a avaliação com cirurgião pediátrico ou ginecologista pediátrico. Aconselha-se envolver estes especialistas precocemente, de maneira que, se houver necessidade de sedação para o exame, este especialista possa completar o exame e o potencial reparo durante uma única sedação. Na paciente com hemorragia grave na vagina, que causa comprometimento hemodinâmico, o tamponamento da vagina com gaze Kerlix ou material semelhante pode fornecer pressão intravaginal direta e ajudar a minimizar o sangramento. Como em todos os pacientes com hemorragia severa, o acesso intravenoso (IV) e as transfusões, quando necessárias, não devem ser postergados.

Encaminhamento

Os pacientes com suspeita de TNA devem ser avaliados e encaminhados conforme descrito no Capítulo 5. O sangramento continuado e a necessidade de reparo cirúrgico exigem internação hospitalar. Não há necessidade de profilaxia antibiótica na maioria dos pacientes com lesões a cavaleiro.

Iqbal CW, Jrebi NY, Zielinski MD, et al: Patterns of accidental genital trauma in young girls and indications for operative management. J Pediatr Surg. 2010;45(5):930-933 [PMID: 20438929].

McCann J, Miyamoto S, Boyle C, et al: Healing of hymenal injuries in prepubertal and adolescent girls: A descriptive study. Pediatrics. 2007;119(5):e1094-1106 [PMID: 17420260].

Spitzer RF, Kives S, Caccia N, et al: Retrospective review of unintentional female genital trauma at a pediatric referral center. Pediatr Emerg Care. 2008;24(12):831-835 [PMID: 19050662].

Trauma espinal

28

Mohamed Badawy, MD

MANEJO DE PACIENTES COM SUSPEITA DE LESÃO ESPINAL

As crianças que chegam ao setor de emergência (SE) com trauma considerável, como em acidentes de trânsito, atropelamentos, queda de grandes alturas, lesões relacionadas a esportes e/ou queixas neurológicas, devem alertar o profissional para o potencial de lesão da medula espinal (LME). O manejo de crianças com lesão espinal geralmente começa antes da chegada ao hospital e inicia com a ressuscitação cardiorrespiratória rápida. Deve ser feita a imobilização da coluna cervical imediatamente, sendo mantida até a realização da avaliação.

IMOBILIZAÇÃO

As crianças com suspeita de lesão espinal devem ser imobilizadas em maca espinal. O pescoço deve ser protegido contra movimentos indesejados com um colar cervical rígido e bolsas de areia nos lados com fita cruzando pela testa do paciente. Devido ao tamanho relativamente grande da cabeça em relação ao torso nas crianças, a imobilização em maca espinal pode produzir uma flexão indesejável da coluna cervical. Isto pode ser evitado elevando-se o torso com suportes adicionais, como lençóis ou cobertores finos, ou com o uso de maca espinal, com recesso que permite que a cabeça fique mais baixa em relação ao resto do corpo. As macas espinais são usadas principalmente para desembaraço e transporte até o SE, devendo ser removidas após se completar a avaliação primária. No SE, o colar rígido deve ser trocado por um colar semirrígido (Miami J., Aspen). Alguns pacientes pediátricos com lesões potenciais em coluna ou medula podem chegar à emergência usando capacete (futebol americano ou motocicleta). Utilizando-se uma técnica com duas pessoas, o capacete deve ser removido de maneira extremamente cuidadosa sem movimentar a coluna cervical.

TÉCNICA PARA MOVIMENTAR O PACIENTE

A estabilização espinal em linha e o alinhamento axial devem ser mantidos em todas as situações. Para remover a prancha espinal, costuma haver necessidade de três assistentes. O primeiro assistente segura a cabeça e mantém a estabilização da coluna cervical, controlando os movimentos. O segundo e o terceiro assistentes ficam um de cada lado do paciente para manter o alinhamento da coluna torácica e lombar. O paciente é rolado em bloco na contagem de três. O médico então inspeciona e palpa a parte de trás da cabeça e toda a extensão da coluna, removendo a prancha. Se o paciente for transferido rapidamente para fazer uma tomografia computadorizada (TC), pode ser introduzida uma prancha deslizante no momento da remoção da prancha longa, o que irá minimizar a movimentação do paciente. É importante lembrar que a imobilização em uma prancha dorsal ou deslizante pode resultar em úlceras de pressão e desconforto desnecessário. Além disso, a remoção rápida do paciente pediátrico da prancha espinal é importante, pois a própria prancha causa dor. O exame da criança que permaneceu na prancha espinal por um período prolongado levará à realização de exames de imagem radiológicos de áreas não lesadas, mas que estão dolorosas apenas por estarem imobilizadas na prancha espinal dura.

MANEJO DA VIA AÉREA

Ao abordar o paciente com trauma, deve-se presumir que haja lesão da coluna cervical. A imobilização da coluna cervical deve ser mantida em todas as situações, incluindo as tentativas de estabelecer a via aérea. A avaliação da via aérea inicia com uma pergunta ao paciente para avaliar a resposta (permeabilidade da via aérea), seguido pela visualização direta da face e da orofaringe. Avalia-se a respiração e a ventilação adequada pelo exame visual da traqueia, do tórax, da expansão torácica e da ausculta de todos os campos pulmonares. A palpação do tórax pode identificar fraturas costais e enfisema subcutâneo no pescoço ou tórax. As crianças com trauma craniano associado e escore na escala de coma de Glasgow (ECG) menor do que 9 podem necessitar de intervenção de emergência na via aérea. As lesões da medula espinal acima de C3 exigem manejo imediato da via aérea devido à paralisia respiratória. As lesões cervicais mais baixas podem resultar em paralisia do nervo frênico ou aumento do sofrimento respiratório por edema ascendente. Além disso, as lesões da coluna cervical podem causar edema local, hematoma e obstrução da via aérea, o que pode necessitar de imediata intervenção na via aérea.

A sequência rápida de intubação (SRI) utilizando medicamentos padronizados para a indução de paralisia é o método preferido. A estabilização manual em linha reduz a movimentação da coluna cervical e minimiza o potencial de LME. Isto costuma ser feito por um auxiliar que segura com firmeza ambos os lados da cabeça do paciente com o pescoço na linha média sobre uma superfície firme durante o procedimento. A parte frontal do colar cervical pode ser removida para aumentar a abertura da boca e a visualização por laringoscopia direta ou indireta, devendo ser recolocado imediatamente após se realizar a intubação.

A intubação orotraqueal é preferida em pacientes com trauma que necessitam de intubação. Adjuntos de via aérea, como guia tipo Bougie ou estilete, videolaringoscópio ou broncoscópio de fibra óptica, podem facilitar a intubação e minimizar a manipulação da via aérea. Métodos alternativos à intubação orotraqueal incluem intubação nasotraqueal, cricotireotomia, via aérea por máscara laríngea e insuflação a jato transtraqueal. No mínimo, deve ser administrado oxigênio a 100% por meio de máscara não reinalante, a fim de maximizar a oferta de oxigênio. A monitorização contínua do estado respiratório deve continuar com a ajuda de oximetria de pulso e de capnografia.

MANUTENÇÃO DA CIRCULAÇÃO ADEQUADA

Após o manejo da via aérea, o próximo passo na ressuscitação do trauma é a manutenção de suporte hemodinâmico adequado. A hipotensão não deve ser atribuída a choque neurogênico, mas sim a choque hipovolêmico até prova em contrário. Independentemente da etiologia da hipotensão, a ressuscitação agressiva com líquidos é necessária para evitar lesão secundária, que pode resultar em redução da perfusão da medula espinal.

A LME que resulta em choque neurogênico é definida como perfusão tecidual inadequada causada por paralisia grave do estímulo vasomotor abaixo do nível da LME. Caracteriza-se por bradicardia e hipotensão, em contraste com o choque hipovolêmico, caracterizado por taquicardia. Esta condição não costuma ocorrer nas LMEs abaixo do nível de T6. Ela é mais comum em lesões acima de T6, secundária à ruptura do estímulo de saída simpático de T1-L2 sem oposição do tônus vagal. Se não for tratado, os efeitos sistêmicos do choque neurogênico, como isquemia da medula espinal e de outros órgãos, pode exacerbar o dano tecidual neuronal. O objetivo é manter a perfusão tecidual adequada. Se a hipotensão não melhorar após ressuscitação com líquidos e transfusões, devem ser administrados agentes vasopressores para manter a pressão arterial (PA) média no nível desejado. Agentes como dobutamina, dopamina ou norepinefrina, tendo propriedades tanto α-agonistas quanto β-agonistas, são preferidos em relação a α-agonistas puros como a fenilefrina, a

Tabela 28-1 Lesões de medula espinal suspeitadas pelo exame clínico

1. A inclinação da cabeça está associada com subluxação com rotação de C1 sobre C2 ou lesão cervical alta
2. A posição do orador (braços cruzados sobre o tórax) é uma fratura na área de C4-C6
3. A paresia ou paralisia dos braços/pernas sempre sugere lesão espinal
4. A sensação de formigamento ou dormência ou queimação (parestesia) pode indicar lesão espinal
5. A síndrome de Horner (ptose e pupila miótica) está associada com lesão de medula cervical
6. O priapismo indica que o sistema nervoso simpático está envolvido. O priapismo está presente apenas em cerca de 3-5% dos pacientes com lesão espinal
7. A ausência do reflexo de Osinski (ausência do reflexo bulbocavernoso) acompanhada de paralisia flácida pode indicar prognóstico ruim. O teste envolve a observação da contração do esfíncter anal em resposta quando se aperta a glande do pênis ou se puxa uma sonda de Foley instalada. Este reflexo é mediado pela medula e envolve S2-S4. Em geral, este é um dos primeiros reflexos a retornar após o choque medular

qual pode levar à bradicardia reflexa. A norepinefrina deve ser considerada como de primeira linha.

EXAME

A LME é suspeitada em qualquer trauma múltiplo; por exemplo, trauma significativo na cabeça, no pescoço ou no dorso; acidente de trânsito cujos veículos se encontravam em alta velocidade e quedas de grandes alturas. As crianças alertas e colaborativas podem se queixar de dor localizada na vértebra acometida. Caso contrário, a observação da posição do paciente pode indicar uma lesão espinal (Tabela 28-1).

PAPEL DOS ESTEROIDES

Há controvérsias atualmente sobre a efetividade dos esteroides no manejo das LMEs. Vários estudos chamados National Acute Spinal Cord Injury Study (NASCIS) investigaram a efetividade da intervenção farmacológica na lesão espinal. Com base nestes estudos, foi recomendada a administração de esteroides em altas doses por 24 horas, se for iniciado dentro de 3 horas da LME. Se os esteroides forem iniciados entre 3 a 8 horas após o trauma espinal, eles são continuados por 48 horas. O ponto de corte no tempo de 8 horas e 3 horas era arbitrário. O efeito benéfico da metilprednisolona comparada com placebo estava ligado a uma análise de subgrupo *post hoc*. O ganho em escores motores era, na melhor das hipóteses, marginal sem qualquer melhora na incapacidade. Vários autores sugeriram que os efeitos adversos potenciais dos esteroides foram subestimados nestes estudos. Atualmente, a American Association of Neurological Surgery, a Canadian Association of Emergency Physicians e o American College of Surgery revisaram suas recomendações em relação ao uso rotineiro, passando a ser uma opção de tratamento, afirmando que "as evidências sugerem que os efeitos colaterais prejudiciais são mais consistentes do que qualquer sugestão de benefício clínico com o uso da metilprednisolona no manejo da LME". Além disso, não houve nenhuma criança envolvida nos estudos NASCIS. Assim, o uso rotineiro de esteroides na LME não se sustenta. Recomenda-se a avaliação com especialista em neurocirurgia ou ortopedia. Se for optado pelo tratamento, administrar metilprednisolona em bólus de 30 mg/kg em 15 minutos, seguida por uma infusão de manutenção de 5,4 mg/kg/hora por 24 horas, se iniciado dentro de 3 horas, ou por 48 horas, se iniciado 3 a 8 horas após a lesão. Os esteroides não têm nenhum papel nas lesões penetrantes da medula.

ANATOMIA/FISIOLOGIA

Os padrões de lesão espinal em crianças podem ser explicados por sua anatomia em evolução. Em crianças com menos de 8 anos, as fraturas cervicais ocorrem entre o occipital e o C2 (Tabela 28-2).

American College of Surgeons Committee on Trauma: Advanced Trauma Life Support for Doctors Student Course Manual, 8th ed. Chicago, Illinois;2008.

Avarello JT, Cantor RM: Pediatric major trauma: An approach to evaluation and management. Emerg Med Clin North Am. 2007;25:803-836 [PMID: 17826219].

Boswell K, Menaker J: An update on spinal cord injury: Epidemiology, diagnosis, and treatment for the emergency physician. Trauma Reports. 2013;14(1):1-11.

Tabela 28-2 Explicações anatômicas para as lesões espinais cervicais em pediatria

A cabeça maior e mais pesada em relação à altura e ao peso corporal
Fulcro em C2-3 nas crianças vs. C5-6 em adolescentes e adultos
Musculatura cervical fraca
Mais elasticidade e frouxidão nos ligamentos da coluna cervical e cápsulas articulares
Discos e ânulos intervertebrais que podem sofrer distensão longitudinal (≥ 5 cm) sem ruptura
Orientação horizontal de facetas articulares
Encunhamento anterior fisiológico dos corpos vertebrais em lactentes e crianças pequenas
Ossificação incompleta dos processos odontoides
O processo uncinado da vértebra do adulto (restringindo a movimentação lateral e de rotação) está ausente em crianças < 10 anos

Kenefake ME, Swarm M, Wlathall J: Nuances in pediatric trauma. Emerg Med Clin North Am. 2013;31:627-652 [PMID: 23915597].

Leonard JC: Cervical spine injury. Pediatr Clin North Am. 2013;60:1123-1137 [PMID: 24093899].

Vogel LC, Hickey KJ, Klaas SJ, Anderson CJ: Unique issues in pediatric spinal cord injury. Orthop Nurs. 2004;23(5):300-308 [PMID: 15554466].

AVALIAÇÃO E CLASSIFICAÇÃO DA LESÃO DE MEDULA ESPINAL

A avaliação de crianças com LME inclui avaliação do estado mental, nervos cranianos, função motora e sensorial. A American Spinal Injury Association (ASIA) publicou o International Standards for Neurological and Functional Classification of Spinal Cord Injury (ISNCSCI) para a avaliação de déficits sensórios e motores após lesão de medula espinal (Figura 28-1). A classificação se baseia nas respostas neurológicas: sensações de toque e pressão de objeto pontiagudo em cada dermátomo e força dos músculos de 10 movimentos principais em ambos os lados do corpo, incluindo flexores do cotovelo (C5), extensores do punho (C6), extensores do cotovelo (C7), flexores dos dedos (C8), abdutores dos dedos (dedo mínimo) (T1), flexores do quadril (L2), extensores do joelho (L3), dorsiflexores do tornozelo (L4), extensores longos do hálux (L5) e plantar do tornozelo (S1). A LME traumática é classificada em cinco categorias (A-E) na ASIA Impairment Scale (AIS).

A = Completa. Nenhuma função sensorial ou motora está preservada nos segmentos sacrais S4-5.

B = Sensorial incompleta. Sensorial, mas sem função motora preservada abaixo do nível neurológico, incluindo os segmentos sacrais S4-5 (toque leve ou objetos pontiagudos em S4-5 ou pressão anal profunda) e sem função motora preservada mais de três níveis abaixo do nível motor em qualquer dos lados do corpo.

C = Motora incompleta. A função motora está preservada abaixo do nível neurológico e mais da metade das principais funções musculares abaixo do nível neurológico de lesão (NNL) têm força muscular de grau menor do que 3 (graus 0-2).

D = Motora incompleta. A função motora está preservada abaixo do nível neurológico e pelo menos metade (metade ou mais) das principais funções musculares abaixo do NNL têm força muscular de grau 3 ou maior.

E = Normal. Se as funções sensoriais e motoras, testadas com ISNCSCI, são classificadas como normais em todos os segmentos e o paciente possuía déficits prévios, o grau AIS é E. Uma pessoa sem LME prévia não recebe grau AIS.

Kirshblum SC, Burns SP, Biering-Sorensen F, et al: International standards for neurological classification of spinal cord injury (revised 2011). J Spinal Cord Med. 2011;34:535-546 [PMID: 22330108].

Figura 28-1 (continua)

TRAUMA ESPINAL — CAPÍTULO 28

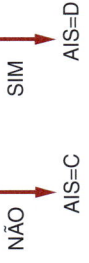

Classificação da função muscular

- **0** = Paralisia total
- **1** = Contração palpável ou visível
- **2** = Movimento ativo, amplitude de movimentação completa com eliminação da gravidade
- **3** = Movimento ativo, amplitude de movimentação completa contra a gravidade
- **4** = Movimento ativo, amplitude de movimentação completa contra a gravidade e resistência moderada em uma posição muscular específica
- **5** = Movimento ativo (normal), amplitude de movimentação completa contra a gravidade e resistência completa em uma posição muscular específica esperada para uma pessoa sem déficit
- **5*** = Movimento ativo (normal), amplitude de movimentação completa contra a gravidade e suficiente resistência a ser considerada normal se não houver identificação de fatores inibitórios (i. é., dor, desuso)
- **NT** = Não testado (i. é., devido à imobilização, à dor severa, de modo que o paciente não possa ser classificado, à amputação de membro ou à contratura de > 50% da amplitude de movimento)

ASIA Impairment Scale (AIS)

- ☐ **A = Completa.** Nenhuma função sensorial ou motora está preservada nos segmentos sacrais S4-5
- ☐ **B = Sensorial incompleta.** Sensorial, mas sem função motora preservada abaixo do nível neurológico e inclui os segmentos sacrais S4-5 (toque leve ou objetos pontiagudos em S4-5 ou PAP) E sem função motora preservada mais de três níveis abaixo do nível motor em qualquer dos lados do corpo
- ☐ **C = Motora incompleta.** A função motora está preservada abaixo do nível neurológico** e mais da metade das principais funções musculares abaixo do NNL têm força muscular de grau menor do que 3 (graus 0-2)
- ☐ **D = Motora incompleta.** A função motora está preservada abaixo do nível neurológico** e pelo menos metade (metade ou mais) das principais funções musculares abaixo do NNL têm força muscular de grau ≥ 3
- ☐ **E = Normal.** Se as funções sensoriais e motoras, testadas com ISNCSCI, são classificadas como normais em todos os segmentos e o paciente tinha déficits prévios, o grau AIS é E. Uma pessoa sem lesão prévia de medula espinal não recebe grau AIS E

**Para uma pessoa receber grau C ou D, i. é., estado motor incompleto, ela deve ter (1) contração voluntária do esfíncter anal ou (2) sensibilidade sacral preservada com preservação da função motora mais de três níveis abaixo do nível motor para aquele lado do corpo. O padrão atual permite que seja usada até função muscular não principal mais de 3 níveis abaixo do nível motor para determinar estado motor incompleto (AIS B versus C)

Nota: Ao avaliar a extensão da preservação motora abaixo do nível para distinção entre AIS B e C, utiliza-se o **nível motor** em ambos os lados; e para diferenciar entre AIS C e D (com base na proporção das principais funções musculares com força grau 3 ou mais), utiliza-se o **nível neurológico único**

Etapas na classificação

A ordem a seguir é recomendada para determinar a classificação de pessoas com lesão de medula espinal (LME):

1. Determinar os níveis sensoriais dos lados direito e esquerdo
2. Determinar os níveis motores dos lados direito e esquerdo
   Nota: Em regiões onde não há um miótomo para ser testado, o nível motor é presumido como o mesmo nível sensorial, se a função motora testável acima deste nível for normal
3. Determinar o nível neurológico único
   Este é o segmento mais baixo em que a função motora e sensorial está normal em ambos os lados e é o mais cefálico dos níveis sensorial e motor determinados nas etapas 1 e 2
4. Determinar se a lesão é completa ou incompleta
   (i. é., ausência ou presença de preservação sacral)
   Se CAV = **Não** E todos os escores sensoriais S4-5 = 0 E PAP = **Não**, então a lesão é COMPLETA. Caso contrário, a lesão é incompleta
5. Determinar o grau da ASIA Impairment Scale (AIS):

A lesão é completa? → **NÃO** Se **SIM**, AIS = A e pode registrar ZPP (dermátomo ou miótomo mais baixo de cada lado com alguma preservação)

A lesão motora é incompleta? → **SIM**

Se **NÃO**, AIS = B
(Sim = CAV OU função motora mais de três níveis abaixo do nível motor em determinado lado, se o paciente tiver classificação sensorial incompleta)

Há pelo menos metade dos músculos principais abaixo do nível neurológico único com grau 3 ou melhor?

NÃO → AIS=C   SIM → AIS=D

Se a sensibilidade e a função motora forem normais em todos os segmentos, AIS = E
Nota: AIS E é usado em exames de acompanhamento quando uma pessoa com uma LME documentada recuperou função normal. Se no teste inicial, não forem encontrados déficits, a pessoa é neurologicamente intacta; a ASIA Impairment Scale não se aplica

▲ **Figura 28-1** *(continuação)* Padrão internacional para classificação neurológica e funcional das lesões de medula espinal. (Da American Spinal Injury Association. International Standards for Neurological Classification of Spinal Cord Injury. Atlanta 2011.)

CONCEITOS GERAIS: EXAME DE IMAGEM NO TRAUMA ESPINAL

Se um paciente pediátrico apresenta lesão da coluna espinal em um nível, há cerca de 11 a 34% de chance de existirem outras lesões em outras regiões da coluna espinal, e 6 a 7% de chance de lesão em área não contígua. Por isso, há necessidade de radiografia simples de toda a coluna quando se observa lesão espinal. Em geral, a TC não deve ser usada como ferramenta de rastreamento para trauma espinal em pacientes pediátricos. A dose de radiação liberada sobre a glândula tireoide é a principal preocupação. Se forem identificadas fraturas na radiografia simples, a TC pode ser usada para identificar a extensão das lesões ósseas. Se houver suspeita de lesão espinal, a RM é o exame de escolha.

EXAME DE IMAGEM DA COLUNA CERVICAL

Radiografias simples

Séries espinais em três incidências (lateral, anteroposterior [AP] e odontoide com a boca aberta) têm sido tradicionalmente utilizadas para rastrear as lesões de coluna cervical. Cerca de 80% das lesões de coluna cervical podem ser identificadas nas incidências laterais. A obtenção das incidências AP e odontoide, quando possível, aumenta a sensibilidade das radiografias simples na detecção de lesões da coluna cervical (92-99%).

As incidências laterais não são consideradas adequadas, a menos que se visualizem sete vértebras cervicais e o aspecto superior de T1. Se a porção C7-T1 não for vista, podem-se tentar técnicas com os braços levantados ou a incidência do nadador, para se obterem imagens laterais adequadas. O médico deve seguir o acrônimo ABCS na interpretação de imagens da coluna cervical: A, alinhamento dos corpos vertebrais e linha cervical posterior; B, os ossos (*bones*) devem ser avaliados quanto à altura, ao contorno e à fratura; C, cartilagem ou espaços discais quanto a aumento de espaço anterior ou posterior e qualquer perda de altura; S, tecidos moles (*soft tissues*) devem ser avaliados, como espaço pré-dental e espaço de tecidos moles pré-vertebrais em C3. O espaço pré-dental, que é o espaço entre a superfície posterior do arco anterior de C1 e a superfície anterior do processo odontoide (C2), deve ser de menos de 4 mm em crianças com menos de 8 anos e menos de ou até 3 mm nas crianças maiores e adultos. A medida do tecido mole pré-vertebral pode não ser acurada e é especialmente difícil na criança que chora. O espaço pré-vertebral deve ser menor do que um terço do diâmetro anteroposterior do corpo vertebral em C3 nas crianças menores de 8 anos ou 7 mm em crianças maiores e adultos.

A incidência AP deve ser avaliada quanto ao alinhamento das pontas dos processos espinhosos e assimetria dos corpos vertebrais. A incidência odontoide com a boca aberta deve ser avaliada quanto a fraturas e desalinhamento da massa lateral de C1 e C2.

A utilidade das incidências odontoides com a boca aberta tem sido questionada por vários autores na avaliação de crianças pequenas com suspeita de lesão na coluna cervical. As imagens com a boca aberta exigem colaboração e podem ser difíceis de serem obtidas nas crianças pequenas. Uma revisão retrospectiva de várias instituições de lesões da coluna cervical em crianças com menos de 16 anos revelou 51 crianças com lesões da coluna cervical. As radiografias laterais de 13/15 crianças menores de 9 anos revelaram as lesões. A incidência odontoide não acrescentou informações nesses 15 pacientes. Em apenas 1 de 36 pacientes com 9 anos ou mais, a incidência odontoide foi diagnosticada e revelou fratura odontoide grau III. Os autores concluíram que as incidências odontoides não são necessárias para avaliar a coluna cervical em crianças com menos de 9 anos.

Radiografias em flexão-extensão (FE) eram defendidas anteriormente para avaliação de lesões ligamentares. Porém, sua utilidade foi recentemente questionada. As lesões ligamentares são muito raras sem fratura óssea. No National Emergency X-Radiography Use Study (NEXUS), as radiografias FE foram de pouco valor na avaliação aguda de pacientes com trauma fechado. Houveram 818 lesões espinais em 34.069 pacientes. Dois dos 818 pacientes tinham lesões ósseas estáveis que foram detectadas apenas com imagens em FE. Quatro de 818 pacientes apresentaram subluxação detectada nas incidências em flexão-extensão; porém, todos tinham outras lesões claramente demonstradas nas três incidências de rotina (lateral, AP e odontoide).

Exclusão de lesão cervical

Foram desenvolvidas regras de decisão para guiar o uso de radiografias de coluna cervical em pacientes com trauma. A mais amplamente usada é a NEXUS, projetada para identificar pacientes que não necessitam de exames de imagem para exclusão de lesão clinicamente significativa da coluna cervical. O estudo utiliza cinco critérios de baixo risco, que são a *ausência de*

1. Dor cervical
2. Evidência de intoxicação
3. SNível de consciência alterado
4. Déficit neurológico focal
5. Outra lesão dolorosa com distração

Conforme avaliação do médico assistente, foram obtidas radiografias. Com as radiografias prontas, a solicitação foi de três incidências: lateral, AP e odontoide. De 3.065 crianças avaliadas, 603 preencheram critérios de baixo risco e nenhuma delas apresentava anormalidade radiológica. Trinta lesões (0,8%) foram identificadas em crianças que não preenchiam os critérios de baixo risco. Os autores concluíram que o uso dos critérios NEXUS para avaliação de lesões da coluna cervical em crianças reduziria em 20% a realização de exames de imagem e não resultaria em lesões despercebidas.

Frohna W: Emergency department evaluation and treatment of the neck and cervical spine injuries. Emerg Med Clin North Am. 1999;17:739-791 [PMID: 10584102].

Hoffman JR, Mower WR, Wolfson AB, et al: Validity of a set of clinical criteria to rule out injury to the cervical spine in patients with blunt trauma. National Emergency X-radiography utilization study group. N Engl J Med. 2000;343:94-99 [PMID: 10891516].

Pollack CV Jr, Hendey GW, Martin DR, Hoffman JR, Mower WR; NEXUS Group: Use of flexion-extension radiographs of the cervical spine in blunt trauma. Ann Emerg Med. 2001;38:8-11 [PMID: 11423804].

Viccellio P, Simon H, Pressman BD, et al: NEXUS Group. A prospective multicenter study of cervical spine injury in children. Pediatrics. 2001;108:E20 [PMID: 10584102].

EXAMES DE IMAGEM ADJUNTOS

TOMOGRAFIA COMPUTADORIZADA

A TC não é rotineiramente utilizada na avaliação inicial de lesões espinais em crianças. A TC libera uma quantidade significativa de radiação em comparação com radiografias simples. As crianças, especificamente aquelas com menos de 5 anos, são particularmente sensíveis à exposição à radiação e têm um prazo maior durante o qual pode haver desenvolvimento de doenças malignas. Embora a TC tenha sensibilidade muito alta, de até 98%, para detectar lesões ósseas, ela não é ideal para detectar lesões ligamentares que são mais comuns em crianças do que em adultos. A TC deve ser obtida nas seguintes situações: radiografias simples inadequadas, achados suspeitos na radiografia simples, como fratura e/ou deslocamento e elevado índice de suspeição, apesar de radiografias simples normais. A TC é particularmente útil para examinar áreas da coluna cervical que passam comumente despercebidas e são, com fequência, lesadas em crianças, como as junções occipitoatlantal e cervicotorácica. Pode ser usada uma TC limitada em conjunto com radiografias simples para reduzir a exposição à radiação. A TC pode detectar lesões que não são prontamente aparentes na radiografia simples. Cortes finos (2-3 mm) com reconstrução tridimensional sagital e coronal são recomendadas e devem ser adaptados aos achados da radiografia simples.

Como as crianças têm mais chance do que os adultos de sofrerem lesão ligamentar, a TC em crianças com menos de 8 anos pode ter benefício limitado. A RM tem uma avaliação mais acurada da medula espinal, dos discos e das rupturas ligamentares. A RM também pode detectar lesão de tecidos moles e hematomas não visualizados por outras modalidades de imagem.

RESSONÂNCIA MAGNÉTICA

A RM é o exame de imagem de escolha na avaliação do paciente com sinais e sintomas neurológicos com radiografias simples normais. A RM é superior à TC na identificação de lesões ligamentares, herniação de disco intervertebral, edema e/ou hemorragia de medula. A diferenciação entre hemorragia e edema de medula tem importante implicação prognóstica, pois o edema de medula melhora, e a hemorragia de medula está associada a desfechos clínicos ruins. A RM é especialmente útil na avaliação de lesões da coluna cervical em pacientes que não colaboram, comatosos ou inconscientes, para descartar lesão de coluna vertebral e permitir a remoção segura do colar cervical. As crianças necessitam de sedação para exames de RM; assim, a coordenação de cuidados com especialista anestesiologista e de cuidados intensivos pediátricos é importante para obter resultados de imagem em momento oportuno.

A condição da medula espinal na RM é preditiva do desfecho neurológico. Transecção da medula espinal e grandes hemorragias estão associadas a desfechos ruins e sequelas neurológicas significativas. Hemorragia pequena ou edema estão associados com recuperação moderada a boa. A ausência de sinal anormal está associada com recuperação completa.

Reynolds R: Pediatric spinal injury. Curr Opin Pediatr. 2000;12:67-71 [PMID: 10676777].

Slotkin J, Lu Y, Wood KB: Thoracolumbar spinal trauma in children. Neurosurg Clin N Am. 2007;18(4):621-630 [PMID: 17991587].

Sundgren PC, Philipp M, Maly PV: Spinal trauma. Neuroimaging Clin N Am. 2007;17:73-85 [PMID: 17493540].

SÍNDROMES DE LESÃO DA MEDULA ESPINAL

É importante para o médico classificar o padrão de déficit neurológico em uma das síndromes espinais. Na maioria das situações clínicas, o médico pode usar o modelo que descreva a síndrome de LME.

A apresentação clínica de lesões completas da medula espinal depende do nível da lesão. Uma lesão cervical alta resulta em cessação da respiração, quadriplegia com arreflexia de membros superiores e inferiores, perda do tônus de esfincteres e anestesia causada por choque neurológico. Se a lesão afetar a região cervical inferior, a função respiratória do paciente é preservada. Lesões torácicas altas resultam em paraplegia com preservação das funções de extremidades superiores e respiração. Lesões acima do nível de T6 na medula óssea podem resultar em disreflexia autonômica. Lesões torácicas baixas e lombossacras apresentam-se com disfunção de bexiga e cólon.

As síndromes incompletas da medula têm achados neurológicos variáveis com perda parcial de função motora e/ou sensorial abaixo do nível da lesão traumática, incluindo síndrome medular anterior, síndrome medular central e síndrome de Brown-Sequard.

A síndrome medular anterior (Figura 28-2) resulta de compressão ou ruptura da artéria espinal anterior, compressão direta da medula anterior ou compressão por fragmentos de fraturas explosivas. A síndrome se caracteriza por paralisia motora completa abaixo do nível da lesão e/ou perda da sensação de dor e temperatura com preservação da propriocepção.

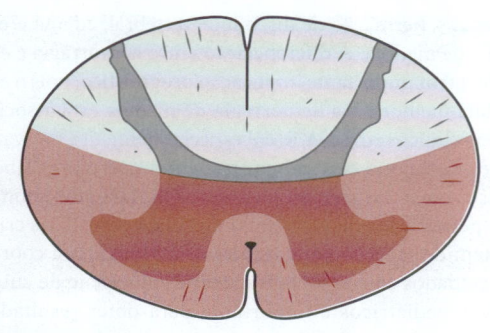

▲ **Figura 28-2** Síndrome medular anterior.

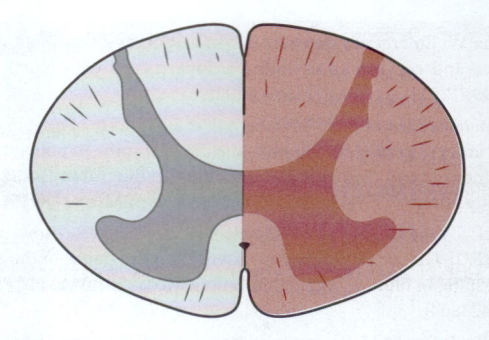

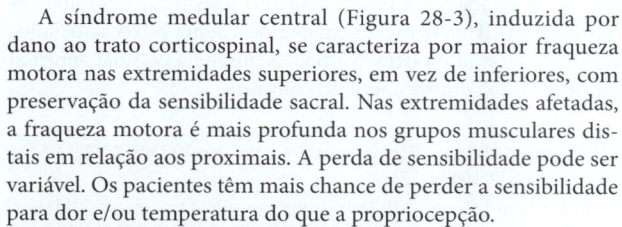

▲ **Figura 28-4** Síndrome de Brown-Sequard.

A síndrome medular central (Figura 28-3), induzida por dano ao trato corticospinal, se caracteriza por maior fraqueza motora nas extremidades superiores, em vez de inferiores, com preservação da sensibilidade sacral. Nas extremidades afetadas, a fraqueza motora é mais profunda nos grupos musculares distais em relação aos proximais. A perda de sensibilidade pode ser variável. Os pacientes têm mais chance de perder a sensibilidade para dor e/ou temperatura do que a propriocepção.

A síndrome de Brown-Sequard (Figura 28-4) se caracteriza por paralisia ipsilateral e perda da propriocepção com perda contralateral da sensação de dor e temperatura. Os sinais e sintomas resultam de hemissecção da medula espinal, com maior frequência por trauma penetrante ou compressão por uma fratura lateral.

LESÕES DA COLUNA CERVICAL

DESLOCAMENTO ATLANTO-OCCIPITAL

O deslocamento atlanto-occipital (DAO) é uma lesão frequentemente fatal que ocorre em trauma de alta energia. As crianças são particularmente suscetíveis a esta lesão devido à sua grande proporção do tamanho da cabeça em relação ao corpo e à imaturidade dos componentes ósseos e músculo-ligamentares de sua coluna cervical em crescimento. As crianças com idade entre 5 e 9 anos têm mais chance de serem diagnosticadas com esta lesão. Dois mecanismos comuns que causam DAO em pediatria são ocupantes sem uso de cinto restritivo em CAV com ejeção e pedestres atingidos por veículos automotivos (VAM). As lesões da porção superior da medula espinal cervical são comuns quando o DAO ocorre e os pacientes sobreviventes costumam ficar com déficits neurológicos permanentes. Devido ao mecanismo de alta energia, outras lesões são comuns em pacientes com DAO, incluindo lesão cerebral traumática, toracoabdominal e esquelética. O DAO pode ocorrer em uma de três formas: o tipo I ocorre com deslocamento anterior do occipital sobre o atlas (C1), o tipo II é uma distensão longitudinal e o tipo III é o deslocamento posterior do occipital sobre C1. Para os pacientes que sobrevivem, a hidrocefalia é uma complicação que ocorre com frequência. A incidência lateral da coluna cervical é a mais útil para diagnosticar DAO (Figura 28-5).

> Astur N, Klimo P, Sawyer J, et al: Traumatic atlanto-occipital dislocation in children. J Bone and Joint Surg. 2013;9(24):e194(1-8) [PMID: 24352780].

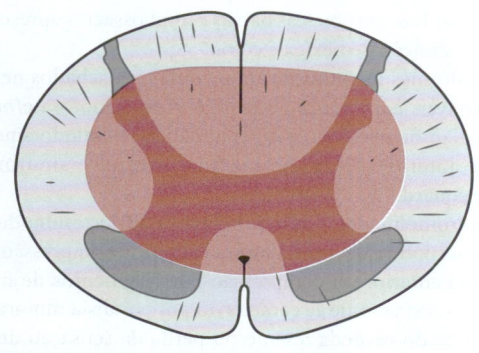

Lesão de C1

Esta lesão da coluna cervical, também conhecida como fratura de Jefferson, é muito incomum nas crianças. Ela resulta de sobrecarga axial causando fraturas no anel da primeira vértebra cervical em dois ou mais locais e está frequentemente associada com lesão craniana e/ou fratura de C2. Esta fratura pode ser detectada em uma incidência odontoide da coluna cervical e se manifesta como deslocamento da massa lateral de C1 sobre a massa lateral de C2. A TC é um exame de imagem mais sensível do que as radiografias simples para o diagnóstico destas fraturas.

Lesão de C2

▶ **Deslocamento rotatório atlantoaxial**

O deslocamento rotatório atlantoaxial é uma das causas mais comuns de torcicolo infantil; porém, o diagnóstico é comumente atrasado ou despercebido. O início pode ser espontâneo ou pode

▲ **Figura 28-3** Síndrome medular central.

TRAUMA ESPINAL   CAPÍTULO 28   277

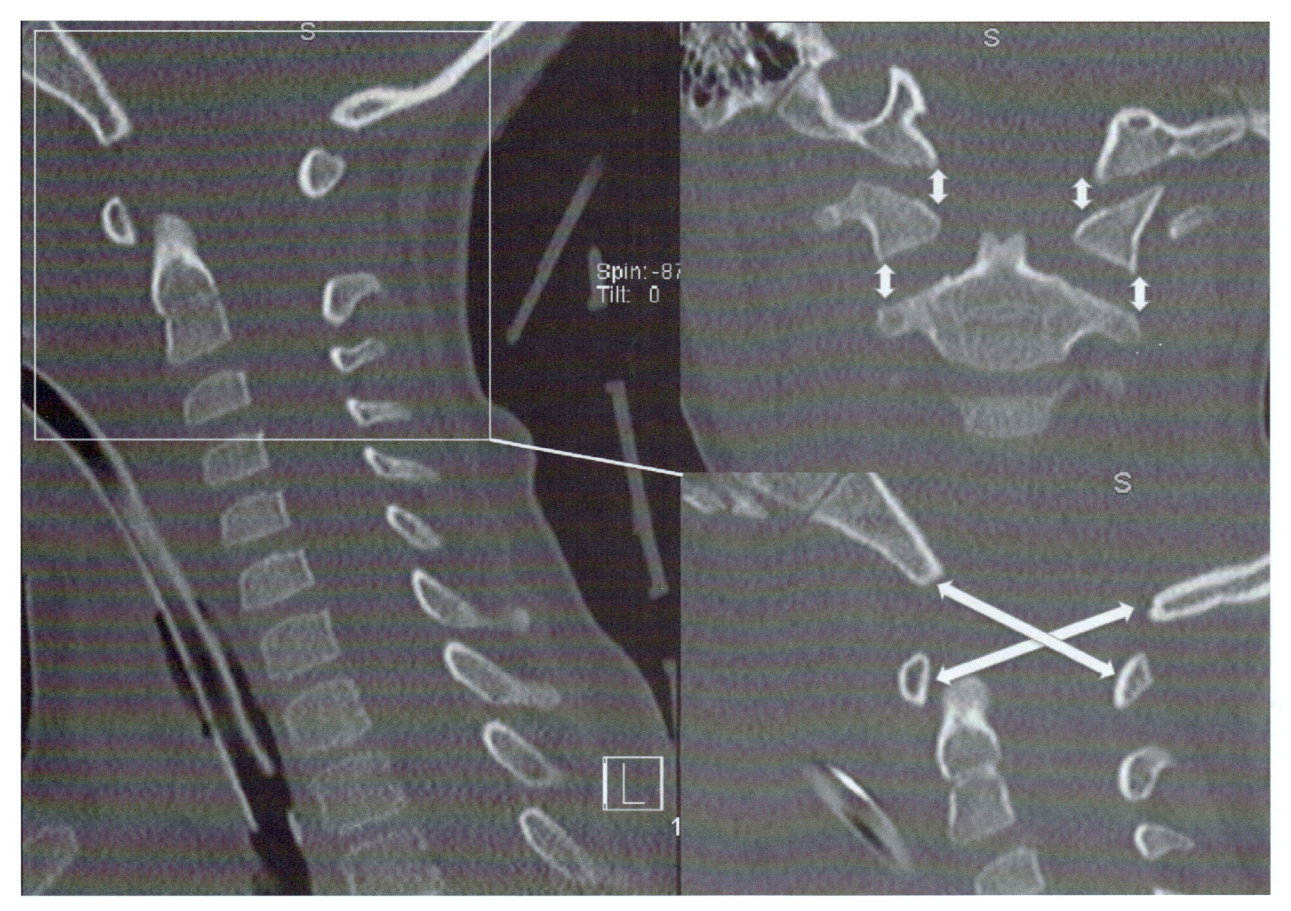

▲ **Figura 28-5** Deslocamento atlanto-occipital em pedestre feminina de 5 anos e meio atingida por um carro. Lesão severa da junção craniocervical: alargamento anormal da junção craniocervical (setas diagonais e setas verticais superiores), bem como do espaço entre C1 e C2 (setas verticais inferiores).

acompanhar uma infecção da via aérea superior (IVAS), ou pode, raramente, ser causado por trauma pequeno ou maior. A posição de torcicolo é, em geral, semelhante àquela de um passarinho procurando verme com sua cabeça erguida e fletida. A cabeça da criança está inclinada para um lado e rotada para o lado oposto com ligeira flexão. A criança resiste a tentativas de mover a cabeça com espasmos musculares associados. O exame neurológico costuma ser normal.

O deslocamento rotatório de C1 sobre C2 costuma ser difícil de identificar radiologicamente devido à dificuldade para posicionar a criança em razão da dor e da deformidade rotacional. O diagnóstico é mais bem conduzido com TC dinâmica. A TC é feita com o pescoço virado ao máximo para a direita e depois comparada com a TC realizada com o pescoço virado ao máximo para a esquerda. Se a relação entre as vértebras C1 e C2 estiver inalterada, ocorreu deslocamento rotatório.

O tratamento do DAO deve ser ajustado à gravidade do paciente. Muitos pacientes se beneficiam do tratamento conservador, como a administração de anti-inflamatórios não esteroides (AINEs) ou relaxantes musculares e do uso de colar cervical macio ou rígido. Alguns pacientes necessitam da tração de Halter, órteses cervicotorácicas ou tração em halo. Estudos têm demonstrado que a duração dos sintomas antes do tratamento é um fator importante na determinação da resposta ao tratamento mais conservador.

▶ **Fratura odontoide e lesão ligamentar associada**

A fratura odontoide é a fratura mais comum de C2 (axis) que pode resultar de trauma fechado na cabeça levando à hiperextensão ou à hiper-reflexão cervical. A fratura não deve ser confundida com variações anatômicas normais no odontoide devido à sincondrose entre o corpo do axis e o odontoide, vista em crianças de até 7 anos. O deslocamento pode ser anterior (hiper-reflexão) ou posterior (hiperextensão). O deslocamento anterior do odontoide (dente) está associado com falha do

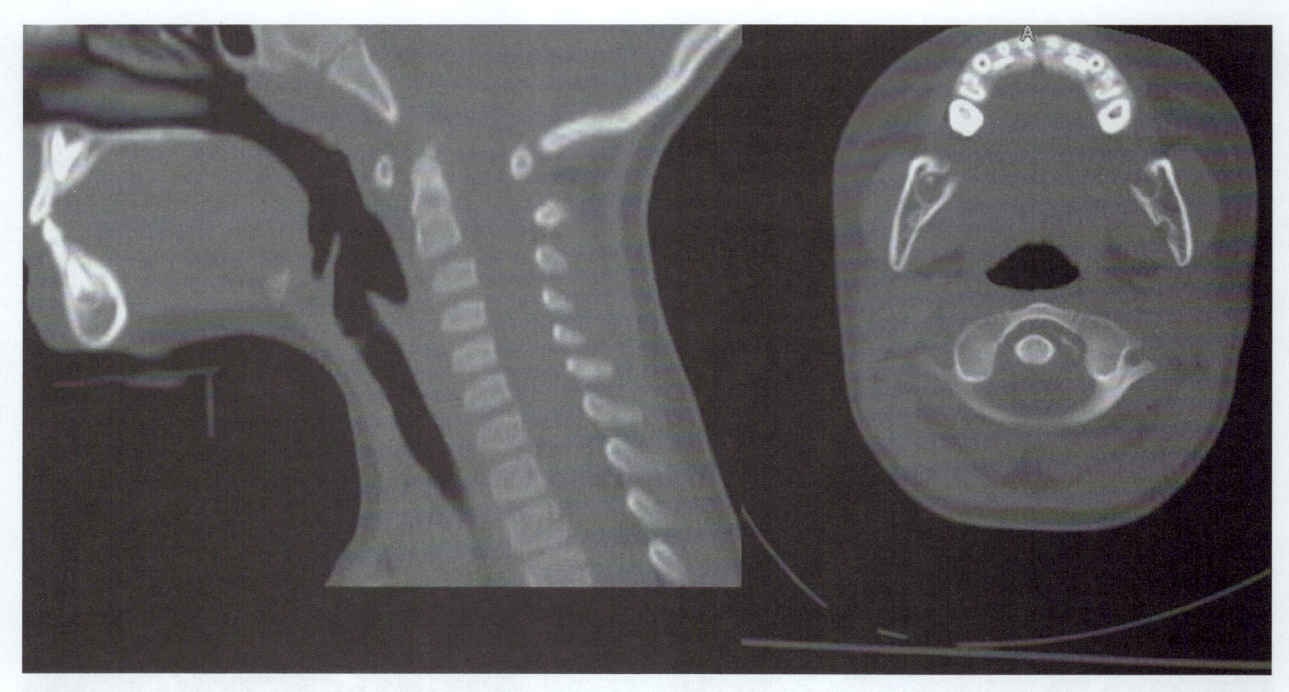

Figura 28-6 Fratura do ligamento transverso de C2 em menina de 3 anos que andava no banco da frente sem cinto de segurança e que golpeou o para-brisas, gerando fratura por avulsão do tubérculo esquerdo da massa lateral de C1 no local de fixação do ligamento transverso. Também há alargamento da distância atlantoaxial anterior.

ligamento transverso do atlas e instabilidade atlantoaxial. Um intervalo atlanto-dental maior do que 5 mm sugere lesão do ligamento transverso do atlas (Figura 28-6). Há três tipos de fratura odontoide: tipo I é a fratura por avulsão da ponta do dente; a fratura tipo II é a mais comum das três e se localiza na cintura do dente. Devido à interrupção de suprimento sanguíneo, a fratura está associada com elevação da taxa de não consolidação; a fratura tipo III se estende para o corpo de C2. A maioria dos pacientes é manejada de forma conservadora com imobilização por halo.

O odontoide está separado do corpo de C2 por uma linha cartilaginosa que representa a placa de crescimento. A linha epifisária está presente na maioria das crianças aos 3 anos de idade, 50% das crianças aos 4 anos de idade e está fechada aos 6 anos de idade. A presença da placa de crescimento odontoide basilar pode resultar em uma falsa impressão de fratura da base do processo odontoide. Porém, a maioria das fraturas ocorre na base do odontoide, ao passo que a linha epifisária fica mais abaixo dentro do corpo do axis.

▶ Fratura do enforcado

A fratura do enforcado ocorre como uma lesão por hiperextensão em associação com súbita sobrecarga axial, como a que é alcançada no enforcamento judicial. A lesão pode ocorrer pelas sincondroses entre o odontoide e o arco de C2. A fratura pode ser detectada por radiografias simples da coluna cervical em incidências laterais (Figura 28-7) e na incidência odontoide. A TC com reconstrução sagital ou a RM são muito úteis para o diagnóstico.

▶ Pseudossubluxação de C2 sobre C3

A movimentação fisiológica das vértebras cervicais em crianças é maior do que nos adultos, e a coluna cervical normal em pediatria pode parecer ter subluxação. Quando não há subluxação, o movimento é referido como pseudossubluxação e não necessita de tratamento. A pseudossubluxação de C2 sobre C3 pode ocorrer em até 40% das crianças com menos de 8 anos e pode persistir até os 16 anos de idade. A pseudossubluxação de C3 sobre C4 também pode ocorrer, mas é muito menos comum do que de C2 sobre C3. As causas de pseudossubluxação vistas apenas em crianças são frouxidão ligamentar, configuração horizontal relativa das facetas articulares e encunhamento anterior dos corpos vertebrais em crescimento. A diferenciação entre pseudossubluxação e lesão verdadeira pode ser auxiliada pelo uso da linha de Swischuk (Figura 28-8), a qual é desenhada ao longo do arco posterior (linha espinolaminar) da primeira vértebra cervical até a terceira. A linha deve passar dentro de 1,5 mm do arco posterior da segunda vértebra cervical. Quando há fratura, a linha é rompida. À medida que as crianças crescem, a maioria atinge uma configuração de adulto, desaparecendo a pseudossubluxação.

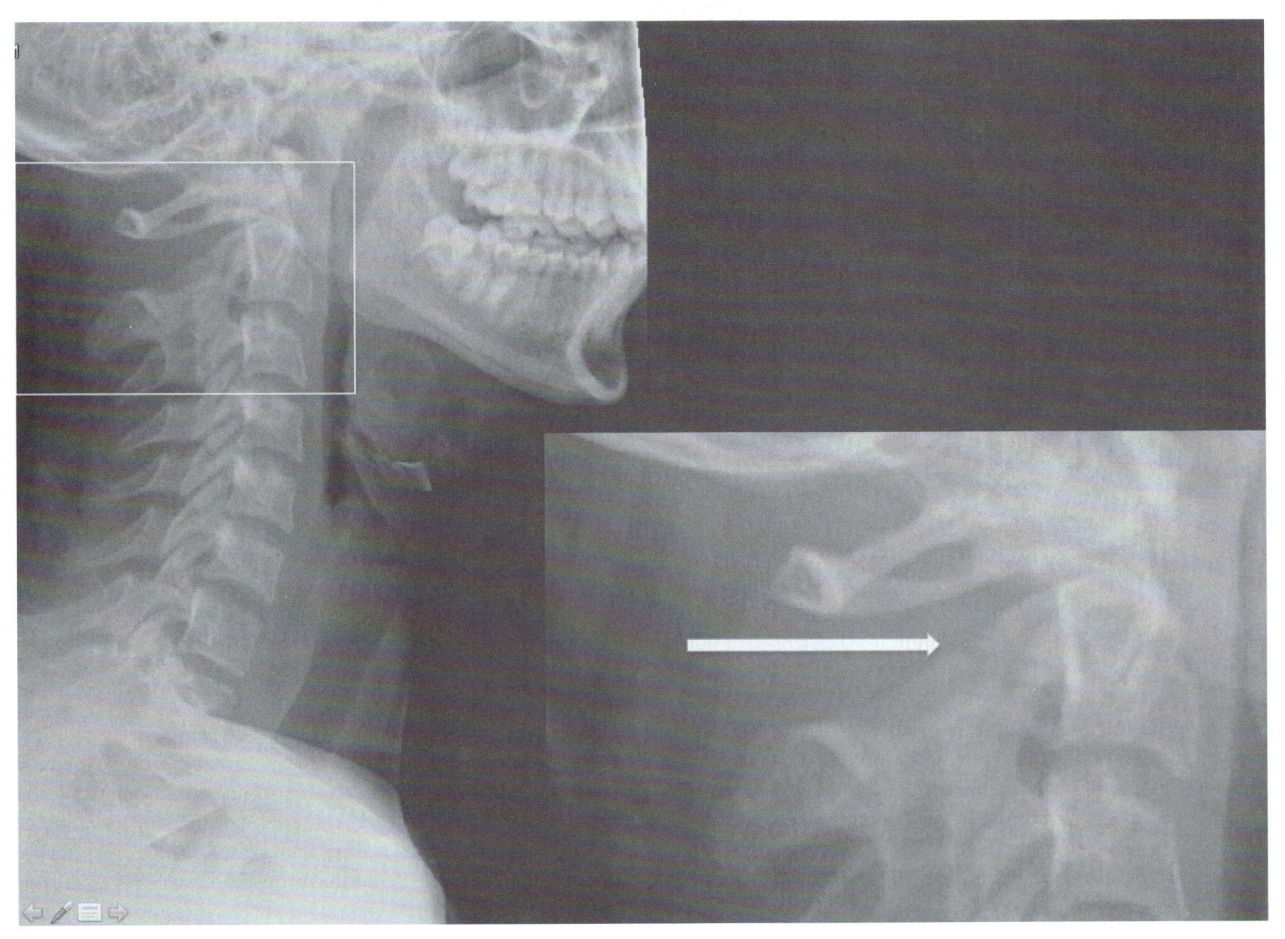

▲ **Figura 28-7** Fratura do enforcado em menina de 13 anos envolvida em acidente de trânsito que estava neurologicamente intacta com queixas de dor cervical intensa. Observe a alteração hiperluscente na lâmina de C2 (seta branca) demonstrando fraturas laminares bilaterais; achados adicionais incluem alargamento da distância interespinhosa em C1-C2 e leve anterolistese de C2 sobre C3.

Fraturas de C3-C7

As lesões cervicais inferiores em crianças são menos comuns do que em adultos (Figura 28-9). Elas costumam ser lesões ligamentares, sendo difíceis de reconhecer sem RM.

FRATURAS TORÁCICAS

FRATURAS COMPRESSIVAS

Devido à musculatura imatura do formato em cunha da coluna torácica e da cifose normal, as fraturas compressivas são o padrão mais comum de lesão em crianças com lesões de coluna torácica. Mecanismos de sobrecarga axial e hiperflexão, como em lesões de futebol, quedas e mergulho, em vez de mecanismos de hiperextensão ou lesões por deslocamento, com mais frequência resultam em compressão do corpo vertebral. As fraturas compressivas são geralmente simples e não necessitam de tratamento específico, além de analgesia.

FRATURAS POR CISALHAMENTO

As fraturas por cisalhamento costumam estar associadas a mecanismos mais violentos do que aqueles observados nas fraturas compressivas. Eles causam fratura através da placa terminal cartilaginosa, as quais, quando associadas com lesões por distensão, podem resultar em LME por estiramento.

FRATURAS EXPLOSIVAS

As fraturas explosivas em crianças costumam ocorrer na junção toracolombar e podem incluir a epífise anular e o disco

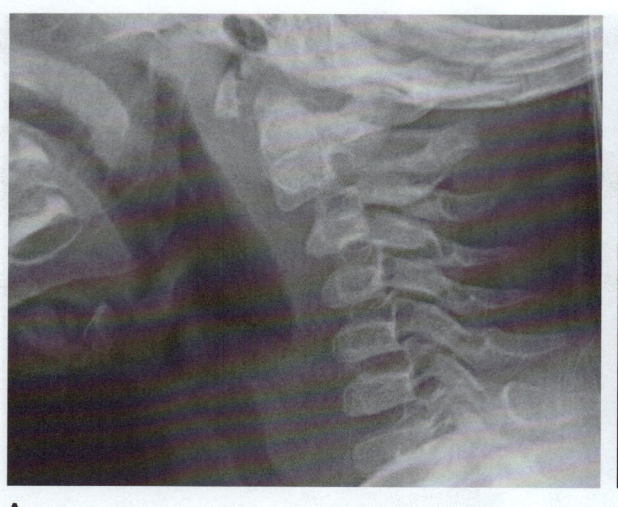

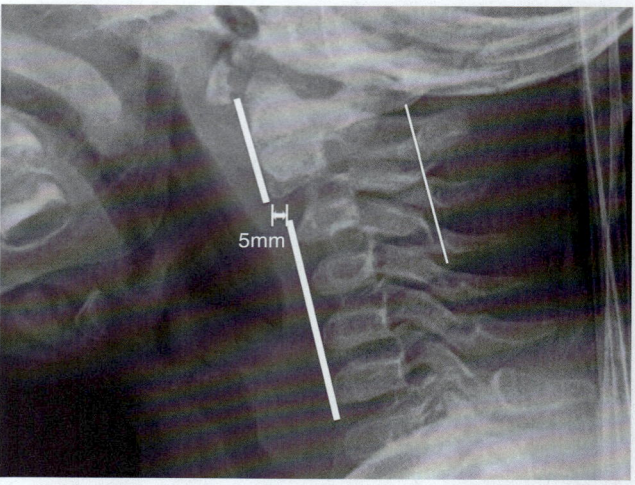

Figura 28-8 A e B. Pseudossubluxação da coluna pediátrica demonstrada nesta incidência lateral de coluna cervical de menina de 15 meses que estava em cadeira infantil de uso virada para trás quando o veículo se envolveu em uma colisão. Ela não perdeu a consciência, mas sofreu laceração na testa. A radiografia mostrou anterolistese de 5 mm de C2 sobre C3 (linha espessa). A linha espinolaminar (linha fina) demonstra bom alinhamento dos elementos posteriores de C1, C2 e C3.

intervertebral. Nas crianças menores, as fraturas explosivas podem também danificar a camada germinativa, podendo resultar em fusão epifisária prematura. As fraturas explosivas são identificadas por uma combinação de compressão em cunha da coluna anterior com propulsão dos fragmentos ósseos fraturados para dentro do canal espinal (Figura 28-10). Na radiografia simples, as fraturas explosivas podem ser diagnosticadas erroneamente como fraturas compressivas estáveis. Assim, em pacientes com trauma fechado significativo na coluna e/ou alta suspeita clínica, costuma ser realizada a TC para a avaliação de anormalidades na coluna toracolombar. Imagens reconstruídas de exames-padrão de TC de tórax e abdome são suficientes para avaliar as lesões espinais, tendo demonstrado sensibilidade superior para detectar lesões da coluna em comparação com radiografias simples.

LESÕES DE COLUNA LOMBAR

LESÃO PELO CINTO DE SEGURANÇA

A fratura de Chance é uma forma de lesão por flexão e distensão, sendo uma das lesões mais comumente relatadas na coluna lombar em crianças. Ela pode resultar de cinto abdominal inadequadamente aplicada através da parede abdominal, podendo estar associada com trauma abdominal grave, como contusões e/ou lacerações de pâncreas, duodeno e mesentério. Uma apresentação clássica desta lesão seria aquela de uma criança lesada em CAV e que estava inapropriadamente presa com um cinto abdominal no abdome. Tal paciente pode apresentar equimose ao longo da parede abdominal (sinal do "cinto de segurança") e dor ao longo da coluna lombar, aumentando a suspeita de lesão da coluna lombar e de lesões intra-abdominais. As lesões intra-abdominais são relativamente comuns (observadas em 1/3 dos pacientes com fratura de Chance em algumas séries). Tais lesões resultam de súbita propulsão para frente da porção superior do corpo enquanto a porção inferior do abdome é comprimida pelo cinto de segurança. A elasticidade da coluna vertebral em crianças é maior do que a da medula espinal. Pode haver distensão da parte posterior e média da coluna vertebral sobre o cinto abdominal durante a desaceleração rápida. A coluna vertebral anterior pode ou não sofrer lesão dependendo da distância do deslocamento da superfície anterior do corpo vertebral.

Costumam ser usadas radiografias simples para avaliar as lesões da coluna lombar. Nas incidências laterais, uma fratura pode ser vista através do processo espinhoso, da lâmina, dos pedículos e da porção do corpo vertebral. As fraturas da lâmina também podem ser demonstradas na incidência AP. Além disso, a TC de abdome e de pelve com imagens de reconstrução da coluna são frequentemente solicitadas em função da elevada associação entre fraturas de Chance e lesões abdominais internas (Figura 28-11).

DESLIZAMENTO DE APÓFISE VERTEBRAL

As lesões por deslizamento de apófise vertebral ocorrem com mais frequência em meninos adolescentes e costumam estar associadas com protrusão discal. Elas ocorrem mais comumente

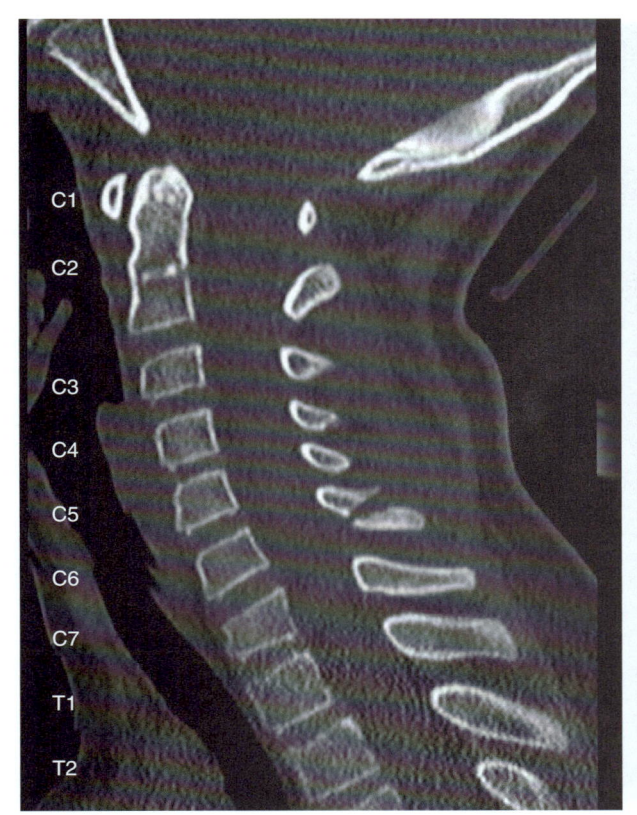

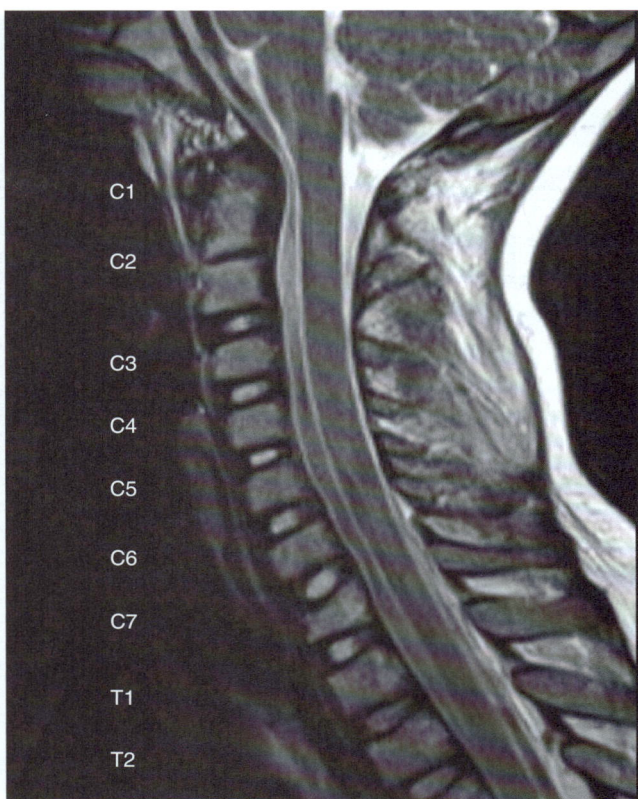

▲ **Figura 28-9** (**A**) Reconstrução lateral de tomografia computadorizada da coluna cervical demonstrando fratura compressiva e fratura do processo espinhoso por lesão de flexão em acidente de trânsito em menino de 9 anos e meio. Há fratura deslocada e distendida envolvendo o processo espinhoso de C6 (embora não visualizada, esta fratura se estende até a lâmina do lado esquerdo). Também não visualizado nestas imagens, as facetas articulares de C6-C7 mostram leve alargamento, especialmente do lado direito com descobrimento da faceta superior de C7. Há associação com alargamento do espaço discal de C6-C7 com deformidade compressiva anterior do corpo vertebral de C7. Os achados são compatíveis com lesão de hiperflexão da coluna cervical. (**B**) Ressonância magnética demonstrando fratura compressiva e fratura do processo espinhoso. Há deformidade compressiva de 20-30% no aspecto superior do corpo vertebral de C7. Não há lesão traumática no disco em C6-C7.

em L4, mas também podem ocorrer em L3 ou L5, podendo resultar de um evento traumático único ou de lesões cumulativas em esportes como levantamento de peso, ginástica ou lutas.

LESÃO DE MEDULA ESPINAL SEM ANORMALIDADE RADIOLÓGICA

A LME está mais comumente associada com achados radiográficos como fraturas, lesões ligamentares ou subluxações. Porém, pode haver LME sem anormalidades radiológicas. A LME sem anormalidade radiográfica (LMESAR) foi primeiramente descrita por Pang e Willberger, em 1982. Na LMESAR, os sintomas podem não estar presentes inicialmente, podendo demorar até 48 horas após a lesão inicial. Os sintomas associados nos pacientes com LMESAR incluem fraqueza, dormência, parestesias ou sensação do tipo "choque elétrico" nas extremidades. A RM está indicada para diferenciar entre edema e hemorragia de medula, bem como para avaliar lesão ligamentar.

A LMESAR foi originalmente considerada como a LME sem evidência radiográfica ou por TC de fratura ou deslocamento. Porém, com o advento da RM e sua aplicação disseminada e disponibilidade, o termo ficou ambíguo, pois a maioria dos pacientes apresenta anormalidade radiográfica de tecidos moles (ligamentos e medula espinal) detectável pela RM. O termo correto deveria ser LME sem anormalidade *óssea* radiográfica. Embora a LMESAR tenha sido inicialmente descrita em crianças, ela também ocorre em adultos. Com base no banco de dados NEXUS, dos 34.069 pacientes analisados, havia 818

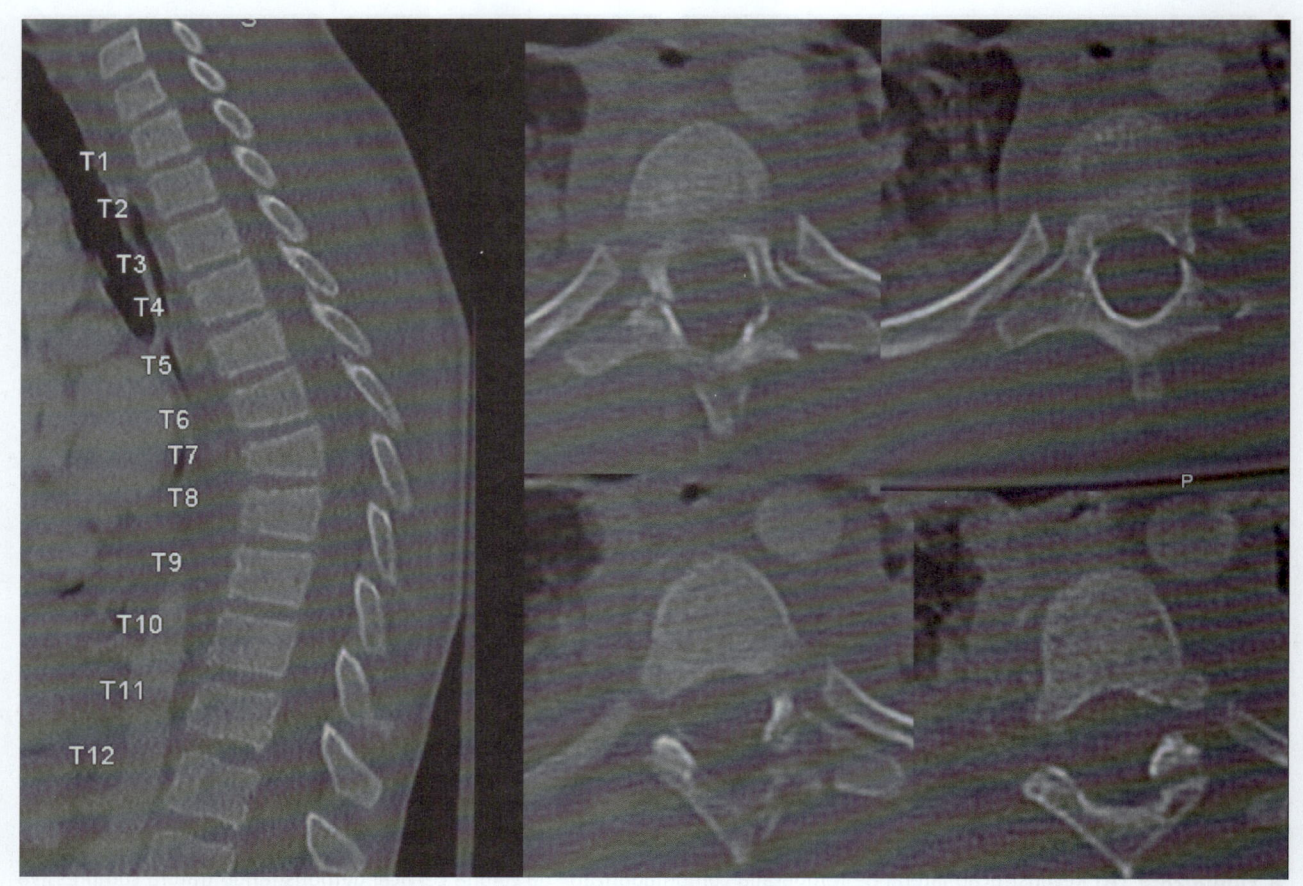

▲ **Figura 28-10** Fratura explosiva em menina de 10 anos que não usava cinto de segurança em acidente de trânsito e que foi ejetada do veículo; fratura do tipo explosiva de T7 com extensão bilateral para os pedículos, processos transversos e processo espinhoso. A paciente não apresentava lesão de medula espinal e foi tratada com imobilização.

(2,4%) com lesão de coluna cervical, incluindo 27 (0,08%) de pacientes adultos com LMESAR. As anormalidades mais comumente vistas na RM de pacientes com LMESAR foram herniação central de disco, estenose espinal e edema ou contusão de medula. À medida que a coluna vertebral pediátrica fica mais parecida com a morfologia do adulto, a LMESAR da medula cervical superior se torna muito rara em crianças com mais de 9 anos.

FISGADAS E QUADRIPARESIA TRANSITÓRIA

Os pacientes com quadriparesia transitória (QT) se queixarão de sintomas neurológicos em dois a quatro membros. Os sintomas incluem fraqueza, paralisia e queixas sensoriais, como queimação, picadas, sensibilidade diminuída ou ausente. Os sintomas da QT costumam durar menos de 15 minutos, mas podem persistir por até 2 dias. Os pacientes com QT necessitarão de TC da coluna cervical para identificação de fraturas ou deslocamentos e de RM para avaliar compressão continuada de medula espinal e raízes nervosas.

As fisgadas (*stingers*) são também conhecidas como queimadas (*burners*) e são lesões comuns de nervos periféricos que ocorrem em qualquer ponto da raiz nervosa cervical até o plexo braquial. Como estas lesões costumam melhorar rapidamente, é provável que sejam sub-relatadas. As fisgadas envolvem apenas um membro, e se ocorrerem sintomas bilaterais (não importando que sejam transitórios), deve-se suspeitar fortemente de LME. As raízes nervosas são de C5 e C6, que são as mais comumente envolvidas nas lesões com fisgadas. Um paciente com fisgadas se apresenta com dor e/ou parestesias em um membro e também podem ter fraqueza. Se os sintomas melhorarem completamente em pouco tempo (em minutos), não há necessidade de exames de imagem. Se os sintomas persistirem, há necessidade de exames de imagem que incluem radiografias simples ou TC e RM para a identificação de estenose foraminal, herniação discal ou complexos disco-osteofitários.

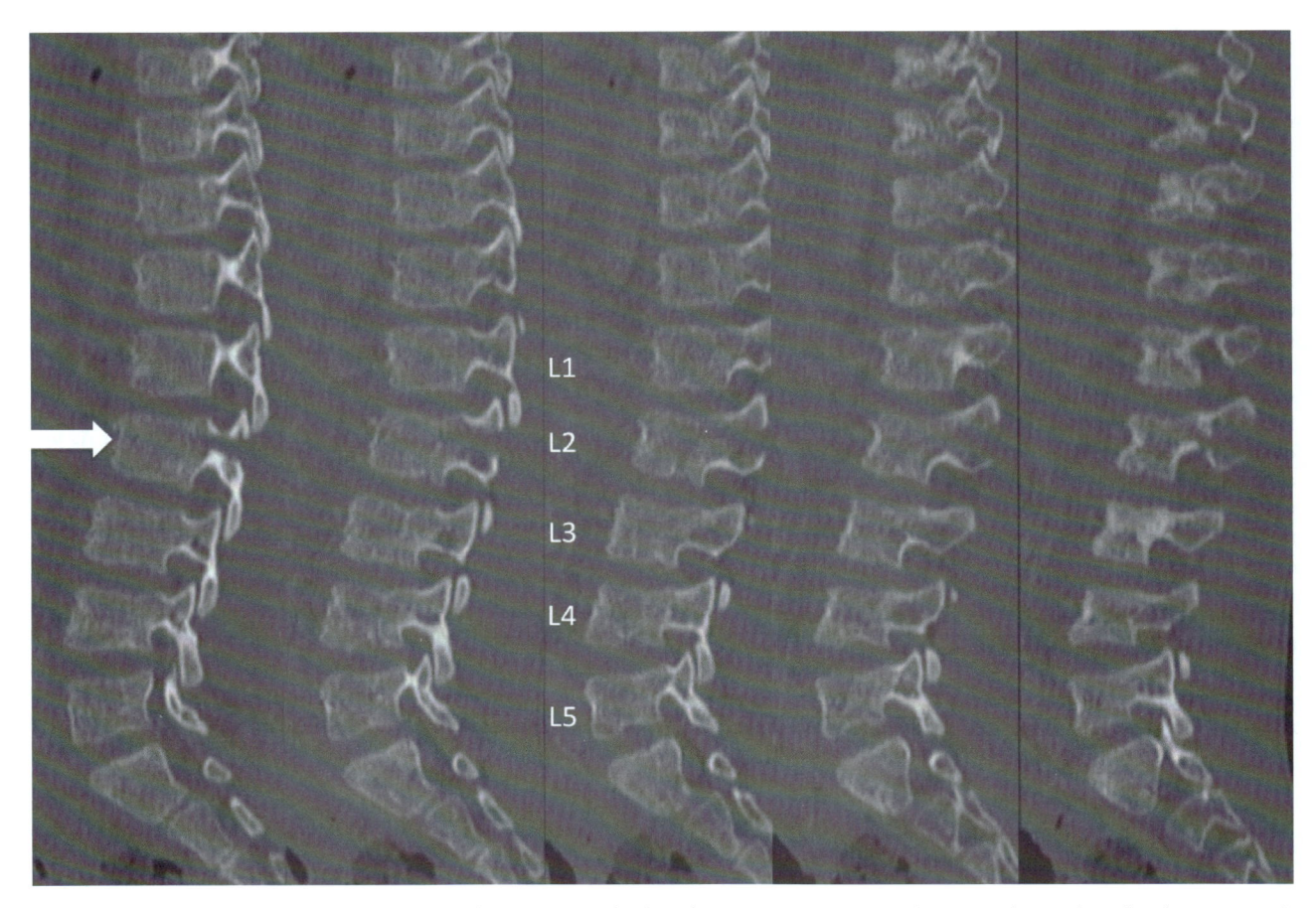

▲ **Figura 28-11** Fratura de Chance através do corpo vertebral e elementos posteriores de L2. Há leve cifose focal neste nível. Parece haver hemorragia extradural posterior ao saco tecal à esquerda causando leve estreitamento no nível do espaço discal L1-L2; o paciente não apresentava lesão de medula espinal e foi tratado com imobilização. O paciente também apresentava perfuração de intestino delgado que necessitou de laparotomia exploradora e reparo de enterotomia; a seta demonstra a área do fulcro ao redor da qual ocorreu a lesão por flexão.

Em pacientes cujos sintomas melhoraram completamente e que foram submetidos a uma avaliação apropriada no SE, o acompanhamento com cirurgião de coluna deve ser feito em nível ambulatorial.

Concannon LG, Harrast MA, Herring SA: Radiating upper limb pain in the contact sports athlete: An update on transient quadriparesis and stingers. Curr Sports Med Rep. 2012;1:28 [PMID: 22236823].

Daniels AH, Sobel AD, Eberson CP: Pediatric thoracolumbar spinal trauma. J Am Acad Orthop Surg. 2013;21:707-716 [PMID: 24292927].

Pang D: Spinal cord injury without radiographic abnormality in children, 2 decades later. Neurosurgery. 2004;55:1325-1342 [PMID: 15574214].

Tyroch AH, McGuire EL, McLean SF, et al: The association between chance fractures and intra-abdominal injuries: A multicenter review. Am Surg. 2005;71:434-438 [PMID: 15986977].

MANEJO DE COMPLICAÇÕES TARDIAS DA LESÃO DE MEDULA ESPINAL

BEXIGA NEUROGÊNICA

As manifestações da bexiga neurogênica incluem perda de sensibilidade para o enchimento vesical e incapacidade de iniciar de forma voluntária a micção, esvaziando completamente a bexiga. Isso deve levar em conta o nível de desenvolvimento da criança, o estilo de vida e as necessidades familiares. Na fase aguda inicial da LME, será usada uma sonda urinária de demora. Isto ajuda a evitar a retenção urinária e monitorar o débito. O manejo a longo prazo inclui cateterismo intermitente, para fornecer esvaziamento regular, previsível e completo da bexiga. O objetivo do cuidado vesical é evitar infecções, complicações renais e prover a continência.

ULCERAÇÃO GASTRINTESTINAL POR ESTRESSE

Os pacientes com LME, especialmente aquelas que envolvem a medula cervical, apresentam alto risco de ulceração por estresse. Recomenda-se a profilaxia com inibidores da bomba de prótons (IBPs) desde a internação a até 4 semanas.

ÍLEO PARALÍTICO

O intestino pode ser afetado por dano aos nervos que controlam sua função (intestino neurogênico), bem como pelo impacto de cuidados médicos, como o uso de opioides. Os pacientes devem ser monitorados quanto aos ruídos hidroaéreos e evacuações, não devendo receber alimentos nem líquidos até a restauração da motilidade. Se os pacientes estiverem agudamente nauseados após uma LME, deve-se considerar fortemente a descompressão gástrica com sonda nasogástrica (NG) ou orogástrica (OG) para reduzir o volume de vômitos associados com a distensão gástrica e íleo intestinal.

COMPLICAÇÕES RESPIRATÓRIAS

As complicações respiratórias dependem do nível da lesão: paralisia do diafragma (C1-C4), paralisia de músculos intercostais (C5-C6) e paralisia de músculos abdominais (T6-T12). A fraqueza do diafragma e dos músculos intercostais pode dificultar a eliminação de secreções, causar tosse ineficaz e hipoventilação. Costuma haver necessidade de aspirações frequentes para eliminar a secreção, junto com fisioterapia respiratória para evitar atelectasias e pneumonia.

CUIDADOS COM A PELE

As crianças com LME estão em maior risco de dano à integridade da pele. A LME causa a perda da sensação de dor, pressão e temperatura. Isso pode resultar em ausência dos mecanismos de alarme sensoriais, incapacidade de mover-se e alterações circulatórias que terão impacto na integridade da pele. As úlceras de pressão ocorrem com maior frequência nas nádegas e podem se desenvolver dentro de horas em pacientes imobilizados. O uso de macas rígidas dorsais e de deslizamento deve ser suspenso assim que possível. Após a estabilização espinal, os pacientes devem ser virados de lado (em bloco) em intervalos de poucas horas para evitar úlceras de pressão. Os pacientes com lesão de coluna cervical podem perder o controle vasomotor e não conseguem transpirar abaixo da lesão. Sua temperatura pode variar conforme o ambiente e deve ser cuidadosamente monitorada.

Trauma de extremidades

29

Jessica Kanis, MD
Timothy E. Brenkert, MD

CLASSIFICAÇÃO DE SALTER-HARRIS PARA FRATURAS PEDIÁTRICAS

A classificação de Salter-Harris descreve as lesões da fise, ou placa de crescimento, em crianças (Figura 29-1). Há cinco tipos de intensidade de lesão da placa de crescimento que aumentam conforme o tipo. Todas as suspeitas de fratura Salter-Harris necessitam de acompanhamento com ortopedista. As fraturas são descritas da seguinte forma.

Tipo I – A linha de fratura se estende através da fise, separando a epífise da metáfise. Pode não haver evidência radiológica da lesão, se não houver deslocamento. Assim, o diagnóstico se baseia na suspeita clínica e na dor localizada sobre a placa de crescimento. Se houver suspeita, os pacientes devem ser imobilizados e acompanhados por ortopedista.

Tipo II – A mais comum das fraturas da fise, estas lesões iniciam na fise e se estendem até a metáfise. Há pouco risco de distúrbios do crescimento nas lesões dos grupos I e II.

Tipo III – A fratura se estende da fise através da epífise e para dentro do espaço intra-articular. Ela frequentemente necessita de fixação cirúrgica, devendo-se buscar avaliação com ortopedista.

Tipo IV – Mais comumente causadas por forças compressivas com extensão da fratura da superfície articular através da epífise e fise, envolvendo a metáfise. A fixação cirúrgica é necessária com risco de parada parcial ou completa do crescimento, apesar de tratamento adequado.

Tipo V – Esmagamento da fise, visto mais comumente em joelhos e tornozelos. Essas lesões têm o maior risco de subsequente parada do crescimento e podem não ser percebidas nas radiografias iniciais devido à ausência de fratura visível. O diagnóstico costuma ser feito retrospectivamente após se notar parada de crescimento. Se houver suspeita, a extremidade deve ser imobilizada, programando-se acompanhamento com ortopedista.

AMPUTAÇÕES TRAUMÁTICAS

FUNDAMENTOS DO DIAGNÓSTICO

- Amputações agudas e limpas são os melhores candidatos para reimplante.
- As partes amputadas devem ser delicadamente limpas, mantidas úmidas com solução fisiológica (SF) e colocadas no gelo.
- O resfriamento da parte amputada ajuda a aumentar a viabilidade.

Considerações gerais

Todas as amputações traumáticas devem ser consideradas para cirurgia de reimplante. As amputações agudas completas com mínimo esmagamento são os melhores candidatos para um reimplante bem-sucedido. As partes amputadas devem sempre acompanhar o paciente. A parte deve ser delicadamente enxaguada para limpar um ferimento sujo, coberta com gaze embebida em SF, colocada em um saco e, então, mantida em gelo (não colocar a parte amputada diretamente no gelo). O resfriamento da parte amputada aumenta a viabilidade de 6 a 8 horas para 12 a 24 horas. Pode haver perda significativa de sangue nas amputações, sendo imperativa a monitorização cuidadosa dos sinais vitais.

Achados clínicos

Sinais e sintomas

Quando um paciente apresenta um dígito ou membro amputado, a avaliação deve incluir o esmagamento de ambos os lados da amputação. Monitorar cuidadosamente os sinais vitais quanto a evidências de choque hemorrágico.

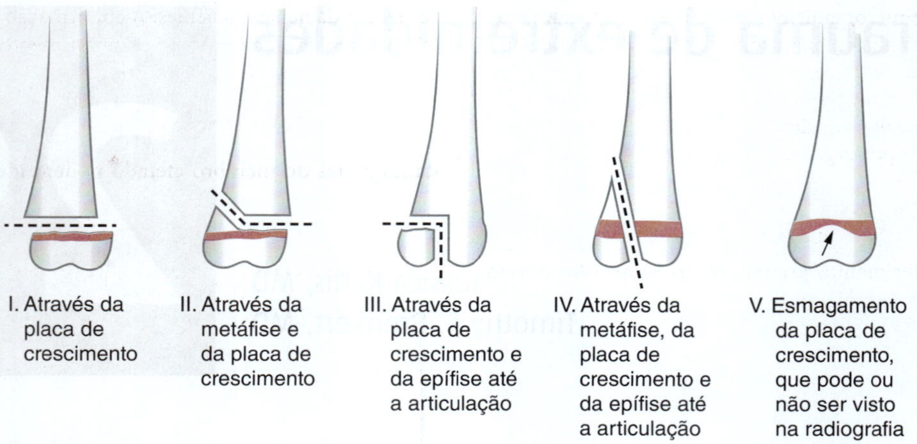

I. Através da placa de crescimento
II. Através da metáfise e da placa de crescimento
III. Através da placa de crescimento e da epífise até a articulação
IV. Através da metáfise, da placa de crescimento e da epífise até a articulação
V. Esmagamento da placa de crescimento, que pode ou não ser visto na radiografia

▲ **Figura 29-1** Classificação de Salter-Harris. (Reproduzida com permissão de Stone CK, Humphries RL: *Current Diagnosis & Treatment Emergency Medicine*, 7th ed. New York: McGraw-Hill, 2011. Copyright © McGraw-Hill Education LLC.)

Achados radiográficos

A amputação é um diagnóstico clínico. As radiografias podem ser usadas para detectar fraturas subjacentes. Deve-se radiografar tanto o dígito ou membro amputado quanto à extremidade.

▶ Tratamento

Avaliar e manejar o alinhamento anormal, a osteoporose periarticular-ossos (*bones*), a perda de espaço de cartilagem-articulação, as deformidades, as erosões marginais, o edema de tecidos moles (*soft tissue*) (ABCDEs). Considerar fortemente o uso de antibióticos e a profilaxia do tétano em todas as amputações. A escolha do antibiótico deve seguir as recomendações de cobertura para fraturas abertas. A parte amputada deve ser mantida limpa, envolvida em gaze estéril, umedecida com SF estéril, colocada em saco plástico e colocada em gelo.

▶ Encaminhamento

Costuma ser necessária a avaliação imediata com cirurgião (ortopedista, plástico ou de trauma) para as amputações de membros. Os pacientes geralmente necessitarão de manejo cirúrgico seguido por monitorização hospitalar com exame neurológico e vascular frequente. Os pacientes com pequenas amputações de dedos muitas vezes podem ser manejados no serviço de emergência (SE) e liberados com acompanhamento cuidadoso.

FRATURAS ABERTAS

FUNDAMENTOS DO DIAGNÓSTICO

▶ Fratura com ruptura associada da pele.
▶ Se houver ferimento próximo da fratura, considerar fortemente a fratura aberta.
▶ Uso precoce de antibióticos e profilaxia do tétano.
▶ Limpeza e desbridamento cirúrgico.

▶ Considerações gerais

As fraturas abertas podem ser classificadas conforme a extensão da lesão cutânea, o dano aos tecidos moles, a severidade da fratura e o grau de contaminação. As fraturas tipo I envolvem a abertura da pele de até 1 cm, ferimento limpo, mínima contusão muscular e fraturas simples transversas ou oblíquas. As fraturas tipo II envolvem a abertura da pele de mais de 1 cm, dano extenso aos tecidos moles, retalhos ou avulsão com componente de esmagamento moderado e fraturas simples transversas ou oblíquas com mínimo comprometimento cominutivo. As fraturas tipo III apresentam dano extenso de tecidos moles, incluindo estruturas musculares, cutâneas e neurovasculares ou fraturas abertas por mais de 8 horas.

▶ Achados clínicos

Sinais e sintomas

Os pacientes apresentam dor, edema e deformidade na extremidade com ruptura da pele sobrejacente. As fraturas abertas podem apresentar-se como grandes ferimentos abertos com fratura subjacente.

Achados radiográficos

Devem ser realizadas radiografias do membro afetado para caracterizar a fratura.

▶ Tratamento

O manejo das fraturas abertas no SE deve incluir a administração precoce de antibióticos. A cobertura antibiótica sistêmica é direcionada contra microrganismos gram-positivos (gealmente, cefalosporinas de primeira ou segunda geração). A cobertura adicional para gram-negativos deve ser adicionada nas fraturas tipo III. É aconselhada a profilaxia do tétano. Desbridamento cirúrgico e estabilização esquelética podem estar indicados se o manejo cirúrgico for postergado.

▶ **Encaminhamento**

Os pacientes com ferimentos grandes ou contaminados devem ser internados para terapia antibiótica continuada e possível desbridamento cirúrgico. A liberação pode ser considerada para ferimentos menores e fraturas estáveis após avaliação com equipe cirúrgica.

Hoff W, Bonandier J, Cachecho R, Dorlac W: East Practice Management Guidelines Work Group: Update to practice management guidelines for prophylactic antibiotics use in open fractures. *J Trauma, Inj, Infect Crit Care.* 2011;70(3):751-754 [PMID: 21610369].

SÍNDROME COMPARTIMENTAL AGUDA

FUNDAMENTOS DO DIAGNÓSTICO

▶ Ocorre com mais frequência na perna.
▶ Costuma estar associada com fraturas, lesões por esmagamento ou talas constritivas.
▶ Dor severa e mal localizada desproporcional à lesão.
▶ Paresia, parestesias e diminuição de pulsos são achados tardios.

▶ **Considerações gerais**

A síndrome compartimental pode levar a problemas devastadores a longo prazo sem o imediato reconhecimento e tratamento. Pode resultar em contraturas isquêmicas por isquemia de músculos e nervos quando não tratada. A perna é a localização mais comum para a síndrome compartimental, especificamente o compartimento anterior.

▶ **Achados clínicos**

Sinais e sintomas

Os pacientes apresentarão dor severa desproporcional à lesão e que piora, mesmo com repouso. A dor é mal localizada e piora com o alongamento passivo. A palpação revelará um compartimento doloroso e tenso, associado com fraqueza e perda sensorial na distribuição dos nervos afetados. Paresia, parestesia, palidez e pulsos diminuídos são achados tardios. Os pacientes com alteração do estado mental ou coma devem ser cuidadosamente examinados para lesões de extremidades associadas com edema, pois a síndrome compartimental pode facilmente passar despercebida nesses pacientes. A confirmação diagnóstica se baseia na medida da pressão no compartimento. As pressões normais são menores do que 10 mmHg.

▶ **Achados radiográficos**

Radiografias do membro afetado podem identificar uma fratura subjacente.

▶ **Tratamento**

Pressões maiores do que 20 mmHg devem levar à imediata internação e avaliação cirúrgica. Uma pressão compartimental de 30 a 40 mmHg provavelmente necessitará de fasciotomia de emergência no bloco cirúrgico.

▶ **Encaminhamento**

Os pacientes com síndrome compartimental verdadeira necessitam de avaliação imediata com ortopedista e internação.

MANEJO DE LESÕES ORTOPÉDICAS ESPECÍFICAS

LESÕES NA REGIÃO DO OMBRO

FRATURAS DE CLAVÍCULA

FUNDAMENTOS DO DIAGNÓSTICO

▶ Dor e deformidade sobre a clavícula.
▶ Confirmação radiográfica da fratura.

▶ **Considerações gerais**

As lesões de clavícula são muito comuns em crianças. A maioria ocorre como resultado de quedas sobre o ombro. As lesões de clavícula costumam ser vistas em recém-nascidos (RNs) como resultado de compressão do ombro durante o nascimento. O terço médio da clavícula é mais frequentemente fraturado, com o terço medial sendo menos frequentemente lesado.

▶ **Achados clínicos**

Sinais e sintomas

Dor, edema e, possivelmente, deformidade estão presentes sobre a clavícula. A dor piora com tentativas de mover o braço ipsilateral.

Achados radiográficos

A incidência anteroposterior (AP) costuma ser suficiente para detectar a maioria das fraturas de terço médio. Uma incidência apical lordótica, com o tubo direcionado 45 graus cefalicamente, pode ser necessária para a visualização de fraturas do terço medial.

Tratamento

O tratamento conservador é o manejo, pois costuma haver rápida cicatrização e remodelamento com recuperação completa da função. Recomenda-se o uso de tipoia (*sling*) ou tipoia e faixa (*sling and swathe*), sendo mais confortáveis do que a imobilização em oito. Há necessidade de avaliação com ortopedista para fraturas abertas, ou quando houver suspeita de comprometimento neurovascular.

Encaminhamento

A correção cirúrgica está indicada para as fraturas abertas, presença de comprometimento neurovascular significativo ou pele ameaçada pelo deslocamento da fratura. Porém, a maioria dos pacientes pode ser liberada com acompanhamento por ortopedista.

SEPARAÇÃO DA ARTICULAÇÃO ACROMIOCLAVICULAR

FUNDAMENTOS DO DIAGNÓSTICO

- Dor com a palpação da articulação.
- Deformidade da parte superior do ombro.
- Dor na adução do braço ipsilateral sobre o tórax.
- A radiografia é útil nas lesões tipo 2-6.

Considerações gerais

Muitas lesões resultam de queda direta sobre a ponta do ombro. As lesões são classificadas da seguinte maneira (Figura 29-2):

Tipo 1 – Estiramento do ligamento acromioclavicular (AC) com radiografias normais;

Tipo 2 – Ruptura do ligamento AC com ligamento coracoclavicular (CC) intacto;

Tipo 3 – Ruptura dos ligamentos AC e CC resultando em deslocamento superior da clavícula;

Tipo 4-6 – Ruptura dos ligamentos AC e CC com rompimento adicional da fáscia muscular e deslocamento da clavícula em direção posterior (tipo 4), superior (tipo 5) ou inferior (tipo 6).

Achados clínicos

Sinais e sintomas

Examinar o paciente em posição sentada e ereta. Edema e dor podem estar presentes na localização da articulação AC. Procurar também por deformidades (lesões tipo ≥ 3) representando elevação da clavícula distal à medida que o peso do braço puxa o ombro para baixo na ruptura do ligamento CC.

Achados radiográficos

As radiografias obtidas devem incluir incidências AP e axial. Além disso, obter uma incidência com a inclinação do feixe em 10-15 graus na direção cefálica pode permitir a detecção de lesões sutis. Podem ser obtidas incidências bilaterais para comparação com a articulação não lesada. As lesões tipo 1 têm radiografias normais. Porém, as radiografias na lesão tipo 2 podem demonstrar elevação da clavícula distal por ruptura do ligamento AC e os clichês obtidos nas lesões tipo 3 mostrarão elevação da clavícula por laceração dos ligamentos AC e CC.

Tratamento

O tratamento conservador é instituído nas lesões tipo 1 e 2 com a aplicação de tipoia e gelo. Recomenda-se breve imobilização (3-7 dias) nas lesões tipo 2; porém, o retorno à atividade deve começar assim que for tolerado pelo paciente nas lesões tipo 1. Atualmente, a maioria dos pacientes com lesões de tipo 3 evolui bem com manejo conservador, apesar de serem tradicionalmente manejados de forma cirúrgica. Há necessidade de manejo cirúrgico nas lesões tipo 4-6.

Encaminhamento

A maioria dos pacientes pode ser liberada do SE para casa com acompanhamento por ortopedista.

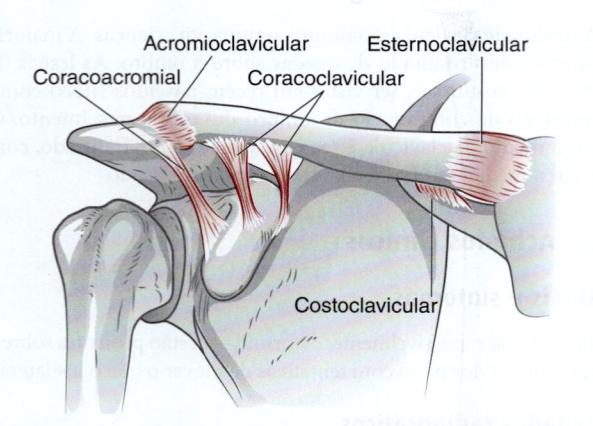

▲ **Figura 29-2** Fixação ligamentosa da clavícula ao esterno medialmente e ao acrômio lateralmente. (Reproduzida com permissão de Simon RR, Sherman SC: *Emergency Orthopedics*, 6th ed. New York: McGraw-Hill, 2011. Copyrighr © McGraw-Hill Education LLC.)

Mazzoca AD, Arciero RA, Bicos J: Evaluation and treatment of acromioclavicular joint injuries. *Am J Sports Med*. 2007;35:316 [PMID: 17251175].

DESLOCAMENTO DE OMBRO

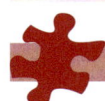

FUNDAMENTOS DO DIAGNÓSTICO

- Dor, edema e deformidade do ombro.
- A maioria dos deslocamentos é anterior.
- Raro em crianças com menos de 12 anos.
- Incluir incidência escapular em Y nos exames-padrão para a detecção.

Considerações gerais

Os deslocamentos de ombro são raros em crianças menores; as lesões que causam deslocamento em adultos resultam em fraturas no esqueleto imaturo. A maioria (> 95%) dos deslocamentos é anterior como nos adultos, resultando de trauma em braço abduzido e com rotação externa.

Achados clínicos

Sinais e sintomas

Os pacientes com deslocamento anterior do ombro apresentam o braço mantido em adução e com dor nas tentativas de mover o ombro. O ombro exibe perda de seu contorno arredondado normal, havendo acrômio proeminente. A cabeça do úmero pode ser palpada na parte anterior do ombro e pode haver aumento de volume nessa área. Deve ser realizado um exame abrangente dos nervos da extremidade superior com atenção específica ao nervo axilar. As funções motora e sensorial do nervo podem ser testadas na porção lateral do ombro, devendo ser comparadas com o ombro contralateral. Os pulsos distais devem ser testados e documentados.

Achados radiográficos

Além das incidências-padrão para ombro, deve ser incluída uma incidência em Y escapular (Figura 29-3) para avaliar a

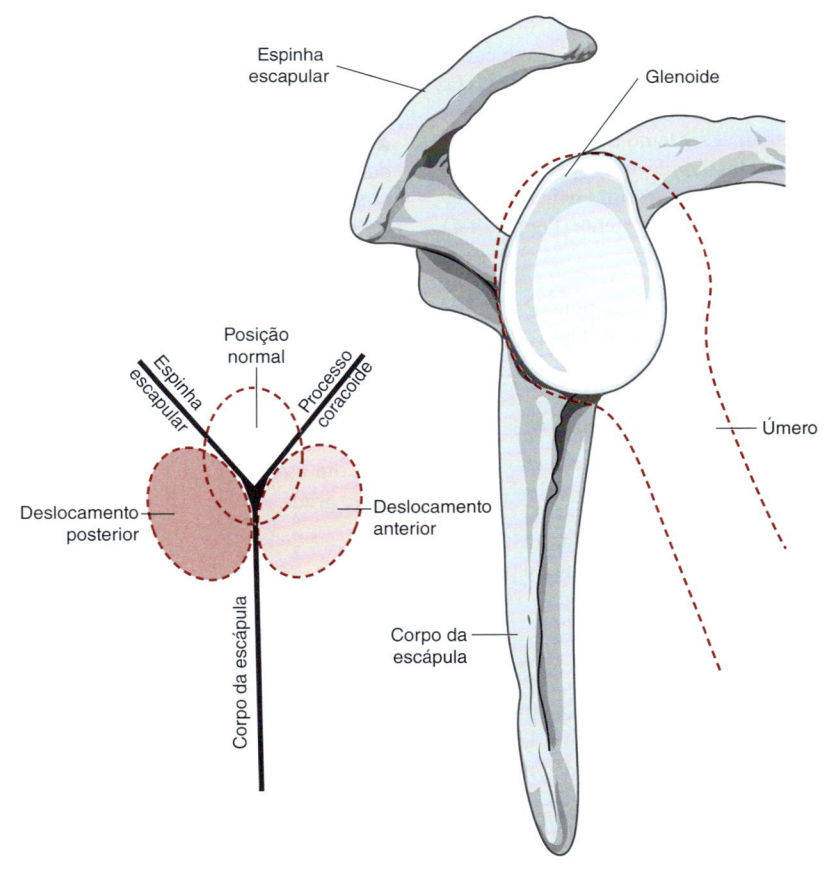

▲ **Figura 29-3** Esboço da incidência escapular em Y na radiografia. A posição da cabeça do úmero em relação ao Y criado pela escápula pode mostrar a direção do deslocamento *versus* a posição normal. (Reproduzida com permissão de Stone CK, Humphries RL: *Current Diagnosis & Treatment Emergency Medicine*, 7th ed. New York: McGraw-Hill, 2011. Copyright © McGraw-Hill Education LLC.)

direção do deslocamento. Os exames devem ser obtidos antes das tentativas de redução, a fim de avaliar a presença de fraturas associadas e a direção do deslocamento, bem como para acompanhar a redução e demonstrar o sucesso, avaliando possíveis fraturas causadas pelo procedimento. A incidência axilar do ombro deve ser obtida se o diagnóstico permanecer em dúvida após o exame inicial. Um defeito na porção lateral posterior da cabeça do úmero, ou deformidade de Hill-Sachs, é criado pela margem glenoide durante o deslocamento e está presente em até 50% dos deslocamentos anteriores. Uma fratura da margem glenoide anterior durante o deslocamento, ou fratura de Bankart, é menos comum.

▶ Tratamento

Foram descritos diversos métodos para redução do ombro, e o médico da emergência deve estar familiarizado com mais de um método. Pode haver necessidade de sedação na tentativa de redução, pois a superação do espasmo muscular existente é imperativa para a redução bem-sucedida.

Técnica de rotação externa

O paciente pode estar em posição supina ou ortostatismo com o braço afetado fletido a 90 graus no cotovelo. O procedimento faz rotação externa lenta do braço enquanto sustenta o cotovelo e mantém a adução. O processo deve ser lento e gradual, podendo demorar 5 a 10 minutos. O examinador deve parar se houver dor e aguardar o relaxamento muscular. Esta técnica exige força significativa e pode ser feita sem auxílio de assistente (Figura 29-4).

Técnica de manipulação escapular

O método pode ser utilizado sozinho ou combinado com outras técnicas. O examinador empurra a ponta da escápula medialmente enquanto faz rotação do acrômio inferiormente tentando girar a fossa glenoide.

Técnica de Stimson

O paciente fica na posição prona com o braço afetado estendido na lateral da cama. Suspende-se 5-7,5 kg pelo punho do paciente por 20 a 30 minutos até que se obtenha a redução.

Tração e contratração

À medida que se aplica tração linear sobre o braço afetado do paciente, um assistente aplica contratração com um lençol enrolado sob a axila. Este método exige a aplicação de força física, bem como a presença de um assistente (Figura 29-5).

Método FARES

Com o paciente em posição supina, o examinador segura o membro afetado no punho com o cotovelo estendido e o antebraço em rotação neutra. Aplica-se tração longitudinal enquanto se faz pequenos movimentos verticais oscilatórios de aproximadamente 5 cm para cima e para baixo com o braço do paciente. O braço é lentamente abduzido enquanto se continua os movimentos com a rotação externa acrescentada quando se obtém mais de 90 graus.

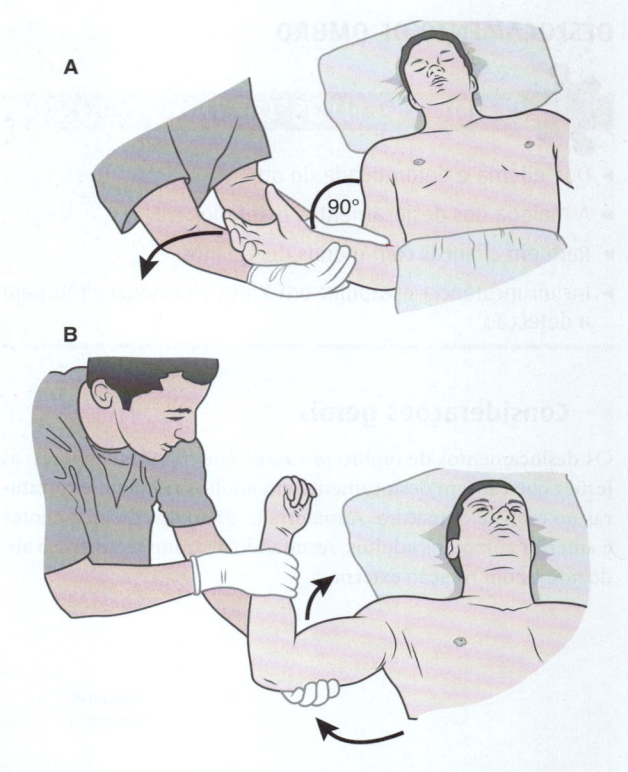

▲ **Figura 29-4** Método de rotação externa para redução do deslocamento anterior do ombro. O paciente pode estar em posição supina ou sentado durante o procedimento. (Reproduzida com permissão de Reichman ER, Simon RR: *Emergency Medicine Procedures*, New York: McGraw-Hill Education LLC.)

▶ Encaminhamento

Após a redução bem-sucedida, colocar imobilizador de ombro/tipoia no paciente e liberá-lo para casa com analgesia adequada e acompanhamento cuidadoso por ortopedista. A avaliação com ortopedista no SE está indicada para pacientes com complicações neurológicas ou vasculares ou para pacientes nos quais não se conseguiu fazer a redução.

Maity A, Roy DS, Mondal BC: A prospective randomized clinical trial comparing FARES method with the Eachempati external rotation method for reduction of acute anterior dislocation of shoulder. *Injury*. 2012;43:1066 [PMID: 22333561].

TRAUMA DE EXTREMIDADES   CAPÍTULO 29   291

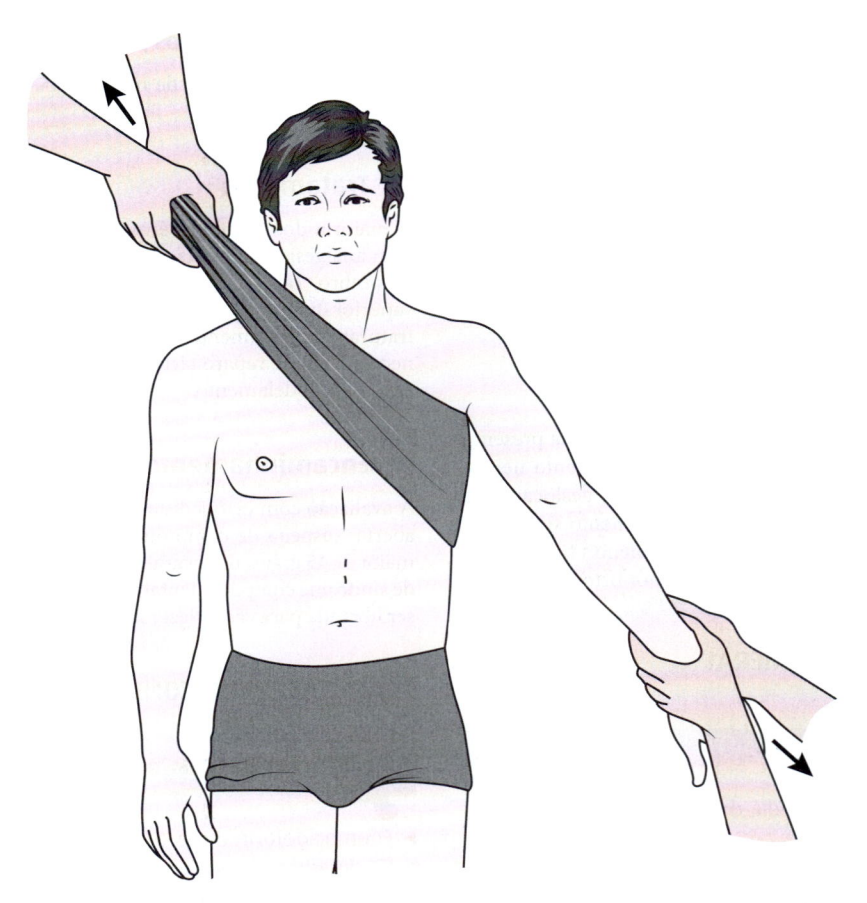

▲ **Figura 29-5** Método de tração e contratração para redução de deslocamento anterior de ombro. (Reproduzida com permissão de Stone CK, Humphries RL: *Current Diagnosis & Treatment Emergency Medicine*, 7th ed. New York: McGraw-Hill, 2011. Copyright © McGraw-Hill Education LLC.)

LESÕES DE EXTREMIDADES SUPERIORES

FRATURAS PROXIMAIS DE ÚMERO

FUNDAMENTOS DO DIAGNÓSTICO

- Dor na parte superior do braço com limitação da amplitude de movimentos do ombro.
- Local com potencial para fraturas patológicas.
- Considerar abuso se o mecanismo não for consistente com a lesão.
- As radiografias confirmam o diagnóstico.

▶ Considerações gerais

As fraturas do úmero proximal em geral ocorrem após uma queda sobre a mão estendida para fora ou trauma direto da área. Cistos ósseos e outras lesões benignas são comuns no úmero, aumentando o risco de fratura patológica. A torção ou puxada forçada da extremidade pode resultar em fratura da extremidade metafisária na fise do úmero proximal, ou fratura em alça de balde, e sua presença deve levantar a suspeita de trauma não acidental (TNA).

▶ Achados clínicos

Sinais e sintomas

Dor e edema no local da lesão com movimentação limitada do ombro. Avaliar a função do nervo axilar com sensibilidade sobre o deltoide e abdução do ombro.

Achados radiográficos

Incidências AP e axilar de rotina são suficientes para o diagnóstico.

▶ Tratamento

O manejo das fraturas proximais de úmero costuma ser conservador devido à elevada atividade da placa de crescimento umeral proximal e seu excelente potencial de remodelamento. Tipoia, gelo e analgesia formam o manejo comum em crianças maiores com fises abertas. As crianças menores e os lactentes podem necessitar de faixa para estabilização adicional (ver Tabela 29-1). Os adolescentes com fises fechadas são manejados de maneira semelhante aos adultos, com reparo cirúrgico dependendo da localização da fratura e do grau de deslocamento e/ou angulação.

▶ Encaminhamento

A imediata avaliação com ortopedista deve ser feita na presença de fratura aberta (rara), suspeita de comprometimento neurovascular, fratura intra-articular Salter-Harris IV, deslocamento associado de ombro ou angulação ou deslocamento significativos em uma criança mais velha. As crianças menores podem ser liberadas para casa com acompanhamento por ortopedista.

FRATURAS DA HASTE UMERAL

FUNDAMENTOS DO DIAGNÓSTICO

- Edema e dor na porção média do braço.
- Local potencial para fraturas patológicas.
- Considerar abuso se o mecanismo for inconsistente, ou em crianças de outro modo saudáveis com menos de 3 anos e osso normal na radiografia.
- As radiografias confirmam o diagnóstico.
- O manejo é conservador.

▶ Considerações gerais

As fraturas da haste umeral são incomuns em crianças, representando menos de 10% das fraturas em crianças com menos de 12 anos. Quando presentes, as fraturas da haste umeral são, em geral, secundárias a quedas sobre a mão estendida para fora ou trauma direto do braço. Podem ocorrer fraturas patológicas na presença de cistos ósseos, os quais são comuns no úmero. Essa lesão pode ser vista em pacientes com TNA por tração com rotação ou torção umeral resultando em fraturas oblíquas.

▶ Achados clínicos

Sinais e sintomas

Dor no local da lesão. Avaliar a função do nervo radial com a sensibilidade sobre o dorso da mão entre o primeiro e segundo metacarpos e extensão do punho ou supinação do antebraço.

Achados radiográficos

As radiografias umerais de rotina (incidências AP e lateral) são suficientes.

▶ Tratamento

A maioria dos pacientes é manejada de maneira conservadora com analgesia e imobilização por tipoia e faixa ou imobilização do ombro. Talas longas em forma de U (*sugar tong*) até a parte superior do braço devem acompanhar a tipoia em pacientes com fraturas e deslocamento completo ou moderado (Tabela 29-1). A necessidade de reparo cirúrgico é raro devido ao grande potencial de remodelamento.

▶ Encaminhamento

A avaliação com ortopedista deve ser feita na presença de fratura aberta, suspeita de comprometimento neurovascular, angulação maior de 15 graus, deslocamento completo da fratura ou evidência de síndrome compartimental (rara). A maioria dos pacientes pode ser liberada para casa e fazer acompanhamento com ortopedista.

FRATURAS SUPRACONDILARES

FUNDAMENTOS DO DIAGNÓSTICO

- Edema, deformidade e dor no cotovelo com redução da movimentação.
- Os achados radiográficos podem ser sutis; procurar coxim de gordura posterior na radiografia lateral.
- Potencial para comprometimento neurovascular.

▶ Considerações gerais

As fraturas supracondilares são as fraturas de cotovelo mais frequentes em pediatria e, geralmente, ocorrem como resultado de queda sobre a mão estendida para fora com hiperextensão do cotovelo, mais comumente em crianças de 5 a 10 anos.

▶ Achados clínicos

Sinais e sintomas

É típico haver dor e edema no cotovelo. A avaliação neurovascular rápida é fundamental devido ao risco de complicações. A função motora dos principais nervos da extremidade superior pode ser avaliada com três movimentos: o "sinal do polegar levantado" (nervo radial), afastamento dos dedos contra resistência ou segurar um papel entre os dedos médio e anelar (nervo ulnar) e o "sinal de OK" (nervo mediano). O ramo interósseo anterior do nervo mediano é a lesão nervosa mais comum nas lesões após queda com a mão estendida para fora e resulta em um "sinal de OK" fraco que parece mais como uma torquês devido ao uso

TRAUMA DE EXTREMIDADES | **CAPÍTULO 29** | **293**

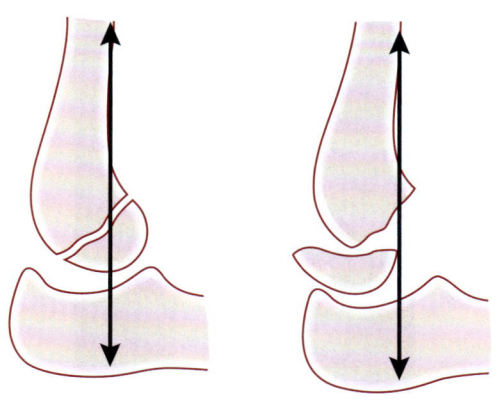

▲ **Figura 29-6** Linha umeral anterior desenhada na radiografia lateral ao longo da superfície anterior do úmero. Ela deve se estender através do meio do capitel, mas pode fazer a transecção do terço anterior do capitel ou passar completamente anterior a ele no caso de uma fratura supracondilar. (Reproduzida com permissão de Simon RR, Sherman SC: *Emergency Orthopedics*, 6th ed. New York: McGraw-Hill, 2011. Copyright © McGraw-Hill Education LLC.)

significativo necessitam de internação para reparo cirúrgico. Os pacientes podem ser liberados com imobilização adequada se não houver evidência de deslocamento ou presença de complicações. Os pacientes liberados para casa devem ser acompanhados por ortopedista.

> Allen SR, Hang JR, Hau RC: Review article: Paediatric supracondylar humeral fractures: Emergency assessment and management. *Emerg Med Australas*. 2010;22:418 [PMID: 20874821].

FRATURAS DE CÔNDILO LATERAL

FUNDAMENTOS DO DIAGNÓSTICO

- Dor e edema na lateral do cotovelo.
- Obter radiografias oblíquas para o delineamento das fraturas.

▶ Considerações gerais

As fraturas de côndilo lateral ocorrem após queda sobre a mão estendida para fora com estresse varo sobre o cotovelo ou sobre a mão espalmada com cotovelo em flexão. Elas são transfisárias e intra-articulares, sendo classificadas como fraturas Salter-Harris tipo IV.

▶ Achados clínicos

Sinais e sintomas

Dor e edema sobre o aspecto lateral do cotovelo com redução da amplitude de movimentação. A lesão neurovascular é incomum nessas lesões.

Achados radiográficos

Há necessidade de incidências oblíquas além dos filmes AP e lateral para a detecção de fraturas sem deslocamento (Figura 29-7).

▶ Tratamento

A redução aberta costuma ser necessária nas fraturas sem deslocamento; as fraturas sem deslocamento podem ser imobilizadas com tala posterior longa de braço com antebraço em pronação (Tabela 29-1).

▶ Encaminhamento

A avaliação com ortopedista deve ser feita em todas as lesões com encaminhamento conforme as recomendações ortopédicas. Os pacientes podem ser liberados para casa com tala, sendo acompanhados por ortopedista.

---

limitado do flexor digital profundo do dedo indicador e do flexor longo do polegar. A sensibilidade pode ser avaliada pela discriminação de dois pontos sobre a superfície palmar do polegar e dos dois primeiros dedos (nervo mediano), a superfície dorsal do espaço interdigital entre o polegar e o dedo indicador (nervo radial) e o dedo mínimo e aspecto ulnar do dedo anelar (nervo ulnar).

Achados radiográficos

São fundamentais as incidências AP e lateral do cotovelo e deve ser administrada analgesia adequada antes das radiografias para garantir imagens ideais. Os filmes devem ser avaliados quanto à presença de coxim gorduroso posterior, sugerindo líquido na articulação do cotovelo e uma fratura oculta se a radiografia não mostrar outras anormalidades. Deve ser determinada a localização da linha umeral anterior, desenhada ao longo da superfície cortical do úmero anterior na radiografia lateral (Figura 29-6). Ela deve fazer a bissecção do terço médio do capitel, e se estiver fora deste ponto sugere a presença de fratura com deslocamento.

▶ Tratamento

As lesões supracondilares frequentemente necessitam de avaliação com ortopedia, em especial se houver evidência de deslocamento ou envolvimento periosteal. Devem ser evitadas as tentativas de redução até a realização da avaliação devido ao risco de criar ou piorar o comprometimento neurovascular.

▶ Encaminhamento

Há necessidade de avaliação com ortopedista em todas as fraturas supracondilares. As fraturas com deslocamento

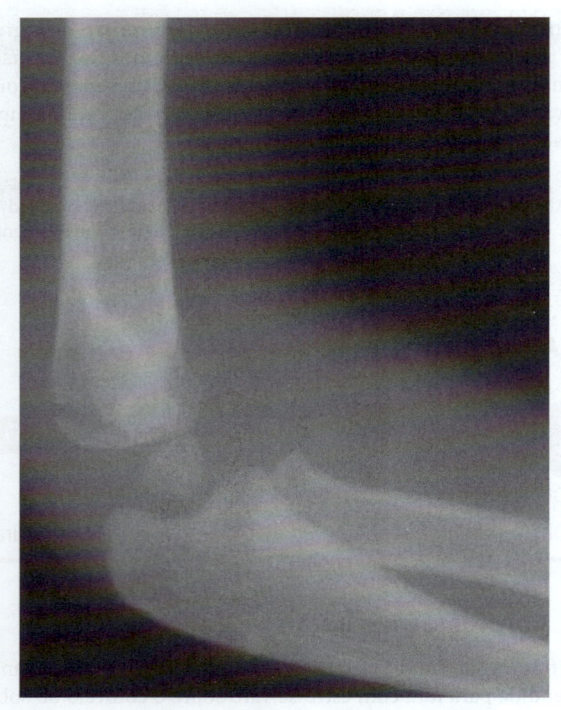

▲ **Figura 29-7** Fratura de côndilo lateral do úmero. (Reproduzida com permissão de Skinner HB: *Current Diagnosis & Treatment in Orthopedics*, 4th ed. New York: McGraw-Hill, 2006. Copyright © McGraw-Hill Education LLC.)

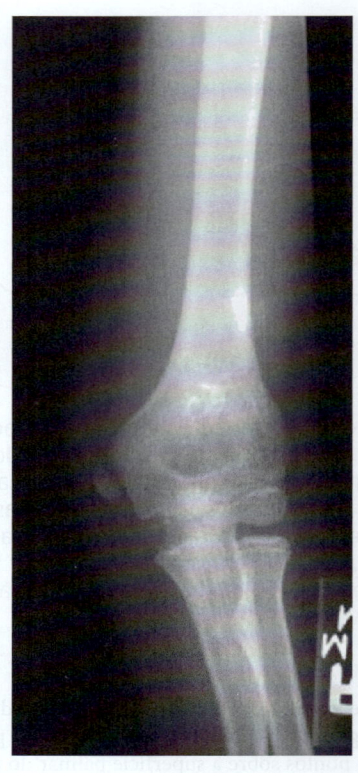

▲ **Figura 29-8** Fratura de côndilo medial do úmero. (Reproduzida com permissão de Simon RR, Sherman SC: *Emergency Orthopedics*, 6th ed. New York: McGraw-Hill, 2011. Copyright © McGraw-Hill Education LLC.)

FRATURAS EPICONDILARES MEDIAIS

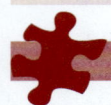

FUNDAMENTOS DO DIAGNÓSTICO

- Geralmente associadas com deslocamento de cotovelo.
- Dor e edema sobre o aspecto medial do cotovelo.
- Avaliação da função do nervo ulnar.

▶ Considerações gerais

As fraturas epicondilares mediais são vistas após queda direta sobre o cotovelo ou queda sobre a mão estendida para fora com estresse valgo sobre o cotovelo. Também podem ser vistas fraturas com avulsão nessa localização como resultado de sobrecarga repetida do tipo valgo sobre o cotovelo. Junto com outras lesões, isso costuma ser conhecido como "cotovelo da liga dos pequenos", sendo visto em arremessadores adolescentes.

▶ Achados clínicos

Sinais e sintomas

Os pacientes exibirão edema e dor à palpação sobre o aspecto medial do cotovelo. A dor piora com a pronação ou flexão do punho.

Uma fratura isolada é menos comum, com a lesão estando mais frequentemente associada com deslocamento posterior do cotovelo. A avaliação da função do nervo ulnar é imperativa, pois pode ser vista lesão associada. A função motora do nervo pode ser testada pedindo-se para o paciente abrir os dedos contra uma resistência ou segurar um pedaço de papel entre os dedos mínimo e anelar. A distribuição sensorial do nervo ulnar abrange o dedo mínimo e o aspecto ulnar do dedo anelar.

Achados radiográficos

Além das incidências AP e lateral do cotovelo, pode haver necessidade de incidências oblíquas e comparativas para detectar alterações sutis. Se a lesão ocorrer antes do início da ossificação do epicôndilo medial (em geral, 4-6 anos), pode haver necessidade de RM (Figura 29-8).

▶ Tratamento

A redução aberta costuma ser necessária em crianças com fraturas deslocadas; as fraturas não deslocadas podem ser imobilizadas com tala longa de braço posterior (Tabela 29-1).

Encaminhamento

Deve ser feita avaliação com ortopedista em todas as lesões, com o encaminhamento conforme as recomendações ortopédicas. Os pacientes podem ser liberados para casa com tala e acompanhamento por ortopedista.

FRATURA COM SEPARAÇÃO DA FISE DISTAL DO ÚMERO

FUNDAMENTOS DO DIAGNÓSTICO

- Edema do cotovelo sem deformidade na maioria dos pacientes.
- Os exames comparativos podem ser necessários para demonstrar deslocamento.
- Considerar lesão não acidental em pacientes com menos de 3 anos.

Considerações gerais

Esta é uma fratura incomum, com a maioria ocorrendo em crianças com menos de 7 anos. Ela costuma resultar de queda sobre a mão estendida para fora com hiperextensão do cotovelo em crianças de 5 a 7 anos. Nos lactentes, ela, geralmente, resulta de TNA com torção forçada do braço. É raro haver complicação neurovascular.

Achados clínicos

Sinais e sintomas

Os pacientes costumam exibir edema do cotovelo sem deformidade. Se houver grande deslocamento da fratura, o exame físico pode simular um deslocamento posterior do cotovelo.

Achados radiográficos

Há necessidade de incidências AP e lateral do cotovelo para avaliação de deslocamento posteromedial do rádio e da ulna em relação à ulna distal. O diagnóstico pode ser difícil em crianças, especialmente naquelas em que a ossificação do capitel ainda não começou (< 1 ano). Pode haver necessidade de exames comparativos para detectar deslocamentos discretos.

Tratamento

Costuma ser necessária a redução fechada e colocação de pinos; assim, é necessária a avaliação com ortopedista em todos os pacientes.

Encaminhamento

O encaminhamento depende das recomendações ortopédicas devido à frequente necessidade de reparo cirúrgico.

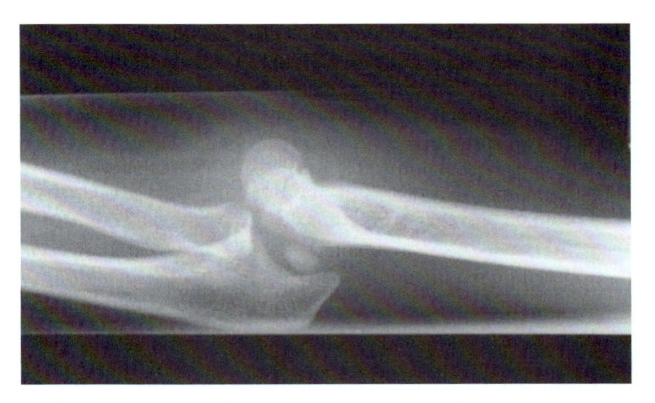

▲ **Figura 29-9** Deslocamento posterior do cotovelo com avulsão do epicôndilo medial. (Reproduzida com permissão de Strange GR, Ahrens WR, Schafermeyer RW, Wiebe R: Pediatric Emergency Medicine, 3rd ed. New York: McGraw-Hill, 2009. Copyright © McGraw-Hill Education LLC.)

DESLOCAMENTOS DO COTOVELO

FUNDAMENTOS DO DIAGNÓSTICO

- Dor e deformidade do cotovelo com limitação dos movimentos.
- A maioria demonstra deslocamento posterior da ulna em relação ao úmero.
- Alto risco de fraturas associadas.

Considerações gerais

O deslocamento de cotovelo é o deslocamento mais comum em crianças com menos de 10 anos. Deslocamento posterior do cotovelo com o olécrano deslocado posteriormente em relação ao úmero representa 90% dos pacientes. Este deslocamento ocorre após queda ou torção do cotovelo.

Achados clínicos

Sinais e sintomas

O cotovelo costuma ser mantido em 45 graus de flexão com deformidade notada no cotovelo. Os nervos distais e pulsos periféricos devem ser examinados devido ao risco de lesão neurovascular associada. Deve-se ter atenção especial ao nervo ulnar, pois isto representa o nervo mais frequentemente lesado nos deslocamentos posteriores. A lesão de artéria braquial está associada com os deslocamentos anteriores.

Achados radiográficos

No deslocamento posterior do cotovelo, o capitel é deslocado anteriormente para fora da fossa do olécrano, sendo mais bem visto na radiografia lateral do cotovelo. Às vezes, podem ocorrer fraturas associadas, conforme demonstrado na Figura 29-9.

▶ Tratamento

Deve ser feita a redução de emergência na presença de comprometimento neurovascular. Pode ser tentada a redução com a assistência de sedação procedural, sendo mais bem obtida com tração axial sobre o antebraço enquanto se estabiliza o úmero. Após a redução, deve ser aplicada uma tala longa posterior de braço com o cotovelo em 90 graus de flexão (Tabela 29-1).

▶ Encaminhamento

Deve ser feita avaliação com ortopedista na presença de fratura aberta, fraturas associadas significativas ou comprometimento neurovascular. Os pacientes podem ser liberados para casa com tala e tipoia e seguir acompanhamento com um ortopedista após redução não complicada.

Parsons BO, Ramsey ML: Acute elbow dislocations in athletes. *Clin Sports Med*. 2010;29:599 [PMID: 20883899].

APOFISITE DE EPICÔNDILO MEDIAL

FUNDAMENTOS DO DIAGNÓSTICO

▶ Dor sobre o epicôndilo medial que piora com resistência à flexão do punho.
▶ A radiografia demonstra centro de ossificação aberto sem evidência de separação.

▶ Considerações gerais

Lesão por uso excessivo com queixas de dor no aspecto medial do cotovelo que começa após fazer arremessos. Os sintomas podem piorar até o ponto de dor persistente.

▶ Achados clínicos

Sinais e sintomas

Dor à palpação do epicôndilo medial. A dor na região piora com a resistência à flexão do punho ipsilateral.

Achados radiográficos

Exames do cotovelo em AP e lateral demonstram centro de ossificação aberto no epicôndilo medial sem separação.

▶ Tratamento

O tratamento conservador é curativo. A criança deve evitar fazer arremessos por 4 a 6 semanas e tentar corrigir a mecânica do arremesso quando retornar à atividade. Cuidado sintomático com gelo e anti-inflamatórios não esteroides (AINEs) conforme a necessidade.

▶ Encaminhamento

Os pacientes podem ser manejados ambulatorialmente, podendo se beneficiar de acompanhamento com especialista em medicina esportiva.

LESÕES DO ANTEBRAÇO

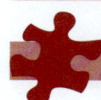

SUBLUXAÇÃO DA CABEÇA DO RÁDIO

FUNDAMENTOS DO DIAGNÓSTICO

▶ Pico de incidência entre 1 a 4 anos de idade.
▶ O mecanismo costuma ser a tração axial sobre o braço estendido e pronado.
▶ Não há necessidade de fazer radiografias antes da tentativa de redução nos casos clássicos.
▶ Reduzir com hiperpronação ou supinação e flexão do cotovelo.

▶ Considerações gerais

A lesão conhecida como "cotovelo de babá" ou "cotovelo puxado" é a causa mais comum de lesão de cotovelo em crianças. O pico de incidência ocorre entre 1 a 4 anos de idade, mas tem sido relatado em lactentes com menos de 6 meses e em crianças de até 8 anos. A incidência diminui após 5 anos de idade quando o ligamento anular está significativamente mais forte. A tração axial sobre o braço pronado e estendido causa deslocamento do ligamento anular para a articulação radioumeral, onde ele fica preso. Uma lesão por "puxão" é a causa mais comum, mas a lesão também pode ser vista após queda ou trauma direto do cotovelo. Em lactentes, pode haver história de rolamento com o braço ficando preso por baixo. É comum a recorrência.

▶ Achados clínicos

Sinais e sintomas

A principal queixa é o desuso do braço acometido. Os pacientes classicamente mantêm o braço pronado e estendido ou levemente flexionado no cotovelo e raras vezes apresentam sofrimento, a menos que se tente examinar o cotovelo. A presença de dor significativa, edema ou equimose sugere diagnóstico alternativo, devendo-se realizar exames de imagem nestes pacientes. O exame completo do restante da extremidade superior deve ser feito para avaliar a presença de dor sobre clavícula, ulna ou úmero distal, especialmente se a história não for consistente com subluxação da cabeça do rádio.

Achados radiográficos

Não há necessidade de radiografias quando a história e o exame são clássicos, pois este é um diagnóstico clínico. Se tentativas repetidas de redução não tiverem sucesso ou a história e exame não forem consistentes, devem-se obter radiografias AP e laterais

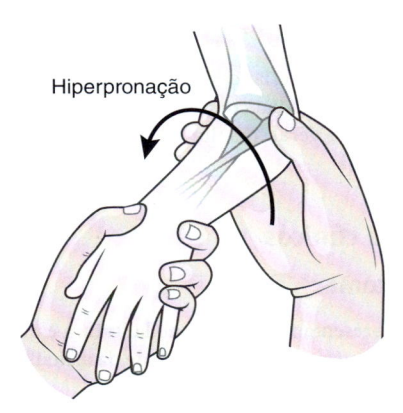

Figura 29-10 Método de hiperpronação para redução de subluxação da cabeça do rádio. (Reproduzida com permissão de Simon RR, Sherman SC: *Emergency Orthopedics*, 6th ed. New York: McGraw-Hill, 2011. Copyright © McGraw-Hill Education LLC.)

do cotovelo, bem como radiografias de outras partes da extremidade superior onde exista preocupação com lesão ao exame.

▶ **Tratamento**

Dois métodos de redução são hiperpronação (Figura 29-10) e supinação/flexão (Figura 29-11). Embora ambas as técnicas sejam efetivas, a hiperpronação tem mostrado mais sucesso na primeira tentativa. Ambas as técnicas exigem a estabilização do cotovelo do paciente pelo examinador com uma das mãos, colocando pressão sobre a cabeça do rádio com polegar ou outro dedo. Na hiperpronação, o examinador faz então a hiperpronação do antebraço; pode ser sentido um estalo no local da cabeça do rádio. Na supinação/flexão, o examinador utiliza a outra mão para fazer uma tração suave no antebraço do paciente. Isto é seguido por supinação completa e depois flexão do cotovelo em um único movimento suave. Pode ser ouvido ou sentido um estalo no local da cabeça do rádio. O uso da extremidade deve ser visto dentro de 10 a 15 minutos.

▶ **Encaminhamento**

Os pacientes podem ser liberados para casa sem necessidade de acompanhamento quando as fraturas são reduzidas com sucesso. Se a redução não for bem-sucedida e não houverem outras lesões descobertas nos exames de imagem, indica-se a colocação de tipoia e o acompanhamento cuidadoso com o médico da atenção primária. Nos pacientes em que houve falha da redução, há redução espontânea. O encaminhamento ambulatorial para um ortopedista está indicado nos pacientes com subluxação recorrente.

FRATURAS DE MONTEGGIA

FUNDAMENTOS DO DIAGNÓSTICO

▶ Presença de fratura ulnar proximal e dor sobre a cabeça do rádio.
▶ Garantir a visualização suficiente do cotovelo nas radiografias com a presença de incidência lateral verdadeira.
▶ Avaliação com ortopedista para todos os pacientes.

▶ **Considerações gerais**

A fratura de Monteggia é uma fratura ulnar proximal com deslocamento da cabeça do rádio. Esta lesão pode ocorrer após trauma direto na ulna ou após queda. O deslocamento associado da cabeça do rádio pode não ser notado se a suspeita não for alta. Clichês laterais verdadeiros que incluam o cotovelo devem sempre ser obtidos nas crianças com fraturas de antebraço.

▶ **Achados clínicos**

Sinais e sintomas

Dor à palpação da ulna bem como dor sobre o aspecto lateral do cotovelo na cabeça do rádio. Os pacientes têm aumento da dor com a supinação e a pronação em contraste com aqueles com fratura isolada da ulna.

Achados radiográficos

São necessárias incidências AP e lateral do antebraço que incluam filmes laterais verdadeiros do cotovelo. Se houver dor à palpação

A Supinação   **B** Flexão

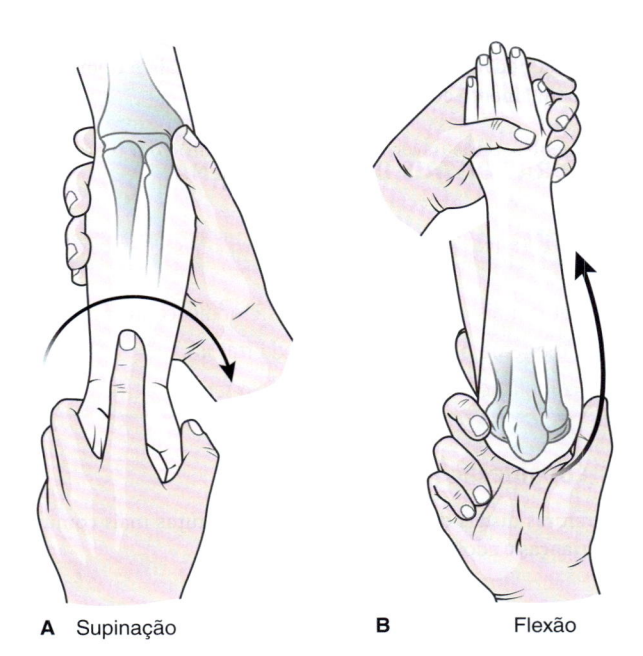

Figura 29-11 Método de supinação e flexão para redução de subluxação da cabeça do rádio. (Reproduzida com permissão de Simon RR, Sherman SC: *Emergency Orthopedics*, 6th ed. New York: McGraw-Hill, 2011. Copyright © McGraw-Hill Education LLC.)

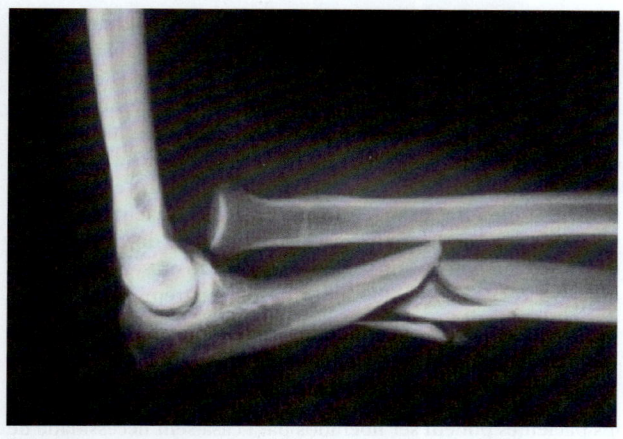

▲ **Figura 29-12** Fratura de Monteggia. Fratura ulnar proximal associada com deslocamento da cabeça do rádio. Observe que uma linha desenhada através do rádio não faz a transecção do centro do capitel. (Reproduzida com permissão de Simon RR, Sherman SC: *Emergency Orthopedics*, 6th ed. New York: McGraw-Hill, 2011. Copyright © McGraw-Hill Education LLC.)

do cotovelo, também devem ser obtidos exames do cotovelo. Uma linha desenhada ao longo do eixo do rádio deve passar pelo centro do capitel em todas as projeções; se isso não ocorrer, deve-se suspeitar de deslocamento da cabeça do rádio (Figura 29-12).

▶ **Tratamento**

Há necessidade de avaliação com ortopedista em todos os pacientes com redução do deslocamento e/ou fratura conforme a necessidade.

Krul M, van der Wouden JC, van Suijlekom-Smit LWA, et al: Manipulative interventions for reducing pulled elbow in young children. *Cochrane Database Syst Rev.* 2012;1:CD007759 [PMID: 22258973].

▶ **Encaminhamento**

Os pacientes com redução fechada bem-sucedida podem ser liberados para casa com tala posterior longa de braço e acompanhamento com ortopedista (Tabela 29-1).

FRATURA DE GALEAZZI

FUNDAMENTOS DO DIAGNÓSTICO

▶ Presença de fratura radial com dor na articulação radioulnar distal ou proeminência da ulna distal.
▶ A radiografia confirma o diagnóstico.
▶ Avaliação com ortopedista para todos os pacientes.

▶ **Considerações gerais**

Relativamente rara em crianças, a fratura de Galeazzi é a presença de uma fratura radial com ruptura da articulação radioulnar distal. Ela, em geral, resulta de uma queda sobre a mão estendida para fora.

▶ **Achados clínicos**

Sinais e sintomas

Os pacientes apresentam dor no local da fratura e proeminência da ulna distal ou suspeita de instabilidade da articulação radioulnar distal.

Achados radiográficos

As radiografias AP e lateral do antebraço confirmam o diagnóstico (Figura 29-13).

▶ **Tratamento**

Há necessidade de avaliação com ortopedista para redução fechada no SE para os pacientes com lesões deslocadas. Os pacientes com lesões não deslocadas ou após a redução podem receber uma tala longa posterior para braço (ver Tabela 29-1).

▶ **Encaminhamento**

Os pacientes com lesões não deslocadas ou com redução bem-sucedida podem ser liberados para casa com tala e tipoia para acompanhamento cuidadoso com ortopedista.

FRATURAS DISTAIS DE RÁDIO E ULNA

FUNDAMENTOS DO DIAGNÓSTICO

▶ Fraturas mais comuns em crianças e adolescentes.
▶ Dor e edema presentes no local da fratura.
▶ As complicações neurovasculares são raras.

▶ **Considerações gerais**

As fraturas distais de rádio e ulna são as fraturas mais comuns em crianças e adolescentes.

▶ **Achados clínicos**

Sinais e sintomas

Dor e edema são, em geral, vistos no local da fratura com redução da mobilidade do punho. A integridade vascular deve ser avaliada pela força do pulso radial e perfusão distal da mão.

TRAUMA DE EXTREMIDADES — CAPÍTULO 29

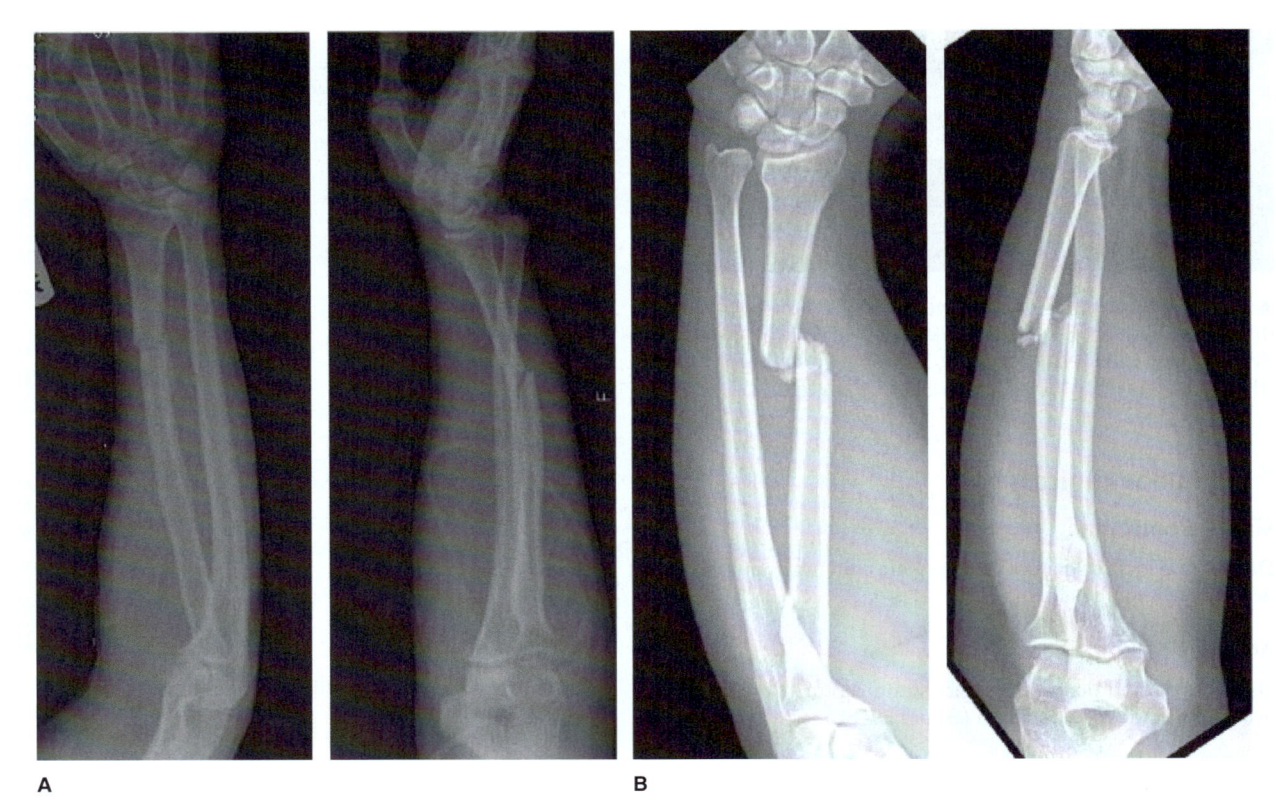

▲ Figura 29-13 Fratura de Galeazzi. Fratura radial associada com ruptura da articulação radioulnar distal. Observe o alargamento do espaço da articulação radioulnar distal na incidência AP e deslocamento do rádio distal em relação à ulna no exame lateral. (Reproduzida com permissão de Simon RR, Sherman SC: *Emergency Orthopedics*, 6th ed. New York: McGraw-Hill, 2011. Copyright © McGraw-Hill Education LLC.)

Achados radiográficos

As incidências-padrão são suficientes para o diagnóstico. Toda a extensão do antebraço deve ser visualizada radiograficamente, pois a dor no punho pode ser vista em algumas lesões proximais de antebraço.

▶ Tratamento

Os pacientes com fraturas não deslocadas e aqueles com mínima angulação devem ser estabilizados com tala longa posterior de braço (ver Tabela 29-1). Está indicada a redução fechada no SE para as fraturas deslocadas ou aquelas com pelo menos 10 graus de angulação do fragmento da fratura distal.

▶ Encaminhamento

Está indicada a avaliação com ortopedista na presença de fratura aberta, em pacientes com comprometimento vascular ou naqueles com deslocamento ou angulação. Os pacientes com fraturas não deslocadas podem ser imobilizados e liberados para casa com acompanhamento ambulatorial por ortopedista.

FRATURA *TORUS* (FIVELA)

FUNDAMENTOS DO DIAGNÓSTICO

▶ Fratura da metáfise distal vista após queda sobre mão estendida para fora.
▶ As radiografias são confirmatórias.
▶ Tratar com tala volar bem acolchoada ou longa posterior para braço e acompanhamento com ortopedista.

▶ Considerações gerais

As fraturas *torus* (fivela) são vistas na área da metáfise distal e são assim chamadas devido ao afivelamento do córtex que ocorre devido à falha de compressão após uma queda sobre a mão estendida. As evidências radiográficas de sua presença podem ser discretas e todos os ângulos devem ser avaliados quanto a estas irregularidades.

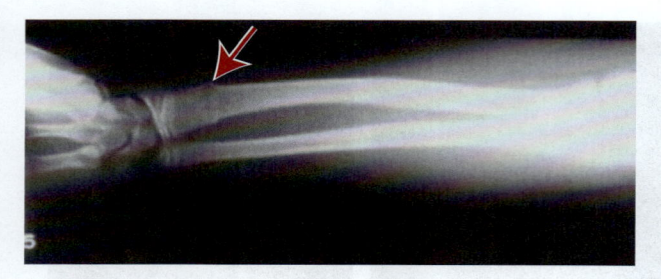

Figura 29-14 Fratura *torus* (fivela). (Reproduzida com permissão de Strange GR, Ahrens WR, Lalyveld S, Schafermeyer RW: *Pediatric Emergency Medicine*, 2nd ed. New York: McGraw-Hill, 2002. Copyright © McGraw-Hill Education LLC.)

▶ **Achados clínicos**

Sinais e sintomas

Dor sobre o local da fratura está presente com um grau variável de edema e imobilidade.

Achados radiográficos

Os filmes-padrão do punho demonstram ruptura do contorno liso do córtex da metáfise distal (Figura 29-14).

▶ **Tratamento**

Está indicada uma tala volar bem acolchoada ou longa posterior para braço (ver Tabela 29-1).

▶ **Encaminhamento**

Os pacientes podem ser liberados para casa com acompanhamento em uma semana com ortopedista.

FRATURAS DO CARPO

FRATURAS ESCAFOIDES

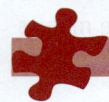

> **FUNDAMENTOS DO DIAGNÓSTICO**
>
> ▶ Vistas após queda sobre a mão com hiperextensão do punho.
> ▶ Pacientes com dor sobre a tabaqueira anatômica ou dor com a supinação contra resistência.
> ▶ As taxas de não união são mais baixas em crianças comparadas com adultos.
> ▶ Fazer imobilização com tala para polegar se houver suspeita clínica.

▶ **Considerações gerais**

As fraturas do carpo são raras em crianças; mais comuns são as fraturas escafoides em adolescentes. As fraturas do escafoide

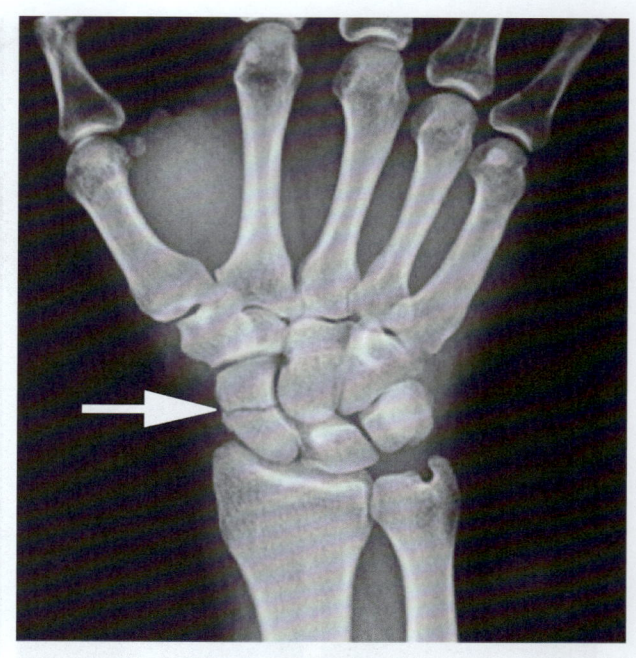

Figura 29-15 Fratura escafoide. (Reproduzida com permissão de Simon RR, Sherman SC: *Emergency Orthopedics*, 6th ed. New York: McGraw-Hill, 2011. Copyright © McGraw-Hill Education LLC.)

em adolescentes tradicionalmente são vistas no terço distal do osso, diferente do terço médio em adultos. A literatura recente sugere uma tendência em direção ao padrão adulto de lesão, possivelmente por uma mudança no tamanho e nas atividades dos adolescentes. A lesão é vista após queda sobre a mão com hiperextensão do punho.

▶ **Achados clínicos**

Sinais e sintomas

A presença de dor sobre a tabaqueira anatômica ou dor com a supinação contra resistência sugere a possibilidade de uma fratura escafoide.

Achados radiográficos

Além de uma série-padrão para punho, uma incidência AP do escafoide com 30 graus de desvio ulnar do punho pode auxiliar na visualização de uma fratura; porém, a detecção ainda pode ser difícil (Figura 29-15).

▶ **Tratamento**

A imobilização deve ser obtida com a aplicação de uma tala para polegar (*thumb spica*) em todos os pacientes com suspeita de fratura escafoide devido ao risco de não união (ver Tabela 29-1).

TRAUMA DE EXTREMIDADES | CAPÍTULO 29 | 301

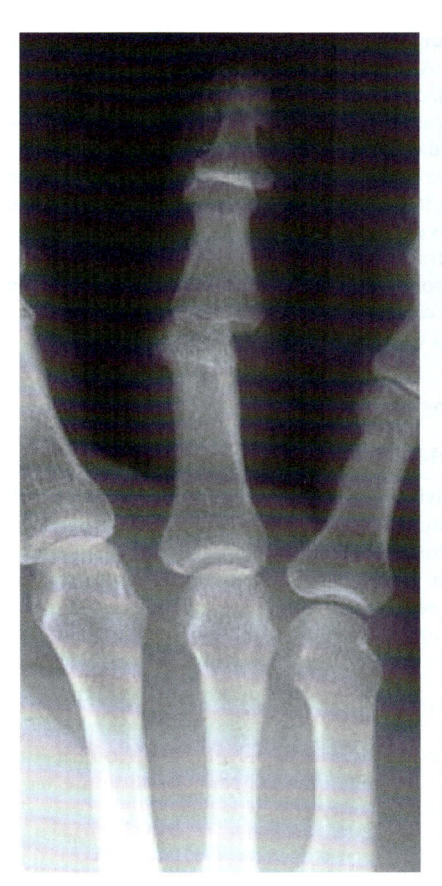

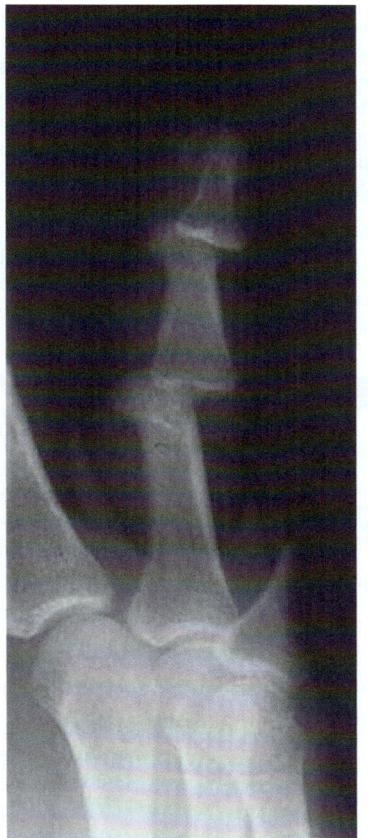

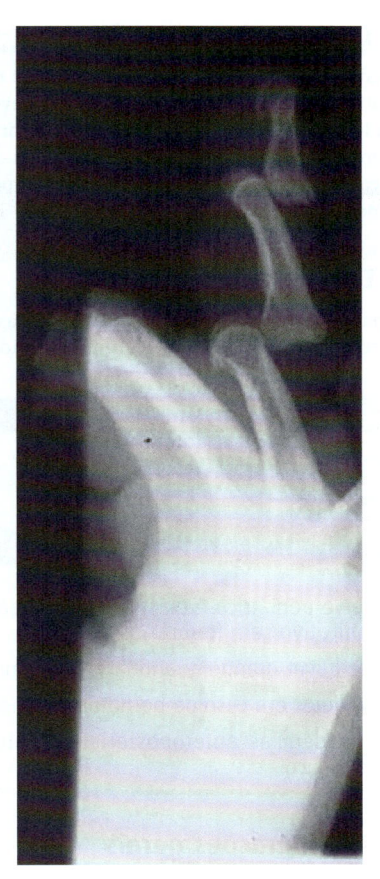

▲ **Figura 29-16** Deslocamento dorsal das articulações IFP e IFD do dedo. (Reproduzida com permissão de Simon RR, Sherman SC: *Emergency Orthopedics*, 6th ed. New York: McGraw-Hill, 2011. Copyright © McGraw-Hill Education LLC.)

▶ **Encaminhamento**

Os pacientes podem ser liberados para casa com acompanhamento em 10 a 14 dias com ortopedista se houver suspeita ou fratura não deslocada, ou mais cedo se houver deslocamento da fratura.

Gholson JJ, Bae DS, Zurakowski D, Waters PM: Scaphoid fractures in children and adolescents: Contemporary injury patterns and factors influencing time to union. *J Bone Joint Surg Am*. 2011;93:1210 [PMID: 21776574].

DESLOCAMENTOS DE FALANGE

FUNDAMENTOS DO DIAGNÓSTICO

▶ Dor, edema e deformidade no dedo acometido.
▶ Costumam ser vistos quando um dedo estendido é atingido por uma bola.
▶ As radiografias do dedo confirmam o diagnóstico.

▶ **Considerações gerais**

Os deslocamentos de falange costumam resultar de hiperextensão da articulação, vista quando um dedo hiperestendido é atingido por um objeto. O deslocamento dorsal do segmento distal é o mais comumente visto (ver Capítulo 30).

▶ **Achados clínicos**

Sinais e sintomas

Os pacientes apresentam dor, edema, deformidade e redução da amplitude de movimentos no dedo acometido. Também há um ponto doloroso sobre a área. Deve ser avaliada a integridade neurovascular distal do dedo por tempo de enchimento capilar e discriminação entre dois pontos.

Achados radiográficos

Incidências AP e lateral da mão ou dedo acometido são suficientes para a avaliação do deslocamento. Os exames devem ser avaliados quanto à presença de fraturas associadas (Figura 29-16).

Tratamento

A maioria dos deslocamentos é facilmente reduzida com tração longitudinal aplicada ao segmento distal. Deve-se considerar anestesia local ou bloqueio digital para o conforto do paciente antes de tentativas de redução. As reduções bem-sucedidas devem ser colocadas em tala de alumínio para dedo, pois pode haver lesão ligamentar acompanhando estas lesões (ver Tabela 29-1).

Encaminhamento

Os pacientes podem ser liberados para casa com acompanhamento cuidadoso com um cirurgião de mão.

LESÕES DE QUADRIL

FRATURAS PÉLVICAS

FUNDAMENTOS DO DIAGNÓSTICO

- A pelve pediátrica é elástica, o que permite deslocamento significativo sem fratura.
- Pode haver grande quantidade de hemorragia.
- Considerar em caso de hematúria ou hematoma escrotal.
- As incidências anteroposteriores costumam confirmar o diagnóstico.

Considerações gerais

A pelve pediátrica é elástica, o que permite maior deslocamento sem fratura. As fraturas pélvicas podem ser lesões graves associadas com morbidade e mortalidade. O mecanismo de lesão costuma ser um trauma de alta velocidade com outras lesões significativas. A ruptura do anel pélvico pode lacerar veias e artérias pélvicas, causando hemorragia significativa e instabilidade hemodinâmica. Rupturas isoladas ou únicas no anel pélvico são consideradas fraturas estáveis; múltiplos pontos de ruptura deixam a pelve instável. As lesões compressivas causam fratura acetabular ou lesões de cartilagem geralmente associadas com deslocamentos de quadril. As fraturas com avulsão podem ocorrer devido à tração muscular em adolescentes. Elas costumam ser causadas por forte contração dos músculos sartório e posteriores da coxa causando dano às espinhas ilíacas anterossuperiores e inferiores ou às tuberosidades do ísquio.

Achados clínicos

Sinais e sintomas

As fraturas pélvicas podem ser indicadas por dor ou instabilidade à palpação. Também pode haver edema perianal, edema pélvico, equimose, deformidade ou hematoma sobre o ligamento inguinal ou escroto. O exame cuidadoso dos pacientes com trauma pode detectar sangramento retal ou uretral nas fraturas pélvicas. A compressão para determinar a estabilidade pélvica deve ser feita com suave pressão anteroposterior e lateral (Figura 29-17).

Achados radiográficos

A incidência anteroposterior da pelve costuma confirmar o diagnóstico. Deve ser obtida uma TC para classificar a extensão da lesão e planejar o tratamento.

Tratamento

As fraturas instáveis estão frequentemente associadas com hemorragia maciça dentro da pelve. Os sinais vitais e a hemodinâmica

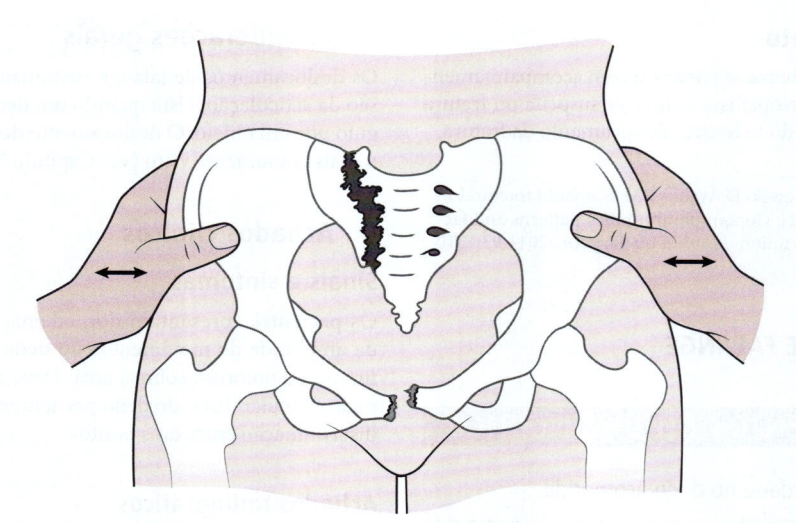

▲ **Figura 29-17** Teste de compressão e distensão para a estabilidade do anel pélvico. (Reproduzida com permissão de Stone CK, Humphries RL: *Current Diagnosis & Treatment Emergency Medicine*, 7th ed. New York: McGraw-Hill, 2011. Copyright © McGraw-Hill Education LLC.)

do paciente devem ser cuidadosamente monitorados para garantir a ressuscitação adequada. Imobilizadores de pelve devem ser colocados antes da chegada ao hospital e devem ser mantidos no SE. Pode ser usado um lençol firmemente amarrado ao redor da pelve para estabilizar a fratura e tamponar a hemorragia. O ortopedista pode colocar um dispositivo de fixação externa. Em casos de hemorragia severa e fratura, o paciente pode necessitar de arteriografia de emergência e embolização no setor de radiologia ou redução aberta com fixação interna (RAFI).

▶ **Encaminhamento**

Está indicada a avaliação com ortopedista para todos os pacientes. Muitos pacientes necessitarão de hospitalização. As fraturas simples sem deslocamento e as fraturas com avulsão podem ser manejadas de maneira conservadora ambulatorialmente. As fraturas instáveis podem necessitar de intervenção de urgência ou emergência. Pode haver necessidade de avaliação com urologista ou ginecologista para alguns pacientes.

FRATURAS DE QUADRIL

FUNDAMENTOS DO DIAGNÓSTICO

▶ Raras em crianças, a menos que haja mecanismo de alta energia.
▶ Encurtamento de perna e rotação externa.
▶ A radiografia confirma o diagnóstico.
▶ Emergência cirúrgica verdadeira.

▶ **Considerações gerais**

As fraturas de quadril são muito menos comuns em crianças do que em adultos, estando associadas com mecanismo de alto impacto. As fraturas de quadril em crianças com menos de 2 anos sem história de trauma significativo devem levantar suspeita de lesão intencional. As fraturas de quadril são responsáveis por menos de 1% das fraturas pediátricas; porém, as fraturas estão associadas com um alto risco de complicações tardias, incluindo osteonecrose, coxa vara, não união e fechamento prematuro da fise. Há necessidade de manejo agressivo para evitar complicações. As fraturas de quadril são divididas em quatro tipos, conforme mostrado na Figura 29-18.

Tipo I – transepifisária, estende-se através da fise femoral proximal.

Tipo II – transcervical, tipo mais comum (40-50%), estende-se através da porção média do colo femorall.

Tipo III – cervicotrocantérica (25-35%), ocorre através da base do colo femoral.

Tipo IV – intertrocantérica (6-15%), ocorre entre o trocanter maior e o menor; melhor desfecho.

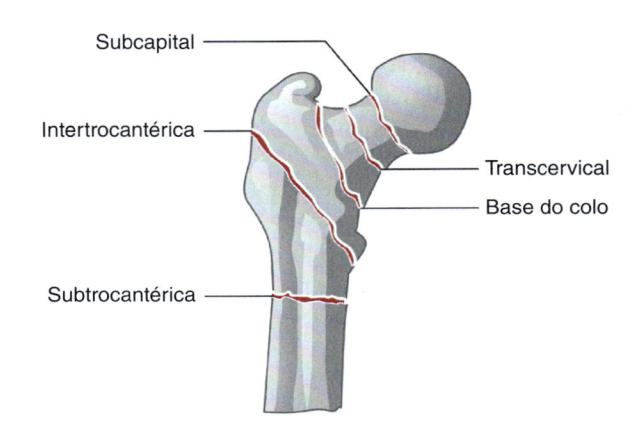

▲ **Figura 29-18** Fraturas de colo femoral. (Reproduzida com permissão de Simon RR, Sherman SC: *Emergency Orthopedics*, 6th ed. New York: McGraw-Hill, 2011. Copyright © McGraw-Hill Education LLC.)

▶ **Achados clínicos**

Sinais e sintomas

O exame físico pode revelar dor à palpação do quadril com limitação da amplitude de movimentos. Se a fratura estiver deslocada, geralmente a perna estará encurtada e com rotação externa. As fraturas não deslocadas podem se apresentar como discreta alteração de marcha, dor no joelho ou dor com movimentação mais ampla do quadril.

Achados radiográficos

As radiografias do quadril acometido nas incidências AP e lateral são diagnósticas para a fratura. Fraturas discretas podem não ser visualizadas na radiografia simples; TC, RM ou cintilografia podem ser necessárias.

▶ **Tratamento**

Obter avaliação urgente com ortopedista. A maioria das fraturas de quadril necessitará de redução fechada e fixação interna. As fraturas tipo III e IV sem deslocamento podem ser colocadas em imobilização com tala em abdução.

▶ **Encaminhamento**

Dependendo da avaliação com ortopedista, está indicada a internação para reparo intraoperatório ou orientação sobre imobilização com tala.

Boardman MJ, Herman MJ, Buck B, Pizzutillo PD: Hip fractures in children. *J Am Acad Orthop Surg*. 2009;17:162 [PMID: 19264709].

DESLOCAMENTO DE QUADRIL

FUNDAMENTOS DO DIAGNÓSTICO

- Dor e deformidade no quadril.
- Os deslocamentos posteriores são mais comuns.
- Radiografias de pelve ou quadril confirmam o diagnóstico.
- A redução precoce evita complicações.

Considerações gerais

Os deslocamentos de quadril em crianças ocorrem com maior frequência do que as fraturas de quadril, embora ambos sejam raros. Um mecanismo de baixa energia pode causar deslocamento de quadril em crianças devido à elasticidade da cartilagem e à frouxidão ligamentar. Os deslocamentos de quadril são, geralmente, causados por mecanismos de alta energia e podem ocorrer em direção anterior ou posterior. Como nos adultos, os deslocamentos posteriores são mais comuns, respondendo por 80 a 90% das lesões após impacto do joelho enquanto quadril e joelho estão flexionados. Os deslocamentos anteriores são menos comuns e resultam de abdução forçada, resultando em impacto do colo femoral ou trocanter contra o acetábulo. Deslocamento central se refere ao deslocamento da cabeça femoral causada por fratura do acetábulo. Os deslocamentos posteriores do quadril são classificados como grau I-IV, conforme mostrado na Figura 29-19.

Grau I – deslocamento simples sem fratura.
Grau II – deslocamento associado com grande fratura da margem do acetábulo estabilizada após redução.
Grau III – deslocamento associado com fratura instável ou cominutiva.
Grau IV – deslocamento associado com fratura de cabeça/colo femoral.

Achados clínicos

Sinais e sintomas

Os deslocamentos posteriores apresentam encurtamento do membro, adução do quadril e rotação interna da extremidade com quadril e joelho mantidos em flexão. Os deslocamentos anteriores geralmente se apresentam com o membro acometido em abdução, rotação externa com quadril e joelho fletidos. O exame físico deve incluir a avaliação das funções sensória e motora. A lesão vascular é rara no deslocamento posterior.

Achados radiográficos

Radiografias em AP e lateral do quadril confirmam o diagnóstico. Há necessidade de avaliação para fraturas associadas.

Tratamento

A oportuna redução do deslocamento é imperativa para diminuir o risco de dano adicional ao quadril, incluindo necrose avascular, lesão de nervo ciático e artrite traumática. A técnica de Allis é um método comum para redução fechada (Figura 29-20). Após o

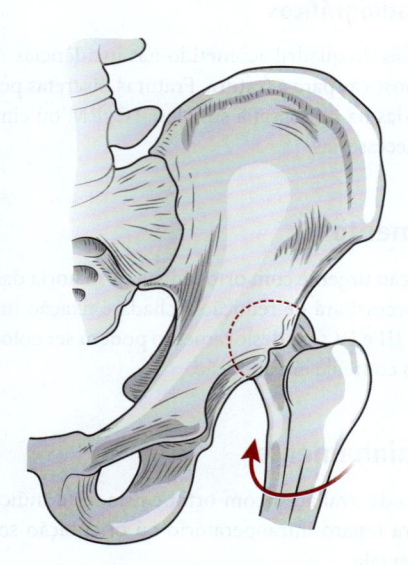

▲ **Figura 29-19** Deslocamento posterior do quadril. (Reproduzida com permissão de Simon RR, Sherman SC: *Emergency Orthopedics*, 6th ed. New York: McGraw-Hill, 2011. Copyright © McGraw-Hill Education LLC.)

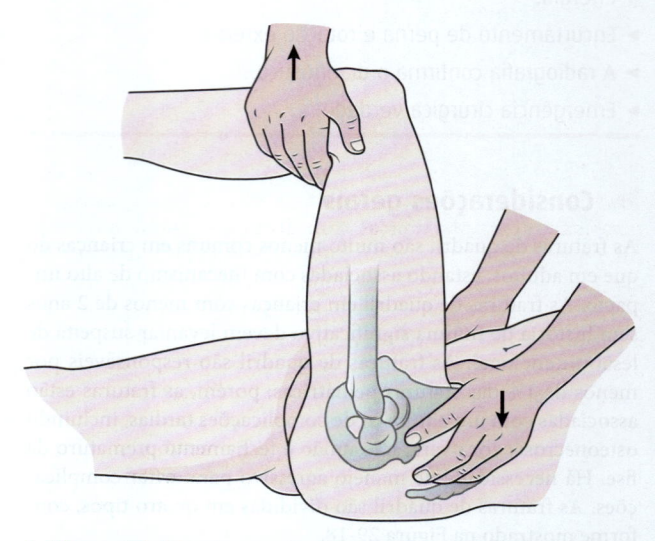

▲ **Figura 29-20** Técnica de Allis para redução de deslocamento posterior do quadril. Quadril e joelho estão fletidos a 90 graus. Um assistente estabiliza a pelve enquanto o operador puxa o fêmur anteriormente, rodando-o levemente em direção interna e externa para auxiliar na rotação, a qual é obtida principalmente por tração firme continuada. (Reproduzida com permissão de Stone CK, Humphries RL: *Current Diagnosis & Treatment Emergency Medicine*, 7th ed. New York: McGraw-Hill, 2011. Copyright © McGraw-Hill Education LLC.)

paciente ser sedado e colocado em posição supina, um assistente imobiliza a pelve segurando e pressionando para baixo as cristas ilíacas. O médico aplica tração em linha com a deformidade com flexão do quadril em 90 graus. Enquanto mantém a tração, realiza-se a rotação externa, a abdução e a extensão do quadril. A técnica de Stimson é um método alternativo em que o paciente é colocado em posição prona com o quadril fletido sobre a margem da maca. Enquanto o assistente estabiliza a pelve, o médico aplica pressão para baixo com discreta rotação. O assistente auxilia na redução manipulando diretamente a cabeça do fêmur para uma posição reduzida. Após a redução, a perna é colocada em tração até se obter radiografia pós-redução. Avaliar pulsos distais, sensibilidade e função motora após o procedimento.

▶ Encaminhamento

Recomenda-se avaliação com ortopedista para os pacientes com deslocamentos de quadril.

DESLIZAMENTO DE EPÍFISE FEMORAL CAPITAL

FUNDAMENTOS DO DIAGNÓSTICO

- Geralmente em crianças com sobrepeso e idade entre 10 e 16 anos.
- O membro acometido é mantido em rotação externa.
- Radiografias para confirmação diagnóstica.
- Avaliação imediata com ortopedista para redução e fixação.

▶ Considerações gerais

O deslizamento da epífise femoral capital (DEFC) ocorre em crianças com idade entre 10 e 16 anos com predominância no sexo masculino. As crianças com distúrbios endócrinos têm risco aumentado. Os pacientes têm sobrepeso, e cerca de 25% têm ambos os quadris acometidos. O DEFC pode ocorrer de forma insidiosa ou após trauma mínimo. Há três estágios clínicos: estado pré-deslizamento, deslizamento crônico e deformidade fixa. As crianças em idade escolar com dor no joelho e sem derrame devem avaliadas para DEFC. (Ver Capítulo 43 Emergências ortopédicas.)

▶ Achados clínicos

Sinais e sintomas

No estágio pré-deslizamento, os sintomas costumam ser vagos e o paciente pode não ter achados objetivos ao exame. O paciente pode se queixar de discreto desconforto na virilha que piora com as atividades e melhora com o repouso, podendo haver rigidez ou alteração discreta da marcha. Com deslizamento crônico ou deformidade fixa, o paciente tem dor na região do quadril. Ao exame, o quadril apresenta rotação externa e adução. Costuma

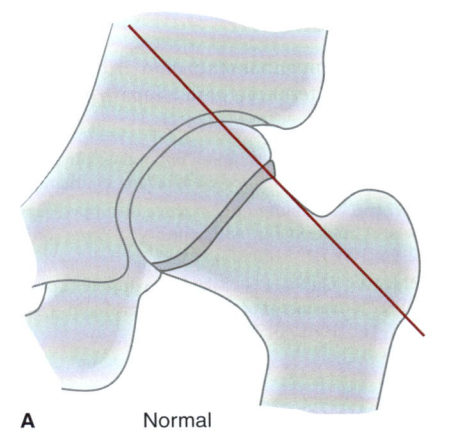

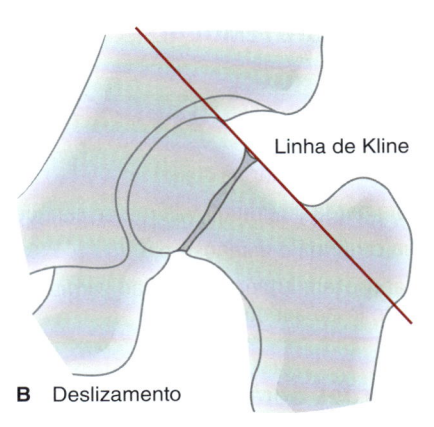

▲ **Figura 29-21** Linha de Kline em radiografia de quadril para avaliação de deslizamento da epífise femoral capital. Uma linha de Kline normal deve fazer a intersecção da epífise da cabeça femoral. (Reproduzida com permissão de Simon RR, Sherman SC: *Emergency Orthopedics*, 6th ed. New York: McGraw-Hill, 2011. Copyright © McGraw-Hill Education LLC.)

haver dor e limitação da amplitude de movimentos com rotação interna, abdução e flexão. No envolvimento bilateral, o paciente pode ter marcha festinante.

Achados radiográficos

As radiografias de quadril bilaterais confirmam o diagnóstico. Obter incidências AP e lateral em posição lateral. A linha de Kline, uma linha desenhada através da borda superior da metáfise femoral proximal, deve fazer a intersecção da epífise femoral proximal. Se isso não ocorrer, deve-se suspeitar de DEFC (Figura 29-21).

▶ Tratamento

O manejo envolve avaliação imediata com ortopedista para redução cirúrgica e fixação. Deslizamentos instáveis ou agudos são mais urgentes para evitar necrose avascular, condrólise e prevenção de novos deslizamentos.

▶ **Encaminhamento**

Há necessidade de acompanhamento com ortopedista. Costuma haver necessidade de internação para o reparo cirúrgico.

Kienstra AJ, Macias CG: Slipped capital femoral epiphysis (SCFE). *In: UpToDate, Philips W, Singer JI (ed): UpToDate:* Waltham, MA, 2012.

Murray AW, Wilson NI: Changing incidence of slipped capital femoral epiphysis: A relationship with obesity? *J Bone Joint Surg Br.* 2008;90:92-94 [PMID: 18160507].

Riad J, Bajelidze G, Gabos PG: Bilateral slipped capital femoral epiphysis: Predictive factors for contralateral slip. *J Pediatr Orthop.* 2007;27:411 [PMID: 17513962].

FRATURAS FEMORAIS

FRATURAS DA HASTE FEMORAL

FUNDAMENTOS DO DIAGNÓSTICO

▶ Edema, deformidade e dor na coxa.
▶ Potencial para perda de grande volume de sangue.
▶ A radiografia confirma o diagnóstico.
▶ Considerar abuso em crianças que não caminham e sem mecanismo de lesão adequado.

▶ **Considerações gerais**

As fraturas da haste femoral são fraturas comuns em crianças. O fêmur tem um excelente suprimento sanguíneo e, assim, apresenta bom potencial para cicatrização e bom potencial para a perda de grande volume de sangue. As fraturas da haste femoral ocorrem em uma distribuição bimodal, com pico em crianças entre 1 e 3 anos, devido a quedas, e em adolescentes, devido a acidentes de trânsito. As fraturas de fêmur em crianças que não caminham e sem um mecanismo significativo aumentam a suspeita de abuso.

▶ **Achados clínicos**

Sinais e sintomas

O exame físico costuma revelar uma coxa edemaciada, deformada e dolorosa. Quando há hemorragia significativa, o paciente pode apresentar taquicardia e hipotensão.

Achados radiográficos

As radiografias AP e lateral confirmam o diagnóstico e caracterizam o tipo de fratura.

▶ **Tratamento**

Estabelecer acesso IV e considerar a ressuscitação com líquidos na presença de sinais vitais instáveis. As opções de tratamento dependem da idade da criança e da avaliação com ortopedista. Os lactentes com menos de 6 meses podem ser tratados com uma tala acolchoada ou suspensório de Pavlik, ao passo que lactentes maiores e crianças de até 5 anos costumam receber tala gessada de quadril (*hip spica cast*). A redução fechada está indicada para angulações maiores do que 10 graus. Geralmente é usada a fixação cirúrgica em crianças maiores: bastão intramedular flexível para crianças com idade entre 5 e 11 anos e fixação intramedular com um bastão rígido fixo para crianças com mais de 11 anos.

▶ **Encaminhamento**

Avaliação com ortopedista. Internação para manejo cirúrgico ou cuidado/educação sobre a tala costuma estar indicado.

▶ **TRAÇÃO**

A tração pode ser usada em fraturas e deslocamentos que estejam deslocados por tensão muscular quando não puderem ser controlados com imobilização simples. A tração é mais comumente empregada para imobilizar lesões da pelve, deslocamentos de quadril, fraturas acetabulares e fraturas de fêmur proximal ou haste femoral. As botas de tração de Buck aplicam a tração através da pele e costumam ser usadas nas lesões pediátricas que necessitam de menos força. A tala de tração de Hare aplica força através de um estribo no tornozelo e pode ser usada para imobilizar uma fratura de haste femoral (Figura 29-22). A tala de tração de Hare pode ser aplicada a campo para transporte, mas deve ser usada por períodos curtos, pois pode causar lesão da pele. A tração esquelética envolve um pino colocado através do osso distalmente à fratura, sendo usada em lesões que necessitem mais força para evitar dano à pele. A tração esquelética pode sustentar até 10% do peso corporal de força aplicada, podendo ser usada por mais tempo.

Hui C, Joughin E, Goldstein S, et al: Femoral fractures in children younger than three years: The role of nonaccidental injury. *J Pediatr Orthop.* 2008;28:297 [PMID: 18362793].

Kanlic E, Cruz M: Current concepts in pediatric femur fracture treatment. *Orthopedics.* 2007;30(12):1015-1019 [PMID: 18198772].

Loder RT, O'Donnell PW, Feinberg JR: Epidemiology and mechanisms of femur fractures in children. *J Pediatr Orthop.* 2006;26:561 [PMID: 16923091].

LESÕES DE JOELHO

DESLOCAMENTOS DE JOELHO

FUNDAMENTOS DO DIAGNÓSTICO

▶ O deslocamento da articulação tibiofemoral é uma emergência cirúrgica.
▶ Mecanismo de alta ou baixa energia.
▶ Deformidade visível no joelho.
▶ Risco de lesão vascular e nervosa.

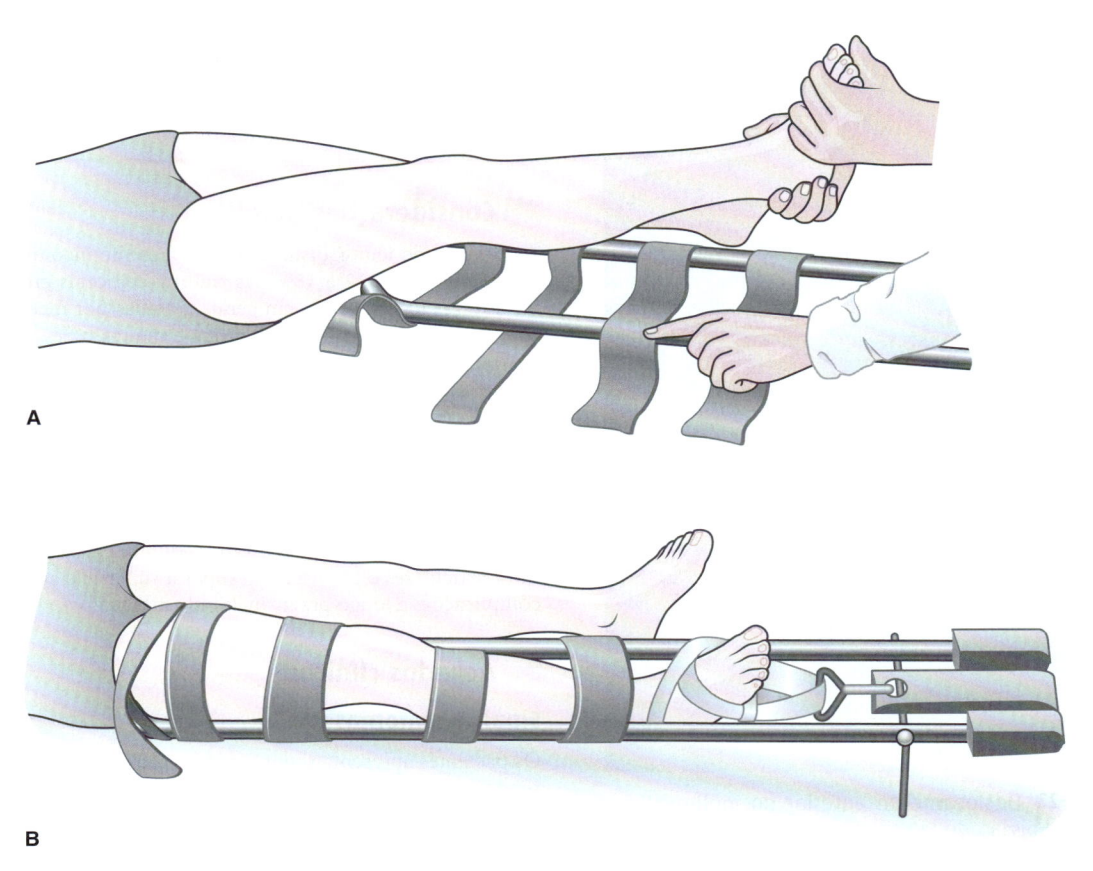

▲ **Figura 29-22** Tala de tração de Hare. (**A**) A tração de Hare é aplicada conforme demonstrado pela aplicação de tração na parte inferior do membro e elevando-o com o joelho mantido em extensão. (**B**) A tala é, então, inserida sob o membro e o pé é fixado no aparato da tração. (Reproduzida com permissão de Simon RR, Sherman SC: *Emergency Orthopedics*, 6th ed. New York: McGraw-Hill, 2011. Copyright © McGraw-Hill Education LLC.)

▶ Considerações gerais

Os deslocamentos tibiofemorais são infrequentes, mas são potencialmente ameaçadores para o membro. Eles podem ser causados por mecanismos de alta ou baixa energia que também envolve lesão de múltiplos ligamentos do joelho. A artéria poplítea passa através do espaço poplíteo, o que a deixa altamente suscetível a lesões durante deslocamentos de joelho. Cerca de 40% dos pacientes com deslocamentos de joelho apresentam lesão vascular associada. O nervo peroneal passa ao redor do colo fibular e é lesionado em até 23% dos pacientes com deslocamentos de joelho.

▶ Manifestações clínicas

Sinais e sintomas

Os deslocamentos tibiofemorais podem ser clinicamente evidentes com história de trauma agudo e posicionamento grosseiramente anormal do joelho. A lesão costuma estar associada com hemartrose significativa e equimose, dor e edema. O exame físico inicial pode ser limitado por dor, mas a avaliação da direção do deslocamento pode ser feita. A avaliação cuidadosa dos pulsos distais, da sensibilidade e da função motora deve ser realizada frequentemente para avaliar dano à artéria poplítea e ao nervo peroneal.

▶ Diagnóstico

As radiografias AP e lateral podem caracterizar o grau e as direções dos deslocamentos e avaliar a presença de fraturas. TC ou RM podem ser realizadas para delinear a extensão da lesão (Figura 29-23).

▶ Tratamento

A redução fechada deve ser realizada imediatamente se houver evidência de comprometimento vascular. Os exames de imagem devem ser realizados antes de redução se os pulsos distais forem fortes. Os deslocamentos posterolaterais não podem ser reduzidos por dois fatores: passagem do côndilo femoral medial através da cápsula medial e invaginação do ligamento colateral medial para

TRAUMA DE EXTREMIDADES

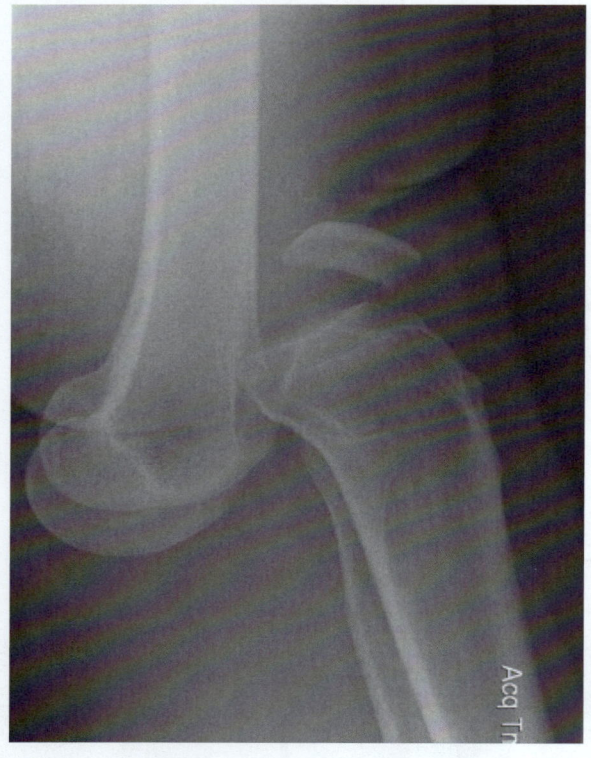

▲ **Figura 29-23** Deslocamento anterior do joelho. (Reproduzida com permissão de Simon RR, Sherman SC: *Emergency Orthopedics*, 6th ed. New York: McGraw-Hill, 2011. Copyright © McGraw-Hill Education LLC.)

▶ Monitorar cuidadosamente comprometimento neurovascular e síndrome compartimental.
▶ Considerar abuso em crianças que não caminham ainda e sem mecanismo de lesão adequado.

▶ Considerações gerais

As fraturas de fêmur distal são relativamente incomuns, sendo responsáveis por 12 a 18% das fraturas femorais em crianças. As fraturas femorais são, em geral, causadas por mecanismo de alta energia envolvendo força direta e muitas vezes com outras lesões, incluindo fraturas de quadril e fêmur proximal, lesões ligamentares, lesão vascular, lesão de nervo peroneal e dano ao quadríceps. Devido ao risco de comprometimento vascular, é necessário monitorar cuidadosamente a possibilidade de síndrome compartimental na apresentação inicial com reavaliações frequentes. As fraturas transversas através da metáfise são os locais mais comuns para a lesão, seguidas pelas fraturas Salter-Harris tipo II da epífise. As fraturas condilares são parcialmente intra-articulares e costumam romper a superfície articular com complicações a longo prazo, incluindo artrite.

▶ Achados clínicos

Sinais e sintomas

Os pacientes apresentam dor e edema próximo ao fêmur distal, sendo incapazes de sustentar peso. O exame físico pode revelar encurtamento, rotação e angulação com dor à palpação ao longo da linha articular. A perna costuma ser mantida em flexão devido ao espasmo da musculatura posterior da coxa. Edema na fossa poplítea, diminuição de pulsos distais, retardo do enchimento capilar e pé frio e pálido podem ser vistos nas lesões de vasos poplíteos. Pé caído e déficits sensoriais no pé podem indicar lesão de nervo peroneal ou tibial posterior.

Achados radiográficos

As radiografias AP e lateral que incluam todo o fêmur e o quadril confirmam o diagnóstico. Pode haver indicação de angiografia ou TC para o comprometimento neurovascular.

▶ Tratamento

As opções de tratamento dependem da idade da criança e da avaliação com ortopedista. Os lactentes com menos de 6 meses podem ser tratados com tala acolchoada; lactentes maiores e crianças até 6 anos costumam receber tala gessada alta longa para perna. A redução fechada está indicada para angulações maiores do que 10 graus. Pinos, parafusos, bastões intramedulares flexíveis, placas e fixadores externos podem ser usados em crianças com mais de 6 anos.

▶ Encaminhamento

Consultar ortopedista em relação às opções de tratamento. As crianças com fraturas estáveis que são imobilizadas podem ser acompanhadas ambulatorialmente.

dentro da articulação. Após a redução fechada, observar cuidadosamente os sinais de lesão vascular, como diminuição ou ausência de pulsos, palidez ou escurecimento da pele, parestesias ou paralisia. O joelho é, então, imobilizado com flexão de 15-20 graus.

▶ Encaminhamento

Obter avaliação imediata com ortopedista para a redução fechada. Após a redução, o paciente é internado para monitorização cuidadosa da função vascular do membro com reavaliações seriadas. Após a alta hospitalar, o paciente seguirá acompanhamento com ortopedista para avaliar e reparar lesões ligamentares.

FRATURAS DE FÊMUR DISTAL

FUNDAMENTOS DO DIAGNÓSTICO

▶ Geralmente com mecanismo de alta energia e lesões associadas.
▶ Dor, edema perto de fêmur distal e incapacidade de sustentar peso.

FRATURAS DE PATELA

FUNDAMENTOS DO DIAGNÓSTICO

- Causadas por trauma fechado direto ou força indireta de tração.
- Edema e dor no joelho.
- Pode romper o mecanismo extensor.
- As radiografias confirmam o diagnóstico.

Considerações gerais

As fraturas de patela são incomuns em crianças. A maioria das fraturas é causada por trauma fechado direto sobre a patela, como em quedas sobre o joelho fletido ou em golpes contra o painel durante acidente de trânsito. A força indireta por tração súbita e forçada do músculo quadríceps é um mecanismo potencial, resultando em fratura transversa ou avulsão de polo superior/inferior. As fraturas de patela podem estar associadas com ruptura do mecanismo extensor do joelho.

Achados clínicos

Sinais e sintomas

O exame revela dor sobre a patela em joelho agudamente edemaciado. Também pode haver derrame articular. A incapacidade de estender o joelho indica ruptura do mecanismo extensor.

Achados radiográficos

As radiografias de joelho, incluindo as incidências AP, lateral e sol nascente, costumam ser adequadas para definir a fratura, conforme mostrado na Figura 29-24. A RM pode ser útil se houver suspeita de lesão associada de partes moles ou fratura oculta.

Tratamento

Obter avaliação com ortopedista. As fraturas simples ou sem deslocamento com mecanismo extensor intacto podem ser imobilizadas em extensão e sem sustentação de peso.

Encaminhamento

As fraturas simples necessitam de manejo ambulatorial com ortopedista. As fraturas deslocadas cominutivas ou as rupturas de mecanismo extensor são reparadas cirurgicamente.

DESLOCAMENTO DE PATELA

FUNDAMENTOS DO DIAGNÓSTICO

- História de mecanismo de torção com um estalo.
- Deformidade evidente do joelho mantido em flexão.
- O deslocamento lateral é mais comum.

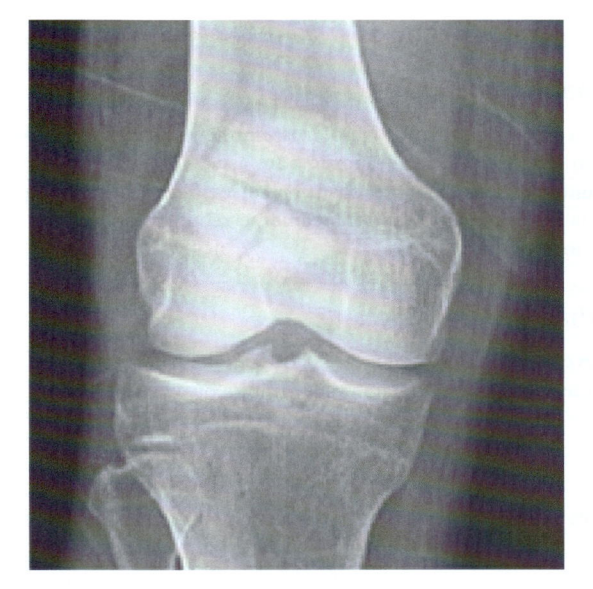

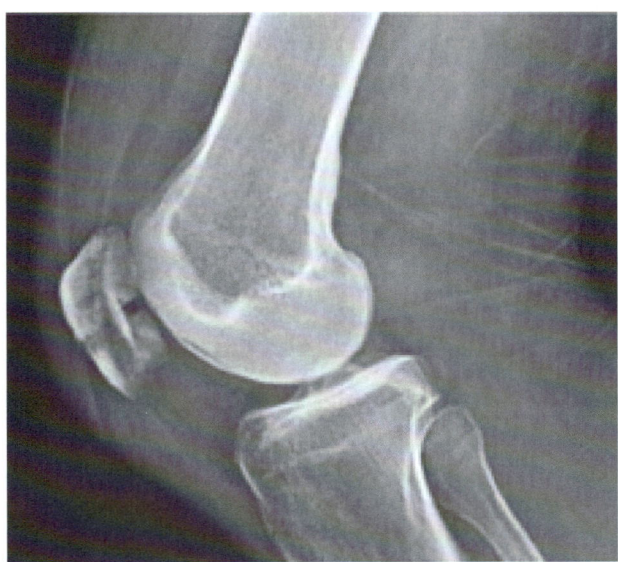

▲ **Figura 29-24** Radiografia de fratura da patela. (Reproduzida com permissão de Simon RR, Sherman SC: *Emergency Orthopedics*, 6th ed. New York: McGraw-Hill, 2011. Copyright © McGraw-Hill Education LLC.)

Considerações gerais

O deslocamento de patela ocorre, geralmente, por mecanismo de torção, embora menos comumente resulte de trauma direto. O deslocamento lateral é mais comum e cerca de 40% das crianças têm fraturas associadas. As crianças com menos de 15 anos têm alta taxa de recorrência do deslocamento (≥ 60%). Os pacientes costumam descrever dor aguda severa e sensação de estalo ou laceração.

Achados clínicos

Sinais e sintomas

O exame físico revela joelho grosseiramente deformado mantido em 20-30 graus de flexão com a patela palpável lateralmente. O deslocamento costuma ser evidente, a menos que a patela tenha sido espontaneamente reduzida pela extensão do joelho.

Achados radiográficos

Devem ser obtidas radiografias AP, lateral e patelar em sol nascente após a redução, para avaliar fratura ou avulsão.

Tratamento

Para reduzir manualmente o deslocamento lateral da patela, fazer flexão discreta do quadril para relaxar o quadríceps. O joelho é, então, lentamente estendido enquanto de aplica pressão sobre o aspecto lateral da patela. Uma patela bem reduzida deve estar alinhada com o trato tibiofemoral e com função normal.

Encaminhamento

Após a redução bem-sucedida e radiografias pós-redução, o paciente recebe um imobilizador de joelho mantido em extensão e evita sustentar peso, fazendo acompanhamento ambulatorial com ortopedista.

LESÕES DE JOELHO: LESÕES DE TECIDOS MOLES

CONSIDERAÇÕES GERAIS

O joelho é uma articulação grande e complexa que é capaz de uma ampla gama de movimentos, incluindo flexão, extensão, rotação interna e externa, abdução e adução. Ele é composto de três articulações: as articulações condilares medial e lateral e a articulação patelofemoral. Várias estruturas estabilizantes são necessárias para permitir os movimentos sem comprometer a força da articulação, incluindo a cápsula articular e seus ligamentos tendinosos, os ligamentos colaterais e os ligamentos cruzados intra-articulares (Figura 29-25). A ruptura destes ligamentos pode ser classificada conforme a gravidade.

Grau 1 – Laceração incompleta pequena: dor focal, mínimo edema, sem instabilidade no teste de estresse com extremidade firme.

Grau 2 – Laceração incompleta moderada: dor local, edema moderado, 1+ de instabilidade com extremidade firme, incapacidade moderada.

Grau 3 – Ruptura completa: dor local significativa, edema mínimo a marcado, 2-3+ no teste de instabilidade com extremidade frouxa, incapacidade severa.

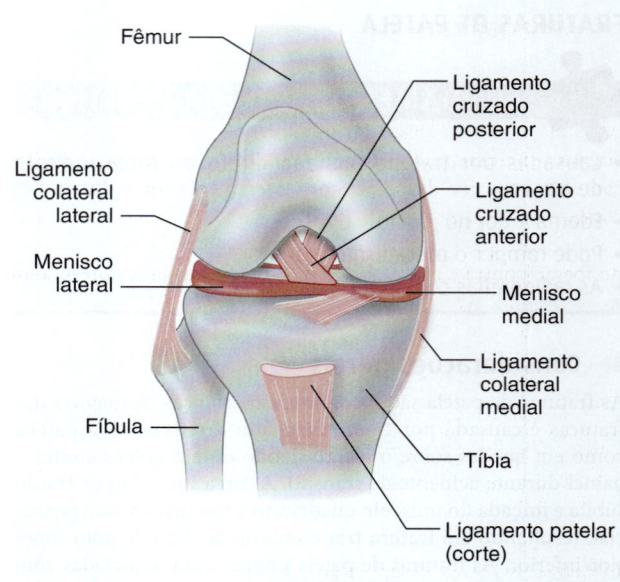

▲ **Figura 29-25** Estruturas ligamentares e meniscais do joelho. (Reproduzida com permissão de Spence, *Basic Human Anatomy*, 3rd, © 1991. Impresso e eletronicamente reproduzido com permissão de Pearson Education, Inc., Upper Saddle River, New Jersey.)

RUPTURA DO MECANISMO EXTENSOR: RUPTURA DO TENDÃO DO QUADRÍCEPS/PATELAR

FUNDAMENTOS DO DIAGNÓSTICO

▶ O joelho fica instável e apresenta dor severa.
▶ Considerar em atletas jovens que realizam movimentos repetitivos.
▶ Deslocamento da patela associado com edema e dor.
▶ As radiografias simples costumam indicar a lesão.

Considerações gerais

O mecanismo extensor do joelho pode ser rompido por lesão das seguintes estruturas: tendão do quadríceps, patela, tendão patelar e tubérculo tibial. A lesão com ruptura aguda do tendão pode ser direta ou indireta. A lesão indireta resulta mais comumente de flexão forçada quando o quadríceps está contraído, como na queda de uma escada. Os pacientes costumam relatar instabilidade súbita do joelho seguida por dor severa. Movimentos rápidos repetitivos de aceleração, desaceleração, saltos e aterrissagens resultam em pequenas lacerações dos tendões extensores. A tendinite patelar proximal que progride para ruptura de tendão ou "joelho de saltador" ocorre, geralmente, em atletas jovens. O joelho de saltador é dividido em quatro estágios: estágio I (dor após as atividades) a estágio IV (ruptura de tendão).

▸ Achados clínicos

Sinais e sintomas

A patela pode ser deslocada inferiormente com equimose e edema proximais indicando ruptura do quadríceps. O deslocamento superior da patela com edema inferior e dor indica ruptura do tendão patelar. O paciente geralmente apresenta incapacidade para estender ativamente ou manter a extensão passiva do joelho contra a gravidade. Raramente o paciente apresentará extensão intacta muito fraca.

Achados radiográficos

AS radiografias AP e lateral geralmente sugerem a lesão. A RM é usada para caracterizar a lesão.

▸ Tratamento

O joelho é mantido em extensão com um imobilizador de joelho, e o paciente evita sustentar peso.

▸ Encaminhamento

O tratamento definitivo para uma ruptura parcial exige o encaminhamento precoce para ortopedista para a imobilização. Uma laceração completa do tendão é tratada cirurgicamente dentro de 1 a 2 semanas da lesão.

LACERAÇÕES DE MENISCO

FUNDAMENTOS DO DIAGNÓSTICO

- Associadas com lesões por torção.
- História de bloqueio ou falseio.
- Dor na linha articular, derrame, incapacidade de agachar.
- RM ou artroscopia confirmam o diagnóstico.

▸ Considerações gerais

Os dois meniscos do joelho são almofadas de cartilagem em formato de crescente entre os côndilos femorais e os platôs tibiais, os quais dissipam as forças de sobrecarga sobre o joelho, estabilizam o joelho durante a rotação e lubrificam a articulação. As lesões meniscais de joelho são comuns. Lacerações meniscais agudas em crianças e adolescentes ocorrem com mais frequência por lesões de torção ou força rotacional, que ocorrem quando o pé está fixo no chão. O menisco medial é mais comumente acometido. Os pacientes com lacerações não tratadas podem apresentar queixa de estalo, bloqueio, falseio ou sensação de que há algo "pegando" no joelho afetado.

▸ Achados clínicos

Sinais e sintomas

Os achados do exame dependem da localização e da extensão da laceração. O exame físico pode demonstrar dor na linha articular, derrame articular e incapacidade para se agachar ou ajoelhar. A movimentação do joelho pode ser anormal, com perda da movimentação passiva suave ou incapacidade de estender completamente o joelho. Podem-se detectar irregularidades palpáveis na linha articular durante a extensão na manobra de McMurray. Para realizar o teste de McMurray, o paciente fica em posição supina com flexão de quadril e joelho enquanto o examinador estende o joelho em rotação interna (menisco lateral) ou rotação externa (menisco medial). Um clique, estalido ou som surdo doloroso sentido no início da extensão é anormal. O teste de Apley é realizado com o paciente em posição prona e com o joelho em flexão. O examinador estende o joelho em rotação externa enquanto fornece distensão e, depois, compressão. A dor que piora com a compressão pode indicar laceração de menisco.

Achados radiográficos

As radiografias simples de joelho nas incidências AP, lateral e em sol nascente costumam ser negativas. A RM pode ser obtida se os sintomas persistirem, sendo útil para caracterizar as lacerações e detectar pequenas lacerações.

▸ Tratamento

Imobilizar o joelho e evitar a sustentação de peso, repetindo o exame em 24 horas para avaliar lesões ligamentares. Limitar a imobilização a 2 a 4 dias para iniciar o reforço do quadríceps.

▸ Encaminhamento

Os pacientes com laceração de menisco podem ser liberados para casa com imobilização do joelho e acompanhamento com ortopedista. Pode haver indicação de RM ou artroscopia em caso de derrame significativo, instabilidade articular ou sintomas crônicos.

LIGAMENTOS CRUZADOS

FUNDAMENTOS DO DIAGNÓSTICO

- Geralmente por lesões de baixa energia em esportes sem contato.
- Estalo seguido pelo rápido desenvolvimento de grande derrame articular.
- Lacerações de ligamento cruzado anterior (LCA) são muito mais comuns do que as lacerações de ligamento cruzado posterior (LCP).
- Radiografias com fratura de Segond indicam provável laceração de LCA.

Considerações gerais

As lacerações de LCA são comuns. Elas costumam ocorrer em esportes sem contato com predominância em mulheres. O mecanismo típico sem contato é um atleta que corre ou salta e que subitamente desacelera ou faz movimento em pivô causando rotação ou estresse valgo no joelho. As lesões que ocorrem durante contato envolvem golpe direto, causando hiperextensão ou estresse valgo sobre o joelho. Uma história de estalido no momento da lesão com rápido desenvolvimento de derrame articular é uma lesão do LCA até prova em contrário. A lesão do LCP é menos comum que a do LCA, ocorrendo por uma queda para frente sobre o joelho com o pé em flexão plantar ou por golpe direto na tíbia proximal anterior, geralmente em esportes de contato ou acidente de trânsito.

Achados clínicos

Sinais e sintomas

O exame do joelho provavelmente mostrará dor, derrame e muitas vezes hemartrose. Três testes comumente usados para avaliar lacerações de LCA incluem o teste da gaveta anterior, o teste de Lachman e o teste do ressalto (*pivot shift*). Todos os testes devem ser realizados comparando-se com o joelho não acometido. O teste da gaveta anterior detecta movimentação anterior da tíbia em relação ao fêmur enquanto o joelho é fletido em 90 graus e o paciente fica em posição supina. O teste de Lachman significa lesão quando se nota aumento da frouxidão ao tentar puxar a tíbia para frente em relação ao fêmur com o joelho levemente fletido. O teste do ressalto é usado para detectar instabilidade rotatória anterolateral. Um teste da gaveta posterior positivo (aumento da frouxidão do joelho quando a tíbia é empurrada posteriormente) sugere uma lesão de LCP.

Achados radiográficos

Radiografias simples são obtidas para descartar fraturas associadas. A fratura de Segond é uma pequena fratura com avulsão do côndilo lateral da tíbia que sugere uma laceração de LCA, conforme mostrado na Figura 29-26. A RM pode delinear as lesões de tecidos moles, embora isso não costume ser necessário no SE.

Tratamento

As lesões isoladas de LCA podem ser tratadas com sustentação parcial de peso com muletas. A imobilização é usada em pacientes com lesão ligamentar e instabilidade articular.

Encaminhamento

Os pacientes podem ser liberados para casa, fazer sustentação parcial de peso e acompanhamento com ortopedista. Pode ser considerado o reparo cirúrgico dependendo da idade do paciente, do nível de atividade e das lesões associadas.

Spindler KP, Wright RW: Clinical practice. Anterior cruciate ligament tear. *N Engl J Med*. 2008;359:2135 [PMID: 19005197].

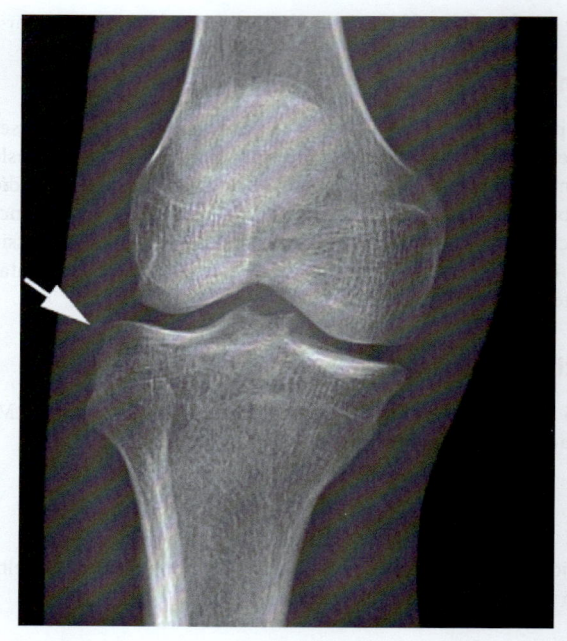

▲ **Figura 29-26** Radiografia de fratura de Segond. (Reproduzida com permissão de Simon RR, Sherman SC: *Emergency Orthopedics*, 6th ed. New York: McGraw-Hill, 2011. Copyright © McGraw-Hill Education LLC.)

LIGAMENTOS COLATERAIS

FUNDAMENTOS DO DIAGNÓSTICO

▶ O ligamento colateral medial é mais comumente afetado.
▶ Geralmente em lesões relacionadas a esportes envolvendo força direta no aspecto lateral do joelho.
▶ O exame inicial pode ser limitado por dor e edema.
▶ As radiografias costumam ser normais.

Considerações gerais

O ligamento colateral medial (LCM) é o ligamento mais comumente afetado no joelho e costuma estar associado com lesão de LCA. As lesões do LCM são frequentemente relacionadas a esportes que envolvem golpe direto no aspecto lateral do joelho. As lesões do ligamento colateral lateral (LCL) são menos comuns e ocorrem em trauma de alta energia, como em acidente de trânsito. O exame inicial pode ser limitado por dor, edema e espasmo muscular.

Achados clínicos

Sinais e sintomas

O paciente apresentará dor na região do ligamento afetado. Pode haver derrame articular. A abertura articular palpável no teste de estresse valgo indica lesão do LCM, e a abertura articular no teste de estresse varo sugere lesão de LCL.

Achados radiográficos

Radiografias simples são obtidas para descartar fraturas associadas. A RM pode delinear lesões de tecidos moles, embora não costume ser necessária no SE.

▶ Tratamento

Para lesões leves, recomenda-se gelo, elevação e compressão com deambulação precoce.

▶ Encaminhamento

Os pacientes podem ser imobilizados e liberados para casa com acompanhamento cuidadoso por ortopedista. É provável que joelhos instáveis necessitem de RM e reparo cirúrgico.

Louw QA, Manilall J, Grimmer KA: Epidemiology of knee injuries among adolescents: A systematic review. *Br J Sports Med*. 2008;42:2 [PMID: 17550921].

LESÕES DE TÍBIA/FÍBULA

FRATURAS DE TUBEROSIDADE TIBIAL E DE OSGOOD-SCHLATTER

FUNDAMENTOS DO DIAGNÓSTICO

- ▶ Dor ao agachar, ajoelhar ou subir escadas.
- ▶ Dor e edema no joelho, com dor à palpação do tubérculo tibial.

▶ Considerações gerais

A doença de Osgood-Schlatter ou apofisite do tubérculo tibial é causada por distúrbio no desenvolvimento da tuberosidade tibial por trauma repetitivo crônico na placa de crescimento tibial proximal. A doença é mais comumente encontrada em adolescentes em idade puberal (meninas de 8-13 anos e meninos de 10-15 anos) que participam de esportes que envolvem saltos repetitivos. Há uma predominância em meninos e costuma ser unilateral. A dor é pior com o uso do quadríceps contra a resistência, como ao subir escadas, agachar-se ou ajoelhar-se.

▶ Achados clínicos

Sinais e sintomas

Ao exame físico, o joelho é doloroso, edemaciado e sensível sobre o tubérculo tibial. Não há derrame articular.

Achados radiográficos

As radiografias de joelho são, em geral, diagnósticas. RM e a ultrassonografia (US) do joelho podem ser usadas se houver dúvida quanto ao diagnóstico ou se o paciente não responder ao tratamento habitual.

▶ Tratamento

O tratamento inclui redução nas atividades por 2 a 4 semanas, gelo após exercícios e um curso breve de AINEs. Há necessidade de avaliação com ortopedista no caso de fraturas da tuberosidade tibial, pois podem necessitar de redução aberta.

▶ Encaminhamento

Os pacientes são liberados para casa com acompanhamento por médico da atenção primária. Encaminhamento a ortopedista para pacientes com fraturas de tuberosidade tibial e nos casos de dor persistente que não melhora com repouso.

FRATURAS DE PLATÔ TIBIAL

FUNDAMENTOS DO DIAGNÓSTICO

- ▶ Dor e edema no joelho com ponto sensível e derrame.
- ▶ Pode haver lesão associada de nervo ou artéria poplítea.
- ▶ Alto risco de síndrome compartimental.
- ▶ Pode haver necessidade de TC/RM para delinear completamente a lesão.

▶ Considerações gerais

As fraturas de platô tibial envolvem a superfície articular e estão frequentemente associadas com outras lesões graves, incluindo lesões ligamentares, meniscais e vasculares, bem como síndrome compartimental. O mecanismo de lesão costuma ser uma força direta na tíbia proximal, como queda de altura, atropelamentos ou sobrecarga axial com força vara ou valga.

▶ Achados clínicos

Sinais e sintomas

Ao exame físico, o joelho é doloroso, edemaciado e costuma ser mantido em flexão. Costuma haver derrame grande e hemartrose.

Achados radiográficos

Incidências AP, lateral e oblíqua do joelho costumam ser adequadas para caracterização destas fraturas (Figura 29-27).

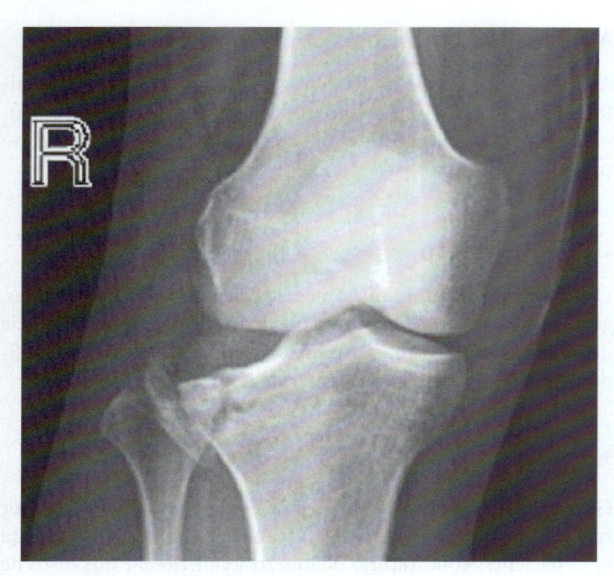

Figura 29-27 Fratura de platô tibial. (Reproduzida com permissão de Simon RR, Sherman SC: *Emergency Orthopedics*, 6th ed. New York: McGraw-Hill, 2011. Copyright © McGraw-Hill Education LLC.)

Espaços aumentados ou pequenos fragmentos avulsos podem indicar lesão ligamentar, podendo haver necessidade de TC ou RM para determinar completamente a extensão da lesão. Pode ser obtida uma arteriografia se houver suspeita de lesão vascular.

▶ Tratamento

O tratamento inclui imobilização do joelho, evitar a sustentação de peso e avaliação precoce com ortopedista. Há necessidade de monitorização cuidadosa para a presença de sinais de síndrome compartimental.

▶ Encaminhamento

As fraturas estáveis, sem deslocamento e sem afundamento, podem ser tratadas sem cirurgia, liberadas para casa com imobilização protegida e acompanhamento com ortopedista. A fratura articular que resulta em instabilidade do joelho necessita de fixação cirúrgica.

FRATURAS DE ESPINHA TIBIAL

FUNDAMENTOS DO DIAGNÓSTICO

- Ocorrem em adolescentes.
- Dor e edema em joelho com derrame articular.
- Geralmente, fratura com avulsão a partir do ligamento cruzado.

▶ Considerações gerais

As fraturas de espinha tibial ocorrem em crianças com idade entre 8 a 14 anos e são análogas à lesão de LCA em adultos com esqueleto maduro. As fraturas de espinha tibial costumam resultar de trauma indireto quando uma força anterior ou posterior é direcionada contra a tíbia proximal em flexão. Isto causa tensão no ligamento cruzado e avulsão da espinha. Costuma haver lesão associada de ligamento colateral e cruzado.

▶ Achados clínicos

Sinais e sintomas

Ao exame físico, o joelho é doloroso e edemaciado com derrame articular. A incapacidade de estender completamente o joelho indica uma fratura deslocada ou completa.

Achados radiográficos

Radiografias AP, lateral e em sol nascente do joelho costumam ser adequadas para caracterizar estas fraturas, conforme mostrado na Figura 29-28. Espaços alargados ou pequenos fragmentos avulsos podem indicar lesão ligamentar, podendo haver necessidade de TC ou RM para determinar a extensão da lesão.

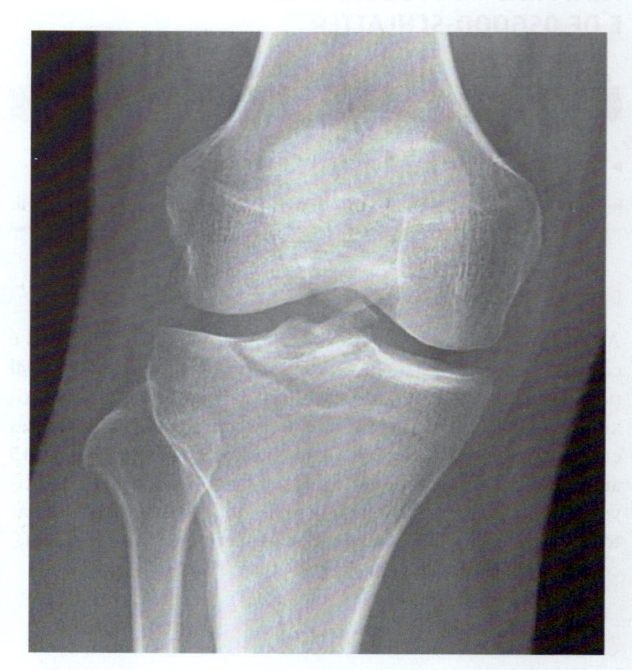

Figura 29-28 Fratura de espinha tibial. (Reproduzida com permissão de Simon RR, Sherman SC: *Emergency Orthopedics*, 6th ed. New York: McGraw-Hill, 2011. Copyright © McGraw-Hill Education LLC.)

▶ Tratamento

As fraturas sem deslocamento e sem lesão ligamentar podem ser tratadas com imobilização.

▶ Encaminhamento

Avulsões incompletas com deslocamento e sem lesão ligamentar são submetidas à redução fechada com subsequente imobilização com tala. O reparo cirúrgico está indicado para fraturas completas.

FRATURAS DE HASTE TIBIAL/FIBULAR

FUNDAMENTOS DO DIAGNÓSTICO

- ▶ Podem ser causadas por trauma direto ou indireto.
- ▶ Terceira fratura mais comum em crianças.
- ▶ As radiografias são diagnósticas.
- ▶ Alto risco de fraturas abertas e síndrome compartimental.

▶ Considerações gerais

As fraturas de haste tibial são a terceira fratura mais comum em ossos longos de crianças com associação de fratura fibular em 30% dos pacientes. Vários mecanismos resultam em fraturas da haste tibial. As crianças mais velhas têm mais chance de apresentar fraturas transversas ou cominutivas devido a trauma direto de alta energia, e as crianças menores têm mais chance de apresentar fraturas espirais ou oblíquas por queda de baixa energia ou mecanismo de torção. A tíbia anterior está próxima da pele, o que torna mais comum as fraturas abertas. A síndrome compartimental é relativamente frequente após fratura tibial, sendo responsável por cerca de 35% dos pacientes com síndrome compartimental. Há fraturas específicas de crianças entre 9 meses e 3 anos que são fraturas espirais sem deslocamento da tíbia distal resultantes de trauma e quedas relativamente leves. As fraturas de haste tibial em crianças que não caminham e sem mecanismo devem levantar suspeita de TNA. As fraturas fibulares isoladas são geralmente causadas por lesão direta da porção lateral distal da perna.

▶ Achados clínicos

Sinais e sintomas

O exame físico revela dor, edema e deformidade na parte inferior da perna. Deve-se avaliar a possibilidade de fratura aberta e comprometimento neurovascular devido à síndrome compartimental. As fraturas em crianças de 1 a 3 anos e fibulares isoladas podem se apresentar como alteração de marcha ou incapacidade de sustentar peso.

▶ Achados radiográficos

Radiografias AP e lateral, incluindo joelho e tornozelo, costumam ser adequadas para definir a fratura.

Os pacientes com fraturas abertas, evidência de síndrome compartimental ou fraturas com mais de 10 graus de angulação anterior, mais de 5 graus de angulação vara/valga ou mais de 1 cm de encurtamento devem passar por avaliação imediata com ortopedista.

▶ Tratamento

As fraturas simples e sem deslocamento podem ser colocadas em tala posterior longa (Tabela 29-1). As fraturas abertas necessitam do início imediato de antibióticos com ampla cobertura e profilaxia do tétano.

▶ Encaminhamento

Os casos de fraturas simples sem deslocamento devem ser mantidos sem sustentação de peso com acompanhamento ambulatorial com ortopedista.

Podeszwa DA, Mubarak SJ: Physeal fractures of the distal tibia and fibula (Salter-Harris Type I, II, III, and IV fractures). *J Pediatr Orthop*. 2012;32:S62 [PMID: 22588106].

LESÕES DE TORNOZELO

DESLOCAMENTO DE TORNOZELO

FUNDAMENTOS DO DIAGNÓSTICO

- ▶ Geralmente com fratura associada.
- ▶ Avaliar cuidadosamente o estado neurovascular.
- ▶ Pode necessitar de redução urgente antes do exame de imagem.

▶ Considerações gerais

O deslocamento de tornozelo representa o deslocamento do talo e do pé em relação à tíbia. Os deslocamentos são descritos conforme sua relação entre talo e tíbia com os deslocamentos posteriores sendo os mais comuns. Costuma haver fratura associada. O deslocamento pode ocorrer por sobrecarga axial do pé em flexão plantar, sendo visto em lesões relacionadas a esportes e em traumas de alta energia, como em acidente de trânsito.

▶ Manifestações clínicas

Sinais e sintomas

Os pacientes apresentarão deformidade grosseira do tornozelo com edema e dor significativos. Avaliar rapidamente pulsos

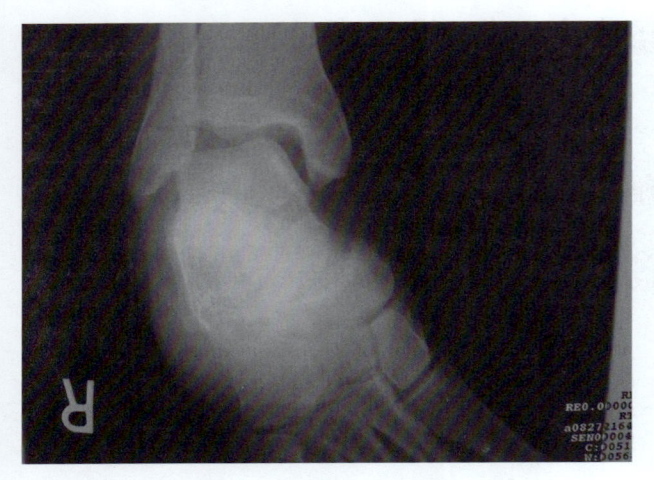

Figura 29-29 Deslocamento de tornozelo.

distais, perfusão e sensibilidade. Pode haver abaulamento da pele sobre os maléolos.

▶ Diagnóstico

As radiografias do tornozelo são diagnósticas (Figura 29-29). Não retardar a redução para realizar exames de imagem em casos com comprometimento neurovascular ou abaulamento da pele. Costuma ser realizada TC subsequente para caracterizar a extensão da lesão.

▶ Tratamento

Após a redução fechada e a reavaliação do estado neurovascular, imobilizar o tornozelo e obter radiografias. Deve ser obtida avaliação com ortopedista nos pacientes com deslocamento de tornozelo.

▶ Encaminhamento

Os pacientes devem ser internados no hospital para monitorização cuidadosa do estado neurovascular por uma noite, sendo acompanhados por ortopedista após a liberação para casa.

FRATURAS MALEOLARES

FUNDAMENTOS DO DIAGNÓSTICO

▶ Edema, equimose e ponto doloroso.
▶ Varia desde fratura simples até ruptura articular completa.
▶ As radiografias são diagnósticas.

▶ Considerações gerais

O tornozelo sustenta mais peso pelo tamanho do que qualquer outra articulação do corpo. Os ossos do tornozelo incluem a tíbia distal, a fíbula distal e o talo. A articulação de encaixe do tornozelo (*mortise*) é formada pelos maléolos medial e lateral e a superfície articular da tíbia distal. As lesões por inversão acometem o maléolo lateral, ao passo que forças aplicadas durante a eversão sobrecarregam o maléolo medial. Porém, uma força significativa pode romper ambos. A fratura maleolar varia desde fraturas simples com avulsão a até fraturas instáveis através de múltiplos planos que levam à ruptura do encaixe do tornozelo. Quando existe fratura através dos maléolos lateral e medial, elas são chamadas de fraturas bimaleolares. A presença de uma terceira fratura através do maléolo posterior é classificada como fratura trimaleolar.

▶ Achados clínicos

Sinais e sintomas

O exame físico revela incapacidade de sustentar peso com edema, equimose e dor no tornozelo. A fratura isolada terá predomínio de edema e dor no lado acometido. Deve ser realizado exame cuidadoso do pé e do joelho para a avaliação de fraturas associadas.

Achados radiográficos

As radiografias do tornozelo, incluindo AP, lateral e do encaixe (*mortise*), costumam ser diagnósticas.

▶ Tratamento

Fraturas simples da fíbula e algumas fraturas sem deslocamento da tíbia distal podem ser colocadas em tala posterior curta para perna com estribo de tornozelo, evitando a sustentação de peso e fazendo acompanhamento com ortopedista. Deve ser feita avaliação com ortopedista nas fraturas Salter-Harris que possam afetar o crescimento subsequente. As fraturas instáveis com deslocamento devem receber redução fechada imediata e imobilização com tala (ver Tabela 29-1).

▶ Encaminhamento

O manejo definitivo de uma fratura instável de tornozelo é a fixação cirúrgica. Se fraturas instáveis não puderem ser reduzidas no SE, há necessidade de redução cirúrgica urgente para evitar complicações a longo prazo.

FRATURAS TRIPLANARES

FUNDAMENTOS DO DIAGNÓSTICO

▶ Ocorrem em adolescentes antes da fusão da placa de crescimento.
▶ Lesão por eversão.
▶ Radiografias costumam ser adequadas.

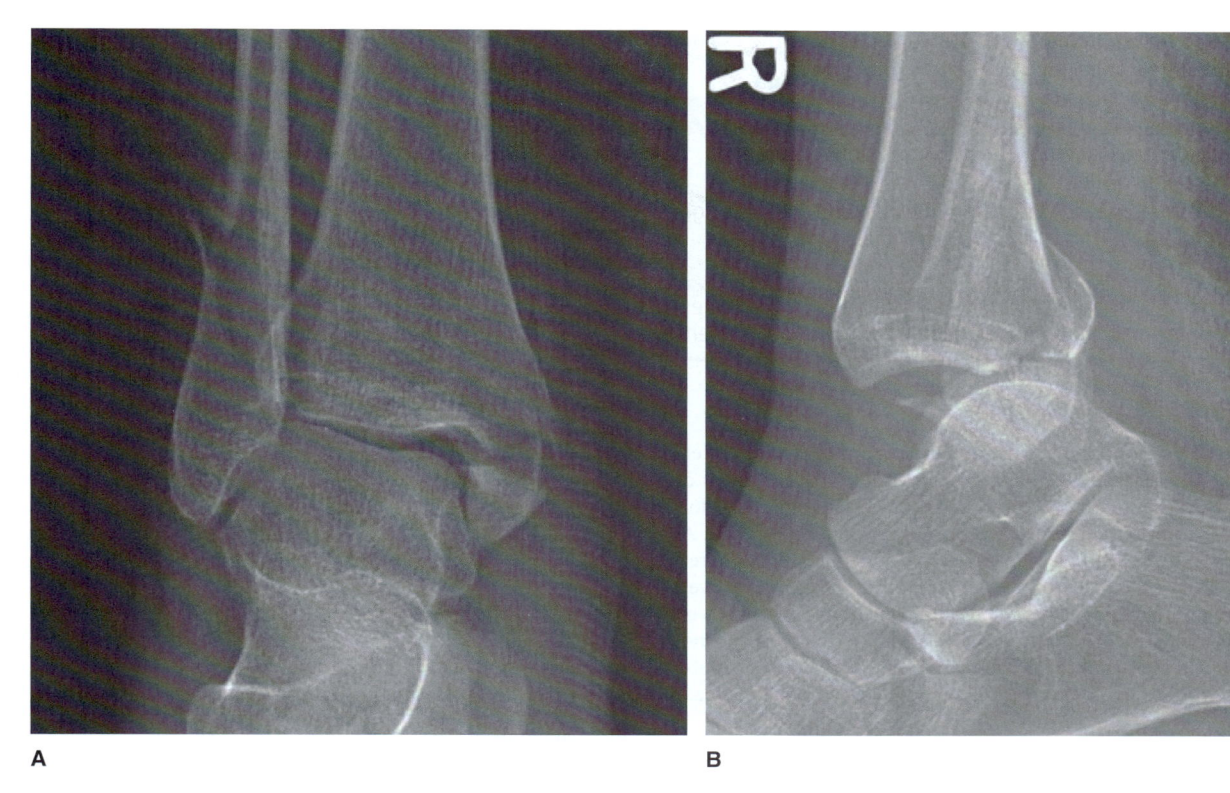

Figura 29-30 Fratura triplanar do tornozelo. (Reproduzida com permissão de Simon RR, Sherman SC: *Emergency Orthopedics*, 6th ed. New York: McGraw-Hill, 2011. Copyright © McGraw-Hill Education LLC.)

▶ Considerações gerais

As fraturas triplanares da tíbia distal geralmente ocorrem em adolescentes (12-15 anos) antes da fusão da placa de crescimento da tíbia distal. As fraturas triplanares se estendem em vários planos: transverso (através da placa de crescimento), sagital (epífise) e coronal (metáfise tibial distal). Isso resulta em três fragmentos distintos, rompendo o teto (*plafond*) tibial e muitas vezes se estendendo até a articulação. A combinação de fratura de Salter-Harris tipo II mais fratura de Tillaux resulta em fratura tipo IV. Esta fratura distinta ocorre por fusão desigual da placa de crescimento. Quando é aplicada eversão do pé sobre a tíbia, isto sobrecarrega a placa de crescimento aberta da tíbia lateral distal iniciando a fratura. As outras linhas de fratura se propagam pelos planos coronal e sagital, à medida que o pé faz flexão plantar com sobrecarga axial variável. As fraturas de fíbula costumam estar associadas com as fraturas triplanares.

▶ Achados clínicos

Sinais e sintomas

O exame físico revela edema, equimose, dor e incapacidade para sustentar peso. Pode haver deformidade. Inspecionar cuidadosamente possíveis locais de fratura aberta. Pode haver dor associada a locais de fratura fibular.

Achados radiográficos

As radiografias de tornozelo, incluindo incidências AP, lateral e do encaixe (*mortise*), costumam ser diagnósticas. A TC pode ser obtida para caracterizar melhor as fraturas complexas (Figura 29-30).

▶ Tratamento

As fraturas não deslocadas (< 2 mm de deslocamento) e que são extra-articulares podem ser colocadas em tala posterior para perna com estribo de tornozelo, evitando a sustentação de peso e fazendo acompanhamento com ortopedista. Pode ser tentada a redução fechada em deslocamentos de mais de 3 mm.

▶ Encaminhamento

As fraturas triplanares com mais de 2 mm de deslocamento após tentativas de redução fechada são tratadas com redução aberta e fixação interna por ortopedista.

ENTORSE DE TORNOZELO

FUNDAMENTOS DO DIAGNÓSTICO

- Lesão mais comum no tornozelo.
- Frequentemente por lesões de inversão com entorse ligamentar lateral.
- Dor e edema.
- Critérios de Ottawa para tornozelo (Ottawa Ankle Rules) para determinar se há necessidade de exames de imagem.

► Considerações gerais

A entorse de tornozelo é a lesão mais comum no tornozelo em setores de emergência, sendo responsável por 75% das lesões de tornozelo. As entorses são causados por inversão ou eversão forçada do tornozelo, em geral com o tornozelo em flexão plantar. As lesões por inversão resultando em lesão ligamentar lateral são responsáveis por 85% das entorses de tornozelo. As lesões por eversão têm muito menos chance de resultar em entorses; a avulsão do maléolo medial ocorre com mais frequência. As entorses de tornozelo podem ser classificadas conforme o nível de lesão e a instabilidade. O teste de esforço costuma ser limitado por dor e edema.

► Achados clínicos

Sinais e sintomas

Lesões de primeiro grau: lesão ligamentar sem laceração. O paciente consegue caminhar com dor mínima; pouco ou nenhum edema com dor leve sobre o ligamento acometido. Não há movimentação anormal nem dor ao teste de esforço.

Lesões de segundo grau: laceração incompleta de um ligamento. O paciente consegue sustentar peso com dor; edema moderado, equimose e dor. Dor com a amplitude normal de movimentos e instabilidade leve. Dor moderada no teste de esforço.

Lesões de terceiro grau: laceração completa de um ligamento. O paciente não consegue sustentar peso; grande quantidade de edema dentro de 1 a 2 horas. Teste de esforço positivo.

O teste de esforço do tornozelo pode determinar a extensão da lesão e identificar o ligamento envolvido. Os testes são realizados com o paciente sentado e com o joelho em flexão de 90 graus com o tornozelo em posição neutra. O teste da gaveta anterior examina o ligamento talofibular anterior. O calcanhar é delicadamente puxado para frente enquanto se puxa a parte inferior da perna para trás avaliando deformidades visuais ou estalido palpável. O teste de inclinação do talo avalia os ligamentos talofibular anterior e calcaneofibular. O calcanhar é invertido enquanto se examina possível deslocamento da cabeça do talo ou frouxidão. O teste de rotação externa avalia os ligamentos sindesmóticos talares distais. Faz-se a rotação do pé, observando frouxidão e dor lateralmente.

Achados radiográficos

As radiografias, incluindo as incidências AP, lateral e do encaixe (*mortise*), devem ser obtidas para a avaliação de fraturas associadas. As radiografias devem ser evitadas aplicando-se os critérios de Ottawa em casos de entorses de primeiro grau. Pode haver indicação de TC ou RM se houver complicação posteriormente.

► Tratamento

As entorses de primeiro grau podem ser tratadas com gelo, elevação e compressão (utilizando talas com ar ou bandagens elásticas) com mobilização precoce e sustentação de peso conforme a tolerância. As entorses de segundo grau são tratadas da mesma maneira; porém, são mantidas sem sustentação de peso por 48 a 72 horas, progredindo para deambulação conforme a tolerância. Os pacientes com laceração ligamentar completa devem ser imobilizados com tala, evitando a sustentação de peso e fazendo acompanhamento em 5 dias com ortopedista, após a diminuição do edema.

► Encaminhamento

Os pacientes com entorse de tornozelo podem ser liberados para casa com acompanhamento por ortopedista, conforme a indicação.

► Critérios de Ottawa

Os critérios de Ottawa foram desenvolvidos para evitar exames de imagem desnecessários em lesões de tornozelo por meio da predição da probabilidade de fratura. Eles têm identificado 100% das fraturas maleolares significativas, tendo sido validados em múltiplos estudos; porém, as tentativas de validação em crianças têm sido inconclusivas.

As radiografias de tornozelo são necessárias apenas se houver dor no tornozelo mais um dos seguintes:

1. Dor no maléolo lateral (aspecto posterior);
2. Dor no maléolo medial (aspecto posterior);
3. Incapacidade de sustentar peso imediatamente e no SE para quatro passos.

Boutis K, Willan AR, Babyn P, et al: A randomized, controlled trial of a removable brace versus casting in children with lowrisk ankle fractures. *Pediatrics*. 2007;119:e1256 [PMID: 17545357].

Dowling S, Spooner CH, Liang Y, et al: Accuracy of Ottawa Ankle Rules to exclude fractures of the ankle and midfoot in children: A meta-analysis. *Acad Emerg Med*. 2009;16:277 [PMID: 19187397].

LESÕES DO PÉ

RUPTURA DO TENDÃO DE AQUILES

FUNDAMENTOS DO DIAGNÓSTICO

- Causada por força súbita sobre o tendão de Aquiles.
- Fraqueza na flexão plantar e defeito palpável.

- Testes de compressão de panturrilha e flexão de joelho positivos.
- Diagnóstico clínico.

Considerações gerais

A ruptura do tendão de Aquiles é causada por um mecanismo de lesão que inclui um estiramento extra aplicado sobre um tendão esticado, dorsiflexão forçada com o tornozelo em estado de relaxamento ou trauma direto sobre tendão esticado. Os pacientes geralmente participam em esportes extenuantes que envolvem o movimento em pivô ou aceleração súbita. Os pacientes são assintomáticos antes da ruptura e relatam início súbito de dor e sensação de que receberam um golpe direto na parte de trás da perna. Eles relatam terem ouvido um som do tipo estalo. A ruptura do tendão é comumente confundida com entorse de tornozelo devido ao exame incompleto ou sintomas vagos de dor; a dor da entorse de tornozelo costuma iniciar ao apoiar o pé, e a dor na ruptura do tendão de Aquiles começa ao tirá-lo do chão. Esteroides orais e fluoroquinolonas predispõem os pacientes à lesão.

Achados clínicos

Sinais e sintomas

O exame físico pode revelar hematoma e edema na região do tendão de Aquiles. Pode haver fraqueza da flexão plantar com defeito palpável.

O teste de compressão da panturrilha ou teste de Thompson é útil para detectar a ruptura completa do tendão, pois alguns pacientes podem não apresentar fraqueza da flexão plantar ou incapacidade de sustentar peso. O paciente fica deitado em posição prona com os pés para fora da maca ou se ajoelha em uma cadeira; as panturrilhas são comprimidas bilateralmente e o pé é observado quanto à flexão plantar. Uma ruptura completa é indicada por pouco ou nenhum movimento do pé.

O teste de flexão do joelho é realizado pedindo-se para o paciente fazer flexão de 90 graus dos joelhos enquanto permanece deitado em posição prona. Em casos de ruptura do tendão de Aquiles, o pé fará dorsiflexão ou ficará em posição neutra.

Achados radiográficos

As radiografias não são úteis para diagnosticar a ruptura do tendão de Aquiles, mas podem mostrar fraturas associadas por estresse. Podem-se utilizar US e RM se houver necessidade de detalhar melhor a ruptura.

Tratamento

Gelo, analgesia, imobilização com o tornozelo em flexão plantar em posição confortável e sem sustentação de peso (ver Tabela 29-1).

Encaminhamento

Os pacientes podem ser liberados para casa com imobilização e sem sustentar peso com acompanhamento urgente dentro de 48 horas com ortopedista. O tratamento cirúrgico é preferido em relação à imobilização com tala em pacientes mais jovens e atletas.

FRATURAS DE CALCÂNEO/TALO

FUNDAMENTOS DO DIAGNÓSTICO

- Fraturas raras em crianças.
- Risco de comprometimento do suprimento vascular e necrose avascular.
- Dor, edema e incapacidade de sustentar peso.
- Pode haver necessidade de TC ou RM para identificar fraturas sutis.

Considerações gerais

As fraturas do retropé em crianças são incomuns devido à imaturidade do esqueleto e à grande quantidade de cartilagem presente. Porém, as fraturas do retropé têm o maior potencial para causar deformidade e incapacidade permanentes. As fraturas do colo talar são as mais comuns. As fraturas de calcâneo, bem como do cuboide, navicular e cuneiforme são raras e costumam estar associadas com mecanismos de alta energia envolvendo veículos recreativos motorizados. As fraturas do colo talar costumam estar associadas com a dorsiflexão forçada. Estas fraturas podem romper o suprimento vascular do talo, aumentando o risco de necrose avascular, bem como de síndrome compartimental. As fraturas de calcâneo podem ocorrer após quedas triviais em crianças pequenas e após quedas de maior altura ou mecanismos de alta energia em adolescentes. Cerca de 50% das fraturas de calcâneo em crianças têm associação com fraturas de tíbia (Figura 29-31).

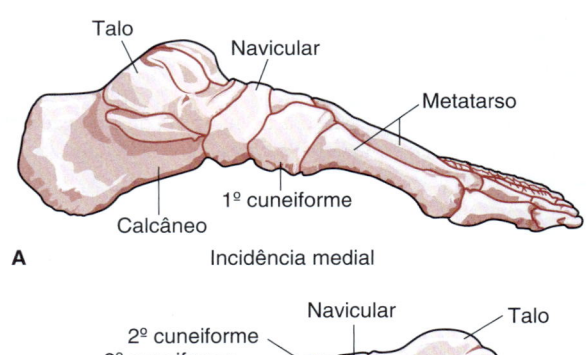

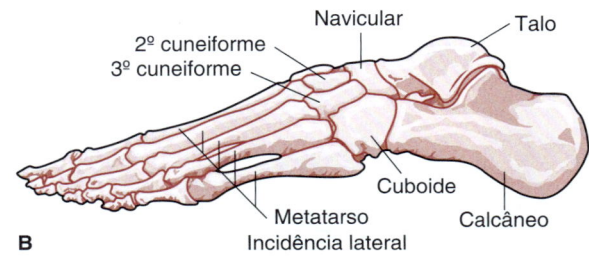

▲ **Figura 29-31** Diagrama dos ossos do tornozelo/pé. (Reproduzida com permissão de Simon RR, Sherman SC: *Emergency Orthopedics*, 6th ed. New York: McGraw-Hill, 2011. Copyright © McGraw-Hill Education LLC.)

Achados clínicos

Sinais e sintomas

O exame físico revelará dor, edema, deformidade e incapacidade de sustentar peso. Deve ser realizado o exame cuidadoso de toda a extremidade para a avaliação de lesões associadas. O exame de fraturas do talo mostra dor e edema distais à articulação anterior do tornozelo, e as fraturas de calcâneo se localizam na sola do pé.

Achados radiográficos

As radiografias do pé, incluindo incidências AP, lateral e oblíqua, identificarão a maioria das fraturas. Incidências adicionais podem ser solicitadas se houver sugestão de fratura nas radiografias iniciais. A TC pode ser usada para caracterizar melhor fraturas talares, fraturas intra-articulares do calcâneo e fraturas/deslocamentos tarsometatarsais (Figura 29-32).

Tratamento

Deve ser realizada avaliação urgente com ortopedista nas fraturas abertas, ou se houver evidência de comprometimento vascular ou síndrome compartimental, além das fraturas talares, fraturas intra-articulares do calcâneo e fraturas/deslocamentos tarsometatarsais. As fraturas extra-articulares do calcâneo podem ser imobilizadas, sendo acompanhadas por ortopedista (ver Tabela 29-1).

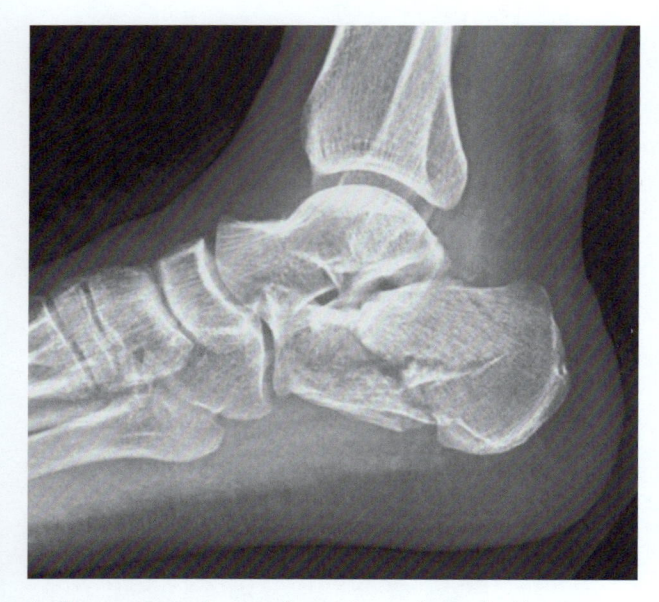

▲ **Figura 29-32** Fratura de calcâneo. (Reproduzida com permissão de Simon RR, Sherman SC: *Emergency Orthopedics*, 6th ed. New York: McGraw-Hill, 2011. Copyright © McGraw-Hill Education LLC.)

Encaminhamento

Há necessidade de avaliação com ortopedista para determinar a necessidade de tratamento cirúrgico *versus* conservador.

Schneidmueller D, Dietz HG, Kraus R, Marzi I: [Calcaneal fractures in childhood: A retrospective survey and literature review]. *Unfallchirurg*. 2007;110:939 [PMID: 17492498].

FRATURAS METATARSAIS

FUNDAMENTOS DO DIAGNÓSTICO

► Geralmente lesões por esmagamento.
► Ponto doloroso sobre o local da fratura.
► As radiografias são diagnósticas.

Considerações gerais

As fraturas metatarsais são responsáveis pela maioria das fraturas do pé em pediatria. O primeiro metatarso é mais frequentemente fraturado em crianças com menos de 5 anos, e a base do quinto metatarso (fratura de Jones) é mais comum em crianças maiores e adolescentes. As lesões da placa de crescimento aberta apresentam risco de parada do crescimento e deformidade permanente, embora sejam raras. Podem ocorrer lesões do metatarso por múltiplos mecanismos: sobrecarga axial, lesões por abdução, as quais costumam envolver o quinto dígito, e lesões por esmagamento. As fraturas por estresse do metatarso também podem ocorrer mais comumente em atletas de resistência com treinamento intenso repetitivo.

Achados clínicos

Sinais e sintomas

As crianças costumam ser atendidas por dor e dificuldade para caminhar com ponto doloroso sobre o local da fratura. Equimose e edema difusos podem estar presentes e limitar o exame.

Achados radiográficos

As radiografias do pé, incluindo incidências AP, lateral e oblíqua, costumam ser diagnósticas. As fraturas por estresse podem necessitar de exames de acompanhamento para serem detectadas.

Tratamento

Deve ser realizada avaliação com ortopedista no SE para fraturas abertas, fraturas Salter-Harris com deslocamento tipo I ou II, fraturas Salter-Harris tipo III, IV ou V, fraturas metatarsais completamente deslocadas e crianças com mais de 20 graus de angulação ou fraturas agudas da diáfise proximal.

Encaminhamento

As fraturas metatarsais não deslocadas ou com deslocamento mínimo podem ser colocadas em tala posterior para perna sem sustentação de peso, sendo liberadas para casa e acompanhadas em 1 semana por ortopedista (ver Tabela 29-1). As fraturas com deslocamento completo ou com mais de 20 graus de angulação devem ser submetidas à redução fechada seguida por imobilização com tala, sendo os pacientes liberados para casa com acompanhamento por ortopedista.

Herrera-Soto JA, Scherb M, Duffy MF, Albright JC: Fractures of the fifth metatarsal in children and adolescents. *J Pediatr Orthop.* 2007;27:427 [PMID: 17513965].

Singer G, Cichocki M, Schalamon J, et al: A study of metatarsal fractures in children. *J Bone Joint Surg Am.* 2008;90:772 [PMID: 18381315].

FRATURAS FALANGEANAS

FUNDAMENTOS DO DIAGNÓSTICO

- Mecanismo de sobrecarga axial ou "chutar algo com o hálux".
- Hematoma subungueal geralmente indica fratura subjacente da falange distal.
- As radiografias costumam confirmar o diagnóstico.

Considerações gerais

As fraturas comumente ocorrem em crianças e envolvem a primeira falange ou o hálux. As fraturas da falange distal podem ser complicadas por lesões do leito ungueal. As fraturas Salter-Harris tipo III ou IV da falange proximal costumam ser intra-articulares e apresentam risco de complicações a longo prazo.

Achados clínicos

Sinais e sintomas

O exame físico revelará edema e ponto doloroso no local da fratura. Pode haver deformidade nas fraturas deslocadas. Hematomas subungueais estão muitas vezes presentes nas fraturas da falange distal.

Achados radiográficos

As radiografias do pé, incluindo incidências AP, lateral e oblíqua, costumam ser diagnósticas. As fraturas Salter-Harris tipo I podem necessitar de exames de imagem de acompanhamento para serem detectadas.

Tratamento

As fraturas sem deslocamentos podem ser fixadas ao artelho adjacente com fita. Os pacientes podem caminhar usando sapato com sola dura. As fraturas Salter-Harris tipo III ou IV da falange proximal envolvendo mais de um terço da superfície articular ou com deslocamento de mais de 2-3 mm devem ser vistas por ortopedista para redução fechada ou aberta com colocação de pinos. Hematomas subungueais devem ser drenados dentro de 24 horas se forem dolorosos. A remoção da unha para reparo de lacerações do leito ungueal é controversa e deve ser reservada para pacientes com evidência de desalinhamento do leito ungueal.

Encaminhamento

As fraturas simples não necessitam de acompanhamento com ortopedista. Os pacientes com hematomas subungueais e fratura subjacente de falange distal têm fraturas abertas e são liberados para casa com uso de antibióticos por 5 a 7 dias.

DOENÇA DE SEVER/APOFISITE DE CALCÂNEO

FUNDAMENTOS DO DIAGNÓSTICO

- Causa comum de dor no calcanhar em crianças com 8 a 12 anos de idade.
- A dor no calcanhar é crônica com início insidioso e se relaciona com a atividade física.
- Pode haver necessidade de TC ou RM para definir fraturas sutis.

Considerações gerais

A apofisite de calcâneo, conhecida como doença de Sever, é uma das causas mais comuns de dor no calcâneo em atletas jovens. A doença de Sever é predominante no sexo masculino e em geral se apresenta em crianças com 8 a 12 anos de idade. A doença é bilateral em cerca de metade dos pacientes. A dor é causada por inflamação devido a múltiplos fatores: metabolismo aumentado na placa de crescimento durante fases de maior crescimento, uso de calçados sem acolchoamento para o calcanhar ou com agarradeiras no calcanhar e uso exagerado em esportes que envolvem saltos e corridas de forma repetitiva.

Achados clínicos

Sinais e sintomas

Os pacientes têm queixas do início de dor crônica no calcanhar relacionada com atividade física. O exame físico revela diminuição da flexibilidade gastrocnêmio-solear com pé plano ou alinhamento rígido do pé. A dor no calcanhar pode ser reproduzida com a palpação da apófise. O teste de dor à compressão do calcâneo também pode ser usado para fazer o diagnóstico. O examinador segura o calcanhar acometido com os dedos ao redor da porção superior do calcanhar e aperta o calcanhar.

Achados radiográficos

Não há necessidade de radiografias para o diagnóstico, mas elas podem ser usadas para excluir outras lesões, se houver suspeita, ou se o paciente não responder à terapia.

▶ Tratamento

Todo o manejo é ambulatorial. O tratamento da doença de Sever é primariamente repouso, com redução da quantidade e da intensidade da atividade. O tratamento inicial pode incluir o uso diário de gelo e AINEs. O alongamento suave da panturrilha ou o uso de palmilhas para calcanhar com calçados adequados também ajudarão a reduzir o estresse sobre a apófise.

▶ Encaminhamento

Para pacientes que não melhoram dentro de 4 a 8 semanas, apesar de repouso adequado, pode ser útil a imobilização com tala a curto prazo. Fisioterapia e retorno progressivo às atividades também podem ser necessários para a recuperação.

> Rachel JN, Williams JB, Sawyer JR, et al: Is radiographic evaluation necessary in children with a clinical diagnosis of calcaneal apophysitis (sever disease)? *J Pediatr Orthop*. 2011;31:548 [PMID: 21654464].

Imobilização com talas

As talas são, com frequência, usadas para imobilizar inicialmente uma lesão no SE. As talas não são circunferenciais e permitem o edema da extremidade sem causar aumento significativo na pressão tecidual. Após a diminuição do edema, é realizada a imobilização com gesso para fornecer mais estabilidade e manter o osso fraturado em uma posição fixa.

Tabela 29-1 Cartão de imobilização com tala

Tipo de tala	Indicações
Tala de calha ulnar (*ulnar gutter*)	Fraturas de 4ª e 5ª hastes de falanges proximais/médias
	Fraturas selecionadas do metacarpo
Tala para polegar (*thumb spica*)	Lesões do escafoide/trapézio
	Fraturas estáveis do polegar
	Fraturas não deslocadas e sem angulação do primeiro metacarpo
Volar	Fraturas de ossos do carpo (excluindo escafoide/trapézio)
	Fratura em fivela do rádio distal
Talas longas em forma de U (*sugar tong*)	Fraturas de rádio e ulna distais
Braço longo posterior	Fraturas de úmero distal e da haste proximal/média no antebraço
	Fraturas de cotovelo
Perna curta	Fraturas maleolares isoladas e sem deslocamento
	Fraturas agudas do pé
Estribo	Entorses de tornozelo
	Fraturas maleolares isoladas e sem deslocamento
Perna longa posterior	Fraturas tibiais da haste proximal/média

> Green NE, Swiontkowski MF: *Skeletal Trauma in Children*, 4th ed. Philadelphia: Saunders, 2009.
>
> Herring JA: Tachdjian's *Pediatric Orthopadeics*, 4th ed. Philadelphia: Saunders, 2007.
>
> Simon RR, Sherman SC: *Emergency Orthopedics*, 6th ed. New York: McGraw-Hill Medical, 2011.
>
> Stone CK, Humphries RL: *Current Diagnosis and Treatment Emergency Medicine*, 7th ed. New York: McGraw-Hill, 2011.

Trauma de mão

30

Brian Adkins, MD
Adam Scrogham, MD
Terren Trott, MD

AVALIAÇÃO E TRATAMENTO DE EMERGÊNCIA

O trauma de mão é uma das razões mais comuns para avaliações de pessoas no serviço de emergência (SE), e especificamente de crianças. Estudos sugerem que lesões de mãos e extremidades superiores são responsáveis por mais de 31% de todas as lesões traumáticas de crianças com menos de 12 anos. Há uma distribuição bimodal das lesões, com a maior incidência entre 1 e 2 anos de idade e a segunda maior incidência com 12 anos. Além do potencial para a perda funcional associada com as lesões de mãos, uma revisão da psiquiatria das lesões indica que "a autoestima e as habilidades da criança estão associadas com a sensação, a aparência e as funções das mãos". Devido às potenciais consequências mecânicas e para o desenvolvimento, a avaliação e o manejo iniciais adequados nas lesões de mãos são fundamentais.

POSIÇÃO DO PACIENTE

A mão é uma parte complexa do corpo para ser examinada devido ao número de componentes mecânicos e neurovasculares em uma pequena área. O exame da mão é detalhado, para isolar a integridade das estruturas individuais. O posicionamento do corpo e da mão do paciente deve ser otimizado, a fim de permitir um exame abrangente. Idealmente, o paciente deve estar em posição supina, em uma maca, com a mão estendida para fora, o mais confortavelmente possível, sobre uma mesa lateral limpa e iluminada. O exame de um paciente pediátrico pode ser desafiador; assim, colocar a criança no colo dos pais com a mão estendida sobre uma mesa pode ser o posicionamento mais adequado disponível.

ESTABILIZAÇÃO

Hemostasia

Embora as lesões da mão costumem estar acompanhadas de morbidade significativa, elas não são, de forma isolada, uma fonte de grande mortalidade. Porém, o sangramento pode ser intenso a partir da mão bem vascularizada, particularmente em casos de laceração do antebraço distal envolvendo as artérias radial e ulnar. A hemostasia costuma ser a intervenção mais emergencial necessária para a mão. Elevação e pressão direta são estratégias primárias e costumam ser bem-sucedidas. Se necessário, pode ser útil um torniquete arterial, como um manguito de aparelho de pressão manual insuflado no antebraço acima da pressão arterial sistólica (PAS). O clampeamento deve ser evitado, se possível, pois pode ser extremamente difícil diferenciar entre nervos e vasos sanguíneos em um ferimento sangrante. O acesso intravenoso (IV) deve ser estabilizado em pacientes com sangramento maciço, necessidade de antibióticos IV, sedação ou potencial para cirurgia.

Analgesia

A analgesia deve ser obtida por vários métodos e pode melhorar o conforto e a colaboração do paciente, facilitando o exame e o tratamento. O uso de talas, de analgesia oral e de bloqueios de nervos é discutido com detalhes adiante.

Preservação de tecidos

Tecidos amputados devem ser preservados imediatamente. As estratégias para o armazenamento efetivo são discutidas adiante.

HISTÓRIA

Os detalhes coletados de uma descrição completa do incidente podem ser integrais. Como em qualquer doença infantil, a participação de familiares e testemunhas pode ser muito útil na obtenção dos elementos necessários do incidente.

História imediata

- Momento da lesão: de particular interesse no reparo de ferimentos e amputações.

- Natureza da lesão: fechada, penetrante, com esmagamento, explosiva, etc.
- Possíveis lesões coexistentes: queda, trauma craniano ou impacto em outros locais do corpo.
- Posicionamento dos dedos e do punho no impacto.
- Localizações de dor, parestesias, descolorações, fraqueza motora, dificuldade para realizar determinadas tarefas, sensação de corpo estranho na ferida.
- Ferimentos: qual ferramenta, dispositivo ou estrutura criou a laceração, a avulsão ou a abrasão? O ambiente era limpo ou contaminado? Houve luta, mordedura, lâmina suja ou água parada?
- Perda sanguínea estimada desde a lesão.

História prévia pertinente

- História de anormalidades estruturais congênitas na mão ou trauma prévio criando perda funcional.
- Distúrbios hemorrágicos ou anticoagulação terapêutica.
- Alergias.
- Doenças ou terapias que podem ter impacto sobre a cicatrização das feridas ou adesão ao tratamento: uso crônico de esteroides, imunocomprometimento, diabetes, tabagismo em adolescentes.
- História médica geral.
- Mão dominante, envolvimento em atividades escolares e atléticas que possam influenciar a adesão e o uso do membro acometido.
- Estado da imunização contra tétano e raiva.

EXAME DA MÃO

O exame da mão deve começar enquanto se coleta a história. Equipamento estéril deve estar prontamente disponível, pois pode haver necessidade de hemostasia e exploração cirúrgica menor mesmo nos estágios iniciais. Anéis e joias devem ser removidos antes do exame e de radiografias. Embora seja tentador fornecer anestesia local imediatamente para o conforto do paciente e para facilitar a avaliação, o médico deve antes realizar um exame sensorial, incluindo a discriminação entre dois pontos se a criança for suficientemente crescida para colaborar e compreender as instruções.

Anestesia

A realização de uma exploração local adequada e a avaliação de estruturas subjacentes pode ser extremamente difícil em uma criança, em especial sem anestesia. O agente de curto prazo de escolha para mãos e dedos tem sido a lidocaína sem epinefrina. Considera-se que os anestésicos com epinefrina podem criar isquemia digital devido às propriedades vasoconstritoras da epinefrina. A literatura recente não sustenta essa preocupação histórica. Porém, na prática, a maioria dos médicos continua evitando anestésicos que contenham epinefrina nas extremidades distais e apêndices.

Bloqueios digitais

Para as lesões distais à articulação interfalangiana proximal (IFP), os bloqueios digitais são preferidos. Injeções de pequenos volumes (0,5-1 mL) de lidocaína a 1% sem epinefrina ou de bupivacaína a 0,5% são feitas ao redor do nervo digital utilizando-se uma agulha calibre 25 ou menor. Deve-se realizar a aspiração antes da injeção, para garantir que a agulha não esteja dentro da artéria digital. Deve-se ter cuidado para não infiltrar um grande volume que crie um tamponamento circunferencial dos tecidos moles (Figura 30-1).

Bloqueio digital transtecal

Os bloqueios digitais transtecais costumam ser feitos em lesões de falange distal, extremidade volar e leito ungueal. O bloqueio é realizado por uma injeção percutânea palmar de anestésico local na bainha do tendão flexor. A prega de flexão metacarpofalangiana (MCF) é identificada no dedo estendido e a agulha é inserida em 90 graus até atingir o osso. A agulha é, então, angulada em 45 graus distalmente, e cerca de 2 a 3 mL de mistura 50:50 de lidocaína sem epinefrina e bupivacaína são injetados na bainha do tendão flexor enquanto o dedo indicador da outra mão palpa a infusão. O dedo assumirá, então, uma posição de flexão (Figura 30-2). Este bloqueio não deve ser realizado se houver infecção ou tenossinovite.

Bloqueios de punho

O nervo ulnar está localizado em posição superficial em relação à artéria ulnar na maioria dos pacientes. O bloqueio ulnar pode fornecer excelente anestesia sobre o aspecto ulnar da mão, incluindo o quinto dedo e a metade ulnar do quarto dedo (Figura 30-3). O nervo radial pode ser bloqueado no punho, conforme demonstrado na Figura 30-4. O nervo radial está localizado em posição mais dorsal ao longo do aspecto radial do punho. Um bloqueio de nervo radial fará anestesia do dorso da mão proximalmente ao segundo e terceiro dedos, bem como de toda a superfície dorsal do polegar. O nervo mediano pode ser bloqueado na superfície volar do punho (ver Figura 30-3) e fornecerá anestesia da superfície palmar da mão desde a metade ulnar da eminência tenar até a metade radial do quarto dedo. Ele cobre as superfícies extensora e flexora das porções distais do primeiro, segundo e terceiro dedos e da metade radial do quarto dedo. Embora os médicos tenham sido instruídos a realizar os três bloqueios de punho usando técnicas com referenciais anatômicos bem estabelecidos, os médicos de emergência estão utilizando a ultrassonografia (US) para localizar de maneira rápida e precisa

TRAUMA DE MÃO — CAPÍTULO 30 — 325

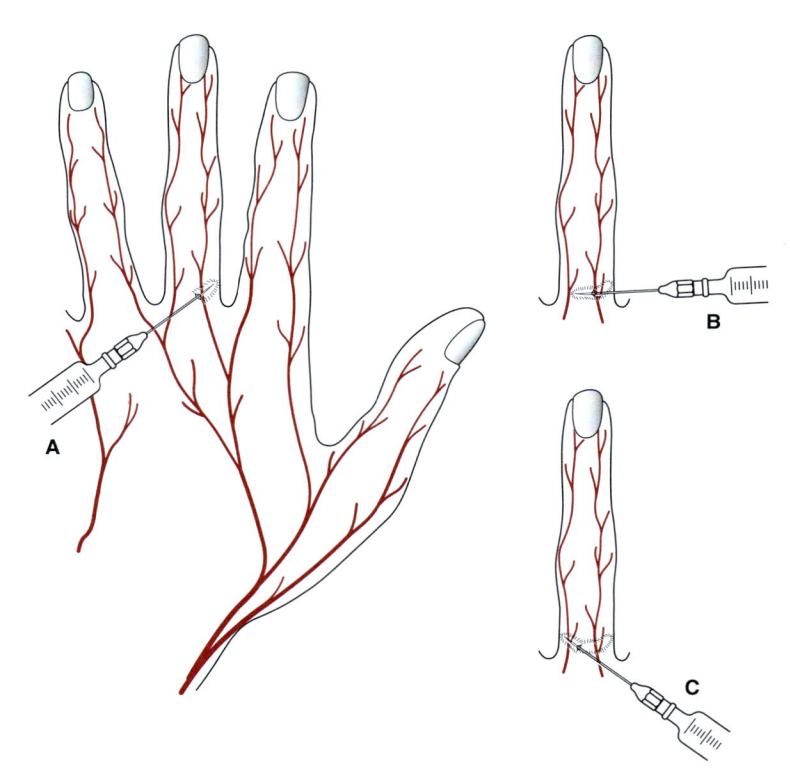

▲ **Figura 30-1** Bloqueio digital. Uma agulha de pequeno calibre (25G ou menor) é usada para infiltrar 0,5-1 mL de anestésico local ao redor do nervo digital. Evitar a injeção de grande volume que possa causar tensão nos tecidos e reduzir a perfusão. (Reproduzida com permissão de Stone CK, Humphries RL: *Current Diagnosis & Treatment Emergency Medicine*, 7th ed. New York: McGraw-Hill, 2011. Copyright © McGraw-Hill Education LLC.)

o nervo e, com visualização ultrassonográfica direta da agulha, depositar o anestésico local ao redor do nervo. É provável que a utilização da US para facilitar esses bloqueios leve ao seu estabelecimento mais rápido, a menos falhas de bloqueio após a injeção inicial e a menos desconforto para os pacientes. As crianças menores geralmente necessitam de sedação para se realizar um bloqueio de punho adequado.

Cuidados em relação ao uso de anestésicos locais

- Embora seja improvável que a realização de anestesia local da mão necessite de um grande volume de lidocaína, o médico deve evitar a toxicidade associada com doses elevadas de infiltração subcutânea (SC) de ferimentos maiores. A dose máxima da administração de lidocaína é de 5 mL/kg sem epinefrina e 7 mL/kg com epinefrina.
- Evitar a criação de tensão nos tecidos moles e o tamponamento de vasos dos dedos ao fazer a infiltração com lidocaína em bloqueio digital.
- As soluções anestésicas devem ser evitadas sobre locais de inflamação tecidual, exceto quando usadas diretamente sobre um abscesso que está para ser incisado e drenado. A vascularização da pele infectada e inflamada pode aumentar a absorção sistêmica e a acidez do tecido pode evitar a atividade anestésica apropriada.

Torniquetes

Se houver sangramento excessivo em um membro, pode-se aplicar temporariamente um torniquete para permitir exame e intervenção adequados. Um manguito de pressão arterial (PA) deve ser colocado no braço e insuflado até a redução ou interrupção do sangramento. O manguito causará dor após um breve período, devendo ser evitado por períodos maiores. Quando o torniquete é usado, o médico deve documentar o momento em que o manguito foi insuflado e a pressão utilizada para obter a cessação do sangramento no membro.

REALIZAÇÃO DO EXAME

Um exame da mão em quatro etapas pode avaliar as estruturas anatômicas sem perder informações vitais. A idade e o nível de maturidade do paciente pediátrico podem dificultar a avaliação

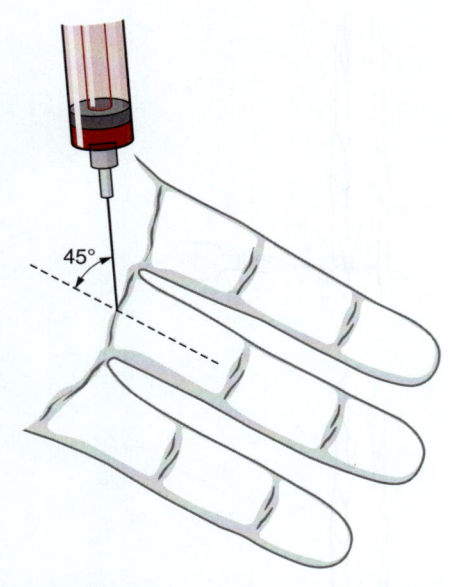

▲ **Figura 30-2** Bloqueio transtecal de nervo digital. A agulha é inserida em ângulo de 90 graus em relação ao nível ósseo na prega digital proximal. A agulha é então puxada 2-3 mm e angulada 45 graus em relação ao eixo longo do dedo. Injeta-se o anestésico local ao longo da bainha do tendão flexor. (Reproduzida com permissão de Stone CK, Humphries RL: *Current Diagnosis & Treatment Emergency Medicine*, 7th ed. New York: McGraw-Hill, 2011. Copyright © McGraw-Hill Education LLC.)

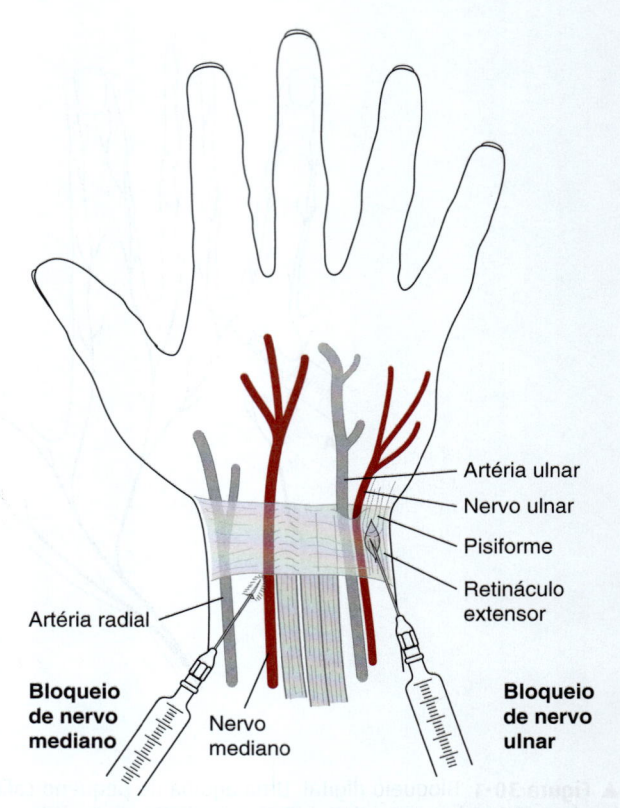

▲ **Figura 30-3** Bloqueio de nervo mediano e ulnar realizado no dorso da mão. (Reproduzida com permissão de Stone CK, Humphries RL: *Current Diagnosis & Treatment Emergency Medicine*, 7th ed. New York: McGraw-Hill, 2011. Copyright © McGraw-Hill Education LLC.)

da integridade estrutural e o estado neurovascular da mão. A sedação pode ajudar no reparo e na avaliação do ferimento, mas é necessário que o paciente siga orientações para uma avaliação completa. É necessária uma abordagem com o paciente calmo, um ambiente tranquilo, analgesia adequada e colaboração dos pais para melhorar os resultados do exame.

1. Observar a postura da mão em repouso na posição supina para deformidades aparentes.
2. Testar a função ativa das estruturas esqueléticas e junções musculotendinosas.
3. Avaliar a perda de sensibilidade com a discriminação entre dois pontos (se possível).
4. Examinar o ferimento em ambiente estéril e sem sangramento. Uma lupa com amplificação de 2,5 vezes pode ser útil, se disponível. O exame muitas vezes acontecerá durante o processo de desbridamento e limpeza. Inspecionar a presença de corpo estranho e dano estrutural. Investigar a integridade de fragmentos de tecidos moles quanto à viabilidade e à circulação. Em ferimentos com hemorragia ativa, um torniquete aplicado, conforme a descrição anterior, pode melhorar a visibilidade. A remoção de trombos e debris também é importante antes do fechamento da ferida.

EXAME E AVALIAÇÃO DA FUNÇÃO

A mão é um instrumento formidável devido a seus movimentos finos, à precisão, à sensibilidade e à capacidade de adaptação. Ela é uma estrutura complexa que deve ser compreendida para um cuidado adequado.

TERMINOLOGIA

A capacidade do médico da emergência para se comunicar com o cirurgião de mão é de fundamental importância. Um conhecimento básico da nomenclatura anatômica é extremamente útil na discussão das lesões com um cirurgião de mão em relação ao tratamento agudo ou acompanhamento dos pacientes. A mão lesada deve ser especificada e identificada como a mão dominante ou não dominante. O lado da mão que agarra as coisas é chamado de superfície palmar, e parte das "costas" das mãos e dedos com as unhas é chamada de superfície dorsal. A localização lateral costuma ser descrita como ulnar ou radial em relação ao lado mais próximo da ulna ou rádio. Os dedos (dígitos) eram

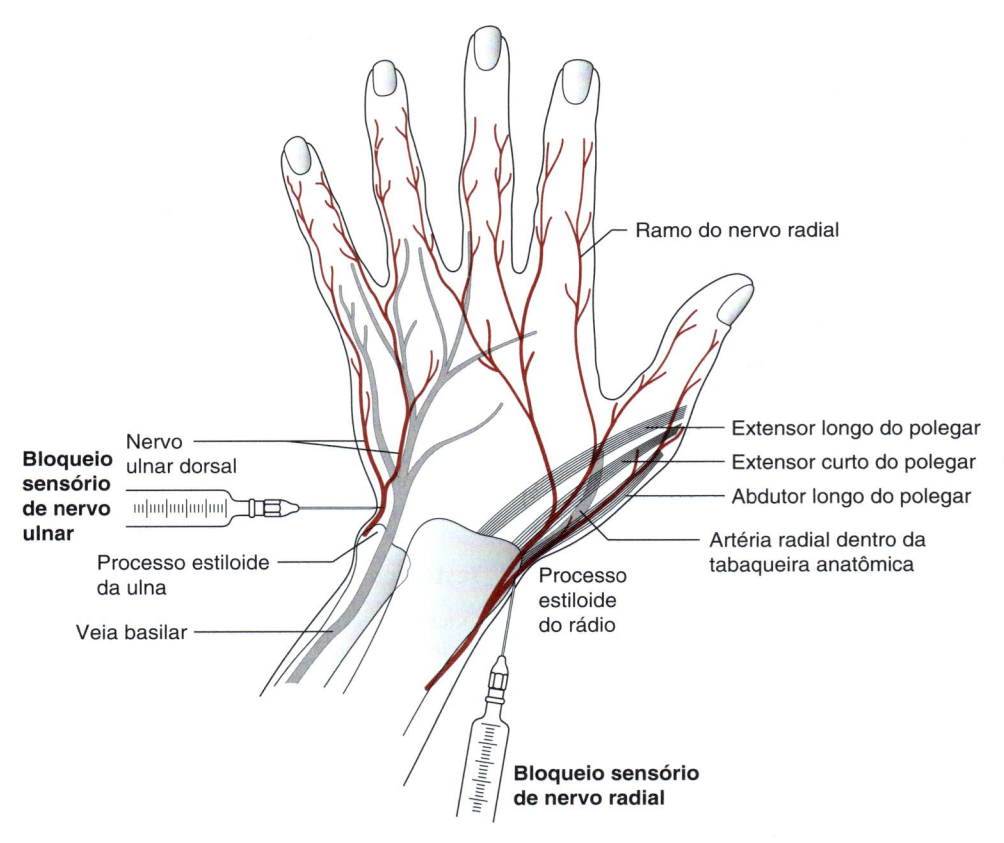

▲ **Figura 30-4** Bloqueio sensório de nervo ulnar e radial. (Reproduzida com permissão de Stone CK, Humphries RL: *Current Diagnosis & Treatment Emergency Medicine*, 7th ed. New York: McGraw-Hill, 2011. Copyright © McGraw-Hill Education LLC.)

numerados de um a cinco, mas agora são comumente chamados de polegar, indicador, longo ou médio, anelar e dedo mínimo.

ANATOMIA

Anatomia específica para a idade

▶ Pele

A superfície palmar é coberta por pele espessa, com preenchimento por gordura, e é altamente vascularizada por suprimento arterial e inervada. O dorso é protegido por uma fina camada de pele que tem menos sensibilidade e capacidade de sudorese. A maior parte da drenagem venosa e linfática da mão é dorsal.

▶ Flexores extrínsecos

Flexores do punho

Flexor ulnar do carpo (FUC), o qual é inervado pelo nervo ulnar; palmar longo, nervo mediano; e flexor radial do carpo (FRC), nervo mediano, servem para a flexão do punho.

O FRC é palpável sobre o aspecto radial do punho e pode ser testado pela flexão do punho. Durante a flexão, o FUC pode ser palpado sobre a porção ulnar do punho volar. O palmar longo pode ser palpado quando o polegar e o dedo mínimo estão opostos durante a flexão do punho.

Flexores digitais

Cada uma das nove articulações interfalangianas tem um flexor primário. Um flexor digital profundo (FDP) movimenta cada articulação interfalangiana distal (IFD). O nervo mediano inerva a atividade do FDP sobre o indicador e o dedo médio, e o nervo ulnar inerva o anelar e o dedo mínimo. As IFPs são fletidas pelo flexor digital superficial (FDS), o qual é inervado pelo nervo mediano. A articulação interfalangiana do polegar é fletida pelo flexor longo do polegar (FLP) e é inervado pelo nervo mediano (Figura 30-5). As lesões de tendões flexores são mais bem identificadas pelo teste de oposição.

Flexores profundos

Os FDPs são avaliados imobilizando-se a articulação IFP e pedindo para o paciente fazer a flexão da ponta distal.

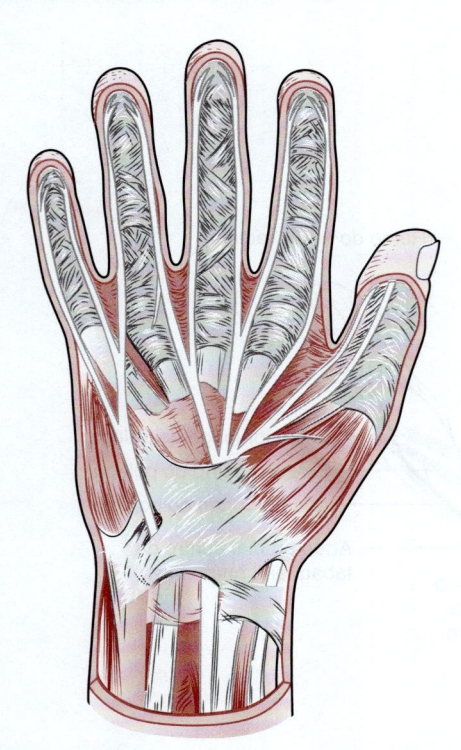

▲ **Figura 30-5** Aspecto palmar da mão esquerda mostrado, revelando as bainhas dos tendões flexores e os ramos dos nervos ulnar e mediano. (Reproduzida com permissão de Way LW: *Current Surgical Diagnosis & Treatment*, 9th ed. Norwalk, CT: Appleton & Lange, 1991. Copyright © McGraw-Hill Education LLC.)

Flexores superficiais

Os FDSs de um dedo individual são avaliados pela imobilização dos outros três dedos e pedindo para o paciente fazer flexão do dedo isolado.

Flexor longo do polegar

O FLP é avaliado pela flexão da falange distal do polegar.

Extensores extrínsecos

Há 12 extensores extrínsecos e todos são inervados pelo nervo radial.

Extensores centrais do punho

O extensor radial curto do carpo se liga à base do segundo metacarpo, e o extensor radial longo do carpo se insere na terceira base metacarpiana.

Extensor e desviador ulnar

O extensor ulnar do carpo se liga à quinta base metacarpiana.

Abdutor longo do polegar

O abdutor longo do polegar (ALP) estabiliza a base do polegar e desvia radialmente o punho. Isto pode ser testado pela abdução radial do polegar.

Quatro extensores digitais

Em cada dedo, um extensor digital comum faz o deslizamento central do aparato extensor.

Dois extensores do polegar

O extensor curto do polegar trabalha principalmente na articulação metacarpofalangiana (MF). O extensor longo do polegar (ELP) se estende principalmente à articulação interfalangiana (IF) junto com a assistência com os intrínsecos. O ELP pode fazer extensão forçada, diferentemente dos intrínsecos.

Teste dos extensores

O teste dos extensores é relativamente simples. Pede-se para o paciente estender os dedos ao nível das articulações MFs e depois nas articulações IFs. A extensão da articulação IF é realizada pelo extensor junto com os tendões intrínsecos do aparato extensor (Figura 30-6).

Músculos intrínsecos

A inervação de 15 dos 20 músculos intrínsecos é feita pelo nervo ulnar, e 5, pelo nervo mediano. Eles se combinam com o tendão extensor para formar o mecanismo extensor, uma bainha triangular proximal com três tendões conectados. As bandas laterais são os pequenos tendões extensores laterais (TELs) dos músculos intrínsecos. A porção deslizante central (tendão grande central) dos extensores extrínsecos é chamada de tendão extensor médio (TEM) e se insere na falange média de cada dedo. Os TELs e TEMs se combinam para formar o tendão extensor terminal (TET), um tendão muito fino que se insere na falange distal. O polegar tem apenas duas falanges e o extensor curto do polegar age no TEM, ao passo que o extensor longo do polegar age no TET. Os intrínsecos permitem que se faça formato de concha com a palma da mão, fletindo as articulações MFs, estendendo as articulações IFs e abduzindo e aduzindo os dedos.

▶ Teste dos intrínsecos

O hipotenar e os intrínsecos permitem que o dedo mínimo e o polegar façam pronação e formato em concha da palma da mão. Os intrínsecos podem ser avaliados encostando-se o dedo mínimo no polegar. Os outros intrínsecos podem ser avaliados pedindo-se para o paciente estender as articulações IFs e fletir as articulações MFs enquanto faz abdução do segundo ao quinto dedo.

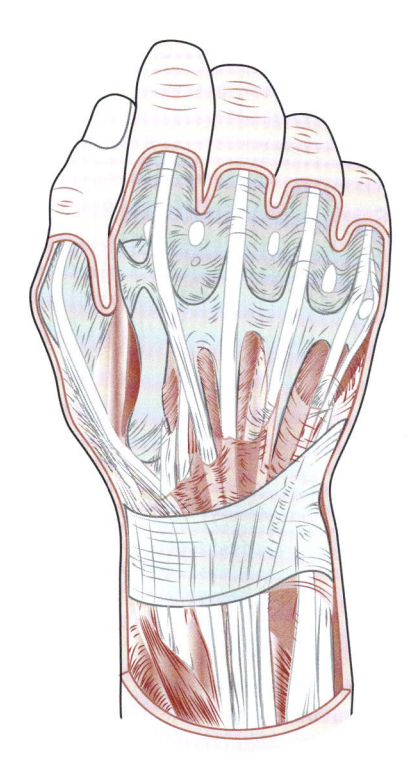

▲ **Figura 30-6** Visão dorsal da mão revelando os tendões extensores. (Reproduzida com permissão de Way LW: *Current Surgical Diagnosis & Treatment*, 9th ed. Norwalk, CT: Appleton & Lange, 1991. Copyright © McGraw-Hill Education LLC.)

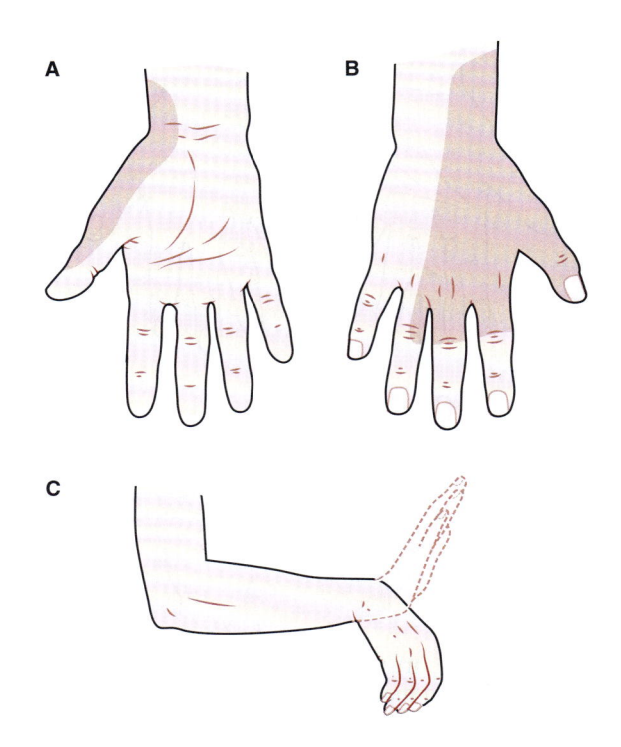

▲ **Figura 30-7** Área sensória palmar (**A**) e dorsal (**B**) do nervo radial. (**C**) Teste de paresia do nervo radial pela extensão do punho. (Reproduzida com permissão de Stone CK, Humphries RL: *Current Diagnosis & Treatment Emergency Medicine*, 7th ed. New York: McGraw-Hill, 2011. Copyright © McGraw-Hill Education LLC.)

▶ Exame das lesões de nervos da mão

Nervo radial: todos os extensores são inervados pelo nervo radial.

Exame motor: pede-se para o paciente estender o punho e os dedos.

Exame sensório: os aspectos dorsal e radial da mão podem ser avaliados pelo toque, conforme ilustrado na Figura 30-7 A e B.

Nervo mediano: nove dos doze flexores extrínsecos, os lumbricais do indicador e dedo médio e os três músculos da eminência tênar são inervados pelo nervo mediano.

Exame motor: avaliação de nervo mediano alto para lesões proximais ao punho: pede-se para o paciente fletir a articulação IFD do dedo indicador e a articulação IF do polegar. Enquanto se segura o quarto e quinto dedos em flexão da palma, pede-se para o paciente fletir o segundo e terceiro dedos.

Avaliação de nervo mediano baixo para lesões distais ao punho: pede-se para o paciente pressionar o polegar contra o indicador. Deve-se sentir a contração firme do adutor curto do polegar junto ao polegar e metacarpo.

Exame sensório: (Figura 30-8 A e B). O médico pode optar pela avaliação sensória da ponta do dedo indicador.

Nervo ulnar: a inervação de 15 dos 20 músculos intrínsecos e apenas 3 dos músculos extrínsecos é feita pelo nervo ulnar.

Exame motor: os intrínsecos podem ser avaliados orientando-se o paciente a abduzir e aduzir os dedos ou simplesmente mover o dedo indicador apontado em direção radial.

Exame sensório: a Figura 30-9 A e B mostra a distribuição. Uma avaliação sensória simples do dedo mínimo costuma ser adequada para os médicos.

▶ Avaliação radiográfica da mão

A maioria das lesões significativas da mão deve ser submetida a exames de imagem com radiografia para avaliação de fraturas, deslocamentos, corpo estranho e gás. Exames como tomografia computadorizada (TC) e ressonância magnética (RM) são comumente usados por especialistas ou em nível ambulatorial,

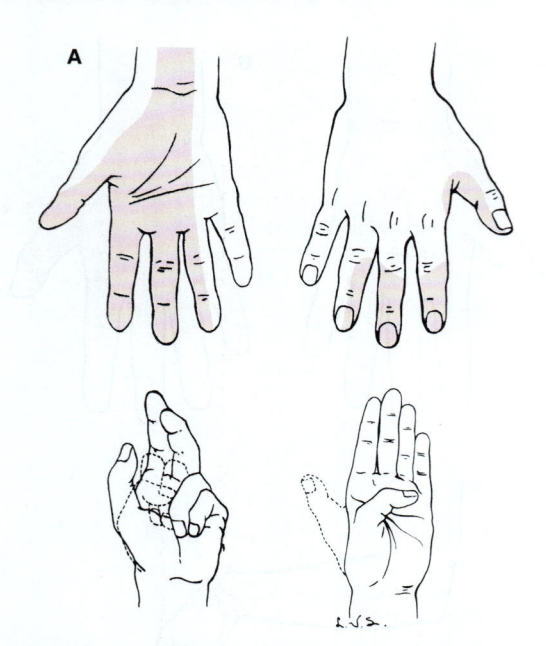

▲ **Figura 30-8 (A, B)** Distribuição sensória do nervo mediano. **(C)** Inervação motora do nervo mediano dos flexores profundos dos dedos indicador e médio. **(D)** Flexor longo do polegar inervado pelo nervo mediano. (Reproduzida com permissão de Stone CK, Humphries RL: *Current Diagnosis & Treatment Emergency Medicine*, 7th ed. New York: McGraw-Hill, 2011. Copyright © McGraw-Hill Education LLC.)

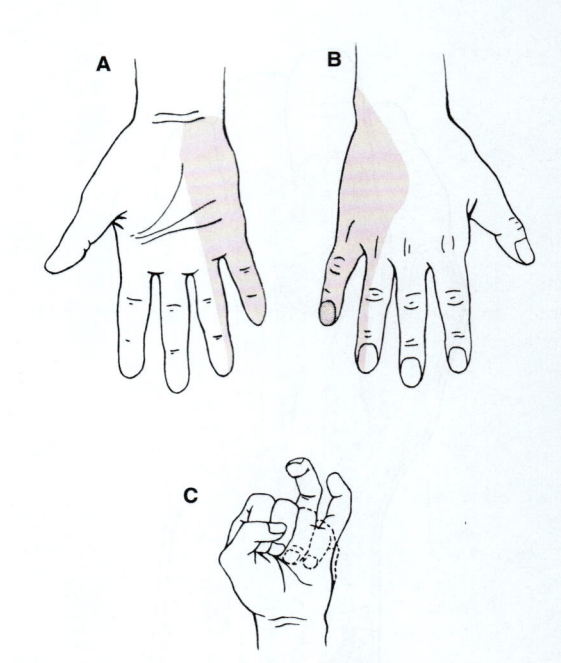

▲ **Figura 30-9 (A, B)** Distribuição sensória do nervo ulnar. **(C)** O nervo ulnar inerva a flexão falangiana terminal do quarto e quinto dedos. (Reproduzida com permissão de Stone CK, Humphries RL: *Current Diagnosis & Treatment Emergency Medicine*, 7th ed. New York: McGraw-Hill, 2011. Copyright © McGraw-Hill Education LLC.)

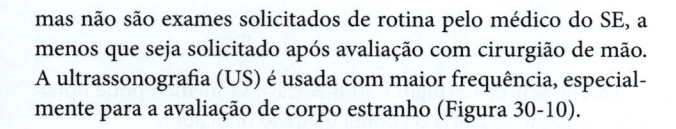

mas não são exames solicitados de rotina pelo médico do SE, a menos que seja solicitado após avaliação com cirurgião de mão. A ultrassonografia (US) é usada com maior frequência, especialmente para a avaliação de corpo estranho (Figura 30-10).

TALAS, TIPOIAS E CURATIVOS

Curativos

Há variações entre os médicos na seleção dos curativos para lesões de mão. Gazes impregnadas com vaselina junto com gaze cirúrgica úmida podem servir como bandagem primária efetiva, devendo ser aplicadas de maneira não circunferencial. O centro do curativo pode ser enrolado por gaze elástica macia, como a Kerlix.

Talas

Lesões significativas de mão e mesmo de um único dedo devem incluir uma tala que imobilize o punho. Isto é particularmente real no paciente pediátrico em que a adesão com os cuidados da ferida pode ser difícil em uma criança ativa. As lesões digitais distais podem ser tratadas com talas menos oclusivas que imobilizem apenas a articulação IF. Talas moldadas ou pré-fabricadas de alumínio ou espuma podem ser efetivas em lesões de falanges e articulações IFs. Gazes enroladas de forma circunferencial ao redor de um pedaço de abaixador de língua de comprimento adequado podem ser usadas como alternativa. Uma técnica comum e útil para imobilização de punho e mão é uma tala palmar com a mão na "posição de função". A "posição de função" descreve discreta extensão de punho e flexão MF com as articulações IFPs e IFDs em extensão parcial com o polegar aberto, semelhante a segurar uma lata de bebida (Figura 30-11). Aproximadamente 10 camadas de gesso podem ser cortadas para cobrir o dedo e se estender até metade do caminho ao antebraço volar. Elas são preenchidas com curativo macio e moldadas para cobrir com curativo elástico.

Tipoia

Uma tipoia pode ser muito útil para uma lesão de mão com tala para função terapêutica e de conforto. A elevação do membro lesado ao nível do coração ou acima pode diminuir o edema, por promover a drenagem venosa e linfática. Além disso, a tipoia ajuda com o peso potencialmente problemático de uma tala colocada na extremidade distal de uma criança.

TRAUMA DE MÃO — CAPÍTULO 30

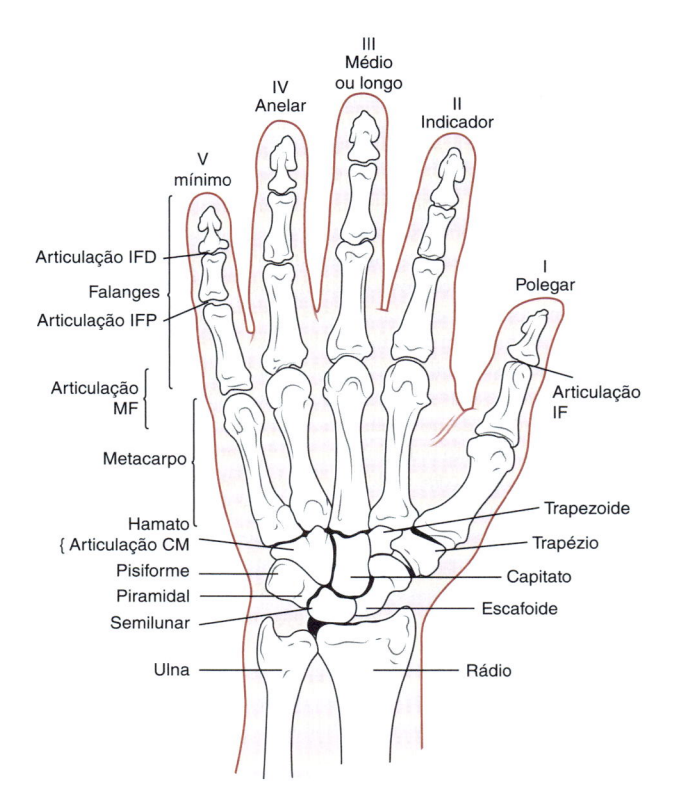

▲ **Figura 30-10** Anatomia esquelética e terminologia dos ossos e articulações das mãos. IFD, interfalangiana distal; IFP, interfalangiana proximal; MF, metacarpofalangiana; CM, carpometacarpal; IF, interfalangiana. (Reproduzida com permissão de Stone CK, Humphries RL: *Current Diagnosis & Treatment Emergency Medicine*, 7th ed. New York: McGraw-Hill, 2011. Copyright © McGraw-Hill Education LLC.)

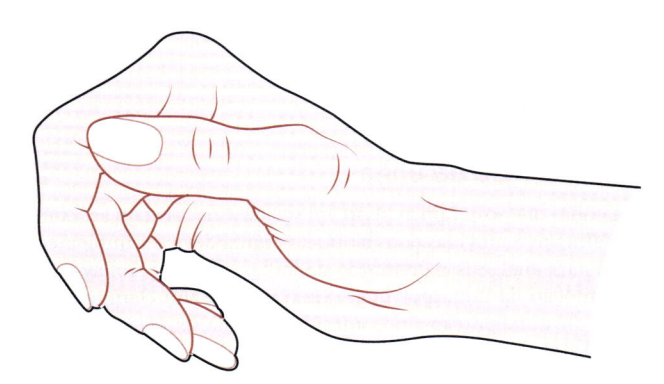

▲ **Figura 30-11** Mão em "posição de função". (Reproduzida com permissão de Stone CK, Humphries RL: *Current Diagnosis & Treatment Emergency Medicine*, 7th ed. New York: McGraw-Hill, 2011. Copyright © McGraw-Hill Education LLC.)

MANEJO DAS LESÕES DA MÃO

Lacerações

As pequenas lacerações são uma apresentação muito comum no SE. É fundamental a avaliação completa da função neurológica, tendinosa e vascular da mão. Os tendões são as estruturas subjacentes lesadas com maior frequência nas lacerações com menos de 3 cm. Após a exclusão de outras lesões, as lacerações superficiais que não sejam perpendiculares às linhas de tensão da pele e que não se estendem até as estruturas profundas podem ser manejadas com curativos, adesivos ou fechamento cirúrgico com fita. Em um estudo, os ferimentos com 2 cm ou menos na mão puderam ser manejados sem suturas com resultados estéticos e funcionais iguais.

Adesivos tópicos se mostraram efetivos para as lacerações de extremidades em pediatria quando combinados com a imobilização em um pequeno estudo. Os ferimentos que necessitam de suturas devem ser acompanhados para a remoção das suturas em 7 a 10 dias. Em geral, são usados fios de tamanho 4-0 ou 5-0 monofilamentares e não absorvíveis na mão em pacientes pediátricos que necessitam de suturas.

O uso de talas e a elevação podem auxiliar no alívio da dor de pequenas lacerações, podendo melhorar a adesão aos cuidados da ferida em crianças.

As lacerações extensas devem prontamente receber irrigação intensa e exploração. As suturas devem ser feitas sem grande tensão. Apresentações tardias e ferimentos com elevada tensão devem ser considerados para fechamento tardio.

Devem ser considerados antibióticos profiláticos com cobertura para patógenos cutâneos em ferimentos contaminados e macerados, embora não haja benefício comprovado.

Valencia J, Leyva F, Gomez-Bajo GJ: Pediatric hand trauma. *Clin Orthop*. 2005;432:77-86 [PMID: 15738807].

Zehtabchi S: Evidence-based emergency medicine/critically appraised topic. The role of antibiotic prophylaxis for prevention of infection in patients with simple hand lacerations. *Ann Emerg Med*. 2007;49(5):682-689, 689.e1 [PMID:17452265].

LESÕES DE PONTAS DE DEDOS

AMPUTAÇÕES DE PONTAS DE DEDOS

▶ **Achados clínicos**

As amputações de pontas de dedos são o tipo mais comum de amputações de extremidades superiores, as quais resultam de lesões que frequentemente ocorrem em crianças como resultado de dedos que são prensados em portas. Há quatro zonas que classificam as lesões de pontas de dedos com base na localização da lesão.

Zona 1 Lesões que consistem na área distal ao tubérculo da falange distal e não afetam o leito ungueal ou osso.

Zona 2 Lesões que envolvem o leito ungueal e também costumam envolver ruptura ou exposição óssea da falange.

Zona 3 Lesões que envolvem a matriz ungueal, de forma que o crescimento da unha será afetado pela deformidade.

Zona 4 Amputações que ocorrem na falange distal próximo da articulação IFD. Essas lesões podem limitar o movimento ativo do remanescente distal, apesar da possibilidade de ligação possivelmente intacta dos tendões flexores e extensores no local.

Uma história abrangente é útil no tratamento das lesões de pontas de dedos. Questões importantes incluem idade, localização do ferimento, mecanismo e prazo da lesão, mão dominante em crianças a partir de 1 ano de idade e nível de envolvimento do paciente em esportes e outras atividades. O plano de tratamento para cada dedo também pode ser diferente. O foco primário do cirurgião de mão é manter o comprimento do polegar e trabalhar para otimizar a função de pinça. O indicador é o segundo dedo mais importante e os outros dedos são menos importantes para a função.

▶ Tratamento e encaminhamento

As lesões da zona 1 com perda mínima de tecidos podem ser tratadas de forma conservadora, permitindo a cicatrização por segunda intenção. Isto é simples, efetivo e o tratamento de escolha para o paciente pediátrico, especialmente se não houver exposição óssea. O tratamento no SE inclui limpeza do ferimento, cobertura com curativo estéril não aderente e colocação de tala protetora ou de curativo volumoso. As lesões que incluem exposição da falange distal devem ser tratadas como fratura aberta contaminada, indicando-se uma dose IV de uma cefalosporina com um curso oral ambulatorial de antibiótico e profilaxia contra o tétano. Indica-se acompanhamento cuidadoso para a verificação da ferida em 1 a 3 dias.

As lesões de zona 2 a 4 necessitam de tratamento mais agressivo. As lesões incluem perda significativa de tecidos moles ou osso e necessitam de experiência cirúrgica para reparo adequado. Deve-se tentar prontamente a transferência para cirurgião de mão. O cirurgião pode empregar várias técnicas, incluindo fechamento, enxerto e reimplante.

HEMATOMA SUBUNGUEAL

Achados clínicos

O trauma causado por lesão fechada ou por esmagamento (como golpe de martelo ou prensagem em porta) pode romper os vasos sanguíneos abaixo da unha, causando descoloração vermelho-escura ou preta no leito ungueal. As lesões por esmagamento são comuns em crianças de 1 a 3 anos em casos de prensagem de dedos em portas fechadas. Deve ser considerada a analgesia adequada e há necessidade de exame de imagem para descartar fratura subjacente.

Tratamento

Grandes hematomas subungueais podem causar dor severa e devem ser tratados. A trefinação de unha (abrir um buraco na unha) costuma ser efetiva. Um microcautério de alta temperatura (após limpeza da unha com solução não alcoólica para evitar fogo acidental) ou agulha afiada calibre 18G pode ser efetivo para abrir um buraco pequeno na unha e liberar o sangue, reduzindo a pressão. A unha também pode ser removida em determinadas circunstâncias, mas isto é certamente mais invasivo. Deve-se evitar o uso de clipes de papel aquecidos, pois eles podem introduzir partículas de carbono. Não costuma haver necessidade de anestesia, pois o procedimento pode ser feito rapidamente. O alívio da dor deve ser imediato após a descompressão. Grandes hematomas costumam coincidir com lacerações de leito ungueal, e muitos cirurgiões recomendam a remoção da unha e o reparo das lesões do leito ungueal. Isto facilita a cicatrização adequada, evitando a curvatura ungueal e seu crescimento anormal no futuro. A unha deve ser limpa e suturada no local, para manter a prega ungueal aberta e fornecer um trajeto para o novo crescimento da unha. Tradicionalmente, as lacerações de leito ungueal têm sido suturadas para o fechamento, mas estudos têm mudado a cultura em direção da utilização de adesivos tópicos. Um estudo prospectivo randomizado concluiu que o 2-octil cianoacrilato é mais rápido do que as suturas e fornece desfechos funcionais e estéticos equivalentes.

Uma fratura da falange distal no exame de imagem é tecnicamente uma fratura aberta, mas costuma cicatrizar sem complicações, sendo que a incidência de osteomielite em fraturas subungueais é baixa. Apesar disso, recomenda-se um antibiótico de amplo espectro e o acompanhamento cuidadoso.

Encaminhamento

Os pacientes com hematomas subungueais podem ser seguramente liberados do SE após o tratamento. Dependendo da idade da criança, o paciente e seus familiares devem ser informados sobre o risco de perda ou deformidade da unha. O acompanhamento cuidadoso é altamente recomendável.

AVULSÃO DE UNHA

Achados clínicos

A avulsão da unha resulta de elevação dorsal da ponta da unha ou de força para baixo suficiente para causar laceração da unha para longe do seu leito.

Tratamento

▶ Remoção da unha

As unhas que sofreram avulsão em sua base necessitam ser completamente removidas. Um bloqueio digital deve ser implementado para analgesia na remoção de unhas que sofreram avulsão. A remoção da unha por meio do avanço de um clampe sob a unha até a sua porção ainda aderida costuma ser efetiva. O leito ungueal deve ser coberto com a própria unha ou com uma porção de gaze vaselinada estéril. Deve-se colocar uma porção de uma das duas opções no sulco ungueal para manter o trajeto aberto no local. Se houver laceração do leito ungueal, ela deve ser fechada com fio absorvível 5-0 ou 6-0 ou com adesivo tecidual após cuidadosa limpeza do local.

Refixação de um retalho de dedo

Se uma porção distal do dedo tiver sofrido laceração e estiver aderido por um pedículo volar, o retalho deve ser anatomicamente reduzido e suturado no local com fio absorvível 6-0. Devem-se administrar antibióticos profiláticos.

Fraturas

As fraturas da falange distal necessitam de redução e sutura de tecidos moles para a cicatrização e o realinhamento adequados. As fraturas deslocadas podem necessitar de realinhamento por fixação interna com fio de Kirschner feita por cirurgião de mão.

Encaminhamento

Deve-se recomendar que o paciente tenha acompanhamento cuidadoso em 2 a 3 dias para verificação da ferida e mudança de curativo quando não for encaminhado para um cirurgião de mão. Os problemas complicados que necessitam de experiência cirúrgica devem ser encaminhados, e as avaliações devem ser realizadas sem demora. Recomenda-se ouso de antibióticos de amplo espectro, bem como a profilaxia contra o tétano, se houver indicação.

LESÕES DE TENDÕES EXTENSORES DISTAIS

LACERAÇÃO DE TENDÕES EXTENSORES

Achados clínicos

Os ferimentos dorsais da mão e dedos comumente resultam em laceração parcial ou completa de tendões extensores. É imperativo examinar a lesão com exposição adequada e exame direto por meio da amplitude total de movimentos. Um tendão com laceração de 90% pode manter sua função; assim, há necessidade de uma visualização adequada. As lacerações parciais dos tendões geralmente mostram redução de força contra a resistência à extensão e o paciente notará dor com a resistência. As oito zonas de lesões dos tendões extensores ajudam a avaliar e guiar o tratamento (Figura 30-12).

Tratamento

As lacerações parciais de menos de 50% dos tendões podem não necessitar de reparo, sendo efetivamente tratadas com uma simples tala protetora. Reparos menores podem ser tratados no SE após irrigação, avaliação e desbridamento, ou serem manejados mais tarde por um consultor, se for preferido.

Se as extremidades do tendão forem facilmente reposicionadas, o tendão deve ser reparado por técnicas de sutura em forma de oito ou sutura cruzada com fio 4-0 ou 5-0 (lactentes necessitando de náilon 6-0). O reparo do tendão é idealmente realizado por um cirurgião de mão com experiência neste tipo de reparo (Figura 30-13). Deve ser observada a imobilização adequada após o reparo do tendão. Deve ser aplicada uma tala de antebraço para posicionar a mão em posição neutra. Um ou mais dedos vizinhos devem ser imobilizados com o dedo lesado.

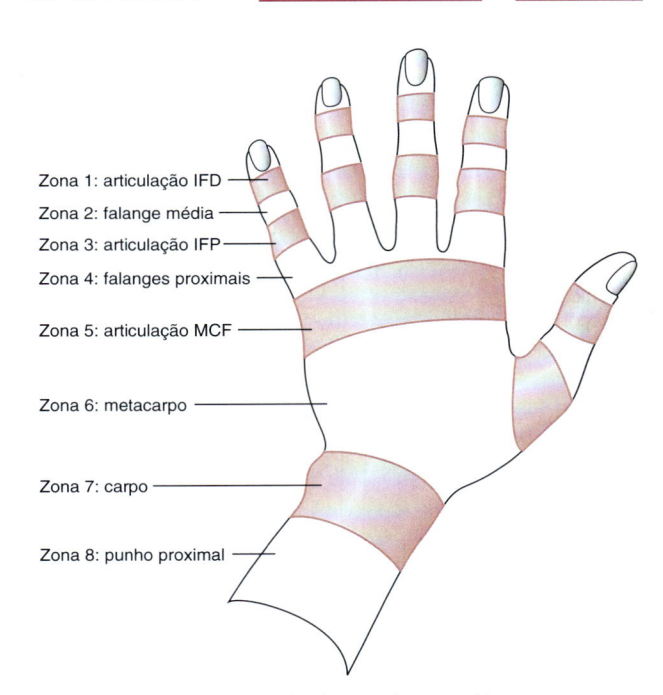

▲ **Figura 30-12** Zonas de lesão dos tendões extensores. IFD, interfalangiana distal; IFP, interalangiana proximal; MCF, metacarpofalangiana. (Reproduzida com permissão de Stone CK, Humphries RL: *Current Diagnosis & Treatment Emergency Medicine*, 7th ed. New York: McGraw-Hill, 2011. Copyright © McGraw-Hill Education LLC.)

Encaminhamento

Se as extremidades do tendão não forem facilmente visíveis ou reposicionáveis, deve-se consultar um cirurgião de mão para acompanhamento dentro de 1 a 2 dias, iniciando-se com antibióticos nesse período.

DEDO EM MARTELO

FUNDAMENTOS DO DIAGNÓSTICO

► Hematoma em articulação IFD.
► A radiografia pode ser normal ou mostrar lasca avulsa na articulação IFD.
► Testar cuidadosamente a extensão na articulação IFD.
► Pode ocorrer deformidade em pescoço de cisne se não for tratado.

Achados clínicos

O dedo em martelo ocorre após avulsão ou laceração do tendão extensor em sua inserção no dorso da falange distal. A lesão ocorre quando o dedo faz flexão forçada geralmente por golpe

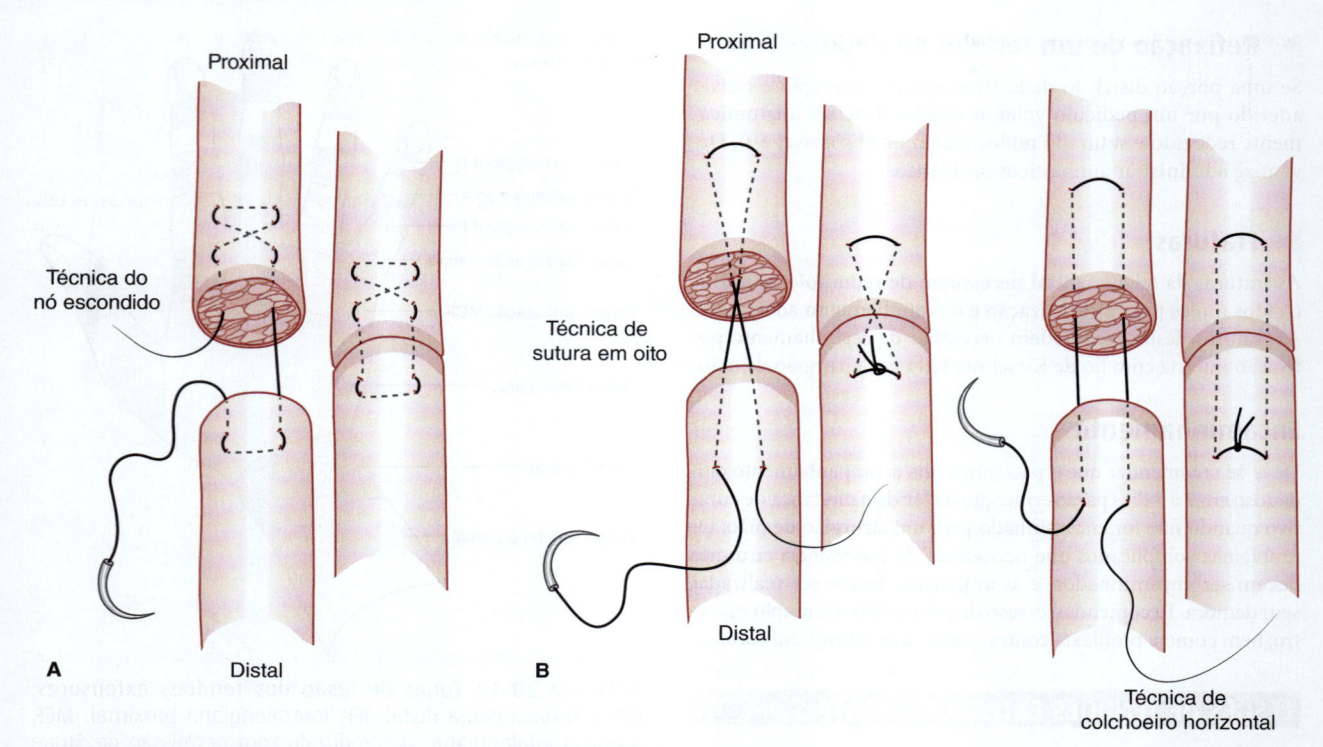

▲ **Figura 30-13** Métodos de reparo de tendão para (**A**) tendões grandes e (**B**) tendões finos. (Reproduzida com permissão de Stone CK, Humphries RL: *Current Diagnosis & Treatment Emergency Medicine*, 7th ed. New York: McGraw-Hill, 2011. Copyright © McGraw-Hill Education LLC.)

súbito na ponta do dedo estendido. Pode haver hematoma na articulação IFD, mas edema e dor no local podem ser menores do que o esperado. Os exames de imagem podem ser normais ou possivelmente mostrar a avulsão de um fragmento na articulação IFD. Se a fratura articular envolver 40% ou mais da superfície articular, há necessidade de encaminhamento para um cirurgião de mão para uma redução aberta. O atraso do extensor pode não estar presente inicialmente; assim, o teste cuidadoso da extensão da articulação IFD é fundamental para o diagnóstico. Se não houver tratamento, ocorrerá a deformidade em pescoço de cisne, a qual é observada como deformidade em flexão na IFD com hiperextensão da IFP (Figura 30-14).

Tratamento

▶ **Lesões em martelo abertas**

As lesões em martelo abertas necessitam de redução por um cirurgião de mão. A cobertura antibiótica e a avaliação imediata são o foco dos cuidados no SE.

▶ **Lesões em martelo fechadas**

As lesões em martelo fechadas podem ser tratadas sem cirurgia, mas necessitam de curso prolongado de tratamento. O tratamento inclui fixação com tala com extensão da articulação IFD por 8 semanas, seguida por 1 mês de uso noturno de tala. O dedo deve ser mantido em extensão durante as mudanças de tala para evitar qualquer inclinação, pois isso faz o processo de cicatrização retornar ao início.

Encaminhamento

As lesões em martelo são um diagnóstico importante de ser feito e tratado adequadamente para evitar problemas crônicos e

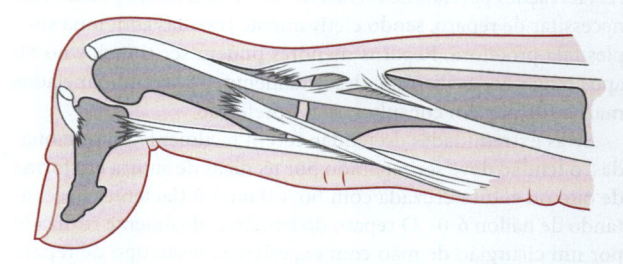

▲ **Figura 30-14** Dedo em martelo com deformidade em pescoço de cisne. (Reproduzida com permissão de Way LW: *Current Surgical Diagnosis & Treatment*, 9th ed. Norwalk, CT: Appleton & Lange, 1991. Copyright © McGraw-Hill Education LLC.)

deformidade a longo prazo. É altamente recomendado o acompanhamento cuidadoso com cirurgião de mão.

DEFORMIDADE EM BOTOEIRA

FUNDAMENTOS DO DIAGNÓSTICO

▶ Articulação IFP edemaciada e dolorosa secundária a trauma.
▶ É comum que os exames de imagem sejam normais.
▶ A deformidade raramente está presente logo após o evento desencadeante.

Achados clínicos

A ruptura ou avulsão do tendão extensor médio leva à deformidade em botoeira, mas o diagnóstico precoce pode ser difícil, pois a apresentação inicial raramente mostra uma deformidade óbvia. Deve-se ter um alto índice de suspeita em pacientes com edema e dor na articulação IFP após trauma de mão. Raramente o deslocamento volar da articulação IFP pode causar a ruptura do TEM, mas, a menos que haja deslocamento, as radiografias costumam ser normais.

Os achados da deformidade em botoeira incluem articulação IFP em flexão com articulação distal hiperestendida. A deformidade resulta de um estiramento gradual do aparato extensor lesado e, assim, é raro que esteja presente inicialmente no SE. À medida que o osso faz protrusão através do aparato extensor lesado, ele empurra o TEM e o tendão extensor lateral age como flexor da IFP e hiperextensor da IFD que desliza em direção volar (Figura 30-15).

Tratamento

▶ Lesões abertas

As lesões com exposição aberta devem ser reparadas por um cirurgião de mão, quando possível, com sutura em oito com fio de náilon. A articulação é colocada em extensão completa em tala digital palmar.

▶ Lesões fechadas

As lesões fechadas necessitam de alto índice de suspeição e geralmente respondem bem a um curso de quatro semanas de tala em extensão. A deformidade a longo prazo é rara quando a lesão é imediatamente tratada e corrigida de forma adequada. Se não for notada por um tempo, o reparo a longo prazo pode ser difícil devido à contratura do tendão.

Encaminhamento

As lesões abertas necessitam de avaliação de emergência com cirurgião de mão após irrigação cuidadosa e curativo limpo. As lesões fechadas necessitam de acompanhamento imediato com cirurgião de mão. A imobilização adequada é realizada com a articulação IFP mantida em extensão, mantendo a mobilidade das articulações IFDs e MFs.

LESÕES ÓSSEAS E ARTICULARES

As lesões ósseas são discutidas em mais detalhes no Capítulo 29; porém, alguns princípios importantes se aplicam aos pacientes pediátricos com trauma de mão.

Achados clínicos

Quando houver preocupação em relação a lesões ósseas ou articulares em radiografia sem uma resposta evidente, devem-se tentar incidências alternativas ou comparação com a extremidade oposta. Isto é particularmente útil no paciente pediátrico devido a mudanças nos centros de ossificação e placas de crescimento. Além disso, pode ser útil agendar acompanhamento para repetição das radiografias em 7 a 10 dias.

Tratamento

▶ Talas

A articulação do punho governa a mobilidade e deve ser adequadamente imobilizada em fraturas de carpo e metacarpo. Dessa forma, ela deve ser imobilizada inicialmente e de maneira cuidadosa em extensão leve com flexão funcional de dedos e oposição do polegar. Ao imobilizar um dedo, um dedo adjacente deve ser imobilizado junto para a cicatrização adequada. Deve-se ter cuidado para garantir que após a imobilização ser aplicada os dedos estejam visíveis e apresentem sensibilidade e enchimento capilar intactos antes da liberação do paciente (isto pode ser complicado pelo bloqueio de nervo). Como sempre, deve-se acolchoar adequadamente a tala, em especial em pacientes pediátricos.

▶ Lesões estáveis

As fraturas estáveis podem ser segura e efetivamente tratadas pelo médico do SE por meio de redução e técnicas de imobilização. Deve ser fornecida a analgesia adequada, devendo ser usada uma técnica adequada, e não a força, para a redução.

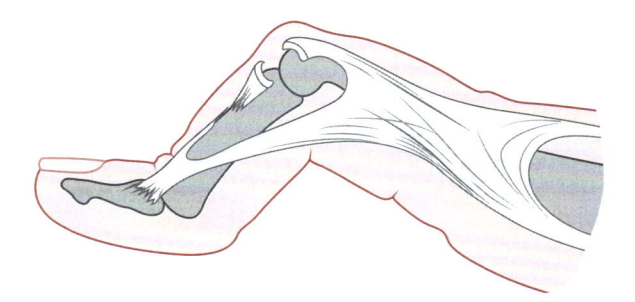

▲ **Figura 30-15** Deformidade em botoeira. (Reproduzida com permissão de Way LW: *Current Surgical Diagnosis & Treatment*, 9th ed. Norwalk, CT: Appleton & Lange, 1991. Copyright © McGraw-Hill Education LLC.)

As lesões articulares também são comuns em crianças com e sem fraturas. As lesões mais comuns são as lesões ligamentares estáveis que se apresentam sem anormalidades radiográficas. Elas geralmente se apresentam com dor, hipersensibilidade e, algumas vezes, derrame articular. As entorses podem ser tratadas com suporte clínico de imobilização breve seguida por mobilização precoce. Os deslocamentos, embora comuns em crianças, são menos frequentes que nos adultos. Os ligamentos pediátricos são mais fortes do que as placas da fise, geralmente levando a fraturas por avulsão da placa. Os deslocamentos completos e as lesões ligamentares resultantes podem, em geral, ser tratados por redução fechada, imobilização e acompanhamento. Após a anestesia local, a redução de deslocamentos de dedos pode geralmente ser obtida por estabilização proximal em combinação com discreta tração distal.

▶ **Lesões abertas ou instáveis**

Essas lesões necessitam de atenção especial e avaliação próxima com um cirurgião de mão. Medidas temporárias, incluindo limpeza, curativo, imobilização temporária, antibióticos e imunização contra tétano (se necessário), formam a base do tratamento no SE. É necessário o encaminhamento de emergência para um cirurgião de mão e isto deve ser adequadamente reforçado com o paciente e seus familiares. Qualquer estrutura com comprometimento neurológico ou vascular necessita de intervenção cirúrgica imediata.

Encaminhamento

Os pacientes com lesões fechadas ou estáveis podem ser liberados seguramente com acompanhamento em 1 a 3 dias com cirurgião de mão para reavaliação. Os pacientes com lesões abertas ou instáveis necessitam de encaminhamento de emergência para um cirurgião de mão. As reduções difíceis ou inadequadas também necessitam de encaminhamento de emergência.

INFECÇÕES

As infecções de mão são comuns no SE, e muitas infecções são decorrentes de negligência após trauma. Elas pioram devido ao edema tecidual e congestão venosa. O cuidado precoce da lesão pode evitar infecções e é mais efetivo do que medidas secundárias, como antibióticos. As infecções graves de mão podem necessitar de internação, para observação cuidadosa, ou rápido encaminhamento. Porém, muitas infecções menores de mão podem ser tratadas pelo médico do SE.

PARONÍQUIA E EPONÍQUIA

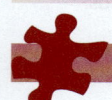

FUNDAMENTOS DO DIAGNÓSTICO

▶ Coleção de pus ou edema na prega ungueal.
▶ Considerar antibióticos, se houver linfangite ou celulite associadas.
▶ Podem ser utilizadas radiografias, se houver suspeita de osteomielite ou corpo estranho.

Achados clínicos

Após traumas pequenos, é possível que a inflamação cause infecções dentro da prega ungueal. O patógeno habitual é o *Staphylococcus aureus* e raramente há necessidade de cultura. A *Candida albicans* é mais comumente a causa de paroníquia crônica encontrada em pessoas com exposição à umidade ou soluções de limpeza (crianças maiores que lavam pratos em restaurantes). Pode ser solicitada uma radiografia se houver suspeita clínica de corpo estranho ou osteomielite subjacente.

Tratamento

Incisão simples, drenagem e elevação da prega ungueal formam a base do tratamento. O uso de um bisturi nº. 11 geralmente é efetivo (Figura 30-16). Deve ser considerado o bloqueio digital para o tratamento, particularmente no paciente pediátrico mais jovem com menos chance de permitir o procedimento no dedo. Pode ser usada a lidocaína tópica antes do bloqueio para reduzir a dor das injeções.

Não há indicação de antibióticos, a menos que haja celulite adjacente. A paroníquia crônica pode necessitar de mais cuidados, incluindo remoção da unha, antibióticos e antifúngicos tópicos.

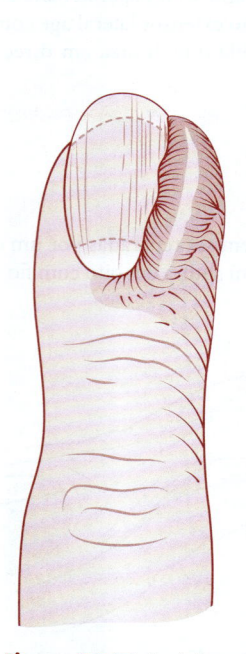

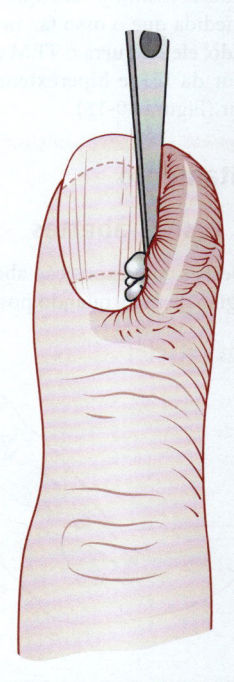

▲ **Figura 30-16** Incisão e drenagem de paroníquia. (Reproduzida com permissão de Way LW: *Current Surgical Diagnosis & Treatment*, 9th ed. Norwalk, CT: Appleton & Lange, 1991. Copyright © McGraw-Hill Education LLC.)

Encaminhamento

É preferido o acompanhamento dentro de 24 a 48 horas, sendo desejável a elevação da mão. A osteomielite da falange distal pode surgir como complicação, e a paroníquia crônica exige encaminhamento para um cirurgião de mão para possível marsupialização da prega da eponíquia.

PANARÍCIO HERPÉTICO

FUNDAMENTOS DO DIAGNÓSTICO

▶ Coleção de vesículas agrupadas na ponta do dedo.
▶ Está indicado o uso de aciclovir oral no paciente imunocomprometido.

O panarício herpético é uma infecção autolimitada pelo herpes simples na porção distal do dedo. É a infecção viral mais comum da mão. Esta infecção costuma passar despercebida se não for considerada ao diagnosticar uma erupção cutânea na mão. Ela se apresenta como um grupo de vesículas claras com base eritematosa. Estão contraindicadas a incisão e a drenagem, e o tratamento habitual é de suporte. Os pacientes imunocomprometidos necessitam de aciclovir oral se for tolerado com base na idade e na capacidade de engolir medicamentos.

UNHEIRO

FUNDAMENTOS DO DIAGNÓSTICO

▶ A polpa digital da falange distal apresenta dor e edema.
▶ A maioria dos unheiros pode ser drenada com incisão simples.
▶ O *Staphylococcus aureus* é o patógeno mais comum.

Achados clínicos

O paciente geralmente se apresenta com a polpa digital da falange distal edemaciada e dolorosa. A infecção é mais comumente causada por *S. aureus*. Este é um diagnóstico clínico, não havendo necessidade de exames de imagem.

Tratamento e encaminhamento

O tratamento do unheiro é feito por incisão e drenagem da infecção, o que alivia a pressão e melhora a dor. O paciente pediátrico pode necessitar de analgesia mais agressiva com bloqueio digital em comparação com adultos. A incisão central longitudinal é o método clássico de incisão para unheiros, mas estas infecções podem ser drenadas onde houver ponto de drenagem. Se for usada uma incisão lateral, deve-se ter cuidado para evitar o feixe neurovascular. É recomendado irrigar e cobrir de maneira frouxa a ferida, imobilizando o dedo (Figura 30-17). As complicações incluem dano a nervos e vasos sanguíneos, bem como neuromas dolorosos ou anestesia de pontas de dedos. É apropriado o tratamento empírico com antibióticos contra *Staphylococcus* e o acompanhamento cuidadoso para verificação da ferida.

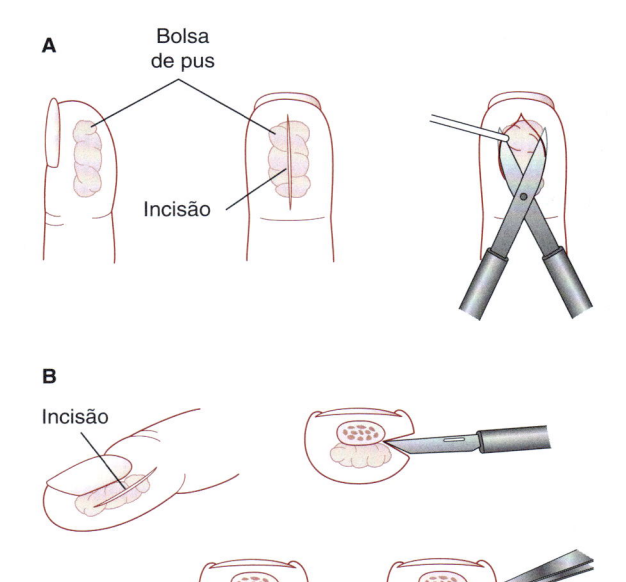

▲ **Figura 30-17** Incisão e drenagem de unheiro. **(A)** Incisão longitudinal central recomendada. **(B)** Incisão lateral clássica com risco maior de complicação. (Reproduzida com permissão de Stone CK, Humphries RL: *Current Diagnosis & Treatment Emergency Medicine*, 7th ed. New York: McGraw-Hill, 2011. Copyright © McGraw-Hill Education LLC.)

INFECÇÕES PROFUNDAS DO ESPAÇO FASCIAL

FUNDAMENTOS DO DIAGNÓSTICO

▶ Antibióticos devem ser iniciados no SE.
▶ Os abscessos de espaço profundo necessitam de encaminhamento para um cirurgião de mão.

Há quatro potenciais infecções de espaço fascial profundo da mão. Isto inclui o espaço tenar, o espaço palmar médio, o espaço subaponeurótico dorsal e o espaço interdigital subfascial. Tais infecções são frequentemente causadas por *S. aureus*, estreptococos e coliformes. A terapia antibiótica deve ser iniciada no SE, e o encaminhamento para um cirurgião de mão para exploração e drenagem é a base do tratamento.

CELULITE

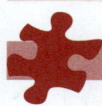

FUNDAMENTOS DO DIAGNÓSTICO

▶ A celulite geralmente demora 2 a 3 dias a partir do evento inicial para ser clinicamente aparente.

▶ A *Capnocytophaga*, associada com mordeduras de animais, pode causar sepse grave no paciente imunocomprometido.

Os ferimentos de mordedura em punho fechado após altercação devem ser tratados com cuidado, pois podem progredir rapidamente para infecções graves. Esta lesão pode ser complicada por infecção aberta da articulação MCF.

Tratamento

▶ Celulite não complicada e Profilaxia antibiótica

A cobertura antibiótica típica para ferimentos ou celulite simples inclui cefalosporinas de primeira geração (cefalexina ou sulfametoxazol-trimetoprima) para pacientes alérgicos à penicilina. Os ferimentos com maior risco de infecção, como mordeduras ou aquelas contaminadas por material orgânico, devem receber cobertura antibiótica imediata. Os diabéticos e potenciais usuários de drogas entre os pacientes pediátricos mais velhos merecem cuidados especiais.

▶ Mordeduras de animais

As mordeduras de animais podem causar infecções graves se não forem tratadas de forma rápida e adequada. Cães e gatos são portadores da *Pasteurella multocida*, a qual costuma causar uma celulite rapidamente progressiva, podendo ser identificada dentro de 24 horas da lesão. Outros patógenos podem não causar achados clínicos por 2 a 3 dias. A amoxicilina-clavulanato é a cobertura antibiótica sugerida em crianças com infecções de rápida evolução sugestivas de *Pasteurella*. Os tratamentos alternativos para infecções tardias incluem clindamicina mais sulfametoxazol-trimetoprima e acompanhamento cuidadoso da ferida. Aconselha-se a limpeza vigorosa da ferida para remover a contaminação e verificar a presença de corpo estranho. Não se devem fechar as feridas de mordeduras de animais, pois isso pode piorar a infecção, em vez de melhorar a cicatrização.

▶ Mordeduras humanas

Estas lesões são mais comuns em pacientes pediátricos mais velhos e costumam resultar de lesões de lutas. Porém, outros casos ocorrem de mordeduras humanas em crianças. É fundamental o exame cuidadoso da ferida para avaliar o envolvimento de tendões e a profundidade da lesão. Recomenda-se a irrigação vigorosa e a verificação da presença de corpo estranho, como dente ou fragmentos de dente. Estas feridas devem ser deixadas abertas sem suturas.

As infecções de mordeduras humanas podem ser tratadas ambulatorialmente, mas deve-se ter um baixo limiar para a internação. As crianças devem ser observadas com um alto nível de suspeita de abuso ou, se os pais não parecerem confiáveis, com acompanhamento cuidadoso. A cobertura antibiótica com amoxicilina-clavulanato ou cefalosporina de segunda geração fornece boa profilaxia. Infecções graves necessitam de internação e antibióticos IV. Os pacientes alérgicos à penicilina podem ser tratados com clindamicina mais sulfametoxazol-trimetoprima. Os germes incluem anaeróbios mistos, *S. aureus*, estreptococos e *Eikenella*. Recomenda-se a internação ou acompanhamento diário.

Encaminhamento

Infecções evidentes necessitam de internação e encaminhamento para cirurgião de mão. As lesões de tendões ou de bainhas tendinosas, aquelas com sintomas sistêmicos ou a presença de celulite extensa se encaixam nessa categoria. Outras considerações para a internação são aqueles pacientes com história de possível abuso (e necessidade de avaliação com serviço social) ou sem acompanhamento confiável. As crianças manejadas ambulatorialmente necessitam de acompanhamento diário para a verificação da ferida.

TENOSSINOVITE SUPURATIVA

Achados clínicos

A infecção pode ser causada por uma ferida aberta nas proximidades do tendão acometido. Edema, eritema e dor à palpação localizada ao longo da bainha do tendão são indicadores. Especificamente, o estiramento passivo causará dor severa nestes pacientes.

Tratamento e Encaminhamento

A suspeita de tenossinovite supurativa, como uma tenossinovite de flexores, necessita de tratamento antibiótico imediato e hospitalização para drenagem cirúrgica. As cefalosporinas IV são o tratamento efetivo de primeira linha no SE. Imobilização em tala de suporte e uso de tipoia são sugeridos até que se possa fazer a intervenção cirúrgica. O cuidado não deve demorar.

INFECÇÃO GONOCÓCICA DISSEMINADA

Lesões cutâneas pustulosas no paciente pediátrico mais velho com tenossinovite associada podem representar infecção gonocócica. Não costuma haver ferimento associado nas proximidades do local afetado, pois a disseminação costuma ser hematogênica. Indica-se a hospitalização imediata e terapia IV com antibióticos. O diagnóstico e o tratamento das infecções gonocócicas são discutidos no Capítulo 39.

PROBLEMAS CONSTRITIVOS MENORES

Os problemas constritivos são incomuns no paciente pediátrico, mas podem ocorrer no subgrupo dos adolescentes. Estes tipos de lesões costumam resultar de sobrecarga, e os sintomas e os sintomas podem decorrer do uso excessivo de computadores e consoles de jogos na escola e como recreação. Segue uma breve discussão dos tópicos mais comuns.

SÍNDROME DO TÚNEL DO CARPO (COMPRESSÃO DO NERVO MEDIANO)

Os pacientes notarão sintomas na distribuição do nervo mediano poupando o quinto dedo, sendo comum observar dormência, formigamento ou dor. O uso da manobra de Phalen pode demonstrar os sintomas colocando o punho em flexão completa por 30 segundos. O sinal de Tinel, descrito como uma sensação de choque elétrico quando o médico golpeia o punho sobre o nervo mediano, pode estar presente. O tratamento inicial envolve o uso de anti-inflamatórios não esteroides (AINEs) e, possivelmente, o uso de tala e a modificação ou cessação das atividades. Podem-se considerar injeções de corticosteroides mais adiante no curso da terapia. Da mesma forma que outras patologias constritivas, a síndrome do túnel do carpo costuma ser vista em adultos. Quando vista em crianças, ela costuma resultar de uso exagerado em esportes.

TENOSSINOVITE FLEXORA ESTENOSANTE (DEDO EM GATILHO)

A entorse repetitiva é a causa comum desta condição que se caracteriza por dor na articulação MF, dor referida na articulação IFP e estalo durante a movimentação ativa do polegar ou dos dedos. Deve-se considerar o uso de AINEs e talas no dedo em extensão como tratamento primário. Embora valha a pena mencionar esta condição, ela é muito rara em crianças e geralmente envolve o polegar, quando presente.

TENOSSINOVITE DE DE QUERVAIN

A tenossinovite de De Quervain é uma inflamação dolorosa do tendão no polegar que estende o punho (tenosinovite). O teste de Finkelstein pode demonstrar a inflamação colocando-se o punho em desvio ulnar marcado com o punho fechado sobre o polegar. Deve haver dor sobre o aspecto radial do punho causada por estiramento dos tendões. O tratamento inclui AINEs, repouso e, possivelmente, o uso de talas para polegar. Esta condição é muito comum em crianças, mas pode ocorrer em adolescentes.

Os problemas constritivos menores podem ser tratados de maneira conservadora no SE, incluindo o uso de talas de polegar (ver Capítulo 29) para fazer repouso do tendão e o encaminhamento para um cirurgião de mão para acompanhamento e cuidado a longo prazo em relação a injeções de esteroides e, em alguns casos, à liberação de tendões.

LESÕES TÉRMICAS

QUEIMADURAS DE PRIMEIRO GRAU

As queimaduras de primeiro grau são classificadas como eritema da pele sem formação de bolhas. Elas podem ser tratadas com irrigação simples com água fria e analgesia adequada. Evitar a constrição com ataduras apertadas ou roupas justas. As queimaduras de primeiro grau cicatrizam sem complicação e recomenda-se uma visita de acompanhamento após 1 a 2 dias com médico da atenção primária.

QUEIMADURAS DE SEGUNDO GRAU

As queimaduras de segundo grau se manifestam como bolhas na pele com sensibilidade preservada, sendo dolorosas. As queimaduras de segundo grau são conhecidas como queimaduras de espessura parcial e variam quanto à profundidade e à intensidade. Em muitos pacientes, as lesões podem ser tratadas e o paciente liberado para casa, mas aqueles com queimaduras extensas ou edema severo devem ser encaminhados para avaliação emergencial com cirurgião de mão, bem como possível hospitalização. O tratamento no SE consiste em aspiração e rompimento do teto de bolhas maiores com a aplicação tópica de sulfadiazina de prata no local afetado. Pode-se usar a bacitracina nas pessoas alérgicas à sulfa. A imunização contra o tétano deve ser atualizada. Recomenda-se o uso de curativo volumoso e imobilização em posição funcional para evitar problemas de contratura.

QUEIMADURAS DE TERCEIRO GRAU

As queimaduras de terceiro grau conhecidas como queimaduras de espessura total necessitam de tratamento agressivo com uso tópico de sulfadiazina de prata ou bacitracina, curativos frouxos, imobilização e elevação. A imunização contra o tétano deve ser atualizada. As queimaduras circunferenciais ou aquelas sobre articulações devem ser transferidas para centros especializados em queimaduras. Estas lesões são em geral indolores, mas podem estar associadas com dor ao redor de queimaduras de primeiro ou segundo grau.

QUEIMADURAS ELÉTRICAS

As queimaduras elétricas ocorrem de duas formas: condução e circuito cruzado. As queimaduras por condução de alta voltagem geralmente apresentam ponto de entrada e de saída, causando lesão de tecidos profundos de maneira desproporcional ao aspecto da pele. O circuito cruzado de eletricidade produz arcos de calor e pode causar escurecimento da superfície cutânea pela deposição de carbono. Estas lesões podem ser menos extensas, apesar de parecerem assustadoras para o paciente e familiares. Os arcos de calor são tratados da mesma forma que outras lesões térmicas.

As queimaduras de condução podem causar isquemia e paralisia. Elas devem ser tratadas por um cirurgião de mão, pois pode haver necessidade de fasciotomia, desbridamento, enxerto e, algumas vezes, amputação.

Como em todas as queimaduras, é possível haver complicações pelos efeitos sistêmicos da liberação de potássio e da rabdomiólise. Deve-se ter um cuidado especial à possível lesão miocárdica associada com a lesão de condução.

GELADURA

A geladura é um distúrbio de vasoconstrição e eventos trombóticos microvasculares. A extensão da lesão depende da temperatura, do resfriamento pelo vento, da exposição à umidade e da duração da exposição. As lesões podem ser superficiais ou profundas. O uso de equipamentos adequados para proteção na exposição prevista de ser feito sempre que possível.

A geladura superficial pode ser tratada prontamente no SE, mas deve ser tratada de forma rápida e cuidadosa para evitar dano adicional. A geladura está limitada à espessura da pele e a progressão típica é de dor seguida por dormência nos dedos com o tempo. Há necessidade urgente de reversão pelo aquecimento, sendo a melhora identificada por sensação de formigamento nas áreas afetadas.

A geladura profunda necessita de cuidado emergencial por cirurgião de mão. A geladura é sinalizada por dor e edema de toda a mão associados com formação de bolhas e, mais tarde, por disestesia completa. Está recomendado o reaquecimento das mãos e da temperatura corporal central, podendo ser útil imersão em água por curta duração de tempo. A temperatura da água deve ser mantida em 37 °C a 40 °C, recomendando-se o banho por menos de 20 minutos. As bolhas necessitam de desbridamento e curativo estéril. Deve ser considerado o bloqueio simpático. Após o reaquecimento e a avaliação das lesões associadas no paciente, há necessidade de encaminhamento adequado para um cirurgião de mão.

LESÕES POR FOGOS DE ARTIFÍCIO

As lesões térmicas pediátricas por sazonalidade e fogos de artifício causam uma sobrecarga significativa nos recursos de saúde. A idade em que as lesões ocorrem pode causar morbidade a longo prazo comparada à de lesões semelhantes nos adultos. Quando estas lesões ocorrem, costuma ser necessário o tratamento imediato e o encaminhamento para um centro de trauma nível 1 com um adequado serviço de cirurgia de mão.

> Strauss EJ, Weil WM, Jordan C, Paksima N: A prospective, randomized, controlled trial of 2-octylcyanoacrylate versus suture repair for nail bed injuries. *J Hand Surg Am*. 2008 Feb;33(2):250-253.

▼ CORPOS ESTRANHOS

As lesões por corpos estranhos não são incomuns em pediatria e devem ser tratadas de forma delicada e cuidadosa para evitar infecções ou incapacidade a longo prazo nas mãos. As radiografias podem ajudar a identificar a localização e o tipo de corpo estranho, além de uma boa história e exame físico. A US pode ser útil para identificar corpos estranhos não radiopacos, pois a TC e a RM demoram mais para serem realizadas.

Corpos estranhos, como estilhaços, anzóis ou pontas de flechas, podem ter extremidades ou ponteiras que impedem ou desestimulam a retirada retrógrada. Nestes pacientes, pode ser possível tentar empurrar o corpo estranho ao longo do trajeto atual e removê-lo por contraincisão. Corpos estranhos pequenos podem ser deixados no local, fazendo-se acompanhamento com cirurgião de mão. Em alguns pacientes, a tentativa aguda de retirada pode ser mais difícil que terapêutica.

Quando for optado pela remoção, recomenda-se o uso apropriado de torniquete (lembrar-se de retirá-lo do paciente), anestesia regional, uso de lupas, quando possível, e técnica estéril. Os bloqueios de nervos são particularmente úteis para corpos estranhos em um dedo isolado. Curativo estéril, elevação e imobilização são recomendados após a remoção ou tentativa de remoção. Antibióticos profiláticos e imunização contra tétano devem ser seguidos pelo encaminhamento não emergencial a um cirurgião de mão, a menos que a lesão ameace o estado neurovascular da extremidade.

LESÕES COMPLEXAS DA MÃO

CLASSIFICAÇÃO

Amputações, lacerações de tendões flexores e extensores proximais, rupturas de nervos, injeções de alta pressão, síndrome compartimental e lesões por esmagamento ou explosão necessitam de avaliação rápida e encaminhamento para cuidado especializado.

AVALIAÇÃO PRIMÁRIA E ESTABILIZAÇÃO

A avaliação inicial deve incluir exame rápido, diagnóstico, terapia de suporte e encaminhamento para cirurgia de mão, quando apropriado. Seguem adiante algumas medidas que devem ser consideradas nestes pacientes.

Evitar a manipulação desnecessária

Uma lesão significativa que exija transferência para um centro especializado deve ser avaliada com cuidado, evitando excesso de instrumentação ou manipulação. A remoção de debris facilmente acessíveis e de contaminação grosseira é adequada, mas a instrumentação tecidual excessiva não é recomendada. Curativos estéreis facilmente removíveis e imobilização temporária devem ser utilizados para o transporte.

Preparação cirúrgica

Os pacientes com plano de serem submetidos à cirurgia de urgência devem ficar em NPO e começar a receber líquidos IV. Exames laboratoriais pré-operatórios devem ser coletados, e o paciente e seus familiares devem ser informados sobre a possibilidade de cirurgia. Em casos de transferência em veículos particulares até o cuidado definitivo, a questão do NPO deve ser enfatizada com a família.

Administração de antibióticos

Devem ser administrados antibióticos parenterais assim que possível em ferimentos abertos significativos, para reduzir as complicações infecciosas. Pode ser administrada a cefazolina IV ou intramuscular (IM), o que fornece cobertura adequada para a maioria dos ferimentos. A clindamicina pode ser usada em pacientes com alergia severa à penicilina.

AMPUTAÇÕES

Visão geral e Considerações

As amputações pediátricas são lesões relativamente comuns que necessitam de avaliação para reimplante. Como o paciente mais jovem tem a possibilidade de menor morbidade e mortalidade em comparação com os adultos, recomenda-se ação e avaliação agressivas. O diagnóstico é evidente na avaliação da mão, podendo ser geralmente classificada como parcial ou completa e causada por esmagamento, avulsão ou laceração.

A conversa definitiva sobre riscos e benefícios do reimplante deve ser feita pelo cirurgião de mão.

Tratamento

▶ Reimplante possível

Como as crianças tendem a cicatrizar e se adaptar rapidamente ao trauma, deve ser usado um critério de seleção mais amplo para rápido encaminhamento a um cirurgião de mão. Os determinantes do desfecho se baseiam primariamente no tipo de lesão e na massa corporal, e não necessariamente na idade.

O membro amputado pode ser mantido com segurança a 4 °C enrolado em gaze estéril embebida em solução fisiológica (SF) e fechada em bolsa ou container plástico, o qual é colocado em um freezer ou bolsa de gelo. Deve-se observar que não é recomendado o congelamento da parte amputada, pois ele destrói a vitalidade tecidual.

Após a estabilização do paciente e do fragmento amputado, deve ser contatado um cirurgião de mão pediátrico para o cuidado definitivo.

▶ Reimplante impossível

Se não for possível salvar nem recuperar o dedo amputado, o coto deve ser fechado da maneira adequada. Apenas as amputações simples de polpa digital devem ser fechadas no SE, pois todas as outras lesões devem ser discutidas com um cirurgião de mão.

LESÕES DE FLEXORES E DE EXTENSORES PROXIMAIS

Considerações gerais

As etiologias comuns para rupturas de tendão em pediatria incluem lutas, uso exagerado (como em ginastas), traumas, tentativas de suicídio e de automutilação e acidentes em área rural. Raramente ocorrem lacerações intratendinosas nos tendões, mas com maior frequência elas ocorrem na junção musculotendinosa ou no ventre muscular. Isso permite que os tendões estejam retraídos na investigação. A maioria das lesões de tendões flexores e as lesões flexoras em que o tendão proximal sofreu retração são consideradas lesões complexas de mão.

Achados clínicos

As lesões tendinosas incompletas nem sempre são de fácil investigação, e o médico deve manter alto nível de suspeita clínica. As lesões parciais e algumas vezes as lesões completas não apresentam debilidade funcional imediatamente, apresentando-se algumas vezes mais tarde. Para diferenciar entre lacerações de espessura parcial e de espessura total, a US é o exame de imagem ideal. A US pode identificar a anatomia da avulsão do tendão quando não há anormalidades ósseas.

As lacerações de tendão abertas podem frequentemente ser identificadas pela postura e função anormais dos dedos. O exame visual direto dos tendões é sempre a melhor avaliação se o defeito aberto nos tecidos moles estiver em uma localização que possa criar uma laceração de tendão. A observação do tendão em toda a sua extensão de movimentos deve ser feita em cada exame.

Uma lesão tendinosa fechada comum vista em pediatria é a ruptura do flexor digital profundo (dedo de jérsei) que resulta da hiperextensão do dedo anelar em flexão, a qual ocorre ao agarrar o jérsei de um oponente. Isto se manifesta clinicamente como a incapacidade de fazer flexão do dedo na articulação IFD. As lacerações parciais podem ser manejadas de maneira conservadora com acompanhamento adequado com cirurgião de mão. As lesões completas exigem encaminhamento mais imediato para reparo definitivo.

Tratamento

As lesões de flexores e de extensores proximais exigem avaliação com um cirurgião de mão. A terapia imediata de suporte inclui irrigação adequada, curativo e imobilização da mão e punho. Se o manejo definitivo for postergado, é recomendado o fechamento da ferida e a administração de antibióticos (cefazolina, 25-100 mg/kg/dia IV, seguida por cefalexina 25 mg/kg/dia por via oral, dividida em quatro doses). Os tendões flexores podem ser reparados até alguns dias depois da lesão sem comprometimento funcional. As lacerações profundas com suspeita de laceração tendinosa parcial ou mal visualizada devem ser imobilizadas e encaminhadas para acompanhamento com cirurgião de mão.

LESÕES DE NERVOS

Achados clínicos

Em pacientes pediátricos, as lesões de nervos costumam ser produzidas por fraturas, deslocamentos ou esmagamentos (Figura 30-18). Devido à sua natureza complexa, é fundamental um exame físico abrangente. Com exame motor e sensório cuidadoso (Figura 30-19), poucas lesões significativas de nervos

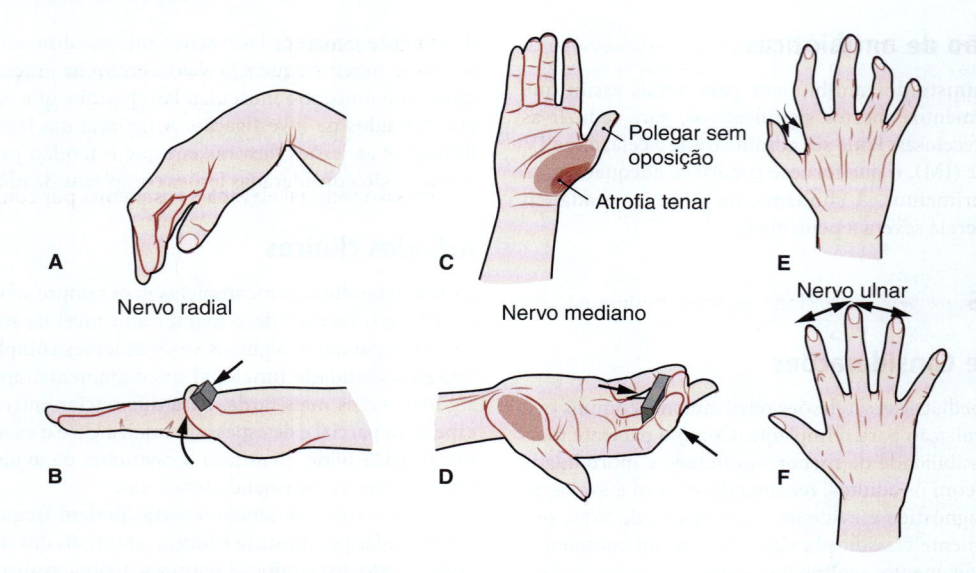

▲ **Figura 30-18** Incapacidades associadas com lesões de nervos periféricos. (**A**) Queda do punho por lesão de nervo radial. (**B**) Incapacidade de fazer extensão forçada do polegar por lesão de nervo radial. (**C**) "Mão de macaco" por lesão de nervo mediano. (**D**) Perda de flexão forçada de dedo indicador por lesão de nervo mediano. (**E**) Aspecto em garra de dedos anelar e mínimo com atrofia tenar por lesão de nervo ulnar. (**F**) Lesão de nervo ulnar resultando em perda de adução e abdução de dedos. (Reproduzida com permissão de Stone CK, Humphries RL: *Current Diagnosis & Treatment Emergency Medicine*, 7th ed. New York: McGraw-Hill, 2011. Copyright © McGraw-Hill Education LLC.)

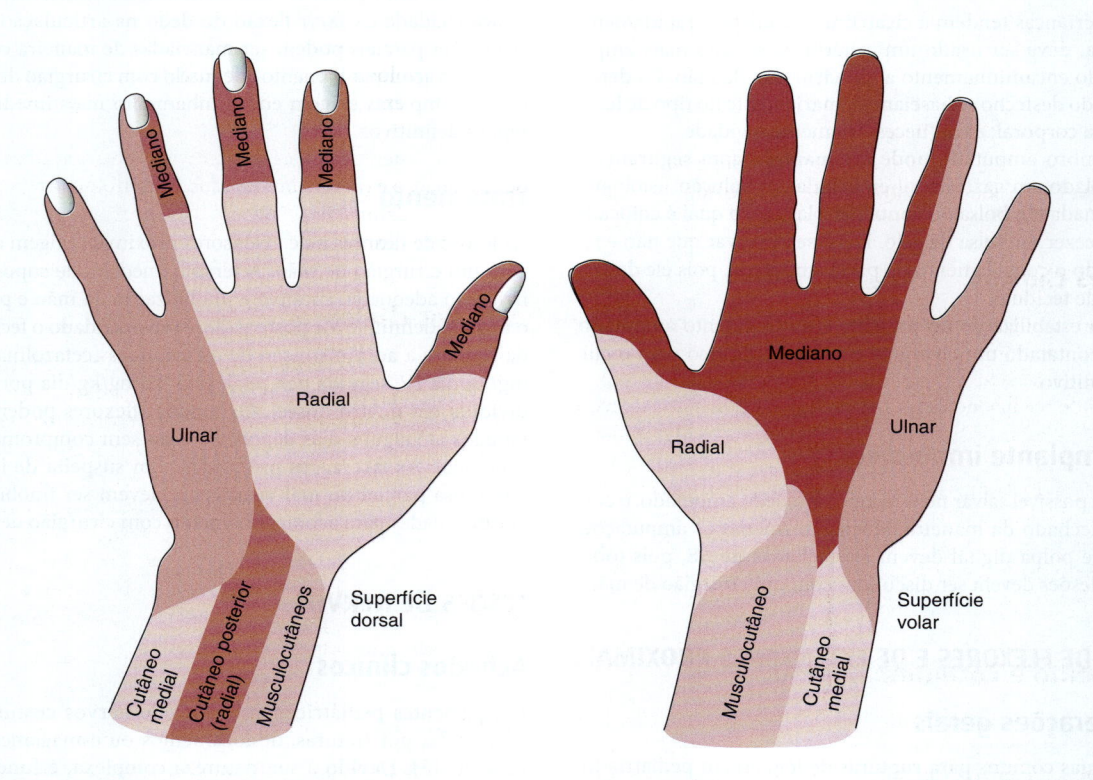

▲ **Figura 30-19** Inervação sensória da mão. (Reproduzida com permissão de Stone CK, Humphries RL: *Current Diagnosis & Treatment Emergency Medicine*, 7th ed. New York: McGraw-Hill, 2011. Copyright © McGraw-Hill Education LLC.)

passarão despercebidas. Porém, as limitações da colaboração de uma criança e sua dificuldade de seguir orientações tornam imperativo o acompanhamento.

Tratamento

A lesão deve receber curativo adequado e ser imobilizada. Os exames de imagem devem ser realizados conforme a necessidade. Paciente e familiares devem ser orientados sobre a possibilidade de lesões na pele anestesiada, as quais podem não ser reconhecidas devido à falta de sensibilidade.

Encaminhamento

As lesões de nervos devem ser avaliadas imediatamente por um cirurgião de mão para identificar o momento da avaliação e a possibilidade de intervenção. As lesões fechadas de nervos estão associadas com dano a tecidos moles e neuropraxia. Estas lesões são algumas vezes manejadas de forma conservadora até a melhora do edema e da resposta inflamatória. Porém, os ferimentos abertos com lesões de nervos têm mais chance de representar um nervo acometido, podendo necessitar de reparo de emergência.

LESÕES POR INJEÇÃO DE ALTA PRESSÃO

FUNDAMENTOS DO DIAGNÓSTICO

▶ Reconhecer o pertuito no local de entrada.
▶ Fazer exame de imagem com radiografias.
▶ Questionar sobre o momento e a quantidade, a qualidade e a provável velocidade da substância introduzida.

Achados clínicos

A gravidade das lesões por injeção de alta pressão costuma ser subestimada devido à falta de sinais clínicos evidentes. Na apresentação inicial, pode ser apreciado apenas um ponto de entrada; porém, pode ter havido dano tecidual maciço no subcutâneo e ao longo de planos fasciais. Deve ser obtida uma radiografia; se o material for radiopaco, a extensão da distribuição pode ser determinada. Com muitas substâncias, a necrose tecidual maciça pode ser vista dentro de 4 a 12 horas da lesão. O material injetado (solvente de tinta, gasolina, vapor) desempenha um papel na determinação do desfecho, e uma história completa deve ser obtida, incluindo velocidade e quantidade da solução injetada.

Tratamento e Encaminhamento

Há necessidade de encaminhamento imediato para um cirurgião de mão. Muitas vezes, as lesões por alta pressão têm desfecho muito ruim, com taxas de amputação de até 30%. Pode haver necessidade de analgesia e a extremidade pode ter de ser mantida suspensa para conforto.

1. Obter radiografias.
2. Manter paciente em NPO e fornecer profilaxia adequada contra o tétano e antibióticos sistêmicos. É frequente haver necessidade de tratamento descompressivo.
3. Não administrar bloqueios digitais para evitar o aumento da pressão tecidual elevada e a isquemia por compressão.

SÍNDROMES COMPARTIMENTAIS FECHADAS

FUNDAMENTOS DO DIAGNÓSTICO

▶ Edema progressivo, dor e tensão palpável em tecidos moles.
▶ Resposta desproporcional de dor à flexão e extensão passiva.
▶ Sintomas de hipoestesia e distúrbios sensórios dos dedos são comuns, mas podem ser de difícil avaliação pela história nas crianças pequenas.

Considerações gerais

A síndrome compartimental é um evento que ameaça o membro e é definido como a compressão de nervos e vasos sanguíneos em um espaço confinado. A compressão leva à isquemia tecidual local, à necrose gordurosa e ao acúmulo de produtos tóxicos. Frequentemente envolvendo as extremidades superiores, qualquer região pode ser envolvida em dedos, mãos, antebraços ou braços. A etiologia da síndrome compartimental pode surgir por compressão externa (pressão prolongada, gesso constritivo) ou expansão interna dentro de tecido conectivo inelástico (lesões por esmagamento, fraturas, hemorragia intracompartimental). Sem avaliação e tratamento rápidos, a síndrome compartimental resulta em disfunção e possíveis consequências sistêmicas, incluindo a rabdomiólise.

Achados clínicos

Diferente dos pacientes adultos, em quem a dor com estiramento passivo (*pain*), pressão, parestesia, paralisia e ausência de pulsos (5 Ps) da síndrome compartimental são verdadeiros, nos pacientes pediátricos o aumento de ansiedade, agitação e analgesia (3 As) pode levar à detecção da síndrome compartimental. Os pacientes pediátricos têm dificuldade para descrever sintomas clássicos, como a parestesia, devendo haver alto índice de suspeita clínica e achados objetivos para a obtenção do diagnóstico. A identificação de doses crescentes de analgesia durante o período no SE, por exemplo, pode identificar um caso de síndrome compartimental com tempo para o tratamento.

Tratamento

O manejo definitivo da síndrome compartimental é cirúrgico, e medidas de suporte, como analgesia, elevação e aplicação de tipoia, são recomendadas. A mão acometida deve ser reavaliada com frequência quanto a sinais de comprometimento circulatório. O aumento da dor e sinais no exame físico que aumentem a preocupação quanto à hipoperfusão da extremidade, incluindo diminuição do enchimento capilar, palidez, perda da pulsação no Doppler e aumento da dor devem levar a uma ação imediata. Se o cuidado cirúrgico não puder ser obtido, uma escarotomia ao longo dos compartimentos dos músculos interósseos dorsais pode melhorar a situação temporariamente e aliviar a pressão. As incisões devem ser feitas até o tecido gorduroso ao longo da extensão da escara. Incisões mediolaterais no antebraço podem ser usadas para a extensão da escara até o antebraço. A fasciotomia à beira do leito no SE está recomendada apenas em situações especiais em que não exista avaliação cirúrgica e a falta de ação possa levar à isquemia prolongada.

Encaminhamento

É recomendada a avaliação imediata com um cirurgião de mão para a descompressão cirúrgica.

LESÕES POR ESMAGAMENTO

Geral

As lesões por esmagamento (explosões, projéteis de arma de fogo, mordeduras, relacionadas com máquinas) apresentam um quadro complicado no paciente pediátrico sob uma perspectiva física e psicossocial. É comum que as crianças escondam o membro acometido, evitem atividades físicas e fiquem mais reservadas. Foi demonstrado que uma aliança forte entre médico, pais e cirurgião da mão diminui os efeitos dessas lesões traumáticas.

Achados clínicos

Em geral evidentes à avaliação, as lesões com mutilação têm aspectos comuns de desfiguração, de contaminação e de dano a múltiplos tipos de tecidos.

Tratamento

Devem-se realizar esforços para os cuidados de suporte até que o manejo cirúrgico definitivo esteja disponível. Isso envolve curativos estéreis soltos e volumosos e imobilização, bem como uso imediato de antibióticos IV (cefazolina 25-100 mg/kg/dia).

Goodson A, Morgan M, Rajeswaran G, Lee J, Katsarma E: Current management of jersey finger in rugby players: Case series and literature review. *Hand Surg.* 2010;15(2)103-107 [PMID:20672398].

Mohan R, Panthaki Z, Armstrong MB: Replantation in the pediatric hand. *J Craniofac Surg.* 2009;20:996-998 [PMID: 19553830].

Tuttle H, Olvey S, Stern P. Tendon avulsion injuries of the distal phalanx, *Clin Orthop Rel Res.* 2006;447:157-168 [PMID: 16601414].

Wu TS, Roque PJ, Green J, et al: Bedside ultrasound evaluation of tendon injuries. *Am J Emerg Med.* 2012;30(8):1617-1621 [PMID: 22244220].

Lesões de tecidos moles e cuidados com feridas

Shawn Horrall, MD, DTM&H
Jonathan Wheatley, MD

MANEJO IMEDIATO DE PROBLEMAS QUE AMEAÇAM A VIDA

Ferimentos sangrantes podem facilmente distrair a atenção de considerações mais importantes no paciente com trauma. É improvável que um ferimento sangrante altere o desfecho imediato de um paciente com trauma; porém, é quase certo que a falta de verificação e o comprometimento de via aérea, de respiração e de circulação (ABC do trauma) o façam. Embora os ferimentos maiores necessitem de atenção imediata da equipe de ressuscitação na avaliação do paciente, o ABC deve ser avaliado antes. Apenas após a avaliação primária ter sido conduzida é que a hemostasia deve ser aplicada, e os ferimentos, manejados. Os métodos primários para hemostasia pelo médico da emergência incluem pressão direta, torniquetes, anestésicos contendo epinefrina e ligadura com pontos.

PRESSÃO DIRETA

Uma abordagem simples é, muitas vezes, a mais adequada. A pressão direta sobre um ferimento sangrante é fácil, eficaz e custo-efetiva. Embora a hemorragia de grandes vasos necessite de métodos mais avançados de hemostasia, o sangramento de pequenos vasos pode, em geral, ser contido com um curativo compressivo feito de uma quantidade de gaze segurada pela mão ou com bandagem elástica ou autoaderente. A pressão direta no compartimento da ferida ajuda a conter o sangramento após a ferida ter sido fechada firmemente com material de sutura.

TORNIQUETE

A aplicação de torniquetes nas extremidades pode ter complicações, mas o uso adequado pode fornecer um controle adequado da hemorragia em pacientes nos quais a pressão direta é ineficaz. Há produtos comercialmente disponíveis; porém, um simples manguito de pressão bem posicionado pode trazer resultados semelhantes. Devem ser colocadas gazes sob o manguito para proteger a pele intacta, e o manguito deve ser inicialmente insuflado até 20 mmHg acima da pressão arterial (PA) do paciente.

Pode haver necessidade de pressões maiores. Aconselha-se que o torniquete não fique no local por mais de 60 minutos no total e não mais do que 20 a 30 minutos antes de ser liberado por 5 minutos para restauração temporária do fluxo sanguíneo, a fim de evitar isquemia tecidual distal.

Torniquetes de dedos necessitam de uma abordagem diferente em uma situação de difícil controle. Três métodos primários são geralmente empregados: (1) um torniquete de dedo comercialmente disponível (Tourni-cot, T-Ring Digital Tourniquet*); (2) um dreno de Penrose colocado sob a base do dedo pode ser efetivo; e (3) uma luva estéril colocada sobre a mão acometida. Após cortar a ponta da luva do dedo afetado, o dedo da luva é enrolado para trás até a base do dedo, fornecendo um campo hemostático e estéril.

ANESTÉSICOS CONTENDO EPINEFRINA

A mistura de lidocaína e solução de concentração-padrão de epinefrina para fornecer hemostasia é eficiente para muitos ferimentos sangrantes. Historicamente, os médicos evitavam essa prática por preocupação com isquemia em dedos, orelhas, nariz e genitália, embora não tenha sido encontrada evidência de dano. Estudos demonstram a ausência de complicações, melhora da hemostasia, aumento da duração da anestesia e diminuição da necessidade de anestésicos. Além disso, subespecialistas de cirurgia concluíram que os benefícios de anestésicos contendo epinefrina superam os danos percebidos, defendendo o seu uso para obter um campo hemostático em áreas de outro modo difíceis de controlar. Apesar de abordagens mais modernas, muitos médicos continuam a evitar o uso de produtos contendo epinefrina nas regiões do corpo citadas.

LIGADURA COM PONTOS

Um vaso de 2 mm ou mais pode necessitar de ligadura com pontos. A ligadura deve ser realizada com cuidado, mas ela pode ser o método adequado para obter a hemostasia. As extremidades

---

* N. de R.T. Esse torniquete não se encontra disponível no Brasil.

sangrantes do vaso devem ser visualizadas e clampeadas com a extremidade da pinça hemostática. Três laços com fio absorvível sintético costumam ser suficientes para fornecer força de sustentação suficiente. As extremidades do fio devem ser cortadas curtas para reduzir a quantidade de material estranho na ferida. Algumas veias são resistentes à sutura simples e necessitam de uma técnica modificada. O cirurgião pode passar a agulha de sutura através da parede do vaso e depois amarrar circunferencialmente ao redor do vaso.

Há necessidade de avaliação com cirurgião vascular para muitas lesões arteriais, especialmente aquelas de extremidades proximais. Embora nem todas as lesões arteriais necessitem de reparo cirúrgico, as lesões arteriais de extremidades proximais tendem a apresentar maior risco de alteração do fluxo sanguíneo distal.

Waterbrook AL, Germann CA, Southall JC: Is epinephrine harmful when used with anesthetics for digital nerve blocks? *Ann Emerg Med*. 2007;50(4):472-475 [PMID: 17886362].

AVALIAÇÃO DA FERIDA

HISTÓRIA

Os ferimentos traumáticos estão entre as apresentações mais comuns no serviço de emergência (SE). Uma história completa, incluindo as circunstâncias da lesão, é necessária na avaliação de todos os ferimentos traumáticos para o desenvolvimento de um plano terapêutico. O médico do SE obtém a história, incluindo: momento em que a lesão ocorreu, localização da lesão, mecanismo da lesão e avaliação para um padrão aparente.

Quando

O momento da lesão é muito importante para determinar o plano de tratamento adequado. O intervalo entre a lesão e o tratamento geralmente definirá o tratamento com fechamento no SE *versus* fechamento tardio. Há maior risco de infecção e de complicações associadas com intervalos prolongados entre lesão e tratamento. O intervalo de tempo geralmente aceito para o fechamento primário de lacerações, com exceção de lesões em face e couro cabeludo, é de menos de 6 horas. As lesões de face e couro cabeludo podem ser fechadas dentro de 24 horas após a lesão. Estas regras não são absolutas, pois locais com bom suprimento sanguíneo podem ser fechados mais tarde, e aqueles com redução do suprimento sanguíneo devem ser considerados para fechamento tardio ou por segunda intenção.

Onde

A localização da lesão pode determinar a decisão de fechamento primário *versus* fechamento tardio. Outras considerações são risco de infecção por contaminação de substâncias orgânicas (fezes, pus) ou contaminantes ambientais onde a lesão ocorreu (matéria orgânica, ferrugem).

Como

Determinar o mecanismo pelo qual a lesão ocorreu. As lacerações simples têm risco relativamente baixo de complicações. Os ferimentos por projéteis de alta energia e as lesões por esmagamento têm maior risco de comprometimento vascular e fraturas associadas, o que pode predispor à síndrome compartimental ou falha na cicatrização. As mordeduras animais ou humanas têm alto risco de infecção, podendo contraindicar o fechamento primário. As lesões por injeção de alta pressão devem necessitar de avaliação cirúrgica. Deve-se manter elevada suspeita para corpo estranho, pois eles comumente complicam os ferimentos.

Padrões

Avaliar os padrões da lesão que indiquem trauma não acidental (TNA). Padrões em alça ou em ângulo reto são sugestivos de objetos feitos pelo homem golpeando a pele, ao contrário dos típicos tropeços e quedas. As lesões no aspecto posterior dos antebraços são indicativas de abuso, pois estes padrões de lesão são infrequentes em acidentes. Para uma discussão sobre TNA, ver Capítulo 5.

EXAME FÍSICO

Tipo e extensão da lesão

A avaliação completa do ferimento é fundamental no manejo de lesões agudas no SE. Os ferimentos extensos podem necessitar de avaliação com um cirurgião para o fechamento efetivo. Os ferimentos altamente contaminados necessitarão de irrigação copiosa e possível desbridamento para reduzir o risco de infecção. É importante determinar a viabilidade da parte do corpo afetada, se há algum tecido faltante e se o suprimento sanguíneo é adequado.

Deve-se buscar a otimização do ambiente ao redor do exame da ferida, incluindo iluminação adequada, hemostasia e tranquilidade do paciente. A hemostasia da ferida deve ser obtida enquanto se examina o ferimento para avaliação de corpo estranho ou dano em tecidos subjacentes, como vasos, nervos ou tendões. A extensão da lesão deve ser determinada no exame inicial, o qual, algumas vezes, necessitará de revisão ou ampliação das margens da ferida para a avaliação de tecidos subjacentes. Uma melhor visualização da ferida ajudará a minimizar novas complicações, por evitar que lesões mais extensas passem despercebidas. Várias categorias básicas de ferimentos agudos são encontradas no SE.

▶ Abrasão

A abrasão é o dano superficial da pele, envolvendo apenas a epiderme e, ocasionalmente, a derme subjacente. As abrasões geralmente não necessitam de intervenção, além de cobrir e umedecer, para evitar infecção secundária.

Laceração

Um ferimento lacerado ou denteado é, geralmente linear, embora possa ter diversos formatos e tamanhos. Ele costuma ser causado por objetos agudos, relativamente resistentes à infecção.

Avulsão

Corte avulso de uma parte do corpo em relação a tecidos adjacentes, muitas vezes ficando desvitalizados. A viabilidade de um retalho de avulsão depende do suprimento sanguíneo de sua base e tecidos adjacentes.

Lesão puntiforme

Alto risco de infecção por contaminação e corpo estranho.

Lesão por estiramento

Pode produzir dano subjacente na vasculatura, nervos e outros tecidos moles, podendo não ser visto superficialmente.

Lesão por esmagamento

Geralmente uma lesão complicada que pode resultar em lacerações, fraturas, sangramentos, hematoma ou síndrome compartimental. Pode haver necrose tecidual significativa por perda do suprimento sanguíneo. A progressão do edema comprime vasos e nervos locais, podendo levar a mais perda de tecido.

Mordeduras

As mordeduras de mamíferos costumam ser muito contaminadas com bactérias da flora oral e apresentam alto risco de infecção. Estes ferimentos podem ter componentes puntiformes, o que torna difícil a limpeza e aumenta o risco de infecção.

Localização da lesão

A localização de uma lesão necessita de atenção às diferenças únicas entre as várias partes do corpo. Diferentes localizações necessitarão de conhecimento dos vários mecanismos prováveis de lesão, bem como das complicações específicas de cada local.

Couro cabeludo

O couro cabeludo é altamente vascularizado, o que traz ótimas condições para a cicatrização e taxas de infecção muito baixas. Os ferimentos costumam estar escondidos pelos cabelos, tornando o aspecto estético menos importante do que em outras áreas, como a face. É importante determinar se a gálea subjacente está envolvida; grandes lacerações da gálea devem ser reparadas com fio absorvível antes do fechamento da derme e epiderme. A remoção do cabelo é discutida na seção Limpeza e desbridamento neste capítulo.

Face

As lacerações da face costumam necessitar de um elevado grau de cuidado e conhecimento das linhas de tensão da pele para reduzir a incidência de cicatrizes e resultados estéticos ruins. Ferimentos faciais que são complexos ou que interferem com a simetria facial devem dar ao médico um limiar reduzido para avaliação com cirurgião plástico.

Pescoço

As lesões cervicais profundas podem envolver estruturas subjacentes importantes. Estes ferimentos geralmente necessitam de avaliação com um cirurgião de trauma ou geral para exploração cirúrgica e fechamento, a fim de minimizar complicações.

Tórax e abdome

Os ferimentos de tórax e abdome devem ser explorados, para determinar o envolvimento ou a comunicação com estruturas e cavidades subjacentes.

Extremidades

As lesões de tecidos moles nas extremidades são apresentações comuns no SE. Estas lesões geralmente envolvem uma quantidade significativa de morbidade; assim, a avaliação e o tratamento adequados são necessários para otimizar a capacidade funcional do paciente. As lesões de extremidades necessitam de exame neurovascular abrangente, incluindo pulsos, enchimento capilar, tato suave, discriminação entre dois pontos e força motora.

Forsch RT: Essentials of skin laceration repair. *Am Fam Physician*. 2008;78(8):945-951 [PMID: 18953970].

Singer AJ, Dagum AB: Current management of acute cutaneous wounds. *N Engl J Med*. 2008;359(10):1037-1046 [PMID: 18768947].

Spiro DM, Zonfrillo MR, Meckler GD: Wounds. *Pediatr Rev*. 2010;31(8):326-334 [PMID: 20679098].

Waseem M, Lakdawala V, Patel R, et al: Is there a relationship between wound infections and laceration closure times? *Int J Emerg Med*. 2012;5(1):32 [PMID: 22835090].

MANEJO DO FERIMENTO

ANESTESIA

A anestesia efetiva é importante para otimizar as condições de fechamento da ferida, para evitar que o paciente se movimente, a morbidade e para auxiliar na hemostasia. É importante realizar um exame neurológico completo na região afetada antes da anestesia.

Há vários agentes anestésicos disponíveis, cada um com um conjunto próprio de atributos. O uso apropriado de um agente inclui a consideração sobre a duração de ação, a potência e a segurança. Uma prática cada vez mais comum é o uso de anestésicos tópicos no paciente pediátrico, para evitar injeções desnecessárias com eficácia quase equivalente à dos agentes anestésicos de injeção local. O uso de anestésicos regionais está limitado por sua toxicidade cardiovascular e sistêmica.

Anestésicos tópicos

Os agentes anestésicos tópicos são úteis em pacientes com ferimentos pequenos e não complicados. O uso de tetracaína, adrenalina e cocaína (TAC) tem decaído em função da toxicidade e do potencial para abuso. As preparações atualmente preferidas estão listadas a seguir.

LET (lidocaína a 2%, epinefrina a 1:1.000 e tetracaína a 2%): Aplicar na ferida, cobrir com curativo oclusivo e aguardar 20 minutos até a absorção e anestesia. A duração da ação é de 20 minutos.

LMX-4 (lidocaína lipossomal a 4%): 30 minutos para alcançar a anestesia, 45 minutos de duração.*

EMLA (preparação a 5% de lidocaína a 2,5% e prilocaína a 2,5%): 1 hora para obter a anestesia.

Anestésicos inalatórios

Os anestésicos inalatórios são usados para fornecer sedação geral do paciente e auxiliar no procedimento. O óxido nitroso costuma ser usado como inalatório de escolha, mas seu uso é incomum no SE.

Anestésicos locais

O anestésico local é injetado geralmente por dentro das margens da ferida, para infiltrar o tecido das bordas (Figura 31-1). Uma agulha de 25 a 30G é preferida com a agulha menor, fornecendo menos desconforto. O volume mínimo necessário para obter anestesia adequada deve ser usado para evitar a toxicidade e a distorção das bordas da ferida, o que pode interferir com o resultado estético. O pH da preparação anestésica causa uma sensação local de queimação, o que pode ser reduzido pela infiltração lenta ou pelo tamponamento com bicarbonato de sódio (acrescentar 1 mL de bicarbonato de sódio a 9 mL de lidocaína). O aquecimento do anestésico antes da administração pode reduzir a dor. As preparações de epinefrina fornecerão maior duração de ação e auxiliarão a contrair os capilares locais, fornecendo hemostasia adicional. As durações das anestesias locais e as doses máximas são listadas na Tabela 31-1.

Anestesia regional

A anestesia regional é o bloqueio de nervos sensórios em um local próximo à ferida. Isso tem a vantagem de anestesiar uma

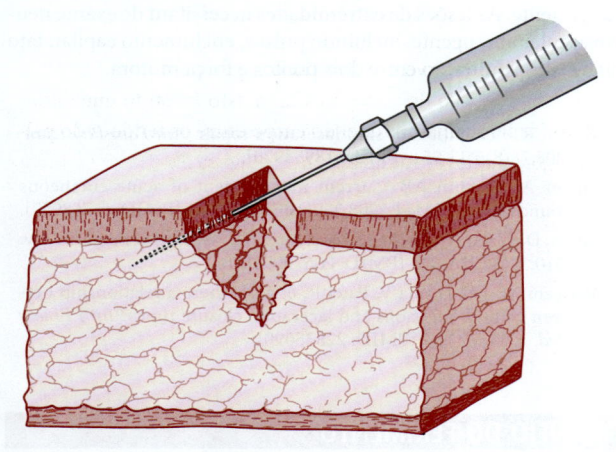

▲ **Figura 31-1** Injeção de anestésico local. (Reproduzida com permissão de Dunphy JE, Way LW: *Current Surgical Diagnosis & Treatment*, 5th ed. Los Altos, CA: Lange Medical Publications, 1981. Copyright © McGraw-Hill Education LLC.)

Tabela 31-1 Duração e dose máxiama de anestesia local

Agente	Duração de ação	Dose máxima em diretrizes
AMIDAS		
Lidocaína	Média (30-60 min)	Sem epinefrina 4,5 mg mg/kg; ≥ 300 mg
Lidocaína com epinefrina	Longa (120-360 min)	Com epinefrina: 7 mg/kg
Mepivacaína	Média (45-90 min) Longa (120-360 min com epinefrina)	5 mg/kg; ≥ 400 mg
Bupivacaína	Longa (120-240 mg)	Sem epinefrina: 2,5 mg/kg; 175 mg
Bupivacaína com epinefrina	Longa (180-420 min)	Com epinefrina: ≥ 225 mg
Prilocaína	Média (30-90 min)	Peso corporal < 70 kg: 8 mg/kg; ≥ 500 mg Peso corporal >70 kg: 600 mg
Ropivacaína	Longa (120-360 min)	2-4 mg/kg; ≥ 200 mg
ÉSTERES		
Procaína	Curta (15-60 min)	7 mg/kg; não exceder 350-600 mg
Cloroprocaína	Curta (15-30 min)	Sem epinefrina: 11 mg/kg; ≥ 800 mg Com epinefrina: 14 mg/kg; ≥ 1.000 mg

---

* N. de R.T. Medicamento não disponível no Brasil.

área maior com menos volume, não costuma distorcer a anatomia e pode ter maior duração de ação. Locais comuns para a anestesia regional são bloqueios digitais, bloqueios de nervos de extremidades, bloqueios de nervos infraorbital e supraorbital.

▶ Bloqueio de nervo digital

Este bloqueio necessita da infiltração de cerca de 0,5 mL de lidocaína ou bupivacaína na base do dedo na região de cada uma das quatro bainhas nervosas. Há dois nervos no aspecto dorsal e dois no aspecto palmar dos dedos. A duração da anestesia adequada com lidocaína é de cerca de 10 minutos. Novos dados de literatura sustentam o uso da epinefrina para bloqueios digitais, conforme a necessidade.

▶ Bloqueio de nervo radial

Este bloqueio de nervo anestesiará o dorso lateral da mão na distribuição do nervo radial. Cerca de 2 mL de lidocaína são instilados proximalmente ao tubérculo de Lister, onde o nervo radial emerge de trás do braquiorradial (Figura 31-2).

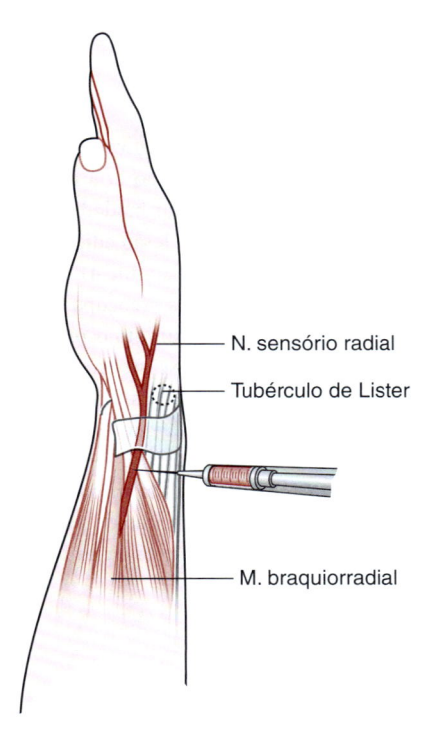

▲ **Figura 31-2** Bloqueio de nervo radial, no qual são instilados 2 mL de anestésico proximalmente ao tubérculo de Lister no aspecto radial do antebraço. (Reproduzida com permissão de Stone CK, Humphries RL: *Current Diagnosis & Treatment Emergency Medicine*, 7th ed. New York: McGraw-Hill, 2011. Copyright © McGraw-Hill Education LLC.)

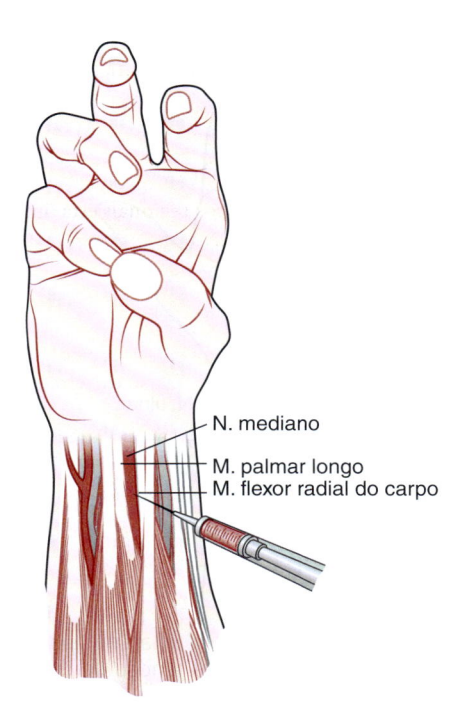

▲ **Figura 31-3** Bloqueio de nervo mediano, no qual são injetados 2 mL de anestésico no túnel do carpo entre os tendões do palmar longo e do flexor radial do carpo. (Reproduzida com permissão de Stone CK, Humphries RL: *Current Diagnosis & Treatment Emergency Medicine*, 7th ed. New York: McGraw-Hill, 2011. Copyright © McGraw-Hill Education LLC.)

▶ Bloqueio de nervo mediano

Este bloqueio de nervo anestesiará o aspecto palmar lateral da mão na distribuição do nervo mediano. Isto é obtido injetando-se 2 mL de lidocaína no túnel do carpo entre os tendões do palmar longo e do flexor radial do carpo (Figura 31-3).

▶ Bloqueio de nervo ulnar

Este bloqueio de nervo anestesiará a superfície palmar medial da mão na distribuição do nervo ulnar. Isto é realizado injetando-se 2 mL de lidocaína medialmente ao tendão do flexor ulnar do carpo (Figura 31-4).

▶ Bloqueio de nervo infraorbital

Este bloqueio de nervo anestesiará o ramo infraorbital do nervo maxilar (V^2) na sua saída do canal infraorbital. Isto se localiza inferiormente ao olho sobre uma linha imaginária entre a pupila e o canino ipsilateral. Infiltrar 1 a 2 mL de lidocaína para obter anestesia na distribuição deste nervo (Figura 31-5).

▲ **Figura 31-4** Bloqueio de nervo ulnar, no qual se injeta 2 mL de anestésico medialmente ao tendão do flexor ulnar do carpo. (Reproduzida com permissão de Stone CK, Humphries RL: *Current Diagnosis & Treatment Emergency Medicine*, 7th ed. New York: McGraw-Hill, 2011. Copyright © McGraw-Hill Education LLC.)

▶ **Bloqueio de nervo supraorbital**

Este bloqueio de nervo anestesiará o ramo supraorbital do nervo oftálmico em sua saída do forame supraorbital. Isto é realizado palpando-se o entalhe do forame supraorbital na borda orbital

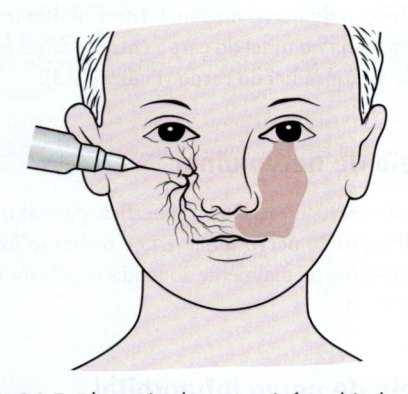

▲ **Figura 31-5** Bloqueio de nervo infraorbital, no qual a injeção intraoral ou percutânea ao redor do forame infraorbital palpável resultará em anestesia na área sombreada. (Reproduzida com permissão de Stone CK, Humphries RL: *Current Diagnosis & Treatment Emergency Medicine*, 7th ed. New York: McGraw-Hill, 2011. Copyright © McGraw-Hill Education LLC.)

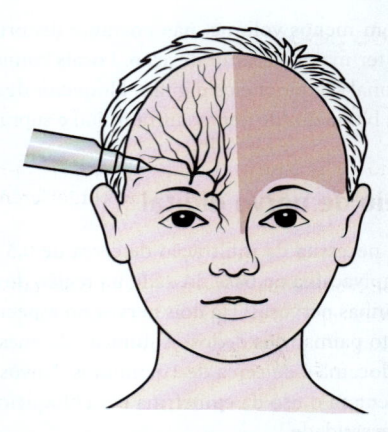

▲ **Figura 31-6** Bloqueio de nervo supraorbital, no qual o anestésico é injetado superiormente à borda orbital no entalhe supraorbital. A área sombreada será anestesiada no lado ipsilateral à injeção. (Reproduzida com permissão de Stone CK, Humphries RL: *Current Diagnosis & Treatment Emergency Medicine*, 7th ed. New York: McGraw-Hill, 2011. Copyright © McGraw-Hill Education LLC.)

superior e injetando 1 a 2 mL de lidocaína para obter anestesia deste ramo do nervo (Figura 31-6).

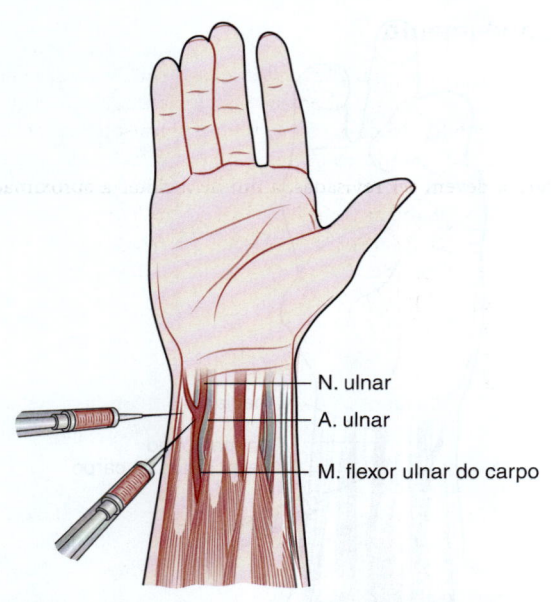

Sedação procedural

A sedação procedural se comprovou segura e efetiva no cuidado de ferimentos em pediatria. A sedação cria um ambiente em que o profissional consegue examinar cuidadosamente e tratar os ferimentos. Isto limita o risco de lesão adicional ao paciente causada por ansiedade ou dor (ver Capítulo 4).

São especialmente importantes as preocupações dos pais em relação ao sofrimento dos filhos durante o procedimento. Os pais podem solicitar a sedação sem se preocupar se os riscos da sedação superam os possíveis benefícios de estar "adormecido" durante o procedimento. Os pais devem ser orientados sobre quando pode ser mais eficaz, oportuno e seguro evitar a sedação procedural e utilizar um especialista em saúde da criança ou membro da equipe para distrair a atenção do paciente para uma avaliação e manejo mais simples e direto da ferida.

LIMPEZA E DESBRIDAMENTO

A limpeza de um ferimento agudo é fundamental para evitar infecções e complicações. O objetivo da limpeza da ferida é remover o máximo possível de bactérias, contaminantes e tecido desvitalizado. Há um espectro de abordagens, desde a irrigação até esfregação e excisão completa do ferimento inicial, que podem ser usadas para otimizar a limpeza da ferida. No SE, a irrigação copiosa é o método mais comum.

Remoção de pelos

Os ferimentos em áreas pilosas apresentam uma dificuldade especial, pois os pelos nativos podem ficar presos na ferida e agir como corpo estranho. Isto pode impedir a cicatrização adequada e promover a infecção. Uma solução simples é cortar os pelos suficientemente curtos para evitar a interferência com a ferida, mas não raspá-los. A raspagem expõe o folículo piloso e predispõe a mais infecção. As sobrancelhas e os cílios são exceções. Não se recomenda remover estes pelos, pois isto pode trazer efeitos estéticos significativos e causar ruptura do alinhamento anatômico necessário para aproximar adequadamente as margens da ferida. Em um pequeno subgrupo de pacientes, as sobrancelhas podem crescer novamente de maneira irregular após sua remoção.

Irrigação

A irrigação é a intervenção mais importante para evitar infecções e promover a cicatrização da ferida. A irrigação da ferida é o fluxo constante de uma solução através do tecido exposto para retirar materiais particulados, hidratar e permitir uma visualização efetiva. Há um debate continuado sobre a necessidade de irrigação sobre pressão *versus* a irrigação delicada para limpar adequadamente as feridas. É geralmente aceito que pressões de 7-11 libras/polegada^2 são necessárias para remover adequadamente bactérias e materiais particulados.

Estão disponíveis diversos materiais para fornecer fluxo pressurizado constante ou fluxo pulsátil, embora não tenha sido identificada nenhuma diferença clínica. No SE, foi demonstrado que uma seringa de 50 mL e uma agulha 19G fornecem a pressão e o fluxo ideais para uma irrigação completa. Foi demonstrado que seringas com bulbo e garrafas ou bolsas de líquidos com buracos não são efetivas para a limpeza adequada da ferida.

Estudos recentes compararam o uso água corrente cloretada *versus* SF para a irrigação de feridas. A água corrente se mostrou uma alternativa efetiva para irrigar ferimentos agudos.

Não misturar álcool, peróxido ou iodo com a solução de irrigação, pois estes produtos são bactericidas, mas também exibem citotoxicidade significativa e podem retardar a cicatrização da ferida. O peróxido de hidrogênio diluído é efetivo para a remoção de sangue ressecado e debris da pele circundante. Sabões e detergentes iônicos também não são recomendados para a limpeza de feridas, pois são irritantes e podem aumentar o risco de infecção.

Esfregação mecânica

Esponjas de alta porosidade podem ser usadas na superfície da ferida para remover delicadamente os debris. Escovas podem causar dano adicional ao tecido e reduzir a resistência a infecções, mas são efetivas para a remoção de corpos estranhos presos que poderiam interferir na cicatrização normal da ferida.

Desbridamento

A remoção de material estranho contaminante e tecido desvitalizado é importante para promover a cicatrização da ferida. O tecido desvitalizado deve ser excisado com bisturi estéril para expor o tecido saudável subjacente. Irregularidades nas margens da ferida devem ser revisadas, a fim de facilitar a aproximação adequada das margens da ferida e evitar abaulamentos nas bordas da ferida. O desbridamento da face e de outras áreas de importância estética deve ser feito por um cirurgião plástico.

FECHAMENTO DA FERIDA

Após exame cuidadoso, anestesia e irrigação, deve ser tomada a decisão sobre o fechamento da ferida. O fechamento da ferida no ambiente de cuidados agudos é chamado de fechamento primário. É o método preferido para reduzir a formação de cicatrizes, estimular a cicatrização e promover um rápido retorno ao estado funcional. Se for optado por não fechar a ferida no ambiente de cuidados agudos, o fechamento 48 a 96 horas depois é chamado de fechamento primário tardio.

O fechamento primário tardio pode ser preferido em feridas altamente contaminadas, feridas que necessitam de desbridamento significativo e ferimentos causados por mordeduras. Isto é realizado cobrindo-se a ferida com gaze embebida em SF após a limpeza inicial, o que permite que o tecido desenvolva resistência à infecção, o que não aconteceria com o fechamento primário. A gaze umedecida deve ser trocada três vezes ao dia, observando-se a presença de sinais de infecção. Após este intervalo, se não forem identificados sinais de infecção, a ferida pode ser fechada da mesma maneira que no fechamento primário.

Contraindicações

Nem todas as feridas devem ser primariamente fechadas no SE. Feridas altamente contaminadas, como fezes e pus, têm tanto risco de infecção que estão destinadas ao fracasso e se beneficiarão com o fechamento tardio. As feridas que estão fora do intervalo recomendado (> 6 horas) devem levar à consideração de fechamento tardio para minimizar o risco de infecção. Nenhuma ferida com infecção ativa no exame inicial deve ser submetida a fechamento primário.

Grandes defeitos de tecidos, como feridas com espaços necessitando muita tensão na sutura, devem ser considerados para cicatrização por intenção secundária. Essas feridas têm alto risco de deiscência e desenvolvimento de cavidade na ferida. Geralmente, é mais adequado manejá-las com trocas regulares de curativos, permitindo que o tecido de granulação preencha a ferida. Não fechar ferimentos que resultem em espaço vazio sob a área de fechamento – estes espaços predispõem à infecção e possível formação de abscessos. A presença de corpo estranho retido é uma contraindicação ao fechamento primário, devendo ser avaliado primeiramente. Feridas por esmagamento têm alto risco de complicações, como a síndrome compartimental, a formação de hematomas e a deiscência. Considerar que a ferida possa cicatrizar por intenção secundária.

Momento

Os ferimentos com menos de 6 horas de evolução podem ser submetidos ao fechamento primário, a menos que haja contraindicação e se apresentarem alta probabilidade de resultados satisfatórios. O fechamento primário de feridas com intervalos maiores do que 6 horas fica a critério do profissional. A resistência a infecções está diretamente relacionada a um suprimento sanguíneo adequado. Se a localização tiver suprimento sanguíneo adequado, o fechamento pode ser realizado com intervalos maiores, embora exista maior risco de infecção, o qual deve ser comunicado ao paciente e seus familiares. Alguns pacientes podem apresentar fluxo sanguíneo reduzido, como os diabéticos; o manejo ideal para estas feridas pode ser utilizar uma janela de intervalo menor para o fechamento primário. Os ferimentos faciais e no couro cabeludo podem ser considerados para fechamento primário até 24 horas após a lesão inicial, devido ao excelente suprimento sanguíneo da região.

Métodos de fechamento

Estão disponíveis quatro métodos de fechamento de feridas: suturas, fita adesiva, grampos e fita de tecido. A modalidade de escolha é determinada pela localização e características da ferida. Não costuma haver diferença estética entre as seleções disponíveis, e o desfecho depende em grande parte da cicatrização individual do paciente. Para lacerações lineares simples com pouca tensão, pode ser utilizado qualquer um dos quatro métodos descritos com resultados estéticos equivalentes. Para lacerações irregulares, áreas de movimento ou aquelas com muita tensão, a sutura é a modalidade de escolha. Os grampos são frequentemente usados em situações com pouco tempo ou nas lacerações não complicadas de couro cabeludo. O adesivo de tecido é comumente usado no paciente pediátrico para lacerações faciais não complicadas em regiões com pouca tensão.

▶ Sutura

A seleção do fio de sutura depende geralmente da localização da lesão e do grau de tensão que a sutura deverá manter. Fios e agulhas de menor tamanho são usados para ferimentos faciais para minimizar a formação de cicatrizes, geralmente com fio 5-0 ou 6-0. As suturas de feridas em camadas necessitam de sutura profunda absorvível. Os fechamentos em derme e epiderme em outros locais do corpo são comumente feitos com fio 3-0 ou 4-0, com o fio 3-0 sendo preferido em áreas que necessitem de maior força de tensão. A fibrose relacionada à sutura depende do tamanho do fio, da tensão na ferida e do tempo que o fio permanece no local. Todos os materiais de sutura causarão uma reação de corpo estranho no local com variações baseadas no tipo de material.

A decisão sobre o uso de fio absorvível ou não absorvível é determinada caso a caso. Para fechamentos de derme e epiderme, podem ser usados fios absorvíveis e não absorvíveis, e a escolha costuma ser determinada pela preferência do paciente, pela confiabilidade no seguimento e pelo grau de força tensional necessária. Em pacientes sem acompanhamento confiável, pode ser preferível fazer o fechamento com fio absorvível para evitar as consequências a longo prazo da duração prolongada da sutura e mesmo de retenção da sutura. Os fios comuns estão listados na Tabela 31-2.

Fios não absorvíveis

Os fios não absorvíveis são comumente usados para fechamentos superficiais para reparo de tendões e em regiões de alta tensão. A maioria dos fios não absorvíveis manterá a tensão por até 60 dias. Os materiais a seguir não são usados em suturas profundas devido à alta reatividade tecidual e à resposta do tipo de corpo estranho.

Seda. Um material trançado naturalmente produzido que tem sido usado ao longo da história para o fechamento de feridas. A seda é notória por sua elevada reatividade tecidual, a maior entre todos os fios não absorvíveis, bem como sua propensão para perder tensão com o tempo. O uso da seda tem sido em grande parte substituído por materiais sintéticos de sutura nos países desenvolvidos.

Náilon. Um material de sutura monofilamentar com reatividade tecidual relativamente baixa. Este fio é progressivamente degradado por hidrólise ao longo do tempo, resultando em perda da força de tensão. Ele é notavelmente rígido e não mantém o nó tão bem quanto outros materiais de sutura.

Polipropileno. Disponível como monofilamentos que fornecem força de tensão a longo prazo sem perda de tensão e causando a menor reação tecidual entre todos os fios. É comumente usado em fechamento de feridas superficiais.

Poliéster. Disponível como monofilamento e aplicações trançadas. É o fio de escolha para reparo de tendões, apresenta mínima reatividade tecidual e não é submetido à degradação ou enfraquecimento ao longo do tempo.

Fios absorvíveis

Os fios absorvíveis costumam ser usados para fechamento profundo de feridas na derme e nas camadas da fáscia. Eles causam um elevado grau de reação tecidual local que contribui para a sua degradação. Estes materiais de sutura mantêm a força de tensão por menos de 60 dias. Estão disponíveis muitas variedades para o uso com a decisão sobre a seleção se baseando na duração da força de tensão. Os fios de rápida absorção, como o categute de ação rápida, polidioxanona ou poliglecaprone, e são opções efetivas para reparo de lacerações em crianças que não são candidatas para adesivo tecidual. Isto costuma eliminar uma avaliação de retorno para a remoção de suturas.

Categute. Comumente criado a partir de serosa bovina, estes fios são degradados por enzimas proteolíticas e têm duração de tensão inconsistente. Disponíveis como categute simples ou cromado, eles são seletivamente usados no SE. O categute simples mantém a tensão por cerca de 2 semanas com um elevado grau de reatividade tecidual. O categute cromado é tratado com sais de cromo, oferecendo absorção e força de tensão mais previsíveis com duração de até 4 semanas.

Tabela 31-2 Materiais de sutura comuns

Fios não absorvíveis	Filamentos	Classificação	Duração da força de tensão
Seda	Trançado	Biológico	Muitos meses
Náilon (Ethilon, Dermalon)	Monofilamentar	Sintético	Muitos anos
Polipropileno (Prolene, Surgipro)	Monofilamentar	Sintético	Nenhuma degradação
Poliéster (Ticron, Mersilene)	Trançado e monofilamentar	Sintético	Nenhuma degradação
Polibutéster (Novafil)	Monifilamentar	Sintético	Nenhuma degradação
Fios absorvíveis			
Categute simples	Monofilamentar	Biológico	50% em 5 d
Categute cromado	Monofilamentar	Biológico	50% em 10 d
Poliglecaprone (Monocryl)	Monofilamentar	Sintético	60% em 1 semana
Polidioxanona (PDS)	Monofilamentar	Sintético	50% em 4 semanas
Poliglactina (Vicryl)	Trançado	Sintético	65% em 2 semanas
Poligliconato (Maxon)	Monofilamentar	Sintético	70% em 28 dias
Poliglitone (Caprosyn)	Monofilamentar	Sintético	50% em 10 dias

Sintéticos. Disponíveis em várias aplicações, incluindo ácido poliglicólico, poliglactina, polidioxanona, poliglecaprone, poliglitone e poligliconato. Eles produzem mínima reação tecidual e costumam ser usados para fechamentos profundos e reparos vasculares. O ácido poliglicólico e a poliglactina retém cerca de 50% da força de tensão por 10 a 14 dias. A polidioxanona retém 50% da força de tensão em 4 semanas. O poliglecaprone retém 60% da força de tensão em 1 semana. O poligliconato retém 70% da força de tensão em 1 mês.

▶ Fita adesiva

Evitar o uso de fios para o reparo de feridas fornecerá o menor risco de infecção, pois não há reação de corpo estranho. As fitas são altamente efetivas no fechamento de lacerações lineares não complicadas com pouca tensão. Elas também são efetivas para a aproximação da epiderme em feridas que foram fechadas com suturas dérmicas profundas. Devido às taxas de infecção muito baixas, as fitas são muito efetivas também nas feridas contaminadas. A ferida deve estar limpa e seca antes da colocação da fita para evitar a falha precoce. A tintura de benjoim é efetiva para promover a adesão da fita e a tensão. A fita permite que haja tensão apenas nas camadas mais superficiais da pele; assim, pode haver necessidade de suturas dérmicas profundas para manter a aproximação adequada da ferida com a camada epidérmica sendo fechada pela fita.

▶ Grampos

A facilidade de uso, a rapidez e os bons resultados estéticos tornam o fechamento de feridas com grampos uma escolha aceitável. Há diversos aplicadores de grampos comercialmente disponíveis. Os grampos podem ser usados em lacerações relativamente simples sem componente profundo significativo, pois fecham apenas a camada superficial da pele. Eles são mais comumente usados em lacerações do couro cabeludo, onde tanto a aplicação como a remoção não são complicadas pelos cabelos. A taxa de infecção e a formação de cicatrizes a longo prazo são semelhantes às de suturas. A remoção dos grampos é um pouco mais dolorida do que a remoção de suturas. Ela é realizada com um removedor de grampos comercialmente disponível que faz a eversão dos braços penetrantes do grampo.

▶ Adesivos teciduais

O adesivo tecidual cianoacrilato é um método comumente usado para o fechamento de feridas não complicadas em pacientes pediátricos, geralmente em lacerações faciais. O adesivo cianoacrilato se polimeriza para manter a aproximação das bordas da ferida, fornecendo resultado estético efetivo e prevenção de infecção, além de ser um tratamento quase indolor. Os adesivos são recomendados para lacerações com menos de 5 cm de comprimento e com menos de 0,5 cm de largura e que são facilmente aproximados com mínima tensão. Eles não são recomendados em áreas próximas aos olhos, nas membranas mucosas ou de infecção ativa. A aplicação do adesivo é feita pela aproximação das margens da ferida e aplicação de duas camadas de adesivo sobre toda a superfície da ferida, estendendo-se 5 a 10 mm além das bordas da ferida. A ferida é mantida aproximada por 45 a 60 segundos enquanto o adesivo se polimeriza, seguindo-se com uma segunda aplicação. Para evitar que o adesivo atinja olhos ou pelos, deve-se cobrir os olhos com gaze e aplicar vaselina nos pelos próximos.

Técnica de sutura

Há diversas técnicas de sutura para o fechamento de feridas. O objetivo é otimizar a aproximação das margens da ferida e reduzir a incidência de infecção e formação de cicatrizes. Geralmente, no SE, a técnica de sutura interrompida simples é suficiente para obter os resultados ideais nos reparos. Podem ser realizadas suturas contínuas em lacerações lineares com pouca tensão, especialmente em situações com pouco tempo para o procedimento. Feridas profundas ou com espaços devem ser fechadas com suturas de colchoeiro verticais e horizontais, respectivamente. Algumas vezes, a ferida pode necessitar de múltiplas camadas de suturas para seu fechamento, em especial em pacientes com envolvimento de fáscia ou perda de tecido. A técnica específica necessária irá variar conforme o paciente e o profissional.

CUIDADO POSTERIOR DA FERIDA

Curativos

O papel dos curativos na ferida é proteger de contaminação e de rupturas forçadas da ferida, otimizando o ambiente para sua cicatrização. Um curativo oclusivo é uma maneira custo-efetiva de evitar falhas no reparo de feridas. Ele pode ser usado para manter a umidade e os tratamentos tópicos, sendo simples e fácil de trocar. Um curativo consiste em uma bandagem adesiva simples ou uma organização complexa de gazes e componentes antibacterianos. As trocas dos curativos devem ser realizadas pelo menos diariamente.

Pomadas

Os estudos não têm indicado diferenças entre pomadas antibacterianas e pomada de vaselina na prevenção de infecções de feridas. Ambas as pomadas mantêm a umidade no tecido de cicatrização, evitando que ele resseque e retarde a cicatrização. As pomadas podem ajudar a evitar e reduzir a formação de cicatrizes. A manutenção de um ambiente úmido é preferível em relação à recomendação histórica de manter a ferida limpa e seca.

Imobilização

As feridas muito grandes e aquelas que recobrem articulações devem ser imobilizadas com tala. Uma tala evita a deiscência e a ruptura da ferida que são causadas por estiramento e estresse sobre o ferimento. A imobilização deve ser continuada por pelo menos 1 semana para permitir uma cicatrização suficiente da ferida que aguente a separação pelo movimento. Evitar a imobilização prolongada, a qual contribuirá para a rigidez articular.

Remoção de suturas e grampos

As lacerações de pele necessitam de uma média de 7 dias para obter uma força tecidual adequada e evitar a deiscência espontânea. As recomendações gerais para a remoção de suturas dependem da localização da sutura devido a variações na tensão tecidual, movimentação e aspectos estéticos.

As suturas na face devem ser removidas após 3 a 5 dias – um tempo maior aumenta o risco de formação de cicatrizes. Suturas ou grampos no couro cabeludo e braços devem ser removidos após 7 a 10 dias. Suturas no tronco, pernas, mãos e pés devem ser removidas após 10 a 14 dias. Suturas nas palmas e solas devem permanecer por 14 a 21 dias antes da remoção. Cada ferida deve ser avaliada individualmente e, dependendo do progresso da ferida, a duração da sutura varia. Deve-se permitir um prazo maior para feridas que não parecem ter cicatrizado suficientemente bem para manter o fechamento. A Tabela 31-3 lista a duração recomendada conforme a localização.

CONSIDERAÇÕES ADICIONAIS

Antibioticoterapia

O desenvolvimento de infecção na ferida é uma consideração importante na determinação do manejo de uma ferida aguda. Por reduzir a ação das células inflamatórias e a oxigenação tecidual e por aumentar a inflamação, a infecção retarda a cicatrização e piora os desfechos. No manejo de pacientes ambulatoriais, os antibióticos tópicos e enterais formam a base do tratamento.

A irrigação deve ter prioridade sobre os antibióticos no manejo da maioria dos pacientes com feridas nos quais podem ser usados. Os antibióticos devem utilizados como adjuntos. Uma média de 4,5 a 6,3% das feridas se tornarão infectadas, mas não há evidências sustentando o uso disseminado de antibióticos profiláticos. Os pacientes com comorbidades (Aids, diabetes não controlado), tipos específicos de feridas (lesões por esmagamento e compressão), ferimentos grosseiramente contaminados, envolvimento de estruturas profundas, ferimentos por mordeduras e apresentação tardia são candidatos para receberem antibióticos.

A escolha do antibiótico deve ser adaptada aos microrganismos suspeitos. A maior parte das infecções de feridas é causada por espécies de estafilococos e estreptococos. Os ferimentos com água salgada têm risco aumentado de espécies

Tabela 31-3 Duração das suturas conforme a localização

Localização	Duração da sutura (dias)
Face e couro cabeludo	3-5
Braços	7-10
Tronco	7-10
Pernas	10-14
Mãos e pés	10-14
Palmas e solas	14-21

de *Vibrio*, os ferimentos com água doce têm risco aumentado de *Aeromonas* e ferimentos contaminados com matéria orgânica apresentam risco de espécies de *Clostridium*. Embora o *Staphylococcus aureus* resistente à meticilina adquirido na comunidade (CA-MRSA) seja uma causa importante de infecção cutânea, as taxas totais de estado de portador são baixas e não devem ter impacto na escolha dos antibióticos em pacientes de outro modo saudáveis.

Antibióticos específicos têm sido historicamente utilizados como manejo básico de feridas. Porém, há poucos dados para recomendar especificamente o seu uso. Foi demonstrado que a administração de antibióticos tópicos no SE pode diminuir o risco de infecção de feridas em comparação com a vaselina em pomada. A escolha ideal dos antibióticos tópicos não é conhecida. Pomadas comumente usadas ou vendidas sem prescrição médica incluem a bacitracina ou uma combinação de bacitracina, neomicina e polimixina (pomada antibiótica tripla). Sabe-se que a neomicina pode causar dermatite alérgica nos pacientes. Não é recomendado o uso de pomadas após a ferida ter sido fechada com adesivo tecidual, pois elas podem causar o enfraquecimento precoce do filme polimerizado.

Profilaxia do tétano

O tétano é uma doença potencialmente fatal que resulta da infecção da ferida pelo *Clostridium tetani*. Nos Estados Unidos, a imunização de rotina contra o tétano é comum em crianças.* A profilaxia do tétano se tornou o padrão de cuidados no manejo de rotina dos ferimentos, devendo ser considerada em feridas com potencial perda de integridade de pele e mucosas. Recomenda-se uma série de imunização em três partes para uma cobertura adequada. Se o paciente não tiver recebido imunização contra o tétano por mais de 5 anos, ela deve ser atualizada no SE. A Tabela 31-4 resume as recomendações da profilaxia do tétano.

A idade do paciente e o estado da vacinação determinará o reforço contendo toxoide tetânico. Os pacientes com idade entre 6 semanas e 6 anos devem receber a vacina com toxoides da difteria e do tétano e de pertussis acelular (DTaP). Para crianças com 7 a 10 anos vacinadas, é preferível a vacina com toxoides de tétano e difteria (Td). Nos pacientes com idade entre 10 e 18 anos, recomenda-se toxoide tetânico, toxoide reduzido de difteria e pertussis acelular (Tdap).

A imunoglobulina tetânica (TIG) é considerada segura e o padrão de cuidados para ferimentos apropriados. Os ferimentos de alto risco que aumentam o risco de tétano incluem aqueles contaminados com sujeira, fezes, material orgânico, saliva e feridas associadas com geladura, esmagamento ou avulsão. Para lactentes com menos de 6 meses, é apropriado utilizar o estado de imunização da mãe, além das recomendações na Tabela 31-4. Além disso, a TIG deve ser considerada em ferimentos propensos ao tétano nos pacientes com infecção pelo HIV independentemente do seu estado de imunização.

Profilaxia contra raiva

A raiva continua sendo um problema grave nos Estados Unidos e em outros países. Ela é uma infecção viral quase sempre fatal causada por um vírus RNA e transmitida após a inoculação em uma ferida a partir de um reservatório infectado. A proximidade do local de inoculação com o cérebro do paciente determinará em parte o tempo até o início da doença, geralmente semanas a meses. Após o início dos sintomas de raiva, a profilaxia contra a raiva não terá mais benefício.

Mais de 23 mil doses de profilaxia pós-exposição à raiva (PPER) são administradas anualmente nos Estados Unidos. O manejo de uma exposição potencial é um elemento fundamental no cuidado de feridas.

▶ Avaliação do risco

Tipo de animal

Os animais considerados de alto risco incluem morcegos, guaxinins, gambás, raposas, coiotes e outros carnívoros.

Nota: Os morcegos são considerados reservatórios de alto risco e têm sido ligados a muitos casos nos Estados Unidos. Em situações onde é possível ter havido contato com morcego (áreas de dormitórios, presença de crianças, pacientes mentalmente incapacitados), mesmo sem a óbvia evidência de mordedura, recomenda-se a administração da PPER.

Os animais considerados de baixo risco incluem ratos, camundongos, esquilos, coelhos, gerbilos, outros pequenos roedores, pássaros e répteis. Gatos e cachorros domésticos são menos preocupantes devido à elevada penetração da vacinação nos Estados Unidos.

Circunstâncias da exposição

Mordeduras por animais domésticos, não provocadas, são consideradas de alto risco para a raiva. O comportamento defensivo normal possui baixo risco. Pode ser difícil a diferenciação entre o comportamento defensivo normal e o comportamento raivoso.

Tabela 31-4 Resumo das recomendações de profilaxia do tétano

Doses prévias de toxoide tetânico	Ferimentos pequenos, mínima contaminação	Ferimentos grandes ou altamente contaminados
< 3 ou desconhecido	Apenas toxoide tetânico	Toxoide tetânico + imunoglobulina tetânica
≥ 3	Nenhuma terapia	Nenhuma terapia

---

* N. de R.T. O mesmo é válido para o Brasil.

Método de exposição

A violação da integridade da pele é considerada potencial para a transmissão do vírus. Além da ruptura da barreira de pele pelos dentes, a contaminação de ferimentos previamente abertos com saliva do animal é considerada de risco ainda maior.

Determinar se o animal é raivoso (ou potencialmente raivoso)

O estado de vacinação contra a raiva no animal deve ser rapidamente determinado. Se o animal doméstico está com a vacinação atualizada, o risco de transmissão de raiva é muito baixo. Se o estado não puder ser verificado, o animal deve ser observado por 10 dias quanto a alterações em sua condição, ou deve ser sacrificado para que seu cérebro seja examinado quanto a evidências de raiva. Se o animal não puder ser encontrado, ou em outras situações consideradas de alto risco, deve ser administrada a PPER. O comportamento do animal agressor não é um sinal confiável de raiva; 80% dos casos de raiva são de raiva "furiosa"; 20% são de raiva "silenciosa".

Geografia

Nos Estados Unidos, a raiva está concentrada nas áreas geográficas leste e sul, mas é encontrada em todas as regiões. Verificar com autoridades locais de saúde pública para determinar o risco de exposição.

▶ Manejo das exposições de alto risco

Cuidados com a ferida

A irrigação adequada é fundamental. Em combinação com a PPER adequada, a irrigação forma a base da profilaxia contra a raiva.

Imunização ativa

Há duas formas de vacina disponíveis nos Estados Unidos para o uso em humanos após a exposição para conferir imunidade ativa. As imunizações são administradas nos dias 0, 3, 7 e 14 IM em local distante da imunoglobulina contra raiva (ver informações sobre imunoglobulina contra a raiva no tópico a seguir). Se o paciente tiver recebido a vacina antes da exposição, a vacina deve ser administrada nos dias 0 e 3.

Imunização passiva

A imunoglobulina contra a raiva (RIG) é administrada para conferir imunidade passiva ao paciente enquanto o sistema imune do paciente gera anticorpos por meio da imunização ativa com a vacina contra raiva. A RIG não está indicada para os pacientes com imunização completa antes da exposição.

A RIG é administrada como injeção de 20 UI/kg. Deve ser infiltrado o máximo possível de RIG ao redor das margens da ferida, o que pode representar um desafio no paciente pediátrico, dependendo do volume da solução. A dose remanescente deve ser administrada IM em local distante do local da vacina.

Instruções de acompanhamento

Os pacientes e seus familiares devem receber orientações claras e concisas na liberação. Há evidências crescentes de que os pacientes não compreendem as orientações recebidas e são inadequadamente confiantes em seus enganos. Os pacientes devem receber instruções por escrito, as quais são reforçadas pela discussão oral da informação. As instruções devem ser dadas em linguagem comum, apropriadas para o nível de compreensão do paciente e seus familiares. Aspectos importantes incluem cuidados adequados com a ferida em casa, data de remoção de pontos ou grampos, bem como o que fazer no caso de surgirem sintomas preocupantes.

Eidelman A, Weiss JM, Baldwin CL, et al: Topical anaesthetics for repair of dermal laceration. *Cochrane Database Syst Rev.* 2011;(6):CD005364 [PMID: 21678347].

Engel KG, Heisler M, Smith DM, et al: Patient comprehension of emergency department care and instructions: Are patients aware of when they do not understand? *Ann Emerg Med.* 2009;53(4):454-461 [PMID: 18619710].

Fernandez RS, Griffiths R, Ussia C: Water for wound cleansing. *Int J Evid Based Health.* 2007;5(3):305-323 [PMID: 21631794].

Garcia-Gubern CF, Colon-Rolon L, Bond MC: Essential concepts of wound management. *Emerg Med Clin N Am.* 2010;28(4):951-967 [PMID: 20971399].

Luck RP, Flood R, Eyal D, et al: Cosmetic outcomes of absorbable versus nonabsorbable sutures in pediatric facial lacerations. *Pediatr Emerg Care.* 2008;24(3):137-142 [PMID: 18347489].

Moran GJ, Talan DA, Abrahamian FM: Antimicrobial prophylaxis for wounds and procedures in the emergency department. *Infect Dis Clin N Am.* 2008;22(1):117-143 [PMID: 18295686].

Rupprecht CE, Briggs D, Brown CM, et al: Use of a reduced (4-dose) vaccine schedule for postexposure prophylaxis to prevent human rabies: Recommendations of the advisory committee on immunization practices. *MMWR Recomm Rep.* 2010;59(RR-2):1-9 [PMID: 20300058].

Spiro DM, Zonfrillo MR, Meckler GD: Wounds. *Pediatr Rev.* 2010;31(8):326-334 [PMID: 20679098].

Waseem M, Lakdawala V, Patel R, et al: Is there a relationship between wound infections and laceration closure times? *Int J Emerg Med.* 2012;5(1):32 [PMID: 22835090].

TRATAMENTO DE FERIMENTOS ESPECÍFICOS NA EMERGÊNCIA

LACERAÇÕES ORAIS

A maioria das lacerações intraorais e periorais não necessitará de fechamento primário. Algumas situações exigem considerações especiais. Algumas lesões orais necessitarão de manejo da via aérea, e a intubação pode ter de ser realizada antes do fechamento de um ferimento sangrante. Um paciente sedado e imobilizado pode facilitar um procedimento difícil. Se a via aérea do paciente estiver intacta, ainda pode haver necessidade de sedação procedural para permitir um reparo meticuloso. A anestesia adequada para o manejo da ferida pode ser aceitável apenas com a anestesia local, mas a anestesia regional apropriada pode fornecer alívio superior da dor com menos distorção da anatomia local. A maioria das lesões orais não necessitará de antibióticos para a prevenção de infecções, pois é raro haver infecção pós-lesão mesmo no ambiente relativamente rico em germes da boca. As lesões específicas incluem as seguintes.

Laceração da borda do lábio

Esta localização exige fechamento meticuloso. Se as margens apropriadas da ferida estiverem deslocadas em 1 mm ou mais, haverá um resultado estético inaceitável.

Laceração do frênulo

É provável que a laceração não necessite de reparo. Porém, esta lesão (especialmente em lactentes) é altamente sugestiva de TNA.

Laceração de língua

Na maioria dos ferimentos da mucosa oral, as lacerações pequenas e lineares da língua cicatrizarão rapidamente por conta própria. Porém, as lacerações bífidas ou ferimentos sangrantes necessitarão de reparo e podem ser de difícil manejo. Pode haver necessidade de uma sutura de retenção ou uma pinça para estabilizar a língua. O uso de fio categute cromado em geral fornecerá o melhor resultado.

Laceração completa através da bochecha

Se a laceração for suficientemente grande para reparar, há necessidade de uma abordagem em várias camadas. Após a irrigação adequada, fechar primeiro a camada mucosa com categute cromado, ou outro fio de rápida absorção. Irrigar a ferida novamente a partir da parte externa. As estruturas profundas podem então ser aproximadas com o uso de fio de ácido poliglicólico (Vicryl). A epiderme deve ser fechada com fio apropriado para pele na face.

LESÕES POR INJEÇÃO DE ALTA PRESSÃO

Embora este padrão de lesão tenha menos chance de ocorrer no paciente pediátrico, o conhecimento básico dessa lesão com alto potencial de morbidade é importante. Equipamentos industriais podem produzir pressões significativas (> 10.000 psi), o que é consideravelmente mais do que suficiente para romper roupas, pele e instilar o agente liberado profundamente na mão, no antebraço ou no pé do paciente. Dependendo do agente, da pressão, da anatomia e do tempo até o tratamento, pode haver necessidade de amputação. Se for encontrada esta lesão, imobilizar a extremidade, administrar antibióticos de largo espectro, solicitar radiografias e consultar com urgência um ortopedista, a equipe de trauma ou um cirurgião plástico.

AMPUTAÇÕES

As amputações são mais comuns nas extremidades superiores (mecanismo de esmagamento ou guilhotina), mas as extremidades inferiores e outros apêndices podem ser afetados. As amputações podem ser classificadas como completas ou parciais, dependendo da integridade do tecido de conexão. Será necessário o reimplante (para completa) ou a revascularização (para parcial), respectivamente.

Após completar a avaliação primária, deve-se direcionar a atenção para a parte amputada. O cuidado pré-hospitalar adequado visa a restaurar o tecido afetado. Após o controle da hemorragia, a parte do corpo amputada deve ser enrolada em gaze umedecida com SF, fechada em sacola plástica e colocada em água gelada. O ferimento e a parte amputada não devem ser manipulados, devendo ser apenas irrigados delicadamente com SF. Sujeitar o tecido afetado a trauma adicional, fazer saturação excessiva com líquidos ou congelar por contato direto com gelo reduzirá a viabilidade do tecido. Foram publicados limites de tempo para o reimplante: a isquemia quente pode ser tolerada por 6 a 8 horas, e a isquemia fria, por 12 a 24 horas.

A decisão sobre reimplante ou revascularização deve ser feita em conjunto com cirurgião. As partes amputadas não devem ser descartadas até que tenham sido consideradas inúteis. Algumas vezes, o tecido pode ser usado para enxerto.

LESÕES POR EXPLOSÃO

Os ferimentos causados por explosão ou projéteis de alta velocidade podem ser graves, resultando em branda destruição. A ruptura extensa de tecidos moles e duros pode resultar em cavidades que podem esconder a extensão da lesão. Como a força pode ser transmitida para locais distantes, o exame do paciente inteiro é fundamental para reduzir a probabilidade de lesões concomitantes.

As lesões por explosão tendem a ser complicadas e têm patologia grave; a internação hospitalar é comum. A avaliação inicial deve seguir uma abordagem tradicional de trauma: via aérea, respiração, circulação, controle de hemorragia e exame físico completo. A avaliação cirúrgica apropriada será necessária para avaliação e internação; se não houver disponibilidade, deve-se transferir o paciente para um centro de referência apropriado sem demora. Estes pacientes geralmente necessitarão de exploração em etapas, desbridamento, irrigação e técnica de fechamento secundário. Devem ser administrados antibióticos de amplo espectro.

FERIMENTOS POR MORDEDURAS

Estima-se que quase 1% de todas as avaliações de emergência nos Estados Unidos sejam devidas à mordedura de mamíferos. Dependendo da etiologia e do padrão do ferimento da mordedura, as complicações variam de imediatas (fratura, hemorragia, morte) a até longo prazo (infecção, perda funcional, desfiguramento). Uma compreensão dos diferentes tipos de ferimentos por mordeduras e o manejo adequado é fundamental. A escolha

Tabela 31-5 Escolha de antibióticos orais para tratamento ou profilaxia de infecção de feridas com base na fonte de mordedura

Fonte de mordedura	Antibiótico de escolha	Alternativa
Mordedura humana	Amoxicilina/ácido clavulânico	Macrolídeos
Mordedura de cachorro	Amoxicilina/ácido clavulânico	Clindamicina + sulfametoxazol/ trimetoprima
Mordedura de gato	Amoxicilina/ácido clavulânico	Clindamicina + sulfametoxazol/ trimetoprima

dos antibióticos para ferimentos por mordeduras na profilaxia de infecção está listada na Tabela 31-5.

Mordeduras de cachorro

As mordeduras de cachorro são os ferimentos por mordedura de animal mais comum. Os adultos são mais comumente mordidos nas mãos e as crianças, com mais frequência, na face. Avulsões, abrasões, lacerações e esmagamentos costumam ser encontrados devido aos dentes mais achatados dos cães e às altas pressões que suas mandíbulas podem gerar.

Após a estabilização inicial, a irrigação é a base da prevenção de infecção. O fechamento primário dos ferimentos tem sido um assunto controverso. É provável que o fechamento primário resulte em redução no tamanho da cicatriz, mas aumenta a chance de infecção. Um estudo recente descreve a preferência cada vez mais comum dos médicos por evitar o fechamento primário. Se houver preocupação estética, o fechamento primário é aceitável se o local não for a mão do paciente e se ele compreender o risco aumentado de infecção. A amoxicilina/ácido clavulânico é o antibiótico de preferência para a cobertura de *Pasteurella*, *Staphylococcus*, *Streptococcus* e todas as espécies de bactérias que podem causar infecção. Os ferimentos claramente infectados necessitam de antibióticos, e a profilaxia nas feridas agudas permanece sendo uma dúvida. A literatura atual sustenta o tratamento de ferimentos de alto risco, especialmente aqueles nas mãos. A imunização contra raiva e tétano deve seguir as diretrizes habituais.

O encaminhamento deve incluir o acompanhamento cuidadoso do paciente devido à probabilidade de infecção da ferida, especialmente se for feito o fechamento primário. Os pacientes devem retornar ao SE em 48 horas ou acompanhar com um médico da atenção primária. Se o resultado estético for inaceitável, pode estar indicado o encaminhamento para a cirurgia plástica.

Mordedura de gato

Os ferimentos de mordeduras de gato são menos comumente encontrados em comparação com as de cachorro, mas têm maior potencial de infecção. Os gatos têm menor força na mordida e dentes que são afiados e finos, resultando em ferimentos puntiformes que podem depositar a flora oral profundamente na ferida. Os padrões de ferimentos tendem aos membros superiores, seguidos por lesões faciais. O cuidado com o ferimento deve ser o mesmo dos cães, incluindo a escolha da profilaxia antibiótica. Porém, as taxas estimadas de infecção da ferida são de 60 a 80%, e muitos médicos sustentam a profilaxia com antibióticos independentemente do local. As etiologias infecciosas são semelhantes às dos cachorros, com a *Pasteurella* sendo a mais comum, seguida por *Streptococcus* e *Staphylococcus*. O acompanhamento cuidadoso é altamente recomendável.

Mordeduras de humanos

Dois tipos de ferimentos por mordeduras de humanos são encontrados: ferimentos por mordeduras oclusivas e ferimentos de punho fechado de "luta-mordida". No paciente pediátrico, os ferimentos por mordedura oclusiva podem resultar de brincadeiras agressivas, eventos esportivos ou TNA. Os ferimentos de punho fechado tendem a ser mais comuns nos adolescentes. Eles geralmente resultam de uma luta em que o paciente atinge uma pessoa na boca, causando uma laceração sobre a articulação MF por um dente. Estas lesões apresentam alto risco de infecção, pois a flora oral pode ser inoculada diretamente nas articulações próximas e estruturas tendinosas. As radiografias podem revelar fraturas ou retenção de corpo estranho.

A irrigação deve ser a medida primária para controle da infecção. Um cenário que exige atenção é aquele em que o tendão foi violado pela flora oral quando o punho estava em posição fechada e a área violada pode não ser visível quando a mão está relaxada.

A flora oral é varada: espécies de *Streptococcus*, *Staphylococcus* e *Eikenella* são as mais comuns, mas outras espécies podem ser encontradas. A amoxicilina/ácido clavulânico é o antibiótico de preferência. Estes ferimentos não devem ser submetidos a fechamento primário. Após a irrigação, colocar bandagem frouxa sobre a ferida e imobilizar com tala em posição anatômica. Deve ser avaliada a profilaxia do tétano.

Na ausência de envolvimento de articulações e tendões, retenção de corpo estranho, fratura ou sinais de infecção, e quando o paciente tem seguimento confiável e verificado, o paciente/ família pode ser tratado apenas no SE e ser liberado. Considerando a natureza de alto risco destes ferimentos, o médico do SE deve ter um baixo limiar para consultar um cirurgião de mão. Os ferimentos por mordeduras de humanos comumente necessitam de desbridamento cirúrgico e antibióticos parenterais.

FERIMENTOS PUNTIFORMES PLANTARES

Os ferimentos puntiformes plantares são comumente encontrados em crianças. Os pacientes geralmente relatam ter pisado em um prego enferrujado, embora possam ocorrer ferimentos por vidro, madeira ou outros materiais afiados. A infecção parece ser um problema comum, pois os pés tendem a estar sujos e o material violador costuma estar contaminado. As complicações infecciosas variam desde celulite simples a até abscesso mais grave, artrite séptica e osteomielite. Pode haver retenção de corpo estranho, o que pode causar infecção.

O tratamento pode ser um pouco mais difícil do que na retenção de corpo estranho, mas os pacientes e familiares devem estar cientes de que corpos estranhos radioluscentes podem não ser notados. Para reduzir o risco de infecção, pode ser útil permitir que as feridas cicatrizem por intenção secundária ou com técnicas de fechamento secundário. Há poucos dados sobre a profilaxia antibiótica. A flora habitual da pele tende a ser a etiologia da celulite, sendo razoável a cobertura-padrão para a flora da pele. A *Pseudomonas* tem sido uma causa comum de osteomielite, geralmente em ferimentos puntiformes que penetram pelo tênis ou naqueles pacientes com problemas de cicatrização (particularmente em diabéticos). Se houver suspeita de *Pseudomonas*, as fluoroquinolonas são um antibiótico enteral razoável. As fluoroquinolonas foram previamente temidas como causa de falha cartilaginosa em crianças; porém, elas foram recentemente aceitas para uso em diversas indicações. O uso de prevenção contra *Pseudomonas* não é rotineiramente recomendado.

A menos que seja encontrado um corpo estranho ou o paciente já apresente o pé infectado, a maioria dos pacientes pode ser liberada após o cuidado no SE. A menos que o ferimento seja mínimo, é prudente que o paciente faça seguimento no SE ou com médico da atenção primária para a verificação da ferida. Quando houver outras preocupações, o paciente deve ser encaminhado para a ortopedia ou pediatria para intervenções adicionais.

Ball V, Younggren BN: Emergency management of difficult wounds: part I. *Emerg Med Clin North Am*. 2007;25(1):101-121 [PMID: 17400075].

Morrison WA, McCombe D: Digital replantation. *Hand Clin*. 2007;23:1-12 [PMID: 17478248].

Wolf SJ, Bebarta VS, Bonnett CJ, et al: Blast injuries. *Lancet*. 2009;374: 405-415 [PMID: 19631372].

Seção IV. Emergências Não Traumáticas

Emergências oculares

32

Robert D. Greenberg, MD, FACEP
Cassandra Zhuang, BS

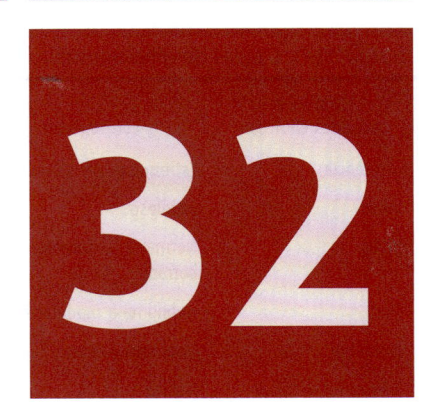

▼ AVALIAÇÃO DE EMERGÊNCIA PARA SINTOMAS OCULARES IMPORTANTES

AVALIAÇÃO DE OLHO VERMELHO OU DOLORIDO

HISTÓRIA E EXAME

Fatores históricos são importantes para determinar a causa de queixas oculares no paciente pediátrico. A história, quando correlacionada com achados oculares característicos no exame físico focado, geralmente determina o diagnóstico. A história inclui a atividade e o comportamento da criança, bem como os itens habituais da história, por exemplo episódios prévios, início dos sintomas, uso de lentes de contato, doenças ou queixas concomitantes e sintomas associados (Tabela 32-1) (Figuras 32-1 e 32-2).

O exame ocular completo inclui os seguintes componentes, que necessitam ser adaptados à idade e às capacidades de cada paciente.

Acuidade visual

O teste de acuidade visual do neonato, lactente ou criança de 1 a 3 anos é realizado testando-se a reação pupilar à luz. A capacidade da criança para acompanhar e fixar uma fonte de luz a 30 cm-1 m de distância determina se a acuidade visual é adequada. Uma fixação constante indica grosseiramente 20/40, fixação não constante 20/100 e incapacidade de fixar 20/400. Testes formais para a acuidade visual para crianças de 2 a 3 anos são realizados por meio de um cartão de Snellen, cartão de Allen ou cartão com "E" alternante a uma distância de 6 metros. Uma alteração aguda na visão geralmente indica doença do globo ou vias visuais. Dor e redução de acuidade indicam doença corneana ou irite.

Avaliação

A avaliação do olho, incluindo conjuntiva, córnea, esclera, cristalino, pupila, pálpebras externas, cílios, ductos lacrimais, órbitas e região periorbital, deve pesquisar possíveis sinais de trauma, infecção, exsudato ou irritação.

Função pupilar

Verificar a função pupilar quanto à forma, à simetria e à reação à luz e à acomodação.

Função de músculos extraoculares

Verificar os músculos extraoculares quanto a sinais de encarceramento ou paralisia. Isso pode ser difícil em crianças pequenas ou assustadas, de modo que métodos criativos de distração ou acompanhamento de objetos interessantes devem ser empregados para auxiliar o examinador.

Campos visuais

Verificar anormalidades nos campos visuais, o que costuma ser feito por confrontação, mas pode ser difícil na criança pequena.

Fundoscopia

A fundoscopia direta é usada para verificar retina, disco óptico e vasos retinianos. A confirmação do reflexo vermelho pode ser a única coisa possível em uma criança pequena ou assustada, mas deve-se tentar o exame.

Exame sob lâmpada de fenda

O exame sob lâmpada de fenda deve ser realizado antes e depois da coloração com fluoresceína para a verificação de anormalidades corneanas e para o exame da câmara anterior. O exame de uma criança menor pode ficar mais fácil colocando-se a criança sentada no colo de um dos pais durante o exame. Para o exame de um lactente, peça para um dos pais sentar com uma das mãos sustentando as nádegas da criança e a outra colocada na parte de trás da cabeça da criança. Uma lâmpada de Wood pode ser usada como alternativa para o diagnóstico de defeitos corneanos, podendo ser tentada antes se a criança não colaborar com um exame sob lâmpada de fenda.

Tabela 32-1 Causas de olho vermelho ou dolorido unilateral

História e achados clínicos	Conjuntivite	Irite	Glaucoma agudo	Infecção corneana (úlcera bacteriana)	Erosão corneana
Incidência	Extremamente comum	Comum	Incomum	Incomum	Rara
Início	Insidioso	Insidioso	Súbito	Lento	Súbito
Visão	Normal a levemente borrada	Levemente borrada	Marcadamente borrada	Geralmente borrada	Borrada
Dor	Nenhuma a moderada	Moderada	Severa	Moderada a severa	Severa
Fotofobia	Nenhuma a leve	Severa	Mínima	Variável	Moderada
Náuseas e vômitos	Nenhum	Nenhum	Ocasional	Nenhum	Nenhum
Secreção	Moderada a copiosa	Nenhuma	Nenhuma	Aquosa	Aquosa
Injeção ciliar	Ausente	Presente - perilímbica	Presente	Presente	Presente
Injeção conjuntival	Difusa severa nos fórnices	Mínima	Mínima, difusa	Moderada, difusa	Leve a moderada
Córnea	Clara	Geralmente clara	Esfumaçada	Localmente turva	Turva
Coloração com fluoresceína	Ausente	Ausente	Ausente	Presente	Presente
Hipópio	Ausente	Ocasional	Ausente	Ocasional	Ausente
Tamanho pupilar	Normal	Contraída	Dilatação média, fixa e irregular	Normal	Normal ou contraída
PIO	Normal	Normal	Elevada	Normal	Normal
Lâmina com coloração de Gram	Variável; depende da causa	Sem microrganismos	Sem microrganismos	Microrganismos em raspados de úlceras	Sem microrganismos
Resposta pupilar à luz	Normal	Pobre	Nenhuma	Normal	Pobre a normal

PIO, pressão intraocular.
Reproduzida com permissão de Stone CK, Humphries RL: Current Diagnosis & Treatment Emergency Medicine, 7th ed. New York: McGraw-Hill, 2011. Copyright © McGraw-Hill Education LLC.

Pressão intraocular

A PIO pode ser testada com um tonômetro eletrônico ou de Schiotz (descrito mais adiante neste capítulo), quando necessário. Uma pressão anormalmente elevada pode ser grosseiramente estimada pela palpação (tonometria tátil).

Exames adicionais

Outros exames diagnósticos, incluindo exames de sangue, culturas, radiografias simples, ultrassonografia (US) à beira do leito, tomografia computadorizada (TC) ou ressonância magnética (RM) das órbitas, podem ser necessários para determinar um diagnóstico.

▶ Encaminhamento

Crianças com problemas oculares agudos que possam reduzir permanentemente a acuidade visual devem realizar avaliação urgente com oftalmologista. As crianças com outros problemas podem receber tratamento e ser liberadas com acompanhamento adequado.

AVALIAÇÃO DE PERDA VISUAL UNILATERAL AGUDA

PESQUISA DE TRAUMA

Excluir trauma como causa da perda visual. Lesões oculares fechadas e penetrantes podem resultar em cegueira.

HISTÓRIA E EXAME

Obter a história clínica da criança pelos pais ou acompanhantes que conhecem a criança. Questões fundamentais incluem velocidade de início da perda visual; se é unilateral ou bilateral, dolorida ou indolor, com ou sem vermelhidão.

EMERGÊNCIAS OCULARES   CAPÍTULO 32   363

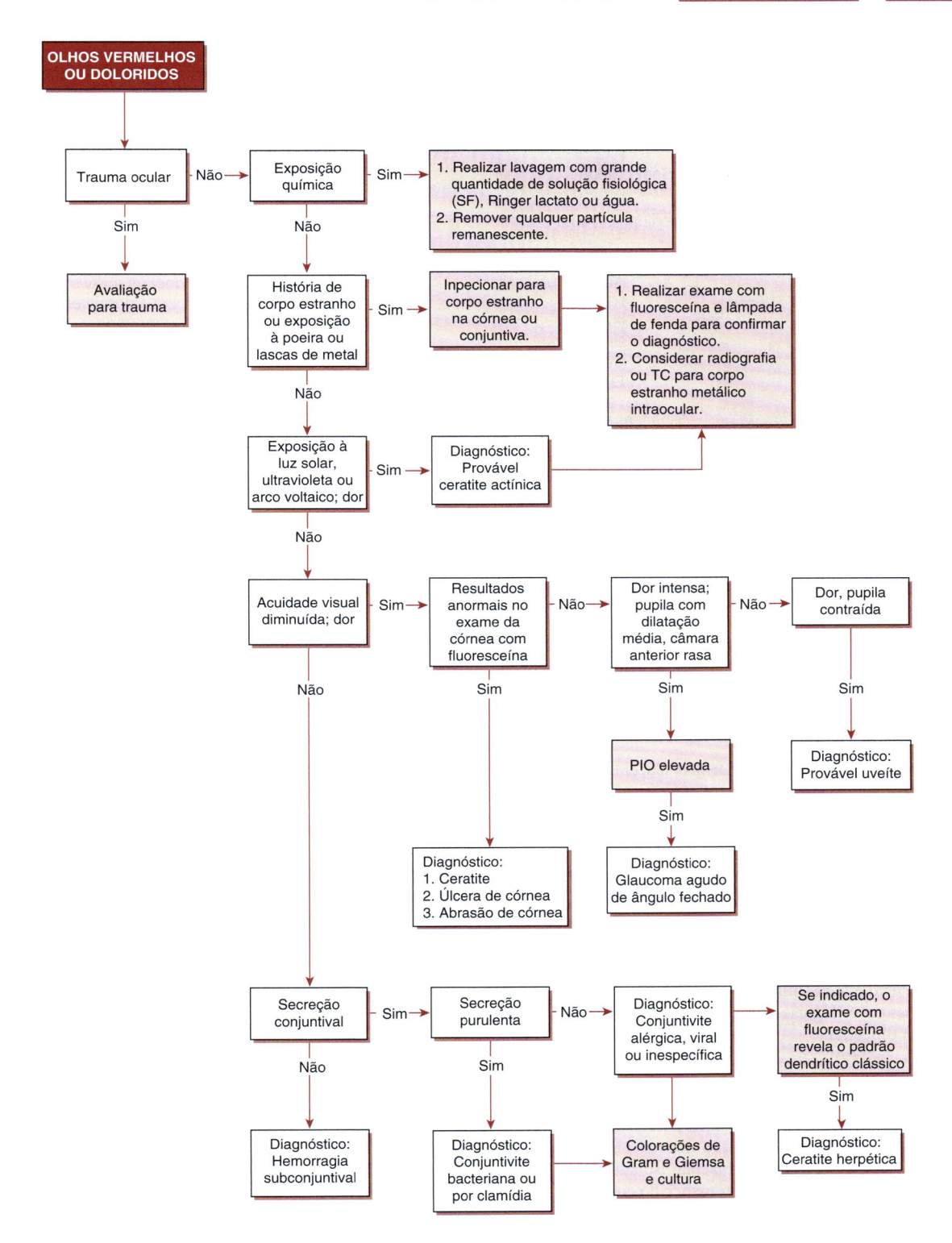

OLHOS VERMELHOS OU DOLORIDOS

- Trauma ocular?
  - Sim → Avaliação para trauma
  - Não → Exposição química?
    - Sim → 1. Realizar lavagem com grande quantidade de solução fisiológica (SF), Ringer lactato ou água. 2. Remover qualquer partícula remanescente.
    - Não → História de corpo estranho ou exposição à poeira ou lascas de metal?
      - Sim → Inspecionar para corpo estranho na córnea ou conjuntiva → 1. Realizar exame com fluoresceína e lâmpada de fenda para confirmar o diagnóstico. 2. Considerar radiografia ou TC para corpo estranho metálico intraocular.
      - Não → Exposição à luz solar, ultravioleta ou arco voltaico; dor?
        - Sim → Diagnóstico: Provável ceratite actínica
        - Não → Acuidade visual diminuída; dor?
          - Sim → Resultados anormais no exame da córnea com fluoresceína?
            - Sim → Diagnóstico: 1. Ceratite 2. Úlcera de córnea 3. Abrasão de córnea
            - Não → Dor intensa; pupila com dilatação média, câmara anterior rasa?
              - Sim → PIO elevada → Sim → Diagnóstico: Glaucoma agudo de ângulo fechado
              - Não → Dor, pupila contraída?
                - Sim → Diagnóstico: Provável uveíte
          - Não → Secreção conjuntival?
            - Não → Diagnóstico: Hemorragia subconjuntival
            - Sim → Secreção purulenta?
              - Sim → Diagnóstico: Conjuntivite bacteriana ou por clamídia → Colorações de Gram e Giemsa e cultura
              - Não → Diagnóstico: Conjuntivite alérgica, viral ou inespecífica → Se indicado, o exame com fluoresceína revela o padrão dendrítico clássico → Sim → Diagnóstico: Ceratite herpética

▲ **Figura 32-1** Olho vermelho ou dolorido. Reproduzida com permissão de Stone CK, Humphries RL: *Current Diagnosis & Treatment Emergency Medicine*, 7th ed. New York: McGraw-Hill, 2011. Copyright © McGraw-Hill Education LLC. SF, solução fisiológica; TC, tomografia computadporizada; PIO, pressão intraocular.

EMERGÊNCIAS OCULARES

Olho vermelho, indolor, com secreção

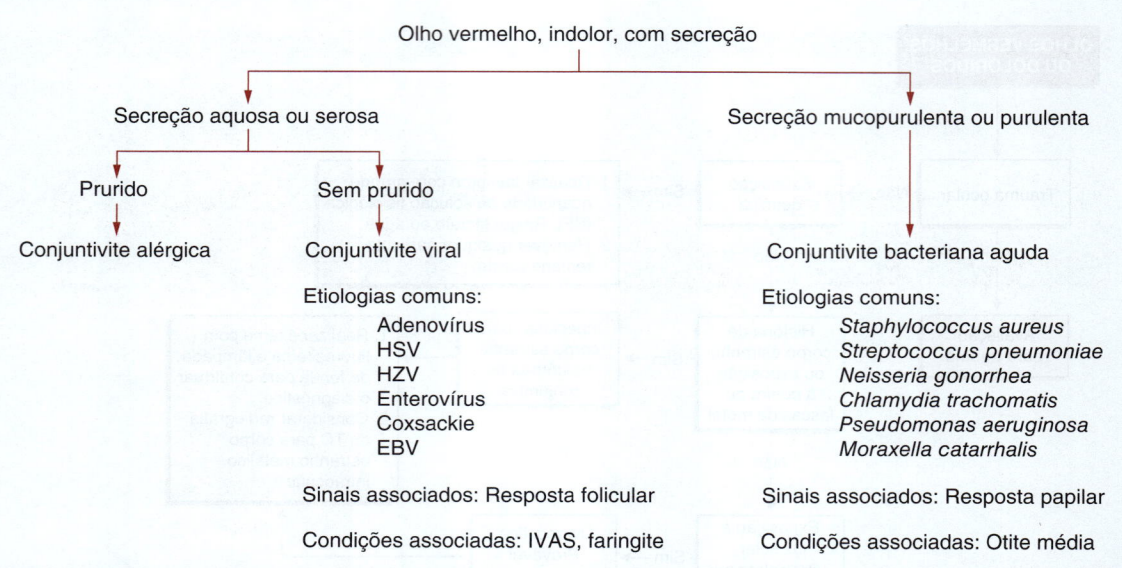

- **Secreção aquosa ou serosa**
  - **Prurido** → Conjuntivite alérgica
  - **Sem prurido** → Conjuntivite viral
    - Etiologias comuns:
      - Adenovírus
      - HSV
      - HZV
      - Enterovírus
      - Coxsackie
      - EBV
    - Sinais associados: Resposta folicular
    - Condições associadas: IVAS, faringite

- **Secreção mucopurulenta ou purulenta** → Conjuntivite bacteriana aguda
  - Etiologias comuns:
    - *Staphylococcus aureus*
    - *Streptococcus pneumoniae*
    - *Neisseria gonorrhea*
    - *Chlamydia trachomatis*
    - *Pseudomonas aeruginosa*
    - *Moraxella catarrhalis*
  - Sinais associados: Resposta papilar
  - Condições associadas: Otite média

▲ **Figura 32-2** Diagnóstico diferencial para olho vermelho indolor com secreção. PIO, pressão intraocular; EBV, Epstein-Barr vírus; HSV, Herpes simples vírus; HZV, Herpes-zóster vírus; IVAS, infecção da via aérea superior.

Incapacidade de visualizar a retina

Um meio turvo (córnea, cristalino, humor aquoso ou vítreo) pode obscurecer, parcial ou completamente, a retina (reflexo vermelho reduzido ou ausente), tornando difícil a visualização de pontos de referência da retina, como o disco óptico.

Campos visuais anormais

Campos visuais grosseiramente anormais são, em geral, causados por doença do sistema nervoso central (SNC) e, assim, acometem ambos os olhos (embora nem sempre com a mesma intensidade). As retinas costumam ser normais ao exame oftálmico.

▶ Hemianopsia

A hemianopsia (visão diminuída ou cegueira de metade do campo visual em um ou ambos os olhos) é geralmente causada por problemas neurológicos após o quiasma (tumor, aneurisma, enxaqueca, acidente vascular encefálico [AVE]), podendo haver outras lesões neurológicas presentes também. Raras vezes, ela tem origem funcional.

▶ Escotoma central

Um escotoma central (área de alteração parcial do campo visual circundada por um campo de visão normal ou relativamente preservada) indica envolvimento macular isolado típico de neurite retrobulbar e pode ou não estar associado com dor.

▶ Visão tubular

A visão tubular que não esteja em conformidade com as leis da óptica é característica de perda visual funcional.

Retina anormal

A retina anormal, isolada no olho com perda visual, é característica de problemas raros, mas graves.

▶ Hemorragia retiniana

A hemorragia retiniana por outras causas (anticoagulação, hemofilia) pode produzir perda visual.

▶ Descolamento de retina

O descolamento de retina produz perda visual precedida por *flashes* de luz no olho. Se a acuidade visual for afetada, o descolamento é grande e pode ser facilmente visto na oftalmoscopia direta; porém, pequenos descolamentos podem necessitar de oftalmoscopia indireta para a visualização. Podem ocorrer *flashes* de luz em crianças com enxaqueca ou como resultado de descolamento vítreo posterior. Uma US pode ser solicitada para confirmar a presença de um descolamento de retina.

DIAGNÓSTICO DIFERENCIAL

Edema corneano

O edema corneano severo de diversas causas (abrasão, ceratite, pós-operatório) pode causar perda visual com dor ocular.

Hifema

Hifema é a presença de sangue na câmara anterior. Isso geralmente tem natureza traumática, embora possa ocorrer hifema espontâneo, especialmente em crianças com coagulopatia.

Hifema   Hipópio

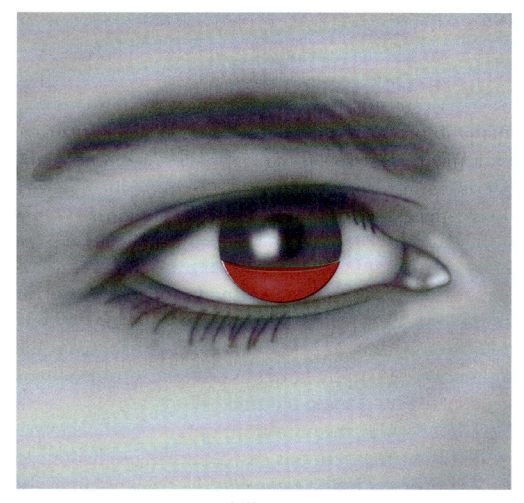

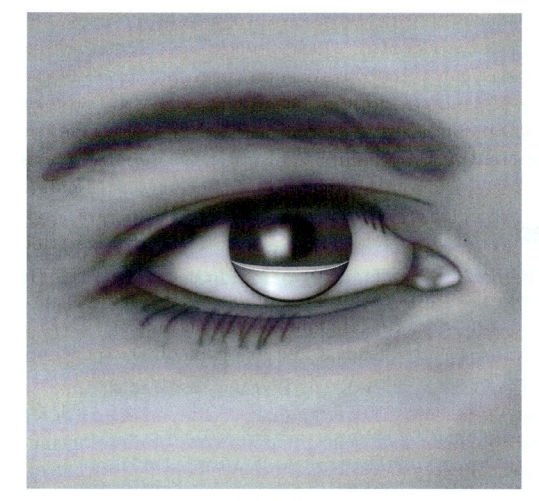

▲ **Figura 32-3** Aparência do hifema (sangue) ou hipópio (pus) no exame da câmara anterior.

Hemorragia vítrea

A hemorragia vítrea causa perda visual indolor por acúmulo de sangue na câmara posterior. A câmara anterior é clara. O reflexo vermelho costuma estar ausente.

Endoftalmite

A endoftalmite (infecção intraocular) é uma condição rara geralmente associada com dor ocular e redução da acuidade visual. O exame ocular pode mostrar um hipópio, que é pus na câmara anterior (Figura 32-3) ou vítreo. Doenças sistêmicas associadas com endoftalmite incluem espondilite anquilosante, colite ulcerativa, outras artropatias soronegativas, sarcoidose, toxoplasmose, tuberculose, sífilis e herpes-zóster.

▶ Encaminhamento

As crianças com perda visual súbita por doença ocular devem passar por avaliação em tempo adequado com oftalmologista.

> Canadian Ophthalmological Society: Assessment of the Red Eye. Available at http://www.eyesite.ca/7modules/Module2/html/Mod2Sec1.html, Ottawa, ON. Accessed July 12, 2013.
> Dargin JM, Lowenstein RA: The painful eye. Emerg Med Clin North Am. 2008;26:199-216 [PMID: 18249263].
> Seth D, Khan FI: Causes and management of red eye in pediatric ophthalmology. Curr Allergy Asthma Rep. 2011;11:212-219 [PMID: 21437648].
> Sethurman U, Kamar D: The red eye: Evaluation and management. Clin Pediatr. 2009;48:588-600 [PMID: 19357422].
> Vortmann M, Schneider JI: Acute monocular visual loss. Emerg Med Clin North Am. 2008;26:73-96 [PMID: 18249258].

PROBLEMAS OCULARES QUE NECESSITAM DE TRATAMENTO IMEDIATO

CELULITE ORBITAL

Considerações gerais

A infecção aguda dos tecidos orbitais é geralmente causada por *Strepcoccus pneumoniae*, outros estreptococos, *Staphylococcus aureus* e, antes do amplo uso da vacinação, *Haemophilus influenzae*. Obter o histórico de imunização pode ser fundamental nestes pacientes. Com menos frequência, determinados fungos do grupo *Phycomycetes* podem causar infecções orbitais (mucormicose rino-orbito-cerebral), especialmente em crianças imunocomprometidas. A maioria dos microrganismos causadores penetra na órbita por extensão direta a partir dos seios paranasais (primariamente etmoide) ou por canais vasculares que drenam os tecidos periorbitais. Raramente, a infecção se dissemina para seio cavernoso e meninges.

Achados clínicos

Os pacientes podem apresentar história de sinusite ou lesão periorbital, dor no olho ou ao redor dele e, possivelmente, redução da acuidade visual. O exame pode demonstrar edema e vermelhidão em pálpebras e tecidos periorbitais, quemose da conjuntiva, exoftalmia rapidamente progressiva e oftalmoplegia. As margens do disco podem estar borradas, e a febre costuma estar presente. A avaliação radiográfica pode demonstrar sinusite com ou sem infiltração de tecidos moles orbitais, mas a TC ou a RM são fundamentais para estabelecer a extensão completa da doença.

As crianças com infecção invasiva pelo grupo *Phycomycetes* (*Mucor, Rhizopus* e outros gêneros) podem apresentar celulite orbital rapidamente progressiva, muitas vezes com trombose do seio cavernoso. As crianças diabéticas e imunodeprimidas têm risco aumentado. O exame costuma revelar a coexistência de sinusite maxilar e/ou etmoide e ulceração de mucosa do palato ou nasal.

Tratamento e Encaminhamento

Obter hemoculturas e cultura do líquido de tecidos periorbitais. Obter TC da órbita para descartar abscesso orbital ou envolvimento intracraniano. A criança deve ser internada, devendo-se iniciar antibióticos intravenosos (IV) adequados de amplo espectro (vancomicina 15-20 mg/kg duas vezes ao dia mais piperacilina-tazobactam 100 mg/kg quatro vezes ao dia é um regime razoável). Realizar avaliação imediata com oftalmologista e/ou otorrinolaringologista (ORL). A criança com ficomicose orbital deve receber medicamento antifúngico IV e necessita de intervenção cirúrgica para desbridamento do tecido infectado. Pode haver necessidade de avaliação com neurocirurgião em caso de envolvimento intracraniano.

TROMBOSE DE SEIO CAVERNOSO

Considerações gerais

A trombose de seio cavernoso costuma estar associada com sinais e sintomas orbitais e oculares. A infecção resulta de disseminação hematogênica a partir de um local distante ou por extensão local a partir da garganta, da face, dos seios paranasais ou das órbitas. A trombose de seio cavernoso começa com uma infecção unilateral e comumente se dissemina para envolver o outro seio cavernoso.

Achados clínicos

A criança pode apresentar calafrios, cefaleia, letargia, náuseas, dor e visão diminuída. Febre, vômitos e sinais sistêmicos de infecção podem estar presentes. O exame feito por oftalmologista mostra exoftalmia unilateral ou bilateral, reflexos pupilares ausentes e papiledema. O envolvimento do terceiro, quarto e sexto nervos cranianos causa limitação da movimentação ocular, ao passo que o envolvimento do ramo oftálmico do quinto nervo craniano resulta em redução da sensibilidade da córnea.

Tratamento e Encaminhamento

Obter hemoculturas e iniciar antibióticos apropriados (nafcilina mais cefalosporina de terceira geração). Considerar a vancomicina se houver suspeita ou prevalência de *S. aureus* resistente à meticilina (MRSA, do inglês *methicilin-resistant* S. aureus). Obter TC de crânio e órbitas. Realizar avaliação com oftalmologista e neurologista precocemente. Embora seja controversa, a anticoagulação com heparina pode ser seguramente considerada em crianças com quadro clínico piorando após a exclusão de hemorragia intracraniana (HIC).

DESCOLAMENTO DE RETINA

Considerações gerais

O descolamento de retina é, na verdade, a separação da camada neurossensorial do epitélio pigmentar da retina. Há acúmulo de líquido sub-retiniano sob a camada neurossensorial. O descolamento pode ser bilateral em 25% dos pacientes. O descolamento de retina não traumático é incomum em crianças, mas ocorre naquelas com miopia elevada ou com história familiar. Há três tipos reconhecidos de descolamento primário da retina: (1) descolamento regmatogênico, o mais comum, por buracos ou lacerações na retina; (2) descolamento exsudativo, geralmente por inflamação; (3) descolamento por tração, que ocorre quando faixas de vítreo tracionam a retina.

O trauma ocular mínimo a moderado pode causar descolamento de retina, mas, em tais casos, fatores predisponentes, como alterações no vítreo, retina e coroide, desempenham um papel importante na patogênese. O trauma severo pode causar lacerações retinianas e descolamento mesmo sem fatores predisponentes.

Achados clínicos

A criança se queixa de diminuição indolor da visão e pode ter história de *flashes* de luz ou faíscas. A perda visual pode ser descrita como uma cortina na frente do olho ou um aspecto nublado ou esfumaçado. A visão central pode não ser afetada se a área macular não estiver envolvida, o que costuma causar atraso na busca do cuidado. As crianças com descolamento na mácula se apresentam no serviço de emergência (SE) com deterioração súbita da visão. A PIO é normal ou reduzida. A retina descolada parece acinzentada com pregas brancas e bolhas globulares (Figura 32-4). Buracos arredondados ou lacerações em forma de

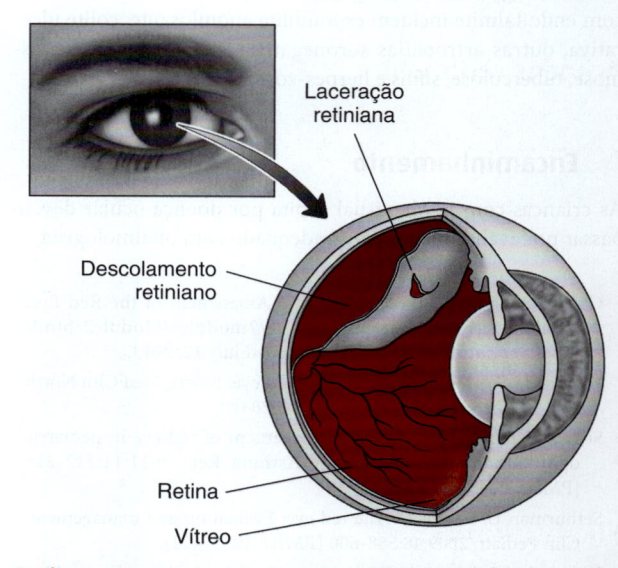

▲ **Figura 32-4** Achados do exame fundoscópico no descolamento de retina.

ferradura podem ser vistos na oftalmoscopia indireta no descolamento regmatogênico. Faixas de vítreo ou outras alterações podem ser vistas no descolamento por tração.

Tratamento e Encaminhamento

Programar encaminhamento em caráter de urgência ou emergência para a oftalmologia. Se a mácula estiver aderida e a acuidade visual central for normal, a cirurgia urgente, a qual é bem-sucedida em cerca de 80% dos pacientes, pode estar indicada. Se a mácula estiver descolada ou ameaçada, o tratamento cirúrgico deve ser agendado em caráter de urgência, pois o descolamento prolongado da mácula resulta em perda visual permanente da visão central.

> Bertino JS: Impact of antibiotic resistance in the management of ocular infections: The role of current and future antibiotics. Clin Ophthalmol. 2009;3:507-521 [PMID: 19789660].
> Magauran B: Conditions requiring emergency ophthalmologic consultation. Emerg Med Clin North Am. 2008;26:233-238 [PMID: 18249265].
> Prentiss KA, Dorfman DH: Pediatric ophthalmology in the emergency department. Emerg Med Clin North Am. 2008;26:181-198 [PMID: 18249262].

EMERGÊNCIAS OCULARES NÃO TRAUMÁTICAS

DACRIOCISTITE AGUDA

Considerações gerais

A infecção aguda do saco lacrimal ocorre em crianças como complicação da obstrução do ducto nasolacrimal. O microrganismo causador mais comumente encontrado é o *S. pneumoniae*.

Achados clínicos

A criança se queixa de dor. Pode haver história de lacrimejamento e secreção. O exame mostra edema, vermelhidão e dor sobre o saco lacrimal. Deve-se aplicar pressão sobre o saco lacrimal para coletar pus para lâmina com coloração de Gram e cultura.

Tratamento

Iniciar antibióticos sistêmicos com uma cefalosporina ou amoxicilina/clavulanato orais. Colírios antibióticos tópicos também podem ser usados, mas não de forma isolada. Usar compressas mornas três a quatro vezes ao dia. A incisão e a drenagem de um abscesso com ponto de drenagem devem ser programadas em avaliação com um oftalmologista.

Encaminhamento

As crianças podem ser liberadas para casa com a prescrição de antibióticos sistêmicos e instruções para os pais sobre como aplicar as compressas locais mornas. Consultar um oftalmologista para a consideração sobre a correção cirúrgica. A criança deve ser vista novamente dentro de 1 a 3 dias pelo médico da atenção primária ou pelo oftalmologista.

DACRIOADENITE AGUDA

Achados clínicos

A infecção e a inflamação da glândula lacrimal se caracterizam por edema, dor, hipersensibilidade e vermelhidão sobre o aspecto temporal superior da pálpebra superior.

Diagnóstico diferencial

A dacrioadenite aguda deve ser diferenciada de infecção viral (caxumba), tumores, leucemia e linfoma.

Tratamento

A infecção bacteriana purulenta deve ser tratada por incisão e drenagem de coleções localizadas de pus, com uso de antibióticos, de compressas mornas e de analgésicos sistêmicos. A dacrioadenite viral (caxumba) é tratada de forma conservadora.

Encaminhamento

A criança deve ser encaminhada para um oftalmologista para cuidados de acompanhamento em 2 a 3 dias.

HORDÉOLO AGUDO (TERÇOL)

Considerações gerais

O hordéolo agudo é uma infecção comum das glândulas palpebrais: glândulas meibomianas (hordéolo interno) e glândulas de Zeis ou Moll (hordéolo externo). O microrganismo causador mais frequente é o *S. aureus*.

Achados clínicos

Um terçol se caracteriza por dor e vermelhidão com edema variável sobre a pálpebra. Um hordéolo grande pode raramente estar associado com edema do linfonodo pré-auricular no lado acometido, febre e leucocitose.

Tratamento

Se o pus estiver localizado e com ponto de saída para a pele ou conjuntiva, pode ser feita uma incisão horizontal através da pele ou uma incisão vertical através da conjuntiva.

Encaminhamento

A criança pode ser liberada para casa e continuar o tratamento com compressas mornas três vezes ao dia e pomada de antibiótico tópico (eritromicina a 0,5% ou gentamicina a 0,3%) duas vezes ao dia.

CALÁZIO

Considerações gerais

O calázio é o bloqueio de uma glândula meibomiana formando um cisto.

Achados clínicos

Diferente do terçol, o calázio costuma estar presente por mais tempo e é indolor. Não há achados sistêmicos associados. A visão não é comprometida, a menos que o cisto seja muito grande. A conjuntiva deve estar clara.

Tratamento

A excisão ambulatorial de rotina é curativa. A injeção de corticosteroide pode ser usada em calázios pequenos.

Encaminhamento

A criança pode ser encaminhada para acompanhamento de rotina para o tratamento descrito anteriormente com um oftalmologista.

INFECÇÕES PALPEBRAIS (CELULITE PERIORBITAL)

Considerações gerais

A celulite periorbital é um processo infeccioso da pálpebra que pode ocorrer por disseminação local ou hematogênica. Microrganismos causadores comuns são S. aureus, estreptococos e H. influenzae, embora a incidência de doença invasiva pelo Haemophilus tenha quase desaparecido com o uso disseminado da vacinação.

Achados clínicos

Há dor, eritema e edema da pálpebra. Não há proptose, dor na movimentação ocular nem restrição da motilidade extraocular. Se algum destes achados estiver presente, considerar a celulite orbital.

Tratamento

Administrar amoxicilina-clavulanato ou cefalexina por 10 dias. Colírios ou pomadas oculares tópicas podem ser prescritos além dos antibióticos orais. Pode ser considerado o uso e antivirais na suspeita de herpes-zóster. Pode estar indicada a incisão com drenagem nos pacientes com infecção mais grave.

Encaminhamento

A criança pode ser liberada para casa com acompanhamento diário. Se a criança não melhorar com antibióticos ou se os sintomas piorarem, administrar antibióticos IV e realizar avaliação com oftalmologista ou otorrinolaringologista.

HEMORRAGIA SUBCONJUNTIVAL ESPONTÂNEA

Considerações gerais

É a ruptura de pequenos vasos subconjuntivais que ocorre se forma espontânea ou precedida por uma crise de choro, tosse, espirros ou vômitos.

Achados clínicos

Sangue vermelho-vivo a marrom-escuro sob a conjuntiva. É indolor e sem perda visual.

Tratamento e Encaminhamento

O tratamento mais adequado é a observação, embora muitos pais fiquem preocupados e precisem de uma maior tranquilização antes de deixar o SE. Considerar o uso de colírios ou pomadas de lágrimas artificiais se for necessário para tecido com quemose e protrusão.

CONJUNTIVITE

Considerações gerais

A conjuntivite é a causa mais frequente de olho vermelho. Ela deve ser abordada como um problema clínico urgente até se ter certeza de que o processo está sob controle (Tabela 32-2).

Causas de conjuntivite aguda

▶ **Infecção**

A conjuntivite aguda pode ser causada por infecção por bactérias, vírus, parasitas, fungos ou clamídia.

▶ **Irritação química**

As irritações químicas que causam conjuntivite aguda incluem gás clorino e gás lacrimogêneo.

▶ **Alergia**

As causas alérgicas de conjuntivite aguda incluem ceratoconjuntivite vernal, febre do feno e outros alérgenos comuns.

▶ **Problemas cutâneos**

Problemas cutâneos, como a síndrome de Stevens-Johnson, a acne rosácea, a doença de Lyell, a doença de Kawasaki e a psoríase, podem causar conjuntivite aguda.

▶ **Distúrbios sistêmicos**

A síndrome de Sjögren e a deficiência de vitamina A podem causar conjuntivite aguda.

Tabela 32-2 Diagnóstico diferencial de conjuntivite

Características clínicas	Bacteriana	Clamídia	Viral	Alérgica	Irritativa
Início	Agudo	Agudo ou subagudo	Agudo ou subagudo	Recorrente	Agudo
Dor	Moderada	Leve a moderada	Leve a moderada	Nenhuma	Nenhuma a leve
Secreção	Copiosa, purulenta	Moderada, purulenta	Moderada, soropurulenta	Moderada, clara	Mínima, clara
Lâmina com coloração de Gram	PMNs, bactérias	PMNs, monócitos, ausência de bactérias	PMNs, monócitos, ausência de bactérias	Presença de eosinófilos	Negativa
Cultura de rotina	Geralmente *Staphylococcus aureus*, pneumococos	Negativa	Negativa	Negativa	Negativa
Culturas especiais		*Chlamydia*	Adenovírus; ocasionalmente enterovírus; raramente outros	Negativas	Negativas
Adenopatia pré-auricular	Comum	Comum	Comum	Não	Rara

PMNs, neutrófilos polimorfonucleares.
Reproduzida com permissão de Stone CK, Humphries RL: *Current Diagnosis & Treatment Emergency Medicine,* 7th ed. New York: McGraw-Hill, 2011. Copyright © McGraw-Hill Education LLC.

Achados clínicos

A criança se queixa de sensação de olho "arranhado", com secreção conjuntival. Um ou ambos os olhos podem estar afetados. A aderência das pálpebras ao amanhecer é comum na conjuntivite bacteriana. O exame mostra hiperemia da conjuntiva, secreção purulenta ou mucopurulenta e graus variáveis de edema palpebral. Em pacientes apropriados, pode ser coletado material do saco conjuntival para lâmina (colorações de Gram e Giemsa) e cultura. As culturas virais também podem estar indicadas.

Tratamento

Prescrever pomada oftálmica de eritromicina ou gentamicina para a suspeita de conjuntivite bacteriana. É difícil que as crianças pequenas colaborem na aplicação de colírios, dessa forma sendo preferidas as pomadas. Na suspeita de infecção por *Chlamydia* (Oftalmia neonatal ou história de uretrite), prescrever macrolídeos tópicos e sistêmicos. Considerar também o tratamento para gonorreia e conjuntivite gonocócica.

Encaminhamento

Liberar a criança para cuidados domiciliares com instrução para retornar ao acompanhamento em 48 a 72 horas. As crianças que não melhoram com o tratamento devem ser encaminhadas para o oftalmologista.

ÚLCERA BACTERIANA DA CÓRNEA

Considerações gerais

As infecções corneanas podem ser causadas por bactérias, vírus, clamídia ou fungos. A conjuntiva pode estar envolvida ou não. As úlceras bacterianas da córnea são graves, pois pode ocorrer rápida perfuração da córnea e perda de humor aquoso; pode ocorrer endoftalmite bacteriana se as úlceras bacterianas não forem tratadas adequadamente.

Achados clínicos

A criança se queixa de dor e fotofobia, visão turva e irritação ocular. O exame mostra hiperemia da conjuntiva e quemose, ulceração da córnea ou infiltração esbranquiçada ou amarelada. O exame é facilitado pela coloração com fluoresceína e avaliação com luz ultravioleta. Pode haver hipópio (ver Figura 32-3). Devem ser coletados raspados da córnea para cultura e coloração de Gram e Giemsa.

Tratamento e Encaminhamento

O manejo das infecções bacterianas da córnea que causam ulceração de córnea deve ser instituído o mais rapidamente possível. Deve ser obtida avaliação urgente com um oftalmologista.

HIFEMA

Considerações gerais

O hifema (sangue na câmara anterior) é geralmente causado por trauma não perfurante no olho. Em raras situações, o hifema pode ocorre de forma espontânea ou como complicação de um distúrbio ocular ou sistêmico ou coagulopatia.

Achados clínicos

O hifema se caracteriza por súbita redução da acuidade visual (ver Figura 32-3). Se houver elevação da PIO, pode haver dor ocular com ou sem cefaleia. A câmara anterior pode estar completamente preenchida com sangue ou pode ser visto um nível de sangue na criança sentada ou de pé. A conjuntiva pode apresentar hiperemia com injeção perilímbica.

Tratamento

Elevar a cabeceira da cama da criança em 30 graus. Cobrir o olho afetado com um escudo. Há necessidade de avaliação com oftalmologista. Recentemente, foi demonstrado que a injeção (realizada por um oftalmologista) de 25 mcg de ativador do plasminogênio tecidual (t-PA) dentro da câmara anterior acelera a reabsorção de coágulos de sangue na câmara anterior. O ácido aminocaproico pode ser usado topicamente para estabilizar o coágulo e reduzir a taxa de ressangramento.

Encaminhamento

É fundamental o cuidado agudo e avaliação por oftalmologista. A evacuação cirúrgica de coágulos não reabsorvidos pode ser necessária. A recorrência do sangramento entre 3 a 5 dias após a lesão é comum. As crianças com hifema devem receber acompanhamento diário conforme orientação do oftalmologista.

Bremond-Gignanc D, Mariani-Kurkdijan P, Beresniak A, et al: Efficacy and safety of azithromycin 1.5% eye drops for purulent bacterial conjunctivitis in pediatric patients. Pediatr Infect Dis J. 2010;29:222-226 [PMID: 19935122].

Dargin JM, Lowenstein RA: The painful eye. Emerg Med Clin North Am. 2008;26:199-216 [PMID: 18249263].

eMedicine. Ophthalmology. Omaha, NE; 2010. Also available at http://emedicine.medscape.com/emergency_medicine#ophth. Accessed March 23, 2010.

German CA, Baumann MR, Hamzavi S: Ophthalmic diagnosis in the ED: Optic neuritis. Am J Emerg Med. 2007;25:834-837 [PMID: 17870491].

Gold RS: Treatment of bacterial conjunctivitis in children. Pediatr Ann. 2011;40:95-105 [PMID: 21323206].

Gupta N. Dhawan A, Beri S, et al: Clinical spectrum of pediatric blepharokera to conjunctivitis. J AAPOS. 2010;14:527-529 [PMID: 21093331].

Marco C, Marco J: Pediatric eye infections. Pediatric Emergency Medicine Reports. 2011;16:105-115.

Richards A, Guzman-Cottrill JA: Conjunctivitis. Pediatr Rev. 2010;31:196-208 [PMID: 20435711].

Rudloe TF, Harper MB, Prabu SP, et al: Acute periorbital infections: Who needs emergent imaging? Pediatrics. 2010;125:e719-726 [PMID: 20194288].

Sethurman U, Kamar D: The red eye: Evaluation and management. Clin Pediatr. 2009;48:588-600 [PMID: 19357422].

Soon VT: Pediatric subperiosteal orbital abscess secondary to acute sinusitis: A 5-year review. Am J Otolaryngol. 2011;32(1):62-68 [PMID: 20031268].

Upile NS, Munir N, Leong SC, et al: Who should manage acute periorbital cellulitis in children? Int J Pediatr Otorhinolaryngol. 2012;76:1073-1077 [PMID: 22572409].

QUEIMADURAS E TRAUMA OCULAR

QUEIMADURAS OCULARES

Considerações gerais

Além da história, o diagnóstico de queimadura se baseia na presença de edema palpebral com marcada hiperemia conjuntival e quemose. O limbo pode mostrar áreas de infiltração focal com descamação conjuntival, especialmente na área interpalpebral. Costuma haver turvação da córnea e edema difuso, com amplas áreas de perda de células epiteliais e ulcerações da córnea. Pode ser mais fácil de visualizar as ulcerações da córnea com luz azul após a instilação de fluoresceína.

QUEIMADURAS ALCALINAS

Achados clínicos

As queimaduras alcalinas (especialmente substâncias alcalinas particuladas como a cal) são muito graves, pois mesmo após a aparente remoção do agente agressor, pequenas partículas podem permanecer no fundo de saco e causar dano ocular progressivo.

Tratamento

Instilar um anestésico tópico *imediatamente* (proparacaína a 0,5% ou tetracaína a 0,5%) e depois irrigar copiosamente o olho com 2 a 3 litros de SF, água ou Ringer lactato. Pode ser útil o uso de um retrator palpebral.

Deve ser realizada a eversão dupla das pálpebras para procurar e remover material alojado no fundo de saco. As partículas sólidas alcalinas devem ser removidas com fórceps ou cotonete úmido. Após a remoção das partículas, irrigar novamente. *Não tentar neutralizar a substância alcalina com ácido, pois a reação exotérmica pode causar dano adicional.*

Após a irrigação, o pH do olho deve ser verificado e deve estar entre 6,8 a 7,4. Se o pH ainda estiver elevado, continuar a irrigação. Costuma haver necessidade de analgesia parenteral com narcóticos para alívio da dor. Se a PIO estiver elevada, iniciar o tratamento com acetazolamida. Instilar colírio cicloplégico e pomada de antibiótico.

Encaminhamento

Encaminhar para avaliação urgente com um oftalmologista.

QUEIMADURAS ÁCIDAS

Achados clínicos

As queimaduras ácidas podem causar dano mais rapidamente, mas costumam ser menos graves do que as queimaduras alcalinas, pois as ácidas não causam destruição progressiva dos tecidos oculares.

Tratamento

Imediatamente após a exposição, irrigar copiosamente os olhos com SF estéril, Ringer lactato ou água corrente. Pode-se instilar anestésico tópico (proparacaína a 0,5%) para minimizar a dor durante a irrigação. Não tentar neutralizar o ácido com solução alcalina.

Pode haver necessidade de analgésicos narcóticos parenterais ou orais. Aplicar curativo ocular se houver defeito corneano.

Encaminhamento

Encaminhar para avaliação com um oftalmologista.

QUEIMADURAS TÉRMICAS

Achados clínicos

A lesão causada por queimaduras químicas em pálpebras, em córneas e na conjuntiva pode variar de mínima até extensa. As queimaduras corneanas superficiais apresentam bom prognóstico, embora possam ocorrer úlceras corneanas como resultado da perda do epitélio corneano.

As queimaduras térmicas da pele das pálpebras podem ser de espessura parcial ou total. É observada a hiperemia conjuntival. A córnea pode apresentar necrose difusa do epitélio corneano exposto na região interpalpebral. Com frequência, há turvação da córnea causada por edema corneano nas lesões térmicas da córnea, podendo haver redução da visão.

Tratamento

O tratamento das queimaduras oculares é semelhante ao tratamento de queimaduras que ocorrem em outras partes do corpo (ver Capítulo 44). Fornecer analgesia sistêmica. Instilar proparacaína a 0,5% ou tetracaína a 0,5% para minimizar a dor durante a manipulação.

Encaminhamento

Encaminhar para avaliação com um oftalmologista.

TRAUMA MECÂNICO OCULAR

Considerações gerais

O trauma ocular é classificado como penetrante ou não penetrante. Ele pode causar dano grave e perda visual. As lesões oculares são comuns, apesar da proteção fornecida pelos ossos orbitais e o efeito redutor de impacto da gordura orbital. Deve-se reforçar a prevenção e as medidas de segurança recreativas e domiciliares.

Avaliação

Obter uma história da lesão com a criança, pais ou testemunhas. Se possível, medir e registrar a acuidade visual com e sem correção. Inspecionar pálpebras, conjuntivas, córnea, câmara anterior, pupilas, cristalino, vítreo e fundo de olho quanto a rupturas de tecido e à hemorragia. Pesquisar lesões de córnea (abrasão) instilando corante de fluoresceína e examinando o olho usando uma luz com filtro azul (lâmpada de Wood ou lâmpada de fenda). Radiografia, US ou TC podem ser solicitadas, a fim de descartar corpo estranho radiopaco, pesquisar fraturas de ossos orbitais e delinear as estruturas internas do globo.

Tratamento e Encaminhamento

Passar por avaliação imediata com um oftalmologista no caso de criança com lesões que ameaçam a visão. Evitar dano adicional pela manipulação. Para a discussão sobre tratamento e encaminhamento, ver o tipo específico de lesão.

No caso de dor severa, fotofobia ou sensação de corpo estranho, instilar anestésico tópico (proparacaína a 0,5% ou tetracaína a 0,5%, uma a duas gotas uma ou duas vezes). Pode haver necessidade de analgesia sistêmica. Cobrir o olho com escudo ocular.

LESÕES PENETRANTES OU PERFURANTES

Considerações gerais

As lesões oculares penetrantes ou perfurantes necessitam de atenção cuidadosa e intervenção cirúrgica imediatamente, para evitar a possível perda do olho e tentar preservar a visão.

As lesões faciais, especialmente aquelas que ocorrem nos acidentes de trânsito, podem estar associadas com trauma ocular penetrante. As lesões podem estar ocultas e não aparecerem devido ao edema palpebral ou porque outras lesões graves da criança foram (apropriadamente) tratadas antes. Tais lesões, se não forem prontamente tratadas, podem resultar em perda de visão parcial ou permanente. Infelizmente, uma criança inconsciente ou com lesão grave pode apresentar lesões ocultas ou não tratadas, pois há necessidade de uma criança consciente e colaborativa para um exame ocular adequado.

Avaliação

Obter e registrar uma descrição do mecanismo de lesão. Examinar o olho e anexos oculares, incluindo teste de visão se a condição clínica da criança permitir. Não aplicar pressão sobre o olho. Em casos apropriados, a TC está indicada para descartar corpo estranho radiopaco intraocular e pesquisar fraturas de ossos orbitais.

Achados clínicos

Lesões penetrantes são aquelas que causam ruptura das camadas externas do olho (esclera, córnea) sem interromper a continuidade anatômica daquela camada, evitando, dessa forma, o prolapso ou perda de conteúdo ocular. As lesões perfurantes são aquelas que resultam em ruptura anatômica completa (laceração) da esclera ou córnea. Os ferimentos podem ou não estar associados com prolapso de estruturas uveais. Os ferimentos da esclera ou córnea podem estar associados com corpo estranho intraocular ou intraorbital.

Tratamento

Os objetivos do manejo de emergência das lesões oculares penetrantes ou perfurantes são aliviar a dor, preservar ou restaurar a visão e obter um bom resultado estético. Aliviar a dor com analgesia sistêmica, conforme a necessidade. Pode haver necessidade de sedativos. Cobrir o olho com escudo ocular. Aplicar curativo no olho sem lesão para minimizar os movimentos oculares. Não manipular o globo, instilar colírios nem aplicar tratamento antibiótico tópico.

Administrar profilaxia do tétano conforme a necessidade. Proibir a ingesta oral até que a criança seja examinada por um oftalmologista, pois pode haver necessidade de cirurgia urgente. Fornecer hidratação com líquidos IV. Administrar antibióticos parenterais efetivos contra microrganismos gram-negativos e gram-positivos. Administrar agentes antieméticos para evitar lesão adicional por elevação da PIO causada por vômitos.

Encaminhamento

A criança deve ser vista em regime de emergência por um oftalmologista para o manejo de lesões graves, investigação de corpo estranho intraocular e reparo cirúrgico imediato, conforme a necessidade. O reparo imediato do prolapso uveal diminui o risco de oftalmia simpática no olho não lesado. O atraso no manejo de lacerações corneanas pode aumentar o risco de complicações cirúrgicas e pós-operatórias.

TRAUMA FECHADO DE OLHO, ANEXOS E ÓRBITA

Contusões de globo ocular e anexos oculares resultam de trauma fechado, mais comumente em pacientes pediátricos em eventos esportivos e recreativos. O desfecho da lesão traumática fechada nem sempre pode ser determinado, e a extensão do dano pode não ser aparente no exame superficial. Há necessidade de exame ocular cuidadoso, bem como radiografia ou TC, quando indicadas.

Tipos de lesão

▶ Pálpebras

Examinar as pálpebras quanto à presença de equimose, de edema, de laceração e de abrasões.

▶ Conjuntiva

Examinar a conjuntiva quanto à presença de hemorragia subconjuntival ou laceração da conjuntiva.

▶ Córnea

Examinar a córnea quanto à presença de abrasão, de edema, de laceração ou de ruptura.

▶ Câmara anterior

Examinar a câmara anterior quanto à presença de hifema, recessão de ângulo ou glaucoma secundário.

▶ Íris

Examinar a íris quanto à presença de iridodiálise (separação localizada da íris), iridoplegia, ruptura do esfíncter da íris, prolapso da íris através de lacerações na córnea ou esclera ou atrofia da íris.

▶ Corpo ciliar

Examinar o corpo ciliar quanto à presença de hipossecreção de humor aquoso ou prolapso do corpo ciliar através de lacerações esclerais.

▶ Cristalino

Examinar o cristalino quanto à presença de deslocamento ou catarata.

▶ Vítreo

Examinar o vítreo quanto à presença de hemorragia ou prolapso.

▶ Músculo ciliar

Examinar o músculo ciliar quanto à presença de paralisia ou espasmo.

Tratamento e Encaminhamento

A lesão suficientemente grave para causar hemorragia intraocular (hemorragia vítrea ou hifema) coloca a criança em risco para hemorragia secundária tardia por dano a vasos da úvea, o que pode causar glaucoma intratável e dano permanente ao globo. Há necessidade de avaliação com oftalmologista para descartar outras lesões oculares. Exceto na ruptura de globo, as contusões não exigem tratamento definitivo imediato. Aplicar um escudo ocular se houver perfuração de globo e consultar um oftalmologista.

EQUIMOSE PALPEBRAL (OLHO ROXO)

Achados clínicos

Pode ocorrer sangramento nos tecidos periorbitais por trauma direto ou golpe em áreas adjacentes. O tecido subcutâneo frouxo ao redor do olho permite que o sangue se espalhe facilmente. O diagnóstico costuma ser evidente. Sempre descartar trauma no próprio olho (hifema, fratura *blow out* ou descolamento de retina).

Tratamento

Aplicar compressas frias para reduzir o edema e ajudar a parar o sangramento. Excluir lesões oculares mais graves pelo exame cuidadoso.

Encaminhamento

Se não houver lesão ocular, não há necessidade de acompanhamento.

LACERAÇÕES PALPEBRAIS

Achados clínicos

Lacerações ou outros ferimentos nas pálpebras podem estar associados com lesões oculares graves que não são aparentes no primeiro exame. Isso inclui lesão do sistema lacrimal, músculo elevador ou nervo óptico. Uma pesquisa meticulosa de tais lesões está indicada nas crianças com lacerações palpebrais.

Tratamento e Encaminhamento

As crianças com lacerações palpebrais necessitam de sutura e avaliação ocular extensa, incluindo acuidade visual, exame com lâmpada de fenda, medida da PIO e função do nervo facial. Os ferimentos superficiais que não envolvem as margens palpebrais podem ser reparados com fechamento em uma ou duas camadas. As lacerações que envolvem a placa tarsal, o mecanismo elevador da pálpebra superior, a área cantal medial e todas as lacerações completas através da pálpebra, devem ser reparadas por um oftalmologista ou especialista em oculoplastia. Quando indicado, deve ser administrado o toxoide tetânico.

HEMORRAGIA ORBITAL

Achados clínicos

Exoftalmia e hemorragia conjuntival em uma criança com história de trauma fechado na face sugere ruptura de vasos sanguíneos orbitais. Pode haver quemose conjuntival ou equimose palpebral.

Tratamento e Encaminhamento

Aplicar compressas frias e realizar avaliação urgente com um oftalmologista.

ABRASÕES CORNEANAS

Achados clínicos

A criança pode se queixar de dor, fotofobia e turvação visual. Costuma haver história de trauma leve. As crianças com dor severa e blefaroespasmo podem necessitar de anestesia tópica com proparacaína a 0,5% ou tetracaína a 0,5% instiladas no olho para facilitar o exame ocular. Em casos graves, o olho está vermelho e a superfície corneana é irregular e perde seu brilho normal. A coloração com fluoresceína, algumas vezes até sem reforço por luz azul, revela um defeito no epitélio corneano. Descartar infecção ou perfuração do globo.

Tratamento

Irrigar delicadamente o olho com SF estéril, se for necessário, para a remoção de debris e corpos estranhos soltos. Em pacientes com infecção grave, instilar tropicamida para relaxar o músculo ciliar e aliviar a dor. Instilar pomada antibiótica oftálmica. *Cuidado*: Não usar pomadas contendo corticosteroides. Considerar o uso de colírios oftálmicos com anti-inflamatórios não esteroides (AINEs) para controle da dor na criança que tolera o uso domiciliar de colírios. Fornecer analgesia sistêmica conforme a necessidade. Nunca administrar anestésicos tópicos à criança, pois isso pode causar dano irreversível à córnea.

Encaminhamento

Encaminhar a criança para acompanhamento ambulatorial diário. A avaliação com oftalmologista deve ser obtida no caso de abrasões da córnea que não melhoram em 48 a 72 horas.

CORPOS ESTRANHOS EM CÓRNEA E CONJUNTIVA

Achados clínicos

Pode haver história de estar na presença de ferramentas de alta velocidade (furadeira) ou pode não haver história de trauma no olho e a criança pode não perceber o corpo estranho no olho. Porém, na maioria dos casos, a criança se queixa de sensação de corpo estranho no olho ou sob a pálpebra, ou de irritação apenas no olho. Alguns corpos estranhos na córnea podem ser grosseiramente visualizados, podendo ser vistos com auxílio de uma lupa e uma luz difusa bem focada ou lâmpada de fenda. Os corpos estranhos na conjuntiva costumam ficar presos na conjuntiva sob a pálpebra superior. A pálpebra deve ser evertida para facilitar a avaliação e a remoção.

A fluoresceína deve ser instilada para a visualização de corpos estranhos pequenos não prontamente visíveis a olho nu, com lupa ou lâmpada de fenda. Descartar corpo estranho intraocular com radiografia de tecidos moles ou TC, conforme a indicação.

Tratamento

Os corpos estranhos soltos geralmente podem ser removidos com um cotonete umedecido. Corpos estranhos superficialmente presos podem ser removidos com a ponta de uma agulha hipodérmica ou instrumento rombo. Anestesiar primeiro a córnea com solução de proparacaína ou tetracaína a 0,5%. Instilar pomada oftálmica de antibiótico após a remoção completa do corpo estranho.

Encaminhamento

A criança deve ser vista novamente em 24 horas, a menos que não haja sintomas nem alteração visual. Pode estar indicado o encaminhamento para um oftalmologista no caso de corpo estranho profundo na córnea ou corpo estranho grande dentro do eixo visual.

DESLOCAMENTO TRAUMÁTICO DO CRISTALINO E FORMAÇÃO DE CATARATA

Achados clínicos

O deslocamento de cristalino após trauma ocular fechado pode se apresentar com visão dupla em um dos olhos (raramente em ambos), visão borrada e distorção. Também pode haver um tremor da íris após movimentos oculares rápidos. O cristalino pode ser visualizado por oftalmoscopia ou exame de imagem com TC. História e exame físico são fundamentais para o diagnóstico. O deslocamento de cristalino pode estar associado com distúrbios clínicos, como síndrome de Marfan, homocistinúria ou esferofaquia. O deslocamento de cristalino se torna uma emergência quando o cristalino subluxado (subluxação anterior) obstrui o fluxo de aquoso causando glaucoma agudo. Se a cápsula do cristalino estiver rompida, o estroma do cristalino pode inchar e ficar turvo, também levando a glaucoma agudo e desenvolvimento de catarata. Isto pode ocorrer após raios ou lesão elétrica.

Tratamento

As crianças com deslocamento do cristalino devem ser encaminhadas para um oftalmologista para reparo cirúrgico com encaminhamento de emergência no caso de aumento da PIO. Não há tratamento para a catarata traumática.

Encaminhamento

Encaminhamento de emergência para um oftalmologista nos deslocamentos associados com elevação da PIO; caso contrário, é suficiente o encaminhamento oportuno para a oftalmologia.

EQUIPAMENTOS E SUPRIMENTOS

Equipamento básico

Diversos instrumentos especializados têm sido planejados para a investigação de problemas oculares. A maioria dos problemas de emergência pode ser diagnosticada com o auxílio de poucos instrumentos relativamente simples. Os seguintes materiais devem estar presentes no SE:

- Luz brilhante manual;
- Lâmpada de fenda;
- Oftalmoscópio (preferivelmente com lente de filtro azul);
- Cartão de acuidade visual (Snellen e/ou cartão com figuras adequadas para a idade);
- Tonômetro;
- Óculos estenopeicos (*pin hole*) e de oclusão;
- Escudo ocular (plástico ou metal) e fita.

Medicamentos básicos

Os medicamentos comumente utilizados em oftalmologia estão listados na Tabela 32-3.

▶ Anestésicos locais

Pode-se usar proparacaína a 0,5% ou tetracaína a 0,5%. Estes medicamentos têm tampa branca no frasco.

CORANTES

Devem estar disponíveis papéis ou gotas de fluoresceína.

▶ Agentes antibacterianos tópicos

Os agentes antibacterianos incluem uma variedade de antibióticos com diferentes espectros de cobertura na forma líquida ou em pomada (ver Tabela 32-3).

TÉCNICAS COMUNS PARA TRATAMENTO DE PROBLEMAS OCULARES

Eversão da pálpebra superior

A criança é orientada a olhar para baixo. Segurar os cílios na margem externa da pálpebra com o polegar e dedo indicador de uma das mãos e puxar a pálpebra lenta e delicadamente para baixo e para fora. Utilizando um cotonete, fazer pressão contra a margem superior do tarso sobre o centro da pálpebra enquanto vira a margem palpebral rapidamente para fora e para cima sobre o aplicador. Com os cílios mantidos contra a borda orbital superior, a conjuntiva palpebral exposta pode ser cuidadosamente inspecionada. Após completar o exame e remover o corpo estranho (se possível), quando a criança olhar para cima, a pálpebra retorna à sua posição normal (Figura 32-5).

▶ Colírios oculares

Os colírios podem ser desconfortáveis e costumam ser pouco tolerados por crianças pequenas. Conforme a necessidade, eles podem ser usados nas crianças maiores. A criança deve sentar com ambos os olhos abertos e olhar para cima. Puxar um pouco a pálpebra inferior e colocar duas gotas de colírio no fundo de saco inferior. Pede-se, então, para a criança olhar para baixo enquanto se mantém contato com o dedo sobre a pálpebra inferior. Não permitir que a criança aperte os olhos fechados. Não tocar no olho nem na pálpebra com o aplicador; da mesma maneira, não instilar colírio com o frasco longe do olho.

Nas crianças muito pequenas, quando os colírios são absolutamente necessários, pode ser necessária uma abordagem diferente; posicionar a criança em posição supina, pedir para um assistente manter a cabeça da criança parada e colocar colírio ao redor do canto medial. Mesmo uma criança que se recusa a abrir o olho receberá o medicamento pelas pálpebras.

▶ Pomadas

As pomadas são instiladas da mesma forma que os colírios. Enquanto a criança olha para cima, levantar a pálpebra inferior

Tabela 32-3 Medicamentos oftálmicos comumente utilizados

Medicamento	Indicação	Dosagem, Apresentação e Duração
Antimicrobianos		
Bacitracina	Microrganismos gram-positivos	Pomada oftálmica: colocar a pomada 4 vezes ao dia por 7-10 dias
Bacitracina e polimixina B		
Cloranfenicol	Microrganismos gram-positivos e gram-negativos	Solução a 0,5%, pomada a 1%: 1-2 gotas ou colocar pomada 3-6 vezes ao dia por 7-10 dias
Ciprofloxacina	Microrganismos gram-positivos e gram-negativos	Soluções a 0,3% para conjuntivite: 1-2 gotas a cada 2 horas por 2 dias, depois, 1-2 gotas a cada 4 horas por 5 dias
Norfloxacina		
Ofloxacina		Para úlcera, 2 gotas a cada 15 minutos por 6 horas, depois, a cada 30 minutos nas próximas 18 horas; dia 2, usar 2 gotas a cada hora; dias 3-14, usar 2 gotas a cada 4 horas
Eritromicina	Microrganismos gram-positivos, *Chlamydia*	Pomada a 0,5% 4 vezes ao dia por 5-7 dias
Gentamicina	Microrganismos gram-positivos e gram-negativos; cobre *Pseudomonas*	Gentamicina e tobramicina como solução a 0,3% e pomada a 0,3%
Tobramicina		Neomicina, 1-2 gotas a cada 2-4 horas por 10 dias; para pomada, usar a cada 2-4 horas por 7-10 dias
Neomicina com bacitracina e polimixina B		
Polimixina B e trimetoprima	Microrganismos gram-positivos	Solução oftálmica: 1 gota a cada 3 horas por 7-10 dias
Sulfacetamida sódica	Microrganismos gram-positivos e gram-negativos; não cobre *Pseudomonas*	Solução a 10%, 15%, 30%: 2 gotas a cada 2-3 horas por 7-10 dias
		Pomada a 10%; colocar pomada a cada 3-4 horas por 7-10 dias
Trifluridina	Herpes	Solução a 1%: 1 gota a cada 2 horas em vigília com máximo de 9 gotas ao dia; após a reepitelização, reduzir para 1 gota a cada 4 horas por 7 dias
Midriáticos		
Sulfato de atropina	Dilatação, uveíte, cicloplegia	Solução a 0,25-2%; dura 2 semanas
Ciclopentolato	Dilatação, cicloplegia	Solução a 2-5%; dura 48 horas
Fenilefrina[a]	Dilatação, sem cicloplegia	Solução a 2,5-10%, dura 2-3 horas
Escopolamina	Dilatação, cicloplegia	Solução a 0,25%; dura 7 dias
Anestésicos[b]		
Proparacaína	Anestesia local	Solução a 0,5%
Tetracaína	Anestesia local	Solução a 0,5%

[a]Pacientes cardíacos não devem usar fenilefrina.
[b]Anestésicos não devem ser prescritos para uso sem supervisão.

Reproduzida com permissão de Stone CK, Humphries RL: *Current Diagnosis & Treatment Emergency Medicine*, 7th ed. New York: McGraw-Hill, 2011. Copyright © McGraw-Hill Education LLC.

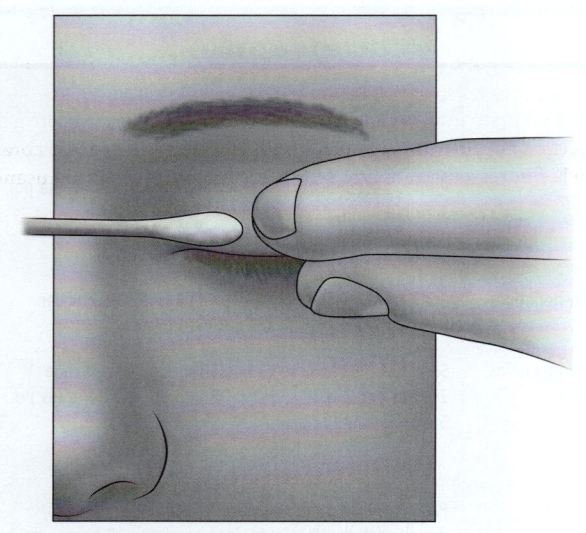

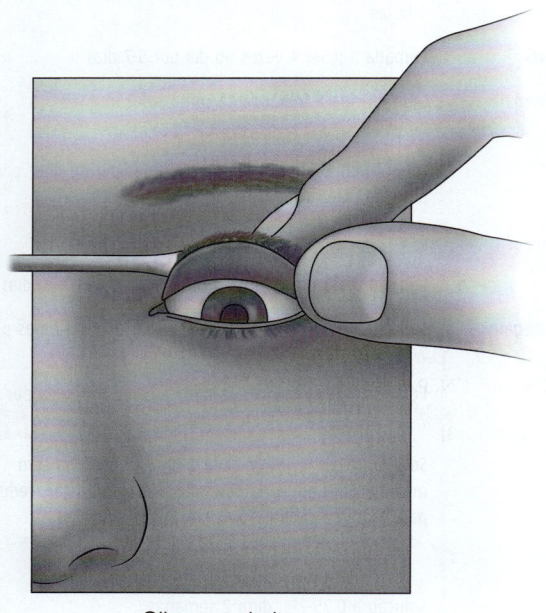

queimadura na pele fina que recobre as pálpebras. As compressas mornas costumam ser aplicadas na região por 15 minutos 4 vezes ao dia. O raciocínio terapêutico é aumentar o fluxo sanguíneo para a região afetada e reduzir a dor e a inflamação.

Remoção de corpo estranho superficial na córnea

As principais considerações são boa iluminação, amplificação, anestesia, posicionamento adequado da criança e técnica estéril. A acuidade visual da criança deve ser registrada antes. A criança pode estar sentada ou em posição supina. Deve ser usada uma lupa, a menos que haja disponibilidade de lâmpada de fenda. Utilizar um anestésico tópico como colírio de proparacaína a 0,5% ou de tetracaína a 0,5%. Um assistente deve direcionar um foco de luz potente para o olho em ângulo oblíquo. O examinador pode então ver o corpo estranho na córnea e removê-lo com auxílio de um cotonete umedecido. Se esta tentativa falhar, o corpo estranho pode ser removido com um instrumento metálico enquanto as pálpebras são mantidas afastadas com a outra mão para evitar a piscada. Pode ser instilada pomada antibacteriana após a remoção do corpo estranho.

Tonometria

A tonometria é a determinação da PIO utilizando-se um instrumento especial que mede a quantidade de indentação corneana produzida por um determinado peso. As leituras de tonometria devem ser feitas nas crianças com suspeita de aumento da PIO.

▶ Precauções

A tonometria deve ser feita com muito cuidado em crianças com úlceras de córnea. É de extrema importância limpar o tonômetro antes de cada uso esfregando cuidadosamente a sua base com um cotonete umedecido com solução estéril (determinar se ele está seco antes de usar) e esterilizar o instrumento. Raramente são causadas abrasões corneanas pela tonometria. A ceratoconjuntivite epidêmica pode ser disseminada pela tonometria, o que pode ser evitado se o tonômetro for limpo antes de cada uso e se as mãos forem lavadas entre os atendimentos de maneira meticulosa. Estão disponíveis coberturas descartáveis para alguns tonômetros.

▶ Técnica

Uma solução anestésica (tetracaína a 0,5% ou proparacaína a 0,5%) é instilada em ambos os olhos. A criança deita em posição supina e é orientada a olhar em um ponto no teto com ambos os olhos ou para um dedo mantido diretamente na linha do olhar sobre a cabeça. As pálpebras são mantidas abertas sem a aplicação de pressão sobre o globo. O tonômetro é então colocado

Girar o cotonete para cima

Olhar para baixo

▲ **Figura 32-5** Técnica de eversão da pálpebra superior.

para manter o medicamento no saco conjuntival. Na criança muito pequena que não abre o olho, embora não seja o ideal, esfregar a pomada nas pálpebras e cílios pode fornecer alguma oferta direta e indireta do medicamento para a conjuntiva.

▶ Compressas mornas

Utilizar uma toalha ou pano limpo molhado com água corrente morna com temperatura bem abaixo daquela que causaria sobre a superfície da córnea de cada olho e é feita a leitura na escala no tonômetro. A PIO é determinada conforme uma tabela que converte a leitura da escala em milímetros de mercúrio para um tonômetro Schiotz, ou por leitura digital nos dispositivos eletrônicos. A PIO normal é de 12 a 20 mmHg.

Interpretação de anormalidades

Se a PIO estiver em 20 mmHg ou mais, está indicada uma investigação adicional para determinar se há glaucoma.

Coloração da córnea

A coloração da córnea consiste na instilação de fluoresceína dentro do saco conjuntival para delimitar irregularidades na superfície corneana. A coloração está indicada no caso de trauma da córnea ou outros distúrbios corneanos (ceratite por herpes simples) quando o exame com lupa ou lâmpada de fenda na ausência de coloração não foi satisfatório.

Precauções

Como o epitélio corneano – a principal barreira para a infecção da córnea – costuma estar interrompido quando a coloração da córnea está indicada, deve-se garantir que o corante utilizado (particularmente a fluoresceína) seja estéril.

Equipamento e Material

Nota: A fluoresceína deve ser estéril. Os papéis de fluoresceína ou os frascos individuais estéreis são as formas mais seguras. Pode ser utilizada a solução de fluoresceína de um frasco conta-gotas, mas há risco substancial de contaminação.

Técnica

O papel de fluoresceína enrolado individualmente é molhado em SF estéril, anestésico tópico ou tocado na conjuntiva úmida, de maneira que um fino filme de fluoresceína se espalhe sobre a superfície da córnea. Qualquer irregularidade na córnea é corada pela fluoresceína e, assim, é mais facilmente visualizada usando luz com filtro azul.

Achados normais e anormais

Se não houver irregularidade corneana superficial, um filme uniforme de corante cobrirá a córnea. Se a superfície da córnea estiver alterada, a região afetada absorverá mais corante e ficará corada de verde mais profundo.

Allman KJ, Smiddy WE, Banta J, et al: Ocular trauma and visual outcome secondary to paintball projectiles. *Am J Ophthalmol*. 2009:147: 239-242 [PMID:18835471].

Bord SP, Linden J: Trauma to the globe and orbit. *Emerg Med Clin North Am*. 2008:26:97-123 [PMID: 18249259].

Burger BM, Kelty PJ, Bowie EM: Ocular nail gun injuries: Epidemiology and visual outcomes. *J Trauma*. 2009;67:1320-1322 [PMID: 20009684].

Moren Cross J, Griffin R, Owsley C, et al: Pediatric eye injuries related to consumer products in the United States, 1997-2006, *J AAPOS*. 2008;12:626-628 [PMID: 18848479].

Podbielski DW, Surkont M, Tehrani NN, et al: Pediatric eye injuries in a Canadian emergency department. *Can J Ophthalmol*. 2009;44:519-522 [PMID: 19789585].

Pokhrel PK, Loftus SA: Ocular emergencies. *Am Fam Physician*. 2007;76:829-836 [PMID: 17910297].

Pollard KA, Xiang H, Smith GA: Pediatric eye injuries treated in US emergency departments, 1990-2009. *Clin Pediatr*. 2012;51:374-381 [PMID: 22199176].

Soparkar CN, Patrinely JR: The eye examination in facial trauma for the plastic surgeon. *Plast Reconstr Surg*. 2007;120:49S-56S [PMID: 18090728].

33 Emergências orais e otorrinolaringológicas

Jason N. Collins, MD, FACEP
Sandy Y. Lee, BS

MANEJO IMEDIATO DE PROBLEMAS QUE AMEAÇAM A VIDA

OBSTRUÇÃO

A obstrução aguda na região nasal e orofaríngea é uma emergência em questão de segundos a minutos. A avaliação rápida é imperativa, para definir o grau e o nível da obstrução, e o planejamento para a intervenção deve ser determinado de forma concomitante. A obstrução grave pode ser causada por objetos estranhos, edema secundário a trauma ou infecção, massas e queimaduras. A história e o exame costumam revelar o problema; deve ser mantido um elevado grau de suspeita clínica para corpo estranho no contexto de sintomas graves e abruptos na ausência de outras pistas na história.

ACHADOS CLÍNICOS

História

O início agudo de sinais e sintomas de sofrimento respiratório é comum; a mudança insidiosa de um processo subagudo também pode gerar dúvidas no manejo, embora pistas da progressão do quadro possam direcionar a avaliação e o manejo. Manter um elevado grau de suspeita clínica para a presença de corpo estranho e não minimizar a preocupação dos pais com corpo estranho, pois isso pode ser uma informação diagnóstica importante. Determinar a cronologia do início dos sintomas e o local suspeito (narina, boca, garganta). A criança admitiu ter inserido ou ingerido um objeto estranho? Um evento específico foi testemunhado? A criança está se esforçando para resolver uma obstrução (tossir ou vomitar)? A criança apresenta respiração ruidosa com o choro ou esforços e/ou em repouso? Houve alguma alteração de coloração, apneia ou incapacidade de falar ou chorar? Foram tentados tratamentos ou intervenções antes da chegada que possam ter melhorado ou possivelmente piorado a condição? Determinar uma história acurada de imunização, se a criança teve doença ou febre antecedente e se a doença foi lentamente progressiva ou de início abrupto com rápida mudança.

A história recente de lesão traumática, queimadura ou ingestão cáustica pode refinar o diagnóstico diferencial. Algumas situações podem se apresentar com sintomas semelhantes de sofrimento respiratório e comprometimento da via aérea. O manejo de lesões traumáticas bucomaxilofaciais e cervicais é discutido no Capítulo 24. Ver Capítulo 9 para uma discussão sobre emergências na via aérea.

Exame físico

A criança apresenta sofrimento atual? Não retardar a proteção da via aérea e intervenções de suporte para coletar uma história e exame físico detalhados. Se possível, peça para o paciente relatar a história ou descrever os sintomas. Isso dá ao médico a oportunidade de avaliar a qualidade e as limitações da fala.

A criança parece toxêmica? Sensório deprimido, cianose e pouco esforço respiratório são sinais ominosos. Reconhecer taquipneia, aumento do esforço respiratório, estridor e outros ruídos em via aérea superior e a posição que a criança espontaneamente assume. A história específica de trauma pode não estar disponível; avaliar a presença de queimaduras, lacerações, punções ou edema que possam indicar uma lesão não testemunhada. Examinar as estruturas externas da cabeça e do pescoço quanto à presença de edema, eritema, limitação da amplitude de movimentos e meningismo. Se a situação permitir, inspecionar as narinas e a orofaringe e observar a presença de secreções, sinais de edema, eritema, secreção purulenta unilateral *versus* difusamente ou corpo estranho aparente.

Os corpos estranhos nasais são geralmente unilaterais e visíveis na avaliação direta. Quando adequado, deve ser mantido um grau elevado de suspeita de corpo estranho mesmo se a estrutura não for facilmente visualizada. A obstrução nasal parcial ou completa pode estar presente; pode haver comprometimento da via aérea se um objeto for deslocado ou se houver desenvolvimento de processo secundário, como hemorragia ou edema traumáticos. Apesar de o corpo estranho na laringe ou na traqueia poder ser visto, inicialmente os sinais e os sintomas são sofrimento respiratório, sufocação, vômitos, tosse, aumento de esforço respiratório, estridor e dor.

O comprometimento respiratório secundário à obstrução da via aérea pode muitas vezes ser diagnosticado clinicamente e a estabilização da via aérea não deve ser retardada por resultados de exames laboratoriais ou de imagem. Os seguintes exames diagnósticos são adjuntos úteis para direcionar o manejo.

Exames laboratoriais

Exames de sangue geralmente não são necessários; porém, se estiver indicado o acesso vascular, deve-se considerar o envio de material para a realização de exames laboratoriais básicos. Gasometrias arteriais e outros exames de sangue de rotina podem ser usados para avaliar a condição inicial e a resposta ao tratamento.

Exames diagnósticos de imagem

Os objetos radiopacos podem ser observados, mas radiografias normais não devem descartar a presença de corpo estranho. As radiografias de tecidos moles cervicais podem demonstrar corpos estranhos, massas, edema retrofaríngeo, gás em tecidos moles e epiglote de tamanho aumentado (sinal da impressão do polegar) ou estreitamento da via aérea (sinal da ponta do lápis). As radiografias torácicas podem demonstrar colapso da via aérea pós-obstrução, alçaponamento de ar com hiperinsuflação ou desenvolvimento de pneumonia. As radiografias devem ser obtidas rapidamente se a estabilidade do paciente permitir. Considerar o uso de aparelhos portáteis para minimizar a perturbação da criança e evitar o transporte para fora do serviço de emergência (SE).

A tomografia computadorizada (TC) pode fornecer um diagnóstico definitivo, a localização específica da obstrução e evitar a necessidade de broncoscopia. Os pacientes instáveis não são candidatos para transporte até a tomografia. O médico deve ponderar os benefícios desta modalidade *versus* a necessidade de deixar o ambiente controlado do SE e preocupações com a exposição à radiação ionizante.

A visualização direta por endoscopia alta ou broncoscopia é o método mais adequado para avaliar a via aérea e identificar o tipo de obstrução. Isso permite, de forma simultânea, o exame diagnóstico e a intervenção, bem como a retirada do objeto. A endoscopia ou a broncoscopia devem ser realizadas apenas por profissional experiente e costuma ser realizada no bloco cirúrgico com anestesia geral.

A ultrassonografia (US) da via aérea pediátrica é não invasiva e não implica os riscos da radiação ionizante; porém, a confiabilidade deste método pode ser limitada pela colaboração do paciente e pela experiência do profissional operador. Esta modalidade tem sido usada com sucesso em adultos para avaliar a presença de epiglotite. A anatomia pediátrica normal pode, de maneira confiável, ser identificada pela US, mas seu uso rotineiro para determinar o diagnóstico não é amplamente realizado.

TRATAMENTO

Pode estar indicada a avaliação da via aérea, da respiração e da circulação (ABC) e o início de protocolos de suporte à vida.

Independentemente da causa, a avaliação do grau de sofrimento respiratório determina o manejo. Avaliar rapidamente a condição para determinar se há necessidade de controle imediato da via aérea, realizando a intubação, se for provável a descompensação imediata (ver Capítulo 9). É adequada a avaliação precoce com otorrinolaringologista (ORL), anestesiologista ou intensivista para os pacientes com elevado potencial de descompensação, mas que não necessitam de intubação imediata.

O manejo guiado pelo diagnóstico deve ser iniciado se pistas da anamnese, achados de exame físico e resultados de exames diagnósticos estiverem disponíveis para especificar a causa. Utilizar tratamentos de suporte (salbutamol, epinefrina racêmica, esteroides, antibióticos) conforme a indicação.

Os corpos estranhos na boca, na laringe e na árvore traqueobrônquica representam a maior preocupação para obstrução da via aérea. Usar as manobras de golpes nas costas ou a de Heimlich, no caso de obstrução completa. Os corpos estranhos visíveis podem ser removidos segurando-se diretamente, mas não se deve vasculhar às cegas a cavidade oral, a fim de evitar que se empurre o objeto mais posteriormente. Os corpos estranhos faríngeos e laríngeos podem ser agarrados e removidos com pinça (fórceps) de MaGill enquanto se tenta a intubação laringoscópica direta. Os objetos distais à laringe geralmente necessitam de remoção por broncoscopia.

Medidas heroicas podem ser necessárias para a obstrução completa causada por objetos de difícil remoção e objetos distalmente localizados. A cricotireoidotomia por agulha ou cirúrgica (acima de 12 anos de idade) é usada para objetos acima da laringe. Para objetos distais, intubar a traqueia e delicadamente empurrar o objeto em direção ao brônquio fonte direito. Subsequentemente, o tubo endotraqueal (TET) pode ser tracionado para ventilar o pulmão esquerdo.

ENCAMINHAMENTO

Os pacientes com sofrimento respiratório agudo, mesmo quando a intubação é evitada, podem ser candidatos para internação na unidade de tratamento intensivo (UTI). O julgamento clínico e a avaliação com um médico intensivista pediátrico são fundamentais para determinar o local de encaminhamento adequado.

A remoção de corpo estranho que é prevista como difícil, tentativas falhas de remoção e presença de corpo estranho de alto risco (baterias tipo botão, imãs) necessitam de avaliação urgente com um ORL para possível broncoscopia.

Boudewyns A, Claes J, Van de Heyning P: Clinical practice: An approach to stridor in infants and children. *Eur J Pediatr*. 2010; 169:135-141 [PMID: 19763619].

D'Agostino J: Pediatric airway nightmares. *Emerg Med Clin N Am*. 2010;28(1):119-126 [PMID: 19945602].

Nentwich L, Ulrich AS: High risk chief complaints II: Disorders of the head and neck. *Emerg Med Clin North Am*. 2009;27(4):713-746 [PMID: 19932402].

Oncel M, Sunam GS, Ceran S: Tracheobronchial aspiration of foreign bodies and rigid bronchoscopy in children. *Pediatr Int*. 2012;54(4):532-535 [PMID: 22414345].

Santillanes G, Gausche-Hill M: Pediatric airway management. *Emerg Med Clin N Am.* 2008;26(4):961-975 [PMID: 19059095].

Sodhi KS, Aiyappan SK, Saxena AK, et al: Utility of multidetector CT and virtual bronchoscopy in tracheobronchial obstruction in children. *Acta Paediatr.* 2010;99(7):1011-1015 [PMID: 20178519].

Veras TN, Hornburg G, Schner AM, et al: Use of virtual bronchoscopy in children with suspected foreign body aspiration. *J Bras Pneumol.* 2009;35(9):937-941 [PMID: 19820821].

MANEJO DE DISTÚRBIOS ESPECÍFICOS

DISTÚRBIOS DA ORELHA

Infecções da orelha externa

▶ **Achados clínicos**

As infecções externas podem envolver estruturas desde a pele (celulite) até o nível adjacente (pericondrite) e envolvendo a cartilagem auricular (condrite). Os achados superficiais revelam pele quente, vermelha e inflamada, a qual está dolorida. A infecção costuma resultar de trauma local direto, como a colocação de *piercing* na orelha. A infecção pode se estender até a orelha a partir de um local distante de infecção na cabeça ou pescoço ou ser uma extensão direta de otite externa aguda.

▶ **Tratamento**

Recomendar cuidados locais com ferimentos para qualquer lesão da pele. Corpos estranhos, incluindo joias, devem ser removidos. Há necessidade de antibióticos sistêmicos, e infecções significativas necessitam de terapia intravenosa (IV). Microrganismos comumente responsáveis incluem espécies de *Streptococcus*, *Staphylococcus* e *Pseudomonas*. A cobertura antibiótica deve ser dirigida a essas bactérias. Também pode haver necessidade de incisão e drenagem; pequenos abscessos são passíveis de drenagem à beira do leito por médicos experientes do SE. As infecções mais profundas, envolvendo a cartilagem, necessitam de avaliação com ORL ou cirurgião plástico para a drenagem cirúrgica.

▶ **Encaminhamento**

As infecções leves podem ser adequadamente manejadas com antibióticos orais e acompanhamento cuidadoso. As infecções moderadas ou severas da pele, aquelas com formação concomitante de abscessos e as infecções que envolvem a cartilagem necessitam de internação para antibioticoterapia IV e avaliação com especialista.

Otite externa aguda

Comumente conhecida como orelha de nadador, a otite externa aguda (OEA) é uma condição inflamatória do canal auditivo externo (CAE), geralmente secundária a uma infecção bacteriana.

▶ **Achados clínicos**

Os pacientes comumente relatam sintomas unilaterais, incluindo dor ou prurido, edema, drenagem pelo canal auditivo e alterações na audição. A natação recente pode ser o fator de risco mais provável em um paciente, mas a umidade do canal auditivo por qualquer causa pode promover o crescimento bacteriano e a subsequente infecção.

Os achados externos incluem eritema da pele auricular e facial, drenagem pelo canal e dor à palpação e movimentação das estruturas da orelha externa. A avaliação do canal com o otoscópio causará dor. Edema e secreção costumam estar presentes. A visualização direta da membrana timpânica (MT) é importante para confirmar que ela está intacta e para diferenciar entre otite externa e otite média, ruptura da MT e condições que podem apresentar sintomas semelhantes. A secreção no canal auditivo pode dificultar a visualização. É comum o eritema da MT. A perfuração da MT é incomum na OEA, devendo-se considerar outros diagnósticos. Embora a condição seja rara em crianças, a dor desproporcional aos achados clínicos ou o tecido de granulação no canal sugerem a otite externa maligna grave. A infecção se estende para tecidos mais profundos e ossos adjacentes, podendo estar associada com febre, vertigem, paralisia de nervo facial e sinais meníngeos.

▶ **Tratamento**

As diretrizes recomendam a retirada de debris no canal externo como primeira etapa do tratamento. Isso pode ser feito por remoção manual usando *swab* de orelha; a irrigação delicada é efetiva se for confirmada uma MT intacta.

As formulações otológicas tópicas formam a base do tratamento, preferencialmente agindo sobre os microrganismos mais comuns: *Pseudomonas aeruginosa*, *Staphylococcus aureus* e *Staphylococcus epidermidis*. A instilação de gotas farmacológicas em um canal limpo é o ideal para alcançar concentrações ótimas da medicação no canal. Os medicamentos recomendados incluem antibióticos (ciprofloxacina, ofloxacina), soluções acidificantes (ácido acético), esteroides (hidrocortisona) ou uma combinação destes. As preparações contendo esteroides e ácido acético podem ser usadas nos casos leves; as combinações de tratamento contendo antibiótico são necessárias em condições moderadas ou severas. Continuar o tratamento por cerca de 1 semana.

O controle da dor é um componente importante no tratamento da infecção. Os antibióticos orais estão indicados para falhas de tratamento, ou se houver sinais de complicações ou doença sistêmica no exame inicial.

▶ **Encaminhamento**

É improvável que a otite externa necessite de exames adicionais, avaliação com ORL no SE ou internação hospitalar. Porém, se houver sinais de doença grave ou complicações, a avaliação com ORL é apropriada. Deve ser recomendado o acompanhamento com médico da atenção primária para casos mais graves, a fim de verificar a resolução dos sintomas. A melhora deve ser notada em 2 a 3 dias do início do tratamento; caso contrário, deve ser considerada a modificação do tratamento. O encaminhamento para um ORL é adequado em casos de incerteza diagnóstica, suspeita de perfuração da MT e outras complicações do tratamento.

> Bhattacharyya N, Kepnes LJ: Initial impact of the acute otitis externa clinical practice guideline on clinical care. *Otolaryngol Head Neck Surg.* 2011;145(3):414-417 [PMID: 21531870].
>
> Burton MJ, Singer M, Rosenfeld RM: Extracts from The Cochrane Library: Interventions for acute otitis externa. *Otolaryngol Head Neck Surg.* 2010;143:8-11 [PMID: 20620612].
>
> Kaushik V, Malik T, Saeed SR: Interventions for acute otitis externa. *Cochrane Database Syst Rev.* 2010;(1):CD004740 [PMID: 20091565].
>
> Phillips JS, Jones SE: Hyperbaric oxygen as an adjuvant treatment for malignant otitis externa. *Cochrane Database Syst Rev.* 2013;5:CD004617 [PMID: 23728650].
>
> Rosenfeld RM, Brown L, Cannon CR, et al: Clinical practice guideline: Acute otitis externa. *Otolaryngol Head Neck Surg.* 2006;134(suppl 4):S4-S23 [PMID: 16638473].
>
> Wall GM, Stroman DW, Roland PS: Ciprofloxacin 0.3%/dexamethasone 0.1% sterile otic suspension for the topical treatment of ear infections: A review of the literature. *Pediatr Infect Dis J.* 2009;28(2):141-144 [PMID: 19116600].

Otite média aguda

A otite média aguda (OMA) é definida pela presença de infecção e inflamação na orelha média, em geral associada com início rápido de sintomas, otalgia significativa e febre. As bactérias mais comuns incluem *Streptococcus pneumoniae*, *Haemophilus influenzae* não tipável, *Moraxella catarrhalis* e *Streptococcus* do grupo A. Devido à vacina pneumocócica conjugada heptavalente (PCV7), tem havido um declínio nos casos de otite média causada por *S. pneumoniae* cobertos pela vacina. Os vírus causam cerca de 20% dos casos de OMA, incluindo vírus respiratório sincicial, parainfluenza, rinovírus, influenza, enterovírus e adenovírus.

A OMA é uma das razões mais comuns para avaliação com o médico da atenção primária e um dos diagnósticos mais comuns para a prescrição de antibióticos. A doença pode estar presente, embora de maneira autolimitada e necessitando apenas de medidas de suporte. Nos últimos anos, tem havido controvérsia em relação ao método de observação (48-72 horas de tratamento sem antibiótico) *versus* a prescrição de antibiótico. A preocupação se deve ao aumento de resistência das bactérias devido ao uso inadequado de antibióticos. A teoria responsável pela prescrição de antibiótico pelo médico é evitar eventos adversos, como mastoidite ou surdez. O médico também deve considerar os efeitos adversos e tardios dos antibióticos. Com base na idade do paciente, na velocidade de início, na cronologia dos sintomas e no exame físico, o médico da emergência pode decidir observar e fornecer analgesia para a OMA antes de prescrever antibióticos.

▶ Achados clínicos

Os critérios convencionais geralmente aceitos como indicativos de OMA incluem início agudo dos sintomas, efusão na orelha média (EOM) e inflamação da orelha média. Os pacientes com menos de 2 anos de idade podem apresentar sinais e sintomas inespecíficos, como repuxo na orelha, irritabilidade, otorreia, febre, tosse, rinorreia, diminuição de apetite e distúrbios de sono. As crianças maiores podem relatar dor na orelha; a presença de outros achados clínicos é variável e pode incluir aqueles já listados. Para confirmar a presença de EOM, deve ser vista uma MT abaulada. Outros indicadores de EOM incluem um exame com otoscópio pneumático revelando MT imóvel, turvação, edema, ar atrás da MT e otorreia. A inflamação da orelha média geralmente causa otalgia ao exame e MT eritematosa. Em um paciente agitado, devem-se aguardar alguns minutos antes de tentar a otoscopia da MT, pois o choro pode aumentar o fluxo sanguíneo e demonstrar eritema que não é causado por inflamação. Deve-se diferenciar entre OMA e otite média com efusão, pois a última costuma ser causada por vírus e não necessita de antibióticos.

▶ Tratamento

As diretrizes de tratamento se baseiam na idade do paciente e nos achados clínicos. As recomendações de manejo geral da American Academy of Pediatrics incluem tratamento empírico com antibióticos em pacientes com idade entre 6 meses e 12 anos que apresentam OMA com otorreia ou OMA unilateral ou bilateral com sintomas severos. As condições graves são indicadas por seguimento incerto, presença de otalgia por mais de 48 horas, temperatura maior do que 39 °C ou aspecto toxêmico. As crianças com idade entre 6 meses e 2 anos com OMA bilateral sem otorreia devem receber antibióticos empíricos; as crianças com mais de 2 anos podem ser tratadas de maneira empírica ou com medidas de suporte e observação. Os pacientes com idade entre 6 meses e 12 anos diagnosticados com OMA unilateral sem otorreia podem ser manejados com uma tentativa de observação ou terapia com antibióticos empíricos.

O manejo da dor é a consideração inicial nas primeiras 24 horas dos sintomas, independentemente do uso de antibióticos. Paracetamol e ibuprofeno devem ser as opções para tratamentos de primeira linha para crianças (idade > 6 meses). O tratamento adjunto com medicamentos tópicos, como gotas de lidocaína ou benzocaína, pode ser usado para alívio temporário. A dor severa pode necessitar de narcóticos; usar estes agentes com cautela, pois podem causar depressão respiratória e outros efeitos adversos.

A amoxicilina é o antimicrobiano recomendado como primeira linha. A dose é de 80 a 90 mg/kg/dia divididos em duas tomadas. As alternativas de primeira linha incluem cefdinir 14 mg/kg/dia, cefpodoxima 10 mg/kg/dia* ou cefuroxima 15 mg/kg duas vezes ao dia. Aqueles pacientes com verdadeira alergia à amoxicilina podem receber 10 mg/kg/dia de azitromicina no primeiro dia e 5 mg/kg/dia nos próximos 4 dias, 50 mg/kg/dia de eritromicina ou 6 a 10 mg/kg/dia de sulfametoxazol-trimetoprima (SMZ-TMP). Para doença grave e cobertura mais ampla, falha terapêutica ou recorrência dentro de 30 dias do tratamento inicial com amoxicilina, administrar amoxicilina-clavulanato em alta dose (90 mg/kg/dia de amoxicilina e 6,4 mg/kg/dia de

---

* N. de R. T. Estes dois medicamentos não se encontram disponíveis no Brasil na apresentação de suspensão.

clavulanato) em duas doses. Os pacientes que não toleram nada por via oral podem receber uma dose única de ceftriaxona 50 mg/kg IV. Os medicamentos costumam ser administrados por 10 dias em pacientes com menos de 2 anos; um curso de 5 a 7 dias é administrado para crianças maiores. Se os pacientes não melhorarem com o tratamento antibiótico inicial, pode ser administrado um curso de 3 dias de ceftriaxona intramuscular (IM) (50 mg/kg/dia por 3 dias). As falhas terapêuticas com tratamento antibiótico de amplo espectro devem levar à consideração de timpanocentese, o que pode permitir a identificação do germe após a coloração de Gram e cultura. Há necessidade de avaliação para excluir outras causas.

▶ Encaminhamento

O tratamento ambulatorial inicial é geralmente adequado para a OMA. A falha em demonstrar melhora dentro de 48 a 72 horas de um período de observação ou com tratamento antibiótico inicial deve levar ao início de antibióticos empíricos ou mudança de antibióticos, respectivamente. Há necessidade de um plano específico e mecanismos para garantir o acompanhamento, especialmente para a observação adicional. Considerar a necessidade de avaliação mais extensa no SE para a criança com comprometimento sistêmico ou aspecto toxêmico, mesmo na presença do diagnóstico de OMA. As sequelas graves, como mastoidite ou meningite, podem ocorrer e devem ser avaliadas conforme a necessidade.

> Fischer T, Singer AJ, Chale S: Observation option for acute otitis media in the emergency department. *Pediatr Emerg Care.* 2009;25(9):575-578 [PMID: 19755891].
>
> Leibovitz E, Broides A, Greenberg D, et al: Current management of pediatric acute otitis media. *Expert Rev Anti Infec Ther.* 2010;8(2):151-161 [PMID: 20109045].
>
> Lieberthal AS, Carroll AE, Chonmaitree T, et al: The diagnosis and management of acute otitis media. *Pediatrics.* 2013;131(3):e964-e999 [PMID: 23439909].
>
> Stevanovic T, Komazec Z, Lemajic-Komazec S, et al: Acute otitis media: To follow-up or treat? *Int J Pediatr Otorhinolaryngol.* 2010;74(8):930-933 [PMID: 20599127].
>
> Thornton K, Parrish F, Swords C: Topical vs. systemic treatments for acute otitis media. *Pediatr Nurs.* 2011;37(5):263-267 [PMID: 22132572].
>
> Varrasso DA: Acute otitis media: Antimicrobial treatment or the observation option? *Curr Infect Dis Rep.* 2009;11(3):190-197 [PMID: 19366561].
>
> Vouloumanou EK, Karageorgopoulos DE, Kazantzi MS, et al: Antibiotic versus placebo or watchful waiting for acute otitis media: A meta-analysis of randomized controlled trials. *J Antimicrob Chemother.* 2009;64(1):16-24 [PMID: 19454521].

Mastoidite

A mastoidite é uma complicação e existe em algum grau na maioria dos casos de OMA devido à relação anatômica dos compartimentos envolvidos. Da mesma forma que a OMA, o curso pode ser silencioso e autolimitado. Pode haver desenvolvimento de doença grave se o processo supurativo não melhorar de forma espontânea ou for tratado de forma inadequada (duração inapropriada ou falha no tratamento antibiótico da OMA). O estágio da doença no momento da apresentação direciona o tratamento. O quadro clínico pode variar desde relativamente leve e não complicado (coalescente agudo) até doença grave com extensão intracraniana (meningite, tromboflebite de seio venoso dural) ou extracraniana (abscesso subperiosteal, paralisia de nervo facial). A mastoidite mascarada ou subaguda é uma complicação insidiosa e pode progredir para um estado de doença grave com envolvimento intracraniano, apesar da aparente resolução da OMA. Deve-se manter um elevado grau de suspeição em pacientes com doença prolongada.

▶ Achados clínicos

As características da história clínica que sugerem mastoidite incluem febre, otalgia e diagnóstico recente de OMA. Além disso, letargia, irritabilidade e alimentação ruim podem ser indicadores nas crianças menores. Uma duração prolongada da doença em relação ao curso esperado da OMA sugere mastoidite aguda.

Pode-se notar otalgia, achados na MT consistentes com OMA e edema/abaulamento do canal auditivo. Os achados clássicos incluem deslocamento da aurícula, eritema auricular posterior, edema, flutuação e dor à palpação; porém, estes achados não estão presentes em todos os pacientes. Febre alta, achados neurológicos focais, meningismo, letargia e alterações do sensório indicam um curso complicado e sugerem envolvimento intracraniano.

Como o paciente pode se apresentar para a avaliação em qualquer momento durante a doença, o julgamento clínico deve guiar a avaliação. O diagnóstico pode ser feito apenas com base em achados clínicos sem haver necessidade de testes adicionais. Os exames laboratoriais podem mostrar leucocitose ou elevação de marcadores de inflamação, embora os resultados sejam inespecíficos. Um cenário clínico sugestivo de meningite deve ser avaliado e tratado de acordo, conforme discutido no Capítulo 41. Uma TC de crânio e uma punção lombar (PL) podem ser adequadas nestes casos. Se houver necessidade de exames de imagem para a confirmação do diagnóstico ou para descartar complicações, o exame de escolha é uma TC de crânio ou osso temporal com reforço de contraste.

▶ Tratamento

Os antibióticos parenterais estão indicados em todos os casos e podem ser suficientes como única terapia. As bactérias comuns incluem *S. pneumoniae*, *Streptococcus pyogenes*, *S. aureus*, *P. aeruginosa* e *H. influenzae* – antibióticos de amplo espectro são apropriados inicialmente (vancomicina mais cefepima). A timpanocentese ou o manejo cirúrgico de abscessos ou outras complicações podem ser necessários e devem ser realizados por um ORL.

▶ Encaminhamento

Está indicada a internação hospitalar para uso de antibióticos IV. A avaliação com um ORL deve ser feita no SE, especialmente se houver condições complicadores reconhecidas. Pode haver necessidade de avaliação com um neurocirurgião e intervenção em casos de complicações intracranianas.

> Abdel-Aziz M, El-Hoshy H: Acute mastoiditis: A one year study in the pediatric hospital of Cairo university. *BMC Ear Nose Throat Disord.* 2010;10:1 [PMID: 20205885].
>
> Holt GR, Gates GA: Masked mastoiditis. *Laryngoscope.* 1983;93(8):1034-1037 [PMID: 6877011].
>
> Lin HW, Shargorodsky J, Gopen Q: Clinical strategies for the management of acute mastoiditis in the pediatric population. *Clin Pediatr (Phila).* 2010;49(2):110-115 [PMID: 19734439].
>
> Pang LH, Barakate MS, Havas TE: Mastoiditis in a paediatric population: A review of 11 years experience in management. *Int J Pediatr Otorhinolaryngol.* 2009;73(11):1520-1524 [PMID: 19758711].
>
> van den Aardweg MT, Rovers MM, de Ru JA: A systematic review of diagnostic criteria for acute mastoiditis in children. *Otol Neurotol.* 2008;29(6):751-757 [PMID: 18617870].

Impactação de cerume

▶ Achados clínicos

O cerume (cera de ouvido) é composto de secreções normais e debris no CAE, e o seu acúmulo pode levar à impactação. A presença de uma impactação pode causar sintomas diretamente, ou ser um achado incidental observado na avaliação do canal auditivo externo e da MT. O paciente pode relatar dor ou plenitude na orelha, tontura ou perda auditiva; os sintomas podem ser sutis e inespecíficos em lactentes e crianças de 1 a 3 anos.

Os tratamentos caseiros para remoção de cera de ouvido, incluindo cotonetes, *kits* de irrigação e terapia térmica auricular com uso de velas, podem ter sido tentados antes da apresentação no SE, podendo resultar em efeitos adversos, como perfuração da MT, queimaduras, reações alérgicas, trauma direto e perda auditiva aguda. Estes tratamentos caseiros não são bem estudados e seu uso é desencorajado. O processo da doença, bem como as complicações do tratamento caseiro devem ser identificados e adequadamente tratados.

▶ Tratamento

A remoção da impactação de cerume no SE deve ser considerada nos casos em que o paciente apresente sintomas significativos ou quando há necessidade de visualização da MT para auxiliar no diagnóstico de outra condição clínica. Os métodos comuns e aceitos para a remoção de cera incluem remoção manual, irrigação e uso de ceruminolíticos.

Substâncias químicas, como ácido acético, peróxido de hidrogênio ou óleo mineral, podem ser prescritas para uso domiciliar com avaliação ambulatorial agendada. Aplicações breves de um ceruminolítico durante um curto período de tratamento pode amolecer a cera e auxiliar na remoção. Nenhum agente é claramente superior. Os agentes podem ser combinados com outras terapias enquanto o paciente está no SE.

A irrigação pode ser realizada pelo médico ou pela equipe de enfermagem, sendo geralmente eficiente e efetiva. Pode-se usar água corrente ou solução fisiológica (SF) morna. Não tentar a irrigação em pacientes sabidamente com perfuração da MT ou cirurgia prévia na orelha.

A remoção manual deve ser realizada pelo médico e não delegada a pessoas sem treinamento. Curetas, colheres, fórceps e dispositivos de sucção podem ser utilizados para retirar a cera sob visualização direta por otoscopia.

O canal e a MT devem ser reexaminados após o procedimento para avaliar sinais de doença que se correlacionem com a queixa da apresentação e identificar qualquer possível complicação do procedimento.

▶ Encaminhamento

A liberação para casa é apropriada. Recomendar o seguimento com o médico da atenção primária para confirmar a resolução, continuar o tratamento e discutir opções de prevenção. O encaminhamento para um ORL é adequado para pacientes com sintomas persistentes após a remoção de cera, impactações crônicas ou existência de contraindicações à remoção da cera.

> Browning GG: Ear wax. *Clin Evid (Online).* 2008;1:504 [PMID: 19450340].
>
> Mitka M: Cerumen removal guidelines wax practical. *JAMA.* 2008;300(13):1506 [PMID: 18827201].
>
> Roland PS, Smith TL, Schwartz SR, et al: Clinical practice guideline: Cerumen impaction. *Otolaryngol Head Neck Surg.* 2008;139(3 suppl 2):S1-S21 [PMID: 18707628].

Corpo estranho no canal auditivo

▶ Achados clínicos

A orelha externa é um local comum para a descoberta de corpos estranhos. Muitas vezes, a queixa de apresentação será a inserção testemunhada ou relatada, dor na orelha, secreção pelo canal auditivo ou sensação de um inseto se movendo. Objetos podem ser incidentalmente observados ao exame de um paciente assintomático. Embora, em geral, não associada com sintomas importantes, a existência de objetos perigosos (agulhas, pilhas) pode apresentar complicações, como trauma ou queimaduras.

▶ Tratamento

Muitos objetos são passíveis de remoção no SE e diversas técnicas são relatadas (ver Capítulo 3). O médico do SE deve conhecer e ter experiência com diversas técnicas, pois nenhuma opção isolada terá sucesso em todos os pacientes. A instilação de solução analgésica tópica (se a MT estiver intacta) pode facilitar o procedimento e matará um eventual inseto vivo. Deve-se ter cuidado para não empurrar adiante o objeto para dentro do canal ou causar dano à MT ou parede do canal. Considerar o uso de antibióticos tópicos se tiver havido trauma no canal ou se houver sinais de otite externa.

Encaminhamento

As pilhas são perigosas e causam necrose significativa, que necessita de avaliação com ORL no SE. Objetos perigosos (comprimidos, agulhas) que não podem ser removidos pelo médico da emergência também justificam a avaliação. A liberação é adequada após a remoção não complicada do corpo estranho. Alguns objetos não tóxicos e não perigosos (fragmentos de papel, pedras) podem permanecer temporariamente no canal, encaminhando-se o paciente para um ORL para avaliação ambulatorial. É melhor discutir essa opção com o consultor para confirmar o acompanhamento e garantir a compreensão pelo pai/paciente, bem como a concordância com o plano.

Heim SW, Maughan KL: Foreign bodies in the ear, nose, and throat. *Am Fam Physician*. 2007;76(8):1185-1189 [PMID: 17990843].

DISTÚRBIOS DO NARIZ

Sinusite

Achados clínicos

A sinusite se caracteriza por infecção e alterações inflamatórias na mucosa dos seios paranasais. Alterações semelhantes ocorrem na mucosa nasal de forma simultânea, e a infecção é mais acuradamente chamada de rinossinusite. A infecção viral da via aérea superior (IVAS) geralmente precede a infecção bacteriana. Pistas da história clínica de uma típica IVAS podem ser importantes para diferenciar entre infecções bacterianas e virais, fazendo-se o diagnóstico de um processo bacteriano agudo que necessita de tratamento com antibióticos.

Os sintomas de sinusite são semelhantes aos de IVAS viral, incluindo febre, congestão e secreção nasal, halitose, tosse, dor facial e cefaleia. Secreção nasal purulenta e alterações do sono parecem ter mais chance de estarem associadas com sinusite, em vez de IVAS, e a presença destes achados pode aumentar a acurácia do diagnóstico. Diretrizes recentes sugerem que se os sintomas forem abruptos e intensos logo no início da doença (dias 1-3), piorarem de maneira abrupta mais tarde (dias 4-7) ou persistirem e piorarem após um período maior (dias 10-14), é provável a presença de uma infecção bacteriana.

Deve ser realizado um exame físico geral completo em lactentes e crianças pequenas, pois os sintomas relatados podem ser inespecíficos, e as pistas para o diagnóstico podem ser observadas no exame físico. Secreção nasal purulenta, edema ou celulite periorbital, febre alta e dor facial podem ser notados no exame. O diagnóstico inicial de sinusite aguda não complicada é clínico e não necessita de testes diagnósticos adjuntos; as radiografias não são recomendadas.

Doença grave, aspecto tóxico, meningismo, alteração do sensório ou déficits neurológicos focais sugerem complicações da sinusite e podem ser intracranianas ou intraorbitais. Essas complicações incluem meningite, trombose venosa dural, celulite facial, celulite orbital e formação de abscesso. A TC com contraste deve ser considerada para a avaliação de complicações intracranianas ou orbitais. A aspiração e cultura do líquido sinusal é o padrão-ouro para o diagnóstico, embora não seja prática na emergência e deva ser realizada apenas por especialista.

Tratamento

As doenças virais devem receber tratamento de suporte. Os antibióticos estão indicados e devem ser iniciados para uma doença que seja diagnosticada como bacteriana. Os patógenos comuns incluem *S. pneumoniae*, *H. influenzae* e *M. catarrhalis*, sendo que os agentes antimicrobianos devem ser dirigidos a eles. Diretrizes recentes sugerem que a amoxicilina-clavulanato deve ser o agente oral empírico de primeira linha, devendo ser continuado por 7 a 10 dias, dependendo da gravidade da doença. Doses-padrão são adequadas para a doença leve ou moderada não complicada; regimes de altas doses devem ser usados para doença grave, risco de resistência ou para casos de falha terapêutica que ainda possam ser tratados ambulatorialmente.

A alergia à penicilina dificulta o tratamento; agentes orais aceitáveis para pacientes com reações não graves e não de hipersensibilidade tipo 1 incluem cefalosporina de terceira geração (p. ex., cefdinir, cefpodoxima)* combinada com clindamicina. A levofloxacina pode ser usada (em idade adequada) para pacientes com alergia severa à penicilina. A azitromicina tem sido comumente utilizada, embora o uso de macrolídeos seja desencorajado devido ao alto risco de resistência.

Outras opções são o uso IV de ceftriaxona, cefotaxima, ampicilina-sulbactam e levofloxacina. A ceftriaxona também pode ser administrada por via IM. Considerar a gravidade da doença, ambiente de tratamento, falha de outros tratamentos ou tratamento guiado por cultura em pacientes nos quais o patógeno bacteriano foi identificado.

Adjuntos do tratamento, como descongestionantes, irrigação com SF nasal e esteroides, não estão bem estudados atualmente nos pacientes pediátricos e não são, em geral, recomendados para uso rotineiro.

Encaminhamento

O início da terapia antibiótica e o tratamento ambulatorial são adequados para a doença não complicada. Pacientes de aspecto tóxico, casos de falha terapêutica e aqueles com fatores complicadores (comorbidades, meningite, formação de abscesso, etc.) devem ser internados para receber antibióticos IV.

Chow AW, Benninger MS, Brook I, et al: IDSA clinical practice guideline for acute bacterial rhinosinusitis in children and adults. *Clin Infec Dis*. 2012;54(8):e72-e112 [PMID: 22438350].

Desrosiers M, Evans GA, Keith PK, et al: Canadian clinical practice guidelines for acute and chronic rhinosinusitis. *Allergy Asthma Clin Immunol*. 2011;7(1):2 [PMID: 21310056].

---

* N. de R. T. Medicamento não disponível no Brasil na apresentação de solução oral.

Shaikh N, Hoberman A, Kearney DH, (et al): Signs and symptoms that differentiate acute sinusitis from viral upper respiratory tract infection. *Pediatr Infect Dis J.* 2013;32:1061-1065 [PMID: 23694838].

Smith MJ: Evidence for the diagnosis and treatment of acute uncomplicated sinusitis in children: A systematic review. *Pediatrics.* 2013;132:e284 [PMID: 23796734].

Wald ER, Applegate KE, Bordley C, et al: Clinical practice guideline for the diagnosis and management of acute bacterial sinusitis in children aged 1 to 18 years. *Pediatrics.* 2013;132:e262 [PMID: 23796742].

Corpo estranho nasal

Corpo estranho nasal é uma queixa comumente encontrada no SE. Pequenos fragmentos de papel, brinquedos e matéria orgânica/alimentos são frequentemente descobertos. Muitas vezes, as crianças apresentarão com história de inserção do objeto estranho. Pais ou pacientes podem relatar secreção nasal, outros sintomas de via aérea superior ou epistaxe. Os objetos nasais geralmente não ameaçam a vida, embora possam causar sintomas significativos. Pilhas e imãs podem causar morbidade significativa e devem ser urgentemente removidos. As sequelas da exposição prolongada a substâncias químicas de pilhas ou a necrose por pressão podem ser severas.

▶ Achados clínicos

Sinais e sintomas, como secreção nasal unilateral, obstrução de uma narina, odor fétido pelo nariz ou boca ou epistaxe, podem ser os achados iniciais. A secreção purulenta pode ser um sinal de infecção secundária e secreção escura pode sugerir necrose tecidual. Os corpos estranhos costumam ficar alojados na cavidade nasal anterior e a visualização direta confirma o diagnóstico. Objetos mais posteriores ou aqueles obscurecidos pelas turbinas dificultam o diagnóstico e a retirada. Um paciente colaborativo e bem posicionado sentado ou deitado com extensão cervical otimiza a avaliação. As lanternas de cabeça fornecem iluminação direta e deixa as mãos livres, mas um otoscópio com espéculo é adequado. Não há necessidade de exames diagnósticos adicionais para fazer o diagnóstico e eles geralmente não são indicados.

▶ Tratamento

Os objetos que são facilmente visualizados são, em geral, mais fáceis de serem removidos. Pode haver necessidade de contenção mecânica delicada nas crianças menores; considerar a sedação procedural. A instilação de vasoconstritor e analgésico tópico ou aerossol (oximetazolina e lidocaína, respectivamente), antes do procedimento, pode auxiliar na remoção, sendo necessária nos pacientes em que a extração manual é o método de escolha.

Várias técnicas de extração foram discutidas na literatura. Nenhum método é claramente superior aos outros; os médicos devem utilizar técnicas com as quais estejam familiarizados, tendo os equipamentos necessários prontamente disponíveis.

A irrigação nasal contralateral tem sido discutida como método de remoção, mas não foi bem estudada. A possibilidade de aspiração do líquido nasal ou do corpo estranho é preocupante e pode impedir o uso generalizado deste método.

A técnica de pressão positiva, comumente chamada de "beijo dos pais", utiliza um jato de ar forçado diretamente na boca do paciente para forçar o objeto para fora da narina. A ventilação liberada por bolsa-válvula-máscara (BVM) é igualmente efetiva. Um reflexo natural leva ao fechamento da glote forçando o fluxo retrógrado de ar através das narinas e, possivelmente, reduz o risco de barotrauma pulmonar.

A extração manual direta é o método mais comumente escolhido. Um espéculo nasal facilitará a visualização de objetos mais posteriores e fornecerá mais espaço para o procedimento. Dispositivos comercialmente disponíveis, como o extrator de Katz, utilizam um balonete inflável localizado na extremidade de um fino cateter que pode ser inserido narina até passar o objeto. O balonete é insuflado e é aplicada uma tração delicada para puxar o objeto para fora. Cateteres especiais com sucção na ponta (Schuknecht) podem aderir diretamente ao objeto com superfície lisa. Pinças e ganchos são utilizados para segurar diretamente o objeto. Deve-se ter cuidado ao escolher o método, ponderando riscos e benefícios em cada caso.

▶ Encaminhamento

A liberação é adequada após a remoção bem-sucedida. Objetos de visualização difícil, objetos posteriores, deslocamento posterior inadvertido ou falha na extração necessitam de avaliação com ORL. A avaliação também está indicada na presença de complicações, como dano tecidual local ou trauma.

Chinski A, Foltran F, Gregori D, et al: Nasal foreign bodies: The experience of the Buenos Aires pediatric otolaryngology clinic. *Pediatr Int.* 2011;53(1):90-93 [PMID: 20500553].

Cook S, Burton M, Glasziou P: Efficacy and safety of the "mother's kiss" technique: a systematic review of case reports and case series. *CMAJ.* 2012;184(17):E904-E912 [PMID: 23071371].

Kiger JR, Brenkert TE, Losek JD: Nasal foreign body removal in children. *Pediatr Emerg Care.* 2008;24(11):785-792 [PMID: 19018225].

Epistaxe

▶ Achados clínicos

Nariz sangrante em crianças é algo muito comum, e sua prevalência aumenta conforme a idade. Apesar de muitos sangramentos serem leves e autolimitados, pode haver hemorragia grave. A avaliação inicial deve se concentrar na avaliação da estabilidade hemodinâmica do paciente, iniciando as medidas gerais de ressuscitação, conforme indicado. Após a estabilização inicial, há necessidade de uma avaliação mais abrangente. Determinar a atividade no início do quadro, duração, localização (bilateral ou unilateral) e sintomas associados. Tontura, hipotensão ortostática, letargia, dor torácica ou dispneia em casos de epistaxe sugerem hipovolemia ou anemia sintomática. A maioria dos sangramentos é secundária a uma mucosa nasal seca e crostosa e ao trauma digital. Doença recente na via aérea superior, cirurgia local e trauma podem predispor a sangramentos nasais. As crianças têm menos chance de ser intencionalmente anticoaguladas, e o sangramento pode ser o único sinal de ingestão acidental de varfarina. Também é importante considerar outras condições gerais e sistêmicas específicas para crianças e que podem predispor a sangramentos (hipertensão, corpo estranho, diátese hemorrágica ou tumores). A epistaxe em crianças com menos de 2 anos de idade deve levar em consideração trauma não acidental (TNA).

Examinar diretamente o nariz para tentar identificar o local de sangramento. A maioria dos casos de sangramento se origina na parede medial septal anterior dentro da zona de anastomose de três artérias chamada de triângulo de Kiesselbach. Examinar ambas as narinas utilizando uma boa fonte de luz e um espéculo nasal. Após a hemostasia, o único indicador de um local de sangramento prévio pode ser uma área hiperemiada ou ulcerada na mucosa. Observar qualquer lesão, massa ou marcadores secundários de trauma, como hematoma septal ou corpo estranho. O local específico de sangramento pode ser difícil de identificar após a hemostasia e limpeza nasal; porém, isso pode indicar que o local de sangramento é posterior.

Exames diagnósticos

Os exames laboratoriais e de imagem não são rotineiramente indicados para sangramentos leves não complicados. Os níveis de hemoglobina (Hb) podem não refletir de maneira acurada o grau de anemia em situações agudas. Utilizar os exames adjuntos conforme indicado pela condição clínica.

▶ Tratamento

A maioria dos sangramentos nasais responderá a uma pressão direta colocada no local do sangramento. Pedir para a criança ou um dos pais pinçar a porção cartilaginosa anterior do nariz firmemente entre dois dedos de maneira contínua por 15 minutos. Repetir se o sangramento persistir. Após a hemostasia bem-sucedida, instruir o paciente a lavar a cavidade nasal assoando de forma delicada e inspecionar um local/fonte específico de sangramento. O uso judicioso de vasoconstritores, como oximetazolina e fenilefrina, é aceitável para hemostasia adicional.

A cauterização química com nitrato de prata é efetiva, relativamente simples e bem tolerada. A mucosa nasal pode ser anestesiada com lidocaína tópica antes do procedimento para reduzir o desconforto e melhorar a tolerância do paciente ao procedimento. Uma exposição breve de nitrato de prata à mucosa no local de sangramento identificado e em uma zona pequena ao redor desta área cria uma escara visível. Esta técnica é limitada pela necessidade de uma superfície hemostática relativamente seca para a cauterização apropriada (Figura 33-1).

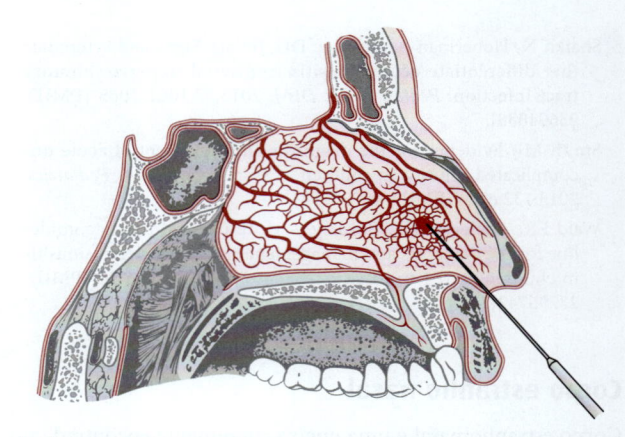

▲ **Figura 33-1** Cauterização de epistaxe no local de sangramento (plexo de Kiesselbach). (Reproduzida com permissão de Stone CK, Humphries RL: *Current Diagnosis & Treatment Emergency Medicine*, 7th ed. New York: McGraw-Hill, 2011. Copyright © McGraw-Hill Education LLC.)

O tamponamento nasal é o procedimento-padrão para sangramentos que não respondem a medidas conservadoras. Este procedimento é invasivo e desconfortável, sendo melhor reservá-lo para ser realizado pelo ORL. Aplicações químicas, incluindo adesivo de fibrina e seladores de matriz de trombina, agem rapidamente e podem evitar a necessidade de tamponamento, embora possam não estar prontamente disponíveis. Produtos comercialmente disponíveis com balonete, como o Rhino Rocket (Shippert Medical Technologies Corporation, Centennial, CO), são comumente estocados em muitos SEs, e seu uso é semelhante àquele de pacientes adultos. Estes tampões nasais são invasivos, mas geralmente mais bem tolerados, necessitando menos etapas de procedimento em comparação com o tamponamento tradicional. Os antibióticos são convencionalmente prescritos após tamponamento nasal ou inserção de tampão. A sinusite aguda preexistente necessita de tratamento; os antibióticos empíricos podem não ser benéficos na prevenção de infecções pós-procedimentos.

O sangramento refratário pode necessitar de ligadura cirúrgica ou embolização intra-arterial. Há necessidade de avaliação com ORL para determinar a opção de tratamento mais adequada.

▶ Encaminhamento

Os pacientes com sangramento não complicado e hemostasia bem-sucedida podem ser liberados para casa. A aplicação delicada de pomada ou SF nasal ajuda a umedecer a mucosa nasal. As crianças que necessitam de ressuscitação ou aquelas com problemas complicados (anemia severa, trombocitopenia, trauma significativo) devem ser internadas para avaliação adicional. O encaminhamento ambulatorial para um ORL é adequado para a remoção de tampões e avaliação de epistaxe crônica recorrente.

Calder N, Kang S, Fraser L, et al: A double-blind randomized controlled trial of management of recurrent nosebleeds in children. *Otolaryngol Head Neck Surg.* 2009;140:670-674 [PMID: 19393409].

Douglas R, Wormald PJ: Update on epistaxis. *Curr Opin Otolaryngol Head Neck Surg.* 2007;15(3):180-183 [PMID: 17483687].

Kasperek ZA, Pollock GF: Epistaxis: An overview. *Emerg Med Clin N Am.* 2013;31:443-454 [PMID: 23601481].

Qureishi A, Burton MJ: Interventions for recurrent idiopathic epistaxis (nosebleeds) in children. *Cochrane Database Syst Rev.* 2012;9:CD004461 [PMID: 22972071].

Rudmik L, Smith TL: Management of intractable spontaneous epistaxis. *Am J Rhinol Allergy.* 2012;26(1):55-60 [PMID: 22391084].

Weber RK: Nasal packing and stenting. *GMS Curr Top Otorhinolaryngol Head Neck Surg.* 2009;8:1 [PMID: 22073095].

DISTÚRBIOS DA OROFARINGE

Abscesso peritonsilar e Celulite peritonsilar

O abscesso peritonsilar (APT) é mais comum em adolescentes, sendo a infecção mais comum em espaços profundos da cabeça e do pescoço. Ele tem sido relatado em crianças com menos de 2 anos de idade. É comum haver uma história de tonsilite recorrente ou de tonsilite que não melhorou com o tratamento. O abscesso se desenvolve a partir da flora oral habitual (aeróbia e anaeróbia) no espaço peritonsilar teórico entre a tonsila palatina e sua cápsula. A celulite peritonsilar é uma condição semelhante frequentemente unilateral que pode ser difícil de diferenciar ao exame físico.

▶ Achados clínicos

Dor de garganta e febre são sintomas típicos: sintomas mais preocupantes incluem salivação, dor cervical, disfagia, odinofagia e uma voz de "batata quente" (abafada ou distorcida). Alterações vocais, estridor, dispneia e outros sinais de sofrimento respiratório podem indicar edema avançado e comprometimento da via aérea.

O exame físico revela uma orofaringe posterior eritematosa com edema assimétrico na região peritonsilar. O edema pode se estender até o palato mole. A descrição clássica do APT inclui desvio da úvula em direção ao lado contralateral ao abscesso, o que é mais preocupante em relação à celulite, embora o desvio da úvula possa ser uma variante anatômica normal na ausência de outros sinais de infecção (Figura 33-2). O trismo é um achado adicional que pode indicar abscesso.

Exames diagnósticos

A certeza diagnóstica e a necessidade de drenagem do abscesso são difíceis, pois a celulite periorbital pode ter aparência clínica semelhante. A presença de líquido no espaço peritonsilar deve ser confirmada e tem sido tradicionalmente determinada por aspiração com agulha. Este procedimento está dentro da prática de medicina de emergência, mas muitos profissionais preferem consultar um ORL. Métodos diagnósticos alternativos incluem TC com contraste da região cervical e US da orofaringe. Os exames de imagem podem ser preferidos pelo consultor ou pelo médico da emergência, para limitar o desconforto desnecessário de uma aspiração com agulha quando há dúvidas entre celulite e abscesso. O médico assistente deve considerar o risco da radiação no caso da TC. A disponibilidade de US específica para orofaringe varia conforme a instituição.

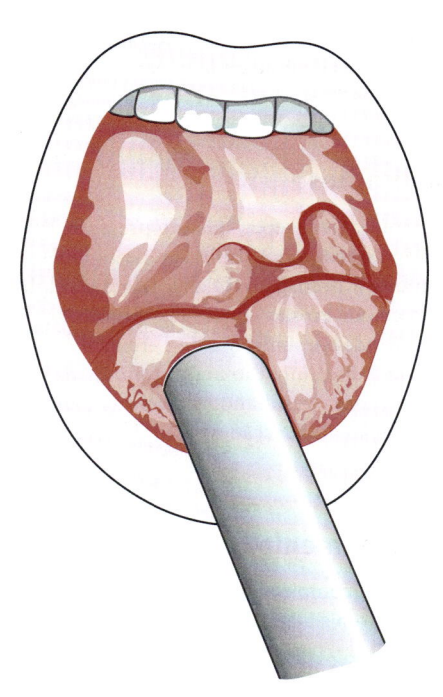

▲ **Figura 33-2** Abscesso peritonsilar. Observe os achados clássicos de edema unilateral assimétrico de pilar tonsilar e edema de úvula. (Reproduzida com permissão de Stone CK, Humphries RL: *Current Diagnosis & Treatment Emergency Medicine*, 7th ed. New York: McGraw-Hill, 2011. Copyright © McGraw-Hill Education LLC.)

▶ Tratamento

A drenagem do líquido do abscesso (quando presente) deve ser feita sem atraso. Se a aspiração com agulha revelar líquido, pode estar indicada a incisão com drenagem para maior abertura do abscesso e para eliminar espaços de tecido loculado. A tonsilectomia imediata é incomum, mas pode estar indicada conforme avaliação do consultor. Após a drenagem e no caso de celulite peritonsilar, devem ser prescritos antibióticos e analgesia adequada. A clindamicina ou uma cefalosporina de terceira geração são geralmente preferidas; o médico pode escolher fazer a primeira dose IV no SE. A desidratação é uma preocupação nestes pacientes, podendo haver indicação de hidratação IV. Não foi demonstrado benefício com o uso de esteroides nessas infecções.

▶ Complicações

O envolvimento de via aérea, quando presente, deve ser abordado de forma imediata. A aspiração de sangue ou pus pode ocorrer durante a drenagem. O abscesso e a celulite peritonsilar podem causar erosão em tecidos profundos, incluindo a bainha da carótida. A síndrome de Lemierre é uma condição em que ocorre a disseminação mais profunda da infecção para a veia jugular interna, resultando em tromboflebite. Pode ocorrer a disseminação da infecção a partir da veia, principalmente para pulmões.

▶ Encaminhamento

Após a drenagem completa, a tolerância do paciente a líquidos e medicamentos orais determinará o encaminhamento. Se a dor estiver controlada e o paciente tolerar a ingesta oral, é adequada a liberação para casa com acompanhamento cuidadoso por ORL. Uma tonsilectomia tardia é realizada em muitos pacientes após a melhora da infecção inicial. Os antibióticos devem ser continuados ambulatorialmente por 14 dias, devendo ser tomadas precauções em relação à desidratação. Os pacientes com complicações, dor persistente não aliviada no SE ou que não toleram a ingesta oral devem ser internados.

> Tagliareni JM, Clarkson EI: Tonsillitis, peritonsillar and lateral pharyngeal abscesses. *Oral Maxillofac Surg Clin North Am.* 2012;24(2):197-204 [PMID: 22503067].

Abscesso retrofaríngeo

O abscesso retrofaríngeo (ARF) se forma no espaço retrofaríngeo potencial. Antes da formação do abscesso, geralmente ocorre uma faringite ou IVAS, levando ao envolvimento de linfonodos retrofaríngeos. O ARF é uma emergência e ocorre em crianças de todas as idades, mais comumente até os 6 anos de idade.

▶ Achados clínicos

Febre e dor de garganta são sintomas típicos, bem como dor cervical e disfagia ou odinofagia. As crianças menores podem ter ingesta oral reduzida e febre associada sem uma origem imediatamente clara. A progressão da condição leva a sintomas mais dramáticos, incluindo salivação, rigidez cervical e sofrimento respiratório. Pode haver estridor por disseminação local da inflamação. O eritema faríngeo pode estar presente, dependendo do momento da infecção antecedente e sua origem.

▶ Tratamento

Estabilizar a via aérea do paciente, quando necessário. Se o paciente estiver oxigenando bem e sem sofrimento respiratório, solicitar radiografias cervicais anteroposteriores (AP) e laterais como exame de rastreamento. O sinal da ponta do lápis na incidência AP sugere crupe e diferencia esta causa do estridor por ARF. A Figura 33-3 demonstra radiografias com anatomia normal, ARF e crupe. Ver o Capítulo 41 para uma discussão detalhada sobre crupe. A incidência lateral pode demonstrar alargamento do espaço retrofaríngeo. Se o paciente apresentar sofrimento respiratório, há necessidade de avaliação imediata com um ORL. É provável que a TC cervical com contraste tenha mais valor diagnóstico do que as radiografias, devendo ser considerada nos casos em que o ARF é provável. Ela fará a diferenciação com outras causas de dor de garganta e cervical, incluindo o abscesso peritonsilar. Após a confirmação do ARF, consultar um ORL. Envolvimento de via aérea ou outra descompensação necessitam de manejo urgente no bloco cirúrgico.*

▶ Complicações

As complicações são mais comuns em crianças pequenas em quem o diagnóstico costuma ser mais difícil. Um diagnóstico tardio ou não feito de ARF pode levar a uma fasceíte necrosante ou mediastinite. Tromboflebite de veia jugular, envolvimento de artéria carótida, envolvimento de via aérea e aspiração são complicações potenciais.

▶ Encaminhamento

Os pacientes com ARF necessitam de internação hospitalar. O especialista consultado pode optar por realizar uma cirurgia imediata ou escolher um teste terapêutico de 1 a 2 dias de antibióticos IV antes de nova avaliação clínica e repetição dos exames de imagem. O tamanho inicial do abscesso pode determinar a abordagem cirúrgica ou não cirúrgica.

> Stoner MJ, Dulaurier M: Pediatric ENT emergencies. *Emerg Med Clin North Am.* 2013;31(3):795-808 [PMID: 23915604].
> Virk JS, Pang J, Okhvat S, et al: Analysing lateral soft tissue neck radiographs. *Emerg Radiol.* 2012;19(3):255-260 [PMID: 22351123].

Epiglotite

A epiglotite é uma emergência potencial da via aérea que resulta de inflamação local da epiglote e tecidos circundantes. A incidência de epiglotite aguda em crianças diminuiu a partir da década de 1980 devido à imunização rotineira contra a bactéria mais comumente responsável, o *H. influenzae* tipo B (HiB). Ela é mais comumente diagnosticada em adultos e em crianças não

---

* N. de R. T. Iniciar com antibiótico endovenoso.

EMERGÊNCIAS ORAIS E OTORRINOLARINGOLÓGICAS   CAPÍTULO 33   389

A

B

C

D

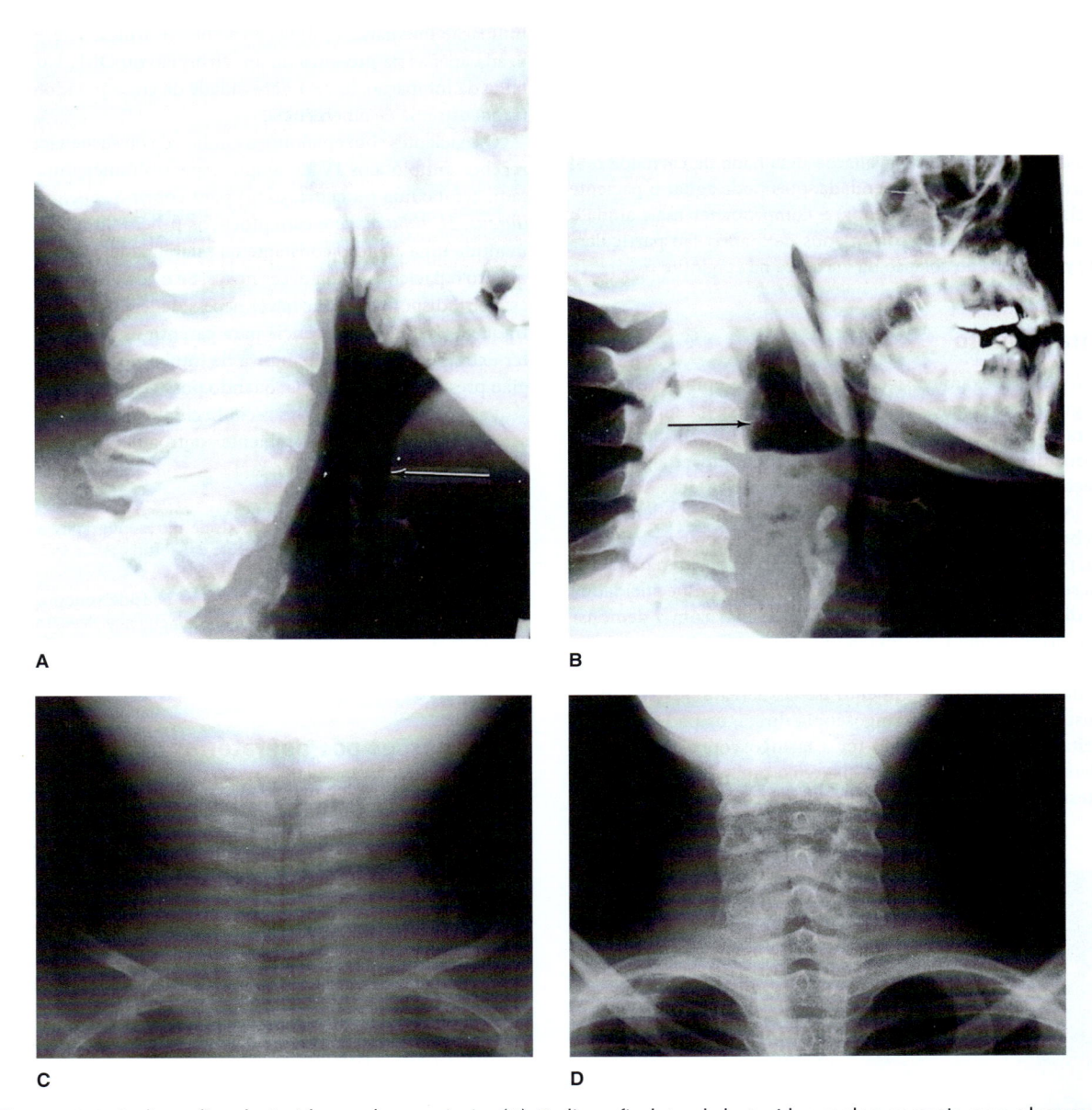

▲ **Figura 33-3** Radiografias de tecidos moles cervicais. (**A**) Radiografia lateral de tecidos moles normais sem alargamento ou distorção de tecidos pré-vertebrais ou epiglote. (**B**) Abscesso retrofaríngeo – a via aérea está deslocada anteriormente por edema e está presente um nível hidroaéreo. (**C** e **D**) Incidências AP de um lactente (C) e de uma criança de 12 anos (D) demonstrando o sinal da "ponta de lápis" indicativo de crupe. (Reproduzida com permissão de Stone CK, Humphries RL: *Current Diagnosis & Treatment Emergency Medicine*, 7th ed. New York: McGraw-Hill, 2011. Copyright © McGraw-Hill Education LLC.)

vacinadas. A doença pode ser rapidamente progressiva, devendo ser tratada como uma "verdadeira" emergência médica.

▶ **Achados clínicos**

Febre, dor de garganta e agitação ou irritabilidade são achados comuns. Dificuldade para respirar, dispneia e aumento do esforço respiratório são frequentemente observados. O estridor costuma estar presente e é preocupante. A causa do estridor deve ser diferenciada de outras causas, incluindo crupe, ARF e obstrução por corpo estranho. Dor cervical anterior e dor de garganta são frequentemente presentes na criança maior com história e exame físico mais confiáveis. O exame físico comumente revelará inflamação faríngea, salivação, linfadenopatia cervical e voz abafada. Os pacientes geralmente parecem toxêmicos inicialmente ou logo após a apresentação. A apresentação clássica da criança pequena é sentada em posição de tripé com o queixo hiperestendido e o corpo inclinado para frente, possivelmente para facilitar a respiração. A língua pode estar fazendo protrusão ao exame. Uma avaliação detalhada da cavidade oral e da orofaringe não é recomendada, pois pode agitar o paciente (especialmente a criança menor) e comprometer mais ainda a respiração. Os pacientes com menos de 5 anos são particularmente propensos ao colapso da via aérea na epiglotite

▶ **Tratamento**

A história e o exame físico na suspeita de epiglotite devem ser seguidos por avaliação cirúrgica de emergência com ORL. Uma radiografia lateral portátil de tecidos moles cervicais pode ser considerada no paciente estável enquanto se aguarda a avaliação;entretanto, o manejo da via aérea não deve ser retardado. A distorção da anatomia normal, incluindo edema pré-vertebral e o clássico sinal da "impressão do polegar" (Figura 33-4), pode ser notada. Apesar de um achado positivo na radiografia ser útil, o exame tem baixa sensibilidade e especificidade.

O diagnóstico pode ser confirmado apenas com a demonstração laringoscópica de uma epiglote vermelha e edemaciada, assim como os tecidos circundantes. Considerando a alta probabilidade de comprometimento da via aérea e possível piora da obstrução durante a laringoscopia direta, os pacientes com suspeita de epiglotite devem ter a laringoscopia realizada no ambiente controlado do bloco cirúrgico por um ORL com um anestesiologista e/ou cirurgião pediátrico com realização da intubação imediata. A intubação no bloco cirúrgico deve ser realizada apenas na presença da um cirurgião ou ORL. No caso de falha da intubação, haverá necessidade de cricotireoidotomia ou traqueostomia de emergência.

Os pacientes com epiglotite reconhecida ou suspeitada devem receber antibióticos IV de amplo espectro (amcicilina/sulbactam, cefotaxima ou ceftriaxona) para cobrir S. *pneumoniae*, S. *aureus*, H. *influenzae* e estreptococos β-hemolíticos. Deve ser mantida uma atenção constante na estabilidade da via aérea enquanto o paciente permanecer no SE. Se o consultor demorar ou estiver indisponível, pode haver necessidade de intubação endotraqueal (IET) de emergência para garantir a via aérea. Deve-se ter extremo cuidado na tentativa de intubação, tendo um cirurgião presente na retaguarda, quando possível.

Pacientes com epiglotite reconhecida ou suspeitada devem ser tratados e geridos em ambiente controlado de sala cirúrgica, como descrito anteriormente.

Hung TY, Li S, Chen PS, et al: Bedside ultrasonography as a safe and effective tool to diagnose acute epiglottitis. *Am J Emerg Med.* 2011;29(3):359.e1-e3 [PMID: 20674236].

Ko DR, Chung YE, Park I, et al: Use of bedside sonography for diagnosing acute epiglottitis in the emergency department: A preliminary study. *J Ultrasound Med.* 2012;31(1):19-22 [PMID: 22215764].

Complicações pós-operatórias

Os procedimentos de adenoidectomia e tonsilectomia são primariamente realizados em pacientes pediátricos por indicações que variam desde infecções faríngeas recorrentes até obstrução da via aérea secundária a aumento de tonsilas. Embora os procedimentos sejam realizados de rotina, eles não são necessariamente benignos. Complicações perioperatórias comuns, que levam a atendimentos no SE, incluem sangramentos, dor não controlada, desidratação e comprometimento da via aérea.

▶ **Achados clínicos**

As complicações relacionadas ao controle da dor podem ser secundárias a doses inadequadas ou efeitos adversos de medicamentos. Doses incorretas e resposta variável a medicamentos narcóticos podem produzir efeitos indesejáveis. Os pacientes podem apresentar sonolência ou depressão respiratória franca secundária ao uso de medicamentos opioides. A subdose ou a falta de adesão aos regimes recomendados pode levar à dor não controlada e desidratação secundária a uma ingesta oral ruim.

Achados de história, sinais vitais e exame físico demonstram a desidratação. O paciente pode parecer desconfortável, apresentar trismo leve e voz abafada, mas geralmente não parecerá toxêmico, não apresentará sinais meníngeos nem comprometimento respiratório. Estes sinais sugerem uma infecção grave ou obstrução iminente da via aérea.

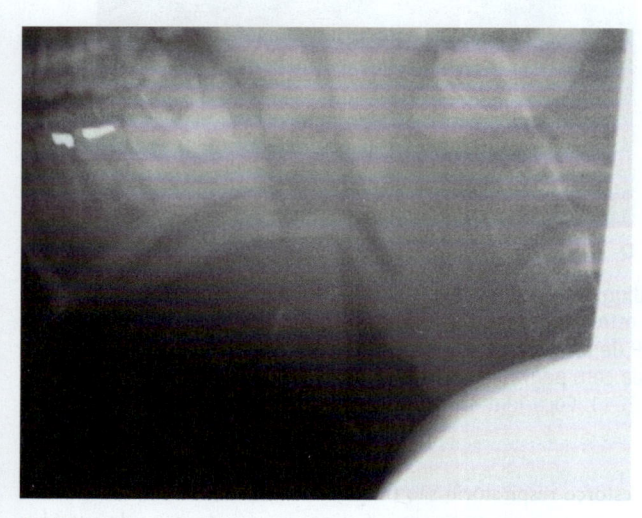

▲ **Figura 33-4** Epiglotite. Radiografia lateral de tecidos moles demonstrando uma epiglotite aumentada com formato de "impressão do polegar". (Reproduzida com permissão de Stone CK, Humphries RL: *Current Diagnosis & Treatment Emergency Medicine*, 7th ed. New York: McGraw-Hill, 2011. Copyright © McGraw-Hill Education LLC.)

Pode haver sangramento no pós-operatório agudo (primeiras 24 horas) ou mais tarde. O sangramento tardio geralmente ocorre entre os dias 5 e 8 do pós-operatório. Hemostasia incompleta, separação prematura da escara e lesão vascular podem causar hemorragia. A apresentação pode ser secundária à percepção de sangramento leve no local da cirurgia ou por hemorragia severa com choque resultante.

▶ Tratamento

Para pacientes que necessitam apenas de melhora da analgesia, é adequado ajustar adequadamente as doses orais ou parenterais. A continuação da ingesta de analgésicos orais e líquidos é fundamental para um tratamento domiciliar bem-sucedido, devendo isso ser demonstrado pela criança antes da liberação para casa.

As situações que sugerem *overdose* de narcóticos necessitam de suporte respiratório e controle da via aérea, conforme indicado pela gravidade da condição clínica. Considerar o uso de naloxona para a reversão dos efeitos opioides.

O sangramento pode responder à pressão direta, a qual deve ser tentada inicialmente. Podem ser usados adjuntos para obter a hemostasia (epinefrina, trombina). Fornecer ressuscitação IV com líquidos conforme a necessidade, incluindo o uso de derivados de sangue. Pode haver necessidade de intubação para a proteção da via aérea se o paciente apresentar sufocação, queda de saturação ou risco de aspiração. O manejo cirúrgico por ORL está indicado no caso de sangramento não controlado.

Geralmente não há necessidade de exames laboratoriais e de imagem. A medida da Hb pode identificar a anemia e/ou alteração significativa em relação a valores do pré-operatório. Após avaliação com ORL e radiologista, pode ser considerada a arteriografia em sangramentos refratários para avaliar possíveis lesões arteriais.

▶ Encaminhamento

Na ausência de sangramento, a liberação é apropriada se o paciente for capaz de tolerar líquidos orais e controlar a dor com medicação oral. Há necessidade de avaliação com ORL (preferivelmente o cirurgião do paciente) para todos os pacientes com sangramento pós-operatório. Os pacientes com problemas leves e hemostasia facilmente obtida e sem comprometimento aparente hemodinâmico ou da via aérea podem ser considerados para a liberação com acompanhamento cuidadoso. Internar os pacientes com sangramento moderado ou severo, hipotensão, comprometimento da via aérea ou dor severa.

Dor de garganta

A dor de garganta é uma queixa comum no SE, e o diagnóstico diferencial é extenso. As condições que acometem estruturas da boca até o pescoço podem estar relacionadas com a sensação de dor de garganta do paciente, embora a faringite verdadeira seja uma condição inflamatória dolorosa da garganta. O estreptococo do grupo A (EGA) é a causa bacteriana mais comum de faringite infecciosa nas crianças, atraindo muita atenção devido a controvérsias em estratégias diagnósticas, tratamento desnecessário e promoção de resistência bacteriana e risco de complicações latentes (Tabela 33-1). Ver Capítulo 4 para uma discussão detalhada de faringite, de crupe e de mononucleose.

▶ Achados clínicos

Como na maioria das condições proximais à via aérea, a avaliação inicial deve focar na determinação do grau e risco de comprometimento respiratório. Deve-se estar preparado para estabilizar de forma agressiva o paciente e garantir a via aérea.

O espectro de sintomas irá sobrepor-se em diferentes processos de doença, mas pistas da história e do exame físico podem ajudar no diagnóstico diferencial e na avaliação adicional. É fundamental verificar o estado de vacinação da criança. Também se deve observar o momento e a progressão no início dos sintomas, febre, sintomas respiratórios associados ou dificuldade respiratória e qualquer outra doença recente ou recorrente.

▶ Tratamento

Ver Tabela 33-1 para os tratamentos específicos de cada doença.

▶ Encaminhamento

A maioria dos casos de faringite, de crupe e de mononucleose pode ser liberado se o paciente estiver bem hidratado ou tolerando líquidos orais. ARF, abscesso peritonsilar e epiglotite são condições de emergência que necessitam de avaliação no SE.

Cirilli AR: Emergency evaluation and management of the sore throat. *Emerg Med Clin North Am*. 2013;31(2):501-515 [PMID: 23601485].

Le Marechal F, Martinot A, Duhamel A, et al: Streptococcal pharyngitis in children: A meta-analysis of clinical decision rules and their clinical variables. *BMJ Open*. 2013;3(3):e001482 [PMID: 23474784].

Luzuriaga K, Sullivan JL: Infectious mononucleosis. NEJM. 2010;363(15):1486 [PMID: 20505178].

Martin JM: Pharyngitis and streptococcal throat infections. *Pediatr Ann*. 2010;39(1):22-27 [PMID: 20151621].

Roggen I, van Berlaer G, Gordts F, et al: Centor criteria in children in a paediatric emergency department: For what it is worth. *BMJ Open*. 2013;3(4):e002712 [PMID: 23613571].

Shaikh N, Swaminathan N, Hooper EG: Accuracy and precision of the signs and symptoms of streptococcal pharyngitis in children: A systematic review. *J Pediatr*. 2012;160(3):487-493 [PMID: 22048053].

Shulman ST, Bisno AL, Clegg HW, et al: Clinical practice guideline for the diagnosis and management of group A streptococcal pharyngitis: 2012 update by the Infectious Diseases Society of America. *Clin In Infect Dis*. 2012;55(10):1279-1282 [PMID: 23091044].

Wessels MR: Streptococcal pharyngitis. *NEJM*. 2011;364:648-655 [PMID: 21323542].

Tabela 33-1 Diagnóstico e tratamento da dor de garganta

Diagnóstico	Pistas para o diagnóstico	Tratamento	Comentário
Reação alérgica	Geralmente com história de ingesta recente de alimento; pode progredir ao longo de 5-30 min, alterações da voz podem significar comprometimento da via aérea	Epinefrina 1:1.000, 0,01 mg/kg IM; Difenidramina 1-2 mg/kg IV; Metilprednisolona 2 mg/kg IV; Bloqueadores-H_2 (ranitidina) 1,5 mg/kg IV	Considerar a observação prolongada no SE ou internação hospitalar
Faringite bacteriana	Febre, dor de garganta sem tosse; edema tonsilar bilateral com exsudato; linfadenopatia cervical dolorosa, petéquias no palato	Amoxicilina 20 mg/kg 2 x/dia por 10 dias; penicilina G benzatina 600.000 unidades IM (< 27 kg), 1,2 Mi unidades (> 27 kg)	Difícil de diferenciar de causas virais com base em aspectos clínicos. A cultura de garganta é o teste de escolha para o EGA, o qual é a causa mais comum em crianças. O pico do EGA é no inverno (clima temperado); associado a complicações latentes, como glomerulonefrite, febre reumática, abscesso peritonsilar
Faringite viral (inespecífica)	Febre, tosse, rinorreia, úlceras orais, possível início mais gradual e curso mais longo	Cuidados de suporte com analgésicos, antipiréticos, hidratação	Causa geral mais comum de faringite
Crupe	Febre, rinorreia, "tosse de cachorro", doença relativamente leve, pode haver estridor, "sinal da ponta do lápis" na radiografia	Dexametasona 0,6 mg/kg VO ou IM; epinefrina racêmica em casos graves	Diagnóstico, internação geralmente desnecessária
Epiglotite	Início abrupto de febre, rouquidão, salivação, dor severa à deglutição; pode preferencialmente ter infiltração em tecidos moles à radiografia (aumento da epiglote – sinal da "impressão do polegar")	Garantir imediatamente a via aérea em pacientes instáveis; manter a posição de conforto com mínima estimulação em situações menos urgentes. Avaliação com ORL e intubação em bloco cirúrgico se estável; exames laboratoriais após garantir a via aérea; considerar hemoculturas e antibióticos (ceftriaxona e vancomicina) IV precoces; todos os pacientes necessitam de internação	Incidência reduzida secundária à vacina contra o *H. influenzae*; também associada com EGA, *S. aureus*
Mononucleose infecciosa	Mal-estar/fadiga, cefaleia, faringite, febre; linfonodos cervicais aumentados e doloridos; sintomas podem ser vagos e variáveis em crianças pequenas. Hemograma: linfocitose periférica. Monoteste: alta especificidade, mas insensível; não confiável em crianças pequenas (necessidade de sorologia específica para EBV)	Cuidado de suporte; líquidos IV e internação para pacientes com edema severo e desidratação. Esteroides são opcionais e não necessários	Hiperplasia de tecido linfoide e edema podem causar obstrução de via aérea Em geral, em adolescentes (> 15 anos)
Abscesso peritonsilar	Febre, salivação, voz abafada, halitose, trismo; progressão de celulite bacteriana local; edema unilateral do palato mole, desvio da úvula Diagnóstico costuma ser clínico, mas pode ser confirmado por aspiração com agulha, TC ou US	Antibióticos para cobertura polimicrobiana por 14 dias, analgesia; aspiração com agulha em caso de médico experiente, criança colaborativa, caso não complicado; incisão e drenagem geralmente reservadas para o ORL	Infecção mais comum em espaço profundo; liberação se tolerar ingesta VO, dor controlada e sem condições complicadoras
Abscesso retrofaríngeo	Afeta principalmente crianças < 6 anos; redução da ingesta oral, febre, dor/rigidez cervical e dificuldade para deglutir; alterações vocais; estridor se severo; dor; radiografia cervical lateral para rastreamento; TC com contraste IV é o teste de escolha em pacientes estáveis para realizar TC	Estabilizar a via aérea, avaliação com ORL, antibióticos IV são o tratamento-padrão para cobertura de anaeróbios, EGA, MRSA/MSSA, cirurgia para abscessos grandes (geralmente > 2 cm)	Progressão da doença pode ser insidiosa em crianças pequenas; a apresentação pode ocorrer no momento do comprometimento da via aérea. Complicações graves incluem tromboflebite séptica (doença de Lemierre) e mediastinite

IM, intramuscular; IV, intravenosa; SE, serviço de emergência; EGA, estreptococo do grupo A; VO, via oral; ORL, otorrinolaringologista; EBV, vírus Epstein-Barr; TC, tomografia computadorizada; US, ultrassonografia; MRSA, *S. aureus* resistente à meticilina; MSSA, *S. aureus* sensível à meticilina.

DISTÚRBIOS DA BOCA

Infecções odontogênicas

▶ **Achados clínicos**

Infecções odontogênicas existem e elas podem causar morbidade semelhante à de adultos. Dor dental associada com cáries é menos comum em crianças, e a apresentação inicial no SE pode ser devido à celulite ou abscesso facial: avaliar uma possível fonte odontogênica para essas infecções. Os sintomas incluem edema da gengiva, face, mandíbula ou pescoço, bem como dor dental, vermelhidão e dor localizada. Os abscessos periapicais e periodontais não complicados são vistos nas gengivas próximo ao dente acometido. Avaliar sinais de extensão da infecção para a face ou espaço profundo do pescoço; edema submandibular, crepitação e meningismo são sinais de gravidade.

Exames diagnósticos

Não costuma haver necessidade de exames laboratoriais e de imagem, a menos que seja para a avaliação de complicações. A TC de face ou pescoço é o teste de escolha para a identificação de abscessos, sinais de infecção de espaços profundos e envolvimento orbital pós-septal.

▶ **Tratamento**

Dor e cáries dentais sem sinais de celulite ou abscesso podem ser tratados com suporte de analgesia e encaminhamento para a odontologia. Considerar antibióticos empíricos para a dor severa isolada considerada de origem dental, pois ela pode representar infecção precoce. Os abscessos periapicais e periodontais podem ser submetidos à incisão e drenagem no SE. A amoxicilina oral é geralmente prescrita para a cobertura de infecções suspeitadas, pois elas costumam ser polimicrobianas com predominância de anaeróbios.

Deve ser consultado um especialista bucomaxilofacial para infecções graves com disseminação para estruturas regionais e para infecções de espaço profundo da face ou pescoço. Antibióticos IV (ampicilina/sulbactam, clindamicina) devem ser iniciados precocemente.

▶ **Encaminhamento**

Liberar os pacientes com infecções leves, incluindo aqueles que necessitam de incisão e drenagem não complicadas. É recomendado o encaminhamento para avaliação dentária. Internação e antibióticos IV estão indicados para pacientes com infecções de face ou espaços profundos e abscessos que necessitam de manejo cirúrgico.

Hodgdon A: Dental and related infections. *Emerg Med Clin North Am.* 2013;31(2):465-480 [PMID: 23601483].

Nguyen DH, Martin JT: Common dental infections in the primary care setting. *Am Fam Physician.* 2008;77(5):797-802 [PMID: 18386594].

Rush DE, Abdel-Haq N, Zhu JF, et al: Clindamycin versus Unasyn in the treatment of facial cellulitis of odontogenic origin in children. *Clin Pediatr.* 2007;46(2):154-159 [PMID: 17325089].

Thikkurissy S, Rawlins JT, Kumar A, et al: Rapid treatment reduces hospitalization for pediatric patients with odontogenicbased cellulitis. *Am J Emerg Med.* 2010;28(6):668-672 [PMID: 20637381].

Fratura, subluxação e avulsão de dentes

O trauma bucomaxilofacial é discutido no Capítulo 24.

34

Emergências pulmonares

David A. Smith, MD

MANEJO IMEDIATO DE PROBLEMAS QUE AMEAÇAM A VIDA

INSUFICIÊNCIA RESPIRATÓRIA AGUDA

Achados clínicos

▶ **Insuficiência respiratória hipoxêmica (saturação arterial de O_2 < 90% enquanto recebe uma fração de O_2 inspirado > 0,6)**

Isso representa amplo gradiente A-a, que é relativamente resistente ao oxigênio suplementar. Com frequência, há opacidades na radiografia torácica que representam alvéolos cheios de líquidos. As causas comuns são pneumonia, edema pulmonar e pneumonite difusa de vários tipos, incluindo aspiração e lesão pulmonar difusa devido à sepse, ao trauma e ao choque. A causa é, frequentemente, multifatorial. Causas adicionais são atelectasia, massas tumorais e doença pleural.

▶ **Insuficiência respiratória hipercárbica (acidose respiratória com pH < 7,3)**

Pacientes com retenção de dióxido de carbono (CO_2) frequentemente são estáveis e compensam o problema. Uma alcalose metabólica compensada retorna ao pH quase ao normal. A acidose respiratória aguda é caracterizada por retenção de CO_2 acima da linha de base normal do paciente e pH baixo no gás sanguíneo arterial ou venoso. A hipercarbia representa ventilação alveolar inadequada. Inúmeras doenças que causam essa condição não mostram opacidade do tecido pulmonar na radiografia torácica. As causas comuns de retenção de CO_2 incluem medicamentos que suprimem a respiração, a fraqueza dos músculos respiratórios e as doenças dos pulmões que reduzem a sua elasticidade ou obstruem a via aérea. Condições externas aos pulmões, como obesidade ou distensão do abdome, podem contribuir. A depressão da consciência frequentemente leva à ventilação inadequada por depressão do estímulo respiratório ou por obstrução da via aérea pela língua contra a faringe posterior.

Tratamento

No diagnóstico de insuficiência respiratória, o oxigênio suplementar não é o tratamento adequado, o paciente requer pressão positiva para manter a respiração. A hipoglicemia deve ser corrigida, e a intoxicação por opiáceos deve ser revertida antes de iniciar o suporte ventilatório. A obstrução como a que ocorre por secreções espessadas deve ser aspirada e eliminada da via aérea.

▶ **Ventilação não invasiva com pressão positiva**

A ventilação não invasiva com pressão positiva (VNIPP) inclui a pressão positiva contínua na via aérea (CPAP) e a pressão positiva em dois níveis na via aérea (BiPAP). A CPAP é aplicada durante todo o ciclo respiratório de um paciente que está respirando espontaneamente, sendo fisiologicamente idêntica à pressão positiva ao final da expiração (PEEP) constante. A BiPAP combina CPAP com uma pressão inspiratória. A BiPAP pode fornecer modos quase idênticos com ventiladores-padrão da unidade de terapia intensiva (UTI), como controlados por pressão, volume e assistidos. Os pacientes que são cooperativos e podem manejar sua via aérea são candidatos à VNIPP, que evita as complicações que resultam de um tubo endotraqueal (TET). A intubação endotraqueal (IET) é necessária para o paciente que está completamente comatoso ou que é incapaz de manter a via aérea.

A expectativa de recuperação tem um papel na decisão de usar o manejo invasivo *versus* não invasivo. Pacientes com asma ou insuficiência cardíaca aguda são candidatos a manejo não invasivo da via aérea, uma vez que os broncodilatadores e diuréticos podem efetuar uma reversão rápida do sofrimento respiratório. Pneumonia e outras causas de doença extensa do espaço aéreo são difíceis de manejar de forma não invasiva se o paciente atender os critérios para insuficiência respiratória hipóxica.

Encaminhamento

Pacientes com insuficiência respiratória geralmente requerem cuidados intensivos. A doença subjacente é o principal determinante de pacientes manejados de forma não invasiva. Pacientes com sinais vitais estáveis podem ser tratados em uma enfermaria clínica com bom suporte de terapia respiratória.

AVALIAÇÃO DIAGNÓSTICA COMPLEMENTAR

OXIMETRIA DE PULSO

A oximetria de pulso fornece duas vantagens sobre a gasometria convencional na determinação da oxigenação arterial: (1) o método não é invasivo, reduzindo as dificuldades da obtenção de sangue venoso ou arterial, e (2) a informação está disponível continuamente, permitindo avaliação em tempo real da oxigenação tecidual. Há um discreto atraso entre a respiração e a oxigenação tecidual. A monitorização do formato de onda confirma a confiabilidade das leituras.

Gasometria arterial

A análise da gasometria arterial (GA) é útil na criança gravemente enferma com sofrimento respiratório. A análise da GA irá revelar a adequação da oxigenação, o estado da ventilação e o balanço acidobásico. Ela tem um papel significativo na documentação e na monitorização da criança com insuficiência respiratória, especialmente durante a terapia ventilatória.

Gasometria venosa

A gasometria venosa (GV) pode ser usada como uma alternativa à GA. A vantagem da GV é evitar uma amostra arterial em crianças. O sangue que retorna do acúmulo venoso terá uma pressão parcial discretamente mais elevada de dióxido de carbono (PCO_2) do que o sangue arterial (devido ao metabolismo tecidual). Isso reduz levemente o pH (Tabela 34-1). Os níveis de bicarbonato se correlacionam de perto na maioria dos pacientes. A incapacidade da GV de medir a oxigenação é a principal desvantagem em contraste com uma GA. Todavia, se a GV for analisada junto com a oximetria de pulso, essa limitação é atenuada.

CAPNOGRAFIA

Capnografia é a monitorização da pressão parcial de CO_2 nos gases respiratórios expirados. Ela fornece ao clínico a representação gráfica em tempo real da concentração de CO_2 no ar expirado. A exibição mostra um formato de onda (Figura 34-1) no monitor com a medida numérica correspondente. O dióxido de carbono corrente final normal ($ETCO_2$) é 35-45 mmHg. A capnografia é usada em pacientes intubados para identificar TETs obstruídos ou desconectados; a capnografia detecta estas situações mais cedo do que a oximetria de pulso. Ela também pode ser usada em pacientes que não estão intubados por meio de amostras laterais ao fluxo.

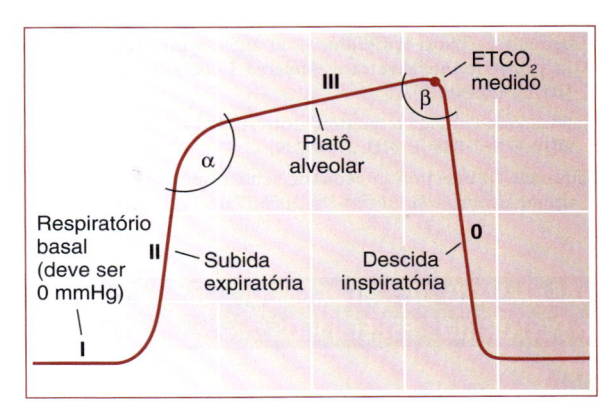

▲ **Figura 34-1** Capnograma normal.

Segmentos do formato de onda expiratória

Fase I. Respiratório basal – espaço morto anatômico, não contém CO_2 expirado.

Fase II. Ascensão expiratória – progressão anatômica para o espaço morto alveolar. A inclinação é íngreme em um capnograma normal.

Fase III. Platô alveolar – inclinação positiva terminando no valor do $ETCO_2$. Essa é uma aproximação do CO_2 arterial.

Ângulo α. Ângulo entre a fase II e a fase III (estado pulmonar de ventilação-perfusão [V/Q]).

Segmentos do formato de onda inspiratória

Fase 0. Descida inspiratória.

Ângulo β. Ângulo entre o platô alveolar e a alça descendente do capnograma.

IMAGEM

A radiografia simples deve ser considerada na maioria das crianças com sofrimento respiratório moderado. A tomografia computadorizada (TC) tem utilidade moderada em crianças com sofrimento respiratório agudo não traumático.

Eipe N, Doherty DR: A review of pediatric capnography. *J Clin Monit Comput.* 2010;24:261-268 [PMID: 20635124].

Tabela 34-1 Valores dos gases sanguíneos venosos *versus* arteriais

PCO_2	Aproximadamente 6 mmHg maior no sangue venoso periférico
pH	Aproximadamente 0,03 unidades pH mais baixo no sangue venoso
HCO_3^-	Correlaciona-se de perto

Gregoretti C, Pelosi P, Chidini G, et al: Non-invasive ventilation in pediatric intensive care. *Minerva Pediatr.* 2010;62:437-458 [PMID: 20940679].

Prabhakaran P: Acute respiratory distress syndrome. *Indian Pediatr.* 2010;47:861-868 [PMID: 21048239].

Timmons O: Infection in pediatric acute respiratory distress syndrome. *Semin Pediatr Infect Dis.* 2006;17:65-71 [PMID:16822468].

TRATAMENTO DE EMERGÊNCIA DE DISTÚRBIOS ESPECÍFICOS

ASMA

Achados clínicos

O diagnóstico de asma aguda geralmente é claro, com dispneia, sibilos e uma história de episódios prévios. Os sibilos são quase um achado físico universal, mas os sons pulmonares podem estar diminuídos em partes do tórax devido a tampão mucoso, a pneumotórax ou à pneumonia. Os sibilos também podem ser causados por doenças como aspiração de corpo estranho ou insuficiência cardíaca congestiva (ICC) aguda.

As exacerbações da asma podem ser deflagradas por infecção respiratória viral, mas podem seguir a exposição a alérgenos ambientais. A presença de febre com temperatura acima de 38 °C deve indicar a investigação de uma pneumonia. Ansiedade e agitação são comuns na doença moderada a grave. Taquipneia se correlaciona com a gravidade da doença. A taquicardia é comum devido à asma, mas pode piorar devido aos broncodilatadores. A hipóxia geralmente é leve, a não ser que haja complicações, como a pneumonia.

Tratamento

Fatores de risco de doença grave devem ser considerados, incluindo internações anteriores em unidade de tratamento intensivo (UTI), intubação, cursos repetidos de corticosteroides orais e episódios rapidamente progressivos. Uma abordagem mais agressiva deve ser tomada se houver fatores de risco. Os exames diagnósticos não são necessários na maioria dos pacientes. A radiografia torácica geralmente não é útil, exceto na doença grave ou se houver febre ou achados localizados no exame físico. O oxigênio suplementar deve ser fornecido se houver hipóxia. Secreções espessas tendem a causar tampões mucosos que contribuem para o comprometimento das trocas gasosas e atelectasia. Todos os pacientes devem ser reidratados apropriadamente. Líquidos orais são adequados em pacientes que estão levemente enfermos; todavia, aqueles com doença moderada a grave necessitam líquidos intravenosos (IV). A solução fisiológica (SF) em bólus de 20 mL/kg é usada com base nos sinais de desidratação e na resposta clínica.

Monitorização

Os pacientes devem ser monitorados com oximetria de pulso, monitorização cardíaca e determinação frequente dos sinais vitais.

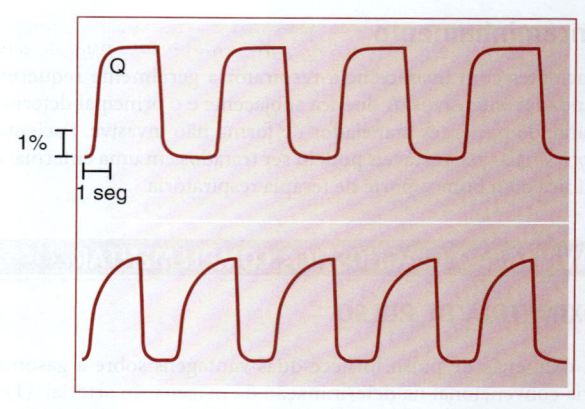

▲ **Figura 34-2** Capnograma normal e capnograma em "barbatana de tubarão" na asma grave.

► Monitorização da velocidade de fluxo expiratório máximo

A monitorização da velocidade de fluxo expiratório máximo (VFEM) é usada para determinar a eficácia do tratamento e ajudar com o encaminhamento dos pacientes. A monitorização de VFEM pode ser realizada de forma acurada na maioria dos pacientes com mais de 5 anos de idade. As medições são afetadas pelo esforço e pela técnica. Com essa advertência em mente, o teste pode ser útil em alguns pacientes com asma aguda.

► Capnografia por formato de onda

A capnografia pode ser útil em crianças com asma moderada a grave, a fim de fazer monitorização durante tratamento. A asma grave ou que está piorando demonstra um padrão em "barbatana de tubarão" no capnograma com um ângulo aberto e uma inclinação íngreme até o platô alveolar (Figura 34-2). Contudo, a capnografia é menos confiável em crianças do que em adultos que têm asma.

Escore da asma

O escore clínico modificado da asma ([ECA]; Woods e Downes) é um sistema de escore clínico para graduação da gravidade da exacerbação da asma. A Tabela 34-2 lista os critérios para o sistema. O sistema de escore é problemático, porque não é eficaz em predizer as crianças que irão requerer hospitalização mais do que 24 horas ou pacientes que continuam a ter problemas após a alta.

Medicações

A medicação na asma aguda é mais bem aplicada em uma abordagem escalonada baseada na gravidade da doença na apresentação. O salbutamol é a terapia-padrão, e a Tabela 34-3 apresenta a dose de salbutamol por peso corporal.

EMERGÊNCIAS PULMONARES — CAPÍTULO 34

Tabela 34-2 Escore clínico de asma modificado (Woods e Downes)

Pontos do escore	SpO₂ pela oximetria de pulso	Sibilos	Uso de músculos acessórios	Sons respiratórios inspiratórios	SNC
0	95+ em ar ambiente	Nenhum/expiratório-final	Nenhum	Normal	Normal
1	< 95 em ar ambiente	Toda fase expiratória	Subesternal, subcostal, intercostal, batimento da asa do nariz	Desigual	Alteração do sensório/Agitado
2	< 95 com máscara simples	Expiração e inspiração	Supraclavicular, respiração paradoxal	Diminuídos	Deprimido

Levemente enfermo = menos de 3
Moderadamente enfermo = 3 a 4
Gravemente = mais de 5.
SpO₂, saturação periférica da hemoglobina pelo oxigênio; SNC, sistema nervoso central.

▶ Episódio leve

- Salbutamol por meio de nebulizador de pequeno volume (NPV) em uma dose de 0,15 mg/kg (máximo de 5 mg) por 20 minutos.
- Considerar a prednisona oral 2 mg/kg (máximo de 60 mg) ou dexametasona 0,6 mg/kg (dose máxima de 16 mg).

▶ Episódio moderado

- Administrar salbutamol por via NPV continuamente por uma hora. Os pacientes devem ser avaliados pelo terapeuta respiratório a cada 20 minutos.
- Combinar o salbutamol com o ipratrópio (0,25 mg se menos de 20 kg; 0,5 mg se > 20 kg). O uso de uma dose maior de ipratrópio em um NPV contínuo não melhora o desfecho.
- Iniciar líquidos IV com um bólus de 20 mL/kg de solução fisiológica (SF).
- Metilprednisolona IV (1-2 mg/kg, máximo de 60 mg).

▶ Episódio grave

- Em adição ao tratamento acima para episódios moderados, adicionar sulfato de magnésio IV (75 mg/kg, máximo de 2,5 gr administrado durante 20 minutos).

Alternativas aos broncodilatadores via nebulizador

Broncodilatadores subcutâneos — Epinefrina ou terbutalina (0,01 mL/kg de uma solução de 1 mg/mL) até 0,4 mg (0,4 mL) pode ser administrado por via intramuscular (IM) ou subcutânea (SC).

Tabela 34-3 Dose de salbutamol por peso corporal

Peso corporal	Dose
5-10 kg	10 mg/h
10-20 kg	15 mg/h
> 20 kg	20 mg/h

Inaladores de dose metrificada (IDMs) — Os IDMs são dispositivos convenientes para fornecer medicações aos pulmões e quando usados adequadamente se comparam favoravelmente com medicações fornecidas por aerossóis nebulizados. A dose é um quarto a um terço de puff/kg até um máximo de 8 puffs a cada 20 a 30 minutos por até 3 doses.

Teofilina — A teofilina raramente é usada no tratamento da asma, não porque seja ineficaz no alívio da broncoconstrição, mas devido à ocorrência frequente de grave toxicidade.

Antagonistas dos receptores do leucotrieno — Os leucotrienos são importantes mediadores dos sintomas na asma. O montelucaste (Singulair) e o zafirlucaste (Accolate) são antagonistas dos receptores do leucotrieno. O zileuton (Zyflo CR) inibe a formação do leucotrieno. Os medicamentos não são usados na asma aguda, mas podem ser encontrados em pacientes que apresentam exacerbações agudas. A terapia com esses medicamentos deve continuar.

Encaminhamento

Os pacientes que não estão em uso de medicação quando vêm ao serviço de emergência (SE) respondem de forma mais rápida e completa do que aqueles que já estão em uso de terapia máxima em casa. A maioria dos pacientes que melhora com o tratamento no SE pode ter alta para casa com acompanhamento de perto com seu médico. Pacientes que não melhoram suficientemente após três tratamentos de nebulização com NPV e líquidos IV geralmente precisam ser internados no hospital. Os pacientes que respondem mal ao tratamento máximo ou necessitam qualquer tipo de ventilação com pressão positiva (VPP) devem ser tratados na UTI.

BRONQUIOLITE

A bronquiolite é uma infecção da via aérea inferior que ocorre em crianças com menos de 2 anos de idade. Ela é causada geralmente por um vírus. A infecção por vírus sincicial respiratório (VSR) é a etiologia mais comum, mas tanto o vírus influenza quanto o parainfluenza podem causar a mesma síndrome. A bronquiolite demonstra uma forte predominância sazonal de novembro a abril (meses de inverno) com um pico em janeiro e fevereiro (América do Norte).* A bronquiolite é a principal causa de hospitalização em bebês e crianças com menos de 2 anos de idade.

Achados clínicos

O vírus causa inflamação das pequenas vias respiratórias que bloqueia de forma parcial ou completa os bronquíolos. Os sintomas respiratórios inferiores, em geral, incluem tosse e sibilos. A doença é clinicamente similar a uma exacerbação da asma, exceto que em crianças com menos de 2 anos, o músculo liso não se desenvolveu ainda nos bronquíolos. Os sibilos são causados por estreitamento da via aérea devido à inflamação e ao edema. O som sibilante é, de certo modo, mais áspero do que o causado pela asma; contudo, ele é distintamente expiratório. Os pacientes com bronquiolite geralmente não têm uma história de episódios anteriores nem um precipitante alergênico. A febre está presente de forma variável. Os pacientes com doença cardíaca ou respiratória subjacente, como a displasia broncopulmonar ou doença cardíaca congênita, são propensos à doença mais grave.

Tratamento

O tratamento é de suporte, com oxigênio, se necessário. Considerar a administração de líquidos quando necessário, para manter a hidratação. Um curso de broncodilatador de curta ação como o salbutamol é razoável. Se for obtida uma boa resposta clínica, o tratamento regular com broncodilatador a cada 4 a 6 horas será adequado. O teste para VSR está indicado para isolar ou agrupar pacientes especialmente se for necessária hospitalização. Os corticosteroides não são úteis e devem ser evitados.

A ribavirina tem atividade *in vitro* contra VSR e é aprovada pelo FDA para o tratamento de infecção de VSR. O medicamento é dispendioso e não é usado na infecção por VSR, a não ser que o paciente esteja gravemente enfermo e seja internado na UTI. Estudos sobre a sua eficácia demonstram resultados contraditórios. A avaliação com um infectologista é recomendada antes do seu uso.

Encaminhamento

A bronquiolite frequentemente é leve o suficiente para permitir o manejo ambulatorial. A hipóxia é uma preocupação significativa, e os pacientes devem internados se estiverem hipóxicos em ar ambiente. Outras indicações para internação incluem episódios de apneia, frequência respiratória (FR) maior do que 70 após tratamento, bebês que requerem aspiração frequente, sofrimento respiratório, desidratação ou a incapacidade de manter uma ingestão oral. As circunstâncias sociais também devem ser levadas em consideração no encaminhamento. O acesso aos cuidados médicos no evento de deterioração é uma consideração importante.

---

* N. de R. T. No Brasil, a predominância sazonal de bronquiolite ocorre de junho a setembro (meses de inverno) com pico em junho.

DISPLASIA BRONCOPULMONAR

A displasia broncopulmonar (DBP) é uma consequência da doença pulmonar aguda precoce da prematuridade e raramente ocorre em bebês nascidos após a 30° semana de gestação. Bebês com doença pulmonar no período neonatal que necessitam oxigênio suplementar após 28 dias têm diagnóstico de DBP. A maioria terá radiografias torácicas persistentemente normais.

Achados clínicos

Por definição, a DBP é crônica, o que implica que outro tipo de doença aguda ou precipitante se desenvolveu, causando declínio da função pulmonar. Isso pode ser um episódio de aspiração, ou uma infecção intercorrente, como a pneumonia. A causa mais frequente é a infecção viral, como o rinovírus ou o VSR. As exacerbações são clinicamente similares às de pacientes com asma, exceto que estes pacientes são mais frequentemente hipóxicos e têm menos sibilos.

Tratamento

O suporte da respiração, incluindo a terapia com oxigênio, é a principal terapêutica para pacientes com DBP durante exacerbações. Cursos curtos de broncodilatadores inalatórios e esteroides podem ser usados durante as exacerbações quando há sibilos. Os antibióticos devem ser usados se houver suspeita de pneumonia bacteriana.

Encaminhamento

O paciente pode ser candidato a tratamento ambulatorial se um cuidador familiarizado com a história e a condição do paciente puder monitorizá-lo em ambiente ambulatorial. Uma simples medida como a aspiração pode resolver o sofrimento, mas a maioria dos pacientes com DBP e sofrimento respiratório agudo são internados.. Os cuidadores do paciente e o pediatra geralmente estão familiarizados com a doença do paciente e devem estar envolvidos no manejo quando possível.

FIBROSE CÍSTICA

A fibrose cística é um distúrbio genético autossômico recessivo que afeta os pulmões, o pâncreas, o fígado e o intestino. Ela é caracterizada pelo transporte anormal de cloreto e de sódio através do epitélio, levando a secreções espessas e viscosas. Os pulmões são os mais afetados pela obstrução da via aérea pelo acúmulo de muco junto com uma redução da eliminação mucociliar que resulta em inflamação.

Achados clínicos

Os pacientes com fibrose cística geralmente têm tosse produtiva persistente e um padrão obstrutivo de disfunção pulmonar. As radiografias demonstram hiperinflação, bronquiectasia e espessamento da parede brônquica. Com a doença aguda, a tosse aumenta, assim como a produção de escarro e o sofrimento respiratório. A fibrose cística é uma doença multissistêmica, e os pacientes podem ter sinusite crônica e má absorção.

Tratamento

Os pacientes com fibrose cística geralmente são acompanhados de perto por uma equipe de especialistas. Os cuidados no SE devem ser executados em conjunto com esses provedores, quando possível.

A maioria das exacerbações do sofrimento respiratório em pacientes com fibrose cística se deve à infecção. O *Staphylococcus aureus* é um patógeno comum, e o *Haemophilus influenzae* é uma infecção prevalente na infância. A infecção por *Pseudomonas aeruginosa* é um problema particular na adolescência e na idade adulta, e o aumento da resistência aos antibióticos torna o tratamento das infecções por pseudomonas um desafio. A terapia antibiótica pode ser orientada pela idade e por isolados bacterianos do escarro; todavia, as sensibilidades *in vitro* se correlacionam mal com a resposta clínica. Os antibióticos que não são eficazes contra os organismos primários são, todavia, benéficos às vezes, presumivelmente devido a algum efeito colateral. Em geral, os antibióticos iniciados no SE se baseiam na história do que foi eficaz no passado. A equipe de fibrose cística do paciente deve ser consultada.

A fisioterapia de tórax na fibrose cística tem tido uma evolução considerável. A percussão e a drenagem postural foram substituídas por métodos que podem ser autoadministrados. Os métodos incluem coletes torácicos estimulados por ar comprimido e outros equipamentos. A fisioterapia torácica precisa ser continuada quando o paciente é internado no hospital. Solução fisiológica (SF) nebulizada é usada diariamente por muitos pacientes. Ela também é útil na doença aguda.

A α-dornase (Pulmozyme) é uma desoxirribonuclease humana recombinante que quebra o DNA no muco de pacientes com fibrose cística e reduz a viscosidade nos pulmões. Isso promove melhora na eliminação das secreções. Em crianças com mais de 5 anos de idade, é usada a inalação de 2,5 mg uma vez ao dia por meio de nebulizador.

Não há evidência de que a ventilação não invasiva (VNI) aumenta a expectoração de escarro ou melhora a função pulmonar. Em pacientes que estão gravemente enfermos, a BiPAP pode ser usada como uma ponte para uma IET.

O pneumotórax espontâneo é uma complicação bem conhecida da fibrose cística. Pequenos pneumotóraces podem ser observados no SE. Grandes pneumotóraces devem ser tratados com dreno torácico. A pleurodese cirúrgica ou química é necessária para a doença recorrente.

Encaminhamento

Alguns pacientes irão necessitar hospitalização, mas a equipe de fibrose cística do paciente deve ser consultada para orientar a decisão sobre a internação.

PNEUMONIA

A pneumonia é uma condição inflamatória do pulmão que afeta os alvéolos. Ela, em geral, é causada por infecção com vírus ou bactérias e menos comumente outros microrganismos.

Achados clínicos

▶ Pneumonia neonatal

A infecção grave em recém-nascidos (RNs), incluindo pneumonia, pode ocorrer sem febre. A hipotermia é comum. Letargia é típica, assim como as respirações deprimidas e hipóxia. Apneia também pode ocorrer. Os RNs podem ter taquicardia e má perfusão, às vezes progredindo para choque séptico.

▶ Pneumonia neonatal de início precoce (≤ 3 dias de idade)

A pneumonia de início precoce geralmente é adquirida da mãe durante o trabalho de parto ou parto. Ela se apresenta com sofrimento respiratório começando no nascimento ou pouco depois dele e frequentemente é parte de um quadro de sepse generalizada. Os estreptococos do grupo B (GBS) causam a maioria dos casos de pneumonia de início precoce.

▶ Pneumonia neonatal de início tardio (> 3 dias de idade)

A pneumonia de início tardio geralmente ocorre nas UTIs neonatais entre bebês que necessitam IET prolongada resultante de doença pulmonar. Os organismos geralmente são adquiridos no ambiente da UTI, incluindo o ventilador e os provedores de saúde.

▶ Pneumonia da infância

A pneumonia bacteriana identificada mais comumente em crianças é causada por *Streptococcus pneumoniae*. O organismo geralmente é identificado a partir de hemoculturas, não do escarro.

Febre e tosse são os sintomas usuais de pneumonia. O *Mycoplasma pneumoniae* em crianças é comum embora raramente seja identificado durante a fase aguda da doença. A *Chlamydia trachomatis* pode ser adquirida durante o parto, mas geralmente causa doença em um bebê entre 2 semanas e 3 meses de idade. A pneumonia resultante geralmente causa infiltrados difusos bilaterais. Pode haver conjuntivite pelo mesmo organismo.

O *S. aureus* resistente à meticilina (MRSA) adquirido na comunidade pode causar doença invasiva, incluindo pneumonia rapidamente progressiva. A pneumonia associada com derrame parapneumônico é típica da doença, em especial se o derrame progride rapidamente. Há um foco de infecção em outra localização, em geral, na pele.

Tosse pode não estar presente inicialmente, já que não há receptores de tosse nos alvéolos. Taquipneia (Tabela 34-4) e trabalho respiratório aumentado são os sinais usuais que diferenciam

Tabela 34-4 Frequências respiratórias pediátricas normais

Idade	Frequência
Bebê (nascimento-1 ano)	< 40
Criança de 1-3 anos	< 30
Pré-escolar (3-6 anos)	< 30
Idade escolar (6-12 anos)	< 25
Adolescente (12-18 anos)	> 15, < 20

- Ausência de hipóxia; SO_2 > 93 com oximetria de pulso;
- Capacidade de tolerar a ingestão oral, incluindo a primeira dose de antibióticos orais;
- Suporte social adequado, incluindo os meios de obter a medicação oral e um acompanhamento confiável.

a pneumonia das infecções respiratórias virais comuns da infância. Além disso, pode haver indiferença e falta de apetite. Vômitos são mais comuns em crianças com menos de 5 anos de idade. Pelo menos uma hemocultura deve ser obtida em um paciente com pneumonia para ajudar na identificação do organismo.

INFECÇÃO PEDIÁTRICA PELO VÍRUS DA IMUNODEFICIÊNCIA HUMANA

A pneumonia por *Pneumocystis jirovecii* é uma condição que comumente define a Aids em crianças. Os sintomas são frequentemente insidiosos, com a instalação de tosse, dispneia, má alimentação, diarreia e perda de peso. A ausculta do tórax pode ser normal; contudo, estertores, roncos e hipoxemia são os sinais clínicos usuais. O padrão radiográfico é o da pneumonia atípica com infiltrados intersticiais peri-hilares bilaterais que se tornam difusos à medida que a doença progride.

Tratamento

O organismo preocupante mais comum com um infiltrado alveolar localizado (pneumonia típica) é a *S. pneumoniae* devido ao potencial para doença grave. A terapia antibiótica empírica de primeira linha é a amoxicilina em altas doses, 90 mg/kg/dia duas vezes ao dia por 7 a 10 dias.

A levofloxacina é uma alternativa mesmo para crianças menores e doxiciclina para crianças com mais de 8 anos.

Um macrolídeo (azitromicina) é adequado em crianças em idade escolar e adolescentes com pneumonia atípica tratados por 5 dias.

Encaminhamento

A hospitalização é aconselhada se o paciente estiver significativamente desidratado ou exibir sofrimento respiratório, tiver um aspecto tóxico, ou tiver condições subjacentes significativas (doença cardiopulmonar, síndromes genéticas, distúrbios neurocognitivos). A hospitalização está indicada para falha no tratamento ambulatorial.

Antes do início da terapia ambulatorial, o seguinte deve ser demonstrado pelo paciente no SE:

DOENÇA PULMONAR INTERSTICIAL

A doença pulmonar intersticial, conhecida como pneumonite intersticial, é um grupo diverso de doenças raras que afeta o parênquima pulmonar e produzem defeitos funcionais restritivos e comprometimento das trocas gasosas. A maioria das doenças descritas nesse grupo se apresenta de uma forma subaguda a crônica e requer histopatologia para diagnóstico.

Achados clínicos

A pneumonia intersticial linfocítica (PIL) é a doença pulmonar intersticial mais comum em crianças. Ela ocorre em 25 a 40% das crianças com HIV adquirida no período perinatal e é uma doença que define a Aids em crianças. Os achados incluem febre, tosse e dispneia, com infiltrados pulmonares bibasilares por acúmulos intersticiais de linfócitos e células plasmáticas.

A pneumonite intersticial aguda (síndrome de Hamman-Rich) é uma pneumonite intersticial rapidamente progressiva, grave e aguda. A doença se apresenta com dispneia de instalação abrupta, hipóxia, taquipneia, taquicardia e febre.

Tratamento

Pacientes com PIL requerem cuidados de suporte e imunossupressores, mais comumente corticosteroides. A terapia citotóxica tem sido usada, mas há pouca evidência para apoiar o seu uso. Os broncodilatadores podem ser úteis se houver sibilos consideráveis.

A pneumonite intersticial aguda é difícil se não impossível de distinguir de uma pneumonia viral ou bacteriana difusa sem histopatologia. Antibióticos e isolamento respiratório estão indicados. Os pacientes necessitam cuidados de suporte, incluindo oxigênio suplementar. A hidratação IV pode ser necessária, mas é aconselhada cautela, uma vez que líquidos em excesso irão piorar as trocas gasosas, especialmente a oxigenação. Os broncodilatadores podem ser usados se houver evidência de obstrução reversível da via aérea.

Encaminhamento

Pacientes com PIL ou pneumonite aguda (síndrome de Hamman-Rich) requerem internação ao hospital. Muitos são gravemente enfermos e podem necessitar intubação e cuidados em UTI.

INFLUENZA

A influenza ocorre no inverno com surtos a cada ano. A transmissão é de pessoa a pessoa por meio de secreções respiratórias com tosse e espirros. O período de incubação é típico de outros vírus da via aérea superior, aproximadamente 3 dias.

Achados clínicos

Os sintomas usuais são a instalação abrupta de febre, tosse, rinite, dor de garganta e cefaleia. Vômitos são comuns em crianças menores, assim como a febre alta. Mialgia é um sintoma proeminente em adolescentes. O padrão de doença é variável. Ela pode causar bronquiolite clinicamente indistinguível daquela causada por VSR ou vírus parainfluenza.

Os resultados do teste diagnóstico rápido têm mostrado alterar a tomada de decisão em bebês febris sem um foco de infecção. Um teste rápido de influenza positivo reduz a quantidade de testes diagnósticos, prescrições de antibióticos, permanência no SE e aumentos no número de prescrições de terapia antiviral.

A pneumonia bacteriana causada por organismos estreptocócicos ou estafilocócicos se desenvolve em aproximadamente 2% dos pacientes. A coinfecção com *S. aureus* pode ser grave e rapidamente fatal. Otite média se desenvolve em aproximadamente 30% das crianças.

Tratamento

As cepas de influenza sofrem mutação de um ano ao outro, afetando o tratamento, especialmente a imunização. A terapia antiviral encurta a duração da doença em aproximadamente um dia, se administrada dentro de 48 horas, e em 3 dias, se dada dentro de 12 horas. O tratamento além das primeiras 48 horas do início dos sintomas geralmente não está indicado, a não ser que a criança esteja hospitalizada ou tenha doença respiratória preexistente, como a asma ou a fibrose cística. A duração da replicação viral não é reduzida.

Os inibidores da neuraminidase são ativos contra influenza A e B e quase todas as cepas são sensíveis. O oseltamivir é dado oralmente a crianças por 5 dias em doses como a seguir:

- 2 semanas a 11 meses: 3 mg/kg VO duas vezes ao dia;
- > 1 ano e < 15 kg: 30 mg VO duas vezes ao dia;
- > 1 ano e 15-23 kg: 45 mg VO duas vezes ao dia;
- Crianças pesando 23-40 kg: 60 mg VO duas vezes ao dia;
- Crianças pesando > 40 kg: 75 mg VO duas vezes ao dia.

Zanamivir é um pó seco que é inalado por crianças com mais de 7 anos com uma dose de dois puffs a cada 12 horas por 5 dias. Os adamantanos, incluindo amantadina e rimantadina, são ativos apenas contra influenza A e muitas cepas são resistentes. A cobertura para coinfecção bacteriana deve ser incluída, se houver suspeita clínica de pneumonia bacteriana, particularmente se houver infiltrados alveolares.

Encaminhamento

A influenza é uma doença autolimitada na maioria dos indivíduos saudáveis. O tratamento é de suporte. Indivíduos que estão em alto risco de doença grave devem evitar contato com aqueles com suspeita da doença. Os contatos domiciliares e os cuidadores são prioridades para imunização.

EMBOLIA PULMONAR

A embolia pulmonar (EP) é rara em crianças, a não ser que o paciente tenha fatores de risco conhecidos. Contudo, à medida que o número de crianças sobreviventes de doenças crônicas aumenta, também aumenta a incidência de doença tromboembólica. A presença de um cateter venoso central (CVC) é o fator de risco mais comum encontrado em crianças. Os fatores de risco incluem procedimentos cirúrgicos recentes, imobilidade da insuficiência cardíaca congestiva (ICC) e hipercoagulabilidade por distúrbios congênitos, como a deficiência de antitrombina III, proteína C ou proteína S.

Achados clínicos

A apresentação da EP em crianças é diferente dos adultos. Os sinais de apresentação incluem taquicardia inexplicada e hipóxia. Pode haver necessidade crescente de oxigênio em algumas doenças crônicas. Os pacientes que verbalizam, podem ter queixas de dor torácica ou dispneia.

Entre as modalidades disponíveis para o diagnóstico (cintilografia V/Q, ecocardiografia, angiografia), a angiotomografia é a mais útil devido à sua acurácia diagnóstica, à disponibilidade e ao custo. A angiorressonância magnética pode ter um papel se estiver disponível e tem a vantagem de não expor o paciente à radiação.

Tratamento

A heparina ou as heparinas de baixo peso molecular (HBPM) são tratamentos adequados. A heparina é dada com uma dose de ataque de 75 U/kg IV seguida por uma infusão de manutenção de 28 U/kg/h (idade < 1 ano), 20 U/kg/h (idade > 1 ano). A enoxaparina é usada em crianças com menos de 2 meses na dose 1,5 mg/kg/dose a cada 12 horas SC e para bebês maiores de 2 meses na dose de 1 mg/kg/dose a cada 12 horas por via SC.

Encaminhamento

Embora a EP seja um diagnóstico incomum em crianças, ele permanece uma doença potencialmente fatal. Os tratamentos para EP também trazem um risco significativo. Quase todas as crianças têm doença subjacente significativa. A hospitalização é necessária.

EDEMA PULMONAR

Achados clínicos

Dispneia, taquipneia e hipóxia são as manifestações clínicas usuais, resultando de pulmões cheios de líquido, como no edema pulmonar. O ingurgitamento das veias pulmonares e o broncoespasmo também têm um papel na disfunção pulmonar. Os sibilos, geralmente considerados no contexto da asma, são regra, e não exceção. Outros sintomas incluem ortopneia, intolerância ao exercício e fadiga. A tosse não é um sintoma proeminente na doença leve, mas na doença grave, os pacientes podem expectorar um líquido rosado espumoso. Em bebês, os sintomas proeminentes são inquietação, irritabilidade e má alimentação. A taquicardia é, frequentemente, uma resposta reflexa à hipóxia, mas uma arritmia primária pode estar presente e pode contribuir para um débito cardíaco (DC) ineficaz. Em adultos, a hipertensão grave geralmente é a causa da obstrução ao fluxo de saída.

O teste do peptídeo natriurético cerebral (BNP) é útil na determinação da causa cardiogênica *versus* não cardiogênica para o edema pulmonar. O resultado normal (< 100 pg/mL) exclui uma causa cardíaca. O edema pulmonar não cardiogênico é o edema pulmonar que resulta de um aumento na permeabilidade do endotélio vascular do pulmão, causando o acúmulo de líquidos nos alvéolos. Isso se deve a um processo não inflamatório, como a hipóxia no edema pulmonar de grandes altitudes, ou a um processo inflamatório que é sinônimo da síndrome da angústia respiratória aguda (SARA). Em qualquer caso, o aspecto radiográfico pode ser similar ao edema pulmonar resultante de ICC.

Tratamento

O cuidado de suporte irá incluir oxigênio suplementar, conforme hipóxia. A postura ereta deve ser mantida. Os procedimentos que requerem a posição deitada, como a inserção de um cateter de Foley, podem precisar ser retardados.

Crianças com edema pulmonar cardiogênico são manejados com vasodilatadores, diuréticos e agentes inotrópicos (Tabela 34-5). A furosemida é o diurético escolhido, o efeito benéfico é notável bem antes que ocorra qualquer diurese significativa. Os vasodilatadores são usados para reduzir a pós-carga cardíaca. A nitroglicerina é um fármaco mais familiar e mais fácil de usar do que o nitroprussiato. A dobutamina e a dopamina podem ser indicadas para suporte inotrópico.

A infusão de prostaglandina pode estar indicada em pacientes com doença cardíaca congênita que são dependentes do ducto arterioso. Os RNs dependentes do ducto arterioso geralmente são sintomáticos nas primeiras duas semanas de vida. A maioria é descoberta logo após nascer, mas alguns podem retornar ao SE com hipóxia, hipotensão, má perfusão periférica e edema pulmonar agudo. A permeabilidade do ducto pode ser mantida com uma infusão de prostaglandina. A PGE_1 (alprostadil) é a medicação com uma indicação aprovada pelo FDA, mas uma dose similar de PGE_2 é igualmente eficaz e muito mais barata. A meia-vida durante a infusão IV é menor do que um minuto. Depressão respiratória e apneia são comuns. A avaliação com um cardiologista pediátrico é essencial.

Encaminhamento

O edema pulmonar agudo frequentemente melhora de forma drástica com o tratamento se forem usados diuréticos. A hospitalização geralmente está indicada. Os pacientes que requerem BiPAP ou infusão contínua de medicamentos vasoativos necessitam cuidados em UTI.

COQUELUCHE

A coqueluche é causada por cocobacilos gram-negativos *Bordetella pertussis* que é disseminado por perdigotos respiratórios. O período de incubação para a coqueluche é de aproximadamente 7 a 10 dias, que é maior do que a maioria das doenças virais respiratórias superiores.

Achados clínicos

Em adolescentes e adultos, a coqueluche geralmente está associada com doenças respiratórias com tosse prolongada, de mais de 3 semanas. A coqueluche é dividida classicamente em três estágios.

▶ Catarral

Congestão nasal similar a um resfriado comum com uma tosse leve que dura 1 a 2 semanas.

▶ Paroxística

Há o desenvolvimento de tosse mais grave e persistente. A tosse convulsiva e repetitiva característica é encontrada primariamente em pacientes entre 6 meses e 5 anos de idade. Os bebês com menos de 6 meses podem ter depressão respiratória ou apneia. Podem ocorrer complicações graves nesse estágio.

▶ Convalescência

A tosse cede, mas pode persistir por semanas a meses.

Tabela 34-5 Medicações para edema pulmonar agudo

Medicação	Dose	Comentários
Furosemida	1 mg/kg VO ou IV	
Dopamina	Dose inicial 5-10 mcg/kg/min IV	Titulada até o efeito, dose máxima de 28 mcg/kg/min
Dobutamina	Dose inicial 5-10 mcg/kg/min IV	Titulada até o efeito, menos vasoconstrição do que com a dopamina
Nitroglicerina	0,1-0,5 mcg/kg/min IV	Vasodilatador
Nitroprussiato	0,5-10 mcg/kg/min IV	Mais difícil de usar do que a nitroglicerina
Alprostadil	0,03-0,1 mcg/kg/min IV	PGE_1

IV, intravenoso; VO, via oral; PGE_1, prostaglandina E_1

O teste da reação em cadeia da polimerase (PCR) é o exame mais útil clinicamente para o diagnóstico. Outros testes, como a cultura e o teste ELISA, são úteis para confirmação.

Tratamento

Com o teste da PCR, a coqueluche pode ser identificada no SE, e a terapia específica ser iniciada. Se o teste da PCR não estiver disponível imediatamente, a terapia presuntiva deve ser iniciada se houver uma suspeita forte de coqueluche. Os macrolídeos são o tratamento de escolha para a coqueluche. A azitromicina é a escolha mais comum, com uma dose de 10 mg/kg/dia por 5 dias em bebês com menos de 6 meses e 10 mg/kg/dia (máximo: 500 mg) no 1° dia, seguido por 5 mg/kg/dia (máximo de 250 mg) do 2° ao 5° dia para bebês e crianças com mais de 6 meses. O sulfametoxazol-trimetoprima (SMZ-TMP) é a escolha de segunda linha, exceto em bebês com menos de 2 meses nos quais é contraindicado.

Encaminhamento

Crianças com menos de 5 anos e particularmente menores de 6 meses podem precisar hospitalização. Elas devem ser internadas em uma unidade na qual a FR, a frequência cardíaca (FC) e a SaO_2 possam ser monitoradas. Bebês com menos de 3 meses devem ser transferidos para um centro que tenha unidade de terapia intensiva pediátrica (UTIP), uma vez que pode ocorrer deterioração clínica sem aviso.

TUBERCULOSE

A tuberculose (TB) é causada por *Mycobacterium tuberculosis* que é disseminado de pessoa a pessoa por meio de perdigotos respiratórios. Bebês e crianças menores são mais propensos do que crianças maiores a desenvolver formas mais graves da TB, inclusive a TB disseminada ou a meningite por TB. A maioria das infecções por TB são vistas em crianças com menos de 5 anos e em crianças com mais de 10 anos.

Achados clínicos

Os sintomas de pneumonia por TB ativa incluem tosse por mais de 3 semanas e febre por mais de 2 semanas. Os sintomas adicionais em crianças incluem indiferença, perda de apetite e vômitos. A TB também pode se apresentar com consolidação pneumônica. Deve-se ter cuidado para não confundir esse quadro com a pneumonia pediátrica. Achados como anemia, sudorese noturna e perda de peso geralmente indicam uma doença mais indolente.

Tratamento

O diagnóstico de TB não é possível no SE. O teste cutâneo pode ser usado, mas os testes devem ser lidos em 48 horas. Como a pneumonia por TB não pode ser provada, o tratamento de rotina para pneumonia pediátrica deve ser iniciado no SE. Se houver suspeita de pneumonia tuberculosa com base nos achados clínicos, três passos são essenciais nos cuidados do paciente: (1) isolamento respiratório, (2) testes definitivos, incluindo testes cutâneos, e (3) tratamento com medicações antituberculosas. A TB em crianças menores pode se disseminar rapidamente com sequelas graves, incluindo meningite. O início imediato da terapia é crítico.

A Organização Mundial de Saúde (OMS) publica diretrizes para o tratamento da TB. As medicações de primeira linha são rifampicina (RIF), isoniazida (INH), pirazinamida (PZA) e etambutol/etionamida (ETH). A avaliação com um infectologista antes do início da terapia no SE é recomendada.

Encaminhamento

A TB é um tema de saúde pública importante, bem como uma doença grave para o paciente afetado. Crianças suspeitas de ter doença ativa devem ser internadas, e o tratamento deve ser iniciado. O acompanhamento deve ser garantido em pacientes de baixo risco que têm alta. As circunstâncias sociais do paciente frequentemente impõem dificuldades à aderência ao tratamento e o controle da doença.

SÍNDROME DA ANGÚSTIA RESPIRATÓRIA AGUDA

A lesão pulmonar aguda segue uma lesão pulmonar direta ou sistêmica que resulta em lesão à unidade alvéolo-capilar. Ela causa a instalação aguda de hipoxemia com má complacência pulmonar e elevado trabalho respiratório. A SARA é causada por inúmeras etiologias, geralmente infecciosas (pneumonia, sepse), ou aspiração. O tratamento da condição frequentemente requer terapia agressiva e intensiva.

Achados clínicos

A SARA geralmente se apresenta dentro de 72 horas de uma lesão ou doença grave. A doença pode progredir gradualmente, ou de forma fulminante, com edema pulmonar agudo, levando a sofrimento respiratório e hipoxemia. Os pacientes em geral necessitam intubação. Eles podem ser particularmente difíceis de oxigenar e, com frequência, requerem estratégias avançadas de ventilação.

Tratamento

O tratamento da SARA é de suporte, com atenção particular à ventilação. A causa subjacente deve ser identificada e tratada.

Encaminhamento

Todas as crianças que apresentam SARA precisam ser internadas na UTI pediátrica.

Baraldi E, Filippone M: Chronic lung disease after premature birth. *N Engl J Med.* 2007;357:1946-1955 [PMID: 17989387].

Choi J, Lee GL: Common pediatric respiratory emergencies. *Emerg Med Clin North Am.* 2012;30:529-563 [PMID: 22487117].

Dawood FS, Fiore A, Kamimoto L, et al: Burden of seasonal influenza hospitalization in children, United States, 2003 to 2008. *J Pediatr.* 2010;157:808 [PMID: 20580018].

Dell S, Cernelc-Kohan M, Hagood JS: Diffuse and interstitial lung disease and childhood rheumatologic disorders. *Curr Opin Rheumatol.* 2012;24:530-540 [PMID: 22820514].

Flume PA, Van Devanter DR: State of progress in treating cystic fibrosis respiratory disease. *BMC Med.* 2012;10:88 [PMID: 22883684].

Goss CH, Ratjen F: Update in cystic fibrosis 2012. *Am J Respir Crit Care Med.* 2013;187:915-919 [PMID: 23634859].

Guibas GV, Makris M, Papadopoulos NG: Acute asthma exacerbations in childhood: Risk factors, prevention and treatment. *Expert Rev Respir Med.* 2012;6:629-638 [PMID: 23234449].

Iroh Tam PY: Approach to common bacterial infections: Community-acquired pneumonia. *Pediatr Clin North Am.* 2013;60:437-453 [PMID: 23481110].

Miller EK, Bugna J, Libster R, et al: Human rhinoviruses in severe respiratory disease in very low birth weight infants. *Pediatrics.* 2012;129:e60-e67 [PMID: 22201153].

Monagle P: Diagnosis and management of deep venous thrombosis and pulmonary embolism in neonates and children. *Semin Thromb Hemost.* 2012;38:683-690 [PMID: 23034828].

Nagakumar P, Doull I: Current therapy for bronchiolitis. *Arch Dis Child.* 2012;97:827-830 [PMID: 22734014].

Perez-Velez CM: Pediatric tuberculosis: New guidelines and recommendations. *Curr Opin Pediatr.* 2012;24:319-328 [PMID: 22568943].

Prabhakaran P: Acute respiratory distress syndrome. *Indian Pediatr.* 2010;47:861-868 [PMID: 21048239].

Saleeb SF, Li WY, Warren SZ, et al: Effectiveness of screening for life-threatening chest pain in children. *Pediatrics.* 2011;128:e1062-8 [PMID: 21987702].

Silvennoinen H, Peltola V, Lehtinen P, et al: Clinical presentation of influenza in unselected children treated as outpatients. *Pediatr Infect Dis J.* 2009;28:372-375 [PMID: 19295464].

Snyder J, Fisher D: Pertussis in childhood. *Pediatr Rev.* 2012;33:412-420 [PMID: 22939025].

Timmons O: Infection in pediatric acute respiratory distress syndrome. *Semin Pediatr Infect Dis.* 2006;17:65-71 [PMID:16822468].

World Health Organization. *Treatment of Tuberculosis: Guidelines.* Available at http://whqlibdoc.who.int/publications/2010/9789241547833_eng.pdf. Geneva, Switzerland, 2010. Accessed August 29, 2012.

Emergências cardíacas

Douglas Patton, MD
Eric William Stern, MD

MANEJO DE EMERGÊNCIA DOS DISTÚRBIOS CARDÍACOS

As emergências cardíacas em crianças são relativamente comuns nos defeitos congênitos que afetam aproximadamente 1% dos nascidos vivos, não contando com as válvulas aórticas bicúspides, que afetam aproximadamente 1% das crianças. Além disso, crianças com corações estruturalmente normais podem ter distúrbios eletrofisiológicos que se manifestam durante a infância e na idade adulta, podendo adquirir doenças cardíacas, como febre reumática e miocardite. Como na infância, a apresentação inicial da doença cardíaca pode ser inespecífica, um diagnóstico diferencial amplo deve ser investigado, incluindo sepse neonatal. Uma história familiar de morte súbita cardíaca e doença cardíaca congênita deve ser investigada. Atenção cuidadosa à história e ao exame físico é essencial para que o clínico reconheça a etiologia cardíaca para a apresentação do paciente.

Achados clínicos

Em bebês, os defeitos cardíacos congênitos mais graves geralmente se apresentam durante os primeiros dias até duas semanas de vida, com cianose, insuficiência cardíaca congestiva (ICC), sopros audíveis e dificuldade de alimentação. Frequentemente, a sobrecarga de volume pulmonar se manifesta em bebês como sibilos a ausculta pulmonar. Em crianças, os estertores são ouvidos incomumente de forma aguda e, se ouvidos na ausculta, representam um achado muito tardio. A ausência de um sopro audível não exclui a presença de patologia cardíaca significativa. As apresentações tardias de doença cardíaca podem se manifestar em crianças como palpitações, taquicardia, sudorese, taquipneia, hiperpneia, síncope e, em crianças mais velhas, dor torácica.

A história e o exame físico, bem como a idade da criança podem sugerir doença cardíaca para o diagnóstico diferencial. Os defeitos cardíacos congênitos podem se apresentar durante a infância, como delineado na Tabela 35-1. De um modo geral, casos mais graves de cada anormalidade irão se apresentar mais cedo do que as formas mais leves de cada doença.

A radiografia torácica e a eletrocardiografia (ECG) são os exames básicos mais importantes na avaliação da doença cardíaca em crianças. Embora a grande silhueta cardiotímica em bebês possa confundir o diagnóstico, a cardiomegalia nas radiografias torácicas de crianças deve levantar suspeita de doença cardíaca subjacente. Congestão vascular pulmonar e sobrecarga de volume podem ser difíceis de diferenciar de achados de bronquiolite ou outra infecção pulmonar primária em crianças menores. Os achados do ECG de aumento de câmara ou desvio de eixo devem ser observados, e os distúrbios de ritmo reconhecidos e tratados.

Exames laboratoriais a considerar incluem hemograma completo e eletrólitos, hemocultura, urocultura e exame do líquido cerebrospinal (LCS), devendo ser obtidos se sepse ou meningite e apresentarem no diagnóstico diferencial. Como as infecções respiratórias intercorrentes podem levar a pressões pulmonares aumentadas e precipitarem a descompensação de condições cardíacas congênitas previamente compensadas, o clínico pode considerar o teste de secreção nasal para vírus respiratórios comuns. Há situações clínicas nas quais a troponina e o peptídeo natriurético cerebral (BNP) devem ser dosados em avaliação com um cardiologista pediátrico; contudo, estes estudos não são rotina na avaliação de pacientes pediátricos no serviço de emergência (SE). O estudo não invasivo mais moderno para avaliação de doença cardíaca em crianças menores é a ecocardiografia bidimensional; contudo, como a ecocardiografia pediátrica raramente está disponível na maioria dos SEs, isso permanece um estudo geralmente confinado ao ambiente de hospitais especializados.

Tratamento

Pacientes pediátricos com suspeita de doença cardíaca, assim como todos os pacientes vistos pelo médico da emergência

Tabela 35-1 Defeitos cardíacos congênitos que se apresentam durante a infância

Do nascimento até 2 semanas	Síndrome do coração esquerdo hipoplásico
	Coarctação aórtica grave
	Estenose aórtica grave
	Transposição dos grandes vasos
	Drenagem anômala total das veias pulmonares
	Tronco arterial
Da 1ª a 4ª semana	Defeito do septo ventricular
	Ducto arterial patente
De 6 semanas a 6 meses	Anomalia das artérias coronárias
	Tronco arterial
Mais de 6 meses	Defeito do septo atrial
	Lesões valvares isoladas
	Coarctação aórtica leve

requerem estabilização inicial antes da transferência para serviços pediátricos especializados. Se o paciente tem estado respiratório ou atividade mental instáveis e um longo período de transporte até os cuidados definitivos, pode ser prudente intubar eletivamente antes do transporte. O suporte inicial de oxigenação e ventilação pode ser obtido por oxigenação em vapor, cânula nasal de alto fluxo ou quando disponível e indicado, pressão positiva contínua na via aérea (CPAP). Contudo, equipamentos de fornecimento de oxigênio, como a cânula nasal ou a máscara de oxigênio, podem irritar a criança e levar a aumento do esforço respiratório.

Em pacientes com comprometimento hemodinâmico, o acesso intravenoso (IV) deve ser obtido, e se houver dificuldade em estabelecer um acesso IV, pode ser necessário inserir um cateter umbilical ou linha intraóssea. Distúrbios de ritmo que levam a comprometimento cardiovascular ou colapso devem ser tratados. Em alguns pacientes, o suporte inotrópico ou pressórico pode estar indicado.

Encaminhamento

O cuidado de crianças com emergências cardíacas é mais bem realizado de forma multidisciplinar, com o envolvimento precoce de cardiologistas pediátricos e intensivistas.

Hsu DT, Canter CE: Dilated cardiomyopathy and heart failure in children. *Heart Fail Clin.* 2010;6:415-432 [PMID: 20869643].

Rao PS: Diagnosis and management of cyanotic congenital heart disease: Part 1. *Indian J Pediatr.* 2009;76:57-70 [PMID: 19391004].

Rao PS: Diagnosis and management of cyanotic congenital heart disease: Part 2. *Indian J Pediatr.* 2009;76:297-308 [PMID: 19347670].

Yee L: Cardiac emergencies in the first year of life. *Emerg Med Clin North Am.* 2007;25:981-1008 [PMID: 17950133].

MANEJO DE EMERGÊNCIA DE DISTÚRBIOS CARDÍACOS ESPECÍFICOS

DOENÇA CARDÍACA CONGÊNITA

Aproximadamente 1% dos bebês nascidos vivos têm doença cardíaca congênita. Os recém-nascidos (RNs) com doença crítica são sintomáticos e identificados logo após o nascimento. Contudo, pacientes menos críticos frequentemente não são diagnosticados até após saírem do hospital e se apresentarem ao SE. Há um grande número de distúrbios e defeitos cardíacos congênitos. O médico da emergência deve ser familiarizado com os padrões básicos da fisiopatologia possível com condições cardíacas congênitas e os achados físicos, laboratoriais e radiológicos que se deve esperar de cada um.

Achados clínicos

As manifestações mais intensas dos defeitos cardíacos congênitos graves se apresentam precocemente na infância. A doença cardíaca congênita grave frequentemente se apresenta ao nascer ou logo após o nascimento, com sofrimento neonatal, cianose ou insuficiência cardíaca e falência respiratória. Durante o período neonatal e início da infância, cianose e eventos com aparente risco de morte (EARM), falha no desenvolvimento ou dificuldade de alimentação e falência respiratória são apresentações comuns de doença cardíaca congênita.

A ICC em bebês pode se apresentar com sintomas pulmonares aparentemente primários, como cianose, taquipneia, hiperpneia e sibilos, e tais apresentações em bebês deve levantar suspeita de doença cardíaca congênita potencial. A sobrecarga de volume em bebês frequentemente apresenta sibilos em contraste com os estertores como achado físico primário; contudo, a ausência de estertores ou de um sopro ao exame físico não exclui uma patologia cardíaca significativa.

Os distúrbios cardíacos podem ter um *shunt* direita-esquerda ou esquerda-direita. Classicamente, pode-se esperar que um paciente com *shunt* direita-esquerda apresente cianose como sintoma predominante e, do mesmo modo, que um paciente com *shunt* esquerda-direita apresente ICC. O teste de hiperóxia é um exercício ensinado classicamente que pode ajudar a diferenciar a cianose pulmonar da cianose cardíaca. Quando confrontado com um paciente com cianose significativa, a aplicação de oxigênio a 100% pode resolver a cianose, o que aumenta a probabilidade de que a hipoxemia sistêmica seja devida a uma causa pulmonar primária. Se a aplicação de oxigênio a 100% não melhora a cianose, é mais provável uma causa cardíaca para o distúrbio cianótico. Contudo, há uma considerável sobreposição como a anemia que pode atenuar o aparecimento de cianose.

Além do *shunt*, as condições cardíacas congênitas podem ser dependentes ou não da presença do fluxo sanguíneo pelo ducto arterial para a circulação pulmonar ou sistêmica. As lesões

Tabela 35-2 Classificação de doença cardíaca congênita relacionada ao ducto

Lesões independentes de mistura ductal	Tronco arterial
	Transposição-D dos grandes vasos
	Drenagem anômala total das veias pulmonares
Fluxo sanguíneo pulmonar dependente do ducto	Tetralogia de Fallot com atresia pulmonar
	Anomalia de Ebstein
	Estenose pulmonar crítica
	Heterotaxia
Fluxo sanguíneo sistêmico dependente do ducto	Síndrome de hipoplasia do VE
	Arco aórtico interrompido
	Coarctação aórtica crítica
	Estenose aórtica crítica
	Transposição de grandes vasos

VE, ventrículo esquerdo.

dependentes do ducto se apresentam comumente com deterioração aguda no momento do fechamento do ducto arterial. Os exemplos da classificação são listados na Tabela 35-2.

Em pacientes que apresentam doença cardíaca congênita, uma história e um exame físico completos são as partes mais importantes da avaliação. Atenção especial deve ser dada à determinação de detalhes da respiração e do comportamento alimentar do paciente. Os sinais vitais devem ser obtidos, incluindo a pressão arterial (PA) em todas as extremidades, bem como a perfusão central e periférica. Exames de sangue, incluindo hemograma, eletrólitos, hemocultura e urocultura, bem como estudos de troponina e BNP. Painéis virais respiratórios podem ser obtidos para determinar se doenças infecciosas intercorrentes estão contribuindo para a descompensação de uma condição cardíaca congênita previamente compensada.

A radiografia torácica deve ser obtida e avaliada para sinais de sobrecarga de volume e cardiomegalia. A radiografia torácica deve ser interpretada com cautela, uma vez que a silhueta cardiotímica em bebês pode simular cardiomegalia, e a sobrecarga de volume e o infiltrado pulmonar da bronquiolite podem simular cardiopatia. Em casos suspeitos de doença cardíaca congênita, a ecocardiografia 2D não invasiva é o meio mais valioso e acessível de determinar a estrutura e a função cardíaca. Quando disponível, a ecocardiografia deve ser obtida de emergência pelo cardiologista pediátrico. Após ser estabilizado, o paciente com doença cardíaca congênita pode ser submetido a estudos diagnósticos mais avançados, como cateterismo cardíaco ou ressonância magnética (RM).

Tratamento

Pacientes descompensados com distúrbios cardíacos congênitos necessitam estabilização no SE simultaneamente à avaliação diagnóstica. Pacientes cianóticos ao extremo devem receber oxigênio; contudo, pacientes que não estão descompensados agudamente e que têm defeitos congênitos conhecidos podem ser afetados adversamente pela administração excessiva de oxigênio. Pacientes com defeitos cardíacos conhecidos que estão no estado basal de oxigenação não devem receber oxigênio além de suas necessidades basais.

A crise cianótica clássica de tetralogia de Fallot fornece uma janela para o tratamento da doença cardíaca cianótica. Pacientes com uma crise cianótica frequentemente são capazes de se recuperar sozinhos. No SE, os pacientes com crises cianóticas refratárias podem ser abordados inicialmente de forma gentil pelos profissionais médicos. Os pacientes podem ser encorajados e ficar nos braços dos cuidadores. O oxigênio vaporizado pode ser administrado e, se a crise cianótica não melhorar, pode ser administrada morfina por via subcutânea (SC). Em raros casos de crises cianóticas completamente refratárias, pode ser necessário obter acesso venoso e usar agentes que aumentem a resistência vascular sistêmica (RVS) e diminuam o *shunt* direita-esquerda, como a fenilefrina.

Pacientes com ICC podem requerer suporte ventilatório agressivo, como o oxigênio nasal de alto fluxo, CPAP e, por fim, intubação endotraqueal (IET). Pacientes com cianose secundária a *shunt* direita-esquerda grave podem não ter resolução da cianose com a IET. Lesões dependentes do ducto frequentemente apresentam descompensação logo após o nascimento, no momento do fechamento do ducto, e a estabilização do ducto aberto pode melhorar a condição clínica do paciente. Em pacientes descompensados com suspeita de defeitos cardíacos congênitos na primeira semana de vida que podem ser dependentes do ducto, a administração rápida de prostaglandina E_1 (PGE_1) pode ser salvadora, e a infusão contínua de PGE_1 pode agir para manter o ducto até que possa ser feita a paliação cirúrgica. A PGE pode ser administrada em dose de 0,05-0,1 mcg/kg/min IV. O efeito colateral mais comum da PGE é apneia, que pode necessitar IET e ventilação mecânica (VM).

Encaminhamento

Em pacientes com doença cardíaca congênita descompensada, o envolvimento precoce de médicos pediatras, neonatologistas e intensivistas, bem como cardiologistas pediátricos é essencial para orientar o tratamento. Em centros comunitários, a estabilização deve ser seguida por transporte rápido para um hospital especializado.

ENDOCARDITE INFECCIOSA

A endocardite, a inflamação do revestimento interno das valvas cardíacas, geralmente se origina de lesão tecidual, quer seja por um fluxo turbulento, trauma direto ou outro processo que leva à formação de um trombo estéril. É esse coágulo que se torna colonizado com bactérias, causando a deposição de fibrina e plaquetas e levando a crescimento de vegetação.

A endocardite infecciosa (EI) se apresenta mais comumente em pacientes com doença cardíaca estrutural, dispositivos permanentes ou uma história de uso de drogas injetáveis. Diabetes, doença renal, doença cardíaca congênita e instrumentação recente são fatores de risco adicionais para EI.

Achados clínicos

A EI deve ser considerada em um paciente com febre inexplicada ou sinais de doença sistêmica inexplicada, como sudorese noturna. Uma avaliação completa consiste em uma história cuidadosa, exame da pele, membranas mucosas e extremidades e ausculta cardíaca detalhada.

Os critérios de Duke modificados permanecem os critérios diagnósticos de escolha para a suspeita de EI. Dois critérios maiores são necessários para diagnosticar EI, e a combinação de um critério maior e três menores, ou cinco critérios menores (Tabela 35-3) fazem o diagnóstico.

Tabela 35-3 Critérios de Duke para endocardite infecciosa

Critérios maiores

Duas hemoculturas positivas coletadas para endocardite infecciosa com >12 horas de diferença
- *Streptococcus viridans, Streptococcus bovis,* grupo HACEK, *Staphylococcus aureus*
- *Enterococcus* adquiridos na comunidade sem infecção focal
- Uma única cultura positiva para *Coxiella burnetii* ou título de anticorpos da antifase I IgG > 1:1800

Evidência ecocardiográfica de envolvimento endocárdico
- Massa intracardíaca oscilante em uma valva ou estruturas de suporte, no caminho de jato regurgitante, ou no material implantado, na ausência de uma explicação anatômica
- Abscesso miocárdico
- Nova deiscência parcial de valva prostética
- Nova instalação de regurgitação valvar (piora ou alteração de sopro preexistente não é suficiente)

Critérios menores
- Condições cardíacas predisponentes ou história de uso de drogas injetáveis
- Febre
- Fenômenos vasculares, êmbolos arteriais maiores, infartos pulmonares sépticos, aneurismas micóticos, hemorragia intracraniana, hemorragia conjuntival e lesões de Janeway
- Fenômenos imunológicos: glomerulonefrite, nódulos de Osler, manchas de Roth, fator reumatoide
- Evidência microbiológica de uma hemocultura positiva, mas não atende a um critério maior, como observado, ou evidência sorológica de infecção ativa com organismos consistentes com endocardite infecciosa

A presença de um critério maior e dois ou três menores confirma o diagnóstico de possível endocardite (PE). Pacientes com PE devem ser tratados como pacientes com EI até que um diagnóstico alternativo seja confirmado, ou se os sintomas se resolverem dentro de 4 dias após o início da terapia antibiótica.

Um paciente com EI ou PE deve ser avaliado mais amplamente com testes laboratoriais, incluindo exame qualitativo de urina (EQU), proteína C reativa, velocidade de hemossedimentaçáol (VHS), hemograma e três hemoculturas coletadas de três locais diferentes, preferivelmente antes de a terapia antibiótica ser iniciada. O ECG deve ser realizado, especialmente se não houver um exame basal, e um ecocardiograma deve ser feito logo que possível.

Tratamento

A maioria dos pacientes com EI pode ser manejado apenas com terapia antibiótica; contudo, como a maioria dos agentes penetra pouco nas vegetações cardíacas, terapias prolongadas geralmente são necessárias. Formulações IV, específicas para a sensibilidade das hemoculturas, geralmente são indicadas. Quando os dados clínicos são limitados, a combinação de um aminoglicosídeo e um agente ativo para *Staphylococcus aureus* resistente à meticilina (MSRA) como a vancomicina forma uma terapia empírica de primeira linha razoável até que as sensibilidades estejam disponíveis.

A ICC, geralmente devida à disfunção da valva aórtica, ocorre em mais de 50% dos pacientes com EI. Aproximadamente 50% daqueles pacientes irá necessitar cirurgia; portanto, a avaliação precoce com um cirurgião cardiotorácico é aconselhável. O controle clínico é necessário nestes pacientes. Abscessos intracardíacos são outra complicação comum da EI, e quando relacionada com a valva aórtica, o sistema de condução pode se tornar envolvido, causando bloqueio cardíaco. O diagnóstico acurado geralmente requer a ecocardiografia transesofágica (ETE). A intervenção cirúrgica é a única terapia efetiva.

Entre 20 e 50% dos pacientes com EI irão sofrer eventos embólicos, uma vez que as vegetações crescem e se fragmentam; contudo, a decisão de começar a terapia de anticoagulação deve ser feita em conjunto com um cirurgião, já que, com frequência, é necessária uma intervenção.

Encaminhamento

As crianças que se apresentam ao SE com uma forte suspeita de EI requerem internação para testes diagnósticos adicionais e tratamento em avaliação com infectologista e cardiologista.

DOENÇA DE KAWASAKI

A doença de Kawasaki (DK) é uma vasculite sistêmica aguda encontrada mais comumente em crianças com idade entre 6 meses e 5 anos e permanece a causa mais comum de doença cardíaca adquirida em crianças. Não foi identificada nenhuma causa definitiva da doença, logo a DK permanece um diagnóstico clínico e deve ser considerada em uma criança com febre prolongada. A DK afeta múltiplos sistemas orgânicos; contudo, a complicação mais temida da DK é o aneurisma da artéria coronária (AAC), que pode levar à trombose fatal. Com o tratamento, a taxa de formação do aneurisma na DK cai de aproximadamente 20 para menos de 5%. Como resultado, o diagnóstico e o tratamento imediatos da doença são vitais.

Achados clínicos

Em uma criança com febre por mais de 5 dias, o diagnóstico de DK pode ser feito com quatro das cinco características clínicas seguintes: infecção conjuntival bilateral; uma alteração nas membranas mucosas (lábios, língua ou lábios vermelhos, fissurados ou infectados); uma alteração nas extremidades (eritema ou edema dos pés, mãos); erupção polimorfa; e linfadenopatia cervical.

O diagnóstico incompleto de DK é feito se houver dois ou três critérios presentes, e a tríade de conjuntivite, envolvimento da membrana mucosa e erupção pode aumentar a sensibilidade à doença. A VHS sérica, a proteína C reativa e o BNP devem ser coletados, e os pacientes com diagnóstico de doença completa ou incompleta devem ser submetidos a um ecocardiograma. Assim como com qualquer paciente agudamente enfermo, os sinais vitais anormais devem ser abordados e o estado hemodinâmico deve ser avaliado e manejado adequadamente no SE.

Tratamento

Após ser feito o diagnóstico de DK completa ou incompleta, a base do tratamento inclui a imunoglobulina intravenosa (IGIV) em altas doses (2 gr/kg) dada em 12 horas, com ácido acetilsalicílico em dose alta (80-100 mg/kg/dia) dividida em 4 doses. A adição de metilprednisolona pode melhorar os desfechos; contudo, o seu uso é controverso e, portanto, é reservado para pacientes cujos sintomas não respondem ao tratamento inicial. O ECG imediato deve ser realizado para prover uma linha de base para os exames necessários para acompanhamento.

Encaminhamento

Pacientes com DK devem ser admitidos para administração de IGIV e observação.

MIOCARDITE

Miocardite é uma inflamação do miocárdio de causa frequentemente viral e autolimitada. As etiologias variam de protozoária (Trypanosoma cruzii) a certas intoxicações por drogas. A maioria das infecções se resolve completamente sem terapia; contudo, evidências de miocardite crônica aparecem em 10% das autópsias não relacionadas, que indicam que a doença é muito mais comum do que se suspeitava. Até 20% das síndromes da morte súbita infantil (SMSI) tinham evidência de miocardite na biópsia endocárdica pós-morte.

Achados clínicos

Os sintomas de miocardite viral variam de sutis a choque, dependendo da extensão da infiltração miocitária dos músculos cardíacos. A maioria dos pacientes experimenta sintomas prodrômicos típicos de infecção da via aérea superior (IVAS) ou doença gastrintestinal. Como resultado, 83% dos pacientes com miocardite recebem um diagnóstico alternativo na sua primeira visita. À medida que o dano miocárdico progride, os sintomas de estresse cardíaco podem emergir, incluindo falta de ar, dor torácica, redução do débito urinário e outros sintomas de insuficiência cardíaca (IC).

A doença em geral tem um curso indolente; contudo, a progressão pode, às vezes, ser excessivamente rápida. Estudos iniciais devem incluir ECG, embora nenhum critério tenha se mostrado sensível ou específico para a doença. Em crianças, contudo, a presença de inversão da onda T, elevação do segmento ST ou outros sinais de isquemia cardíaca indicam maiores investigações. Elevações da troponina são comuns, e a ecocardiografia geralmente é anormal, porém inespecífica. Embora a biópsia endocárdica seja o padrão-ouro, ela continua a sofrer de baixa sensibilidade devido à natureza da doença. A RM cardíaca é relatada como altamente sensível e específica, quando disponível. O diagnóstico de miocardite permanece sendo clínico, e a terapia deve ser iniciada com base na apresentação do paciente.

Tratamento

O tratamento inicial geralmente se baseia nos sintomas. Os pacientes que apresentam ICC devem ser estabilizados imediatamente por meio de redução da pós-carga, incluindo diurese e vasodilatação. O uso de rotina de esteroides e outros imunomoduladores é controverso, e a administração tradicional de IGIV (2 g/kg nas primeiras 24 horas), embora provavelmente segura, não dá evidência suficiente no momento para apoiar o seu elevado custo. O interferon-β é promissor, particularmente contra doenças enterovirais e adenovírus, mas do mesmo modo não tem estudos adequados em crianças para recomentar o seu uso nesse momento. A digoxina deve ser usada com cautela, uma vez que ela tem o potencial de aumentar os mediadores inflamatórios.

Aproximadamente 12 a 40% dos pacientes com miocardite irão progredir para miocardiopatia dilatada, com uma maior porcentagem apresentando uma doença inicial fulminante. Se o paciente não responde às terapias citadas, um dispositivo de assistência ventricular pode ser necessário para manter a perfusão. A oxigenação por membrana extracorpórea (ECMO) tem sido usada com sucesso.

A miocardite crônica ativa é a persistência de sintomas por 3 meses após a resolução da fase aguda da doença; contudo, a maioria dos pacientes irá se resolver completamente dentro de dois anos. Entre os pacientes que continuam a deteriorar, o transplante cardíaco pode ser a única opção a longo prazo, com uma taxa de mortalidade em 15 anos de 50%.

Encaminhamento

Crianças diagnosticadas com miocardite devem ser internadas no hospital, mesmo com sintomas leves. A progressão rápida para IC grave e/ou colapso hemodinâmico pode ocorrer. A avaliação com um cardiologista está indicada em todos os pacientes, e a transferência para uma unidade de terapia intensiva pediátrica (UTIP) e cuidados cardiológicos deve ocorrer se os serviços não estiverem disponíveis localmente.

PERICARDITE AGUDA

A pericardite aguda é causada por vários mediadores infecciosos e inflamatórios que produzem irritação pericárdica. Infecções virais são uma causa comum de pericardite. Outras etiologias são infecções bacterianas ou fúngicas, distúrbios autoimunes, trauma, uremia, neoplasia, radiação e efeitos medicamentosos.

Achados clínicos

A apresentação clínica consiste em dor torácica aguda ou penetrante que pode ser de natureza pleurítica, piora em posição deitada e melhora com a posição sentada. Pacientes com pericardite aguda não complicada não parecem toxêmicos ou letárgicos.

Há um padrão estereotipado das alterações do ECG na pericardite; contudo, 50% dos pacientes passam por todas as quatro alterações de padrão do ECG (Figura 35-1). O primeiro estágio consiste em elevação generalizada, côncava, para cima do segmento ST acompanhada de depressão de PR. Isso é seguido por normalização dos segmentos ST com achatamento das ondas T. Mais tarde, as ondas T podem se inverter, sem formação de onda Q, antes do ECG retornar ao normal. Ao interpretar os ECGs pediátricos, o clínico deve lembrar o padrão pediátrico normal da onda T. Em todos os ECGs realizados para pericardite, o clínico deve observar a alternância elétrica como um sinal perigoso de tamponamento cardíaco. O médico deve documentar a presença ou ausência de outros sinais de tamponamento cardíaco, como a distensão venosa jugular. A presença ou ausência de um atrito pericárdico deve ser observada.

A pericardite é um diagnóstico clínico. Os exames de sangue, quando realizados, podem demonstrar um aumento nos leucócitos e um aumento concomitante nos marcadores inflamatórios. A pericardite aguda não complicada não deve causar elevação significativa na troponina sérica ou BNP. Na pericardite aguda não complicada, a radiografia torácica deve ser normal. Cardiomegalia e uma silhueta cardiotímica "em forma de garrafa" devem levantar suspeita de complicações, como tamponamento cardíaco e ICC. O ecocardiograma à beira do leito pode demonstrar ausência de derrame pleural até um pequeno derrame na pericardite aguda não complicada. A presença de um

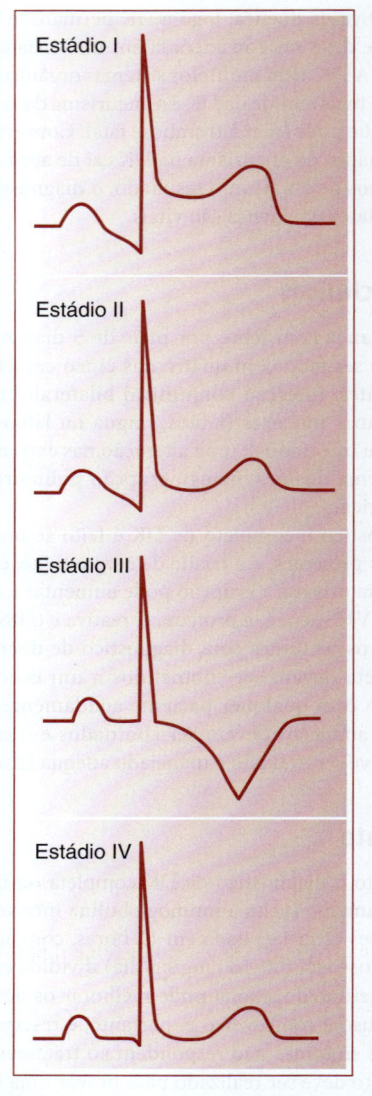

▲ **Figura 35-1** Achados eletrocardiográficos em quatro estádios da pericardite.

grande derrame, colapso ventricular direito ou outros achados de tamponamento indicam doença complicada e a necessidade de intervenção de emergência.

Tratamento

Os anti-inflamatórios não esteroides (AINEs) são a base da terapia. A maioria dos pacientes, mesmo com um pequeno derrame pericárdico, deve ser internada para observação. Pacientes em risco de tamponamento devem ser estabilizados e avaliados por um cirurgião torácico. Pacientes com tamponamento e colapso cardiovascular devem ser submetidos à toracotomia de emergência ou pericardiocentese. Pacientes com tamponamento ou com tamponamento iminente necessitam drenagem pericárdica antes da transferência para cuidados definitivos.

Encaminhamento

Pericardite aguda não complicada geralmente pode ser manejada como paciente ambulatorial em pacientes saudáveis imunocompetentes. Febre, trauma, instalação subaguda, imunocomprometimento, presença de terapia anticoagulante oral, derrame significativo, tamponamento e falha do tratamento com AINEs são indicações para tratamento ambulatorial.

DISTÚRBIOS ELETROFISIOLÓGICOS

Arritmias são relativamente comuns em crianças e podem ocorrer na presença de defeitos cardíacos conhecidos, ou em corações estruturalmente normais. Arritmias comuns vistas em crianças que se apresentam ao SE são taquicardia sinusal (50%), taquicardia supraventricular (TSV) (13%), bradicardia (6%) e fibrilação atrial (FA) (4,6%).

Achados clínicos

As arritmias podem se apresentar em bebês como choro, dificuldade de alimentação, dificuldade respiratória ou sudorese. Em crianças maiores, uma história de palpitações ou dor torácica pode ser obtida. A síncope em um paciente pediátrico é sempre preocupante para a presença de um possível distúrbio eletrofisiológico subjacente. A história familiar de morte súbita cardíaca deve ser observada. Arritmias graves podem se apresentar como colapso cardiovascular, ICC ou hipotensão. Pacientes em pós-operatórios com defeitos cardíacos congênitos têm risco aumentado de arritmias. Os pacientes podem apresentar ritmo sinusal normal após os sintomas de arritmia.

O ECG é a base do diagnóstico de qualquer distúrbio eletrofisiológico. Em pacientes que chegam após a arritmia ter terminado, o ECG pode revelar a presença de um distúrbio eletrofisiológico subjacente, como a síndrome de Wolff-Parkinson-White (WPW). Os pacientes podem se beneficiar de monitorização de eventos ou Holter em ambiente de internação ou ambulatorial. Em pacientes com taquiarritmias, o médico deve verificar a origem elétrica da arritmia e se o complexo é estreito ou alargado. As taquicardias de complexo alargado, como a TSV com aberrância ou a taquicardia ventricular (TV) são bastante alarmantes, e a TV pode causar instabilidade hemodinâmica. As taquiarritmias de complexo estreito são mais comuns em crianças e podem ser estáveis ou instáveis. As bradiarritmias são menos comuns, mas podem se apresentar com comprometimento da perfusão. As causas eletrofisiológicas de síncope com achados de ECG associados após o término da arritmia são listadas na Tabela 35-4.

Tratamento

As taquiarritmias instáveis requerem cardioversão elétrica imediata. As bradiarritmias significativas com comprometimento da perfusão podem necessitar marca-passo elétrico ou manejo farmacológico com agentes adrenérgicos ou atropina. As taquiarritmias de complexo estreito estáveis podem ser terminadas com adenosina. Em crianças com menos de 50 kg, administrar 0,05 a 0,1 mg/kg em dose única. Se a arritmia persistir, aumentar a dose em 0,05 a 0,2 mg/kg. Crianças com mais de 50 kg devem receber a dose de adultos de 6 mg seguida por 12 mg duas vezes, conforme necessidade, para terminar a arritmia. Os β-bloqueadores e os bloqueadores dos canais de cálcio são eficazes nas taquicardias de complexo estreito, mas devem ser evitados em pacientes com síndrome de WPW. Se a adenosina falhar em terminar as taquiarritmias de complexo estreito, pode ser tentada a sedação e a cardioversão elétrica.

As taquiarritmias de complexo alargado estáveis podem ser tratadas farmacologicamente com agentes como a amiodarona. Distúrbios eletrofisiológicos graves, como a síndrome de Brugada, devem ser reconhecidos imediatamente pelo médico da emergência, e estes pacientes devem ser internados em uma unidade de terapia intensiva (UTI) até que um cardiodesfibrilador implantável (CDI) possa ser colocado, já que há um enorme risco de morte. A avaliação precoce com um pediatra intensivista e equipe de cardiologia é essencial.

Encaminhamento

Crianças com taquicardia de complexo estreito estável que estão em tratamento no SE podem ter alta com segurança após um breve período de observação. O encaminhamento a um cardiologista para acompanhamento é importante. Pacientes com taquicardia de complexo estreito instável, taquicardia de complexo alargado (estável ou instável) e bradiarritmias devem ser internados ou transferidos, dependendo da disponibilidade de um cardiologista e de serviços de cuidados intensivos.

Tabela 35-4 Causas eletrofisiológicas comuns de síncope

Síndrome de Wolff-Parkinson-White	Onda delta: aberrância do complexo QRS Intervalo PR curto
Miocardiopatia hipertrófica obstrutiva	Hipertrofia ventricular esquerda Possível padrão de isquemia
Síndrome de QTc longo	Intervalo QTc prolongado (geralmente > 480-500 mseg)
Síndrome de Brugada	Tipo 1: Elevação do ponto J precordial com segmento ST curvado e onda T invertida Tipo 2: Elevação do segmento ST precordial em aspecto de sela Tipo 3: Elevação do segmento ST precordial < 1 mm

Baltimore R: New recommendations for the prevention of infective endocarditis. *Curr Opin Pediatr.* 2008;20:85-89 [PMID: 18197045].

Berger S, Dubin AM: Arrhythmogenic forms of heart failure in children. *Heart Fail Clin.* 2010;6:471-481 [PMID: 20869647].

Biondi EA: Focus on diagnosis: Cardiac arrhythmias in children. *Pediatr Rev.* 2010;31:375-379 [PMID: 20810702].

Dominguez SR, Anderson MS, Eladawy M, et al: Preventing coronary artery abnormalities: A need for earlier diagnosis and treatment of Kawasaki disease. *Pediatr Infect Dis J.* 2012;3:1217-1220 [PMID: 22760536].

Doniger SJ, Sharieff GQ: Pediatric dysrhythmias. *Pediatr Clin North Am.* 2006;53:85-105 [PMID: 16487786].

Durani Y, Giordano K, Goudie BW: Myocarditis and pericarditis in children. *Pediatr Clin North Am.* 2010;57:1281-1303 [PMID: 21111118].

Duro RP, Moura C, Leite-Moreira A: Anatomophysiologic basis of tetralogy of Fallot and its clinical implications. *Rev Port Cardiol.* 2010;29:591-630 [PMID: 20734579].

Fischer JW, Cho CS. Pediatric syncope: Cases from the emergency department. *Emerg Med Clin North Am.* 2010;28:501-516 [PMID: 20709241].

Hoyer A, Silberbach M: Infective endocarditis. *Pediatr Rev.* 2005;26:394-400 [PMID: 16264027].

Knirsch W, Nadal D: Infective endocarditis in congenital heart disease. *Eur J Pediatr.* 2011;170:1111-1127 [PMID: 21773669].

Levine MC, Klugman D, Teach SJ: Update on myocarditis in children. *Curr Opin Pediatr.* 2010;22:278-283 [PMID: 20414115].

Luca NJ, Yeung RS: Epidemiology and management of Kawasaki disease. *Drugs.* 2012;72(8):1029-1038 [PMID: 22621692].

May LJ, Patton DJ, Fruitman DS: The evolving approach to pediatric myocarditis: A review of the current literature. *Cardiol Young.* 2011;21:241-251 [PMID: 21272427].

McDonald JR: Acute infective endocarditis. *Infect Dis Clin North Am.* 2009;23:643-664 [PMID: 19665088].

National Institute for Health and Clinical Excellence (NICE): *Feverish illness in children: Assessment and initial management in children younger than 5 years.* Available at http://www.nice.org.uk/nicemedia/pdf/CG47Guidance.pdf. London, UK, 2007. Accessed August 14, 2013.

Payne L, Zeigler VL, Gilette PC: Acute cardiac arrhythmias following surgery for congenital heart disease: Mechanisms, diagnostic tools, and management. *Crit Care Nurs Clin North Am.* 2011:23:255-272. [PMID: 21624689].

Pierce D, Calkins BC, Thornton K: Infectious endocarditis: Diagnosis and treatment. *Am Fam Physician.* 2012;85:981-986 [PMID: 22612050].

Rowley AH, Shulman ST: Pathogenesis and management of Kawasaki disease. *Expert Rev Anti Infect Ther.* 2010;8:197-203 [PMID: 20109049].

Scuccimarri R: Kawasaki disease. *Pediatr Clin N Am.* 2012;59:425-445 [PMID: 22560578].

Sharkey AM and Sharma A: Tetralogy of Fallot: Anatomic variants and their impact on surgical management. *Semin Cardiothorac Vasc Anesth.* 2012;16:88-96 [PMID: 22275348].

Simpson KE, Canter CE: Acute myocarditis in children. *Expert Rev Cardiovasc Ther.* 2011;9:771-783 [PMID: 21714608].

Williams GD, Hammer GB: Cardiomyopathy in childhood. *Curr Opin Anaesthesiol.* 2011;24:289-300 [PMID: 21478741].

Zheng J, Yao Y, Han L, et al: Renal function and injury in infants and young children with congenital heart disease. *Pediatr Nephrol.* 2012;28:99-104 [PMID: 22923204].

Emergências gastrintestinais

36

Pamela J. Okada, MD, FAAP, FACEP
Robert K. Minkes, MD, PhD

MANEJO IMEDIATO DE PROBLEMAS QUE AMEAÇAM A VIDA

As emergências gastrintestinais em bebês e crianças frequentemente se apresentam de modo semelhante. Fatos históricos fundamentais alertam o médico da emergência para essas condições cirúrgicas que requerem intervenções imediatas.

REALIZAÇÃO DE UM BREVE EXAME

Determinar a estabilidade do paciente.

- Desenvolver uma impressão geral: O bebê ou criança tem um aspecto doente?
- Determinar o aspecto geral, o trabalho respiratório e a circulação na pele:
  - O aspecto geral inclui o tônus, a interação, a consolabilidade, a capacidade de olhar para uma face e a qualidade do choro ou da fala.
  - O trabalho respiratório inclui a via aérea – está patente e preservada? E a respiração – qualidade do fluxo de ar, sons associados, uso de músculos acessórios, batimentos da asa do nariz e presença de respiração ruidosa?
  - Circulação para a pele – a pele está pálida, mosqueada ou cianótica?
- Obter os sinais vitais, inclusive a saturação de oxigênio (SO_2) e a pressão arterial (PA).
- Avaliar o abdome: observar sinais e sintomas de abdome agudo:
  - Cor da pele abdominal – rosa, cinza, azul.
  - Aspecto – escavado, protuberante.
  - Avaliar sensibilidade, defesa e rigidez.
- Se houver suspeita de instabilidade, começar a ressuscitação imediatamente, de acordo com as diretrizes padronizadas da PALS.
- Tratar o choque:
  - Aplicar oxigênio a 100% por meio de máscara sem reciclagem, ou se a via aérea não estiver mantida, preparar para sequência rápida de intubação (SRI).
  - Inserir duas linhas intravenosas (IV) periféricas, se possível, ou uma linha intraóssea (IO), para iniciar a terapia enquanto o acesso IV definitivo é obtido.
- Dar líquidos cristaloides em bólus de 20 mL/kg IV ou IO rapidamente e repetir até 3 a 4 bólus, a não ser que ocorram estertores, sofrimento respiratório ou hepatomegalia.
- Obter amostras sanguíneas para glicose, gasometria venosa (GV) ou gasometria arterial (GA), lactato, cálcio ionizado, hemograma completo com contagem diferencial, hemocultura, eletrólitos séricos, testes de função hepática e renal, amilase, lipase, tipagem sanguínea e reação cruzada para concentrado de hemácias (CH), exame qualitativo de urina (EQU), e urocultura.
- Tratar hipoglicemia com dextrose (0,5-1 g/kg IV ou IO). Usar sol. de glicose a 25% (2-4 mL/kg) em crianças e adolescentes; sol. de glicose a 10% (5-10 mL/kg) em bebês e crianças menores.
- No choque que não responde aos líquidos, começar a terapia com medicamentos vasoativos e titular para corrigir a má perfusão ou a hipotensão.
  - Normotensos: começar dopamina (5-20 mcg/kg por min IV/IO)
  - Choque hipotenso com vasodilatação (quente): começar norepinefrina (0,1-2 mcg/kg/min IV/IO).
  - Choque hipotenso com vasoconstrição (frio): começar epinefrina (0,1-1 mcg/kg/min IV/IO).
- Transfundir com CH manter hemoglobina (Hb > 10 g/dL).
- Iniciar antimicrobianos de emergência logo que for provável a existência de uma emergência intra-abdominal. As recomendações atuais para infecções adquiridas na comunidade em um paciente pediátrico são listadas na Tabela 36-1.
- Inserir uma sonda nasogástrica (NG) em bebês ou crianças com vômitos persistentes, especialmente se os vômitos forem fecaloides ou biliosos; isso sugere fortemente uma obstrução intestinal.
- Fazer uma avaliação cirúrgica. Bebês e crianças com dor abdominal ou uma emergência abdominal podem necessitar avaliação cirúrgica imediata. Bebês com vômitos biliosos, um abdome rígido, ou choque e uma suspeita de um processo abdominal agudo devem ser avaliados por um cirurgião imediatamente.
- Manter a criança em dieta zero por via oral (VO) até a avaliação cirúrgica.

INVESTIGAÇÃO COMPLEMENTAR DE BEBÊ OU CRIANÇA COM EMERGÊNCIA ABDOMINAL

Após a estabilização, deve ser obtida uma história mais completa e, a não ser que o paciente necessite de uma cirurgia imediata,

Tabela 36-1 Agentes e esquemas que podem ser usados para o tratamento empírico inicial de infecção intra-abdominal extrabiliar complicada

Esquema: Infecção adquirida na comunidade em pacientes pediátricos
Agente único: Ertapeném, meropeném, imipeném-cilastatina, ticarcilina-clavulanato e piperacilina-tazobactam
Combinação: Ceftriaxona ou cefotaxime ou cefepima, ou ceftazidime mais metronidazol; gentamicina ou tobramicina mais metronidazol ou clindamicina, com ou sem ampicilina

Tabela 36-2 Distúrbios que causam queixas abdominais (dor, vômitos, sangramento retal) no paciente pediátrico por faixa etária

Idade: Inferior a dois anos	
Cólica	Má rotação/volvo
Refluxo gastresofágico	Intussuscepção
Gastrenterite aguda	Estenose pilórica hipertrófica
Síndrome viral	Hérnia encarcerada
Alergia à proteína do leite de vaca	Doença de Hirschsprung
Enterocolite necrosante	Apendicite
ITU	Tumores
Idade: 2-5 anos	
Gastrenterite aguda	Divertículo de Meckel
ITU	Intussuscepção
Apendicite	Hepatite
Constipação	DII
Síndrome viral	Cisto do colédoco
	Peritonite espontânea
Idade: 6-12 anos	
Gastrenterite aguda	Colecistite
Apendicite	Pancreatite
ITU	Torsão testicular
Dor abdominal funcional	Torsão ovariana
Constipação	Cálculo renal
Síndrome viral	Tumores
DII	
Doença péptica ulcerativa	
Idade: Acima de 12 anos	
Gastrenterite aguda	Apendicite
Gastrite	DIP
Colite	ITU
Doença do refluxo gastresfágico	Síndrome viral
Doença péptica ulcerativa	Cisto ou torsão ovariana
Constipação	

DII, doença inflamatória intestinal; DIP, doença inflamatória pélvica; ITU, infecção do trato urinário.

devem ser obtidos os demais testes diagnósticos, como indicados. Os testes diagnósticos são solicitados de acordo com a idade, a história e os sinais e sintomas do paciente. As emergências abdominais no paciente pediátrico são, compreensivelmente, relacionadas à idade (Tabela 36-2).

HISTÓRIA

Os vômitos são uma queixa comum no paciente pediátrico. Deve ser determinada a frequência e o momento em relação à alimentação, à natureza dos vômitos (em jato ou não) e ao seu conteúdo (alimentos, sangue, bile). Vômitos que ocorrem dentro de uma hora da alimentação podem indicar estenose pilórica, refluxo gastresofágico, intolerância ao leite ou gastrenterite aguda em bebês. Vômitos horas após a alimentação podem sugerir uma obstrução intestinal, como a hérnia inguinal encarcerada, a má rotação com volvo ou doença de Hirschsprung. Vômitos associados com dor episódica podem indicar intussuscepção.

O conteúdo do vômito pode ajudar a identificar a localização da obstrução ou problema. O vômito bilioso é indicativo de uma obstrução distal ao esfíncter de Oddi. A êmese biliosa em um bebê é uma emergência cirúrgica e pode indicar uma má rotação com volvo do intestino médio, duplicação intestinal ou íleo meconial. Vômitos fecaloide ocorrem com a obstrução do intestino inferior, como visto na obstrução do intestino delgado.

Em crianças mais velhas, o vômito está associado mais comumente com gastrenterite, mas quando associado com dor abdominal vaga ou dor mais clássica no quadrante inferior direito (QID), ele pode ser uma apresentação precoce de apendicite ou intussuscepção devido a divertículo de Meckel, linfoma ou púrpura de Henoch-Schönlein, que cria um ponto de gatilho.

Diarreia é outra queixa pediátrica comum. A determinação do momento, da natureza, do conteúdo e da frequência pode levar ao diagnóstico. A instalação pode ser aguda ou crônica (> 3 semanas). A diarreia crônica pode ser devida à má absorção, à doença intestinal inflamatória, à fibrose cística, a distúrbios autoimunes de alergia ao leite e a inúmeras doenças metabólicas. O conteúdo também é útil. Diarreia aquosa, explosiva, é comum nas infecções virais, como o rotavírus. A diarreia sanguinolenta pode resultar de infecção bacteriana causada por *Salmonella, Shigella, Campylobacter, Yersinia* ou *Escherichia coli* 0157H7. Fezes sanguinolentas indicam um sangramento gastrintestinal (GI) inferior e podem ser causadas por algo

Tabela 36-3 Causas extra-abdominais de dor abdominal referida em crianças

Faringite por estreptococos do grupo A
Pneumonia
Doença cardíaca adquirida (miocardite, pericardite)
Aneurisma aórtico
Síndrome hemolítico-urêmica
Cetoacidose diabética
Sepse
Doença do colágeno vascular (lúpus eritematoso sistêmico, púrpura de Henoch-Schönlein)
Overdose tóxica

simples, como uma fissura anal, ou uma patologia abdominal mais perigosa, como intussuscepção associada com fezes em "geleia de groselha" ou má-rotação com volvo e descamação necrótica do intestino.

A dor é difícil de avaliar bem em bebês e crianças menores. Em bebês, a dor pode se apresentar como irritabilidade, inquietação e choro. As causas de dor abdominal são dependentes da idade e estão associadas com padrões comuns de sintomas. Uma história cuidadosa frequentemente irá levar ao diagnóstico correto. Inquietação e choro com ou sem arqueamento do dorso (síndrome de Sandifer) podem indicar refluxo gastresofágico. O choro, que é episódico, pode ser devido à intussuscepção.

A história e o exame físico cuidadosos são necessários, porque a dor abdominal pode ser devida a causas não GI, como pneumonia, ITU, hérnia inguinal encarcerada, torsão dos testículos ou cistos ou torsões ovarianos (Tabela 36-3).

A obtenção de uma história da dor de crianças mais velhas e adolescentes é exequível. Deve-se determinar se a instalação foi aguda ou gradual, a localização e a qualidade, a capacidade de irradiar e os sintomas associados, a fim de reduzir o diagnóstico diferencial. A dor em cólica pode ser devida à nefrolitíase, à colelitíase ou à intussuscepção. A dor mesoepigástrica intensa pode ser causada por pancreatite; a dor no quadrante superior direito (QSD) pode ser causada por hepatite ou doença da vesícula. A dor gradual, estável, no QID, pode ser devida à obstrução intestinal ou apendicite. A dor que se irradia para o dorso pode ser indicativa de nefrolitíase ou discite. A dor gradual estável no QID pode ser causada por apendicite ou obstrução intestinal. A DIP, o abscesso tubo-ovariano, a peri-hepatite de Fitz-Hugh e Curtis, a endometriose, a Mittelschmerz, a gravidez ectópica, o cisto ovariano ou torsão também são fontes de dor a serem consideradas. A constipação e a retenção urinária também causam dor abdominal inferior ou vaga.

EXAME FÍSICO

Avaliação: Quando o paciente estiver estabilizado, um exame físico completo pode ser feito, com interesse particular no abdome e no sistema geniturinário. Qual é o estado nutricional? Há achados cutâneos, como hematomas ou petéquias? Qual é a forma do abdome? Qual é a cor da pele na parede abdominal?

Ausculta: Ausculte os sons abdominais. Sons intestinais ausentes são associados em geral com peritonite, e sons "tilintantes" de alta frequência estão associados com obstrução intestinal. Na gastrenterite, os sons intestinais podem ser hiperativos ou hipoativos devido a um íleo paralítico.

Palpação: a palpação de um abdome de uma criança ou bebê fornece inúmeras informações, mas demora-se muito para ganhar a confiança de uma criança até o ponto do exame. Alguns truques podem ajudar. Em bebês, deve-se pedir à mãe que segure o bebê enfaixado em seus braços, e o médico retira as cobertas para expor o abdome. Outra técnica é segurar o bebê com a mão não dominante, e enquanto o balança suavemente, examina o seu abdome com a mão dominante. Por fim, oferecer uma chupeta com um açúcar natural, que foi comprovado associar-se com reduções significativas no desconforto do bebê do ponto de vista estatístico e clínico. Para facilitar a palpação da "azeitona" na suspeita de estenose pilórica, examinar o bebê em posição prona para permitir que a "azeitona" caia para frente na cavidade abdominal. Em crianças maiores, usar as técnicas de distração (brinquedos, livros para a idade, equipamentos eletrônicos). Examinar primeiro com o estetoscópio, para diferenciar entre defesa voluntária e não voluntária. Fazer a criança fletir as pernas nos quadris e joelhos pode ajudar o exame.

Um abdome duro e firme ou rígido e doloroso sugere perfuração intestinal e peritonite. A dor é pior com os movimentos, e assim a criança prefere ficar quieta.

Palpação dos órgãos abdominais: pesquisar a presença de hepatoesplenomegalia. A ponta do baço ou fígado normalmente está 1 a 2 cm abaixo da margem da costela. Massas abdominais comuns incluem a "azeitona" palpada no abdome superior direito do bebê, indicando estenose pilórica, e a massa em forma de "salsicha" encontrada na área abdominal superior média à direita nos casos de intussuscepção. Os tumores abdominais também podem ser apreciados. Massas duras, porém moldáveis no quadrante inferior esquerdo (QIE) são, comumente, fezes retidas e consistentes com constipação.

Exame dos anéis herniais e genitália masculina: remover a fralda e buscar patologia inguinal ou escrotal. A dor abdominal em bebês e crianças do sexo masculino requer o exame do sistema inguinal e genital para excluir a hérnia inguinal encarcerada, lesões por torniquete e torsão do testículo. A dor abdominal inferior em adolescentes do sexo feminino merece um exame completo da genitália e da pelve.

Percussão: a percussão ajuda a distinguir entre distensão por gás (timpânica) e por líquidos (maciça). Ela também ajuda na determinação do baço, do fígado e da vesícula. A percussão suave sobre os ângulos costovertebrais pode produzir dor em crianças com pielonefrite, apendicite retrocecal ou abscesso retroperitoneal. Em bebês e crianças com irritação peritoneal, a percussão gentil pode produzir dor significativa. A percussão vigorosa e mesmo o teste para a sensibilidade de rebote são necessários.

SINAIS ABDOMINAIS

Sinal do iliopsoas: o paciente em posição supina segura a perna em extensão; flete a perna direita na coxa enquanto empurra contra a resistência da mão do examinador. Se for produzida dor na área abdominal ou pélvica, o sinal é positivo e pode indicar apendicite retrocecal, abscesso retrocecal, hematomas, miosite, bursite, tendinite, cisticercose e piomiosite.

Sinal do obturador: paciente em posição supina, joelho fletido a 90 graus e girado interna e externamente. O aumento da dor abdominal e pélvica indica um sinal do obturador positivo.

Sinal de Murphy: paciente em posição supina. O examinador palpa sob a parede torácica anteroinferior direita. À medida que o paciente faz uma respiração profunda, a vesícula desce de encontro aos dedos, produzindo dor se a vesícula estiver inflamada. Frequentemente o paciente irá parar de respirar durante a inspiração enquanto a vesícula está sendo palpada.

Sinal de Rovsing: paciente em posição supina. A palpação do QIE produz dor no QID. Um sinal positivo é visto na apendicite.

Batida no calcanhar: com o paciente em posição supina, elevar a perna direita 10 a 20 graus e bater firmemente na base do pé com a palma do examinador. Um teste positivo produz dor no abdome e é indicativo de irritação peritoneal.

Sinal de Markle: o paciente em posição supina, palpar lentamente nas quatro áreas do abdome. Puxar subitamente a mão e se o paciente referir dor, isso é um rebote. Um teste positivo indica irritação peritoneal.

Ponto de McBurney: um ponto a dois-terços da distância (a partir do umbigo) em uma linha entre o umbigo e a espinha ilíaca ântero-superior direita. A sensibilidade neste ponto sugere apendicite.

EXAMES LABORATORIAIS

Os exames laboratoriais de rotina não estão indicados na avaliação de todos os bebês ou crianças com uma queixa abdominal. Obter exames laboratoriais em pacientes com aspecto doente ou em choque (Tabela 36-4). O EQU (vareta, química e microscopia) e a cultura podem fornecer os melhores resultados em pacientes com aspecto doente, mesmo naqueles que não apresentam febre. Eletrólitos, função renal, função hepática e glicose podem ser importantes se houver associação com vômitos, diarreia ou sinais de desidratação. O teste de glicose no ponto de cuidados é útil em bebês, porque eles têm menores depósitos de glicogênio e estão em risco de hipoglicemia com a falta de uma ingestão oral adequada. A glicose é útil porque a dor abdominal, de vômitos e de desidratação frequentemente serão os sintomas predominantes em crianças que apresentam cetoacidose diabética (CAD).

O hemograma completo com contagem diferencial pode ser útil. Hemoconcentração pode significar contração de volume, e anemia pode indicar perda aguda de sangue. A contagem de leucócitos pode ser útil se elevada (infecção) ou significativamente reduzida (supressão viral, sepse ou coagulação intravascular disseminada [CIVD]); contudo, contagens normais não excluem um processo abdominal cirúrgico.

A amilase e a lipase podem estar elevadas em crianças com pancreatite. Níveis elevados de lipase sérica são úteis para distinguir doença péptica ulcerativa de pancreatite. A amilase sérica pode estar elevada em outros processos de doença, como obstrução, vísceras perfuradas, insuficiência renal e gravidez ectópica.

Os testes de função hepática podem ser úteis em crianças e adolescentes com sensibilidade no QSD, icterícia ou urina cor de chá.

O EQU irá ajudar a identificar ITU, urolitíase, diabetes de início recente ou CAD, doença renal e piúria vistas na DIP.

O teste de gravidez deve ser obtido em todas as meninas adolescentes em idade fértil.

EXAMES RADIOLÓGICOS

Exames radiológicos de rotina não estão indicados na avaliação de todos os bebês e crianças com uma queixa abdominal. Contudo, sinais e sintomas preocupantes associados com uma história completa podem não identificar definitivamente a fonte do problema; portanto, estudos radiológicos podem ajudar a reduzir o diagnóstico diferencial e a orientar os cuidados (Tabela 36-5). Devido aos riscos aditivos da radiação associados à

Tabela 36-4 Exames laboratoriais úteis no paciente pediátrico instável com queixas abdominais agudas

Hemograma completo com contagem diferencial
Hemocultura
Eletrólitos
Ureia
Creatinina sérica
Amilase/lipase
Glicemia
Testes de função hepática (AST, ALT, bilirrubina)
TP/TTP
INR
Produtos de degradação da fibrina
Fibrinogênio
GA ou GV mista
Lactato
EQU, urocultura
Teste urinário de gravidez
Exames de fezes
Tipo sanguíneo e reação cruzada

AST, do inglês, *transaminases serum are*; ALT, do inglês, *liver transaminases are*; TP, tempo de protrombina; TTP, tempo de tromboplastina parcial; INR, razão de normatização internacional; GA, gasometria arterial; GV, gasometria venosa; EQU, exame qualitativo de urina.

EMERGÊNCIAS GASTRINTESTINAIS — CAPÍTULO 36

Tabela 36-5 Estudos radiológicos úteis

Sintomas	Doença	Exames úteis
Vômitos	Estenose pilórica	US
Vômitos, dor abdominal	Intussuscepção	US abdominal, edema com contraste aéreo
Vômitos biliosos	Má rotação com volvo	US, GI
Constipação, vômitos	Doença de Hirschsprung	Enema com bário
Dor		
Superior direita	Colecistite	Ultrassonograma QSD
	Cólica biliar	Ultrassonograma QSD
	Hepatite	Ultrassonograma QSD
	Pneumonia em lobo inferior direito	Radiografia torácica em 2 incidências
Epigástrio	Pancreatite	US do pâncreas, TC abdominal
	Peritonite	TC abdominal
	Aneurisma de aorta abdominal	US, TC
Superior esquerda	Ruptura esplênica	US, TC abdominal
	Constipação	Radiografia abdominal KUB
Flanco	Pielonefrite	US renal (EQU, coloração Gram e cultura)
	Cólica renal	TC sem contraste (helicoidal), US renal
Abdome inferior	Apendicite	US, TC
	Torsão ovariana	Ultrassonograma pélvico
	Gravidez ectópica	Ultrassonograma pélvico
	Salpingite	Ultrassonograma pélvico
	Cisto ovariano	Ultrassonograma pélvico
Dor difusa ou variável		
	Gastrenterite	Exame de fezes (sangue oculto e cultura)
	Obstrução intestinal	Radiografia em posição supina e ereta
	Constipação	Radiografia abdominal KUB
	Perfuração intestinal	Radiografia em posição supina e ereta, TC

TC, tomografia computadorizada; US, ultrassonografia; GI, gastrintestinal; EQU, exame qualitativo de urina; QSD, quadrante superior direito; KUB, radiografia de rins, uretra e bexiga (do inglês *kidney, ureter and bladder*).

tomografia computadorizada (TC) e aos efeitos negativos potenciais às células em crescimento, a ultrassonografia (US) está se tornando o exame preferido em pacientes pediátricos.

MEDIDAS ADICIONAIS NO MANEJO

- Realizar exames seriados: Bebês e crianças não podem articular como se sentem. Usar os exames seriados para ajudar a fazer o diagnóstico ou para determinar se estão indicadas novas intervenções ou exames.
- Suspender a ingestão oral e fornecer líquidos de ressuscitação e de manutenção IV.
- Tratar a dor: A dor leve pode ser tratada adequadamente com paracetamol ou ibuprofeno. Tratar a dor moderada a grave com narcóticos IV enquanto monitora os sinais vitais e a oximetria de pulso. A morfina ou fentanil IV são bem tolerados na população pediátrica. Como os subprodutos da morfina também têm efeitos depressores do sistema nervoso central (SNC), doses repetidas de morfina, especialmente em crianças menores e bebês, podem estar associados com depressão respiratória. Esteja consciente, preparado e prontamente disponível se ocorrerem efeitos indesejados. Estudos pediátricos recentes apoiam o uso de medicação para dor em crianças com suspeita de apendicite. O uso de narcóticos não afetou o desfecho cirúrgico, retardo ou necessidade de estudos diagnósticos adicionais.
- Controle de vômitos: Náuseas e vômitos são estressantes para uma criança. Controlar os vômitos com um antiemético, como a ondansetrona.
- Colocar uma sonda nasogástrica (NG) para sucção intermitente baixa para bebês e crianças com vômitos persistentes, distensão abdominal e aqueles que podem ter uma obstrução intestinal.
- Avaliação cirúrgica: A avaliação imediata com um cirurgião é necessária em qualquer bebê com vômitos biliosos. A emese biliosa em um bebê ou criança deve sugerir a presença de má rotação com volvo do intestino médio até prova em contrário. A má rotação com volvo é uma emergência cirúrgica com risco de morte, e a avaliação imediata é necessária. Bebês em choque, com um potencial para uma lesão abdominal, também necessitam avaliação cirúrgica imediata. Para a maioria dos bebês e crianças que estão estáveis, exames seriados de acompanhamento e dados assimilados de testes laboratoriais e radiográficos. Quando um diagnóstico cirúrgico é considerado, deve ser obtida a avaliação cirúrgica. Retardos na avaliação têm o potencial de piorar o desfecho e o prognóstico. Suspender a ingestão por via oral, dependendo da avaliação cirúrgica.
- Antibióticos: Considerar o uso de antibióticos IV.

Solomkin JS, Mazuski JE, Bradley JS, et al: Diagnosis and management of complicated intra-abdominal infections in adults and children: Guidelines by the Surgical Infection Society and the Infectious Diseases Society of America. *Clin Infect Dis.* 2010;50(2)133-164 [PMID: 20034345].

MANEJO DE DISTÚRBIOS ESPECÍFICOS QUE CAUSAM QUEIXAS ABDOMINAIS NO PACIENTE PEDIÁTRICO

CÓLICA

Achados clínicos

A cólica infantil se manifesta como choro excessivo em uma criança saudável por pelo menos três horas ao dia, três dias por semana, por pelo menos três semanas. Ela, em geral, começa nas primeiras semanas de vida e termina aproximadamente aos 4 ou 5 meses de vida. O choro pode ocorrer a qualquer hora do dia, mas tende a ocorrer no início da noite. Os bebês podem levantar os joelhos até a barriga, ou mesmo eliminar grande quantidade de gás.

Não está claro qual pode ser a causa destes sintomas. É importante excluir sintomas mais graves de dor abdominal. Contudo, muitos acreditam que a cólica pode ser devida a uma sensibilidade aumentada e a uma incapacidade de se autoconsolar. Outras causas incluem problemas com o intestino, como alergia ao leite de vaca ou gases, transtornos comportamentais, quer seja devido ao temperamento do bebê ou a uma má interação pais-bebê ou a um exagero de choro normal.

Exames diagnósticos

Não há exames específicos para o diagnóstico de cólica, que é um diagnóstico clínico. A história e o exame físico são a base da avaliação da criança chorona. Estudos têm mostrado que crianças afebris que choram muito nos primeiros 4 a 6 meses de vida podem se beneficiar de um exame de urina para excluir ITU como causa do choro.

Tratamento

Geralmente, o bebê irá superar esses sintomas e o choro de cólica irá parar no 4º ao 5º mês de vida. É importante dar à família informações gerais sobre a cólica e tranquilizá-los. Contudo, a família pode ser capaz de considerar algumas intervenções que podem melhorar o choro. Alguns sugerem eliminar a proteína do leite da dieta. As mães que amamentam devem eliminar o leite de vaca da própria dieta, e os bebês que usam fórmulas lácteas podem se beneficiar de um teste de uma semana com uma fórmula hipoalergênica, como proteína hidrolisada. Intervenções comportamentais que podem ajudar incluem verificar a fome, prevenir a hiperestimulação do bebê e estabelecer um padrão durante o dia. É importante lembrar os pais que se eles estão se sentindo sobrecarregados, eles devem pedir ajuda de amigos e familiares.

> Cohen Silver J, Ratnapalan S: Management of infantile colic: A review. *Clin Pediatr (Phila)*. 2009;48:14 [PMID: 18832537].
>
> Freedman SB, Al-Harthy N, Thull-Freedman J: The crying infant: Diagnostic testing and frequency of underlying disease. *Pediatrics*. 2009;123:841 [PMID: 19255012].
>
> Savino F, Tarasco V: New treatments for infant colic. *Curr Opin Pediatr*. 2010;22:791 [PMID: 20859207].
>
> Shelov SP, and Altmann TR: Caring for Your Baby and Young Child Birth to Age 5. *American Academy of Pediatrics*. United States of America: Bantam Books, 2009.

DOENÇA DO REFLUXO GASTRESOFÁGICO

Achados clínicos

O refluxo gastresofágico (RGE) é o movimento de conteúdos do estômago para o esôfago. Ocasionalmente, isso pode incluir vômitos. O RGE é um processo normal, que ocorre várias vezes ao dia, com muito poucos ou nenhum sintoma. A doença do refluxo gastresofágico (DRGE) ocorre quando o refluxo causa sintomas dolorosos e complicações. Bebês e crianças pode apresentar tosse, vômitos e/ou sibilos, e crianças maiores podem apresentar queixas de dor torácica ou abdominal. Contudo, sintomas e sinais podem ser inespecíficos.

Tratamento

A educação e a tranquilização dos pais, com frequência, são suficientes para bebês com suspeita de DRGE que são saudáveis e crescem adequadamente. Embora o uso de fórmulas espessadas não reduza a frequência de episódios de refluxo, o aparecimento de vômitos evidentes pode ser reduzido. A colocação da criança em posição prona reduz a quantidade de refluxo, mas devido à preocupação com síndrome da morte súbita infantil (SMSI), a criança deve ser colocada em posição prona apenas com supervisão parental cuidadosa. A criança deve ser colocada em posição supina quando estiver dormindo.

Em crianças mais velhas e adolescentes, alterações no estilo de vida podem incluir alterações na dieta, perda de peso, refeições menores, eliminação de refeições tarde da noite, dormir em posição prona ou do lado esquerdo e/ou elevação da cabeceira da cama. Os antagonistas dos receptores da histamina$_2$ (ARH$_2$) têm ação rápida e podem ajudar no alívio imediato dos sintomas. Contudo, os inibidores da bomba de prótons (IBPs) são preferidos, porque são capazes de manter um elevado pH intragástrico por um período mais longo, inibir a secreção ácida gástrica após as refeições e não perder o seu efeito com o uso crônico. Os ARH$_2$ podem ser usados para sintomas ocasionais. Se os sintomas continuam a ocorrer, as alterações no estilo de vida com o teste de IBP por um período de 2 a 4 semanas pode ser benéfico. Se os IBPs ajudarem a resolver os sintomas, eles podem ser usados por até 3 meses. Todavia, se os sintomas persistirem, a criança precisa ser acompanhada por um gastrenterologista pediátrico. Os IBPs não são aprovados para crianças com menos de um ano.

> Blanco FC, Davenport KP, Kane TD: Pediatric gastroesophageal reflux. *Surg Clin North Am*. 2012;92:541 [PMID: 22595708].
>
> Malcolm WF, Cotton CM: Metoclopramide, H2 blockers, and proton pump inhibitors: pharmacotherapy for gastroesophageal reflux in neonates. *Clin Perinatol*. 2012;39:99 [PMID: 22341540].
>
> Sullivan JS, Sundaram SS: Gastroesophageal reflux. *Pediatr Rev*. 2012;33:243 [PMID: 22659255].
>
> Vandenplas Y, Rudolph CD, Di Lorenzo C, et al: Pediatric gastroesophageal reflux clinical practice guidelines: Joint recommendations of the North American Society for Pediatric Gastroenterology, Hepatology, and Nutrition (NASPGHAN) and the European Society for Pediatric Gastroenterology, Hepatology, and Nutrition (ESPGHAN). *J Pediatr Gastroenterol Nutr*. 2009;49:498 [PMID: 19745761].

GASTRENTERITE AGUDA

Achados clínicos

Diarreia é bastante comum em bebês e crianças, especialmente aquelas em países em desenvolvimento. Suprimento de água e saneamento de má qualidade se correlacionam com o aumento da contaminação e a disseminação de patógenos fecais-orais. Contudo, a incidência de diarreia em centros de cuidados infantis nos Estados Unidos também está crescendo. As exposições para crianças nos Estados Unidos incluem diarreia nosocomial entre crianças hospitalizadas e viagem para áreas endêmicas.

A gastrenterite aguda geralmente ocorre por 3 a 7 dias. Ela pode ser causada por vírus, bactérias e parasitas, mas a maioria dos casos são virais ou bacterianos. Um dos principais culpados da gastrenterite viral é o rotavírus. Este vírus causa uma grave diarreia desidratante. Nos Estados Unidos, ela geralmente ocorre no outono até o início da primavera. Embora o rotavírus tenda a ocorrer em crianças menores, o vírus Norwalk tende a causar diarreia em crianças com mais de 6 anos. Ele ocorre em ambientes como escolas, acampamentos, casas de repouso, navios de cruzeiro e restaurantes. O adenovírus é o terceiro organismo mais comum a causar gastrenterite aguda. Os sintomas tendem a durar mais tempo do que os outros dois vírus, e a diarreia pode durar até 5 a 12 dias. Estes vírus produzem uma diarreia aquosa, que pode ser acompanhada por vômitos e febre.

A diarreia bacteriana é caracterizada como secretora ou inflamatória. Durante a diarreia secretora, as fezes podem ser aquosas e frequentemente de grande volume. A criança pode ter queixas de náuseas e vômitos. Febre, mialgias, artralgias, irritabilidade, perda de apetite e dor abdominal podem acompanhar a diarreia. A criança em geral tem perda de pequenas quantidades de fezes mucoides. As fezes também podem ter leucócitos, hemácias e/ou sangue no exame.

Exames diagnósticos

As amostras de fezes para culturas bacterianas, ovos e parasitas, toxina de *Clostridium difficile* ou o teste de reação em cadeia da polimerase (PCR) para rotavírus não são obtidas de rotina, mas podem ser obtidas se a diarreia for persistente ou sanguinolenta.

Tratamento

No manejo imediato da gastrenterite aguda, é importante controlar a perda de líquidos, a desidratação e as anormalidades eletrolíticas. A maioria dos episódios de gastrenterite aguda são leves e podem ser cuidadas em casa com reidratação oral. Na reidratação leve a moderada, a reidratação oral é o método preferido com uma solução de carboidratos isotônicos ou hipotônicos que inclua eletrólitos. Pequenas quantidades (< 5 mL) de líquidos podem ser dadas à criança a cada 5 a 10 minutos e aumentadas se toleradas. Na desidratação moderada a grave, ou em pacientes nos quais a terapia oral não é possível, é necessário fornecer líquidos IV. Pacientes que são gravemente desidratados também podem necessitar hospitalização para hidratação IV continuado. A reidratação IV começa inicialmente com uma solução isotônica, como solução fisiológica (SF) normal ou Ringer lactato. Velocidades de infusão de 20 a 40 mL/kg para os primeiros 30 minutos para crianças mais velhas e até 30 mL/kg durante a primeira hora para bebês podem ser administrados com o restante do déficit fornecido, dependendo da observação clínica. Se tolerado, os líquidos de manutenção subsequentes podem ser dados oralmente com líquidos IV até que o déficit calculado tenha sido reposto. Alimentações completas podem reiniciar após a reidratação.

> Carter B, Seupaul R: Update: Antiemetics for vomiting associated with acute gastroenteritis in children. *Ann Emerg Med*. 2012;60:e5 [PMID: 22424648].
>
> Churgay CA, Aftab Z: Gastroenteritis in children: part 1, diagnosis. *Am Fam Physician*. 2012;85(11):1059-1062 [PMID: 22962877].
>
> Churgay CA, Aftab Z: Gastroenteritis in children: part 2, prevention and management. *Am Fam Physician*. 2012;85(11):1066-1070 [PMID: 22962878].

ALERGIA À PROTEÍNA DO LEITE

Achados clínicos

A alergia à proteína do leite pode ocorrer durante o primeiro ano de vida da criança, sendo a mais comum a alergia à proteína ao leite de vaca. Ela pode ocorrer em bebês alimentados com fórmulas e em bebês amamentados. Diarreia crônica, presença de sangue nas fezes, DRGE, constipação, vômitos crônicos e/ou cólicas são apenas alguns sintomas que podem ser reações tardias em crianças com alergia à proteína do leite. Os sintomas imediatos incluem vômitos, urticária, angioedema, sibilos, rinite e tosse seca. É comum que crianças com alergia à proteína do leite tenham uma história familiar positiva para atopia.

Exames diagnósticos

De um modo geral, testes laboratoriais raramente são úteis. A confirmação da alergia ao leite de vaca em uma criança é por meio de testes provocativos e eliminação.

Tratamento

Se houver suspeita de alergia à proteína do leite, a eliminação da proteína do leite de vaca da dieta do bebê pode ser tentada por 2 a 4 semanas. Durante esse período, os bebês podem ser alimentados amplamente com fórmulas hidrolisadas. Os bebês com alergia geralmente terão uma redução nos episódios de vômitos nas duas primeiras semanas e então terão uma recorrência se a proteína do leite for adicionada de novo à dieta. Nos bebês que são amamentados e que têm sintomas moderados a grave, é recomendado que a mãe elimine o leite de vaca e ovos da sua dieta. Se não houver melhora com a dieta de eliminação após 4 semanas, a dieta deve ser suspensa. A criança deve ser acompanhada com um pediatra para monitorar os sintomas. O encaminhamento para um alergista/imunologista pode ser necessário.

Caffarelli C, Baldi F, Bendandi B, et al.: Cow's milk protein allergy in children: A practical guide. *Itali J Pediatr.* 2010;36:5 [PMID: 20205781].

DeGreef E, Hauser B, Devreker T, et al: Diagnosis and management of cow's milk protein allergy in infants. *World J Pediatr.* 2012;8:19 [PMID: 22282379].

du Toit G, Meyer R, Shah N, et al: Identifying and managing cows' milk protein allergy. *Arch Dis Child Educ Pract Ed.* 2012;95:134 [PMID: 20688848].

Kattan JD, Cocco RR, Jarvinen KM: Milk and soy allergy. *Pediatr Clinic North Am.* 2011;58:407 [PMID: 21453810].

Kneepkens CM, Meijer Y: Clinical practice: Diagnosis and treatment of cow's milk allergy. *Eur J Pediatr.* 2009;168:891 [PMID: 19271238].

ENTEROCOLITE NECROSANTE

A enterocolite necrosante (ECN) é, primariamente, uma doença de bebês prematuros de peso muito baixo; todavia, ela, às vezes, afeta bebês a termo. A ECN é caracterizada por necrose das camadas mucosa e submucosa do trato GI (TGI).

A apresentação clínica de um bebê a termo com ECN pode ser sutil e lembrar sepse. Os sinais iniciais incluem má alimentação, distensão abdominal, vômitos e icterícia. Os sinais tardios incluem sensibilidade abdominal, vômitos biliosos e fezes sanguinolentas, descoloração da pele abdominal, hipotensão, letargia, sofrimento respiratório ou apneia.

Exames diagnósticos

Os exames laboratoriais são inespecíficos. As fezes podem ter sangue oculto ou ser evidentemente sanguinolentas. Tardiamente na doença, acidose respiratória e metabólica, neutropenia, trombocitopenia, evidência de coagulação intravascular disseminada (CIVD) podem ser evidentes.

Radiografias simples do abdome podem mostrar íleo paralítico, alça intestinal persistente, pneumatose intestinal ou gás venoso portal.

A US hepática detecta gás venoso portal claramente. A US Doppler é útil na avaliação de fluxo sanguíneo mesentérico através da artéria mesentérica superior em bebês com um abdome sem gás na radiografia simples.

Tratamento

A ECN não complicada é tratada de forma não cirúrgica com antibióticos (Tabela 36-1), repouso intestinal e medidas de suporte. Colocar uma sonda orogástrica (OG) para aspiração baixa intermitente, administrar antibióticos de amplo espectro e não permitir alimentação oral por 10 a 14 dias.

A doença tardia ou estados de choque são tratados com cristaloides, agentes vasoativos, antibióticos de amplo espectro e produtos do sangue. A insuficiência respiratória deve ser tratada com ventilação assistida, devendo ser fornecido suporte nutricional com nutrição parenteral total.

A avaliação imediata com um cirurgião é necessária, com intervenção cirúrgica nas evidências de perfuração, necrose intestinal e deterioração clínica e progressão da doença, independente de manejo clínico agressivo. As indicações cirúrgicas relativas incluem acidose refratária, oligúria, hipotensão, trombocitopenia persistente, gás venoso portal, alça intestinal dilatada fixa, eritema da parede abdominal e insuficiência ventilatória.

O tratamento cirúrgico inclui laparotomia com ressecção e colostomia proximal ou laparotomia com ressecção e anastomose primária. A drenagem peritoneal (DP), inserção de um dreno de Penrose na cavidade peritoneal, é feita à beira do leito na unidade de terapia intensiva neonatal (UTIN) e é a opção no bebê prematuro instável. Uma revisão Cochrane recente não mostrou diferença entre a DP e a laparotomia em relação à mortalidade em 28 dias, mortalidade em 90 dias e número de bebês necessitando nutrição parenteral total por mais de 90 dias. São necessários mais estudos clínicos randomizados multicêntricos para identificar claramente os benefícios e complicações da DP no tratamento cirúrgico da ECN.

Dominguez KM, Moss RL: Necrotizing enterocolitis. *Clin Perinatol.* 2012;39:387 [PMID: 22682387].

Eicher C, Seitz G, Bevot A, et al: Surgical management of extremely low birth weight infants with neonatal bowel perforation: a single-center experience and a review of the literature. *Neonatology.* 2012;101:285 [PMID: 22286302].

Evennett N, Alexander N, Petrov M, Pierro A, Eaton S: A systematic review of serologic tests in the diagnosis of necrotizing enterocolitis. *J Pediatr Surg.* 2009;44(11):2192 [PMID: 19944232].

Neu J, Mihatsch W: Recent developments in necrotizing enterocolitis. *JPEN Parenter Enteral Nutr.* 2012;36:(1 suppl)30S [PMID: 22237874].

Neu J, Walker WA: Necrotizing enterocolitis. *N Engl J Med.* 2011;20;364(3):255 [PMID: 21247316].

Rao SC, Basani L, Simmer K, Samnakay N, Deshpande G: Peritoneal drainage versus laparotomy as initial surgical treatment for perforated necrotizing enterocolitis or spontaneous intestinal perforation in preterm low birth weight infants. *Cochrane Database Syst Rev.* 2011;15;(6):CD006182 [PMID: 216783540].

Schnabl KL, Van Aerde JE, Thomson AB, Clandinin MT: Necrotizing enterocolitis: A multifactorial disease with no cure. *World J Gastroenterol.* 2008;14:2142 [PMID: 18407587].

Song R, Subbarao GC, Maheshwari A: Haematological abnormalities in neonatal necrotizing enterocolitis. *J Matern Fetal Neonatal Med.* 2012;25(suppl 4):22 [PMID: 22958006].

Thompson AM, Bizzarro MJ: Necrotizing enterocolitis in newborns: Pathogenesis, prevention, and management. *Drugs.* 2008;68:1227 [PMID: 18547133].

MÁ ROTAÇÃO COM VOLVO

A má rotação ocorre devido a uma rotação e fixação anormais do intestino médio durante a gestação e pode ser complicada por um volvo. Essa fixação anormal permite que faixas de adesão peritoneal (faixas de Ladd) comprimam o duodeno, causando vômitos ou obstrução, mesmo sem um volvo. Como o intestino delgado é suspenso por um estreito pedículo (contendo a artéria mesentérica superior), ele é predisposto a sofrer uma torsão sobre si mesmo, resultando em um volvo, que é uma torsão do intestino médio. Um volvo resulta em graus variáveis de obstrução intestinal e comprometimento vascular e pode ter uma instalação abrupta, intermitente ou gradual. A necrose do intestino delgado pode ocorrer dentro de algumas horas da torsão. Assim, bebês e crianças que apresentam vômitos biliosos necessitam avaliação imediata para má rotação e volvo; essa é uma emergência cirúrgica.

Achados clínicos

A má rotação geralmente se apresenta em bebês, mas pode se apresentar em qualquer idade. Os vômitos biliosos geralmente são o primeiro sinal e ocorrem em 77 a 100% dos pacientes. Os sintomas, contudo, podem variar, dependendo do grau de obstrução ou da presença de volvo. Os bebês apresentam intolerância alimentar, vômito bilioso e início súbito de choro. Dor abdominal vaga ou vômito é visto com frequência em crianças mais velhas. As crianças com volvo agudo frequentemente apresentam sinais de uma lesão grave abdominal e choque. Vômitos biliosos em um bebê ou criança podem indicar uma emergência cirúrgica verdadeira, e um alto índice de suspeita deve ser mantido para estabelecer o diagnóstico.

Os achados do exame físico em pacientes com volvo inicial podem ser normais. Os achados do exame abdominal podem ser normais em 50 a 60% dos bebês. Um terço dos pacientes apresenta distensão abdominal sem sensibilidade. Com o tempo, a isquemia intestinal progride para necrose e evidências de peritonite se desenvolvem. Os achados tardios incluem febre, eritema e edema da parede abdominal, peritonite, desidratação profunda e choque.

Exames diagnósticos

Os exames laboratoriais não são úteis no diagnóstico.

As radiografias simples do abdome podem ser normais. Um estudo contrastado gastrintestinal superior (GIS) limitado é o método mais confiável para diagnosticar a má rotação com ou sem volvo. O aspecto característico da má rotação é a falha da flexão duodeno-jejunal (ligamento de Treitz) em cruzar para a esquerda da linha média (Figura 36-1). Na má rotação com volvo, o duodeno está enrolado com um aspecto de saca-rolha à direita da linha média (Figura 36-2). A má rotação isolada é importante de ser diagnosticada porque o bebê está em risco de desenvolver volvo do intestino médio mais adiante.

Tratamento

A reanimação imediata e intervenção cirúrgica são necessárias em bebês e crianças com má rotação e volvo. A ressuscitação deve ser feita com líquidos cristaloides, deve ser colocada uma sonda OG e administrado antibiótico de amplo espectro. O procedimento cirúrgico para correção de má rotação é o procedimento de Ladd, que inclui a distorção do volvo, a divisão das faixas de Ladd e uma separação do mesentério duodeno-jejunal

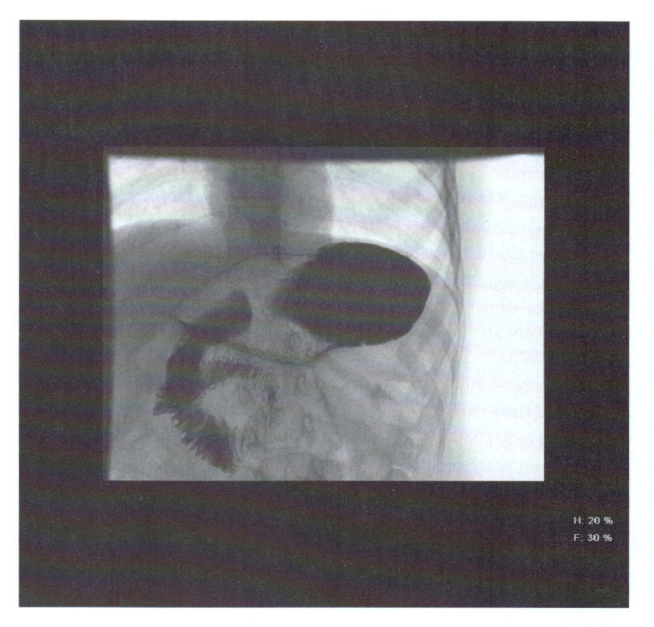

▲ **Figura 36-1** Má rotação. Estudo gastrintestinal superior demonstrando falha da flexão duodeno-jejunal em cruzar para a esquerda da linha média.

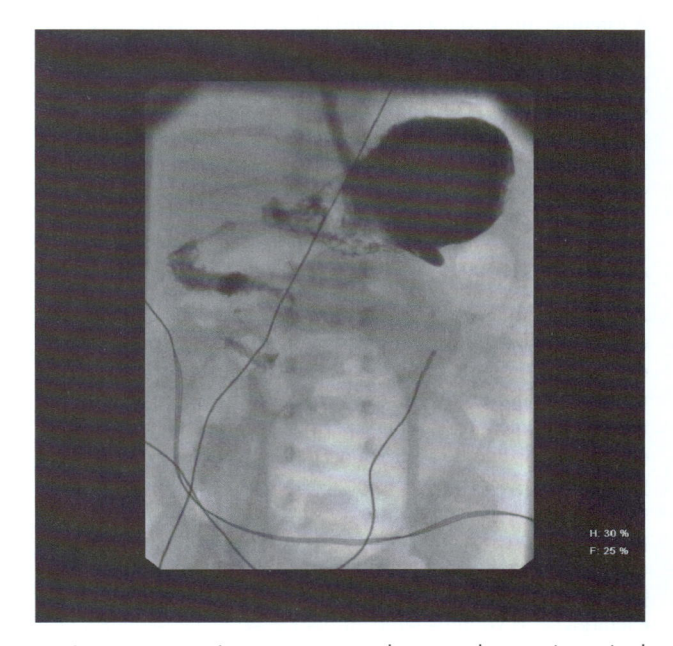

▲ **Figura 36-2** Má rotação com volvo. Estudo gastrintestinal superior demonstrando o aspecto em saca-rolhas do duodeno enrolado.

do mesentério cecocólico. Uma apendicectomia é feita concomitantemente, porque o cólon é posicionado no QIE durante o procedimento de Ladd.

> Applegate KE: Evidence-based diagnosis of malrotation and volvulus. *Pediatr Radiol.* 2009;39(suppl 2):S161 [PMID: 19308378].
>
> Hagendoorn J, Vieira-Travassos D, van der Zee D: Laparoscopic treatment of intestinal malrotation in neonates and infants: Retrospective study. *Surg Endosc.* 2011;25:217 [PMID: 20559662].
>
> Lampl B, Levin TL, Berdon WE, Cowles RA: Malrotation and midgut volvulus: A historical review and current controversies in diagnosis and management. *Pediatr Radiol.* 2009;39:359 [PMID: 19241073].
>
> Laurence N, Pollock AN: Malrotation with midgut volvulus. *Pediatr Emerg Care.* 2012;28(1):87 [PMID: 22217896].
>
> Lin YP, Lee J, Chao HC, et al: Risk factors for intestinal gangrene in children with small-bowel volvulus. *J Pediatr Gatroenterol Nutr.* 2011;53:417 [PMID: 21519283].
>
> Sizemore AW, Rabbani KZ, Ladd A, Applegate KE: Diagnostic performance of the upper gastrointestinal series in the evaluation of children with clinically suspected malrotation. *Pediatr Radiol.* 2008;38:518 [PMID: 18265969].
>
> Stanfill AB, Pearl RH, Kalvakuri K, et al: Laparoscopic Ladd's procedure: Treatment of choice for midgut malrotation in infants and children. *J Laparoendosc Adv Surg Tech A.* 2010;20:369 [PMID: 20218938].
>
> Williams H: Green for Danger! Intestinal malrotation and volvulus. *Arch Dis Child Educ Pract Ed.* 2007;92:ep87 [PMID: 17517978].

ESTENOSE HIPERTRÓFICA DE PILORO

A estenose hipertrófica de piloro (EHP) é a causa cirúrgica mais comum de vômitos em crianças. A condição é o resultado de hipertrofia da musculatura circular em torno do piloro, levando à compressão da mucosa longitudinal e à obstrução da via de saída gástrica. Os bebês geralmente apresentam vômitos não biliosos em jato na 2ª à 4ª semana de vida. O problema é mais comum no sexo masculino.

Achados clínicos

A EHP geralmente se apresenta entre a 2ª e a 6ª semana de vida com vômito não bilioso progressivo ou forçado. O vômito ocorre dentro de 30 minutos após uma alimentação. O bebê parece faminto e se alimenta vigorosamente. Em torno da metade do tempo da alimentação, o bebê para de sugar e começa a brincar com o mamilo. Como a alimentação não passa pelo piloro, ondas peristálticas reversas podem ser vistas ao exame abdominal antes do vômito. O bebê então irá vomitar com força. No início do processo da doença, o bebê parece bem, com ganho de peso normal e sinais vitais também normais. À medida que os vômitos persistem, o bebê pode se apresentar edemaciado, desidratado e letárgico. Os vômitos também podem ser sanguinolentos pela irritação gástrica. Os achados abdominais incluem distensão abdominal, ondas peristálticas gástricas e uma massa palpável ("azeitona") no QSD.

Estudos diagnósticos

Os achados eletrolíticos clássicos são alcalose metabólica hipoclorêmica e hipocalêmica. Os bebês também podem ter uma bilirrubina indireta aumentada.

As radiografias simples podem revelar um grande estômago dilatado e nenhum ar no intestino delgado ou no cólon. Um estudo com contraste do GIS revela um sinal do cordão, sinal do bico ou sinal do duplo contorno. Atualmente, a US abdominal é a modalidade de imagem preferida. Espessuras musculares de 4 mm ou mais e um comprimento do canal de 15 mm ou mais confirmam a EHP (Figura 36-3A e B).

Tratamento

Tratar as anormalidades eletrolíticas; normalizar o estado acidobásico e a hidratação. Descomprimir o estômago com uma sonda OG ou NG para aspiração baixa intermitente, como necessário. Manter o estado de nada por via oral (NPO). O tratamento cirúrgico é a pilorotomia de Fredet-Ramstedt por meio de uma abordagem aberta ou laparoscópica. Quando reparado, as alimentações recomeçam dentro de horas após a correção cirúrgica.

> Haricharan RN, Aprahamian CJ, Morgan TL, et al: Smaller scars-what is the big deal: a survey of the perceived value of laparoscopic pyloromyotomy. *J Pediatr Surg.* 2008;43:92 [PMID: 18206463].
>
> Hernanz-Schulman M: Pyloric stenosis: Role of imaging. *Pediatr Radiol.* 2009;39:S134 [PMID: 12637675].
>
> Maheshwari P, Abograra A, Shamam O: Sonographic evaluation of gastrointestinal obstruction in infants: A pictorial essay. *J Pediatr Surg.* 2009;44:2037 [PMID: 19853770].
>
> Panteli C: New insights into the pathogenesis of infantile pyloric stenosis. *Pediatr Surg Int.* 2009;25:1043 [PMID: 19760199].
>
> Perger L, Fuchs JR, Komidar L, Mooney DP: Impact of surgical approach on outcome in 622 consecutive pyloromyotomies at a pediatric teaching institution. *J Pediatr Surg.* 2009;44:2119 [PMID: 19944219].
>
> Ranells JD, Carver JD, Kirby RS: Infantile hypertrophic pyloric stenosis: Epidemiology, genetics, and clinical update. *Adv Pediatr.* 2011;58(1):195 [PMID: 21736982].
>
> Sola JE, Neville HL: Laparoscopic vs open pyloromyotomy: A systematic review and meta-analysis. *J Pediatr Surg.* 2009;44:1631 [PMID: 19635317].

INTUSSUSCEPÇÃO

A intussuscepção é a invaginação da porção proximal do intestino em um segmento distal adjacente. A invaginação do íleo dentro do cólon (íleocólico) está envolvida em 80 a 90%. A idade de pico da apresentação é de 5 a 9 meses de idade; contudo, a intussuscepção ocorre mais frequentemente em bebês e crianças entre 3 meses e 2 anos de idade. Neste grupo etário, não pode ser encontrado nenhum ponto patológico de deflagração em 90% dos casos. Todavia, crianças mais velhas são mais propensas a ter pontos patológicos de deflagração, como divertículo de Meckel, linfoma ou vasculite como visto na púrpura de Henoch-Schönlein

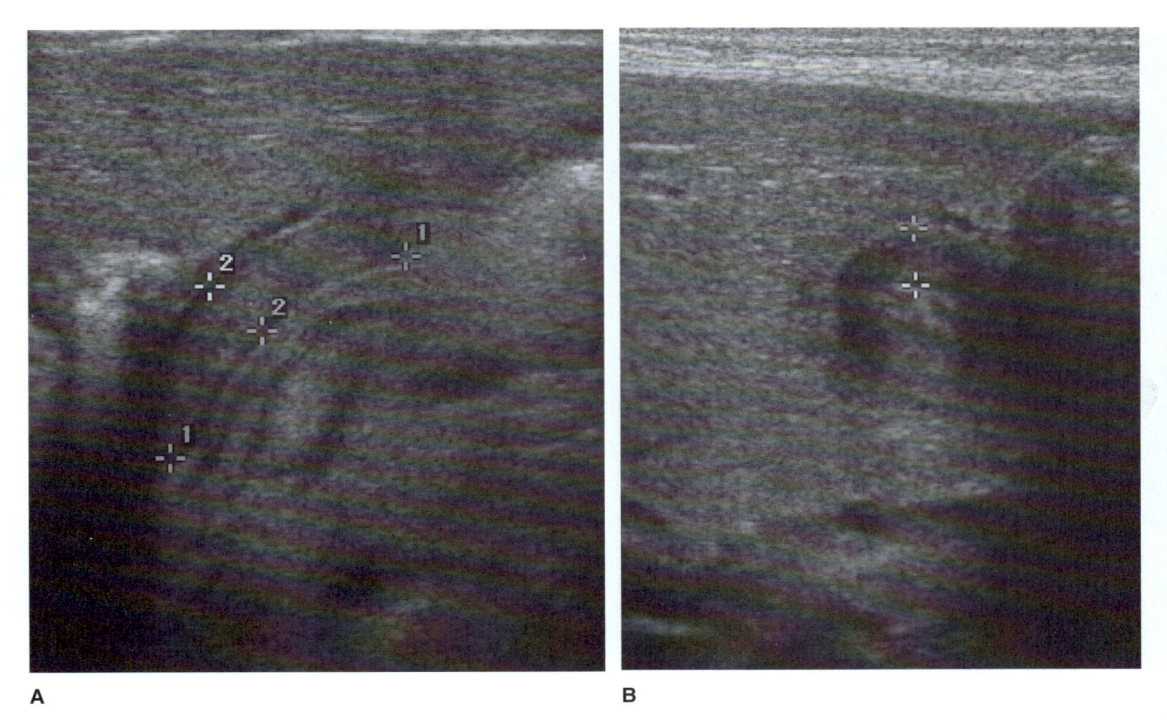

▲ **Figura 36-3 A e B** Confirmação ultrassonográfica de estenose pilórica. (**A**) Demonstra um comprimento do canal de 17 mm na incidência longitudinal e (**B**) incidência transversa demonstra espessura pilórica de 4,2 mm.

(PHS). A associação entre vacinas mais antigas contra rotavírus (RotaShield e Wyeth Lederle Vaccines) e intussuscepção levou à a sua retirada voluntária em 1999. Até agora, as vacinas atuais contra rotavírus não têm sido associadas com intussuscepção. Do mesmo modo, sorotipos para adenovírus que geralmente causam sintomas respiratórios têm sido identificados em amostras de fezes de crianças com intussuscepção. A intussuscepção do intestino delgado frequentemente é identificada pela TC e, em geral, é um achado acidental e autolimitado.

Achados clínicos

A apresentação clínica clássica é a dor abdominal intermitente em cólica, vômitos e fezes em geleia de groselha. A maioria apresenta apenas dois sintomas, sendo o mais comum a dor abdominal em cólica que dura de 2 a 10 minutos, seguida de alívio geral. O segundo sintoma mais comum é o vômito, que inicialmente é claro e progride para se tornar bilioso ou mesmo fecaloide. Menos comumente, os bebês podem apresentar letargia, palidez e hipotensão.

A intussuscepção também deve ser considerada no diagnóstico diferencial de alteração do sensório ou letargia em bebês e crianças menores. A letargia profunda com massa abdominal palpável ou sangue oculto nas fezes pode ser o único sinal e sintoma clínico.

Ao exame, até 30% dos bebês e crianças com intussuscepção são normais. Ocasionalmente, pode haver um vazio no QID com uma massa em forma de salsicha que é palpável no QSD se estendendo ao longo do cólon transverso. O envolvimento extenso da massa intestinal pode ser palpável apenas ao exame retal.

Estudos diagnósticos

Os testes laboratoriais são inúteis e inespecíficos. Um estudo encontrou que 43% dos pacientes com intussuscepção tinham sangue oculto nas amostras de fezes.

As radiografias simples de abdome podem ser úteis, mas, se normais, não excluem intussuscepção (Figura 36-4). O enema com bário é o "padrão-ouro" de exame para o diagnóstico. Em muitas instituições, o enema com contraste aerado tem substituído o exame com bário no diagnóstico e tratamento (Figuras 36-5 e 36-6).

A US é, atualmente, a base no diagnóstico da intussuscepção (100% de acurácia, 98-100% de sensibilidade, 88% de especificidade). Os achados ultrassonográficos clássicos são o sinal do alvo ou de donut* (Figura 36-7). A US também pode identificar a presença de ar intraperitoneal livre ou um ponto de gatilho, quando presente.

Os enema com contraste e a TC são meios de diagnóstico se a US não estiver presente.

---

* N. de T. Donut é um doce típico americano em forma de rosca redonda com orifício central.

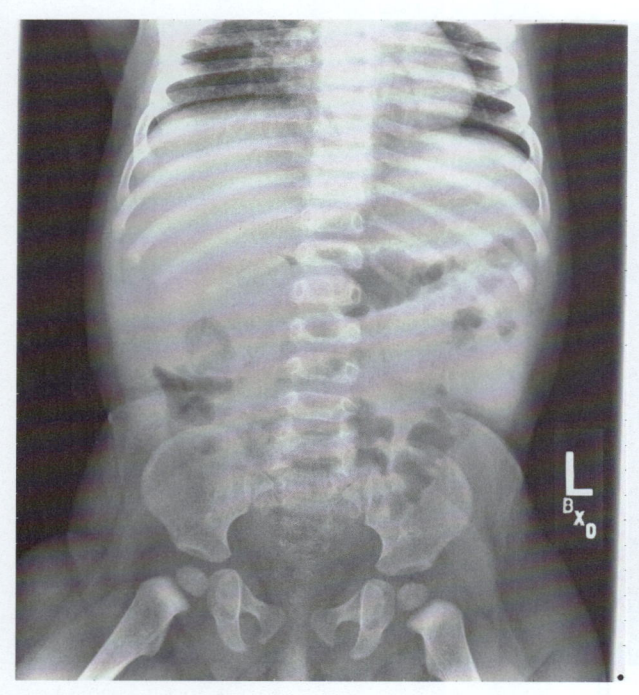

▲ **Figura 36-4** Radiografia simples de abdome demonstrando pouco ar no quadrante superior direito sugestivo de intussuscepção.

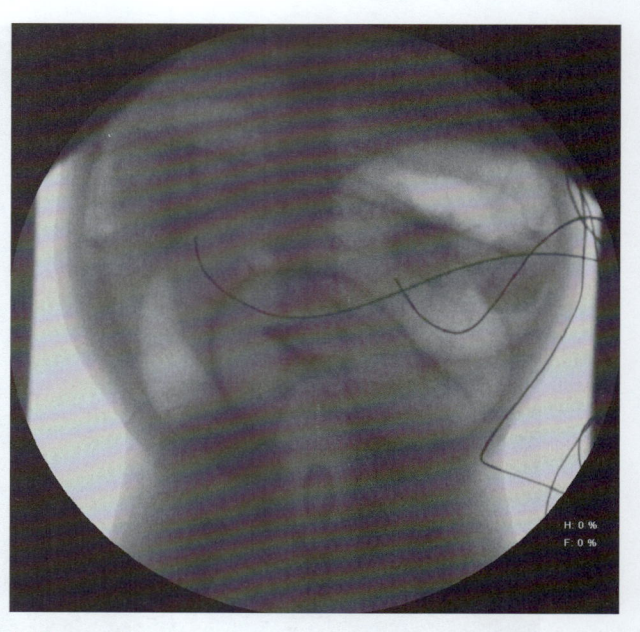

▲ **Figura 36-6** Enema com contraste aerado demonstrando incapacidade de reduzir intussuscepção do mesocólon ascendente.

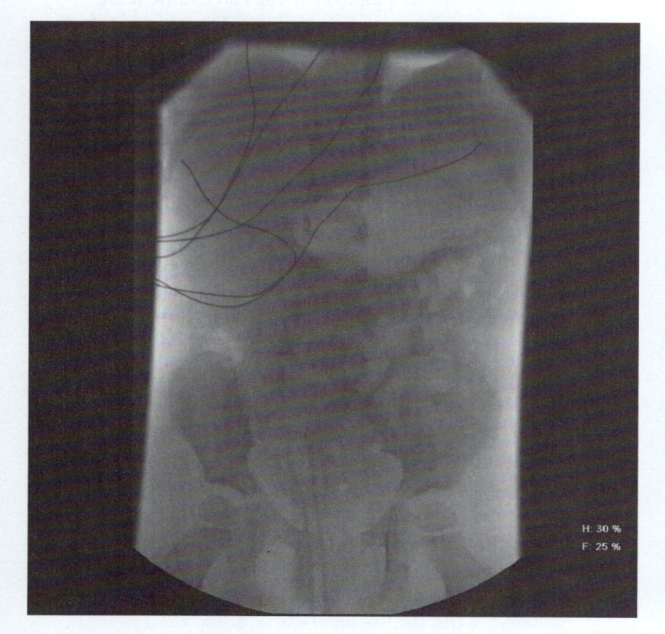

▲ **Figura 36-5** Enema com contraste aerado demonstrando intussuscepção ileocólica.

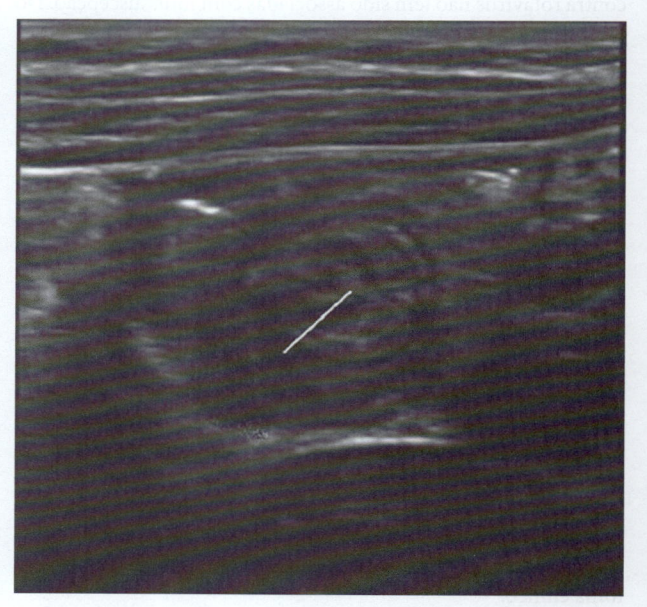

▲ **Figura 36-7** Lesão-alvo na intussuscepção. (Fotografia usada com permissão de Sonocloud.org.)

Tratamento

Obter avaliação com um cirurgião e oferecer suporte com líquidos IV e repouso intestinal. Manter a criança em NPO e colocar em sonda NG como indicado. Quando o ar livre intraperitoneal for excluído pela US ou radiografia simples, a redução não cirúrgica pode ser feita por enema com contraste aerado ou enema com bário. Esse procedimento é bem-sucedido em 60 a 90% dos pacientes com um índice de recorrência de 5 a 10%. A intervenção cirúrgica e os antibióticos estão indicados se houver evidência de instabilidade hemodinâmica, perfuração ou peritonite; ou se a redução hidrostática não for bem-sucedida. A laparotomia é realizada para reduzir a intussuscepção. Uma ressecção é necessária se a intussuscepção não puder ser reduzida, se houver tecido necrótico ou se houver um ponto de gatilho anatômico como um divertículo de Meckel ou duplicação intestinal.

Uma complicação rara, porém grave é a perfuração do intestino durante o enema com contraste aerado. O ar intraperitoneal livre em um bebê pode causar desconforto respiratório, que requer intervenção imediata. Enquanto apoia o ABC, preparar para descomprimir o abdome. Localizar a área infraumbilical, especificamente a linha alba. Usando uma técnica asséptica, colocar um angiocateter 14 a 18 gauge 1-2 cm abaixo do umbigo, entrando apenas até o ar livre ser liberado. Remover a agulha e deslizar o cateter no espaço para permitir a liberação de ar. Esse procedimento é uma manobra para ganhar tempo até que o bebê possa ser intubado com segurança e levado para a sala de cirurgia para laparotomia.

Após a redução não complicada e bem-sucedida com enema com contraste, as crianças são observadas para sinais de necrose intestinal ou recorrência de intussuscepção. Contudo, a literatura recente sugere que o jejum pós-redução e a hospitalização podem não ser necessários.

Adekunle-Ojo AO, Craig AM, Ma L, Caviness AC: Intussusception: Postreduction fasting is not necessary to prevent complications and recurrences in the emergency department observation unit. *Pediatr Emerg Care.* 2011;27:897 [PMID: 21960089].

Applegate KE: Intussusception in children: Evidence-based diagnosis and treatment. *Pediatr Radiol.* 2009;39:S140 [PMID: 19308373].

Bucher BT, Hall BL, Watern BW, Keller MS: Intussusception in children: Cost effectiveness of ultrasound vs diagnostic contrast enema. *J Pediatr Surg.* 2011;46:1099 [PMID: 21683206].

Committee on Infectious Diseases: American Academy of Pediatrics: Prevention of rotavirus disease; updated guidelines for use of rotavirus vaccine. *Pediatrics.* 2009;123:1412 [PMID: 19332437].

Gilmore AW, Reed M, Tenenbein M: Management of childhood intussusception after reduction by enema. *Am J Emerg Med.* 2011;29:1136 [PMID: 20980119].

Herwig K, Brenkert T, Losek JD: Enema-reduced intussusception management. Is hospitalization necessary? *Pediatr Emerg Care.* 2009;25:74 [PMID: 19194346].

Hryhorczuk AL, Strouse PJ: Validation of US as a first-line diagnostic test for assessment of pediatric ileocolic intussusception. *Pediatr Radiol.* 2009;39:1075 [PMID: 19657636].

Kleizen KJ, Hunck A, Wijnen MH, Draaisma JM: Neurological symptoms in children with intussusception. *Acta Paediatr.* 2009;98:1822 [PMID: 19673722].

Ko HS, Schenk JP, Troger J, Rohrschneider WK: Current radiological management of intussusception in children. *Eur Radiol.* 2007;17:2411 [PMID:17308922].

Morrison J, Lucas N, Gravel J: The role of abdominal radiography in the diagnosis of intussusception when interpreted by pediatric emergency physicians. *J Pediatr.* 2009;155:556 [PMID: 19560157].

Niramis R, Watanatittan S, Kruatrachue A, et al: Management of recurrent intussusception: nonoperative or operative reduction? *J Pediatr Surg.* 2010;45(11):2175 [PMID: 21034940].

Okimoto S, Hyodod S, Yamamoto M, et al: Association of viral isolates from stool samples with intussusception in children. *Int J Infect Dis.* 2011;15:e641 [PMID:21757385].

Waseem M, Rosenberg HK: Intussusception. *Pediatr Emerg Care.* 2008;24:793 [PMID: 19018227].

Weihmiller SN, Buonomo C, Bachur R: Risk stratification of children being evaluated for intussusception. *Pediatrics.* 2011;127:e296 [PMID: 21242220].

DIVERTÍCULO DE MECKEL

O divertículo de Meckel é um divertículo congênito verdadeiro do intestino delgado distal que pode conter tecido gástrico ou pancreático. O tecido gástrico produz ácido que causa ulceração e sangramento do intestino adjacente. A apresentação clínica mais comum inclui sangramento GI inferior, obstrução intestinal e complicações inflamatórias, como a diverticulite. O sangramento pode ser em borra de café (melena) ou vermelho-vivo (hematoquezia) e geralmente é indolor, episódico ou, às vezes, maciço. Pacientes com vômitos, dor abdominal, fezes sanguinolentas ou uma massa abdominal palpável podem ter intussuscepção por divertículo de Meckel. As faixas congênitas a partir de um divertículo de Meckel para o mesentério ou umbigo podem resultar em uma hérnia interna ou volvo localizado, respectivamente, resultando em uma obstrução intestinal de alça fechada. A diverticulite de Meckel (inflamação do divertículo de Meckel) pode causar sintomas similares ao da apendicite aguda: vômitos, dor periumbilical, no quadrante direito ou médio, ou irritação peritoneal difusa.

A "regra de dois" é uma forma de lembrar fatos sobre o divertículo de Meckel: ocorre em 2% da população, 2 tipos de mucosa heterotópica, localizada a 2 pés (60 cm) da válvula ileocecal e os sintomas geralmente ocorrem antes da criança completar 2 anos de idade.

O diagnóstico diferencial para o sangramento GI inferior em pacientes pediátricos inclui pólipos intestinais, hemangiomas ou duplicações, malformações arteriovenosas, coagulopatias, DII, gastrenterite infecciosa aguda, colite pseudomembranosa ou PHS.

Exames diagnósticos

Os exames laboratoriais não são específicos; contudo, um hemograma completo e o TP/TTP podem ajudar a diferenciar uma coagulopatia como a causa de sangramento. Uma amostra de fezes pode ser positiva para sangue oculto e um hemograma pode mostrar evidência de anemia.

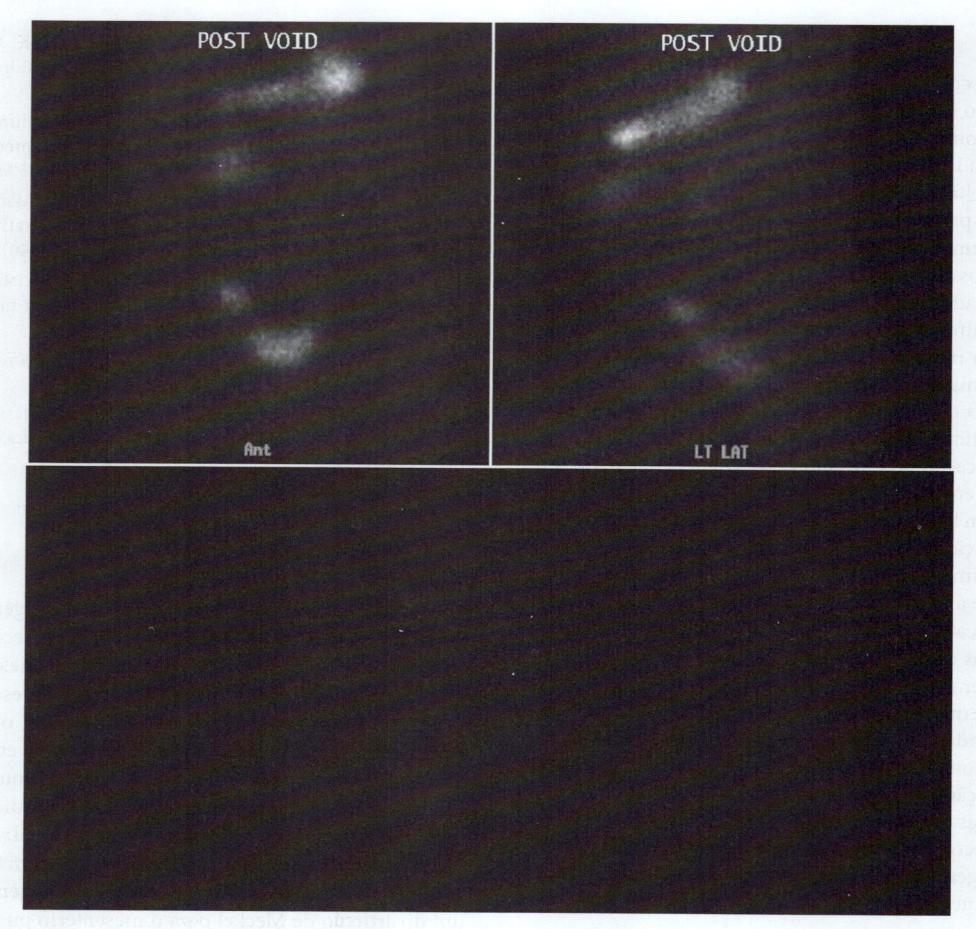

▲ **Figura 36-8** Cintilografia de Meckel demonstrando concentração de isótopos na mucosa gástrica do estômago e divertículo de Meckel.

Uma cintilografia de Meckel ou cintilografia com tecnécio Tc 99m pertecnetato é o procedimento de escolha em crianças com sangramento GI sugestivo de um divertículo de Meckel. O isótopo Tc 99m pertecnetato se concentra na mucosa gástrica do estômago e do divertículo de Meckel (Figura 36-8). O isótopo é coletado na bexiga e excretado na urina. O jejum, a aspiração NG e o cateterismo vesical, bem como o uso de agentes, como os bloqueadores H_2, a pentagastrina ou o glucagon, aumentam as chances diagnósticas do exame.

Tratamento

Suporte ao ABC, obtenção de acesso IV, reanimação com cristaloides e consideração de concentrado de hemácias (CH) para hemorragia significativa. Colocar uma sonda OG ou NG para descomprimir o estômago e administrar antibióticos de amplo espectro. Avaliação com um cirurgião pediátrico. Intervenções cirúrgicas incluem excisões laparoscópicas ou abertas do divertículo ou ressecção do intestino delgado. Muitos cirurgiões também irão realizar uma apendicectomia.

Kotecha M, Bellah R, Pena AH, Jaimes C, Mattei P: Multimodality imaging manifestations of the Meckel diverticulum in children. *Pediatr Radiol.* 2012;42(1):95 [PMID: 21984316].

Pepper VK, Stanfill AB, Pearl RH: Diagnosis and management of pediatric appendicitis, intussusception, and Meckel diverticulum. *Surg Clin North Am.* 2012;92(3):505 [PMID: 22595706].

Ruscher KA, Fisher JN, Hughes CD, et al: National trends in the surgical management of Meckel's diverticulum. *J Pediatr Surg.* 2011;46:893 [PMID: 21616248].

Thurley PD, Halliday KE, Somers JM, et al: Radiological features of Meckel's diverticulum and its complications. *Clin Radiol.* 2009;64(2):109 [PMID: 19103339].

Tseng YY, Yang YJ: Clinical and diagnostic relevance of Meckel's diverticulum in children. *Eur J Pediatr.* 2009;168(12):1519 [PMID: 19575216].

TORSÃO TESTICULAR

A torsão testicular aguda deve ser diagnosticada rapidamente e tratada para maximizar o salvamento testicular. Frequentemente, crianças com torsão testicular apresentam dor abdominal e vômitos e são incapazes de localizar a dor nos genitais. O exame da genitália masculina é parte vital do exame físico quando um menino apresenta dor abdominal. Geralmente, a dor apresenta início súbito. Náuseas e vômitos são comuns. Os achados iniciais do exame incluem testículos elevados com posição transversa, sensibilidade difusa e ausência de reflexo cremastérico. Essa apresentação é clássica para torsão testicular e não há necessidade de mais exames ou imagens antes de uma cirurgia de emergência. Com o tempo, a pele escrotal parece eritematosa, espessada ou edemaciada. O salvamento testicular é relacionado com a duração dos sintomas antes da exploração, e um bom desfecho é esperado se for resolvido em menos de 6 horas desde o início dos sintomas. Depois de 48 horas de sintomas, o índice de salvamento é baixo.

Outras causas de condições escrotais agudas são torsão do apêndice testicular, epididimite, orquite, hérnia inguinal encarcerada, hidrocele, varicocele, PHS, doença de Kawasaki (DK), celulite escrotal, picadas por artrópodes no saco escrotal e trauma testicular (Tabela 36-6).

Exames diagnósticos

Um EQU não é útil no diagnóstico de torsão testicular; contudo, ele pode ser útil na exclusão de outros processos que podem causar dor escrotal, como ITU, epididimite, doenças sexualmente transmissíveis (DSTs), uretrite ou trauma.

A US Doppler colorida é o "padrão-ouro" para imagem do escroto agudo. A imagem do Doppler colorido é facilmente acessível, não invasivo e altamente acurada. Ela permite a visualização do fluxo arterial e anatomia testicular. O lado afetado irá mostrar fluxo reduzido ou ausente para o lado afetado (Figura 36-9A e B).

Tratamento

Se houver suspeita de torsão testicular, não retardar a avaliação com cirurgião urológico ou pediátrico. A exploração cirúrgica de emergência do saco escrotal está indicada. A distorção do lado afetado, a avaliação da viabilidade e a orquidopexia estão indicadas, quando possível. Se claramente não viável, o testículo é removido. O testículo contralateral também é explorado para determinar a presença de deformidade em badalo de sino ou fixação anormal.

Se um tratamento cirúrgico definitivo não estiver prontamente disponível, a redução manual pode ser tentada para preservar a viabilidade testicular. Administrar analgesia e sedação procedural. A redução manual pode ser feita torcendo o testículo afetado para fora, como abrir um livro. Torcer o testículo esquerdo para a esquerda do paciente ou o testículo direito para a direita do paciente até que a dor seja aliviada. O sucesso é evidente se houver um alívio significativo da dor e alongamento das estruturas do cordão e melhora do fluxo arterial demonstrada na US de acompanhamento. A redução manual é um procedimento temporário. A exploração cirúrgica ainda está indicada.

Tabela 36-6 Diagnóstico diferencial da torsão testicular

Torsão do apêndice testicular	Ponto de sensibilidade no polo superior do testículo; sinal do ponto azul
Epididimite ou orquite	História de disúria, febre recente, nova incontinência com piúria ou bacteriúria, atividade sexual, história de aumento súbito na pressão abdominal, como na elevação ou trauma
Trauma escrotal, ruptura testicular	História de trauma direto ou lesão em sela, evidência de hematoma escrotal ou equimose
Tumores intraescrotais	Aumento indolor do escroto; níveis de β-gonadotrofina coriônica humana sérica e α-feto-proteína anormais
Hérnia inguinal encarcerada	Massa que se estende para a área inguinal; pode ou não ser transiluminada
Hidrocele, espermatocele	A massa geralmente se transilumina, não se estende para o escroto superior e anel inguinal externo
Varicocele	Instalação próxima ou após a puberdade; aumento das veias ao longo das estruturas do cordão que aumentam com a manobra de Valsalva ou de pé, diminui com a posição supina
PHS	Pródromos de febre, cefaleia, anorexia, seguida por erupção purpúrea no tronco inferior, extremidades, períneo, nádegas. Também associada com dor abdominal em cólicas, náuseas e vômitos, edema articular, doença renal
Celulite escrotal	Reflexos cremastéricos estão intactos e o testículo geralmente é normal e indolor
Picadas de artrópodes	Lesões características de picadas na pele, reação local e dor

PHS, púrpura de Henoch-Schönlein.

A US por Doppler colorido é útil em casos duvidosos, mas não deve retardar a avaliação cirúrgica. Do mesmo modo, a medicação analgésica e os líquidos IV são úteis no alívio da dor; contudo, a administração não deve retardar a avaliação cirúrgica ou a redução manual.

Boettcher M, Bergholz R, Krebs TF, Wenke K, Aronson DC: Clinical predictors of testicular torsion in children. *Urology.* 2012;79(3):670 [PMID: 22386422].

Cubillos J, Palmer JS, Friedman SC, et al: Familial testicular torsion. *J Urol.* 2011;185(6 suppl):2469 [PMID: 21555017].

Lopez RN, Beasley SW: Testicular torsion: potential pitfalls in its diagnosis and management. *J Paediatr Child Health.* 2012;48(2):E30 [PMID: 22017291].

Lyronis ID, Ploumis N, Vlahakis I, Charissis G: Acute scrotum-etiology, clinical presentation and seasonal variation. *Indian J Pediatr.* 2009;76(4):407 [PMID: 19205631].

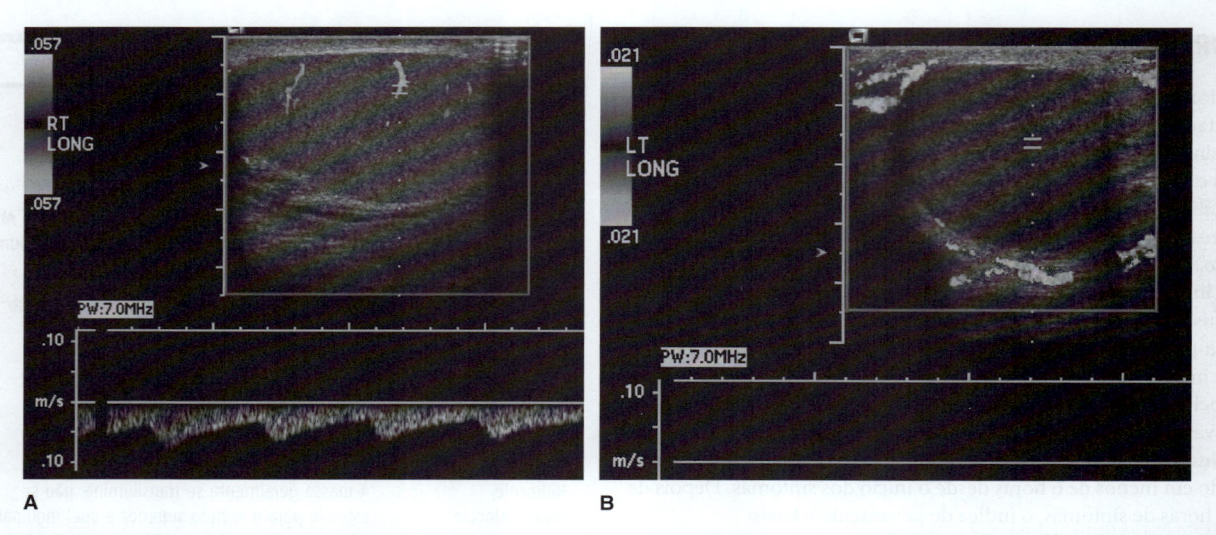

▲ **Figura 36-9** Ultrassonografia Doppler a cores demonstrando ausência de fluxo à esquerda (**A**) comparado com a direita (**B**).

Rizvi SA, Ahmad I, Siddiqui MA, Zaheer S, Ahmad K: Role of color Doppler ultrasonography in evaluation of scrotal swellings: Pattern of disease in 120 patients with review of literature. *Urol J.* 2011;8(1):60 [PMID: 21404205].

HÉRNIA INGUINAL PEDIÁTRICA

Uma hérnia inguinal é um tipo de hérnia ventral na qual uma estrutura abdominal, como uma alça intestinal, o omento ou o ovário, penetra por uma abertura anormal da parede abdominal. As hérnias inguinais pediátricas são comuns, com uma incidência que varia de 0,8 a 4,4%. A incidência é até 10 vezes maior em meninos do que em meninas, e muito mais alta em bebês prematuros; 7 a 10% dos bebês nascidos com menos de 36 semanas de gestação têm hérnias. As hérnias do lado direito são mais comuns em bebês do sexo masculino devido à descida tardia do testículo direito.

O mecanismo molecular exato envolvido na falência do fechamento do processo vaginal é desconhecido, mas se sabe que a obliteração incompleta do processo vaginal proximal resulta em vários tipos de hérnias inguinais e hidroceles encontradas na população pediátrica. A fusão do processo distal com permeabilidade proximal resulta em uma hidrocele escrotal não comunicante; e se a porção proximal do processo retiver uma pequena abertura, líquidos podem entrar livremente a partir da cavidade abdominal para o saco escrotal, resultando em uma hidrocele comunicante.

Achados clínicos

A hérnia inguinal pediátrica e a hidrocele apresentam um abaulamento assintomático na virilha, que se torna mais aparente durante o choro ou esforço. O edema na virilha, em geral, se resolve espontaneamente com o relaxamento, o sono ou uma pressão manual suave. Para o bebê, o exame durante o choro geralmente aumenta a pressão intra-abdominal e pode causar aumento na virilha. Na criança mais velha, pedir que eles soprem bolhas ou em um canudo ocluído também aumenta a pressão intra-abdominal. Em meninas, o ovário pode herniar e ficar em risco de torção. Um ovário palpável em um bebê tem forma de amêndoa e pode não reduzir facilmente se estiver edemaciado.

O sinal da "bolsa de seda" ou "luva de seda" é um achado alternativo do exame físico, que é sugestivo de uma hérnia inguinal. O sinal é produzido girando suavemente as estruturas do cordão através do tubérculo pubiano. A sensação é similar a esfregar dois pedaços de seda.

A diferenciação entre uma hidrocele e uma hérnia frequentemente é difícil. Para a maioria das hidroceles, o edema é confinado ao saco escrotal fora do canal inguinal. O edema acima do escroto é mais sugestivo de hérnia. Contudo, uma hidrocele alta ou hidrocele do cordão espermático pode se estender para dentro do canal inguinal. A transiluminação pode ajudar a distinguir entre um saco cheio de líquidos *versus* um com uma alça intestinal; contudo, uma alça intestinal distendida com ar e líquidos também pode transiluminar especialmente em bebês e assim não é confiável. A chave na diferenciação de uma hidrocele inguino-escrotal tensa de uma hérnia inguinal encarcerada é que geralmente a hidrocele não causa sintomas. Uma hérnia encarcerada em geral é sensível e causa sintomas obstrutivos como vômitos.

Se uma alça intestinal se torna encarcerada em uma hérnia, o bebê ou criança se apresenta com choro devido à dor intensa. Sinais de obstrução intestinal como vômitos sobrevêm. Se a hérnia não for reduzida, o estrangulamento com isquemia do intestino ocorre dentro de 4 a 6 horas. O encarceramento do omento geralmente causa desconforto local sem sintomas intestinais associados.

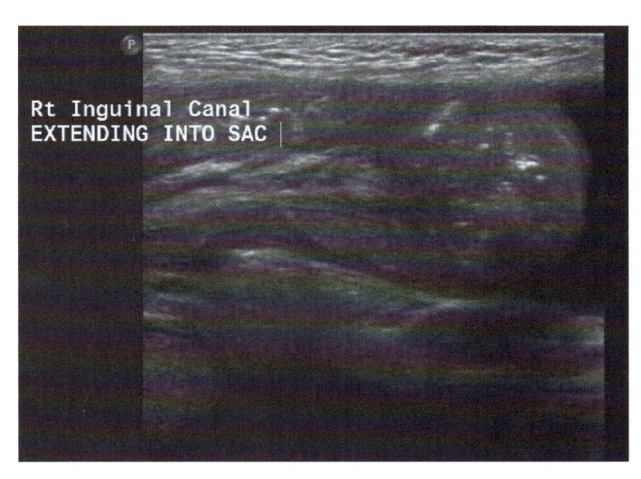

▲ **Figura 36-10** Ultrassonografia de hérnia inguinal direita se estendendo para o saco escrotal.

Exames diagnósticos

Exames laboratoriais não são indicados nem úteis. Exames radiológicos também não são necessários. Alguns advogam a US para distinguir entre hidrocele e hérnia inguinal (Figuras 36-10 e 36-11). A US é útil para documentar o fluxo para um ovário que não pode ser reduzido.

Tratamento

Hérnias inguinais encarceradas podem ser reduzidas manualmente usando uma técnica conhecida como taxia. A criança deve receber medicação analgésica ou sedação procedural, e então deve ser aplicada uma pressão inferolateral suave à hérnia encarcerada com alguma pressão acima para estabilizar o canal inguinal. A maioria das hérnias pode ser reduzida com essa técnica. Devido à possibilidade de redução de alça intestinal isquêmica e uma alta incidência de encarceramento recorrente precoce, muitas crianças são internadas para observação e são submetidas à cirurgia em 24 a 48 horas.

A redução manual é contraindicada se houver evidência clara de peritonite, comprometimento intestinal ou instabilidade hemodinâmica. Um cirurgião deve ser avaliaçãodo logo que possível, uma vez que essas crianças devem ser submetidas à cirurgia de emergência logo que estabilizadas. A redução do omento encarcerado frequentemente não é possível, porque o omento pode estar aderido ao saco hernial. O omento não redutível traz pouco risco imediato à criança. Do mesmo modo, uma hidrocele alta ou hidrocele do cordão não precisa ser reduzida, e as tentativas podem causar dor desnecessária.

Pacientes com hérnias inguinais assintomáticas podem ser encaminhadas para um cirurgião pediátrico para reparo. Hérnias inguinais não se resolvem espontaneamente. O reparo deve ocorrer logo que possível para diminuir o risco de encarceramento futuro, especialmente no primeiro ano de vida.

> Brandt ML: Pediatric Hernias. *Surg Clin N Am*. 2008;88:27 [PMID: 18267160].
>
> Clarke S: Pediatric inguinal hernia and hydrocele: An evidence-based review in the era of minimal access surgery. *J Laparoendosc Adv Surg Tech A*. 2010;20:305 [PMID: 20374016].
>
> Deeba S, Purkayastha S, Paraskevas P, Athanasiou T, Darzi A, Zacharakis E: Laparoscopic approach to incarcerated and strangulated inguinal hernias. *JSLS*. 2009;13(3):327 [PMID: 19793471].
>
> Gholoum S, Baird R, Laberge JM, Puligandia PS: Incarceration rates in pediatric inguinal hernia: Do not trust the coding. *J Pediatr Surg*. 2010;45:1007 [PMID: 20438943].
>
> Lao OB, Fitzgibbons RJ Jr, Cusick RA: Pediatric inguinal hernias, hydroceles, and undescended testicles. *Surg Clin North Am*. 2012;92(3):487 [PMID: 22595705].
>
> Lee SL, Gleason JM, Sydorak RM. A critical review of premature infants with inguinal hernias: Optimal timing of repair, incarceration risk, and postoperative apnea. *J Pediatr Surg*. 2011;46(1):217 [PMID: 21238671].
>
> Merriman LS, Herrel L, Kirsch AJ: Inguinal and genital anomalies. *Pediatr Clin North Am*. 2012;59(4):769 [PMID: 22857828].
>
> Okada T, Sasaki S, Honda S, et al: Irreducible indirect inguinal hernia containing uterus, ovaries, and Fallopian tubes. *Hernia*. 2012;16:471 [PMID: 21213003].
>
> Yang C, Zhang H, Pu J, et al: Laparoscopic vs open herniorrhaphy in the management of pediatric inguinal hernia: A systemic review and meta-analysis. *J Pediatr Surg*. 2011;46(9):1824 [PMID: 21929997].

APENDICITE

A apendicite aguda é a condição cirúrgica mais frequente pela qual as crianças se apresentam no serviço de emergência (SE). Em até 33% das crianças com apendicite, o apêndice se rompe antes da cirurgia. A incidência de apendicite é de 1 a 2 casos por 10.000 crianças com idade entre 1 a 4 anos; contudo, o índice de perfuração é de até 80 a 100%. Isso contrasta com crianças mais velhas (idade de 10-17 anos) nas quais a apendicite é mais comum (25 casos por 10.000) e a taxa de perfuração é muito

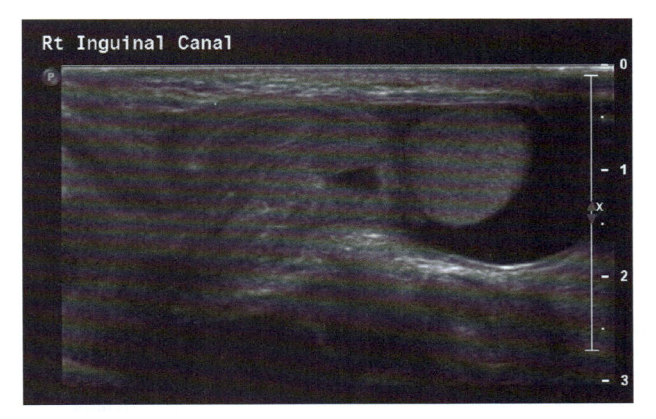

▲ **Figura 36-11** Ultrassonografia de hérnia inguinal direita encarcerada com testículo.

mais baixa (10-20%). Independente da sua ocorrência relativamente alta, o diagnóstico de apendicite em uma criança pode ser difícil, mesmo com os médicos mais experientes.

Achados clínicos

Classicamente, as crianças apresentam dor periumbilical, seguida por anorexia, náuseas e vômito, dor no QID e febre. Infelizmente, a apresentação clássica ocorre em menos de 50% das crianças com apendicite. Anorexia frequentemente está ausente; disúria ou piúria podem estar presentes sugerindo uma ITU; diarreia ou fezes amolecidas é um achado comum, frequentemente levando o médico a acreditar que a criança tem gastrenterite aguda. A presença de febre em associação com sensibilidade abdominal aumenta a probabilidade de apendicite em três vezes; a presença de sensibilidade de rebote triplica a probabilidade de apendicite aguda.

As crianças, com frequência, apresentam sintomas mais precocemente do que os adultos e, assim, os sintomas podem ser mais leves ou vagos. Os achados mais comuns são dor no QID, defesa, vômitos; sinais peritoneais podem ser confirmados com sensibilidade à percussão ou sensibilidade de rebote ao exame.

Em adolescentes do sexo feminino, pode ser difícil distinguir apendicite de torsão ovariana ou DIP.

O exame de uma criança com dor geralmente é difícil e requer um médico que possa se engajar e distrair a criança com conversa, livros e brinquedos. As crianças que têm medo do exame pode afirmar que sentem dor mesmo quando não sentem. Dizer para a criança que você está "ouvindo bolhas" no estômago permite que seja abordada a área abdominal. O uso do estetoscópio irá permitir a palpação de todos os quatro quadrantes suavemente para determinar se há defesa involuntária ou sensibilidade de defesa. Historicamente, a sensibilidade de rebote pode ser produzida pela palpação do abdome com a remoção rápida da mão da parede abdominal. Em crianças com peritonite, essa manobra produz dor indevida e estresse; a irritação peritoneal pode ser produzida pela percussão suave, tocando os pés, ou balançando a cama e observando a reação da criança ao desconforto.

Assim como com todas as causas de dor abdominal, um exame completo incluindo a orofaringe, os pulmões e a genitália (incluindo um exame pélvico em meninas sexualmente ativas) precisa ser feito para excluir outras causas de dor abdominal em crianças, como faringite estreptocócica, pneumonia do lobo inferior ou torsão testicular.

Exames diagnósticos

Em uma criança com história clássica e achados físicos consistentes com apendicite aguda, não é necessário nenhum exame complementar. Contudo, como afirmado, as crianças nem sempre apresentam os sintomas clássicos. Infelizmente, nenhum exame laboratorial único irá diagnosticar a apendicite. Um leucograma normal em uma criança com dor no QID não exclui o diagnóstico de apendicite; um leucograma acima de 13.000 por mm^3 em crianças com idade igual ou maior do que 10 anos, ou 15.000 mm^3 em crianças com menos de 10 anos aumenta a probabilidade de apendicite (TP, 3,4; IC 95%, 1,9-6,3). Contudo, o leucograma pode estar elevado em inúmeras condições que apresentam dor no abdome inferior. A proteína C reativa e a velocidade de hemossedimentação (VHS) são preditores inconsistentes de apendicite. Novos biomarcadores inflamatórios, como a interleucina 6 (IL-6), a IL-8 e o CD-64, têm sido associados com apendicite comparados com causas não cirúrgicas de dor abdominal; todavia, a acurácia discriminativa limita atualmente a aplicabilidade clínica. A presença de leucócitos, de hemácias ou de bactérias na urina também deve ser vista com cautela. Estes achados também podem estar presentes se o apêndice inflamado estiver localizado adjacente ao ureter.

As radiografias simples de abdome, SG, TC e enema com bário estão disponíveis como exames por imagem para crianças com dor abdominal suspeita de apendicite.

As séries abdominais simples são inespecíficas e de baixo resultado. Ocasionalmente (10%), apendicolitos ou fecalitos estão presentes indicando apendicite. O enema com bário não é mais usado devido à exposição desnecessária à radiação, ao advento e à disponibilidade de TC e ao alto índice de falha do apêndice inflamado de se encher de contraste.

A US é considerada o estudo de escolha para determinar a etiologia da dor abdominal em crianças, porque ele é rápido, não invasivo, não requer contraste e não tem exposição à radiação. Como a maioria das crianças tem menos gordura abdominal do que os adultos, o apêndice em geral é visualizado prontamente. A inflamação é determinada por compressão graduada. Um apêndice inflamado geralmente é difícil de comprimir e é maior ou igual a 6 mm em diâmetro (Figura 36-12). Uma coleção de líquido periapendiceal pode estar presente com perfuração, mas pode ser vista apenas com inflamação.

As TCs abdominais são da maior acurácia, têm a habilidade de diagnosticar outras causas intra-abdominais, mas isso tem um custo. É necessário um tempo considerável para mobilizar um paciente pronto para TC; o custo de ingerir o contraste: alguns centros ainda requerem contraste oral e se a criança estiver vomitando, isso pode ser um problema; e, por fim, ela expõe a criança à radiação significativa, aumentando o risco de câncer da criança em sua vida. No caso de perfuração com formação de abscesso, a TC abdominal pode ajudar a identificar abscessos que podem ser drenados por via percutânea com um intervalo da apendicectomia realizada várias semanas depois.

Tratamento

Um cirurgião pediátrico deve ser consultado imediatamente. A criança deve ficar em jejum total, receber líquidos IV, antibióticos de amplo espectro e medicações analgésicas adequadas. Devem-se corrigir os distúrbios eletrolíticos. A apendicectomia laparoscópica é o tratamento aceito da apendicite não complicada em crianças. A apendicectomia laparoscópica está associada com redução da dor pós-operatória, recuperação mais rápida, menor permanência hospitalar e diminuição da cicatriz abdominal.

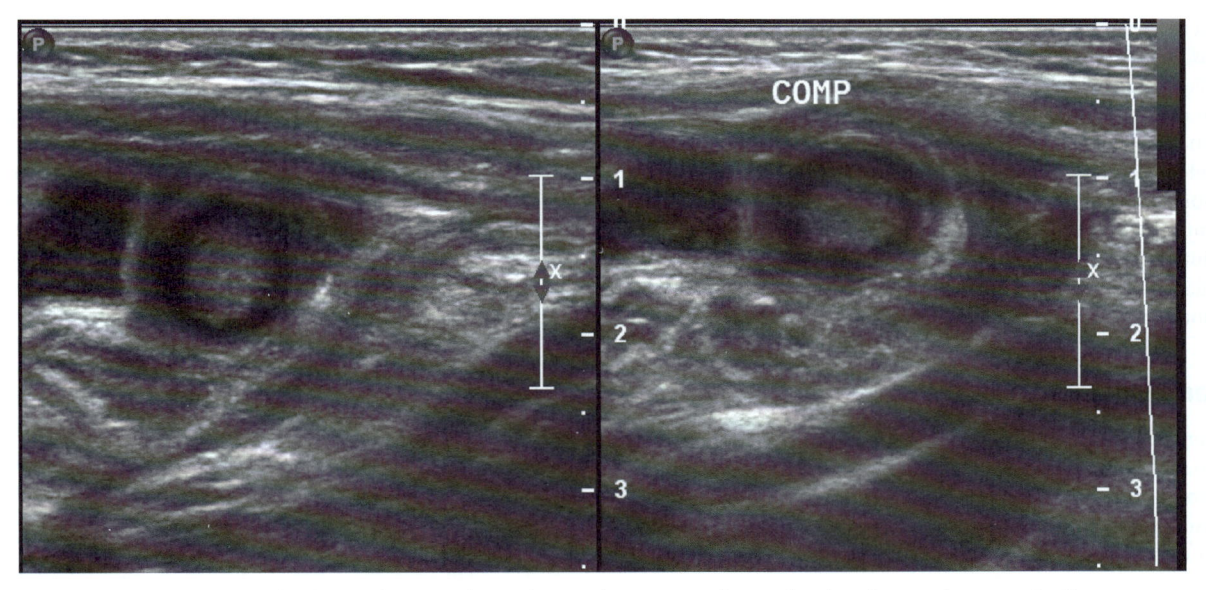

▲ **Figura 36-12** Ultrassonografia do quadrante inferior direito demonstrando um fecalito dentro de um apêndice não compressível consistente com apendicite aguda.

Gasior AC, St Peter SD, Knott EM, Hall M, Ostlie DJ, Snyder CL: National trends in approach and outcomes with appendicitis in children. *J Pediatr Surg.* 2012;47:2264 [PMID: 23217886].

Bhatt M, Joseph L, Ducharme FM, et al: Prospective validation of the Pediatric Appendicitis Score in a Canadian Pediatric Emergency Department. *Acad Emerg Med.* 2009;16:591 [PMID: 19549016].

Bundy DG, Byerley JS, Liles EA, et al: Does this child have appendicitis? *JAMA.* 2007;298(4):438 [PMID: 17652298].

Hennelly KE, Bachur R: Appendicitis update. *Curr Opin Pediatr.* 2011;23:281 [PMID: 21467940].

Kharbanda AB, Cosme Y, Liu K, et al: Discriminative accuracy of novel and traditional biomarkers in children with suspected appendicitis adjusted for duration of abdominal pain. *Acad Emerg Med.* 2011;18:567 [PMID: 21676053].

Kulik DM, Uleryk EM, Maguire JL: Does this child have appendicitis? A systematic review of clinical prediction rules for children with acute abdominal pain. *J Clin Epid.* 2013;66:95 [PMID: 23177898].

Reed JL, Strait RT, Kachelmeyer AM, et al: Biomarkers to distinguish surgical etiologies in females with lower quadrant abdominal pain. *Acad Emerg Med.* 2011;18:686 [PMID: 21762231].

Sharwood LN, Babl FE: The efficacy and effect of opioid analgesia in undifferentiated abdominal pain in children: A review of four studies. *Pediatr Anes.* 2009;19:445 [PMID: 19453578].

CONSTIPAÇÃO

A constipação, definida como um retardo ou dificuldade na defecação, que ocorrem por duas ou mais semanas, é uma causa comum de dor abdominal em crianças. Estima-se que 3 a 10% de todas as visitas ao pediatra e até 25% dos encaminhamentos ao gastrenterologista sejam por constipação, e, obviamente, seja uma queixa comum no SE. A dor abdominal pode ser intensa, levando a criança a se curvar e chorar, de modo que os cuidadores e médicos se preocupem com uma etiologia cirúrgica para a dor.

O pico de incidência ocorre no momento do treinamento no uso do sanitário, mas ocorre desde recém-nascidos (RNs) até adultos jovens. Há pouco consenso quanto à causa da constipação. Obesidade, história familiar, baixo consumo de fibras na dieta, ingestão insuficiente de líquidos e baixa educação dos pais têm sido implicados. Uma revisão sistemática recente mostrou que a predisposição genética poderia ter um papel no desenvolvimento de constipação da infância, mas não foram identificadas mutações genéticas específicas. Em menos de 10% das crianças, a constipação é secundária a distúrbios orgânicos, como doença de Hirschsprung, malformações anorretais, distúrbios metabólicos ou neurológicos. Na maioria, nenhuma etiologia orgânica responde pelo problema e é chamada constipação funcional.

Achados clínicos

História cuidadosa e exame físico não podem ser excessivamente enfatizados. A dor abdominal é em cólica, localizada em qualquer quadrante, associada com a passagem infrequente e dolorosa de fezes endurecidas, e às vezes associada com incontinência fecal confundida com "diarreia". As queixas associadas incluem fezes revestidas com sangue, sangue no papel higiênico, náuseas, vômito, diminuição do apetite, perda de peso, redução de atividade, bem como sintomas urinários, como frequência e incontinência. No questionamento, os pais relatam esforço ou comportamento da criança associado com prender as fezes, balançar para frente e para trás, elevar os artelhos, enrijecer as nádegas e pernas, frequentemente em um canto do quarto ou atrás dos móveis.

Febre, distensão abdominal, perda de peso, pele seca, cabelo áspero, retardo no crescimento e desenvolvimento de uma criança ou diarreia sanguinolenta explosiva em um bebê possivelmente indica uma causa orgânica de constipação. A palpação do abdome frequentemente revela massas móveis palpáveis nos quadrantes inferiores. O exame anorretal pode revelar uma grande quantidade de fezes e estiramento do reto. Deve-se avaliar sensibilidade, tônus, tamanho e presença de reflexo anal, bem como a quantidade e a consistência das fezes na ampola retal.

Exames diagnósticos

A constipação é um diagnóstico clínico e não radiológico; contudo, há momentos nos quais um exame retal pode ser muito traumatizante para uma criança. Em crianças com história de abuso sexual, autismo, retardo no desenvolvimento ou múltiplos exames retais, uma radiografia simples do abdome pode ser útil. Sistemas de graduação foram desenvolvidos para classificar a massa de fezes na radiografia e se mostraram válidos e correlacionados com a presença de fezes firmes ao exame retal, mas às vezes são subjetivos e dependentes da experiência do observador. A US tem sido usada para determinar a presença de um "megarreto" visto em crianças constipadas. Além disso, bebês com fezes positivas para guaiaco ou com diarreia explosiva de odor fétido após o exame retal ou crianças com febre, distensão, perda de peso ou baixo ganho de peso podem ter uma etiologia orgânica para a constipação, sendo recomendados exames complementares. Exames como biópsia retal, para diagnosticar doença de Hirschsprung, teste do suor, para excluir fibrose cística, anticorpos para doença celíaca, nível de chumbo e testes de função tireoideana, cálcio, vitamina D, eletrólitos e glicose, para excluir causas metabólicas, como hipotireoidismo, diabetes e hipercalcemia ou hipocalemia, podem ser úteis.

Tratamento

O tratamento da dor abdominal devida à constipação funcional em uma criança inclui medicações orais ou retais, ou a combinação de ambas. As medicações retais são mais rápidas, porém invasivas. No SE, ela permite o alívio imediato da dor abdominal e a reavaliação para determinar se são necessários novos exames para outras causas de dor. As medicações retais incluem enema com água salina, fosfossoda, ou leite com melaço. Outros métodos de desimpactação retal incluem supositórios de glicerina para bebês e supositórios de bisacodil para crianças mais velhas. As soluções orais incluem soluções eletrolíticas de polietileno glicol, óleo mineral, citrato de magnésio, hidróxido de magnésio, sorbitol, lactulose, senna ou bisacodil (Tabela 36-7).

Quando a impactação das fezes é removida, a terapia de manutenção inclui alterações dietéticas: aumento na ingestão de líquidos, aumento dos carboidratos contendo sorbitol, como peras, ameixas ou suco de maçã, para aumentar a frequência e o conteúdo de água nas fezes, e uma dieta balanceada com grãos integrais, frutas e vegetais. Corrigir os hábitos de higiene, especificamente um tempo de ir ao toalete sem pressa após as refeições. Combinar o tempo no toalete com um sistema de recompensas positivas, como adesivos. Medicações associadas ao manejo comportamental são recomendadas. Óleo mineral (lubrificante), hidróxido de magnésio, lactulose, polietileno glicol (PEG) (laxante osmótico) ou uma combinação têm sido usados com segurança e com sucesso em crianças. Há poucos dados disponíveis em bebês e assim o uso não é recomendado atualmente. PEG 3350 (1 g/kg/dia) parece ser superior a outros agentes osmóticos em sabor e aceitação por crianças. O acompanhamento com médicos de cuidados primários está indicado para monitorar a eficácia do tratamento, necessidade de avaliação com gastrenterologista pediátrico e necessidade de avaliação complementar para causas orgânicas de constipação.

Greenwald BJ: Clinical practice guidelines for pediatric constipation. *J Am Acad Nurse Pract*. 2010;22:332 [PMID: 20590953].

Hansen SE, Whitehill JL, Goto CS: Safety and efficacy of milk and molasses enemas compared with sodium phosphate enemas for the treatment of constipation in a pediatric emergency department. *Pediatr Emerg Care*. 2011;27(12):1118 [PMID: 22134228].

Miller MK, Dowd MD, Friesen CA, Walsh-Kelly CM: A randomized trial of enema versus polyethylene glycol 3350 for fecal disimpaction in children presenting to an emergency department. *Pediatr Emerg Care*. 2012;28(2):115 [PMID: 22270500].

North American Society for Pediatric Gastroenterology, Hepatology and Nutrition: Evaluation and treatment of constipation in children: summary of updated recommendations of the North American Society for Pediatric Gastroenterology, Hepatology and Nutrition. *J Pediatr Gastroenterol Nutr*. 2006;43:405 [PMID: 16954970].

Peeters B, Benninga MA, Hennekam RC: Childhood constipation; an overview of genetic studies and associated syndromes. *Best Pract Res Clin Gastroenterol*. 2011;25:73 [PMID: 21382580].

Pijpers MA, Tabbers MM, Benninga MA, Berger MY: Currently recommended treatments of childhood constipation are not evidence based: A systematic literature review on the effect of laxative treatment and dietary measures. *Arch Dis Child*. 2009;94:117 [PMID: 18713795].

Walia R, Mahan L, Steffen R: Recent advances in chronic constipation. *Curr Opin Pediatr*. 2009;21:661 [PMID: 19606041].

DOENÇA INFLAMATÓRIA PÉLVICA

A DIP é uma infecção aguda do trato genital superior feminino. As infecções do trato superior incluem endometriose, salpingite, abscesso tubo-ovariano, peri-hepatite e/ou peritonite. Geralmente, a DIP aguda é causada por disseminação ascendente de micro-organismos a partir da vagina e/ou endocérvice para o endométrio, trompas de Falópio e estruturas adjacentes. *Neisseria gonorrhoeae* e/ou *Chlamydia trachomatis* são organismos

Tabela 36-7 Medicações usadas no tratamento da constipação

Laxantes	Dose	Efeitos colaterais
Lactulose Osmótica	1-3 mL/kg/d em doses divididas; disponível em solução a 70%	Flatulência, câimbras, hipernatremia, megacólon não tóxico em idosos
Sorbitol Osmótico	1-3 mL/kg/d em doses divididas; disponível em solução a 70%	O mesmo que a lactulose
Hidróxido de magnésio Osmótico	1-3 mL/kg/d de 400 mg/5 mL; (400 mg/5 mL ou 800 mg/5 mL) Líquido ou tabletes	Os bebês são suscetíveis à toxicidade por magnésio. A *overdose* pode causar hipermagnesemia, hipofosfatemia e hipocalcemia secundária
Citrato de magnésio Osmótico	< 6 anos: 1-3 mL/kg/d 6-12 anos: 100-150 mL/d >12 anos: 150-300 mL/d (16,17% magnésio) líquido	Os bebês são suscetíveis à toxicidade por magnésio. A *overdose* pode causar hipermagnesemia, hipofosfatemia e hipocalcemia secundária
PEG 3350	Desimpactação: 1-1,5 g/kg/d por 3 dias Manutenção: 1 g/kg/d	Sem dados em bebês
Enema com fosfato Enema osmótico	< 2 anos: não usar ≥ 2 anos: 6 mL/kg até 135 mL	Risco de trauma à parede retal, distensão abdominal ou vômito, pode causar episódios graves/letais de hipofosfatemia, hipocalcemia com tetania; evitar na insuficiência renal ou Hirschsprung
Solução eletrolítica de polietilenoglicol Lavagem	Desimpactação: 25 mL/kg/h (para 1.000 mL/h) por sonda NG até clara Ou 20 mL/kg/h por 4 h/d Manutenção 5-10 mL/kg/d	Difícil de tomar, náusea, inchaço, cólicas abdominais, vômitos, irritação anal, aspiração, pneumonia, edema pulmonar, ruptura de Mallory-Weiss. Segurança no longo prazo não bem estabelecida. Requer hospitalização em razão da sonda nasogástrica
Óleo mineral Lubrificante	< 1 ano: não recomendado Desimpactação: 15-30 mL/ano de idade, máx 240 mL/d Manutenção: 1-3 mL/kg/d	Pneumonia lipoide se aspirado. Teoricamente interfere com a absorção de substâncias solúveis Reação de corpo estranho na mucosa intestinal
Senna Estimulante	2-6 anos: 2,5-7,5 mL/d 6-12 anos: 5-15 mL/d (8,8 mg de senosídeos/5 mL de xarope) Tabletes e grânulos	Hepatite idiossincrática, melanose coli, osteoartropatia hipertrófica, nefropatia analgésica
Bisacodil Estimulante	≥ 2 anos: 0,5-1 supositório 1-3 tabletes por dose Tabletes de 5 mg e supositórios de 10 mg	Dor abdominal, diarreia, hipocalemia, mucosa retal anormal, proctite raramente. Relatos de casos de urolitíase
Supositórios de glicerina		Sem relatos de efeitos colaterais

mais comuns causadores de DIP. Organismos aeróbios e anaeróbios também têm sido implicados na causa de DIP.

Achados clínicos

A paciente frequentemente se queixa de dor abdominal baixa, secreção vaginal e sangramento intermenstrual. Na doença mais grave, estão presentes queixa de febre, mal estar, náuseas e vômitos. Cinco por cento apresentam dor abdominal e sensibilidade no QSD, conhecido como síndrome de Fitz-Hugh e Curtis.

O exame frequentemente revela sensibilidade abdominal e anexial, secreção mucopurulenta da vagina ou orifício cervical com a movimentação da cérvice ao exame pélvico.

Exames diagnósticos

A VHS e a proteína C reativa estão elevadas na doença grave. A VHS elevada (> 15 mm/h) é encontrada em 75% dos pacientes com DIP confirmada por laparoscopia. Do mesmo modo, a proteína C reativa tem uma sensibilidade de 94% e especificidade de 83% em pacientes com DIP confirmada por laparoscopia. A leucometria pode estar elevada; 60% dos pacientes com DIP têm leucocitose. Uma lâmina molhada com secreção vaginal fornece um indicador útil de infecção do trato genital superior. Pacientes sem cervicite mucopurulenta e/ou células inflamatórias na lâmina têm um excelente valor preditivo negativo para exclusão de DIP aguda.

Tabela 36-8 Critérios para o diagnóstico clínico de doença inflamatória pélvica

Critérios mínimos (1 necessário)
  Sensibilidade ao movimento cervical ou
  Sensibilidade uterina ou
  Sensibilidade anexial
Critérios adicionais
  Temperatura oral ≥ 38,3 °C
  Secreção mucopurulenta cervical ou vaginal anormal
  Presença de abundantes leucócitos na microscopia de secreções vaginais
  Elevação da VHS
  Proteína C reativa elevada
  Confirmação laboratorial de infecção cervical com *N. gonorrhoeae* ou *C. trachomatis*
Critérios mais específicos
  Biópsia endometrial com evidência histológica de endometrite
  US transvaginal ou RM mostrando trompas espessadas, cheias de líquidos com ou sem líquidos livres na pelve ou complexo tubo-ovariano ou estudos Doppler sugerindo infecção pélvica (hiperemia tubária)
  Laparoscopia demonstrando DIP aguda. P. 22

US, ultrassonografia; DIP, doença inflamatória pélvica; RM, ressonância magnética; VHS, velocidade de hemossedimentação.
Adaptada de Centers for Disease Control and Prevention: Sexually Transmitted Diseases Treatment Guidelines, 2010. MMWR 2010; 59(RR-12): 63-67.

A US é a abordagem de primeira linha para a avaliação de dor abdominal em crianças. A US é relativamente não invasiva e amplamente disponível. A US transvaginal que é altamente sugestiva de DIP inclui trompas de Falópio espessadas e cheias de líquidos com ou sem líquidos livres na pelve. A TC e a RM foram usadas recentemente para avaliação de pacientes com DIP; a sensibilidade é maior do que 95%. A Tabela 36-8 delineia os critérios para o diagnóstico clínico de DIP.

Tratamento

De acordo com o Centers for Disease Control and Prevention (CDC), é importante que o tratamento empírico seja iniciado logo que o diagnóstico de DIP seja feito, para minimizar as complicações de longo prazo (Tabela 36-9).

Encaminhamento

A maioria das pacientes pode ser tratada ambulatorialmente. As indicações do CDC para o manejo intra-hospitalar são necessidade de envolvimento cirúrgico, doença grave com náusea, vômito ou febre alta, abscesso tubo-ovariano (ATO), gravidez, ausência de resposta à terapia oral e intolerância à terapia oral.

Adolescentes grávidas com DIP têm uma alta incidência de abortos e partos pré-termo. Pacientes com ATO estão em risco de vazamento ou ruptura do abscesso ou sepse grave e assim é recomendado o tratamento com antibióticos IV até a melhora.

Como não há dados sobre o manejo de adolescentes, o CDC removeu a adolescência dos critérios de hospitalização. A decisão de hospitalizar adolescentes pode ser baseada nos mesmos critérios para internação de mulheres mais velhas. Alguns ainda recomendam a hospitalização para os adolescentes, uma vez que a adolescência é um indicador de má adesão ao tratamento e alto risco de atividade sexual.

Tabela 36-9 Recomendações do Centers for Disease Control and Prevention para o tratamento de doença inflamatória pélvica aguda

Parenteral
Esquema A
Cefotetan 2 g IV a cada 12 h ou cefoxitina 2 g IV a cada 6 h
Mais
Doxiciclina 100 mg via oral ou IV a cada 12 h

Esquema B
Clindamicina 900 mg IV a cada 8 h
Mais
Gentamicina – dose de ataque IV ou IM (2 mg/kg) seguida por dose de manutenção (1,5 mg/kg) a cada 8 horas. Uma única dose diária de 3-5 mg/kg IV pode substituir.

Esquema parenteral alternativo
Ampicilina/sulbactam 3 g IV a cada 6 h
Mais
Doxiciclina 100 mg VO ou IV a cada 12 h

Tratamento oral
Esquema 1
Ceftriaxona 250 mg IM em uma dose única
Mais
Doxiciclina 100 mg VO duas vezes ao dia por 14 dias
Com ou sem
Metronidazol 500 mg VO duas vezes ao dia por 14 dias

Esquema 2
Cefoxitin 2 g IM em dose única e probenecid 1 g VO administrada concomitantemente
Mais
Doxiciclina 100 mg VO duas vezes ao dia por 14 dias
Com ou sem
Metronidazol 500 mg VO duas vezes ao dia por 14 dias

Esquema 3
Outra cefalosporina de terceira geração por via parenteral (ceftizoxime ou cefotaxime) em dose única
Mais
Doxiciclina 100 mg VO duas vezes ao dia por 14 dias
Com ou sem
Metronidazol 500 mg VO duas vezes ao dia por 14 dias

Complicações da doença inflamatória pélvica

▶ Peri-hepatite

Também conhecida como síndrome de Fitz-Hugh e Curtis (FHC), a peri-hepatite é uma complicação grave da DIP envolvendo aderências em "corda de violino" entre a cápsula do fígado e a parede abdominal anterior. Os pacientes apresentam dor abdominal intensa no QSD e sensibilidade similar à colecistite. A dor pode ser pleurítica e se irradiar para o ombro direito. Além disso, quase sempre estão presentes sensibilidade abdominal inferior e evidência de DIP. Os exames laboratoriais podem ser úteis na eliminação de outras causas de dor no QSD, como a hepatite; todavia, eles não são característicos na FHC. A leucometria, a VHS e os testes de função hepática podem estar elevados ou normais. Exames radiográficos, como a US ou a TC, também podem ser úteis para excluir doenças como colecistite, colelitíase, abscesso subfrênico, pancreatite, nefrolitíase e úlcera perfurada. Os achados da TC de peri-hepatite apresentam, em geral, realce capsular hepático na fase arterial. O diagnóstico definitivo pode ser feito apenas por visualização direta do fígado por laparoscopia ou laparotomia.

O tratamento da FHC é o mesmo tratamento parenteral da DIP. A exploração cirúrgica é rara, mas pode ser considerada se os sintomas não se resolverem com a terapia antimicrobiana adequada.

▶ Abscesso tubo-ovariano

O ATO é uma coleção polimicrobiana de bactérias e células inflamatórias que aderem a estruturas abdominais inferiores, como as trompas de Falópio, os ovários, o intestino e o omento. Culturas obtidas de ATO incluem aeróbios e anaeróbios como *E. coli*, *Bacteroides fragilis* e *Peptostreptococcus*. Sabe-se que a *N. gonorrhoeae* é um agente bacteriano causador significante, mas ele raramente é cultivado a partir da cavidade do abscesso.

As pacientes apresentam dor abdominal inferior ou pélvica, massa, febre/calafrios (50%), secreção vaginal (28%), sangramento intermenstrual (21%), náusea (26%) e vômitos. Ao exame, a paciente pode ter uma massa palpável, sensibilidade abdominal ou evidência de peritonite. Leucocitose está presente em 24% das mulheres com ATO. Contudo, é importante saber que uma paciente sem febre e leucocitose ainda pode ter ATO.

Várias modalidades de imagem são úteis no diagnóstico de ATO. TCs, US, cintilografia e varredura com radionuclídeos estão disponíveis. A TC e a US são os exames mais prontamente disponíveis. Na TC com contraste IV, ATOs tendem a ter uma parede espessada do abscesso realçada e são multiloculares, com aumento da densidade do líquido (95%). Comumente, há um espessamento associado da mesossalpinge e infiltração na gordura pélvica, espessamento da alça intestinal e espessamento dos ligamentos uterossacrais. A US pode revelar obliteração completa da arquitetura normal de um ou ambos anexos. Dentro do ovário e trompa indistinguível, frequentemente há uma massa cística ou multisseptada (Figura 36-13). Um líquido manchado também é visto e isso se correlaciona com o material purulento dentro do abdome. A laparoscopia é necessária, às vezes, para estabelecer o diagnóstico.

O tratamento atualmente é com manejo clínico conservador envolvendo terapia antimicrobiana com uma taxa de sucesso de mais de 70%. Laparoscopia ou drenagem por radiologia intervencionista é reservada para pacientes com má resposta aos antibióticos, especialmente se houver um abscesso que precisa ser drenado. Pacientes com um ATO com uma massa de 10 cm tem uma chance de mais de 60% de necessitar cirurgia, e aquelas com uma massa de 4 a 6 cm têm uma chance de menos de 20% de cirurgia. A deterioração clínica ou piora da peritonite sugere ruptura do ATO e é uma indicação de laparoscopia. O tratamento laparoscópico envolve a drenagem e a irrigação com antibióticos, poupando os órgãos reprodutores, e a terapia clínica intensiva. A terapia antimicrobiana é a mesma do tratamento parenteral para DIP. A hospitalização geralmente é necessária até que seja evidente uma resposta adequada aos antibióticos e para monitorar sinais de ruptura do ATO.

A drenagem percutânea do ATO é feita efetivamente usando orientação US ou TC. Abscessos pélvicos de inserção baixa podem ser drenados por meio de uma colpotomia posterior. Abscessos pélvicos ou abdominais podem ser drenados usando técnicas orientadas por imagem através da parede abdominal, vaginal, retal ou glútea. A taxa de sucesso da drenagem minimamente invasiva é muito alta, mas é dependente da localização do abscesso, acessibilidade e experiência.

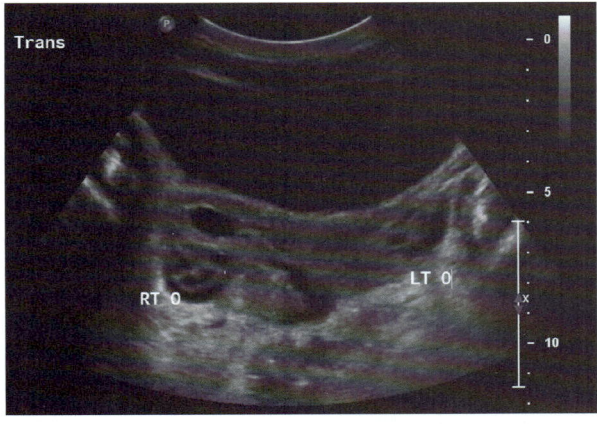

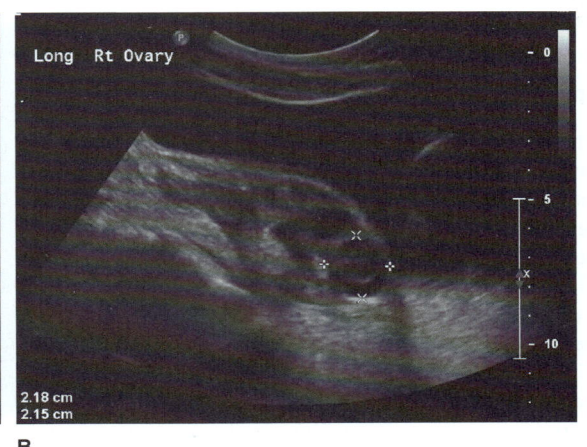

▲ **Figura 36-13** (**A**) Ultrassonografia de massa para-ovariana circundando o ovário direito. (**B**) Massa consistente com formação de abscesso.

Balamuth F, Zhao H, Mollen C: Toward improving the diagnosis and the treatment of adolescent pelvic inflammatory disease in emergency departments: Results of a brief educational intervention. *Pediatr Emerg Care*. 2010;26:85 [PMID: 20094001].

Centers for Disease Control and Prevention: Sexually transmitted diseases treatment guidelines, 2010. *MMWR*. 2010;59 (RR-12):63 [PMID: 21160459].

Haggerty CL, Ness RB: Diagnosis and treatment of pelvic inflammatory disease. *Womens Health*. 2008;4:383 [PMID: 19072503].

Sweet RL: Pelvic Inflammatory Disease: Current concepts of diagnosis and management. *Curr Infect Dis Rep*. 2012;14:194 [PMID: 22298157].

TORSÃO OVARIANA

A torsão ovariana é responsável por 2,7% de todos os casos de dor abdominal aguda em crianças, apresentando-se mais comumente durante o período perimenarca ou início da adolescência. Quinze por cento dos casos ocorrem durante a infância e idade pré-escolar. As causas de torsão anexial incluem teratomas císticos benignos, cistos hemorrágicos ou foliculares, cistos paratubulares, cistadenomas e hidrossalpinge. Raramente (< 1%) uma neoplasia é a causa de torsão ovariana em crianças.

Achados clínicos

Os sintomas mais comuns de torsão ovariana são dor, náusea e vômitos. A dor é súbita, em cólica e persistente com alguma irradiação para o flanco, virilha ou dorso. Febre pode estar presente (20%) e pode haver uma massa palpável ao exame (20-36%). A dor pode ser desproporcional ao exame e ser intermitente se a torsão for intermitente ou em evolução. As crianças podem se apresentar com uma hérnia encarcerada que pode conter um ovário que está torcido e infartado. Assim, o reparo de hérnias inguinais em mulheres com um ovário herniado deve ser feito em tempo de minimizar o pequeno risco de torsão e perda ovariana.

Exames diagnósticos

Não há testes laboratoriais específicos para diagnosticar a torsão ovariana. Contudo, a avaliação da dor abdominal em uma mulher inclui EQU, teste de gravidez e hemograma. Se houver suspeita de um tumor, os marcadores sorológicos, incluindo a α-feto-proteína e a β-HCG, são recomendados.

A US com Doppler permanece o teste radiológico mais útil para determinar a torsão ovariana. Os achados comuns da US incluem massa ovariana ecogênica aumentada com não visualização do ovário ipsilateral, líquido no fundo de saco, vasos ovarianos enrolados ou torsão anexial real, ausência de fluxo sanguíneo venoso e arterial no Doppler. Todavia, a presença de fluxo Doppler não exclui completamente a torsão. A US Doppler é dependente do operador e, às vezes, é difícil distinguir o fluxo de ruídos de fundo. Há também a entidade de torsão intermitente, e o ovário não está completamente torcido no momento do estudo.

Quando a US não está disponível, a TC pode ser útil para detectar uma massa ovariana ou excluir outras causas de dor abdominal em mulheres. Contudo, as TCs abdominais expõem a criança à radiação que pode ter outros efeitos inexplicáveis no longo prazo.

Tratamento

O diagnóstico imediato de torsão ovariana é a chave para melhorar a sobrevida e a função ovariana. Controle da dor, líquidos IV e avaliação imediata com um cirurgião ginecológico ou pediátrico são importantes no SE. O manejo cirúrgico inclui laparoscopia e redução da torsão do ovário. No ovário com edema ou isquemia mínimos, cistectomia, tumorectomia ou aspiração do cisto pode ser considerada se a patologia puder ser identificada. Em pacientes sem patologia ovariana subjacente óbvia, a ooforopexia (estabilização do tecido ovariano) pode ser considerada para o ovário envolvido e o contralateral, mas não é realizada de rotina. Supõe-se que este procedimento reduza o risco de torsão futura. Para o ovário com edema ou hemorragia significativa, o ovário pode ser reposicionado isoladamente. Se houver preocupações a respeito de tumores, o acompanhamento com marcadores tumorais e US é obtido e, se anormal, o ovário pode ser removido em outra cirurgia. Meninas que têm torsão com cistos funcionais recebem uma prescrição de anticoncepcionais orais para suprimir o desenvolvimento de cistos futuros que podem predispor a torsão.

Balci O, Icen MS, Mahmoud AS, Capar M, Colakoglu MC: Management and outcomes of adnexal torsion: a 5 year experience. *Arch Gynecol Obstet*. 2011;284(3):643 [PMID: 20922399].

Chang YJ, Yan DC, Kong MS, et al: Adnexal torsion in children. *Pediatr Emerg Care*. 2008;24:534 [PMID: 18645541].

Galinier P, Carfagna L, Delsol M, et al: Ovarian torsion. Management and ovarian prognosis: A report of 45 cases. *J Pediatr Surg*. 2009;55:1759 [PMID: 19735822].

Guthrie BD, Adler MD, Powell EC: Incidence and trends of pediatric ovarian torsion hospitalizations in the United States, 2000-2006. *Pediatrics*. 2010;125(3):532 [PMID: 20123766].

Piper HG, Oltmann SC, Xu L, Adusumilli S, Fischer AC: Ovarian torsion: Diagnosis of inclusion mandates earlier intervention. *J Pediatr Surg*. 2012;47(11):2071 [PMID: 23164000].

Poonai N, Poonai C, Lim R, Lynch T: Pediatric ovarian torsion: Case series and review of the literature. *Can J Surg*. 2013;56(2):103 [PMID: 23351494].

Rossi BV, Ference EH, Zurakowski D, et al: The clinical presentation and surgical management of adnexal torsion in the pediatric and adolescent population. *J Pediatr Adolesc Gynecol*. 2012;25(2):109 [PMID: 22206683].

Tsafrir Z, Azem F, Hasson J, et al: Risk factors, symptoms, and treatment of ovarian torsion in children: The twelve-year experience of one center. *J Minim Invasive Gynecol*. 2012;19(1):29 [PMID: 22014543].

DOENÇA VESICAL: COLELITÍASE E COLECISTITE

A doença da vesícula biliar (VB) é uma causa incomum de dor abdominal em bebês e crianças; contudo, nos últimos 30 anos, a incidência está aumentando. Isso pode ser devido a fatores como aumento no diabetes infantil e obesidade e melhora na capacidade diagnóstica com o uso da US. A doença da VB engloba inúmeros distúrbios que vão desde colelitíase assintomática até colelitíase sintomática, colecistite, colecistite acalculosa, coledocolitíase, pancreatite calculosa, colangite ascendente e disfunção da vesícula biliar, como a discinesia biliar. A incidência de colelitíase pediátrica varia de 0,13 a 1,9%. Os fatores de risco para doença pediátrica da VB incluem obesidade, história de nutrição parenteral total com e sem ressecção ou disfunção na infância, uso de antibióticos, fibrose cística, discinesia biliar, anomalias congênitas, infecção sistêmica e hemoglobinopatias, como a doença falciforme e a esferocitose hereditária. A ceftriaxona também tem sido associada com o desenvolvimento de cálculos biliares em crianças. A ceftriaxona é concentrada na bile após a excreção e causa pseudolitíase reversível após um mínimo de 4 dias de uso de antibiótico.

O conteúdo do cálculo pediátrico difere dos cálculos de adultos, uma vez que estes são feitos principalmente de colesterol. Os cálculos pediátricos são primariamente de três tipos: pigmento preto associado com doenças hemolíticas; colesterol associado com obesidade, sexo feminino, terapia com estrogênio/progesterona e fatores genéticos; ou carbonato de cálcio que está associado com uma permanência prolongada na unidade de terapia intensiva neonatal (UTIN) ou síndrome de Down.

Achados clínicos

Clinicamente, as crianças apresentam uma variedade de achados. A dor abdominal pode ser um dos sintomas constitucionais; todavia, os bebês podem apresentar apenas icterícia; crianças maiores podem apresentar apenas vômitos. As crianças podem apresentar dor intermitente no QSD, náusea, vômito, icterícia, intolerância a alimentos gordurosos, fezes acólicas e febre. Crianças com doença hemolítica, especificamente, doença falciforme, apresentam dor abdominal inespecífica simulando a dor da crise falciforme. O sinal de Murphy pode estar presente; contudo, ele é altamente inespecífico.

Exames diagnósticos

Hemograma, enzimas hepáticas, lipase, EQU e exames de rotina são úteis para eliminar certas entidades de doença considerados no diferencial. Leucograma, testes de função hepática e avaliação do pâncreas, mesmo quando normais, não excluem doença da vesícula. Se houver suspeita de doença da VB e o abdome da criança for sensível, está indicado um exame por imagem.

A US é a ferramenta diagnóstica mais indicada para doença pediátrica da VB. A US tem uma acurácia de 95% no diagnóstico da colelitíase. Os cálculos biliares aparecem como focos ecogênicos dentro da vesícula biliar (Figura 36-14). Os cálculos biliares também podem estar acompanhados por uma lama biliar. Outros achados incluem dilatação da vesícula, líquido pericolecístico, hiperemia da parede no Doppler e um sinal de Murphy ultrassonográfico (SMU). Nos casos graves, enfisema (ecos brilhantes por ar intramural), gangrena (paredes espessadas e membranas descamadas) ou evidência de perfuração franca (ruptura da parede) podem estar presentes.

O indicador único mais potente de doença da vesícula biliar é a presença de SMU, presença de sensibilidade máxima sobre a vesícula biliar identificada durante o procedimento de US.

A US também pode diagnosticar dilatação do ducto biliar comum (DBC). Em pacientes pediátricos, o diâmetro normal do DBC varia com a idade. Crianças com menos de 13 anos têm um DBC saudável menor do que 3,3 mm, e crianças com menos de 3 meses têm um DBC menor do que 1,2 mm.

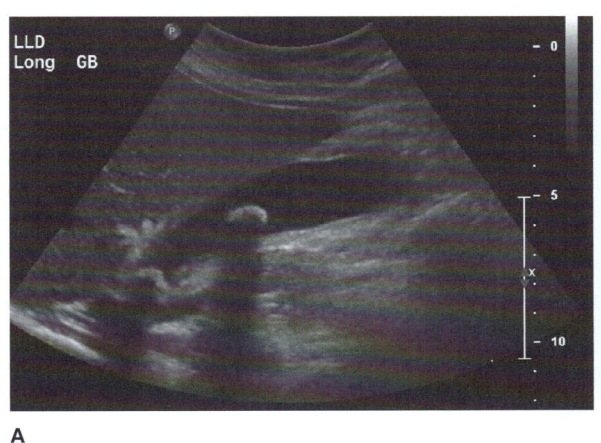

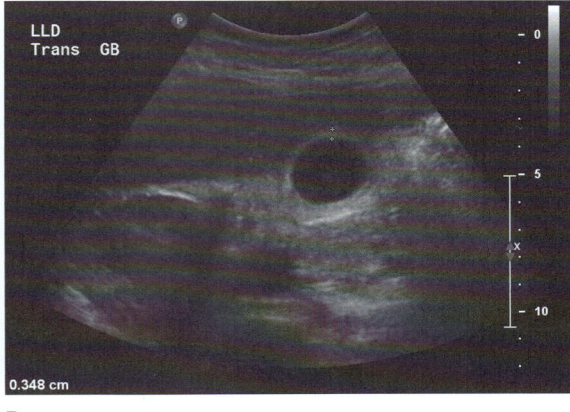

▲ **Figura 36-14** (**A**) Incidência ultrassonográfica longitudinal da vesícula biliar demonstrando um único cálculo ecogênico. (**B**) No mesmo paciente, a incidência transversa demonstra um espessamento da parede da vesícula biliar consistente com colecistite em adição a colelitíase.

As radiografias simples podem revelar cálculos pigmentados, mas geralmente não são úteis. A TC pode identificar cálculos, além de muitos outros processos patológicos, como espessamento da parede, líquido e fibras pericolecísticos e obstrução biliar, mas ao custo de exposição da criança à radiação é alto. A RM não está prontamente disponível na maioria das instituições, e as crianças menores necessitam de sedação procedural.

Tratamento

Os esquemas de tratamento são dependentes da idade e geralmente envolvem medidas de suporte e controle da dor. Os RNs e os bebês com colelitíase podem necessitar apenas observação, e os sintomas em geral se resolvem espontaneamente. Bebês sintomáticos com cálculos calcificados podem se beneficiar de colecistectomia. Crianças com cólica biliar sem evidência de colecistite podem ser tratadas com analgésicos, alterações dietéticas e acompanhamento ambulatorial para avaliação com cirurgião pediátrico. Se houver confirmação US de colecistite, doença sistêmica, vômitos ou dor intensa, estas crianças necessitam de reposição agressiva de líquidos, analgésicos, antibióticos IV e avaliação cirúrgica imediata. A colecistectomia laparoscópica é atualmente o procedimento de escolha. Dados recentes mostram que este procedimento está associado com menos dor e menos dias de internação hospitalar comparado com a colecistectomia aberta.

Pacientes com doença hemolítica, especialmente a doença falciforme, que têm colelitíase sintomática ou colecistite, necessitam colecistectomia laparoscópica. Antes da cirurgia, é recomendada a transfusão com CH, reposição agressiva de líquidos, controle da dor, antibióticos IV e oxigênio.

Mehta S, Lopez ME, Chumpitazi BP, et al: Clinical characteristics and risk factors for symptomatic pediatric gallbladder disease. *Pediatrics*. 2012;129(1):e82 [PMID: 22157135].

Poffenberger CM, Gausche-Hill M, Ngai S, et al: Cholelithiasis and its complications in children and adolescents. *Pediatr Emerg Care*. 2012;28:68 [PMID: 22217893].

Tsung JW, Raio CC, Ramirez-Schrempp D, Blaivas M: Point-of-care ultrasound diagnosis of pediatric cholecystitis in the ED. *Am J Emerg Med*. 2012;28:338 [PMID: 20223393].

Wesdorp I, Bosman D, Graaff A, et al: Clinical presentations and predisposing factors of cholelithiasis and sludge in children. *J Pediatr Gastroenterol Nutr*. 2000;31(4):411 [PMID: 1045839].

INFECÇÃO DO TRATO URINÁRIO

A ITU em bebês e crianças se apresenta comumente no SE como um evento febril sem uma fonte. Na criança mais velha, uma ITU pode se apresentar como dor abdominal com ou sem febre. O papel do médico do SE é identificar o paciente em risco de uma ITU com base na história, nos fatores de risco e no exame físico. Estes são especialmente relevantes, já que os bebês e crianças menores apresentam sintomas vagos e inespecíficos e são incapazes de verbalizar.

Pacientes do sexo masculino não circuncisados, com menos de 60 dias, têm uma incidência de 21% de ITU comparados com uma incidência de 5% em meninas, e 2,3% em meninos circuncisados. Além do período de 6 meses, as meninas têm um risco significativamente aumentado de ITU comparado com meninos. A maioria dos especialistas recomenda a obtenção de amostras de urina em todas as pacientes femininas de até 24 meses de idade febris para fazer o diagnóstico.

Achados clínicos

A apresentação da ITU depende da idade. Crianças menores geralmente apresentam sintomas vagos e inespecíficos, como anorexia, choro, diminuição do débito urinário, letargia, sonolência, vômito, diminuição do ganho de peso ou icterícia. A febre isolada não é necessária. Uma indicação clínica é que a icterícia está significativamente associada com a ITU em crianças, em especial a hiperbilirrubinemia não conjugada após o 8° dia de vida.

Crianças mais velhas apresentam febre como o principal sintoma de ITU. A febre alta (39 °C ou mais) e a ITU oculta estão altamente associadas a um coeficiente de probabilidade positivo de 4 (IC 95%, 1,2-1,3). Outros achados inespecíficos incluem vômitos, fezes amolecidas e desconforto ou dor abdominal. Mesmo se houver outra fonte potencial de febre, como síndrome respiratória superior, gastrenterite aguda, bronquiolite ou otite média, ela não exclui totalmente a presença de ITU. Mesmo bebês febris, positivos para vírus sincicial respiratório (VSR), com menos de 60 dias ainda têm um risco de 5,4% de ITU comparados com bebês negativos para VSR (risco de 10%).

Crianças mais velhas têm queixas de disúria, frequência urinária, dor abdominal ou no flanco e febre. Um aviso de cautela, meninas adolescentes com uretrite por DSTs frequentemente apresentam sintomas similares; portanto, o teste laboratorial para ITU e DST é necessário.

Exames diagnósticos

O padrão-ouro para o diagnóstico de ITU é a urocultura. Os resultados da cultura não estão disponíveis por 24 a 48 horas, então o rastreamento rápido usando o EQU e/ou a análise microscópica é usada para pacientes pediátricos com probabilidade de ter ITU.

A análise da urina por fita de teste dá resultados rápidos buscando primariamente a presença de estearase dos leucócitos (EL) ou nitritos na amostra de urina. A EL é liberada quando os leucócitos são quebrados, e os nitritos são o subproduto do metabolismo dos nitratos pelas bactérias. O problema é que a EL perde mais de 20% das crianças com ITU e também dá 10% de resultados falso-positivos. Os nitritos também têm um alto índice de resultados falso-negativos, e mais de 50% das crianças com ITU não são diagnosticadas no rastreamento. Isso ocorre porque nem todas as bactérias uropatogênicas produzem nitritos, as amostras de urina podem estar diluídas e crianças que não estão treinadas no uso do sanitário têm micção frequente, reduzindo o tempo para conversão do nitrito.

A microscopia urinária mostrando a presença de bactérias revela excelente sensibilidade e especificidade para ITU.

A urocultura é o padrão-ouro para o diagnóstico de ITU. Uma urocultura positiva é um único organismo cultivado: a partir de amostra de aspiração ou punção suprapúbica, mais de 1.000 unidades formadoras de colônias (UFCs) por mL; amostra por sonda ou cateter vesical, mais de 10.000 UFCs/mL; amostra de jato médio, 100.000 UFC/mL. As bactérias uropatogênicas comuns em crianças incluem *E. coli, Klebsiella, Proteus, Enterobacter, Citrobacter, Staphylococcus saprophyticus* e *Enterococcus*.

Há uma hipótese de que a procalcitonina e a proteína C reativa diferenciam a ITU superior da ITU inferior. Até o momento, há dados pediátricos limitados para apoiar essa hipótese. As hemoculturas frequentemente são a avaliação-padrão para febre sem foco em bebês. As hemoculturas positivas associadas com ITU tendem a ocorrer em bebês com idade abaixo de 6 meses. A punção lombar (PL) também é um procedimento-padrão conhecido e recomendado para neonatos com ITU.

Tratamento

Bebês com menos de 2 a 3 meses, ou crianças que parecem toxêmicas, incapazes de tolerar líquidos orais, ou crianças desidratadas são melhor manejadas no hospital com antibióticos parenterais. Os antibióticos recomendados incluem cefalosporinas de terceira geração IV ou aminoglicosídeos. A dose única diária com aminoglicosídeos é segura e eficaz e geralmente envolve um curso curto de 2 a 4 dias de terapia IV seguida por terapia oral para doença do trato urinário inferior. Para a gentamicina, a dose única diária é baseada nas seguintes recomendações: 1 mês a < 5 anos: 7,5 mg/kg/dose a cada 24 horas; 5-10 anos: 6 mg/kg/dose a cada 24 horas; > 10 anos: 4,5 mg/kg/dose a cada 24 horas. A duração ideal da terapia IV para pielonefrite está sendo estudada hoje, mas ocorre tradicionalmente durante 10-14 dias.

Bebês e crianças com ITUs não complicadas podem ser manejadas ambulatorialmente. Devido a taxas crescentes de resistência ao *E. coli*, estudos encontraram maiores índices de cura usando cefalosporinas, como cefixima, cefpodoxime, cefprozila ou cefalexina, e mesmo amoxicilina/clavulanato e sulfametoxazol-trimetoprima. A nitrofurantoína não é recomendada para ITU febril, porque a concentração terapêutica sérica ou renal não é atingida. As fluoroquinolonas geralmente não são usadas em crianças devido a preocupações não comprovadas de lesão às articulações em desenvolvimento. A terapia com fluoroquinolona é recomendada pela American Academy of Pediatrics (AAP) para pacientes com ITU causada por *Pseudomonas aeruginosa* ou outra bactéria gram-negativa resistente a múltiplos medicamentos para as quais não há alternativa eficaz.

Uma revisão Cochrane recente comparando a terapêutica antibiótica de curta duração (2-4 dias) com a duração padrão (7-14 dias) em crianças com ITU inferior não encontrou diferença nas uroculturas positivas entre as terapias imediatamente após o tratamento. O curso curto ou longo em crianças com ITU inferior parece igualmente eficaz.

A avaliação de acompanhamento em 48 a 72 horas em todos os bebês e crianças com ITU é necessária para garantir a resposta adequada aos antibióticos. Bebês e crianças que permanecem febris ou sintomáticas requerem avaliação US para avaliar a presença de abscesso renal, obstrução ou pielonefrite. Além disso, imagens diagnósticas complementares (US renal, cistouretrografia miccional ou cistografia por radionuclídeos) após uma primeira ITU são recomendadas pela AAP.

Beetz R: Evaluation and management of urinary tract infections in the neonate. *Curr Opin Pediatr*. 2012;24:205 [PMID: 22227782].

Bhat RG, Katy TA, Place FC: Pediatric urinary tract infections. *Emerg Med Clin N Am*. 2011;29:637 [PMID: 21782079].

Brady PW, Conway PH, Goudie A: Length of intravenous antibiotic therapy and treatment failure in infants with urinary tract infections. *Pediatrics*. 2010;126:196 [PMID: 20624812].

Ghaemi S, Fesharaki RJ, Kelishadi R: Late onset jaundice and urinary tract infection in neonates. *Indian J Pediatr*. 2007;74:139 [PMID: 17337825].

Hodson EM, Willis NS, Craig JC: Antibiotics for acute pyelonephritis in children. *Cochrane Database Syst Rev*. 2007;4:CD003772 [PMID: 17943796].

Kotoula A, Gardikis S, Tsalkidis A, et al: Comparative efficacies of procalcitonin and conventional inflammatory markers for prediction of renal parenchymal inflammation in pediatric first urinary tract infection. *Urology*. 2009;73:782 [PMID: 19152962].

Koyle MA, Elder JS, Skoog SJ, et al: Febrile urinary tract infection, vesicoureteral reflux, and renal scarring: Current controversies in approach to evaluation. *Pediatr Surg Int*. 2011;27:337 [PMID: 21305381].

Montini G, Tullus K, Hewitt I: Febrile urinary tract infections in children. *N Engl J Med*. 2011;365:239 [PMID: 21774712].

Shaikh N, Morone NE, Lopez J, et al: Does this child have a urinary tract infection? *JAMA*. 2007;298:2895 [PMID: 18159059].

Subcommittee on Urinary Tract Infection, SCoQlaM: Urinary tract infection: Clinical practice guideline for the diagnosis and management of the initial UTI in febrile infants and children 2 to 24 months. *Pediatrics*. 2011;128:595 [PMID: 21873693].

DOENÇA INFLAMATÓRIA INTESTINAL

A doença de Crohn e a colite ulcerativa (CU) são doenças inflamatórias intestinais (DII) relacionadas, porém distintas, que afetam crianças. Em torno de 25% dos pacientes diagnosticados recentemente recebem o diagnóstico na infância e adolescência com a idade média no diagnóstico em torno de 12,5 anos nos Estados Unidos. Os fatores de risco são relacionados primariamente à predisposição genética do hospedeiro. Até 25% das crianças têm uma história familiar positiva de DII. As causas específicas de DII são desconhecidas, mas a teoria atual é que um hospedeiro geneticamente suscetível se torna exposto a um gatilho ambiental, como fumaça, infecção ou uma medicação, e esse gatilho permite que as bactérias do lúmen intestinal atravessem a barreira epitelial, levando a uma sinalização descontrolada entre as células imunes do intestino. Isso resulta no recrutamento e na diferenciação de linfócitos T, e a resposta exagerada leva à a inflamação e a dano intestinal.

Achados clínicos

A doença de Crohn e a CU têm características clínicas similares: dor abdominal, diarreia, perda de peso, sangramento retal,

Tabela 36-10 Diagnóstico diferencial para dor abdominal e diarreia em crianças

- Diarreia sanguinolenta
  - Infecção bacteriana
  - Púrpura de Henoch-Schönlein
  - Isquemia intestinal
  - Colite por radiação
  - Síndrome hemolítico-urêmica
- Sangramento retal
  - Fissura anal, pólipos, síndrome de úlcera retal
  - Divertículo de Meckel
- Doença perirretal (pensar em doença de Crohn)
  - Fissura
  - Infecção estreptocócica
  - Apendicite
  - Intussuscepção
  - Adenite mesentérica
  - Divertículo de Meckel
  - Cisto ovariano
  - Linfoma

Tabela 36-11 Marcadores sorológicos disponíveis comercialmente

Marcador sorológico	Doença de Crohn	Colite ulcerativa
ASCA (anticorpo antiSaccharomyces cerevisiae) imunoglobulina A e G	40%-56%	0-7%
ANCA (anticorpo anticitoplasma do neutrófilo) histamina 1 proteína, DNAse especificado	18%-24%	60%-80%
Anti-Omp C (proteína da membrana externa da E. coli)	25%	6%

anemia e evidência de desnutrição. Crianças com doença de Crohn apresentam dor abdominal, diarreia e perda de peso. Algumas irão apresentar fezes sanguinolentas ou melanóticas, estomatite aftosa e ondulações perianais, fissuras, fístulas ou abscessos. A doença de Crohn pode afetar o intestino da boca ao ânus. A inflamação é transmural e caracterizada por lesões intercaladas. Muitos apresentam anorexia, febre e anemia, por deficiência de ferro, e são diagnosticados enquanto são avaliados por desnutrição e déficit de crescimento ou retardo na puberdade. Artralgias e artrite são comuns da doença de Crohn. Eritema nodoso ocorre com a doença de Crohn e é caracterizado por nódulos ou placas dolorosos, quentes e vermelhos nas superfícies extensoras das extremidades inferiores.

Crianças com CU apresentam caracteristicamente diarreia, sangramento retal e dor abdominal. A diarreia é insidiosa e geralmente sem características sistêmicas, como febre ou perda de peso (Tabela 36-10). Um terço das crianças apresenta hematoquezia, cólicas abdominais com urgência fecal, febre baixa ou intermitente, perda de peso, anemia e hipoalbuminemia. Pioderma gangrenoso ocorre raramente, mas está associado com envolvimento colônico mais extenso em pacientes com CU. A CU envolve primariamente a camada mucosa do cólon, a inflamação é contínua, começando a partir do reto e se estendendo proximalmente. Não há lesões intercaladas. As crianças são mais propensas a experimentar pancolite.

Exames diagnósticos

Os exames de sangue podem ser úteis em uma criança com suspeita de ter DII. Leucograma, proteína total/albumina, VHS, proteína C reativa, aminotransferases, fosfatase alcalina (FA) e bilirrubina são classicamente anormais. Aproximadamente 70% das crianças têm anemia, e a VHS está elevada em 75% das crianças com doença moderada a grave. Os exames das fezes para excluir causas infecciosas de diarreia devem ser feitos. Os marcadores fecais, como a calprotectina e a lactoferrina (FL), são marcadores não invasivos de inflamação intestinal e estão elevados em crianças com DII e normais em crianças com síndrome do intestino irritável. Os marcadores sorológicos que diferenciam a doença de Crohn da CU foram descobertos recentemente; todavia, o seu uso em crianças é limitado, uma vez que a soroconversão depende da exposição e de um sistema imune maduro (Tabela 36-11).

Uma série radiográfica GI superior com bário pode mostrar estenose, separação anormal das alças intestinais e formação de fístula na doença de Crohn. A TC frequentemente mostra espessamento da parede intestinal, formação de abscesso, fístula ou estreitamentos. A RM tem uma sensibilidade e especificidade de 90% para detecção de doença de Crohn no intestino delgado e tem um potencial para diferenciação de doença de Crohn de CU, porque a inflamação da mucosa e de toda a espessura da parede se realça diferentemente. A RM também se tornou a modalidade de imagem de escolha para doença perianal. A vantagem é que a maioria das crianças do DII recebem múltiplos exames radiológicos por toda a vida e a RM oferece uma opção não ionizante. A US é sensível e específica na detecção da doença de Crohn; todavia, a US é altamente dependente da experiência do operador.

A endoscopia por videocápsula (VCE) é uma técnica de imagem promissora que não envolve radiação. A cápsula é do tamanho de uma multivitamina e tem a capacidade de produzir imagens do intestino delgado. Dentro de 24 a 48 horas, a cápsula é eliminada com as fezes. As imagens são transmitidas e descarregadas em um computador e interpretadas por gastrenterologista. Os pontos negativos com a VCE são que a criança precisa ser capaz de engolir a cápsula, ela não pode ser usada em pacientes com estenoses e as lesões vistas não podem ser biopsiadas.

A endoscopia com biópsia é a modalidade de imagem mais sensível e específica disponível. Ela permite a visualização direta e biópsia. Ela é o método mais sensível e específico para avaliação do cólon e do íleo. Inflamação contínua é vista no reto e se estende proximalmente para o cólon em pacientes com CU. As características endoscópicas da doença de Crohn são as lesões intercaladas: intestino de aspecto normal intercalado com mucosa inflamada. Estreitamentos, exsudatos e úlceras podem estar presentes por todo o intestino. A inflamação da doença de Crohn ocorre em toda a espessura.

Tratamento

As medicações atuais para DII incluem corticosteroides, 5-aminossalicilatos (5-ASA), imunomoduladores, agentes biológicos, antibióticos e probióticos. Os corticosteroides controlam os sintomas moderados a graves e produzem melhora em 80% dos pacientes com DII. A dependência de esteroides é um problema. Os imunomoduladores, como a azatioprina e 6-mercaptopurina, são bem tolerados e fornecem remissão em aproximadamente 75% dos pacientes. O metotrexato inibe a di-hidrofolato redutase, uma enzima necessária para o metabolismo do ácido fólico, e é eficaz para controle dos sintomas no curto prazo e remissão em longo prazo em pacientes com doença de Crohn.

A terapia biológica é usada para indução e manutenção em crianças com doença moderada a grave. O infliximabe é um anticorpo monoclonal direcionado contra a citocina do fator de necrose tumoral alfa (TNF-α) e age contra a doença de Crohn e CU. O infliximabe é o único imunomodulador aprovado pelo FDA nos Estados Unidos para crianças com doença de Crohn. Dois agentes antiTNF, adalimumab e certolizumab, foram estudados recentemente e se mostraram tão eficazes quanto o infliximabe.

A terapia nutricional pode prover algum benefício a crianças com doença de Crohn. A nutrição enteral exclusiva com fórmulas elementares ou poliméricas tem sido associada com remissões em curto prazo em até 80% das crianças com doença de Crohn. A nutrição enteral suprime a inflamação intestinal e permite a cicatrização da mucosa. Após a indução, medicações como os imunomoduladores são necessárias para manter a remissão.

Antibióticos são usados para tratar certas doenças. Metronidazol e ciprofloxacin são usados para tratar fístulas perirretais, bursite após colectomia ou procedimentos de implantes de bolsas ileoanais em pacientes com CU. A rifaximina também reduz a dor abdominal e a diarreia em crianças com DII.

Os probióticos não são úteis em crianças com doença de Crohn, mas em crianças com CU, os probióticos podem ajudar a manter a remissão quando adicionados aos esquemas padrão. Os probióticos também podem ser úteis na prevenção e no tratamento de bursite.

As indicações para cirurgia incluem sangramento GI não controlado, perfuração intestinal, estenose, obstrução, colite fulminante e displasia. A cirurgia para CU envolve a ressecção de todo o cólon com anastomose da bolsa íleo-anal. O procedimento pode ser realizado como uma cirurgia primária ou em estágios. Essa técnica evita ileostomia permanente e preserva a função anorretal. Os resultados no longo prazo são excelentes. A cirurgia para doença de Crohn envolve a resseção segmentar do intestino, removendo o íleo terminal e o cólon inflamado adjacente.

As complicações no longo prazo incluem megacólon tóxico, perfuração colônica, colite grave e câncer colorretal. Os pacientes com instalação precoce de doença de Crohn têm uma altura adulta final mais baixa comparados com a altura média dos pais prevista. Isso não é visto em pacientes com CU. O desenvolvimento ósseo, a osteopenia e a osteoporose também podem ser afetados na doença de Crohn.

Austin GL, Shaheen NJ, Sandler RS: Positive and negative predictive values: Use of inflammatory bowel disease serologic markers. *Am J Gastroenterol.* 2006;101:413 [PMID: 16542272].

Bossuyt X: Serologic markers in inflammatory bowel disease. *Clin Chem.* 2006;52:171 [PMID: 16339302].

Horsthuis K, Bipat S, Bennink RJ, Stoker J: Inflammatory bowel disease diagnosed with US, MR, scintigraphy, and CT: meta-analysis of prospective studies. *Radiology.* 2008;247:64 [PMID: 18372465].

Jose FA, Heyman MB: Extraintestinal manifestations of inflammatory bowel disease. *J Pediatr Gastroenterol Nutr.* 2008;46:124 [PMID: 18223370].

Shikhare G, Kugathasan S: Inflammatory bowel disease in children: Current trends. *J Gastroenterol.* 2010;45:673 [PMID: 20414789].

Szigethy E, McLafferty L, Goyal A: Inflammatory bowel disease. *Pediatr Clin N Am.* 2011;58:903 [PMID: 21855713].

PANCREATITE

A pancreatite aguda é caracterizada por inflamação reversível dentro do parênquima do pâncreas. Independente das múltiplas etiologias, a inflamação resulta de uma cascata de eventos envolvendo a ativação do zimogênio, a produção de citocina, a inflamação intra- e extrapancreática, levando à isquemia pancreática e à pancreatite. A incidência de pancreatite pediátrica está aumentando por motivos que não estão claros e mais provavelmente são multifatoriais, como a tendência na mudança na etiologia, nos padrões de encaminhamento e no diagnóstico.

Achados clínicos

O sintoma mais comum é a dor abdominal (80-95%) localizada na região epigástrica. A dor nas costas ou irradiação para o dorso é rara em crianças. A dor abdominal difusa pode ocorrer em até 20% das crianças. Outros sintomas comuns incluem náuseas e vômitos (40-80%), distensão abdominal, febre, icterícia, ascite e derrame pleural. Os bebês e as crianças não verbais frequentemente apresentam queixas inespecíficas e não características, como choro, irritabilidade, distensão abdominal e febre. Neste grupo etário, eles são menos prováveis de apresentar dor abdominal, náuseas e ter sensibilidade epigástrica ao exame.

A etiologia da pancreatite é muito ampla em crianças comparada com adultos. As causas mais comuns de pancreatite em crianças são biliares, medicações (ácido valproico, L-asparaginase, prednisona e 6-mercaptopurina), doença multissistêmica idiopática (sepse, síndrome hemolítico-urêmica [SHU], lúpus eritematoso sistêmico [LES]), trauma (acidente de trânsito, trauma não acidental [TNA]), infecção (caxumba, hepatite A e E, rotavírus, pneumonia por micoplasma, adenovírus, enterovírus Coxsackie B4) e causas metabólicas (CAD, hipertrigliceridemia, hipercalcemia).

Exames diagnósticos

Elevações nos níveis de amilase e de lipase são os exames mais comumente anormais na pancreatite. A sensibilidade da amilase no diagnóstico da pancreatite varia de 50 a 85%, e a lipase é de 77%. Os níveis máximos de lipase são até cinco vezes mais altos do que os da amilase em crianças. Contudo, os níveis de amilase não são dispensáveis. Em crianças, um nível de amilase elevado pode ser o único exame laboratorial alterado. Por outro lado, em bebês e crianças menores, os níveis de lipase estão elevados em até 100% dos pacientes comparado com os níveis de amilase que estão elevados em 40 a 60% nesta população. Esta discrepância pode ser devida a diferenças no desenvolvimento na expressão genética das enzimas pancreáticas. Os biomarcadores laboratoriais de pancreatite que não estão disponíveis prontamente para uso clínico são o tripsinogênio catiônico sérico e o peptídeo de ativação do tripsinogênio sérico ou urinário.

Elevações na amilase e lipase podem ser devidas a uma miríade de processos de doença, e o nível de elevação não se correlaciona com a gravidade da doença (Tabela 36-12).

A proteína C reativa é um marcador útil da atividade da doença. Os exames de sangue de rotina em crianças com pancreatite são glicose plasmática, cálcio, GV, testes de função hepática, hemograma, ureia e Cr.

A US é atualmente a ferramenta de diagnóstico por imagem na avaliação da pancreatite. Ela não emite radiação, não é invasiva e traz informações adicionais de outras causas mais comuns de dor abdominal em crianças. A US é superior à TC na detecção de cálculo biliar como causa de pancreatite. As características diagnósticas de pancreatite na US incluem heterogeneidade pancreática, edema, coleções de líquido peripancreático ou peritoneal. A US também pode mostrar a presença de dilatação do ducto biliar comum, ducto pancreático e/ou um pseudocisto.

A TC geralmente não é recomendada como o primeiro exame para a avaliação da pancreatite, a não ser que o diagnóstico não seja claro. Os achados da TC são similares aos achados da US. Tardiamente no processo da doença, a TC é útil na identificação de necrose pancreática.

Há informações limitadas sobre o uso da RM e US endoscópica em crianças devido à acessibilidade, ao tamanho do paciente, à necessidade de anestesia geral. A colangiopancreatografia endoscópica retrógrada (CPER) e a colangiopancreatoressonância magnética (CPRM) não são úteis no diagnóstico de pancreatite, mas têm um papel na investigação de obstrução biliar associada em crianças com pancreatite recorrente ou crônica.

Tratamento

Para a maioria das crianças, o tratamento agudo da pancreatite é de suporte e inclui líquidos IV, manejo da dor e repouso pancreático; todavia, as recomendações mais novas advogam a alimentação enteral precoce por sonda nasojejunal quando o íleo paralítico associado se resolver. Pacientes com pancreatite grave com evidência de choque, insuficiência respiratória ou falência renal necessitam manejo com cuidados intensivos. Suporte o ABC e considere a transferência para um centro de cuidados terciários. Tratar com hidratação agressiva, profilaxia de úlcera de estresse, antibióticos de amplo espectro e controle da glicemia. Em situações agudas, a cirurgia raramente é necessária. A avaliação com um cirurgião pediátrico pode ser necessária para tratar qualquer causa subjacente de pancreatite ou para complicações de pancreatite, especificamente pseudocisto pancreático. Os pseudocistos assintomáticos, independentemente do tamanho, com frequência podem ser tratados clinicamente. Pseudocistos sintomáticos, infectados ou hemorrágicos podem necessitar drenagem cirúrgica ou radiográfica, endoscópica ou laparoscópica.

Tabela 36-12 Razões adicionais para elevação da lipase ou amilase no paciente pediátrico

Amilase	Lipase
Doença do trato biliar	Câncer pancreático
Obstrução ou isquemia intestinal	Macrolipasemia
Infarto mesentérico	Insuficiência renal
Úlcera péptica	Colecistite aguda
Apendicite	Esofagite
Gravidez ectópica rota	Hipertrigliceridemia
Tumor ovariano	
Aneurisma aórtico dissecante	
Trauma da glândula salivar	
Infecção (caxumba)	
Obstrução da glândula salivar	
Infarto do miocárdio	
Embolia pulmonar	
Pneumonia	
Uso de medicamentos (opiáceos, fenilbutazona)	
Trauma (queimaduras, trauma cerebral)	
Insuficiência renal	
Transplante renal	
Macroamilasemia	

Bai HX, Lowe ME, Husain SZ: What have we learned about acute pancreatitis in children? *J Pediatr Gastroenterol Nutr.* 2011;52(3):262 [PMID: 21336157].

Bai HX, Ma MH, Orabi AI: Novel characterization of drug-associated pancreatitis in children. *J Pediatr Gastroenterol Nutr.* 2011;53(4):423 [PMID: 21681111].

Coffey MJ, Nightingale S, Ooi CY: Serum lipase as an early predictor of severity in pediatric acute pancreatitis. *J Pediatr Gastroenterol Nutr.* 2013;56(6):602 [PMID: 23403441].

Lowe ME, Greer JB: Pancreatitis in children and adolescents. *Curr Gastroenterol Rep.* 2008;10(2):128 [PMID: 18462598].

Morinville VD, Husain SZ, Bai H, et al: Definitions of pediatric pancreatitis and survey of present clinical practices. *J Pediatr Gastroenterol Nutr.* 2011;53(4):423 [PMID: 22357117].

Teh SH, Pham TH, Lee A, et al: Pancreatic pseudocyst in children: The impact of management strategies on outcome. *J Pediatr Surg.* 2006;41:1889 [PMID: 17101365].

Emergências neurológicas

37

Nicholas Irwin, MD
Roger L. Humphries, MD

MANEJO IMEDIATO DE CONDIÇÕES NEUROLÓGICAS QUE AMEAÇAM A VIDA

A CRIANÇA COMATOSA

CONSIDERAÇÕES GERAIS

Uma abordagem rápida e sistêmica à avaliação e ao manejo do coma em pacientes pediátricos é de suma importância, devendo ser orientada pela avaliação inicial. A monitorização cuidadosa e a reavaliação contínua são necessárias. A avaliação inicial deve ser realizada ao mesmo tempo em que a terapia clínica básica inicial, como a colocação de equipamentos de monitorização e o acesso intravenoso (IV).

O coma é caracterizado por níveis reduzidos de estimulação e pode ser classificado pelos achados clínicos. A escala de coma de Glasgow (GCS) é uma escala comum e facilmente usada no paciente adulto, podendo ser adaptada para uso pediátrico (Tabela 37-1).

A etiologia mais comum de coma em criança é infecciosa, e o manejo rápido de causas infecciosas potenciais é recomendado (Tabela 37-2).

TRATAMENTO

O tratamento e o manejo imediatos de uma emergência devem começar com a avaliação da via aérea, da respiração e da circulação (ABC). A glicemia deve ser verificada em um paciente com sensório anormal, especialmente no paciente pediátrico. O acesso IV deve ser obtido e uma ampla avaliação laboratorial deve ser realizada na criança comatosa não diferenciada, incluindo hemograma completo, perfil metabólico completo, gasometria, exame qualitativo de urina (EQU), hemocultura, painel toxicológico, bem como a proteína C reativa e a velocidade de hemossedimentação (VHS). Uma análise laboratorial complementar pode estar indicada, dependendo de considerações clínicas, incluindo células falciformes, aminoácidos, punção lombar (PL) e eletrólitos urinários.

O uso de imagem no manejo de pacientes pediátricos é um tópico complexo e deve ser considerado caso-a-caso. As considerações gerais incluem trauma, achados do exame focal, sinais de aumento da pressão intracraniana (PIC) ou um aspecto doente ou toxêmico. Se houver suspeita de trauma ou aumento da PIC, está indicada a realização emergencial de uma tomografia computadorizada (TC) cerebral sem contraste.

HIPERTENSÃO INTRACRANIANA

CONSIDERAÇÕES GERAIS

A hipertensão intracraniana (HIC) é definida como elevação da pressão de abertura na PL, que normalmente está entre 10 e 100 mm H_2O em crianças com menos de 8 anos de idade, e 60 a 200 mm H_2O em crianças com mais de 8 anos ou em adultos. A HIC é um desfecho de vários distúrbios infecciosos, traumáticos, estruturais e metabólicos (Tabela 37-3).

ACHADOS CLÍNICOS

História

Os achados históricos comuns na HIC incluem história de trauma, derivação ventrículo-peritoneal (DVP), diátese hemorrágica, vômitos matinais, cefaleia noturna e regressão no desenvolvimento. Estes achados frequentemente são mais vagos naqueles com PIC elevada cronicamente. Os sintomas típicos incluem cefaleias, diplopia, náuseas e vômitos.

Exame físico

Os achados do exame físico variam, dependendo da cronicidade e da gravidade da doença, e incluem exame fundoscópico anormal, ataxia, convulsões, assimetria pupilar, paralisia do VI

Tabela 37-1 Escala de coma de Glasgow pediátrica

Resposta da abertura ocular	
Espontânea	4
Aos estímulos verbais	3
À dor	2
Nenhuma	1
Resposta verbal: Criança (Modificação em bebês)[a]	
Orientada (*faz ruídos, balbucia*)	5
Conversação confusa (*Choro irritado, consolável*)	4
Palavras inadequadas (*Chora com a dor*)	3
Sons incompreensíveis (*Geme com a dor*)	2
Nenhum	1
Melhor resposta motora dos membros superiores: Criança (Modificação em bebês)[b]	
Obedece a comandos (*Movimentos normais*)	6
Localiza a dor (*Afasta com o toque*)	5
Afasta com a dor	4
Flexão com a dor	3
Extensão com a dor	2
Nenhuma	1

[a]O número adequado de cada seção é somado a um total entre 3 e 15. Um escore menor do que 8 geralmente indica depressão do sistema nervoso central (SNC), necessitando ventilação com pressão positiva (VPP).
[b]Se nenhuma modificação for listada, a mesma resposta se aplica a bebês e a crianças.
(Reproduzida com permissão de Hay WW, Levin MJ, Deterding RR, Abzug MJ, Sondheimer JM (eds): *Current Diagnosis & Treatment: Pediatrics*, 21° ed. McGraw-Hill, Inc., 2012. Direitos Autorais © McGraw-Hill Education LLC.)

nervo craniano e diminuição do nível de consciência. Alguns pacientes com disfunção da DVP e PIC elevada agudamente terão "olhos em pôr do sol" com paralisia do olhar para cima (fenômeno de Parinaud). A tríade de Cushing, composta de hipertensão, bradicardia e respirações anormais, é um achado tardio e frequentemente incompleto. A postura descerebrada e descorticada pode indicar que está ocorrendo, ou que vai ocorrer, herniação cerebral.

A herniação transtentorial está associada com dilatação pupilar ipsilateral com ou sem hemiparesia contralateral. A herniação do forame magno apresenta níveis reduzidos de consciência e aspectos da tríade de Cushing.

Exames de imagem

A TC é a modalidade de imagem de escolha em situação aguda, mas nunca deve atrasar a estabilização ou as etapas iniciais no manejo se houver suspeita de HIC. A ressonância magnética (RM) pode ser valiosa em pacientes crônicos nos quais o manejo de emergência não é necessário.

TRATAMENTO E ENCAMINHAMENTO

O tratamento inicial deve ser orientado para a estabilização e o manejo do ABC, como indicado. Uma abordagem escalonada ao manejo deve ser considerada (Figura 37-1) e deve ser feita em conjunto com um neurocirurgião. A reposição agressiva de líquidos com manutenção da pressão arterial (PA) maior do que o quinto percentil para a idade está indicada. A disposição do paciente irá variar, dependendo da gravidade e da cronicidade, e será guiada pelas indicações dos consultores neurocirurgiões.

DISTÚRBIOS INFECCIOSOS

MENINGITE BACTERIANA

Considerações gerais

A meningite é uma infecção envolvendo a pia máter, a aracnoide e o espaço subaracnoide. A mortalidade nos casos não tratados para a meningite bacteriana é próxima de 100%. Os patógenos típicos em bebês e crianças incluem *Streptococcus* grupo B, *Escherichia coli*, *Listeria monocytogenes*, *Haemophilus influenzae* tipo B, *Streptococcus pneumoniae*, *Neisseria meningitidis* e *Staphylococcus aureus*; contudo, qualquer micróbio patogênico pode causar meningite. Os organismos frequentemente variam com a idade (isto é, < 30 dias – *E. coli* + *Strep* grupo B; > 30 dias – *S. pneumoniae*, *N. meningitidis*). A introdução de vacinas de polissacarídeos conjugados com proteína reduziu substancialmente a incidência de meningite causada por *S. pneumoniae*, *H. influenzae* tipo B (Hib) e *N. meningitidis*.

Achados clínicos

▶ **Sinais e sintomas**

Os sinais e sintomas de apresentação são variáveis, dependendo da idade da criança, da duração da doença e da responsividade do hospedeiro à doença. As características clínicas podem ser inespecíficas e sutis, especificamente em crianças menores.

Os achados típicos em bebês podem incluir febre ou hipotermia, letargia, irritabilidade, má alimentação, vômitos, diarreia, sofrimento respiratório, convulsões, abaulamento da fontanela, hipotonia e coma. Crianças mais velhas provavelmente apresentam febre, meningismo, cefaleia, fotofobia, náusea, vômitos, confusão, letargia e irritabilidade.

Os achados tradicionais do exame físico associados com irritação meníngea incluem sinal de Kernig, no qual o examinador flete o quadril e estende o joelho, produzindo dor nas costas e nas pernas, e o sinal de Brudzinski, no qual o examinador flete passivamente o pescoço, produzindo flexão involuntária dos quadris. Os achados podem ocorrer em até 75% das crianças mais velhas, mas geralmente são muito insensíveis e inespecíficas para serem úteis e são mesmo menos prováveis de estarem presentes em bebês com meningite.

Tabela 37-2 Causas comuns de coma

Mecanismo do coma	Causa provável	
	Bebê RN	Crianças mais velhas

Anoxia
  Asfixia
  Obstrução respiratória
  Anemia grave
	Asfixia do parto, EHI
	Aspiração de mecônio, infecção (especialmente VSR)
	Hidropisia fetal
		Intoxicação por CO
		Crupe, traqueíte, epiglotite
		Hemólise, perda sanguínea

Isquemia Choque cardíaco	Lesões com *shunt*, VE hipoplásico Asfixia, sepse	Lesões com *shunt*, estenose aórtica, miocardite com perda sanguínea, infecção
Trauma craniano (causa estrutural)	Contusão de parto, hemorragia, TNA	Quedas, acidentes automobilísticos, lesões atléticas
Infecção (causa mais comum na infância)	Meningite por gram-negativos, enterovírus, encefalite por herpes, sepse	Meningite bacteriana, encefalite viral, encefalite pós--infecciosa, sepse, tifoide, malária
Vascular (AVE, frequentemente de causa desconhecida)	Hemorragia intraventricular, trombose do seio	Oclusão arterial ou venosa com doença cardíaca congênita, trauma craniano ou do pescoço
Neoplasia (causa estrutural)	Rara nessa idade. Papiloma do plexo coroide com grave hidrocefalia	Glioma do tronco cerebral, pressão aumentada com tumores da fossa posterior
Drogas (toxidrome)	Sedativos maternos; analgésicos injetados na área pudenda e paracervical	*Overdose*, salicilatos, lítio, sedativos, psicotrópicos
Epilepsia	Convulsões motoras menores constantes; convulsão elétrica sem manifestações motoras	Não convulsiva ou, estado de ausência, estado pós-ictal; medicamentos administrados para parar convulsões
Toxinas (toxidrome)	Sedativos maternos ou injeções	Arsênico, álcool, CO, pesticidas, cogumelos, chumbo
Hipoglicemia	Lesão do parto, progenia diabética, progenia toxêmica	Diabetes, pré-diabetes, agentes hipoglicêmicos
PIC aumentada (causa metabólica ou estrutural)	Lesão cerebral anóxica, hidrocefalia, distúrbios metabólicos (ciclo da ureia, amino-, acidúrias orgânicas)	Encefalopatia tóxica, síndrome de Reye, trauma craniano, tumor da fossa posterior
Causas hepáticas	Insuficiência hepática, erros inatos do metabolismo na conjugação da bilirrubina	Insuficiência hepática
Causas renais, encefalopatia hipertensiva	Rins hipoplásicos	Nefrite, GNA e crônica, uremia, síndrome urêmica
Hipotermia, hipertermia	Iatrogênica (esfriamento da cabeça)	Exposição ao frio, afogamento; insolação
Hipercapnia	Anomalias congênitas do pulmão, displasia broncopulmonar	Fibrose cística (hipercapnia, anoxia)

Alterações eletrolíticas
  Hiper- ou hiponatremia
  Hiper- ou hipocalcemia
  Acidose grave, acidose láctica
	Iatrogênica (uso de $NaHCO_3$), intoxicação por sal (erros das fórmulas), SIADH, síndrome adrenogenital, diálise (iatrogênica), septicemia, erros metabólicos, síndrome adrenogenital	Diarreia, desidratação
		Acidose láctica
		Infecção, coma diabético, intoxicação (p. ex., ácido acetilsalicílico), coma hiperglicêmico não cetótico

Purpúrico	CIVD	CIVD, leucemia, púrpura trombocitopênica trombótica

GNA, glomerulonefrite aguda; SIADH, síndrome da secreção inadequada de hormônio antidiurético; RN, recém-nascido; EHI, encefalopatia hipóxica isquêmica; CO, monóxido de carbono; VSR, vírus sincicial respiratório; VE, ventrículo esquerdo; TNA, trauma não acidental; CIVD, coagulação intravascular disseminada; AVE, acidente vascular encefálico.
(Modificada e reproduzida com permissão de Lewis J, Moe PG: The unconscious child. In Conn H, Conn R (eds): *Current Diagnosis*, 5° ed. WB Saunders, 1977. Direitos Autorais Elsevier.)

Tabela 37-3 Doença pediátrica comumente associada com pressão intracraniana aumentada

Processos difusos
Trauma
Hipóxico isquêmico
Quase-afogamento
Parada cardiorrespiratória
Infecciosa
Encefalite
Meningite
Metabólica
Síndrome de Reye
Insuficiência hepática
Erros inatos do metabolismo
Tóxica
Intoxicação por chumbo
Overdose de vitamina A
Processos focais
Trauma
Hipóxico isquêmico
Trauma
AVE
Infeccioso
Abscessos
Lesões em massa
Tumores
Hematomas

AVE, acidente vascular encefálico.
(Reproduzida com permissão de Hay WW, Levin MJ, Deterding RR, Abzug MJ, Sondheimer JM (eds): *Current Diagnosis & Treatment: Pediatrics*, 21ª ed. McGraw-Hill, Inc., 2012. Direitos Autorais © McGraw-Hill Education LLC.)

▶ Exames por imagem

Os exames por imagem na suspeita de meningite estão indicados quando os pacientes têm sinais focais ao exame sugestivos de abscesso, ou são imunocomprometidos com um risco aumentado de doença invasiva.

A PIC elevada é uma contraindicação relativa à PL devido ao risco de herniação cerebral. Pacientes em risco aumentado de PIC elevada que podem se beneficiar de exames de imagem antes da PL incluem aqueles com história de doenças do SNC, derivações do SNC, lesões que ocupam espaço, alteração do sensório, trauma, hidrocefalia ou papiledema ao exame.

▶ Achados laboratoriais

A PL é de suma importância para o diagnóstico, e as pressões de abertura devem ser registradas. Os estudos típicos do líquido cerebrospinal (LCS) incluem a coloração de Gram e cultura, a contagem de células com diferencial, a proteína, a glicose, a cultura viral e a reação em cadeia da polimerase para vírus herpes simples (PCR-HSV) em RNs com menos de 1 mês. Estudos complementares podem estar indicados, dependendo da situação clínica.

Hemoculturas sempre devem ser colhidas. A proteína C reativa e a procalcitonina têm sido usadas na diferenciação entre meningite viral e bacteriana, podendo, assim, ser úteis, especialmente se a terapia antimicrobiana foi iniciada antes da

---

ECG < 8
(e trauma craniano não cirúrgico)

↓

Monitorar PIC (considerar a colocação de ventriculostomia ao mesmo tempo)

↓

Se a PIC se mantiver elevada, prosseguir nas etapas seguintes até que haja uma resposta positiva:

↓

PRIMEIRA LINHA DE TERAPIA

Sedação, analgesia, elevação da cabeceira da cama

Drenar o LCS por meio de ventriculostomia, quando presente

Bloqueio neuromuscular

Manitol ou solução fisiológica (SF) a 3%

Hiperventilação para uma $PaCO_2$ de 30-35 mmHg

↓

Se a PIC permanecer elevada, prosseguir para a segunda linha de terapia (ordem não especificada)

↓

SEGUNDA LINHA DE TERAPIA

Craniectomia descompressiva

Terapia com barbitúricos

Hipotermia moderada (32-34 °C)

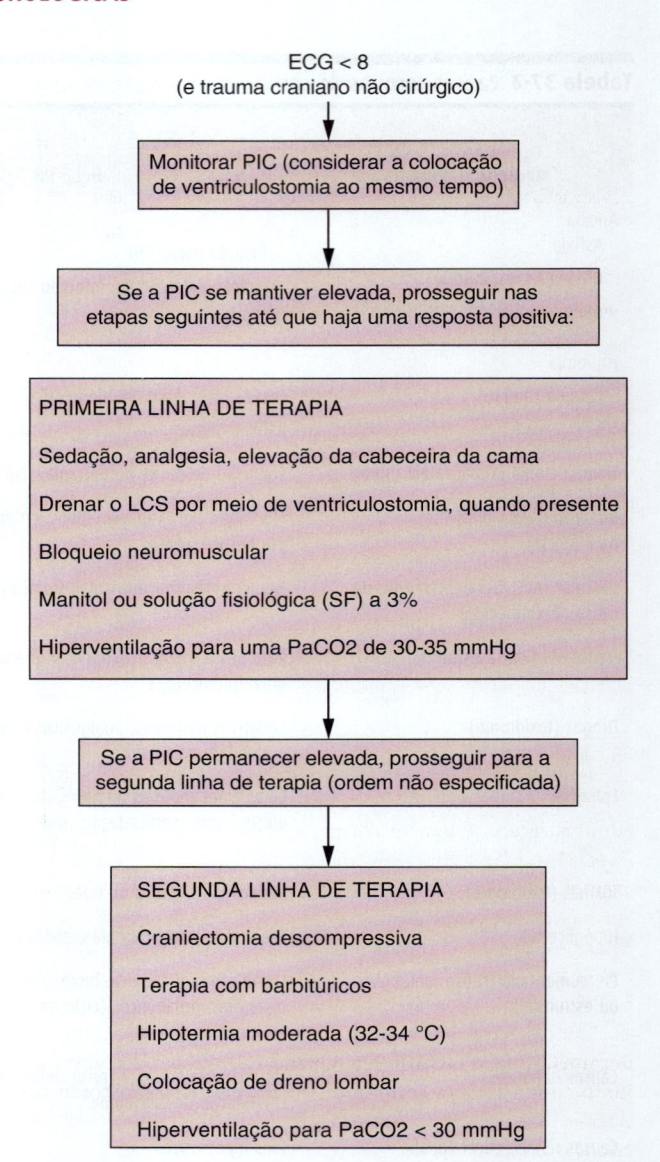

Colocação de dreno lombar

Hiperventilação para $PaCO_2$ < 30 mmHg

▲ **Figura 37-1** Algoritmo de tratamento proposto para hipertensão intracraniana no trauma craniano. ECG, escala de coma de Glasgow; PIC, pressão intracraniana; LCS, líquido cerebrospinal; $PaCO_2$, pressão parcial arterial de gás carbônico. (Reproduzida com permissão de Hay WW, Levin MJ, Deterding RR, Abzug MJ, Sondheimer JM (eds): *Current Diagnosis & Treatment: Pediatrics*, 21ª ed. McGraw-Hill, Inc., 2012. Direitos Autorais © McGraw-Hill Education LLC.)

Tabela 37-4 Achados no líquido cerebrospinal na meningite

Medida	Normal	Meningite bacteriana	Meningite viral	Meningite fúngica	Meningite tuberculosa	Abscesso
Leucócitos/mL	0-5	> 1.000	< 1.000	100-500	100-500	10-1000
PMNs (%)	0-15	> 80	< 50	< 50	< 50	< 50
Linfócitos (%)	> 50	< 50	> 50	> 80	Monócitos aumentados	Variável
Glicose	45-65	< 40	45-65	30-45	30-45	45-60
Proporção glicose LCS-sangue	0,6	< 0,4	0,6	< 0,4	< 0,4	0,6
Proteína	20-45	> 150	50-100	100-500	100-500	> 50
Pressão	6-20	> 25-30	Variável	> 20	> 20	Variável

PMNs, leucócitos polimorfonucleares; LCS, líquido cerebrospinal.
(Reproduzida com permissão de Hay WW, Levin MJ, Deterding RR, Abzug MJ, Sondheimer JM (eds): *Current Diagnosis & Treatment: Pediatrics*, 21ª ed. McGraw-Hill, Inc., 2012. Direitos Autorais © McGraw-Hill Education LLC.)

PL (Tabela 37-4). Em um estudo, a procalcitonina >10 mg/dL teve uma especificidade de 84% para meningite bacteriana. Do mesmo modo, a proteína C reativa > 10 mg/dL teve uma especificidade de 62% para meningite bacteriana.

Manejo

A meningite bacteriana é uma emergência real, e o tempo até a administração de terapia antimicrobiana adequada é de suma importância. Se a PL não puder ser obtida imediatamente, por exemplo, em um paciente no qual uma TC é necessária, a terapia antimicrobiana deve ser iniciada antes da PL. Isso pode prejudicar o resultado da coloração Gram e cultura de LCS. Todavia, a glicose, a proteína e a contagem de células com diferencial no LCS devem ajudar na decisão de continuar com os antibióticos.

A administração de corticosteroides IV, particularmente a dexametasona, é controversa. Quando administrados antes ou junto com a terapia antibiótica inicial, eles têm mostrado reduzir a perda auditiva associada com a meningite por HiB em crianças com menos de 6 meses e tem sido sugerido benefício na meningite por *S. pneumoniae*. Contudo, estudos para avaliar a sua eficácia entre outros tipos de meningite bacteriana não demonstraram esse benefício, e seu uso empírico em crianças permanece controverso. Em crianças com mais de 2 meses, a dose de dexametasona é de 0,15 mg/kg, se for tomada a decisão de administrá-la.

A escolha do antibiótico empírico irá depender da idade do paciente com suspeita de meningite. Bebês com menos de um mês de idade são tratados com ampicilina (87,5 mg/kg/dose a cada 6 h), gentamicina (abaixo de 7 dias, 2,5 mg/kg/dose a cada 12 h ou 2,5 mg/kg/dose a cada 8 h) ou cefotaxime (50 mg/kg/dose a cada 6 h), e aciclovir (20 mg/kg/dose a cada 8 h). Bebês mais velhos e crianças são tratados com vancomicina (15 mg/kg/dose a cada 6h) em combinação com uma cefalosporina de terceira geração, como cefotaxime ou ceftriaxone (50 mg/kg/dose a cada 12 h).

Encaminhamento

Crianças com meningite suspeitada ou comprovada podem necessitar cuidados intensivos em ambiente de unidade de terapia intensiva (UTI), se as condições o exigirem, como demonstrado por sinais vitais ou exame clínico anormais. As sequelas neurológicas pós-meningite, como convulsões, déficits neurológicos focais, perda auditiva ou visual e comprometimento da função cognitiva, são comuns em pacientes pediátricos, em especial infecções causadas por *S. pneumoniae*.

> Alkholi UM, Al-monem NA, El-Azim AA. Serum Procalcitonin in Viral and Bacterial Meningits. *J Glob Infect Disease*. 2011;3:14-18 [PMID: 21572603].

ABSCESSO CEREBRAL

Considerações gerais

Os abscessos cerebrais são raros em hospedeiros imunocompetentes em países desenvolvidos. Três mecanismos permitem a entrada do abscesso no cérebro: extensão direta (sinusite, otite média; infecções odontogênicas), hematogênicos e após trauma cerebral penetrante ou neurocirurgia. A incidência tem diminuído devido à melhora na cobertura antibiótica de infecções da orelha média. A disseminação hematógena frequentemente está associada com múltiplos abscessos. Etiologias amebiana e fúngica são frequentes em hospedeiros imunocomprometidos.

Achados clínicos

A apresentação mais comum é de cefaleia e vômitos secundários ao aumento da PIC. A tríade clássica de febre, cefaleia e achados neurológicos focais é rara. As convulsões podem estar presentes. Se houver uma forte suspeita de abscesso cerebral, o exame por imagem (TC) deve ser obtido antes da PL devido ao risco de herniação cerebral.

Tratamento

A terapia antibiótica parenteral imediata está indicada. A seleção antibiótica deve ser orientada pela causa suspeitada: hematógena, pós-operatória ou extensão direta. A avaliação neurocirúrgica imediata é mandatória. Até que o resultado da cultura possa direcionar a terapia específica, as opções antibióticas empíricas comuns incluem ceftriaxona (50 mg/kg/dose a cada 12 h) ou cefotaxime (50 mg/kg/dose a cada 12 h) e metronidazol (7,5 mg/kg/dose a cada 6h). Em pacientes com abscessos associados com trauma craniano, a cobertura antiestafilocócica, como a vancomicina (15 mg/kg/dose a cada 6 h), é uma escolha razoável.

> Felsenstein S, Williams B, Shingadia D, et al. Clinical and microbiologic features guiding treatment recommendations for brain abscesses in children. *Pediatr Infect Dis J*. 2013;32:129-35 [PMID: 23001027].

ENCEFALITE

Considerações gerais

A encefalite é uma inflamação do cérebro, frequentemente indicando invasão direta do cérebro por patógenos. Etiologias não infecciosas frequentemente são relacionadas a condições autoimunes, como encefalite parainfecciosa de mediação imunológica, cerebrite lúpica e outras síndromes paraneoplásicas (ver tópico Distúrbios desmielinizantes do sistema nervoso central apresentado adiante). A encefalite infecciosa é discutida aqui.

A maioria das encefalites infecciosas é de natureza viral e tende a ocorrer em epidemias ou sazonalmente. A encefalite por enterovírus é vista tradicionalmente na primavera ou no verão; doenças transmitidas por artrópodes (vírus do Oeste do Nilo, encefalite equina do oriente e do ocidente) são mais comuns no verão e no outono, ao passo que os vírus transmitidos por via aérea são mais comuns no outono e no inverno.

Achados clínicos

> #### História e exame físico

A apresentação da encefalite pode ser uma combinação de alteração do sensório, convulsão, alteração comportamental, fraqueza, alterações sensoriais ou motoras sem causas externas identificáveis, como trauma, estresse ou intoxicação. Em contraste com a meningite, a encefalite frequentemente se apresenta em crianças menores com achados sutis: sucção fraca, letargia, irritabilidade e movimentos oculares anormais.

Com frequência, há uma história de pródromos virais ou febre nas 1 a 4 semanas precedentes. As causas de encefalites incluem imunossupressão, epidemiologia local da estação e déficits neurológicos focais. O curso recorrente e/ou polifásico é preocupante para distúrbios desmielinizantes.

> #### Exames por imagem

A RM é a modalidade de exame por imagem preferida para a suspeita de encefalite. A imagem inicial no curso da doença pode fornecer um resultado falso-negativo. A TC não tem boa sensibilidade, mas deve ser considerada se houver preocupação com PIC elevada antes de uma PL.

> #### Achados laboratoriais

A PL é o exame mais importante. Os resultados são inespecíficos e podem estar normais no início da doença. Os achados comuns incluem pressão de abertura aumentada, proteína normal a aumentada, glicose normal e pleocitose (em geral, neutrofílico no início e linfocítico posteriormente). Certas síndromes estão associadas com achados específicos. Na encefalite por herpes simples (HSV), pode estar presente pleocitose hemorrágica, e as infecções por vírus Epstein-Barr (HBV) estão associadas com linfócitos atípicos.

A PCR viral é um teste específico, porém não sensível, e frequentemente é normal no início. Não se pode perder tempo aguardando os resultados; o tratamento não deve ser retardado. Distúrbios desmielinizantes ou parainfecciosos imunomediados podem ser excluídos, se for obtida uma PCR.

O exame mais confiável é o pareamento de títulos sorológicos agudo e convalescente. Um aumento de quatro vezes na imunoglobulina M (IgM) para um agente específico é considerado diagnóstico; contudo, estes testes têm utilidade limitada em condições de emergência.

> ### Manejo

O manejo inicial deve ser direcionado à estabilização dos sintomas, como convulsões, hipotensão e agitação. O uso empírico do aciclovir está indicado em um paciente com suspeita de encefalite. A dose de aciclovir é de 60 mg/kg/dose em intervalos de 8 horas. Um curso completo de 21 dias é dado geralmente, independente do resultado do PCR-HSV, devido ao alto índice de falso-negativos. A terapia antimicrobiana empírica para meningite também deve ser considerada antes da obtenção de PL e pode ser adaptada adequadamente.

O manejo da HIC sintomática é mandatório. As medidas iniciais incluem elevação da cabeça, restrição de líquidos e avaliação neurocirúrgica ou transferência para um centro com cuidados pediátricos intensivos e especialistas neurocirúrgicos.

> ### Encaminhamento

O encaminhamento é variável, dependendo da gravidade da doença, mas frequentemente está indicado o cuidado em UTI. A avaliação neurocirúrgica pode estar indicada. O desfecho no longo prazo é difícil de prever inicialmente, uma vez que se baseia amplamente nos agentes causais.

ESTADO EPILÉPTICO

CONSIDERAÇÕES GERAIS

O estado epiléptico (EE) é uma emergência neurológica definida como convulsões recorrentes, que duram mais de 5 minutos, ou convulsões que recorrem sem retorno interictal à função basal do SNC. A definição é arbitrária, e uma criança que está com convulsões ativas deve ser manejada de emergência devido ao risco significativo de morbi-mortalidade.

O EE é classificado em quatro grupos por motivo de diagnóstico e manejo:

- EE convulsivo generalizado – tipo mais frequente;
- EE não convulsivo – inclui ausência ou convulsões parciais complexas;
- EE sutil – pode ocorrer como o desfecho de EE convulsivo;
- EE parcial simples – movimentos motores recorrentes sem perda de consciência.

As crianças que apresentaram convulsões e não retornaram a um estado neurológico basal podem estar em um EE subclínico. O EE pode resultar como uma complicação de epilepsia ou ser secundária a uma doença subjacente, e a causa mais comum de convulsões de início recente que se apresentam como EE em crianças é o EE febril.

ACHADOS CLÍNICOS

História e exame físico

A história é fundamental no manejo do EE. A história de epilepsia, doença recente, trauma ou distúrbio congênito irá direcionar o tratamento e a avaliação diagnóstica. Sinais e sintomas de EE podem ser óbvios ou muito sutis. Um exame físico cuidadoso para sinais de nistagmo ou movimentos repetitivos é mandatório.

TRATAMENTO

O tratamento deve começar de imediato e ser realizado concomitantemente ao manejo diagnóstico, incluindo a estabilização da via aérea, o acesso IV, bem como o diagnóstico e o tratamento da hipoglicemia (Tabela 37-5). (Ver Capítulo 20.)

Bernardo WM, Aires FT, DeSa FP: Effectiveness of the association of dexamethasone with antibiotic therapy in pediatric patients with bacterial meningitis. *Rev Assoc Med Bras.* 2012;58(3):319-322.

Falchek S: Encephalitis in the pediatric population. *Pediatr Rev.* 2012;33(3):122-133 [PMID: 22383515].

Kim K: Acute bacterial meningitis in infants and children. *Lancet Infect Dis.* 2010;10(1):32-42 [PMID: 20129147].

Moorthy RK, Rajshekhar V: Management of brain abscess: An overview. *Neurosurg Focus.* 2008;24(6):E3 [PMID: 18518748].

Pitfield AF, Carroll A, Kissoon N: Emergency management of increased intracranial pressure. *Pediatr Emerg Care.* 2012;28(2):200-204 [PMID: 22307193].

Singh RK, Stephens S, Berl MM, et al: Prospective study of new-onset seizures presenting as status epilepticus in childhood. *Neurology.* 2010;74(8):636-642 [PMID: 20089940].

Tabela 37-5 Tratamento do estado epiléptico

1. ABC
   a. Via aérea: manter via aérea oral; a intubação pode ser necessária
   b. Respiração: oxigênio
   c. Circulação: avaliar pulso, PA; suportar com líquidos IV, medicamentos. Monitorar os sinais vitais
2. Iniciar líquidos com glicose IV (a não ser que o paciente esteja em dieta cetogênica); avaliar a glicose sérica; eletrólitos, HCO_3, hemograma, ureia, nível de anticonvulsivantes
3. Considerar os gases arteriais, o pH
4. Administrar glicose IV se a glicose sérica estiver baixa (5 mL/kg de Glicose a 10% para bebês ou 2 mL/kg de glicose a 25% para crianças)
5. Começar terapia farmacológica IV; a meta é controlar o EE em 20-60 min
   a. Diazepam, 0,3-0,5 mg/kg durante 1-5 min (20 mg máx); pode repetir em 5-20 min; ou lorazepam, 0,05-0,2 mg/kg (menos eficaz com doses repetidas, ação mais longa do que o diazepam); ou midazolam: IV, 0,1-0,2 mg/kg; intranasal, 0,2 mg/kg
   b. Fenitoína, 10-20 mg/kg IV (não IM) durante 5-20 min; (1.000 mg máximo); monitorar com PA e ECG. Fosfenitoína pode ser dada mais rapidamente na mesma dose e pode ser dada IM; administrar 10-20 mg/kg de equivalente da EF
   c. Fenobarbital, 5-20 mg/kg (às vezes, mais alto em RNs ou estado refratário em pacientes intubados)
6. Se incapaz de estabelecer IV – considerar diazepam por via retal (0,5 mg/kg/dose) ou midazolam IM (0,3 mg/kg/dose)
7. Corrigir distúrbios metabólicos (p. ex., sódio baixo, acidose). Administrar líquidos de forma judiciosa
8. Outras abordagens medicamentosas no estado refratário:
   a. Repetir a fenitoína, fenobarbital (10 mg/kg). Monitorar os níveis sanguíneos. Dar suporte respiratório, PA, se necessário
   b. Outras medicações: valproato de sódio, disponível em 100 mg/mL para uso IV; dar 15-30 mg/kg em 5-20 min
   c. Levetiracetam pode ser útil (20-40 mg/kg/dose IV)
   d. Para pacientes que falham na intervenção inicial, considerar infusão contínua de midazolam: 1-5 mcg/kg/min (mesmo até 20 kg/min); coma por pentobarbital; propofol e anestesia geral
9. Considerar causas subjacentes:
   a. Distúrbios estruturais ou trauma: RM ou TC
   b. Infecção: PL, hemocultura, antibióticos
   c. Distúrbios metabólicos: considerar acidose láctica, toxinas e uremia se a criança está sendo tratada cronicamente com medicamentos antiepilépticos, obter níveis de medicação. Painel de toxinas
10. Iniciar tratamento medicamentoso de manutenção com medicações IV: fenitoína (10 mg/kg); fenobarbital (5 mg/kg); valproato IV 30 mg/kg; levetiracetam 20-30 mg/kg. Transição para medicação oral quando o paciente pode tirá-la com segurança

TC, tomografia computadorizada; ECG, eletrocardiografia; IM, intramuscular; IV, intravenoso; RM, ressonância magnética; EE, estado epiléptico; PA, pressão arterial; EF, fenitoína; PL, punção lombar. RNs, recém-nascidos.
(Reproduzida com permissão de Hay WW, Levin MJ, Deterding RR, Abzug MJ, Sondheimer JM (eds): *Current Diagnosis & Treatment: Pediatrics,* 21ª ed. McGraw-Hill, Inc., 2012. Direitos Autorais © McGraw-Hill Education LLC.)

QUEIXAS NEUROLÓGICAS, SÍNDROMES E SINTOMAS DE APRESENTAÇÃO NO SERVIÇO DE EMERGÊNCIA

CONVULSÕES

CONSIDERAÇÕES GERAIS

As convulsões são os sinais e sintomas externos associados com atividade neuronal cerebral anormal e excessiva. As convulsões podem ser classificadas em três categorias: generalizada, focal e febril. As convulsões generalizadas se originam em um determinado foco e rapidamente tomam os hemisférios bilateralmente. Isso pode envolver as estruturas corticais e subcorticais, mas não têm de, necessariamente, envolver todo o córtex. Convulsões individuais podem começar com sintomas de localização, mas esses locais não são consistentes de uma convulsão a outra. As convulsões generalizadas podem ser classificadas ainda em tônico-clônicas (grande mal), clônicas, tônicas, atônicas (ataques de queda), ausência (pequeno mal) e mioclônicas.

As convulsões focais se originam em um ponto em uma rede dentro de um único hemisfério. O início das convulsões é consistente entre as convulsões e se desenvolve preferencialmente em uma forma comum. A convulsão pode permanecer ipsilateral ou se disseminar para o hemisfério contralateral. A convulsão pode ser descrita como comprometimento da consciência. Uma convulsão focal sem comprometimento da consciência é uma "convulsão parcial simples". As epilepsias focais que evoluem para bilaterais são convulsões secundariamente generalizadas.

As convulsões febris são aquelas que ocorrem dentro do contexto de febre (> 38 °C) sem qualquer evidência de infecção intracraniana ou outra causa na história e no exame físico. Estas podem ser classificadas ainda em convulsões febris simples e complexas. As convulsões febris simples são generalizadas, não recorrem na mesma doença e duram menos de 15 minutos. As convulsões febris são complexas se houver características focais, se houver repetição das crises dentro da mesma doença ou se elas persistirem por mais de 15 minutos. As convulsões febris são extremamente comuns; 3 a 5% de todas as crianças com idade entre 6 meses e 5 anos terão uma convulsão febril.

A etiologia das convulsões afebris é dividida em quatro grupos. A epilepsia é diagnosticada em aproximadamente 30% das crianças e pode ser idiopática ou familiar. As convulsões isoladas respondem por aproximadamente 25% e não têm uma causa subjacente. As convulsões são a manifestação secundária de um processo patológico primário em aproximadamente 25% das crianças (infeccioso, estrutural, metabólico, traumático ou hemorrágico). A convulsão neonatal é uma que ocorre em uma criança com menos de 3 meses e responde por 15% das convulsões afebris (Tabela 37-6). As convulsões podem ser secundárias ou relacionadas à encefalopatia hipóxica, infecção congênita,

Tabela 37-6 Síndromes epilépticas benignas da infância

Síndrome	Características
Convulsões neonatais benignas idiopáticas (CNBI)	Conhecida como ataque do quinto dia (97% têm início entre o 3º-7º dia de vida); 6% das convulsões neonatais; clônicas, multifocais, geralmente breves; EE ocasional
Convulsões neonatais familiares benignas (CNFB)	Autossômica dominante; início entre o 2º-90º dia; genes KCNQ2 ou KCNQ3; clônicas; 86% de recuperação
Convulsões tônico-clônicas generalizadas (CTCG)	Idade de início entre 3-11 anos; pode ter história familiar ou pessoa de convulsões febris; 50% têm EEG com 3/s espícula-onda; pode ter convulsões de ausência concomitantes
Convulsões de ausência da infância	Incidência maior em meninas do que em meninos; idade de início, 3 a 12 anos (pico entre 6 e 7 anos; 10-200 convulsões por dia; 3/s espícula-onda ao EEG; até 40% pode desenvolver CTCG
Convulsões de ausência juvenis	Incidência maior em meninos do que em meninas; idade de início, 10-12 anos; incomum; convulsões menos frequentes; 3-4/s espícula-onda ao EEG; a maioria tem CTCG; alguns têm remissão
Epilepsia mioclônica juvenil (síndrome de Janz)	Idade de início, 12-18 anos (média 15 anos); reflexos mioclônicos nos membros superiores, raras quedas; 4-6/s espículas-ondas EEG; se não tratado, 90% têm CTCG, a maior parte andando; 20-30% tem convulsões de ausência; 25-40% são fotossensíveis; 10% de taxa de remissão (90% não tem remissão)
Epilepsia benigna com espículas centrotemporais (EBECT); "epilepsia rolândica"	Idade de início 3-13 anos (maioria entre 4-10 anos); 80% têm convulsões curtas, 2-5 min noturnas (sono) apenas; geralmente convulsões parciais simples (face, língua, bochechas, mãos) sensoriais ou motoras; ocasionalmente têm CTCG; espículas bilaterais independentes no EEG; pode não necessitar medicação se as convulsões forem raras; remissão na puberdade
Epilepsia benigna da infância com paroxismos occipitais (síndrome de Panayiotopoulos)	6% das crianças com epilepsia; idade de instalação entre 3-6 anos em 80% dos pacientes (idade média, 5 anos; faixa, 1-12 anos); sintomas autonômicos e aura visual podem sugerir enxaqueca

EEG, eletrencefalografia; EE, estado epiléptico.

(Reproduzida com permissão de Hay WW, Levin MJ, Deterding RR, Abzug MJ, Sondheimer JM (eds): *Current Diagnosis & Treatment: Pediatrics,* 21ª ed. McGraw-Hill, Inc., 2012. Direitos Autorais © McGraw-Hill Education LLC.)

retirada de medicamentos ou anormalidades eletrolíticas (Tabela 37-7).

ACHADOS CLÍNICOS

História e exame físico

A informação da história é o aspecto mais importante na determinação da etiologia subjacente da convulsão. Um relato detalhado do episódio e o período em torno da ocorrência devem ser investigados. Deve-se dar atenção aos problemas visuais, à cefaleia, aos marcos do desenvolvimento e ao desempenho escolar.

O exame físico deve incluir nível de consciência, resposta pupilar, fundo de olho, postura, marcha, reflexos, circunferência da cabeça e exame completo neurológico e da pele.

Achados laboratoriais

Assim como em todas as situações de emergência, o tratamento inicial e o manejo diagnóstico devem ocorrer concomitantemente, incluindo a avaliação e o manejo do ABC. Uma glicemia rápida deve ser obtida, e a hipoglicemia, corrigida. A investigação complementar deve ser ditada pela história e pelo exame físico.

História de febre, ou sinais ou sintomas de infecção devem direcionar os cuidados. Uma criança com cefaleia e febre antes da convulsão, fontanela abaulada, GCS menor do que 15, torpor ou redução do sensório pré-convulsão deve ser tratada como tendo meningite, até prova em contrário. A investigação de uma simples convulsão febril sem qualquer achado preocupante deve ser dirigida a encontrar e a tratar a causa subjacente da febre. Nenhuma investigação complementar além da medição da glicemia e dos sinais vitais está indicada em uma criança com mais de um ano de idade com uma simples convulsão febril.

A investigação laboratorial em outros pacientes afebris pode incluir hemograma, eletrólitos, cálcio, fósforo, magnésio, ureia, creatinina (Cr), gasometria sanguínea, lactato, EQU e urocultura, hemocultura, ECG e painel toxicológico. Considerações devem ser dadas à obtenção de ácidos orgânicos, eletroforese da hemoglobina (Hb), PL e eletrólitos urinários. Crianças com história de epilepsia em uso de antiepilépticos devem ter o nível sérico verificado, se possível. Embora meningite seja rara em bebês normais em outros aspectos, a PL deve ser considerada em crianças com menos de um ano com convulsão febril, ou se a criança parecer doente, após uma história e exame físico cuidadosos. Um elevado índice de suspeita para meningite é apropriado em bebês e crianças em uso de antibióticos, uma vez que os sinais e sintomas podem não ser proeminentes.

Exames por imagem

A decisão médica de obter exames por imagem deve ser orientada pela história e pelo exame físico e a preocupação pela etiologia subjacente. As indicações gerais incluem achados focais, alteração do sensório, achados sugestivos de trauma ou EE de instalação recente. A TC sem contraste é a modalidade de imagem recomendada em avaliações de emergência.

A eletrencefalografia (EEG) de emergência geralmente não é indicado após uma simples convulsão febril ou afebril, mas o exame pode ser oferecido ambulatorialmente no acompanhamento.

TRATAMENTO

Os antiepilépticos geralmente não estão indicados para o manejo de um primeiro episódio de convulsão. Se houver preocupação de que o paciente possa ter apresentado convulsões no passado que não foram reconhecidas, ou não diagnosticadas, o tratamento com terapia antiepiléptica crônica deve ser iniciado junto com um neurologista.

Antipiréticos podem ser administrados para convulsões febris, embora haja evidências limitadas de que eles irão reduzir o risco de novas convulsões. Em geral, o tratamento para bebês ou crianças com uma convulsão febril simples é o mesmo do paciente que vem ao SE com febre na ausência de convulsão.

ENCAMINHAMENTO

O paciente com uma primeira convulsão afebril deve ser admitido para observação e investigação e manejo complementar; se o paciente não está no seu estado neurológico basal, se houver sinais de PIC aumentada ou meningismo, se a criança não parece bem, se tem menos de 12 meses, se a convulsão é complexa ou há sinais de aspiração. A decisão para internação do paciente deve ser orientada pela idade do paciente, nível de conforto dos pais e acesso a acompanhamento rápido com médico de cuidados primários ou um neurologista pediátrico. Se houver preocupação com patologia subjacente ou ansiedade dos pais, a internação no hospital é uma opção razoável.

Crianças com mais de um ano de idade com uma simples convulsão afebril pode ter alta para casa com segurança após um período de observação, desde que haja um acompanhamento de perto. Do mesmo modo, bebês e crianças com convulsões febris simples que parecem bem após um curto período de observação no SE podem ter alta para casa. A família deve ser orientada de que um segundo episódio convulsivo febril irá ocorrer em aproximadamente 33% das crianças, mas o risco por toda a vida de desenvolver epilepsia permanece baixo, aproximadamente 2%. Antipiréticos não mostraram reduzir a incidência ou a gravidade de convulsões subsequentes, mas inúmeros médicos recomendam antipiréticos agendados em horários nas próximas 24 horas e a administração precoce se ocorrer febre daí por diante.

ENXAQUECA PEDIÁTRICA

CONSIDERAÇÕES GERAIS

A maioria dos pacientes com enxaqueca apresenta o primeiro ataque de enxaqueca durante a infância ou adolescência. O diagnóstico de enxaqueca pediátrica pode ser desafiador devido à

Tabela 37-7 Convulsões por idade na instalação, no padrão e no tratamento adequado

Tipo de convulsão Síndrome epileptiforme	Idade na instalação	Manifestações clínicas	Fatores causais	Padrão EEG	Outros exames diagnósticos	Tratamento e comentários
Convulsões neonatais	Nascimento-2 semanas	Frequentemente sutis; fraqueza súbita ou postura tônica, apneia breve, cianose; choro estranho; olhos rolando para cima; movimentos de piscar ou mastigar; nistagmo, torsões ou movimentos clônicos (focais, multifocais ou generalizados). Algumas convulsões não são epilépticas; postura descerebrada ou outra, liberação da inibição do lobo frontal. Má resposta aos medicamentos	Lesão neurológica (hipóxia/isquemia; HIC) presentes mais nos três primeiros dias ou após o 8º dia; distúrbios metabólicos isolados entre o 3º e 8º dia; hipoglicemia, hipocalcemia, hiper- e hiponatremia. Abstinência de drogas. Dependência de piridoxina. Outros distúrbios metabólicos. Infecções do SNC. Anormalidades estruturais	Pode ter uma fraca correlação com convulsões clínicas. Espículas focais ou ritmos lentos; descargas multifocais. Pode ocorrer dissociação eletroclínica: convulsão elétrica sem manifestações clínicas	PL, PCR LCS para herpes, enterovirus; Ca++ sérico, PO_4^{-3} sérico e glicose no LCS, Mg++; ureia, painel de aminoácidos, amoniemia, painel de ácidos orgânicos, TORCHS, outros testes metabólicos se houver suspeita. US ou TC/RM pra suspeita de HIC e anormalidades estruturais	Benzodiazepínicos, fenobarbital, IV ou IM; se convulsões não controladas adicionar fenitoína IV. Experiência recente com levetiracetam e topiramato. Tratar distúrbio subjacente. Convulsões por dano cerebral frequentemente resistentes a anticonvulsivantes. Quando a causa é duvidosa, suspender a alimentação com proteína até que deficiências enzimáticas do ciclo da ureia ou metabolismo de aminoácidos sejam excluídos
Espasmos infantis	3-18 meses, geralmente cerca de 6 meses	Abrupto, geralmente, mas nem sempre adução ou flexão simétrica dos membros com flexão da cabeça e tronco; ou abdução e movimentos de extensão e abdução (similar ao reflexo de Moro). Ocorre em salvas, geralmente ao acordar. Associada à irritabilidade e regressão no desenvolvimento	Sintomáticos em aproximadamente dois terços. Lesão adquirida do SNC em aproximadamente um terço; bioquímico, infeccioso, degenerativo em aproximadamente um terço; criptogênico em aproximadamente um terço. Com a instalação precoce, dependência de piridoxina, distúrbios metabólicos hereditários. Esclerose tuberosa em 5%-10%. TORCHS, mutação do gene homeobox, *ARX* e outras mutações genéticas	Hipsarritmia (ondas lentas, caóticas, de alta voltagem ou espículas randômicas [90%]); outras anormalidades em 10%. Raramente normal na instalação. Normalização do EEG precocemente no curso em geral se correlaciona com a redução nas convulsões; não é útil para o prognóstico em relação ao desenvolvimento mental	Exame fundoscópico e da pele, painel de aminoácidos e dos ácidos orgânicos. Cromossomos, painel TORCHS, TC ou RM deve ser feita para (1) estabelecer um diagnóstico definitivo, (2) ajudar no aconselhamento genético. Teste com piridoxina. Ocasionalmente ressecção cirúrgica da malformação cortical	Gel de ACTH (40 UI/d, 150 UI/m²/d) IM uma vez ao dia. Vigabatrin, especialmente na esclerose tuberosa. Teste do B6 (piridoxina). Em casos resistentes, topiramato, zonisamida, ácido valproico, lamotrigine, dieta cetogênica. Tratamento precoce leva à melhora no desfecho

(continua)

Tabela 37-7 Convulsões por idade na instalação, no padrão e no tratamento adequado *(continuação)*

Tipo de convulsão Síndrome epileptiforme	Idade na instalação	Manifestações clínicas	Fatores causais	Padrão EEG	Outros exames diagnósticos	Tratamento e comentários
Convulsões febris	3 meses-5 anos (máximo 6-18 meses); convulsão infantil mais comum (incidência 2%)	Geralmente convulsões generalizadas, < 15 min; raramente de instalação focal. Pode levar a um EE. Risco de recorrência do 2º episódio febril é de 30% (50% se < 1 ano de idade); risco de recorrência é o mesmo após EE	Doença febril não neurológica (temperatura se eleva a 39°C ou mais). Fatores de risco: história familiar positiva, creche, desenvolvimento lento, hospitalização neonatal prolongada	EEG interictal normal, especialmente quando obtido 8-10 dias após a convulsão. Portanto, não é útil a não ser que hajam características complicadoras	PL em bebês ou sempre que houver suspeita de meningite	Tratar a doença subjacente. Diazepam por via oral, 0,3-0,5 mg/kg, dividido em 3 doses diariamente durante a doença pode ser considerado. Diastat por via retal para convulsão prolongada (> 5 min). Profilaxia com fenobarbital ou ácido valproico raramente necessária
Epilepsias criptogênicas generalizadas da primeira infância (síndrome de Lennox-Gastaut, epilepsia astática mioclônica [síndrome de Doose] e síndrome de Dravet).	Qualquer momento na infância (geralmente 2-7 anos)	Convulsões mistas dependentes da síndrome particular, incluindo tônicas, mioclônicas (contrações violentas de um ou mais grupos musculares, únicas ou irregularmente repetitivas), atônicas ("ataques de quedas") e ausência atípica com episódios de EE de ausência	Múltiplas causas, geralmente resultando em dano hormonal difuso. História de espasmos infantis; dano cerebral pré-natal ou perinatal; meningoencefalite viral; distúrbios degenerativos do SNC; anormalidades estruturais cerebrais (p. ex., anormalidades migracionais). Síndrome de Doose. Síndrome de Dravet associada com mutação de SCN1A	Complexos espícula-onda lentos atípicos (1-2,5 Hz) e surtos de espículas de alta-voltagem generalizadas, frequentemente com frequências lentas de fundo. Espículas rápidas e eletrodecrementais durante o sono	Como ditado pelo índice de suspeita: testes genéticos; distúrbios metabólicos hereditários, lipofuscinose ceroide neuronal, outros. RM, enzimas lisossomais leucocitárias. Biópsia cutânea ou conjuntival para microscopia eletrônica, estudos de condução nervosa se houver suspeita de doença degenerativa	Difícil de tratar. Topiramato, etossuximida, felbamato, levetiracetam, zonisamida, valproato, clonazepam, rufinamida, clobazepam (dependendo de aprovação), dieta cetogênica, estimulação do nervo vago. Evitar fenitoína, carbamazepina, oxcarbazepina, gabapentina. (Estiripentol usado na Europa, mas não aprovado nos Estados Unidos)
Epilepsia de ausência da infância	3-12 anos	Lapsos de consciência ou olhar vago, durante cerca de 3-10 segundos, frequentemente em salvas. Automatismos da face e das mãos; atividade clônica em 30-45%. Frequentemente confusa com convulsões parciais complexas, mas sem aura ou confusão pós-ictal. Algum risco de desenvolvimento de convulsões tônico-clônicas generalizadas	Desconhecidos. Componentes genéticos. Circuitos tálamo-corticais anormais	Espículas e ondas 3/s de alta voltagem, simétricas, bilaterais, síncrônicas, provocadas por hiperventilação. EEG sempre anormal. A normalização do EEG se correlaciona de perto com o controle das convulsões	A hiperventilação frequentemente provoca ataques. Estudos por imagem raramente têm valor	Etossuximida mais eficaz e mais tolerado; ácido valproico. Lamotrigine, nos casos resistentes, zonisamida, topiramato, levetiracetam, acetazolamida, dieta cetogênica

(continua)

Tabela 37-7 Convulsões por idade na instalação, no padrão e no tratamento adequado *(continuação)*

Tipo de convulsão Síndrome epileptiforme	Idade na instalação	Manifestações clínicas	Fatores causais	Padrão EEG	Outros exames diagnósticos	Tratamento e comentários
Epilepsia juvenil de ausência	10-15 anos	Convulsões de ausência menos frequente do que a epilepsia de ausência da infância. Pode haver maior risco de convulsões convulsivas	Desconhecidos (idiopáticos), possivelmente genéticos.	Espícula-onda 3 Hz e descargas atípicas generalizadas.	Nem sempre deflagradas por hiperventilação.	O mesmo da epilepsia de ausência da infância, mas pode ser mais difícil de tratar com sucesso
Convulsões focais ou parciais simples (motora/sensorial/jacksoniana)	Qualquer idade	A convulsão pode envolver qualquer parte do corpo; pode se disseminar em padrão fixo (marcha jacksoniana), tornando-se generalizada. Em crianças, o foco epileptogênico frequentemente se "desvia" e as manifestações epilépticas podem se alterar concomitantemente	Frequentemente desconhecidos; trauma do parto, processos inflamatórios, acidentes vasculares, meningoencefalite, malformações do desenvolvimento cortical (displasia), etc. Se as convulsões forem acopladas com déficits neurológicos novos ou progressivos, uma lesão estrutural (p. ex., tumor cerebral) é provável. Se houver epilepsia parcial contínua (EE parcial simples), a síndrome de Rasmussem é provável	O EEG pode ser normal; espículas focais ou ondas lentas em regiões corticais adequadas; "espículas rolândicas" (espículas centrotemporais) são típicas. Possivelmente genéticas	RM; repetir se convulsões mal controladas ou progressivas	Oxcarbazepina, carbamazepina; lamotrigine, gabapentina, topiramato, levetiracetam, zonisamida, lacosamida e fenitoína. Ácido valproico é um adjunto útil. Se as medicações falham, a cirurgia pode ser uma opção
Convulsões parciais complexas	Qualquer idade	Aura progredindo para eventos maiores, aura e convulsão estereotipada para cada paciente e relacionada com a parte do cérebro em que a convulsão se origina, p. ex., convulsões do lobo temporal pode ter uma sensação de medo, *déjà vu*; desconforto epigástrico, odor ou sabor estranho (geralmente desagradável). A convulsão pode consistir em olhar vago; movimentos de deglutição, facial ou língua e sons guturais; ou vários automatismos complexos. Geralmente breves, 15-90 segundos, seguidos de confusão ou sono	Idem. Lobos temporais especialmente sensíveis à hipóxia; a convulsão pode ser uma sequela de um trauma de parto, convulsões febris, encefalite viral, especialmente herpes. Malformações do desenvolvimento cortical (displasia) comum em pacientes resistentes à medicação. Causas remediáveis são pequenos tumores crípticos ou malformações vasculares. Podem ser genéticos	Idem	RM; PCR do LCS em situações febris agudas para herpes ou encefalite enteroviral. SPECT, PET scan, monitorização por vídeo EEG quando a cirurgia para epilepsia é considerada	Idem

(continua)

Tabela 37-7 Convulsões por idade na instalação, no padrão e no tratamento adequado *(continuação)*

Tipo de convulsão Síndrome epileptiforme	Idade na instalação	Manifestações clínicas	Fatores causais	Padrão EEG	Outros exames diagnósticos	Tratamento e comentários
Epilepsia benigna da infância com espículas centrotemporal (EBIEC/epilepsia rolândica)	5-16 anos	Convulsões parciais simples da face, língua, mão. Com e sem generalização secundária. Geralmente noturna. Padrões de convulsão similar podem ser observados em pacientes com lesões corticais focais. Quase sempre tem remissão na puberdade	História de convulsão ou achados anormais ao EEG em parentes de 40% das probandas afetadas e 18-20% de parentes e irmãos, sugerindo a transmissão por um único gene autossômico dominante, possivelmente com penetração dependente da idade	Espículas ou ondas agudas centrotemporais ("descargas rolândicas") aparecendo paroxisticamente contra um EEG normal de fundo	Raramente precisa de TC ou RM	Com frequência, não é necessária nenhuma medicação, em especial se a convulsão for exclusivamente noturna e rara. Oxcarbazepina, carbamazepina ou outras. (Ver convulsões parciais complexas nesta tabela)
Epilepsia mioclônica juvenil (de Janz)	Infância tardia e adolescência, pico aos 13 anos	Espasmos mioclônicos leves dos músculos flexores do pescoço e ombro ao acordar. Geralmente também convulsões tônico-clônicas generalizadas. Com frequência, ausência de convulsões. Inteligência geralmente normal. Em geral se resolve, mas frequentemente tem remissão com medicações	40% dos parentes têm mioclonias, especialmente pacientes do sexo feminino; 15% têm EEG anormal com ataques clínicos	EEG interictal mostra variedade de sequência espícula-onda ou múltiplos complexos espícula-onda de 4 a 6 Hz ("espículas rápidas").	Se o curso é desfavorável, diferenciar de síndromes mioclônicas progressivas por estudos apropriados (p. ex., biópsias [músculos, fígado, etc.]). Exames por imagem podem não ser necessários	Lamotrigine, ácido valproico, topiramato, levetiracetam, zonisamida
Convulsões tônico-clônicas generalizadas (grande mal) (TCG)	Qualquer idade	Perda de consciência; movimentos tônico-clônicos, frequentemente precedidos por aura vaga ou choro. Incontinência em 15%. Confusão pós-ictal e sonolência. Frequentemente mista com ou mascarando outros padrões de convulsão	Frequentemente desconhecidos. Componente genético. Podem ser vistos com distúrbios metabólicos, trauma, infecção, intoxicação, distúrbios degenerativos, tumores cerebrais	Espículas de alta-voltagem, múltiplas, simétricas, bilaterais, síncrônicas, espícula-ondas (por ex., 3/s). EEG frequentemente normal naqueles com < 4 anos. Espículas normais podem se tornar "generalizadas secundariamente"	Imagem; avaliação metabólica e infecciosa pode ser adequada	Levetiracetam; topiramato, lamotrigine, zonisamida, ácido valproico, felbamato. Combinações podem ser necessárias. Carbamazepina, oxcarbazepina ou ácido valproico; fenitoína também pode ser efetiva

ACTH, hormônio adrenocorticotrópico; SNC, sistema nervoso central; LCS, líquido cerebrospinal; TC, tomografia computadorizada; EEG, eletrencefalografia; IM, intramuscular; IV, intravenoso; RM, ressonância magnética; PCR, reação em cadeia da polimerase; PET, tomografia por emissão de pósitrons; SPECT, tomografia por emissão de fóton único; TORCHS, toxoplasmose, outras infecções, rubéola, citomegalovírus, herpes simples e sífilis; HIC, hipertensão intracraniana; US, ultrassonografia; EE, estado epiléptico; PL, punção lombar.

(Reproduzida com permissão de Hay WW, Levin M, Deterding RR, Abzug MJ, Sondheimer JM (eds): *Current Diagnosis & Treatment: Pediatrics*, 21ª ed. McGraw-Hill, Inc., 2012. Direitos Autorais © McGraw-Hill Education LLC.)

Tabela 37-8 Classificação da enxaqueca pediátrica

Tipo da enxaqueca	Incidência	Características essenciais
Enxaqueca sem aura (anteriormente enxaqueca comum)	Tipo mais comum de enxaqueca 60%-85% dos casos	Intensa cefaleia incapacitante, frequentemente bilateral, em especial se paciente tem menos de 15 anos, dor pulsátil, exacerbada por atividade, luz ou som
Enxaqueca com aura (anteriormente enxaqueca clássica)	15%-30% das crianças com enxaqueca relatam distúrbios visuais	Comprometimento visual binocular com escotomas (77%) Distorção visual ou alucinações (16%) Comprometimento da visão monocular ou escotomas (7%)
Síndrome periódica da infância (precursor comum da enxaqueca)	Relativamente incomum comparada com as outras categorias	
Vertigem paroxística benigna		Início ocorre em crianças menores, instalação abrupta de ataxia ou desequilíbrio
Síndrome de vômitos cíclicos		Padrão cíclico (ocorre a cada 2-4 semanas por 1-2 dias de cada vez) Vômitos com períodos livres de sintomas
Enxaqueca abdominal		Dor abdominal superior ou na linha média, crônica, episódica, vaga ou difusa

ampla variedade de apresentações; contudo, o diagnóstico correto e em tempo é essencial para evitar sofrimento intenso e desnecessário aos pacientes. Pacientes pediátricos são mais propensos a apresentar sintomas transitórios neurológicos, autonômicos, gastrintestinais ou visuais, em vez da "clássica" cefaleia da enxaqueca característica em adultos. Assim como nos adultos, a chave do diagnóstico é a natureza episódica e recorrente dos sintomas, que são separados por períodos sem sintomas. As enxaquecas aumentam em prevalência durante a infância, e em torno dos 15 anos de idade, a prevalência da cefaleia por enxaqueca é de 8 a 23%. É extremamente importante considerar outras condições (distúrbios mitocondriais ou metabólicos, síndromes epilépticas, distúrbios vasculares, malformações congênitas) com sintomas episódicos que se sobrepõem aos da enxaqueca, de modo que os pacientes recebam o tratamento correto e outros diagnósticos sérios ou com risco de vida possam ser tratados de forma urgente ou emergente. A classificação da enxaqueca pediátrica é listada na Tabela 37-8.

EXAMES DIAGNÓSTICOS

Os exames laboratoriais geralmente não estão indicados em pacientes com enxaqueca. Se os exames por imagem forem considerados na cefaleia de início recente, é melhor obter uma RM por ser um exame mais sensível para identificar causas mais graves de cefaleia e evitar a radiação ionizante associada com a TC.

TRATAMENTO

Pacientes pediátricos com sintomas de enxaqueca são tratados de forma similar aos pacientes adultos. Em crianças com menos de 12 anos, os anti-inflamatórios não esteroides (AINEs) ou não opiáceos, como o ibuprofeno (7,5-10 mg/kg) ou paracetamol (15 mg/kg), geralmente são seguros e eficazes para controlar os sintomas e devem ser administrados inicialmente se não tiverem sido usados antes da vinda ao SE. Os triptanos por via nasal, oral ou subcutânea (SC) (antagonistas dos receptores 1B/1D da serotonina) têm sido estudados em crianças e adolescentes, embora nenhum tenha sido aprovado pelo FDA para uso em crianças e adolescentes. O sumatriptano intranasal (5 e 20 mg), zolmitriptano (5 mg), rizatriptano oral (5 e 10 mg) e o almotriptano (6,25, 12,5 e 25 mg) em tabletes mostraram eficácia e segurança em crianças de 12 a 17 anos. Os princípios fundamentais no tratamento da enxaqueca pediátrica incluem: (1) Iniciar o tratamento para cefaleia o mais cedo possível (dentro de 20-30 min do início da cefaleia), (2) Manter as medicações à mão, em locais nos quais a criança é mais provável de estar no início da cefaleia (escola), (3) Usar doses adequadas de medicações abortivas da crise e não "nutrir" a cefaleia, (4) Evitar o uso excessivo de analgésicos (≥ 3 doses de medicação/semana) para prevenir cefaleia de "rebote".

ENCAMINHAMENTO

Em pacientes com cefaleia de enxaqueca frequente, a terapia preventiva deve ser considerada. Em geral, pacientes pediátricos com enxaqueca melhoram com o tratamento no SE e podem ter alta para casa se os sintomas se resolvem ou melhoram significativamente. Os pacientes com sintomas intensos que não cedem com o tratamento no SE devem ser internados para tratamento e avaliação complementar do estado enxaquecoso. O acompanhamento ambulatorial com médico de cuidados primários ou neurologista pediátrico é recomendado para todos os pacientes.

Lewis DW: Pediatric migraine. *Neurol Clin.* 2009;27:481-501 [PMID: 19289227].

DISTÚRBIOS DESMIELINIZANTES DO SISTEMA NERVOSO CENTRAL

CONSIDERAÇÕES GERAIS

Os distúrbios desmielinizantes do SNC são de etiologia autoimune, sendo classificados como distúrbios monofásicos e recidivantes. Distúrbios monofásicos incluem a encefalomielite disseminada aguda (EMDA), a síndrome clinicamente isolada (SCI) e a neuromielite óptica ([NMO], síndrome de Devic). A EMDA é caracterizada por encefalopatia: alteração comportamental ou do nível de consciência, com envolvimento neurológico multifocal. A SCI é caracterizada pelo primeiro episódio neurológico que dura pelo menos 24 horas e é causado por inflamação ou desmielinização em um ou mais locais no SNC. Ela pode ser monofocal (neurite óptica isolada) ou polifocal, mas não inclui encefalite. A NMO é um distúrbio inflamatório autoimune que afeta o nervo óptico e a medula espinal. Ao contrário da esclerose múltipla (EM), acredita-se que seja mediado por anticorpos chamados IgG-NMO ou anticorpos NMO. As lesões na RM são encontradas em três ou mais segmentos vertebrais com um título positivo de IgG NMO revelando a neurite óptica e a mielite transversa.

Doenças recidivantes são caracterizadas por sintomas recorrentes ou novos após a apresentação inicial. Os sintomas incluem EMDA recorrente, um episódio neurológico repetido atendendo os critérios de EMDA, mais de 3 meses após o episódio inicial, sem nenhum achado novo na RM. A EM é uma doença na qual o sistema imune do corpo ataca a mielina em torno das células nervosas que parece ser mediada pelas células T do sistema imune. A EM pediátrica é definida como dois ou mais eventos desmielinizantes (o primeiro é uma síndrome clinicamente isolada) que ocorrem em locais diferentes com pelo menos 4 semanas de intervalo.

Os sinais e sintomas de desmielinização variam muito, dependendo do local da lesão, e variam de disfunção cognitiva, sinais do neurônio motor superior, a alterações visuais e sinais cerebelares à dor e à fadiga.

ENCEFALOMIELITE DISSEMINADA AGUDA

Achados clínicos

A EMDA é mais comum em crianças do que em adultos, com a idade média na apresentação de 5 a 8 anos. A incidência é de 0,4 por 100.000 por ano entre pessoas com menos de 20 anos de idade. Os sintomas frequentemente começam 2 a 4 semanas após uma doença viral ou vacinação. Um pródromo de febre, mal-estar, cefaleia, náusea e vômitos pode ser observado antes do início rápido de encefalopatia e déficits neurológicos focais. Convulsões e ataxia são comuns. A gravidade é bastante variável e vai desde um quadro sutil até o coma.

Os principais exames diagnósticos incluem PL e exames de imagem. A análise do LCS irá demonstrar pleocitose. Se houver suspeita de EMDA, deve ser obtida uma RM, uma vez que a TC não é sensível. A RM com e sem contraste irá demonstrar muitas lesões grandes envolvendo a massa branca central e junção cinza-branca cortical dos hemisférios cerebrais, cerebelo, tronco cerebral e medula espinal.

Tratamento

O tratamento deve envolver inicialmente medidas estabilizantes. Quando o diagnóstico de EMDA é feito, a imunoterapia está indicada e deve começar em consulta com um neurologista. A terapia pode incluir plasmaférese, imunoglobulina intravenosa (IGIV) ou corticosteroides em altas doses.

Encaminhamento

Geralmente, está indicado cuidado em UTI para uma observação cuidadosa. A recuperação neurológica completa ocorre em 60 a 90% dos pacientes. A doença recorrente ocorre junto com déficit neurológico residual, comprometimento comportamental e cognitivo.

NEUROMIELITE ÓPTICA

Achados físicos

A NMO é caracterizada por achados de neurite óptica e mielite transversa. A neurite óptica se apresenta com dor ocular e perda de visão, quer seja unilateral ou bilateralmente. A mielite transversa envolve paraplegia simétrica grave com perda sensorial e disfunção vesical. Em contraste com a EMDA, a NMO é mais comum em adultos, com a idade média em crianças de 14 anos. O curso é recidivante. A análise do LCS irá demonstrar pleocitose (em contraste com a EM) e a RM do cérebro irá demonstrar apenas neurite óptica. A RM da coluna irá demonstrar desmielinização segmentar.

Tratamento

O tratamento irá, no início, ser principalmente de suporte, com atenção cuidadosa ao estado respiratório, já que o envolvimento da medula espinal pode estar localizado próximo ao tronco cerebral e estar associado com insuficiência respiratória. A imunoterapia com corticosteroide IV está indicada em consulta com um neurologista

Encaminhamento

Devido ao risco de falência respiratória, o paciente deve ser internado em UTI; infelizmente, 80 a 90% dos pacientes apresentarão recidiva após a recuperação inicial.

ESCLEROSE MÚLTIPLA

Achados clínicos

A EM é uma condição relativamente rara na população pediátrica, com 2 a 5% dos pacientes apresentando a doença com menos de 18 anos. Os achados variam dependendo do local da desmielinização. Os sinais incluem sinal de Lhermitte, uma sensação elétrica na medula descendente quando o pescoço é fletido, e fenômeno de Uhthoff, um aumento transitório nos sintomas quando a temperatura corporal central se eleva. Déficits, visual, sensorial, motor, do tronco cerebral ou cerebelar, são vistos em crianças com EM. O episódio inicial é conhecido como síndrome clinicamente isolada, e o diagnóstico é feito apenas após os sintomas repetidos aparecerem separados em tempo e espaço. Podem haver sintomas encefalopáticos associados, especialmente em crianças. Uma história familiar de EM, com frequência, está presente.

A análise laboratorial pode ajudar se o diagnóstico não for claro; contudo, os achados de imagem e laboratorial são a chave. A análise do LCS pode demonstrar bandas oligoclonais, pode ter proteína elevada e geralmente uma contagem celular normal. A modalidade de imagem preferida é a RM, que irá demonstrar alterações focais ou confluentes na massa branca de 95% dos pacientes.

Tratamento

Apenas a terapia de suporte está indicada no SE.

Encaminhamento

A gravidade dos sintomas indica se o manejo ambulatorial é necessário. O curso clínico evolui por décadas, com o tempo médio até a morte de 30 anos desde o início, com a morte atribuível à EM em cerca de 66% dos pacientes.

DISFUNÇÃO DE DERIVAÇÃO VENTRICULOPERITONEAL

CONSIDERAÇÕES GERAIS

As DVPs são dispositivos usados para manejo da hidrocefalia e consistem em três partes: (1) A porção proximal reside em um ventrículo, é radiopaca e tem perfurações que permitem a drenagem do LCS; (2) Distal a essa parte há uma válvula que permite um fluxo unidirecional do LCS, controla a pressão que permite a saída do LCS e frequentemente contém um reservatório de LCS para amostra; (3) A porção distal geralmente é colocada na cavidade peritoneal para permitir a drenagem do LCS.

A disfunção pode ocorrer secundária à obstrução ou infecção. A obstrução ocorre mais comumente na porção proximal devido a coroide ou a detritos, mas pode ocorrer distalmente devido à migração, à infecção ou à dobradura do tubo. A infecção é mais provável de ocorrer precocemente após a colocação e, em geral, ocorre dentro das primeiras semanas. A ocorrência tardia de infecção é rara, a não ser que a pele sobre o cateter apresente alguma ruptura. (Ver Capítulo 49.)

ACHADOS CLÍNICOS

Sinais e sintomas

Os sinais e sintomas da disfunção da DVP são variáveis, dependendo da gravidade e da idade. Os achados variam desde cefaleia, mal-estar, alteração na personalidade, diminuição no desempenho escolar, vômitos, dor no pescoço, paralisia de nervos, abaulamento da fontanela, alteração na circunferência da fontanela e tríade de Cushing.

A DVP infectada pode apresentar febre, dor ou vermelhidão ao longo do local do cateter, sinais peritoneais ou sinais meníngeos.

Exames por imagem

O exame por imagem é a etapa diagnóstica inicial. Geralmente isso consiste em uma série para derivação, uma série de radiografia simples para observar a continuidade da derivação e imagem do cérebro para verificar a presença ou alteração na hidrocefalia. Pode ser feita uma TC ou uma RM. A RM rápida é uma opção exequível em alguns centros, uma vez que a imagem de alta velocidade e baixa resolução é adequada para avaliação de hidrocefalia sem o risco de radiação ionizante. Certas derivações programáveis externamente podem ser afetadas pela RM e podem necessitar reprogramação após o estudo. Além disso, a posição da derivação deve ser determinada radiograficamente antes e após a RM, de modo a garantir que não foram feitas alterações.

Achados laboratoriais

O LCS pode ser coletado e a PIC registrada pela amostra no reservatório; isso geralmente é feito em consulta com um neurocirurgião. (Ver Capítulos 3 e 49.)

Tratamento

O tratamento da disfunção da DVP suspeitada ou comprovada deve ser realizado junto com o neurocirurgião. Pode ser necessária intervenção cirúrgica. As medidas típicas para reduzir a PIC, como a elevação da cabeça e o tratamento da dor, estão indicadas. Se a infecção for uma preocupação, antibioticoterapia empírica deve ser iniciada e orientada pelo tempo de colocação da derivação. Os esquemas empíricos típicos incluem vancomicina e uma cefalosporina de terceira geração.

Encaminhamento

O encaminhamento deve ser ditado pelo curso de tempo e gravidade dos sintomas. Sintomas intermitentes podem necessitar avaliação ou imagem complementar e internação para observação.

ACIDENTE VASCULAR ENCEFÁLICO

CONSIDERAÇÕES GERAIS

O acidente vascular encefálico (AVE), perda de função cerebral associada com distúrbio do suprimento sanguíneo para o cérebro, é uma condição relativamente rara em crianças. A morbidade e a mortalidade associadas, contudo, são significativas. A etiologia mais comum e a apresentação do AVE na população pediátrica são diferentes da população adulta típica. Aproximadamente

50% dos AVEs em crianças são isquêmicos, comparados com 80 a 85% em adultos. Em crianças, 50% com um achado neurológico focal agudo tem um fator de risco previamente identificado como uma doença cardíaca ou doença falciforme.

ACHADOS CLÍNICOS

História e exame físico

Do mesmo modo que outras síndromes neurológicas, as apresentações variam com a idade. Crianças mais velhas apresentam síndromes similares aos adultos, mas crianças com menos de 3 anos apresentam sintomas inespecíficos, como convulsões, letargia, deterioração das condições gerais e sonolência. O achado neurológico focal mais comum é a hemiplegia. O AVE hemorrágico (AVEh) em crianças se apresenta com cefaleia (76%), alteração do sensório (52%) e vômitos (48%).

A trombose do seio venoso cavernoso pode ser suspeitada com base em uma história compatível e frequentemente apresenta queixas inespecíficas e vagas, incluindo convulsões, fadiga, cefaleia e sinais e sintomas de PIC aumentada. As etiologias subjacentes comuns incluem desidratação, anemia falciforme, leucemia, sinusite e mastoidite.

O exame físico deve ser completo, com um exame cuidadoso do sistema tegumentar, buscando sinais de trauma, infecção, anomalias congênitas, incluindo síndromes neurocutâneas.

Achados laboratoriais

O perfil metabólico básico, hemograma e plaquetas, tempo de tromboplastina parcial ativada (TTPa), fator V de Leiden e antitrombina III devem ser obtidos. Estudos de eletroforese das proteínas, ensaio para proteína C/S, várias mutações de coagulação, bem como testes para função de coagulação podem ser considerados. A PL está indicada se houver suspeita de hemorragia subaracnoide e a imagem não mostrar sinais de aumento da PIC. Exames adicionais a serem considerados são ECG, ecocardiograma, fibrinogênio, VHS, testes de função hepática e painel toxicológico.

Exames por imagem

A TC é a modalidade de imagem inicial preferida e é sensível para o AVEh agudo. O AVE isquêmico (AVEi) não será evidente antes de 6 horas e, com frequência, leva mais tempo para ser radiograficamente anormal. A RM é considerada a técnica de imagem mais sensível e versátil e pode identificar anormalidade dentro de horas da instalação. Em pacientes específicos, a ultrassonografia (US) ou a angiografia podem ser clinicamente úteis. Além disso, a angiografia, padrão ou com RM, pode ser usada.

TRATAMENTO

Terapias de suporte, como controle da febre, manutenção da oxigenação, controle da hipertensão no AVEh e normalização dos níveis de glicose sérica, são recomendadas. Desidratação e anemia devem ser corrigidas, particularmente em pacientes com células falciformes. Pacientes com células falciforme e AVE devem ser hidratados e tratados com uma exsanguineotransfusão simples ou parcial para obter uma fração de Hb SS menor do que 30% e um nível de Hb não maior do que 10 g/dL.

A terapia trombolítica pode ser considerada na trombose do seio venoso cavernoso, mas não é recomendada atualmente para AVEi agudo em pacientes pediátricos. A prevenção secundária com heparina de baixo peso molecular (HBPM) ou heparina não fracionada (HNF) deve ser considerada.

ENCAMINHAMENTO

A internação no hospital é indicada para todos os pacientes com AVE, e o cuidado em UTI pode estar indicado. A avaliação com um neurologista ou neurocirurgião é recomendada.

SÍNDROME DE GUILLAIN-BARRÉ

CONSIDERAÇÕES GERAIS

A síndrome de Guillain-Barré (SGB) é uma polineuropatia pós-infecciosa que geralmente acontece cerca de 10 dias após uma doença viral. A incidência é de 0,5 a 2 casos por 100.000 por ano. Todos os grupos etários são afetados, mas são raros em crianças com menos de 3 anos.

ACHADOS CLÍNICOS

Sinais e sintomas

A instalação da doença pode ser gradual ao longo do curso de dias ou súbita em 12 a 24 horas. Os sintomas clássicos incluem paresia simétrica, que começa nos membros inferiores e ascende com ou sem sintomas sensoriais. Assim como na maioria das doenças neurológicas, sinais e sintomas variam com a idade. Crianças menores frequentemente apresentam sintomas inespecíficos, como intolerância alimentar, letargia, sofrimento respiratório ou diminuição da responsividade. Hiporreflexia ou arreflexia geralmente está presente. Os nervos cranianos estão envolvidos em 50% dos pacientes com o sétimo nervo craniano (VII NC) sendo o mais comumente afetado. Disfunção autonômica e retenção urinária são observadas. Comprometimento respiratório ocorre quando os músculos respiratórios são afetados. Febre está ausente no momento da instalação. A síndrome de Miller-Fisher, um subtipo de Guillain-Barré, é caracterizada por oftalmoplegia, ataxia e arreflexia sem paresia motora das extremidades.

Achados laboratoriais

A análise do LCS mostra classicamente elevação da proteína sem pleocitose e uma glicose normal. O nível de proteína no LCS pode ser normal inicialmente e levar 7 dias para se elevar. O soro agudo e convalescente com títulos viral e micoplasmal pode ser útil. Isolados de *Campilobacter jejuni* na cultura das fezes têm sido associados com SGB. Outros testes podem estar indicados, como eletroneuromiografia ENMG e o ECG (uma vez que pode ocorrer disfunção autonômica com taquicardia e bradicardia), e avaliam condições associadas e predisponentes (HIV, gamopatias) ou a possibilidade de diagnósticos alternativos (lúpus eritematoso sistêmico [LES], lesões estruturais, EM, encefalite, meningite, abscesso epidural, intoxicação por metais pesados).

Exames por imagem

A RM é a modalidade de imagem preferida para excluir outras doenças desmielinizantes, e se houver suspeita de SGB, é recomendada a imagem da medula espinal, bem como do cérebro. Uma RM deve ser obtida rapidamente, uma vez que outras causas (como a mielopatia compressiva) e comorbidades, como a EMDA e a mielite transversa, podem se apresentar de maneira similar.

TRATAMENTO

Em situações de emergência, o cuidado de suporte é a base do tratamento. A monitorização cuidadosa para insuficiência respiratória é crítica. A capacidade vital pode ser monitorada e seguida. Os valores preocupantes são aqueles menores de 20 mL/kg. A imunoterapia está indicada em consulta com um neurologista. A plasmaférese é o padrão-ouro. A troca do plasma e a IGIV também são usados comumente.

ENCAMINHAMENTO

A internação em UTI está indicada. Os sintomas se estabilizam em 2 a 4 semanas sem terapia e a recuperação começa. O prognóstico é excelente em crianças com recuperação completa em 90 a 95% das crianças com idade entre 3 e 12 meses.

DISTÚRBIOS GENÉTICOS DO SISTEMA NEUROMUSCULAR

CONSIDERAÇÕES GERAIS

Esse é um grupo heterogêneo de distúrbios, com vários mecanismos fisiopatológicos afetando a função neuromuscular. Os déficits genéticos podem interferir com a função neuromuscular por afetar o próprio músculo, a junção neuromuscular ou o neurônio motor superior (Tabela 37-9).

ACHADOS CLÍNICOS

Sinais e sintomas

Os indícios de doença neonatal incluem má alimentação, hipotonia, paresia dos membros, ptose e insuficiência respiratória. Crianças mais velhas apresentam retardo no marco motor, paresia (com frequência, maior proximamente do que distalmente), ptose, fadiga e insuficiência respiratória.

Achados diagnósticos

A investigação diagnóstica básica deve ser obtida no SE, incluindo a creatinocinase (CK), o hemograma e o painel metabólico amplo. O exame por imagem geralmente não é útil para o diagnóstico em condições de emergência. Embora não seja parte da avaliação emergencial, muitos diagnósticos são feitos no hospital ou no ambulatório por meio de biópsia muscular, ENMG e teste genético.

ENCAMINHAMENTO

O manejo cardiorrespiratório de suporte está indicado, bem como a internação do paciente para novos exames e monitorização. Etiologias subjacentes orientam o tratamento complementar. Os corticosteroides podem ser eficazes para reduzir a velocidade de deterioração muscular no paciente com distrofia muscular, mas o efeito não é observado antes de semanas de terapia.

PARALISIA DO CARRAPATO

CONSIDERAÇÕES GERAIS

A paralisia do carrapato é muito mais comum em crianças do que em adultos e tem sido relatada com todos os tipos de carrapato. Os carrapatos mais relatados na América do Norte são os carrapatos de corpo rijo, particularmente o *Dermacentor* genus. O mecanismo subjacente é uma liberação de neurotoxina enquanto o carrapato está se intumescendo quando ligado ao hospedeiro.

ACHADOS CLÍNICOS

Apresenta-se classicamente como uma paralisia flácida ascendente assimétrica aguda evoluindo em horas a dias. Um pródromo de parestesias, mialgias, inquietação, irritabilidade e fadiga é comum. Pode haver diminuição do reflexo tendinoso profundo ao exame. Uma história e exame físico completos são fundamentais ao diagnóstico. Em geral, se a paralisia não estiver melhorando, o carrapato ainda deve estar presente, e no mínimo deve ser buscada evidência ou história de picada de carrapato.

TRATAMENTO

O tratamento envolve a remoção do carrapato. Os sintomas devem melhorar ao longo de horas como resolução completa em aproximadamente 24 horas.

PARALISIA DE BELL

CONSIDERAÇÕES GERAIS

A paralisia de Bell é uma paralisia idiopática aguda do sétimo nervo craniano (VII NV [nervo facial]). É a causa mais comum de paralisia do nervo facial em crianças, embora seja mais comum

Tabela 37.9 Distrofias musculares, miopatia e doenças do corno anterior da medula

Doença	Padrões genéticos	Idade de início	Manifestações iniciais	Músculos envolvidos	Reflexos	Achados da biópsia muscular	Outros testes diagnósticos	Tratamento	Prognóstico
Distrofias musculares									
Distrofia muscular de Duchenne (pseudo-hipertrófica infantil)	Recessiva ligada ao X; Xp21; 30-50% não têm história familiar e são mutações espontâneas	2-6 anos; raramente na infância	Falta de coordenação, fatigabilidade ao andar, correr e subir escadas. Andar na ponta dos pés; marcha balançada, com excessiva lordose lombar. Retardo motor. Manobra de Gowers positiva	Músculos proximais (cintura pélvica e escapular); pseudo-hipertrofia do gastrocnêmio, tríceps braquial e vasto lateral. Segunda década, escoliose progressiva, miocardiopatia, e paresia respiratória se desenvolvem	Reflexo do joelho +/- ou 0; reflexo do tornozelo + a ++	Áreas de degeneração e regeneração, variação no tamanho da fibra, alterações inflamatórias, proliferação do tecido conectivo. Imunocoloração para distrofia está ausente	ENMG miopática. Níveis de CK podem ser de até 50-100 x o normal, mas diminuem com o aumento da gravidade da doença, refletindo a substituição do músculo com gordura/tecido conectivo. O teste genético irá mostrar deleção 60% das vezes, e 5-15% são duplicações, e 20-30% são mutações pontuais, deleções intrônicas ou repetições	Corticosteroides podem prolongar a deambulação independente em 2,5 anos se iniciados os 4-8 anos; o manejo é amplamente de suporte. O acompanhamento pulmonar e cardíaco de perto deve ser mantido devido ao risco de falência cardiorrespiratória na 2ª-3ª década de vida. Osteoporose deve ser tratada com cálcio e vitamina D	Pacientes estão presos à cadeira de rodas em torno dos 12 anos de idade. A morte por causas cardiorrespiratórias ocorre no início da terceira década
Distrofia muscular da cintura dos membros	Autossômico dominante, autossômico recessivo e formas ligadas ao X	Variável; início da infância até a idade adulta	Paresias, com distribuição de acordo com o tipo. Marcha balançante, dificuldade de subir escadas. Lordose lombar excessiva	Envolvimento muscular proximal simétrico lentamente progressivo; envolve característicamente os músculos do ombro e pélvico	Geralmente presente	Necrose e divisão das fibras, aumento do tecido conectivo endomisial e inflamação; imunocoloração ausente para várias proteínas DGC por subtipos	ENMG miopático. CK frequentemente > 5.000 UI/l. RM das pernas pode mostrar envolvimento seletivo (p. ex., músculos peroneais na miopatia de Miyoshi)	Fisioterapia. Ecocardiograma para rastrear miocardiopatia. TFPs para rastrear paresia respiratória. Não há tratamento curativo disponível	Variável por subtipo
Miopatias congênitas									
Miopatia miotubular	Recessivo ligado ao X; Xq27	Período neonatal	Bebê flácido; hipotonia e insuficiência respiratória graves	Ptose, oftalmoplegia; paresia proximal e distal simétrica grave	+ a -	Miofibras pequenas, redondas, como um miotubo. Espaço central macular com raios	CK normal a discretamente elevada. ENMG miopática com fibrilações e descargas complexas repetitivas	Sem tratamento curativo. Suporte respiratório nutricional. Hemorragia hepática e peritoneal relatada em casos	Geralmente morte antes de 5 meses de idade

(continua)

Tabela 37.9 Distrofias musculares, miopatia e doenças do corno anterior da medula *(continuação)*

Doença	Padrões genéticos	Idade de início	Manifestações iniciais	Músculos envolvidos	Reflexos	Achados da biópsia muscular	Outros testes diagnósticos	Tratamento	Prognóstico
Miopatia nuclear central	Maioria autossômica dominante; alguns autossômicos recessivos; 19q13, RYR1	Infância à idade adulta	Movimentos fetais reduzidos; hipotonia; contraturas do tornozelo	Paresia proximal não progressiva das pernas mais do que os braços, leve paresia facial, movimento ocular normal	+ a -	Tamanho variável das miofibras; coloração oxidativa mostra ausência dos núcleos centrais ou de atividade mitocondrial	CK alta, alterações miopáticas leves no ENMG, RM muscular mostra aumento do sinal em T1	Fisioterapia. Acompanhamento respiratório necessário. Evitar anestésicos inalatórios e succinilcolina devido ao risco de hipertermia maligna	Paresia não progressiva. Expectativa de vida normal
Miopatias metabólicas									
Doença de Pompe	Autonômica recessiva; 17q23.	Apresentação infantil clássica aos 6 meses de idade; juvenil entre 2 e 18 anos de idade	Hipotonia intensa, hepatomegalia, miocardiopatia, hipoventilação. Paresia dos músculos proximais	Músculos proximais mais do que os distais, músculos bulbar e respiratório. Infecções respiratórias recorrentes; hipoventilação noturna	0	Vacúolos lisossomais citoplásmicos se coram positivos com fosfatase ácida	CK elevada em bebês (< 10 x 0 normal). CK discretamente elevada em adolescentes	Terapia de reposição enzimática com α-glicosidase (Myozyme). Suporte respiratório e nutricional. Monitorar a miocardiopatia. Idem	Prognóstico significativo porém variável com tratamento, com melhora da sobrevida, estado cardiorrespiratório e habilidade motora. Variável, alguns se tornam não deambulatórios e a maioria requer suporte ventilatório
Distúrbios dos canais iônicos									
Paralisia periódica hipercalêmica	Autossômica dominante 17q35	Infância, geralmente na primeira década	Paresia flácida episódica, precipitada pelo repouso após o exercício, estresse, jejum ou frio	Músculos proximais e simétricos, músculos distais podem estar envolvidos se forem estimulados	Normal, pode ser 0 com episódio	Paralisia periódica hipercalêmica	CK normal a 300 UI/l; ataques associado com K+ sérico elevado; SNC mostra amplitude de CMAP elevada após 5 minutos de exercício	Muitos ataques são breves e não necessitam tratamento; tratar ataques agudos com carboidratos; se necessário, tratamento crônico com acetazolamida	Ataques podem ser mais frequentes com o avanço da idade

(continua)

Tabela 37.9 Distrofias musculares, miopatia e doenças do corno anterior da medula *(continuação)*

Doença	Padrões genéticos	Idade de início	Manifestações iniciais	Músculos envolvidos	Reflexos	Achados da biópsia muscular	Outros testes diagnósticos	Tratamento	Prognóstico
Distrofias musculares congênitas (DMC)									
DMC com envolvimento do SNC inclui deficiência de laminina α_2 (merosina), DMC de Ullrich	Autossômico recessivo, autossômico dominante	Nascimento – 1º mês de vida	Hipotonia, fraqueza generalizada. Contraturas proximais e flacidez com hipermobilidade distal	Paresia dos músculos respiratórios e generalizada	0 a +	Deficiência de laminina α_2: laminina reduzida ou ausente na coloração. DMC de Ullrich: Col VI reduzida/ausente	CK normal a 10x normal. Deficiência de α_2 laminina: neuropatia leve. Alterações cutâneas na DMC de Ullrich: hiperceratose folicular	A maioria nunca anda ou perde precocemente a capacidade de andar. Suporte respiratório necessário precocemente	Variável; morte na 1ª ou 2ª década secundária à falência respiratória
Distúrbios miotônicos									
Distrofia miotônica tipo 1	Autossômico dominante, CTG expandido repetição tripla no cromossomo 19q13	Apresentação congênita. Em geral, início de adolescentes a adultos (2ª a 4ª década)	Movimentos fetais diminuídos, insuficiência respiratória, dificuldade na alimentação, sucção e deglutição. Queixas de dificuldade de abertura do queixo, liberação de objetos, manipulação de pequenos objetos	Paresia generalizada; envolvimento facial e faríngeo proeminente; retardo mental. Paresia distal mais do que proximal; envolvimento de mãos e pés. Liberação lenta do aperto de mão ou fechamento da pálpebra (miotomia); catarata; resistência à insulina, defeito na condução cardíaca	Diminuição a 0 + a ++	Alterações miopáticas leves, núcleos centralizados, variação no tamanho da fibra, anel fibrilar	CK geralmente normal. Miotonia elétrica no ENMG. Catarata no exame com lâmpada de fenda. Níveis de testosterona reduzidos. ECG mostra defeitos de condução, como arritmias ventriculares, Resistência à insulina. Estudo do sono mostra hipercapnia e hipoventilação	Sem tratamento curativo. Pacientes devem evitar medicações que predispõem a arritmias, como quinina, amitriptilina e digoxina. Deve ser acompanhado de perto por pneumologista com estudo do sono, por cardiologista, para o risco de arritmia, por endocrinologista, para a resistência à insulina, e por oftalmologista, para a catarata. Pode haver hipomotilidade GI com constipação e pseudo-obstrução	Sobrevida reduzida para 65 anos; sobrevida média para 60 anos. 50% dos pacientes ficam presos à cadeira de rodas antes de morrer
Atrofia muscular espinal									
AME tipo 1 (Werdnig-Hoffman)	Autossômicorrecessivo, raras coortes com autossômico dominante ou hereditariedade ligada ao X, 5q	Primeiros 6 meses de vida.	Hipotonia, bebê "flácido", com olhar alerta, fasciculações podem ser notadas na língua	Paresia muscular grave progressiva, simétrica, proximal e respiratória, que poupa a face	0	Grandes áreas de atrofia de fibras musculares agrupadas, maioria de grandes fibras do tipo 1	ENMG mostra potenciais de fibrilação e fasciculações, potenciais de unidades motoras de grande amplitude. CK normal a levemente elevada	Sem tratamento curativo. Suporte nutricional e respiratório. Estudos clínicos em evolução com fenilbutirato de sódio, ácido valproico e riluzol	Não é possível sentar ou ficar de pé de forma independente. Expectativa de vida < 2 anos sem suporte respiratório ou nutricional

(continua)

Tabela 37.9 Distrofias musculares, miopatia e doenças do corno anterior da medula *(continuação)*

Doença	Padrões genéticos	Idade de início	Manifestações iniciais	Músculos envolvidos	Reflexos	Achados da biópsia muscular	Outros testes diagnósticos	Tratamento	Prognóstico
AME tipo 2		Primeiros 18 meses	Retardos motores	Músculos proximais, simétricos progressivos; paresia respiratória leve a moderada, controle limitado de tosse e secreções	0 a +	Idem	ENMG também mostra potenciais de fibrilação e potenciais de unidades motoras de grande amplitude, mas as fasciculações não são tão comuns como na AME tipo 1; tremor nos dedos	Sem tratamento curativo. Paresia respiratória leve a moderada, distúrbios respiratórios do sono e controle limitado da tosse e secreção necessitam acompanhamento de perto com pneumologista	Pode ter independência para sentar, mas não para ficar de pé. Cerca de 75% vivem até os 25 anos de idade
AME tipo 3 (Kugelberg-Welander)		Reconhecido após os 18 meses de idade.	Retardos motores, dificuldade para subir escadas, pode ter independência para andar, mas pode perdê-la	Paresia dos músculos proximais simétrica progressiva, tremor +/− das mãos.	0 a +	Idem	ENMG similar a AME tipo 2	Sem tratamento curativo	Deambulação independente pode ser atingida, mas essa habilidade pode ser perdida. Expectativa de vida normal

AAS, ácido acetilsalicílico; CK, creatinocinase; CPT, carnitina palmitil transferase; LCS, líquido cerebrospinal; TC, tomografia computadorizada; EEG, eletrencefalografia; ENMG, eletroneuromiografia; RM, ressonância magnética; PCR, reação em cadeia da polimerase; SMSI, síndrome da morte súbita infantil.
(Reproduzida com permissão de Hay WW, Levin MJ, Deterding RR, Abzug MJ, Sondheimer JM (eds): *Current Diagnosis & Treatment: Pediatrics*, 21ª ed. McGraw-Hill, Inc., 2012. Direitos Autorais © McGraw-Hill Education LLC.)

em adultos. A paralisia de Bell é um diagnóstico de exclusão e é crucial a avaliação para causas mais graves. A sua etiologia é considerada secundária a uma condição inflamatória, levando a edema do nervo facial à medida que ele sai através do osso temporal.

ACHADOS CLÍNICOS

A paralisia de Bell se apresenta com a instalação rápida de paralisia unilateral do nervo facial ao longo de um curso de 24 horas. Uma história de infecção recente e sinais e sintomas de neoplasia devem ser investigados.

O exame físico irá demonstrar uma queda na face no lado afetado com dificuldade em piscar o olho, lacrimejamento e salivação. Os músculos da face superior, da testa e da sobrancelha geralmente estão envolvidos, ao contrário da paresia facial associada com um AVE agudo no córtex motor. Há um compartilhamento bilateral do controle do neurônio motor superior desses músculos e perda de um neurônio motor superior associado com AVE irá deixar alguma função contralateral. A paralisia de Bell, uma doença do neurônio motor inferior, afeta esses músculos igualmente. Na tentativa de fechar o olho, o globo ocular irá rolar para cima e para dentro, o que é normal. A determinação da habilidade da criança de fechar as pálpebras espontaneamente é importante para o tratamento.

O exame completo para otite média e mastoidite não tratadas está indicado. Lesões vesiculares devem levantar preocupação para síndrome de Ramsey-Huan, uma reativação do vírus varicela-zóster envolvendo VII NC, que requer tratamento específico.

TRATAMENTO E ENCAMINHAMENTO

Nenhum tratamento específico da paralisia de Bell foi estudado em crianças, embora os corticosteroides tenham mostrado algum benefício em adultos. Um curso de prednisona (1-2 mg/kg/dia) ao longo de 7 a 10 dias é recomendado. A adição de um antiviral (valaciclovir) tem sido sugerida com os esteroides devido ao possível elo entre a paralisia de Bell e o HSV e a varicela e os agentes etiológicos. A maioria das crianças com paralisia de Bell irá se recuperar espontaneamente. Os pacientes que são incapazes de fechar os olhos devem receber meios adequados para evitar abrasões corneanas, incluindo lágrimas artificiais, óculos escuros e curativos de proteção à noite.

BOTULISMO

CONSIDERAÇÕES GERAIS

O botulismo é uma doença potencialmente fatal com cinco tipos de apresentação: transmitida por alimentos, infantil, ferimentos, oculta e iatrogênica. Na população pediátrica, a maioria dos pacientes é classificada como "botulismo infantil" que ocorre em bebês com idade entre 1 semana e 12 meses (idade média de 10 semanas). A doença é causada pela ingestão de esporos de *Clostridium botulinum* (geralmente oriundos do solo ou de mel) que colonizam o trato gastrintestinal (TGI) e produzem toxina botulínica após um período de incubação de 3 a 30 dias. A toxina botulínica é uma proteína neurotóxica potente que bloqueia a liberação da acetilcolina na junção neuromuscular.

ACHADOS CLÍNICOS

Pacientes com botulismo infantil se apresentam sem febre de modo insidioso com sintomas inespecíficos de constipação inicialmente, seguida de má alimentação, choro fraco e inquietação, mas também com achados incomuns de hipotonia, hiporreflexia combinada com dificuldade respiratória. O botulismo infantil apresenta paralisia flácida simétrica descendente. Caracteristicamente, a paresia começa nos músculos supridos pelos nervos cranianos.

TRATAMENTO

Pacientes com botulismo infantil recebem tratamento de suporte com atenção diligente à via aérea e à respiração. Antibióticos não são recomendados. O tratamento com imunoglobulina botulínica humana (Baby BIG IV) em uma única dose IV de 50 mg/kg é recomendado porque é eficaz na redução da duração da hospitalização (de uma média de 5,7 a 2,6 semanas), a duração da permanência em UTI e o número de complicações. Pacientes com botulismo infantil têm uma baixa mortalidade desde que a ventilação e outras medidas de suporte sejam instituídas cuidadosamente como necessário no curso da doença.

COREIA DE SYDENHAM

ACHADOS CLÍNICOS

A coreia é um movimento involuntário que envolve múltiplas áreas do corpo em uma frequência imprevisível em um padrão assimétrico e assíncrono. A coreia de Sydenham é um distúrbio do movimento de instalação aguda que ocorre como uma complicação da febre reumática. Embora os sintomas sejam geralmente bilaterais, aproximadamente 25% dos pacientes têm sintomas unilaterais. Sintomas psiquiátricos podem acompanhar o distúrbio do movimento, mas provavelmente o resultado de uma resposta autoimune que desencadeia alterações desconhecidas em áreas motoras centrais do cérebro.

EXAMES LABORATORIAIS

Leucocitose, VHS e proteína C reativa com taxas elevadas são comuns. Os pacientes podem ter uma cultura positiva para estreptococos β-hemolítico do grupo A, embora isso não seja uma necessidade diagnóstica. Os títulos de antiestreptolisina O ou antiDNAse frequentemente são elevados. Os exames por imagem, incluindo a TC padrão e a RM da cabeça, não mostram anormalidades estruturais.

TRATAMENTO

O tratamento da coreia de Sydenham não é padronizado, mas inclui antagonistas da dopamina e imunomoduladores.

Haloperidol, prednisona, valproato de sódio, IGIV e troca plasmática têm sido usados com graus variáveis de sucesso. A condição é autolimitada e geralmente dura de semanas a meses. Felizmente, mais de 50% dos pacientes terão melhorado em 6 meses, e 89% terão melhorado após 2 anos.

Agrawal S, Peake D, Whitehouse W: Management of children with Guillain-Barre syndrome. *Arch Dis Child Educ Pract Ed.* 2007;92(6):161 [PMID: 18032711].

Berg A, Berkovic S, Brodie M: Revised terminology and concepts for organization of seizures and epilepsies: Report of the ILAE Commission on Classification and Terminology, 2005–2009. *Epilepsia.* 2010;51(4):676-685 [PMID: 20196795].

Compston A, Coles A: Multiple sclerosis. *Lancet Infect Dis.* 2008;25(372):1502-1517 [PMID: 18970977].

Frim D, Gupta N. Hydrocephalus. In: Frim D, Gupta N, eds: *Pediatric Neurosurgery.* Landes Bioscience; 2006:117-129.

Hahn J, Pohl D, Rensel M, Rao S: Differential diagnosis and evaluation in pediatric multiple sclerosis. *Neurology.* 2007;68(suppl 2):S13-S22.

Karande S: Febrile seizures: A review for family physicians. *Ind J Med Sci.* 2007;61(3):161-172 [PMID: 17337819].

Kinali M, Beeson D, Pitt MC, et al: Congenital myasthenic syndromes in childhood: Diagnostic and management challenges. *J Neuroimmunol.* 2008;201-202(0):6-12 [PMID: 18707767].

Krupp L, Banwell B, Tenenbaum S: Consensus definitions proposed for pediatric multiple sclerosis and related disorders. *Neurology.* 2007;68(S7-12) [PMID: 17438241].

Lollis SS, Mamourian AC, Vaccaro TJ, et al: Programmable CSF shunt valves: Radiographic identification and interpretation. *Am J Neuroradiol.* 2010;31:1343-1346 [PMID: 20150313].

Lotze T, Northrop J, Hutton G, et al: Spectrum of pediatric neuromyelitis optica. *Pediatrics.* 2008;122(5);e1039-e1047.

Ness JM, Chabas D, Sadovnick A, et al: *Neurology.* 2007;68(suppl 2):S37-S45.

Pavlou E, Gkampeta A, Arampatzi M: Facial nerve palsy in childhood. *Brain Dev.* 2011;33:644-650 [PMID: 21144684].

Roach ES, Golomb MR, Adams R, et al: Management of stroke in infants and children: A scientific statement from a Special Writing Group of the American Heart Association Stroke Council and the Council on Cardiovascular Disease in the Young. *Stroke.* 2008;39(9):2644-2691 [PMID: 18635845].

Tenembaum S, Chitnis T, Ness J, et al: Acute disseminated encephalomyelitis. *Neurology.* 2007;68(16 suppl 2):23-36 [PMID: 17438235].

Tsze DS, Valente JH: Pediatric stroke: A review. *Emerg Med Int.* 2011;2011:1-10 [PMID: 22254140]

Wingerchuk D, Lennon V, Lucchinetti C, et al: The spectrum of neuromyelitis optica. *Lancet Neurol.* 2007;6(9):805-815 [PMID: 17706564].

Wolf DS, Singer HS: Pediatric movement disorders. *Curr Opin Neurol.* 2008;21:491-496 [PMID: 18607212].

Wolf V, Lupo P, Lotze T: Pediatric acute transverse myelitis overview and differential diagnosis. *J Child Neurol.* 2012;27(11);1426-1436.

Worster A, Keim S, Sahsi R, et al: Do either corticosteroids or antiviral agents reduce the risk of long-term facial paresis in patients with new-onset Bell's palsy? *J Emerg Med.* 2010;38:518-523 [PMID: 19846267].

Emergências renais e geniturinárias

38

Scott A. McAninch, MD, FACEP
Scott A. Letbetter, MD

MANEJO IMEDIATO DE PROBLEMAS QUE AMEAÇAM A VIDA

OLIGÚRIA/ANÚRIA E INSUFICIÊNCIA RENAL AGUDA

Anúria ou oligúria são caracterizadas como redução do débito urinário (< 1 mL/kg/h em lactentes, < 0,5 mL/kg/h em crianças) devido a uma diminuição na taxa de filtração glomerular (TFG), resultando em graus variáveis de lesão renal aguda (LRA), também conhecida como insuficiência renal aguda (IRA). A LRA pode ser não oligúrica, na qual o débito urinário é normal ou aumentado. A TFG diminuída na LRA resulta em alterações na composição dos líquidos corporais, da pressão arterial (PA) e da regulação de eletrólitos e produtos nitrogenados. As complicações incluem hipercalemia, uremia com sequelas neurológicas, hipertensão severa com sobrecarga de líquidos, edema pulmonar e encefalopatia hipertensiva.

A LRA é classificada conforme a etiologia subjacente: origem pré-renal, renal (intrínseca) ou pós-renal. As causas pré-renais são condições que resultam em perfusão renal inadequada. As causas renais se devem a muitas etiologias que resultam em lesão intrínseca de componentes do néfron. Agressões a glomérulos, túbulos renais, interstício e vasculatura renal podem ser causadas por hipoperfusão prolongada devido à causa pré-renal, à sepse ou à nefrotoxina. As causas pós-renais são, em geral, causadas por obstrução do trato urinário distal aos rins, as quais podem ser congênitas ou adquiridas. A LRA devida à causa pós-renal geralmente necessita de obstrução do trato urinário bilateral ou obstrução em rim solitário reconhecido ou não. Bexiga neurogênica e medicamentos podem causar retenção urinária e LRA. A Tabela 38-1 lista as causas de LRA.

Achados clínicos

O médico deve tentar identificar a causa da LRA, descobrindo e tratando complicações que ameacem a vida. Uma história meticulosa de problemas clínicos crônicos, doenças recentes, medicamentos, exposição a contraste intravenoso (IV) deve ser obtida, para sugerir etiologias específicas da LRA. Os pacientes podem se apresentar com redução ou ausência de débito urinário, ou serem encaminhados para avaliação de resultados anormais de creatinina (Cr) ou exame qualitativo de urina (EQU).

Os pacientes com causas pré-renais de LRA costumam parecer desidratados, com sinais de depleção intravascular e má perfusão. Uma história de faringite ou infecção de pele estreptocócica pode estar presente na glomerulonefrite (GN) pós-estreptocócica (GNPE). Diarreia sanguinolenta deve levar à consideração de síndrome hemolítico-urêmica (SHU). Erupção cutânea com dor articular ou dor abdominal podem estar presentes na púrpura de Henoch-Schönlein (PHS). A hipertensão pode estar acompanhada de cefaleia ou tontura. Febre, hipotensão e taquicardia são vistas acompanhando síndromes sépticas. O edema pode ser periorbital, escrotal/labial, dependente ou aparecer como anasarca. O exame dos pulmões pode revelar sinais de edema pulmonar. O abdome deve ser palpado para pesquisar massas que representem tumores. Dor ou massa em flancos pode estar presente em pielonefrite, hidronefrose e trombose de veia renal.

Os exames laboratoriais devem ser direcionados para a identificação de qualquer complicação da LRA que ameace a vida e a etiologia subjacente. A redução da TFG é o exame laboratorial principal na LRA. A TFG é mais confiável para a detecção de LRA em seus estágios iniciais, pois os resultados da Cr podem ser normais inicialmente. Porém, as medidas da TFG podem não estar disponíveis no ambiente de cuidados agudos. Assim, o nível de Cr é usado em situações agudas para estimar a TFG. A comparação com níveis prévios de Cr é útil para avaliar mudanças na TFG. Deve-se notar que o uso de suplementos dietéticos de Cr pode causar um nível sérico falsamente elevado de Cr. A variação normal do nível de Cr depende da idade:

- Recém-nascido (RN): 0,3-1,0 mg/dL;
- Lactente: 0,2-0,4 mg/dL;
- Criança: 0,3-0,7 mg/dL;
- Adolescentes: 0,5-1,0 mg/dL.

Tabela 38-1 Causas de lesão renal aguda em crianças

Causas pré-renais
Hipovolemia
- Perdas gastrintestinais, perdas urinárias (DM), perdas cutâneas (queimaduras), hemorragia traumática, hemorragia gastrintestinal
- Diminuição da circulação efetiva por ICC, síndrome nefrótica, cirrose, sepse
- Redução da PA por baixo DC

Causas intrarrenais (intrínsecas)
Doença glomerular
- GNPE, nefrite na PHS, nefropatia por IgA, nefrite por LES
- Síndrome nefrótica

NTA
- Devido à hipoperfusão prolongada por LRA pré-renal
- Nefrotoxinas: aminoglicosídeos, aciclovir, contraste IV, hemoglobinúria, mioglobinúria, etilenoglicol, ácido úrico por síndrome de lise tumoral
- Nefrite intersticial por medicamentos (AINEs, antibióticos β-lactâmicos, sulfonamidas, diuréticos tiazídicos) e pielonefrite

Vasculatura renal
- SHU
- Trombose de artéria ou veia renal

Causas pós-renais
- Obstrução congênita (válvulas uretrais posteriores)
- Obstruções adquiridas por cálculos renais, coágulos sanguíneos urinários, compressão extrínseca (linfoma abdominal, rabdomiossarcoma, tumor renal)
- Bexiga neurogênica, medicamentos causando espasmo vesical

AINEs, anti-inflamatórios não esteroides; SHU, síndrome hemolítico-urêmica; IV, intravenoso; LRA, lesão renal aguda; NTA, necrose tubular aguda; ICC, insuficiência cardíaca congestiva; PA, pressão arterial; DC, débito cardíaco; GNPE, glomerulonefrite pós-estreptocócica; IgA, imunoglobulina A; PHS, púrpura de Henoch-Schönlein; LES, lúpus eritematoso sistêmico; DM, diabetes melito.

Hemograma (HGR) completo, eletrólitos (potássio, cálcio, fosfato, sódio), ureia, Cr e EQU devem ser obtidos. O HGR pode demonstrar anemia hemolítica microangiopática com trombocitose na SHU. Pode ocorrer hemólise devido a várias condições, resultando em NTA. A eosinofilia pode ser vista na nefrite intersticial. Hipercalemia, hiponatremia, hipocalcemia e hiperfosfatemia podem estar presentes na LRA. A relação entre ureia e Cr costuma ser maior do que 40:1 na doença pré-renal, embora a ureia possa estar desproporcionalmente elevada em hemorragias gastrintestinais.

O EQU pode ser útil para determinar as causas da LRA. O EQU costuma ser normal nas causas pré-renais. Piúria com bacteriúria é sugestivo de infecção do trato urinário (ITU), a qual pode causar LRA intrínseca. A presença de cilindros hemáticos indica doença glomerular. A proteinúria isolada é vista na síndrome nefrótica. Um teste urinário com fita positivo para sangue e negativo para hemácias sugere hemoglobinúria ou mioglobinúria, as quais podem causar NTA.

Se houver suspeita de GN, testes estreptocócicos faríngeos rápidos, antígenos estreptocócicos séricos (teste estreptozima ou título de ASLO) e níveis de complemento (C3, C4) podem ser úteis. Os níveis de C3 estão baixos na GNPE. O sódio urinário pode ser solicitado para avaliação da excreção fracionada de sódio (EFNa). A reabsorção de sódio e água está geralmente bem preservada nas causas pré-renais de LRA. Uma EFNa menor do que 1% é consistente com causas pré-renais de LRA. Uma EFNa maior do que 2% está associada com NTA. A EFNa entre 1 a 2% não é diagnóstica de nenhuma etiologia. Exames laboratoriais adicionais podem ser solicitados com base na suspeita clínica da causa subjacente.

O eletrocardiograma (ECG) pode demonstrar ondas T elevadas, intervalo PR prolongado, ondas P achatadas, prolongamento de QRS e arritmias ventriculares. A radiografia torácica pode indicar edema pulmonar na ICC. A ultrassonografia (US) renal pode demonstrar hidronefrose em obstruções pós-renais, e a US com Doppler pode revelar trombose de veia renal. A tomografia computadorizada (TC) sem contraste de abdome e pelve pode revelar cálculos urinários e obstrução do trato urinário.

Tratamento

A hipotensão por sepse deve ser tratada imediatamente com ressuscitação por líquidos intravenosos (IV) e antibióticos. O choque hemorrágico deve ser tratado com ressuscitação por líquidos IV e concentrado de hemácias (CH), assim que disponível, a 10 mL/kg. A hipotensão devido a uma suspeita de etiologia pré-renal para a LRA deve receber ressuscitação com líquidos com bólus de líquidos cristaloides de 20 mL/kg, a fim de reduzir o risco de desenvolvimento de NTA por hipovolemia prolongada. Se não for observado débito urinário após um desafio com líquidos IV, deve ser utilizada uma sonda urinária para avaliar a possibilidade de obstrução vesical.

Os pacientes euvolêmicos com LRA devem ser mantidos com níveis de ingesta de manutenção normal. Os pacientes com hipervolemia leve podem ser tratados com restrição da ingesta de líquidos. Os pacientes com sobrecarga severa de líquidos em casos de oligúria podem receber uma dose de ataque de furosemida de 2 mg/kg IV para converter uma LRA oligúrica em não oligúrica. Se o débito urinário aumentar dentro de 2 horas da dose de diurético, uma infusão IV de manutenção pode ser iniciada a 0,1 mg/kg/h. Se não houver aumento no débito urinário, suspender o uso de diurético.

A hipercalemia deve ser tratada de maneira padrão. A hipertensão que causa encefalopatia deve ser tratada com anti-hipertensivos IV, como nicardipina ou nitroprussiato, com o objetivo de reduzir a pressão arterial média (PAM) em 10 a 20% em minutos ou horas. A hipertensão por aumento do tônus vascular pode ser tratada com anti-hipertensivos orais, como a nifedipina. Os inibidores da enzima conversora de angiotensina (IECA) devem ser evitados em situações agudas.

A terapia renal substitutiva (TRS) por meio de hemodiálise, diálise peritoneal, ou TRS contínua (TSRC) está indicada para a sobrecarga de volume que não responde a desafio com diuréticos, hipercalemia persistente, apesar de tratamento clínico, uremia (ureia 160-200 mg/dL), acidose metabólica persistente e ICC não responsiva a diuréticos.

O tratamento específico da LRA depende da etiologia subjacente. Em pacientes com etiologias pré-renais, o tratamento da condição subjacente, incluindo a reidratação intravascular adequada, geralmente leva à resolução da LRA. Porém, a redução prolongada da perfusão renal pode causar NTA concomitante. Nas causas renais de LRA, a causa subjacente suspeitada deve ser tratada de acordo. Os medicamentos agressores devem ser suspensos. Os pacientes com doença pós-renal podem necessitar de alívio da obstrução urinária, permitindo o aumento da TFG. O volume do débito urinário a partir do cateterismo vesical deve ser observado.

Encaminhamento

Os pacientes com bom aspecto e desidratação pré-renal apenas leve ou pielonefrite leve e sem insuficiência renal significativa, hipertensão ou distúrbios eletrolíticos podem ser liberados para casa com acompanhamento cuidadoso com médico da atenção primária.* Caso contrário, é recomendada a avaliação com nefrologista pediátrico para outras causas. A hospitalização está indicada para pacientes com anúria ou oligúria severa, insuficiência renal moderada a severa, sinais vitais instáveis, hipertensão causando lesão de órgãos-alvo, distúrbios eletrolíticos (hipercalcemia) e pacientes que necessitam de diálise. O tratamento adicional e o encaminhamento se relacionam com a etiologia subjacente da LRA.

Goldstein S: Advances in pediatric renal replacement therapy for acute kidney injury. *Semin Dial.* 2011;24:187-191 [PMID: 21517986].

Goldstein SL: Continuous renal replacement therapy: Mechanism of clearance, fluid removal, indications and outcomes. *Curr Opin Pediatr.* 2011;23:181-185 [PMID: 21178623].

Walters S, Porter C, Brophy PD: Dialysis and pediatric acute kidney injury: Choice of renal support modality. *Pediatr Nephrol.* 2009;24:37-48 [PMID: 18483748].

MANEJO DE EMERGÊNCIA DE DISTÚRBIOS ESPECÍFICOS

DOENÇAS DO SISTEMA GENITURINÁRIO MASCULINO

TORÇÃO TESTICULAR

A torção testicular é uma emergência urológica verdadeira, pois atrasos no diagnóstico e no tratamento podem resultar em perda da espermatogênese e necrose testicular. A incidência de torção tem distribuição bimodal, com um pequeno aumento no período neonatal e um grande aumento durante a adolescência. Cerca de 65% dos casos ocorrem em meninos com 12 a 18 anos de idade. A isquemia testicular pode causar infarto dentro de 4 horas. Se os sintomas estiverem ocorrendo a menos de 6 horas, a taxa de salvamento testicular é de 100%. A taxa de salvamento piora após 6 horas e é essencialmente zero quando a torção tem 24 horas ou mais.

---

* N. de R. T. Esse acompanhameto pode ser considerado nos locais em que houver esse profissional.

Achados clínicos

O paciente costuma se queixar de início súbito de dor severa testicular ou em baixo ventre. A dor costuma ser constante, mas pode ser intermitente se o testículo apresentar torção e resolução de forma recorrente. Podem ocorrer náuseas e vômitos. Ao exame, o testículo afetado pode ser extremamente sensível ao toque, edemaciado e eritematoso. Ele pode ser mais alto devido a encurtamento do cordão espermático e ter um posicionamento horizontal. O reflexo cremastérico está quase sempre ausente em pacientes com torção, mas infelizmente também está ausente em muitas crianças sem torção. O RN com torção testicular não apresentará sofrimento agudo, mas o exame cuidadoso revelará um hemiescroto de tamanho aumentado, fixo e com alteração de cor. Após 24 horas de vida, o neonato com torção testicular geralmente apresenta choro incontrolável, e um exame cuidadoso revelará um testículo edemaciado e eritematoso. Os pacientes com testículo que não desceu e com dor abdominal aguda necessitam de atenção para torção testicular intra-abdominal.

O paciente com dor escrotal aguda deve ser considerado como torção testicular até prova em contrário. O diagnóstico costuma ser feito por meio de uma história e exame físico característicos. Se o diagnóstico estiver em dúvida, uma US com Doppler do testículo pode revelar redução do fluxo sanguíneo testicular no lado afetado. Uma US normal pode ser vista em crianças com torção testicular intermitente. A US pode ser menos confiável para detecção do fluxo sanguíneo em testículos pré-puberais menores. De modo alternativo, a cintilografia de radionuclídeos com 99m-tecnécio-pertecnetato demonstrará boa sensibilidade e especificidade um pouco menor para a torção testicular. A limitação do fluxo sanguíneo na cintilografia não consegue diferenciar a torção testicular de outros problemas anatômicos dos testículos.

Tratamento

Deve ser realizada avaliação urgente com urologista assim que houver suspeita clínica de torção testicular. Não retardar a avaliação para a realização de exames diagnósticos confirmatórios. O paciente deve permanecer em nada por via oral (NPO) e receber analgesia parenteral adequada.

Enquanto se aguarda a avaliação urológica ou a transferência para o bloco cirúrgico, pode ser tentada a reversão manual da torção. Na maioria dos pacientes, os testículos tendem a torcer em direção medial para lateral. Porém, em um terço dos pacientes, os testículos torcem de lateral para medial. A reversão manual da torção é realizada segurando-se o testículo entre o polegar e o dedo indicador de uma das mãos, e a outra mão deve segurar delicadamente o cordão espermático. O testículo é girado em uma direção para fora, de modo que a superfície anterior seja girada lateralmente, como ao abrir um livro (Figura 38-1). O cordão espermático pode ser torcido em até 720 graus, de modo que pode haver necessidade de mais de uma volta. Se a dor aumentar com a reversão manual da torção ou se o testículo não puder ser mais girado, interromper imediatamente o procedimento, pois pode haver uma torção menos comum

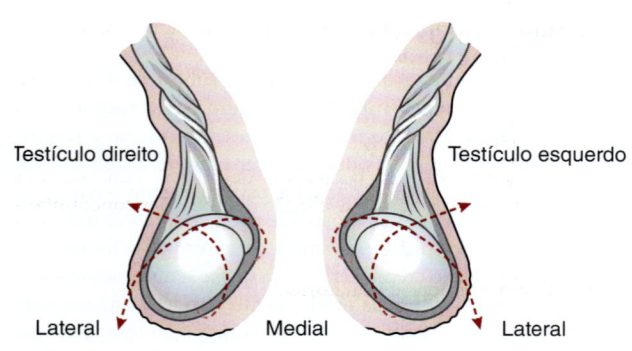

Figura 38-1 Reversão manual de torção testicular. O testículo é girado para fora, de modo que a superfície anterior seja girada lateralmente, como ao abrir um livro. (Reproduzida com permissão de Reichman EF, Simon RR: *Emergency Medicine Procedures*, New York, McGraw-Hill; 2004. Copyright © McGraw-Hill Education LLC.)

de lateral para medial. Em vez disso, torcer na direção oposta girando medialmente a superfície anterior. A reversão manual bem-sucedida da torção é evidenciada por alívio súbito da dor, posicionamento normal e perfusão testicular normal na US com Doppler. Após uma reversão manual bem-sucedida da torção, o urologista deve ser consultado para internação e orquidopexia, para evitar episódios futuros de torção.

Encaminhamento

A internação hospitalar está indicada para pacientes com torção testicular para tratamento definitivo.

TORÇÃO DE APÊNDICES TESTICULARES

O mecanismo de torção pode ocorrer no apêndice testicular (92%) ou no apêndice do epidídimo (8%), resultando em dor moderada localizada no lado afetado. A cianose no apêndice pode resultar no sinal do "ponto azul" no saco escrotal em até 25% dos pacientes. A diferenciação entre torção do apêndice e torção do testículo pode necessitar de US com Doppler. A US deve revelar fluxo testicular normal, e o apêndice com torção será visualizado como uma área de ecogenicidade reduzida. O apêndice afetado sofre autoamputação dentro de uma semana, sem sequelas significativas. Analgesia, suporte escrotal e acompanhamento cuidadoso com médico da atenção primária estão indicados. A excisão cirúrgica do apêndice pode estar indicada no caso de dor persistente.

EPIDIDIMITE

A inflamação do epidídimo é a causa mais comum de dor escrotal. Ela pode ser causada por infecções, atividade física extenuante e trauma. Os pacientes sexualmente ativos comumente apresentam doenças sexualmente transmissíveis (DSTs) causadas por *Chlamydia trachomatis*, *Neisseria gonorrhoeae* ou por patógenos urinários comuns, como *Escherichia coli* e vírus. Os pacientes não sexualmente ativos e pré-puberais costumam ter etiologias não infecciosas, mas podem ocorrer infecções por *Mycoplasma pneumoniae* e vírus.

Achados clínicos

Os pacientes podem apresentar disúria, dor testicular leve e febre. Pode haver secreção uretral nas DSTs. Ao exame, está presente a dor à palpação do aspecto posterior do testículo. A dor testicular mais difusa sugere orquite ou causa alternativa, como torção testicular. Pode haver edema escrotal. O reflexo cremastérico deve estar presente, mas pode ser normalmente ausente em muitos pacientes. O paciente pode experimentar alívio da dor com a elevação do testículo afetado (sinal de Prehn positivo); porém, o testículo não é confiável para descartar outras causas de dor, como a torção testicular.

O EQU pode demonstrar evidências de infecção, com piúria e bacteriúria, ou os resultados podem ser normais. A cultura de urina é recomendada com evidências de ITU em todas as crianças com menos de 2 anos, mesmo com EQU normal. Os pacientes com secreção uretral ou suspeita de DSTs devem realizar testes para *N. gonorrhoeae* e *C. trachomatis*.

A US com Doppler do testículo ou a cintilografia nuclear demonstrará fluxo sanguíneo normal ou aumentado para o epidídimo do testículo acometido sem evidência de redução da perfusão, como é visto na torção testicular. O abscesso escrotal pode ser visualizado na US.

Tratamento

Em pacientes com suspeita de DST, deve-se administrar tratamento para *N. gonorrhoeae* e *C. trachomatis* no SE enquanto se aguardam os resultados da cultura. A Tabela 38-2 lista as recomendações de tratamento para as DSTs. Aconselhar os pacientes a discutirem os exames para DSTs com qualquer parceiro sexual. A evidência de ITU (piúria, bacteriúria) no paciente não sexualmente ativo deve levar ao tratamento de ITU com antibióticos como SMZ-TMP ou cefalexina por 10 dias. O tratamento de pacientes sem infecção inclui repouso, redução de atividades atléticas, suporte escrotal, gelo e AINEs.

Encaminhamento

Pacientes com bom aspecto sem evidência de sepse ou problemas alternativos, como torção testicular, podem ser liberados com acompanhamento cuidadoso por urologista pediátrico.

ORQUITE

A orquite é a inflamação do testículo mais comumente vista em meninos após a puberdade. As causas virais incluem caxumba,

Tabela 38-2 Tratamento de doenças sexualmente transmissíveis em crianças e em adolescentes

Tratamento de uretrite por *N. gonorrhoeae*	
< 45 kg com uretrite não complicada	Ceftriaxona 125 mg IM
< 45 kg com uretrite e bacteremia	Ceftriaxona 50 mg/kg IM/IV (máx. 1 g) diariamente por 7 dias
≥ 45 kg com uretrite não complicada	Ceftriaxona 250 mg IM em dose única ou cefixima 400 mg VO em dose única ou azitromicina 2 g VO em dose única[a]
≥ 45 kg com uretrite e bacteremia	Ceftriaxona 50 mg/kg IM/IV diariamente por 7 dias
Tratamento de uretrite por *C. trachomatis*	
< 45 kg	Eritromicina base 50 mg/kg/dia VO divididos em 4 doses diárias por 14 dias
≥ 45 kg, menos de 8 anos	Azitromicina 1 g VO em dose única
≥ 45 kg, 8 anos ou mais	Azitromicina 1 g VO em dose única ou doxiciclina 100 mg VO 2 ×/dia por 7 dias

IV, intravenoso; IM, intramuscular; VO, via oral.
[a] A azitromicina é administrada a pacientes alérgicos a cefalosporinas.

vírus Epstein-Barr (EBV), Coxsackie vírus e vírus do oeste do Nilo. Até 38% dos meninos após a puberdade com caxumba desenvolverão orquite. As etiologias bacterianas incluem *N. gonorrhoeae, C. trachomatis, Brucella, E. coli, Enterococcus faecalis* e *Neisseria meningitidis* pode ser a causa em lactentes. A orquite pode ocorrer após a aplicação da vacina para sarampo, caxumba e rubéola (MMR).

Achados clínicos

Os pacientes podem apresentar disúria, dor escrotal e febre. O exame físico geralmente revela escroto dolorido e edemaciado. Os testículos devem ter uma orientação vertical normal. O EQU pode revelar piúria e bacteriúria. Deve ser solicitada uma cultura de urina para ITU em todas as crianças com menos de 2 anos. Suspeitas de torção testicular ou abscesso escrotal necessitam de US com Doppler dos testículos. Pode ser identificada uma infecção concomitante do epidídimo (epidídimo-orquite).

Tratamento

Os pacientes sexualmente ativos devem ser tratados para *N. gonorrhoeae* e *C. trachomatis* (Tabela 38-2). Os pacientes que parecem bem com orquite bacteriana suspeita de ser causada por patógenos entéricos podem ser tratados com SMZ-TMP ou cefalexina por 10 dias e liberados com acompanhamento cuidadoso com urologista. O tratamento da orquite viral é sintomático e inclui repouso, suporte do testículo inflamado, bolsa de gelo e analgesia.

Encaminhamento

Os lactentes com orquite bacteriana devem ser considerados para tratamento hospitalar e avaliação de infecções concomitantes. A internação hospitalar é apropriada para pacientes comprometidos, aqueles com abscesso escrotal e os pacientes que não responderam à terapia ambulatorial.

HIDROCELE

Hidrocele é o acúmulo de líquido dentro da túnica vaginal. Ela é a causa mais comum de massa escrotal indolor em crianças. Uma hidrocele comunicante tem uma conexão patente entre o peritônio e o escroto através do processo vaginal, o qual não foi obliterado durante o desenvolvimento. Uma hidrocele é considerada não comunicante se o processo vaginal estiver fechado. O tipo de líquido depende do tipo de hidrocele. Em uma hidrocele comunicante, o líquido é o líquido peritoneal, ao passo que no tipo não comunicante, ele se origina no revestimento mesotelial da túnica vaginal. As hidroceles comunicantes podem aumentar o risco de torção testicular. A maioria das hidroceles é absorvida em 12 a 18 meses. As condições inflamatórias, como torção testicular, epididimite, orquite e tumores, podem causar uma hidrocele reativa.

Achados clínicos

Na maioria dos casos de hidrocele, o paciente apresenta uma massa escrotal indolor, geralmente do lado direito. A transiluminação com fonte de luz demonstra uma coleção cística de líquido, embora possa haver transiluminação do intestino. Em uma hidrocele comunicante, o edema pode aumentar com a manobra de Valsalva, ou ela pode ser redutível. As hidroceles não comunicantes não são redutíveis e não mudam de forma com o aumento da pressão intra-abdominal. Deve ser realizada a palpação de todo o testículo e superfície para avaliação de outras condições, como torção testicular e infecção. A US com Doppler do testículo pode estar indicada para identificar uma condição causadora de hidrocele reativa.

Tratamento

Pode haver necessidade de reparo cirúrgico na hidrocele comunicante com edema que cause dano à pele. O reparo cirúrgico eletivo pode estar indicado nas hidroceles comunicantes e naquelas que persistem além do primeiro ano de vida.

Encaminhamento

Os pacientes com hidrocele assintomática podem ser liberados para acompanhamento com urologista.

VARICOCELE

Varicocele é um complexo de varicosidades proeminentes descritas como um "saco de vermes" no saco escrotal devido à dilatação de veias espermáticas. A drenagem incompleta das veias pode ocorrer por válvulas venosas incompetentes ou por aumento da pressão venosa devido a uma obstrução de veia renal ou outra compressão extrínseca. A varicocele costuma ser subaguda no momento dos sintomas, sendo encontrada no lado esquerdo devido ao ângulo em que o cordão espermático entra na veia renal esquerda, embora alguns casos sejam bilaterais. Pode ocorrer varicocele do lado direito por dilatação patológica do plexo pampiniforme. Causas como trombose de veia cava inferior (VCI), trombose de veia renal direita e compressão externa da VCI por massas abdominais e retroperitoneais e linfadenopatias devem ser consideradas.

Achados clínicos

O paciente deve ser examinado em posição ortostática. Graus maiores de varicocele podem ser identificados visualmente. Caso contrário, a palpação do escroto ou cordão espermático revela uma varicocele com uma textura de saco de vermes, a qual pode ser mais proeminente com manobra de Valsalva. Varicoceles idiopáticas são identificadas com o paciente apenas em posição ortostática. Se a varicocele persistir com o paciente em posição supina, tiver início súbito ou ocorrer à direita, deve ser considerada uma causa patológica para a varicocele. Uma US com Doppler pode revelar trombose vascular e massas abdominais como causa.

Tratamento e Encaminhamento

Os pacientes com varicoceles idiopáticas podem ser encaminhados para acompanhamento ambulatorial com urologista. O reparo cirúrgico ambulatorial pode estar indicado para varicoceles sintomáticas.

ESPERMATOCELE

Uma espermatocele é um cisto cheio de líquido localizado na cabeça do epidídimo. Ela costuma ser indolor, mas alguns pacientes podem apresentar desconforto.

Achados clínicos

Ao exame, pode ser palpada uma pequena massa com dor mínima ou ausente à palpação. A transiluminação do edema deve mostrar um cisto cheio de líquido. Os tumores de testículo não sofrem transiluminação. Se houver incerteza diagnóstica, deve ser considerada uma US com Doppler do testículo, para avaliar outras entidades, como o tumor de testículo.

Encaminhamento

Os pacientes podem ser liberados com acompanhamento por urologista. A cirurgia eletiva pode ser indicada nas espermatoceles sintomáticas.

TUMORES TESTICULARES

Os tumores testiculares são incomuns em crianças pequenas, mas são o tumor sólido mais comum em meninos adolescentes. Os fatores de risco para câncer de testículo incluem história familiar de câncer de testículo, câncer no outro testículo e criptorquidia.

Achados clínicos

A apresentação típica do tumor é aquela de uma massa escrotal firme e indolor em um hemiescroto. Deve-se observar que pode haver dor nos tumores de células germinativas, pois eles causam hemorragia e infarto. Ao exame, a massa fixa e indolor não será transiluminada, a menos que exista hidrocele reativa concomitante. Pode ser vista uma ginecomastia em um pequeno subgrupo de pacientes com tumores testiculares de células germinativas e de células de Leydig. A US escrotal está indicada para o diagnóstico. A ressonância magnética (RM) pode ser útil para avaliação adicional se a US não conseguir diferenciar entre lesões benignas e malignas.

Tratamento e Encaminhamento

Os pacientes com bom aspecto podem ser liberados para acompanhamento cuidadoso por urologista com exames adicionais e tratamento definitivo.

PRIAPISMO

Priapismo é a ereção involuntária prolongada do pênis sem estimulação sexual. O priapismo é classificado como de baixo fluxo (isquêmico) ou de alto fluxo (não isquêmico). As causas de priapismo estão listadas na Tabela 38-3.

O priapismo de baixo fluxo é uma emergência urológica causada por redução do fluxo venoso de saída do sangue desoxigenado do corpo cavernoso, levando a uma síndrome compartimental e isquemia peniana. A anemia falciforme é a causa mais comum em crianças. O priapismo recorrente ou repetitivo é um tipo de priapismo de baixo fluxo, geralmente visto em pacientes

Tabela 38-3 Causas de priapismo em crianças

Priapismo isquêmico (baixo fluxo)
Hematológicas: anemia falciforme, leucemia, talassemia
Medicamentos: antidepressivos, antipsicóticos, anticoagulantes, anti-hipertensivos
Drogas: cocaína, etanol, marijuana
Lesão de medula espinal
Malária
Picada de aranha viúva negra
Priapismo não isquêmico (alto fluxo)
Lesões do tipo "montaria"
Injeção peniana de medicamentos, como papaverina, fentolamina
Lesões penetrantes no pênis
Procedimentos urológicos

com anemia falciforme, que se caracteriza por episódios agrupados de priapismo com intervalos variáveis entre os episódios de aproximadamente 2 a 3 vezes por semana, com várias semanas de duração. No priapismo de baixo fluxo, tem sido notado dano microscópico ao tecido peniano com apenas 4 a 6 horas de ereção sustentada, levando à fibrose do corpo peniano e possível disfunção erétil e, raras vezes, impotência.

O priapismo de alto fluxo é geralmente secundário ao extravazamento de sangue para o corpo cavernoso a partir de fístula atrioventricular (AV) no corpo peniano, em geral por trauma do pênis ou períneo e procedimentos penianos. O priapismo pode não ocorrer até 72 horas após a lesão. O priapismo de alto fluxo não resulta em lesão isquêmica, pois o sangue é bem oxigenado. Porém, alguns pacientes apresentam disfunção erétil a longo prazo.

Achados clínicos

O priapismo é um diagnóstico clínico. A história e o exame físico devem se concentrar na duração da ereção e possíveis causas subjacentes de priapismo, tentando diferenciar entre os tipos de baixo ou alto fluxo. O priapismo de baixo fluxo é doloroso, e o priapismo de alto fluxo costuma ser indolor. Os pacientes devem ser questionados sobre uma história clínica de anemia falciforme, leucemia, uso de medicamentos (incluindo a ingestão acidental) e uso de drogas ilícitas. Pode haver história de trauma peniano ou do períneo, especialmente uma lesão em sela, resultando em priapismo de alto fluxo. Ao exame, há edema no dorso do corpo cavernoso e flacidez do corpo esponjoso ventral. A plenitude vesical está relacionada com obstrução urinária. A compressão do períneo em crianças com priapismo de alto fluxo pode levar à redução da tumescência (reversão da ereção), sendo conhecida como sinal de Piesis.

Se a história e o exame físico não forem capazes de diferenciar entre priapismo de baixo fluxo e de alto fluxo, pode ser aspirado sangue do corpo cavernoso para uma gasometria arterial (GA). No priapismo isquêmico, o baixo fluxo de sangue terá aspecto vermelho mais escuro (venoso), e a gasometria demonstrará pH e O_2 baixos com CO_2 elevado. O sangue de alto fluxo não isquêmico terá aparência vermelho mais vivo e resultados normais são esperados na gasometria. Além disso, a US com Doppler do pênis pode ser usada para diferenciar estados de baixo e alto fluxo, demonstrando fluxo sanguíneo reduzido ou ausente nas artérias cavernosas no priapismo de baixo fluxo e fístula AV no priapismo de alto fluxo.

Tratamento

O objetivo primário do tratamento é a rápida redução da tumescência para evitar complicações a longo prazo. Há necessidade de avaliação precoce com urologista pediátrico para guiar o tratamento. O paciente deve permanecer em NPO como preparo para uma possível sedação procedural ou intervenção cirúrgica. Controle da dor e alívio da obstrução urinária devem ocorrer imediatamente. Pode haver indicação de analgésicos parenterais e bloqueio de nervo dorsal do pênis usando um anestésico de ação prolongada sem epinefrina. O tratamento de condições subjacentes, como anemia falciforme, é fundamental, incluindo líquidos IV, oxigênio suplementar e consideração de exsanguineotransfusão.

O tratamento da suspeita de priapismo de baixo fluxo com mais de 4 horas de duração inclui aspiração de sangue cavernoso com ou sem irrigação, seguida por injeção intracavernosa de um α-agonista, como a fenilefrina. A aplicação de calor na haste peniana com proteção da pele sobrejacente pode ajudar a aliviar a obstrução do sangue venoso durante a preparação para o procedimento. Após a obtenção de analgesia adequada, pode-se tentar a aspiração de sangue cavernoso. Uma agulha calibre 19G ou 21G é inserida na posição de 3 ou 9 horas do relógio na porção média da haste peniana (Figura 38-2). O sangue pode drenar de

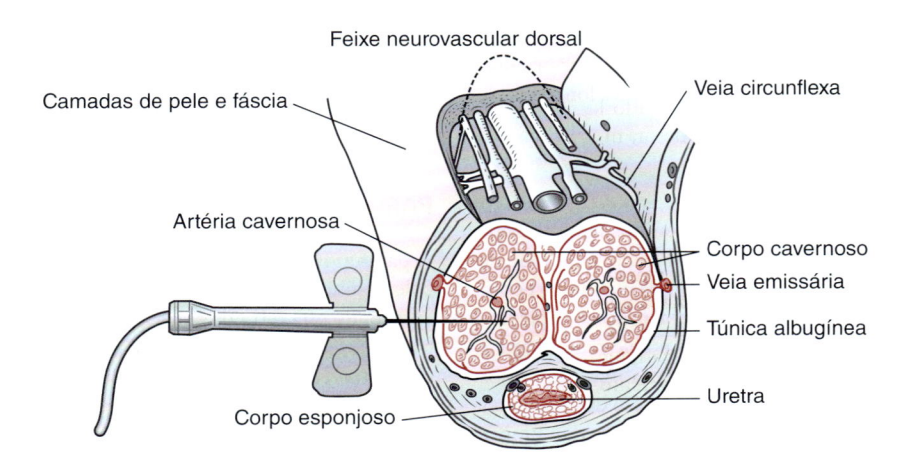

▲ **Figura 38-2** Técnica de aspiração peniana. Uma agulha de calibre 19G ou 21G é inserida na posição de 3 ou 9 horas do relógio na porção média da haste peniana, e o sangue pode drenar de forma espontânea ou ser delicadamente aspirado. (Reproduzida com permissão de Reichman EF, Simon RR: *Emergency Medicine Procedures*. New York: McGraw-Hill, 2004. Copyright © McGraw-Hill Education LLC.)

maneira espontânea ou ser delicadamente aspirado e submetido a uma gasometria. A irrigação com solução fisiológica (SF) pode ser tentada após a aspiração, especialmente se houver dificuldade na aspiração. A irrigação pode ser realizada em apenas um dos lados do pênis, pois há comunicação vascular entre o corpo peniano bilateralmente. Se for obtida a redução da tumescência com a aspiração com ou sem irrigação, a agulha pode ser removida. À medida que a agulha é removida, deve ser aplicada uma pressão na área onde estava a agulha, para evitar a formação de hematoma. Se não for obtida a redução da tumescência, deve ser realizada a injeção intracavernosa de α-agonistas (fenilefrina). A solução de fenilefrina é obtida misturando-se 1 ampola de fenilefrina (1 mL:1.000 mcg) com 9 mL de SF. Injetar 0,3-0,5 mL da solução de fenilefrina diluída a cada 10 a 15 minutos até a redução da tumescência até um máximo de 1 hora. O paciente deve ser monitorado quanto aos efeitos colaterais cardiovasculares da fenilefrina. O priapismo de baixo fluxo refratário AP tratamento necessita de avaliação com urologista pediátrico para a consideração de um procedimento de derivação venosa peniana. No priapismo de alto fluxo, o paciente deve ser avaliado e tratado para o trauma concomitante.

Encaminhamento

Os pacientes com priapismo de baixo fluxo devem ser internados em casos de exacerbações de doenças subjacentes, como anemia falciforme ou leucemia, incapacidade de obter a redução da tumescência ou complicações de procedimentos. Os pacientes com priapismo de baixo fluxo, nos quais a ereção foi completamente resolvida e sem complicações de condições médicas subjacentes, e que estejam controlados, podem ser liberados para casa com acompanhamento cuidadoso por urologista pediátrico. O priapismo de alto fluxo costuma melhorar de maneira espontânea, mas pode ser tratado com embolização seletiva. A avaliação com um urologista pediátrico está indicada para decisões a respeito de intervenção precoce *versus* observação com acompanhamento ambulatorial cuidadoso. Os pacientes devem ser orientados sobre as possíveis complicações de impotência a longo prazo.

FIMOSE

A fimose é uma condição que ocorre em meninos não submetidos à circuncisão em que a pele redundante distal é incapaz de ser completamente retraída para a exposição da glande do pênis. A fimose pode ser fisiológica ou causada por condições patológicas. A fimose é fisiológica ao nascer, mas a pele redundante é livremente móvel na maioria dos meninos com mais de 4 anos de idade. No início da adolescência, menos de 2% dos pacientes apresentam fimose fisiológica. As causas patológicas de fimose podem resultar de má higiene, edema por infecções, como balanopostite, trauma, dermatite de contato por substâncias irritantes, uso excessivo de sabões ou preservativos. As complicações da fimose incluem obstrução urinária, ITUs, e o edema significativo pode resultar em isquemia da glande peniana.

Achados clínicos

A fimose é um diagnóstico clínico. O paciente pode relatar micção com dor, sangue na urina, estreitamento do jato urinário ou abaulamento da pele redundante durante a micção. O exame físico pode revelar inflamação da pele e glande peniana por balanopostite ou dermatite de contato. A glande deve ser avaliada quanto a sinais de isquemia. Aderências penianas podem simular fimose. Redução do débito urinário e dor suprapúbica sugerem retenção urinária.

O EQU pode revelar hematúria e evidências de ITU. Ureia e Cr devem ser verificadas na suspeita de obstrução do trato urinário. A US renal deve ser considerada para avaliar a gravidade da obstrução urinária.

Tratamento

Corticosteroides tópicos podem ser usados para resolver a fimose e evitar a circuncisão. Betametasona a 0,5% pode ser aplicada 2 ×/dia por 21 dias ou 2 ×/dia por 30 dias. Os corticosteroides devem ser evitados na suspeita de infecção. A balanopostite associada deve ser tratada de acordo. A obstrução da via de saída vesical pode ser aliviada por dilatação delicada do prepúcio (pele redundante) com pinça ou passagem de uma sonda urinária. Sinais de isquemia da glande peniana podem necessitar de um procedimento de fenda dorsal para aliviar a pressão. Deve ser obtida uma avaliação com urologista em casos de infecção significativa, obstrução urinária ou sinais de isquemia peniana.

Encaminhamento

Os pacientes com edema leve, infecções menores ou inflamação e que são capazes de urinar sem dificuldade podem ser liberados para acompanhamento em 2 a 3 dias com urologista. Devem ser fornecidas instruções de cuidados com o pênis não circuncidado, incluindo a retração e o reposicionamento delicados com medidas de boa higiene. Os pacientes que usam cremes esteroides tópicos devem ser monitorados quanto ao desenvolvimento de infecção e a integridade da pele.

PARAFIMOSE

A parafimose é uma verdadeira emergência urológica na qual a pele redundante do pênis não circuncidado ou parcialmente circuncidado está retraída e fixa atrás da glande peniana. A pele retraída desenvolve um anel apertado de parafimose, o qual causa congestão venosa e linfática que leva a dano de tecidos moles e gangrena. A parafimose pode ser causada pelo não reposicionamento da pele após a limpeza ou exame médico, automanipulação e uso de *piercing* peniano. Homens sexualmente ativos podem relacionar a condição com a ereção ou intercurso sexual. O estado de circuncisão deve ser verificado, pois pelos ou síndrome do torniquete podem simular uma parafimose na criança completamente circuncidada.

Achados clínicos

O anel fimótico constritor de pele logo proximal ao sulco coronal deve ser identificado. A ausência de um anel fimótico na criança não circuncidada com edema peniano deve levar à consideração de outras condições, como picada de insetos e reação alérgica. A coloração salmão saudável da glande pode desenvolver uma cor negra quando o tecido se torna necrótico. A glande do pênis pode estar tensa com edema. Pode haver eritema com infecção, como balanopostite. Dor suprapúbica e distensão devem levar à consideração de obstrução da via de saída urinária.

Tratamento

O objetivo do tratamento é restaurar a circulação para o pênis distal por meio da redução do anel fimótico constritor do prepúcio distalmente sobre a glande peniana. O paciente deve permanecer em NPO para uma possível sedação procedural ou cirurgia. Deve ser fornecida a analgesia por meio de medicamentos tópicos, anestesia regional (bloqueio de nervo peniano dorsal) usando anestésico de ação longa sem epinefrina e narcóticos parenterais. Anestésicos tópicos, como a lidocaína a 2% sem epinefrina, colocados dentro da ponta do dedo de uma luva podem ser aplicados no pênis distal.

A parafimose com mínimo edema da glande peniana pode necessitar apenas de rápida redução manual do anel fimótico. Quando há edema moderado a severo da glande peniana, pode ser necessário diminuir o edema da glande antes da redução manual. Pode ser tentada a redução do edema por compressão do pênis distal edemaciado com a mão enluvada por 5 a 10 minutos. Pode haver necessidade de mais de uma pessoa para ajudar devido à esperada fadiga muscular. De modo alternativo, a compressão do pênis distal pode ser obtida pela aplicação de curativo compressivo circunferencial colocado primeiramente na glande distal e movido proximalmente até a faixa fimótica. Deixar no local por 5 minutos para comprimir o edema e então remover o curativo. Além disso, pode ser colocada água gelada no dedo de uma luva, o qual é então amarrado, invaginado e colocado sobre a glande por intervalos de 2 a 3 minutos. Além disso, um agente osmótico, como açúcar granulado ou dextrose a 50%, pode ser aplicado diretamente na glande peniana edemaciada e pele redundante, sendo coberto com bandagem ou dedo de luva para diminuir o edema. Porém, o método osmótico pode necessitar de 1 a 4 horas para reduzir o edema.

Após a redução do edema da glande peniana, o médico tenta a redução manual colocando os polegares na glande peniana distal e os dedos atrás do anel fimótico do prepúcio (Figura 38-3). O polegar do examinador empurra o pênis para dentro enquanto os dedos puxam o anel fimótico distalmente sobre a glande peniana. Se a redução manual não obtiver sucesso, pode haver necessidade de técnicas mais avançadas. Há necessidade de avaliação com urologista pediátrico para técnicas mais invasivas.

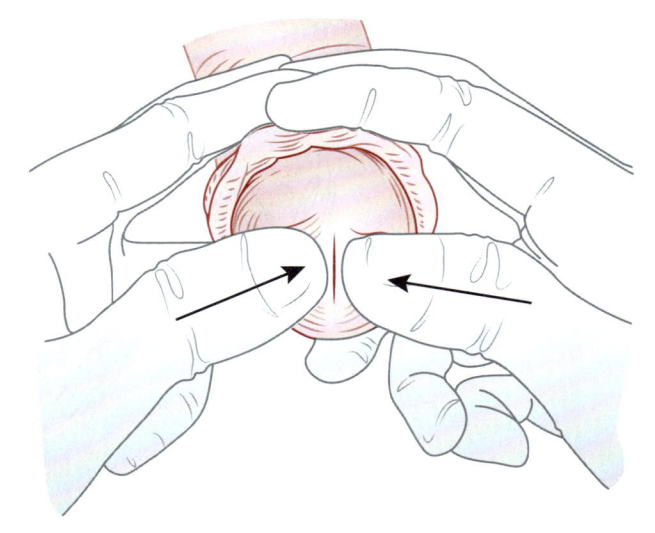

▲ **Figura 38-3** Redução manual de parafimose. Os polegares são colocados sobre a glande peniana distal com os dedos atrás do anel fimótico. Os polegares empurram o pênis para dentro enquanto os dedos puxam o anel fimótico distalmente sobre a glande. (Reproduzida com permissão de Reichman EF, Simon RR: *Emergency Medicine Procedures*, New York, Mc-Graw-Hill; 2004. Copyright © McGraw-Hill Education LLC.)

A tração dorsal da faixa com pinça Babcock, a qual não esmaga os tecidos, pode ser tentada. Várias pinças Babcock são colocadas no anel fimótico, com uma extremidade da pinça logo proximal ao anel fimótico e a outra logo distal ao anel. As pinças são puxadas simultaneamente em direção distal para puxar o anel distalmente sobre a glande (Figura 38-4). Um método mais invasivo para aliviar o edema peniano é a descompressão com agulha, no qual uma agulha calibre 18G ou 21G é usada para puncionar a pele redundante edemaciada em profundidades de 3 a 5 mm, seguido por compressão delicada da pele para permitir a drenagem de líquido (Figura 38-5). Aproximadamente 8 a 12 punções são necessárias. Além disso, o anel fimótico pode ser incisado utilizando-se um procedimento de fenda dorsal, permitindo a redução do prepúcio sobre a glande (Figura 38-6). Os pacientes com evidência de infecção ou isquemia peniana devem receber ressuscitação IV com líquidos, antibióticos parenterais e consultoria de um urologista para internação.

Encaminhamento

A internação é recomendada em casos que não respondem a técnicas minimamente invasivas de redução, complicações de procedimentos, como hemorragias, e sinais de infecção ou isquemia peniana. Liberar o paciente com acompanhamento ambulatorial cuidadoso com urologista pediátrico se a redução for bem-sucedida, se não houver sinais de infecção ou isquemia e

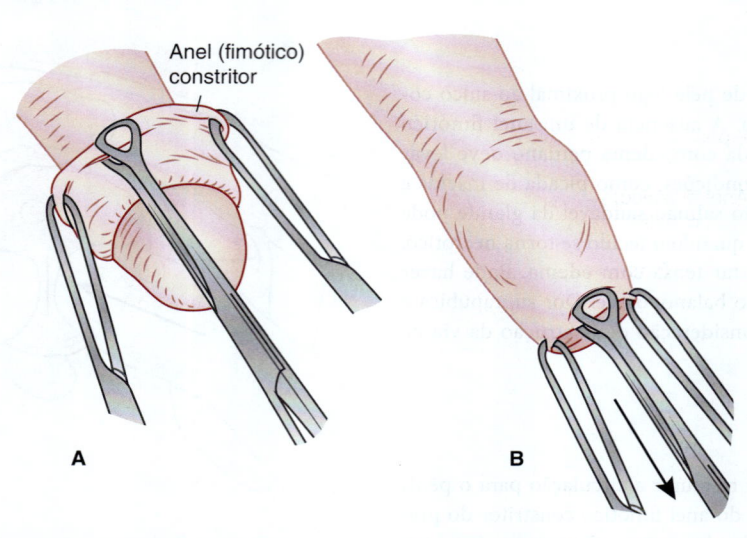

▲ **Figura 38-4** Redução de parafimose com pinças Babcock. (**A**) Pinças colocadas sobre o anel fimótico com uma extremidade proximal ao anel fimótico e outra logo distal ao anel. (**B**) Pinças são puxadas distalmente de maneira simultânea para puxar o anel distalmente sobre a glande. (Reproduzida com permissão de Reichman EF, Simon RR: *Emergency Medicine Procedures*, New York, McGraw-Hill; 2004. Copyright © McGraw-Hill Education LLC.)

se o paciente for capaz de urinar sem dificuldade. Devem ser fornecidas instruções de cuidados com a pele, incluindo a retração e o reposicionamento delicados da pele com boas medidas de higiene. A circuncisão pode ser aconselhada no futuro para prevenção de recorrências.

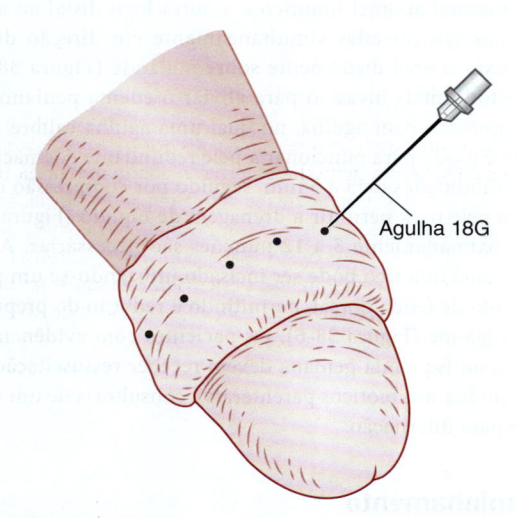

▲ **Figura 38-5** Técnica de descompressão com agulha. Utilizar agulha calibre 18G ou 21G para puncionar a pele edemaciada em profundidades de 3 a 5 mm, seguido por delicada compressão da pele para permitir a saída de líquido. (Reproduzidao com permissão de Reichman EF, Simon RR: *Emergency Medicine Procedures*, New York, McGraw-Hill; 2004. Copyright © McGraw-Hill Education LLC.)

BALANOPOSTITE

Balanopostite é a inflamação da glande peniana e pele redundante em homens não circuncisados. A balanite é a inflamação apenas da glande peniana. A postite é a inflamação apenas da pele redundante (prepúcio). A inflamação costuma ser causada por infecção, mas pode ocorrer por trauma ou dermatite de contato. Causas infecciosas comuns incluem *Candida albicans*, *Streptococcus* β-hemolítico grupo A, *Streptococcus* e *Staphylococcus aureus*. *N. gonorrhoeae* e *C. trachomatis* podem estar presentes em pacientes sexualmente ativos.

Achados clínicos

As crianças costumam se queixar de prurido genital, dor peniana e disúria. Ao exame, a glande peniana e o prepúcio podem apresentar eritema e edema sugestivos de celulite. Uma infecção estreptocócica concomitante (faringite ou impetigo) pode estar presente, sugerindo o micro-organismo como causa da infecção peniana. As infecções por *Candida* podem apresentar eritema leve, lesões satélite, fissuras e secreção esbranquiçada ao redor da pele do pênis. Secreção uretral deve levar à consideração de DSTs, como *N. gonorrhoeae* e *C. trachomatis*. A inflamação crônica pode causar fimose, estenose do meato e, raras vezes, obstrução da via de saída urinária.

Culturas e preparações a fresco com hidróxido de potássio (KOH) podem ajudar a identificar o micro-organismo causador. A secreção uretral suspeita de DST pode ser enviada para culturas apropriadas. Uma glicemia pode ser considerada para avaliação de diabetes oculto em pacientes com infecções recorrentes por *Candida*.

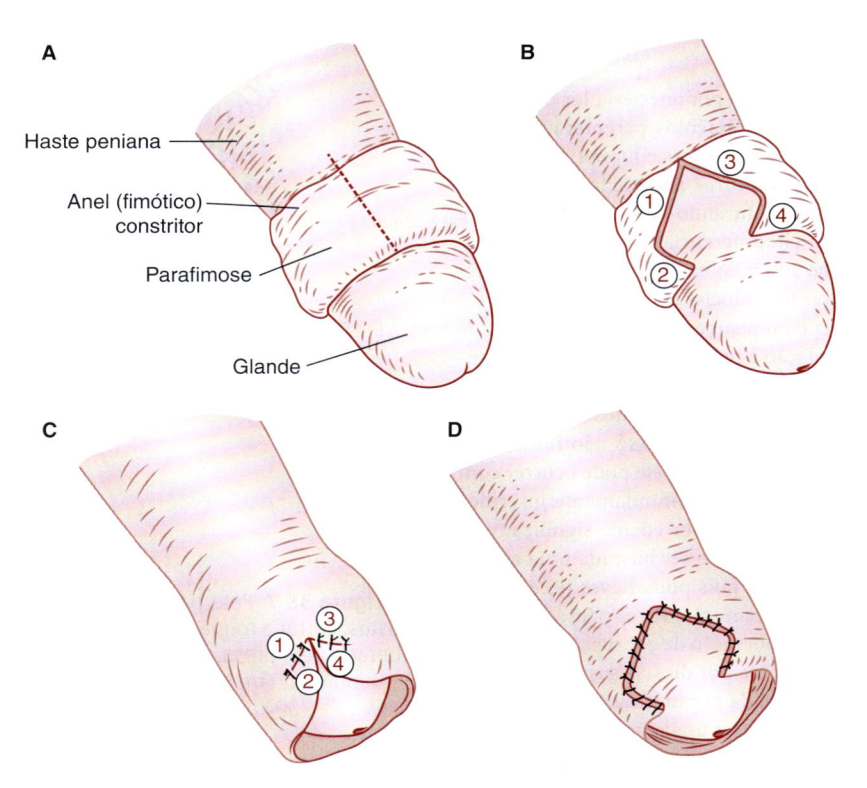

Figura 38-6 Fenda dorsal para aliviar parafimose. (**A**) Linha de incisão. (**B**) A pele redundante abrirá após a incisão. Os números representam as bordas da incisão. (**C**) A pele foi reduzida e as bordas costuradas, sendo a margem 1 com a 2 e a margem 3 com a 4. Deve permanecer um pequeno espaço na linha média livre de suturas. (**D**) De modo alternativo, uma sutura simples pode fechar as bordas. (Reproduzida com permissão de Reichman EF, Simon RR: *Emergency Medicine Procedures*, New York, McGraw-Hill; 2004. Copyright © McGraw-Hill Education LLC.)

Tratamento

As infecções por *Candida* podem ser tratadas com antifúngicos tópicos, como o clotrimazol a 1% 2 ×/dia ou o miconazol a 2% 2 ×/dia por 4 semanas. A celulite bacteriana deve ser tratada com 7 a 10 dias de antibióticos orais efetivos contra *S. aureus* resistente à meticilina (MRSA) e *Streptococcus* Grupo A. A suspeita de DST deve ser tratada conforme descrito na Tabela 38-2. A dermatite de contato pode ser tratada com a evitação de possíveis irritantes, creme de hidrocortisona a 1% 2 ×/dia, banhos de assento 2 ×/dia e ênfase na boa higiene e trocas frequentes de fraldas.

Encaminhamento

A internação deve ser considerada para pacientes com celulite significativa e fimose significativa com obstrução da via de saída urinária. Caso contrário, os pacientes podem ser liberados para acompanhamento ambulatorial com urologista. A balanopostite recorrente pode necessitar de circuncisão em nível ambulatorial.

SÍNDROME DO TORNIQUETE DE PELOS

A alteração do fluxo sanguíneo para os tecidos causada por compressão externa, como aquela causada por pelos ou materiais sintéticos ou por automanipulação, pode levar a uma síndrome de torniquete com lesão de tecidos moles e necrose. Até 33% dos casos de síndrome do torniquete causados por pelos ou materiais sintéticos envolvem a genitália externa. A idade média da incidência é 2 anos, mas pode ocorrer com uma ampla variação de idades. A síndrome do torniquete do pênis é causada por compressão externa por pelos ou materiais sintéticos, como costuras, roupas, fios e anéis penianos. O pênis pode estar torcido ou enrolado para evitar a enurese. As complicações da síndrome do torniquete incluem lesões de tecidos moles, dano ao feixe neurovascular e trombose, levando à isquemia e transecção uretral.

Achados clínicos

Os lactentes podem apresentar apenas choro incontrolável. Um exame físico completo do lactente, incluindo a genitália e todos os dedos, é fundamental para a detecção da síndrome do torniquete. O tecido acometido pode parecer edemaciado, eritematoso e estrangulado. Pelos, cordas ou outro material constritor podem estar grosseiramente aparentes ou escondidos por edema ou reepitelização. O exame deve identificar outras condições com apresentação semelhante, como parafimose, balanopostite, trauma, picadas de insetos, abscessos ou reações alérgicas.

Tratamento

O controle da dor pode ser obtido por anestesia local, como o bloqueio peniano, ou com medicamentos parenterais. Os pacientes podem necessitar de sedação procedural e devem permanecer em NPO. Pelos ou costuras superficiais podem ser removidos cuidadosamente encontrando-se a extremidade livre do fio/pelo e desenrolando circunferencialmente ou inserindo-se um instrumento rombo sob o fio e cortando a fibra com tesoura ou bisturi. Devem ser feitas incisões nas posições de 3 e 9 horas do relógio no pênis com a superfície cortante orientada perpendicularmente em relação à pele para evitar os feixes neurovasculares posicionados dorsalmente.

Cremes depilatórios (remoção de pelos) podem ser aplicados para torniquetes causados por pelos, mas isso não funcionará com fibras sintéticas. A irritação local da pele pode ocorrer com os cremes depilatórios. Pelos ou fios profundamente inseridos na pele costumam estar circundados por edema significativo e podem haver sinais de isquemia. Deve ser buscada uma avaliação com urologista rapidamente, pois pode haver necessidade de intervenção cirúrgica para a remoção. A reperfusão deve ser aparente dentro de minutos da liberação da constrição, mas pode não ser restaurada completamente por dias. A suspeita de lesão da uretra peniana pode ser avaliada por uretrografia retrógrada. A US com Doppler do pênis pode ser usada para avaliar lesões e oclusões da vasculatura peniana.

Encaminhamento

Deve ser buscada a avaliação com urologista em casos de sinais de isquemia peniana, suspeita de lesão uretral, lesão neurovascular e remoção incompleta do material agressor. Os pacientes com remoção não complicada do material constritor, sem sinais de isquemia e que são capazes de urinar espontaneamente podem ser considerados para acompanhamento ambulatorial em 24 horas com urologista pediátrico. O paciente e seus cuidadores devem avaliar o pênis periodicamente para verificar a perfusão adequada.

LESÕES CAUSADAS POR ZÍPER

As lesões penianas causadas por zíper envolvem com mais frequência a pele redundante não circuncisada e, às vezes, afeta o tecido redundante do pênis circuncidado, uretra e glande. O zíper é composto de indentações ou dentes interpostos alinhados por um fecho com uma face interna, uma face externa e uma barra mediana. O fecho mantém juntas as indentações. A ruptura do fecho fará com que elas se separem.

Tratamento

Se o pênis ficar preso dentro dos dentes interpostos, mas não do fecho, cortar cuidadosamente a roupa entre os dentes individualmente e depois afastá-los, permitindo a liberação do tecido

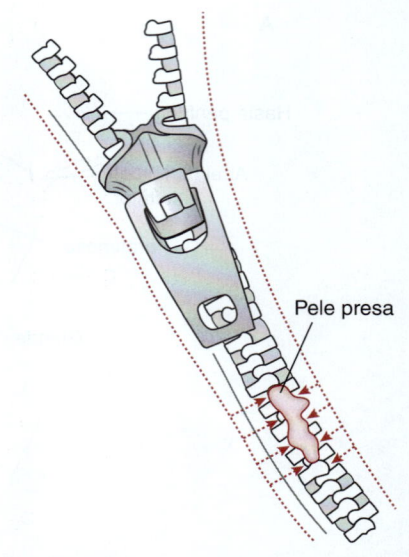

▲ **Figura 38-7** Pele peniana presa apenas nos dentes interpostos. Cortar a roupa entre os dentes (linhas vermelhas) para liberar a pele presa. (Reproduzida com permissão de Reichman EF, Simon RR: *Emergency Medicine Procedures*, New York, McGraw-Hill; 2004. Copyright © McGraw-Hill Education LLC.)

preso (Figura 38-7). Se o pênis ficar preso dentro do fecho do zíper, pode ser mais difícil liberar o tecido peniano. Deve ser considerado o bloqueio peniano dorsal usando-se anestésico local sem epinefrina. Pode haver necessidade de sedação procedural em crianças pequenas. Um método alternativo é a aplicação de um lubrificante como o óleo mineral no tecido preso por 15 minutos, seguido por delicada tração para liberar o tecido peniano. Outro método é cortar cuidadosamente a barra mediana do fecho, separando o mecanismo do zíper (Figura 38-8). Pode-se usar um cortador de arame, cortador de ossos ou um minisserrote para cortar a barra mediana. De modo alternativo, a fina lâmina de uma chave de fenda plana pode ser colocada entre as faces do zíper no lado do fecho em que não há tecido peniano preso. A chave de fenda é então girada em direção à barra mediana para aumentar o espaço entre as faces e liberar o tecido preso. A avaliação com urologista está indicada se as tentativas iniciais de liberação do tecido preso não obtiverem sucesso e para complicações, como lesão significativa de tecidos moles ou lesão uretral.

Encaminhamento

Os pacientes capazes de urinar e sem complicações significativas após a remoção do zíper podem ser liberados para acompanhamento em 2 dias com médico da atenção primária (ou clínico geral) ou urologista. As abrasões superficiais podem ser tratadas com pomada antibiótica tripla tópica. Os pacientes devem ser estimulados a usar cuecas.

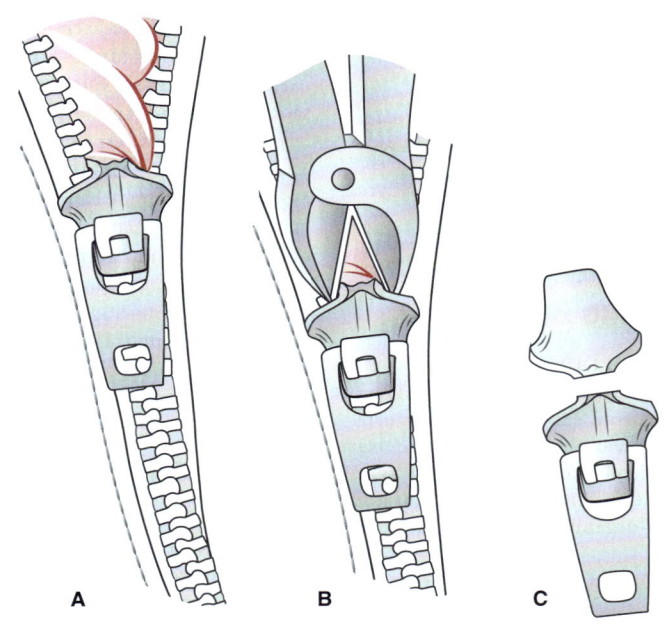

EMERGÊNCIAS RENAIS E GENITURINÁRIAS   CAPÍTULO 38   479

▲ **Figura 38-8** Pele peniana presa no fecho e dentições. (**A**) Pele peniana presa entre a peça deslizante e as dentições do zíper. (**B**) A barra mediana é cortada. (**C**) As placas anterior e posterior da placa deslizante são separadas e a pele é liberada. (Reproduzida com permissão de Reichman EF, Simon RR: *Emergency Medicine Procedures*, New York, McGraw-Hill; 2004. Copyright © McGraw-Hill Education LLC.)

COMPLICAÇÕES DA CIRCUNCISÃO

As complicações mais comuns da circuncisão são hemorragias e infecções. O sangramento em geral responde à compressão direta ou a um curativo compressivo circunferencial por 10 minutos. Deve-se ter cuidado para evitar isquemia peniana e retenção urinária com a aplicação de curativos compressivos. Após o controle da hemorragia, pode ser aplicado nitrato de prata. Há necessidade de avaliação com urologista em casos de hemorragia mais severa. O paciente deve ser examinado quanto a sinais de hemorragia generalizada indicativa de distúrbio hemorrágico subjacente.

A infecção localizada deve ser tratada com antibióticos tópicos. Infecções locais mais significativas e a presença de sintomas sistêmicos devem levantar a suspeita de bacteremia concomitante ou infecção bacteriana grave. Pode ocorrer estenose do meato se for colocado um dispositivo pequeno para circulação. Os pacientes apresentarão jato urinário de alta velocidade e dor à micção. Há necessidade de acompanhamento ambulatorial com urologista para possível meatotomia. Pontes de pele são aderências que se desenvolvem entre a glande e a haste do pênis. Pode ser aplicada uma retração delicada periódica em casa para fazer a lise manual das aderências, seguido pela aplicação de pomada de vaselina ou antibiótico. É adequado o acompanhamento ambulatorial com urologista para possível lise cirúrgica das aderências. O excesso de pele redundante pode levar a uma fimose, devendo ser tratado de acordo.

Badawy H, Soliman A, Ouf A, et al: Progressive hair coil tourniquet syndrome: Multicenter experience with 25 cases. *J Pediatr Surg*. 2010;45:1514-1518 [PMID: 20638535].

Centers for Disease Control and Prevention: Update to CDC's Sexually transmitted diseases treatment guidelines, 2010: oral cephalosporins no longer a recommended treatment for gonococcal infections. *MMWR*. 2012;61:590-594 [PMID: 22874837].

Lieberman L, Kirby M, Ozolins L, et al: Initial presentation of unscreened children with sickle cell disease: The Toronto experience. *Pediatr Blood Cancer*. 2009;53:397-400 [PMID: 19405139].

Montague DK, Jarrow K, Broderick GA, et al: American Urological Association guideline on the management of priapism. *J Urol*. 2003;170:1318-1324 [PMID: 14501756].

O'Gorman A, Ratnapalan S: Hair tourniquet management. *Pediatr Emerg Care*. 2011;27:203-204 [PMID: 21378520].

Palmer LS, Palmer JS: The efficacy of topical betamethasone for treating phimosis: A comparison of two treatment regimens. *Urology*. 2008;72:68-71 [PMID: 18455770].

Raman SR, Kate V, Ananthakrishnan N: Coital paraphimosis causing penile necrosis. *Emerg Med J*. 2008;25:454 [PMID: 18573970].

Raveenthiran V: Release of zipper-entrapped foreskin: A novel nonsurgical technique. *Pediatr Emerg Care*. 2007;23:463-464 [PMID: 17666927].

Srinivasan A, Cinman N, Feber KM, et al: History and physical examination findings predictive of testicular torsion: An attempt to promote clinical diagnosis by house staff. *J Pediatr Urol*. 2011;7:470-474 [PMID: 21454130].

Vorilhon P, Martin C, Pereira B, et al: Assessment of topical steroid treatment for childhood phimosis: Review of the literature. *Arch Pediatr*. 2011;18:426-431 [PMID: 21354771].

Weiss HA, Larke N, Halperin D, et al: Complications of circumcision in male neonates, infants and children: A systematic review. *BMC Urol.* 2010;10:2-13 [PMID: 20158883].

Workowski KA, Berman S: Centers for Disease Control and Prevention: Sexually transmitted diseases treatment guidelines, 2010. *Morb Mortal Wkly Rep.* 2010;59:1-110 [PMID: 21160459].

OUTRAS DOENÇAS GENITURINÁRIAS

INFECÇÃO DO TRATO URINÁRIO

A ITU é a infecção do trato urinário inferior (cistite) ou do trato urinário superior (pielonefrite). Os fatores de risco para ITU na população pediátrica estão listados na Tabela 38-4. A maioria das ITUs ascende a partir da pele periuretral por meio da uretra até a bexiga, mas os neonatos podem ter disseminação no trato urinário por bacteremia. As bactérias gram-negativas causam 90% das ITUs. *E. coli* é o micro-organismo mais comum em todas as faixas etárias, sendo responsável por cerca de 80 a 85% das ITUs. Outros micro-organismos gram-negativos incluem *Klebsiella*, *Proteus* e *Enterobacter*. As bactérias gram-positivas são causas menos comuns e incluem *Enterococcus*, *Staphylococcus saprophyticus* (especialmente em meninas adolescentes) e *Streptococcus* do grupo B (proeminente em neonatos). A *Trichomonas vaginalis* pode causar ITU em pacientes sexualmente ativos. As infecções causadas por instrumentação do trato urinário ou por cateterismo de demora podem ocorrer por *C. albicans* e *Pseudomonas aeruginosa*. Vírus, como o adenovírus, podem causar cistite hemorrágica em crianças imunocomprometidas. A sepse é uma complicação conhecida da ITU, e a pielonefrite não tratada pode causar cicatrizes renais com subsequente hipertensão e insuficiência renal crônica (IRC).

Achados clínicos

Os sintomas de ITU em crianças com menos de 2 anos costumam ser inespecíficos, como febre, irritabilidade, vômitos e icterícia. As crianças com mais de 2 anos e cistite podem se queixar de dor suprapúbica localizada e disúria. A Tabela 38-5 demonstra o diagnóstico diferencial da disúria em crianças. A pielonefrite deve ser suspeitada em caso de dor em flanco e sintomas sistêmicos, como febre e calafrios. A incontinência urinária de início recente pode ocorrer em crianças que já eram continentes. Uma história confidencial em relação à atividade sexual pode aumentar a suspeita de DST ou gestação concomitantes.

O exame físico deve identificar condições que contribuem para o caso, como o estado de circuncisão, a presença de fimose e estenoses uretrais em meninos, o corpo estranho uretral (papel higiênico) e as aderências labiais. O exame testicular deve avaliar evidências de epidídimo-orquite. O exame do abdome e do flanco pode revelar massas com hidronefrose ou neoplasias (neuroblastoma, teratoma, tumor de Wilms). Secreção uretral e vaginal ou manifestações cutâneas de DST, como vesículas doloridas, podem levar a uma testagem para DST.

A urocultura é o padrão-ouro para diagnóstico de ITU. Se os resultados da cultura estiverem disponíveis, a presença de ITU é determinada pela contagem de colônias bacterianas, a qual depende do método de coleta de urina (Tabela 38-6). Em casos agudos, os resultados da cultura de urina não costumam estar disponíveis. Assim, a ITU é diagnosticada de maneira presuntiva pela avaliação do paciente e testes de rastreamento para ITU, como o teste com fita reagente e o EQU. A confiabilidade estatística do método de fita reagente e do EQU na avaliação de ITU varia muito conforme a população de pacientes estudada. A Tabela 38-7 lista a sensibilidade, a especificidade e a razão de probabilidade (RP) dos vários testes para diagnóstico de ITU em crianças.

O método de fita reagente analisa a presença de estearase leucocitária (EL) e nitrito. A EL está presente em alguns leucócitos. Um resultado positivo para EL é um indicador relativamente bom para ITU, mas pode ser falso-positivo em outras condições, como infecções estreptocócicas e doença de Kawasaki (DW). A EL tem uma sensibilidade relatada de 94% em pacientes com uma alta probabilidade pré-teste de ITU.

Tabela 38-4 Pacientes de maior risco para obtenção de exame qualitativo e cultura de urina.

Meninas e meninos não circuncisados < 2 anos com pelo menos 1 fator de risco para ITU • História de ITU • Temperatura > 39 °C • Febre sem fonte aparente • Aspecto comprometido • Dor suprapúbica • Febre > 24 horas
Meninos circuncisados < 2 anos com dor suprapúbica e pelo menos dois fatores de risco para ITU • História de ITU • Temperatura > 39 °C • Febre sem fonte aparente • Aspecto comprometido • Febre > 24 horas
Meninas e meninos não circuncisados > 2 anos com os seguintes sintomas urinários • Dor lombar • Dor, disúria • Poliúria • Febre alta • Incontinência de início recente
Meninos circuncisados > 2 anos com múltiplos sintomas urinários • Dor abdominal • Dor lombar • Disúria • Poliúria • Febre alta • Incontinência urinária de início recente
Lactentes e crianças febris com anormalidades do trato urinário • RVU • Válvulas uretrais posteriores • História familiar de ITU

ITU, infecção do trato urinário; RVU, refluxo vesicoureteral.

Tabela 38-5 Causas de disúria em crianças

Condição	História e exame físico	Exames diagnósticos
Síndrome de Stevens-Johnson	Erupção com lesões em alvo, ulcerações orais, conjuntivite	Diagnóstico presuntivo pelo exame clínico em ambiente de cuidados agudos
Artrite reativa/síndrome de Reiter	Conjuntivite, artrite e uretrite. Mais comum em homens	Diagnóstico pelo exame físico
Síndrome de Behçet	Artrite, conjuntivite e ulcerações orais e genitais	Diagnóstico pelo exame físico
Varicela	Febre, vesículas agrupadas que iniciam centralmente e se estendem para a genitália	Diagnóstico pelo exame físico ou cultura viral positiva
ITU	Disúria, frequência, dor suprapúbica ou no flanco	EQU com nitrito positivo, EL, piúria e bacteriúria. Micro-organismos presentes na cultura de urina
Uretrite bacteriana	Disúria, secreção	EQU mostra EL e piúria, testes positivos para clamídia e gonorreia
Uretrite química	Disúria, uso de detergentes, banho de bolhas, sabonetes perfumados. Exame normal ou leve eritema da uretra	EQU normal ou EL positiva e piúria. Cultura de urina normal
Herpes genital	Vesículas ou ulcerações dolorosas, por autoinoculação a partir de úlceras orais ou por abuso sexual	Cultura viral da lesão positiva
Balanopostite	Eritema de glande e/ou prepúcio	EQU pode ser normal, apresentar hematúria isolada ou mostrar ITU associada
Urolitíase	Disúria, hematúria, dor no flanco, história de hipercalciúria	EQU mostra hematúria e hemácias
Aderências labiais	Aderências em lábios menores	EQU normal
Trauma local	Por autoexploração, masturbação ou abuso sexual. Exame normal ou irritação uretral, lacerações no hímen, equimose	EQU normal ou hematúria com trauma. Pode haver evidência de DST no abuso sexual
Oxiúros vaginais	Prurido anal e vaginal, pior à noite. Podem ser vistos oxiúros na fita adesiva	Oxiúros ou ovos em formato de feijão vistos na microscopia
Vulvovaginite	Eritema vaginal. Pode haver secreção. Corpo estranho, como papel higiênico, pode estar presente	Células-guia (clue cells) com Gardnerella vaginalis. Leveduras ou pseudo-hifas com Candida
Úlcera vulvar/virginal/Lipschütz	Meninas adolescentes. Uma ou mais úlceras dolorosas, cada uma > 1 cm. Febre, cefaleia, mal-estar. Pode ter origem viral	Testes negativos para HSV Monoteste negativo
Disúria psicogênica	Queixas recorrentes de disúria	EQU e cultura de urina normais, testes para DST normais. Sem anormalidades GU ou diagnósticos alternativos positivos

ITU, infecção do trato urinário; HSV, vírus herpes simples; GU, geniturinários; EQU, exame qualitativo de urina; EL, estearase leucocitária; DST, doença sexualmente transmissível.

Tabela 38-6 Resultados da cultura de urina com base no método de coleta

Punção suprapúbica: patógeno* urinário único ≥ 1.000 UFC/mL (ITU pediátrica)
Urina por cateterismo: ≥ 50.000 UFC/mL de cateter ou
≥ 10.000 e < 50.000 de cateter com resultados de rastreamento positivos no EQU
Urina com coleta limpa: > 100.000 UFC/mL

*Lactobacillus sp., Staphylococcus epidermidis, Corynebacterium sp. não são considerados micro-organismos urinários clinicamente relevantes na criança de 2 a 24 meses de idade. ITU, infecção do trato urinário; EQU, exame qualitativo de urina; UFC, unidades formuladoras de colônias.

O nitrito é produzido quando os nitratos da urina são reduzidos por bactérias gram-negativas (exceto *P. aeruginosa* e *Acinetobacter*). Um resultado positivo para nitrito é altamente específico para ITU causada por bactérias gram-negativas. Um resultado negativo para nitrito não é útil (baixa sensibilidade) na avaliação de ITU, pois irá gerar resultado falso-negativo em ITU por gram-positivo e em pacientes com micção frequente, pois a urina deve permanecer na bexiga por pelo menos 4 horas para a produção de nitrito a partir do nitrato.

A combinação de resultados positivos de EL e nitrito é altamente específica para ITU. O EQU detecta a presença de leucócitos (piúria) e de bactérias (bacteriúria). O EQU pode ser

Tabela 38-7 Exames diagnósticos para infecção do trato urinário

Testes de fita reagente	Sensibilidade (%)	Especificidade (%)	RV positiva[a]	RP negativa[b]	Referências
EL	84	78	4	0,2	1
Nitrito	50	98	25	0,5	1
Nitrito ou EL	88	93	13	0,1	1
Nitrito e EL	72	96	18	0,3	1
Microscopia (sem centrifugação)					
Piúria (> 10/mm^3) (todas as idades)	77	89	7	0,4	1
Piúria (> 10/mm^3) (< 2 anos)	90	95	18	0,1	1,2
Bacteriúria (coloração de Gram)	93	95	19	0,1	1
Geral (P + B) = aumentada	85	99,9	85	0,1	1
Geral (P ou B)	95	89	9	0,1	1
Microscopia (com centrifugação)					
Piúria (> 5/campo)	67	79	3	0,4	1
Bacteriúria	81	83	5	0,2	3
Geral (P + B)	66	99	7	0,4	2

Reproduzida com permissão de: Palazzi DL, Campbell JR: *Acute cystitis in children more than 2 years and adolescents.* In: *UpToDate,* Basow, DS (ed.) UpToDate: Waltham, MA, 2012. Copyright © 2012 UpToDate, Inc. Para mais informações, visitar www.uptodate.com.
[a]RP positiva: a RPpositiva é a probabilidade de que uma criança com ITU apresente teste positivo dividida pela probabilidade de que uma criança sem ITU apresente teste positivo (taxa de verdadeiro-positivo/taxa de falso-positivo). Quanto maior a RP positiva, mais confiável é o teste.
[b]RP negativa: a RP positiva é a probabilidade de que uma criança com ITU apresente teste negativo dividida pela probabilidade de que uma criança sem ITU apresente teste negativo (taxa de falso-negativo/taxa de verdadeiro negativo). Quanto menor a RP negativa, mais confiável é o teste (um teste perfeito tem RP negativa de zero).
EL, estearase leucocitária; RV, razão de verossimilhança.
Gorelick MH, Shaw KN: Screening tests for urinary tract infection in children: A meta-analysis. *Pediatrics* 1999. [PMID:10545580].
Huicho L, Campos-Sanchez M, Alamo C: Metaanalysis of urine screening tests for determining the risk of urinary tract infection in children. *Pediatr Infect* Dis J. 2002.
Finnell SM, Carroll AE, Downs SM: Subcommittee on Urinary Tract Infection: Technical Report:Diagnosis and Management of an Initial UTI in Febrile Infants and Young Children. *Pediatrics.* 2011.

realizado utilizando-se métodos padronizados com ou sem centrifugação, ambos por microscopia ou análise automatizada. Os resultados da coloração de Gram podem ajudar a guiar a terapia antibiótica inicial. O método sem centrifugação é preferível em relação ao centrifugado, em particular nas crianças menores, devido a maiores sensibilidade, especificidade e razão de verossimilhança para ITU. A presença de bactérias e piúria tem especificidade de 99,9% para ITU.

É importante observar que até 12% das crianças com idade < 2 anos e com ITU apresentarão resultados normais no EQU. Assim, as uroculturas devem geralmente ser solicitadas no SE para os pacientes, independentemente dos resultados da fita reagente e do EQU. A urocultura pode não ser solicitada em pacientes de baixo risco com mais de 2 anos de idade e resultados normais na fita reagente com diagnósticos alternativos para os sintomas atuais.

Os pacientes capazes de urinar voluntariamente podem ter a urina coletada pelo método de coleta limpa do jato médio. Os pacientes sem treinamento vesical ou que não conseguem fornecer uma amostra de coleta limpa devem ter a urina coletada por cateterismo uretral ou punção suprapúbica (PSP) guiada por US. As amostras do cateterismo vesical são muito confiáveis na ITU, demonstrando uma sensibilidade de 95% e uma especificidade de 99%. A PSP é um procedimento relativamente não complicado, podendo ser considerado quando não se consegue obter uma amostra por cateterismo (aderências labiais, fimose severa). O método de saco coletor não é recomendado devido à taxa de 85% de falso-positivos na cultura. As amostras de urina devem ser testadas dentro de 1 hora da coleta, se não forem refrigeradas, e não mais de 4 horas após a coleta, em caso de refrigeração.

Contagem de leucócitos, reação em cadeia da polimerase (PCR) e a velocidade de hemossedimentação (VHS) não irão diferenciar ITUs inferior e superior e geralmente não são necessários no paciente em bom estado geral. Os pacientes com suspeita de insuficiência renal ou cálculo no trato urinário devem ser avaliados quanto a elevações de ureia e de creatinina (Cr). As hemoculturas são positivas em até 9% das crianças com menos de 2 anos e com ITU; porém, o manejo não costuma mudar, pois o mesmo micro-organismo é encontrado no sangue e na urina. A hemocultura é recomendada para crianças com menos de 2 meses e para pacientes com mau estado geral.

Cera de 1% das crianças com menos de 29 dias de idade e com ITU podem apresentar meningite bacteriana coexistente; assim, deve ser considerada a avaliação do líquido cerebrospinal (LCS) mesmo se for descoberta ITU no neonato febril. Deve-se observar que cerca de 10% dos lactentes com ITU apresentarão pleocitose estéril concomitante no LCS.

Tratamento e Encaminhamento

Os antibióticos devem ser administrados no serviço de emergência (SE) de maneira rápida, para reduzir o risco de cicatrizes renais com subsequente insuficiência renal e hipertensão. As uroculturas devem ser obtidas antes da administração de antibióticos, para permitir a identificação do micro-organismo causador. Quando resultados anteriores de cultura de urina estiverem disponíveis no cenário de cuidados agudos, as sensibilidades conhecidas aos antibióticos podem ajudar a guiar o tratamento se o mesmo micro-organismo for suspeitado. Caso contrário, os antibióticos devem geralmente ser direcionados contra os micro-organismos mais prováveis, como *E. coli*.

As opções de antibióticos para ITUs que ocorrem pela primeira vez em crianças com mais de 29 dias de idade estão listadas nas Tabelas 38-8 e 38-9. As cefalosporinas de segunda ou terceira geração são a primeira opção para o tratamento antibiótico ambulatorial de ITUs causadas por *E. coli* e bactérias gram-negativas. Uma cefalosporina de terceira geração é uma primeira opção razoável para um antibiótico parenteral. Os padrões locais de resistência aos antibióticos devem direcionar ainda mais a seleção do antibiótico inicial. O *Enterococcus* deve ser tratado com amoxicilina ou nitrofurantoína. O *S. saprophyticus* pode ser tratado com SMZ-TMP ou nitrofurantoína. A nitrofurantoína não é recomendada na suspeita de pielonefrite e prostatite devido a sua pouca penetração nestes tecidos. As fluoroquinolonas são reservadas para uso em infecções conhecidas por *Pseudomonas* e gram-negativos resistentes a múltiplos medicamentos em crianças com mais de 1 ano quando indicado pela sensibilidade da cultura.

Encaminhamento

As crianças com menos de 29 dias de vida com ITU devem receber antibióticos parenterais no SE e serem internadas no hospital. Ampicilina mais cefotaxima ou gentamicina são escolhas antibióticas razoáveis nessa faixa etária:

Ampicilina 50 mg/kg IV/IO/IM ≤ 7 d a cada 8 h,
8-28 d administrar a cada 6 h

mais

Cefotaxima 50 mg/kg IV/IO/IM ≤7 d a cada 12 h,
8-28 d administrar a cada 8 h

ou

Gentamicina 2,5 mg/kg IV/IO/IM a cada 12-18 h

Todas as crianças com até 29 dias de vida com mau aspecto geral, com sinais de sepse, com doenças subjacentes complicadoras (DM não controlado), que não toleram medicamentos orais ou que não responderam ao tratamento ambulatorial devem receber antibióticos parenterais, reidratação adequada e internação hospitalar. Os pacientes internados e que permanecem no SE aguardando leito hospitalar ou transferência devem ser cuidadosamente monitorados quanto à piora do estado geral e instabilidade hemodinâmica.

As crianças com idade entre 29 dias e 2 anos com ITU com bom aspecto geral e que toleram medicação oral podem receber uma dose de antibióticos parenterais (ceftriaxona 50 mg/kg IV/IM) ou antibióticos orais no SE, sendo liberados para casa com acompanhamento ambulatorial em 24 horas. Os antibióticos orais devem ser continuados por 7 a 14 dias. As crianças com 2 anos ou mais e com bom aspecto geral e com ITU podem ser tratadas com antibióticos orais por 7 dias. Todos os pacientes liberados devem receber acompanhamento ambulatorial em 1 a 2 dias para reavaliação, verificação dos resultados da urocultura e consideração de rastreamento ambulatorial para anormalidade subjacente no trato geniturinário (RVU, válvulas uretrais posteriores [VUP]).

Os pacientes liberados devem ingerir grande quantidade de líquidos durante o tratamento antibiótico para manter um bom débito urinário. Dor vesical e disúria podem ser tratadas com fenazopiridina (< 12 anos, 4 mg/kg 3 ×/dia; >12 anos, 100 mg/kg 3 ×/dia) por até 48 horas. Banhos de água morna por 20 a 30

Tabela 38-9 Antibióticos orais para infecção do trato urinário

Amoxicilina com ou sem ácido clavulânico	45 mg/kg/d dividida em 2 ×/dia
SMZ-TMP	8 mg/kg/d dividida em 2 ×/dia
Cefixima	8 mg/kg/d dividida em 2 ×/dia
Cefpodoxima	10 mg/kg/d dividida em 2 ×/dia
Cefprozila	30 mg/kg/d dividida em 2 ×/dia
Cefuroxima	20-30 mg/kg/d dividida em 2 ×/dia
Cefalexina	50-100 mg/kg/d dividida em 4 ×/dia
Nitrofurantoína	5-7 mg/kg/d dividida em 4 ×/dia

Tabela 38-8 Antibióticos parenterais para infecção do trato urinário

Ceftriaxona	50 mg/kg IV/IM a cada 24 h
Cefotaxima	150 mg/kg/d IV/IM dividida a cada 8 h
Ceftazidima	150 mg/kg/d IV dividida a cada 8 h
Gentamicina	7,5 mg/kg/d IV/IM dividida a cada 8 h
Tobramicina	5 mg/kg/d IV/IM dividida a cada 8 h
Piperacilina	300 mg/kg/d IV dividida a cada 6 h

IV, intravenoso; IM, intramuscular.

minutos, conforme a necessidade, podem fornecer algum alívio para a disúria.

HEMATÚRIA

Hematúria é a presença de eritrócitos na urina. A hematúria microscópica é definida como cinco ou mais eritrócitos por campo. A hematúria macroscópica ou franca é o sangue na urina capaz de ser visto a olho nu. Os eritrócitos podem entrar no trato urinário em vários locais. As etiologias comuns de hematúria em crianças estão listadas na Tabela 38-10. A hematúria causada por trauma é discutida no Capítulo 27. Deve-se observar que vários pigmentos podem causar descoloração avermelhada na urina: beterraba, corantes vegetais, fenolftaleína (ingrediente de muitos laxativos) e cristais de urato benignos produzidos mais comumente por neonatos. A *Serratia marcescens* é uma bactéria fecal que pode produzir coloração avermelhada na fralda da criança.

Tabela 38-10 Sugestões diagnósticas para causas de hematúria

Diagnóstico	Achados clínicos	Exames diagnósticos
Cistite, pielonefrite, epididimite	Disúria, frequência urinária, febre	Teste com fita reagente positivo para EL, nitritos, EQU positivo para piúria, bacteriúria
Estenose de meato	Abertura meatal de pequeno calibre. Possivelmente causada por dispositivo para circuncisão pequeno ou fimose crônica podem estar presentes	Diagnóstico pelos achados clínicos
GN	Infecção estreptocócica recente, edema, hipertensão	EQU com hematúria, cilindros hemáticos, hemácias dismórficas, proteinúria
Anemia falciforme ou traço falciforme	Hematúria intermitente. Pode ser dolorosa (doença) ou indolor (traço)	EQU tem evidência de eritrócitos e isostenúria. A eletroforese é anormal
Trauma, exercícios	História ou exame físico evidenciando trauma genital ou abdominopélvico, instrumentação geniturinária recente ou excesso de exercícios	EQU mostrará sangue e eritrócitos. Ver Capítulo 27 para avaliação de trauma
Tumor renal ou vesical	Hematúria indolor, massa palpável em abdome ou flanco	US ou TC revela o tumor
Corpo estranho ou manipulação uretral	Dor e irritação uretral podem estar presentes. Pode ser visto corpo estranho, como papel higiênico	Corpo estranho de localização proximal pode necessitar de exame de imagem para localização e retirada
Urolitíase	Hematúria geralmente associada com dor. Cálculos vesicais podem ser indolores, mas podem causar obstrução urinária intermitente	TC pode mostrar evidências do cálculo. US e pielografia IV podem ser alternativas à TC
Nefrite por PHS	Erupção, dor articular, dor abdominal	EQU demonstra hematúria possivelmente e hematúria
SHU	Em geral, com pródromos de diarreia, que costuma ser sanguinolenta	EQU mostra hematúria. HGR com anemia hemolítica
Nefropatia por IgA	ITU 1-3 d antes da hematúria. Não geneticamente ligada	Hematúria isolada. Biópsia renal é definitiva
Nefrite por LES	Febre, mal-estar, dor articular. Erupção malar em 1/3. Urina avermelhada, edema e hipertensão na doença renal	EQU mostra hematúria, proteinúria. HGR com neutropenia, anemia hemolítica, FAN elevado
Hipercalciúria	Hematúria assintomática, a menos que haja associação com nefrolitíase	Hematúria. Níveis elevados de cálcio na urina
Síndrome de Alport	História familiar de LRA com surdez. Pode haver edema, hipertensão	EQU mostra hematúria. Pode levar à LRA com elevação de ureia/Cr
Trombose de veia ou artéria renal	Dor ou massa em flanco, hematúria. Pode haver associação com trauma, desidratação severa, estado de hipercoagulação e síndrome nefrótica. Pode haver associação com EP	Hematúria no EQU. Proteinúria presente na síndrome nefrótica. Trombose de veia ou artéria renal demonstrada na US com Doppler ou TC com contraste IV

GN, glomerulonefrite; Cr, creatinina; EP, embolia pulmonar; EQU, exame qualitativo de urina; EL, esterase leucocitária; TC, tomografia computadorizada; US, ultrassonografia; IV, intravenoso; PHS, púrpura de Henoch-Schönlein; SHU, síndrome hemolítico-urêmica; HGR, hemograma completo; IgA, imunoglobulina A; LES, lúpus eritematoso sistêmico; LRA, lesão renal aguda; ITU, infecção do trato urinário; FAN, fator antinuclear.

Achados clínicos

A história deve ser focada na identificação da etiologia subjacente para a hematúria. Disúria, dor suprapúbica ou no flanco podem indicar ITU ou cálculo renal. Uma história de trauma, instrumentação urinária, corpo estranho uretral ou exercício excessivo deve ser observada. História familiar de hematúria deve levar à consideração de doenças hereditárias, como nefrite por LES, nefropatia por imunoglobulina A e síndrome de Alport. O uso de medicamentos, especialmente ácido acetilsalicílico e anticoagulantes, pode causar hematúria. Faringite ou infecção de pele recente por *Streptococcus* podem ser sugestivas de GN pós-estreptocócica. Diarreia sanguinolenta está associada com SHU.

Ao exame físico, pode haver hipertensão. Pode haver edema na face simulando reação alérgica no escroto e nos lábios genitais, ou ter localização dependente. O exame da genitália pode revelar trauma, irritação ou corpo estranho uretral. Garantir que o sangramento não se origine da vagina ou reto.

A hematúria é demonstrada no EQU como 5 ou mais eritrócitos/por campo. Um resultado positivo para sangue no teste com fita reagente equivale grosseiramente a 2 a 5 eritrócitos/por campo no EQU. O EQU pode revelar evidências de ITU com leucócitos, bacteriúria, nitritos ou EL. A cultura de urina deve ser solicitada na suspeita de ITU. O EQU pode ajudar a diferenciar entre causas glomerulares e não glomerulares de hematúria. Cilindros hemáticos e hemácias dismórficas (acantócitos) estão associados à doença glomerular. A preocupação com etiologias glomerulares pode levar à avaliação de evidências de doença estreptocócica, como cultura de garganta para *Streptococcus* e o teste de estreptozima ou titulação de ASLO. Um EQU positivo para sangue, mas sem eritrócitos, pode ser causado pela presença de hemoglobina ou mioglobina na urina. Deve-se observar que substâncias que simulam hematúria, como pigmentos urinários, devem gerar teste negativo para sangue na fita reagente ou EQU. Testes adicionais devem ser realizados conforme as etiologias suspeitas.

A TC sem contraste/urografia identificará cálculos urinários com mais de 1 mm, obstruções urinárias e massas abdominais. A US renal identificará hidronefrose por obstrução do trato urinário.

Tratamento

O tratamento é guiado pela causa subjacente de hematúria. As ITUs devem ser tratadas com antibióticos, conforme detalhado adiante neste capítulo. O tratamento de GN deve ser guiado pela avaliação com nefrologista.

Encaminhamento

Os pacientes com LRA, hematúria ou proteinúria significativas, hipertensão, distúrbios eletrolíticos ou sobrecarga de volume devem ser considerados para avaliação com nefrologista ou urologista pediátricos, bem como para internação hospitalar.

Os pacientes adequados para a liberação devem estar em bom aspecto geral, bem hidratados e com acompanhamento ambulatorial confiável.

UROLITÍASE

Pedras ou cálculos podem ser formados nos rins, ureteres e bexiga. A maioria dos cálculos urinários é composta de fosfato ou oxalato de cálcio. Estruvita, ácido úrico e cisteína são tipos de cálculos menos comuns. Os fatores de risco para urolitíase incluem história familiar ou pessoal prévia de cálculos urinários, síndromes de má absorção com ingesta aumentada de oxalato, anormalidades estruturais no trato urinário, história de ITUs recorrentes (especialmente *Proteus* e *Klebsiella*) e uso de medicamentos (diuréticos de alça, sulfadiazina, indinavir).

Achados clínicos

Hematúria franca é a queixa inicial em até 50% das crianças. As crianças maiores costumam apresentar dor em flanco, geralmente com irradiação para a região lombar ou inguinal. As crianças menores podem ter sintomas menos específicos, como disúria (por ITU concomitante), vômitos e dor abdominal difusa. Um subgrupo de pacientes pediátricos apresentará hematúria sem dor abdominal ou no flanco.

As crianças com ITUs recorrentes e hematúria devem ser consideradas para cálculo produtor de estruvita causado por infecção por *Proteus*, *Klebsiella* ou *Pseudomonas*. A febre pode estar presente com pielonefrite concomitante. Pode haver hipertensão com a dor; porém, hipertensão resistente após o controle da dor deve levar à consideração de outras condições.

De modo característico, há dor no ângulo costovertebral. O exame abdominal deve avaliar emergências intra-abdominais, como apendicite e intussuscepção. Dor significativa em região inguinal e testículo deve levar à avaliação para torção de testículo, infarto de testículo e hérnia. Um exame abdominal extenso deve ser realizado para tentar diferenciar a dor e descartar uma massa palpável ou outra patologia.

O EQU pode revelar eritrócitos e sangue. Até 15% das crianças com urolitíase não apresentam hematúria. Cristais podem ser vistos no sedimento, sugerindo a etiologia do cálculo. Também deve ser analisada a Cr se houver suspeita de disfunção renal.

A TC sem contraste do abdome e pelve ou uma urografia por TC são as modalidades de imagem mais sensíveis para detectar cálculos renais em crianças. A TC é capaz de localizar cálculos tão pequenos quanto 1 mm de diâmetro, podendo identificar tanto cálculos renais quanto ureterais, incluindo os cálculos radioluscentes (ácido úrico), e identificar hidronefrose a hidroureter associados. Além disso, ela pode identificar fontes intra-abdominais ou pélvicas para os sintomas. A exposição à radiação com a TC é uma preocupação em crianças. A urografia por TC deve ser considerada na suspeita de primeiro cálculo urinário, história de cálculos urinários complicados e preocupação com obstrução urinária significativa ou infecção.

A US renal e as radiografias abdominais são modalidades de imagem alternativas. A US renal pode identificar cálculos intrarrenais maiores do que 5 mm, incluindo cálculos radioluscentes (ácido úrico), hidronefrose e hidroureter. A US renal evita e exposição à radiação da urografia por TC. Aspectos negativos da US são a dificuldade de identificar cálculos com menos de 5 mm e cálculos ureterais. A radiografia abdominal é capaz de identificar a maioria dos cálculos urinários, mas eles não podem ser diferenciados de outros achados radiopacos, como flebólitos. Além disso, a radiografia simples não consegue detectar sinais de obstrução urinária.

Tratamento

Os objetivos do tratamento no cenário de cuidados agudos são o controle da dor, garantir a ampla hidratação e tratamento de infecções coexistentes. Costuma haver necessidade de analgesia com opioides e AINEs parenterais para o controle da dor. Os pacientes com evidências de ITU devem ser tratados com antibióticos após a obtenção de urina para cultura. Os cálculos com menos de 5 mm de diâmetro em geral são eliminados espontaneamente em crianças.

Encaminhamento

A internação deve ser considerada para pacientes com cálculos renais e infecção coexistente, insuficiência renal, obstrução significativa do trato urinário, bem como pacientes com rim solitário. Os pacientes em bom estado geral, adequadamente hidratados e com bom controle da dor podem ser liberados para acompanhamento ambulatorial cuidadoso por urologista. Deve ser fornecido ao paciente um coador para a urina, para que colete os cálculos urinários expelidos para análise durante o seguimento ambulatorial. Os pacientes devem ser estimulados uma ingesta oral de líquidos adequada e evitar substâncias que causem desidratação.

HÉRNIA ENCARCERADA

A herniação de conteúdo abdominal, como intestino, mesentério e saco herniário para a região inguinal, pode ocorrer em qualquer idade, mas é mais comum em crianças com menos de 1 ano, com pico de incidência durante o primeiro mês de vida. Ela ocorre com maior frequência em crianças prematuras, em meninos e no lado direito. As hérnias são bilaterais em 10% dos pacientes a termo e 50% dos casos prematuros.

Uma hérnia inguinal direta faz protrusão através de um ponto fraco na fáscia do triângulo de Hesselbach na parede abdominal. Uma hérnia inguinal indireta passa através do processo vaginal patente, o qual não fechou após o nascimento, até o saco escrotal. As hérnias podem ser móveis, indo com relativa facilidade para dentro e para forma da cavidade abdominal e, assim, podendo ser reduzidas com pressão manual.

As hérnias móveis podem ser assintomáticas ou sintomáticas com dor. As hérnias irredutíveis, conhecidas como hérnias encarceradas, podem ficar estranguladas, quando o conteúdo herniário sofre comprometimento vascular. O diagnóstico diferencial inclui torção testicular, epidídimo-orquite, hidrocele, tumor e apendicite.

Achados clínicos

O paciente com hérnia assintomática facilmente redutível pode apresentar-se com massa indolor, a qual pode estar ausente ao exame e não ser reproduzível com as tentativas de aumentar a pressão intra-abdominal. A criança com hérnia sintomática pode apresentar queixa de dor escrotal ou abdominal, vômitos e febre. Os lactentes podem apresentar sintomas inespecíficos, como choro incontrolável ou dificuldade de alimentação. É importante examinar a genitália de lactentes com sintomas inespecíficos, como o choro, e a genitália de crianças maiores com dor abdominal.

Ao exame, a hérnia não encarcerada é uma massa não dolorosa facilmente reduzível com pressão manual. Os pacientes com hérnias encarceradas irredutíveis costumam estar em sofrimento com massa dolorida em escroto ou grandes lábios. A presença de eritema ou coloração azulada pode sugerir comprometimento vascular. Os ruídos intestinais também podem estar presentes no escroto. Os pacientes com obstrução intestinal podem apresentar vômitos e distensão abdominal. As pacientes femininas costumam apresentar massa dolorosa em grandes lábios. Os órgãos reprodutores, como trompas de Falópio e ovários, podem estar contidos no saco herniário, podendo ocorrer torção de ovário em tais casos. As hidroceles podem simular hérnias inguinais em pacientes masculinos e tanto hidroceles como intestino cheio de gás serão transiluminados com luz direta.

As hérnias inguinais indiretas costumam ser diagnosticadas clinicamente, mas se houver suspeita de torção testicular, recomenda-se uma US com Doppler do testículo. A radiografia abdominal pode demonstrar obstrução intestinal.

Tratamento

Os pacientes com suspeita de hérnia estrangulada, com aspecto toxêmico, com sinais de peritonite por necrose intestinal, devem receber ressuscitação com líquidos IV, antibióticos parenterais e avaliação imediata com cirurgião pediátrico.

O paciente não toxêmico com hérnia encarcerada deve ter a redução manual realizada rapidamente no SE. O paciente deve receber analgesia adequada e sedação, conforme a necessidade. Colocar o paciente em posição de Trendelenburg em 20 graus e aplicar gelo na hérnia para reduzir o edema e facilitar a redução. Também pode ser útil colocar o paciente em posição em "pernas de sapo". Um método de redução manual envolve a aplicação de pressão delicada na extremidade distal do saco herniário com uma das mãos, enquanto a outra empurra o saco herniário proximal, e seu conteúdo intestinal e de gás, de volta através do defeito na fáscia. A pressão excessiva na extremidade distal irá causar um abaulamento do saco proximal ao redor do anel externo. Pode ser necessária uma pressão contínua por 5 a 10 minutos. Um segundo método é a aplicação de tração delicada na extremidade distal do saco herniário com uma das mãos com a outra colocada ao redor do anel externo puxando a pele para cima e para o lado, melhorando o alinhamento dos anéis interno e externo e permitindo que o saco herniário distal volte delicadamente para dentro do defeito na fáscia. Se as tentativas iniciais de redução manual não obtiverem sucesso, está indicada a avaliação imediata com um cirurgião pediátrico.

Encaminhamento

Os pacientes com bom estado geral e hérnias não encarceradas facilmente redutíveis podem ser liberados com acompanhamento de cirurgião pediátrico e consideração de reparo definitivo. Os pacientes com hérnias encarceradas que foram manualmente reduzidas no SE devem realizar avaliação com um cirurgião para encaminhamento e momento do reparo eletivo. Os pacientes liberados podem usar dispositivos de suporte para a hérnia e evitar fatores precipitantes que aumentem a pressão intra-abdominal, como exercícios e esforço para evacuar.

Bradley JS, Jackson MA; and the Committee on Infectious Diseases: The use of systemic and topical fluoroquinolones. *Pediatrics.* 2011;128:e1034-e1045 [PMID: 21949152].

Cincinati Children's Hospital Medical Center: *Evidence-based care guideline for medical management of first urinary tract infection in children 12 years of age or less.* Cincinnati, OH: 2006. Available at http://www.cincinnatichildrens.org/assets/0/78/1067/2709/2777/2793/9199/c2dda8f2-f122-4cc4-9385-f02035d4f322. pdf. Accessed August 21, 2013.

Finnell SM, Carroll AE, Downs SM, et al: Technical report- Diagnosis and management of an initial UTI in febrile infants and young children. *Pediatrics.* 2011;129:e749-e770 [PMID: 21873694].

Fogazzi GB, Edefonti A, Garigali G, et al: Urine erythrocyte morphology in patients with microscopic haematuria caused by a glomerulopathy. *Pediatr Nephrol.* 2008;23:1093-1100 [PMID: 18324420].

Goldman RD: Cranberry juice for urinary tract infection in children. *Can Fam Physician.* 2012;58:398-401 [PMID: 22499815].

Greenfield SP, Williot P, Kaplan D: Gross hematuria in children: A ten-year review. *Urology.* 2007;69:166-169 [PMID: 17270642].

Hodson EM, WIlis NS, Craig JC: Antibiotics for acute pyelonephritis in children. *Cochrane Database Sys Rev.* 2007;(4):CD003772 [PMID: 17943796].

Hom J: Are oral antibiotics equivalent to intravenous antibiotics for the initial management of pyelonephritis in children? *Paediatr Child Health.* 15:150-2, 2010. [PMID: 21358894].

Huppert JS, Biro F, Lan D, et al: Urinary symptoms in adolescent females. *J Adolesc Health.* 2007;40:418-424 [PMID: 17448399].

Ismaili K, Wissing KM, Lolin K, et al: Characteristics of first urinary tract infection with fever in children: A prospective clinical and imaging study. *Pediatr Infect Dis J.* 2011;30; 371-374 [PMID: 21502928].

Kalorin CM, Zabinkski A, Okpareke I, et al: Pediatric urinary stone disease—does age matter? *J Urol.* 2009;181: 2267-2271 [PMID: 19296968].

Levy I, Comarsca J, Davidovits M: Urinary tract infection in preterm infants: The protective role of breast feeding. *Pediatr Nephr.* 2009;24:527-531 [PMID: 18936982].

Osifo OD, Ovueni ME: Inguinal hernia in Nigerian female children: Beware of ovary and fallopian tube as contents. *Hernia.* 2009;12:149-153 [PMID: 18998195].

Persaud AC, Stevenson MD, McMahon DR, et al: Pediatric urolithiasis: Clinical predictors in the emergency department. *Pediatrics.* 2009;124:888-894 [PMID: 19661055].

Schnadower D, Kupperman N, Macias CG, et al: Febrile infants with urinary tract infections at very low risk for adverse events and bacteremia. *Pediatrics.* 2010;126:1074-1083 [PMID: 21098155].

Shaikh N, Morone NE, Lopez J: Does this child have a urinary tract infection? *JAMA.* 2007;298:2895-2904 [PMID: 18159059].

Shaikh N, Morone NE, Bost JE, et al: Prevalence of urinary tract infection in childhood: A meta-analysis. *Pediatr Infect Dis J.* 2008;27:302-308 [PMID: 18316994].

Springhart WP, Marguet CG, Sur RL, et al: Forced versus minimal intravenous hydration in the management of acute renal colic: A randomized trial. *J Endourol.* 2006;20:713-716 [PMID: 17094744].

Subcommitee on Urinary Tract Infection, Steering Committee on Quality Improvement and Management, Roberts KB: Urinary tract infection: Clinical practice guideline for the diagnosis and management of the initial UTI in febrile infants and children 2 to 24 months. *Pediatrics.* 2011;128:595-610 [PMID: 21873693].

Tebruegge M, Pantazidou A, Clifford V, et al: The age-related risk of co-existing meningitis in children with urinary tract infection. *PLoS One.* 2011;6:e26576 [PMID: 22096488].

DISTÚRBIOS RENAIS

GLOMERULONEFRITE PÓS-ESTREPTOCÓCICA

A GN é o dano glomerular resultando em uma síndrome nefrítica, a qual se caracteriza por graus variados de hematúria, proteinúria, edema, hipertensão e LRA. A causa mais comum de GN em crianças é o *Streptococcus* β-hemolítico do grupo A (EGA). As cepas de EGA que causam faringite e infecções de pele são nefritogênicas, levando à ativação do complemento e formação de complexos imunes, resultando em inflamação e dano à membrana basal glomerular. A GN, geralmente, desenvolve-se 2 semanas após faringite estreptocócica e 3 a 6 semanas após infecção estreptocócica da pele. Ela pode ocorrer de maneira esporádica ou como epidemia. Outras causas de GN pediátrica incluem nefropatia por IgA, nefrite por PHS, nefrite por LES, induzida por toxinas (mercúrio, chumbo, hidrocarbonetos), glomerulonefrite membranoproliferativa (GNMP) e nefrite hereditária.

Achados clínicos

Os pacientes com idade entre 2 e 12 anos podem apresentar infecção recente da via aérea superior ou pele. Urina de coloração marrom ou vermelha costuma ser o primeiro sintoma de GN, sendo encontrada em 30 a 50% dos pacientes. Fraqueza generalizada e mal-estar são comuns. Dois terços dos pacientes apresentam edema facial por edema periorbital ou roupas mais apertadas por edema generalizado. O edema é causado por retenção de sal e água ou por LRA. Os casos mais avançados podem apresentar-se com dispneia aos esforços representativa de edema pulmonar. A hipertensão pode causar cefaleia, tontura ou alteração do sensório por encefalopatia hipertensiva.

O diagnóstico de GNPE é feito pela presença de nefrite com evidência de infecção estreptocócica recente. Os achados clínicos de nefrite podem variar desde hematúria microscópica isolada até síndrome nefrítica completa com hematúria, proteinúria, edema, hipertensão e LRA. O EQU revela hematúria, possivelmente relatada como hemácias dismórficas. Cilindros hemáticos estão presentes em até 85% dos pacientes. Costuma haver proteinúria leve, e até 15% dos pacientes podem apresentar proteinúria na faixa da síndrome nefrótica. Podem haver cilindros hialinos. Uroculturas devem ser enviadas na possibilidade de ITU como causa de hematúria. Deve ser avaliada a bioquímica sérica quanto a elevações de ureia, Cr, hipercalemia e hiponatremia. O ECG pode mostrar sinais de hipercalemia. A radiografia torácica pode mostrar sinais de ICC.

A avaliação da infecção estreptocócica pode ser realizada com culturas estreptocócicas ou por teste de anticorpos séricos. As culturas estreptocócicas de faringe e pele são positivas em 25% dos casos após o início dos sintomas de GN. O teste de estreptozima mede diferentes anticorpos estreptocócicos, sendo positivo em 95% dos casos de faringite estreptocócica e 80% das infecções estreptocócicas da pele. Títulos de antiestreptolisina O (ASLO), antiDNase B e antinicotinamida-adenina dinucleotidase estão elevados após infecções faríngeas. AntiDNase B e anti-hialuronidase estão elevados em resposta a infecções de pele.

Tratamento

A ingesta de sal e água deve ser restrita. A sobrecarga de volume e a hipertensão geralmente respondem bem a diuréticos de alça (furosemida 1 mg/kg IV, máximo 40 mg). A hipertensão persistente pode necessitar de tratamento mais agressivo com anti-hipertensivos parenterais. Deve ser consultado um nefrologista precocemente na LRA. A diálise pode estar indicada em casos de uremia, hipercalemia e ICC que não respondem ao tratamento medicamentoso. Os pacientes com infecção subjacente por EGA devem ser tratados com antibióticos apropriados. Além disso, os contatos próximos do paciente devem ser avaliados quanto a evidências de doença estreptocócica com avaliação da pele e culturas orofaríngeas, sendo tratados com antibióticos apropriados para eliminar as cepas nefritogênicas suspeitas de EGA.

Encaminhamento

O encaminhamento deve ser feito em conjunto com um nefrologista. Em geral, pacientes com hematúria leve, sem hipertensão ou déficit renal podem fazer acompanhamento com um nefrologista para consideração de biópsia renal ambulatorial. Todos os outros pacientes devem ser considerados para internação hospitalar. A maioria dos pacientes com GNPE apresenta resolução completa dos sintomas urinários sem sequelas após o tratamento antibiótico da infecção estreptocócica subjacente.

SÍNDROME HEMOLÍTICO-URÊMICA

A SHU se caracteriza por ocorrência simultânea de LRA, anemia hemolítica microangiopática e trombocitopenia. A SHU é a causa mais comum de LRA em crianças menores. Cerca de 90% dos casos, chamados de SHU "típica", são causados por doença associada à toxina Shiga apresentando um pródromo de diarreia, que costuma ser sanguinolenta, antes do início da SHU. A E. coli subtipo 0157:H7 é o micro-organismo mais comum que produz a toxina Shiga. A SHU típica pode ocorrer com uma incidência epidêmica, pois as bactérias associadas à toxina Shiga podem ser adquiridas pelos pacientes por ingestão de carne sem cozimento adequado, frutas e vegetais contaminados, bem como exposição a animais, especialmente gado.

Os 10% de casos restantes, chamados de "atípicos", de SHU não estão associados com a toxina Shiga e não apresentam pródromo de diarreia. A SHU atípica costuma ser uma complicação da infecção por S. pneumococcus, HIV, gestação, predisposição genética ou induzida por medicamentos (ciclosporina, tacrolimus, cisplatina). As complicações da SHU incluem IRC, hipertensão, ICC, colite isquêmica com perfuração intestinal, intussuscepção, perfuração intestinal, pancreatite com intolerância à glicose e complicações do sistema nervoso central (SNC).

Achados clínicos

Os casos típicos de SHU se apresentam com pródromo de diarreia aquosa que costuma ficar sanguinolenta no 5º dia, seguido por início súbito de sintomas de SHU com lesão renal, anemia hemolítica e trombocitopenia. Sintomas de urina escura, redução do débito urinário e edema são sugestivos de insuficiência renal. A hipertensão está presente em até 50% dos pacientes. Os pacientes podem apresentar queixa de dispneia e ruídos respiratórios anormais na ICC. Até 33% dos pacientes podem desenvolver sintomas neurológicos, como convulsões e déficits neurológicos focais. O paciente pode ter sido previamente tratado com antibióticos e agentes antimotilidade para a diarreia, ambos aumentando o risco de SHU na infecção por E. coli 0157:H7. Uma história da dieta, história de viagem e exposição recente a animais de fazenda ou em zoológicos ou a outros contatos humanos com doença diarreica podem sugerir exposição a E. coli 0157:H7. Em pacientes com SHU atípica, podem estar presentes sinais de infecções por doença invasiva com S. pneumoniae, como pneumonia, empiema ou meningite, sem diarreia.

HGR e esfregaço de sangue periférico podem revelar leucocitose, trombocitopenia e anemia hemolítica com eritrócitos fragmentados, como esquizócitos, células em capacete e equinócitos. Ureia e Cr podem estar elevadas na insuficiência renal. Os eletrólitos devem ser obtidos precocemente para a avaliação de hipercalemia, acidose metabólica e hiponatremia. Pode haver hiperbilirrubinemia pela anemia hemolítica. Tempo de protrombina(TP)/tempo de tromboplastina parcial (TP/TTP) estarão normais na SHU, diferenciando-a assim da púrpura trombocitopênica trombótica (PTT)/Coagulação intravascular disseminada (CIVD). O teste de Coombs será negativo. O EQU pode demonstrar eritrócitos e proteinúria. Pode ser obtida a cultura de fezes com testes específicos para E. coli 0157:H7. Leucócitos fecais podem estar ausentes em metade dos casos de E. coli 0157:H7.

O ECG pode mostrar sinais de hipercalemia. A radiografia torácica pode demonstrar sinais de sobrecarga de volume ou ar livre sob o diafragma no caso de perfuração intestinal, podendo haver pneumonia na doença pneumocócica invasiva. A dor abdominal severa pode necessitar de US ou TC de abdome para avaliação de complicações gastrintestinais. A TC de crânio sem contraste está indicada em pacientes com síndrome da meningite asséptica (SMA) para avaliação de edema cerebral e hemorragia intracraniana.

Tratamento

O tratamento da SHU no cenário de cuidados agudos é de suporte. A hipertensão pode ser tratada com reposição IV de cristaloides com bólus de 20 mL/kg. Os pacientes devem ser monitorados quanto ao desenvolvimento de edema pulmonar. A hipercalemia deve ser tratada da maneira-padrão. Os pacientes com hemoglobina menor do que 6 g/dL devem ser lentamente transfundidos com concentrado de hemácias até um alvo de hemoglobina (Hb) de 7 a 8 g/dL.*

Em geral, as transfusões de plaquetas não são recomendadas devido a preocupações relacionadas com o consumo de plaquetas relacionado à transfusão visto na PTT, que é uma doença semelhante. Porém, a trombocitopenia significativa (< 20.000) ou a necessidade de procedimentos invasivos, como a colocação de cateter de diálise, pode necessitar da transfusão de plaquetas e deve ser discutido com hematologista. A hipertensão deve ser tratada com restrição de líquidos orais e medicamentos anti-hipertensivos, como os bloqueadores dos canais de cálcio. A nifedipina por via oral é uma primeira opção razoável. Os IECA são geralmente evitados na fase aguda, pois reduzem a perfusão renal.

A LRA necessita de avaliação de um nefrologista, pois a diálise pode estar indicada inicialmente para uremia significativa, hipercalemia ou ICC. As convulsões devem ser tratadas com benzodiazepínicos ou fenitoína. As condições contribuintes, como hipertensão maligna ou hiponatremia sintomática, devem ser corrigidas conforme a necessidade. As crianças com sintomas severos em SNC podem se beneficiar de eculizumabe e plasmaférese. Antibióticos e agentes antimotilidade devem ser evitados na SHU típica associada com diarreia. Os pacientes com SHU atípica, sem diarreia, causada por doença pneumocócica necessitam de tratamento antibiótico contra S. pneumoniae. Os pacientes com SHU atípica podem se beneficiar de plasmaférese.

Encaminhamento

Os pacientes com SHU devem ser internados. Deve ser considerado o cuidado intensivo para pacientes com manifestações significativas renais, ICC, sintomas neurológicos e sepse. A maioria dos pacientes com SHU tem resolução completa das manifestações hemolíticas e renais, embora 5 a 25% dos pacientes possam desenvolver IRC ou hipertensão. As autoridades de saúde pública devem ser notificadas dos casos de infecção por E. coli 0157:H7 para propósito de identificação das fontes potenciais.

SÍNDROME NEFRÓTICA

Síndrome nefrótica é a presença de quantidade significativa de proteína na urina devido ao aumento da permeabilidade do glomérulo. Ela se caracteriza clinicamente por proteinúria (> 50 mg/kg/dia), hipoalbuminemia (< 3 g/dL), hiperlipidemia e edema periférico. A síndrome nefrótica primária ou síndrome nefrótica idiopática (SNI) é causada por doenças limitadas aos rins, sendo responsável por cerca de 90% dos casos. Ela ocorre em pacientes com menos de 6 anos. Cerca de 85% dos casos de SNI são causados por doença de alterações mínimas (DAM), 8% por GNMP, 7% por glomeruloesclerose segmentar focal (GESF), 2% por proliferação mesangial, 2% por GN proliferativa, 2% por glomeruloesclerose segmentar e focal e 2% por glomerulonefropatia membranosa.

A síndrome nefrótica secundária é responsável por 10% de casos restantes e é causada pelos efeitos renais de condições sistêmicas, como PHS, GNPE, DM, LES e síndrome de Alport. Até 2% dos pacientes experimentam complicações trombóticas, como trombose de veia renal e EP, devido à trombocitose, à hiperfibrinogenemia, à hemoconcentração e à perda urinária de proteínas antitrombóticas. Além disso, as crianças com síndrome nefrótica têm risco aumentado de infecções bacterianas por microrganismos encapsulados, como peritonite e pneumonia, devido à perda de proteínas opsonizantes, a níveis reduzidos de imunoglobulinas e ao possível uso concomitante de esteroides.

Achados clínicos

O paciente pode inicialmente se queixar de edema periorbital, o qual pode simular uma reação alérgica. O edema em geral progride para o corpo, incluindo escroto e vulva, causando ganho

---

* N. de R. T. Essa é uma rotina controversa em diversos serviços. A transfusão de hemácias é sempre recomendada em pacientes com anemia associada com instabilidade hemodinâmica, sangramento ativo e necessidade crescente de oxigenoterapia.

de peso e queixas de roupas que ficaram apertadas. A redução do débito urinário com urina escura ou espumosa sugere lesão renal. Sinais de depleção intravascular em casos de edema periférico podem ser manifestados por hipotensão, taquicardia e má perfusão. A hipertensão pode estar presente em alguns casos de síndrome nefrótica, especialmente com GN subjacente. Edema pulmonar ou derrames pleurais podem apresentar-se com dispneia e ruídos respiratórios anormais. Dor torácica ou dispneia devem levantar a suspeita de EP. Diminuição do apetite, náuseas e vômitos podem representar edema intestinal. Dor abdominal significativa pode estar presente em casos de ascite ou peritonite. A trombose de veia renal pode causar dor em flanco e edema escrotal no sexo masculino.

O EQU demonstrará proteinúria, geralmente 3+ ou 4+ na fita reagente. A presença de eritrócitos na urina, com ou sem cilindros hemáticos, pode representar uma GN como causa subjacente. Hb e Ht costumam estar elevados por hemoconcentração. A LRA é incomum na síndrome nefrótica primária, de modo que ureia e Cr costumam estar normais. Elevações de ureia e Cr com hematúria microscópica ou franca podem ser vistas com causas secundárias de síndrome nefrótica e trombose de veia renal. Pode haver hipercalemia causada por lesão renal, e a hiponatremia pode estar presente devido à hipertrigliceridemia. Proteínas séricas totais e albumina estão caracteristicamente reduzidas. O painel lipídico, se disponível, pode demonstrar elevação de colesterol total, lipoproteína de baixa densidade (LDL) e triglicérides.

A radiografia torácica pode revelar edema pulmonar ou derrames pleurais. As radiografias de abdome podem revelar ascite. A US com Doppler do abdome pode demonstrar comprometimento do fluxo sanguíneo em veia renal na trombose de veia renal. A TC de tórax com contraste IV ou a cintilografia de ventilação/perfusão (V/Q) deve ser considerada na suspeita de EP.

Tratamento

A hipotensão deve ser corrigida com solução de cristaloides IV, apesar da presença de edema extravascular. A desidratação leve pode ser tratada com ingestão oral de líquidos deficientes em sódio ou hidratação IV com SG5% e solução fisiológica (SF). Após se adequar a hidratação intravascular, o edema periférico pode ser manejado com diuréticos de alça, como furosemida 1 mg/kg IV. Porém, a diurese pode ser difícil em casos de hipoalbuminemia significativa (albumina < 1,5 g/dL). Em tais casos, uma solução de albumina a 25% (1 g/kg IV) ao longo de 24 horas pode ser administrada junto com diuréticos de alça em avaliação com nefrologista ou intensivista pediátrico. Devem-se observar sinais de desenvolvimento de edema pulmonar.

A causa específica subjacente da síndrome nefrótica, se for conhecida, irá guiar o manejo subsequente. As causas subjacentes de SNI são definidas como responsivas ao tratamento com corticosteroides ou resistente aos esteroides. A DAM, que é a causa mais comum de SNI, e a nefrite por proliferação mesangial, geralmente respondem aos esteroides dentro de 8 semanas de tratamento. A DAM é suspeitada em pacientes com menos de 6 anos, sem hipertensão, sem hematúria, sem insuficiência renal e com níveis normais de complemento. Se a DAM for suspeita como causa, pode-se prescrever prednisona 2 mg/kg/dia por via oral 2 ×/dia por 6 semanas, seguido por 1,5 mg/kg em dias alternados por 6 semanas em avaliação com um nefrologista pediátrico. Casos recorrentes de SNI responsiva a esteroides podem ser tratados com cursos repetidos de corticosteroides orais em avaliação com um nefrologista. Se o paciente tem uma causa de síndrome nefrótica reconhecida como resistente a esteroides, o nefrologista pode recomendar um imunossupressor, como a ciclosporina. Febre ou sinais de infecção secundária devem levar à avaliação de fontes suspeitas, incluindo paracentese para peritonite com ascite. Complicações trombóticas, como trombose de veia renal e EP, devem ser tratadas com heparina ou trombolíticos, conforme a indicação, em avaliação com o médico assistente.

Encaminhamento

A internação hospitalar está indicada para pacientes com hipotensão, insuficiência renal, edema significativo, complicações respiratórias, evidência de infecção ou complicações trombóticas. Os pacientes com mínimo edema, que de outro modo parecem bem, podem ser liberados para acompanhamento ambulatorial cuidadoso com um nefrologista pediátrico para controle dos níveis de proteína na urina. O paciente e os familiares devem ser alertados sobre a importância de uma dieta pobre em sódio. Alguns pacientes podem apresentar episódios recorrentes de síndrome nefrótica.

Banerjee R, Hersh AL, Newland J, et al: Streptococcus pneumoniae-associated hemolytic uremic syndrome among children in North America. *Pediatr Infect Dis J.* 2011;30:736-739 [PMID: 21772230].

Blyth CC, Robertson PW, Rosenberg AR: Post-streptococcal glomerulonephritis in Sydney: A 16-year retrospective review. *K Paediatr Child Health.* 2007;43:446-450 [PMID: 17535174].

El Bakkali L, Rodrigues Pereira R, et al: Nephrotic syndrome in the Netherlands: A population-based cohort study and a review of the literature. *Pediatr Nephrol.* 2011;26:1241-1246 [PMID: 21533870].

Gipson DS, Massengill SF, Yao L, et al: Management of childhood onset nephrotic syndrome. *Pediatrics.* 2009;124:747-757 [PMID: 19651590].

Kerlin BA, Blatt NB, Fuh B, et al: Epidemiology and risk factors for thromboembolic complications of childhood nephrotic syndrome: A Midwest Pediatric Nephrology Consortium (MWPNC) study. *J Pediatr.* 2009;155:105-110 [PMID: 19394032].

Lapeyraque AL, Malina M, Fremeaux-Boppel T, et al: Eculizumab in severe Shiga-toxin-associated HUS. *N Engl J Med.* 2011;364:2561-2563 [PMID: 21612462].

Michael M, Elliott EJ, Craig JC, et al: Interventions for hemolytic uremic syndrome and thrombotic thrombocytopenic purpura: A systematic review of randomized controlled trials. *Am J Kidney Dis.* 2009;53:259-272 [PMID: 18950913].

Rodriguez-Iturbe B, Musser JM: The current state of poststreptococcal glomerulonephritis. *J Am Soc Nephr.* 2008;19:1855-1864 [PMID: 18667731].

Smith KE, Wilker PR, Reiter PL, et al: Antibiotic treatment of Escherichia coli 0157infection and the risk of hemolytic uremic syndrome, Minnesota. *Pediatr Infect Dis J.* 2012;31:37-41 [PMID: 21892124].

Trachtman H, Austin C, Lewinski M, et al: Renal and neurological involvement in typical Shiga toxin-associated HUS. *Nat Rev Nephrol.* 2012;8:658-669 [PMID: 22986362].

Waters AM, Kerecuk L, Luk D, et al. Hemolytic uremic syndrome associated with invasive pneumococcal disease: The United Kingdom experience. *J Pediatr.* 2007;151:140-144 [PMID: 17643764].

Wong CS, Mooney JC, Brandt JR, et al: Risk factors for the hemolytic uremic syndrome in children infected with Escherichia coli 0157:H7: A multivariable analysis. *Clin Infect Dis.* 2012;55:33-41 [PMID: 22431799].

Zaffanello M, Franchini M: Thromboembolism in childhood nephrotic syndrome: A rare but serious complication. *Hematology.* 2007;12:69-73 [PMID: 17364996].

39 Emergências ginecológicas

Kenneth Yen, MD, MS
Jendi Haug, MD

GINECOLOGIA PEDIÁTRICA DA ADOLESCÊNCIA

DESENVOLVIMENTO NORMAL

Um aspecto importante do exame ginecológico pediátrico e adolescente é a compreensão dos vários estágios de desenvolvimento e quando cada um deles em geral ocorre. Os estágios Tanner, conhecidos como graduação de maturidade sexual, classificam a progressão de meninos e meninas por meio do desenvolvimento puberal. A Tabela 39-1 apresenta a classificação dos graus de maturidade sexual em meninas.

A idade normal de início da puberdade em meninas é considerado como estando entre 8 e 13 anos de idade. A puberdade envolve a telarca (início do desenvolvimento das mamas), a pubarca (início do desenvolvimento de pelos pubianos) e a menarca (início da menstruação). A sequência de progressão da puberdade geralmente começa com a telarca, depois a pubarca, seguida pela menarca. A telarca ocorre cerca de 1 ano antes em meninas afro-americanas não hispânicas e hispano-americanas. A tendência de início mais precoce da puberdade em meninas tem continuado nas últimas décadas e, como resultado, há incertezas sobre a variação atual da normalidade. A obesidade reduz a idade de início em aproximadamente meio ano.

EXAME

O exame ginecológico da paciente pediátrica feminina é um procedimento que alguns médicos ficam desconfortáveis em realizar. Isso pode ocorrer pelo fato de que alguns exames envolvem uma paciente nulípara que também pode ser pré-puberal. Esta pode ser uma situação difícil causada pela ansiedade dos pais e da paciente. O melhor a fazer é desenvolver uma estratégia para a abordagem do exame com antecedência para aumentar a taxa de sucesso.

A anatomia genital das meninas antes da puberdade difere daquela da mulher adulta. A vulva pediátrica é mais suscetível a substâncias irritativas e trauma devido a sua inerente anatomia e falta do efeito de estrogênios. Antes da puberdade, a vulva pediátrica não tem pelos e tem pouca gordura subcutânea. Os pequenos lábios não têm pigmentação e apresentam aspecto atrófico. A distância entre o vestíbulo e o ânus é mais curta, o que aumenta o risco de irritação na vulva. A vagina tem comprimento e diâmetro proporcionalmente menores, com pouca distensibilidade. A mucosa vaginal estará vermelha, fina e úmida. O vestíbulo e a vagina não têm efeito de glicogênio ou de estrogênio, e o clitóris pode parecer relativamente mais proeminente devido ao aspecto plano dos lábios na paciente pré-puberal. O colo uterino é raso em relação ao fundo vaginal ou faz leve protrusão. O hímen é uma membrana mucosa vascularizada que separa o vestíbulo da vagina. Ele é originalmente sólido, mas começa a abrir durante o período fetal. Há uma grande variabilidade fisiológica na espessura, no tamanho e no formato. Não há distensibilidade antes da puberdade.

Um exame especular não costuma estar indicado na maioria das crianças. Ele é reservado para aquelas sexualmente ativas ou em situações com necessidade de sedação para corpo estranho vaginal ou reparo cirúrgico de lesões traumáticas. O exame da criança é mais bem realizado colocando-a em posição supina em posição de pernas de sapo (posição de borboleta) ou em posição prona com joelhos no tórax. A posição de pernas de sapo envolve deitar a criança de costas com os pés juntos e os joelhos bem afastados. A posição prona com joelhos no tórax é realizada com o tórax sobre a cama com a cabeça virada para um dos lados e com um assistente segurando as nádegas afastadas. Como sempre, deve ser fornecido avental e cobertura adequada. O exame pode ser melhorado se a criança puder realizar uma manobra de Valsalva enquanto permanece nessa posição. Para uma visualização ideal, o médico deve segurar delicadamente o lábio posterior entre o polegar e o indicador, fazendo tração moderada na pele para longe do introito, evitando movimentos bruscos ou dolorosos. O envolvimento dos pais e ter a sua assistência para confortar a criança junto com a sensibilidade na comunicação com a família e a paciente são aspectos fundamentais da abordagem médica.

Tabela 39-1 Classificação da maturidade sexual em meninas

Estágio Tanner	Pelos pubianos	Mamas
1	Pré-adolescente	Pré-adolescente
2	Esparsos, levemente pigmentados, lisos, borda medial dos lábios	Mamas e papilas elevadas como um pequeno monte; diâmetro aumentado da aréola
3	Mais escuros, começando a ficar crespos, quantidade aumentada	Mamas e aréolas de tamanho aumentado, sem separação de contorno
4	Grossos, crespos, abundantes, mas menos do que na adulta	Aréolas e papilas formam monte secundário
5	Triângulo feminino adulto, disseminação para a superfície medial das coxas	Madura, projeção do mamilo, aréola parte do contorno geral das mamas

Bordini B, Rosenfield RL: Normal pubertal development: part I: The endocrine basis of puberty. *Pediatr Rev.* 2011;32(6):223-229 [PMID: 21632873].

Van Eyk N, Allen L, Giesbrecht E, et al: Pediatric vulvovaginal disorders: A diagnostic approach and review of the literature. *J Obstet Gynaecol Can.* 2009;31(9):850-862 [PMID: 19941710].

DISTÚRBIOS VAGINAIS

A seção a seguir discute vulvovaginite de causa infecciosa e inflamatória, aderências labiais, corpo estranho vaginal e cisto/abscesso de glândula de Bartholin. As causas sexualmente transmitidas de vaginite são discutidas em detalhe.

VULVOVAGINITE

Considerações gerais

A vulvovaginite é o problema ginecológico mais comum na paciente pediátrica. Ela se manifesta com inflamação por irritação da vulva e porção mais distal da cúpula vaginal. As crianças têm risco aumentado de vulvovaginite em comparação com adultos. Isto se deve à maior proximidade entre ânus e vestíbulo, ausência de coxim gorduroso, falta de pelos pubianos, mucosa vaginal fina, atrófica e sem efeito de estrogênios, pele vulvar fina e pH vaginal alcalino.

Ao tomar a história da paciente, é importante focar em distúrbios clínicos subjacentes, como diabetes, hábitos específicos de higiene, possíveis substâncias irritativas e preocupação com possível abuso sexual.

Nas meninas menores, a causa mais comum de vulvovaginite inflamatória é a higiene vaginal inadequada quando ela passa a ser responsabilidade da menina no banho e após micção e evacuação. A irritação local por sabonetes ou detergentes perfumados pode causar vulvovaginite, bem como roupas íntimas constritivas, não feitas de algodão ou molhadas por tempo prolongado.

As causas infecciosas de vulvovaginite incluem múltiplos tipos diferentes de micro-organismos. Uma infecção vaginal pode resultar de uma infecção bacteriana precedente na via aérea superior por espécies de *Haemophilus*, *Streptococcus* ou *Staphylococcus*. As bactérias são transmitidas do nariz ou boca da criança para a genitália. A paciente e os familiares devem ser orientados sobre a higiene adequada. O *Streptococcus* β-hemolítico do grupo A é o agente mais comumente isolado.

As infecções por *Candida* em pacientes pediátricas mais jovens são incomuns. Em um estudo de meninas pré-puberais com vaginite, não foi identificada *Candida* em nenhuma paciente. Porém, ela pode ser vista em pacientes diabéticas e em adolescentes com alguma frequência.

A vulvovaginite por *Shigella* e *Yersinia* pode se apresentar na paciente pediátrica como uma infecção crônica.

O *Enterobius vermicularis*, conhecido como oxiúros, também pode causar vulvovaginite.

A vaginite por *Gardnerella* também é conhecida como vaginose bacteriana. Embora seja a causa mais comum de corrimento vaginal em mulheres de idade reprodutiva, ela não costuma estar associada a corrimento vaginal em meninas antes da puberdade. Dados sobre a sua associação com abuso sexual são conflitantes. A infecção por *Gardnerella* resulta do supercrescimento de bactérias que podem ser parte normal da flora vaginal.

FUNDAMENTOS DO DIAGNÓSTICO

▶ Prurido.
▶ Dor.
▶ Disúria.
▶ Eritema vulvar.
▶ Corrimento (vaginite).
▶ Sangramento (menos comum).

Achados clínicos

Infecção da via aérea superior (IVAS) transmitida: Pode haver história de IVAS nas últimas semanas.

▶ *Candida*

Os sintomas incluem prurido e corrimento, o qual pode ser grumoso ou aquoso. A paciente pode se queixar de disúria e irritação ou dor vaginal.

▶ *Shigella*

Ela é passada a partir do trato intestinal para a vulva e envolve corrimento branco-amarelado.

▶ Oxiúros

As pacientes se queixam de prurido e irritação, especialmente à noite. O prurido, algumas vezes, é perianal, mas pode ser vulvar.

▶ *Gardnerella*

Os sintomas incluem corrimento branco ou cinza, com odor de peixe.

Testes laboratoriais e Exames especiais

Não costuma haver necessidade de testes laboratoriais específicos para pacientes sem corrimento. Há necessidade de um exame físico abrangente que demonstre vulvovaginite. Se houver corrimento vaginal, pode ser obtida uma amostra da vagina pelo hímen com a paciente em uma das posições citadas. Deve-se evitar o toque nas sensíveis bordas do hímen.

Para as pacientes com suspeita de infecção por *Streptococcus* do grupo A, *Staphylococcus* ou *Haemophilus*, devem ser obtidas culturas, se a infecção for persistente ou purulenta.

Em casos de possível vaginite por *Candida*, o diagnóstico pode ser feito pela obtenção de uma amostra da secreção e visualização em lâmina a fresco ou com hidróxido de potássio (KOH). Esporos e pseudo-hifas serão observados na lâmina sob visualização microscópica.

Os familiares podem fazer o diagnóstico de oxiúros com o teste da "fita adesiva", que envolve a colocação de um pedaço de fita adesiva contra a região perianal à noite ou no início da manhã para recuperar o parasita.

No caso de vaginose bacteriana, as células-guia, que são células epiteliais com cocobacilos ao redor da membrana, são encontradas em lâmina a fresco com solução fisiológica (SF) (ver tópico Vaginose bacteriana, apresentado adiante).

Tratamento e Encaminhamento

A orientação e a educação antecipadas sobre higiene e a evitação de substâncias irritativas são importantes para tratar as variantes inflamatórias de vulvovaginite e evitar ocorrências futuras. Para inflamações mais graves, estrogênios tópicos ou esteroides tópicos podem auxiliar na cicatrização.

Se houver suspeita de uma IVAS transmitida, a terapia antibiótica deve ser direcionada pela cultura e testes de sensibilidade.

O tratamento de infecções por *Candida* é a aplicação local de creme antifúngico.

As culturas vaginais identificarão um possível patógeno entérico, como *Shigella* ou *Yersinia*, os quais podem ser tratados com sulfametoxazol-trimetoprima (SMZ-TMP).

O tratamento de escolha para infecções por oxiúros é albendazol ou mebendazol.

Quando for identificada *Gardnerella* na preparação com SF, o tratamento adequado é feito com metronidazol ou clindamicina.

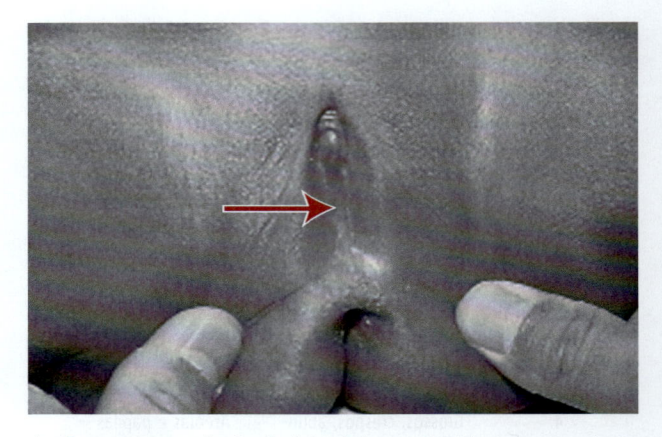

▲ **Figura 39-1** Aderência labial. (Reproduzida com permissão de Shah BR, Lucchesi M (eds): *Atlas of Pediatric Emergency Medicine*, 1st ed. McGraw-Hill Education LLC.)

ADERÊNCIAS LABIAIS

As aderências labiais geralmente ocorrem em meninas na pré-puberdade com idade de 1 a 6 anos. As aderências são uma condição adquirida. Elas podem ser parciais ou complexas, afetando, ou não, o jato urinário. Nas aderências complexas, conforme mostrado na Figura 39-1, o introito não é visto, o que pode ser interpretado pelos pais como ausência da vagina. Também pode parecer que não exista abertura uretral pela qual a criança possa urinar. É vista uma fina linha de rafe central (seta) onde há fusão dos lábios. A visualização de uma rafe na linha média exclui o diagnóstico de hímen imperfurado.

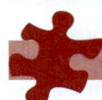

FUNDAMENTOS DO DIAGNÓSTICO

▶ Avaliar qualquer sinal de retenção urinária.
▶ Pode ser confundida com hímen imperfurado, genitália ambígua, ausência congênita de vagina.

Tratamento e Encaminhamento

A terapia conservadora inclui a observação vigilante se a micção não for afetada. Medidas de higiene, banhos de assento, emolientes para as aderências, evitação de substâncias irritativas podem ser usados como manejo conservador. Se houver sintomas, pode-se aplicar creme de estrogênios localmente na lesão, duas vezes ao dia, com cuidado para evitar trauma local. Botões mamários podem ser um efeito colateral do creme.

CORPO ESTRANHO VAGINAL

Quando uma criança na pré-puberdade se queixa de secreção vaginal sanguinolenta ou purulenta, possivelmente com odor fétido, deve-se suspeitar de corpo estranho. Inicialmente, o corpo estranho causará irritação, a qual pode progredir para infecção. A causa mais comum é a retenção de papel higiênico, mas acessórios de cabelo e pequenos brinquedos também são encontrados.

FUNDAMENTOS DO DIAGNÓSTICO

▶ Corrimento recorrente.
▶ Corrimento resistente ao tratamento com agentes tópicos ou antibióticos.
▶ Odor fétido.
▶ Sangramento vaginal.

Tratamento e Encaminhamento

Para a remoção do corpo estranho, um anestésico tópico como a geleia de lidocaína deve ser primeiramente aplicado na região da vagina. A irrigação da vagina pode remover alguns objetos, bem como papel higiênico. Um Calgiswab também pode ser utilizado para a remoção de papel higiênico. Se a irrigação não obtiver sucesso, pode ser necessário remover o objeto estranho com auxílio de sedação e exame especular.

CISTO E ABSCESSO DE GLÂNDULA DE BARTHOLIN

As glândulas de Bartholin estão localizadas nas posições de 4 e 8 horas do relógio nos pequenos lábios. Elas podem aumentar de tamanho como resultado do bloqueio de seus dutos. Se houver formação de cisto, a paciente tem risco de infecção desta coleção local de líquido. Elas são muito dolorosas.

FUNDAMENTOS DO DIAGNÓSTICO

▶ Localização na posição de 4 e 8 horas do relógio no orifício vaginal.
▶ Muito dolorosas.

Testes laboratoriais e Exames especiais

Se houver suspeita de infecção por *Staphylococcus* aureus resistente à meticilina (MRSA), pode ser obtida uma cultura do cisto/abscesso no momento da incisão e da drenagem.

Tratamento e Encaminhamento

As modalidades de tratamento para os cistos incluem a colocação de cateter Word, a marsupialização, a aplicação de nitrato de prata na cavidade do abscesso, a curetagem e a sutura ou excisão cirúrgica. A colocação de um cateter Word após incisão e drenagem é a técnica mais frequentemente usada no manejo do SE. As vantagens do cateter Word incluem a simplicidade e a facilidade da colocação. O cateter permanece no local por 4 semanas. A cavidade também pode ser preenchida com gaze embebida em iodofor, para promover a epitelização adequada se não houver disponibilidade de um cateter Word ou sonda de Foley. Pode haver necessidade de manejo da dor com analgésicos ou sedação para o procedimento. Se for recorrente, o cisto deve ser marsupializado. O tratamento antibiótico deve ser guiado pela suspeita de MRSA ou resultados de culturas. As escolhas antibióticas adequadas são clindamicina, cefoxitina e amoxicilina-clavulanato.

Kushnir VA, Mosquera C: Novel technique for management of Bartholin gland cysts and abscesses. *J Emerg Med.* 2009;36(4):388 [PMID: 19038518].

Van Eyk N, Allen L, Giesbrecht E, et al: Pediatric vulvovaginal disorders: A diagnostic approach and review of the literature. *J Obstet Gynaecol Can.* 2009;31(9):850 [PMID: 19941710].

SANGRAMENTO VAGINAL ANORMAL

A ocorrência de sangramento vaginal em uma criança representa possíveis diagnósticos que variam desde menstruação normal, trauma, ameaça de abortamento, abuso, puberdade precoce a até prolapso uretral. O sangramento vaginal pode ser causado por corpo estranho vaginal ou vulvovaginite. O primeiro passo em uma paciente que apresenta queixa de sangramento geniturinário (GU) é determinar se a queixa de sangramento realmente representa sangue. Vários alimentos e medicamentos podem causar alteração de cor nas fezes ou urina e, quando encontrado na roupa íntima de crianças, pode levantar a suspeita de sangramento vaginal. O segundo passo é determinar a verdadeira fonte dentro da região GU, possivelmente descartando hematúria ou hematoquezia. O sangue encontrado na roupa íntima de uma criança pode significar vários diagnósticos, incluindo patologia do trato gastrintestinal (TGI) ou trato urinário, sem relação com o sistema genital. Se for encontrado sangramento vaginal, é importante para o médico do SE determinar se a paciente necessita de intervenção imediata, ou se pode ser feita uma avaliação adicional em nível ambulatorial com o médico da atenção primária ou com o envolvimento de ginecologia, endocrinologia, medicina forense ou cirurgia.

Se a paciente apresentar choque hemorrágico por sangramento vaginal, é fundamental estabilizá-la primariamente e com rapidez. Se a paciente for uma adolescente na pós-menarca, é muito importante determinar a presença de gestação. Uma paciente em situação extrema por choque hemorrágico provavelmente necessitará de transfusão de sangue tipo O negativo enquanto aguarda as provas cruzadas do banco de sangue. O manejo da via aérea, controlando a fonte de sangramento e ajustando a hemodinâmica da paciente, deve ter prioridade. A discussão a seguir envolverá aquelas pacientes hemodinamicamente estáveis e sem choque hemorrágico.

A Tabela 39-2 lista o diagnóstico diferencial do sangramento vaginal na paciente em pré-menarca e pós-menarca.

Tabela 39-2 Diagnóstico diferencial de sangramento vaginal anormal

Pré-menarca	Pós-menarca
Menarca	**Gestação**
Vulvovaginite	Implante
Corpo estranho vaginal	Ectópica
Abstinência neonatal de estrogênios maternos	Abortamento (ameaça, incompleto, espontâneo)
Prolapso uretral	Retenção de produtos da concepção
Trauma, lesão tipo montaria	Placenta acreta
Abuso	**Hematológicas**
Puberdade precoce	Trombocitopenia
Medicamentos (ver medicamentos na coluna Pós-menarca ao lado)	Doença de von Willebrand
Líquen escleroso	Deficiências de fatores
Neoplasia	Defeitos da coagulação
	Disfunção plaquetária
	Endócrinas
	Doenças da tireoide
	Hiperprolactinemia
	SOP
	Distúrbios suprarrenais
	Insuficiência ovariana
	Infecciosas
	Cervicite
	DIP
	Patologia do trato reprodutivo
	Fibroide
	Mioma
	Displasia cervical
	Endometriose
	Neoplasia
	Medicamentos
	Contraceptivos hormonais
	Antipsicóticos
	Inibidores plaquetários
	Anticoagulantes
	Trauma
	Abuso
	Laceração
	Corpo estranho
	Pós-operatório ou pós-procedimento
	Outros
	Estresse
	Excesso de exercícios
	Transtornos alimentares
	Doença sistêmica
	DIU

DIU, dispositivo intrauterino, SOP, síndrome dos ovários policísticos; DIP, doença inflamatória pélvica.

PUBERDADE PRECOCE

Puberdade precoce é o aparecimento dos caracteres sexuais secundários em idade com mais de 2,5 desvios-padrão (DP) abaixo da média de idade do início da puberdade para a população. A média de idade costuma ser antes dos 8 anos nas meninas. Porém, nas meninas afro-americanas não hispânicas ou nas americanas-mexicanas, é normal que a telarca ocorra com 7 anos de idade. A menarca normal geralmente ocorre cerca de 2,5 anos após o início do desenvolvimento mamário. É geralmente quando a menina está no estágio 4 ou 5 de Tanner para o desenvolvimento mamário. Mais de 90% dos casos de desenvolvimento de puberdade precoce são idiopáticos nas meninas. Em geral, a puberdade precoce apresenta-se com telarca ou pubarca precoce, mas não com sangramento vaginal isolado.

Considerações gerais

A puberdade precoce pode ser dividida em dois subtipos: central e periférica. A puberdade precoce central deve-se à ativação prematura do eixo hipotálamo-hipófise-gonadal (HHG). A puberdade precoce periférica resulta da produção de esteroides sexuais independente do eixo HHG. A forma mais comum é a central e ela é mais frequentemente vista nas meninas, sendo comum entre 4 e 8 anos de idade. As causas ovarianas são as mais frequentes da forma periférica em meninas. A puberdade precoce periférica pode ser causada por tumores secretores de esteroides sexuais, hiperplasia suprarrenal congênita (HAC), síndrome de McCune-Albright e exposição a estrogênios ou androgênios externos.

FUNDAMENTOS DO DIAGNÓSTICO

▶ Sangramento vaginal indolor.
▶ Estágio Tanner de desenvolvimento mamário maior do que o esperado para a idade.
▶ Hímen com efeito de estrogênios.

Achados clínicos

A paciente com sangramento vaginal e suspeita de puberdade precoce como etiologia pode ter outros sinais de desenvolvimento avançado, como botões mamários, pelos pubianos e crescimento avançado. O sangramento vaginal na ausência de desenvolvimento mamário não deve ser mediado por hormônios.

Tratamento e Encaminhamento

A suspeita de doença maligna em sistema nervoso central (SNC), infecção ou trauma na paciente com sangramento vaginal necessita de exames de imagem. O exame de imagem do SNC com tomografia computadorizada (TC) e/ou ressonância magnética (RM) pode ajudar a determinar a causa da forma central de puberdade precoce.

Se a paciente estiver estável no serviço de emergência (SE) e causas de sangramento vaginal, como vulvovaginite, trauma, prolapso uretral, abuso ou corpo estranho vaginal, tiverem sido descartadas, há necessidade de avaliação com endocrinologista pediátrico para determinar se a paciente tem puberdade precoce e a causa da anormalidade.

PROLAPSO URETRAL

O prolapso uretral resulta da extrusão da mucosa uretral para fora pelo meato uretral. Este tecido é mais friável e suscetível a lesões do que o epitélio, podendo sangrar com mínima irritação. Pode haver progressão para necrose tecidual se não houver tratamento. É teorizado que ligações de músculo liso mais fracas dentro da parede vaginal que sustentam a uretra podem levar ao prolapso quando expostas a aumento da pressão intra-abdominal. Isso é mais comum em meninas afro-americanas.

FUNDAMENTOS DO DIAGNÓSTICO

► Meninas afro-americanas.
► História de constipação ou tosse crônica.
► Sangramento vaginal.
► Sintomas em trato urinário: hematúria, disúria.
► Presença de sangue em roupas íntimas.
► Massa vaginal.

Achados clínicos

Ao exame, será vista uma massa vermelho-violácea com formato de rosquinha com reentrância central que indica o introito (Figura 39-2).

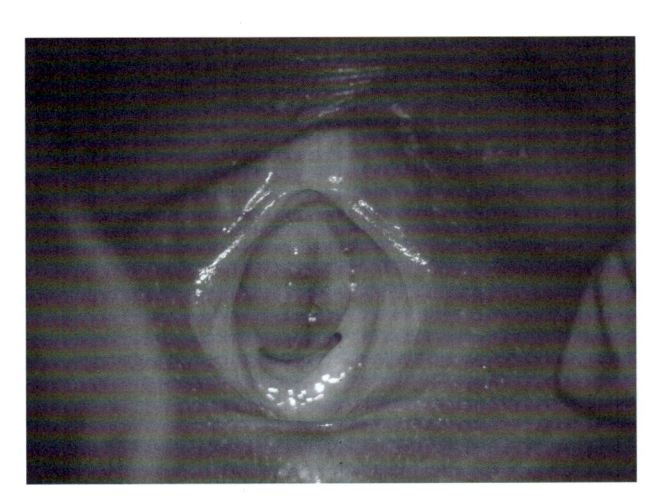

▲ **Figura 39-2** Prolapso uretral. Um prolapso uretral visto em criança de pele escura. (Contribuidor da foto: Cincinnati Children's Hospital medical Center. Reproduzida com permissão de Knoop KJ, Stack LB, Storrow AB, Thurman RJ (eds): *The Atlas of Emergency Medicine*, 3rd ed. McGraw-Hill, Inc., 2010. Copyright © McGraw-Hill Education LLC.)

Tratamento e Encaminhamento

O tratamento consiste em banhos de assento, analgesia e micção na banheira, para aliviar os sintomas. Além disso, foi demonstrado que a aplicação de creme de estrogênios no prolapso por 2 semanas pode ser útil. De modo importante, deve ser feito o tratamento da causa das manobras de Valsalva persistentes, com laxantes e mudanças na dieta para a constipação e com β-agonistas para a asma com variante de tosse. Se não houver melhora com o tratamento conservador, pode ser realizada a cirurgia para a excisão do tecido.

SANGRAMENTO VAGINAL NEONATAL POR ABSTINÊNCIA DE ESTROGÊNIOS MATERNOS

Os pais do neonato podem chegar ao SE com queixas de sangramento vaginal no lactente, o qual é preocupante e causa sofrimento. Enquanto estava no útero, o feto de sexo feminino era exposto aos estrogênios maternos. Quando ocorre a abstinência dos estrogênios durante o processo de nascimento, o útero do neonato pode descamar a membrana vascularizada de modo semelhante ao processo de sangramento por abstinência no ciclo menstrual, sem a ovulação precedente.

FUNDAMENTOS DO DIAGNÓSTICO

► Neonato.
► Sangramento vaginal indolor.
► Exame físico normal sob outros aspectos.

Achados clínicos

O sangramento vaginal pode ser precedido por secreção clara ou esbranquiçada, que se torna mais rosada e depois com cor de sangue. Isso ocorre durante as primeiras semanas de vida e não dura mais do que alguns dias.

Tratamento e Encaminhamento

A família necessita ser tranquilizada de que o sangramento vaginal em lactentes pode ser normal e não há necessidade de tratamento.

SANGRAMENTO VAGINAL ANORMAL APÓS A MENARCA

Considerações gerais

Nos primeiros 2 a 3 anos após a menarca, as menstruações costumam ser irregulares.

No primeiro ano após a menarca, a avaliação deve ser considerada para um grau incomum de irregularidade menstrual. A avaliação deve ser considerada para as seguintes queixas:

ausência de menstruação por mais de 90 dias, sangramento mais frequente do que a cada 21 dias, sangramento por mais de 7 dias de cada vez, sangramento que necessita de tampão ou absorvente a cada 1 a 2 horas.

O ciclo menstrual normal pode variar de 21 a 35 dias. O fluxo menstrual normal dura de 3 a 7 dias. A quantidade média de perda de sangue em cada ciclo é de 30 a 40 mL. Mais de 80 mL de perda sanguínea é patológico e pode levar à anemia. Um período menstrual que dura mais do que 10 dias é considerado patológico.

Tipos de sangramento vaginal anormal:

Menorragia: Sangramento vaginal profuso ou prolongado que ocorre em ciclos regulares.

Metrorragia: Sangramento vaginal acíclico ou irregular.

Menometrorragia: Sangramento vaginal profuso que ocorre em intervalos irregulares.

Polimenorreia: Sangramento vaginal frequente que ocorre em intervalos de menos de 21 dias.

Em pacientes com sangramento anormal, a gestação deve ser a primeira condição a ser considerada. Gestação ectópica, ameaça de abortamento ou abortamento espontâneo podem se apresentar como sangramento vaginal anormal. Nunca é demais enfatizar que é imperativo realizar o teste de gravidez nessa população desde o início.

A causa mais comum de sangramento vaginal anormal nessa população é o sangramento uterino disfuncional (SUD). O SUD resulta de sangramento anovulatório que é excessivo em quantidade e frequência. O verdadeiro SUD implica sangramento que não é causado por anormalidades subjacentes ou condições sistêmicas. Ele é causado por anovulação crônica e imaturidade do eixo HHG. O SUD é a causa mais comum de menstruações frequentes ou prolongadas em adolescentes. Porém, ele é um diagnóstico de exclusão.

O diagnóstico diferencial de SUD inclui anovulação por participação em esportes, estresse, transtornos alimentares, SOP, distúrbios nutricionais, hiperprolactinemia, outras endocrinopatias, abuso sexual, neoplasias e diátese hemorrágica, como a doença de von Willebrand.

Para pacientes com menorragia, deve ser abordada a possibilidade de patologia uterina ou distúrbio hemorrágico. Os distúrbios hemorrágicos mais comuns são trombocitopenia por púrpura trombocitopênica imunológica (PTI) ou quimioterapia e doença de von Willebrand.

O sangramento que ocorre entre os ciclos deve levar à suspeita de cervicite, de endometrite ou de DIP por *Chlamydia* ou *Neisseria*. A endometriose também pode se apresentar dessa maneira.

Questionar sobre medicamentos em uso (com prescrição, sem receita, herbais/medicinais) que poderiam estar ligados ao sangramento.

A avaliação laboratorial na paciente feminina com queixa de sangramento vaginal anormal inclui o seguinte: hemograma (HGR), perfil metabólico completo (PMC), painel de coagulação (tempo de protrombina [TP], tempo de tromboplastina parcial [TTP], índice de normalização internacional [INR]) e gonadotrofina coriônica humana β (β-HCG) na urina. Se o β-HCG na urina for positivo, indicando gestação, o próximo passo razoável seria um nível sérico quantitativo de β-HCG, tipagem sanguínea Rh e ultrassonografia (US) ginecológica.

FUNDAMENTOS DO DIAGNÓSTICO

▶ Descartar gestação imediatamente.
▶ Obter a história menstrual detalhada.
▶ Informar-se sobre a história familiar de queixas menstruais semelhantes.
▶ Avaliar para DSTs.
▶ Examinar sinais e sintomas de distúrbio hemorrágico subjacente.
▶ Solicitar HGR e contagem de reticulócitos.

Achados clínicos

A gestação deve ser a primeira preocupação e deve ser o primeiro exame solicitado.

Pacientes com sangramento vaginal anormal podem se apresentar com sinais de perda sanguínea significativa, como fadiga, palidez e história de síncope ou outra anormalidade do sensório. Avaliar sinais vitais quanto à taquicardia, à hipotensão ou a alterações ortostáticas que poderiam indicar instabilidade hemodinâmica.

Focar o exame físico em achados de condições subjacentes que poderiam ser a causa do sangramento anormal. Procurar sinais de acne, hirsutismo e acantose nigricante em SOP; evidência de epistaxe ou sangramento gengival, hematomas ou petéquias em distúrbios hemorrágicos; e nódulos de tireoide ou tireomegalia em distúrbios da tireoide. Um exame físico e/ou US da região pélvica pode ser realizado para identificar anormalidades do trato reprodutivo ou avaliar DSTs ou DIP.

O relato da paciente sobre a perda de sangue pode não ser confiável. Hemoglobina (Hb) e contagem de reticulócitos podem ajudar a especificar esses relatos e monitorar os sintomas.

A avaliação de pacientes é guiada pela história e exame físico, embora HGR e contagem de reticulócitos possam ser úteis para determinar a extensão do sangramento. Os achados podem variar desde Hb e contagem de reticulócitos normais até um nível de Hb normal com elevação da contagem de reticulócitos, ou um nível significativamente baixo de Hb com anemia microcítica relacionada à deficiência de ferro e contagem de reticulócitos elevada.

As plaquetas estariam anormais em pacientes com trombocitopenia imune (PTI). Se houver suspeita de DST pela história ou exame físico, devem ser solicitados exames de rastreamento para clamídia e gonorreia. Além disso, para sangramento severo ou história familiar de sangramento menstrual excessivo, testes para doença de von Willebrand e exames de coagulação devem ser acrescentados à avaliação. Na suspeita de doença da tireoide, devem-se solicitar tiroxina livre (T_4L) tireotrofina

(TSH). Na suspeita de SOP, com base em achados de exame físico, a avaliação pode ser feita ambulatorialmente com exames de testosterona, testosterona livre e sulfato de desidroepiandrosterona (SDHEA).

Tratamento e Encaminhamento

As pacientes gestantes devem ser encaminhadas ou transferidas para o local apropriado, a fim de que o manejo seja realizado por especialista em obstetrícia após a estabilização.

As pacientes que se apresentam com queixa de sangramento vaginal anormal devem receber suplementação de ferro.

Os anti-inflamatórios não esteroides (AINEs) podem ser usados com propósito de analgesia sintomática e tratamento em pacientes com SUD. Os AINEs reduzem a síntese de prostaglandinas no epitélio uterino e aumentam os níveis de tromboxano A_2. A perda sanguínea é reduzida por vasoconstrição e agregação plaquetária como resultado de sua ação.

O objetivo da terapia após a gestação ter sido descartada é interromper o sangramento vaginal. O estrogênio é usado para interromper o sangramento e sustentar o endométrio. Um progestogênio é usado de modo concomitante para criar um endométrio secretor. Se não for administrado em combinação, haverá recorrência do sangramento na descontinuação do estrogênio. Estudos controlados randomizados mostraram que contraceptivos orais combinados diminuem a quantidade de perda menstrual durante as menstruações.

Sangramento leve – menstruações levemente prolongadas ou mais frequentes sem anemia

Observação com ferro e AINEs

Se for optado por tratar, 1 pílula combinada por 21 dias e, depois, 1 semana de placebo

Sangramento moderado – menstruações > 7 dias, ciclo < 3 semanas; Hb 10-11 g/dL

1 pílula combinada 2 ×/dia até a interrupção do sangramento; depois, 1 pílula ao dia por 21 dias; depois, 1 semana de placebo

Sangramento intenso com anemia moderada – Hb 8-10 g/dL

Considerar a internação hospitalar

Prescrever a seguinte medicação

1 pílula combinada 4 ×/dia por 2-4 dias, antiemético 2 horas antes da pílula

1 pílula combinada 3 ×/dia por 3 dias, antiemético

1 pílula combinada 2 ×/dia por 2 semanas, +/- antiemético

Sangramento intenso com anemia grave – Hb < 7 g/dL

Internação hospitalar

Considerar transfusão com concentrado de hemácias (CH)

estrogênios conjugados IV 25 mg a cada 4 horas × 2-3 doses para hemorragia aguda intensa

ou

1 pílula combinada a cada 4 horas até diminuir o sangramento, antiemético 2 h antes da pílula

depois

1 pílula combinada 4 ×/dia por 2-4 dias, antiemético

1 pílula combinada 3 ×/dia por 3 dias, antiemético

1 pílula combinada 2 ×/dia por 2 semanas, +/- antiemético

(h, hora; Hb, hemoglobina; IV, intravenoso; mg, miligrama)

(pílula combinada, pílula de contraceptivo oral combinada contendo estrogênio e progesterona)

As pacientes com diagnóstico de doença de von Willebrand, PTI ou outro distúrbio hemorrágico devem ser encaminhadas para um hematologista para cuidados adicionais.

O acompanhamento a longo prazo é importante para essas pacientes.

SANGRAMENTO VAGINAL NA ADOLESCENTE GESTANTE

Considerações gerais

Quando uma adolescente se apresenta com sangramento vaginal, deve-se determinar se ela está grávida. Se for o caso, determinar se a gestação é intrauterina (GIU) ou não.

O diagnóstico diferencial de sangramento vaginal no início da gestação inclui abortamento espontâneo, abortamento retido, ameaça de abortamento, gestação ectópica, bem como causas não obstétricas, como a atividade sexual. O colo uterino é muito friável durante a gestação, e o sangramento pós-coital não é incomum. Porém, ele não deve estar associado com dor abdominal ou lombar.

Se a paciente se apresentar com instabilidade hemodinâmica, a gestação ectópica rota está no topo da lista de diagnóstico diferencial. É incomum que o abortamento espontâneo se apresente com choque nas pacientes.

A DIP é uma possibilidade durante o primeiro trimestre, mas é menos provável do que em pacientes não gestantes.

Definições dos tipos de abortamentos:

Ameaça de abortamento: Sangramento vaginal sem dilatação/ apagamento cervical. Pode haver sangramento por dias ou semanas e ele costuma ser autolimitado.

Abortamento inevitável: Orifício cervical aberto, mas ainda sem passagem de tecido.

Abortamento incompleto: Apenas partes do tecido passaram pelo orifício cervical. O orifício pode estar fechado novamente. Os principais sinais e sintomas ocorrem quando toda ou parte da placenta está retida no útero.

Abortamento retido: Retenção de tecido morto no útero por várias semanas. Pode terminar de forma espontânea.

Abortamento completo: Qualquer abortamento espontâneo em que ocorra resolução dos sintomas e a expulsão total dos tecidos. O orifício cervical está vazio e o útero está vazio.

A gestação ectópica é a gestação que ocorre fora da cavidade uterina. O fator de risco mais comum é uma história prévia de DIP.

FUNDAMENTOS DO DIAGNÓSTICO

- Sangramento vaginal.
- Cólicas abdominais.
- Dor lombar.
- Verificar com um β-HCG (urinário e sérico quantitativo) e US pélvica.
- Descartar gestação ectópica.

Achados clínicos

Ver tópico Causas ginecológicas/obstétricas de dor pélvica que ameaçam a vida.

Em uma paciente gestante com sangramento vaginal, deve ser realizado um exame pélvico com especial atenção ao orifício cervical. Se for visualizado algum tecido, ele deve ser removido, pois isso geralmente ajudará a reduzir ou parar o sangramento. Após o exame especular, o exame digital do orifício interno deve ser realizado para determinar se ele está aberto ou fechado. O restante do exame pélvico deve avaliar dor à mobilização cervical, massas ou plenitude em anexos ou dor anexial.

Níveis qualitativos séricos ou urinários de β-HCG confirmam a presença de gestação. Os níveis séricos quantitativos de β-HCG também podem ser coletados. A "regra dos 10" é útil para lembrar os níveis adequados de β-HCG durante a gestação: 100 mUI/mL na amenorreia, 100.000 mUI/mL com 10 semanas e 10.000 mUI/mL a termo. O nível define o que deve ser visto na US. A taxa de elevação do nível, o qual pode ser acompanhado pelo obstetra, pode ajudar a determinar se há gestação anormal, como gestação ectópica ou abortamento retido.

A US pélvica deve ser realizada para determinar a ausência ou presença de uma GIU em uma paciente com nível de β-HCG positivo. Uma gestação uterina geralmente não é reconhecida na US abdominal até 5n a 6 semanas de gestação. Se ela não for visualizada na US transabdominal, a gestação pode ser confirmada com a US transvaginal, quando disponível.

Os pontos de referência de uma GIU na US são o saco gestacional e o saco vitelino. O saco gestacional é visualizado com 4 a 5 semanas de gestação, e o saco vitelino é aparente após 5 semanas. O polo fetal e os movimentos cardíacos podem ser vistos com 6 semanas.

A zona discriminatória com uma GIU verificada na US transvaginal é um nível de β-HCG maior do que 1.500 mUI/mL e um nível maior do que 6.500 mUI/mL para a US transabdominal. Se não for visualizada GIU em ambas as modalidades com os níveis descritos, deve ser considerada uma gestação ectópica ou um abortamento espontâneo completo. A tipagem sanguínea Rh(D) também deve ser obtida.

Tratamento e Encaminhamento

▶ **Paciente instável**

Manejar a paciente como alguém que se apresenta com choque hemorrágico. Estabilizar a via aérea, fornecer oxigênio, estabelecer acesso IV e iniciar a reposição IV com SF ou sangue tipo O negativo. Obter um nível de β-HCG, HGR e tipagem com provas cruzadas. Realizar um exame pélvico para avaliar a fonte de sangramento e reduzi-lo com a remoção de tecido do orifício cervical. A massagem uterina também pode ser útil na paciente que passou do primeiro trimestre. A paciente precisará ser transferida rapidamente para um local que forneça cuidados obstétricos.

▶ **Abortamento espontâneo**

Ver tópico Causas ginecológicas/obstétricas de dor pélvica que ameaçam a vida.

O manejo conservador é uma opção para pacientes estáveis e com acompanhamento confiável por obstetra. No caso de ameaça de abortamento, permanece a possibilidade de uma gestação normal e, sendo assim, a observação vigilante é adequada, especialmente nessas pacientes.

A maioria dos abortamentos espontâneos ficará completa sem intervenção médica. Raras vezes, haverá necessidade de dilatação e curetagem de emergência nessas pacientes. As pacientes gestantes adolescentes necessitarão de monitorização intensiva após saírem do SE e deverão consultar um obstetra no dia seguinte. Pode ser mais apropriado programar a transferência para o local adequado, em vez de liberar a paciente para casa se houver dúvidas em relação ao acompanhamento.

▶ **Gestação ectópica**

Ver tópico Causas ginecológicas/obstétricas de dor pélvica que ameaçam a vida.

O obstetra deve ser imediatamente consultado no caso de pacientes suspeitas de ter gestação ectópica. A dilatação e a curetagem (D&C) costumam ser usadas pelo especialista como método diagnóstico em pacientes com nível de β-HCG baixo ou com elevação anormal e sem evidências de GIU na US pélvica. As opções de tratamento incluem manejo expectante, cirurgia ou manejo clínico com metotrexato conforme determinado pelo obstetra. As adolescentes não costumam ser candidatas para manejo expectante. Qualquer paciente instável com sinais de gestação ectópica é levada imediatamente para o bloco cirúrgico.

Benjamins LJ: Practice guideline: Evaluation and management of abnormal vaginal bleeding in adolescents. *J Pediatr Health Care.* 2009;23(3):189-193 [PMID: 19401253].

Bordini B, Rosenfield RL: Normal pubertal development: part II: Clinical aspects of puberty. *Pediatr Rev.* 2011;32(7):281-292 [PMID: 21724902].

Gray SH, Emans SJ: Abnormal vaginal bleeding in adolescents. *Pediatr Rev.* 2007;28(5):175-182 [PMID: 17473122].

Hamman AK, Wang NE, Chona S: The pregnant adolescent with vaginal bleeding: Etiology, diagnosis, and management. *Pediatr Emerg Care.* 2006;22(10):761-767 [PMID: 17047481].

Van Eyk N, Allen L, Giesbrecht E, et al: Pediatric vulvovaginal disorders: A diagnostic approach and review of the literature. *J Obstet Gynaecol Can.* 2009;31(9):850-862 [PMID: 19941710].

DOR PÉLVICA

CONSIDERAÇÕES GERAIS

Diversas condições podem causar dor pélvica (Tabela 39-3). A dor pélvica costuma resultar de problemas no sistema gastrintestinal e urinário em meninas pré-puberais. À medida que as meninas adolescentes chegam à puberdade, começam a menstruar e avançam para a idade adulta, o diagnóstico diferencial se expande e inclui mais causas ginecológicas e possíveis causas obstétricas de dor pélvica. As causas gastrintestinais e urológicas de dor pélvica são discutidas nos Capítulos 36 e 38. O diagnóstico diferencial e a abordagem da menina adolescente com dor pélvica com ênfase em problemas ginecológicos são discutidos aqui.

O primeiro objetivo da avaliação da menina adolescente com dor pélvica é identificar problemas que ameacem a vida e necessitem de intervenção com emergência. Após fazer isso, pode ser tentada a identificação de outras causas de dor pélvica.

ACHADOS CLÍNICOS

História

Características da dor, sintomas relacionados, estado da menstruação e história sexual ajudarão a diferenciar entre as causas prováveis e guiar a avaliação adicional e o manejo. Em relação ao estado da menstruação, identificar se a paciente está na pré-menarca ou pós-menarca. Na paciente em pós-menarca, determinar o momento da dor pélvica em relação ao último período menstrual. Em adolescentes, as questões sobre a história sexual devem ser feitas quando os pais ou responsáveis pela paciente não estiverem presentes. O conhecimento específico das leis estaduais e federais pertinentes à confidencialidade da adolescente é importante.

Exame físico

O exame físico deve incluir a atenção aos sinais vitais. Febre e sinais de choque devem ser reconhecidos e manejados. O exame do abdome está indicado, e um exame pélvico, incluindo o exame especular, está indicado em todas as meninas adolescentes sexualmente ativas. Embora o exame vaginal bimanual seja preferido, nas pacientes virgens pode ser feito um exame retal bimanual.

Exame laboratorial

É preferível que o exame de gestação seja realizado em todas as adolescentes na pós-menarca com dor pélvica. Ele também pode ser realizado em algumas meninas na pré-menarca com história ou quadro clínico duvidosos. O teste de gestação na urina é extremamente sensível. Se o teste for positivo na presença de dor pélvica significativa e/ou sangramento vaginal, deve-se realizar β-HCG quantitativo e tipagem sanguínea Rh(D). O estado Rh(D) é importante, em especial em pacientes com abortamento espontâneo, gestação ectópica ou descolamento prematuro de placenta para determinar a necessidade de imunoglobulina antiD.

Um exame adicional em adolescentes com dor pélvica é a fita reagente urinária. Se positivo, geralmente devem ser realizados exames mais extensos de exame qualitativo de urina (EQU) e cultura de urina.

O HGR deve ser considerado em pacientes com dor pélvica aguda e sangramento vaginal para pesquisa de trombocitopenia e anemia. Uma elevação na contagem de leucócitos (desvio à esquerda), velocidade de hemossedimentação (VHS) e proteína C reativa podem ser úteis em pacientes com DIP ou apendicite.

Tabela 39-3 Diagnóstico diferencial de dor pélvica

Condições ginecológicas que ameaçam a vida
Torção ovariana
Condições obstétricas que ameaçam a vida
Gestação ectópica
Descolamento prematuro de placenta
Abortamento incompleto
Abortamento séptico
Ruptura uterina
Condições ginecológicas comuns
Ruptura de cisto ovariano
Dismenorreia
Mittelschmerz
DSTs
DIP (salpingite, salpingite com ATO)
Endometriose
Outras condições ginecológicas
Hímen imperfurado
Endometrite
Tumores ovarianos (tumor de células germinativas, cisto dermoide)
Corpo estranho vaginal
Irritantes químicos
Violência sexual/abuso sexual
Outras condições não ginecológicas
ITU (pielonefrite, cistite)
Apendicite
Nefrolitíase/ureterolitíase
Hérnia inguinal
Constipação
Somatização

ITU, infecção do trato urinário; DIP, doença inflamatória pélvica; DSTs, doenças sexualmente transmissíveis; ATO, abscesso tubo-ovariano.

Se a paciente é sexualmente ativa e/ou há suspeita clínica suficiente, exames para possível DST devem ser realizados. Durante o exame pélvico, devem-se obter culturas cervicais para *Chlamydia trachomatis, Neisseria gonorrhoeae, Trichomonas* e vaginose bacteriana. Se houver suspeita, a sorologia para vírus herpes simples (HSV) e sífilis são exames opcionais. Os testes de amplificação de ácido nucleico (NAATs) na urina para *C. trachomatis* e *N. gonorrhoeae* podem ser úteis.

Exames de imagem

Radiografias simples, US (padrão e transvaginal, à beira do leito e completa), TC de abdome e pelve e laparoscopia são os principais exames de imagem. As decisões sobre quando utilizar cada um deles dependem do diagnóstico suspeito, da experiência clínica e da disponibilidade local, conforme discutido nas seções específicas a seguir.

Tratamento e Encaminhamento

O tratamento depende da causa específica de dor pélvica. Ver a etiologia específica.

CAUSAS GINECOLÓGICAS/OBSTÉTRICAS DE DOR PÉLVICA QUE AMEAÇAM A VIDA

TORÇÃO OVARIANA

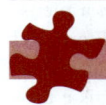

FUNDAMENTOS DO DIAGNÓSTICO

▶ Dor pélvica unilateral moderada única ou recorrente.
▶ Teste de gestação negativo.
▶ Massa pélvica.
▶ US pélvica.

Considerações gerais

A torção ovariana (anexial) se refere à torção do anexo sobre seu pedículo. É uma causa infrequente, mas significativa, de dor abdominal aguda em adolescentes e mulheres jovens.

Achados clínicos

A torção ovariana está relacionada com uma história de crises agudas intermitentes de dor unilateral severa no baixo ventre, podendo estar associada com náuseas e vômitos. A puberdade representa um dos períodos de tempo em que ela é mais provável. A formação de cistos ovarianos pode predispor à torção e, assim, a torção tem maior incidência em adolescentes em relação a meninas pré-puberais. Os sintomas podem ser graduais ou ocorrer de maneira súbita. O exame físico pode não ser confiável em adolescentes. Elas podem ser menos acostumadas, menos colaborativas e/ou menos capazes de tolerar o exame. Isto é especialmente verdadeiro para as pacientes nunca antes submetidas ao exame pélvico. Pode não ser possível fazer um exame adequado. A US com Doppler costuma ser o método diagnóstico de escolha.

Tratamento e Encaminhamento

Há necessidade de avaliação ginecológica urgente. A torção ovariana apresenta risco significativo para a futura fertilidade, e a intervenção cirúrgica imediata pode evitar a necrose e a perda do ovário. A cirurgia laparoscópica é frequentemente necessária. A laparotomia está indicada se o diagnóstico for confirmado ou se a condição clínica da paciente piorar.

GESTAÇÃO ECTÓPICA

FUNDAMENTOS DO DIAGNÓSTICO

▶ Dor pélvica unilateral no início da gestação.
▶ Sangramento vaginal (variável).
▶ Avaliação de fatores de risco (história de DSTs).
▶ Dor ou massa anexial unilateral.
▶ Tamanho uterino menor do que o esperado para a idade gestacional.
▶ β-HCG quantitativo e US pélvico.

Considerações gerais

A gestação ectópica é a principal causa de morte relacionada à gestação no primeiro trimestre. O diagnóstico costuma ser difícil, especialmente em adolescentes que podem não ser sinceras em relação a fatores de risco para gestação ou atividade sexual. Fornecer o tempo adequado para discutir privadamente com a paciente sem pais/cuidadores ao redor é a prática mais adequada, devendo-se sempre obter um teste urinário para gestação. A incidência está aumentada naquelas com história prévia de DIP ou DSTs, cirurgia em trompas, gestação ectópica prévia, endometriose e uso de DIUs.

Achados clínicos

As pacientes geralmente se apresentam com sangramento vaginal e cólicas em baixo ventre/dor pélvica cerca de 6 a 8 semanas após o último período menstrual. O teste de gestação é positivo. É possível que a apresentação seja mais tardia se o feto não estiver dentro da trompa de Falópio. A ruptura pode trazer alívio temporário inicial para a dor; porém, pode haver hemorragia intraperitoneal maciça e alto risco de mortalidade materna. A US abdominal do quadrante superior direito (QSD) pode ser muito útil na paciente gestante instável. Se for visualizado líquido no espaço de Morison entre o fígado e o rim direito, é muito provável que a paciente tenha uma gestação ectópica rota, e um ginecologista deve ser chamado imediatamente, programando-se a transferência imediata da paciente para o bloco cirúrgico para controle da hemorragia. A US transvaginal é útil para confirmar a GIU, ou a sua ausência. Ela também é útil para visualizar sinais secundários de uma gestação ectópica, como líquido livre na pelve ou uma estrutura cística extrauterina que pode representar gestação ectópica. As pacientes com gestação ectópica podem variar desde minimamente sintomáticas até choque hemorrágico descompensado.

Tratamento e Encaminhamento

Como em todas as pacientes gestantes que apresentam sangramento vaginal, as adolescentes devem primeiro ser avaliadas quanto ao estado hemodinâmico. Elas costumam apresentar choque e necessitar de manejo imediato para o choque. Nas pacientes estáveis, se a gestação ectópica for encontrada precocemente antes que haja dano à trompa de Falópio, o tratamento clínico é uma opção. Está recomendada a avaliação com obstetra e/ou ginecologista. O uso de metotrexato intravenoso (IV), intramuscular (IM) ou via oral (VO) mostrou ser efetivo. Foram relatados diversos protocolos para o uso de metotrexato. Se o metotrexato for usado, geralmente se repete o exame de β-HCG quantitativo. Antes do tratamento, coleta-se β-HCG, tipagem sanguínea, HGR e exames de função renal e hepática e realiza-se a US transvaginal. A imunoglobulina Rh(D) deve ser administrada se a paciente é negativa para Rh(D) (RhoGAM 300 mcg IM). Porém, a cirurgia é mais segura e tem mais chance de sucesso do que os medicamentos.

DESCOLAMENTO PREMATURO DE PLACENTA

FUNDAMENTOS DO DIAGNÓSTICO

- Sangramento vaginal.
- Dor abdominal e/ou lombar.
- Contrações uterinas.
- Tratar o choque e a coagulação intravascular disseminada (CIVD).

Considerações gerais

O descolamento prematuro de placenta ocorre durante o segundo ou terceiro trimestre de gestação. O pico de incidência é entre 24 a 26 semanas de gestação, embora o descolamento prematuro de placenta possa ocorrer a qualquer momento.

Achados clínicos

O descolamento prematuro de placenta agudo classicamente se apresenta com sangramento vaginal, dor abdominal ou lombar e contrações uterinas. Se o descolamento for severo (≥ 50% de separação placentária), o feto e a mãe estão em risco. Há desenvolvimento de CIVD, porque o sangue é exposto a grandes quantidades de fatores teciduais em pouco tempo. A exposição leva à geração maciça de trombina, resultando no desencadeamento agudo da coagulação. Isso pode levar a uma diátese hemorrágica sistêmica profunda na mãe, devida a uma deposição intravascular disseminada de fibrina, à lesão isquêmica tecidual e à anemia hemolítica microangiopática.

Tratamento e Encaminhamento

Tratar e manejar o choque e a CIVD. Há necessidade de avaliação com um obstetra.

ABORTAMENTO ESPONTÂNEO (COMPLETO, RETIDO, INCOMPLETO OU AMEAÇA)

FUNDAMENTOS DO DIAGNÓSTICO

- Sangramento vaginal no início da gestação.
- Dor pélvica e lombar é comum..
- Excluir gestação ectópica.
- β-HCG quantitativo e US pélvica.

Considerações gerais

Definições

Abortamento espontâneo: Estima-se que 20% das gestações terminem em abortamento. Metade delas ocorre antes de 8 semanas de gestação, e um quarto delas, antes de 16 semanas de gestação. Muitos casos não são observados nem reconhecidos. Esta é uma causa comum para avaliação no SE.

Abortamento completo: Morte fetal com todos os produtos da concepção sendo expulsos de forma espontânea.

Abortamento retido: Morte fetal e falha na expulsão dos produtos da concepção do útero, com colo uterino fechado. Se a condição durar mais de 4 a 6 semanas, a paciente tem risco aumentado de infecção e CIVD.

Abortamento incompleto: Expulsão incompleta dos produtos da concepção. Há retenção dos produtos da concepção. O colo uterino está aberto.

Ameaça de abortamento: A gestação não alcançou o estágio de viabilidade (< 20 semanas). A paciente pode ter dor pélvica e algum sangramento vaginal ou qualquer um dos sintomas citados. A US pode mostrar saco gestacional e evidências de atividade cardíaca fetal.

Achados clínicos

A maioria das pacientes tem sinais e sintomas de possível gestação. Elas são sexualmente ativas, apresentam um período de amenorreia ou menstruação anormal e podem apresentar náuseas e vômitos. Os testes urinários de gestação são positivos. Elas desenvolverão cólicas uterinas e sangramento vaginal, podendo eliminar o feto ou tecido da placenta. O exame pélvico deve realizado em todas as pacientes com suspeita de abortamento e nas pacientes gestantes com sangramento vaginal e menos de 20 semanas de gestação. Para pacientes com mais de 20 semanas de gestação, o exame pélvico deve ser realizado pelo obstetra se estiver disponível devido ao risco aumentado de placenta prévia.

No primeiro trimestre da gestação, um nível de β-HCG que não duplica dentro de 48 horas sugere morte fetal ou gestação anormal. A US em tempo real, utilizando transdutor abdominal ou vaginal, pode confirmar o diagnóstico demonstrando um feto sem batimentos cardíacos ou movimentos ou evidências de expulsão de todos os produtos da concepção e um útero vazio. A US também auxiliará para descartar gestação ectópica e retenção de produtos da concepção. O exame patológico do tecido expelido pelo útero pode confirmar a eliminação dos produtos da concepção.

Tratamento e Encaminhamento

Há necessidade de tipagem sanguínea e rastreamento de anticorpo Rh(D) em todas as pacientes com abortamento de qualquer tipo. Se as pacientes forem Rh-negativas, administrar imunoglobulina $RH_0(D)$ (RhoGAM 300 mcg IM) dentro de 72 horas após um evento em que possa ocorrer transfusão materna fetal, incluindo o abortamento.

As pacientes com abortamento incompleto necessitarão de avaliação com médico ginecologista/obstetra. É provável que o ginecologista necessite realizar curetagem com aspiração ou D&C. É importante identificar as pacientes que estão hipovolêmicas e/ou anêmicas e tratá-las de acordo. Estas pacientes devem geralmente ser internadas no hospital para cuidado e monitorização. É importante procurar sinais de infecção (abortamento séptico), choque e CIVD. As pacientes com abortamento retido podem necessitar do manejo descrito antes se houver sinais de infecção, CIVD ou se os produtos estiverem retidos por mais de 4 semanas. O manejo ambulatorial do abortamento retido é possível se a paciente fizer acompanhamento cuidadoso e se for feita a consideração de que a paciente é uma adolescente e o acompanhamento pode não ser confiável.

As pacientes com ameaça de abortamento devem ser aconselhadas a fazer repouso e evitar relações sexuais. A liberação deve incluir medicamentos analgésicos, instruções claras de acompanhamento no dia seguinte e indicações para retornar ao SE no caso das seguintes ocorrências: eliminação de tecido fetal, sangramento vaginal severo (mais de um absorvente por hora), dor abdominal ou pélvica significativa, febre.

A paciente com provável abortamento completo geralmente apresentará sinais vitais normais e hematócrito (Ht) estável e, se ainda houver sangramento vaginal, ele está claramente diminuindo e o orifício serviçal está fechado. A US pode ser usada para confirmar que o útero está vazio. Se os produtos da concepção forem trazidos, isso pode ser confirmado pela patologia. Novamente, recomenda-se o encaminhamento para obstetra e ginecologista.

Para estas condições, deve ser fornecido suporte emocional.

ABORTAMENTO SÉPTICO

FUNDAMENTOS DO DIAGNÓSTICO

▶ História de procedimento de abortamento.
▶ Dor pélvica.
▶ Sinais sistêmicos de infecção.
▶ Útero dolorido.
▶ Secreção vaginal profusa e com odor fétido.

Considerações gerais

O abortamento séptico é uma rara complicação após alguns procedimentos obstétrico-ginecológicos. O abortamento séptico pode ocorrer como resultado de abortamento não terapêutico e não estéril. A causa habitual de sepse é a evacuação incompleta dos produtos da concepção. A infecção é, em geral, causada por bactérias mistas aeróbias e anaeróbias (bacteroides, *Streptococcus* do grupo B, enterobactérias e *C. trachomatis*) e é rapidamente progressiva, estendendo-se através do miométrio e envolvendo anexos e peritônio pélvico. A tromboflebite pélvica séptica com ou sem sinais de embolia pulmonar (EP) é uma complicação.

Achados clínicos

Os sinais e sintomas são consistentes com a história de gestação recente e abortamento induzido, seguido por dor pélvica e sintomas de infecção. O questionamento sem julgamentos em ambiente privado pode ser necessário para obter a história de abortamento não terapêutico. Os achados clínicos incluem sinais de infecção (febre e leucocitose), dor pélvica difusa, secreção vaginal fétida profusa. Pode haver choque séptico. A US ou a TC podem demonstrar a retenção de material intrauterino, enfisema uterino ou ar intraperitoneal por perfuração uterina.

Tratamento e Encaminhamento

Tratar o choque séptico. Hospitalizar a paciente e avaliação com obstetra ou ginecologista. Devem ser coletadas culturas de sangue e secreção uterina. Considerar HGR, função hepática e renal, eletrólitos, TP, TTP, contagem de plaquetas e testes de rastreamento para CIVD. Iniciar antibióticos para micro-organismos aeróbios e anaeróbios. Os regimes sugeridos incluem doxiciclina 100 mg IV a cada 12 horas e cefoxitina 2,0 g IV a cada 6 a 8 horas ou piperacilina/tazobactam 4,5 g a cada 8 horas ou ampicilina/sulbactam 3 g IV ao dia. Um regime alternativo consiste em clindamicina 900 mg IV a cada 8 horas mais ceftriaxona 1 g IV ao dia.

RUPTURA UTERINA

FUNDAMENTOS DO DIAGNÓSTICO

▶ Cesariana ou cirurgia uterina prévia.
▶ Trabalho de parto ativo ou trauma fechado.
▶ Gestação.
▶ Sangramento vaginal.
▶ Choque.

Considerações gerais

A ruptura uterina ocorre geralmente durante o trabalho de parto em mulheres com cesariana ou cirurgia uterina prévia. Ela também pode resultar de trauma fechado durante a gestação. A ruptura de um útero sem cicatriz durante a gestação é rara.

Achados clínicos

Os sinais e sintomas ocorrem geralmente no trabalho de parto. Isso inclui alterações nos traçados de frequência cardíaca (FC) fetal ou morte fetal, dor uterina, irritação peritoneal, sangramento vaginal, perda do estágio de apresentação fetal e choque.

Tratamento e Encaminhamento

Tratar o choque conforme a necessidade. Há necessidade de avaliação com ginecologista ou cirurgião geral. É provável que haja necessidade de histerectomia.

OUTRAS CAUSAS GINECOLÓGICAS COMUNS DE DOR PÉLVICA

RUPTURA DE CISTO OVARIANO

FUNDAMENTOS DO DIAGNÓSTICO

▶ Dor pélvica unilateral severa súbita.
▶ Ausência de sinais de sepse ou infecções.
▶ Teste de gestação negativo.
▶ Dor anexial unilateral sem massa.
▶ US para confirmar o diagnóstico.

Considerações gerais

A dor geralmente começa durante atividade física extenuante ou relação sexual. O sangue do cisto rompido irritará o peritônio ou distenderá o córtex ovariano, causando dor.

Achados clínicos

O cisto ovariano que rompe pode causar dor pélvica súbita, severa e unilateral, sem febre e com sintomas gastrintestinais, urinários ou vaginais. Os sintomas de dor ocorrem antes de um período menstrual. A dor pode ser localizada sobre o ovário afetado e não há massa anexial. O teste de gestação deve ser feito para excluir gestação ectópica. A US mostrará o cisto ovariano ou líquido livre na pelve.

Tratamento e Encaminhamento

Em geral, é feito o controle da dor com analgesia. A paciente deve ser observada e pode necessitar de internação para controle da dor. Geralmente não há necessidade de cirurgia, a menos que haja um hemoperitônio significativo resultante da ruptura de um cisto de corpo lúteo hemorrágico com instabilidade hemodinâmica.

DISMENORREIA

FUNDAMENTOS DO DIAGNÓSTICO

▶ Dor abdominal em cólicas com a menstruação.
▶ Teste de gestação negativo.
▶ Nenhuma evidência de infecção pélvica.

Considerações gerais

A dor menstrual (dismenorreia) acomete muitas, se não a maioria das mulheres nos Estados Unidos, algumas delas experimentando dor severa suficiente para afetar as atividades diárias. Ela é a causa ginecológica mais comum de dor pélvica durante a adolescência. As causas de dismenorreia podem ser divididas em primárias ou secundárias (adquiridas por patologia pélvica subjacente, como a endometriose, discutida adiante). A dismenorreia primária ou idiopática é atribuída à produção de quantidades excessivas de prostaglandinas pelo endométrio com subsequente aumento do tônus uterino.

Achados clínicos

A dismenorreia costuma ser uma dor em cólica e intermitente. Náuseas, vômitos, diarreia, cefaleia, tontura ou dor lombar podem acompanhar a dor abdominal em cólica. Os sintomas e a dor geralmente aparecem poucas horas antes da menstruação e podem continuar por vários dias.

Tratamento e Encaminhamento

Ambos os tipos podem ser manejados com ibuprofeno ou naproxeno, os quais são inibidores de prostaglandinas. Está relatado que a aplicação local de calor no baixo ventre diminui a dor.

MITTELSCHMERZ

FUNDAMENTOS DO DIAGNÓSTICO

▶ Dor abdominal ou pélvica recorrente no meio do ciclo.
▶ Teste de gestação negativo.
▶ Ausência de febre.

Considerações gerais

Mittelschmerz (do alemão *mittel*, meio + *schmerz*, dor) é a dor que ocorre no meio do ciclo em associação com a ovulação. A dor é causada pelo aumento folicular normal logo antes da ovulação ou por sangramento folicular normal na ovulação.

Achados clínicos

As pacientes apresentam dor recorrente no meio do ciclo que dura entre poucas horas até 2 dias. A dor costuma ser leve a moderada e unilateral. As pacientes têm períodos menstruais normais e costumam apresentar algum sangramento de escape devido ao surgimento de estrogênios. Não há febre nem corrimento ou sangramento anormais. O exame pode revelar dor à palpação de baixo ventre unilateral sobre o ovário que está ovulando.

Tratamento e Encaminhamento

Analgesia e tranquilização costumam ser os únicos meios necessários.

ENDOMETRIOSE

FUNDAMENTOS DO DIAGNÓSTICO

▶ Cólicas recorrentes em pelve, flanco ou abdome com as menstruações.
▶ Teste de gestação negativo.

Considerações gerais

O tecido endometrial encontrado fora do útero em localização ectópica pode causar dor pélvica. Em geral, mais comum nas mulheres adultas, mas a detecção de endometriose em adolescentes está aumentando e deve ser incluída no diagnóstico diferencial de dor pélvica.

Achados clínicos

A paciente se queixará de dor pélvica em cólicas em associação com a menstruação. Os sintomas podem ocorrer de forma gradual ou súbita se houver sangramento. Foi demonstrado que a endometriose pode causar dor à defecação e dispareunia, dependendo de sua localização.

Tratamento e Encaminhamento

Encaminhar para ginecologista para avaliação adicional. Controlar a dor com analgésicos. As pacientes podem necessitar de laparoscopia para o diagnóstico definitivo.

HÍMEN IMPERFURADO

FUNDAMENTOS DO DIAGNÓSTICO

▶ Dor cíclica em abdome inferior/pelve.
▶ Amenorreia primária e características sexuais secundárias.
▶ Massa dolorida em linha média.
▶ Membrana azulada abaulada no introito.

Considerações gerais

O hímen imperfurado é a causa mais frequente de obstrução ao fluxo de saída vaginal, ocorrendo em 0,1% das lactentes de sexo feminino. A causa exata não está clara, mas o resultado é a persistência do hímen intacto causando obstrução. A obstrução pode levar ao acúmulo de produtos proximalmente, podendo levar a um abaulamento. Na adolescente, se o material atrás da membrana for produto menstrual, o efeito de massa resultante na vagina e no útero é chamado de hematocolpo e hematometrocolpo, respectivamente. Pode ser um achado incidental antes da puberdade em lactentes ou crianças, mas é uma causa de amenorreia primária em adolescentes.

Achados clínicos

Na adolescente com este problema, pode ser relatada dor cíclica em baixo ventre. Pode haver dor lombar e retenção urinária. Uma massa dolorosa na linha média pode ser apreciada na menina adolescente com hímen imperfurado. A membrana do hímen e o material retido podem causar abaulamento externo, podendo ser observada uma membrana azulada distendida no introito vaginal.

Tratamento e Encaminhamento

Na adolescente, a cirurgia costuma ser necessária. Uma himenotomia é necessária para permitir a drenagem de qualquer conteúdo e ajudará a eliminar a dor e o desconforto. Isso também reduzirá o risco de endometriose secundária.

CAUSAS NÃO GINECOLÓGICAS COMUNS DE DOR PÉLVICA

NEFROLITÍASE

FUNDAMENTOS DO DIAGNÓSTICO

▶ Dor em cólica intensa paroxística no flanco.
▶ Hematúria.
▶ US ou TC para confirmação.
▶ Controle da dor.

Considerações gerais

Os cálculos renais são uma causa cada vez mais reconhecida de dor pélvica em adolescentes (ver Capítulo 38).

Achados clínicos

As pacientes apresentam-se com dor paroxística intensa em flanco, a qual pode se irradiar para baixo ventre e virilha. A dor costuma ser unilateral e em cólica, fazendo com que as pacientes se contorçam de dor por não serem capazes de achar uma posição confortável. Náuseas, vômitos e sintomas urinários (hematúria, disúria) podem acompanhar a dor.

Tratamento e Encaminhamento

O diagnóstico de nefrolitíase é inicialmente suspeito pela apresentação clínica e EQU. Ele é confirmado por exames de imagem, como US e TC, ou pela visualização do cálculo eliminado.

INFECÇÃO DO TRATO URINÁRIO (CISTITE, PIELONEFRITE)

FUNDAMENTOS DO DIAGNÓSTICO

▶ Causa comum e frequente de dor pélvica.
▶ Dor suprapúbica.
▶ Disúria, aumento da frequência urinária, urgência ou hesitação.
▶ EQU e urocultura.

Considerações gerais

As ITUs são relativamente comuns. As mulheres têm mais chances de desenvolvê-las devido à sua anatomia. Na menina adolescente, as ITUs podem ocorrer de maneira espontânea, ou ter relação com o início das atividades sexuais ou com uma atividade sexual recente, frequente e prolongada em mulheres com baixa atividade sexual habitual. O termo "cistite da lua de mel" é frequentemente usado para descrever este fenômeno.

Achados clínicos

A cistite pode causar dor suprapúbica e disúria. Febre, aumento da frequência urinária e hesitação ou urgência para urinar podem estar presentes.

A pielonefrite frequentemente se apresenta com febre, vômitos, dor lombar e em flanco, calafrios.

O teste rápido de urina com fita reagente e/ou o EQU fornecerão o diagnóstico.

Tratamento e Encaminhamento

Vários regimes de tratamento estão disponíveis. A base do tratamento são os antibióticos (ver Capítulo 38). O manejo ambulatorial é adequado para a maioria das pacientes com ITU. A pielonefrite pode necessitar de antibióticos IV e internação hospitalar.

APENDICITE

FUNDAMENTOS DO DIAGNÓSTICO

▶ Ter um alto índice de suspeita em casos de dor pélvica.
▶ Examinar também o abdome.
▶ Inicialmente com dor periumbilical difusa que mais tarde se localiza no quadrante inferior direito (QID).
▶ Considerar o uso do Pediatric Appendicitis Score.
▶ US ou TC do abdome são modalidades de imagem comuns para o diagnóstico.

Considerações gerais

A apendicite aguda é a causa mais comum de cirurgia abdominal de emergência em crianças. A incidência aumenta com a idade e atinge um pico na adolescência. Ela é rara em crianças com menos de 2 anos e mais comum em indivíduos entre 10 e 30 anos (ver Capítulo 26).

Achados clínicos

Dor periumbilical inicial que mais tarde se localiza em QID é a história clássica. Febre, vômitos e anorexia são sintomas comumente associados. Obstrução do apêndice geralmente por fezes leva a edema e inflamação e, então, trombose, necrose e perfuração, se não houver tratamento. O diagnóstico pode ser difícil. O Pediatric Appendicitis Score (PAS) é uma ferramenta recentemente desenvolvida e validada para a predição clínica e que pode guiar a avaliação. O PAS utiliza uma escala de 10 pontos com 1 ponto para migração da dor para QID, 1 para anorexia, 1 para náuseas/vômitos, 2 para dor em QID, 2 para dor à tosse/percussão, 1 para febre, 1 para leucocitose (> 10.000) e 1 para neutrofilia. Um escore PAS de 6 ou mais indica uma alta probabilidade de apendicite com variação de sensibilidade e especificidade dependendo da população aplicada. Outros sistemas de escores clínicos foram desenvolvidos com utilidade variada (escore Alvarado, escore de baixo risco para apendicite, escore Lintula, etc). US e/ou TC com ou sem contraste são ferramentas diagnósticas comuns para identificação de apendicite. A US do apêndice agudamente inflamado mostra um apêndice espessado e não compressível. A TC permanece sendo o padrão-ouro para diagnóstico de apendicite, mas tem problemas de grande dose de radiação ionizante e custo. Uma pessoa com sinais e sintomas clássicos pode não ser submetida a estes exames de imagem e ir diretamente para a apendicectomia. A experiência e os fatores regionais, locais e específicos do médico definem a modalidade de imagem preferencial, bem como a decisão de uma cirurgia.

Tratamento e Encaminhamento

O achado definitivo de apendicite e a avaliação com o cirurgião indicam a apendicectomia de emergência. Com achados duvidosos, a avaliação com cirurgião costuma ser indicada e pode envolver um período de observação e repetição dos exames. A laparoscopia ou laparotomia exploradora costumam estar indicadas quando o diagnóstico de apendicite não pode ser excluído após um período de observação. O uso pré-operatório e intraoperatório de antibióticos é recomendado em todos os pacientes para evitar complicações pós-operatórias. As opções de antibióticos incluem piperacilina/tazobactam, cefoxitina, ampicilina/sulbactam, cefottetan ou gentamicina e metronidazol. As complicações incluem íleo, formação de abscesso, obstrução intestinal, peritonite, sepse e choque.

Bhatt M, Joseph L, Ducharme FM, et al: Prospective validation of the pediatric appendicitis score in a Canadian pediatric emergency department. *Acad Emerg Med.* 2009;16(7):591-596 [PMID: 19549016].

Damle LF, Gomez-Lobo V: Pelvic pain in adolescents. *J Pediatr Adolesc Gynecol.* 2011;24(3):172-175 [PMID: 21751453].

Goldman RD, Carter S, Stephens D, et al: Prospective validation of the pediatric appendicitis score. *J Pediatr.* 2008;153(2):278-282 [PMID: 18534219].

Hatcher-Ross K: Sensitivity and specificity of the Pediatric Appendicitis Score. *J Pediatr.* 2009;154(2):308 [PMID: 19150684].

Kirkham YA, Kives S: Ovarian cysts in adolescents: Medical and surgical management. *Adolesc Med State Art Rev.* 2012;23(1):178-191, xii [PMID: 22764562].

Kruszka PS, Kruszka SJ: Evaluation of acute pelvic pain in women. *Am Fam Physician.* 2010;82(2):141-147 [PMID: 20642266].

Thompson, G: Clinical scoring systems in the management of suspected appendicitis in children. In: Lander A, ed. *Appendicitis: A Collection of Essays From Around the World.* InTech; 2012. Available at http://www.intechopen.com/books/appendicitis-a-collection-of-essays-from-around-the-world/clinical-scoring-systems-in-the-management-of-suspected-appendicitis-in-children.

Tucker R, Platt M: Obstetric and gynecological emergencies and rape. In: Stone CK, Humphries RL, eds: *Current Diagnosis & Treatment Emergency Medicine.* 7th ed. New York: McGraw-Hill; 2011.

Vichnin M: Ectopic pregnancy in adolescents. *Curr Opin Obstet Gynecol.* 2008;20(5):475-478 [PMID: 18797271].

DOENÇAS SEXUALMENTE TRANSMISSÍVEIS

FUNDAMENTOS DO DIAGNÓSTICO

▶ Alto índice de suspeição.
▶ Adolescentes necessitam falar privadamente com o médico.
▶ As síndromes clínicas de apresentação costumam guiar o diagnóstico e o tratamento.
▶ O tratamento presuntivo pode estar justificado.

Considerações gerais

Em 2013, o Centers for Disease Control (CDC) publicou estimativas de que 20 milhões de novos casos de DSTs ocorrem anualmente nos Estados Unidos. Elas custam ao sistema de saúde dos EUA 16 bilhões de dólares a cada ano. Adolescentes e adultos jovens são os mais comumente afetados. As DSTs não diagnosticadas e não testadas podem levar a graves consequências de saúde a longo prazo, especialmente para meninas adolescentes e mulheres jovens, resultando em infertilidade. As DSTs em crianças menores resultam de abuso sexual (ver Capítulo 6). A adolescente necessita de tempo para discutir de maneira confidencial com o médico e permitir a ele tempo para fazer o rastreamento de fatores de risco para DST.

As exceções para a confidencialidade nos serviços de saúde incluem suspeita de abuso físico ou sexual, risco de dano a si e aos outros, sendo que as DSTs podem ser relatadas de maneira confidencial ao departamento de saúde. Nos Estados Unidos, 50 Estados e o Distrito de Columbia permitem que menores consintam com os serviços para DSTs; 11 Estados necessitam que o menor tenha determinada idade para consentir (12 ou 14 anos); 31 Estados incluem o HIV no pacote de serviços de DSTs para os quais o menor pode consentir; e 18 Estados permitem que o médico informe os pais de que o menor está procurando ou recebendo serviços para DSTs. É importante conhecer as leis e os estatutos de seu Estado.

Achados clínicos

Ver os achados clínicos para as DSTs específicas apresentadas adiante.

Tratamento e Encaminhamento

As DSTs específicas estão listadas na Tabela 39-4. As diretrizes de tratamento do CDC (2010) recomendam terapia de dose única para as DSTs, sempre que possível (Tabela 39-5). A opção de dose

Tabela 39-4 Doenças sexualmente transmissíveis

DSTs causadas por bactérias
Gonorreia
Clamídia
Sífilis
Vaginose bacteriana
Cancroide
Granuloma inguinal
Linfogranuloma venéreo
DIP

DSTs causadas por vírus
Herpes
Hepatite
HIV

DSTs causadas por protozoários
Tricomonas

DSTs causadas por fungos
Candidíase vulvovaginal

DSTs causadas por parasitas
Piolhos pubianos
Escabiose

DSTs, doenças sexualmente transmissíveis; DIP, doença inflamatória pélvica; HIV, vírus da imunodeficiência humana.

única é provavelmente uma escolha adequada para adolescentes que chegam ao SE, porque o acompanhamento e a capacidade de obter os medicamentos podem ser difíceis.

DOENÇAS SEXUALMENTE TRANSMISSÍVEIS CAUSADAS POR BACTÉRIAS

1. Gonorreia

▶ **FUNDAMENTOS DO DIAGNÓSTICO**

▶ Corrimento vaginal amarelado.
▶ Colo uterino edematoso e friável.
▶ *Swab* vaginal/cervical para cultura ou NAATs.
▶ Tratar presuntivamente em pacientes com menos de 26 anos.

▶ **Considerações gerais**

A gonorreia é a segunda DST bacteriana mais prevalente nos Estados Unidos. Em 2010, 309.341 novas infecções por gonorreia foram relatadas (100,8 casos por 100.000 pessoas). As taxas de gonorreia continuam a ser mais alta entre adolescentes e adultos jovens. Entre mulheres no ano de 2010, as de 15 A 19 anos e 20 A 24 anos apresentaram as maiores taxas de gonorreia. As infecções incluem cervicite, uretrite, proctite, faringite, oftalmia, infecção sistêmica, artrite, tenossinovite, peri-hepatite e dermatite. Além disso, a gonorreia é uma causa de DIP. Os humanos são o reservatório natural. Os gonococos estão presentes nas secreções de membranas mucosas infectadas.

▶ **Achados clínicos**

Sinais e sintomas

Na cervicite gonocócica não complicada, 23 a 57% das mulheres são sintomáticas, apresentando corrimento vaginal e disúria. O colo uterino pode estar edematoso e friável com secreção mucopurulenta amarelada. Uretrite e piúria também podem estar presentes. Outros sintomas incluem períodos menstruais anormais e dispareunia. Aproximadamente 15% das mulheres com gonorreia endocervical têm sinais de envolvimento de trato genital superior. As complicações incluem DIP e outra doença disseminada, causando artrite e dermatite.

Achados laboratoriais

O *swab* cervical de mulheres deve ser enviado para NAATs ou coloração de Gram e cultura. O médico deve obter material de reto ou faringe quando clinicamente indicado. A coloração de Gram e a cultura mostrarão diplococos intracelulares gram-negativos. Os NAATs de urina são muito sensíveis (reação em cadeia da polimerase [PCR] [83% de sensibilidade], reação em cadeia da ligase [LCR] [99% de sensibilidade]).

▶ **Tratamento e Encaminhamento**

As pacientes diagnosticadas com gonorreia devem ser tratadas também para *Chlamydia*. Como o exame para *Chlamydia* com NAATs é mais sensível, o CDC sugere que o tratamento para coinfecção nem sempre é necessário (ver Tabela 39-5).

As pacientes devem ser aconselhadas a evitar atividade sexual até que a paciente e o parceiro tenham completado o tratamento. O tratamento para DIP ou outra doença disseminada pode necessitar de hospitalização (ver Tabela 39-5). As quinolonas não devem mais ser usadas para tratamento de gonorreia devido aos altos níveis de resistência à quinolona nos Estados Unidos.

2. *Chlamydia*

▶ **FUNDAMENTOS DO DIAGNÓSTICO**

▶ Corrimento vaginal.
▶ Colo uterino edematoso e friável.
▶ *Swab* cervical do orifício para anticorpo de fluorescência direta (DFA) ou NAATs.
▶ Tratar presuntivamente em pacientes com menos de 26 anos.

▶ **Considerações gerais**

A *Chlamydia trachomatis* é a causa bacteriana mais comum de DST nos Estados Unidos. Em 2010, mais de 1,3 milhão de casos

Tabela 39-5 Diretrizes de tratamento das doenças sexualmente transmissíveis para adultos e adolescentes

Doença	Regimes recomendados	Dosa/Via	Regimes alternativos
Chlamydia Infecções não complicadas em adultos/adolescentes[a]	Azitromicina *ou* Doxiciclina[b]	1 g VO 100 mg VO 2 ×/dia por 7d	Eritromicina base 500 mg VO 4 ×/dia por 7 d *ou* Eritromicina etilsuccinato 800 mg VO 4 ×/dia por 7 d *ou* Ofloxacina[c] 300 mg VO 2 ×/dia por 7 d *ou* Levofloxacina 500 mg VO 1 ×/dia por 7 d
Mulheres gestantes[d]	Amoxicilina *ou* Azitromicina	500 mg VO 3 ×/dia por 7 d 1 g VO	Eritromicina base 250 mg VO 4 ×/dia por 14 d *ou* Eritromicina etilsuccinato 800 mg VO 4 ×/dia por 7 d *ou* Eritromicina etilsuccinato 400 mg VO 4 ×/dia por 14 d Eritromicina base 500 mg VO 4 ×/dia por 7 d
Gonorreia[e] Infecções não complicadas em adultos/adolescentes	Ceftriaxona mais um regime recomendado para *Chlamydia* listado	250 mg IM	Ceftizoxima 500 mg IM *ou* Cefotaxima 500 mg IM *ou* Cefoxitina 2 g IM *mais* probenecida 1 g VO *ou* Espectinomicina[h] 2 g IM *mais* um regime recomendado para *Chlamydia* Cefixima[r] 400 mg VO *mais* um regime recomendado para *Chlamydia* e testar a cura em 1 semana
Mulheres gestantes	Ceftriaxona *mais* um regime recomendado para *Chlamydia* listado	250 mg IM	Espectinomicina[h] 2 g IM *mais* um regime recomendado para *Chlamydia* Cefixima[r] 400 mg VO *mais* um regime recomendado para *Chlamydia* e testar a cura em 1 semana
DIP[g]	Parenteral[i] Cefotetan *ou* Cefoxitina *mais* Doxiciclina[b] *ou* Clindamicina *mais* Gentamicina Tratamento oral Ceftriaxona *ou* Cefoxitina com Probenecida *mais* Doxiciclina[b] ± Metronidazol	2 g IV a cada 12 h 2 g IV a cada 6h 100 mg VO a cada 12 h 900 mg IV a cada 8 h 2 mg/kg IV ou IM seguido por 1,5 mg/kg IV ou IM a cada 8 h 250 mg IM 2 g IM 1 g VO 100 mg VO 2 ×/dia por 14 d 500 mg 2 ×/dia por 14 d	Parenteral Ampicilina/sulbactam 3 g IV a cada 6 h *mais* doxiciclina[b] 100 mg VO a cada 12 h Se a terapia com cefalosporina parenteral não for factível, pode ser considerado o uso de fluoroquinolonas (levofloxacina 500 mg VO 1 ×/dia) ou ofloxacina (400 mg 2 ×/dia por 14 d) com ou sem metronidazol (500 mg VO 2 ×/dia por 14 d) se a prevalência na comunidade e o risco individual de gonorreia for baixo. O teste para gonorreia deve ser feito antes de iniciar a terapia e o paciente manejado conforme o seguinte: se o teste NAAT é positivo, a cefalosporina parenteral é recomendada. Se a cultura para gonorreia é positiva, o tratamento deve basear-se nos resultados da sensibilidade aos antimicrobianos. Se o isolado for resistente às quinolonas ou se a suscetibilidade aos antimicrobianos não puder ser avaliada, a cefalosporina parenteral é recomendada
Cervicite[j]	Azitromicina ou Doxiciclina[b]	1 g VO 100 mg VO 2 ×/dia por 7 d	
Uretrite não gonocócica[j]	Azitromicina ou Doxiciclina[b]	1 g VO 100 mg VO 2 ×/dia por 7 d	Eritromicina base 500 mg VO 4 ×/dia por 7 d *ou* Eritromicina etilsuccinato 800 mg VO 4 ×/dia por 7 d *ou* Ofloxacina[c] 300 mg VO 2 ×/dia por 7 d *ou* Levofloxacina[c] 500 mg VO 1 ×/dia por 7 d

(continua)

Tabela 39-5 Diretrizes de tratamento das doenças sexualmente transmissíveis para adultos e adolescentes *(continuação)*

Doença	Regimes recomendados	Dosa/Via	Regimes alternativos
Epididimite	Ceftriaxona *mais*	250 mg IM	Para homens em risco de micro-organismos entéricos e patógenos sexualmente transmissíveis (homossexuais que referem intercurso anal insertivo)
	Doxiciclina	100 mg VO 2 ×/dia por 10 d	
	Para epididimite aguda mais provavelmente causada por micro-organismos entéricos ou com cultura gonocócica *ou* NAATs negativas		Ceftriaxona 250 mg IM + doxiciclina 100 mg VO 2 ×/dia por 10 d
	Ofloxacina[c] *ou*	300 mg VO 2 ×/dia por 10 d	
	Levofloxacina	500 mg VO 1 ×/dia por 10 d	
Tricomoníase	Metronidazol *ou*	2 g VO	Metronidazol 500 mg VO 2 ×/dia por 7 d ou para falha
	Tinidazol	2 g VO	Tinidazol ou metronidazol 2 g VO por 5 d
Candidíase vulvovaginal	Butoconazol creme[k]	2%, 5 g intravaginal por 3 d	Fluconazol 150 mg VO dose única
	Butoconazol creme 2% (SR)[k]	Aplicação única	
	Clotrimazol creme[k]	1%, 5 g intravaginal por 7-14 d	
	Clotrimazol[a] creme[k]	2%, 5 g intravaginal por 3 d	
	Miconazol creme[k]	2%, 5 g intravaginal por 7 d	
		4%, 5 g intravaginal por 3 d	
	Miconazol supositório vaginal[k]	100 mg intravaginal por 7 d	
		200 mg intravaginal por 3 d	
		1.200 mg intravaginal por 1 d	
	Nistatina	100.000 U comprimido intravaginal por 14 d	
	Tioconazol creme[k]	6,5%, 5 g intravaginal dose única	
	Terconazol creme[k]	0,4%, 5 g intravaginal por 7 d	
		0,8%, 5 g intravaginal por 3 d	
	Terconazol supositório vaginal[k]	80 mg intravaginal por 3 d	
Vaginose bacteriana			
Adultos/adolescentes	Metronidazol *ou*	500 mg VO 2 ×/dia por 7 d	Clindamicina 300 mg VO 2 ×/dia por 7 d *ou*
	Clindamicina creme[k] *ou*	2%, um aplicador cheio (5 g) intravaginal ao deitar por 7 d	Clindamicina em óvulos 100 mg intravaginal ao deitar por 3 d
			Tinidazol 2 g VO 1 ×/dia por 3 d
			Ou
	Metronidazol gel	0,75%, um aplicador cheio (5 g) intravaginal 2 ×/dia por 5 d	Tinidazol 1 g VO ao dia por 5 d
Mulheres gestantes	Metronidazol	250 mg VO 3 ×/dia por 7 d *ou*	
		500 mg 2 ×/dia por 7 d	
	Clindamicina	300 mg VO 2 ×/dia por 7 d	
Cancroide	Azitromicina *ou*	1 g VO	Eritromicina base 500 mg VO 3 ×/dia por 7 d
	Ceftriaxona *ou*	250 mg IM	
	Ciprofloxacina[c]	500 mg VO 2 ×/dia por 3 d	
Linfogranuloma venéreo	Doxiciclina[b]	100 mg VO 2 ×/dia por 21 d	Eritromicina base 500 mg VO 4 ×/dia por 21 d
			Azitromicina 1 g VO 1 ×/semana por 3 semanas

(continua)

Tabela 39-5 Diretrizes de tratamento das doenças sexualmente transmissíveis para adultos e adolescentes *(continuação)*

Doença	Regimes recomendados	Dosa/Via	Regimes alternativos
Papilomavírus humano			
Verrugas genitais externas/perianais	Aplicado por paciente: Podofilox[l] solução ou gel 0,5% *ou* imiquimod creme a 5% *ou* Sinecatequinas pomada a 15% Administrado por médico: Crioterapia *ou* Podofilina resina 10-25% em tintura de benjoim *ou* TCA *ou* BCA 80-90% *ou* Remoção cirúrgica		Interferon intralesional ou cirurgia com *laser*
Verrugas vaginais	Crioterapia ou TCA *ou* BCA 80-90% *ou* remoção cirúrgica		
Verrugas de meato uretral	Crioterapia ou podofilina 10-25% em tintura de benjoim		
Verrugas anais	Crioterapia ou TCA *ou* BCA 80-90% *ou* remoção cirúrgica		
HSV[m]			
Primeiro episódio clínico de herpes	Aciclovir[n] *ou* Aciclovir[n] *ou* Fanciclovir[n] *ou* Valaciclovir[n]	400 mg VO 3 ×/dia por 7-10 d 200 mg VO 5 ×/dia por 7-10 d 250 mg VO 3 ×/dia por 7-10 d 1 g VO 2 ×/dia por 7-10 d	
Terapia episódica para episódios recorrentes	Aciclovir[m] *ou* Aciclovir[m] *ou* Aciclovir[m] *ou* Fanciclovir[m,n] *ou* Fanciclovir[m,n] *ou* Valaciclovir[m,n] *ou* Valaciclovir[m,n]	400 mg VO 3 ×/dia por 5 d 800 mg VO 2 ×/dia por 5 d 800 mg VO 3 ×/dia por 2 d 125 mg VO 2 ×/dia por 5 d 1.000 mg VO 2 ×/dia por 1 d *ou* 500 mg x 1, depois 250 mg 2 ×/dia por 2 d 500 mg VO 2 ×/dia por 3 d 1 g VO 1 ×/dia por 5 d	
Terapia supressiva	Aciclovir[m] *ou* Fanciclovir[n] *ou* Valaciclovir[n] *ou* Valaciclovir[n]	400 mg VO 2 ×/dia 250 mg VO 2 ×/dia 500 mg VO 1 ×/dia 1 g VO 1 ×/dia	

(continua)

Tabela 39-5 Diretrizes de tratamento das doenças sexualmente transmissíveis para adultos e adolescentes *(continuação)*

Doença	Regimes recomendados	Dosa/Via	Regimes alternativos
Sífilis			
Primária, secundária e latente inicial	Penicilina G benzatina	2,4 milhões de unidades IM	Doxiciclina[b] 100 mg VO 2 ×/dia por 2 semanas *ou* Tetraciclina[b] 500 mg VO 4 ×/dia por 2 semanas
Latente tardia e duração desconhecida	Penicilina G benzatina	7,2 milhões de unidades, administradas como 3 doses de 2,4 milhões de unidades IM com intervalos de 1 semana	Doxiciclina[b] 100 mg VO 2 ×/dia por 4 semanas *ou* Tetraciclina[b] 500 mg VO 4 ×/dia por 4 semanas
Neurossífilis[o]	Penicilina G cristalina aquosa	18-24 milhões de unidades ao dia, administradas como 3-4 milhões de unidades IV a cada 4 horas por 10-14 d	Penicilina G procaína 2,4 milhões de unidades IM 1 ×/dia por 10-14 d mais Probenecida 500 mg VO 4 ×/dia por 10-14 d Ceftriaxona 2 g IM *ou* IV 1 ×/dia por 10-14 d (paciente alérgico à penicilina)
Mulheres gestantes[o]			
Primária, secundária e latente inicial[p]	Penicilina G benzatina	2,4 milhões de unidades IM	Nenhum
Latente tardia e duração desconhecida	Penicilina G benzatina	7,2 milhões de unidades, administradas como 3 doses de 2,4 milhões de unidades IM com intervalos de 1 semana	Nenhum
Neurossífilis[p]	Penicilina G cristalina aquosa	18-24 milhões de unidades ao dia, administradas como 3-4 milhões de unidades IV a cada 4 horas por 10-14 d	Penicilina G procaína 2,4 milhões de unidades IM 1 ×/dia por 10-14 d *mais* Probenecida 500 mg VO 4 ×/dia por 10-14 d ou dessensibilização para penicilina
Sífilis congênita	Penicilina G procaína	50.000 U/kg IM ao dia por 10-14 d	Penicilina G cristalina aquosa 100.000-150.000 U/kg IV a cada 12 por 7 d, então a cada 8 h por 3-7 d
Crianças: inicial (primária)	Penicilina G benzatina	50.000 U/kg IM dose única (máx. 2,4 milhões de unidades)	
Crianças: latente tardia ou >1 ano tardia	Penicilina G benzatina	50.000 U/kg IM por 3 doses com intervalos de 1 semana até dose total máxima de 7,2 milhões de unidades	
HIV com infecção por sífilis			
Primária, secundária e latente inicial	Penicilina G benzatina	2,4 milhões de unidades IM	A eficácia de regimes sem penicilina em pessoas infectadas pelo HIV não está bem estabelecida
Latente tardia e duração desconhecida[p]	Penicilina G benzatina	7,2 milhões de unidades, administradas como 3 doses de 2,4 milhões de unidades IM com intervalos de 1 semana	Nenhum
Neurossífilis[p]	Penicilina G cristalina aquosa	18-24 milhões de unidades ao dia, administradas como 3-4 milhões de unidades IV a cada 4 horas por 10-14 d	Penicilina G procaína 2,4 milhões de unidades IM 1 ×/dia por 10-14 d *mais* Probenecida 500 mg VO 4 ×/dia por 10-14 d
Pediculose pubiana ("chato")	Permetrina creme enxaguatório	1%, aplicado nas áreas afetadas e enxaguado após 10 minutos	Malation loção a 0,5% aplicado por 8-12 h e enxaguado ou Ivermectina 0,25 mg/kg VO repetido em 2 semanas
	Piretrinas com piperonil butóxido	Aplicar na área afetada, lavar após 10 minutos	

(continua)

Tabela 39-5 Diretrizes de tratamento das doenças sexualmente transmissíveis para adultos e adolescentes *(continuação)*

Doença	Regimes recomendados	Dosa/Via	Regimes alternativos
Escabiose[q]	Permetrina creme	5%, aplicado em todo o corpo abaixo do pescoço, enxaguado após 8-14 h	Lindano 1% 30 mL de loção ou 30 g de creme aplicado em camada fina em todo o corpo abaixo do pescoço, enxaguado após 8 h[b,q]
	Ivermectina	0,2 mg/kg VO repetido em 2 semanas	

CDC STD treatment guidelines. Reproduzida com permissão de South-Paul J, Matheny S. Lewis E (eds): *Current Diagnosis & Treatment in Family Medicine*, 3rd ed. McGraw-Hill, Inc., 2011. Copyright © McGraw-Hill Education LLC.
d, dia; h, hora; IM, intramuscular; IV, intravenoso; VO, via oral; SR, liberação prolongada (*sustained release*).
[a]Rastrear adolescentes e mulheres com menos de 25 anos anualmente, em especial se tiver novos ou múltiplos parceiros.
[b]Contraindicado para mulheres gestantes e lactantes.
[c]Contraindicado para mulheres gestantes e lactantes e para crianças com menos de 18 anos.
[d]Teste de cura no acompanhamento recomendado, porque os regimes não são altamente efetivos (amoxicilina e eritromicina).
[e]Cotratamento para infecção por *Chlamydia* está indicado.
[f]Não recomendado para infecção gonocócica de faringe.
[g]Se o risco de gonorreia for baixo e o teste para gonorreia pré-tatamento estiver disponível; se o teste de amplificação do ácido nucleico for positivo, tratar com cefalosporina ou se a cultura for positiva, tratar conforme a suscetibilidade.
[h]Para pacientes que não toleram cefalosporinas ou quinolonas; não recomendado para infecção gonocócica de faringe.
[i]Suspender 24 horas após a paciente melhorar clinicamente e continuar com terapia oral até um curso total de 14 dias.
[j]O teste para gonorreia e *Chlamydia* é recomendado, porque um diagnóstico específico pode melhorar a adesão e o manejo do parceiro, sendo que essas infecções são notificáveis.
[k]Pode enfraquecer o látex do preservativo e o diafragma por ter base oleosa.
[l]Contraindicado durante a gestação.
[m]Aconselhar especialmente sobre história natural, disseminação assintomática e transmissão sexual é um componente fundamental do manejo do herpes.
[n]A segurança na gestação não foi estabelecida.
[o]Pacientes alérgicas à penicilina devem ser tratadas com penicilina após dessensibilização.
[p]Alguns recomendam uma segunda dose de 2,4 milhões de unidades de penicilina G benzatina administrada 1 semana após a dose inicial.
[q]Cobertas e roupas devem ser descontaminadas (lavagem em máquina, secagem em máquina ou lavagem a seco) ou removidas do contato corporal por mais de 72 horas.
[r]Observar uma recente mudança do CDC para não mais recomendar cefixima devido à resistência; há situações em que ela pode ser usada se a ceftriaxona não estiver disponível, mas está recomendado o teste de cura 1 semana após o tratamento.
HIV, vírus da imunodeficiência humana; DIP, doença inflamatória pélvica; NAATs, testes para amplificação de ácido nucleico; HSV, vírus herpes simples; TCA, ácido tricloroacético; TBA, ácido bicloroacético; BCA, ácido dicloroacético.

em adolescentes foram relatados. O número de infecções por *Chlamydia* foi mais de três vezes maior do que o número de casos de gonorreia. A *C. trachomatis* é uma bactéria intracelular obrigatória que replica dentro do citoplasma da célula hospedeira. A destruição da célula infectada pela *Chlamydia* é mediada pela resposta imune do hospedeiro. Ela é a provável causa da DIP.

▶ Achados clínicos

Sinais e sintomas

A infecção clínica em mulheres se manifesta com disúria, uretrite, corrimento vaginal, cervicite, sangramento vaginal irregular, peri-hepatite e DIP. A presença de cervicite mucopurulenta é um sinal de infecção por *Chlamydia* ou gonorreia. A infecção por *Chlamydia* é assintomática em 75% das mulheres.

Achados laboratoriais

NAAT (PCR ou LCS) é o teste mais sensível (92-99%) para a detecção de *Chlamydia*. O ensaio imunoabsorvente ligado à enzima (ELISA) ou o DFA são testes menos sensíveis, mas podem ser os únicos testes disponíveis em alguns locais. A cultura é obrigatória em casos de abuso sexual em muitos Estados dos EUA.

Deve ser obtido um *swab* cervical pela inserção do *swab* no orifício cervical fazendo rotação dele em 360 graus e enviando para ELISA, DFA ou NAAT. O NAAT pode ser usado para verificar a urina e é atualmente usado mais para rastreamento.

▶ Tratamento e Encaminhamento

As pacientes diagnosticadas com *Chlamydia* devem ser tratadas também para gonorreia. Adolescentes e mulheres jovens sexualmente ativas podem ser tratadas de maneira presuntiva em especial se as culturas, o NAAT e o DFA demorarem. Muitas pacientes são manejadas e tratadas de forma presuntiva com base nas queixas da história, dos sinais físicos, da incidência local e dos padrões de prática. Uma dose única de azitromicina 1 g é o modo mais fácil, sendo o tratamento de escolha (ver Tabela 39-5 para opções medicamentosas).

3. Sífilis

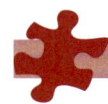

FUNDAMENTOS DO DIAGNÓSTICO

- Cancro (úlcera indolor, com induração e não purulenta com base limpa).
- Adenopatia firme e não dolorida.
- Primária: cancro em órgãos sexuais.
- Secundária: febre, erupções em palmas e solas e condiloma lata, doença generalizada.
- Terciária: infecção de cérebro e vasos sanguíneos.

Considerações gerais

A sífilis é causada pela infecção pelo *Treponema pallidum*. A taxa nacional de sífilis aumentou após alcançar o valor mais baixo em 2000. Ela permanece mais comum em homens; porém, as mulheres têm taxas crescentes e significativas.

Achados clínicos

Sinais e sintomas

A sífilis primária geralmente se apresenta como um cancro solitário. O cancro é uma úlcera indolor, com induração e não purulenta com base limpa associada à adenopatia firme e indolor. O cancro aparece uma média de 21 dias após a exposição e melhora de forma espontânea em 4 a 8 semanas. Como é indolor, ele pode não ser notado. Os cancros ocorrem em locais de inoculação (genitália, ânus, orofaringe).

A sífilis secundária ocorre 4 a 10 semanas após aparecer o cancro. A paciente experimenta mal-estar generalizado, adenopatia e erupção maculopapular não pruriginosa que costuma incluir palmas e solas. A sífilis secundária melhora em 1 a 3 meses, mas pode recorrer. Lesões verrucosas conhecidas como condiloma lata podem aparecer na genitália. Estas tendem a ocorrer em cerca de um terço dos pacientes, aparecendo como erosões verrucosas e indolores em mucosas.

A sífilis terciária é a fase crônica. Há desenvolvimento de lesões em ossos, vísceras, aorta (aortite) e sistema nervoso central (SNC) (neurossífilis).

Achados laboratoriais

Se a paciente tem suspeita de uma lesão primária, é de alto risco, teve contato com alguém com sífilis ou pode ter sífilis secundária, deve ser realizado um teste sérico de rastreamento não treponêmico – RPR (do inglês *rapid pasma reagin*) ou VDRL (do inglês *veneral disease research laboratory*). Se o teste não treponêmico for positivo, um teste treponêmico específico, como anticorpo treponêmico fluorescente absorvido (FTA-ABS) ou micro-hemaglutinação para *T. pallidum* (MHA-TP), é realizado para confirmar o diagnóstico. A microscopia em campo escuro pode ser usada para detectar espiroquetas em raspados da base do cancro. O exame em campo escuro e o teste de DFA do exsudato de lesões ou tecidos são os métodos definitivos para o diagnóstico de sífilis inicial.

A sífilis, por lei, deve ser notificada ao departamento de saúde local, e todos os contatos sexuais devem ser avaliados. As pacientes também devem ser avaliadas para outras DSTs, especialmente HIV, pois pacientes infectados com HIV têm taxas aumentadas de falha com alguns regimes de tratamento para sífilis.

Tratamento e Encaminhamento

Penicilina G benzatina 2,4 milhões de unidades IM em dose única é provavelmente o tratamento mais fácil e é recomendado (ver Tabela 39-5 para outras recomendações de tratamento). Encaminhar as pacientes para o médico da atenção primária ou ginecologista, pois devem ser reexaminadas clinicamente e repetir os exames sorológicos com testes não treponêmicos (RPR ou VDRL) em 6 e 12 meses após o tratamento. Se sinais e sintomas persistirem ou recorrerem ou se as pacientes não mostrarem redução de 4 vezes no título do teste não treponêmico, elas devem ser consideradas como falha de tratamento ou reinfecção, havendo necessidade de retratamento.

4. Vaginose bacteriana

FUNDAMENTOS DO DIAGNÓSTICO

- Corrimento vaginal cinza-esbranquiçado.
- Odor de peixe.
- "Células-guia" no exame microscópico.

Considerações gerais

A vaginose bacteriana é uma infecção polimicrobiana da vagina causada por um desequilíbrio da flora bacteriana normal. Embora a vaginose bacteriana seja apresentada aqui na seção de DST, deve-se observar que a infecção pode ocorrer em pessoas que não praticaram sexo. A flora alterada tem um número reduzido de lactobacilos produtores de peróxido de hidrogênio e concentrações aumentadas de *Mycoplasma hominis* e anaeróbios, como *Gardnerella vaginalis* e *Bacteroides*. Houve pouco progresso na definição das causas específicas. A vaginose bacteriana está associada com a presença de vários parceiros sexuais, mas um terço das adolescentes com vaginose bacteriana não é sexualmente ativa. O uso de duchas vaginais é um fator de risco.

Achados clínicos

Sinais e sintomas

O sintoma mais comum é corrimento vaginal cinza-esbranquiçado de odor fétido. As pacientes podem relatar prurido vaginal ou disúria. Um odor de peixe pode ser notado e costuma ser bem mais notável após relações sexuais ou durante as menstruações, quando o pH elevado ou o sêmen volatilizam as aminas.

Achados laboratoriais

A vaginose bacteriana é diagnosticada por critérios clínicos, incluindo (1) presença de corrimento cinza-esbranquiçado, (2) odor de peixe (aminas) antes ou depois da adição de KOH a 10% (teste das aminas), (3) pH do fluido vaginal maior do que 4,5 determinado por papel de pH de faixa estreita e (4) presença de "células-guia" (*clue cells*) (células epiteliais da vagina com aspecto distinto salpicado) na microscopia a fresco (lâmina com algumas gotas de SF sobre o corrimento vaginal). O diagnóstico necessita que três ou mais critérios sejam preenchidos, embora muitas pacientes femininas que preenchem esses critérios não apresentem corrimento nem outros sintomas.

▶ Tratamento e Encaminhamento

As mulheres com doença sintomática devem receber tratamento para aliviar os sinais e sintomas vaginais de infecção. Metronidazol 500 mg VO por 7 dias é provavelmente a opção mais adequada (ver Tabela 39-5 para regimes de tratamento). Deve-se notar que as opções de tratamento atualmente recomendadas estão associadas a altas taxas de recorrência. Além do tratamento antibiótico, estão sendo avaliados outros tratamentos para manter uma flora bacteriana vaginal saudável.

5. Cancroide

FUNDAMENTOS DO DIAGNÓSTICO

▶ Viagem para região tropical ou subtropical.
▶ Úlcera dolorida, em combinação com
▶ Adenopatia inguinal supurativa.

▶ Considerações gerais

O cancroide é causado pela bactéria *Haemophilus ducreyi*. Ele é relativamente raro fora de regiões tropicais e subtropicais, mas é endêmico em algumas áreas urbanas. Uma história detalhada, incluindo viagens, pode ser útil na identificação da infecção.

▶ Achados clínicos

Sinais e sintomas

As lesões aparecem 1 a 21 dias após a exposição. A lesão começa como uma pápula que faz erosão após 24 a 48 horas virando uma úlcera dolorida (diferente da sífilis). A úlcera tem margens irregulares bem demarcadas e uma base purulenta amarelo-cinzenta. As lesões podem ocorrer em qualquer local na genitália; 50% apresentam adenopatia dolorosa flutuante. Uma úlcera dolorida em combinação com adenopatia inguinal supurativa

é geralmente um cancroide. A sífilis apresenta úlcera indolor e adenopatia não supurativa e indolor. As vesículas do HSV são úlceras dolorosas e as adenopatias não são supurativas. As úlceras do HSV também são múltiplas, menores e mais rasas do que as úlceras do cancroide.

Achados laboratoriais

A coloração de Gram mostra cocos gram-negativos arranjados em formação de vagões de trem. A cultura bacteriana necessita de coleta especial e pode não estar disponível, exceto nos maiores centros acadêmicos. O teste de PCR pode melhorar o diagnóstico laboratorial em regiões onde o teste está disponível.

▶ Tratamento e Encaminhamento

Os sintomas melhoram dentro de 3 dias após o tratamento. Um regime é uma dose única de azitromicina 1 g VO (ver Tabela 39-5 para outros regimes). Todos os contatos sexuais devem ser examinados e receber tratamento, mesmo que assintomáticos.

6. Doença inflamatória pélvica

FUNDAMENTOS DO DIAGNÓSTICO

▶ Dor à mobilização de colo uterino e anexos.
▶ Febre > 38,3 °C.
▶ Corrimento vaginal e cervical mucopurulento.
▶ Leucócitos no exame a fresco.
▶ Elevação da contagem de leucócitos, VHS e PCR.
▶ Evidência laboratorial de *C. trachomatis* ou *N. gonorrhoeae*.
▶ Tratar empiricamente.

▶ Considerações gerais

Mais de 1 milhão de mulheres desenvolvem DIP anualmente; 60 mil são hospitalizadas e mais de 150 mil mulheres são avaliadas ambulatorialmente. A incidência é maior na população adolescente. Os fatores de risco predisponentes incluem múltiplos parceiros sexuais, menor idade de início das relações sexuais, história prévia de DIP e falta do uso de preservativos.

A DIP é uma infecção polimicrobiana. Ela é mais comumente causada por *C. trachomatis* e *N. gonorrhoeae*. Outras causas incluem bactérias anaeróbias que residem na vagina e micoplasmas genitais. A DIP é uma infecção do trato genital superior em mulheres e inclui endometrite, salpingite, ATO e peritonite pélvica.

A fibrose das trompas de Falópio é uma das principais sequelas da DIP. Após um episódio de DIP, 17% das pacientes ficam inférteis, 17% desenvolvem dor pélvica crônica e 10% terão gestação ectópica. As taxas de infertilidade aumentam com cada episódio de DIP; três episódios de DIP resultam em 73% de infertilidade. A duração dos sintomas parece ser o maior determinante da infertilidade.

A síndrome de Fitz-Hugh-Curtis é a inflamação da cápsula do fígado (peri-hepatite) por disseminação hematogênica ou linfática de micro-organismos a partir das trompas de Falópio. Isso resulta em dor no quadrante superior direito (QSD) e elevação dos testes de função hepática.

▶ Achados clínicos

Sinais e sintomas

As adolescentes com DIP podem apresentar dor em baixo ventre bilateral, náuseas, vômitos e febre. O início recente de dor que piora durante relações sexuais ou com a movimentação pode ser o único sintoma de apresentação. O diagnóstico costuma ser feito clinicamente. A apresentação comum no SE é de uma adolescente ou mulher jovem com uma marcha festinante antálgica clássica. O início da dor durante ou logo após a menstruação é particularmente sugestivo. Cerca de 50% das pacientes terão história de febre. Ao exame pélvico, o diagnóstico é sugerido pelo achado de secreção endocervical purulenta e/ou dor aguda à mobilização cervical e anexial no exame bimanual. Outros sintomas incluem sangramento vaginal anormal, dismenorreia, corrimento vaginal e sintomas GI.

Achados laboratoriais

Os achados laboratoriais incluem elevação da contagem de leucócitos com desvio para a esquerda e elevação de reagentes de fase aguda (VHS e PCR). Um teste positivo para *N. gonorrhoeae* ou *C. trachomatis* sustentam o diagnóstico, embora em 25% das pacientes nenhuma bactéria seja detectada. Os testes de função hepática podem estar elevados se houver peri-hepatite (síndrome de Fitz-Hugh-Curtis).

Exames diagnósticos

A laparoscopia é o padrão-ouro para a detecção de salpingite. A laparoscopia é usada para confirmar o diagnóstico ou diferenciar DIP de gestação ectópica, cisto ovariano e torção de anexo. A US pélvica é usada para detecção de ATOs, os quais são encontrados em cerca de 20% das adolescentes com DIP. A US transvaginal é mais sensível do que a transabdominal.

▶ Tratamento e Encaminhamento

Os objetivos do tratamento da DIP são a obtenção da cura clínica e evitar sequelas a longo prazo. As pacientes com DIP são, com frequência, manejadas ambulatorialmente, embora alguns médicos afirmem que adolescentes com DIP devem ser hospitalizadas devido à taxa de complicações. A hospitalização é recomendada nas seguintes situações: sintomas sistêmicos severos e aspecto toxêmico, sinais de peritonite, incapacidade de ingerir líquidos, gestação, falta de resposta ou intolerância à terapia antimicrobiana oral e ATO. Além disso, se o médico considerar que a paciente não vai aderir ao tratamento, há necessidade de hospitalização. Pode haver necessidade de drenagem cirúrgica para garantir o tratamento adequado dos ATOs. Um regime para o manejo ambulatorial inclui ceftriaxona 250 mg IM em dose única mais doxiciclina 100 mg VO 2 ×/dia por 14 dias com metronidazol 500 mg VO 2 ×/dia por 14 dias.

Os regimes de tratamento descritos na Tabela 39-5 têm amplo espectro para cobrir os vários micro-organismos associados com DIP. Os regimes de tratamento devem ser efetivos contra *N. gonorrhoeae* e *C. trachomatis*, pois testes de rastreamento endocervical negativos não descartam infecção do trato reprodutivo superior com estes micro-organismos. O tratamento ambulatorial é reservado para pacientes que aderem ao tratamento com sinais clássicos de DIP e sem sintomas sistêmicos. As pacientes com DIP que recebem tratamento ambulatorial devem ser reexaminadas dentro de 24 a 48 horas para detectar persistência da doença ou falha terapêutica. As pacientes devem apresentar melhora substancial dentro de 48 a 72 horas. Uma adolescente deve ser reexaminada em 7 a 10 dias após o término do tratamento para garantir a resolução da DIP.

DOENÇAS SEXUALMENTE TRANSMISSÍVEIS CAUSADAS POR VÍRUS

7. Vírus herpes simples

FUNDAMENTOS DO DIAGNÓSTICO

- ▶ Vesículas iniciais.
- ▶ Úlceras rasas doloridas recorrentes.
- ▶ Cultura para HSV.
- ▶ Medicação antiviral dentro dos primeiros 5 dias.

▶ Considerações gerais

O HSV é a causa mais comum de úlceras genitais visíveis. Ela é uma doença duradoura e incurável. O vírus herpes simples tipo 1 (HSV-1) está comumente associado com infecções da face, incluindo olhos, faringe e boca. O HSV-2 está comumente associado com infecções anogenitais. Porém, ambos os sorotipos podem infectar as duas regiões. As infecções pelo HSV-1 são frequentemente estabelecidas em crianças pelos 5 anos de idade; grupos socioeconômicos mais baixos têm maiores taxas de infecção. O HSV-2 é uma DST, e a prevalência da infecção nos Estados Unidos aumenta durante a adolescência e alcança taxas de 20 a 40% em torno dos 40 anos de idade.

▶ Achados clínicos

Sinais e sintomas

A infecção inicial sintomática pelo HSV causa vesículas em vulva, vagina, colo uterino, pênis, reto ou uretra, as quais são rapidamente seguidas por úlceras rasas doloridas. Apresentações atípicas da infecção pelo HSV incluem eritema e fissura vulvar. A infecção inicial pode ser severa, durando até 3 semanas, estando associada com febre e mal-estar, bem como adenopatia dolorida localizada. A dor e a disúria podem ser extremamente desconfortáveis.

Os sintomas tendem a ser mais intensos em mulheres. A recorrência do HSV-2 na região genital é provável (65-90%). Aproximadamente 40% das pessoas infectadas pelo HSV-2 experimentam até 6 ou mais episódios ao ano. É comum haver pródromo de dor em região genital, nádegas ou região pélvica antes das recorrências. O herpes genital recorrente é de menor duração (5-7 dias), com menos lesões e, geralmente, sem sintomas sistêmicos. Comumente, há diminuição da frequência e gravidade dos episódios ao longo do tempo. O primeiro episódio de infecção por herpes genital causada pelo HSV-1 é geralmente consequência de sexo oral-genital. A infecção primária pelo HSV-1 é tão severa quanto a infecção pelo HSV-2, e o tratamento é o mesmo. A recorrência do HSV-1 é de menos de 50%, e a frequência das recorrências é muito menor do que em pacientes com infecção prévia pelo HSV-2.

Achados laboratoriais

O diagnóstico de infecção genital pelo HSV costuma ser feito presuntivamente. As culturas virais têm sido o padrão-ouro e fornecem resultados em poucos dias. A cultura é obtida rompendo-se uma vesícula ativa e passando o *swab* na base da lesão. O teste de DFA pode fornecer resultados dentro de horas. O DFA também pode determinar o sorotipo, o que é importante para o prognóstico. NAAT do DNA viral é atualmente um método diagnóstico mais comum.

Diagnóstico diferencial

As infecções genitais pelo HSV devem ser diferenciadas de outras DSTs ulceradas, incluindo sífilis, cancroide e linfogranuloma venéreo. Outras não DSTs incluem herpes-zóster, síndrome de Behçet e líquen escleroso.

Complicações

As complicações, geralmente no primeiro episódio de HSV genital, incluem meningite viral, retenção urinária, transmissão para o neonato e faringite.

▶ Tratamento e Encaminhamento

Os medicamentos antivirais administrados dentro de 5 dias da infecção primária reduzem a duração e a gravidade da infecção pelo HSV (ver Tabela 39-5). O efeito dos antivirais sobre a gravidade ou a duração dos episódios recorrentes é limitado. Para melhores resultados, a terapia deve ser iniciada com os pródromos ou durante o primeiro episódio. As pacientes devem guardar o medicamento prescrito em casa para iniciar o tratamento quando necessário. Se as recorrências forem frequentes e causarem desconforto físico ou emocional significativos, as pacientes podem escolher tomar a profilaxia com antiviral diariamente para reduzir a frequência (70-80% de redução) e a duração das recorrências. O tratamento do primeiro episódio ou dos episódios subsequentes não evitará episódios futuros, mas a frequência e a gravidade diminuem em muitas pessoas com o passar do tempo.

8. Papilomavírus humano

FUNDAMENTOS DO DIAGNÓSTICO

- ▶ Lesões verrucosas em superfícies mucosas genitais.
- ▶ Taxas atuais de infecção muito altas entre mulheres sexualmente ativas.
- ▶ Prevenção e vacina para papilomavírus humano (HPV).
- ▶ Encaminhamento médico para rastreamento anual cervical e teste de Papanicolaou.

▶ Considerações gerais

Os casos de condiloma acuminado ou verrugas genitais são causados pelo HPV, o qual está associado com displasia de colo uterino e câncer de colo uterino. O HPV é transmitido sexualmente. Vinte milhões de pessoas (9 milhões com idade entre 15-24 anos) são infectadas anualmente com o HPV. Em mulheres com menos de 25 anos, a prevalência é de 28 a 46%. Nos Estados Unidos, as adolescentes sexualmente ativas têm infecções pelo HPV (≈32-50%); porém, apenas 1% tem lesões visíveis. Homens (30-60%) cujas parceiras têm HPV têm evidências de condilomas ao exame. Estima-se que 1 milhão de novos casos de verrugas genitais ocorram todos os anos nos Estados Unidos.

Embora existam quase 100 tipos de HPV, os tipos 6 e 11 causam cerca de 90% das verrugas genitais, e os tipos 16 e 18 de HPV causam mais de 70% dos casos de displasia de colo uterino e câncer de colo uterino. A infecção é mais comum em pessoas com múltiplos parceiros e naquelas que começam a ter relações sexuais em idade precoce.

Uma adolescente sexualmente ativa deve ser encaminhada para um ginecologista para rastreamento anual do colo uterino, incluindo exame de Papanicolaou.

▶ Achados clínicos

Sinais e sintomas

O HPV se apresenta como lesões verrucosas únicas ou agrupadas em superfícies mucosas genitais. As lesões podem ser internas ou externas. Elas não costumam causar desconforto.

Achados laboratoriais

As lesões externas visíveis têm características únicas, e o diagnóstico costuma ser fácil. Os condilomas acuminados podem ser diferenciados de condiloma lata (sífilis), apêndices cutâneos e molusco contagioso pela aplicação de solução de ácido acético a 5%. As lesões internas e em colo uterino necessitam de exame especular, em geral um exame de Papanicolaou para observação de células cervicais atípicas e possível teste de HPV para identificar sorotipos de alto risco. Pode ser usado o acetobranqueamento para indicar a extensão da infecção cervical. Este procedimento não é realizado no SE.

Diagnóstico diferencial

O diagnóstico diferencial inclui apêndices cutâneos, molusco contagioso, ceratose seborreica e sífilis.

Prevenção

O uso de preservativo tipo *condom* reduz de maneira significativa, mas não elimina o risco de transmissão para parceiros não infectados. Há duas vacinas contra HPV atualmente comercializadas nos Estados Unidos, as quais são mais de 93% efetivas na prevenção de verrugas genitais causadas por HPV-6 e HPV-11 e displasia cervical relacionada com HPV-16 e HPV-18. O CDC e seus parceiros, incluindo a American Academy of Pediatrics (AAP), recomendam a vacinação contra o HPV para meninos e meninas com idade entre 11 e 12 anos, sugerindo que os médicos fortemente recomendem a vacinação para o HPV para crianças e adolescentes que ainda não estejam completamente vacinados.

▶ Tratamento e Encaminhamento

As lesões externas vaginais e vulvares podem ser tratadas topicamente com medicamentos como podofilox prescritos pelo ginecologista. O médico do SE pode encaminhar os pacientes ao ginecologista para outros tipos de tratamentos para remoção de verrugas (crioterapia, TCA, remoção cirúrgica, eletrocautério e excisão por *laser*). As adolescentes sexualmente ativas devem também ser encaminhadas para iniciar o rastreamento anual do câncer de colo uterino, o teste de Papanicolaou e/ou o teste de HPV.

Doenças sexualmente transmissíveis causadas por protozoários

9. *Trichomonas vaginalis*

FUNDAMENTOS DO DIAGNÓSTICO

▶ Prurido vaginal.
▶ Corrimento espumoso verde-acinzentado e fétido.
▶ Disúria.

▶ Considerações gerais

A tricomoníase é causada pela *T. vaginalis*, um protozoário flagelado que infecta 2,3 milhões (3,1%) de mulheres com idade entre 14 e 49 anos nos Estados Unidos.

▶ Achados clínicos

Sinais e sintomas

Cinquenta por cento das mulheres com tricomoníase desenvolvem uma vaginite sintomática com prurido vaginal, corrimento espumoso verde-acinzentado fétido e disúria. Às vezes, pode haver sangramento pós-coital e dispareunia. A vulva pode estar eritematosa e o colo uterino friável. Muitas mulheres não têm sintomas.

Achados laboratoriais

A mistura do corrimento com SF facilita a detecção de protozoários flagelados ao exame microscópico (preparação a fresco). A infecção pode ser detectada pelo patologista ao revisar o teste de Papanicolaou. Cultura e testes de PCR estão indicados quando o diagnóstico está em dúvida. Os testes de PCR são sensíveis, mas caros e não prontamente disponíveis.

▶ Tratamento e Encaminhamento

Uma dose oral de metronidazol 2 g é um regime recomendado (ver Tabela 39-5).

DOENÇAS SEXUALMENTE TRANSMISSÍVEIS CAUSADAS POR FUNGOS

10. Candidíase vulvovaginal

FUNDAMENTOS DO DIAGNÓSTICO

▶ Corrimento vaginal branco tipo queijo sem odor.
▶ Edema, vermelhidão, dor e prurido vulvar.
▶ Disúria.

▶ Considerações gerais

A candidíase vulvovaginal é geralmente causada pela *Candida albicans* em 85 a 90% dos casos. A maioria das mulheres apresentará pelo menos um episódio de candidíase vulvovaginal durante a vida e cerca da metade terá vários episódios. O uso recente de antibióticos, o diabetes, a gestação e o HIV predispõem a essas infecções. Outros fatores de risco incluem intercurso vaginal, especialmente com um novo parceiro sexual, uso de contraceptivos orais e uso de espermicida. A doença geralmente é causada pelo crescimento irrestrito de *Candida* que coloniza a vagina ou está presente no TGI, sendo apenas raramente uma DST. A maioria dos casos ocorre em mulheres de 15 a 30 anos de idade. A candidíase vulvovaginal pode ocorrer em meninas antes da puberdade.

Achados clínicos

Sinais e sintomas

As pacientes apresentarão prurido e corrimento vaginal branco tipo queijo e sem odor. O prurido é mais comum na metade do ciclo e logo após a menstruação. Outros sintomas incluem dor vaginal, queimação vulvar, edema e vermelhidão vulvar, dispareunia e disúria (especialmente após relação sexual).

Achados laboratoriais

O diagnóstico costuma ser feito pela visualização de leveduras ou pseudo-hifas com KOH a 10% (90% de sensibilidade) ou coloração de Gram (77% de sensibilidade) no corrimento vaginal. A cultura para fungos pode ser usada se os sintomas e a microscopia não forem definitivos, ou se a doença for resistente ou recorrer após tratamento. Porém, a cultura não é muito específica, pois a colonização é comum em mulheres assintomáticas. O pH vaginal é normal nas infecções por leveduras.

Complicações

A complicação da candidíase vulvovaginal é a infecção recorrente. A maioria das mulheres com infecção recorrente não tem condições predisponentes ou subjacentes aparentes.

Tratamento e Encaminhamento

Os medicamentos tópicos por curto prazo tratam de forma efetiva as infecções vaginais não complicadas por leveduras (ver Tabela 39-5). Os medicamentos azóis aplicados topicamente são mais efetivos do que a nistatina. O tratamento com azóis resulta em alívio dos sintomas e culturas negativas em 80 a 90% das pacientes que completam o tratamento. O fluconazol oral como dose única é um medicamento oral efetivo. As infecções persistentes ou recorrentes por leveduras são relativamente comuns. A doença recorrente costuma ser causada por *C. albicans* e deve ser tratada por 14 dias com azóis orais.

DOENÇAS SEXUALMENTE TRANSMISSÍVEIS CAUSADAS POR PARASITAS

11. Pediculose pubiana

> **FUNDAMENTOS DO DIAGNÓSTICO**
>
> ▶ Lêndeas na haste dos pelos.
> ▶ Prurido e detecção de insetos.
> ▶ Tratamento tópico.

Considerações gerais

O *Pthirus pubis*, o piolho pubiano ou "chato", vive nos pelos pubianos. O piolho ou as lêndeas podem ser transmitidos por contato íntimo entre as pessoas. As pacientes apresentam queixas de prurido e podem relatar ter visto o inseto. Os piolhos pubianos podem infectar qualquer área pilosa do corpo, incluindo sobrancelhas, cílios, barba, axila, região perianal e, raramente, couro cabeludo. Ele pode ser transmitido por toalhas ou roupas de cama.

Achados clínicos

O exame dos pelos pubianos revela o piolho caminhando ou preso aos pelos. A avaliação mais próxima revela a lêndea ou saco de ovos, que é um material gelatinoso (1-2 mm) preso à haste do pelo.

Tratamento e Encaminhamento

O tratamento é feito com permetrina ou lindano (ver Tabela 39-5). As roupas de cama e de uso pessoal devem ser descontaminadas (lavadas à máquina ou secadas à máquina usando ciclo de calor ou lavadas a seco) ou removidas do contato corporal por pelo menos 72 horas. Não há necessidade de fumigação das áreas de convivência.

12. Escabiose

> **FUNDAMENTOS DO DIAGNÓSTICO**
>
> ▶ Túneis clássicos entre dedos e artelhos.
> ▶ Prurido severo.

Considerações gerais

A escabiose é causada pelo ácaro *Sarcoptes scabiei*. Ele é menor do que o piolho. A escabiose pode ser transmitida sexualmente pelo contato íntimo de pele, podendo ser encontrada na região pubiana, na virilha, no baixo ventre ou na região superior das coxas. A erupção é muito pruriginosa, especialmente à noite, eritematosa e escamosa.

Achados clínicos

Clássicos túneis criados pelo micro-organismo largando os ovos e andando logo abaixo da pele e muitas vezes nos espaços entre dedos e artelhos. Há prurido intenso.

Tratamento e Encaminhamento

As pacientes devem receber escabicidas como lindano e permetrina (ver Tabela 39-5). Ao tratar com loção ou xampu, a região toda deve ser coberta pelo prazo especificado pelo fabricante. Um tratamento geralmente elimina a infestação, embora possa haver necessidade de um segundo tratamento 7 dias depois. As roupas de cama e peças do vestuário devem ser lavadas em água quente. Os contatos sexuais e pessoais íntimos e os contatos domiciliares nos últimos meses devem ser examinados.

Ballard R. Klebsiella granulomatis (Donovanosis, Granuloma Inguinale). In: Mandel G, Bennett JE, Dolin R, ed. *Principles and Practice of Infectious Diseases*. 7th ed. Philadelphia, PA: Elsevier Churchill Livingstone; 2010.

Centers for Disease Control: Bacterial vaginosis (BV). *Sexually Transmitted Diseases (STDs)*. Also available at http://www.cdc.gov/std/bv/default.htm. Accessed August 29, 2012.

Centers for Disease Control: Chlamydia. *Sexually Transmitted Diseases (STDs)*. Also available at http://www.cdc.gov/std/chlamydia/default.htm. Accessed August 29, 2012.

Centers for Disease Control: Gonorrhea. *Sexually Transmitted Diseases (STDs)*. Also available at http://www.cdc.gov/std/gonorrhea/. Accessed August 29, 2012.

Centers for Disease Control: HIV/AIDS & STDs. *Sexually Transmitted Diseases (STDs)*. Also available at http://www.cdc.gov/std/hiv/default.htm. Accessed August 29, 2012.

Centers for Disease Control: Human papillomavirus (HPV). *Sexually Transmitted Diseases (STDs)*. Also available at http://www.cdc.gov/std/hpv/default.htm. Accessed August 29, 2012.

Centers for Disease Control: Other STDs. *Sexually Transmitted Diseases (STDs)*. Also available at http://www.cdc.gov/std/general/other.htm. Accessed August 29, 2012.

Centers for Disease Control: Syphilis. *Sexually Transmitted Diseases (STDs)*. Also available at http://www.cdc.gov/std/syphilis/default.htm. Accessed August 29, 2012.)

Centers for Disease Control: Trichomoniasis. *Sexually Transmitted Diseases (STDs)*. Also available at http://www.cdc.gov/std/trichomonas/default.htm. Accessed August 29, 2012.

Chakraborty R, Luck S: Syphilis is on the increase: The implications for child health. *Arch Dis Child*. 2008;93(2):105-109 [PMID: 18208988].

Fethers KA, Fairley CK, Hocking JS, et al: Sexual risk factors and bacterial vaginosis: A systematic review and meta-analysis. *Clin infect Dis*. 2008;47(11):1426-1435 [PMID: 18947329].

Forhan SE, Gottlieb SL, Sternberg MR, et al: Prevalence of sexually transmitted infections among female adolescents aged 14 to 19 in the United States. *Pediatrics*. 2009;124(6):1505-1512 [PMID: 19933728].

Haamid F, Holland-Hall C: Overview of sexually transmitted infections in adolescents. *Adolesc Med State Art Rev*. 2012;23(1):73-94 [PMID: 22764556].

Jasper JM: Vulvovaginitis in the prepubertal child. *Clin Pediatr Emerg Med*. 2009;10(1):10-13 (PMID)

Nyirjesy P: Vulvovaginal candidiasis and bacterial vaginosis. *Infect Dis Clin North Am*. 2008;22(4):637-652, vi [PMID: 18954756].

South-Paul JE, Matheny SC, Lewis EL: *Current Diagnosis & Treatment in Family Medicine*, 3rd ed. New York: McGraw-Hill/Medical; 2011.

Wendel KA, Workowski KA: Trichomoniasis: Challenges to appropriate management. *Clin infect Dis*. 2007;44 (Suppl 3):S123-129 [PMID: 17342665].

White JA: Manifestations and management of lymphogranuloma venereum. *Curr Opin Infect Dis*. 2009;22(1):57-66 [PMID: 19532081].

Workowski KA, Berman S: Sexually transmitted diseases treatment guidelines, 2010. *MMWR Recomm Rep*. 2010;59(RR-12):1-110 [PMID: 21160459].

40 Emergências hematológicas e oncológicas

Michelle Eckerle, MD
Richard M. Ruddy, MD

▼ EMERGÊNCIAS HEMATOLÓGICAS

DISTÚRBIOS DAS HEMÁCIAS

ANEMIA GRAVE

A hemoglobina (Hb) e o hematócrito (Ht) de uma criança irão variar dependendo da sua idade, que é de fundamental importância no diagnóstico da anemia. A Tabela 40-1 lista os valores médios da Hb por idade. No período neonatal, os níveis de Hb são elevados devido à policitemia do feto, com Hb média de 17 mg/dL ao nascer. O equilíbrio ocorre ao longo dos primeiros dois meses, levando a um nadir fisiológico de cerca de 11 mg/dL aos dois meses de idade. Os níveis de Hb normalizam aproximadamente aos seis meses de idade e permanecem assim até a adolescência, com um nível médio de 12 a 13 mg/dL. Na adolescência, os níveis de Hb divergem entre meninos e meninas devido a diferenças em hormônios e ao início das menstruações em meninas.

A anemia grave pode ser devida a distúrbios agudos e crônicos. A criança com perda aguda de sangue levando à anemia pode apresentar sinais de choque hipovolêmico, incluindo taquicardia, retardo no enchimento capilar, extremidades frias, alterações no sensório, sofrimento respiratório e, em casos avançados, hipotensão. Contudo, as crianças geralmente toleram a anemia grave de uma causa crônica e podem permanecer assintomáticos com níveis de Hb de 5 a 6 g/dL. A anemia crônica grave é devida mais comumente à deficiência de ferro, mas também pode ser devida a deficiências de folato, de vitamina B_{12}, de cobre ou de vitamina E ou a hemoglobinopatias hereditárias. A apresentação pode incluir sintomas de letargia, fadiga ou má alimentação, bem como achados físicos de palidez, taquicardia leve e sopro sistólico, sem sinais de choque hipovolêmico. As crianças devem ser examinadas cuidadosamente para sinais de insuficiência cardíaca (IC), incluindo hepatomegalia e cardiomegalia. A deficiência de ferro é devida mais comumente à deficiência nutricional em crianças com menos de três anos; crianças mais velhas necessitam avaliação gastrintestinal para identificar fontes de possível perda oculta de sangue. As possíveis causas de anemia podem ser identificadas pela medida do volume corpuscular médio (VCM) no hemograma (HGR) completo. A Tabela 40-2 enumera as causas de anemia com base em VCM baixo, normal e alto.

ANEMIA HEMOLÍTICA AUTOIMUNE

A anemia hemolítica autoimune (AHAI) é mais comum em crianças menores e, frequentemente, se apresenta de forma aguda, com uma queda acentuada na Hb e sinais de hemólise, incluindo icterícia, esplenomegalia e sinais de IC, se a anemia for intensa. O diagnóstico é auxiliado por um teste de Coombs positivo, uma vez que a doença é mediada mais comumente pela imunoglobulina G (IgG) e menos frequentemente pela imunoglobulina M (IgM). Os pacientes necessitam manejo agressivo e terapia com corticosteroides (prednisona 2-4 mg/kg/dia). O tratamento alternativo inclui imunoglobulina intravenosa (IGIV). A resposta à terapia é esperada dentro de horas a dias. A transfusão não deve ser administrada, exceto no caso de anemia com risco à vida, manifestada por má perfusão, hipoxemia ou acidose láctica.

HEMOGLOBINOPATIAS – DOENÇA FALCIFORME

A hemoglobinopatia hereditária encontrada mais comumente no serviço de emergência (SE) é a doença falciforme (DF). O distúrbio engloba variantes genotípicas que levam a mais de 50% de Hb S e subsequente anemia hemolítica. A gravidade da doença varia com o genótipo, com (HbSS) a variante mais grave. Menos comum do que a HbSS são a β-talassemia falciforme (Hb S-βtal) e a doença da hemoglobina SC (HbSC). As manifestações clínicas mais comuns no SE incluem febre, infecção, crise de dor aguda/vaso-oclusiva, síndrome torácica aguda, crise aplástica, priapismo, sequestração esplênica e acidente vascular encefálico (AVE). O AVE é discutido mais adiante.

Tabela 40-1 Hemograma pediátrico

Idade	Limites inferiores (-2 DP) da Concentração de Hb (g/dL)
Ao nascer	14,5
2 semanas	12,5
1 mês	11,0
2-6 meses	10,0
6 meses-2 anos	10,5
2-6 anos	11,0
6-12 anos	11,5
Homens de 12-18 anos	14,0
Mulheres 12-18 anos	12,3
Idade	**Contagem normal de reticulócitos (5 e absoluta)**
Ao nascer	3-7% (100-500 × 10^3/mm³)
1 semana-2 meses	0,1-1% (10-50 × 10^3/mm³)
> 12 meses	1-2% (50-100 × 10^3/mm³)
Idade	**Valores normais de VCM (fl)**
Ao nascer	98-116
> 1 mês a ≤ 9 anos	70 + idade em anos-96
> 9 anos até idade adulta	80-96

Hb, hemoglobina; DP, desvio-padrão; VCM, volume corpuscular médio.

> ### Infecção em pacientes com doença falciforme

Pacientes com DF têm maior risco de infecção por bactérias encapsuladas devido à asplenia funcional, que frequentemente ocorre aos 18 meses de idade. O uso de profilaxia com penicilina e vacina pneumocócica de rotina tem diminuído o risco. Estudos recentes têm citado uma incidência de 1% de hemoculturas positivas entre pacientes febris com DF, que é 2 a 3 vezes maior do que em crianças saudáveis imunizadas. Além disso, crianças sem DF têm um menor risco de sepse clínica por estes patógenos. Pacientes que se apresentam ao SE com febre devem ser submetidos a um exame físico cuidadoso para detectar a etiologia da infecção. HGR, contagem de reticulócitos, hemocultura, radiografia torácica e/ou saturação de oxigênio (SatO$_2$) devem ser realizados, bem como os testes indicados pela história ou ao exame. Os fatores de risco para doença invasiva incluem temperatura maior do que 40 °C, aspecto doente ao exame ou sinais de má perfusão e choque, contagem de leucócitos maior do que 30.000/μL ou menor do que 5.000/μL, Hb menor do que 5 g/dL, infiltrados no radiografia torácica

Tabela 40-2 Diagnóstico diferencial de anemia

Tipo de anemia	VCM	Diagnóstico clínico
Microcítica	< 70	**Distúrbio da síntese da Hb:** Deficiência de ferro, talassemia, inflamação crônica, sideroblástica (hereditária), drogas/toxinas (isoniazida, chumbo)
Normocítica	70-96	**Hemolítica:** Autoimune, hemoglobinopatia, deficiência enzimática, defeito da membrana, microangiopatia **Não hemolítica:** Inflamação crônica, hemorragia aguda, sequestração esplênica, insuficiência renal crônica, eritroblastopenia transitória da infância
Macrocítica	> 96	**Megaloblástica (distúrbio da síntese da Hb):** Deficiência de vitamina B$_{12}$ ou folato, deficiência de purina ou pirimidina, medicamentos (metotrexato, anticonvulsivantes) **Não megaloblástica:** Anemia aplástica, anemia Diamond-Blackfan, hipotireoidismo, doença hepática, anemia diseritropoietica

Hb, hemoglobina; VCM, volume corpuscular médio.

e história prévia de sepse pneumocócica. Crianças com um ou mais fatores de risco devem receber antibióticos intravenosos (IV) e ser internadosa para observação após estabilização adequada no SE. Crianças com menos de 6 a 12 meses geralmente são internadas para observação, mesmo na ausência de fatores de risco para doença invasiva. Crianças com bom aspecto, sem dor, sofrimento respiratório, ou fatores de risco como enumerado podem receber uma dose de antibiótico de ação prolongada IV, geralmente ceftriaxona 50 mg/kg, e ter alta para casa para acompanhamento ambulatorial.

> ### Dor na doença falciforme

As crises de dor são características de DF e representam oclusão da microvasculatura por células falciformes. Os bebês podem apresentar dactilite das mãos e dos pés, caracterizada por dor e edema sobre as superfícies dorsais das mãos e pés. Crianças mais velhas podem localizar a dor em outros locais ósseos, incluindo úmero, fêmur ou vértebras. A diferenciação da dor com febre da osteomielite pode ser difícil, especialmente se a dor for localizada em um único local. A criança menor pode se queixar de dor abdominal, que deve ser diferenciada da sequestração esplênica, colelitíase ou outras causas clínicas de dor abdominal por meio do exame físico, de exames laboratoriais e de exames por imagem.

A terapia domiciliar para as crises álgicas consiste em paracetamol ou anti-inflamatórios não esteroides (AINEs); todavia,

Tabela 40-3 Manejo da dor aguda em crianças com doença falciforme que nunca usaram opioides

1. Avaliação clínica rápida
2. Se a dor for intensa e os não opioides não forem eficazes, administrar opioides:
   a. Esquema oral: morfina oral 0,4 mg/kg VO, ou morfina de liberação lenta 1 mg/kg (arredondado para 5 mg) a cada 12 h, com morfina oral 0,3 mg/kg a cada 3 h como necessário
   b. Esquema IV: morfina 0,1 mg/kg repetido a cada 20 min até o controle da dor, depois 0,05-0,1 mg/kg a cada 2-4 h. Considerar o uso de bomba de analgésico controlado pelo paciente (ACP).
3. Administrar analgésico não opioide como adjuvante: paracetamol 10-15 mg/kg a cada 4-6 h, ibuprofeno 10-15 mg/kg a cada 6-8 h
4. Monitorar a dor, sedação, sinais vitais, (FR, $SatO_2$: cada 15 min até o controle da dor, depois a cada 30 min
5. Para depressão respiratória/sedação, administrar naloxona 10 mcg/kg IV, aumentar para 100 mcg/kg se não houver resposta
6. Se necessário mais 1 dose de opioide IV, considerar o internação

FR, frequência respiratória; IV, intravenoso; VO, via oral; $SatO_2$, saturação de oxigênio.

os pacientes frequentemente comparecem ao SE, porque estas medicações são ineficazes. O paracetamol e os AINEs geralmente são considerados adequados para dor leve a moderada. A Tabela 40-3 lista as recomendações para manejo da dor da DF em crianças. Os pacientes que apresentam crises álgicas devem realizar HGR completo, contagem de reticulócitos e medida dos eletrólitos séricos e creatinina sérica (CrS), bem como quaisquer outras investigações indicadas pelo exame físico. A crise álgica aguda pode ser acompanhada por um episódio de anemia aguda e pode ser necessária uma transfusão. A hidratação adequada é importante, e as crianças que não podem ingerir líquidos por VO devem ser hidratadas via IV, usados com cuidado quando a Hb está abaixo de 7 g/dL. O oxigênio suplementar não está indicado se a criança tem saturação acima de 95%. Crianças que necessitam internação para controle da dor devem ser submetidas a uma espirometria, se for adequado para a idade, para reduzir o risco de síndrome torácica aguda.

▶ **Priapismo**

Priapismo é uma vaso-oclusão localizada dentro do corpo cavernoso, resultando em uma ereção indesejada e sustentada. O diagnóstico é feito pelo exame físico e deve ser obtido um HGR nesses pacientes. O tratamento inicial envolve hidratação, controle da dor, administração de opioides, se indicado, e avaliação urológica no SE para consideração a respeito da necessidade de aspiração do corpo cavernoso. Se a ereção persistir, a criança deve receber transfusão de concentrado de hemácias (CH) para atingir uma Hb de 9 a 10 g/dL, e a exsanguineotransfusão deve ser considerada se estas medidas não forem bem-sucedidas.

▶ **Sequestração esplênica**

A sequestração esplênica é uma das primeiras complicações com risco à vida em crianças com DF. A idade média na primeira apresentação é de 1,4 anos, e os pacientes com um primeiro episódio têm mais de 50% de risco de recorrência. A sequestração esplênica ocorre geralmente antes dos 6 anos de idade em pacientes com doença HbSS, mas pode ocorrer em pacientes com doença HbSC ou Hb Sβ-tal. A sequestração esplênica é definida como uma redução na Hb de pelo menos 2 g/dL abaixo da linha de base com aumento agudo do baço, frequentemente acompanhado por aumento na contagem de reticulócitos e trombocitopenia. Dependendo da idade do paciente, pode haver queixa de dor no quadrante superior esquerdo (QSE). Pacientes diagnosticados com sequestração esplênica estão em risco de colapso cardiovascular por anemia aguda e hipovolemia. A administração imediata de solução fisiológica (SF) em bólus de 20 mL/kg para normalizar a frequência cardíaca (FC) e a pressão arterial (PA) está indicada. A transfusão de CH (5-10 mL/kg) geralmente é necessária nos casos graves.

▶ **Crise aplástica**

A crise aplástica em pacientes com DF se apresenta com anemia grave. Contudo, em contraste com a sequestração esplênica, essa manifestação representa uma falha temporária da produção, geralmente associada com infecção concomitante com parvovírus B19. A sequestração esplênica é vista em geral em pacientes mais jovens, ao passo que as crises aplásticas são vistas mais frequentemente em pacientes mais velhos. As crianças apresentam febre, palidez e taquicardia, e o HGR mostra uma Hb reduzida acompanhada por uma baixa contagem de reticulócitos. Ocasionalmente, também são vistas neutropenia leve e trombocitopenia. Estas crianças devem ser internadas para monitorização e transfusão sanguínea, quando indicada, até que o sangue periférico mostre evidência de recuperação medular.

Brousse V, Elie C, Benkerrou M, et al: Acute splenic sequestration crisis in sickle cell disease: Cohort study of 190 paediatric patients. *Br J Haematol*. 2012;156:643-646 [PMID: 22224796].

De Montalembert M: Current strategies for the management of children with sickle cell disease. *Exp Rev Hematol*. 2009;2(4):455(9) [PMID: 21082949].

Kavanagh PL, Sprinz PG, Vinci SR: Management of children with sickle cell disease: A comprehensive review of the literature. *Pediatrics*. 2011;128:e1552 [PMID: 22123880].

Narang S, Fernandez ID, Chin N, et al: Bacteremia in children with sickle hemoglobinopathies. *J Pediatr Hematol Oncol*. 2012;34:1 [PMID: 22215095].

Rees DC, Olujohungbe AD, Parker NE, et al: Guidelines for the management of the acute painful crisis in sickle cell disease. *Br J Haematol*. 2010;120(5):744-752 [PMID:2614024].

Rogovik AL, Friedman JN, Persaud J, et al: Bacterial blood cultures in children with sickle cell disease. *Am J Emerg Med*. 2010;28:511-514 [PMID: 20466235].

DISTÚRBIOS DOS LEUCÓCITOS

A emergência mais comum envolvendo os leucócitos é a neutropenia. A neutropenia pode ser uma apresentação de neoplasia hematológica, secundária à quimioterapia, devida a defeito congênito dos neutrófilos ou a outras causas. A primeira é discutida na seção sobre emergências oncológicas. A neutropenia também pode ser devida a causas congênitas. Ela é definida como uma contagem absoluta de neutrófilos (CAN) de menos de 1.500 cels/μL. Uma CAN de menos de 500 cel/μL coloca o paciente em maior chance de ter uma infecção com risco à vida. Relatos publicados sugerem que o risco de infecção aumenta significativamente com uma CAN menor do que 250 cels/μL. A duração e o grau da neutropenia, bem como a função das células contribuem para o risco de infecção.

NEUTROPENIA SEM NEOPLASIA

A neutropenia sem neoplasia pode ser classificada como adquirida ou hereditária. As causas adquiridas de neutropenia incluem a supressão secundária a infecções virais, induzida por medicamentos ou autoimune. As causas induzidas por vírus e medicamentos podem ser suspeitadas a partir da história ou sintomas concomitantes. A neutropenia autoimune geralmente é um evento autolimitado, e os pacientes se recuperam ao longo de várias semanas. O diagnóstico é feito na maioria dos pacientes estabelecendo a presença de anticorpos antineutrófilos. Corticosteroides e fatores estimulantes de colônias de granulócitos (G-CSF) são usados, às vezes, para tratamento com um hematologista pediátrico.

As causas hereditárias de neutropenia podem ser congênitas, cíclicas e neutropenia como parte de uma síndrome de falência medular. Pacientes com neutropenia cíclica têm episódios periódicos de neutropenia grave, geralmente durando de 3 a 21 dias. Mais comumente, os pacientes manifestam úlceras orais, sinusite, otite média, linfadenite, celulite ou faringite. Diferentemente de crianças com neoplasias, a infecção devastadora é relativamente incomum em crianças com neutropenia congênita ou cíclica, mesmo se a CAN for menor do que 500/μL. Pacientes que apresentam neutropenia devem ter um exame físico detalhado para verificar as causas tratáveis de infecção. A área perianal deve ser inspecionada, mas o exame retal digital não deve ser realizado devido ao maior risco de sepse por gram-negativos, quando neutropênicos. Pacientes que parecem bem quando a causa provável da neutropenia é a supressão viral geralmente podem ser observados sem antibióticos com segurança, com um acompanhamento clínico cuidadoso. Os pacientes que parecem doentes, que têm evidência de uma infecção bacteriana, ou há suspeita de outros fatores de risco, devem ser monitorados em uso de antibióticos adequados no hospital. A cobertura antibiótica de amplo espectro deve incluir terapia para *Staphylococcus aureus*, bem como cobertura para organismos gram-negativos.

Ammann RA, Tissing WJE, Phillips B: Rationalizing the approach to children with fever in neutropenia. *Curr Opin Infect Dis*. 2012;25:258-265 [PMID: 22395759].

Segal GB, Halterman JS: Neutropenia in pediatric practice. *Pediatr Rev*. 2008;29:12.

Teuffel O, Sung L: Advances in management of low-risk febrile neutropenia. *Curr Opin Pediatr*. 2012;24:40-45 [PMID: 22037219].

PLAQUETAS E DISTÚRBIOS HEMORRÁGICOS

PÚRPURA TROMBOCITOPÊNICA IMUNE

A púrpura trombocitopênica imune, também conhecida como púrpura trombocitopênica imunológica (PTI), é uma condição que se origina da produção de autoanticorpos contra antígenos plaquetários. Os anticorpos contra glicoproteínas plaquetárias causam trombocitopenia por meio de dois mecanismos: (1) reduzindo a sobrevida das plaquetas circulantes, e (2) inibindo a produção de novas plaquetas pelos megacariócitos da medula óssea.

A condição pode ser aguda ou crônica. A PTI crônica é definida como uma contagem de plaquetas $< 150 \times 10^9/L$ por mais de 6 meses. A apresentação inicial é, geralmente, uma criança bem em outros aspectos com o aparecimento agudo de petéquias, púrpura e/ou hematomas. A idade média de apresentação é de 5,7 anos, com 70% das crianças entre as idades de 1 a 10 anos. Em dois-terços dos casos, os sintomas são precedidos por uma doença viral, com um intervalo médio de 2 semanas entre os sintomas infecciosos e o desenvolvimento de trombocitopenia. Contudo, febre e sintomas infecciosos não são uma característica de PTI. Além disso, crianças com PTI não têm sintomas constitucionais de perda de peso, fadiga ou dor articular. Um quarto das crianças irá apresentar epistaxe leve. O hemograma mostra trombocitopenia isolada sem anormalidade das outras linhagens de células.

O sangramento espontâneo em crianças com PTI é raro, mas tem sido observado (~1% dos pacientes). Crianças com contagem de plaquetas abaixo de 10.000 estão em risco mais alto. O exame laboratorial inicial inclui HGR, tempo de protrombina (TP), tempo de tromboplastina parcial (TTP) e tipo sanguíneo. Crianças com sinais e sintomas de hemorragia grave com risco de morte devem ser tratadas de emergência. O tratamento desses pacientes envolve metilprednisolona IV (30 mg/kg, dose máxima de 1 g) ao longo de 20 a 30 minutos mais uma transfusão de plaquetas com um aumento de duas a três vezes no volume de plaquetas transfundidas. Após receber esteroides e plaquetas, uma infusão de IGIV deve ser iniciada (1 g/kg), que pode aumentar a sobrevida das plaquetas doadas. Quando o sangramento é controlado, a criança deve ser internada para infusões subsequentes de IGIV e etilprednisolona, conforme indicado.

Muitas crianças irão se recuperar apenas com manejo expectante. Na ausência de sangramento espontâneo ou hemorragia com risco à vida, o tratamento clínico é considerado em pacientes com contagem de plaquetas $< 20 \times 10^9/L$. Há controvérsia quando à indicação de biópsia de medula óssea antes do início da terapia com esteroides em crianças sem sangramento espontâneo. A avaliação com um hematologista pediátrico é recomendada. O tratamento com corticosteroides é administrado mais frequentemente como prednisona oral em doses divididas de 1 a 2 mg/kg e continuada por um período de semanas. A IGIV é administrada como uma infusão única de 0,8 a 1 g/kg com doses subsequentes dadas com base na avaliação clínica ou contagem de plaquetas. O antiD IV também tem sido usado no tratamento da PTI. A terapia é usada para pacientes que são Rh(D) positivo, e é dada em dose única de 75 mcg/kg. O efeito adverso visto mais comumente com essa terapia é uma redução transitória na Hb devido à hemólise por aloanticorpos contra as hemácias infundidas, geralmente evidente dentro de uma semana após a infusão e se resolvendo três semanas após a infusão. Portanto, usar imunoglobulina Rho(D) com cautela em pacientes com Hb < 10 g/dL na apresentação.

Crianças com sangramento espontâneo por trombocitopenia devem ser estabilizadas e admitidas. Além disso, a maioria das crianças com contagem de plaquetas < 20×10^9/L será internada para avaliação por hematologista pediátrico e observação, tendo em vista o risco pequeno, porém presente de sangramento espontâneo. As taxas de incidência de hemorragia intracraniana são variáveis, mas vão de 0,17 a 0,9%. A maioria das crianças se recupera espontaneamente, com dois-terços atingindo a remissão completa (contagem de plaquetas > 150×10^9/L sem terapia continuada de aumento das plaquetas) dentro de 6 meses do diagnóstico.

> Blanchette V, Bolton-Maggs P: Childhood immune thrombocytopenic purpura: Diagnosis and management. *Hematol Oncol Clin North Am.* 2010;24:249-273 [PMID: 20113906].

DOENÇA HEMORRÁGICA DO RECÉM-NASCIDO

O sangramento devido à deficiência de vitamina K é uma causa rara de hemorragia ou sangramento em recém-nascidos (RNs). A vitamina K é necessária para a síntese de protrombina e dos fatores VII, IX e X. A incidência tem diminuído drasticamente desde o advento de injeções de vitamina K ao nascimento. Os bebês que são amamentados têm um maior risco, porque os depósitos maternos de vitamina K frequentemente são inadequados.

O sangramento por deficiência de vitamina K raramente é visto nas primeiras 24 horas de vida. Ele é secundário a medicações maternas tomadas durante a gravidez que interferem com o metabolismo da vitamina K. O sangramento clássico por deficiência de vitamina K ocorre entre o 2° e o 7° dia de vida. A apresentação tardia da doença ocorre entre o 8° dia e o 6° mês de idade. A doença de início tardio ocorre com mais frequência em bebês alimentados exclusivamente com leite materno, sendo identificada associação entre a apresentação da doença e a disfunção hepatobiliar nos bebês. Os bebês que apresentam icterícia após 2 a 3 semanas de idade, como um indicador de colestase, devem receber uma avaliação do estado da vitamina K, O comprometimento da absorção intestinal de vitamina K pode contribuir para a doença, mesmo se o leite materno fornecer quantidades adequadas. Os bebês recebendo antibióticos de amplo espectro, com diarreia e sendo amamentados, têm um risco adicional. Metade dos bebês que apresentam doença hemorrágica de início tardio (> 1 semana de idade) apresenta hemorragia intracraniana.

Se houver suspeita de sangramento por deficiência de vitamina K, deve ser obtido hemograma, estudos de coagulação e níveis de fibrinogênio. A deficiência de vitamina K é mais provável em bebês com menos de 6 meses de idade com sangramento espontâneo, hematomas ou hemorragia intracraniana, com TP maior do que duas vezes o valor normal e sem história de coagulopatia hereditária ou coagulação intravascular disseminada (CIVD). Os testes confirmatórios incluem a proteína induzida pelo antígeno da vitamina K (PIVKA-II), que deve ser solicitada logo que possível, mesmo após a reversão do sangramento.

O tratamento para bebês com sangramento sem risco de morte é a vitamina K em dose de 250-300 mcg/kg administrada por via IV. A dose neonatal-padrão de 1 a 2 mg administrada em injeção subcutânea (SC) geralmente é adequada para corrigir o sangramento leve a moderado, com o efeito visto em geral dentro de uma hora. No sangramento grave ou com risco de morte, deve ser administrado plasma fresco congelado (PFC) em uma dose de 10 a 15 mL/kg.

> Shearer MJ: Vitamin K deficiency bleeding (VKDB) in early infancy. *Blood Rev.* 2009;23:49-59 [PMID: 18804903].

DISTÚRBIOS HEMORRÁGICOS HEREDITÁRIOS

O médico da emergência irá encontrar crianças com sangramento agudo como consequência de um distúrbio hemorrágico hereditário. Mais comumente, isso é visto em pacientes com hemofilia, embora o sangramento grave também possa ser visto em casos graves de doença de von Willebrand. Em crianças com hemofilia, o sangramento é visto menos frequentemente nos dias de hoje do que no passado devido à reposição de fator profilático. Pacientes com hemofilia A recebem reposição e tratamento com fator VIII e a hemofilia B com fator IX. Crianças com distúrbios hemorrágicos podem apresentar sangramento clinicamente evidente, como a hamartrose. Nesses pacientes, o médico deve primeiro estabelecer a gravidade da condição subjacente da criança. Pacientes com hemofilia podem ter doença grave (< 1% de nível do fator antes da terapia), moderada (1-5% de nível do fator) e leve (6-25% de nível do fator). Um paciente com hemofilia grave é mais propenso a sangrar sem trauma e a experimentar sangramentos articulares. Um paciente com hemofilia leve é mais provável de precisar de um trauma considerável para apresentar um sangramento clinicamente significativo. Na maioria dos pacientes, a família sabe quando um sangramento necessita intervenção; muitos pacientes manejam sangramentos menores em casa. Os episódios de sangramento em espaços articulares ou músculos, ou outros locais mais raros, como sangramento intra-abdominal ou hematúria macroscópica, devem ser discutidos com o hematologista para determinar a duração ideal e o momento da terapia. A artrocentese raramente está indicada. A Tabela 40-4 enumera os produtos de reposição indicados para deficiências específicas de fatores comuns. Embora a dose deva ser individualizada para cada paciente e para cada produto utilizado, a dose necessária para elevar a concentração do fator VIII em um valor especificado pode ser estimada usando a seguinte fórmula:

Tabela 40-4 Deficiências de fator e terapia de reposição

Deficiência de fator	Terapia de reposição
Fator VIII	Concentrados de fator VIII (recombinante e derivado do plasma)
Fator IX	Concentrados de complexos de protrombina
	Concentrados de fator IX (recombinante e derivado do plasma)
Doença de vWF	DDAVP
	Fator VIII tem alta concentração na vWF

DDAVP, desmopressina; vWF, doença de Von Willebrand.

$$\text{Dose do fator VIII (UI)} = \text{Peso (kg)} \times (\% \text{ aumento desejado}) \times 0,5$$

$$\text{Dose do fator IX (fator IX derivado do plasma)} = \text{Peso (kg)} \times (\% \text{ aumento desejado})$$

$$\text{Dose de IX} = \text{Peso (kg)} \times \text{aumento desejado} \times 1,2$$

Pacientes com níveis de fator VIII maiores de 5%, que têm sangramento leve, podem nem sempre necessitar reposição do fator. A DDAVP leva à liberação de vWF a partir dos depósitos endoteliais que é capaz de trazer quantidades adicionais de fator VIII para o plasma. A dose IV de DDAVP é de 0,3 mcg/kg (dose máxima é de 20 mcg) durante 30 minutos. A forma intranasal concentrada é um agente antidiurético e pode ser necessária a restrição de líquidos durante o uso. Em crianças com mais de 5 anos de idade, uma única aplicação em uma única narina (150 mcg) é suficiente. Em adolescentes e adultos, a dose é uma única pulverização em cada narina (300 mcg dose total). Isso irá aumentar o nível do fator em 2 a 3 vezes.

Os pacientes podem desenvolver inibidores ou autoanticorpos contra o fator de reposição. Os inibidores não apenas interferem com a eficácia da terapia de reposição do fator, mas também podem causar anafilaxia com a administração do fator em pacientes com deficiência do fator IX. O uso de reposição do fator é orientado pela concentração do inibidor (medido em unidades Bethesda Inhibitor Assay [BIA]) e pelo tipo de resposta que o paciente apresenta ao fator de reposição. A avaliação com um hematologista é recomendada no cuidado de pacientes com hemofilia.

A preocupação com sangramento intracraniano potencial apresenta um desafio especial para o clínico. Trauma relativamente pequeno pode precipitar sangramento intracraniano em uma criança com hemofilia, e crianças com hemofilia grave podem ter sangramento intracraniano espontâneo. Se houver suspeita de sangramento intracraniano, é imperativo que o médico do SE trate o paciente primeiro com o produto de reposição adequado, antes de obter qualquer teste confirmatório como a TC. A maioria das crianças pode ter alta para casa após a reposição do fator. As indicações de internação incluem sangramento envolvendo SNC, pescoço, faringe, retroperitôneo; síndrome do compartimento potencial, pacientes que necessitam várias doses de fator ou incapacidade de controlar a dor.

REAÇÕES DE TRANSFUSÃO

As reações de transfusão, embora raras, podem trazer um risco de morte, e o médico do SE deve permanecer atento aos sinais de reação. Embora as reações de transfusão sejam previstas no contexto das transfusões de hemácias, elas raramente ocorrem com plaquetas com incompatibilidade ABO. A reação de transfusão deve ser suspeitada se o paciente desenvolver instalação aguda de dispneia, febre, calafrios, dor abdominal/nas costas ou hipotensão durante a transfusão de produtos sanguíneos. O paciente também pode desenvolver hemoglobinúria. Casos graves podem progredir para CIVD e insuficiência renal aguda (IRA). Uma reação de transfusão aguda ocorre dentro de 24 horas de uma transfusão e é uma resposta mediada por anticorpo, causada por anticorpos preexistentes ligados às hemácias e causando hemólise. A reação de transfusão tardia ocorre mais de 24 horas após a transfusão, e pode ser devida a um anticorpo preexistente ou à produção de um novo anticorpo.

O manejo de uma reação de transfusão aguda começa pela suspensão da transfusão e a verificação imediata de que o paciente certo está recebendo o produto correto. Além disso, uma amostra do produto transfundido deve ser encaminhada para o banco de sangue para verificar a fita original e os resultados do rastreamento. O teste direto da antiglobulina (TDA) será positivo diante de uma reação de transfusão hemolítica; um teste negativo, contudo, não exclui a reação, uma vez que hemácias ligadas a anticorpos podem ser eliminadas rapidamente da circulação.

O manejo das reações de transfusão se concentra em fornecer o cuidado suportivo adequado para manter a PA e o débito urinário normais, bem como o tratamento adequado da CIVD e da insuficiência renal, quando presentes. Deve ser observado que os pacientes também podem ter reações de transfusão não hemolíticas, que tendem a ser menos graves, mas podem se manifestar com febre, urticária, calafrios e cefaleia. Neste caso, o clínico deve buscar sinais de hemólise e, se não for encontrado nenhum, decidir se deve prosseguir com a transfusão usando anti-histamínicos e antipiréticos para tratar os sintomas dessa reação não hemolítica.

COAGULAÇÃO INTRAVASCULAR DISSEMINADA

A CIVD se origina da ativação sistêmica da cascata de coagulação, resultando na formação de fibrina intravascular e trombose dos vasos sanguíneos pequenos e médios. O consumo subsequente dos fatores de coagulação e de plaquetas pode então levar a sangramento. A CIVD pode surgir devido a inúmeras causas, incluindo sepse, trauma, lesão craniana, neoplasias, reações a toxinas, reações hemolíticas a transfusões e outras. A CIVD devida especificamente à sepse pode se manifestar clinicamente com púrpura fulminante (PF), infarto hemorrágico da pele em associação com CIVD. A PF se apresenta como máculas eritematosas que progridem para áreas de necrose central azul--pretas, com subsequente hemorragia na derme, causando dor e, às vezes, formação de vesículas e bolhas. A não ser que haja um reconhecimento rápido e reversão da condição subjacente, as lesões progridem para necrose de toda a espessura da pele, frequentemente necessitando desbridamento ou levando à amputação. O tratamento é dirigido à causa. Ela deve ser manejada agressivamente com antibióticos adequados, suporte circulatório com volume e inotrópicos, ventilação e reposição de hemoderivados. Se necessário, estes incluem transfusões de plaquetas (10 mL/kg) e PFC (15 mL/kg) para corrigir trombocitopenia grave e/ou função de coagulação anormal. As metas incluem fibrinogênio acima de 150 mg/dL, plaquetas entre 30 e 50 × 10^9/L até a resolução de todos os sinais clínicos e laboratoriais de coagulopatia.

Chalmers E, Cooper P, Forman K, et al: Purpura fulminans: Recognition, diagnosis and management. *Arch Dis Child*. 2011;96:1066-1071 [PMID: 21233082].

DISTÚRBIOS DE HIPERCOAGULAÇÃO E TROMBOSE
TROMBOEMBOLIA VENOSA/EMBOLIA PULMONAR

A incidência de tromboembolia venosa (TEV) parece estar crescendo em crianças. Isso parece ser devido a uma maior expectativa de vida de crianças com condições clínicas crônicas (que estão, portanto em maior risco de eventos de TEV), aumento da frequência de intervenções que colocam as crianças em risco (como cateteres venosos centrais [CVCs]), maior reconhecimento da condição ou uma combinação de fatores. Em adição aos CVCs, os fatores de risco incluem neoplasia, especialmente durante o tratamento com L-asparaginase e corticosteroides, aumentada pela presença de desidratação ou infecção, bem como condições trombofílicas hereditárias e anormalidades venosas congênitas. A prevalência estimada nos Estados Unidos varia de 0,6 a 1,1 por 10.000 para TEV. Crianças que experimentam um primeiro episódio de TEV têm um risco global de recorrência de 5 a 10%, mas o risco individual é maior em crianças com condições predisponentes. A presença de um dispositivo de acesso venoso central é um fator de risco importante para criança com TEV, presente em mais de 50% dos casos. Aproximadamente 70% das crianças com TEV terão uma condição clínica crônica subjacente, e uma maior porcentagem terá um evento agudo predisponente como trauma ou cirurgia. O TEV idiopático é relativamente raro, compreendendo aproximadamente 5% dos casos. Aproximadamente 14% das crianças irá experimentar recorrência do TEV, e estas crianças têm o mesmo risco de morbidade e mortalidade que o primeiro episódio. As crianças podem apresentar dor e edema das extremidades, ou o achado pode ser assintomático, descoberto acidentalmente em estudos de imagem. Se houver suspeita de TEV, o estudo de imagem de escolha irá depender da localização anatômica. Na suspeita de trombose das veias centrais, uma combinação de ultrassonografia (US) Doppler da veia jugular e venografia das veias jugular e central é sugerida.

A US Doppler é sugerida na suspeita de TEV das extremidades inferiores. A venografia de ressonância magnética (VRM) pode ser uma modalidade alternativa de imagem; contudo, o procedimento pode não estar disponível na US, podendo ser necessária a sedação para alguns pacientes, e a utilidade pode depender em parte da experiência local com a realização e a interpretação de exames pediátricos.

A embolia pulmonar (EP) é um evento igualmente raro em crianças, com uma incidência estimada de 0,86 a 5,7 por 10.000 internações hospitalares (ver Capítulo 34). Menos de 5% dos casos são idiopáticos, com a maioria dos pacientes tendo um fator de risco identificável e aproximadamente 50% tendo evidência radiográfica de TEV. Assim como o TEV, os fatores de risco comuns são a imobilização, a presença de um CVC e cirurgia recente. O estudo do dímero D mede um dos produtos de degradação da fibrina e tem sido usado em adultos para ajudar a "excluir" o diagnóstico de EP. Não há evidência suficiente em pediatria de que um dímero D normal seja adequado para excluir EP. Em crianças com suspeita de EP, o diagnóstico é feito com cintilografia de ventilação/perfusão. A angiotomografia computadorizada (Angio-TC) também é usada, mas não há dados descrevendo as características do exame para essa modalidade de imagem. Taxas de mortalidade de até 10% têm sido publicadas.

A terapia de anticoagulação para crianças com TEV confirmada deve ser iniciada logo que quaisquer contraindicações tenham sido resolvidas e após os testes laboratoriais diagnósticos iniciais terem sido obtidos. As opções de tratamento no SE incluem a heparina não fracionada (HNF) e a heparina de baixo peso molecular (HBPM). A HNF tem uma meia-vida curta e é prontamente reversível com sulfato de protamina. Ela é, portanto o método preferido de anticoagulação em crianças que têm fatores de risco de sangramento grave, como crianças com trauma multissistêmico, ou que podem necessitar intervenção cirúrgica iminente. A monitorização terapêutica da HNF segue os níveis do antifator Xa que se correlaciona com a faixa de referência adequada do tempo de tromboplastina parcial ativada (TTPA) pediátrico. As faixas de referência de adultos para TTPA não são aplicáveis a pacientes pediátricos mais jovens devido a diferenças hemostáticas basais. A trombocitopenia induzida pela heparina é rara em crianças, mas é mais provável de ser vista com o uso da HNF quando comparada com a HBPM, com uma incidência relatada de 2,4%. A HBPM também é usada para tratamento do TEV, mas a farmacocinética não é tão previsível em crianças como em adultos, e os níveis do antifator Xa devem ser monitorados.

Crianças com mais de um ano de idade com TEV confirmado devem receber uma dose em bólus de HNF de 75 a 100 U/kg, seguida de uma infusão de 20 U/kg/h. Crianças mais velhas necessitam uma dose mais baixa, com uma velocidade de infusão sugerida de 18 U/kg/h. Para anticoagulação com HBPM, a maior experiência em pacientes pediátricos é com enoxaparina, devendo ser iniciada em uma dose de 1 mg/kg duas vezes ao dia, com RNs recebendo doses maiores de 1,5 a 1,7 mg/kg. Os filtros da veia cava inferior (VCI) para TEV são considerados em pacientes com contraindicação à anticoagulação ou que têm trombos infrarrenais. A duração da anticoagulação está relacionada com a presença de condições predisponentes ou fatores de risco e deve ser decidida em avaliação com um hematologista pediátrico.

ACIDENTE VASCULAR ENCEFÁLICO

O AVE é um evento incomum na população pediátrica, com uma incidência de aproximadamente 2,5 por 100.000 por ano, com o acidente vascular encefálico hemorrágico (AVEh) sendo mais comum do que o isquêmico (AVEi). A percepção atual do AVE pediátrico é de que a criança com um AVE tem uma combinação de fatores de risco que a predispõe ao evento inicial e à recorrência. Os fatores de risco mais comuns para AVEi são DF e doença cardíaca congênita. Aproximadamente 50% das crianças com AVE têm pelo menos um fator de risco, como estado hipercoagulável primário ou secundário (Tabela 40-5). O AVE se apresenta mais comumente com hemiparesia. Crianças mais velhas são mais prováveis de ter cefaleia associada, e crianças com menos de 4 anos são mais prováveis de ter convulsões.

Quando há suspeita de AVE em uma criança, a TC do crânio sem contraste deve ser solicitada de emergência. A TC será diagnóstica para AVEh; todavia, sinais de AVEi podem não estar presentes por 12 a 24 horas após o evento. O diagnóstico de AVEi é suspeitado com base na história e no exame físico. A imagem de TC pode demonstrar AVEi agudo maduro maior e exclui a hemorragia. Contudo, a ressonância magnética (RM) identifica infartos iniciais e pequenos e, portanto, é necessária para excluir o AVEi. A RM ponderada por difusão pode demonstrar AVEi agudo dentro de minutos da instalação, e a angiorressonância magnética (ARM) pode confirmar a oclusão vascular e sugere arteriopatia como uma causa subjacente. O manejo se baseia no fato do AVE ser hemorrágico ou isquêmico.

Para ambos os tipos de AVE, o cuidado inicial no SE é direcionado à estabilização do paciente, incluindo a otimização do esforço respiratório, o controle das convulsões, o manejo da pressão intracraniana (PIC) aumentada, a correção de hipoxemia e da hipotensão, ou a correção lenta de hipertensão, se presente, e a manutenção de euglicemia. O AVEh requer a avaliação de emergência com um neurocirurgião para determinar se há indicação de evacuação cirúrgica. A intervenção cirúrgica geralmente está reservada para pacientes com herniação iminente ou embolização de malformações arteriovenosas, quando presentes. Para o AVE agudo na presença de DF, o tratamento inclui hidratação e exsanguineotransfusão para reduzir a Hb falciforme para menos de 30% da Hb total. Em pacientes com AVEi, a trombólise intravascular pode ser considerada em avaliação com uma equipe especializada em AVE; todavia, deve ser observado que essa terapia não foi estudada em pacientes pediátricos. Quando considerada, deve ser observado que em adultos, o risco aumentado de hemorragia intracerebral é visto se a trombólise IV for administrada mais de 3 horas após o evento inicial. No AVEi, o uso profilático de antiepilépticos na ausência de convulsões clínicas ou eletrencefalográficas não está indicado. Não há um papel comprovado para hipotermia terapêutica naqueles com progressão neurológica.

O AVEi pode se apresentar devido à dissecção arterial cervicocefálica. Isso pode ocorrer como resultado de trauma ou infecção, ou em uma criança com uma condição predisponente como Ehlers-Danlos, síndrome de Marfan ou coarctação de aorta. Ele é mais bem detectado na arteriografia ou RM. O tratamento é a anticoagulação imediata com HNF ou HBPM seguido por anticoagulação de longo prazo com warfarina, HBPM ou um agente antiplaquetário.

A trombose do seio venoso cerebral (TSVC) pode se apresentar com uma variedade de condições, incluindo convulsões, sinais de PIC aumentada ou cefaleia. Derrame ou hematoma subdural, hemorragia subaracnoide (HAS), hemorragia intracraniana e infarto também foram descritos. A infecção também é uma causa bem conhecida de trombose venosa séptica em crianças mais velhas, associada com infecções como otite média e meningite. Entre um e dois terços das crianças com TSVC são diagnosticados com um distúrbio hipercoagulável, a maioria dos quais são hereditários, em vez de adquiridos. O tratamento na fase inicial é de suporte, com controle da atividade epiléptica, controle da PIC, hidratação e antibióticos, se adequado. Deve ser dada atenção especial à avaliação da visão e dos campos visuais dessas crianças, uma vez que a TSVC pode ser uma apresentação aguda de um processo crônico, e os pacientes podem ter uma PIC aumentada de longa duração. O diagnóstico é feito com um venograma TC ou venograma RM. Os pacientes que estão inconscientes ou ventilados mecanicamente devem ser monitorados continuamente com o EEG devido à elevada incidência de convulsões nestes pacientes. Assim como os pacientes com AVEi, a terapia trombolítica deve ser considerada em avaliação com uma equipe especializada em AVE, e para pacientes com TSVC, é razoável considerar anticoagulação com HNF IV ou HBPM subcutânea, independentemente de hemorragia secundária associada.

Tabela 40-5 Fatores de risco de acidente vascular encefálico pediátrico

Estados hipercoaguláveis primários
• Deficiência de proteína C e S, deficiência de antitrombina, anticorpos anticardiolipina e anticoagulante lúpico, distúrbios do fibrinogênio ou inibidor do ativador do plasminogênio
Estados hipercoaguláveis secundários
• Neoplasias, uso de anticoncepcionais orais, gravidez, síndrome nefrótica, policitemia vera
Anemia falciforme
Vasculite cerebral
• Infecciosa, necrosante, hipersensibilidade, associada à doença do colágeno vascular.

Kenet G, Strauss T, Kaplinsky C, Paret G: Hemostasis and thrombosis in critically ill children. *Semin Thromb Hemost.* 2008;34:451-458 [PMID: 18956285].

Kerlin BA: Current and future management of pediatric venous thromboembolism. *Am J Hematol.* 2012;87:S68-S74 [PMID:22367975].

Macartney CA, Chan AKC: Thrombosis in children. *Semin Thromb Hemost.* 2011;37:763-771 [PMID: 22187399].

Roach ES, Golomb MR, Adams R, et al: Management of stroke in infants and children: A scientific statement from a special writing group of the American Heart Association Stroke Council and the Council on Cardiovascular Disease in the Young. *Stroke.* 2008;39:2644-2691 [PMID: 18635845].

EMERGÊNCIAS ONCOLÓGICAS

NEOPLASIAS HEMATOLÓGICAS

As neoplasias hematológicas são a causa mais comum de câncer na infância, respondendo por 25 a 30% dos diagnósticos de câncer. A leucemia é classificada como linfoide (linfoblástica, linfocítica) ou mieloide (mielógena, mielocítica, mieloblástica, não linfoblástica aguda). A leucemia linfoblástica aguda (LLA) é o diagnóstico mais comum em crianças menores, com um pico de incidência entre 2 a 5 anos. Crianças com neoplasias hematológicas variam desde um bom estado geral até criticamente enfermas.

Os sintomas de leucemia podem ser vagos e inespecíficos; todavia, o diagnóstico deve ser considerado em uma criança que apresenta febre persistente inexplicada, perda de peso, fadiga ou dor óssea. Ao exame físico, a criança pode estar cansada ou com aspecto doente, ter palidez, sangramento ou hematomas inexplicados, hepatomegalia e/ou esplenomegalia, linfadenopatia. Menos frequentemente, leucemia ou linfoma podem se apresentar com uma massa mediastinal, resultando em sintomas de síndrome da veia cava superior (VCS), como edema facial, congestão venosa ou comprometimento respiratório ou circulatório. Uma criança com leucemia mielógena aguda (LMA) pode se apresentar com hiperplasia gengival ou coleções extramedulares de mieloblastos chamados cloromas, que aparecem como áreas azuis discretas nos tecidos subcutâneos.

O diagnóstico de leucemia é feito pela presença de blastos no HGR ou sugerido pela supressão de pelo menos duas linhagens de células hematológicas. Outros processos de doenças, como infecções virais ou anemia aplástica, podem apresentar supressão de linhagem de células hematológicas e, portanto, o diagnóstico deve ser considerado no contexto da apresentação clínica. O diagnóstico definitivo é feito por meio da aspiração e exame de medula óssea. Quando o diagnóstico é sugerido pelo HGR, exames complementares devem ser obtidos, como listado na Tabela 40-6.

LINFOMA

O linfoma é a terceira neoplasia mais comum em pediatria. O tipo mais comum, o linfoma de Hodgkin, é visto em adolescentes (15-19 anos). Os tipos restantes são agrupados como linfoma não Hodgkin (LNH), incluindo linfoma de Burkitt, linfoma linfoblástico de células precursoras T ou B, linfoma difuso de grande célula B e linfoma anaplásico de grandes células. Os linfomas são diagnosticados incomumente em crianças com menos de 5 anos.

O linfoma pode ser suspeitado em pacientes que apresentam linfadenopatia indolor que aumenta durante um período de dias a meses, não responsiva a antibióticos e acompanhada de sintomas que incluem febre, sudorese noturna, perda de peso e achado físico de dor abdominal ou derrame pleural. História de dificuldade respiratória, sibilos ou ortopneia deve indicar investigações de massa mediastinal (Figura 40-1), que é comum nos linfomas Hodgkin e não Hodgkin. É importante observar que a ausência de sintomas associados não exclui o linfoma.

Tumores sólidos

Os tumores do sistema nervoso central (SNC) são os tumores de órgãos sólidos mais comuns em crianças. Assim como em todas as neoplasias, pode haver um amplo espectro de sintomas na apresentação. A queixa mais comum na apresentação é a cefaleia, mas as crianças também podem apresentar convulsões, vômitos ou outros sinais de PIC aumentada. Os tumores podem manifestar sintomas do local e do tecido comprometido, como achados

Tabela 40-6 Lista de verificação para novos diagnósticos conhecidos ou suspeitados de leucemia aguda

História e exame físico detalhados
Medição acurada do peso e altura
Colocar linha IV periférica para suporte (a não ser que haja suspeita de massa mediastinal, então considerar radiografia torácica primeiro)
Avaliação laboratorial • HGR com diferencial manual; esfregaço periférico • Bioquímica: ácido úrico, Cr, potássio, fósforo, cálcio • Perfil de coagulação: TP, TTP, fibrinogênio • Se febril, hemocultura (para aeróbios, anaeróbios e fungos)
Obter radiografia torácica
Iniciar hidratação a 125 mL/m²/h, a não ser que a carga hídrica seja contraindicada. • Prescrever hidratação com alcalinização (D5/SN com 30 mEq/L bicarbonato de sódio) • Iniciar líquidos disponíveis (D51/2SN) e correr até que os líquidos alcalinizados estejam disponíveis • Não administrar potássio
Iniciar alopurinol
Se febril, iniciar antibiótico de largo espectro empírico (ceftazidime 50 mg/kg/dose IV)
Prescrever e iniciar hemoderivados como indicado • Se sangrando, administrar plaquetas, PFC ou crioprecipitado • Se gravemente anêmico, iniciar transfusão lenta de CH

CH, concentrado de hemácias; IV, intravenoso; HGR, hemograma; PFC, plasma fresco congelado; Cr, creatinina; TP, tempo de protrombina; TTP, tempo de tromboplastina parcial.

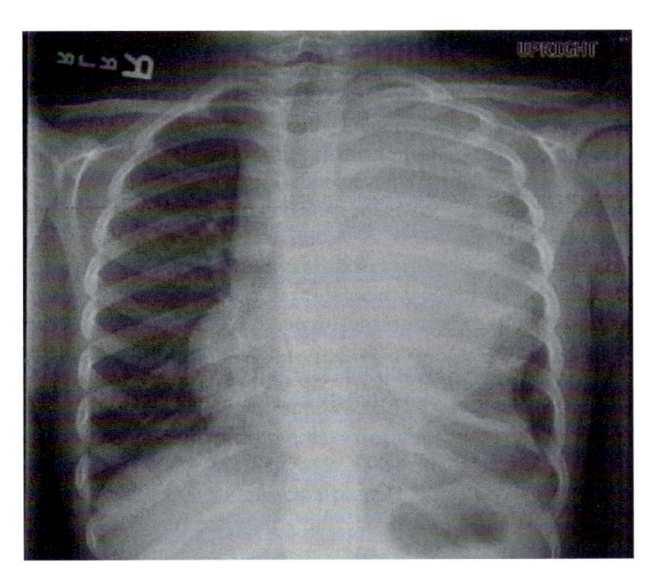

▲ **Figura 40-1** Massa mediastinal no diagnóstico inicial de leucemia linfoblástica aguda.

oculares, diabetes insípido (DI), quando suprasselar, outros distúrbios endócrinos, quando localizado na hipófise, por exemplo. Apenas um pequeno número de crianças que apresentam queixa isolada de cefaleia terá uma massa intracraniana, os médicos podem ser desafiados a determinar se um exame de neuroimagem está indicado.

Quando uma massa intracraniana é identificada, o cuidado inicial no SE deve focar na identificação e no tratamento da PIC elevada. Crianças em risco de herniação podem ter toda a tríade de Cushing (hipertensão, bradicardia, respiração deprimida) ou parte dela, alterações do sensório ou achados sugestivos de paralisia do nervo craniano. Anormalidades do sinal vital indicam PIC aumentada levando à herniação, e estes pacientes devem ser manejados agressivamente. O foco inicial é na proteção da via aérea usando preparação protetora do SNC, respiração e circulação, com medidas para reduzir a PIC. A cabeceira do leito deve ser elevada, e solução fisiológica (SF) a 3% em bólus, na quantidade de 5 mL/kg, deve ser administrada. Metilprednisolona, 2 mg/kg IV, está indicada para uma massa identificada por neuroimagem que esteja causando edema e sinais de herniação. A avaliação de emergência com um neurocirurgião está indicada.

Tumores sólidos encontrados menos frequentemente incluem massas abdominais, como tumor de Wilms, neuroblastoma, e tumores ósseos e de tecidos moles. Esses tumores são diagnosticados mais comumente em crianças com menos de 5 anos de idade. O tumor de Wilms se apresenta como uma massa abdominal indolor. O neuroblastoma pode se apresentar do mesmo modo, ou pode ser acompanhado por sintomas causados por liberação de catecolaminas do tumor, incluindo hipertensão e taquicardia. Metástases estão presentes em até 50% das crianças; os locais mais comuns são osso, medula óssea e fígado. Crianças com neuroblastoma raramente apresentam síndrome opsoclonia-mioclonia.

Os tumores ósseos e de tecidos moles compreendem aproximadamente 12% das neoplasias da infância. Elas se apresentam com mais frequência como dor e/ou edema ósseo unilateral sem uma história de trauma. O tumor deve ser suspeitado em crianças que apresentam dor que as acordam, dor que não melhora com o repouso ou que piora progressivamente ao longo do tempo. Além disso, o diagnóstico deve ser considerado nas fraturas patológicas, nas quais um paciente apresenta uma fratura depois de uma lesão aparentemente leve ou em um osso que não é fraturado comumente. No osteossarcoma, as radiografias simples são indicadas como exames iniciais. Os tumores de tecidos moles, como o rabdomiossarcoma, necessitam TC ou RM para caracterizar a massa.

Arndt CAS, Rose PS, Folpe AL, Laack NN: Common musculoskeletal tumors of childhood and adolescence. *Mayo Clin Proc.* 2012;87:5,475-487 [PMID: 22560526].

Kaatsch P: Epidemiology of childhood cancer. *Cancer Treatment Rev.* 2010;36:277-285 [PMID: 20231056].

Nazemi KJ, Malempati S: Emergency department presentation of childhood cancer. *Emerg Med Clin N Am.* 2009;27:477-495 [PMID: 19646649].

EMERGÊNCIAS ASSOCIADAS COM APRESENTAÇÃO DE NEOPLASIA

Hiperleucocitose

A hiperleucocitose é definida como uma contagem de leucócitos maior do que 100.000/µL. Ela ocorre mais comumente na leucemia aguda; em 9 a 13% com leucemia não linfoblástica aguda e na maioria da leucemia mieloide crônica. Ela pode ser detectada no HGR ou os pacientes podem apresentar sintomas de leucostasia. O SNC e o sistema respiratório são os mais comumente afetados. Os sintomas respiratórios resultam de aumento da viscosidade sanguínea que causam sedimentação na vasculatura pulmonar, bem como aumento da necessidade de oxigênio pelo número excessivo de leucócitos. Os pacientes podem ter queixa de dispneia de esforço ou exibir sofrimento respiratório. As manifestações neurológicas variam de leves a intensas, incluindo cefaleia, confusão e coma ou hemorragia intracraniana.

A hiperleucocitose é tratada com leucoferese, um tipo de aférese na qual o sangue é retirado do paciente, os leucócitos são removidos e o sangue filtrado é transfundido de volta para o paciente. O procedimento é considerado quando o número de leucócitos totais é maior do que 100.000/µL ou o paciente é sintomático. Um oncologista pediátrico e um intensivista pediátrico devem ser consultados de emergência para aconselhar a respeito do início da leucoferese e para discutir o início de quimioterapia. O manejo inicial no SE inclui hidratação com atenção ao equilíbrio hídrico e à monitorização para sinais de sofrimento respiratório. A transfusão de hemácias deve ser evitada, a não ser que seja absolutamente necessária devido ao risco aumentado de hiperviscosidade e complicações associadas.

Síndrome de lise tumoral

A síndrome de lise tumoral pode ocorrer antes ou depois do início da terapia da neoplasia. Os cânceres com uma alta carga tumoral têm o maior risco desta síndrome. Em pacientes pediátricos, o linfoma e a leucemia são as neoplasias com a maior incidência. O fator predisponente mais comum para a síndrome é a desidratação, daí a inclusão da hidratação agressiva nos protocolos pediátricos para quimioterapia de indução para neoplasias, como o linfoma de Burkitt, tradicionalmente associado com uma alta carga tumoral. A síndrome é um resultado de lise das células cancerosas com liberação de potássio, fósforo e ácidos nucleicos, que são metabolizados em ácido úrico. Anormalidades laboratoriais incluem hipercalcemia, hiperfosfatemia, hiperuricemia e hipocalcemia. Os achados clínicos incluem, convulsões, arritmias cardíacas e morte.

O tratamento da síndrome de lise tumoral começa com a hidratação. Os pacientes devem receber inicialmente líquidos IV em uma velocidade de 2.500-3.000 mL/m^2 por dia. A alcalinização não mostrou acrescentar benefício significativo. Se, após a hidratação, os pacientes tiverem um débito urinário abaixo do ideal, é recomendado o uso de um diurético de alça, como a furosemida, com uma meta de débito urinário de 2 mL/kg/h. O tratamento adicional de emergência é focado no manejo de anormalidades eletrolíticas com potencial de causar complicações graves ou morte. A hipercalemia pode levar a arritmias cardíacas e morte. Tratamentos iniciais incluem sulfonato de poliestireno, administrado para reduzir o nível do potássio, glicose com insulina ou β-agonistas e gliconato de cálcio. A hipocalcemia pode levar a arritmias, devendo ser manejada com cálcio na menor dose possível, devido ao risco de cristalização do fosfato de cálcio e subsequente lesão renal. A hipocalcemia assintomática não requer tratamento. Pacientes com evidência de lesão renal e Cr elevada, débito urinário abaixo do ideal ou hipercalemia refratária devem ser considerados para hemodiálise. Pacientes diagnosticados com síndrome de lise tumoral devem ser internados sob os cuidados de um oncologista pediátrico. O tratamento subsequente com alopurinol e rasburicase para reduzir os níveis de ácido úrico é recomendado.

Howard SC, Jones DP, Pui CH: The tumor lysis syndrome. *N Engl J Med*. 2011;364:19 [PMID: 21561350].

SÍNDROME DA VEIA CAVA SUPERIOR/ SÍNDROME MEDIASTINAL SUPERIOR

A síndrome da VCS ocorre por compressão da VCS pelo tumor que se origina do mediastino ou de linfonodos. Pacientes com síndrome da VCS podem apresentar edema significativo da face e pescoço, pletora, cianose e distensão venosa jugular. Edema substancial pode resultar em compressão do lúmen da laringe ou da faringe, causando estridor, dispneia ou disfagia. A síndrome da VCS com compressão da traqueia é conhecida como síndrome mediastinal superior. Em pacientes pediátricos, neoplasias associadas com a condição incluem linfoma não Hodgkin, doença de Hodgkin, LLA, neuroblastoma, sarcoma de Ewing, teratoma maligno, câncer da tireoide, rabdomiossarcoma e tumores neuroectodérmicos primitivos (TNEP). O exame de imagem inicial por radiografia torácica pode mostrar alargamento do mediastino anterior e deslocamento ou compressão da traqueia. Os pacientes também podem ter derrame pleural ou pericárdico associado. A pleurocentese pode oferecer alívio sintomático, mas deve ser feita cuidadosamente em pacientes com suspeita de linfoma de células T, uma vez que a remoção de grandes volumes pode causar descompensação cardiovascular. O exame de imagem de emergência por TC para caracterizar a extensão da compressão está indicado, mas com precaução em pacientes nos quais a compressão pode ser piorada por estar sedado e em posição supina. Se não houve nenhum diagnóstico prévio de neoplasia, a avaliação com um oncologista pediátrico é aconselhada antes do início do tratamento.

HIPERCALCEMIA

A hipercalcemia é uma emergência oncológica comum em crianças, vista em aproximadamente 1% das doenças malignas pediátricas. A LLA de células pré-β é a neoplasia associada mais comum. Em crianças, ela é mediada mais frequentemente pela secreção do peptídeo relacionado ao paratormônio (PTHP), efeito osteolítico direto pelo tumor no osso ou ambos. A apresentação inicial pode ser inespecífica, e os sintomas dependem da hipercalcemia ter se desenvolvido de forma aguda ou crônica. Os sintomas iniciais podem incluir constipação, letargia ou dor abdominal, mas pode progredir para um intervalo QT encurtado no eletrocardiograma (ECG) ou arritmia, IRA, convulsões, coma ou morte. O diagnóstico é feito pela obtenção de um nível de cálcio ionizado. O cálcio sérico total não é tão confiável devido à relação entre a albumina sérica e o cálcio.

O manejo da hipercalcemia começa com a administração de líquidos IV. Os pacientes devem receber SF a 2 a 3 L/m^2/dia, se o estado cardiovascular permitir. Quando o paciente atingir clinicamente um estado euvolêmico, os diuréticos tiazídicos são administrados para facilitar a excreção do cálcio. Os bisfosfonados também são usados para ligar o cálcio e são usados com frequência aumentada em pacientes pediátricos, embora os dados sejam limitados. Estes devem ser usados com cautela se houver insuficiência renal, mas podem ser úteis em pacientes que são agudamente sintomáticos com complicações com risco à vida, como arritmias ou complicações. Em pacientes com LLA apresentando hipercalcemia, a base do tratamento é a quimioterapia de indução, que pode, sozinha, ser suficiente para o tratamento. Para um pequeno número de pacientes com câncer, a hipercalcemia pode ser atribuída à superprodução de vitamina D. Isso é visto mais frequentemente com os linfomas. Para estes pacientes, os esteroides podem ser úteis para o manejo da hipercalcemia.

Sargent JTS, Smith OP: Haematological emergencies managing hypercalcaemia in adults and children with haematological disorders. *Brit J Haematol*. 2010;149:465-477 [PMID: 20377591].

FEBRE E NEUTROPENIA

A quimioterapia como tratamento da neoplasia frequentemente resulta em períodos de imunossupressão evidenciados por leucopenia. Os pacientes têm um maior risco de infecção, sepse e morte. O reconhecimento precoce e tratamento agressivo no momento correto são imperativos para prevenir a deterioração (Figura 40-2). Além disso, um número pequeno de pacientes diagnosticados recentemente com câncer apresentam febre e doença bacteriana grave concomitante.

A definição de febre aceita geralmente em pacientes com câncer é uma temperatura de 38,3 °C ou duas medidas de 38 °C. Temperaturas retais não são aconselhadas nesses pacientes devido ao risco teórico de dano à integridade da mucosa, translocação subsequente da flora gastrintestinal. Diante de uma neutropenia induzida por medicamentos, a neutropenia é definida como uma contagem absoluta de neutrófilos menor do que 500/µL ou 1.000/µL com um maior declínio esperado.

Uma fonte identificada de infecção é encontrada em 10 a 30% dos pacientes com febre e neutropenia. Contudo, 85 a 90% das infecções são devidas a bactérias gram-positivas ou gram-negativas. Portanto, a cobertura antimicrobiana empírica de amplo espectro está indicada. Os patógenos considerados incluem a flora da superfície da mucosa ou de translocação gastrintestinal. Além disso, *S. aureus* resistente à meticilina (MRSA) e enterococos resistentes à vancomicina (ERV) devem ser considerados. Infecções virais também podem resultar em doença grave nesta população de pacientes. Fungos são mais prováveis se a criança tiver tido neutropenia prolongada, doença recidivante ou tiver recebido esteroides em altas doses ou em tratamento prolongado.

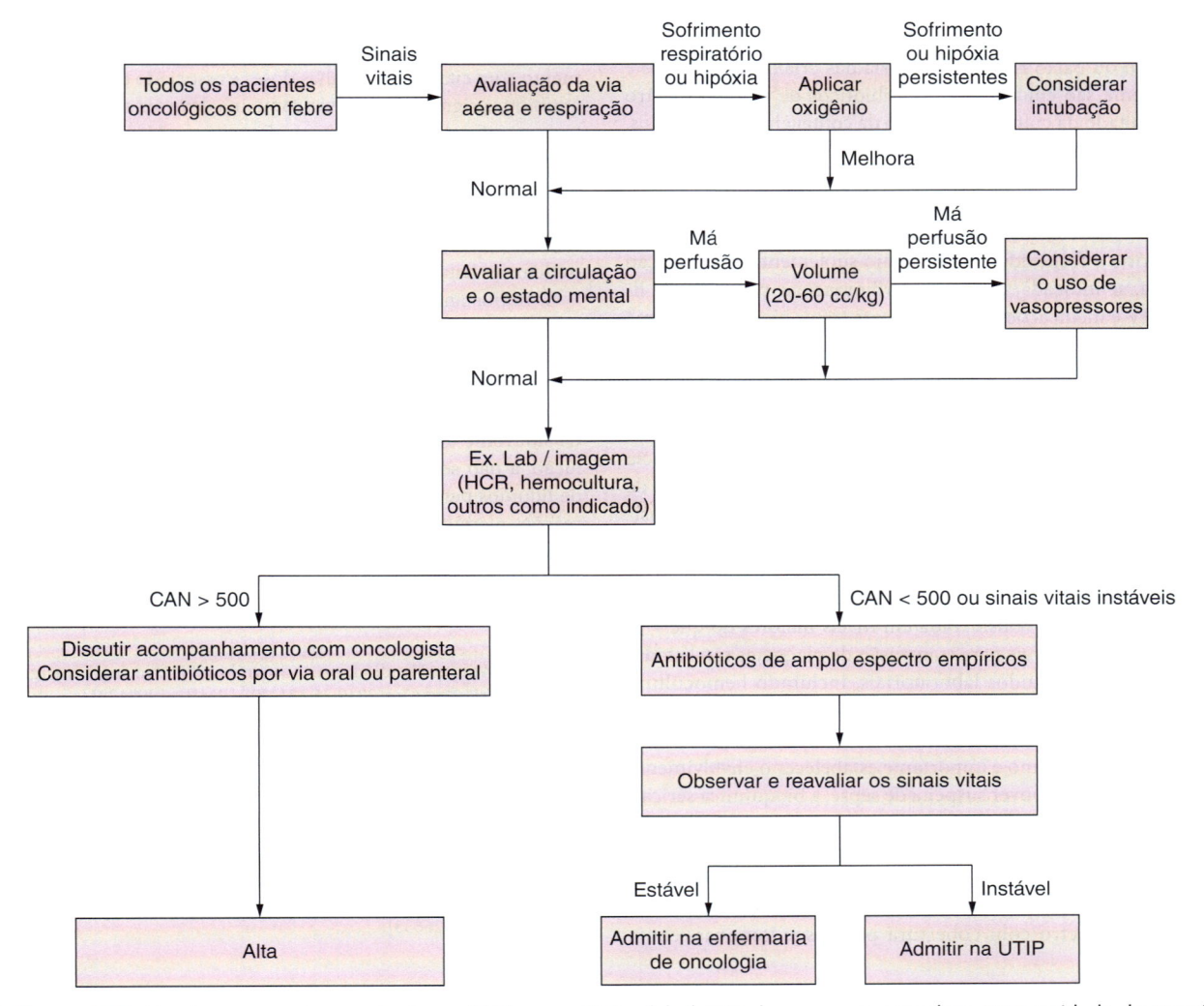

▲ **Figura 40-2** Abordagem geral ao paciente pediátrico oncológico febril. HCR, hemograma completo; UTIP, unidade de terapia intensiva pediátrica; VO, via oral; CAN, contagem absoluta de neutrófilos.

O *Pneumocystis jirovecii*, um protozoário, é um patógeno importante para aqueles que têm imunossupressão prolongada, pós-transplante de medula óssea e quando a deficiência imunológica é por vírus ativo da imunodeficiência humana (HIV).

Foram identificadas características em crianças que estão em maior risco de complicações graves, incluindo sepse e morte, quando apresentam febre e neutropenia. Os fatores de risco incluem história de recidiva de leucemia, neoplasias sólidas mal controladas, pacientes em uso de citarabina como parte do esquema de quimioterapia e idade abaixo de um ano. Além disso, crianças que apresentam achados clínicos de pneumonite, mucosite grave, choque, desidratação, hipotensão ou sofrimento respiratório são mais propensas a ter um mau resultado. Os fatores que podem colocar os pacientes em menor risco incluem temperatura abaixo de 39 °C, contagem de neutrófilos maior do que 1.000/µL, ausência de comorbidades clínicas, curta duração antecipada de neutropenia (< 7 dias) ou neoplasias que não LMA. Contudo, não existem diretrizes atuais baseadas em evidências a respeito da estratificação e do tratamento de crianças como alto ou baixo risco, e a maioria das crianças com febre e neutropenia são colocadas em antibióticos de amplo espectro até o resultado da cultura e aumento da contagem de neutrófilos.

O manejo inicial deve ser realizado em avaliação com o oncologista de cuidados primários do paciente, se possível. O tratamento inicial é dirigido à avaliação cardiopulmonar com atenção cuidadosa aos sinais de choque compensado. O suporte respiratório é fornecido com oxigênio suplementar e ventilação assistida, se indicada, e suporte cardiovascular por meio de líquidos IV e medicações vasoativas para tratar hipotensão ou má perfusão. Se for necessária a transfusão de CH, quer seja como parte de ressuscitação ou indicada por baixa Hb no HC, as células devem ser irradiadas e os leucócitos reduzidos. Se esses produtos não estiverem disponíveis, a transfusão deve ser retardada em um paciente estável em outros aspectos até a transferência para cuidados definitivos em outras instalações. A transfusão de hemácias em pacientes com febre e neutropenia deve ser considerada para uma Hb abaixo de 7 g/dL. Contudo, se o paciente for sintomático, com taquicardia, taquipneia ou hipotensão, ou tiver trombocitopenia com uma fonte de sangramento identificada, a transfusão deve ser considerada em níveis maiores do que 7 g/dL. As diretrizes gerais para transfusão de plaquetas são listadas na Tabela 40-7. Estudos laboratoriais, incluindo hemocultura (de cada lúmen da linha central, se aplicável), urocultura e qualquer outra área relevante, devem ser obtidos, e a cobertura antibiótica iniciada. Como é importante estabelecer o envolvimento de órgãos-alvo se houver suspeita de sepse, a bioquímica sérica e a gasometria são benéficas.

A escolha do antibiótico irá variar com base nos padrões institucionais e na prática médica. Esquemas empregados comumente incluem monoterapia com antibióticos β-lactâmicos de amplo espectro com cobertura para pseudomonas, como cefalosporinas (ceftazidime, cefepima) ou carbapenens (imipeném, meropeném). Considerações adicionais incluem o risco para *Streptococcus viridans*, um patógeno associado com o tratamento com citarabina em altas doses e associado com resistência antibiótica significativa. A vancomicina deve ser adicionada nestes pacientes, bem como em pacientes com história de exposição ou infecção por MRSA, uma linha central ou qualquer sinal de infecção, incluindo endurecimento, eritema ou sensibilidade na pele sobrejacente. O uso de antivirais e antifúngicos não está indicado de rotina no SE, e as decisões a respeito do seu uso podem ser feitas junto com o oncologista.

É importante observar que a administração de antibióticos pode precipitar a deterioração clínica em um paciente com febre e neutropenia, devido à lise de bactérias e subsequente resposta inflamatória. Isso torna a monitorização contínua fundamental, com a reposição agressiva de líquidos em resposta à evidência da síndrome da resposta inflamatória sistêmica (SIRS) em evolução, a não ser que a criança tenha problemas com o manejo de líquidos parenterais. Os pacientes também estão em risco de reações alérgicas às medicações ou transfusão de hemoderivados. Pacientes em uso de antibióticos devem ser monitorados cuidadosamente durante a administração e por um período de tempo posteriormente, antes da transferência do SE.

Tabela 40-7 Diretrizes para transfusão de plaquetas

Nível de transfusão sugerido (cels/mm²)	Condição
< 10	Assintomático
< 20	Sangramento menor
< 100	Sangramento maior (hemoptise, sangramento GI ou SNC)
< 50	Tumor SNC
< 10-20	PL diagnóstica
< 50-100	Procedimento cirúrgico

GI, gastrintestinal; SNC, sistema nervoso central; PL, punção lombar.

Behl D, Wahner Hendrickson A, Moynihan TJ: Oncologic emergencies. *Crit Care Clin*. 2010;26:181-205 [PMID: 19944281].

Meckler G, Lindemulder S: Fever and neutropenia in pediatric patients with cancer. *Emerg Med Clin N Am*. 2009;27:525-544 [PMID: 19646652].

Meyer S, Reinhard H, Gottschling S: Pulmonary dysfunction in pediatric oncology patients. *Pediatric Hematol Oncol*. 2004;21:175-195 [PMID: 15160517].

Sadowitz PD, Amanullah S, Souid AK: Hematologic emergencies in the pediatric emergency room. *Emerg Med Clin N Am*. 2002;20:1 [PMID: 11826633].

Doenças infecciosas

41

Ian D. Kane, MD
Cristina M. Estrada, MD

MANEJO IMEDIATO DE PROBLEMAS QUE AMEAÇAM A VIDA

CHOQUE SÉPTICO

FUNDAMENTOS DO DIAGNÓSTICO

- Evidência de má perfusão em órgãos-alvo (alteração do sensório).
- Hipotensão.
- Enchimento capilar prolongado.
- Saturação arterial de oxigênio (SaO_2) anormal com uma fonte infecciosa.

O manejo inicial está focado nos ABCs (ver Capítulo 10).

Considerações gerais

A síndrome da resposta inflamatória sistêmica (SIRS, do inglês *systemic inflamatory response syndrome*) pode ser provocada por várias causas infecciosas e não infecciosas. Ela ocorre quando pelo menos dois dos seguintes critérios são preenchidos: febre maior do que 38,5 °C ou menor do que 36 °C; taquicardia ou bradicardia para a idade; taquipnéia para a idade; leucocitose ou leucopenia (Tabela 41-1). A sepse ocorre quando a SIRS é causada por um agente infeccioso. O choque séptico se situa no extremo deste contínuo e resulta quando a perfusão de órgãos-alvo fica comprometida. A incapacidade de corrigir este desequilíbrio de oferta de nutrientes com demanda de nutrientes leva à disfunção de órgãos-alvo e, por fim, ao dano de órgãos-alvo. As crianças menores e aquelas com disfunções do sistema imune têm risco aumentado de sepse e rápida progressão para choque.

Achados clínicos

A maioria das crianças é classificada como tendo choque "frio", o qual ocorre com débito cardíaco (DC) baixo em situações de resistência vascular sistêmica (RVS) alta. Os sinais de choque frio incluem taquicardia, enchimento capilar demorado, extremidades frias e cianóticas com pulsos periféricos fracos. Diferentemente dos adultos, as crianças têm a capacidade de aumentar muito sua frequência cardíaca (FC) para compensar o baixo DC; a hipotensão pode ser um achado tardio do choque. Algumas crianças apresentarão o choque "quente", o qual ocorre com DC elevado e redução da resistência vascular periférica (RVP). Estas crianças podem ter enchimento capilar rápido, ampla pressão de pulso, pulsos amplos e extremidades quentes. Porém, em cada caso, a perfusão não é adequada e haverá manifestação de disfunção dos órgãos-alvo. A redução da perfusão cerebral leva à irritabilidade e letargia em lactentes e crianças menores e à alteração do sensório em crianças maiores. Da mesma forma, a má perfusão renal leva à redução do débito urinário. Durante os estágios tardios da ressuscitação com líquidos, pode haver desenvolvimento de evidências de sobrecarga de volume, como estertores, hepatomegalia e edema periférico.

Exames laboratoriais/Radiografias

Como a perfusão tecidual está comprometida, recomenda-se um perfil metabólico completo (PMC) com exames da coagulação de forma que se possa estabelecer a função hepática e renal. O hemograma (HGR) completo com contagem diferencial pode mostrar leucocitose com predominância de neutrófilos nas infecções bacterianas, embora os lactentes possam ter leucopenia nessa situação. Uma gasometria inicial com lactato é importante para avaliar o grau de hipoperfusão, bem como o estado respiratório do paciente. Os níveis de glicose devem ser monitorados com frequência, particularmente em lactentes. Os marcadores inflamatórios, como a velocidade de hemossedimentação (VHS), a proteína C reativa e a procalcitonina estão invariavelmente elevadas, mas podem ser úteis como valor basal. Culturas abrangentes virais e bacterianas de sangue, urina e líquido cerebrospinal (LCS) são úteis para guiar o manejo a longo prazo, incluindo a duração da antibioticoterapia, mas não devem atrasar a administração dos antibióticos. Uma radiografia torácica é útil quando

Tabela 41-1 Sinais vitais normais em pediatria

Idade	FC (por minuto)	Pressão sistólica (mmHg)	FR (por minuto)
RN	100-170	50-80	30-60
1-12 meses	80-140	70-100	25-40
1-3 anos	80-130	80-110	25-35
3-5 anos	75-120	80-110	20-30
6-12 anos	70-110	80-120	18-30
≥ 13 anos	60-100	90-120	12-20

FC, frequência cardíaca; FR, frequência respiratória; RN, recém-nascido.

há suspeita de fonte respiratória ou para verificação de cardiomegalia ou sinais de sobrecarga de líquidos. Um nível aleatório de cortisol sérico pode avaliar a insuficiência suprarrenal.

Tratamento

O manejo inicial inclui a avaliação da via aérea, da respiração e da circulação (ABCs). Deve ser feita a suplementação de oxigênio com preparação para a intubação nos pacientes incapazes de proteger a via aérea. O paciente deve ser colocado em monitorização contínua, incluindo oximetria de pulso e deve ser obtido acesso intravenoso (IV). Em situações realmente emergenciais, se não puder ser obtido um acesso IV em 90 segundos, deve ser colocado um acesso intraósseo (IO). Se houver necessidade de sedação, a cetamina é o agente preferencial devido à falta de paraefeitos hemodinâmicos. O etomidato está associado com depressão adrenocortical e deve ser evitado, se possível, em pacientes com choque séptico. Deve ser programada a internação na unidade de terapia intensiva pediátrica (UTIP) após a estabilização do paciente.

A rápida restauração do volume circulante é fundamental para o manejo bem-sucedido do choque. Até três bólus de 20 mL/kg de solução fisiológica (SF) devem ser administrados, devendo-se monitorar pulso, enchimento capilar, alteração do sensório, débito urinário e pressão sanguínea com cuidado. Líquidos adicionais podem ser administrados como SF, concentrados de hemácias (CH) ou albumina. A sobrecarga de volume é, em geral, uma preocupação secundária, desde que não haja suspeita de doença congênita cardíaca, pulmonar ou renal.

Se o paciente não apresentar resposta adequada a 60 mL/kg ou mais de administração de líquidos, está indicado o suporte inotrópico e vasopressor com uma infusão de dopamina. O choque frio resistente pode necessitar da adição de epinefrina, e o choque quente pode responder à norepinefrina. O acesso arterial periférico, bem como o acesso central são necessários nestes casos para monitorização contínua. O choque persistente, apesar de suporte máximo, costuma ser tratado com hidrocortisona empírica para insuficiência suprarrenal absoluta ou relativa.

A administração precoce de terapia antibiótica de amplo espectro é fundamental, e a escolha do agente se baseia na idade do paciente e nos fatores de risco. Os lactentes com idade menor do que 1 mês devem receber vancomicina ou ampicilina e gentamicina ou cefotaxima e aciclovir. Crianças com mais de 1 mês devem receber vancomicina e cefotaxima ou ceftriaxona. As crianças com imunossupressão devem receber cobertura para *Pseudomonas* com uma cefalosporina de quarta geração, como cefepima. A cobertura para anaeróbios com clindamicina ou metronidazol deve ser considerada em crianças com suspeita de fonte intra-abdominal de infecção.*

> Aneja RK, Varughese-Aneja R, Vetterly, et al: Antibiotic therapy in neonatal and pediatric septic shock. *Curr Infect Dis Rep.* 2011;13(5):433 [PMID: 21732046].
>
> Fisher JD, Nelson DG, Beyersdorf H, et al: Clinical spectrum of shock in the pediatric emergency department. *Pediatr Emerg Care.* 2010;26(9):622 [PMID: 20805778].
>
> Simpson JN, Teach SJ: Pediatric rapid fluid resuscitation. *Curr Opin Pediatr.* 2011;23(3):286 [PMID: 21508842].
>
> Yager P, Noviski N: Shock. *Pediatr Rev.* 2010;31(8):311 [PMID: 20679096].

TRATAMENTO DE EMERGÊNCIA PARA DISTÚRBIOS ESPECÍFICOS

FEBRE (0 A 60 DIAS DE IDADE)

FUNDAMENTOS DO DIAGNÓSTICO

▶ Temperatura > 38 °C ou < 36 °C.
▶ Letargia.
▶ Alimentação ruim.
▶ Icterícia.
▶ Convulsões.
▶ Apneia.
▶ Taquicardia.

Tratar com antibióticos empíricos.

Considerações gerais

Febre em lactentes com menos de 2 meses de idade é uma apresentação comum para médicos no serviço de emergência (SE). De preocupação primária são lactentes que apresentam febre devido a infecções bacterianas graves (IBGs), incluindo bacteremia, infecção do trato urinário (ITU), onfalite e meningite. Porém, desde a disseminada implementação das vacinas contra *Hemophilus influenzae* tipo B (HiB), pneumococos e meningococos, a incidência de IBGs, especificamente a meningite,

---

* N. de R. T. No Brasil, a prevalência de pneumococo resistente à penicilina ainda é baixa, não justificando o uso inicial de vancomicina. O antibiótico de escolha para o tratamento inicial é ampicilina e gentamicina ou ceftriaxona nas crianças com mais de 1 mês. Cada hospital deve utilizar o esquema antibiótico dependendo da epidemiologia local das bactérias.

Tabela 41-2 Manejo de neonatos com bom aspecto < 90 dias de idade

Critério	Rochester	Philadelphia	Boston
Idade	< 60 dias	29-60 dias	28-89 dias
Temperatura	> 38 °C	> 38,2 °C	> 38 °C
Valores laboratoriais de baixo risco	5.000/µL < leucócitos < 15.000/µL EQU < 10 leucócitos/campo Contagem absoluta de bastões < 1.500/µL < 5 leucócitos/CAM nas fezes em casos de diarreia	Leucócitos < 15.000/µL EQU <10 leucócitos/CAM Relação bastões/neutrófilos < 0,2 Fezes com poucas/nenhuma bactéria Radiografia torácica sem infiltrado Coloração de Gram na urina negativa Coloração de Gram no LCS negativa LCS < 8 leucócitos/µL	Leucócitos < 20.000/µL EQU < 10 leucócitos/CAM Radiografia torácica sem infiltrado LCS < 10 leucócitos/µL
Liberação se baixo risco	Liberação para casa com acompanhamento Sem antibióticos	Liberação para casa com acompanhamento Sem antibióticos	Liberação para casa com acompanhamento Antibióticos empíricos

LCS, líquido cerebrospinal; EQU, exame qualitativo de urina; CAM, campo.

diminuiu de forma drástica entre lactentes febris. Os patógenos típicos incluem o estreptococo do grupo B (EGB), *Escherichia coli* e *Listeria*, embora a *Listeria* permaneça sendo rara. A IBG mais comum neste grupo é a ITU. Embora a doença invasiva seja rara, as consequências devastadoras de uma IBG não diagnosticada neste grupo demanda tratamento conservador e, até recentemente, era recomendado que lactentes com menos de 60 dias permanecessem hospitalizados para antibióticos parenterais até o resultado final das culturas. As regras de decisões clínicas, como os critérios de Rochester, Boston e Philadelphia, estratificam lactentes de alto e baixo risco (Tabela 41-2). As regras de decisão foram desenvolvidas de modo que uma coorte de lactentes de "baixo risco", definida como lactentes saudáveis a termo com exames normais de sangue, de urina e de LCS, possa ser manejada ambulatorialmente ou no hospital sem uso de antibióticos. A história clínica inclui a história do nascimento – idade gestacional, exames laboratoriais da mãe, história de febre materna ou corioamnionite, uso prévio de antibióticos, contato com doente e infecção materna por vírus herpes simples (HSV). Uma mãe com estado de infecção por EGB sabidamente negativo não tem risco reduzido de IBG na criança.

Achados clínicos

A febre, uma temperatura retal acima de 38 °C, pode ser o único sintoma de apresentação. Porém, a hipotermia abaixo de 36 °C equivale à febre nesta faixa etária. O exame físico inclui avaliação da via aérea, da respiração e da circulação (ABCs), pois estes lactentes são propensos à apneia, à cianose e ao choque devido à sepse. A impressão clínica geral é fundamental, pois as regras de decisão se aplicam apenas a lactentes com "bom aspecto". Letargia, alimentação ruim, icterícia inexplicada, erupção com petéquias, grunhidos e taquipneia são achados preocupantes; porém, eles podem estar ausentes mesmo em lactentes doentes.

Exames laboratoriais/Radiografias

Com mais frequência se utiliza, nas regras de decisão clínica, uma combinação de valores laboratoriais, incluindo HGR com diferencial, exame de urina, urocultura por cateterismo, hemocultura e exames do LCS (coloração de Gram, proteínas, glicose e cultura do LCS). Todos os lactentes com menos de 28 dias devem receber uma completa "avaliação de choque séptico", que consiste em hemoculturas, urocultura e LCS, além de HGR e outros exames auxiliares. A reação em cadeia da polimerase (PCR) para o HSV (PCR-HSV) do LCS deve ser considerada em todos os lactentes até 3 semanas de idade e naqueles com uma exposição potencial. Em épocas de infecção endêmica, geralmente no verão, a PCR para enterovírus também pode ser solicitada no LCS. Exames virais adicionais, como o teste rápido de antígeno para influenza ou vírus sincicial respiratório (VSR), podem ser considerados; porém, um teste positivo não exclui a necessidade de exames adicionais, especialmente em lactentes com menos de 1 mês. O anticorpo de fluorescência direta (DFA) para Pertussis está indicado em lactentes com a característica tosse em *estacato* ou exposição conhecida. Exames de fezes (coloração de Gram, leucócitos fecais e cultura de fezes) podem ser adicionados, se a diarreia é um achado proeminente, e uma radiografia torácica deve ser realizada se houver achados focais no exame respiratório.

Tratamento

As crianças com aspecto doente devem ter todos os exames culturais coletados imediatamente de maneira que possam ser iniciados os antibióticos empíricos de amplo espectro (ampicilina em combinação com cefotaxima ou gentamicina). Os lactentes (0-60 dias) com bom aspecto, devido ao seu sistema imune imaturo, à falta de vacinação e à incapacidade de demonstrar achados confiáveis de doença grave no exame físico, podem ser tratados de forma conservadora no SE com antibióticos e internação enquanto estão pendentes as culturas de sangue, de urina e de LCS. Se forem coletados exames para HSV, o aciclovir também deve ser iniciado.

As evidências sugerem que é apropriado tratar os lactentes febris de baixo risco e idade de 30 a 60 dias de maneira expectante, desde que haja acompanhamento confiável em 12 a 24 horas. Nessas crianças, hemocultura, urocultura, HGR com diferencial e EQU são fundamentais; exames de LCS podem não ser coletados. De modo alternativo, podem ser obtidos exames de LCS e o paciente é liberado com acompanhamento cuidadoso. Pode ser considerado o uso de uma cefalosporina intramuscular (IM) de longa ação, como a ceftriaxona, para fornecer ao paciente 24 horas de cobertura antibiótica após a liberação do SE.

> Baker MD, Bell LM, Avner JR: The efficacy of routine outpatient management without antibiotics of fever in selected infants. *Pediatrics*. 1999;103(3):627-631 [PMID: 10049967].
>
> Baskin MN, O'Rourke EJ, Fleisher GR: Outpatient treatment of febrile infants 28 to 89 days of age with intramuscular administration of ceftriaxone. *J Pediatr*. 1992;120(1):22-27 [PMID:1731019].
>
> Ferguson CC, Roosevelt G, Bajaj L: Practice patterns of pediatric emergency medicine physicians caring for young febrile infants. *Clin Pediatr*. 2010;49(4):350-354 [PMID: 19564450].
>
> Huppler AR, Eickhoff JC, Wald ER: Performance of low-risk criteria in the evaluation of young infants with fever: Review of the literature. *Pediatrics*. 2010;125(2):223-233 [PMID: 20083517].
>
> Jaskiewicz JA, McCarthy CA, Richardson AC, et al: Febrile infants at low risk for serious bacterial infection: An appraisal of the Rochester criteria and implications for management. Febrile Infant Collaborative Study Group. *Pediatrics*. 1994;94(3):390-396 [PMID: 8065869].
>
> Meehan WP, Fleeger E, Bachur RG: Adherence to guidelines for managing the well-appearing febrile infant: Assessment using a case-based, interactive survey. *Pediatr Emerg Care*. 2010;26(12):875-880 [PMID: 21088637].
>
> Morley EJ, Lapoint JM, Roy LW, et al: Rates of positive blood, urine, and cerebrospinal fluid cultures in children younger than 60 days during the vaccination era. *Pediatr Emerg Care*. 2012;28(2):125-130 [PMID: 22270498].

FEBRE (60 DIAS A 36 MESES)

FUNDAMENTOS DO DIAGNÓSTICO

▶ Febre > 39 °C.
▶ Alteração do sensório.
▶ Taquicardia.
▶ Taquipneia.
▶ Letargia.

Antibióticos empíricos são geralmente necessários no lactente com bom aspecto geral. Considerar ITU oculta.

Considerações gerais

As crianças com idade 2 a 36 meses com febre têm menos risco de IBG, e as crianças neste grupo etário com bacteremia têm menor chance de desenvolver complicações, como osteomielite ou artrite séptica. A meningite, embora rara, permanece preocupante devido ao potencial de sequelas neurológicas. Em vez de confiar muito nas regras de predição clínica, o médico tem mais condições de adaptar a avaliação diagnóstica com base na apresentação do paciente. Embora a maioria dos quadros de febre tenha origem viral, o patógeno bacteriano mais comum causando bacteremia e meningite é o S. *pneumoniae*. *E. coli* e outras bactérias gram-negativas são os agentes causadores de ITUs, a causa mais comum de IBG neste grupo. Entre as crianças com bom aspecto geral, a história e o exame físico devem abordar potenciais fontes ocultas de infecção bacteriana.

Achados clínicos

A febre neste grupo etário é definida como maior do que 39 °C; porém, lactentes com idade 2 a 3 meses são considerados febris em uma faixa mais conservadora de mais de 38 °C, particularmente aqueles não vacinados. As crianças com aspecto doentio com febre e sepse podem apresentar hipotensão, taquicardia, letargia ou alteração do sensório. A pneumonia é sugerida por taquipneia, estertores, saturação parcial arterial de oxigênio (SaO_2) menor do que 95% e sofrimento respiratório, ao passo que uma história de trauma e dificuldade em movimentar uma extremidade sugere osteomielite ou artrite séptica. As crianças com ITU podem se queixar de vômitos ou diarreia além de disúria e dor abdominal. A pele deve ser cuidadosamente examinada para sinais de abscesso ou celulite e o potencial para otite média (OM) deve ser avaliado.

Exames laboratoriais/Radiografias

Lactentes com idade de 2 a 3 meses devem receber rastreamento com HGR e diferencial, hemoculturas e EQU por cateterismo com urocultura. A procalcitonina é um marcador inflamatório relativamente novo que tem mais sensibilidade e especificidade para a identificação de IBGs em crianças sem uma fonte clara. Porém, há poucos dados sobre a sua eficácia, pois um estudo revelou não haver impacto sobre o uso de antibióticos em crianças com idade de 1 a 36 meses que apresentavam febre sem uma fonte. Exames de LCS e radiografia torácica são considerados conforme a avaliação do médico. Exames virais, como influenza rápido, antígeno de VSR e DFA para Pertussis, também podem ser solicitados. O teste de antígeno rápido para *Streptococcus* deve ser considerado para crianças com mais de 2 anos e exposição conhecida.

Tratamento

Como nos lactentes, uma avaliação completa para sepse, incluindo culturas de sangue, urina e LCS, está indicada para crianças com aspecto geral ruim e para aquelas com sinais vitais instáveis. Os lactentes com bom aspecto geral com 2 a 3 meses necessitam de HGR com diferencial, hemoculturas, EQU e urocultura. Os exames de LCS podem ser postergados desde que se garanta um seguimento cuidadoso. O manejo dessas crianças pode incluir observação sem antibióticos no hospital ou liberação com um antibiótico IM de longa ação.

As crianças com idade de 3 a 36 meses podem ser manejadas de maneira menos conservadora; porém, a possibilidade de uma ITU oculta deve ser considerada. Um EQU e urocultura por cateterismo vesical deve ser realizado em todas as meninas com menos de 24 meses, meninos sem circuncisão com menos de 12 meses e meninos com circuncisão e menos de 6 meses. As crianças não vacinadas ou com vacinação incompleta devem realizar HGR com diferencial, devendo ser obtida uma hemocultura. Em crianças, uma contagem de leucócitos maior do que 25.000 células/mm^3 está associada com risco aumentado de pneumonia, devendo ser considerada uma radiografia torácica. As crianças com bom aspecto geral e EQU anormal podem ser tratadas empiricamente para ITU e liberadas, desde que seja obtida uma cultura de urina.

Andreola B, Bressan S, Callegaro S, et al: Procalcitonin and C-reactive protein as diagnostic markers of severe bacterial infections in febrile infants and children in the emergency department. *Pediatr Infect Dis J.* 2007;26(8):672-677 [PMID: 17848876].

Bressan S, Berlese P, Mion T, et al: Bacteremia in feverish children presenting to the emergency department: A retrospective study and literature review. *Acta Paediatr.* 2012;101(3):271-277 [PMID: 21950707].

Colvin JM, Jaffe DM, Muenzer JT: Evaluation of the precision of emergency department diagnoses in young children with fever. *Clin Pediatr.* 2012;51(1):51-57 [PMID: 21868591].

Ishimine P: Fever without source in children 0 to 36 months of age. *Pediatr Clin North Am.* 2006;53(2):167-194 [PMID: 16574521].

Mansano S, Benoit B, Girodias J, et al: Impact of procalcitonin on the management of children aged 1-36 months presenting with fever without source: A randomized controlled trial. *Am J Emerg Med.* 2010;28:647-653 [PMID: 20637377].

Wilkinson M, Bulloch B, Smith M: Prevalence of occult bacteremia in children aged 3 to 36 months presenting to the emergency department with fever in the postpneumococcal conjugate vaccine era. *Acad Emerg Med.* 2009;16(3):220-225 [PMID:19133844].

FEBRE (MAIS DE 3 ANOS), NEUTROPENIA FEBRIL E INFECÇÕES DE ACESSO VENOSO

FUNDAMENTOS DO DIAGNÓSTICO

- Febre > 39 °C.
- Taquicardia.
- Irritabilidade.

A história de imunossupressão demanda manejo mais conservador.

Considerações gerais

A febre maior do que 39 °C em crianças com mais de 3 anos tem geralmente origem viral, e as crianças com IBGs apresentam sinais e sintomas que ajudam a identificar a fonte de infecção. Entre as crianças vacinadas neste grupo etário, as taxas de IBGs são muito baixas (< 1%). Porém, uma história cuidadosa muitas vezes descobre fatores de risco específicos que aumentam a chance de que uma criança maior febril apresente uma IBG. As crianças neste grupo etário costumam ser capazes de descrever seus sintomas, tornando desnecessários os exames de rastreamento na maioria dos casos. As IBGs relativamente comuns na infância incluem pneumonia, osteomielite, ITU e meningite. Espécies de *Staphylococcus* e *Pneumococcus* são os agentes etiológicos mais comuns para infecções bacterianas não urológicas. Uma história e exame físico cuidadosos são fundamentais para determinar o modo de realização da avaliação diagnóstica. Detalhes que aumentam o potencial para doença grave incluem história de atraso ou falta de imunizações, viagem recente a áreas de doença endêmica conhecida, uso crônico de esteroides, crianças clinicamente complexas com cateteres ou dispositivos de longa permanência e problemas clínicos subjacentes, como anemia falciforme, neutropenia (contagem absoluta de neutrófilos [CAN] 500/μL) e outras síndromes de imunodeficiência.

Achados clínicos

A febre isolada maior do que 39 °C na ausência de outros achados identificadores é rara nesta coorte de crianças. O médico deve reconhecer que a imunossupressão, incluindo o uso crônico de esteroides e a neutropenia, pode mascarar os sinais e sintomas habituais de infecções, como edema, eritema e formação de pus.

Exames laboratoriais/Radiografias

Os exames laboratoriais de rotina não são necessários para crianças neste grupo etário. Os exames laboratoriais específicos devem ser direcionados para a fonte suspeita de infecção. Uma exceção é a avaliação de crianças em risco para neutropenia, nas quais um HGR com diferencial e uma hemocultura são recomendados. As crianças com febre e acesso venoso central também necessitam de hemoculturas coletadas de cada lúmen do cateter, bem como de acesso periférico.

Tratamento

O manejo é determinado pela fonte de infecção. A maioria das crianças com febre e infecção viral necessita apenas de cuidados de suporte. As crianças com aspecto geral ruim devem ter as culturas apropriadas coletadas antes do início de antibióticos de amplo espectro.

As crianças com neutropenia febril, geralmente secundária à quimioterapia recente, têm risco muito alto de doença bacteriana invasiva e devem ser manejadas de forma conservadora no SE em avaliação com um oncologista. A avaliação inicial deve focar em anormalidades do sensório e sinais vitais, pois a progressão para choque séptico pode ser rápida nestes pacientes. Para pacientes estáveis com suspeita de neutropenia, deve ser coletado um HGR com diferencial e hemoculturas. Antibióticos de amplo espectro, geralmente uma cefalosporina de quarta geração (cefepima), devem ser iniciados para fornecer cobertura contra *Staphylococcus*, *Streptococcus* e bactérias gram-negativas, como *Pseudomonas*. As crianças com suspeita de infecção em acesso venoso ou pele necessitam de vancomicina empírica para *Staphylococcus aureus* resistente à meticilina (MRSA). Em crianças selecionadas e em avaliação com seu hematologista, os antibióticos podem ser postergados até a confirmação da neutropenia pelo HGR. A maioria dessas crianças necessita de internação hospitalar, embora algumas possam ser liberadas com um regime antibiótico oral, como ciprofloxacina ou amoxicilina-clavulanato, com acompanhamento cuidadoso.

As crianças com febre e cateter venoso de longa permanência, incluindo os cateteres centrais de inserção periférica (CCIP) são consideradas como tendo uma infecção do acesso venoso até prova em contrário. Devem ser coletadas hemoculturas de cada lúmen do cateter, bem como de acesso periférico antes do início dos antibióticos empíricos, geralmente vancomicina, com cobertura para gram-negativos em pacientes específicos. Muitas crianças necessitarão de internação para antibióticos IV e remoção do cateter.

Avner JR: Acute fever. *Pediatr Rev.* 2009;30(1):5-13 [PMID: 19118137].
Hakim H, Flynn PM, Srivastava DK, et al: Risk prediction in pediatric cancer patients with fever and neutropenia. *Pediatr Infect Dis J.* 2010;29(1):53-59 [PMID: 19996816].
Santolaya ME, Farfaj MJ, Maza DL, et al: Diagnosis of bacteremia in febrile neutropenia with cancer: Microbiologic and molecular approach. *Pediatr Infect Dis J.* 2011;30(11):957-961 [PMID: 21768922].
Sherman JM, Sood SK: Current challenges in the diagnosis and management of fever. *Curr Opin Pediatr.* 2012;24(3):400-406 [PMID: 22323720].

SISTEMA ORGÂNICO

SISTEMA NERVOSO

MENINGITE

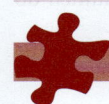

FUNDAMENTOS DO DIAGNÓSTICO

- Febre.
- Cefaleia.
- Vômitos.
- Rigidez de nuca.
- Alteração do sensório.
- Convulsões.

A administração imediata de antibióticos é fundamental para a suspeita de meningite bacteriana.

Considerações gerais

A meningite é a infecção e a inflamação dos tecidos ao redor do cérebro e da medula espinal. Desde o uso disseminado de vacinas contra HiB, meningococos e pneumococos, a incidência de meningite bacteriana diminuiu de forma drástica entre crianças com mais de 3 meses de idade. A meningite bacteriana em crianças com idade de 0 a 3 meses se deve mais comumente a EGB e bactérias gram-negativas, e as crianças maiores tendem a ser infectadas por *S. pneumoniae* e *Neisseria meningitidis*. Vírus, particularmente enterovírus, são responsáveis pela maioria dos casos de meningite entre crianças maiores e adolescentes, sendo que as infecções são geralmente autolimitadas. Micobactérias, fungos e rickétsias são causas raras de meningite em pediatria. Uma história de trauma craniano penetrante ou dispositivo de longa permanência, como uma derivação ventriculoperitoneal (DVP) ou implantes cocleares, são fatores de risco para o desenvolvimento de meningite. Entre crianças saudáveis, a infecção geralmente atinge o sistema nervoso central (SNC) por disseminação hematogênica após infecção de orelha, seios da face ou via aérea superior. Uma história detalhada é fundamental, incluindo estado da imunização e história de fatores de risco, como trauma craniano, DVP, infecção recente de seios da face ou orelha ou imunossupressão.

Achados clínicos

A inflamação das meninges causa febre, cefaleia, vômitos e letargia. A inflamação grave pode causar convulsões, obnubilação e sinais de pressão intracraniana (PIC) elevada, como hipertensão, bradicardia e respiração irregular. A meningite bacteriana florida pode ser indistinguível do choque séptico. As crianças com meningite classicamente apresentam rigidez de nuca, embora este achado seja difícil de avaliar em pacientes mais jovens. Os lactentes com meningite pode apresentar abaulamento de fontanelas, icterícia e história de alimentação difícil e irritabilidade. Petéquias e púrpuras estão associadas com doença meningocócica. A meningite viral se apresenta de maneira mais inespecífica com cefaleia, febre baixa, vômitos e diarreia.

Exames laboratoriais/Radiografias

Exames de LCS, incluindo cultura, coloração de Gram, proteína, glicose e contagens celulares, são a base do diagnóstico de meningite (Tabela 41-3). A PCR-HSV é recomendada para todos os lactentes com menos de 3 semanas. A PCR para enterovírus no LCS é útil na suspeita de meningite viral. Hemocultura, HGR com diferencial e PMC também devem ser obtidos. As crianças com inflamação meníngea têm risco aumentado de síndrome da secreção inapropriada do hormônio antidiurético (SIADH), devendo ser cuidadosamente monitorados o débito urinário, o sódio sérico, o sódio urinário e a osmolalidade urinária. Exames de coagulação, D-dímeros e fibrinogênio são úteis na suspeita de infecção meningocócica, ou se o paciente apresentar erupção de petéquias. Uma tomografia computadorizada (TC) de crânio é necessária para a avaliação de crianças com suspeita de PIC aumentada. As crianças com derivação intracraniana necessitam de avaliação radiológica da derivação para avaliar descontinuidade na derivação.

Tratamento

A meningite deve ser abordada com avaliação focada na via aérea, na respiração e na circulação (ABCs), pois estes pacientes

Tabela 41-3 Parâmetros do líquido cerebrospinal entre neonatos e crianças e aquelas com meningite viral ou bacteriana

	Neonato	Criança	Meningite viral	Meningite bacteriana
Leucócitos (por mm^3)	< 30	< 10	10-1.000	150-10.000
Proteína (mg/dL)	50-150	5-40	40-100	> 100
Glicose (mg/dL)	>30	40-80	> 30	< 30

têm risco aumentado de progressão para choque séptico. Nos pacientes estáveis, a imediata administração de antibióticos após a punção lombar (PL) é fundamental. A PL pode ser postergada até a TC de crânio se houver suspeita de PIC elevada (déficits neurológicos focais, papiledema ou convulsões), ou se a PL retardar de maneira significativa a administração de antibióticos. Os antibióticos empíricos para a suspeita de meningite devem tratar os patógenos comuns para a idade da criança. As crianças com menos de 1 mês são tratadas com ampicilina, gentamicina ou cefotaxima e aciclovir. Aquelas com mais de 1 mês devem receber vancomicina em combinação com uma cefalosporina de terceira geração, como cefotaxima ou ceftriaxona. Quando bactérias gram-negativas forem vistas na coloração de Gram do LCS, deve-se dobrar a cobertura para gram-negativos com amicacina ou gentamicina. Foi demonstrado que a adição de 2 a 4 dias de dexametasona, iniciada dentro de 1 hora da administração dos antibióticos, reduz o risco de perda auditiva em crianças com meningite por HiB. Porém, estudos que avaliaram sua efetividade em outros tipos de meningite bacteriana não demonstraram este benefício, e seu uso empírico em crianças é controverso.

As crianças com uma DVP e com febre apresentam um desafio diagnóstico no SE devido à preocupação com meningite, particularmente se estiverem em bom estado geral sem uma fonte óbvia de infecção. Essas crianças costumam realizar exame radiológico da derivação e HGR com diferencial. Febre acima de 38 °C, contagem de leucócitos maior do que 15.000/μL e derivação intracraniana de menos de 90 dias a partir da colocação ou revisão são fatores de risco conhecidos para meningite, devendo levar a uma avaliação laboratorial completa, incluindo análise do LCS. Nos casos duvidosos, aconselha-se a avaliação do LCS e a avaliação com neurocirurgião.

> Brayer AF, Humiston SG: Invasive meningococcal disease in childhood. *Pediatr Rev.* 2011;32(4):152-160 [PMID: 21460092].
> Curtis S, Stobart K, Vandermeer B, et al: Clinical features suggestive of meningitis in children: A systematic review of prospective data. *Pediatrics.* 2010;126:952-960 [PMID: 20974781].
> Mann K, Jackson MA: Meningitis. *Pediatr Rev.* 2008;29(12):417-429 [PMID: 19047432].
> Rogers EA, Kimia A, Madsen JR, et al: Predictors of ventricular shunt infection among children presenting to a pediatric emergency department. *Pediatr Emerg Care.* 2012;28(5):405-409 [PMID:22531186].

> Sinvanandan S, Soraisham AS, Swarnam K: Choice and duration of antimicrobial therapy for neonatal sepsis and meningitis. *Int J Pediatr.* 2011; vol 2011, ID number 712150:1-9 [PMID: 22164179].

CABEÇA, ORELHAS, OLHOS, NARIZ E GARGANTA

ABSCESSO PERITONSILAR E RETROFARÍNGEO

FUNDAMENTOS DO DIAGNÓSTICO

► Febre.
► Dor cervical.
► Trismo.
► Estridor.
► Voz abafada.

Antibióticos IV e drenagem cirúrgica são a base da terapia para abscesso peritonsilar e retrofaríngeo.

Considerações gerais

As infecções comuns de espaços profundos cervicais em crianças incluem os abscessos peritonsilares e os retrofaríngeos. As infecções peritonsilares compreendem a maioria das infecções cervicais profundas e progridem desde celulite até um abscesso contendo pus. As infecções nessa região costumam ser polimicrobianas, com EGB, *Staphylococcus* e anaeróbios sendo mais comumente identificados. Os abscessos retrofaríngeos ocorrem quando um linfonodo retrofaríngeo se torna infectado; a subsequente ruptura e drenagem do linfonodo é contida no espaço retrofaríngeo. Raramente a infecção se dissemina para o espaço retrofaríngeo por extensão direta de sinusite, tonsilite, faringite ou abscesso dentário. As crianças com mais de 9 anos raramente desenvolvem infecções retrofaríngeas devido à atrofia dos linfonodos antes da puberdade. Dentição ruim, trauma oral e faringite ou infecção da via aérea superior (IVAS), precedentes, são fatores de risco importantes a serem considerados.

Achados clínicos

Independentemente do tipo de infecção, o comprometimento da via aérea pode predispor os pacientes a apresentarem febre, estridor, taquipneia e voz abafada. Os pacientes costumam apresentar dor severa à movimentação cervical, dor de garganta e incapacidade de deglutir secundária à dor. Os abscessos peritonsilares costumam ser unilaterais, e o edema da orofaringe posterior pode deslocar a úvula para o lado oposto da infecção. É comumente encontrada uma adenopatia cervical dolorosa. Os abscessos retrofaríngeos iniciais podem ter apresentação inespecífica se o linfonodo envolvido ainda não tiver rompido.

Exames laboratoriais/Radiografias

Recomenda-se HGR com diferencial, e a contagem periférica de leucócitos é, geralmente, maior do que 12.000 células/μL. Pode ser obtida uma hemocultura nos casos graves. O teste de antígeno estreptocócico rápido com cultura confirmatória é recomendado devido à prevalência de EGB. Nas crianças com via aérea estável, a avaliação inicia com uma radiografia cervical lateral, embora a TC cervical com contraste ou a ressonância magnética (RM) possam ser preferíveis se a suspeita clínica for alta. Na radiografia cervical lateral, um abscesso retrofaríngeo está associado com alargamento do espaço retrofaríngeo de mais de 7 mm em C2 ou 14 mm em C6. Uma TC cervical com contraste pode demonstrar reforço periférico de contraste se houver abscesso no espaço peritonsilar ou retrofaríngeo.

Tratamento

O manejo dos abscessos em crianças depende do nível de obstrução da via aérea. A sedação deve ser evitada, se possível, nesses pacientes. A intubação, se necessária, deve ser realizada por profissional experiente (anestesiologista, médico de emergência) devido ao risco de edema da via aérea e obstrução dos pontos de referência visual. Nas crianças estáveis com abscesso peritonsilar ou retrofaríngeo confirmado, a decisão de realizar diretamente a cirurgia para drenagem ou aspiração com agulha permanece controversa. O manejo dessas crianças em avaliação com um otorrinolaringologista (ORL) é recomendado; em alguns centros, as crianças são manejadas com drenagem cirúrgica imediata, embora outros utilizem primeiro um teste terapêutico com antibióticos. O uso IV de clindamicina ou amoxicilina-ácido clavulânico é frequente, tendo a vantagem de fácil transição para a terapia oral. Alguns centros também ampliam a cobertura com uma cefalosporina, como a cefuroxima.

Chang L, Chi H, Chiu NC, et al: Deep neck infections in different age groups of children. *J Microbiol Immunol Infect.* 2010;43(1):47-52 [PMID: 20434123].

Grisaru-Soen G, Komisar O, Aizenstein O, et al: Retropharyngeal and parapharyngeal abscess in children: Epidemiology, clinical features, and treatment. *Int J Pediatr Otorhinolaryngol.* 2010:74:1016-1020 [PMID: 20598378].

Millar KR, Johnson DW, Drummond D, et al: Suspected peritonsillar abscess in children. *Pediatr Emerg Care.* 2007;23(7):431-438 [PMID: 17666922].

Page NC, Bauer EM, Lieu JE: Clinical features and treatment of retropharyngeal abscess in children. *Otolaryngol Head Neck Surg.* 2008;138(3):300-306 [PMID: 18312875].

ABSCESSO DENTÁRIO

FUNDAMENTOS DO DIAGNÓSTICO

▶ Dor dentária.
▶ Eritema *mais* linfadenopatia.

Os abscessos devem ser tratados precocemente, pois as infecções podem se disseminar para estruturas contíguas na face e no pescoço.

Considerações gerais

As complicações que surgem de uma dentição ruim não são incomuns em crianças. As cáries não tratadas podem progredir para abscessos profundos com o potencial de disseminação contígua para face e mandíbula, resultando em celulite ou osteomielite. A disseminação adicional através das camadas profundas da fáscia na face pode reproduzir os sintomas de um abscesso retrofaríngeo ou peritonsilar. Nas crianças clinicamente complexas, incluindo aquelas com dispositivos de longa permanência ou válvulas protéticas, as infecções dentárias podem levar à disseminação hematogênica de bactérias. A maioria das infecções dentárias é polimicrobiana, com espécies de *Streptococcus* e anaeróbios sendo mais comumente isoladas.

Achados clínicos

O sintoma primário de apresentação é dor e sensibilidade dentária no local do abscesso. As gengivas ao redor do dente afetado costumam estar inflamadas, com ou sem formação de pus visível. Febre, odor fétido e linfadenopatia podem estar presentes. A disseminação da infecção para camadas mais profundas de tecido causa trismo, e o envolvimento de tecidos moles da face pode resultar em edema superficial, eritema e dor à palpação.

Exames laboratoriais/Radiografias

Não há necessidade de exames laboratoriais de rotina para o diagnóstico na maioria dos pacientes. Pode ser obtido um HGR com diferencial nas crianças febris, com elevação na contagem de leucócitos sendo mais comumente vista. Uma hemocultura é recomendada apenas nas crianças com aspecto geral ruim ou naquelas com um fator de risco identificável, como cardiopatia congênita corrigida ou válvula cardíaca protética. A TC de face e pescoço com contraste é a modalidade preferida para a avaliação de infecções avançadas, quando necessário.

Tratamento

As crianças com bom aspecto geral e com dentição ruim e dor dentária podem ser manejadas com suporte de analgesia desde que possa ser programado o acompanhamento com dentista. As crianças com suspeita de abscesso devem ser avaliadas por um cirurgião bucomaxilofacial ou dentista. Devido ao potencial para disseminação ao longo de planos da fáscia de face e pescoço, a exploração cirúrgica de um abscesso deve ser realizada em conjunto com um cirurgião bucomaxilofacial. As crianças febris e aquelas com suspeita de celulite facial devem receber antibióticos IV, em geral ampicilina-sulbactam. A extração do dente infectado pode ser realizada no hospital ou após a liberação do paciente.

Hodfdon A: Dental and related infections: *Emerg Med Clin North Am.* 2013;31 (2):465-480 [PMID: 23601483].

Lin YT, Lu PW: Retrospective study of pediatric facial cellulitis of odontogenic origin. *Pediatr Infect Dis J.* 2006;25:339-342 [PMID: 16567986].

FARINGITE

FUNDAMENTOS DO DIAGNÓSTICO

- Exsudato faríngeo.
- Erupção escarlatiniforme.
- Petéquias no palato.
- Adenopatia cervical anterior.

Se houver suspeita de infecção por EGB, o tratamento com antibióticos da faringite pelo EGB reduz o risco de febre reumática aguda.

Considerações gerais

A faringite infecciosa costuma ter origem viral, embora a faringite bacteriana seja responsável por cerca de um terço de todos os casos. A faringite pelo EGB é mais comum em crianças com idade de 5 a 15 anos, sendo que as causas comuns predominam nas crianças menores. A faringite nas crianças costuma ser um processo autolimitado, embora possa comprometer a capacidade da criança manter a hidratação. A faringite pelo EGB é benigna, mas em raros casos pode levar a complicações supurativas, como abscesso retrofaríngeo ou peritonsilar. O tratamento antibiótico da faringite pelo EGB reduz o risco de febre reumática aguda, uma doença que se acredita que ocorra quando o mimetismo molecular entre determinados antígenos do EGB e células do hospedeiro levem a um ataque autoimune contra tecidos no coração, articulações, sistema nervoso e pele. As manifestações clínicas de febre reumática aguda incluem cardite, artrite, coreia, nódulos subcutâneos e eritema marginado. O teste de antígeno estreptocócico rápido surgiu como uma forma eficiente de identificar crianças com EGB; porém, até 20% das crianças saudáveis são portadoras assintomáticas do EGB e não necessitam de tratamento. Uma história abrangente, incluindo a história sexual e o estado de vacinação, é importante para descobrir causas menos comuns de faringite, como gonorreia e difteria.

Achados clínicos

As crianças com faringite apresentam queixa de dor ou desconforto na garganta ao deglutir. A faringite viral costuma ser vista com outros sintomas da via aérea superior, como tosse, congestão e conjuntivite. A febre é comum em causas virais e bacterianas de faringite. Os achados sugestivos de faringite bacteriana incluem erupção escarlatiniforme, petéquias no palato, exsudato faríngeo e linfadenopatia cervical anterior dolorosa. A faringite pelo vírus Epstein-Barr (EBV) (mononucleose) apresenta-se com exsudato faríngeo, mas frequentemente envolve linfonodos cervicais posteriores. A faringite estreptocócica é incomum em crianças com menos de 3 anos, mas pode se apresentar como "estreptococose", um complexo inespecífico de sintomas de febre, adenopatia e secreção nasal.

Exames laboratoriais/Radiografias

O teste de antígeno estreptocócico rápido é altamente sensível (85%) e específico (96%) para a presença de EGB. A cultura confirmatória de garganta deve ser enviada em todos os casos de teste rápido negativo. Além das culturas e testes estreptocócicos rápidos, vários critérios clínicos auxiliam no diagnóstico de faringite por EGB. Os mais bem conhecidos são os critérios Centor. O escore Centor modificado dá um ponto para cada item, como temperatura maior do que 38 °C, linfonodos cervicais anteriores aumentados e dolorosos, edema ou exsudato tonsilar, ausência de sintomas da via aérea superior (tosse, coriza) e idade entre 3 e 15 anos. Se o paciente tiver mais de 45 anos, um ponto é subtraído. Se o escore for de 1 ou menos, não há necessidade de exames adicionais ou tratamento. Para escores de 2 a 3, podem estar indicados testes adicionais, como cultura ou teste estreptocócico rápido. Para escores de 4 ou mais, não há necessidade de testes adicionais, e todos os pacientes podem receber antibióticos para faringite por EGB.

Exames laboratoriais adicionais, como hemoculturas ou HGR com diferencial, são necessários apenas em casos graves ou em complicações, como suspeita de abscesso.

Tratamento

O teste para EGB deve ser reservado para crianças com uma probabilidade pré-teste razoável para a doença, para evitar o tratamento excessivo de portadores assintomáticos. Várias regras de decisão clínica foram desenvolvidas, mas nenhuma delas ganhou ampla aceitação; dessa forma, o teste é recomendado para crianças sem evidências de uma infecção viral e com sintomas sugestivos de faringite por EGB. Como a sensibilidade do teste rápido não é de 100%, o médico pode escolher tratar de forma empírica sem testes as crianças com probabilidade pré-teste muito alta para a doença. O EGB permanece sensível à penicilina e amoxicilina, penicilina V ou penicilina benzatina IM. Tem havido um uso crescente de esteroides no tratamento da faringite. Acredita-se que a dor seja causada por inflamação do epitélio da faringe oral posterior. Os corticosteroides, que inibem a transcrição de mediadores pró-inflamatórios, podem ser úteis na redução da dor de garganta. Estudos mostram que, em comparação com placebo, os corticosteroides têm mais chance de aliviar os sintomas de dor de garganta em 24 horas. O médico deve ser cuidadoso no uso dos esteroides, considerando riscos/benefícios para cada paciente, como no caso de pacientes diabéticos, com úlcera péptica, imunocomprometidos e possibilidade de necrose avascular.

Baltimore R: Re-evaluation of antibiotic treatment of streptococcal pharyngitis. *Curr Opin Pediatr.* 2010;22:77-82 [PMID: 19996970].

Shah R, Bansal A, Singhi SC: Approach to a child with sore throat. *Indian J Pediatr.* 2011;78(10):1268-1272 [PMID: 21660400].

Shaikh N, Swaminathan N, Hooper EG: Accuracy and precision of the signs and symptoms of streptococcal pharyngitis in children: A systematic review. *J Pediatr.* 2012;160:487-493 [PMID: 22048053].

Welch J, Cooper D: Do corticosteroids benefit patients with sore throat? *Ann Emerg Med*. 2014;63(6):711-712 [PMID: 23927959].

TRAQUEÍTE BACTERIANA

FUNDAMENTOS DO DIAGNÓSTICO

- Estridor.
- Febre.
- Tosse.
- Ausência de resposta à inalação de epinefrina.
- Alto risco de comprometimento da via aérea necessitando de intubação.

Considerações gerais

A traqueíte bacteriana é uma infecção rara, mas com potencial para ameaçar a vida que costuma ocorrer após uma IVAS viral. Acredita-se que o dano da mucosa da laringe induzido pelo vírus permita que as bactérias penetrem nessa região. O edema e a inflamação da traqueia levam rapidamente a comprometimento da via aérea, e estudos demonstram que crianças com traqueíte bacteriana necessitam de intubação (≥ 75%). No SE, a traqueíte bacteriana costuma se apresentar quando pacientes com suspeita de laringotraqueobronquite (crupe) não melhoram com glicocorticoides e inalação de epinefrina. As causas bacterianas comumente isoladas incluem *S. aureus*, *S. pneumoniae*, EGB, *H. influenzae* e *Moraxella catarrhalis*.

Achados clínicos

As crianças com traqueíte bacteriana apresentam piora do estridor inspiratório ou expiratório devido a uma obstrução progressiva da via aérea. Tosse e febre podem estar presentes. As crianças se apresentam de maneira semelhante àquela da laringotraqueobronquite; porém, elas têm muito mais chance de ter aspecto toxêmico ou serem refratárias aos tratamentos comuns para crupe. A afonia é um sinal ominoso de envolvimento de pregas vocais. Podem haver também sintomas de uma IVAS precedente.

Exames laboratoriais/Radiografias

A traqueíte bacteriana é um diagnóstico clínico e geralmente não há necessidade de exames laboratoriais de rotina. Elevações na contagem periférica de leucócitos, VHS e proteína C reativa não têm demonstrado correlação com a gravidade da doença. A coloração de Gram e cultura de exsudatos traqueais pode ser útil para guiar o tratamento antibiótico a longo prazo. É infrequente que as hemoculturas sejam positivas, e elas devem ser coletadas apenas se houver suspeita de sepse. Radiografias cervicais laterais são recomendadas e podem mostrar estreitamento da região subglótica ou irregularidades da mucosa traqueal (Figura 41-1).

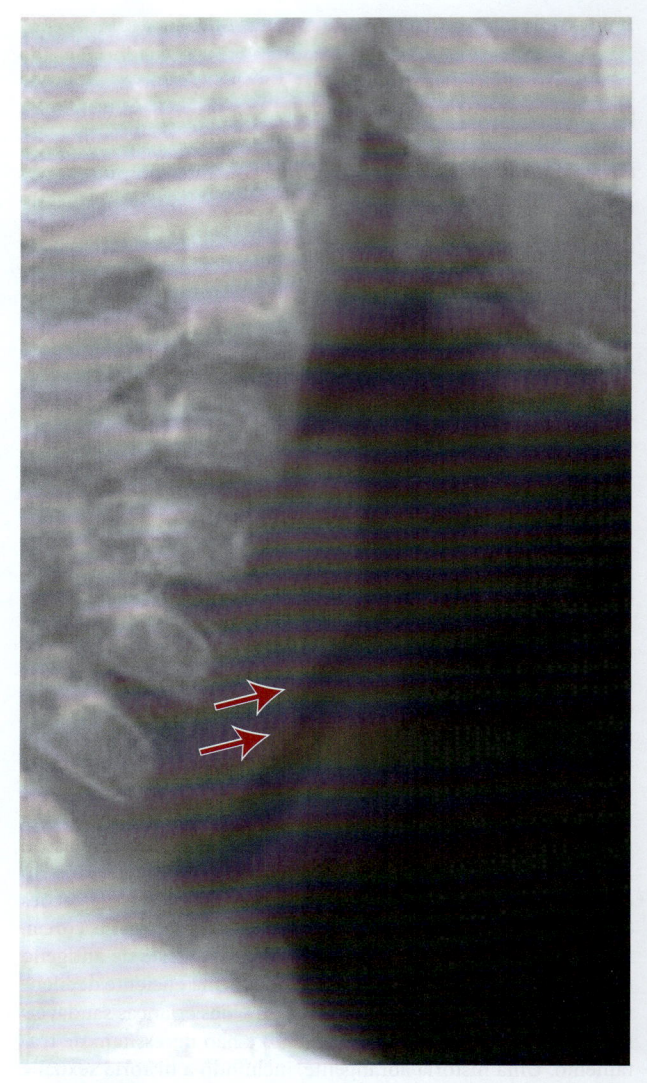

▲ **Figura 41-1** Paciente com traqueíte bacteriana. Observar a presença de margens traqueais irregulares demonstradas pelas setas. (Reproduzida com permissão de W. McAlister, Washington University School of Medicine, St. Louis, MO.)

Tratamento

O manejo primário da traqueíte bacteriana começa com uma avaliação da via aérea da criança. Se houver suspeita de obstrução progressiva, é recomendada a intubação por profissional experiente, devido ao potencial para edema traqueal severo. A avaliação com um ORL deve ser obtida imediatamente para endoscopia e desbridamento de exsudatos traqueais. Antibióticos parenterais de amplo espectro devem ser iniciados; é usado um agente antiestafilocócico como clindamicina ou vancomicina em combinação com uma cefalosporina de terceira geração. As crianças com traqueostomias devem receber um agente contra *Pseudomonas*, como cefepima ou uma quinolona. Os glicocorticoides não têm demonstrado benefício em pacientes com traqueíte bacteriana. Devido ao potencial para rápido comprometimento da via aérea, mesmo as crianças que não estão intubadas devem ser internadas na UTI para monitorização.

> Miranda AD, Valdez TA, Pereira KD: Bacterial tracheitis a varied entity. *Pediatr Emerg Care*. 2011;27:950 [PMID: 21975496].
>
> Shargorodsky J, Whittemore KR, Lee GS: Bacterial tracheitis: A therapeutic approach. *Laryngoscope*. 2011;120:2498 [PMID: 21225825].
>
> Tebruegge M, Pantazidou A, Thornburn K, et al: Bacterial tracheitis: A multicentre perspective. *Scand J Infect Dis*. 2009;41(8):548 [PMID: 19401934].

OTITE MÉDIA

FUNDAMENTOS DO DIAGNÓSTICO

Com base nas diretrizes de 2013 da American Academy of Pediatrics (AAP), o diagnóstico de OM é estabelecido pelos seguintes critérios:

▶ Abaulamento moderado a severo da membrana timpânica.

▶ Início recente de otorreia.

▶ Abaulamento leve da membrana timpânica mais início recente de dor na orelha.

▶ Eritema intenso da membrana timpânica.

A OM aguda (OMA) não deve ser diagnosticada em pacientes sem evidência de efusão na orelha média por otoscopia pneumática e/ou timpanometria. O tratamento com antibióticos está recomendado para crianças com menos de 2 anos.

Considerações gerais

A OM permanece sendo a doença pediátrica mais comumente diagnosticada, sendo a indicação mais frequente de tratamento com antibióticos. Uma IVAS aguda causa disfunção da tuba de Eustáquio e prejuízo da depuração mucociliar, permitindo que bactérias subam e se multipliquem na orelha média. A infecção é geralmente autolimitada, mas mastoidite, meningite, trombose de seio cavernoso e abscesso cerebral são sequelas extremamente incomuns de infecções avançadas ou não tratadas. *S. pneumoniae*, *H. influenzae* não tipável e *M. catarrhalis* são as bactérias mais comumente implicadas como causa de OMA. Os fatores de risco para o desenvolvimento de OM incluem idade entre 6 e 18 meses, frequência em creches, exposição à fumaça e uso de chupeta.

Achados clínicos

A OM se apresenta como um abaulamento da membrana timpânica (MT) que recobre o líquido turvo da orelha média. A mobilidade da membrana timpânica está reduzida à pneumatoscopia. Costuma ser observado eritema ao redor e sobre a MT; porém, este achado é inespecífico e pode ser causado por choro ou febre. Bolhas cheias de líquido na MT são vistas na miringite bolhosa. A otalgia é aparente nas crianças maiores, embora os lactentes menores possam estar mais irritadiços e inquietos. A febre costuma estar presente, mas não é necessária para o diagnóstico. As crianças com OM podem apresentar sintomas de uma IVAS viral subjacente, como tosse, dor de garganta e rinorreia. Quando for visto líquido atrás da MT, mas não houver sinais de infecção, deve-se suspeitar de OM serosa.

Exames laboratoriais/Radiografias

Não há necessidade de exames laboratoriais de rotina ou radiografias para o diagnóstico de OM. Quando há suspeita de complicações, como mastoidite, recomenda-se a TC de crânio.

Tratamento

Muitos estudos avaliaram algoritmos de tratamento para a OM. As crianças com menos de 6 meses e aquelas com doença moderada ou grave, definida como temperatura maior do que 39 °C ou otalgia moderada/severa, devem ser tratadas com antibióticos (Tabela 41-4). A observação vigilante é uma opção para crianças entre 6 meses e 2 anos se houver dúvidas quanto ao diagnóstico e a criança apresentar doença leve. As crianças com mais de 2 anos necessitam de tratamento apenas em casos severos. O uso de um "roteiro de segurança" dado aos pais para que preencham nas próximas 24 a 72 horas se a criança não melhorar é uma opção para crianças com mais de 6 meses e doença leve a moderada.

> Gould JM, Matz PS: *Otitis media. Pediatr Rev*. 2010;31(3):102-116 [PMID: 20194902].
>
> Hoberman A, Paradise JL, Rockette HE, Shaikh S, et al: Treatment of acute otitis media in children under 2 years of age. *N Engl J Med*. 2011;364:105-115 [PMID: 21226576].
>
> Johnson NC, Holger JS: Pediatric acute otitis media: The case for delayed antibiotic treatment. *J Emerg Med*. 2007;32(3):279-284 [PMID: 17394992].
>
> Lieberthal A, Carroll A, Chonmaitree T, et al: The diagnosis and management of acute otitis media. *Pediatrics*. 2013;131;e964-991 [PMID: 23439909].
>
> Pelton SJ, Leibovitz E: Recent advances in otitis media. *Pediatr Infect Dis J*. 2009;28:S133-S137 [PMID: 19918136].
>
> Shaikh N, Hoberman A, Kaleida PH, et al: Otoscopic signs of otitis media. *Pediatr Inf Dis J*. 2011;30:822-826 [PMID: 21844828].
>
> Vergison A: Microbiology of otitis media: A moving target. *Vaccine*. 2008;265:G5-G10 [PMID: 19094935].

Tabela 41-4 Tratamento da otite média aguda

Antibiótico	Dose	Dose máxima diária	Duração (dias)
Amoxicilina	80-90 mg/kg em 2 ×/dia	3 g	7-10
Amoxicilina-ácido clavulânico	80-90 mg/kg do componente amoxicilina em 2 ×/dia	3 g	7-10
Cefdinir	14 mg/kg em 2 ×/dia	600 mg	7-10
Cefpodoxima	10 mg/kg 1 ×/dia	800 mg	7-10
Azitromicina	10 mg/kg 1 ×/dia × 1 dia, depois 5 mg/kg 1 ×/dia × 4 dias	500 mg	5
SMZ-TMP	10 mg/kg do componente TMP em 2 ×/dia	320 mg	7-10

SMZ-TMP, sulfametazol-trimetropima.

MASTOIDITE

FUNDAMENTOS DO DIAGNÓSTICO

▶ Otite média antecedente.
▶ Edema auricular posterior.
▶ Eritema.
▶ Dor à palpação.
▶ Protrusão do pavilhão auricular.

Recomendam-se antibióticos IV e avaliação com ORL.

Considerações gerais

Uma temida complicação da OM, a mastoidite aguda, é atualmente uma apresentação incomum no SE em pediatria. A mastoidite ocorre quando o líquido infectado da orelha média se espalha e prolifera dentro das células aéreas da mastoide no osso temporal. Normalmente, o líquido é drenado através da tuba de Eustáquio; porém, se a via estiver obstruída por inflamação, ocorrerá o acúmulo nas células aéreas da mastoide. Em casos graves, pode haver a formação de abscesso e disseminação para cérebro, meninges e osso temporal. Apesar da implementação da vacina pneumocócica, o *S. pneumoniae* é o agente etiológico mais comum da mastoidite aguda, embora EGB, *S. aureus* e *H. influenzae* também sejam encontrados. Os fatores de risco incluem idade menor do que 2 anos e história de OM recorrente.

Achados clínicos

A mastoidite aguda clássica é suspeitada quando há dor auricular posterior, vermelhidão e edema em casos de OM. O edema atrás da orelha costuma deslocar para fora o pavilhão auricular em relação ao outro lado. Febre, otalgia e irritabilidade são sinais comuns, mas menos específicos de infecção. Em muitos pacientes, a MT pode estar rompida com resultante otorreia. A febre alta em picos está associada a risco aumentado de tromboflebite do seio sigmoide. Sinais meníngeos, paralisia de nervo facial e tontura/vertigem são incomuns, mas indicam disseminação adicional da infecção.

Exames laboratoriais/Radiografias

Não há necessidade de exames laboratoriais para o diagnóstico de mastoidite; porém, um HGR com diferencial costuma ser obtido, podendo mostrar leucocitose com predominância de neutrófilos. Marcadores inflamatórios, como VHS e proteína C reativa, são úteis para monitorar a resposta ao tratamento. As hemoculturas são rotineiramente coletadas, mas é raro que sejam positivas. As culturas da orelha média e do osso mastoide devem ser encaminhadas quando possível para guiar a terapia antimicrobiana. A PL com análise do LCS deve ser realizada se houver sinais de meningite ao exame.

A TC com contraste IV é recomendada para a visualização das células aéreas da mastoide e achados positivos incluem coleções líquidos com reforço periférico de contraste, erosões ósseas corticais e coalescência de células aéreas da mastoide. A opacificação das células aéreas da mastoide não é diagnóstica de mastoidite, pois é comumente vista em casos não complicados de OM. Deve ser obtida uma RM quando houver suspeita de abscesso intracraniano ou trombose do seio sigmoide.

Tratamento

Os pacientes com mastoidite aguda confirmada podem necessitar de internação hospitalar, antibióticos IV e encaminhamento ao ORL para drenagem do líquido purulento da orelha média. A drenagem pode consistir em miringotomia simples com ou sem colocação de dreno ou mastoidectomia. A terapia antibiótica empírica consiste em uma cefalosporina anti*Pseudomonas* como cefepima (50 mg/kg a cada 8 horas) ou ceftazidima (100-150 mg/kg/dia divididos a cada 8 horas) em combinação com um agente antiestafilocócico como a vancomicina (20 mg/kg divididos a cada 8 horas). Os pacientes nos quais o diagnóstico é duvidoso devem ser internados para observação por 24 horas com antibióticos IV em avaliação com ORL.

Aardweg MT, Rovers MM, Ru JA, et al: A systematic review of diagnostic criteria for acute mastoiditis in children. *Otol Neurotol.* 2008;29(6):751-757 [PMID: 18617870].

Choi SS, Lander L: Pediatric acute mastoiditis in the post-pneumococcal conjugate vaccine era. *Laryngoscope.* 2011;121:1072-1080 [PMID: 21520127].

Lin HW, Shargorodsky J, Gopen Q: Clinical strategies for the management of acute mastoiditis in the pediatric population. *Clin Pediatr.* 2010;49(2):110-115 [PMID: 19734439].

Tamir S, Shwartz Y, Peleg U, et al: Shifting trends: Mastoiditis from a surgical to a medical disease. *Am J Otolaryngol.* 2010;31(6):467-471 [PMID: 20015791].

SINUSITE

FUNDAMENTOS DO DIAGNÓSTICO

▶ Piora dos sintomas de IVAS após 7 a 10 dias de doença.
▶ Secreção nasal mucopurulenta persistente com febre.

Os casos não complicados podem ser manejados ambulatorialmente com antibióticos.

Considerações gerais

Acredita-se que a sinusite bacteriana aguda complicando uma IVAS ocorra em 5 a 10% dos pacientes. Em crianças, os seios maxilar e etmoide estão presentes ao nascimento e são contínuos com a mucosa do nariz através da drenagem no meato médio, logo abaixo da turbina média. A infecção viral da mucosa nasal e seios paranasais causa inflamação e pode obstruir a drenagem dos seios. Há desenvolvimento de pressão negativa, fazendo com que bactérias da mucosa nasal sejam levadas até os seios. Ao mesmo tempo, o dano ao aparato mucociliar induzido pelo vírus impede que o material infectado seja adequadamente eliminado dos seios. Os patógenos comuns incluem *S. pneumoniae, H. influenzae* e *M. catarrhalis.* Os fatores de risco para o desenvolvimento de sinusite bacteriana aguda incluem exposição à fumaça, frequência em creches, rinite alérgica e refluxo gastroesofágico. Nas crianças menores, a sinusite recorrente ou crônica deve levar o médico a considerar a possibilidade de uma imunodeficiência subjacente. Se não for tratada, a sinusite bacteriana tem o potencial para se disseminar aos tecidos circundantes, causando celulite periorbital e orbital, osteomielite, abscessos cerebrais e atacando as meninges.

Achados clínicos

O médico pode ter dificuldade para diferenciar entre sinais e sintomas de uma IVAS viral e de sinusite bacteriana aguda. Febre, secreção nasal mucopurulenta, congestão, cefaleia e eritema das turbinas nasais são comumente vistos em ambas as infecções. Dor e edema sinusal são sinais clássicos, porém incomuns, de sinusite. A doença que se disseminou para envolver as órbitas pode apresentar-se com edema periorbital, dor e proptose. A osteomielite de seio frontal (tumor de Pott) apresenta-se com edema proeminente da testa. Apesar da falta de sinais físicos específicos, uma história cuidadosa costuma ser adequada para o diagnóstico de sinusite. A piora dos sintomas de IVAS com febre persistente após 7 a 10 dias de doença é altamente sugestiva de sinusite, pois a maioria dos casos de IVAS de rotina apresenta febre que melhora à medida que os sintomas respiratórios se tornam mais proeminentes. As crianças com sinusite bacteriana aguda grave têm febre maior do que 39 °C por 3 ou mais dias, além de secreção nasal espessa amarela.

Exames laboratoriais/Radiografias

A sinusite bacteriana aguda pode ser diagnosticada clinicamente, não sendo recomendados exames laboratoriais de rotina e exames de imagem. Os achados da TC na sinusite não complicada incluem opacificação sinusal, nível hidroaéreo e espessamento da mucosa maior do que 4 mm; porém, os achados não são suficientemente específicos para a sinusite bacteriana e o uso indiscriminado da TC leva ao sobrediagnóstico. Uma TC com contraste IV é a modalidade de imagem preferida para crianças com suspeita de complicações, como a celulite orbital. Os pacientes com sinais meníngeos ou neurológicos focais sugestivos de disseminação intracraniana devem ser avaliados com PL, exames de LCS e RM de encéfalo.

Tratamento

A maioria das crianças com sinusite bacteriana aguda pode ser manejada ambulatorialmente com antibióticos como dose alta de amoxicilina ou amoxicilina-ácido clavulânico. Se os pacientes não melhorarem dentro de 72 horas, o antibiótico deve ser trocado para uma cefalosporina de terceira geração (ceftrixona).O tratamento antibiótico deve ser continuado por 10 a 14 dias ou por pelo menos 7 dias após a resolução dos sintomas. A irrigação com solução fisiológica (SF) nasal pode ser considerada como terapia adjunta, mas esteroides intranasais geralmente não são recomendados, a menos que haja marcada polipose nasal ou edema ao exame.

Brook I: Acute sinusitis in children. *Pediatr Clin North Am.* 2013;60(2):409-424 [PMID: 23481108].

Revai K, Dobbs L, Patal JA, et al: Incidence of acute otitis media and sinusitis complicating upper respiratory tract infection. *Pediatrics.* 2007;119:e1408-1412 [PMID: 17545367].

Revai K, Mamidi D, Chonmaitree T: Association of nasopharyngeal bacterial colonization during upper respiratory tract infection and the development of acute otitis media. *Clin Infect Dis.* 2007;46:e34-37 [PMID: 18205533].

Wald ER: Acute otitis media and acute bacterial sinusitis. *Clin Infect Dis.* 2011;52(S4):S277-S283 [PMID: 21460285].

CELULITE PERIORBITAL E ORBITAL

FUNDAMENTOS DO DIAGNÓSTICO

- Edema palpebral.
- Dor.
- Eritema.
- Oftalmoplegia (apenas na celulite orbital).
- Proptose (apenas na celulite orbital).
- Dor à movimentação extraocular (apenas na celulite orbital).

Internação hospitalar e antibióticos IV são necessários na suspeita de celulite orbital.

Considerações gerais

A celulite periorbital e orbital pode se apresentar de modo semelhante, mas têm mecanismos patogênicos distintos, assim como riscos de complicação (Tabela 41-5). Anatomicamente, a órbita é circundada pelos seios, e o septo orbital é uma extensão da borda de periósteo orbital que se estende através das pálpebras superior e inferior, separando a órbita em compartimentos pré-septal e pós-septal. A celulite periorbital, também conhecida como celulite pré-septal, é muito mais comum e envolve a infecção da porção anterior da pálpebra. Ela costuma ser causada por trauma ocular, incluindo picadas de insetos, eczema e impetigo. A celulite periorbital costuma ser causada por espécies de *Staphylococcus* (incluindo MRSA) e *Streptococcus*, sendo geralmente uma doença leve com baixo risco de complicações.

A celulite orbital, pelo contrário, é quase sempre causada por disseminação de bactérias a partir de doença sinusal existente através de pequenas fenestrações nos ossos sinusais ou através do sistema sem válvulas das veias que atravessa os seios. Pode haver desenvolvimento de abscesso subperiosteal ou orbital a partir de infecção dentro da órbita e, como as veias são conectadas com estruturas intracranianas mais profundas, como o seio cavernoso, as complicações da celulite orbital incluem tromboflebite, abscesso cerebral, meningite e perda de visão. Os micro-organismos causadores de celulite orbital incluem espécies de *Staphylococcus*, espécies de *Streptococcus*, *H. influenzae* e anaeróbios. Os fatores de risco para celulite orbital incluem sinusite bacteriana recorrente, cirurgia oftalmológica recente e abscessos dentários.

Achados clínicos

Dor ocular, edema e eritema da pálpebra e irritação conjuntival são comumente vistos na celulite periorbital e orbital. A febre pode ser encontrada em ambas as condições, mas é mais comum na celulite orbital. Os achados característicos de celulite orbital são oftalmoplegia, proptose e dor na movimentação extraocular. A perda de acuidade visual e um reflexo lento à luz são vistos em casos graves de celulite orbital, sendo que a disseminação intracraniana pode se manifestar com cefaleia, paralisia de nervos cranianos e sinais meníngeos. Quando os sinais de celulite orbital estão presentes bilateralmente, deve-se suspeitar de trombose do seio cavernoso.

Exames laboratoriais/Radiografias

Um HGR com diferencial e uma hemocultura são obtidos em casos suspeitos de celulite periorbital ou orbital. Uma CAN periférica maior do que 10.000 células/μL é usada para predizer risco aumentado de abscesso orbital. Quando a intervenção cirúrgica está indicada, as culturas do material orbital purulento devem ser encaminhadas para coloração de Gram e cultura. Como é difícil a diferenciação entre celulite orbital e periorbital com base apenas em sintomas clínicos, os exames radiológicos adjuntos são importantes para o diagnóstico. A TC das órbitas e seios com contraste IV é preferida, a menos que haja suspeita de complicações intracranianas, quando deve ser obtida uma RM. Os achados comuns de celulite orbital na TC incluem inflamação de músculos extraoculares, formação de bandas de gordura, formação de abscesso e doença sinusal. Por outro lado, a inflamação da celulite periorbital está restrita apenas às pálpebras.

Tratamento

Os pacientes com sinais e sintomas suspeitos de celulite orbital devem ser submetidos à TC com contraste das órbitas para avaliação de abscesso e extensão da doença. Antibióticos IV devem ser iniciados imediatamente; antibióticos empíricos devem

Tabela 41-5 Celulite orbital *versus* periorbital

	Celulite orbital	Celulite periorbital
Idade	> 5 anos	< 5 anos
Causa	Sinusite, cirurgia	Trauma cutâneo local, sinusite
Apresentação	Oftalmoplegia, proptose, diplopia, febre	Dor ocular, eritema, edema
Diagnóstico	TC/RM com contraste	História ou TC com contraste
Tratamento	Vancomicina mais cefalosporina de terceira geração ou ampicilina-sulbactam	Clindamicina ou SMZ-TMP mais amoxicilina ou cefalosporina de terceira geração
Complicações	Abscesso subperiosteal/orbital, tromboflebite	Raras

TC, tomografia computadorizada; RM, ressonância magnética; SMZ-TMP, sulfametazol-trimetropima.

incluir cobertura contra MRSA com vancomicina ou clindamicina em combinação com uma cefalosporina de terceira geração ou ampicilina/sulbactam. Os pacientes cujo diagnóstico de celulite orbital está em dúvida podem ser internados e receber antibióticos IV; a falha em melhorar nas próximas 24 a 48 horas é sugestiva de abscesso orbital. Há necessidade de avaliação com oftalmologista e ORL para manejo cirúrgico potencial da celulite orbital. As indicações para cirurgia incluem abscesso maior do que 10 mm, piora dos sintomas neurológicos e falha em responder aos antibióticos.

Os pacientes com aspecto geral (> 1 ano) com sintomas de celulite periorbital podem ser manejados ambulatorialmente desde que tenham acompanhamento adequado. Os pacientes < 1 ano devem ser internados e monitorados até a documentação de resposta aos antibióticos. Os regimes antibióticos ambulatoriais incluem monoterapia com clindamicina ou SMZ-TMP em combinação com amoxicilina-ácido clavulânico.

> Bedwell J, Bauman NM: Management of pediatric orbital cellulitis and abscess. *Curr Opin Otolaryngol Head Neck Surg.* 2011;19:467-473 [PMID: 21844410].
>
> Hauser A, Fogarasi S: Periobital and orbital cellulitis. *Pediatr Rev.* 2010;31(6):242-249 [PMID: 20516236].
>
> Mahalingam-Dhingra A, Lander L, Preciado DA, et al: Orbital and periorbital infections. *Arch Otolaryngol Head Neck Surg.* 2011;137(8):769-773 [PMID: 21844410].
>
> Rudloe TF, Harper MB, Prabhu SP, et al: Acute periorbital infections: Who needs emergent imaging? *Pediatrics.* 2010;125:3719-3726 [PMID: 20194288].
>
> Seltz LB, Smith J, Durairaj VD: Microbiology and antibiotic management of orbital cellulitis. *Pediatrics.* 2011;127:e566-572 [PMID: 21321025].

EPIGLOTITE

FUNDAMENTOS DO DIAGNÓSTICO

▶ Posição de tripé.
▶ Babação.
▶ Febre.
▶ Estridor.

A epiglotite é uma emergência que necessita de uma via aérea segura e a administração de antibióticos IV.

Considerações gerais

A verdadeira epiglotite bacteriana se tornou uma entidade rara desde a introdução da vacina HiB três décadas atrás. Porém, a epiglotite é uma infecção que ameaça a vida devido ao risco de rápido comprometimento da via aérea. As crianças não vacinadas ou aquelas com calendários de vacinação atrasados apresentam risco da doença causada pelo HiB; as crianças vacinadas podem desenvolver epiglotite por *S. pneumoniae*, *Staphylococcus* ou fontes virais. A infecção das estruturas supraglóticas, incluindo a epiglote, costuma se desenvolver em casos de dano à mucosa mediado por vírus. Pode haver edema, levando a uma rápida redução no diâmetro da via aérea.

Achados clínicos

Os sintomas de epiglotite costumam se desenvolver ao longo de 12 a 24 horas e incluem disfagia, babação, posição sentada em tripé e febre. As crianças com epiglotite estão frequentemente toxêmicas e em evidente sofrimento respiratório. O estridor é comum e sua apresentação pode ser confundida com laringotraqueobronquite (crupe). Uma epiglote eritematosa e edematosa pode ser observada nas crianças colaborativas.

Exames laboratoriais/Radiografias

Os exames laboratoriais são de mínima utilidade no manejo de emergência da suspeita de epiglotite aguda. O HGR com diferencial pode mostrar leucocitose; as hemoculturas são frequentemente positivas e podem guiar a terapia antibiótica. A radiografia cervical lateral pode mostrar o clássico "sinal da impressão do polegar" da epiglote edematosa, mas não é necessária para o diagnóstico.

Tratamento

O manejo da via aérea tem importância primária no tratamento da epiglotite. Mesmo em crianças que parecem estáveis, a colocação de uma via aérea artificial está indicada devido à probabilidade de comprometimento adicional da via aérea. A intubação deve ocorrer, se possível, no bloco cirúrgico e deve ser feita por profissional experiente. O exame da orofaringe deve ser postergado se houver potencial para causar mais sofrimento ao paciente. Em uma situação de emergência em que a intubação não seja bem-sucedida, está indicada a traqueostomia ou a cricotireoidectomia. Os antibióticos IV empíricos incluem um agente antiestafilocócico, como a vancomicina ou a clindamicina, em combinação com uma cefalosporina de terceira geração (ceftriaxona). Os glicocorticoides não costumam ser recomendados no manejo inicial da epiglotite aguda.

> Shah R, Stocks C: Epiglottitis in the United States: National trends, variances, prognosis, and management. *Laryngoscope.* 2010;120:1256-1262 [PMID: 20513048].
>
> Tibballs J, Watson T: Symptoms and signs differentiating croup and epiglottitis. *J Paediatr Child Health.* 2011;47(3):77-82 [PMID: 21091577].

SISTEMA LINFÁTICO

LINFADENITE

> **FUNDAMENTOS DO DIAGNÓSTICO**
>
> ► Linfonodo que é.
> ► Sensível à palpação.
> ► Doloroso.
> ► Eritematoso.

A linfadenite unilateral aguda tem geralmente origem bacteriana e costuma ser tratada com antibióticos orais.

Considerações gerais

O sistema linfático consiste em uma série de canais que drenam para os linfonodos, coleções de células imunes que processam antígenos e criam populações de linfócitos e anticorpos específicos para aqueles antígenos. Uma ampla variedade de estímulos permite que as células imunes dos linfonodos se multipliquem, resultando em aumento do linfonodo. A linfadenopatia causada por uma infecção é chamada de linfadenite e é comum em crianças. A linfadenite cervical é a localização mais comum, sendo classificada como unilateral ou bilateral e aguda ou subaguda/crônica. A linfadenite cervical aguda bilateral é, em geral, o resultado de uma IVAS viral, e a linfadenite cervical aguda unilateral costuma ser causada por uma infecção bacteriana. As causas bacterianas comuns de linfadenite incluem *S. aureus*, EGB e anaeróbios. Uma história abrangente é fundamental no diagnóstico de linfadenite, pois o diagnóstico diferencial é amplo. As pistas etiológicas na história incluem estado de imunização, trauma ou infecção antecedente na região drenada pelo linfonodo afetado, exposição a gatos (doença da arranhadura do gato) ou coelhos (tularemia), tratamento dentário recente (anaeróbios) e história de faringite (EGB ou mononucleose). A apresentação subaguda ou crônica da linfadenite aumenta a possibilidade de agentes infecciosos indolentes, como micobactérias ou de causas não infecciosas, como o câncer.

Achados clínicos

A linfadenite viral resulta em linfonodos cervicais bilaterais aumentados (> 1 cm), levemente dolorosos, móveis e não eritematosos. A linfadenite unilateral causada por bactérias pode ser grosseiramente aumentada (> 3 cm), dolorosa, eritematosa e potencialmente flutuante. A febre pode estar presente ou não. O exame físico deve se concentrar na área drenada pelo linfonodo infectado, pois sintomas como infecção cutânea superficial, IVAS, doença periodontal ou faringite podem fornecer pistas para o diagnóstico. Linfonodos subagudos ou crônicos podem se apresentar aumentados e sem sinais de infecção aguda.

Exames laboratoriais/Radiografias

Não há necessidade de exames laboratoriais na avaliação da linfadenite se a fonte de infecção for prontamente aparente. O HGR com diferencial pode mostrar leucocitose com infecção bacteriana ou células atípicas na mononucleose. Não há necessidade de hemoculturas, a menos que paciente pareça toxêmico. Podem ser obtidos marcadores inflamatórios se houver suspeita de um curso prolongado, de forma que a resposta ao tratamento possa ser acompanhada. Se houver drenagem do linfonodo, o líquido deve ser encaminhado para coloração de Gram e cultura. Outros exames laboratoriais, como antígeno estreptocócico rápido, sorologias virais e teste cutâneo com tuberculina, dependem da história clínica. A ultrassonografia (US) do linfonodo pode ser útil se a intervenção cirúrgica for planejada.

Tratamento

A linfadenite causada por IVAS viral é autolimitada e costuma melhorar em 2 a 4 semanas. Em casos suspeitos de linfadenite bacteriana aguda, os antibióticos empíricos geralmente incluem cefalexina (em regiões onde o MRSA adquirido na comunidade [CA-MRSA] é raro) ou clindamicina. O SMZ-TMP pode ser escolhido se não houver suspeita de EGB. Como a doença periodontal está associada com linfadenite por anaeróbios, os pacientes devem receber clindamicina ou amoxicilina-ácido clavulânico. Os linfonodos flutuantes devem ser drenados, assim como aqueles que não melhoram em 48 a 72 horas após o início dos antibióticos. A maioria das crianças pode ser manejada com antibióticos orais, mas aquelas com aspecto toxêmico ou imunocomprometidas devem receber clindamicina ou vancomicina IV. A suspeita de doença da arranhadura do gato é autolimitada, mas pode ser tratada com azitromicina. A linfadenite subaguda ou crônica é mais bem manejada em combinação com especialista em doenças infecciosas.

Leung AC, Davies HD: Cervical lymphadenitis: Etiology, diagnosis, and management. *Curr Infect Dis:* 2009;11(3):183-189 [PMID: 19366560].

Rosado FG, Stratton CW, Mosse CA: Clinicopathologic correlation of epidemiologic and histopathologic features of pediatric bacterial lymphadenitis. *Arch Pathol Lab Med.* 2011;135:1490-1493 [PMID: 22032579].

SISTEMA CIRCULATÓRIO

ENDOCARDITE

> **FUNDAMENTOS DO DIAGNÓSTICO**
>
> ► Doença cardíaca preexistente.
> ► Febre.
> ► Bacteremia.

Manejar com internação e antibióticos IV após a obtenção de hemoculturas (ver Capítulo 35).

Considerações gerais

A endocardite ocorre quando o fluxo de sangue turbulento ou o trauma direto causa dano ao endocárdio, resultando em exposição de fibronectina. A bacteremia transitória, uma ocorrência comum e geralmente subclínica, atinge a região exposta, havendo crescimento bacteriano em um foco de infecção. Os cocos gram-positivos, incluindo S. aureus e Streptococcus, se ligam bem à fibronectina, sendo os agentes causais primários da endocardite. As crianças com cardiopatia congênita são a maioria dos casos de endocardite. Cateteres venosos centrais (CVCs) de longa permanência têm o potencial de danificar diretamente o endocárdio, sendo outro importante fator de risco para a endocardite. Uma doença bacteriana conhecida ou um procedimento dentário recente aumentam o risco de bacteremia e subsequente endocardite em pacientes suscetíveis. As complicações da endocardite podem se desenvolver devido à deposição de complexos autoimunes circulantes, bem como por microêmbolos sépticos.

Achados clínicos

A endocardite se apresenta de forma inespecífica, com febre, mal-estar, mialgias e perda ponderal. Um sopro cardíaco pode representar doença valvar nova, mas tem valor limitado, pois crianças com febre e estado de alto débito costumam ter um sopro de fluxo inocente. A hematúria vista pode ser secundária à glomerulonefrite por depósito de complexos imunes nos rins. A embolia séptica pode resultar em sintomas de osteomielite, pneumonia e sintomas neurológicos. Achados raros de endocardite em crianças incluem nódulos de Osler, lesões de Janeway, hemorragias em estilhaço e manchas de Roth. Algumas vezes, a endocardite pode se apresentar agudamente como uma doença fulminante caracterizada por febre elevada e aspecto geral toxêmico.

Exames laboratoriais/Radiografias

As hemoculturas são fundamentais para o diagnóstico de endocardite, devendo ser obtidas antes do início dos antibióticos, quando possível. Três hemoculturas de volume adequado devem ser coletadas antes de iniciar os antibióticos. A ecocardiografia deve ser realizada para avaliação de vegetações, dano valvar e função cardíaca global. O EQU é recomendado na suspeita de glomerulonefrite.

Tratamento

O diagnóstico de endocardite permanece sendo difícil; o manejo dos casos suspeitos deve envolver a avaliação com um cardiologista. Antibióticos IV de amplo espectro com atividade contra os patógenos habituais devem ser iniciados, sendo recomendada a vancomicina. Um aminoglicosídeo, como a gentamicina, costuma ser acrescentado devido a seu efeito sinérgico. A terapia cirúrgica pode estar indicada se a bacteremia persistir após 2 semanas de tratamento.

A profilaxia antibiótica da endocardite deve ser considerada em pacientes considerados de alto risco e que necessitam de procedimentos dentários, orais, em trato respiratório ou esofágico. Isso inclui crianças com cardiopatia congênita cianótica não corrigida, incluindo derivações e condutos paliativos, defeitos cardíacos congênitos corrigidos com válvulas cardíacas protéticas, dispositivos colocados cirurgicamente ou por cateterismo intervencionista durante os primeiros 6 meses após o procedimento, cardiopatia congênita corrigida com defeitos residuais no local ou adjacentes ao local da prótese ou episódio prévio de endocardite infecciosa.

As diretrizes (2007) da American Heart Association (AHA) recomendam as seguintes dosagens pediátricas para a profilaxia de endocardite:

- Amoxicilina 50 mg/kg até a dose máxima de 2 g;
- Azitromicina ou claritromicina 15 mg/kg até a dose máxima de 500 mg;
- Clindamicina 20 mg/kg até a dose máxima de 600 mg;
- Cefalexina 50 mg/kg até a dose máxima de 2 g.

As doses pediátricas equivalentes para terapia IM ou IV são as seguintes:

- Ampicilina 50 mg/kg até a dose máxima de 2 g;
- Cefazolina ou ceftriaxona 50 mg/kg até a dose máxima de 1 g;
- Clindamicina 20 mg/kg até a dose máxima de 600 mg;
- Vancomicina 15 mg/kg até a dose máxima de 1 g.

Day MD, Gauvreau K, Schulman S, et al: Characteristics of children hospitalized with infective endocarditis. *Circulation.* 2009;119:865-870 [PMID: 19188508].

Pasquali S, He X, Mohamad ZMS, et al: Trends in endocarditis hospitalizations at US children's hospitals: Impact of the 2007 American Heart Association Antibiotic Prophylaxis Guidelines. *Am Heart J.* 2012;163(5):894-899 [PMID: 22607869].

Rosenthal LB, Feja KN, Levasseur SM, et al: The changing epidemiology of pediatric endocarditis at a children's hospital over seven decades. *Pediatr Cardiol.* 2010;31:813-820 [PMID: 20414646].

Wei HH, Wu KG, Sy LB, et al: Infectious endocarditis in pediatric patients: Analysis of 19 cases presenting at a medical center. *J Microbiol Immunol Infect.* 2010;43(5):430-437 [PMID: 21075710].

MIOCARDITE

FUNDAMENTOS DO DIAGNÓSTICO

▶ Falta de ar.
▶ IVAS recente.
▶ Cardiomegalia.
▶ Alterações no ECG.

O cuidado de suporte nos casos graves inclui inotrópicos, diuréticos e redução da pós-carga.

Considerações gerais

A miocardite é uma condição incomum e subdiagnosticada em crianças e que resulta em complicações que ameaçam a vida. A etiologia mais comum em crianças é a viral, embora fenômenos tóxicos e autoimunes sejam possíveis. Enterovírus, como cocksackievírus, adenovírus, influenza e parainfluenza, são patógenos comumente identificados. A lesão direta do miocárdio induz a uma resposta de citocinas que recruta macrófagos, células NK e células T para o local inflamado. A fase aguda, que dura 1 a 2 semanas, é seguida por uma segunda fase na qual as células T ativadas atacam de maneira indiscriminada o agente incitante, bem como os miócitos na vizinhança. O dano ao endocárdio diminui a função ventricular e pode progredir para insuficiência cardíaca congestiva (ICC). A fase final envolve cicatrização e fibrose do miocárdio lesado. A miocardite é fatal em cerca de 10% dos pacientes e progride para miocardiopatia dilatada em 33% dos pacientes.

Achados clínicos

Embora a miocardite fulminante possa se apresentar de forma aguda com sinais de choque e colapso cardiovascular, a maioria das crianças com miocardite tem queixas inespecíficas e são frequentemente diagnosticadas de maneira errada em sua primeira avaliação médica. Falta de ar, vômitos, alimentação ruim e história de IVAS recente são vistos. Os achados do exame incluem taquipneia, taquicardia, ruídos respiratórios anormais e hepatomegalia. Dor torácica em crianças, diferentemente dos adultos, é rara. Hipotensão, arritmias, um novo sopro cardíaco e um ritmo de galope são achados tardios de comprometimento ventricular.

Exames laboratoriais/Radiografias

A miocardite é um diagnóstico clínico; porém, valores laboratoriais específicos fornecem evidências que corroboram o diagnóstico quando há dúvidas. A transaminase glutâmico-oxalética (TGO) é um marcador sensível para a miocardite, estando elevada em 85% dos pacientes; porém, sua especificidade é baixa. Da mesma forma, VHS e proteína C reativa podem estar elevadas durante a fase aguda da doença. Um HGR com diferencial pode mostrar uma predominância linfocitária refletindo uma infecção viral. Exames virais específicos, incluindo *swab* para PCR rápida e culturas virais, não conseguem identificar o agente causador na maioria dos pacientes. Enzimas cardíacas, especificamente troponinas T, I e CK-MB, podem estar elevadas devido à necrose de células miocárdicas. O peptídeo natriurético tipo B (BNP) estará elevado na insuficiência cardíaca (IC). A radiografia torácica é anormal na maioria dos casos de miocardite, com o achado mais frequente sendo a cardiomegalia. O ECG é anormal e geralmente mostra taquicardia sinusal, alterações inespecíficas de onda ST-T ou hipertrofia ventricular. A ecocardiografia é a base do diagnóstico. Os achados mais comuns são anormalidades regionais da mobilidade das paredes ventriculares, regurgitação valvar e outros sinais de disfunção ventricular. A biópsia endomiocárdica permanece sendo o padrão-ouro para o diagnóstico, mas é realizada com pouca frequência devido à natureza focal da miocardite e invasiva do procedimento.

Tratamento

A suspeita clínica de miocardite deve levar à avaliação inicial com ECG e radiografia torácica, pois a maioria dos pacientes tem anormalidades no ECG e na radiografia torácica. Se a suspeita persistir, há necessidade de avaliação com um cardiologista para uma ecocardiografia. A apresentação clínica determina o nível de suporte necessário; crianças minimamente sintomáticas podem necessitar de observação e seguimento com cardiologista, e crianças com sinais de disfunção ventricular e ICC costumam necessitar de internação em UTI. O manejo no SE para casos graves ou fulminantes de miocardite deve visar ao restabelecimento da perfusão adequada pela adição de inotrópicos, como dopamina, dobutamina e milrinona. A administração de volume deve ser cuidadosamente monitorada, pois pode exacerbar sinais de IC e congestão pulmonar; costuma haver necessidade de diuréticos. Terapias adjuntas, como esteroides, imunoglobulinas e β-bloqueadores, são controversas, devendo ser usadas em avaliação com um cardiologista.

Durani Y, Egan M, Baffa, et al: Pediatric myocarditis: Presenting clinical characteristics. *Am J Emerg Med.* 2009;27:942-947 [PMID: 19857412].

Durani Y, Giordano K, Goudie BW: Myocarditis and pericarditis in children. *Pediatr Clin North Am.* 2010;57:1281-1303 [PMID: 21111118].

Freedman SB, Haladyn JK, Floh A, et al: Pediatric myocarditis: Emergency department clinical findings and diagnostic evaluation. *Pediatrics.* 2008;120(6):1278-1285 [PMID: 18055677].

Levine MC, Klugman D, Teach SH: Update on myocarditis in children. *Curr Opin Pediatr.* 2010;22:278-283 [PMID: 20414115].

May LJ, Patton DJ, Fruitman DS: The evolving approach to paediatric myocarditis: A review of the current literature. *Cardiol Young.* 2011;21:241-251 [PMID: 21272427].

SISTEMA RESPIRATÓRIO

INFECÇÕES DA VIA AÉREA SUPERIOR

FUNDAMENTOS DO DIAGNÓSTICO

- Tosse.
- Congestão.
- Rinorreia.
- Febre.
- Dor de garganta.

São geralmente autolimitadas e respondem bem ao tratamento de suporte.

Considerações gerais

As IVASs são extremamente comuns e a maioria é benigna. As crianças menores têm uma média de 6 a 10 episódios por ano, cada um durando até 2 semanas. O dano na mucosa respiratória induzido diretamente pelo vírus na nasofaringe tem um papel menor na fisiopatologia da IVAS; a resposta imune produz a maioria dos sintomas. Diversos vírus comuns causam a maioria das infecções, incluindo rinovírus, parainfluenza, coronavírus, adenovírus, VSR e influenza. Entre essas, as infecções causadas pelo influenza têm o maior risco de resultar em complicações, como encefalite, miocardite, e infecção bacteriana superposta, como pneumonia e traqueíte. Deve-se ter especial atenção para crianças clinicamente complexas e aquelas com doenças crônicas, como asma, fibrose cística e doença cardíaca. As complicações da IVAS incluem OMA, sinusite, pneumonia e exacerbações de asma. A IVAS tende a demonstrar um padrão sazonal, com rinovírus apresentando-se no final do outono, seguido por vírus parainfluenza e depois VSR, influenza e coronavírus nos meses de inverno. O adenovírus tem uma distribuição da infecção ao longo de todo o ano. A transmissão desses vírus ocorre por disseminação de gotículas respiratórias e contato direto, sendo aumentada em locais fechados de cuidados em creches, fazendo com que essas crianças tenham maior risco.

Achados clínicos

A maioria dos casos de IVAS causados por vírus que não o influenza se apresenta com sinais de inflamação da mucosa nasofaríngea, incluindo tosse, dor de garganta, febre, rinorreia e congestão nasal. Os sintomas atingem um pico no 3º dia de doença e melhoram em 7 a 10 dias, com a tosse geralmente sendo o sintoma mais persistente. A falta de melhora dentro desse período deve levar à investigação de potenciais sinais de superinfecção bacteriana, como abaulamento de membrana timpânica, secreção espessa mucopurulenta (sinusite) ou taquipneia, febre e estertores focais (pneumonia).

A influenza se apresenta de forma aguda com mialgias, mal-estar, cefaleia e febre alta que precedem o desenvolvimento de sintomas respiratórios proeminentes, embora algumas crianças possam ter uma apresentação leve clinicamente indistinguível de uma IVAS típica. As crianças com infecção por influenza geralmente demonstram melhora dos sintomas em 1 semana de doença. As complicações no SNC, como síndrome de Guillain-Barré, ataxia cerebelar aguda e encefalite disseminada aguda, se manifestam com fraqueza ascendente, falta de coordenação e alteração do sensório.

Exames laboratoriais/Radiografias

Embora uma busca abrangente da exata etiologia viral não seja necessária na maioria dos casos de IVAS, foram desenvolvidos conjuntos para a detecção rápida de antígenos para influenza e VSR. O PCR é mais sensível do que os testes de antígeno rápido, mas demora pelo menos 6 horas para o resultado ficar disponível. A cultura viral raramente está indicada, exceto por razões epidemiológicas. As radiografias têm pouco espaço no diagnóstico, mas são úteis na suspeita de pneumonia superposta.

Tratamento

A maioria das crianças responde bem ao cuidado de suporte, incluindo hidratação, aspiração nasal com SF, controle da febre com paracetamol e ibuprofeno e ar umidificado. As preparações para tosse e resfriado vendidas sem receita não devem ser usadas por crianças com menos de 6 anos e não mostraram benefício nas crianças maiores. A tosse persistente é tratada de forma sintomática com líquidos frios e mel nas crianças com mais de 1 ano. Uma orientação apropriada sobre o curso previsto da doença na maioria dos casos de IVAS é útil para os familiares. Os antibióticos não têm papel, a menos que haja suspeita de superinfecção bacteriana. As crianças saudáveis com influenza podem ser tratadas com um agente antiviral como o oseltamivir desde que sejam diagnosticadas dentro de 48 horas do início da doença. As crianças hospitalizadas ou com risco de complicações graves por influenza também devem receber terapia antiviral.

Brownlee JW, Turner R: New developments in the epidemiology and clinical spectrum of rhinovirus infections. *Curr Opin Pediatr.* 2008;20:67-71 [PMID: 18197042].

Chung EY, Chiang VW: Influenza vaccination, diagnosis, and treatment in children. *Pediatr Emer Care.* 2011;27:760-772 [PMID: 21822091].

BRONQUIOLITE

FUNDAMENTOS DO DIAGNÓSTICO

- Sibilância.
- Taquipneia.
- Retrações intercostais.
- Hipóxia.

O cuidado de suporte é a base do tratamento para a maioria dos casos não complicados.

Considerações gerais

A bronquiolite envolve a inflamação das pequenas vias do trato respiratório inferior, sendo classicamente causada pelo VSS, embora muitos vírus possam produzir a mesma apresentação clínica. O dano viral direto na mucosa respiratória dos bronquíolos induz uma resposta imune caracterizada por edema, necrose celular e infiltração linfocitária que leva à obstrução da via aérea. A obstrução de pequenas vias produz sinais clássicos de sibilância e sofrimento respiratório, embora, diferentemente da asma, a hiper-responsividade da via aérea não seja um componente importante. As crianças pequenas, em geral aquelas com menos de 1 ano, são as que têm o maior risco de desenvolver doença clinicamente relevante. Embora a maioria das crianças com bronquiolite se recupere sem problemas, os lactentes pré-termo, aqueles com cardiopatia congênita e aqueles com doença pulmonar crônica têm mais chance de necessitar de hospitalização. Um anticorpo monoclonal para o VSR, o palivizumabe, está disponível como profilaxia para crianças com o maior risco da doença, sendo administrado em intervalos mensais no inverno, quando o risco de infecção pelo VSR é maior. Foi demonstrado que a bronquiolite por VSR prediz um risco aumentado de doença reativa da via aérea e asma em crianças de até 11 anos.

Achados clínicos

A bronquiolite em seus estágios iniciais é indistinguível de uma IVAS, sendo caracterizada por febre, tosse, congestão e rinorreia. A doença costuma ter um pico de intensidade no dia 3 a 4 quando a sibilância e a taquipneia se tornam mais proeminentes. Nos lactentes pequenos, a apneia pode ser uma forma de apresentação. O sofrimento respiratório nos lactentes menores se manifesta como retração intercostal, alimentação ruim e grunhidos em casos severos. O exame dos pulmões, além da sibilância difusa, pode demonstrar estertores e prolongamento da fase expiratória. A hipóxia é comum em pacientes com bronquiolite devido a desequilíbrios de ventilação-perfusão relacionados com a obstrução em pequenas vias. Também pode ser encontrada uma OM concomitante.

Exames laboratoriais/Radiografias

A bronquiolite é um diagnóstico clínico e exames auxiliares raramente são úteis na avaliação de crianças sem aspecto toxêmico e com mais de 2 meses. Uma gasometria venosa em casos graves pode mostrar hipóxia e hipercarbia. Um HGR com diferencial não é indicado, a não ser que que haja suspeita de superinfecção, como a pneumonia. O teste viral rápido para o VSR não é necessário como rotina. A radiografia torácica raramente é útil para o diagnóstico, pois padrões alternantes de atelectasias são comuns e podem ser confundidos com infiltrados. O uso rotineiro de radiografia torácica nas crianças com bronquiolite leva a um uso aumentado de antibióticos sem mudança dos desfechos clínicos.

Tratamento

A maioria das crianças com casos leves de bronquiolite podem ser manejadas de maneira expectante com medidas de suporte. A apresentação clínica, incluindo história de fatores de risco conhecidos, grau de sofrimento respiratório e dia do início da doença, pode ser usada para determinar a liberação e o tratamento. A hipóxia com SaO_2 menor do que 90 a 92% é uma indicação para oxigênio suplementar e oximetria de pulso contínua. SF nasal hipertônica e aspiração são medidas auxiliares úteis para a eliminação de secreções. Corticosteroides e broncodilatadores de rotina não estão indicados; porém, um teste terapêutico com broncodilatadores (salbutamol e/ou epinefrina) pode ser tentado se houver história clínica de atopia ou história familiar de asma. É infrequente que os antibióticos sejam úteis, a menos que haja sinais claros de superinfecção bacteriana. Lactentes e crianças com sofrimento respiratório grave frequentemente necessitam de ventilação com pressão positiva contínua na via aérea (CPAP) ou suporte respiratório com via aérea nasal de alto fluxo. A ausência de melhora após essas intervenções é uma indicação para intubação e monitorização na unidade de tratamento intensivo (UTI).

Corneli HM, Zorc JJ, Holubkov R, et al: Bronchiolitis: Clinical characteristics associated with hospitalization and length of stay. *Pediatr Emerg Care.* 2012;28(2):99-103 [PMID: 22270499].

Petruzella FD, Gorelick MH: Current therapies in bronchiolitis. *Pediatr Emerg Care.* 2010;26(4)302-311 [PMID: 20386418].

Schuh S: Update on management of bronchiolitis. *Curr Opin Pediatr.* 2011;23:110-114 [PMID: 21157348].

Stockman LJ, Curns AT, Anderson LJ, et al: Respiratory syncytial virus-associated hospitalizations among infants and young children in the United States, 1997-2006. *Pediatr Inf Dis J.* 2012;31:5-9 [PMID: 21817948].

Wagner T: Bronchiolitis. *Pediatr Rev.* 2009;30(10):386-395 [PMID: 19797481].

CRUPE

FUNDAMENTOS DO DIAGNÓSTICO

▶ Rouquidão.
▶ Tosse de "cachorro".
▶ Estridor.

Tratar com dexametasona e nebulização com epinefrina.

Considerações gerais

Crupe se refere à laringotraqueobronquite e é comum entre crianças com idade de 6 a 36 meses. Ela afeta meninos com frequência discretamente maior do que meninas e tende a ocorrer no final do outono e meses de inverno. O dano viral nas superfícies mucosas da laringe, da traqueia e dos grandes bronquíolos induz uma resposta imune que consiste em edema e infiltração celular levando ao estreitamento da via aérea. A região subglótica é especialmente sensível ao edema da via aérea por se encontrar dentro de um anel cartilaginoso relativamente fixo. O crupe clássico é causado pelo vírus parainfluenza, o qual exibe tropismo pelo epitélio da mucosa da traqueia e da laringe. Vírus como adenovírus, influenza, VSR e metapneumovírus podem produzir uma apresentação clínica idêntica. Os fatores de risco para o desenvolvimento de crupe incluem refluxo, asma ou história familiar de crupe.

Achados clínicos

Estridor inspiratório com agitação, tosse de "cachorro" e rouquidão de apresentação súbita, geralmente à noite, podendo ser precedida por sinais inespecíficos de IVAS, como tosse, rinorreia e febre. As apresentações graves se caracterizam por retração intercostal e estridor em repouso; tosse cada vez mais baixa, estridor bifásico e diminuição do nível de consciência são sinais de falência respiratória iminente.

Exames laboratoriais/Radiografias

Exames laboratoriais e radiografias de rotina não estão indicados para apresentações claras de crupe. O HGR com diferencial pode mostrar leucocitose com predominância de neutrófilos se houver superinfecção bacteriana. As radiografias AP classicamente mostram o "sinal da ponta do lápis" por estreitamento subglótico. Edema da epiglote ou espaço retrofaríngeo sugere explicações alternativas para o estridor clínico.

Tratamento

As crianças com crupe são classificadas como tendo sintomas leves, moderados ou severos. Até 85% das crianças apresentam sintomas leves, e apenas 1% são classificadas como severas. As crianças com tosse, ausência de estridor e mínimo sofrimento respiratório são manejadas com uma dose de dexametasona (0,6 mg/kg VO ou IV, máximo de 10 mg) e retorno para o SE se os sintomas recorrerem. As crianças com estridor inspiratório e agitação, tosse de "cachorro" proeminente e retrações moderadas devem receber epinefrina racêmica nebulizada e dexametasona, sendo observadas no SE por 2 a 4 horas. Se os sintomas melhorarem conforme evidenciado por mínimo estridor e retração, a criança pode ser liberada com precauções de retorno estritas.

Nas crianças com sintomas severos de crupe, deve ser realizada uma rápida avaliação da situação respiratória. As crianças com sinais de falência respiratória iminente devem ser intubadas com um tubo endotraqueal (TET) que seja 0,5-1 mm menor do que aquele usado. As crianças com acometimento grave e que não necessitam de intubação devem ser manejadas de forma que limite a agitação da criança. Devem-se administrar dexametasona e epinefrina nebulizada (epinefrina racêmica ou L-epinefrina padrão). A L-epinefrina é administrada como 5 mL de solução 1:1.000 (a epinefrina racêmica é administrada como 0,5 mL de solução a 2,25% em 2,5 mL de SF) e liberada por nebulização. Deve ser fornecido oxigênio suplementar ofertado por técnica de névoa direcionada (*blow-by*) se a SaO_2 for menor do que 92%. As crianças devem ser observadas por 2 a 4 horas após o tratamento com epinefrina nebulizada. A recorrência do estridor em repouso ou retrações moderadas neste período devem levar à readministração de epinefrina e internação hospitalar. O tratamento adjunto com heliox pode promover o fluxo laminar dentro da via aérea.

Bjornson CL, Johnson DW: Croup. *Lancet.* 2008;371:329-339 [PMID: 18295000].

Cherry JD: Croup. *N Engl J Med.* 2008;358:384-391 [PMID: 18216359].

PNEUMONIA

FUNDAMENTOS DO DIAGNÓSTICO

- ▶ Taquipneia.
- ▶ Febre.
- ▶ Hipóxia.
- ▶ Infiltrado na radiografia torácica.

Apresentações graves necessitam de oxigênio suplementar, antibióticos e internação.

Considerações gerais

A pneumonia é um diagnóstico frequente em crianças e uma causa significativa de morbidade no mundo todo. A infecção costuma ocorrer após um dano na mucosa induzido por vírus na via aérea superior, permitindo que as bactérias e vírus patogênicos se disseminem para a via aérea inferior. A invasão do parênquima pulmonar inicia uma resposta imune caracterizada por linfócitos, debris celulares necróticos e edema tecidual. A obstrução das pequenas vias dos pulmões resulta em redução da complacência, colapso de via aérea e hipóxia por desequilíbrio entre ventilação e perfusão. As causas virais de pneumonia predominam em crianças com menos de 5 anos, e aquelas com mais de 5 anos têm risco de pneumonia por *Streptococcus* ou *Mycoplasma* (Tabela 41-6). Apesar da implementação disseminada da vacina pneumocócica, a pneumonia estreptocócica permanece sendo o agente etiológico mais comum de pneumonia bacteriana após o primeiro mês de vida. A pneumonia em neonatos com menos de 1 mês é um caso especial. Há alta significância de bactérias transmitidas pela mãe, como EGB, gram-negativas (*E. coli*) e *Listeria*. Até 10% das crianças maiores com pneumonia bacteriana subsequentemente desenvolvem derrame parapneumônico à medida que a pleura inflamada perde líquido para dentro do espaço pleural. As bactérias se disseminam e proliferam dentro desse líquido, reforçando ainda mais o ciclo de inflamação e perda de líquido. Relatos recentes sugerem que taxas crescentes de derrame pleural podem ser causadas por uso excessivo de antibióticos, CA-MRSA e mudanças na prevalência de sorotipos estreptocócicos desde o desenvolvimento da vacina pneumocócica. Se não for tratado, o derrame parapneumônico pode progredir para empiema e abscesso pulmonar. As crianças de maior risco para o desenvolvimento de pneumonia bacteriana incluem aquelas com doença cardíaca e pulmonar preexistente, síndromes de imunodeficiência e refluxo gastresofágico. As crianças clinicamente complexas, incluindo aquelas

Tabela 41-6 Comparação entre pneumonia viral, bacteriana e atípica

	Viral	Bacteriana	Atípica
Idade (anos)	< 5	> 5	> 5
Infiltrados radiográficos	Intersticiais	Lobares	Peribrônquicos
Patógenos	VSR, influenza, parainfluenza, adenovírus	S. pneumoniae, S. aureus, EGA	M. pneumoniae, C. pneumoniae
Achados clínicos	Rinorreia, sibilância	Estertores focais/redução de ruídos respiratórios, taquipneia, febre	Faringite, tosse, cefaleia, sibilância
Início	Gradual	Abrupto	Gradual
Complicações	Superinfecção bacteriana, SIADH	Derrame pleural, empiema, SIADH	Hemólise, artrite/artralgias, meningoencefalite (rara)
Tratamento	Suporte	< 5 anos de idade: Ampicilina/amoxicilina > 5 anos de idade: cefalosporina de terceira geração	Azitromicina

SIADH, síndrome da secreção inapropriada do hormônio antidiurético; VSR, vírus sincicial respiratório; EGA, estreptococos do grupo A.

com paralisia cerebral, traqueostomias e níveis de consciência prejudicados, têm risco de pneumonia por aspiração por bactérias orais anaeróbias.

Achados clínicos

A taquipneia é o indicador mais sensível de pneumonia em crianças. Febre, tosse e rinorreia são comuns, mas também podem ser vistos em IVAS. Na pneumonia bacteriana, o exame pulmonar revela ruídos respiratórios focalmente diminuídos, frêmito tátil e macicez à percussão indicando consolidação. A pneumonia viral está associada com achados difusos na ausculta, incluindo sibilância. Estertores ou crepitantes podem ser ouvidos nas infecções virais ou bacterianas. O sofrimento respiratório severo se manifesta por aparência geral ruim, hipóxia, grunhidos, retrações severas e batimento de asas do nariz. Os lactentes menores podem apresentar alimentação ruim devido à taquipneia. Sintomas crônicos de febre, sudorese noturna, perda ponderal e história de viagem devem levantar a suspeita de tuberculose.

Exames laboratoriais/Radiografias

HGR com diferencial e hemoculturas são rotineiramente coletados nos pacientes internados. Leucocitose maior do que 15.000 células/µL com predominância de neutrófilos sugere uma infecção bacteriana, sendo que as hemoculturas são positivas em até 10% daqueles com pneumonia e em 30% daqueles com derrame parapneumônico ou empiema. As culturas de escarro são confiáveis apenas nas crianças com mais de 5 anos. O perfil metabólico básico (PMB) pode demonstrar hiponatremia leve a moderada como consequência de SIADH. Os marcadores inflamatórios são úteis quando se antecipa um curso de tratamento prolongado. Exames virais, incluindo PCR e culturas, não estão indicados, a não ser que mudem o manejo do paciente. A cultura e a coloração de Gram devem ser encaminhadas se for obtido líquido pleural por toracocentese. Um teste cutâneo com tuberculina deve ser encaminhado na suspeita de tuberculose.

Os achados clássicos na radiografia torácica variam conforme o agente etiológico da doença, mas não são particularmente específicos. A pneumonia bacteriana está associada com consolidação lobar, eo as infecções por micoplasma e vírus mostram infiltrados bilaterais difusos. O derrame pleural apaga o ângulo costofrênico; os clichês em decúbito lateral com o lado afetado para baixo são úteis para a determinação se o líquido é móvel ou loculado. A US é o método de imagem preferido quando há um grande derrame pleural, e a TC contrastada é mais adequada na suspeita de abscesso pulmonar.

Tratamento

A maioria das crianças com mais de 5 anos e com pneumonia pode ser manejada ambulatorialmente. As crianças menores com aspecto geral bom e com sinais de localização clássicos ao exame podem ser diagnosticadas clinicamente com pneumonia bacteriana e tratadas com um curso de 7 a 10 dias de um antibiótico oral, como a amoxicilina em alta dose (60-90 mg/kg/dia divididos 3 x/dia). Uma cefalosporina de terceira geração como a ceftriaxona (ou cefdinir oral*) pode ser usada em crianças com menos de 1 ano se houver suspeita de bactérias gram-negativas, como M. catarrhalis ou K. pneumoniae. As crianças com mais de 5 anos e doença leve sem necessidade de hospitalização devem ser tratadas empiricamente com um curso de 5 dias de um macrolídeo, como a azitromicina, para a cobertura contra micoplasma.

As crianças com sofrimento respiratório significativo, necessidade de oxigênio suplementar, problemas clínicos crônicos subjacentes e lactentes com menos de 6 meses devem ser internados no hospital. Os antibióticos empíricos incluem o uso

---

* N. de R. T. Medicamento não disponível no Brasil nesta apresentação.

IV de ampicilina ou de uma cefalosporina de terceira geração em combinação com um macrolídeo, como a azitromicina. Os casos graves de pneumonia devem ser tratados empiricamente com uma cefalosporina de terceira geração e vancomicina. Os casos suspeitos de pneumonia aspirativa devem ser manejados com amoxicilina-ácido clavulânico ou clindamicina para cobertura de bactérias anaeróbias orais. Um derrame pleural clinicamente significativo deve ser manejado em conjunto com o serviço de cirurgia.

Alak A, Seabrook JA, Rieder MJ: Variations in the management of pneumonia in pediatric emergency departments: Compliance with the guidelines. *CJEM.* 2010;12(6):514-519 [PMID: 21073778].

Choi J, Lee G: Thoracic emergencies common pediatric respiratory emergencies. *Emerg Med Clin North Am.* 2012;30(2):529-563 [PMID: 22487117].

Massimiliano D, Canciani M, Korppi M: Community-acquired pneumonia in children: What's old? What's new? *Acta Paediatrica.* 2010;99(11):1602-1608 [PMID: 20573146].

McBride SC: Management of parapneumonic effusions in pediatrics: current practice. *J Hosp Med.* 2008;3(3):263-270 [PMID: 18570324].

Ruuskanen O, Lahti E, Jennings LC, et al: Viral pneumonia. *Lancet.* 2011;377(9773):1264-1275 [PMID: 21435708].

COQUELUCHE

FUNDAMENTOS DO DIAGNÓSTICO

▶ Paroxismos de tosse com duração > 2 semanas.
▶ Cianose.
▶ Apneia.

Tratar o paciente e os contatos com um curso de 5 a 7 dias de azitromicina.

Considerações gerais

Uma doença anteriormente considerada como em declínio, a coqueluche tem aumentado de frequência desde a década de 1980. As razões para o ressurgimento incluem calendários de imunização alternativos, redução da imunidade em adultos e melhores métodos de detecção. A coqueluche é causada por um bacilo gram-negativo, *Bordatella pertussis*, que é de maneira eficiente transmitido por gotículas respiratórias em aerossol. A bactéria exibe tropismo pelas células epiteliais ciliadas da via aérea da nasofaringe e via aérea superior, produzindo citocinas que destroem estas células e levam à clássica tosse paroxística. A coqueluche pode reinfectar adultos e crianças maiores previamente imunizadas, mas afeta de maneira mais grave lactentes não imunizados com menos de 2 anos de idade e aqueles com menos de 6 meses não completamente vacinados. As infecções por pertussis progridem por três fases: (1) fase catarral, que lembra uma IVAS e dura 1 a 2 semanas; (2) fase paroxística, caracterizada por paroxismos de tosse que persistem por 2 a 6 semanas, e (3) fase convalescente, que pode durar até vários meses. Os lactentes podem não ter sinais ou sintomas notáveis antes de entrarem na fase paroxística. Infelizmente, a coqueluche se dissemina com mais eficiência durante a fase catarral, quando os sintomas costumam ser inespecíficos. Os fatores de risco para a infecção por pertussis incluem idade menor do que 2 meses, familiares com tosse e doença pulmonar preexistente.

Achados clínicos

Os sinais iniciais de coqueluche podem estar ausentes em lactentes ou lembrar uma IVAS, incluindo tosse leve, rinorreia e congestão. Os pacientes tendem a apresentar-se no SE na fase paroxística com paroxismos de tosse que podem ser seguidos por um ruído inspiratório que justifica o nome de "tosse comprida". Os lactentes menores podem apresentar apneia, cianose e dificuldade para a alimentação devido aos paroxismos de tosse, mas podem apresentar aspecto geral bom entre os episódios. É comum haver vômitos após a tosse. O exame pulmonar pode revelar roncos bilaterais ou achados focais em casos de superinfecção bacteriana. Os pacientes na fase convalescente apresentam tosse leve que melhora de forma gradual. As crianças vacinadas com coqueluche podem progredir pelos mesmos estágios clínicos, mas costumam ter acometimento mais leve.

Exames laboratoriais/Radiografias

Embora a coqueluche possa ser diagnosticada clinicamente, os exames diagnósticos estão indicados para propósitos epidemiológicos e para determinar se a profilaxia dos contatos é necessária. O teste de PCR substituiu o DFA como modalidade de teste rápido preferida; porém, uma cultura de nasofaringe deve ser obtida para confirmar o diagnóstico. O HGR com diferencial classicamente demonstra linfocitose marcada, embora este achado seja inespecífico. A radiografia torácica não costuma ser necessária, a menos que haja suspeita de pneumonia pelo exame físico; a radiografia é normal ou mostra atelectasias ou infiltrados peri-hilares discretos.

Tratamento

As crianças com sofrimento respiratório significativo, história de episódios de cianose ou apneia, aquelas com menos de 3 meses e as crianças incapazes de manter uma ingesta adequada devido à tosse devem ser internadas no hospital e colocadas em medidas de precaução respiratória. O tratamento com um curso de 5 a 7 dias de um macrolídeo como a azitromicina é suficiente para reduzir a duração da doença e diminuir a taxa de transmissão. Porém, a base do tratamento é o cuidado de suporte com monitorização cardiorrespiratória para lactentes menores e nutrição enteral ou parenteral para pacientes incapazes de tolerar a ingesta adequada. A profilaxia deve ser oferecida a todos os contatos próximos e consiste em um curso de tratamento de 5 a 7 dias de um macrolídeo ou SMZ-TMP para aqueles com alergia a macrolídeos.

Mackey JE, Wojcik S, Long R, et al: Predicting pertussis in a pediatric emergency department population. *Clin Pediatr.* 2007;46:437-440 [PMID: 17556741].

Marconi GP, Ross LA, Nager AL: An upsurge in pertussis. *Pediatr Emer Care.* 2012;28:215-291 [PMID: 22344207].

SISTEMA DIGESTÓRIO

GASTRENTERITE

FUNDAMENTOS DO DIAGNÓSTICO

- Diarreia.
- Vômitos.
- Dor abdominal.

O tratamento é de suporte, e os antibióticos não costumam estar indicados.

Considerações gerais

A gastrenterite é muito comum em crianças, com uma criança comum apresentando até 5 episódios por ano antes dos 5 anos de idade. No SE, isso responde por quase 10% de todas as avaliações. A gastrenterite se desenvolve quando um patógeno infecta as células que revestem o intestino delgado. A destruição dessa camada de células rompe a arquitetura vilosa responsável pela absorção de nutrientes. Os nutrientes e outras substâncias osmoticamente ativas permanecem no intestino e há passagem de líquido através da camada vilosa danificada para dentro do lúmen, levando a fezes amolecidas e mais frequentes. A maioria das infecções em crianças é causada por vírus, embora bactérias e parasitas também causem a doença. O rotavírus, o qual causava cerca de 50% de todos os casos de gastrenterite em crianças, diminuiu rapidamente desde a introdução da vacina contra o rotavírus em 2006. Porém, vários outros vírus. como adenovírus, astrovírus e calcivírus, são frequentemente encontrados. A gastrenterite bacteriana é mais comum em crianças menores de 5 anos e pode ser causada por *E. coli, Shigella, Salmonella* e *Campylobacter*. A *Giardia* é a causa mais comum de gastrenterite parasitária em países desenvolvidos. Espécies de *E. coli* e *Shigella* estão associadas com o desenvolvimento de síndrome hemolítico-urêmica (SHU), uma complicação da diarreia infecciosa que ameaça a vida e ocorre quando o dano endotelial mediado por toxinas causa hemólise intravascular e dano renal. O *Clostridium difficile* é uma causa importante de diarreia associada a antibióticos e que se desenvolve após alterações na flora bacteriana natural do intestino, permitindo que bactérias patogênicas proliferem. As crianças com menos de 1 ano apresentam taxas de colonização por *C. difficile* de 14 a 37% e, assim, o *C. difficile* não é considerado um patógeno nesse grupo etário. A maioria dos casos de gastrenterite é autolimitada e dura 3 a 7 dias; porém, ela é uma causa frequente de morbidade em crianças muito pequenas, imunossuprimidas e aquelas com problemas clínicos crônicos.

Achados clínicos

A gastrenterite aguda está associada com fezes amolecidas ou diarreia (definida clinicamente como mais de 3 evacuações/24 horas em crianças maiores) que representam uma mudança no padrão basal de evacuações da criança. Vômitos e dor abdominal são comuns, mas não a febre. Outros sintomas inespecíficos, como cefaleia, anorexia, tosse e mialgia, podem ser relatados. Sangue vivo ou muco nas fezes estão associados com uma etiologia bacteriana; o teste de sangue oculto fecal não diferencia entre causas bacterianas e virais. Podem haver sinais de desidratação, incluindo baixo débito urinário, taquicardia, enchimento capilar lento, redução do turgor da pele e perda ponderal aguda. Nos casos graves, a desidratação pode progredir para choque, com alteração do sensório, letargia e extremidades frias.

Exames laboratoriais/Radiografias

As crianças com suspeita de gastrenterite viral podem ser manejadas sem exames laboratoriais de rotina. As crianças com sinais de desidratação moderada, incluindo aquelas que necessitam de reidratação IV, podem ter um PMC solicitado. A redução de bicarbonato para menos de 17 mEq/L é o indicador mais sensível para desidratação moderada ou severa, embora a hiper ou hiponatremia também possam ser vistas. A elevação da ureia sugere desidratação pré-renal, embora uma elevação concomitante de creatinina (Cr) deva levantar a suspeita de SHU. Se houver suspeita de gastrenterite bacteriana, exames de fezes, incluindo cultura e leucócitos, devem ser coletados. O teste para *C. difficile* não é recomendado para crianças com menos de 1 ano. Um HGR com diferencial e uma hemocultura devem ser coletados, particularmente me paciente febril. Um pH fecal menor do que 6 e substâncias redutoras nas fezes sugerem gastrenterite viral, mas não são confirmatórios. Exames rápidos de fezes para o rotavírus estão disponíveis; porém, o teste para outras fontes virais de infecção é incomum, a menos que seja necessário por questões epidemiológicas. Devem-se obter fezes para a pesquisa de ovos e parasitas quando a história do paciente sugerir exposição potencial à *Giardia*.

Tratamento

O nível de hidratação do paciente deve ser avaliado imediata e cuidadosamente documentado no início do tratamento. A maioria das crianças com gastrenterite pode ser manejada com suporte de terapia de reidratação oral. A alimentação com dieta normal deve ser tentada e lactentes devem continuar sendo amamentados. As crianças que não melhoram com a reidratação oral ou que apresentam desidratação grave devem receber reidratação IV e ser internadas. Foi demonstrado que os agentes antieméticos são benéficos em algumas crianças com gastrenterite, mas seu uso disseminado é controverso. Agentes antidiarreicos e antimotilidade não são indicados em crianças, e os antibióticos são desnecessários na maioria dos pacientes com gastrenterite bacteriana, a menos que haja sinais de sepse. O *C. difficile*, quando considerado patogênico, e a *Giardia* devem ser tratados com metronidazol. Estudos limitados com pró-bióticos sugerem que eles possam ser adjuntos úteis para reduzir a duração da diarreia em crianças.

Dennehy PH: Viral gastroenteritis in children. *Pediatr Infect Dis J.* 2011;30(1):63-64 [PMID: 21173676].

Freedman SB, Gouin S, Bhatt M, et al: Prospective assessment of practice pattern variations in the treatment of pediatric gastroenteritis. *Pediatrics.* 2011;127(2):e287-295 [PMID: 21262881].

Schutze GE, Willoughby RE: Committee on infectious diseases policy statement. *Clostridium difficile* infection in infants and children. *Pediatrics.* 2013;131:196-200 [PMID: 23277317].

Szajewska H, Dziechciarz P: Gastrointestinal infections in the pediatric population. *Curr Opin Gastroenterol.* 2010;26(1):36-44 [PMID: 19887856].

Wiegering V, Kaiser J, Tappe D, et al: Gastroenteritis in childhood: A retrospective study of 650 hospitalized pediatric patients. *Int J Infect Dis.* 2011;15:e401-e407 [PMID: 21489842].

HEPATITE

FUNDAMENTOS DO DIAGNÓSTICO

- Transaminases discretamente elevadas.
- Icterícia.
- Mal-estar.

O tratamento típico é de suporte e a infecção crônica é comum.

Considerações gerais

A hepatite viral infecciosa é incomum como doença aguda, pois costuma ser subclínica ou apenas discretamente sintomática. Nas crianças, ela é causada pelo vírus da hepatite A (HAV), vírus da hepatite B (HBV), vírus da hepatite C (HCV) ou vírus da hepatite E (HEV) (Tabela 41-7). O vírus da hepatite D (HDV) é visto raramente em adultos como uma coinfecção com HBV e HEV, sendo raro em países desenvolvidos. HAV e HEV são transmitidos pela via fecal-oral, e HBV e HCV são patógenos de transmissão sanguínea. Em cada caso, estes vírus infectam hepatócitos, causando dano celular direto e induzindo uma resposta imune patológica. O HAV é menos prevalente desde a implementação da vacina no início da década de 2000, mas podem ocorrer surtos em creches. O HBV em crianças é transmitido verticalmente;

Tabela 41-7 Revisão da hepatite viral em crianças

	Hepatite A	Hepatite B	Hepatite C	Hepatite E
Transmissão	Fecal-oral	Sanguínea	Sanguínea	Fecal-oral
Taxa de transmissão vertical	N/A	30-90%	2-5%	N/A
Apresentação clínica	Icterícia, febre, náuseas, vômitos	Icterícia, mal-estar, dor no QSD	Geralmente subclínica	Icterícia, mal-estar, anorexia, náuseas, vômitos
Marcadores laboratoriais	Bilirrubinemia conjugada, transaminite	Bilirrubinemia conjugada, transaminite	Aguda: exames geralmente normais Crônica: transaminite leve	Bilirrubinemia conjugada, transaminite
Diagnóstico	Anti-HAV IgM	HBsAg, PCR para HBV, anti-HBc IgM	Anticorpos anti-HCV, PCR para HCV	Anti-HEV IgM, PCR para HEV (nenhum comercialmente disponível)
Tratamento	Suporte	Aguda: suporte Crônica: interferon, lamivudina	Aguda: suporte Crônica: interferon peguilado, ribavirina	Suporte
Complicações	Falência hepática aguda (rara)	Hepatite crônica (90% para transmissão perinatal), poliarterite nodosa, nefropatia, cirrose, CHC	Hepatite crônica (50%), cirrose, CHC	Falência hepática aguda (rara com exceção de gestantes)

CHC, carcinoma hepatocelular; IgM, imunoglobulina M; QSD, quadrante superior direito; PCR, reação em cadeia da polimerase; anti-HAV, vírus da hepatite A; anti-HBs, vírus da hepatite B; anti-HCV, anticorpo contra o vírus da hepatite C; anti-HEV, vírus da hepatite E; HBsAg, antígeno de superfície para hepatite B; anti-HBc, anticorpo total contra antígeno CORE do vírus da hepatite B.

lactentes nascidos de mães com doença conhecida são tratados com vacina e imunoglobulina para hepatite B (HBIG) dentro de 12 horas do nascimento. O HBV progride para infecção crônica em até 90% das crianças com infecção perinatal em comparação com 5 a 10% em caso de infecção pós-natal. As crianças com HBV crônica costumam desenvolver fibrose hepática, mas raramente cirrose ou carcinoma hepatocelular. O HCV também é primariamente transmitido verticalmente da mãe para a criança; porém, não há medidas profiláticas efetivas para o lactente, embora apenas 5% dos lactentes em risco adquiram o vírus, e 50% daqueles que o adquirem eliminarão a infecção até os 3 anos de idade. A infecção crônica pelo HCV causa cirrose e carcinoma hepatocelular (CHC), complicações que são raras em crianças.

Achados clínicos

O HAV pode ser confundido como uma gastrenterite viral devido à sua apresentação aguda com febre, mal-estar, dor abdominal, vômitos e diarreia. Pode ocorrer icterícia após 1 semana de doença, podendo ainda haver erupção cutânea e artrite. O HBV costuma ser subclínico, mas pode apresentar-se com náuseas, icterícia e dor leve em QSD. O HCV raramente se apresenta com sintomas clínicos.

Exames laboratoriais/Radiografias

As crianças com infecção aguda por HAV, HBV e HCV podem ter elevação de transaminases e hiperbilirrubinemia conjugada, mas eles nem sempre se correlacionam com a gravidade da infecção. Evidências de função hepática prejudicada, como prolongamento do tempo de protrombina (TP) e redução de albumina, costumam ser vistas apenas em raros casos de falência hepática fulminante. É raro haver necessidade de testes diagnósticos para o HAV, mas eles podem ser solicitados medindo-se os níveis séricos de anticorpos IgM contra o vírus. Os exames séricos para o HBV incluem o antígeno de superfície da hepatite B (HBsAg), o anti-HBsAg, o antígeno e da hepatite B (HBeAg) e o anti-antígeno central da hepatite B (HBcAg). A infecção aguda pela hepatite B se caracteriza por HBsAg, anti-HBcAg IgM, HBeAg e DNA do HBV por PCR positivos. A infecção crônica pelo HCV pode ser diagnosticada com um anticorpo anti-HCV positivo, embora na fase aguda estejam disponíveis exames de PCR para o HCV.

Tratamento

HAV, HBV e HCV são manejados com suporte na fase aguda, com cuidadosa atenção para o estado de hidratação. A profilaxia pós-exposição consistindo em imunoglobulina para HAV deve ser oferecida para crianças não vacinadas em contato próximo com um caso confirmado de HAV. Raramente a infecção pelo HAV pode apresentar-se como falência hepática fulminante necessitando de monitorização intensiva e potencialmente transplante. O tratamento de infecções crônicas por HBV e HCV necessita de avaliação com um gastrenterologista ou especialista em doenças infecciosas, envolvendo interferon, ribavirina e inibidores da transcriptase reversa de nucleosídeos.

Clemente MG, Schwarz K: Hepatitis: General principles. *Pediatr Rev.* 2011;32(8):333-340 [PMID: 21807874].

Jeong SH, Lee HS: Hepatitis A: Clinical manifestations and management. *Intervirology.* 2010;53(1):15-19 [PMID: 20068336].

Jhaveri R: Diagnosis and management of hepatitis C virus-infected children. *Pediatr Infect Dis J.* 2011;30(11):983-985 [PMID: 21997662].

Yeung LT, Roberts EA: Current issues in the management of paediatric viral hepatitis. *Liver Int.* 2009;30(1):5-18 [PMID: 19840256].

SISTEMA MUSCULOESQUELÉTICO

OSTEOMIELITE

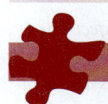

FUNDAMENTOS DO DIAGNÓSTICO

- Febre.
- Dor óssea.
- Limitação de movimentos.
- Alteração de marcha.

Considerações gerais

Os casos de osteomielite são responsáveis por cerca de 1% das hospitalizações em pediatria e, nas crianças, a osteomielite resulta de disseminação hematogênica de bactérias, embora trauma ou extensão por infecção de tecidos moles sejam causas potenciais. A região da metáfise de ossos longos é a mais comumente afetada em crianças em razão do menor fluxo sanguíneo nessa área que pode se tornar um nicho de infecção durante uma bacteremia de outra forma transitória e subclínica. Em crianças com menos de 2 anos, canais vasculares permitem que bactérias se disseminem da metáfise através da fise para dentro do espaço articular, resultando em artrite séptica concomitante. Um trauma ósseo menor pode resultar em pequeno hematoma na região da metáfise capaz de abrigar bactérias. À medida que a infecção se espalha, pode haver o desenvolvimento de abscesso subperiósteo, levando à elevação do periósteo. O *S. aureus* é responsável por 70 a 90% dos casos de osteomielite hematogênica, devido, em grande parte, a fatores de virulência que auxiliam na aderência ao osso, bem como a enzimas proteolíticas que ajudam na penetração da superfície óssea. O CA-MRSA se tornou uma causa comum de osteomielite e está associado com um maior risco de complicações, como piomiosite, abscesso e trombose venosa profunda (TVP). Outros patógenos importantes incluem *S. pyogenes, S. pneumoniae* e EGB em lactentes. *Kingella kingae*, um bacilo gram-negativo mais comumente associado com artrite séptica, é uma causa cada vez mais reconhecida de osteomielite em crianças com menos de 3 anos. Os fatores de risco incluem anemia falciforme, presença de dispositivos médicos ou cateteres de longa permanência implantados e doença neurovascular.

Achados clínicos

A osteomielite pode se apresentar com febre, mal-estar e dor óssea localizada. Por outro lado, algumas crianças podem apresentar doença mais indolente, com alteração da marcha e com ou sem febre. As crianças menores podem não ser capazes de localizar o local específico da infecção, apresentando-se com irritabilidade e redução dos movimentos na extremidade acometida. A dor com a movimentação passiva da articulação é incomum, a menos que haja artrite séptica concomitante. Eritema, calor e edema no local da infecção são achados tardios.

Exames laboratoriais/Radiografias

HGR com diferencial, VHS, proteína C reativa e hemocultura são recomendados se a osteomielite for considerada como possibilidade diagnóstica. Marcadores inflamatórios elevados são extremamente sensíveis para a osteomielite, sendo importantes para acompanhar a resposta ao tratamento. Leucocitose com neutrofilia é vista em menos de 50% das crianças com osteomielite. As hemoculturas são positivas em até 50% dos pacientes com osteomielite hematogênica e idealmente devem ser coletadas duas hemoculturas antes do início dos antibióticos. Se for realizada drenagem, ou desbridamento cirúrgico, os antibióticos devem ser postergados, se possível, até que culturas apropriadas de sangue e tecidos sejam coletadas.

As radiografias simples das regiões afetadas são comumente obtidas na avaliação inicial de crianças com suspeita de osteomielite, mas a alteração característica de elevação do periósteo pode ser vista apenas depois de 10 a 14 dias de doença. Apesar da necessidade de sedação nas crianças menores, a RM contrastada se tornou a modalidade de imagem de escolha, pois demonstra o edema da medula óssea precocemente no curso da doença e caracteriza melhor o edema circundante, o abscesso ou a miosite. A cintilografia óssea pode ser usada para guiar uma RM subsequente se a região afetada não puder ser determinada pelo exame físico.

Tratamento

Os casos suspeitos de osteomielite devem ser manejados em avaliação com um ortopedista caso haja indicação de drenagem cirúrgica. Após a obtenção de culturas adequadas, pode-se iniciar antibióticos IV empíricos. Devido à prevalência de CA-MRSA, recomenda-se vancomicina ou clindamicina como tratamento inicial, com nafcilina, oxacilina ou cefazolina sendo aceitáveis se a taxa de MRSA entre os isolados de *Staphylococcus* da comunidade for menos de 10%. As crianças sépticas ou com aspecto geral ruim devem ser tratadas empiricamente com vancomicina devido à associação entre doença grave e MRSA. Quando há suspeita de infecção por *Kingella*, deve ser acrescentada uma cefalosporina de primeira geração, pois vancomicina e clindamicina têm pouca atividade contra a maioria das bactérias gram-negativas. As crianças com osteomielite devem ser hospitalizadas para tratamento IV; a transição para terapia oral é possível após a identificação do patógeno e a melhora clínica serem documentados.

> Conrad DA: Acute hematogenous osteromyelitis. *Pediatr Rev.* 2010;31(11):464-471 [PMID: 21041424].
>
> Harik NS, Smeltzer MS: Management of acute hematogenous osteomyelitis in children. *Expert Rev Anti Infect Ther.* 2010;8(2):175-181 [PMID: 20109047].
>
> Jackson MA, Newland JG: Staphylococcal infections in the era of MRSA. *Pediatr Rev.* 2011;32(12):522-532 [PMID: 22135422].
>
> Thomsen I, Creech CB: Advances in the diagnosis and management of pediatric osteomyelitis. *Curr Infect Dis Rep.* 2011;13:451-460 [PMID: 21789499].

ARTRITE SÉPTICA

FUNDAMENTOS DO DIAGNÓSTICO

- ▶ Febre.
- ▶ Dor com a movimentação passiva da articulação.
- ▶ Calor.
- ▶ Edema.
- ▶ Recusa em sustentar peso.

Considerações gerais

Da mesma forma que a osteomielite, a artrite se desenvolve mais comumente em crianças como resultado de disseminação hematogênica durante um episódio subclínico de bacteremia transitória. As articulações das extremidades inferiores, em geral quadris e joelhos, são mais frequentemente acometidas. A natureza vascular da membrana sinovial e o alto fluxo de sangue que ela recebe a tornam um nicho para a infecção. A artrite séptica também pode resultar de inoculação direta por trauma ou por disseminação contígua de osteomielite através de canais vasculares nas placas de crescimento presentes até os 2 anos de idade. A inflamação dentro do espaço articular causa edema, destruição da sinóvia e prejuízo da síntese de cartilagem. Os patógenos bacterianos predominam em relação aos patógenos virais ou fungos, e os mais comumente identificados são *S. aureus* (incluindo MRSA), *Streptococcus* e *K. kingae*. Devido a melhoras nos métodos de detecção, a *Kingella* é cada vez mais reconhecida como uma causa comum de artrite séptica em crianças com menos de 3 anos de idade. Ela pode ser parte da flora oral normal de crianças, e a bacteremia transitória causada por *Kingella* após uma IVAS leva à infecção articular. Os lactentes com menos de 3 meses apresentam risco de artrite por *Staphylococcus*, EGB e bactérias gram-negativas, e adolescentes têm risco aumentado de artrite por *N. gonorrhoeae*. A *Salmonella* deve ser considerada em crianças com anemia falciforme. As complicações da artrite séptica incluem frouxidão articular, necrose avascular e discrepância no comprimento do membro se a placa de crescimento for acometida.

Achados clínicos

A apresentação da artrite séptica varia conforme a articulação afetada, mas geralmente envolve febre, dor à movimentação articular, alteração de marcha e recusa em sustentar peso. Edema e eritema sobre a articulação são, algumas vezes, encontrados, mas podem ser sutis, especialmente em crianças com artrite de quadril. Os lactentes se apresentam de forma mais inespecífica, com irritabilidade, febre e ausência de movimentação na extremidade envolvida. Os lactentes com artrite de quadril costumam manter a perna em flexão, abdução e com rotação externa. Diferentemente da osteomielite, a movimentação passiva da articulação costuma causar dor na artrite séptica. Em pacientes sexualmente ativos, a presença de uma erupção cutânea sugere artrite gonocócica.

Exames laboratoriais/Radiografias

Os exames laboratoriais iniciais incluem HGR com diferencial, VHS, proteína C reativa e hemocultura. Elevação da contagem de leucócitos, VHS e proteína C reativa são comuns, mas podem ser mais úteis para descartar a possibilidade de artrite séptica. Quando se realiza drenagem ou desbridamento, deve-se coletar material para cultura de líquido sinovial; em combinação com hemoculturas, um patógeno bacteriano pode ser identificado em mais de 50% dos casos de artrite séptica. O líquido sinovial também deve ser enviado para contagem de células e coloração de Gram, sendo que uma contagem de leucócitos no líquido sinovial maior do que 50.000 células/μL é sugestiva de artrite bacteriana. Como a *Kingella* é extremamente difícil de ser obtida em culturas, deve-se enviar o líquido sinovial para PCR para *Kingella* se a suspeita clínica for grande. Culturas gonocócicas e testes de amplificação de ácido nucleico (NAATs) devem ser encaminhados nos casos suspeitos.

As radiografias da articulação acometida são comumente não diagnósticas, mas podem demonstrar alargamento do espaço articular, edema ou sinais de osteomielite concomitante. A US é usada, particularmente para o quadril, na identificação de um derrame, mas não pode ser usada para determinar se o líquido está é infectado. A RM contrastada é a modalidade de imagem mais sensível, sendo útil se também houver suspeita de osteomielite.

Tratamento

O diagnóstico de artrite séptica pode ser difícil em crianças e costuma ser feito em avaliação com um ortopedista. Os critérios de Kocher listados adiante auxiliam no diagnóstico:

Contagem de leucócitos > 12.000 células/μL;

VHS > 40 mm/h;

Febre;

Incapacidade de sustentar peso.

Se 3 ou 4 dos critérios forem preenchidos, há alto valor preditivo para artrite séptica. Porém, nos casos duvidosos, deve ser mantido um elevado índice de suspeição devido às graves complicações da artrite séptica não tratada. A terapia bem-sucedida inicia com imediata drenagem cirúrgica e irrigação através de abordagem aberta ou percutânea. Devem ser iniciados antibióticos IV empíricos assim que os culturais forem coletados; para a maioria das crianças, um agente antiestafilocócico como vancomicina ou clindamicina é necessário devido à elevada prevalência de CA-MRSA. A nafcilina ou oxacilina pode ser usada em regiões geográficas onde os isolados de espécies estafilocócicas são mais de 90% de *S. aureus* sensíveis à meticilina (MSSA). A cefazolina deve ser adicionada empiricamente para crianças com suspeita de infecção por *Kingella*. Os lactentes com menos de 3 meses devem ter cobertura adicional contra gram-negativos com gentamicina ou cefalosporina de terceira geração. Os casos suspeitos de gonococos ou *Salmonella* devem também ser tratados com uma cefalosporina de terceira geração. A duração do tratamento varia de 2 a 4 semanas, com a transição para um agente oral apropriado após a documentação da melhora clínica.

> Hariharan P, Karbrhel C: Sensitivity of erythrocyte sedimentation rate and c-reactive protein for the exclusion of septic arthritis in emergency department patients. *J Emerg Med.* 2011;40(4):428-431 [PMID: 20655163].
>
> Joshy S, Choudry Q, Akbar N, et al: Comparison of bacteriologically proven septic arthritis of the hip and knee in children, a preliminary study. *J Pediatr Orthop.* 2010;30(2):208-211 [PMID: 20179572].
>
> Saadi MM, Zamil FA, Bokhary NA, et al: Acute septic arthritis in children. *Pediatr Int.* 2009;51(3):377-380 [PMID: 19500280].
>
> Young TP, Mass L, Thorp AW, et al: Etiology of septic arthritis in children: An update for the new millennium. *Am J Emerg Med.* 2010;29(8):899-902 [PMID: 20674219].

PELE

ABSCESSO E CELULITE

FUNDAMENTOS DO DIAGNÓSTICO

- Eritema.
- Calor.
- Dor.
- Flutuação.

O procedimento de incisão e drenagem é fundamental para o tratamento de abscesso; muitas crianças podem ser tratadas de forma segura com antibióticos orais.

Considerações gerais

O surgimento do CA-MRSA levou a um aumento no número de infecções cutâneas vistas no SE pediátrico, as mais comuns delas sendo celulite e abscesso. Em ambos os casos, as bactérias chegam à região por disseminação hematogênica ou por trauma sobrejacente na pele. Pode haver desenvolvimento de celulite por abscesso existente ou vice-versa. Um abscesso que envolve um folículo piloso é conhecido como furúnculo, e uma coleção de furúnculos é um carbúnculo. Celulite e abscesso ocorrem na derme profunda e na gordura subcutânea; a erisipela, uma infecção cutânea semelhante, envolve a derme superior e o tecido linfático. Celulite e erisipela costumam ser causadas por *Streptococcus*, particularmente o EGA, e por *S. aureus*. A infecção causada por *H. influenzae* tipo B e *S. pneumoniae* ocorre com muito menos frequência desde o advento de suas vacinas. O *S. aureus*, incluindo o MRSA, é de longe o agente etiológico mais prevalente em abscessos nas crianças devido à sua capacidade de produzir toxinas que destroem tecidos e leucócitos. O CA-MRSA não era visto antes da década de 1990, mas se tornou cada vez mais comum como causa de infecções de tecidos moles em crianças e adultos. As tentativas de erradicar a colonização pelo MRSA como mupirocina nasal, banhos alvejantes e clorexidina tiveram resultados mistos. Os fatores de risco para o desenvolvimento de celulite e abscesso incluem história familiar positiva de infecção cutânea ou condições como eczema ou tinha, que comprometem a barreira protetora natural da pele.

Achados clínicos

As principais características da celulite incluem eritema cutâneo crescente, calor e dor. Como a infecção é mais superficial, o eritema visto na erisipela é mais claramente demarcado em relação à pele circundante e pode ser discretamente elevado. A celulite é um processo mais indolente com bordas indistintas. O abscesso se apresenta como edema eritematoso e doloroso da pele, o qual pode ser flutuante se a coleção líquida estiver próxima da superfície. A área ao redor do abscesso pode estar endurecida, e o centro pode ter drenagem espontânea. Sinais sistêmicos, como febre e calafrios, são incomuns em casos de abscesso e celulite, mas podem ser vistos nas erisipelas. Uma exceção importante é vista no neonato com onfalite – eritema e purulência ao redor do coto umbilical, o qual é frequentemente associado com letargia, febre e sepse.

Exames laboratoriais/Radiografias

Exames laboratoriais de rotina são desnecessários na avaliação de infecções cutâneas não complicadas. Hemocultura com HGR não são recomendados, a menos que o paciente esteja toxêmico, tenha tido exposição incomum, como mordedura animal, ou alguma comorbidade subjacente grave. O material purulento do abscesso deve ser enviado para cultura, se possível, para auxiliar na terapia antibiótica se houver preocupação com falha terapêutica com os antibióticos habitualmente usados. Marcadores inflamatórios podem ser coletados em casos mais graves se for prevista uma permanência hospitalar prolongada.

A US à beira do leito surgiu como uma importante ferramenta para a avaliação de infecções cutâneas no SE pediátrico. A celulite aparece como padrão de pedras de calçamento e faixas de gordura na derme profunda, e um abscesso mostrará uma coleção líquida hiperecoica bem demarcada. A US à beira do leito é recomendada para a avaliação de rotina de infecções cutâneas, porque ela pode demonstrar coleções de líquido que podem não ser aparentes ao exame, podendo guiar a incisão e a drenagem.

Tratamento

As crianças com celulite e sem sinais de rápida disseminação ou doença sistêmica podem ser manejadas ambulatorialmente com antibióticos orais. A terapia empírica para cobrir *S. aureus* e EGA é necessária e inclui monoterapia com clindamicina ou uma combinação de amoxicilina e SMZ-TMP. A monoterapia com SMZ-TMP não é recomendada para o tratamento da suspeita de celulite, pois ela apresenta pouca cobertura para EGA. A celulite associada com mordedura de cão deve ser tratada com amoxicilina-ácido clavulânico. A borda cutânea da celulite deve ser marcada, com retorno para avaliação no próximo dia. Os lactentes com onfalite devem ser hospitalizados para uma avaliação completa de sepse, iniciando-se com vancomicina IV com gentamicina ou cefalosporina de terceira geração para a cobertura de gram-negativos. As crianças com celulite e aspecto toxêmico que não melhoram com tratamento ambulatorial ou que têm sinais de rápida progressão devem ser hospitalizadas para tratamento IV.

A base da terapia para abscessos é a incisão com drenagem; estudos mostram que os antibióticos não melhoram os desfechos em casos de abscessos não complicados drenados com menos de 5 cm. As opções empíricas para a cobertura de abscessos devem ser efetivas contra MRSA, sendo fundamental o conhecimento dos padrões locais de resistência. Clindamicina ou SMZ-TMP são comumente usados e ambos estão disponíveis em formulações orais. As crianças com doença mais complicada, incluindo aquelas que não melhoraram com tratamento ambulatorial, devem ser hospitalizadas e começar a receber antibióticos IV, como vancomicina ou clindamicina, até a documentação de resposta ao tratamento.

As mordeduras animais e humanas são um problema comum. Os patógenos predominantes nas mordeduras de animais são a flora oral do animal que morde e a flora cutânea humana. Os patógenos comuns incluem espécies de *Pasteurella*, estafilococos, estreptococos e bactérias anaeróbias. As mordeduras de gatos podem transmitir *Bartonella henselae*, micro-organismo responsável pela doença da arranhadura do gato.

Os antibióticos profiláticos reduzem a taxa de infecção em algumas mordeduras de animais, especialmente de gatos. A profilaxia deve ser administrada em determinadas feridas: feridas puntiformes profundas, lesões com esmagamento, feridas em mãos, face, genitália ou próximas de articulações necessitando de fechamento e em qualquer paciente imunodeprimido. A amoxicilina-clavulanato é recomendada, ou a clindamicina mais SMZ-TMP, em pacientes alérgicos à penicilina.

> Elliot DJ, Zaoutis TE, Troxel AB, et al: Empiric antimicrobial therapy for pediatric skin and soft-tissue infections in the era of methicillin resistant *Staphylococcus aureus*. *Pediatrics*. 2009;123(6):e959-966 [PMID: 19470525].

Kam AJ, Leal J, Freedman SB: Pediatric cellulitis: Success of emergency department short-course intravenous antibiotics. *Pediatr Emerg Care.* 2010;26:171-176 [PMID: 20179663].

Khangura A, Wallace J, Kissoon N, et al: Management of cellulitis in a pediatric emergency department. *Pediatr Emerg Care.* 2007;23(11):805-811 [PMID: 18007211].

Kilbane BJ, Reynolds SL: Emergency department management of community-acquired methicillin-resistant *Staphylococcus aureus.* *Pediatr Emerg Care.* 2008;24(2):109-114 [PMID: 18277849].

Odell CA: Community-associated methicillin-resistant *Staphylococcus aureus* (CA-MRSA) skin infections. *Curr Opin Pediatr.* 2010;22(3):273-277 [PMID: 20386450].

Ramirez-Schrempp D, Dorfman D, Baker WE: Ultrasound soft tissue applications in the pediatric emergency department: To drain or not to drain? *Pediatr Emerg Care.* 2009;25:44-48 [PMID: 19148015].

Stryjewski ME, Chambers HF: Skin and soft-tissue infections caused by community-acquired methicillin-resistant *Staphylococcus aureus. Clin Infect Dis.* 2008;46:S368-377 [PMID: 18462092].

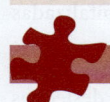

FASCEÍTE NECROSANTE

FUNDAMENTOS DO DIAGNÓSTICO

- Dor desproporcional aos achados cutâneos.
- Calor.
- Eritema.
- Febre.
- Taquicardia.
- Sinais de choque.

Emergência cirúrgica tratada imediatamente com desbridamento e antibióticos IV de amplo espectro.

Considerações gerais

A fasceíte necrosante é uma rara infecção de tecidos moles em crianças e que tem consequências devastadoras. Nos adultos, a infecção costuma ser polimicrobiana, mas, nas crianças, o EGA é o agente etiológico mais comum, embora tenha sido relatado o CA-MRSA. A invasão bacteriana ocorre durante trauma cutâneo clínico ou subclínico, em associação com uma infecção cutânea como a varicela ou por disseminação hematogênica. O EGA se adere a tecidos subcutâneos profundos e se dissemina rapidamente ao longo de planos da fáscia por meio da produção de toxinas que destroem os tecidos e causam ativação disseminada de células T. O resultante ambiente rico em toxinas causa mais dano e leva aos sintomas de choque. Ao contrário dos adultos, a maioria das crianças que desenvolvem fasceíte necrosante é previamente saudável, embora uma história de trauma recente ou infecção de pele possa ser obtida.

Achados clínicos

Como os tecidos subcutâneos são acometidos primeiro, geralmente os sinais clínicos externos de fasceíte necrosante não refletem a gravidade da doença. A *dor desproporcional* ao exame da pele é classicamente vista, com o desenvolvimento de diminuição da sensibilidade ocorrendo de forma tardia à medida que as fibras nervosas são destruídas. A pele acima da infecção parece eritematosa e quente sem bordas bem definidas. A rápida disseminação da dor e do eritema até 1 a 2 cm/hora é possível. Nos estágios tardios, são vistos sinais de franca necrose, incluindo coloração escura, crepitação e ruptura da pele, podendo haver rápido desenvolvimento de febre, taquicardia e alteração do sensório. A síndrome compartimental manifestada por edema, dor e má perfusão da área afetada é uma potencial complicação.

Exames laboratoriais/Radiografias

Os exames laboratoriais são adjuntos úteis, mas não são necessários para o diagnóstico. O HGR com diferencial pode mostrar leucocitose, e os marcadores inflamatórios, como VHS e proteína C reativa estão elevados. A CK sérica está indicada para a avaliação de miosite. As hemoculturas são positivas em mais de 50% dos casos de fasceíte necrosante por EGA. O diagnóstico definitivo é obtido pelo exame histopatológico e a cultura do tecido desbridado; são comumente vistas as bactérias se disseminando ao longo dos planos da fáscia, trombose de vasos sanguíneos e infiltração disseminada de células inflamatórias. A radiografia não tem papel importante no diagnóstico de fasceíte necrosante, particularmente se ela for retardar a intervenção cirúrgica. Radiografias simples, RM ou TC sem contraste podem mostrar gás nos tecidos subcutâneos, mas este achado não é adequadamente sensível para ser útil na clínica. A US pode ser usada para avaliar a presença de um abscesso profundo.

Tratamento

Os casos suspeitos de fasceíte necrosante devem ser manejados de forma agressiva com avaliação imediata com cirurgião ortopédico ou geral. As crianças com sinais de sepse no exame inicial devem ser manejadas com reposição de líquidos, suporte hemodinâmico e internação em UTI. As pressões compartimentais teciduais devem ser acompanhadas com frequência se houver envolvimento de uma extremidade. A terapia antibiótica deve ser direcionada contra as fontes potenciais, incluindo EGA, CA-MRSA e anaeróbios. Piperacilina-tazobactam ou ampicilina-sulbactam e um agente antiestafilocócico como a vancomicina formam um esquema recomendado, com a clindamicina sendo acrescentada para reduzir a síntese de exotoxinas destrutivas. Embora não tenha sido amplamente estudada em crianças, a imunoglobulina se mostrou promissora como terapia adjunta em adultos devido à sua capacidade de neutralizar as toxinas e antígenos produzidos pelo EGA.

Bilgol-Kologlu M, Yildiz RV, Alper B, et al: Necrotizing fasciitis in children: Diagnostic and therapeutic aspects. *J Pediatr Surg.* 2007;42:1892-1897 [PMID: 18022442].

Jamal N, Teach SJ: Necrotizing fasciitis. *Pediatr Emerg Care.* 2011;27(12):1195-1199 [PMID: 22158285].

Minodier P, Bidet P, Rallu F, et al: Clinical and microbiologic characteristics of group A streptococcal necrotizing fasciitis in children. *Pediatr Infect Dis J.* 2009;28(6):541-543 [PMID: 19504739].

INFECÇÕES POR HERPESVÍRUS

FUNDAMENTOS DO DIAGNÓSTICO

- Febre.
- Erupção cutânea.
- Mal-estar.

É possível um amplo espectro de apresentações. A terapia antiviral é geralmente desnecessária, pois a maioria das infecções é autolimitada.

Considerações gerais

Os herpesvírus são vírus de DNA muito comuns que causam patologia em crianças, variando desde infecção assintomática até choque e morte. Os herpesvírus incluem vírus herpes simples (HSV-1, HSV-2), vírus varicela-zóster (VVZ), vírus Epstein-Barr (EBV), citomegalovírus (CMV), vírus herpes humano 6 (HHV-6) e vírus herpes humano 8 (HHV-8). Entre as crianças, a maioria das infecções clinicamente importante é causada por HSV, VVZ, EBV e HHV-6.

O HSV-1 causa a maioria das doenças orofaciais e de SNC, e o HSV-2 está associado com doença anogenital entre adolescentes e adultos sexualmente ativos. A infecção pelo HSV-1 é muito comum, com 25% das crianças sendo infectada até os 7 anos de idade e mais de 50% até os 18 anos. As taxas de infecção pelo HSV-2 aumentam nos anos da adolescência, com quase 33% dos adultos sendo afetados até os 40 anos de idade. O vírus é disseminado pelo contato com lesões ativas ou por saliva e gotículas respiratórias. A infecção inicial da pele e membranas mucosas é seguida por um estágio latente crônico durante o qual o vírus permanece dentro de células de gânglios sensórios. A reativação do vírus ocorre em resposta a fatores estressores externos, como doença, luz solar e menstruação.

A incidência de infecção primária pelo VVZ (varicela) diminuiu de maneira drástica desde a introdução da vacina para VVZ em 1995. Antes disso, o VVZ era uma infecção muito comum em crianças, com mais de 95% dos adultos jovens mostrando evidências de infecção prévia. O VVZ agora ocorre principalmente em crianças não vacinadas. As complicações incluem superinfecção bacteriana de pele e tecidos moles, pneumonia e, raramente, encefalite. Em adultos, o VVZ latente reside em gânglios neuronais, mas pode ser reativado e causar uma erupção cutânea dolorosa conhecida como zóster ou cobreiro.

A infecção por EBV é comum, com uma taxa de soroprevalência de 90 a 95% em adultos, com 50% das crianças infectadas até os 5 anos de idade. O vírus infecta células epiteliais ou células B e tem uma fase lítica e uma fase latente. A disseminação da doença ocorre mais comumente através da saliva. A infecção em crianças costuma ser assintomática ou leve e inespecífica; porém, em crianças maiores e adolescentes, ele causa a mononucleose. O EBV pode transformar as células afetadas, e primariamente em adultos está ligado a doenças malignas, como linfoma e carcinoma nasofaríngeo.

O HHV-6 causa a roséola infantil em crianças, também conhecida como exantema súbito ou sexta doença. Em adultos, a taxa de soroprevalência chega a 90%, com a maioria das infecções ocorrendo antes de 2 anos de idade. O vírus exibe tropismo por células B, mas pode infectar vários tipos de células. A transmissão ocorre por secreções respiratórias infectadas. As complicações da infecção pelo HHV-6 incluem convulsões febris ou, raramente, meningoencefalite.

Achados clínicos

A infecção cutânea pelo HSV apresenta-se como vesículas agrupadas sobre base eritematosa, as quais rompem e se tornam ulcerações rasas. A infecção inicial costuma ser subclínica; a reativação pode ser precedida por queimação no local, febre, mal-estar e linfadenopatia. O eczema herpético se desenvolve após superinfecção pelo HSV e apresenta-se como vesículas dolorosas de disseminação rápida sobre a pele eczematosa existente. A gengivoestomatite herpética é comum em crianças e pode estar associada com dor significativa, babação e anorexia. A infecção dos lábios ocorre, e a superinfecção bacteriana dessas lesões apresenta-se como crostas cor de mel. O herpes genital deve levar à imediata avaliação de abuso sexual em crianças menores; as manifestações cutâneas são semelhantes àquelas vistas nas infecções orais. Lesões vesiculares na córnea com conjuntivite purulenta são vistas na ceratoconjuntivite herpética. As infecções pelo HSV têm o potencial para disseminação sistêmica nas crianças muito pequenas ou imunodeprimidas. Os lactentes com meningite pelo HSV podem apresentar convulsões, lesões cutâneas difusas e choque séptico.

A varicela (VVZ) classicamente se apresenta com pródromo de febre e mal-estar seguido por erupção que progride de máculas para lesões vesiculares sobre uma base eritematosa. Em geral, a erupção aparece em diferentes estágios à medida que se espalha pelo corpo. As vesículas se tornam pustulosas e formam crostas dentro de uma semana. A infecção bacteriana secundária da pele pode ocorrer. Outras complicações são incomuns em crianças saudáveis, mas sintomas neurológicos, como ataxia, alteração do sensório e sinais meníngeos, são possíveis.

As infecções pelo EBV costumam ser subclínicas nas crianças menores e apresentam-se de forma inespecífica com sinais de uma IVAS ou gastrenterite viral. As crianças suscetíveis com mais de 10 anos têm maior risco de desenvolver a mononucleose infecciosa, a qual se apresenta com dor de garganta, mal-estar, febre e linfadenopatia. O exame da garganta pode revelar petéquias no palato e faringite exsudativa. Os pacientes tratados com penicilina para suspeita de faringite por EGA desenvolvem uma erupção cutânea morbiliforme em até 95% dos casos. A esplenomegalia é encontrada em até 50% dos pacientes.

A roséola infantil (HHV-6) apresenta-se com 3 dias de febre de até 40 °C que melhora seguindo com erupção maculopapular difusa que branqueia à pressão no torso. A erupção se dissemina para as extremidades em 1 a 2 dias. Linfadenopatia, irritabilidade e anorexia são comuns, mas são sinais inespecíficos de infecção. As convulsões febris são vistas em uma minoria de crianças com roséola infantil devido à febre alta vista na fase aguda da infecção.

Exames laboratoriais/Radiografias

A infecção pelo HSV pode ser confirmada por cultura viral de líquido vesicular, mas na prática os testes de diagnóstico rápido são mais comumente usados. O raspado da base das lesões deve ser enviado para DFA para HSV; isto substituiu o esfregaço de Tzanck como teste rápido de preferência. O PCR para HSV é usado para detectar o vírus em amostras de sangue ou LCS.

As infecções por VVZ também podem ser detectadas por PCR, DFA ou cultura viral. Os testes sorológicos de IgG para VVZ podem ser úteis se houver suspeita de falha de vacina.

A mononucleose infecciosa é sugerida por linfocitose em sangue periférico e mais de 10% de linfócitos atípicos. O monoteste para anticorpos heterófilos produzidos por células B ativadas tem sensibilidade de 85% e especificidade de 94% quando aplicado em adolescentes com sintomas da infecção. Porém, as crianças menores apresentam monoteste positivo em menos de 50% dos casos, e as crianças maiores podem não desenvolver os anticorpos até a segunda semana da doença. Sorologias consistindo em IgG e IgM para proteínas do EBV são usadas para diferenciar entre infecção primária e exposição remota ao vírus.

O diagnóstico de roséola infantil é clínico, e a confirmação por testes é feita por sorologias, DFA ou PCR. Isso deve ser interpretado com cautela, pois a maioria das crianças é exposta ao HHV-6, e o DNA do HHV-6 latente pode ser recuperado em crianças assintomáticas.

Tratamento

A maioria das infecções cutâneas pelo HSV em crianças saudáveis pode ser manejada com suporte, embora o aciclovir oral encurte a duração da doença se for iniciado dentro de 72 horas do início dos sintomas. Ele pode ser usado em crianças imunocompetentes que não conseguem tomar líquidos ou com sintomas significativos. O herpes genital é tratado com um curso de 7 a 10 dias de aciclovir, e a terapia supressiva é oferecida para pacientes com recorrências frequentes. O herpes neonatal e a meningite por HSV devem ser manejados de maneira agressiva com aciclovir IV. Os casos graves de eczema herpético em crianças pequenas são inicialmente tratados com aciclovir IV. A suspeita de ceratoconjuntivite herpética deve ser manejada em avaliação com um oftalmologista, e o tratamento envolve colírios antivirais.

A varicela é manejada com suporte de analgesia e medidas para limitar o risco de infecção bacteriana secundária. O aciclovir é menos efetivo contra o VVZ em comparação o HSV e, consequentemente, não é recomendado de rotina para tratamento de crianças saudáveis sob outros aspectos. Como as crianças com mais de 12 anos têm risco de infecção grave, o aciclovir oral é recomendado neste grupo etário. Os pacientes imunossuprimidos devem ser internados e tratados com aciclovir IV devido ao risco de doença grave disseminada. Os neonatos expostos ao VVZ devem receber profilaxia com imunoglobulina contra varicela; lactentes com suspeita de infecção pelo VVZ devem ser tratados com aciclovir IV.

Os adolescentes com suspeita de mononucleose devem ser submetidos a um teste rápido para antígeno estreptocócico devido à sobreposição de sintomas. A mononucleose infecciosa é manejada com suporte de analgesia e repouso relativo. Os corticosteroides não são recomendados para casos de rotina, mas podem ser considerados se houver preocupação de que edema faríngeo e linfadenopatias possam comprometer a via aérea. Não foi demonstrado que agentes antivirais sejam úteis para tratamento de mononucleose infecciosa. Devido à esplenomegalia e ao risco de ruptura, recomenda-se que os pacientes evitem esportes de contato por pelo menos 3 semanas após o início dos sintomas.

A roséola infantil é tratada com suporte de antitérmicos. A terapia antiviral com ganciclovir ou foscarnet pode ser considerada se houver preocupação com doença grave em paciente imunodeprimido.

Agut H: Deciphering the clinical impact of acute human herpesvirus 6 (HHV-6) infections. *J Clin Virol*. 2011;52(3):164-171 [PMID: 21782505].

Chayavichitsilp P, Buckwater JV, Krakowski AC, et al: Herpes simplex. *Pediatr Rev*. 2009;30(4):119-229 [PMID: 19339385].

Dohno S, Maeda A, Ishiura Y, et al: Diagnosis of infectious mononucleosis caused by Epstein-Barr virus in infants. *Pediatr Int*. 2010;52(4):536-540 [PMID: 20113421].

Gershon AA: Varicella-zoster virus infections. *Pediatr Rev*. 2008;29(1):5-10 [PMID: 18166616].

Jen M, Chang MW: Eczema herpetium and eczema vaccinatum in children. *Pediatr Ann*. 2010;39(10):658-664 [PMID: 20954612].

Luzuriaga K, Sullivan JL: Infectious mononucleosis. *N Engl J Med*. 2010;362(21):1993-2000 [PMID: 20505178].

Whitley RJ: Therapy of herpes virus infections in children. *Adv Exp Med Biol*. 2008;609:216-232 [PMID: 18193668].

PARVOVÍRUS

FUNDAMENTOS DO DIAGNÓSTICO

▶ Erupção tipo "face esbofeteada".
▶ Febre.
▶ Coriza.
▶ Mal-estar.
▶ Artrite.

O tratamento é de suporte, a menos que o paciente tenha risco de anemia grave.

Considerações gerais

O parvovírus é um vírus DNA muito comum que, em crianças, costuma estar associado com o eritema infeccioso (quinta doença). O vírus exibe tropismo para células progenitoras eritroides, podendo causar anemia aplásica grave em crianças com problemas subjacentes, como HIV, anemia falciforme, esferocitose hereditária e talassemia. A transmissão do vírus ocorre primariamente por gotículas respiratórias, mas também pode ser feita verticalmente da mãe para o feto. A infecção fetal pelo parvovírus causa anemia e, em casos graves, pode causar IC de alto débito e hidropsia fetal. O vírus é altamente infeccioso, com uma taxa de 50% em contatos domiciliares suscetíveis. Os anticorpos contra o parvovírus são protetores, mas acredita-se que tenham um papel na patogênese da erupção clássica associada ao eritema infeccioso.

Achados clínicos

As crianças com infecção pelo parvovírus podem permanecer assintomáticas, ou ter apenas sintomas leves e inespecíficos em via aérea superior, como febre, coriza, mal-estar e cefaleia. As crianças desenvolvem erupção cutânea com 2 a 5 dias de doença. A erupção é eritematosa, com uma distribuição malar nas bochechas e palidez ao redor da boca. A erupção tipo "face esbofeteada" se espalha para tronco e extremidades com aspecto rendado ou reticulado. Ele pode persistir por várias semanas e se tornar mais proeminente em resposta a mudanças de temperatura, à luz do sol e a estresse. Um pequeno número de crianças pode apresentar queixas de dor articular, mais comumente em joelhos ou tornozelos. As crianças que desenvolvem anemia aplásica apresentam fadiga, palidez e taquicardia.

Exames laboratoriais/Radiografias

O diagnóstico de parvovírus em crianças de outro modo saudáveis pode ser feito clinicamente. Anticorpos IgM podem ser detectados após 10 dias de doença e persistem por até 5 meses. O teste de PCR para o DNA viral está disponível para crianças com crises aplásicas ou imunodeprimidas, pois elas podem não produzir uma resposta efetiva de anticorpos. As crianças com suspeita de crise aplásica devem realizar HGR com diferencial e contagem de reticulócitos para documentar o nível de anemia e confirmar a ausência de reticulocitose.

Tratamento

O eritema infeccioso é manejado com suporte de antipiréticos para a febre e anti-inflamatórios para a dor articular. Os pais devem ser tranquilizados de que a criança não é mais contagiosa após o aparecimento da erupção. As crianças com suspeita de crise aplásica devem ser manejadas em avaliação com hematologista e oncologista, pois estes pacientes necessitam de monitorização cuidadosa e frequentemente necessitam de transfusões sanguíneas. Os pacientes imunodeprimidos com infecção grave podem ser tratados com imunoglobulinas.

Mandel ED: Erythema infectiosum: Recognizing the many faces of fifth disease. *JAAPA*. 2009;22(6):42-46 [PMID: 19601449].

Servey JT, Reamy BV, Hodge JH: Clinical presentation of parvovirus B19 infection. *Am Fam Physician*. 2007;74(3):373-376 [PMID: 17304869].

SARAMPO

FUNDAMENTOS DO DIAGNÓSTICO

- ► Tosse.
- ► Coriza.
- ► Conjuntivite.
- ► Manchas de Koplik.
- ► História de viagem internacional.

Alertar as autoridades de saúde pública e considerar o tratamento adjunto com vitamina A em casos graves.

Considerações gerais

Embora considerada perto da erradicação, o sarampo continua a ser uma causa significativa de morbidade e mortalidade infantil global. No mundo todo, o sarampo causou mais de 160 mil mortes em 2008. Surtos esporádicos em países desenvolvidos são comuns devido a níveis inadequados de imunização e casos internacionais importados. A vacina contra sarampo foi desenvolvida na década de 1960 e é atualmente administrada como imunização em dois estágios iniciando com 6 e 15 meses. O vírus é de RNA e altamente contagioso, disseminando-se principalmente por meio de gotículas respiratórias. O vírus replica nas células endoteliais da via aérea superior antes de se disseminar para linfonodos locais. Há desenvolvimento de viremia após esse estágio, levando à doença disseminada em múltiplos sistemas orgânicos, incluindo trato gastrintestinal (TGI), pele, fígado e rins. As complicações da infecção por sarampo são pneumonia, encefalite e encefalomielite desmielinizante aguda. As crianças em risco de contrair sarampo incluem aquelas com imunização inadequada, imunodeprimidas e história de viagem para regiões sabidamente endêmicas.

Achados clínicos

O sarampo inicia com uma fase de pródromos caracterizada por tosse, conjuntivite e coriza. Febre, mal-estar, tosse e anorexia também são comuns. As manchas de Koplik, pequenas lesões brancas sobre base eritematosa, podem ser vistas na mucosa bucal e são específicas do sarampo. No dia 2 ou 3 da infecção, após os sintomas de pródromos aparecerem, o paciente desenvolve uma erupção cutânea maculopapular que desaparece à pressão e inicia na face e se dissemina caudalmente nos próximos 5 dias envolvendo torso e extremidades. A melhora clínica costuma ser aparente dentro de 48 horas após o início da erupção cutânea, embora a tosse possa persistir por várias semanas. É possível uma apresentação semelhante, mas menos severa em crianças com resposta inadequada à vacina.

Exames laboratoriais/Radiografias

O sarampo é diagnosticado clinicamente, mas para propósitos de saúde pública, aconselha-se a realização de testes confirmatórios. A IgM contra o vírus do sarampo é usada para o diagnóstico; os níveis de anticorpos se tornam aparentes 3 a 4 dias após o surgimento da erupção. Exames laboratoriais de rotina adicionais não são necessários em casos não complicados; o HGR com diferencial pode mostrar leucopenia ou linfopenia. A radiografia torácica pode estar indicada se houver suspeita de pneumonia bacteriana sobreposta.

Tratamento

O manejo do sarampo é primariamente de suporte. Um curso de 2 dias de vitamina A é recomendado para crianças de países em desenvolvimento ou para aquelas com sinais de infecção grave. A vitamina A tem um papel na modulação imune. As autoridades de saúde pública devem ser notificadas para evitar a disseminação da doença em contatos suscetíveis.

> Machaira M, Papaevangelou: Current measles outbreaks: Can we do better for infants at risk? *Pediatr Infect Dis J.* 2012;31(7):756-758 [PMID: 22695190].
>
> Moss WJ, Griffin DE: Measles. *Lancet.* 2012;379(9811):153-164 [PMID: 21855993].
>
> Mulholland EK, Griffiths UK: Measles in the 21st century. *N Engl J Med.* 2012;366(19):1755-1757 [PMID: 22571199].
>
> Sugarman DE, Barskey AE, Delea MG, et al: Measles outbreak in a highly vaccinated population, San Diego, 2008: Role of the intentionally undervaccinated. *Pediatrics.* 2010;125(4):747-755 [PMID: 20308208].

ESCABIOSE

FUNDAMENTOS DO DIAGNÓSTICO

▶ Erupção papular eritematosa e pruriginosa.
▶ História de exposição à escabiose.
▶ Túneis cutâneos serpiginosos incomuns em crianças.

Tratar com permetrina tópica ou ivermectina oral (ver Capítulo 47).

Considerações gerais

A escabiose é uma erupção cutânea comum em crianças causada pelo ácaro parasita *Sarcoptes scabiei*. A fêmea adulta secreta uma substância que dissolve o estrato córneo e faz túneis sob a pele. A fêmea coloca ovos sob a pele à medida que cava os túneis e ela vive por cerca de 1 mês. Há desenvolvimento de uma reação cutânea característica como resultado de uma reação de hipersensibilidade às secreções e fezes do ácaro. A maioria dos casos de escabiose envolve menos de 15 fêmeas adultas ativas por hospedeiro. A disseminação ocorre por contato direto, embora a contaminação por roupas ou cobertas contaminadas seja possível. Podem ocorrer surtos de escabiose em instituições de saúde; porém, a maioria das crianças adquire o parasita em casa ou na escola. A escabiose crostosa severa ou "norueguesa" é possível em crianças imunodeprimidas e naquelas com síndrome de Down, ocorrendo devido à proliferação de ácaros não percebida.

Achados clínicos

A erupção associada com a escabiose se desenvolve 3 a 6 semanas após a infecção inicial e 2 a 3 dias após a reinfecção devido à sensibilização imune. Embora a erupção clássica consista em túneis serpiginosos de cor marrom com pápulas eritematosas em punhos, cotovelos e espaços interdigitais, a erupção é muito variável em crianças. Ela pode ser encontrada na cabeça, no pescoço, nas palmas, nas solas ou nos dedos, sendo caracteristicamente pruriginosa, em especial à noite. As lesões podem ser papulares, vesiculares ou uma combinação das duas. Nas crianças, os túneis patognomônicos costumam ser ocultos por escoriações. A formação de eczema e sinais de superinfecção bacteriana podem ser encontrados. A escabiose crostosa apresenta-se como uma placa eritematosa de pele escamosa que pode envolver as unhas.

Exames laboratoriais/Radiografias

Raspados de pele infectada podem ser examinados sob microscopia ótica para evidências de ácaros, ovos ou fezes. Pode ser aplicada fita adesiva na pele de crianças que não toleram o raspado de pele. Porém, estes métodos frequentemente não mostram evidências de infecção, pois, na maioria dos pacientes, o número total de ácaros ativos é baixo.

Tratamento

O tratamento de escolha para crianças com mais de 2 meses é o creme de permetrina a 5%, aplicado na pele e enxaguado após 8 a 12 horas, com retratamento em 1 semana. As preparações de lindano são menos usadas atualmente devido ao potencial de neurotoxicidade.. A terapia oral consistindo em dose única de 200 µg/kg de ivermectina seguida por segunda dose em 2 semanas é cada vez mais usada como alternativa em crianças com mais de 5 anos. O tratamento deve ser oferecido a todos os contatos domiciliares e íntimos. Os pais devem ser instruídos a lavar as roupas e cobertas da criança a 60 °C; itens não laváveis devem receber *spray* de inseticida ou ser colocados em um saco plástico fechado por 3 dias. O prurido severo pode ser tratado com corticosteroides tópicos ou anti-histamínicos orais.

Bouvresse S, Chosidow O: Scabies in healthcare settings. *Curr Opin Infect Dis.* 2010;23(2):111-118 [PMID: 20075729].

Currie BJ, McCarthy JS: Permethrin and ivermectin for scabies. *N Engl J Med.* 2010;362(8):717-725 [PMID: 20181973].

Karthikeyan K: Scabies in children. *Arch Dis Child Educ Pract Ed.* 2007;92(3):ep65-ep69 [PMID: 17517973].

PEDICULOSE

FUNDAMENTOS DO DIAGNÓSTICO

- Geralmente assintomático.
- Prurido.
- Lêndeas em hastes do cabelo.
- Piolhos vivos no couro cabeludo.

Tratar com um pediculocida tópico, como permetrina ou malation.

Considerações gerais

A pediculose da cabeça, causada pelo parasita humano *Pediculus capitis*, afeta até 25% dos estudantes de ensino fundamental. O inseto tem até 4 mm de comprimento e sobrevive no couro cabeludo agarrando-se ao cabelo e alimentando-se com sangue. As fêmeas colocam ovos conhecidos como lêndeas que são fixados na base da haste do cabelo e rompem após 1 semana. Os piolhos adultos vivem até 1 mês e podem sobreviver por 2 dias sem hospedeiro humano. A disseminação da infecção ocorre por contato direto e por compartilhamento de escovas, fones de ouvido, lençóis, chapéus e toalhas.

Achados clínicos

A maioria das infecções por piolhos é assintomática, mas causam estresse significativo para a criança e para os pais. Algumas crianças se queixam de prurido no couro cabeludo e pode ser vista uma linfadenopatia. A avaliação do couro cabeludo com pente fino pode demonstrar piolhos vivos, mas é mais comum que se identifiquem as lêndeas. As lêndeas podem persistir na haste do cabelo por meses após a infecção, e as lêndeas encontradas mais de 1 cm distantes do couro cabeludo podem não representar doença ativa. A infecção bacteriana secundária do couro cabeludo pode ser vista e causa prurido severo.

Exames laboratoriais/Radiografias

Os exames laboratoriais de rotina não são indicados para a determinação da infecção por piolhos, a menos que haja suspeita de infecção bacteriana secundária.

Tratamento

Estão disponíveis pediculocidas sem receita ou sob prescrição médica para tratamento da pediculose da cabeça. Permetrina e malation tópicos são neurotoxinas para os piolhos com um bom perfil de segurança para crianças. A permetrina, disponível como preparação sem necessidade de prescrição a 1% ou sob prescrição a 5%, é aplicada no couro cabeludo, enxaguada após 10 minutos e repetida após 7 a 10 dias. O malation é deixado no couro cabeludo durante a noite e repetido em 1 semana, se necessário. Anteriormente era usada outra neurotoxina, lindane, mas ela é, hoje, um tratamento de segunda linha devido a seu perfil de efeitos colaterais. Novas terapias alternativas incluem loção de álcool benzílico e ivermectina ou SMZ-TMP orais. As famílias devem ser aconselhadas a limitar a transmissão dos piolhos lavando todas as roupas da criança e cobertas a mais de 50 °C ou com ciclo de secagem mais longo que 40 minutos. Itens que não podem ser lavados devem ser guardados fechados em saco plástico por 2 semanas para interromper o ciclo de vida dos piolhos. Os contatos domiciliares próximos da criança devem também ser tratados com um pediculocida tópico.

Diamantis SA, Morrell DS, Burkhart CN: Treatment of head lice. *Dermatol Ther.* 2009;22(4):273-278 [PMID: 19580574].

Frankowski BL, Bocchini JA: Head lice. *Pediatrics.* 2010;126(2):392-403 [PMID: 20660553].

Tebruegge M, Pantazidou A, Curtis N: What's bugging you? An update on the treatment of head lice infestation. *Arch Dis Child Educ Clin Pract Ed.* 2011;96(1):2-8 [PMID: 20688849].

SISTEMA URINÁRIO

INFECÇÃO DO TRATO URINÁRIO

FUNDAMENTOS DO DIAGNÓSTICO

- Disúria.
- Urgência.
- Frequência.
- Nitrito e estearase leucocitária (EL) positivos no EQU.
- Febre maior do que 39 °C sugere envolvimento renal.

Antibióticos orais para casos não complicados. Antibióticos IV para lactentes e crianças com sinais de infecção sistêmica grave.

Considerações gerais

As infecções do trato urinário (ITUs), incluindo pielonefrite, são as IBGs mais comuns em lactentes e crianças. Até 8% das meninas e 2% dos meninos apresentarão uma ITU nos primeiros 8 anos de vida. A infecção ocorre quando as bactérias aderem e ascendem pela mucosa urinária, causando inflamação da uretra, bexiga, ureteres e, por fim, do parênquima renal. A *E. coli* causa mais de 80% das ITUs em pediatria e tem fimbrias

Tabela 41-8 Prevalência de infecção do trato urinário entre crianças com febre > 38 °C

Idade (meses)	Gênero	Prevalência (%)
0-3	Feminino	7,5
	Masculino (sem circuncisão)	20,1
	Masculino (com circuncisão)	2,4
3-6	Feminino	5,7
	Masculino	3,3
6-12	Feminino	8,3
	Masculino	1,7
12-24	Feminino	2,1
	Masculino	<1

especializadas que permitem a sua adesão ao epitélio urinário. Outros patógenos comuns incluem bactérias gram-negativas, como *Klebsiella*, *Proteus*, *Citrobacter* e *Enterobacter*. As bactérias gram-positivas raramente causam ITU; porém, o *S. saphrophyticus* é comum entre meninas adolescentes sexualmente ativas e adultos jovens. Idade, raça, gênero e história de anormalidades anatômicas urogenitais são fatores de risco importantes a serem considerados. Lactentes e crianças têm o maior risco de ITU; em meninas, até a idade de 2 anos e, em meninos não submetidos à circuncisão, até os 6 meses. Os meninos não circuncisados apresentam o maior risco de ITU até os 6 meses de vida, embora permaneçam com risco aumentado até os 12 meses (Tabela 41-8). Por razões que não são claras, as crianças brancas têm quase o dobro de risco de ITU em comparação com crianças afro-americanas e hispânicas. Anormalidades anatômicas ou neurológicas, como bexiga neurogênica, obstrução por valvas uretrais posteriores ou refluxo vesicoureteral, impedem que a urina seja eliminada de forma eficiente, predispondo à infecção. Em crianças saudáveis sob outros aspectos, a constipação crônica é um fator de risco importante para ITU, pois as fezes no cólon comprimem a bexiga adjacente e levam a aumento do volume residual pós-miccional.

Achados clínicos

A ITU em lactentes se apresenta de maneira inespecífica com febre, vômitos, dificuldade de alimentação, dificuldade de ganhar peso, icterícia e irritabilidade. As crianças maiores apresentam urgência urinária, disúria e frequência urinária. As crianças com treinamento prévio de toalete podem desenvolver noctúria ou incontinência diurna, e os pais podem relatar urina com odor fétido. A febre pode estar ausente ou ser baixa em crianças com cistite não complicada nas quais a inflamação está confinada à bexiga. Febre maior do que 39 °C está associada com risco aumentado de ITU, especificamente a pielonefrite. Sintomas adicionais de envolvimento do parênquima renal incluem dor lombar ou no flanco e calafrios. Ao exame, as crianças com ITU podem ter dor suprapúbica ou abdominal em associação com náuseas, vômitos e diarreia.

Exames laboratoriais/Radiografias

O EQU seguido por urocultura confirmatória é necessário para diagnóstico de uma ITU. A punção suprapúbica é o padrão-ouro; porém, na prática a urina é coletada por cateterismo em lactentes e por amostra de coleta limpa em crianças treinadas. A coleta com sacos coletores não é recomendada devido à alta taxa de contaminação. Os valores padronizados no EQU para o diagnóstico de ITU incluem nitritos, EL, piúria e coloração de Gram. A EL tem uma sensibilidade de 70 a 80% e uma especificidade de 70 a 85%; o nitrito tem uma sensibilidade de 30 a 40% e uma especificidade de 95 a 99%. Os nitritos costumam não ser observados no EQU, pois a urina deve permanecer na bexiga por várias horas antes que seus níveis sejam detectáveis. A piúria, definida como mais de 5 leucócitos por campo, tem sensibilidade de 74% e especificidade de 86% para ITU. A presença de células escamosas junto com leucócitos na microscopia urinária sugere contaminação da pele. A sensibilidade e especificidade de bactérias na coloração de Gram na urina são de 90 a 100%. Exames laboratoriais adicionais não são necessários para o diagnóstico da maioria das ITUs não complicadas em crianças. O HGR pode mostrar leucocitose periférica, e os marcadores inflamatórios podem estar elevados. As hemoculturas são coletadas em lactentes com menos de 2 meses e podem ser positivas em até 10% dos casos. Não costuma haver necessidade de exames radiológicos para o diagnóstico agudo de ITU, mas a US pode ser realizada se houverem sintomas sugestivos de abscesso renal.

Tratamento

No cenário agudo, os lactentes com menos de 2 meses e com ITU devem ser manejados com hospitalização e antibióticos IV, em geral ampicilina e gentamicina para cobertura de espécies de *E. coli* e *Enterobacter*. As crianças com mais de 2 meses podem ser inicialmente manejadas com antibióticos orais se não houverem sintomas de envolvimento do trato urinário superior. A terapia inicial com uma cefalosporina de terceira geração, como cefdinir ou cefixima, é recomendada; SMZ-TMP ou amoxicilina-ácido clavulânico são alternativas, mas devem ser usados com cautela devido ao aumento da resistência em cepas de *E. coli*. A nitrofurantoína pode ser usada em crianças maiores para cistite, mas não alcança níveis séricos terapêuticos necessários para o tratamento da pielonefrite. Cursos de tratamento de 3 a 5 dias costumam ser suficientes para a doença em trato inferior, e 7 a 10 dias de antibióticos são recomendados para pacientes com pielonefrite. Antibióticos IV e hospitalização podem ser reservados para crianças com estado geral ruim, imunossuprimidas, aquelas que não toleram antibióticos orais ou com problemas clínicos subjacentes significativos. Os antibióticos IV apropriados incluem uma cefalosporina de terceira geração ou um aminoglicosídeo; crianças com história de ITU por *Pseudomonas* devem ser tratadas com uma cefalosporina de quarta geração (cefepima). As crianças que não responderam ao regime antibiótico ambulatorial e aquelas com história de instrumentação vesical podem necessitar de cobertura adicional para *Enterococcus* com ampicilina IV. Devem ser realizados exames de imagem para descartar abscesso renal em crianças que não melhoram após 24 a 48 horas de terapia antibiótica apropriada.

O manejo adequado a longo prazo de ITU em pediatria permanece controverso. Estudos recentes começaram a desafiar a máxima de que ITUs recorrentes levam à fibrose e morbidade a longo prazo nas crianças, como hipertensão, proteinúria e doença renal terminal. Melhorias em exames de imagem pré-natal sugerem que alguns dos casos de fibrose previamente atribuídos a pielonefrites recorrentes eram na verdade decorrentes de malformações congênitas. Além disso, os benefícios dos antibióticos profiláticos em crianças com ITUs secundárias ao refluxo vesicoureteral têm sido questionados. As recomendações atuais para crianças de 2 a 24 meses de idade com ITU febril incluem uma US renal para avaliar sinais de hidronefrose, com uma uretrocistografia miccional sendo reservada para crianças com uma segunda ITU febril ou com hidronefrose na US inicial.

Ammenti A, Cataldi L, Chimenz R, et al: Febrile urinary tract infections in young children: Recommendations for the diagnosis, treatment and follow-up. *Acta Paediatr.* 2012;101(5):451-457 [PMID: 22122295]

Beetz R, Westenfelder M: Antimicrobial therapy of urinary tract infections in children. *Int J Antimicrob Agents.* 2011;38:42-50 [PMID: 22036250].

Bhat RG, Katy TA, Place FC: Pediatric urinary tract infections. *Emerg Clin N Amer.* 2011 29(3):637-653 [PMID: 21782079].

Feld L, Mattoo TK: Urinary tract infections and vesicoureteral reflux in infants and children. *Pediatr Rev.* 2010;31(11):451-463 [PMID: 21041423].

Mattoo TK: Are prophylactic antibiotics indicated after a urinary tract infection? *Curr Opin Pediatr.* 2010;21(2):203-206 [PMID: 19663037].

Montini G, Tullus K, Hewitt I: Febrile urinary tract infections in children. *N Engl J Med.* 2011;365:239-250 [PMID: 21774712].

Saadeh SA, Mattoo TK: Managing urinary tract infections. *Pediatr Nephrol.* 2011;26(11):1967-1976 [PMID: 21409431].

Shaikh N, Morone NE, Bost JE, et al: Prevalence of urinary tract infection in childhood: A meta-analysis. *Pediatr Infect Dis J.* 2008;27(4):302-308 [PMID: 18316994].

Subcommittee on Urinary tract Infection, Steering Committee on Quality Improvement and Management: Urinary tract infection: Clinical practice guideline for the diagnosis and management of the initial UTI in febrile infants and children 2 to24 months. *Pediatrics.* 2011;128(5):595-608 [PMID: 21873693].

Williams GJ, Hodson EH, Isaacs D, et al: Diagnosis and management of urinary tract infection in children. *J Pediatr Child Health.* 2010;48(4):296-301 [PMID: 21199053].

SISTEMA GENITAL

DOENÇAS SEXUALMENTE TRANSMISSÍVEIS

FUNDAMENTOS DO DIAGNÓSTICO

▶ Varia dependendo do agente etiológico.

▶ Infecções por *Gonorrhoeae* e *Chlamydia* estão associadas com disúria e corrimento.

▶ Febre e calafrios são sugestivos de doença inflamatória pélvica (DIP) em mulheres.

Tratar *N. gonorrhoeae* e *Chlamydia* com antibióticos e considerar outras DSTs.

Considerações gerais

As DSTs são comuns em adolescentes, com uma prevalência de até 25% em meninas de 14 a 19 anos de idade. As crianças pré-adolescentes com suspeita de DST são consideradas vítimas de abuso sexual até prova em contrário (ver Capítulo 6). Verrugas genitais causadas pelo HPV são responsáveis pela maioria das DSTs, seguidas por *Chlamydia trachomatis*, *Trichomonas vaginalis*, vírus herpes simples (HSV-1, HSV-2) e *N. gonorrhoeae* (Tabela 41-9). Os HPVs tipos 6 e 11 causam a maioria das verrugas genitais e estão incluídos na vacina quadrivalente em três estágios para o HPV atualmente recomendada para meninos e meninas iniciando aos 11 anos de idade. O HSV-1 é transmitido na infância por contato não sexual, mas se transformou em causa frequente de herpes genital, e o HSV-2 é transmitido sexualmente. Os adolescentes com maior risco de DST incluem aqueles mais jovens quando da primeira relação sexual, com múltiplos parceiros e aqueles com uso inconsistente de preservativo. Diferentemente de outras doenças, os pacientes adolescentes podem ser vistos e tratados no SE para queixas de DST sem consentimento dos pais. A coleta de uma história sexual adequada pode ser difícil devido à natureza sensível das queixas, devendo isso ser abordado com o paciente sozinho e sem que se faça julgamentos. As complicações que surgem das DSTs incluem doença inflamatória pélvica (DIP) e doença gonocócica disseminada; especificamente, a DIP está associada com dor pélvica crônica, infertilidade e gestação ectópica.

Achados clínicos

As infecções pelo HPV são frequentemente assintomáticas, com a maioria das meninas infectadas eliminando o vírus dentro de 1 ano. As verrugas genitais (condiloma acuminado) podem ser assintomáticos ou associados com prurido, sangramento e dor. As lesões costumam ser da cor da pele e com superfície verrucosa. Lesões planas de aspecto semelhante com característico aspecto aveludado devem levantar a suspeita de

Tabela 41-9 Doenças sexualmente transmissíveis em adolescentes

	HPV	*Chlamydia*	*Trichomonas*	Herpes	*Gonorrhoeae*
Prevalência (idade 14-19 anos)	24,5% (meninas)	3,2% (meninas) 0,7% (meninos)	2% (meninas)	HSV-1: 39% HSV-2: 1,6%	0,6% (meninas) 0,3% (meninos)
Apresentação clínica	Condiloma acuminado	Assintomático (60-80% em meninas, 40% em meninos), cervicite, uretrite	Corrimento vaginal, prurido, disúria	Úlceras genitais, febre, linfadenopatia	Assintomática (50% em meninas, 10% em meninos), cervicite, uretrite, epididimite
Diagnóstico	Clínico ou RNA/DNA do HPV	NAAT em urina, colo uterino ou *swab* vaginal	Lâmina a fresco de secreção vaginal	PCR ou DFA para HSV	NAAT em urina, colo uterino ou *swab* vaginal
Tratamento	Observação; podofilotoxina, ácido tricloroacético	Azitromicina ou doxiciclina	Metronidazol	Aciclovir ou valaciclovir	Cefalosporina de terceira geração
Complicações	Câncer de colo uterino, câncer anal	DIP (30%), peri-hepatite, ATO	Uretrite, cistite	Recorrência, meningite asséptica, encefalite	DIP (10-40%), peri-hepatite, ATO, IGD (< 3%)

DIP, doença inflamatória pélvica; NAAT, teste para amplificação de ácido nucleico; DFA, anticorpo de fluorescência direta; PCR, reação em cadeia da polimerase; HSV, vírus herpes simples; HPV, papilomavírus humano; IGD, infecção gonocócica disseminada; DNA, ácido desoxirribonucleico; RNA, ácido ribonucleico; ARO, abscesso tubo-ovariano.

condiloma *lata*, uma erupção associada com sífilis secundária. As lesões de condiloma acuminado costumam estar localizadas em colo uterino, vulva, lábio vaginais ou ânus e ao longo da haste peniana em meninos.

A infecção por *Chlamydia* é frequentemente assintomática em meninos e meninas. Os sintomas são inespecíficos e incluem corrimento vaginal aquoso ou mucopurulento, sangramento vaginal e disúria. O exame do colo uterino costuma ser normal, mas pode revelar uma superfície friável com uma secreção mucopurulenta. A associação com dor à movimentação do colo uterino, dor em baixo ventre, febre e calafrios é sugestiva de infecção que ascendeu pelo trato geniturinário e virou uma DIP. Entre homens, a infecção por *Chlamydia* pode apresentar-se com disúria e uma secreção uretral fina ou mucoide.

A infecção gonocócica em mulheres geralmente se apresenta como cervicite, com corrimento vaginal mucopurulento, disúria e colo uterino inflamado e friável. Os sinais de DIP causada por gonorreia são semelhantes àqueles causados por *Chlamydia*, podendo incluir sinais de peri-hepatite, como dor pleurítica em QSD. Raras vezes, ocorre a IGD. Os sintomas incluem febre, calafrios, tenossinovite, poliartralgias, erupção cutânea vesicupustular difusa e artrite de joelhos, punhos ou tornozelos.

A infecção por *Trichomonas* é geralmente assintomática em meninos, mas tem potencial para causar dor e desconforto severo em algumas meninas. Os sintomas incluem corrimento vaginal fino, purulento e fétido, disúria, urgência, frequência, prurido vaginal e dispareunia. O exame do colo uterino revela eritema e edema, com as clássicas hemorragias puntiformes associadas com um colo uterino em "morango" em uma minoria dos casos.

A infecção pelo HSV pode ser assintomática ou apresentar-se com erupção genital dolorosa vesicular ou ulcerada e linfadenopatia inguinal dolorosa. Sinais sistêmicos, como febre, mal-estar e cefaleia, também podem estar presentes. As infecções recorrentes costumam ser menos graves, não estão associadas com sintomas sistêmicos proeminentes e, algumas vezes, são precedidas de dor ou parestesias ao longo da distribuição das lesões cutâneas.

Exames laboratoriais/Radiografias

A suspeita de uma DST deve levar o médico a pesquisar outras DSTs no paciente. A menos que haja contraindicação, os pacientes devem realizar EQU, urocultura e teste de gestação. Adolescentes de alto risco e suspeitos de serem vítimas de abuso infantil devem fazer rastreamento para HIV, sífilis, HBV e HCV.

A infecção pelo HPV costuma ser diagnosticada clinicamente, e a biópsia não costuma ser necessária. A aplicação de ácido acético a 5% fará com que as lesões do HPV fiquem brancas. O teste de RNA para HPV está disponível e é geralmente realizado em conjunto com o exame de Papanicolaou para avaliação do risco de câncer de colo uterino em mulheres mais velhas.

A base do diagnóstico de infecção por *Chlamydia* é o NAAT em urina, *swab* endocervical ou *swab* uretral. Cultura, teste de antígenos e sorologias também estão disponíveis, mas não alcançam a sensibilidade ou especificidade do NAAT, que se aproxima de 90 e 99%, respectivamente.

Da mesma forma, a *N. gonorrhoeae* é mais bem identificada por NAAT em urina, *swab* endocervical ou *swab* uretral. A coloração de Gram e a microscopia da secreção uretral podem ser realizadas em homens com exsudato uretral purulento; as mulheres podem ter outros diplococos gram-negativos comensais em suas secreções cervicais. A suspeita de IGD deve ser diagnosticada com culturas submetidas ao meio de Thayer-Martin de pele, trato urogenital, reto e líquido sinovial (se houver envolvimento articular). As hemoculturas devem ser realizadas nestes casos. As pacientes com sinais moderados a severos de DIP devem realizar US pélvica ou TC para avaliar a presença de abscesso tubo-ovariano.

A *Trichomonas* é mais facilmente diagnosticada pela visualização dos micro-organismos móveis em lâmina a fresco de secreção vaginal. Deve-se ter cuidado para avaliar o material dentro de 20 minutos da coleta para maximizar a sensibilidade, a qual é de 60%. Deve ser coletada cultura em todos os pacientes com suspeita de infecção e com lâmina a fresco negativa. Novos testes rápidos de DNA podem estar disponíveis em alguns centros.

O padrão-ouro para a infecção genital pelo HSV permanece sendo a cultura viral, mas a sensibilidade é baixa, a menos que a erupção seja diagnosticada antes das vesículas romperem. PCR ou DFA para o HSV em *swabs* de lesões são as modalidades recomendadas em casos sem as lesões vesiculares clássicas. As sorologias não costumam ser úteis na fase aguda, pois os níveis de IgG permanecem elevados por toda a vida após a infecção e níveis elevados de IgM não diferencial entre infecção primária ou recorrente.

Tratamento

As verrugas genitais costumam regredir de forma espontânea, e o tratamento das lesões é mais bem realizado ambulatorialmente. Aplicações repetidas de podofilina ou ácido tricloroacético são usadas para lesões menores, e a excisão cirúrgica é possível nas verrugas maiores. A vacina para HPV não é atualmente recomendada para a prevenção de infecção recorrente pelo HPV.

A *Chlamydia* é tratada com uma dose única de azitromicina ou um curso de 7 dias de doxiciclina, com a azitromicina sendo preferida devido à maior aderência ao tratamento. O tratamento empírico para gonorreia está indicado se os resultados do NAAT não estiverem disponíveis e o tratamento do parceiro sexual deve ser considerado se for permitido pelas leis estaduais.

Uma dose única de uma cefalosporina de terceira geração IM ou IV, como a ceftriaxona, é efetiva para o tratamento de infecção gonocócica não complicada. As fluoroquinolonas caíram em desuso devido ao aumento na resistência. O médico pode acrescentar a azitromicina ou doxiciclina para evitar o desenvolvimento de mais resistência e como tratamento empírico de *Chlamydia*. A IGD deve ser tratada com ceftriaxona IV e hospitalização. Os pacientes com envolvimento articular também podem necessitar de drenagem cirúrgica. As meninas com suspeita de DIP são geralmente hospitalizadas, a menos que os sintomas sejam leves. O tratamento hospitalar empírico da DIP é direcionado contra *Neisseria* e *Chlamydia*, incluindo o uso IV de uma cefalosporina de segunda geração, como cefoxitina ou cefotetan, em combinação com doxiciclina. Se houver suspeita de ATO, deve ser acrescentada a cobertura para anaeróbios com clindamicina ou metronidazol.

O metronidazol é o tratamento preferido para a infecção por *Trichomonas* e pode ser administrado como dose única ou curso de 7 dias. Os parceiros masculinos também devem ser tratados, e a paciente deve evitar relações sexuais por 1 semana após completar o curso de antibióticos.

As infecções genitais primárias pelo HSV devem ser tratadas com aciclovir, valaciclovir ou fanciclovir por 7 a 10 dias. Hospitalização e terapia parenteral não costumam estar indicados, a não ser que haja suspeita de doença disseminada ou se o paciente apresentar imunodeficiência subjacente. Infecções recorrentes pelo HSV podem ser suprimidas com terapia antiviral crônica, ou podem ser tratadas apenas durante as crises com um curso breve de antivirais.

Centers for Disease Control: *2010 Sexually Transmitted Diseases Prevalence*. Atlanta, GA; 2011. Also available at http://www.cdc.gov/std/stats10/natprointro.htm. Accessed August 15, 2012.

Cernik C, Gallina K, Brodell RT: The treatment of herpes simplex infections: An evidence-based review. *Arch Intern Med.* 2008;168(11):1137 [PMID: 1854182].

Chandran L, Boykan R: Chlamydia infections in children and adolescents. *Pediatr Rev.* 2009;30(7):243 [PMID: 19570922].

Forcier M, Musacchio N: An overview of human papillomavirus infection for the dermatologist: Disease, diagnosis, management, and prevention. *Dermatol Ther.* 2010;23(5):458 [PMID: 20868401].

Holder NA: Gonococcal infections. *Pediatr Rev.* 2008;29(7):228 [PMID: 18593752].

Huppert JS: Trichomoniasis in teens: An update. *Curr Opin Obstet Gynecol.* 2009;21(5):371 [PMID: 19491679].

Lewin LC: Sexually transmitted infections in preadolescent children. *J Pediatr Health Care.* 2007;21(3):153 [PMID: 17478304].

Soper DE. *Pelvic inflammatory disease. Obstet Gynecol.* 2010;116:419 ([PMID: 20664404].

Tarr ME, Gilliam ML: Sexually transmitted infections in adolescent women. *Clin Obstet Gynecol.* 2008;51(2):306 [PMID: 18463461].

Thornsberry L, English JC: Evidence-based treatment and prevention of external genital warts in female pediatric and adolescent patients. *J Pediatr Adolesc Gynecol.* 2012;25(2):150 [PMID: 22530225].

DOENÇAS TRANSMITIDAS POR CARRAPATOS

FEBRE MACULOSA DAS MONTANHAS ROCHOSAS E ERLIQUIOSE (DOENÇA DO CARRAPATO)

FUNDAMENTOS DO DIAGNÓSTICO

- Febre.
- Erupção cutânea.
- Cefaleia durante os meses de verão.

Tratar com doxiciclina.

Tabela 41-10 Comparação entre febre maculosa das montanhas rochosas e infecções por *Erlichia*

	FMMR	Erliquiose
Agente etiológico	R. rickettssii	E. chaffeensis, A. phagocytophillum
Vetor carrapato	Carrapato de cachorro, carrapato da madeira	Carrapato "estrela solitária", I. scapularis
Tipo de célula afetada	Células endoteliais	Leucócitos
Apresentação clínica	Febre, erupção cutânea, náuseas, cefaleia	Febre, mialgias, cefaleia
Erupção cutânea	90%	50%
Valores laboratoriais	Trombocitopenia, hiponatremia, transaminite	Leucopenia, trombocitopenia, transaminite, hiponatremia
Complicações	Choque, coma, insuficiência renal, convulsões	Convulsões, insuficiência renal, IC
Mortalidade	3%	1-3%
Tratamento	Doxiciclina	Doxiciclina

FMMR, febre maculosa das montanhas rochosas; IC, insuficiência cardíaca.

Considerações gerais

A FMMR e a erliquiose são doenças transmitidas por carrapatos e causadas por bactérias obrigatoriamente intracelulares comumente encontradas nos meses de verão (Tabela 41-10). Cada uma delas tem uma distribuição geográfica, com prevalência aumentada na região centro-sul e sudeste dos Estados Unidos. A FMMR, causada pela bactéria gram-negativa *R. rickettsii*, tem tropismo por células humanas endoteliais, e as manifestações da infecção variam desde leve até ameaça de vida. O dano mediado diretamente na superfície de células endoteliais, bem como a resposta imune às bactérias causam a maioria dos sintomas e complicações da FMMR. A FMMR é transmitida pela mordida de um carrapato da madeira ou carrapato de cachorro, com os sintomas ocorrendo dentro de 2 semanas da exposição à bactéria. Os fatores de risco para a infecção por FMMR incluem gênero masculino, idade de 5 a 9 anos e exposição a carrapatos ou madeiras que sabidamente contêm carrapatos. A erliquiose é mais comumente causada pela *Erlichia chaffeensis* ou *Anaplasma phagocytophillum*, espécies de bactérias proximamente relacionadas que diferem em seu tropismo por monócitos e granulócitos, respectivamente. A transmissão ocorre por várias espécies de carrapato, incluindo o carrapato "estrela solitária" e o *Ixodes scapularis*, o qual também transmite a doença de Lyme.

Achados clínicos

A FMMR apresenta-se com febre, cefaleia, mal-estar, náuseas e mialgias. Uma mordida de carrapato reconhecida é relatada por menos de 50% dos pacientes. Em 90% dos pacientes há desenvolvimento de erupção cutânea 3 a 5 dias após o início dos sintomas, começando nas extremidades e tendo disseminação centrípeta. Ela pode ser maculopapular ou em petéquias e classicamente envolve as palmas e solas. Sinais neurológicos focais, convulsões e meningismo podem ser vistos em casos mais graves.

A erliquiose tem apresentação semelhante, mas geralmente menos severa, podendo ser assintomática. As crianças apresentam febre, cefaleia, mialgia, náuseas ou, raramente, sintomas neurológicos, como alteração do sensório e meningismo. Apesar de ser conhecida como "FMMR sem manchas", a erliquiose em crianças pode se apresentar com erupção maculopapular ou de petéquias em 50% dos pacientes.

Exames laboratoriais/Radiografias

Embora a FMMR e a erliquiose sejam diagnosticadas clinicamente, anormalidades laboratoriais clássicas podem ser vistas em ambas as doenças. A FMMR tem sido associada com trombocitopenia, hiponatremia leve e transaminite leve. Em casos graves, exames de coagulação prolongados, hipoalbuminemia e azotemia podem ser vistos. Exames de LCS na FMMR demonstram elevação leve de leucócitos (< 100 leucócitos/μL) com discreto predomínio de linfócitos ou polimorfonucleares, leve elevação de proteínas e glicose normal. O diagnóstico de FMMR se baseia no uso de exames sorológicos, com os anticorpos aparecendo 1 semana após a infecção inicial. A biópsia de pele com imunofluorescência direta é altamente específica, mas não é suficientemente sensível para ser usada de rotina.

Leucopenia, trombocitopenia e transaminite leve são frequentemente vistas na erliquiose. Os exames do LCS podem ser normais ou mostrar contagem de leucócitos levemente elevada com predomínio linfocítico, glicose normal e proteínas levemente aumentadas. A PCR para *Erlichia* se tornou o método preferencial para o diagnóstico e amostras de sangue ou LCS podem ser examinadas para a presença de inclusões bacterianas intracitoplasmáticas, conhecidas como mórulas, mas este método é muito insensível. O diagnóstico sorológico também é possível, mas é complicado pela elevada taxa de infecções prévias na população geral.

Tratamento

O diagnóstico imediato e manejo da FMMR é fundamental, pois atrasos no tratamento estão associados a convulsões, coma, CIVD e morte. Os pacientes com doença moderada a severa e suspeita de FMMR devem ser monitorados cuidadosamente e internados em UTI. As crianças com doença leve e suspeita de FMMR devem ser hospitalizadas até que seja documentada a melhora clínica; porém, a terapia ambulatorial com acompanhamento cuidadoso é possível em casos selecionados. Febre e cefaleia devem levar a uma avaliação para meningite, devendo ser iniciados antibióticos empíricos para a cobertura de meningite bacteriana até a disponibilidade de exames de LCS. Doxiciclina 2 mg/kg/dose a cada 12 horas deve ser iniciada como tratamento empírico da FMMR em crianças, e o risco de alteração na coloração dos dentes é remoto se for usado um curso de tratamento breve.

Embora geralmente menos grave do que a FMMR, a erliquiose em crianças deve ser tratada imediatamente para evitar complicações. A doxiciclina é o medicamento de escolha e a dose usada é de 2 mg/kg/dose a cada 12 horas. As crianças com doença leve podem ser manejadas ambulatorialmente desde que esteja programado o acompanhamento cuidadoso. As crianças com doença moderada a severa devem ser monitoradas na UTI, se necessário; a hospitalização é necessária até que seja documentada a melhora clínica com a doxiciclina.

Buckingham SC, Marshall GS, Schutze GE, et al: Clinical and laboratory features, hospital course, and outcome of Rocky Mountain Spotted Fever in children. *J Pediatr.* 2007;150:180 [PMID: 17236897].

Dumler JS, Madigan JE, Pusterla N, et al: Ehrlichioses in humans: Epidemiology, clinical presentation, diagnosis, and treatment. *Clin Infect Dis.* 2007;45:S45 [PMID: 17582569].

Graham J, Stockley K, Goldman RD: Tick-borne illnesses: a CME update. *Pediatr Emerg Care.* 2011;27(2):141 [PMID: 21293226].

Schutze GE, Buckingham SC, Marshall GS, et al: Human monocytic ehrlichiosis in children. *Pediatr Infect Dis J.* 2007;26(6):475 [PMID: 17529862].

DOENÇA DE LYME

FUNDAMENTOS DO DIAGNÓSTICO

▶ Eritema migratório.
▶ Febre.
▶ Mal-estar.
▶ Exposição a carrapatos.

Tratar com amoxicilina por 14 a 21 dias.

Considerações gerais

A doença de Lyme é uma doença comum transmitida por carrapatos e causada por um espiroqueta, a *Borrelia burgdorferi*. Ela é transmitida pelo carrapato *Ixodes scapularis*, sendo mais comumente vista nas regiões nordeste e meio-oeste superior dos Estados Unidos. A maioria dos casos ocorre nos meses de verão, e os sintomas geralmente se desenvolvem dentro de 2 a 3 semanas da mordida do carrapato. Após a inoculação no hospedeiro humano, a bactéria prolifera rapidamente e se dissemina por via hematogênica por todo o corpo. A maior parte dos sintomas da infecção resulta da resposta imune às bactérias, e não de toxinas bacterianas específicas. A doença tem distribuição etária bimodal, com a maioria das infecções ocorrendo em crianças com 5 a 14 anos de idade e em adultos com 40 a 60 anos de idade. A doença de Lyme pode causar problemas tardios se não for efetivamente tratada, mas a existência de doença de Lyme tratada crônica nunca foi comprovada e permanece sendo uma entidade controversa em adultos e crianças.

Achados clínicos

O achado inicial na doença de Lyme é a erupção cutânea característica de eritema migratório, uma mácula anular eritematosa que pode exibir clareamento central. A lesão costuma ser plana, sem descamação e sem dor. A erupção representa a invasão bacteriana da pele e se dissemina rapidamente se não for tratada. As crianças mais comumente exibem a erupção na cabeça, no pescoço, nas extremidades e no dorso. Os sintomas sistêmicos associados incluem febre, cefaleia, mal-estar e artralgias. Se não for tratada, a criança pode desenvolver a doença disseminada manifestada por múltiplas áreas de eritema migratório, cardite, paralisia de nervo facial e meningite. Raramente, as crianças desenvolvem artrite monoarticular em grandes articulações, mais comumente em joelhos, até 2 anos após a infecção inicial.

Exames laboratoriais/Radiografias

Exames laboratoriais de rotina não estão indicados para o diagnóstico de doença de Lyme. Os exames sorológicos não estão recomendados para a doença em estágio inicial manifestada com eritema migratório, pois os anticorpos não são aparentes no início do curso da doença. A evidência de doença disseminada deve levar a uma avaliação para anticorpos IgG e IgM contra a *B. burgdorferi*, mas os resultados devem ser interpretados com cuidado, já que anticorpos IgG e IgM persistem por anos após a infecção inicial. A análise do LCS em crianças com suspeita de meningite por doença de Lyme pode revelar elevação modesta da contagem de leucócitos com predominância de linfócitos ou monócitos, elevação de proteínas e glicose normal. O líquido sinovial na artrite de Lyme se caracteriza por contagem leucocitária de 20 a 40.000 células/mm^3 com predomínio de neutrófilos e marcadores inflamatórios séricos levemente elevados.

Tratamento

As crianças com doença de Lyme podem ser manejadas ambulatorialmente, com hospitalização e antibióticos IV sendo reservados para crianças com doença disseminada grave, bloqueio cardíaco ou artrite. A PL é recomendada nas crianças com paralisia facial ou rigidez de nuca. As crianças com mais de 8 anos podem ser tratadas com doxiciclina (4 mg/kg/dia divididos em 2 doses), e aquelas com menos de 8 anos podem receber amoxicilina (50 mg/kg/dia divididos em 3 doses) ou uma cefalosporina de segunda geração, como a cefuroxima (30 mg/kg/dia divididos em 2 doses). A duração do tratamento é de 10 a 21 dias, sendo recomendado 28 dias para o tratamento da artrite.

Feder HM: Lyme disease in children. *Infect Dis Clin North Am.* 2008;22(2):315 [PMID: 18452804].

O'Connell S: Lyme borreliosis: Current issues in diagnosis and management. *Curr Opin Infect Dis.* 2010;23(3):231 [PMID: 20407371].

Puius YA, Kalish RA: Lyme arthritis: Pathogenesis, clinical presentation, and management. *Infect Dis Clin North Am.* 2008;22(2):289 [PMID: 18452802].

42

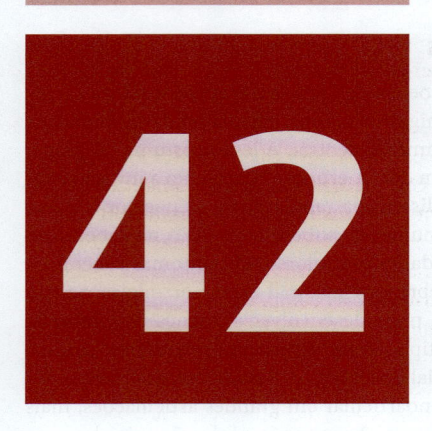

Emergências endócrinas e metabólicas

Matthew N. Graber, MD, PhD, FAAEM
Ruqayya Gill, MBS, DO

DIABETES MELITO

Considerações gerais

O diabetes melito (DM) é uma das doenças crônicas mais comuns na população pediátrica, sendo responsável por mais de 150 mil casos hoje nos Estados Unidos. Tradicionalmente, o DM no paciente pediátrico é tido como diabetes melito tipo 1 (DM1), antes chamado de DM juvenil. Todavia, o diabetes melito tipo 2 (DM2) está se tornando cada vez mais comum entre crianças e adolescentes. Anteriormente chamado de DM adulto, a doença está se tornando mais frequente entre crianças devido a aspectos dietéticos e à obesidade.

O DM1 responde por aproximadamente dois de cada três casos infantis de DM. A apresentação do DM1 varia muito entre os pacientes, mas frequentemente se apresenta de 2 formas distintas: (1) aproximadamente 20 a 40% dos casos de DM1 de início recente apresentam cetoacidose diabética (CAD), e (2) a maioria dos casos restantes apresentam sinais e sintomas clássicos de DM. (Tabela 42-1). A diferença entre os dois grupos é que aqueles que apresentam CAD frequentemente progrediram para uma disfunção completa ou quase completa de células β. Um terceiro grupo menos comum inclui crianças diagnosticadas precocemente devido a informações históricas, como familiares com DM, ou por meio de um achado acidental, quando outras condições são avaliadas.

HIPERGLICEMIA

Apresentação clínica

Crianças com hiperglicemia frequentemente apresentam uma história recente de poliúria e polidipsia e desidratação clínica. Em crianças menores, a história pode ser difícil de obter, mas a suspeita deve ser levantada por um número crescente de fraldas molhadas, especialmente na criança desidratada e na criança com perda inexplicada de peso.

A avaliação laboratorial pode incluir exames para diagnosticar CAD (Tabela 42-2) e a hemoglobina glicada A_{1C} (HbA_{1C}). O teste pode não ser útil no serviço de emergência (SE); contudo, ele é parte integrante da investigação de hiperglicemia e pode orientar o plano de tratamento de longo prazo do paciente.

É difícil fazer um diagnóstico de hiperglicemia em crianças com menos de 6 anos de idade; portanto, uma criança apresentando um achado clássico (ver Tabela 42-1) ou infecção por fungos deve ter uma dosagem da glicose sanguínea.

Tratamento

Pacientes pediátricos que apresentam hiperglicemia irão apresentar uma variedade de estados de desidratação que requerem líquidos intravenosos (IV). Se o paciente estiver significativamente desidratado, a reposição deve começar com bólus repetidos de 10 a 20 mL/kg de solução fisiológica (SF) até que a perfusão normal seja atingida. O líquido é continuado com SF 1/2, para permitir a reidratação e manutenção repondo o déficit total de líquidos em 24 horas. Um modo fácil de calcular o déficit de líquidos é o seguinte:

$$\text{Déficit de líquidos}_{mL} = \text{peso}_{kg} \times \% \text{ déficit} \times 10$$

de modo que os líquidos totais a serem administrados = líquido de manutenção + correção do déficit.

Após a reanimação, é provável que a glicose do paciente tenha diminuído, mas ainda pode estar elevada. Se o paciente estiver em um esquema domiciliar de insulina aceitável, a medicação pode ser instituída nesse momento. Pacientes com DM2 em uso de medicação oral podem ser reiniciados em suas medicações usuais. O cenário clínico pode requerer que a insulina subcutânea (SC) seja instituída pela primeira vez; inúmeros esquemas estão disponíveis para começar o processo, mas a meta é evitar a CAD e a descompensação metabólica, e não o controle rígido da glicemia. Não há um papel para a insulina IV na maioria dos pacientes pediátricos hiperglicêmicos que não estão em CAD e nem para insulina IV em bólus para complicações hiperglicêmicas.

Tabela 42-1 Apresentação clássica do diabetes melito

Letargia/fadiga
Polidpsia
Poliúria[a]
Polifagia
Perda de peso
Candidíase

[a]A história pode não ser clara, mas há evidências como recorrências de molhar a cama e aumento do número de fraldas molhadas.

Encaminhamento

Pacientes pediátricos com DM de início recente que apresentam hiperglicemia geralmente são internados. Pode ser difícil confirmar o diagnóstico de DM1 ou DM2 em um novo paciente pediátrico no SE. Todos os DM1 irão necessitar terapia insulínica e educação associada do paciente e da família antes da alta. O paciente recebendo insulina pela primeira vez deve ser internado por este motivo. Contudo, o paciente com DM que apresenta hiperglicemia, mas não CAD, pode ter alta quando estiver reidratado, a hiperglicemia for corrigida com insulina SC, for capaz de ingerir líquidos orais, tiver acesso a medicações e suporte aceitável familiar e social e se houver uma causa desencadeante da hiperglicemia (infecção) que possa ser abordada ambulatorialmente.

CETOACIDOSE DIABÉTICA

Apresentação clínica

Crianças com CAD geralmente apresentam letargia, desidratação, taquipneia e uma história recente de hiperglicemia. O odor frutado de acetona pode estar presente no hálito. É mais difícil fazer o diagnóstico em bebês e crianças menores que podem ser diagnosticados erroneamente como tendo uma infecção comum da via aérea, como bronquiolite devido à taquipneia, infecção viral da via aérea superior (IVAS) ou pneumonia. Portanto, o diagnóstico frequentemente é feito mais tarde em uma criança mais doente. A CAD pode ser exacerbada pelo tratamento da asma ou da bronquiolite com esteroides ou β-agonistas.

Os fatores de risco para pacientes com DM conhecido que se apresentam ao SE em CAD recorrente incluem a não adesão aos esquemas de tratamento com insulina (mais comum em adolescentes), o acesso reduzido aos cuidados de saúde, o baixo nível socioeconômico familiar e o baixo nível de educação dos pais, a dinâmica familiar instável e as complicações com a bomba de terapia insulínica (como a bomba usa insulinas de ação curta, a disfunção leva rapidamente à insulinopenia e sintomas).

O diagnóstico de CAD se baseia em achados encontrados comumente, mas nem sempre, durante a investigação laboratorial (ver Tabela 42-2). Os pacientes podem apresentar anormalidades que não são clássicas, mas ainda são vistas na CAD. Uma estratégia diagnóstica comum inclui diagnóstico a partir de um β-hidroxibutirato elevado mais anormalidades em duas das três áreas seguintes: bicarbonato sérico, ânion *gap* e pH venoso.

A hiponatremia, observada com frequência pelo laboratório em pacientes em CAD, geralmente é um artefato devido à hiperglicemia (e, às vezes, à hipertrigliceridemia) e o nível de sódio precisa ser corrigido antes de qualquer tentativa para suplementar:

$$Na_{corrigido} = [Na\ medido] + (Glic\ medida - 100) \times 1,6/100)$$

A homeostase do potássio é importante na avaliação do paciente pediátrico com CAD. Embora os pacientes frequentemente apresentem hipercalemia acidose e hiperosmolalidade associadas com CADs, pode ocorrer também desvio do potássio do espaço intracelular para o extracelular, permitindo que a diurese osmótica continuada da CAD deplete os depósitos de potássio. Um ECG pode ser útil para avaliar o nível clínico de hipocalemia. Os níveis de fosfato de magnésio também podem estar baixos.

O edema cerebral complicando a CAD é um fenômeno imprevisível que ocorre em crianças que parecem estar retornando metabolicamente ao normal, ocorrendo, em geral, 3 a 12 horas após o início da terapia. Menos de 1% das crianças com CAD irá experimentar edema cerebral catastrófico; contudo, edema cerebral subclínico tem sido descrito durante o tratamento de crianças da CAD. Os sinais e sintomas incluem cefaleia, vômitos, alterações abruptas na respiração e qualquer sinal de aumento da pressão intracraniana (PIC). Os fatores de risco incluem elevação da ureia, pressão parcial arterial de gás carbônico ($PaCO_2$) baixo, tratamento com bicarbonato, falha na correção da hiponatremia, baixa idade (< 3 anos). Não está comprovado haver associação causal entre a velocidade de administração de líquidos ou a redução da glicose e a ocorrência de edema cerebral sintomático. Por outro lado, o edema cerebral pode estar associado com o grau de desidratação e acidose; ou seja, parece estar associado com o grau de CAD do paciente. O tratamento do edema cerebral é com manitol em uma dose de 0,25 a 0,5 g/kg em bólus IV. Há relatos de que o tratamento com SN hipertônica a 3% também tem sido usado para o manejo do edema cerebral. A hiperventilação para reduzir a $PaCO_2$ deve ser evitada, uma vez

Tabela 42-2 Achados laboratoriais comuns usados para fazer o diagnóstico de cetoacidose diabética

β-hidroxibutirato[a] sérico elevado: > 2,0 mmol/L
Hiperglicemia (glicose > 250 mg/dL)
Ânion gap elevado > 16
pH venoso: < 7,3
HCO_3 sérico: < 15 mEq/L

[a]Muitos laboratórios testam para acetoacetato sérico, e a maioria dos exames de urina também testam para acetoacetato. O acetoacetato não é sensível ou específico o suficiente para CAD para ser usado para diagnóstico.

que ela provavelmente piora o desfecho. Quando intubado, o paciente deve ser ventilado para manter uma PaCO$_2$ normal. Isso é feito para prevenir aumento subsequente no fluxo sanguíneo cerebral e consequente aumento na PIC. O acompanhamento com um intensivista pediátrico é recomendado.

Tratamento

Pacientes pediátricos com CAD geralmente estão desidratados cerca de 10%, embora a duração de tempo em CAD e o grau de doença possam aumentar esse nível. A reposição de líquidos deve começar com a administração judiciosa de 10 a 20 mL/kg em bólus de SF até que a perfusão normal seja atingida. Normalmente apenas 1 a 2 bólus de líquidos são necessários. O líquido é continuado com pelo menos SF 1/2 a SF, para permitir a reidratação, e manutenção, para repor o déficit total de líquidos em 24 a 48 horas.

A insulina é usada para tratar a hipercaliemia e, portanto, não é surpresa que no paciente pediátrico com CAD com déficit substancial de potássio corporal total, a sua administração possa levar a uma queda perigosa nos níveis de potássio. Portanto, a hipocalemia deve ser abordada antes do início da terapia insulínica. O potássio é reposto por via IV começando com 40 mEq/L como uma combinação de cloreto de potássio e fosfato de potássio. O magnésio e o fosfato também devem ser suplementados. Há muitos "protocolos CAD" institucionais que podem variar no manejo do tratamento da CAD. Encaminhar para avaliação com um endocrinologista pediátrico, se necessário.

A terapia insulínica é um importante componente do plano de tratamento, mas deve ser usada com cuidado, pois, como efeito adverso, pode levar à hipocalemia e hipoglicemia. Não há indicação para insulina IV em bólus no tratamento da hiperglicemia mesmo na CAD. Após o paciente ser reanimado e a hipocalemia corrigida, a infusão de insulina deve ser iniciada em 0,1 unidades de insulina regular/kg/hora IV. Durante essa terapia, é necessário dosar os níveis de glicose e de potássio a cada hora. Se o nível da glicose do paciente cair abaixo de 300 mg/dL, os líquidos IV devem ser trocados para glicose a 5% com retirada da SF 1/2 e eletrólitos para manter níveis aceitáveis de glicose. Às vezes, é necessário glicose a 10% (D10) ou a 12,5% (D12,5) para manter níveis de glicose aceitáveis durante a terapia com insulina. A infusão de insulina não deve ser descontinuada se ocorrer hipoglicemia, enquanto o paciente permanecer acidótico. Como afirmado, a concentração de glicose nos líquidos IV deve ser aumentada.

Quando o ânion *gap* for normalizado (≤ 16), o paciente pode passar para a insulina SC. Se o paciente tem um esquema de insulina domiciliar adequado, o tratamento pode ser reinstituído nesse momento. Se o paciente não está em uso de insulina, inúmeros esquemas podem ser considerados. A avaliação com um endocrinologista é recomendada. Observe que a infusão de insulina IV deve se sobrepor com a insulina SC por uma hora para a insulina SC de ação rápida e em 2 horas para as insulinas de ação prolongada.

Pacientes pediátricos com CAD que podem tolerar líquidos e alimentos orais podem iniciar a reposição por via oral (VO) se estiverem clinicamente bem e se aceitarem. Esta ingestão pode prevenir contra os efeitos adversos do tratamento de hipoglicemia e hipocalemia. Deve-se ter cautela em um paciente que pode necessitar intubação mais adiante ou corre o risco de aspiração.

Não há indicação de terapia com bicarbonato de sódio no tratamento da CAD pediátrica, embora alguns tenham sugerido que arritmias cardíacas significativas devido à acidose grave possam ser uma indicação. O bicarbonato leva à acidose cerebral paradoxal. Tem sido postulado que a combinação de piora da acidose cerebral e a hiperosmolaridade do bicarbonato podem aumentar o risco de edema cerebral.

Encaminhamento

Pacientes pediátricos com CAD devem ser internados em uma unidade com monitorização intensiva onde os níveis de glicose e bioquímicos séricos possam ser coletados e o paciente possa ser observado para sinais clínicos de hipoglicemia, hipocalemia e edema cerebral. Além disso, o paciente e os membros da família podem se beneficiar desse momento para educação complementar a respeito da DM e como se prevenir de episódios futuros de CAD.

> Bangstad HJ, Danne T, Deeb L, et al: ISPAD Clinical Practice Consensus Guidelines 2009 Compendium: Insulin treatment in children and adults with diabetes. *Ped Diabetes*. 2009;10:8 [PMID: 19754612].
>
> Centers for Disease Control. Children and diabetes. Bethesda, MD; 2012. Also available at http://www.cdc.gov/diabetes/projects/cda2.htm. Accessed August 30, 2012.
>
> Clark L, Preissig C, Rigby M, et al: Endocrine issues in the pediatric intensive care unit. *Pediatr Clin North Am*. 2008;55:805 [PMID: 18501767].
>
> Orlowski JP, Cramer CL, Fiallos MR: Diabetic ketoacidosis in the pediatric ICU. *Pediatr Clin North Am*. 2008;55:577 [PMID: 18501755].

HIPOGLICEMIA

Apresentação clínica

A hipoglicemia é uma preocupação pediátrica comum (Tabela 42-3), especialmente nos primeiros 30 dias de vida. A definição de hipoglicemia no paciente pediátrico é mal definida. Uma glicose maior que 40 mg/dL em recém-nascidos (RNs) com mais de 2 dias e maior do que 30 mg/dL em RNs prematuros no primeiro dia de vida geralmente é considerada normal. Portanto, o nível de glicose deve ser interpretado à luz do quadro clínico do paciente. Níveis de glicose menores do que 60 mg/dL em uma criança com sinais ou sintomas de hipoglicemia indicam avaliação e tratamento. O nível de glicose pode aumentar para 70 mg/dL em adolescentes e aqueles próximos da idade adulta (ver Capítulo 17).

Tabela 42-3 Causas comuns de hipoglicemia

- Insulina aumentada
  - Adenoma ou hiperplasia de células das ilhotas
  - Bebê de mãe diabética
  - Exposição à medicação hipoglicemiante oral ou insulina exógena
- Infecção
- Hipotermia
- Asfixia
- Erros inatos do metabolismo
- Diminuição da disponibilidade de glicose
  - Desnutrição
  - Má absorção
  - Baixos depósitos de glicogênio (prematuridade e doença hepática congênita)
- Intoxicação
  - Salicilatos
  - Alcoóis
  - SMZ-TMP
  - β-bloqueadores

SMZ-TMP, sulfametoxazol-trimetoprima.

As respostas à hipoglicemia são divididas em duas categorias: sintomas da resposta autonômica são devidos ao surgimento de hormônios contrarregulatórios, como a epinefrina, e os sintomas neuroglicopênicos são devidos à menor captação de glicose pelo cérebro (Tabela 42-4).

Com a hipoglicemia gradual, as respostas autonômicas podem ser atenuadas, ao passo que durante um episódio hipoglicêmico agudo (como os causados por uma reação insulínica), as respostas geralmente dominam. Os sintomas autonômicos podem estar reduzidos ou ausentes em pacientes com neuropatia avançada, naqueles com síndrome de inconsciência hipoglicêmica (atenuação da resposta autonômica à hipoglicemia atribuível ao cérebro e, especificamente, ao núcleo paraventricular do hipotálamo) e aqueles que experimentam hipoglicemia frequente. Pacientes com DM não controlado e, portanto, hiperglicemia crônica podem experimentar sintomas neuroglicopênicos com níveis mais altos de glicose do que outros e mesmo com "níveis normais de glicose".

Uma busca pela causa da hipoglicemia é essencial. Embora uma causa comum seja a administração de insulina ou o uso de hipoglicemiantes orais sem a ingestão calórica adequada, o diagnóstico deve ser feito apenas após a exclusão de outras etiologias mais preocupantes. A história e o exame físico devem avaliar a presença de uma infecção que pode aumentar o metabolismo da glicose. Um exame qualitativo de urina (EQU) negativo para cetonas diante de hipoglicemia documentada pode fornecer indícios para o diagnóstico de erros inatos do metabolismo ou hiperinsulinemia. O teste da urina para ingestão de drogas ou ácidos orgânicos deve ser considerado. Portanto, em bebês, o teste frequentemente é expandido. Se adequado, antes da administração de glicose, coletar sangue para os seguintes exames: glicemia, painel metabólico amplo, lactato, insulina, cortisol, hormônio do crescimento, piruvato, β-hidroxibutirato e acetoacetato. Como a insulina é metabolizada pelos rins e pelo fígado, é apropriado avaliar a redução da função desses órgãos com a bioquímica (creatinina [Cr]) e teste de função hepática (tempo de protrombina [TP]).

Tratamento

A primeira conduta após a determinação da hipoglicemia é a administração de glicose IV em qualquer paciente com alteração do sensório. Se o paciente for capaz, a administração IV de glicose deve ser seguida por carboidratos complexos. A concentração e a quantidade de solução de glicose dada são baseadas na idade do paciente (Tabela 42-5). Um segundo bólus de glicose pode ser necessário em alguns pacientes. Uma infusão de líquidos contendo glicose deve ser continuada após os bólus. Os níveis de glicose devem ser verificados com frequência enquanto recebe a infusão.

Os RNs têm uma capacidade diminuída de armazenar glicogênio e produzir glicose por meio de gliconeogênese e, portanto, a infusão continuada de uma solução contendo glicose após os bólus é importante nesse grupo etário. A necessidade de glicose no RN é de aproximadamente 8 a 10 mg/kg/min.

Tabela 42-4 Sinais e sintomas de hipoglicemia

Resposta autonômica	Neuroglicopenia
Sudorese	Tontura
Tremor	Cefaleia
Taquicardia	Alterações visuais
Ansiedade	Confusão/alteração do sensório
Fome	Perda da habilidade motora fina
	Comportamento anormal
	Convulsões
	Perda da consciência

As respostas à hipoglicemia podem ser divididas em duas categorias: sintomas de resposta autonômica devido ao surgimento de hormônios contrarregulatórios, como a epinefrina, e sintomas neuroglicopênicos devido à diminuição da captação de glicose pelo cérebro.

Tabela 42-5 Regra de Zimmerman de 50 (administração de glicose para hipoglicemia)*

Idade	Concentração de glicose	Quantidade
RNs	D10	5 cc/kg
Bebês < 2 anos	D25	2 cc/kg
Crianças/adolescentes	D50	1 cc/kg

*Regra de 50 de Zimmerman: Concentração de glicose x cc/kg sempre igual a 50.
RNs, recém-nascidos.

Os tratamentos adjuntos incluem o seguinte:

Glucagon (0,1-0,2 mg/kg até 1 mg IV ou IM) pode ser administrado para hipoglicemia persistente ou quando uma via IV não pode ser obtida. O glucagon não é útil naqueles sem depósitos de glicogênio (doença do depósito de glicogênio, desnutrição substancial, RNs).

Octreotide é usado como um antídoto para a *overdose* de sulfonilureia. Ele é um análogo da somatostatina que inibe diretamente a secreção de insulina pelas células β-pancreáticas (ver Capítulo 46). A dose é de 4 a 5 mcg/kg/dia SC dividida e cada 6 horas (máx 50 mcg a cada 6 horas).

A não ser que o paciente tenha um diagnóstico preexistente conhecido de um distúrbio endocrinológico, como hiperplasia suprarrenal congênita, os esteroides não devem ser usados. Os esteroides fornecem uma resolução inicial mínima da hipoglicemia e retardam o diagnóstico.

Encaminhamento

Pacientes com as seguintes condições necessitam internação:

- Hipoglicemia recorrente ou refratária;
- Infecção que é a causa provável de hipoglicemia;
- Disfunção renal ou hepática em um grau que possa ser a causa de hipoglicemia;
- Uso de insulina de ação prolongada (glargina) ou medicações hipoglicemiantes orais de ação prolongada;
- Hipoglicemia devido à causa desconhecida (apresentando na infância).

Pacientes com bom estado geral, que tiveram um episódio de hipoglicemia devido à causa prontamente reversível (como não ter se alimentado após o uso de insulina) e têm suporte familiar e social adequados podem ter alta para casa.

É apropriado admitir um paciente que pode estar em risco de hipoglicemia recorrente devido ao seguinte: falta de compreensão do paciente ou da família a respeito da medicação e das calorias necessárias, informações que não podem ser dadas de forma confidencial e expedita, e o paciente não tem suporte ou supervisão adequada.

DIABETES INSÍPIDO

Considerações gerais

A vasopressina (hormônio antidiurético [ADH], arginina vasopressina) é um hormônio que age para aumentar a permeabilidade do sistema coletor renal à água, aumentando, assim, a reabsorção de água. Ele é produzido pelo hipotálamo e liberado pela hipófise. O efeito de falta de vasopressina pode ser devido ao diabetes insípido (DI) central causado por formação ou liberação inadequadas do hormônio, ou ser devido ao DI nefrogênico causado por um problema com o receptor hormonal no rim. Qualquer mecanismo pode causar redução da reabsorção de água no sistema coletor renal e aumento da diurese e desidratação.

Apresentação clínica

Os pacientes geralmente apresentam desidratação clínica e poliúria. Os pacientes que têm um mecanismo de sede funcional e são capazes de beber água também terão polidpsia. Contudo, bebês e aqueles sem capacidade de beber água irão apresentar desidratação profunda. Os indícios da história ao diagnóstico incluem polidpsia, poliúria e sede intensa em indivíduos que podem expressá-la. O exame físico pode sugerir uma variedade de estados de desidratação. Quando o exame revela campos visuais anormais, um tumor hipofisário é uma possibilidade. A desidratação grave por DI pode levar à letargia, a convulsões e à morte.

Há inúmeras causas de DI, e a maioria requer extensa investigação fora do SE para determinar a causa. Contudo, algumas causas possíveis devem ser consideradas no SE (Tabela 42-6). Os achados laboratoriais incluem: hipernatremia (Na+ maior do que 145 mmol/L), hiperosmolalidade sérica (maior do que 300 mOsm/L), baixa osmolaridade urinária (menor do que 600 mOsm/L).

Tratamento

Pacientes nos quais o diagnóstico de DI é suspeitado provavelmente necessitam hidratação. A SF IV deve ser administrada em bólus de 20 mL/kg até que o paciente esteja reanimado e seja internado para exames. Deve-se repor o déficit de água livre em 48 horas para evitar complicações como o desenvolvimento de edema cerebral (ver Capítulo 17).

Pacientes com um diagnóstico conhecido de DI central devem ser tratados atualmente com D-8 arginina vasopressina (DDAVP) (disponível para uso intranasal, oral, ou injeção SC ou IV). Aqueles com DI nefrogênico conhecido geralmente são tratados com diuréticos e uma dieta restrita de sal.

Tabela 42-6 Causas importantes de diabetes insípido no serviço de emergência

Diabetes insípido central	Diabetes insípido nefrogênico
Trauma craniano	Obstrução do trato urinário/doença renal
Tumores cerebrais suprasselares	Distúrbio significativo no K+ ou Ca++
Lesão cerebral hipóxica	Ingestão de múltiplas drogas
Encefalite/Meningite	Recessivo ligado ao sexo
Síndrome de Wolfram	Doença falciforme
	Idiopática

Encaminhamento

Pacientes nos quais o diagnóstico é suspeitado requerem internação para um teste de privação de água. Os testes adicionais incluem a osmolalidade urinária matinal comparada com o sódio e a osmolalidade sérica matinal e ressonância magnética (RM) para pesquisar tumores ou anormalidades hipofisárias.

HIPONATREMIA

Apresentação clínica

A hiponatremia, definida como um sódio sérico abaixo de 135 mEq/L, é causada por várias etiologias (Tabela 42-7). Os sintomas geralmente não aparecem até que os níveis de sódio caiam abaixo de 120 mEq/L. Isso pode resultar do excesso de ingestão de água livre ou da incapacidade dos rins de excretar água livre. As etiologias incluem perdas gastrintestinais (GI) por vômitos e diarreia e perdas renais por diuréticos e acidose tubular renal (ATR). Outras causas são insuficiência cardíaca congestiva (ICC), síndrome nefrótica, cirrose, síndrome da secreção inapropriada do hormônio antidiurético (SIADH) e insuficiência suprarrenal. A pseudo-hiponatremia é causada por hiperglicemia, hiperlipidemia ou hiperproteinemia (ver Capítulo 17).

Tratamento

É importante determinar a etiologia da hiponatremia e começar o tratamento agressivo. Em condições agudas de convulsões ou coma, deve ser iniciada solução hipertônica a 3%. Uma dose de 5 mL/kg durante 10 a 20 minutos deve elevar o nível de sódio em aproximadamente 5 mEq/L; doses adicionais menores, de 2 a 3 mL/kg podem ser consideradas se não houver melhora clínica.

O déficit de sódio pode ser calculado da seguinte forma:

$$\text{mEq Na necessário} = 0,6 \times \text{peso (kg)} \times (\text{Na desejado} - \text{Na medido})$$

Tabela 42-7 As causas mais comuns de hiponatremia

Níveis anormais de sódio/ingestão de água livre (relação incorreta entre concentrado e água)
Hiperglicemia
Terapia com manitol ou glicerol
Insuficiência cardíaca congestiva
Insuficiência renal aguda
Síndrome nefrótica
Perdas gastrintestinais (diarreia, vômitos)
Perdas renais (diuréticos, acidose tubular renal, doença intersticial renal)
Insuficiência suprarrenal
terceiro espaçamento
Síndrome da secreção inapropriada do hormônio antidiurético
Intoxicação por água
Pseudo-hiponatremia

Quando o nível de sódio é de 125 mEq/L, os sintomas devem melhorar. A meta é elevar o nível de sódio lentamente a uma velocidade de 0,5 mEq/L/h (máximo 12 mEq/L/dia) usando uma infusão de SF 0,9%. Se houver suspeita de SIADH ou outras causas, o tratamento inclui restrição de líquidos e administração de furosemida 1 a 2 mg/kg. Se a hiponatremia crônica for corrigida rapidamente, o paciente pode desenvolver mielinólise pontina central, um desfecho potencialmente devastador. Portanto, a não ser possa ser determinado se a hiponatremia é aguda, deve ser assumido que a condição é crônica e corrigida lentamente.

Encaminhamento

A internação deve ser considerada em crianças com hiponatremia sintomática, nível de sódio abaixo de 126 mEq/L com condições comórbidas e um paciente com nível de sódio menor do que 120 mEq/L. Qualquer criança com hiponatremia deve ser considerada para observação ou internação.

SÍNDROME DA SECREÇÃO INAPROPRIADA DO HORMÔNIO ANTIDIURÉTICO

A SIADH é a incapacidade de excretar água livre causada pela secreção excessiva de ADH com osmolaridade plasmática normal ou baixa, ou uma concentração inadequada de sódio. As causas de SIADH são resumidas na Tabela 42-8.

Os critérios diagnósticos clássicos são:

- Hiponatremia euvolêmica e osmolalidade plasmática baixa;
- Falha do rim em diluir a urina na presença de osmolalidade sérica reduzida (concentração urinária > 100 mOsm/kg);
- Exceção continuada de sódio urinário (> 20 mEq/L), independente de hiponatremia;
- Ausência de condições como hipotireoidismo, insuficiência suprarrenal, doença renal, ICC.

Tratamento

A terapia da SIADH inclui o tratamento do distúrbio subjacente (ou descontinuação do medicamento agressor) e restrição de líquidos. A reposição do sódio perdido também pode ser necessária, mas geralmente pode ser obtida por meio de uma ingestão dietética normal de sal. A hiponatremia grave (sódio sérico < 120 mEq/L) pode estar associada com anormalidades do sistema nervoso central (SNC), incluindo convulsões, e pode necessitar tratamento com solução hipertônica (3%) de cloreto de sódio IV. A fosfenitoína tem sido advogada para uso na SIADH, já que ela inibe a liberação do ADH e pode ser útil nas convulsões secundárias à SIADH. O esquema adicional de tratamento inclui diuréticos de alça e antagonistas dos receptores da vasopressina-2. Se a SIADH e a hiponatremia forem crônicas (> 48 horas), o tratamento excessivo pode resultar em dano ao SNC, inclusive mielinólise pontina central.

Tabela 42-8 Causas de síndrome da secreção inapropriada do hormônio antidiurético

Tumores
    Doença de Hodgkin
    Neuroblastoma
    Timoma
    Carcinoma pancreático
    Carcinoma pulmonar de pequenas células
Distúrbios do SNC
    AVE
    Hemorragia
    Infecção
    Trauma
Medicamentos
    Antidepressivos
    Antipsicóticos
    Anticonvulsivantes
    Sulfonilureias
    IECA
    Narcóticos
    MDMA (ecstasy)
    Agentes antineoplásicos
Distúrbios pulmonares
    Tuberculose
    Pneumonia
    Abscessos
    Bronquiectasia
    VM

IECA, inibidores da enzima conversora de angiotensina; MDMA, metilenodioximetanfetamina; SNC, sistema nervoso central; VM, ventilação mecânica; AVE, acidente vascular encefálico.

Reproduzida com permissão de Stone CK, Humphries RL: *Current Diagnosis & Treatment Emergency Medicine*, 7° ed. New York: McGraw-Hill, 2011. Direitos Autorais © McGraw-Hill Education LLC.

Chung CH, Zimmerman D: Hypernatremia and hyponatremia: Current understanding and management. *Clin Pediatr Emerg Med.* 2009;10:4.

Ghirardello S: The diagnosis of children with central diabetes insipidus. *J Ped Endrocinol Metab.* 2007;20:359 [PMID: 17451074].

Ranadive S, Rosenthal S: Pediatric disorders or water balance. *Pediatr Clin North Am.* 2011;58(5):1271 [PMID: 21981960].

Patra S, Nadri G, Chowdhary H, et al: Idiopathic Fanconi's syndrome with nephrogenic diabetes insipidus in a child who presented as vitamin D resistant rickets: A case report and review of literature. *J Pediatr Endocrinol Metab.* 2011;24:755 [PMID: 22145469].

HIPOPARATIREOIDISMO APRESENTANDO-SE COMO HIPOCALCEMIA

Apresentação clínica

A hipocalcemia é definida por um Ca^{2+} sérico total abaixo de 7 mg/dL ou um Ca^{2+} ionizado menor do que 1,1 mmol/L. Isso geralmente ocorre em bebês prematuros e de baixo peso ao nascer e em filhos de mães diabéticas. Os níveis de cálcio declinam quando o bebê não recebe mais o suprimento materno através da placenta. A secreção do hormônio da paratireoide (PTH) então é estimulada; contudo, a glândula responde lentamente e as concentrações de cálcio caem mais rapidamente durante os primeiros dois dias de vida. Por isso, concentrações diminuídas de PTH são comuns no início da hipocalcemia (ver Capítulo 17).

Os bebês também podem desenvolver hipocalcemia após três dias de vida. As causas podem incluir ingestão excessiva de fosfato na dieta, insuficiência renal crônica (IRC), nível baixo de magnésio e deficiência de vitamina D associada com insuficiência de vitamina D materna. A glândula paratireoide no bebê pode demorar em amadurecer ou ter disembriogênese. Bebês com a clássica síndrome de Di George têm a tríade de hipocalcemia causada por hipoplasia da glândula paratireoide, função defeituosa dos linfócitos T e comprometimento da imunidade celular causada por diferenciação tímica comprometida. Estados autoimunes, como a doença de Addison e a tireoidite linfocítica, estão associados com hipoparatireoidismo.

Os bebês apresentam convulsões clônicas, espasmos e tetania. Os sinais e sintomas adicionais incluem laringospasmo, estridor, choro fraco e um intervalo QT prolongado no eletrocardiograma (ECG).

Os seguintes exames laboratoriais precisam ser feitos no SE: cálcio sérico total e ionizado, magnésio, fósforo, Cr e PTH. O magnésio é necessário para a liberação do PTH. Para excluir a síndrome de Di George, deve ser obtido um hemograma completo (HC), uma contagem de linfócitos T (CD4), e uma radiografia torácica. Como o timo é hipoplásico ou ausente na síndrome de Di George, uma radiografia com sombra tímica neonatal normal não seria consistente com o diagnóstico.

Tratamento

O tratamento de bebês que têm hipocalcemia aguda ou sintomática, com QT prolongado ou nível de cálcio abaixo de 7 mg/dL, deve receber um bólus IV de 100 a 200 mg/kg de gliconato de cálcio seguido por bólus repetidos a cada 6 horas e/ou uma infusão contínua de cálcio se necessário. Se um RN for assintomático, não é necessário nenhum tratamento, a não ser que a concentração de cálcio sérico total seja menor do que 6 mg/dL no bebê prematuro e menos de 7 mg/dL no bebê a termo. A suplementação de cálcio é importante após o episódio agudo, com adição de cálcio a uma dieta pobre em fósforo. Os RNs também podem precisar de suplementação de vitamina D e magnésio para corrigir a hipocalcemia.

HIPERPLASIA SUPRARRENAL CONGÊNITA

Apresentação clínica

A hiperplasia suprarrenal congênita (HSC) é um distúrbio autossômico recessivo, causado em 95% dos casos por deficiência da enzima 21-hidroxilase. Isso resulta em uma deficiência de glicocorticoide, baixos níveis de cortisol e excesso de secreção de hormônio adrenocorticotrófico (ACTH). Isso resulta em hiperplasia da suprarrenal e aumento da produção de androgênios. No RN, a HSC é uma causa importante de insuficiência suprarrenal primária.

Classicamente, as crianças do sexo feminino apresentam genitália ambígua, aumento do clitóris ou fusão das dobras labiais. A genitália masculina pode parecer normal ao nascer, com o escroto pigmentado como o único sinal. Geralmente, os RNs do sexo masculino se apresentam no SE dentro das duas primeiras semanas de vida. Os bebês podem ter problemas com a alimentação, ter vômitos e sinais de desidratação. Eles podem deteriorar rapidamente, desenvolvendo alteração do sensório e hipotensão.

A bioquímica, especificamente a glicemia, o sódio e o potássio, ajuda no diagnóstico de HSC. Classicamente, hiponatremia, hipoglicemia e hipercalemia são vistas nos resultados de laboratório. Perda de sal pode ser vista precocemente com potássio elevado. Pacientes hipotensos não responsivos aos líquidos IV em bólus podem ser deficientes em esteroides. Até 75% dos RNs afetados têm a variante clássica virilizante perdedora de sal, associada com deficiência de aldosterona e superprodução de androgênio (17-hidroxiprogesterona).

Se uma criança com HSC se apresenta ao SE, o tratamento deve ser iniciado imediatamente. Pais e crianças mais velhas provavelmente são familiarizados com a doença e o tratamento ou esquema com os esteroides. Se a criança é capaz de tolerar os líquidos orais, é recomendado que a dose de esteroides seja duplicada ou triplicada. Se houver uma história de vômitos, a criança deve receber hidrocortisona IM ou IV, 25 mg para criança com < 1 ano, 50 mg de 1 a 5 anos e 100 mg > 5 anos. A criança enferma ou aquelas que não têm normalização dos sinais vitais e da bioquímica no SE após o tratamento devem ser admitidas.

Nos casos graves, como na perda de consciência, desidratação grave ou colapso circulatório, a dose de estresse IV de hidrocortisona é de 25 a 50 mg/m^2 (~2-3 mg/kg) seguido por 100 mg/m^2/dia em doses divididas. A hidrocortisona é o esteroide de escolha, porque ele tem efeitos glicocorticoide e mineralocorticoide iguais. Os pacientes também devem receber reposição agressiva de líquidos com 20 mL/kg de cloreto de sódio a 0,9% em bólus. Os eletrólitos, incluindo ureia e glicose, devem ser monitorados de perto, e a hidratação agressiva continuada até que a pressão arterial (PA) do paciente seja estabilizada. A hipoglicemia deve ser tratada com a administração 0,25 g/kg de dextrose IV.

A desidratação deve ser corrigida, e as entradas e saídas, monitoradas. O sódio deve ser corrigido para 120 a 125 mmol/L em uma velocidade de 0,5 mmol/L/h e, então, a correção para valores normais deve ocorrer ao longo de vários dias. A dexametasona não interfere com o teste de estimulação do ACTH; contudo, ela não tem efeito mineralocorticoide. A fludrocortisona, um mineralocorticoide oral, pode ser iniciada após a estabilização inicial com volume e glicocorticoides. A hipercalemia deve ser corrigida com líquidos e esteroides. O gliconato de cálcio deve ser usado para arritmias associadas com hipercalemia. A terapia com glicose e insulina deve ser evitada, pois pode ocorrer hipoglicemia.

No RN, o soro deve ser coletado para investigar etiologia suprarrenal, para incluir cortisol, 17-hidroxiprogesterona, deidroepiandrosterona, androstenediona e testosterona. É mais adequado coletar este sangue antes da administração de hidrocortisona, se possível.

Um endocrinologista pediátrico deve ser consultado precocemente nestas crises. A educação de pais e pacientes sobre a HSC é fundamental, e o uso pela criança de um bracelete médico de alerta deve ser encorajado. É imperativo que os pais saibam como dar hidrocortisona e reconheçam quando trazer a criança para o SE. O glicocorticoide hidrocortisona é vital no bloqueio da secreção de hormônio liberador da corticotropina (CRH) e ACTH e para diminuir a liberação de androgênios. A HSC é uma doença crônica, e os pacientes requerem monitorização por toda a vida.

Hindmarsh PC: Management of the child with congenital adrenal hyperplasia. *Best Pract Res Clin Endocrinol Metab.* 2009;23:2 [PMID: 19500763].

SÍNDROME DE CUSHING

Considerações gerais

A síndrome de Cushing ocorre quando o corpo é exposto a níveis excessivos de cortisol.

Há inúmeras etiologias para a síndrome de Cushing em crianças. Abaixo dos 4 anos de idade, os tumores adrenocorticais independentes do ACTH são os mais comuns. Em crianças com mais de 4 anos de idade, a doença de Cushing é a causa endógena mais comum de hipercortisolismo, e 7 a 80% são causados por adenoma hipofisário secretor de ACTH. A predominância masculina é mais comum em crianças menores ou pré-puberais, e a predominância feminina é mais comum no período pré-puberal.

Apresentação clínica

A apresentação clássica é de pacientes com um aspecto cushingoide. A criança menor pode apresentar ganho de peso, déficit de crescimento ou baixa estatura. Sintomas como hipertensão, hirsutismo, estrias e paresia muscular são sutis, e a doença pode não ser reconhecida. Essa doença pode expor cronicamente os pacientes aos glicocorticoides, resultando em hipertensão.

Tratamento

Medicamentos antiglicocorticoides e agentes anti-hipertensivos devem ser usados para tratar a PA e o risco cardiovascular e mortalidade aumentados associados. A avaliação com um endocrinologista é recomendada. Ao final, a excisão cirúrgica é o tratamento; no pós-operatório, os pacientes irão necessitar esteroides no longo prazo e acompanhamento regular com endocrinologista. A cirurgia transesfenoidal da hipófise, que remove cirurgicamente o adenoma, é a terapia de primeira linha para a doença de Cushing pediátrica. Crianças e adolescentes mostram resolução completa da hipertensão dentro de um ano após o tratamento cirúrgico.

Goncalves da Silva RM, Pinto E, Goldman SM, et al: Children with Cushing's syndrome: Primary pigmented nodular adrenocortical disease should always be suspected. *Pituitary*. 2011;14:61 [PMID: 20924687].

Sharma ST, Nieman LK: Cushing's syndrome: All variants, detection, and treatment. *Endocrinol Metab Clin*. 2011;40:2 [PMID: 21565673].

Savage MO, Chan LF, Grossman AB, et al: Work-up and management of paediatric Cushing's syndrome. *Curr Opin Endocrinol Diabetes Obes*. 2008;15:346 [PMID: 18594275].

ERROS INATOS DO METABOLISMO

Os erros inatos do metabolismo (EIMs) geralmente são causados por defeito em um único gene resultando em anormalidades no metabolismo das proteínas, dos carboidratos, das gorduras ou das moléculas complexas. A maioria tem um defeito ou deficiência em uma enzima, cofator enzimático, proteína transportadora que leva a um bloqueio na sua via metabólica levando a metabólicos tóxicos (Figura 42-1).

HIPERAMONIEMIA

Apresentação clínica

As condições que levam à hiperamoniemia no bebê ou criança são um grupo de distúrbios que impedem a conversão de amônia em ureia. Prematuridade e hipóxia perinatal podem levar à disfunção hepática temporária e à hiperamoniemia. Doenças neonatais como a sepse também podem levar a essa condição. As causas congênitas incluem deficiências nas enzimas sintetase ácida argininosuccínica, ornitina transcarbamilase e arginase, defeitos do ciclo da ureia, bem como nos mecanismos de oxidação dos ácidos graxos. Os bebês podem apresentar problemas alimentares, vômitos, níveis de atividade alterados (desde desinteresse na alimentação, a tônus anormal, ao coma), má vontade com a ingestão oral e abaulamento da fontanela devido ao aumento da PIC. Esses erros inatos não diagnosticados frequentemente têm risco à vida quando se apresentam no período neonatal. Os sintomas em geral se desenvolvem após o início das alimentações contendo proteína e carboidratos, que eles são incapazes de metabolizar e levam a metabólicos tóxicos. Crianças mais velhas podem apresentar vômitos significativos, retardo no desenvolvimento, taquipneia e, às vezes, ataxia.

Os achados laboratoriais são consistentes com hiperamoniemia; contudo, o nível exato é um mau preditor de doença clínica (geralmente não diagnosticado, a não ser que a amônia esteja acima de 100 μmol/L). Os pacientes apresentam classicamente ureia baixa e pH normal; todavia, achados de ureia normal e acidose não excluem esse processo. Outras anormalidades podem incluir: hipoglicemia, lactato elevado, ânion *gap* aumentado e transaminases elevadas.

Tabela 42-9 Características diagnósticas de erros inatos do metabolismo

Achados laboratoriais	Distúrbio	Tratamento
Alcalose respiratória	Defeitos no ciclo da ureia	Hiperamônia
Hiperamoniemia	Defeitos no ciclo da ureia Acidemias orgânicas	Hiperamônia Hipoglicemia Acidose
Acidose láctica	• Distúrbios mitocondriais • Doença de armazenamento do glicogênio • Acidemias orgânicas • Distúrbios de oxidação dos ácidos graxos • Aminoacidúria • Distúrbios da gliconeogênese/ou metabolismo do piruvato	Hipoglicemia Acidose
Hipoglicemia	Armazenamento de glicogênio	Hipoglicemia Acidose
Hipoglicemia + cetose	Acidemias orgânicas	Hipoglicemia Acidose
Hipoglicemia sem cetose	Doença da urina em xarope de bordo Distúrbio de oxidação de ácidos graxos Distúrbios da cetogênese	Hipoglicemia Acidose

Tratamento

O manejo inicial do paciente com hiperamoniemia inclui a avaliação da via aérea e respiração, uma vez que os níveis elevados de amônia afetam diretamente a função respiratória central, bólus IV de SN para corrigir desidratação e/ou choque e líquidos contendo dextrose (dextrose a 10% em SN1/2 a 1,5 vezes de manutenção). A glicose deve ser administrada para prover 8 a 10 mg/kg/min, a fim de prevenir o catabolismo. Os pacientes devem ser mantidos sem ingestão oral (NVO) para prevenir a piora da condição pelo consumo de proteínas que podem agir como precursores de amônia. A hemodiálise deve ser fortemente considerada em um RN com um nível de amônia maior do que 120 μmol/L. Para defeitos do ciclo da ureia, considerar a administração de fenilacetato de sódio, benzoato de sódio e arginina. Os cofatores que podem ser administrados incluem piridoxina, ácido folínico, biotina e carnitina. Os tratamentos adicionais em avaliação com especialistas em metabolismo pediátrico podem incluir suplementos de aminoácidos e dieta especial. As crianças frequentemente se apresentam ao SE com um protocolo personalizado fornecido pelo cuidador.

- ABC – como habitual, via aérea, respiração, circulação
- Suspender alimentações
- Líquidos isotônicos em bólus para corrigir a desidratação (não usar Ringer lactato)
- Não usar líquidos hipotônicos – risco de edema cerebral (↑NH_4)
- Consultar um especialista em Genética ou Metabolismo Pediátrico com urgência
- Considerar sepse, obter culturas adequadas e administrar antibióticos IV se sepse permanecer no diagnóstico diferencial
- Fornecer muita glicose para prevenir catabolismo
  - Glicose para hipoglicemia
  - D_{10}-D_{15} + eletrólitos a 1,5 vezes a manutenção
  - Se necessário, tratar a hiperglicemia com insulina
- Exames laboratoriais a considerar em pacientes com EIM
- Sangue: CH, PMC, lactato, amônia (arterial ou venosa sem um torniquete usado e colocado no gelo), ácido úrico, gases sanguíneos
- Urina: EQU, pH, cor, gravidade específica, cetonas, substâncias redutoras
- Corrigir acidose metabólica (pH < 7,0 de forma lenta e cautelosa)
  - 1-2 mEq/kg/h $NaHCO_3$
  - Se não for tratável, considerar hemodiálise
- Eliminar metabólitos tóxicos
  - Terapia da hiperamônia
    - NH_4 > 100 micromol/mL
      - Considerar fenilacetato de sódio, fenilbutarato de sódio como Ammonul
      - Hidrocloreto de arginina 210 mg/kg em D_{10} durante 90 minutos, depois 210 mg/kg/d em infusão contínua
      - Considerar fenilacetato de sódio/benzonato 250 mg/kg IV
      - Se não IV, pode dar ambos em $D_{10}W$ via SNG
    - NH_4 > 300 micromol/mL
      - Considerar hemodiálise
- Administrar cofatores se indicado
  - Piridoxina (B_6): 100 mg IV (convulsões por deficiência de piridoxina)
  - Ácido folínico (Leucovorin): 2,5 mg IV
  - Biotina: 10 mg IV, VO ou SNG (acidopatia orgânica)
  - L-Carnitina: 400 mg IV para deficiência presumida de carnitina se houverem manifestações de acidopatias orgânicas com risco à vida (defeito de oxidação dos ácidos graxos)

▲ **Figura 42-1** Manejo de erros inatos do metabolismo desconhecido ou suspeitado. IV, intravenoso; VO, via oral; SNG, sonda nasogástrica; EQU, exame qualitativo de urina; CH, concentrado de hemácias; PMC, perfil metabólico completo.

Encaminhamento

Pacientes hiperamonêmicos que vêm ao SE são quase universalmente internados para cuidados complementares, geralmente em unidade de terapia intensiva (UTI). As raras altas devem ser consideradas apenas em avaliação com um especialista em metabolismo pediátrico e com o médico de cuidados primários do paciente.

ACIDEMIAS METABÓLICAS

Apresentação clínica e Tratamento

As acidemias e acidúrias orgânicas são distúrbios do metabolismo dos aminoácidos nos quais altos níveis de ácidos orgânicos não amino se acumulam no soro e na urina resultando em acidemia metabólica. Hipoglicemia, transaminases elevadas, lactato elevado e cetonúria são comuns.

A doença da urina em xarope de bordo tem esse nome devido ao seu odor adocicado. O SNC é afetado com sinais de letargia, falha no desenvolvimento e dificuldade alimentar. A piora dos sintomas inclui cetoacidose e coma. Se não for tratado com restrição de aminoácidos de cadeia ramificada e tiamina, os neonatos desenvolvem retardo mental.

A acidemia propiônica e metilmalônica apresentam um odor frutado, similar à CAD. A acidemia metilmalônica é um distúrbio do metabolismo dos aminoácidos, envolvendo um defeito na conversão da metilmalonil-coenzima A (CoA) em succinil CoA. Os episódios ocorrem com o aumento da ingestão proteica ou aumento do catabolismo proteico. Ambos os distúrbios afetam o SNC e se apresentam com acidose grave com hiperamoniemia. A acidose frequentemente requer a administração de bicarbonato de sódio. Quando não tratado, ocorre retardo no desenvolvimento e retardo mental. Os pacientes com acidemia metilmalônica podem ter distúrbios de movimento, e pacientes com acidemia propiônica podem ter defeitos da fala.

Os pacientes precisam ser tratados com uma vitamina cofator, como a biotina e a vitamina B_{12}. A avaliação com um especialista em metabolismo é imperativa.

- Lembrar-se de que muitos EIMs se tornam sintomáticos em associação com uma infecção aguda – avaliar adequadamente.
- Considerar antibióticos para uma infecção bacteriana grave.

HIPOTIREOIDISMO CONGÊNITO

Apresentação clínica

O hipotireoidismo congênito pode ser evitado se tratado antes da criança desenvolver retardo mental. Esse é o distúrbio endócrino congênito mais comum e o rastreamento neonatal inicial dos níveis hormonais irá identificar RNs com esse distúrbio. Essa condição resulta de mutações nos genes envolvidos em muitas etapas da síntese do hormônio tireoideano, armazenamento, secreção, fornecimento e utilização.

Bebês apresentam clinicamente letargia, hipotonia, dificuldades alimentares e constipação. Ao exame físico, eles podem ter língua aumentada, choro rouco, pele mosqueada e cabelo e pele ressecada e hérnia umbilical. Crianças irão mostrar falha no desenvolvimento, responder lentamente e ter um retardo no desenvolvimento como sinais tardios.

Tratamento

O tratamento deve ser iniciado dentro das duas primeiras semanas de vida. Uma dose inicial de 10 a 15 mcg/kg/dia de levotiroxina (T_4), VO, é recomendada. O T_4 e a tireotrofina (TSH) devem ser normalizados em 2 a 4 semanas de terapia com T_4, respectivamente. O T_4 sérico total ou T_4 livre (T_4L) deve ser mantido na metade superior da faixa de referência (130-204 nmol/L ou 18-30 pmol/L) durante os primeiros três anos de vida, com uma concentração de TSH sérica normal baixa.

O rastreamento neonatal é crucial na prevenção do retardo no desenvolvimento, devendo ser tratado imediatamente quando detectado em crianças. O pediatra tem um papel central em prover cuidado e manejo da doença por toda a vida em uma criança com hipotireoidismo congênito.

> Kambj M: Clinical approach to the diagnoses of inborn errors of metabolism. *Pediatr Clin North Am.* 2008;55(5):1113 [PMID: 18929055].
>
> Kwon KT, Tsai VW: Metabolic Emergencies. *Emerg Med Clin North Am.* 2007;25:1041-1060 [PMID: 17950135].
>
> Waisbren SE: Expanded newborn screening: Information and resources for the family physician. *Am Fam Physician.* 2008;77:7 [PMID: 18441864].

DOENÇA DE GRAVES

Apresentação clínica

A doença de Graves, uma hiperplasia autoimune difusa da tireoide, se desenvolve quando os linfócitos T são sensibilizados e estimulam os linfócitos B a produzir anticorpos contra o receptor de TSH. Essa é a causa mais comum de hipertireoidismo em crianças, e as adolescentes do sexo feminino são substancialmente mais afetadas do que os do sexo masculino.

Clinicamente, os pacientes apresentam palpitações, insônia, perda de peso e intolerância ao calor. Ao exame físico, os pacientes são taquicárdicos, têm uma pressão de pulso aumentada, hipertensão, precórdio hiperativo, tremor e reflexos tendinosos profundos rápidos. Eles podem ter exoftalmia ou mixedema pré-tibial. Um bócio está presente em quase 100% dos pacientes.

Se uma criança apresenta estes sinais e sintomas, os seguintes exames laboratoriais devem ser solicitados: TSH, T_4 livre (T_4L), tri-iodotironina (T_3), anticorpos antitireoidianos, HGR completo, e PMC, incluindo testes de função hepática. O TSH estará suprimido e o T_3 estará elevado; o T_4L pode estar aumentado ou normal.

Tratamento

O tratamento inicial da doença de Graves é com medicação antitireoideana. Metimazol e propiltiouracil (PTU) inibem a biossíntese do hormônio da tireoide. O PTU tem o benefício adicional de inibir da conversão extratireoideana do T_4 em T_3. Contudo, o PTU é contraindicado para uso pediátrico a partir de relatos de insuficiência hepática em crianças. O metimazol pode ser dado uma vez ao dia, em uma dose de 0,4 a 0,6 mg/kg/dia. O efeito máximo das medicações é visto após 4 a 6 semanas de tratamento. Contudo, essa medicação pode ter efeitos adversos significativos, incluindo erupção cutânea e agranulocitose. A agranulocitose nessas condições se apresenta comumente com febre e dor de garganta. Nesse momento, a medicação deve ser suspensa, os antibióticos de amplo espectro iniciados e o paciente colocado em isolamento. O metimazol pode causar icterícia colestática. Os pacientes em uso de metimazol devem receber instruções específicas de comparecer ao SE em caso de febre.

O propranolol é usado em crianças que desenvolvem taquicardia e hipertensão por doença de Graves. Em pacientes com asma, deve ser usado o atenolol, que é um β-bloqueador cardiosseletivo.

O tratamento com medicação antitireoideana requer 2 a 5 anos de terapia com acompanhamento clínico regular. A remissão é obtida em 30 a 70% dos pacientes. A terapia definitiva inclui a tireoidectomia em adultos ou tratamento com iodo radioativo (RAI), contudo, esta é controversa em crianças devido à alta dose de radiação e seus efeitos adversos. Educação e discussões com um endocrinologista pediátrico devem seguir qualquer estabilização na emergência.

TIREOTOXICOSE (TEMPESTADE TIREOIDEANA)

Apresentação clínica

A tireotoxicose é uma forma grave e potencialmente fatal de hipertireoidismo. A tempestade tireoideana é encontrada geralmente em um paciente com tireotoxicose subjacente no qual uma crise é precipitada por doença grave, lesão ou cirurgia. Outras causas incluem a descontinuação de medicações antitireoideanas e o uso pelo paciente de substâncias que contém iodo, como radiocontrastes iodados ou amiodarona.

A tempestade tireoideana deve ser diagnosticada clinicamente sem esperar por resultados laboratoriais. Apresentações moderadas incluem geralmente febre, taquicardia desproporcional à febre, vômitos, diarreia e letargia. Apresentações graves incluem convulsões, alteração do sensório, edema pulmonar e comprometimento vascular.

Os achados laboratoriais terão T_4 e T_3 sérico total e livre aumentado. Os seguintes também podem estar elevados: cálcio, glicose, leucócitos, lactato desidrogenase, testes de função hepática e bilirrubina. O nível de cortisol também pode se elevar, pois os pacientes podem desenvolver insuficiência suprarrenal relativa. Também se deve obter a resina de captação de T_3 e o TSH para fazer o diagnóstico.

Tratamento e encaminhamento

Os pacientes devem ser admitidos na UTI, e o médico do SE deve, inicialmente, se concentrar na reanimação e no manejo clínico agressivo. As taxas de mortalidade para pacientes hospitalizados com tempestade tireoideana são estimadas de 10 a 75%. Os pacientes devem receber líquidos IV, glicose e oxigênio. A monitorização com ECG para arritmias e frequência cardíaca (FC) é recomendada. O tratamento é similar ao de outras doenças de hipertireoidismo, incluindo a necessidade de medicações antitireoideanas. Um antagonista β-adrenérgico, propranolol, ou infusão de esmolol ajuda a resolver a taquicardia e a hipertensão. O metimazol ou PTU inibe a síntese do hormônio da tireoide. Como afirmado, o PTU é contraindicado para uso pediátrico. Iodeto de potássio, solução de Lugol, ácido iopanoico, ipodato de sódio ou carbonato de lítio, se o iodo for contraindicado, podem ser usados para reduzir a secreção de hormônio da tireoide. Observe que soluções contendo iodo não devem ser dadas até pelo menos uma hora após a administração de medicações para prevenir a síntese de hormônio da tireoide; caso contrário, o iodo pode piorar a situação. A inibição da conversão periférica de T_4 em T_3 pode ser obtida com PTU, glicocorticoides (hidrocortisona ou dexametasona) e β-antagonistas. O T_3 e T_4 também podem ser removidos do corpo por meio de plasmaférese, tratamento com colestiramina, hemodiálise ou hemoperfusão. Os pacientes podem necessitar uma tireoidectomia, mas isso é considerado quando os pacientes estão hemodinamicamente estáveis.

DOENÇA DE GRAVES NEONATAL

Apresentação clínica

O hipertireoidismo autoimune ou neonatal transitório (doença de Graves neonatal) ocorre em 1 a 5% dos descendentes de mães com doença de Graves ativa ou inativa. Os anticorpos maternos estimulantes dos receptores da tireoide (TRSAb) passam através da placenta, e níveis elevados podem causar hipertireoidismo no RN. Durante a gravidez, mães com doença de Graves devem ser tratadas para prevenir essa doença.

Os neonatos apresentam anormalidades cardíacas, incluindo taquicardia (FC > 160/min), arritmias, insuficiência cardíaca (IC) e hipertermia. Os bebês podem ser hiperativos, irritáveis, diaforéticos e ter pouco ganho de peso. Ao exame físico, os pacientes têm hiper-reflexia, bócio, exoftalmia, suturas cranianas estreitas, craniossinostoses, idade óssea avançada, vômitos/diarreia, icterícia e hepatoesplenomegalia. Os testes laboratoriais irão mostrar o seguinte: T_3 sérico, T_3 livre (T_3L) e T_3 estão mais altas, e a tireotropina sérica está mais baixa do que a faixa normal para a idade gestacional, e trombocitopenia. Essa doença pode trazer risco à vida, com uma taxa de mortalidade relatada de até 20%, geralmente por IC.

Tratamento

O tratamento da mãe com medicações antitireoideanas pode prevenir o hipertireoidismo neonatal. O tratamento é o mesmo em neonatos e em crianças e adolescentes. São usadas medicações antitireoideanas, metimazol 0,5-1,0 mg/kg/dia ou propiltiouracil 5-10 mg/kg/dia em doses divididas, mas isso tem efeito apenas após 1 a 2 semanas. A recuperação ocorre após 2 a 5 meses de tratamento com medicamentos antitireoideanos. Mais uma vez, se deve ter cuidado com o PTU, uma vez que ele é associado com insuficiência hepática pediátrica. Observe que uma *overdose* materna de medicações antitireoideanas pode levar a hipotireoidismo fetal iatrogênico e bócio. O uso prolongado de β-bloqueadores maternos pode causar retardo no crescimento fetal, bradicardia pós-natal e hipoglicemia do neonato. A doença de Graves neonatal se resolve quando os anticorpos anti-receptor de TSH (TRSAb) maternos no neonato são degradados, o que geralmente ocorre em 3 a 12 semanas.

TIREOTOXICOSE NEONATAL

Apresentação clínica

A tireotoxicose neonatal é uma doença rara que afeta crianças desde o nascimento até 6 semanas de idade. A doença de Graves materna é a causa mais comum, que resulta em passagem transplacentária de anticorpos contra o receptor do hormônio estimulante da tireoide, que leva a um aumento na secreção do hormônio tireoideano.

O diagnóstico é feito por meio da medição do nível neonatal de T_4L no soro e TSH logo após o nascimento. Clinicamente, o RN apresenta irritabilidade, taquicardia, tremores, sudorese e apetite excessivo, porém falha no desenvolvimento. As complicações incluem arritmias, IC, bócio, exoftalmia, trombocitopenia e maturação avançada do esqueleto.

Tratamento

Se um RN apresenta hipertireoidismo ou tireotoxicose, a avaliação precoce com um endocrinologista pediátrico é recomendada.

O PTU tem sido administrado VO em uma dose de 5 a 10 mg/kg/dia, dividido em três doses. O PTU não apenas bloqueia a síntese do hormônio da tireoide, mas também reduz a conversão de T_4 em T_3, o que o metimazol não faz. Deve-se ter cautela com o PTU, pois ele tem sido associado com insuficiência hepática pediátrica. Uma solução saturada de iodeto de potássio ([SSIK], 48 mg de iodo por gota), 1 gota por dia, ou solução de Lugol (8 mg de iodo por gota) 1-3 gotas/dia podem ser adicionadas em casos graves para reduzir a proteólise da tireoglobulina (Tg) e a secreção do hormônio da tireoide. O propranolol (1-2 mg/kg/dia em 2-4 doses divididas) ajuda a resolver a taquicardia. Os glicocorticoides (prednisona 2 mg/kg/dia) têm sido usados para reduzir a liberação do hormônio da tireoide e inibir a conversão de T_4 em T_3, nos casos graves. O iodo deve ser iniciado pelo menos uma hora após a administração de uma medicação antitireoideana, para evitar o aumento dos depósitos na glândula tireoide antes que ocorra o efeito antitireoideano.

Além disso, o tratamento do hipertireoidismo no RN pode incluir sedativos (midazolam em dose única, 50-100 mcg/kg, ou em infusão contínua em uma velocidade de 0,4-0,6 mcg/kg/min; fenobarbital, 5-10 mg/kg/dia em duas doses divididas) e digoxina, se houver IC. O RN também deve receber uma alta ingestão de líquidos e calórica.

A tireotoxicose neonatal é transitória, mas os pacientes ainda devem ser tratados agressivamente para evitar complicações em curto e longo prazo. A amamentação pode transferir TRSAb da mãe para o bebê por meio do leite, resultando em hipertireoidismo infantil transitório.

Finlayson C, Zimmerman D: Hyperthyroidism in the emergency department. *Clin Pediatr Emerg Med.* 2009;10:4.

Kratzsch J, Pulzer F: Thyroid gland development and defects. *Best Pract Res Clin Endocrinol Metab.* 2008;22:1 [PMID: 18279780].

Peter F, Muzsnai A: Congenital disorders of the thyroid: Hypo/hyper. *Endocrinol Metab Clin.* 2009;38:3 [PMID: 19717001].

Glaser NS, Ghetti S, Casper TC, et al: Pediatric diabetic ketoacidosis, fluid therapy, and cerebral injury: The design of a factorial randomized controlled trial. *Pediatri Diabetes.* 2013;14:435-46 [PMID: 23490311].

Hyman SJ, Novoa Y, Holzman I: Perinatal endocrinology: Common endocrine disorders in the sick and premature newborn. *Endocrinol Metab Clin.* 2009;38:3 [PMID: 19717002].

Kim UO, Brousseau DC, Konduri GG: Evaluation and management of the critically ill neonate in the emergency department. *Clin Pediatr Emerg Med.* 2008;9:3.

Ortopedia: distúrbios não traumáticos

43

Alicia Shirakbari, MD
Michael Feldmeier, MD

INTRODUÇÃO

A ortopedia pediátrica é uma área especial da medicina de emergência em pediatria, pois as crianças não são "pequenos adultos". O processo de crescimento de lactentes, de crianças e de adolescentes difere daquele dos adultos. No tratamento de problemas congênitos, de desenvolvimento ou relacionados a lesões em crianças, a constante mudança na estrutura e no tamanho do sistema esquelético determina o plano de tratamento. É importante familiarizar-se com os diferentes aspectos de placas de crescimento, de centros de ossificação e da aparência dos ossos em vários estágios de desenvolvimento. Este capítulo se concentra em distúrbios ortopédicos não traumáticos encontrados no SE.

DISTÚRBIOS DO PESCOÇO

TORCICOLO MUSCULAR ADQUIRIDO

O torcicolo é a rigidez cervical associada com espasmo muscular em crianças previamente normais. Existem causas congênitas, mas a discussão se concentrará no torcicolo muscular adquirido, o qual costuma ser visto no serviço de emergência (SE). Os sintomas mais comuns são dor muscular cervical e incapacidade de virar a cabeça, mantendo-a em uma posição incomum com discreta inclinação do queixo. Os músculos esternocleidomastoide e trapézio são comumente envolvidos. Dormir de lado, correntes de ar (dormir sob um ventilador) e frio são comumente descritos na história, mas muitas vezes não há causa específica. O pescoço costuma estar rígido, e a dor é exacerbada pela movimentação da cabeça. O paciente se queixará de dor ao virar a cabeça para o lado do espasmo. Há dados publicados limitados sobre o tratamento mais adequado na população pediátrica; porém, há opções. Os relaxantes musculares costumam ser usados em adultos, mas, nas crianças, o diazepam é uma boa escolha medicamentosa, porque a dose pode ser baseada no peso. Anti-inflamatórios não esteroides (AINEs) ou analgésicos narcóticos também podem ser benéficos para alívio do desconforto. Fisioterapeutas podem aconselhar terapia com calor ou ultrassom (US). Os pacientes e os pais podem ser tranquilizados de que o torcicolo costuma ser um processo autolimitado que melhorará em 1 a 4 semanas.

As condições associadas imediatas ou que ameacem a vida poderiam ser a subluxação rotatória atlantoaxial, a qual é secundária a trauma. Tumores de fossa posterior podem causar torcicolo e pode haver necessidade de investigação adicional se houver essa suspeita. Infecções na faringe posterior, como o abscesso retrofaríngeo, também podem se apresentar como torcicolo. Um relato de febre, dor de garganta ou dificuldade para deglutir pode ser uma indicação de etiologia mais grave. A síndrome de Grisel, subluxação das articulações cervicais posteriores, pode ser uma causa importante. Em neonatos, a contratura e o encurtamento de um músculo esternocleidomastoide resultam em torcicolo. Geralmente com 3 semanas de idade, há o desenvolvimento de edema palpável e visível, conhecido como tumor esternomastoide. Geralmente é iniciado o tratamento com fisioterapia.

Pode ser necessário realizar exames diagnósticos, como radiografias da coluna cervical, para descartar anormalidades ósseas. A ressonância magnética (RM) deve ser considerada se houver suspeita de problemas estruturais ou processo infeccioso de tecidos moles.

DISTÚRBIOS COMUNS DAS EXTREMIDADES SUPERIORES

Existem várias placas de crescimento abertas nos ombros e cotovelos de crianças e adolescentes. As placas de crescimento são a ligação fraca nas articulações durante atividades esportivas, em contraste com os ligamentos nos adultos. Isso torna as placas de crescimento suscetíveis a lesões. O estresse excessivo e repetitivo durante determinadas atividades pode causar essas lesões.

EPIFISIÓLISE UMERAL PROXIMAL (COTOVELO DE ARREMESSADOR DE BEISEBOL)

A epifisiólise umeral proximal (cotovelo de arremessador de beisebol) é uma lesão por uso excessivo. A lesão ocorre em atletas jovens envolvidos em esportes associados com arremessos repetitivos. Arremessadores de beisebol podem apresentar-se com dor na parte lateral do ombro do braço dominante ou arremessador. Os pacientes se queixarão de aumento da dor com o passar do tempo, bem como de redução da velocidade ou controle do arremesso. Pode haver história recente de aumento na frequência dos arremessos ou mudança de seu regime habitual, como a realização de um tipo diferente de arremesso.

A avaliação diagnóstica deve incluir exames de imagem dos ombros bilateralmente. O ombro não dominante deve parecer normal em comparação com o alargamento da epífise no ombro lesado. Os arremessos repetidos e a sobrecarga da placa de crescimento imatura podem levar ao alargamento da epífise, uma indicação para o diagnóstico.

O tratamento é feito com repouso de todas as atividades que causam estresse no ombro, especialmente os arremessos, por 3 meses. Após um período de repouso, o paciente pode retornar de forma gradual aos arremessos, desde que não apresente dor ou qualquer outro sintoma. A aparência da placa de crescimento no exame de imagem não deve influenciar a decisão da volta do paciente aos arremessos, pois o alargamento anormal da placa de crescimento pode demorar vários meses para melhorar. A decisão sobre o retorno para atividades competitivas deve ser tomada clinicamente.

Brennan B, Kelly M. Little Leaguer's shoulder: *Clin Pediatr.* 2011;50(5):462-463 [PMID: 20837624].

COTOVELO

Deslocamento de ligamento anular

O deslocamento de ligamento anular (subluxação da cabeça do rádio, cotovelo de babá) é a lesão de cotovelo mais comum em crianças pequenas (1-4 anos). Ela ocorre quando o ligamento anular é deslocado na articulação radioumeral. A história é importante para estabelecer o diagnóstico. Uma criança pequena pode sofrer a lesão quando é puxada pelos braços estendidos, o que traciona o rádio através do ligamento anular. A lesão costuma ser acidental. A criança manterá o braço próximo ao corpo com discreta flexão e pronação do cotovelo. A criança geralmente se nega a usar o braço. Porém, se houver uma tentativa de dobrar ou esticar o cotovelo, a criança costuma chorar de dor. Pode haver dor à palpação da articulação, mas não há edema, eritema ou equimose. O diagnóstico é feito pela história e exame físico. As radiografias não são necessárias, e é comum que a movimentação do braço pelo técnico de radiologia reduza a subluxação. A redução manual é realizada com o médico fazendo pronação do braço (técnica de redução com hiperpronação) (ver Capítulo 29). Essa técnica é considerada menos dolorosa e mais bem-sucedida do que a manobra antiga de sustentação da cabeça do rádio seguida por supinação e flexão (técnica de flexão/supinação). Após a realização da redução, a criança volta a usar o braço em pouco tempo. Não indicação para imobilização. Os pais devem ser informados de que há uma alta incidência de recorrência, demonstrando-se o mecanismo da lesão (em geral, tração do antebraço com cotovelo estendido) e o método de redução simples, caso a criança tenha uma recorrência da subluxação da cabeça do rádio.

Crowther M: Elbow pain in pediatrics: *Curr Rev Musculoskelet Med.* 2009;2(2):83-87 [PMID: 19468873].

Krul M, van der Wouden JC, van Suijlekom-Smit LWA, Koes BW:Manipulative interventions for reducing pulled elbow in young children. *Cochrane Database Syst Rev.* 2009;7:(4):CD007759, and 2012;18:1:CD007759 [PMID: 22258973] [PMID: 19821438].

Rudloe TF, Schutzman S, Lee LK, et al: No longer a nursemaid's elbow: Mechanisms, caregivers, and prevention. *Pediatr Emerg Care.* 2012;28(8):771-774 [PMID: 22858743].

Tendinite

A tendinite ocorre como resultado de lesão, de uso excessivo ou de envelhecimento à medida que o tendão perde elasticidade. Uma atividade que coloque sobrecarga repetitiva prolongada nos músculos do antebraço pode causar tendinite do cotovelo. Duas causas comuns de tendinite no cotovelo são a epicondilite lateral e a epicondilite medial.

Epicondilite lateral (cotovelo de tenista)

Esta é uma das condições mais comuns que afeta o cotovelo de crianças e adolescentes atletas. Embora ela frequentemente ocorra em jogadores de tênis que utilizam um *backhand** com apenas uma das mãos ou que têm uma técnica ruim, ela também pode ocorrer pelo uso repetitivo de músculos do punho e do antebraço, como ao usar martelo ou pintar. Os pacientes costumam apresentar incapacidade de estender completamente o cotovelo pela dor, contratura dos músculos do antebraço e redução da força de preensão. Há dor sobre o epicôndilo lateral ao exame. O epicôndilo medial também deve ser examinado quanto à presença de lesões. O tratamento é feito com repouso por 4 a 6 semanas e lenta reintrodução por meio de fisioterapia após o período de recuperação. Pode ser usada uma braçadeira para aliviar os sintomas durante as atividades continuadas.

Epicondilite medial (cotovelo de jogador de golfe, cotovelo de jogador de beisebol)

A epicondilite medial é uma síndrome causada por uso excessivo, frequentemente ao jogar golfe, arremessar uma bola de beisebol ou por lesão ao realizar o *forehand*** no tênis. Ela pode resultar de uso repetitivo dos músculos do punho e do antebraço, mesmo em lesões não relacionadas a esportes. A epicondilite medial é uma inflamação crônica da placa de crescimento. Ela pode ocorrer em até 40% dos arremessadores devido à realização de muitos arremessos no mesmo jogo, ou à realização de arremessos em muitos dias em curto período de tempo. O número cumulativo de arremessos é mais estresse do que o cotovelo medial pode tolerar. Ao exame físico, há dor sobre o epicôndilo medial, mas o paciente ainda terá

---

* N. de R. T. Golpe no fundo da quadra para o lado oposto do jogador.

** N. de R. T. Movimentação da raquete com a palma da mão para frente.

a amplitude de movimento (ADM) completa. O aspecto lateral do cotovelo deve ser palpado para possível lesão ou dor à palpação, pois é comum haver lesões concomitantes. Devem ser obtidas radiografias simples para excluir fratura de estresse; porém, elas serão normais em 85% dos pacientes. Se houver alguma anormalidade, ela mostrará irregularidade na placa de crescimento do epicôndilo medial. O tratamento é feito com repouso completo em relação às atividades causadoras por 4 a 6 semanas. Pode haver uma lenta reintrodução sob a orientação de um fisioterapeuta. O tempo total de recuperação é de cerca de 12 semanas.

> CHART—USA Baseball Medical & Safety Advisory Committee: *Youth baseball pitching injuries.* Nov 2008. Also available at USA Baseball.com. http://mlb.mlb.com/usa_baseball/article.jsp?story=medsafety11. Accessed July 12, 2012.

Tabela 43-1 Marcos do desenvolvimento motor normal

Senta sem apoio	6-8 meses
Engatinha sobre mãos e joelhos	9-11 meses
Começa a caminhar	11-12 meses
Caminha independente	12-14 meses
Sobe escadas com mãos e joelhos	15 meses
Corre com firmeza	16 meses
Desce degraus (de forma não recíproca)	20-24 meses
Sobe degraus, pés alternados	3 anos
Pula sobre um dos pés, saltos largos	4 anos
Salta obstáculos	5 anos
Equilíbrio sobre um pé, 20 segundos	6-7 anos

(Reproduzida com permissão de Foster H, Drummond P, Jandial S. Assessment of gait disorders in children. *BMJ Best Parctice.* March 2013. http://bestpractice.bmj.com/best-practice/monograph/709.htm Último acesso em 30 de julho de 2014.)

DISTÚRBIOS COMUNS DAS EXTREMIDADES INFERIORES

AVALIAÇÃO DA MARCHA

O desenvolvimento da marcha é um processo complicado de desenvolvimento físico e aprendizado externo. A familiaridade com os marcos normais do desenvolvimento motor na criança é fundamental ao realizar um exame físico em pediatria.

O atraso nos marcos do desenvolvimento motor nem sempre indica patologia, pois pode haver uma ampla variação da normalidade. Uma história em relação aos marcos de desenvolvimento motor é fundamental ao avaliar uma criança com possível distúrbio neurológico ou musculoesquelético. Um atraso no desenvolvimento pode ser sugestivo de distúrbios neurológicos ou musculoesqueléticos (Tabela 43-1).

MARCHA NORMAL

A marcha normal exige um sistema neuromusculoesquelético intacto para um desenvolvimento adequado. Para reconhecer anormalidades na marcha, deve-se estar familiarizado com os padrões normais de marcha e suas variações normais em comparação com padrões de marcha anormais.

A criança de 1 a 3 anos tem marcha de base ampla que parece ter pé plano e com passos altos com os braços para fora dando equilíbrio. A marcha que começa com golpe do calcanhar se desenvolve com cerca de 15 a 18 meses de idade com os movimentos recíprocos dos braços.

A criança de idade escolar demonstrará aumento no comprimento dos passos e diminuição na frequência deles. Há variação significativa nos padrões normais da marcha e na idade em que eles ocorrem, mas a maioria das crianças alcançará um padrão adulto até os 8 anos de idade e alguns já aos 3 anos. A história familiar influencia os padrões normais da marcha.

VARIAÇÕES NORMAIS DA MARCHA

O pé plano costuma ser uma variação normal da marcha. A gordura de bebê e os ligamentos mais frouxos podem dar esse aspecto até os 3 a 5 anos de idade quando a gordura de bebê desaparece e os ligamentos ficam mais fortes.

A marcha na ponta do pé é uma condição mais comum em meninos. Costuma haver história familiar de marcha na ponta dos pés, e ela tende a ser um comportamento aprendido mais do que uma indicação de anormalidade. A marcha na ponta do pé idiopática costuma melhorar de forma espontânea durante a infância.

A marcha com o pé para dentro é caracterizada pela criança caminhando com a patela e os pés virados para dentro, sendo mais comum entre 3 e 8 anos de idade. Ela se deve à persistência da anteversão femoral.

A torção tibial interna é semelhante à marcha com os pés para dentro, mas a patela está virada para fora enquanto os pés estão virados para dentro. Isso costuma melhorar até os 3 anos de idade.

O *metatarsus adductus* se caracteriza por uma borda lateral flexível em forma de C no pé. Isso costuma melhorar até os 6 anos de idade.

Pernas "cambotas" (*genu varus*) são comuns desde o nascimento e costumam desaparecer até 18 meses de idade.

Joelhos que se batem (*genu valgus*) costumam desaparecer até os 7 anos de idade.

Há preocupação quando as variações normais persistem além da faixa de idade esperada, quando há dor ou limitação funcional ou outras indicações de doenças neurológicas.

PADRÕES DE MARCHA ANORMAIS

A marcha antálgica (manca) é a marcha em que há predominância de sustentação de peso na perna normal para minimizar ou evitar a dor na perna afetada.

A circundução é a marcha em que os joelhos permanecem estendidos e rígidos, o pé fica rotado para fora e se move em padrão de semicírculos. Isso se refere à marcha hemiplégica ou hemiparética (marcha espástica unilateral). Ela é vista em crianças com lesões de neurônio motor superior.

A marcha espástica em ambas as pernas (paraparética) é a marcha em que as pernas são rígidas e o paciente parece estar movimentando-se com dificuldade com água pela cintura, pois os braços se movimentam muito mais que as pernas.

A marcha atáxica é a marcha de base ampla com instabilidade do tronco e, muitas vezes, incoordenação das extremidades superiores. Os passos dados são irregulares, o que resulta em giro lateral e, em casos severos, o paciente pode cair. Isso está associado com doença cerebelar ou, no caso de ataxia sensória, perda da propriocepção.

A marcha na ponta dos pés (marcha equina) com ausência de contato do calcanhar é uma anormalidade comum em crianças com paralisia cerebral, sendo diferente da marcha na ponta dos pés comumente vista em crianças de 1 a 3 anos.

Avaliação do paciente com claudicação

A claudicação é definida como qualquer desvio assimétrico de um padrão normal de marcha. A avaliação adequada exige a compreensão dos padrões de marcha normais e anormais, pois os achados podem ser sutis no início do processo de doença. As causas podem variar desde benignas até potencialmente ameaçadoras da vida; assim, deve ser obtida uma história e um exame físico abrangentes. A avaliação pode ser difícil, pois a história pode ser duvidosa e vaga. O diagnóstico diferencial depende da idade e inclui doenças congênitas, do desenvolvimento, trauma, infecções, inflamatórias e neoplásicas.

É fundamental uma avaliação da cabeça aos pés para que não se perca nenhuma etiologia possível. É importante observar a criança caminhando ou tentando caminhar para que se notem as anormalidades. Essa oportunidade pode ser fornecida estimulando-se a criança a caminhar do examinador até os pais. A observação da criança correndo também pode demonstrar alguma anormalidade na marcha que não é observada apenas na caminhada. O exame deve incluir a observação da criança caminhando na ponta dos pés, calcanhares e pulando com um dos pés. O exame neurológico inclui teste de reflexos profundos e clônus.

A criança também deve se inclinar para frente, a fim de que se identifique assimetria da coluna vertebral na flexão. A dor com a flexão espinal ou dor à palpação ao longo da coluna pode sugerir discite. A criança deve também fazer a extensão do dorso deitando-se de costas. Espondilólise ou espondilolistese causarão dor lombossacra com esta manobra.

O teste de Galeazzi é realizado para avaliação de displasia do desenvolvimento ou discrepância de comprimento das pernas. O teste é realizado pedindo-se para a criança deitar em posição supina, colocando os pés adjacentes às nádegas com flexão máxima em joelhos e quadris. O teste é anormal se houver diferença na altura de um joelho em comparação com o outro (Figura 43-1).

Avaliação do quadril

O exame do quadril é a parte mais importante do exame físico de uma criança com claudicação. A dor no quadril costuma ser difícil de reproduzir, e os pacientes apresentam dor referida na coxa ou joelho. Uma recusa em caminhar é comum em crianças de 1

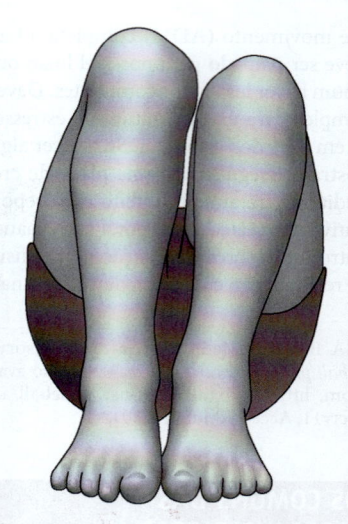

▲ **Figura 43-1** O teste de Galeazzi demonstra uma diferença na altura do joelho e no comprimento da perna.

a 3 anos. A abdução do quadril pode ser observada pedindo-se para a criança deitar de costas (face para cima) com os quadris em flexão e extensão. Qualquer assimetria na abdução do quadril pode ser uma indicação de patologia inflamatória ou displasia do desenvolvimento do quadril. Outra técnica de exame é pedir para a criança deitar de costas (face para baixo) na maca, fazer flexão dos joelhos em direção às costas e deixar os tornozelos caírem longe do corpo em ambos os lados. A assimetria de rotação externa pode ser uma indicação de uma condição inflamatória no quadril (Figura 43-2).

O teste de flexão, abdução e rotação externa do quadril (FABER) causa dor na articulação sacroilíaca (ASI). O teste é realizado pedindo-se para o paciente deitar de costas com o tornozelo ipsilateral sobre o joelho contralateral. O examinador exerce uma pequena quantidade de pressão para baixo sobre o joelho. O teste é positivo quando houver dor na ASI (Figura 43-3).

As articulações devem ser avaliadas quanto à perda de ADM ativa e passivamente. A ADM completa deve incluir abdução, adução, flexão e extensão, se possível. Todas as articulações devem ser palpadas quanto à presença de dor ou calor.

Exames laboratoriais

Se houver suspeita de etiologia infecciosa, deve-se obter hemograma (HGR) com diferencial, hemocultura, velocidade de hemossedimentação (VHS) e proteína C reativa. A proteína C reativa é mais sensível e se elevará antes nas infecções agudas em relação à VHS, mas diminuirá mais rapidamente do que a VHS. Especialistas em ortopedia utilizam os marcadores VHS e proteína C reativa para monitorar a resposta clínica ao tratamento, sendo importantes os valores basais.

Se um processo infeccioso está sendo considerado, a aspiração articular do líquido sinovial deve ser realizada. Coloração de Gram, culturas anaeróbias e aeróbias, proteína e glicose devem ser solicitadas. Uma contagem de leucócitos maior do que 50.000

ORTOPEDIA: DISTÚRBIOS NÃO TRAUMÁTICOS

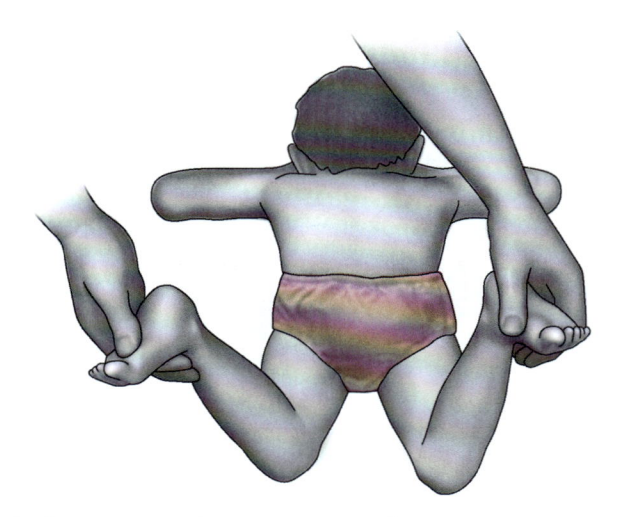

▲ **Figura 43-2** pedir para a criança deitar na posição mostrada. A assimetria da rotação interna pode ser uma indicação de uma condição inflamatória do quadril.

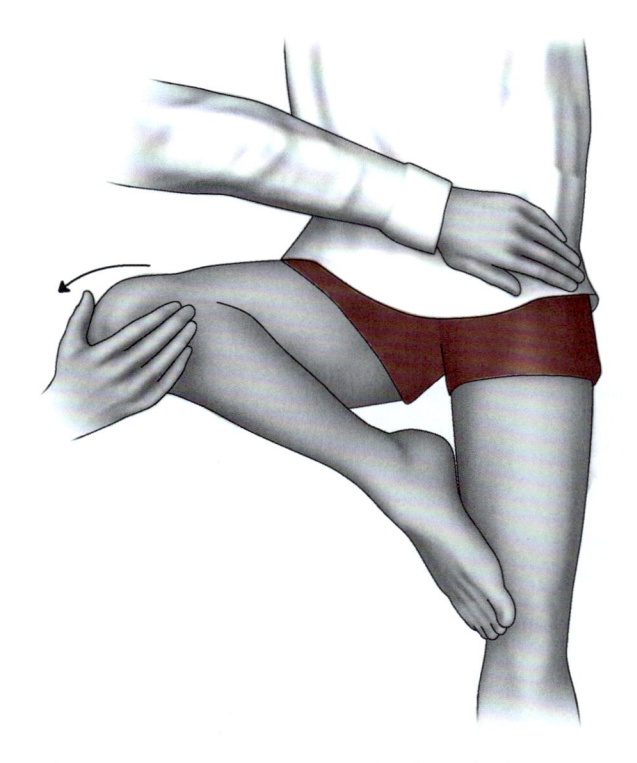

▲ **Figura 43-3** O teste FABER é realizado pedindo-se para o paciente deitar em posição supina com o tornozelo ipsilateral sobre o joelho contralateral. O examinador coloca uma pequena quantidade de pressão para baixo sobre o joelho. Um teste positivo causa dor na articulação sacroilíaca quando o teste é realizado.

por mm^3 indica infecção. Culturas negativas não excluem uma articulação infectada, pois até um terço dos pacientes não apresentará crescimento de micro-organismos na cultura. Se o paciente for sexualmente ativo, o líquido deve ser encaminhado para cultura de gonorreia.

Fator reumatoide sérico, fator antinuclear (FAN) e tipagem de antígeno leucocitário humano (HLA) não devem fazer parte da avaliação na emergência.

Exames de imagem

Radiografias simples das áreas examinadas devem ser solicitadas antes de outros exames. Pelo menos duas incidências (anteroposterior [AP] e lateral) devem ser realizadas, pois uma única incidência é inadequada. Se forem solicitadas radiografias de quadril, são necessárias incidências AP e lateral com "pernas de rã". Se a criança ainda não verbalizar, devem-se realizar radiografias de rastreamento dos quadris até os pés.

Se houver suspeita de artrite séptica de quadril, a US é um exame não invasivo que pode ser facilmente realizado para a identificação de um derrame. A US também pode ser estendida para pesquisar infecção em tecidos moles, como abscessos (ver Capítulo 2).

Cintilografias ósseas são pouco solicitadas no SE, mas devem ser consideradas se forem facilmente obtidas. A tomografia computadorizada (TC) é mais adequada para a identificação de lesões ósseas, e a RM é mais adequada para anormalidades de tecidos moles e condições inflamatórias.

DISTÚRBIOS DO QUADRIL

Displasia do desenvolvimento do quadril

A displasia do desenvolvimento do quadril (DDQ) costuma ser vista em lactentes com menos de 2 meses. Os deslocamentos congênitos de quadril são comumente vistos em meninas primogênitas. A manobra de Ortolani testa essa anormalidade. Ela é realizada com a criança em posição supina. O médico faz flexão dos quadris e joelhos em 90 graus enquanto aplica pressão anterior sobre os trocanteres maiores com suave abdução das pernas. Este movimento faz uma rotação para cima e para fora nos quadris e testa o deslocamento posterior do quadril. A presença de um clique (sensação de deslocamento) é um teste positivo. A manobra de Ortolani é frequentemente negativa em lactentes com mais de 2 meses. A manobra de Barlow é outro teste para a DDQ e é realizada fazendo-se a adução do quadril e aplicando-se pressão posteriormente sobre os joelhos e escutando ou sentindo um clique. Todos os casos de DDQ devem levar à avaliação com um ortopedista (Figura 43-4).

Storer SK, Skaggs DL: Developmental dysplasia of the hip. *Am Fam Physician*. 2006;74 (8):1310-1316 [PMID: 17087424].

Doença de Legg-Calvé-Perthes

A doença de Legg-Calvé-Perthes (DLCP) é uma osteonecrose idiopática da epífise da cabeça do fêmur. Ela comumente ocorre em crianças com idade de 3 a 12 anos; porém, ela ocorre muitas

Teste de Barlow

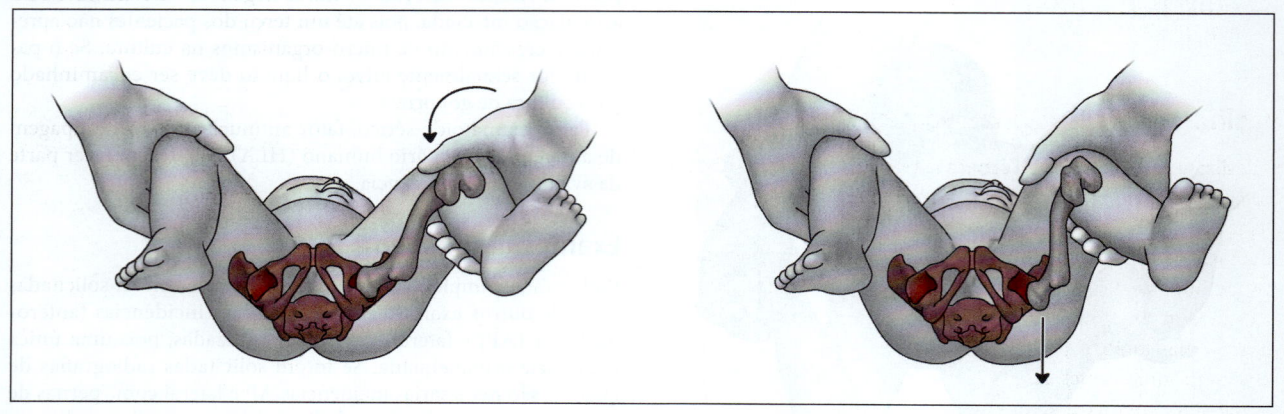

Teste de Ortolani

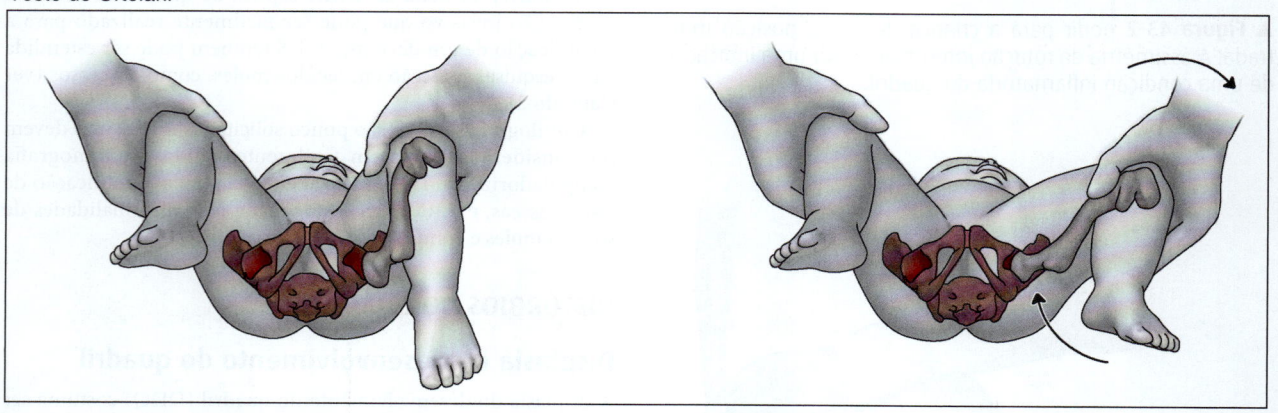

▲ **Figura 43-4** Comparação entre teste de Barlow e Ortolani.

vezes em meninos de 4 a 8 anos com retardo na maturidade esquelética. Os meninos são afetados com maior frequência do que as meninas. A DLCP é bilateral em 10 a 20% dos pacientes. O paciente pode queixar-se de dor no quadril ou na virilha, mas geralmente relata dor no joelho, que é insidiosa e pode ser contínua por semanas ou meses. O paciente estará afebril e sem aparência toxêmica. O exame físico pode mostrar atrofia da musculatura da coxa e uma marcha antálgica secundária à dor por limitação da ADM. Os achados radiográficos dependem da duração da doença. Pode haver achatamento da cabeça femoral dando um aspecto de uma epífise femoral pequena, discreto alargamento da articulação do quadril e, mais tarde na doença, colapso e mesmo fragmentação. Uma TC pode ser útil quando as radiografias são inconclusivas ou normais, especialmente no início da doença. A RM e a cintilografia são mais úteis para o estadiamento da doença e podem ser realizadas ambulatorialmente. O encaminhamento para um ortopedista é necessário quando a DLCP é diagnosticada ou suspeitada. A idade da criança no momento do diagnóstico é um indicador prognóstico, pois as crianças menores têm desfechos mais favoráveis a longo prazo (Figura 43-5).

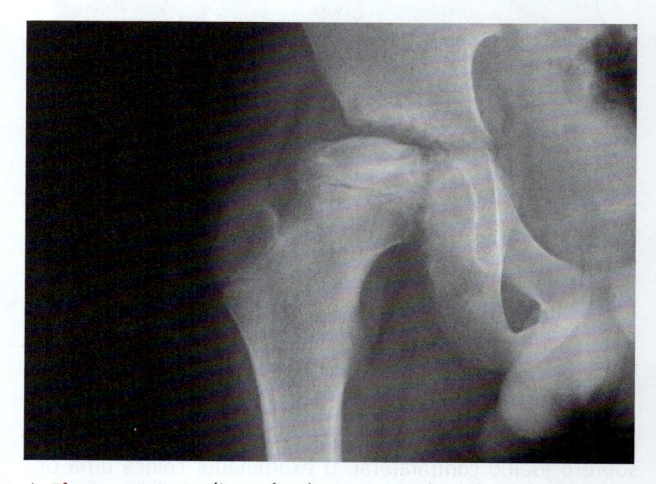

▲ **Figura 43-5** Radiografia demonstrando a doença de Legg-Calvé-Perthes; observe a cabeça femoral pequena e de formato irregular.

Kim HK: Legg-Calvé-Perthes disease. *J Am Acad Orthop Surg.* 2010;18(11):676-686 [PMID: 21041802].

Deslizamento da epífise da cabeça femoral

O deslizamento da epífise da cabeça femoral (DECF) é um distúrbio comum em adolescentes. O colo femoral se move em relação à epífise femoral devido à fraqueza na fise (placa de crescimento). A epífise, assim, permanece no acetábulo. Ele comumente ocorre em meninos com idade de 14 a 16 anos e em meninas com 11 a 13 anos. A obesidade é um fator de risco devido a forças mecânicas, mas também há relação com períodos de crescimento rápido em adolescentes. Além disso, endocrinopatias como hipotireoidismo, condições de hipogonadismo e deficiência de hormônio do crescimento são relatadas em pacientes com DECF. O distúrbio ocorre com mais frequência em meninos em relação às meninas, envolvendo o quadril esquerdo com maior frequência do que o direito. O envolvimento bilateral dos quadris ocorre em 25% dos pacientes. O paciente se queixará de dor no quadril ou dor referida no joelho. O paciente pode demonstrar uma marcha antálgica. As radiografias com incidências em AP e em "pernas de rã" demonstram deslocamento da cabeça femoral em direção posterior e inferior em relação ao colo femoral. Ele é descrito como aparecimento de um "sorvete deslizando para fora do cone". Na radiografia em AP, é útil usar uma linha de Klein, que é uma linha desenhada ao longo do aspecto lateral da cabeça femoral e que deve fazer a intersecção de uma porção da epífise femoral em um quadril normal, mas não no DECF. Os casos suspeitos devem evitar a sustentação de peso até a avaliação de um ortopedista. O tratamento definitivo é a fixação interna cirúrgica. Podem ocorrer complicações crônicas devidas a mau posicionamento severo, resultando em necrose avascular, discrepância de comprimento das pernas e condrólise (Figura 43-6).

Peck D: Slipped capital femoral epiphysis: Diagnosis and management. *Am Fam Physician.* 2010;82(3):258 [PMID: 20672790].

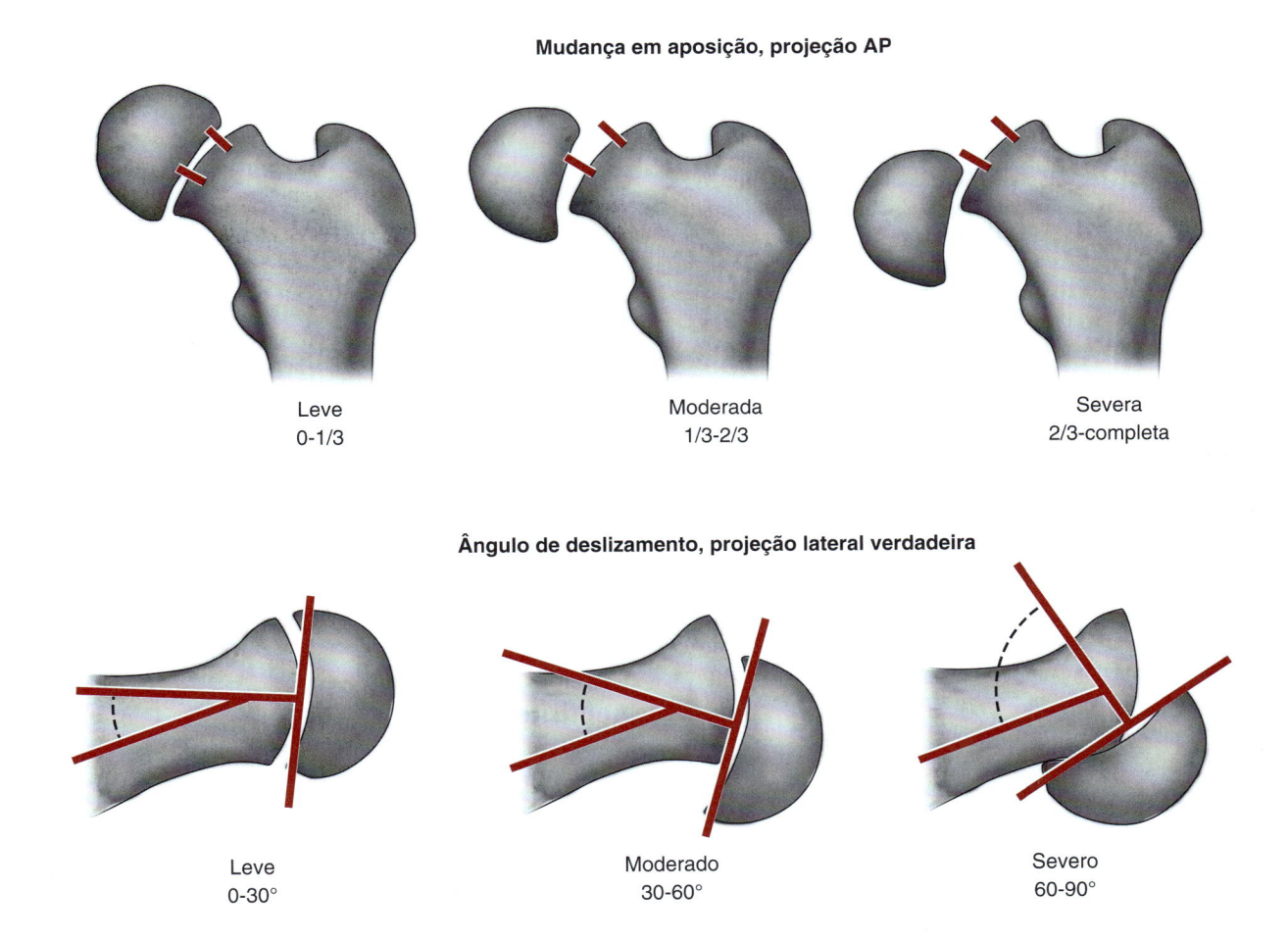

Figura 43-6 A figura demonstra os graus de intensidade do deslizamento da epífise da cabeça femoral.

Sinovite transitória

A sinovite transitória (sinovite tóxica) é a causa mais comum de dor unilateral no quadril em crianças e costuma afetar aquelas de 3 a 10 anos de idade. A sinovite transitória resulta de inflamação da sinóvia da articulação do quadril e, como o nome sugere, está presente apenas por um curto período de tempo. A criança apresentará dor no quadril e costuma chegar ao SE mancando. A causa costuma não ser conhecida, podendo estar relacionada com um trauma menor recente ou infecção viral. Até 50% das crianças podem apresentar uma história de infecção recente de via aérea superiore ou otite média (OM). A criança geralmente não tem aspecto toxêmico nem história de febre. É importante diferenciar essa entidade clínica de uma artrite séptica. O teste de rolamento em bloco modificado pode ajudar a diferenciar a sinovite transitória da artrite séptica de quadril. O paciente deita em posição supina com as pernas estendidas para fora. O médico segura o hálux e rola a perna de medial para lateralmente, o que, por sua vez, faz rotação do quadril. Se um arco de 30 graus ou mais de rotação do quadril for possível sem dor, o diagnóstico de sinovite transitória é mais provável do que a artrite séptica de quadril. Se houver necessidade de avaliação adicional, devem-se realizar radiografias, HGR, VHS e proteína C reativa, pois a sinovite transitória é um diagnóstico de exclusão. Os valores estão geralmente normais ou discretamente elevados. Se ainda houver suspeita de artrite séptica, deve-se realizar RM ou aspiração com agulha guiada por US. A TC não é benéfica nessas situações e não deve ser solicitada. O tratamento é feito com AINEs (ibuprofeno) ou paracetamol, e os pais são orientados a limitar a sustentação de peso pela criança. Uma nova avaliação dentro de 24 horas é sugerida, embora seja uma doença autolimitada que melhora em 7 a 10 dias. As orientações de liberação devem incluir o retorno imediato ao SE no caso de aumento da dor ou desenvolvimento de febre.

Os critérios de Koch podem ajudar a estabelecer a probabilidade de um diagnóstico. Os quatro critérios originais incluíam a não sustentação de peso no lado acometido, VHS maior do que 40 mm/h, febre e mais de 12.000 leucócitos/mm^3. Uma proteína C reativa maior do que 20 mg/L foi acrescentada a esta lista de preditores. Relatos mais recentes sugerem que a probabilidade de uma criança apresentar artrite séptica é de 2% sem critérios positivos, 5% com 1 critério positivo, 11% com 2 critérios positivos, 22% com 3 critérios positivos, 40% com 4 critérios positivos e 60% com todos os 5 critérios positivos. A contagem de leucócitos costuma ser obtida, mas não é confiável para a exclusão de artrite séptica. Foi demonstrado que uma proteína C reativa menor do que 1 tem valor preditivo negativo de 87% em um estudo de Levine. VHS e proteína C reativa não são úteis apenas para fazer o diagnóstico, mas também para acompanhar a resposta ao tratamento. Deve ser obtida uma hemocultura para auxiliar na identificação de um micro-organismo e da existência de bacteremia. A coloração de Gram e a cultura do líquido sinovial são os exames diagnósticos mais importantes. A drenagem de emergência no bloco cirúrgico por um ortopedista é o tratamento definitivo.

Os patógenos variam conforme a idade e o estado da imunização. Os patógenos em neonatos incluem *Staphylococcus aureus*, *Streptococcus* do grupo B e bacilos gram-negativos. Os patógenos em crianças com 6 a 24 meses incluem *Haemophilus influenzae*, *Streptococcus* e *S. aureus*. Os patógenos em crianças com mais de 2 anos incluem *S. aureus*, *Streptococcus* e bacilos gram-negativos. A escolha dos antibióticos deve se basear nos prováveis patógenos (ver Capítulo 41).

> Kocher MS, Mandiga R, Zurakowski D, et al: Validation of a clinical prediction rule for the differentiation between septic arthritis and transient synovitis of the hip in children. *J Bone Joint Surg Am.* 2004;86:1629-1635 [PMID: 15292409].
>
> McKenzie M, Carlson B, Carlson WO: Evaluating hip pain in children. *S D Med.* 2012;65(8):303 [PMID: 22924207].
>
> Levine MJ, et al: Assessment of the test characteristics of C-reactive protein for septic arthritis in children. *J Pediatrc Orthop.* 2003;23:373 [PMID: 12724603].
>
> Sultan J, Hughes PJ. Septic arthritis or transient synovitis of the hip in children. *J Bone and Joint Surg.* 2010;92(9):1289-1293 [PMID: 20798450].

Artrite séptica do quadril

A artrite séptica do quadril costuma ser diagnosticada em crianças com menos de 4 anos. A criança se queixa de dor na região da virilha com aumento de intensidade gradual. A criança costuma ter aspecto toxêmico com febre e irritabilidade. A criança costuma apresentar claudicação no lado afetado. Quando a criança está em posição supina, o quadril costuma ser mantido em flexão, abdução e rotação externa. Fazer a palpação para pesquisa de dor local na ASI. As radiografias podem mostrar a presença de derrame e alargamento do espaço articular em comparação com o quadril contralateral. A US pode detectar um derrame ou uma cápsula distendida (positiva quando a cápsula está distendida 2 mm ou mais do que o outro lado) (ver Capítulo 2). A RM demonstrará o derrame e o aumento da inflamação articular.

DISTÚRBIOS DO JOELHO

Quando crianças ou adolescentes apresentam dor no joelho, ela é comumente causada por um dos seguintes distúrbios.

Apofisite tibial

A apofisite tibial (doença de Osgood-Schlatter [DOS]) é uma condição comum e vista em meninos adolescentes que passaram por um estirão de crescimento recente. A dor é na porção anterior do joelho e se localiza na área em que o tendão da patela se insere na tíbia anterior. Ela ocorre após lesão repetitiva na tuberosidade tibial, sendo comumente vista em atletas jovens. Os pacientes se queixam de dor para correr, saltar e subir escadas. Ao exame, o paciente apresentará dor na extensão contra uma resistência. Pode haver massa ou nódulo palpável na apófise tibial anterior. A região pode ter um eritema leve. Não há derrame articular. Até 25% dos pacientes apresentarão lesões bilaterais. O diagnóstico é clínico; porém, as radiografias podem ser benéficas para excluir outras causas de dor. A condição é autolimitada e melhora em poucos meses ou anos. A condição pode ser melhorada com antinflamatórios não esteroides (AINEs) e repouso em relação a atividades ou esportes agravantes.

> Gholve PA, Scher DM, Khakharia S, et al: Osgood-Schlatter syndrome. *Curr Opin Pediatr.* 2007;19(1):44-50 [PMID: 17224661].

Disfunção patelofemoral

Há diversas causas de disfunção patelofemoral, mas esta seção se concentrará nos problemas mais frequentemente vistos no SE.

A dor na articulação patelofemoral secundária à disfunção é um dos distúrbios mais comuns do joelho. É um problema prevalente em atletas, mas o tipo e a duração das atividades esportivas são fatores que contribuem. Os pacientes se queixam de dor na parte anterior do joelho. A dor exacerbada por atividades é típica de patologia condral. Se a patela estiver se movendo indevidamente ao longo do sulco patelofemoral (tróclea), a superfície condral da patela pode inflamar e sofrer degeneração. Quando a condição progride para erosão prematura da cartilagem, ela é conhecida como condromalácia da patela. A dor no joelho que melhora durante a atividade física, mas retorna em repouso sugere tendinite. A DOS deve ser considerada em crianças com dor patelofemoral.

Subluxação patelar

A subluxação patelar é uma condição clínica que comumente afeta adolescentes e, algumas vezes, crianças menores. A patela normalmente desliza para cima e para baixo, centralmente em um sulco (tróclea). Em algumas pessoas, a patela não desliza centralmente, pois é empurrada para o lado com a flexão do joelho. Há variações de gravidade, mas o deslizamento impróprio ao longo da tróclea pode causar dor e até deslocamentos. O teste da apreensão é realizado para verificar a presença de subluxação. O joelho é colocado em 30 graus de flexão. O examinador coloca pressão lateral sobre a patela. A instabilidade medial resulta em apreensão pelo paciente, pois isso causa dor, e o paciente geralmente agarra a mão do examinador para interromper a manobra (daí o nome, apreensão). Nem sempre são necessários exames de imagem para o diagnóstico, mas a TC é mais sensível do que a radiografia, quando indicada. O manejo agudo inicialmente deve ser conservador: proteção do joelho afetado, repouso, gelo e elevação. Os pacientes podem retornar às atividades físicas e aos esportes quando houver resolução da dor e retorno da ADM na articulação do joelho. Os pacientes com dor e problemas continuados devem ser encaminhados para avaliação adicional por ortopedista.

Tendinite patelar (joelho de saltador)

A tendinite patelar é uma síndrome de uso excessivo e resulta de microtraumas repetitivos, geralmente atividades esportivas. Ela comumente ocorre em atletas envolvidos em esportes com saltos, como basquetebol ou voleibol, mas também ocorre em jogadores de futebol ou corredores de longa distância novatos. A dor costuma ocorrer diretamente no tendão patelar, podendo ser reproduzida pela palpação. Muitos atletas retornam às atividades antes da resolução completa, o que pode causar tendinite patelar crônica. O tratamento é conservador, com proteção, repouso, gelo e elevação. O uso de faixas patelares não se comprovou benéfico na literatura, embora muitos terapeutas aconselhem seu uso e muitos atletas relatem alívio da dor com o uso.

Osteocondrite dissecante

A osteocondrite dissecante (OCD) é um distúrbio mais comumente visto em adolescentes. Uma área focal de osso subcondral se torna necrótica e a cartilagem sobrejacente perde sua estrutura de suporte e subsequentemente é deslocada para o espaço articular; 20 a 30% dos casos são bilaterais. O joelho é envolvido em cerca de 75% dos pacientes; porém, a OCD pode ocorrer no cotovelo. A etiologia é incerta, mas forças repetitivas e compressivas têm um papel significativo. Acredita-se que o microtrauma repetitivo no atleta seja um fator contribuidor, além da maior suscetibilidade de adolescentes durante estirões de crescimento. Os pacientes se queixam de desconforto discreto e vago no joelho com sensação de "trancar" ou "falsear". A dor aumenta com a sustentação de peso, e os pacientes têm períodos de rigidez após o repouso. Os pacientes costumam ser incapazes de fazer a extensão completa do joelho e essa restrição de movimentos é um achado clínico importante. O exame físico pode demonstrar derrame, crepitação e dor ao longo da linha articular.

A OCD é um diagnóstico radiológico e, quando suspeitada, são solicitadas incidências com cisão em túnel (joelho em flexão) além das incidências AP e lateral. Se a lesão for encontrada, o joelho contralateral também deve ser examinado e radiografado, pois a OCD costuma ser bilateral. Se o diagnóstico for feito no SE, o paciente deve ser encaminhado para um ortopedista para avaliação adicional, incluindo RM para avaliação de estabilidade, estadiamento e possibilidade de intervenção cirúrgica.

DISTÚRBIOS DA PORÇÃO INFERIOR DA PERNA

Síndrome do estresse tibial medial

A síndrome do estresse tibial medial (SETM) é uma condição dolorosa comumente conhecida como "canelite". Ela é um distúrbio de estresse cumulativo comum em corredores ou em atividades esportivas praticadas sobre superfícies duras (tênis). Os pacientes apresentam dor ao longo da lateral da tíbia, dor à palpação e possível edema. A dor costuma melhorar após a atividade, mas pode ficar constante. O tratamento envolve terapia com proteção, repouso, gelo e elevação. AINEs ou paracetamol podem aliviar a dor. O uso de calçados adequados para as atividades esportivas é essencial na prevenção e no tratamento. Suportes de arco podem ser úteis, podendo ser feitos sob medida ou comprados sem prescrição médica. Deve-se estimular o treinamento intercalado com esportes de menor impacto durante períodos de recuperação.

O diagnóstico diferencial deve incluir fraturas de estresse, síndrome de compartimento crônica relacionada a exercícios, compressão de nervos e síndrome de compressão da artéria poplítea. Essas síndromes podem ter sintomas semelhantes à SETM, sendo fundamental confirmar o diagnóstico.

Exames radiológicos podem estar indicados para a exclusão de fraturas de estresse. Cintilografia óssea, RM, ARM, pressão de compartimento e arteriografias podem estar indicadas para avaliação das condições mais graves mencionadas.

> Carr K, Sevetson E: Clinical Inquiries: How can you help athletes prevent and treat shin splints? *J Fam Pract.* 2008;57(6),406-408 [PMID: 18544325].
>
> Edwards PH Jr., Wright ML, Hartman JF: A practical approach for the differential diagnosis of chronic leg pain in the athlete. *Am J Sports Med.* 2005;33(8),1241-1249 [PMID: 16061959].
>
> Galbraith M, Lavallee M: Medial tibial stress syndrome: Conservative treatment options. *Curr Rev Musculoskelet Med.* 2009;2(3):127-133 [PMID: 19809896].

Tíbia vara (doença de Blount)

A tíbia vara (doença de Blount) é uma anormalidade do crescimento da tíbia em que ela vira para dentro, dando à criança ou adolescente o aspecto de pernas cambotas. A causa é desconhecida, mas acredita-se que esteja relacionada ao excesso de peso sobre a placa de crescimento. Ela está associada com obesidade, estatura baixa e início precoce do caminhar. A tíbia vara vista ao nascer tende a melhorar com a idade, e a doença de Blount piora de forma gradual à medida que a criança cresce, podendo resultar em incapacidade permanente se a doença não for tratada. Crianças e adolescentes com a doença de Blount devem ser encaminhadas para um ortopedista, pois está indicado o uso de órteses em crianças com menos de 3 anos e a cirurgia pode estar indicada nas crianças maiores.

DISTÚRBIOS DA COLUNA VERTEBRAL

ESCOLIOSE

A curvatura lateral da coluna de 10 graus ou mais no plano coronal define a escoliose. A deformidade pode ser secundária a outro processo patológico, como doença neuromuscular ou distúrbio do tecido conectivo. Ela também pode ser congênita. Quando não é identificado nenhum fator predisponente, pode ser diagnosticada a escoliose idiopática. Embora a escoliose idiopática possa ocorrer a qualquer momento a partir do nascimento, a maioria dos casos aparece durante a adolescência. Embora não seja uma causa frequente de atendimentos no SE, a escoliose pode resultar em morbidade significativa se não for diagnosticada.

Os pacientes com escoliose idiopática adolescente costumam ser assintomáticos ao diagnóstico, embora possam apresentar-se quando eles ou os pais notam assimetria de ombros, costelas ou marcha. Embora a dorsalgia musculoesquelética seja mais comum em pessoas com escoliose do que na população geral, a dor lombar é uma apresentação clínica incomum. É mais comum que o exame físico de rotina detecte sinais de escoliose e leve a uma investigação adicional. Se houver suspeita de escoliose no paciente no SE, deve-se encaminhá-lo para o médico da atenção primária para uma avaliação mais detalhada.

Radiografias simples da coluna em ortostatismo permanecem sendo o padrão-ouro para diagnóstico e avaliação de escoliose. O objetivo do médico é avaliar a gravidade da doença e o risco de progressão da curvatura. De maneira resumida, quanto mais intensa a curvatura e mais imaturo o esqueleto, maior será o risco de progressão da curvatura. A maioria dos pacientes com escoliose idiopática adolescente não precisará de tratamento e não terá nenhuma morbidade significativa. Nos pacientes em que a curvatura fica intensa, há risco de dor crônica, limitação funcional e doença pulmonar restritiva. As opções de tratamento incluem observação, órteses e correção cirúrgica. É importante deixar a decisão sobre a opção de tratamento mais adequada para o paciente, os pais e o médico da atenção primária em conjunto com cirurgião ortopédico, quando necessário. Os planos de tratamento são individualizados com base nas implicações psicossociais do uso de órteses e da cirurgia e nos dados disponíveis sobre a eficácia das técnicas de uso das órteses.

> Dolan LA, Weinstein SL: Surgical rates after observation and bracing for adolescent idiopathic scoliosis: An evidence-based review. *Spine (Phila, Pa 1976).* 2007;32:S91 [PMID: 17728687].
>
> Kim HJ, Green DW: Adolescent back pain. *Curr Opin Pediatr.* 2008;20:37 [PMID: 18197037].
>
> Malfair D, Flemming AK, Dvorak MF, et al: Radiographic evaluation of scoliosis: Review. *AJR Am J Roentgenol.* 2010;194:S8 [PMID: 20173177].

CIFOSE (CIFOSE DE SCHEUERMANN)

A cifose de Scheuermann é definida radiograficamente como o encunhamento anterior de três ou mais vértebras adjacentes em 5 graus ou mais na radiografia lateral da coluna. Ela mais frequentemente fica evidente próximo do início da puberdade. Os pacientes podem buscar atendimento devido à deformidade produzida; porém, no SE, é mais provável que os pacientes consultem por dor. A dor costuma ser dolorida e insidiosa, com exacerbação durante atividades e alívio com repouso. Muito raramente, a cifose pode causar uma mielopatia compressiva. A exata etiologia da cifose de Scheuermann não está clara, mas fatores genéticos têm sido implicados, bem como o trauma repetitivo.

Há necessidade de radiografias simples para o diagnóstico da cifose de Scheuermann, mas elas geralmente podem ser realizadas pelo médico da atenção primária. O tratamento é conservador na maioria dos casos e consiste em exercícios de reforço e alongamentos. O uso de órteses e a cirurgia são reservados para deformidades mais graves ou incapacidade. Os pacientes têm risco de dor lombar crônica na idade adulta, mas ela não costuma ser intensa e o prognóstico destes pacientes é bom.

> Lowe TG, Line BG: Evidence based medicine: Analysis of Scheuermann kyphosis. *Spine (Phila Pa 1976)*. 2007;32:S115 [PMID: 17728677].

ESPONDILOLISTESE

A espondilólise descreve um defeito na *pars interarticularis* da coluna, geralmente adquirida por trauma repetitivo causado por flexão e extensão da coluna lombar. Quando o defeito é bilateral, o corpo vertebral pode deslizar anteriormente, sendo chamada de espondilolistese. A maioria dos casos ocorre durante a adolescência, e atletas que participam de atividades, como futebol americano, dança, levantamento de peso e ginástica, apresentam o maior risco. O paciente costuma procurar atendimento por dor subaguda ou aguda lombar, sendo que a dor costuma ser exacerbada por hiperextensão da coluna lombar. É raro haver fraqueza verdadeira ou dor radicular.

No SE, as radiografias simples com incidências oblíquas da coluna lombar devem ser suficientes para a avaliação inicial. A incidência oblíqua mostrará os elementos posteriores sobrepostos ao corpo vertebral, formando o perfil de um "cachorro Scottish terrier" na radiografia. Para os pacientes com espondilólise, a radiografia pode demonstrar um defeito na lâmina da *pars interarticularis* correspondendo a um "pescoço quebrado" na imagem do cachorro (Figura 43-7). A espondilolistese também pode ser classificada com base na intensidade do deslizamento. Na doença muito inicial e sem desenvolvimento completo do defeito na *pars interarticularis*, a radiografia simples pode ser negativa. Se a suspeita permanecer alta, o paciente pode fazer acompanhamento com o médico da atenção primária para exames de imagem adicionais, geralmente uma RM. Após o diagnóstico, o tratamento é conservador, com restrição de atividades, exercícios orientados e, algumas vezes, uso de órteses. A cirurgia costuma ser reservada para a espondilolistese de alto grau ou dor refratária.

> Leone A, Cianfoni A, Cerase A, et al: Lumbar spondylolysis: A review. *Skeletal Radiol*. 2011;40:683 [PMID: 20440613].

ESPONDILITE ANQUILOSANTE

A espondilite anquilosante é uma doença inflamatória crônica com envolvimento de articulações sacroilíacas e articulações do esqueleto axial. Embora classicamente diagnosticada em adultos jovens, a espondilite anquilosante pode ocorrer em crianças, em geral durante a adolescência. A apresentação difere daquela vista em adultos. A espondilite anquilosante de início juvenil costuma não trazer sintomas na coluna vistos em adultos. Em vez disso, os pacientes primeiro desenvolvem uma poliartrite de extremidades. Isso pode ocorrer anos antes que a sacroileíte necessária para o diagnóstico da doença de início adulto seja

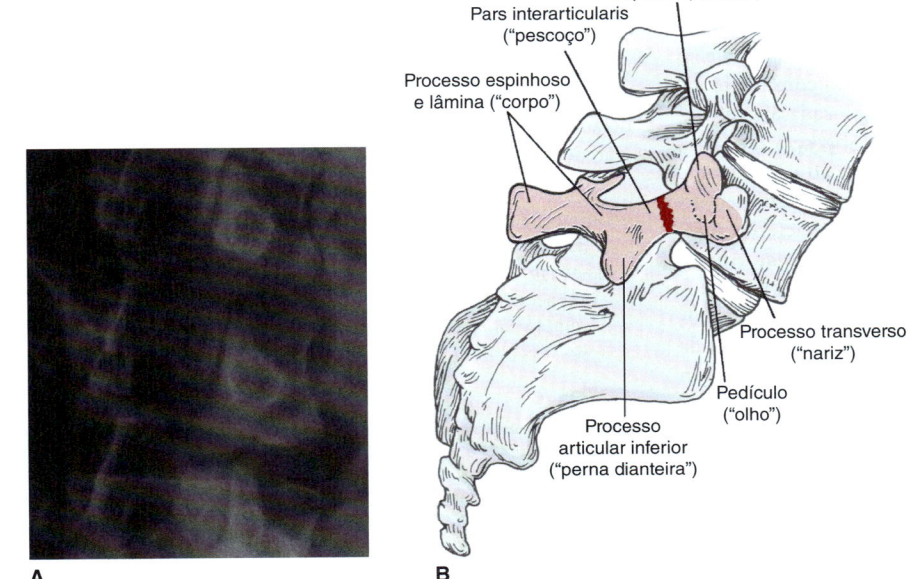

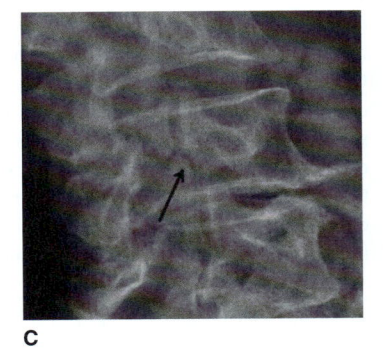

▲ **Figura 43-7** A aparência de cachorro Scottish terrier dos elementos posteriores na incidência oblíqua da coluna lombar. A. Radiografia oblíqua normal. B. Esquemático. C. Espondilólise na radiografia (seta). (Reproduzida com permissão de Simon RR, Sherman SC. *Emergency Orthopedics*, 6th ed. New York: McGraw-Hill, 2011. Copyright © McGraw-Hill Education LLC.)

radiologicamente aparente. O envolvimento de múltiplos sistemas pode ocorrer como em qualquer outra espondiloartropatia inflamatória. A doença inflamatória intestinal e a uveíte são relativamente comuns, embora manifestações cardíacas como a insuficiência aórtica sejam raras.

O tratamento envolve o controle dos sintomas com AINEs, fisioterapia e uso judicioso de corticosteroides. O cuidado do paciente no SE com exacerbação de espondilite anquilosante de início juvenil deve ser cuidadosamente coordenado pelo reumatologista pediátrico do paciente. Se houver suspeita de um novo diagnóstico de espondilite anquilosante ou de outra espondiloartropatia, a avaliação com um reumatologista pediátrico é importante para estabelecer um acompanhamento cuidadoso, pois é provável que se necessite de muitos exames sorológicos e genéticos.

DISCITE

A inflamação do disco intervertebral (discite) costuma ser autolimitada. Ela ocorre em crianças com cerca de 3 a 5 anos de idade. Os sintomas de apresentação podem ser vagos e ter início gradual, dificultando o diagnóstico acurado. As crianças podem apresentar recusa em caminhar, claudicação, dor lombar, irritabilidade, febre baixa e vômitos. Os sintomas costumam estar presentes por cerca de 3 semanas no momento do diagnóstico. O exame físico pode revelar dor à percussão sobre a coluna, recusa em fazer flexão da coluna e rigidez de quadril. Os achados neurológicos são raros, mas incluem reflexos diminuídos e fraqueza muscular. A avaliação laboratorial deve incluir HGR, proteína C reativa, VHS e hemoculturas. A VHS costuma estar elevada, mas o HGR é geralmente normal e as hemoculturas raramente são positivas. As radiografias simples mostram estreitamento do espaço discal após 2 a 3 semanas de doença. A RM contrastada é o exame de escolha para diagnosticar e identificar a extensão da discite.

Após o diagnóstico, o tratamento é iniciado com antibióticos intravenosos (IV) (ceftazidima 50 mg/kg a cada 8h, ceftriaxona 50 mg/kg a cada 12h, vancomicina 10 mg/kg a cada 6h), incluindo uma cefalosporina de terceira geração e um agente antiestafilocócico. É incomum que as bactérias sejam identificadas, mas quando as culturas são positivas as bactérias mais comumente encontradas são *S. aureus* e *Kingella kingae*. Após a melhora clínica, os antibióticos IV podem ser trocados por agentes orais. O controle da dor é um aspecto fundamental do cuidado e o repouso no leito com limitação dos movimentos pode ser útil. Alguns autores defendem a imobilização espinal com órteses. As complicações graves são raras, mas podem incluir osteomielite vertebral e abscesso epidural espinal. A fusão anterior dos corpos vertebrais acima e abaixo do disco envolvido não é incomum, mas costuma ser assintomática.

Garron E, Viehweger E, Launay F, et al: Nontuberculous spondylodiscitis in children. *J Pediatr Orthop.* 2002;22:321 [PMID: 11961447].

Kayser R, Mahlfeld K, Greulich M, et al: Spondylodiscitis in childhood: Results of a long-term study. *Spine (Phila Pa 1976).* 2005;30:318 [PMID: 15682013].

Nussinovitch M, Sokolover N, Volovitz B, et al: Neurologic abnormalities in children presenting with diskitis. *Arch Pediatr Adolesc Med.* 2002;156:1052 [PMID: 12361454].

ABSCESSO EPIDURAL ESPINAL

O abscesso epidural espinal é uma verdadeira emergência que exige a imediata identificação e tratamento para evitar morbidade grave e mortalidade. Devido à sua raridade e apresentação vaga, o diagnóstico de abscesso epidural espinal costuma demorar. Em adultos, foi proposto que marcadores inflamatórios sejam usados em combinação com avaliação de fatores de risco como ferramenta de rastreamento para abscesso epidural espinal no SE. Os adultos com abscesso epidural espinal costumam apresentar pelo menos um fator de risco, como comorbidades, instrumentação espinal recente, trauma ou abuso de drogas IV; porém, em crianças, é provável que não seja encontrado nenhum fator predisponente. A clássica tríade de febre, dor lombar e déficit neurológico também é incomum. Os sintomas podem progredir em etapas, desde dor lombar simples até a dor do tipo neuropático, seguida por fraqueza e alterações de sensibilidade até o desenvolvimento final de paralisia.

Os exames laboratoriais iniciais devem incluir HGR, VHS, proteína C reativa e hemoculturas. Embora a leucocitose com elevação de marcadores inflamatórios possa aumentar a suspeita de abscesso epidural espinal, isso não é suficiente para o diagnóstico. A contagem de leucócitos não tem sensibilidade e os marcadores inflamatórios são inespecíficos. A RM é a modalidade de imagem de escolha, devendo ser obtida o mais rápido possível. Quando o abscesso epidural espinal for o diagnóstico mais provável, o tratamento antibiótico deve iniciar sem atrasos. A cobertura de amplo espectro é geralmente defendida com o cuidado de cobrir *S. aureus* resistente à meticilina (MRSA) (vancomicina 10 mg/kg a cada 6h). Após a confirmação radiológica do abscesso, há necessidade de avaliação imediata com um cirurgião de coluna para a drenagem definitiva.

Darouiche R: Spinal epidural abscess. *N Engl J Med.* 2006;55:2012 [PMID: 17093252].

Davis DP, Wold RM, Patel RJ, et al: The clinical presentation and impact of diagnostic delays on emergency department patients with spinal epidural abscess. *J Emerg Med.* 2004;26:285 [PMID: 15028325].

OUTROS DISTÚRBIOS ORTOPÉDICOS NO SERVIÇO DE EMERGÊNCIA

ABSCESSO DO PSOAS

Um abscesso do psoas (iliopsoas) é uma coleção de pus no compartimento do músculo iliopsoas. A incidência é rara, mas há frequência aumentada deste diagnóstico com o uso de TC ou RM. O abscesso primário do psoas tende a ocorrer em crianças e adolescentes. Os sinais e sintomas incluem dor em região lombar, quadril ou flanco, febre, massa inguinal e claudicação. As crianças podem apresentar dor abdominal ou queixas genituriárias. O "sinal do psoas", dor à extensão do quadril, pode estar presente.

As causas primárias do abscesso de psoas incluem idiopáticas, disseminação hematogênica por uma fonte cutânea oculta e linfadenite supurativa. As causas secundárias menos prováveis em crianças incluem doença de Crohn, ruptura de apendicite, abscesso periapendicular, pielonefrite, tuberculose renal, espondilite tuberculosa e complicações de cirurgia espinal. As etiologias tuberculosas do abscesso de psoas ocorrem com mais frequência nos países em desenvolvimento.

A microbiologia do abscesso irá variar conforme a geografia e a patogênese da infecção. O abscesso primário de psoas é mais comumente causado pela infecção por um único micro-organismo. O patógeno bacteriano mais comum é o *S. aureus*, incluindo o MRSA.

Os exames laboratoriais devem incluir HGR, VHS, proteína C reativa e hemoculturas. Uma elevação da aminotransferase aspartato também tem sido descrita.

A TC é o exame diagnóstico de escolha, pois é acurada, rápida e não invasiva. A RM é uma alternativa aceitável para o diagnóstico. Radiografia simples e US não são confiáveis nesses casos.

O manejo do abscesso de psoas inclui drenagem cirúrgica e terapia antibiótica. A terapia antibiótica empírica deve incluir a cobertura para MRSA (vancomicina 10 mg/kg a cada 6h).

As complicações e sequelas graves podem incluir choque séptico, trombose venosa profunda (TVP) secundária à compressão extrínseca da veia ilíaca, hidronefrose por compressão ureteral e íleo.

> Atkinson C, Morris SK, Ng V, et al: A child with fever, hip pain and limp. *Can Med Assoc J.* 2006;174(7):924 [PMID: 16567754].
>
> Mallick IH, Thoufeeq MH, Rajendran TP: Iliopsoas abscess. *Postgrad Med J.* 2004;80(946):459-462 [PMID: 15299155].
>
> Navarro López V, Ramos JM, Meseguer V, et al: Microbiology and outcome of iliopsoas abscess in 124 patients. *Medicine (Baltimore).* 2009;88:120 [PMID: 19282703].

DORES DE CRESCIMENTO

As dores de crescimento são um processo benigno e autolimitado de etiologia desconhecida. Apesar do nome, as dores de crescimento não ocorrem durante o momento de crescimento mais rápido, não afetam o crescimento das crianças que as apresentam e não ocorrem em locais específicos de crescimento. Muitos médicos sustentam que as dores de crescimento não existem e que a dor é causada pelo uso excessivo durante o dia. As dores de crescimento, mais comuns entre 2 e 12 anos, são descritas como sensação dolorosa ou latejante na parte anterior de coxas ou posterior de panturrilhas. A dor é intermitente e pode durar meses ou anos. Ela geralmente melhora sem intervenção. Três critérios devem ser preenchidos para o diagnóstico: (1) dor bilateral nas pernas; (2) dor que ocorre apenas à noite; e (3) paciente sem dor, claudicação ou sintomas durante o dia. O diagnóstico de dores de crescimento é pouco provável se houver outros sintomas, como febre, perda ponderal, dor em articulação específica, dor crescente ao longo do tempo, claudicação, diminuição da ADM articular, presença de dor à palpação, vermelhidão, edema ou calor em uma região específica.

> Evans A: Growing pains: Contemporary knowledge and recommended practice. *J Foot Ankle Res.* 2004;1:4 [PMID: 18822152].

OSTEOGÊNESE IMPERFEITA

As crianças podem apresentar-se no SE com fraturas inexplicadas. Profissionais de saúde, serviço social e autoridades da lei costumam suspeitar de abuso infantil. A osteogênese imperfeita (OI) não diagnosticada deve ser considerada em tais crianças, mas não às custas da segurança da criança.

A OI é uma anormalidade genética que pode ser herdada ou resultar de mutação espontânea, causando defeito estrutural ou quantitativo no colágeno tipo I. As características clínicas da OI variam conforme o tipo, dentro do mesmo tipo e na mesma família. As fraturas podem ocorrer durante atividades rotineiras, como mudança de fraldas ou quando a criança tenta rastejar ou levantar-se. Pode não haver anormalidade aparente além do choro ou recusa em sustentar peso sobre um membro. Podem ocorrer todos os tipos de fraturas, incluindo fraturas de costelas e espinais, mesmo sem história de trauma. A criança pode sangrar facilmente. As radiografias podem revelar fraturas antigas que não foram detectadas ou fraturas em vários estágios de cicatrização. A criança com OI pode não ter a esclera azul, deformidades ósseas nem dentes frágeis. As crianças com OI leve ou moderada podem ter ossos de aspecto normal nas radiografias. O diagnóstico de OI é feito pela apresentação clínica. A US pré-natal pode mostrar anormalidades ósseas. A confirmação laboratorial é feita por exames do colágeno ou genéticos. Não há necessidade de exames laboratoriais para a avaliação no SE.

É importante obter uma história familiar detalhada nos casos suspeitos. Perguntar se os pais, irmãos ou outros familiares têm história de múltiplas fraturas, perda auditiva, curvatura espinal ou dentes frágeis. A gravidade da OI pode variar, mesmo dentro da mesma família.

Foi estimado que 7% das crianças com sinais sugestivos de abuso infantil apresentam um problema clínico subjacente que explica as lesões. Além da OI, os distúrbios com ossos frágeis e sangramentos incluem síndrome de Ehlers-Danlos, acidemia glutárica tipo I, hipofosfatasia, distúrbios do metabolismo da vitamina D, distúrbios do metabolismo do cobre e nascimento prematuro.

TUMORES BENIGNOS

Vários tumores de tecidos moles e ossos podem ser encontrados na avaliação do paciente pediátrico no SE. Embora os tumores muitas vezes causem sintomas como dor local ou edema, é provável que a lesão seja um achado incidental no exame físico ou em radiografias. Reconhecendo-se os tumores benignos comuns, o médico da emergência pode fazer os encaminhamentos adequados para o acompanhamento da lesão, evitando exames caros que aumentam o custo e a ansiedade.

Lipomas

Os lipomas são os tumores benignos de tecidos moles mais comuns. Eles são formados por tecido adiposo maduro. A maioria tem localização superficial em tecidos subcutâneos de pescoço, dorso, braços e abdome. Assintomáticos, os lipomas podem causar dor local ou dor do tipo neuropático. Eles costumam ser relatados ao médico devido a problemas estéticos ou preocupação com câncer. Os lipomas costumam ser palpáveis, moles e móveis. Embora o diagnóstico seja clínico, os exames de imagem podem ser úteis para diferenciar lipomas de outras massas de tecidos moles. Os lipomas maiores aparecerão como radiopacos em radiografias simples. A US à beira do leito revelará uma massa elíptica que é hiperecoica em relação ao músculo adjacente. Não há necessidade de tratamento de emergência, e os pacientes podem ser encaminhados a um cirurgião para a ressecção da massa, se isso for desejado.

> Wu J, Hochman M: Soft-tissue tumors and tumorlike lesions: A systematic imaging approach. *Radiology.* 2009;253:297 [PMID: 19864525].

Fibroma ossificante

O fibroma ossificante é uma lesão fibro-óssea encontrada em crianças com menos de 10 anos. Ela afeta a tíbia em 90% dos pacientes. Embora não seja dolorosa, ela tem risco de fratura patológica. As radiografias simples mostrarão uma lesão elíptica, lítica tipo uma bolha com abaulamento anterolateral. Os pacientes devem ser encaminhados a um ortopedista pediátrico. Eles são geralmente acompanhados com radiografias seriadas até a maturidade do esqueleto, quando então pode ser realizada a excisão com enxerto ósseo para lesões sintomáticas ou deformidades.

Fibroma não ossificante

Os fibromas não ossificantes são as lesões ósseas benignas mais comuns em crianças. Uma área de osso que teria normalmente ossificado é substituída por tecido fibroso. As localizações mais comuns são a tíbia e o fêmur, em geral próximo de uma placa de crescimento. O diagnóstico costuma ser incidental quando é solicitada a radiografia de uma extremidade por outra razão. Os fibromas não ossificantes aparecem como lesões alongadas e esclerosantes com deformidade do córtex adjacente. Se for suficientemente grande, a integridade do osso está comprometida, podendo resultar em fratura patológica; porém, isso é raro. Em geral, não há necessidade de avaliação ou acompanhamento adicional.

Osteocondroma

Osteocondromas são tumores produtores de cartilagem que costumam aparecer durante a segunda década de vida. A área de crescimento cartilaginoso se expande durante a infância e ossifica à medida que a criança atinge a maturidade esquelética. A localização mais comum das lesões é o fêmur distal. O esporão ósseo produzido pelo osteocondroma costuma ser palpável, e os pacientes podem apresentar uma massa assintomática. A dor no local é um sintoma de apresentação comum e as lesões podem ser encontradas incidentalmente em radiografias feitas por outras razões. As radiografias simples mostram um esporão ósseo na metáfise que costuma estar direcionado para longe da articulação. Osteocontromas pequenos e assintomáticos podem ser acompanhados pelo médico da atenção primária, e lesões grandes e preocupantes devem ser encaminhadas a um ortopedista. A cirurgia está indicada para os osteocondromas quando eles produzem complicações como dor, redução da ADM ou deformidade. Se diagnosticadas na infância, as lesões devem ser acompanhadas até a idade adulta devido a raras ocorrências de transformação maligna para condrossarcoma.

> Levine SM, Lambiase RE Petchprapa CN: Cortical lesions of the tibia: Characteristic appearances at conventional radiography. *RadioGraphics.* 2003;23:157-177 [PMID: 12533651].
>
> Wright JG, Yandow S, Donaldson S, et al: A randomized clinical trial comparing intralesional bone marrow and steroid injections for simple bone cysts. *J Bone Joint Surg Am.* 2008;90:722 [PMID: 18381307].

Cistos ósseos

Cistos ósseos unicamerais ou cistos ósseos simples são lesões comuns que costumam se apresentar entre o final da infância e início da adolescência. Os locais mais comuns são úmero proximal e fêmur. Os pacientes podem buscar atendimento por dor localizada, claudicação ou fratura patológica. Os cistos ósseos unicamerais são vistos em radiografias simples como uma estrutura cística de margens bem definidas dentro da metáfise do osso; costuma haver muito pouca esclerose circundante. Não há necessidade de avaliação diagnóstica adicional, e o cisto pode ser acompanhado ambulatorialmente. A maioria dos cistos desaparecerá de forma espontânea, embora algumas vezes sejam usadas injeções de corticosteroides para acelerar a resolução. Curetagem e enxerto são usados para lesões grandes que ameaçam a integridade do osso.

Cistos ósseos aneurismáticos são lesões vasculares que ocorrem principalmente em adolescentes. Os locais comuns incluem coluna vertebral, fêmur e tíbia. Eles podem se apresentar com dor e edema localizados, ou fratura patológica. As lesões espinais podem causar sintomas neurológicos, como radiculopatia. As radiografias simples revelam lesões líticas circunscritas bem demarcadas com dilatação aneurismática do osso. Embora as lesões sejam benignas, os cistos ósseos aneurismáticos são localmente agressivos e destrutivos. O tratamento é feito com curetagem e enxerto, embora as taxas de recorrência possam ser de até 50%.

> Novais EN, Rose PS, Yaszemski MJ, et al: Aneurysmal bone cyst of the cervical spine in children. *J Bone Joint Surg Am.* 2011;93:1534 [PMID: 22204009].

TUMORES MALIGNOS

Os tumores malignos primários dos ossos são uma causa rara de atendimento no SE. É importante reconhecer a constelação de sinais e sintomas que indicam a presença de tais tumores de forma a não retardar o diagnóstico. Sarcoma de Ewing, osteossarcoma e rabdomiossarcoma são os tumores ósseos malignos mais comuns em pediatria.

Sarcoma de Ewing

A família de tumores do sarcoma de Ewing pode ter ampla variação de localização, mas com maior frequência se apresenta na pelve ou fêmur com a dor sendo o sintoma primário. A dor costuma ser intermitente e piorar à noite. Não é incomum haver história de trauma mínimo precedendo o início dos sintomas, o que pode levar a um diagnóstico equivocado de lesão musculoesquelética, em vez de neoplasia. Sintomas sistêmicos de febre e perda de peso estão presentes em um pequeno número de pacientes, de forma que a sua ausência não é útil para reduzir a suspeita clínica. Os achados mais comuns no exame clínico são dor localizada à palpação e massa de tecidos moles; assim, essa combinação deve levar a uma avaliação radiológica.

As radiografias simples são a base do diagnóstico inicial de sarcoma de Ewing. Os achados clássicos incluem uma lesão óssea destrutiva e mal definida. O deslocamento do córtex ósseo pelo tumor produz o fenômeno do triângulo de Codman. Infelizmente, não é incomum que as radiografias iniciais sejam interpretadas erroneamente como normais, retardando o diagnóstico. Quando se faz uma tentativa de diagnóstico baseada em radiografias simples, há necessidade de avaliação radiológica mais abrangente; porém, isso não faz parte da avaliação no SE.

Os pacientes com diagnóstico estabelecido de sarcoma de Ewing podem ser avaliados no SE por queixas relacionadas à doença. A quimioterapia é o tratamento de rotina, pois é comum haver doença metastática, estando associada com complicações. Os pacientes têm risco de fratura patológica, devendo haver um baixo limiar para a solicitação de radiografias em caso de aumento da dor, especialmente em locais de lesões conhecidas. Uma boa comunicação com o oncologista do paciente é útil para fornecer um cuidado adequado no SE.

Osteossarcoma

O osteossarcoma é um tumor raro na infância com pico de incidência na segunda década de vida. Ele é o tumor ósseo maligno primário mais comum em crianças. O local mais frequente é o fêmur distal, seguido pela tíbia proximal e úmero proximal.

Os sintomas de apresentação são semelhantes aos do sarcoma de Ewing, com dor localizada geralmente associada com massa de tecidos moles. Os sintomas sistêmicos costumam estar ausentes. O tempo do início dos sintomas até o diagnóstico pode ser prolongado devido a atraso na apresentação ou diagnóstico inicial equivocado.

No SE, as radiografias simples são a modalidade de escolha para exames de imagem na avaliação de dor óssea localizada. Os osteossarcomas podem mostrar áreas líticas e escleróticas, com massa de tecido mole muitas vezes descrita como padrão de explosão solar causado por um padrão radial de ossificação. O triângulo de Codman pode ser formado de maneira semelhante ao sarcoma de Ewing. O diagnóstico suspeitado em radiografias simples deve levar à imediata avaliação com um oncologista pediátrico. O tratamento envolve abordagens cirúrgicas e quimioterápicas, pois a doença metastática é comum, embora seja geralmente subclínica.

> Mirabello L, Troisi RJ, Savage SA: Osteosarcoma incidence and survival rates from 1973 to 2004: Data from the Surveillance, Epidemiology, and End Results Program. *Cancer.* 2009;115:1531 [PMID: 19197972].

Rabdomiossarcoma

O rabdomiossarcoma é o sarcoma de tecidos moles mais comuns em crianças. Os locais comuns incluem cabeça e pescoço, trato geniturinário e extremidades. Os sintomas de apresentação variam conforme a localização do tumor. Os tumores de cabeça e pescoço produzem quadros clínicos que incluem proptose, oftalmoplegia, obstrução nasal ou obstrução aural. Os tumores geniturinários resultam em hematúria, obstrução urinária, edema escrotal e corrimento vaginal. Os tumores primários de extremidades geralmente se apresentam com edema localizado e doloroso.

O rabdomiossarcoma de cabeça e pescoço ou trato geniturinário é mais comumente encontrado em crianças com menos de 6 anos; os tumores de extremidades são mais prevalentes em adolescentes. Ele é o sarcoma de tecidos moles mais comum em adolescentes e adultos jovens. A avaliação da suspeita de rabdomiossarcoma no SE deve incluir radiografias simples da extremidade acometida, bem como HGR e bioquímica básica. O cálcio sérico deve ser medido devido ao risco de hipercalcemia naqueles com lesões metastáticas ósseas. A doença metastática é encontrada em aproximadamente 20% dos casos no momento do estadiamento inicial e está associada a um prognóstico ruim. O tratamento do rabdomiossarcoma envolve uma abordagem combinada de ressecção local, quimioterapia e irradiação.

> Ilaslan H, Schils J, Nageotte W, Lietman SA, Sundaram M: Clinical presentation and imaging of bone and soft-tissue sarcomas. *Cleve Clin J Med.* 2010;77(suppl 1):S2 [PMID: 20179183].

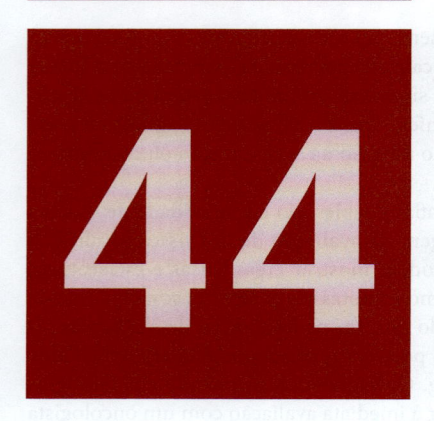

44 Lesão térmica e inalação de fumaça

Margaret Strecker-McGraw, MD, FACEP
Khylie McGee, MD
Ian Taylor McGraw, MS, MS1

CONSIDERAÇÕES GERAIS

As lesões por queimaduras resultam de exposição ao calor, a substâncias químicas ou à eletricidade. A extensão da lesão depende da temperatura e da duração da exposição, bem como do suprimento vascular e da espessura da pele lesionada. No centro da exposição, há uma necrose tecidual irreversível. Em torno da área de necrose central, há uma zona de isquemia na qual há uma redução na microcirculação dérmica. Essa zona isquêmica pode progredir para necrose completa, a não ser que a isquemia seja revertida. Na periferia da queimadura, há uma terceira zona de hiperemia caracterizada por um aumento reversível no fluxo sanguíneo.

Nos Estados Unidos, em 2012, houve aproximadamente 450 mil visitas ao serviço de emergência (SE)/cuidados de urgência/atendimento ambulatorial, resultando em 40 mil hospitalizações agudas por lesões causadas por queimaduras. Houve 2.550 mortes por incêndios residenciais e um adicional de 550 mortes por outras fontes, incluindo acidentes de trânsito, acidentes com aeronaves e contato com eletricidade, substâncias químicas ou líquidos quentes. A Organização Mundial de Saúde (OMS) afirma que uma elevada porcentagem de pacientes internados em unidades de queimados em todo o mundo são crianças com menos de 12 anos. Felizmente, a maioria das queimaduras são superficiais e envolvem menos de 5% de área da superfície corporal total (ASCT).

Queimaduras superficiais em crianças resultam principalmente de escaldamento com líquidos quentes. Queimaduras mais profundas geralmente são secundárias a contato direto com as chamas, objetos quentes, substâncias químicas e eletricidade. A inalação de fumaça é vista em 18% das lesões relatadas e tem um impacto significativo na mortalidade e na duração da permanência hospitalar.

American Burn Association: Burn incidence and treatment in the United States: 2012 Fact Sheet. Chicago, IL, 2012. Also available at http://www.ameriburn.org/resources_factsheet.php. Accessed August 15, 2013.

American Burn Association: Facts about injuries: Burns. Chicago, IL, 2012. Also available at http://ameriburn.org/WHO-ISBIBurn-Factsheet.pdf. Accessed August 15, 2013.

CLASSIFICAÇÃO DAS QUEIMADURAS

As queimaduras são classificadas pela profundidade e área de superfície de pele envolvida:

- **Queimaduras de primeiro grau** envolvem apenas a camada epidérmica. Isso resulta em dor e eritema, mas a queimadura geralmente cura em alguns dias sem cicatrizes.
- **Queimaduras de segundo grau** envolvem a epiderme e parte da derme subjacente. Elas são classificadas ainda com base na profundidade da lesão.
  - **Queimaduras superficiais de espessura parcial** são caracterizadas por eritema, formação de bolhas e transudação. Elas são dolorosas, mas geralmente curam em 1 a 2 semanas com cicatriz mínima ou ausente.
  - **Queimaduras profundas de espessura parcial** envolvem as camadas reticular e papilar da derme e a queimadura não clareia com a pressão. Uma camada não elástica vermelha ou branca por cima da lesão caracteriza estas queimaduras. Elas necessitam até 3 a 4 semanas para curar e frequentemente terão uma cicatriz considerável.
- **Queimaduras de terceiro grau (espessura completa)** são caracterizadas por uma lesão com uma camada espessa branca, marrom ou bronzeada sobre uma textura coriácea. Elas são insensíveis e não clareiam com a pressão. A área em torno pode ter uma queimadura dolorosa de espessura parcial. Essas queimaduras necessitam excisão e enxerto de pele.
- **Queimaduras de quarto grau** são caracterizadas pelo envolvimento de todas as camadas da pele e também estruturas abaixo da pele, como tendões, osso, ligamentos e músculos. Estas queimaduras são insensíveis.

A profundidade da queimadura pode ser subestimada nas primeiras 24 horas e pode se revelar mais profunda do que se estimava originalmente à medida que o tempo progride. A ASCT da queimadura também é usada para classificação. A "regra dos nove" pode ser usada para ter uma estimativa aproximada da ASCT, mas há uma elevada variabilidade entre os

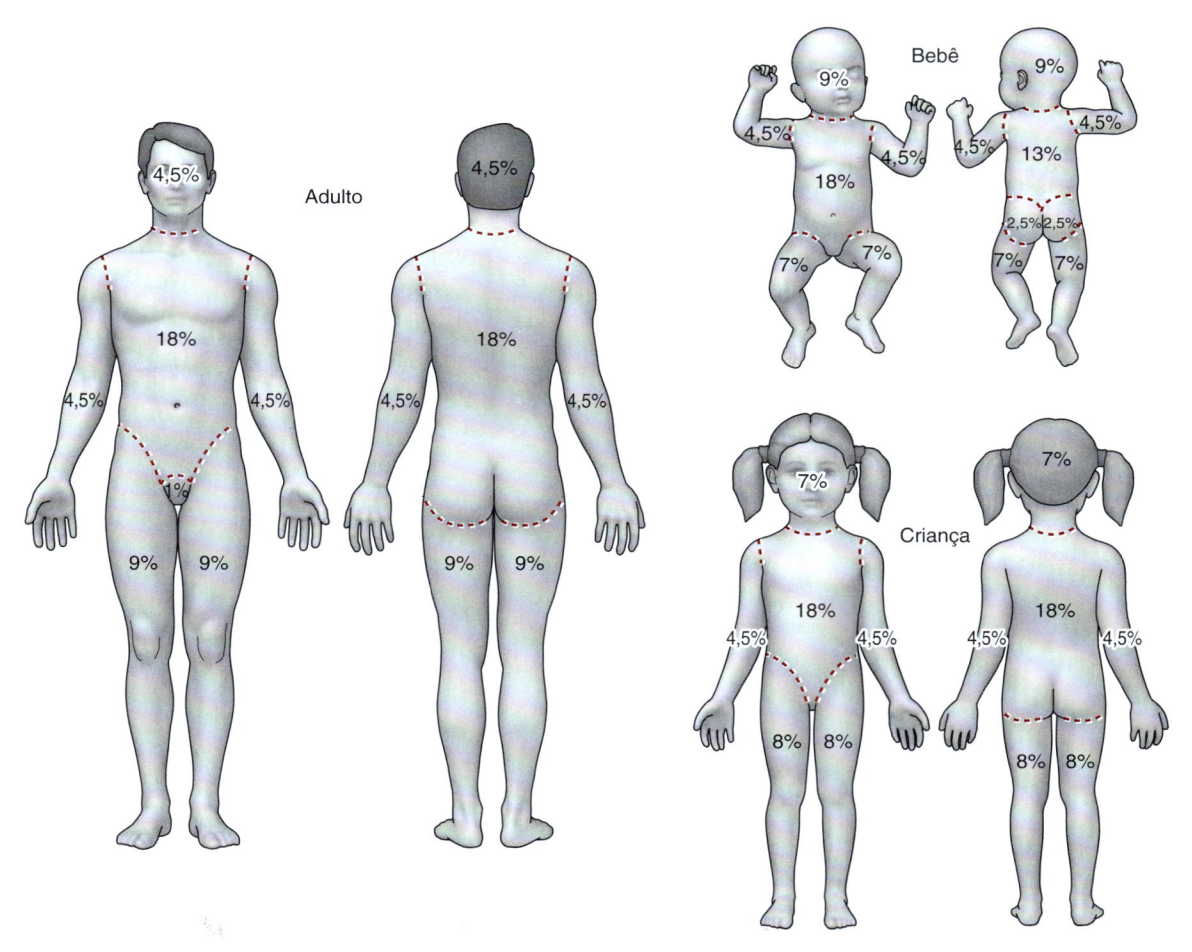

LESÃO TÉRMICA E INALAÇÃO DE FUMAÇA | **CAPÍTULO 44** | **605**

▲ **Figura 44-1** Gráfico clássico da regra dos nove para estimar a porcentagem de área queimada da área de superfície corporal total (%).

avaliadores e frequente superestimativa usando este método (Figura 44-1). Além disso, a regra precisa ser modificada em crianças e bebês devido ao tamanho desproporcional da cabeça comparado com a cabeça de adultos. Um cálculo mais acurado do tamanho das lesões por queimaduras pode ser obtido usando um gráfico padronizado, como o gráfico de Lund-Browder (Figura 44-2).

RESSUSCITAÇÃO DE QUEIMADOS

AVALIAÇÃO INICIAL

Cuidado pré-hospitalar

Os médicos de cuidado pré-hospitalar devem minimizar o retardo do transporte do paciente para um centro adequado de cuidados emergenciais ou de tratamento de queimaduras. O resfriamento imediato da queimadura com água fria corrente por 20 minutos melhora o desfecho e reduz a extensão da lesão, mas deve ser mantido dentro do contexto de minimizar os tempos de transporte do paciente e pode não ser adequado para cuidado pré-hospitalar. O resfriamento do ferimento com água fria corrente pode ser eficaz até 3 horas após a lesão. A temperatura ideal para a água fria corrente é de 12 a 18 °C e não deve conter gelo ou ser menor do que 8 °C, pois isso mostrou aumentar a necrose e a lesão tecidual. A submersão da queimadura em água parada aumenta o risco de infecção e não é recomendada.

O paciente pediátrico deve receber suporte básico de vida. A equipe do serviço de atendimento médico de urgência (SAMU) deve administrar oxigênio suplementar, a não ser que a lesão seja isolada, mínima ou não envolva uma lesão por inalação ou componente da via aérea superior. As roupas e acessórios devem ser removidos, para minimizar a continuação da lesão, a não ser que estejam aderidas à pele do paciente.

A equipe da SAMU deve ser orientada a começar a reposição de líquidos intravenosos (IV) se o tempo de transporte

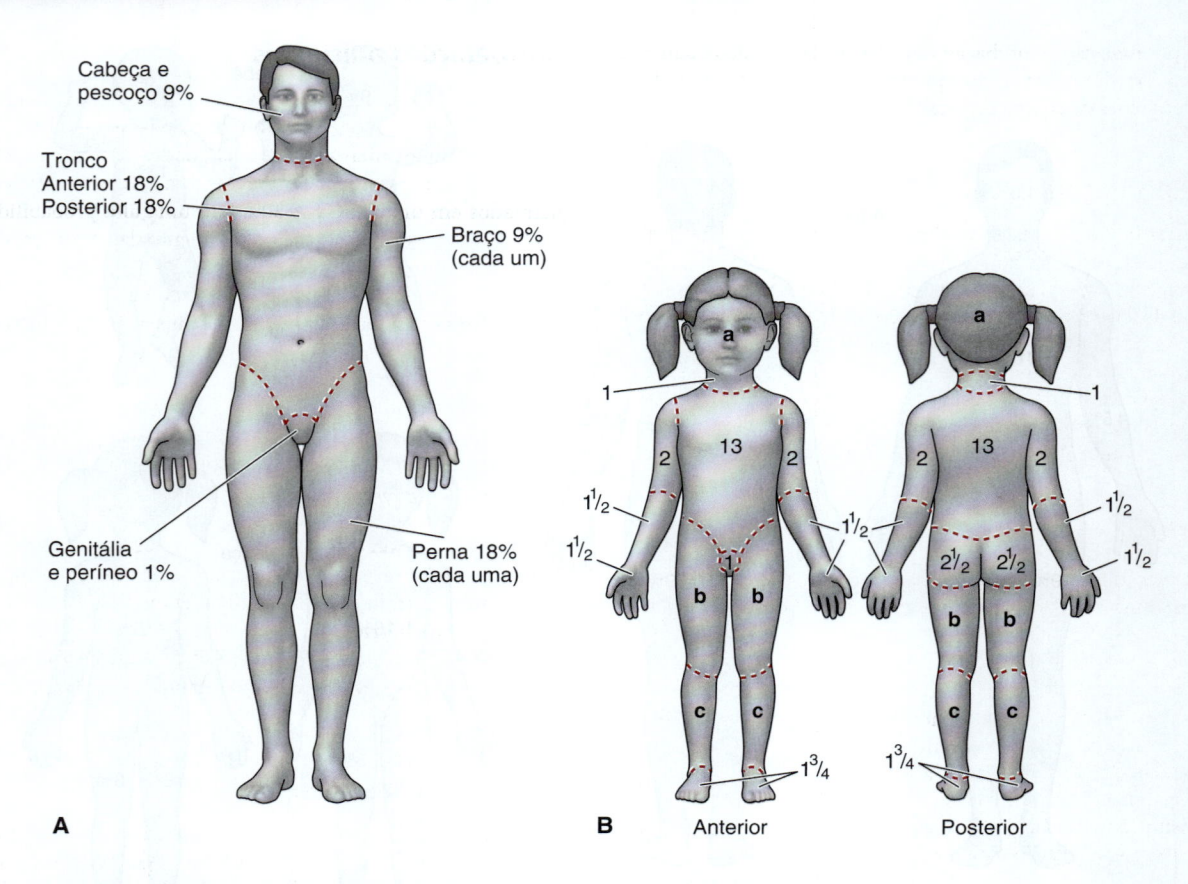

Porcentagem relativa de área de superfície corporal (%ASC) afetada pelo crescimento

Parte do corpo	Idade				
	0 ano	1 ano	5 anos	10 anos	15 anos
a = $1/2$ da cabeça	$9\frac{1}{2}$	$8\frac{1}{2}$	$6\frac{1}{2}$	$5\frac{1}{2}$	$4\frac{1}{2}$
b = $1/2$ de uma coxa	$2\frac{3}{4}$	$3\frac{1}{4}$	4	$4\frac{1}{4}$	$4\frac{1}{2}$
c = $1/2$ de uma perna	$2\frac{1}{2}$	$2\frac{1}{2}$	$2\frac{3}{4}$	3	$3\frac{1}{4}$

▲ **Figura 44-2** Gráfico de Lund-Browder. Porcentagens relativas de áreas afetadas pelo crescimento.

estimado for exceder uma hora, ou se a lesão da queimadura for ≥ 25% de ASCT.

Pacientes pediátricos são particularmente suscetíveis à hipotermia e devem ser tomadas medidas de precaução para preveni-la, inclusive cobrir o paciente com um lençol ou manta limpos.

Serviço de emergência

Pacientes pediátricos podem ter dificuldade de se expressar dificultando a avaliação inicial. Pacientes queimados devem ser tratados como qualquer outro trauma, reconhecendo a possibilidade de lesão traumática adicional ou oculta. Aproximadamente 10% dos pacientes com lesões por queimaduras apresentam trauma concomitante. Devido à variedade de mecanismos associados com lesões por queimaduras, é necessário um exame completo. A via aérea, a respiração e a circulação (ABC) devem ser avaliadas, bem como a estabilização da coluna cervical na avaliação inicial.

▶ **Manejo da via aérea**

O manejo da via aérea é crítico devido a um menor diâmetro transverso da via aérea pediátrica, que pode ser afetada por edema pós-queimadura. O médico da emergência deve avaliar sinais de lesão por inalação, que inclui queimaduras faciais, estridor, disfonia, disfagia, taquipneia, historia de queimadura em um espaço fechado, perda de consciência, escarro carbonáceo, salivação e pelos faciais tosquiados. Se houver suspeita ou confirmação de lesão por inalação, a intubação deve ser realizada imediatamente antes que o edema da via aérea progrida para obstrução completa. As precauções de coluna cervical devem ser seguidas.

▶ Respiração

Pacientes queimados estão sujeitos a lesões fisiológicas multifatoriais. A lesão por inalação, toxinas inaladas a partir das substâncias queimadas e lesões térmicas à parede torácica e abdome têm o potencial de levar à ventilação e perfusão inadequadas. Pacientes pediátricos que sofreram queimaduras envolvendo a parede torácica e o abdome, especialmente queimaduras circunferenciais, podem necessitar escarotomia para aliviar a natureza restritiva da sua disfunção. A oximetria de pulso e a capnografia devem ser utilizadas para determinar a eficácia da ventilação e a perfusão do paciente.

▶ Circulação

A circulação instável ou alterada em um paciente pediátrico deve indicar uma avaliação completa para excluir outras lesões que resultam em instabilidade hemodinâmica. A comunicação com a equipe de SAMU pode ajudar a determinar o mecanismo da lesão e a possibilidade de lesões adicionais. Taquicardia, hipotensão ou pulsos distais frágeis em um paciente apresentando agudamente queimaduras podem ser sinais de comprometimento circulatório por motivos não relacionados à queimadura. Pacientes que sofrem queimaduras e não buscam cuidados imediatamente podem ter disfunção circulatória diretamente relacionada às queimaduras e ao choque hipovolêmico e distributivo subsequente.

MANEJO NO SERVIÇO DE EMERGÊNCIA

Após uma avaliação inicial rápida do paciente, deve ser realizado um exame físico detalhado para determinar a extensão das lesões. A medida acurada do peso do paciente e a determinação da ASCT queimada são necessárias para a estimativa inicial para reposição de líquidos. Apenas as queimaduras de segundo e terceiro graus são consideradas no cálculo da ASCT. Pacientes pediátricos têm cabeças desproporcionalmente maiores e extremidades inferiores proximais menores, de modo que é recomendado o uso do gráfico de Lund-Browder modificado. Pacientes pediátricos com idade de 5 anos ou mais estão em risco maiores de queimaduras mais profundas do que crianças mais velhas devido às camadas de pele mais finas.

Acesso intravenoso

O acesso IV é essencial para pacientes pediátricos com queimaduras extensas. O acesso IV deve ser obtido com o uso de cateteres IV de maior calibre, preferivelmente em um local mais distante da lesão. Se a obtenção de um acesso IV longe da lesão por queimadura não for possível, podem ser colocados cateteres venosos centrais (CVCs) nos pacientes queimados pediátricos ou cateteres através da própria lesão. Altos volumes de reposição podem necessitar de dois locais de acesso IV com cateteres de grande calibre.

Considerações adicionais

Queimaduras circunferenciais têm uma alta probabilidade de causar síndrome compartimental em pacientes pediátricos. A síndrome compartimental nas extremidades resulta em perfusão inadequada, levando a complicações mais graves. Pacientes queimados em uma ASCT ≥ 30% têm uma alta probabilidade de desenvolver um íleo paralítico e aumento das pressões intra-abdominais que podem progredir para síndrome do compartimento abdominal, com uma mortalidade de 100% se não for tratado. Estas considerações justificam a inserção do uma sonda nasogástrica (SNG) para descompressão do estômago, reduzindo o risco de aspiração abdominal e síndrome do compartimento. A inserção de uma sonda de Foley também é útil para descomprimir a bexiga, por reduzir ainda mais as pressões intra-abdominais, e é necessária para monitorar a eficácia da reposição hídrica por meio do débito urinário.

Crianças que sofreram queimaduras profundas devem receber imunização antitetânica se o último reforço foi há mais de 5 anos. Se eles não receberam imunização antitetânica completa, deve ser administrada imunoglobulina tetânica.

Pacientes pediátricos devem ser verificados regularmente para hipoglicemia, e tomadas ações adequadas. O controle estrito da glicemia parece melhorar o resultado em pacientes pediátricos queimados.

Exames diagnósticos

Pacientes pediátricos que sofreram queimaduras térmicas graves devem ser submetidos a exames diagnósticos completos para antecipar problemas, bem como a extensão da lesão. O mecanismo e a gravidade da lesão, bem como a lesão por inalação possível ou confirmada indicam a necessidade de vários exames. Deve ser obtido um hemograma completo (HGR), painel metabólico com função renal, lactato, tipo sanguíneo e fator Rh, carboxiemoglobina, exame qualitativo de urina (EQU) e radiografia torácica em duas incidências. A função renal é particularmente útil na antecipação de déficit de líquidos maiores secundários e nas alterações metabólicas. O EQU é importante, já que a glicosúria pode dar uma falsa impressão de perfusão adequada por causar uma diurese osmótica. Exames laboratoriais adicionais e imagem do trauma corporal devem ser obtidos como indicado pela história e exame físico.

Reposição de líquidos

Além de manter a permeabilidade da via aérea do paciente, a reposição de líquidos é a intervenção terapêutica mais importante para o paciente gravemente queimado. Os órgãos não são perfundidos adequadamente sem uma reposição de líquidos adequada, e a insuficiência de órgãos-alvo pode se desenvolver rapidamente. O tecido lesionado na "zona de isquemia ou estase" progride para um estado isquêmico, resultando em aumento do dano tecidual e morte. A reposição agressiva de líquidos ajuda a suportar a perfusão tecidual e atenuar o dano microvascular que segue as lesões térmicas.

A reposição de líquidos é necessária para pacientes com queimaduras em ASCT ≥ 10%. Não há consenso a respeito de quando a reposição IV é necessária. Uma pesquisa recente com provedores de cuidados de queimados mostrou que uma clara maioria (81,8%) acredita que uma ASCT menor do que 15% poderia receber reposição de líquidos por via oral (VO). A American Burn Association (ABA) recomenda que pacientes com queimaduras maiores do que 10% da ASCT devem ser encaminhados a um centro especializado em tratamento de queimados. Os especialistas em queimados podem ter recomendações e preferências para reposição de líquidos, e isso deve ser discutido durante a avaliação, ou antes da transferência.

As fórmulas de reanimação de queimados são uma aproximação de necessidade de líquidos para cuidados de suporte no período pós-queimadura. Crianças com menos de 5 anos têm reservas insuficientes de glicogênio hepático, necessitando líquidos de manutenção na forma de glicose a 5% em água (G5A) em adição ao líquido primário de reposição. As fórmulas estimativas mais comuns são a fórmula de queimados de Parkland e a fórmula do Galveston Shriners Hospital, que estima as necessidades de líquido na forma de Ringer Lactato (RL) especificado de outra forma.

- A fórmula de queimados de Parkland (adaptado para uso pediátrico): 4 mL/kg por % ASCT de solução de Ringer Lactato com G5A para manutenção da glicemia.
- Fórmula Galveston Shriners Hospital: 5.000 mL/m^2 por % ASC queimada mais 2.000 mL/m^2 ASC total (ASC é a área de superfície corporal em metros quadrados).

Estas estimativas de líquidos representam uma estimativa generalizada dos líquidos necessários para um período de 24 horas. Metade dos líquidos nas estimativas é dado no primeiro período de 8 horas, e a metade restante é administrada durante as 16 horas restantes. Cada criança queimada é única, e a terapia de reposição de líquidos deve ser monitorada de forma cuidadosa e ajustada para cada paciente. A falha em fazer isso pode resultar em repor líquidos a mais ou de menos. Os mecanismos específicos da lesão, em especial lesões por inalação, podem aumentar dramaticamente as necessidades de líquido.

O excesso de líquidos é tão perigoso para o paciente quanto à escassez. Queimaduras térmicas graves resultam em desvios de líquidos que causam edema generalizado, que podem causar lesão vascular às extremidades e compartimentos corporais na forma de síndrome compartimental. O excesso de líquidos aumenta ainda mais a pressão no compartimento. Cada paciente deve ser observado cuidadosamente para sinais de desenvolvimento de complicações.

Monitorização

A avaliação da eficácia da reposição de líquidos é obtida por meio da monitorização do paciente. Um dos desfechos mais comuns da monitorização do paciente queimado é o débito urinário medido por meio de uma sonda de Foley. Em pacientes pediátricos queimados que pesam menos de 30 kg, o débito urinário deve ser mantido em 1 a 2 mL/kg por hora, e para aqueles que pesam ≥ 30 kg, o débito urinário deve ser mantido em 0,5 a 1 mL/kg por hora. A monitorização da tendência dos sinais vitais é igualmente importante na determinação da adequação da reanimação.

Controle da dor

As queimaduras são extremamente dolorosas, e o controle adequado da dor e da ansiedade é parte fundamental do cuidado dos queimados. Crianças recebem geralmente uma medicação analgésica opiácea, e o fentanil pode ser uma boa escolha para pacientes hemodinamicamente instáveis. Considerar o fentanil por via intranasal como um adjunto útil até que seja obtido um acesso IV. A ansiedade pode ser aliviada com um benzodiazepínico. As crianças recebendo analgésicos narcóticos ou benzodiazepínicos devem ser colocadas em monitorização do gás carbônico ao final da expiração (EtCO$_2$, do inglês, *end-tidal CO$_2$*) se não estiverem intubados.

CRITÉRIOS PARA ENCAMINHAMENTO A UM CENTRO DE QUEIMADOS

Os critérios de acordo com o American College of Surgeons e a American Burn Association (ABA) são:

1. Queimaduras de espessura parcial maiores do que 10% da ASCT;
2. Queimaduras que envolvem face, genitália, períneo, mãos, pés, articulações maiores;
3. Queimaduras de terceiro grau em qualquer grupo etário;
4. Queimaduras elétricas, incluindo lesão por raios;
5. Queimaduras químicas;
6. Lesão por inalação;
7. Queimaduras em pacientes com condições clínicas preexistentes que podem complicar o manejo, prolongar a recuperação ou afetar a mortalidade;
8. Pacientes com queimaduras e trauma concomitante, como as fraturas nas quais as queimaduras trazem um maior risco de morbidade ou mortalidade. Em tais pacientes, o trauma impõe um maior risco imediato; o paciente pode ser estabilizado em um centro de trauma antes de ser transferido para uma unidade de queimados. O julgamento clínico será necessário em tais situações e deve estar em harmonia com o plano regional clínico central e protocolos de rastreamento;
9. Crianças queimadas em hospitais sem pessoal ou equipamentos qualificados para o cuidado de crianças;
10. Queimaduras em pacientes que irão necessitar intervenções especiais sociais, emocionais ou de reabilitação.

Se o paciente estiver sendo transferido para um centro de queimados, os ferimentos devem ser cobertos com curativos estéreis secos, sem aplicação de agentes tópicos.

CUIDADOS AMBULATORIAIS DE QUEIMADURAS

CONSIDERAÇÕES GERAIS

Mais de 95% das queimaduras podem ser manejadas com sucesso em ambiente ambulatorial. O encaminhamento a um centro de queimados não significa necessariamente a internação ao centro. A monitorização e o acompanhamento detalhados são aspectos importantes do manejo ambulatorial devido à dinâmica e à frágil progressão das lesões por queimadura.

O manejo ambulatorial dos queimados estabelece uma seleção cuidadosa de crianças capazes de ingerir líquidos VO, uma família ou sistema de suporte que possa seguir instruções, a capacidade de manejar trocas de curativos em casa, a capacidade de obter visitas de acompanhamento precoces e frequentes, bem como instruções definidas claramente para retornar se quaisquer problemas forem encontrados. O controle adequado da dor e da ansiedade na criança durante as trocas de curativos também é necessário. O uso judicioso de narcóticos irá ajudar o paciente a tolerar o desbridamento dos ferimentos. A criança com uma queimadura maior do que 10% da ASCT não deve ter alta para casa a partir do SE. O manejo ambulatorial não deve ser realizado em uma criança que pode ter comprometimento da via aérea, risco de aspiração ou outras lesões que necessitam manejo hospitalar.

DESBRIDAMENTO

A maioria dos autores concorda que pequenas bolhas (< 6 mm) com líquidos claros podem ser deixadas intactas, embora haja controvérsias. Grandes bolhas e tecido morto devem ser desbridados usando água estéril, em vez de prover iodo e clorexidina, que pode retardar a cicatrização dos ferimentos. A escovação e a desbridação com pinças e tesouras pode ser necessária para remover tecidos necróticos aderidos aos tecidos subjacentes. O controle da dor e/ou da sedação será necessária para o paciente jovem tolerar o desbridamento.*

AGENTE TÓPICO

Os cuidados tópicos envolvem múltiplas opções farmacológicas. Felizmente, a maioria das queimaduras superficiais cicatriza bem sob qualquer agente ou membrana, se os ferimentos forem mantidos limpos e a dissecção for evitada.

Sulfadiazina de prata

A sulfadiazina de prata é um tratamento tópico comum dos ferimentos que previne a dissecção devido a um transportador viscoso e tem uma atividade bactericida de largo espectro. Ela também é indolor na aplicação. Alguns autores questionam se a sulfadiazina de prata atrapalha a cicatrização, mas a maioria dos centros continua a usar essa formulação.

Outros unguentos

A bacitracina e o unguento antibiótico triplo são unguentos claros que são usados em ferimentos superficiais na face e nas mãos sem a preocupação de manchar de prata (argiria) e estão prontamente disponíveis. Queimaduras em torno dos olhos podem ser tratadas com unguentos oftálmicos antibióticos tópicos. Queimaduras significativas nas orelhas devem ser tratadas com acetato de mafenida, uma vez que é o único agente tópico que tem uma penetração considerável em uma área relativamente avascularizada.

Membranas

As membranas artificiais, como a Biobrane (Dow Hickham, Sugar Land Texas), ou uma membrana impregnada de prata, como a Acticoat (Smith & Nephew, UK), fornecem uma cobertura fisiológica do ferimento até que ocorra a cicatrização natural. Estas membranas revolucionaram os cuidados de ferimentos por queimaduras por cobrir o ferimento, reduzir a dor e proteger de trauma mecânico e contaminação bacteriana.

MANEJO NO LONGO PRAZO

O acompanhamento ambulatorial cuidadoso de queimados é aconselhável. A ausência de cicatrização completa em 7 a 10 dias sugere que a queimadura é mais profunda ou está infectada e implica o encaminhamento imediato para um especialista em queimaduras.

American Burn Association/American College of Surgeons: Guidelines for the operation of burn centers. *J Burn Care Res*. 2007;28(1):134-141 [PMID: 17211214].

Balogh ZJ, Butcher NE: Compartment syndromes from head to toe. *Crit Care Med*. 2010;38:S445-S451 [PMID: 20724877].

Ejike JC, Mathur M: Abdominal decompression in children. *Crit Care Res Pract*. 2012:180797 [PMID: 22482041].

Gauglitz GG, Herndon DN, Jeschke MG: Emergency treatment of severely burned pediatric patients: Current therapeutic strategies. *Pediatric Health*. 2008;2(6):761-775.

Greenhalgh DG: Burn resuscitation: The results of the ISBI/ABA survey. *Burns*. 2010;36(2):176-182 [PMID: 20018451].

Kasten KR, Makley AT, Kagan RJ: Update on the critical care management of severe burns. *J Intensive Care Med*. 2011;26(4):223-236 [PMID: 21764766].

Kim LK, Martin HC, Holland AJ: Medical management of paediatric burn injuries: Best practice. *J Paediatr Child Health*. 2012;48(4):290-295 [PMID: 21679339].

Latenser BA: Critical care of the burn patient: The first 48 hours. *Crit Care Med*. 2009;37(10):2819-2826 [PMID: 19707133].

Lloyd EC, Rodgers BC, Michener M, et al: Outpatient burns: Prevention and care. *Am Fam Physician*. 2012;85(1):25-32 [PMID: 22230304].

Medscape: Burn resuscitation and early management. New York, NY, 2012. Also available at http://emedicine.medscape.com/article/1277360-overview. Accessed August 15, 2013.

O'Brien SP, Billmire DA: Prevention and management of outpatient pediatric burns. *J Craniofac Surg*. 2008;19(4):1034-1039 [PMID: 18650728].

Orgill DP, Piccolo N: Escharotomy and decompressive therapies in burns. *J Burn Care Res*. 2009;30(5):759-768 [PMID: 19692906].

Peddy SB, Rigby MR, Shaffner DH: Acute cyanide poisoning. *Pediatr Crit Care Med*. 2006;7(1):79-83 [PMID: 16395080].

Sargent RL: Management of blisters in partial thickness burns: An integrative research review. *J Burn Care Res*. 2006;27(1):66-81 [PMID: 16555539].

Sheridan RL, Weber JM: Mechanical and infectious complications of central venous cannulation in children: Lessons learned from a 10-year experience placing more than 1000 catheters. *J Burn Care Res*. 2006;27(5):713-718 [PMID: 16998405].

---

* N. de R.T. Considerar o uso de cetamina como analgésico/sedativo nestas situações.

Singer AJ, Brebbia J, Soroff HH: Management of local burn wounds in the ED. *Am J Emerg Med.* 2007;25(6):666-671 [PMID: 17606093].

LESÃO POR INALAÇÃO DE FUMAÇA

A lesão por inalação de fumaça é uma causa significativa de aumento da morbidade e da mortalidade em vítimas de queimaduras. Ela pode estar associada com queimaduras térmicas ou químicas concomitantes, ou pode ser uma lesão isolada. A lesão por inalação de fumaça é agrupada em três tipos de dano: lesão térmica, lesão química localizada e intoxicação química sistêmica.

LESÃO TÉRMICA

Mecanismo

A lesão térmica ocorre quando ar, fumaça ou chamas superaquecidas são inaladas na via aérea. A via aérea superior é muito eficiente nas trocas de calor e, portanto, a lesão abaixo da laringe é incomum na maioria dos pacientes. O problema ocorre quando um paciente tiver inalado vapor ou outra formulação de gás liquefeito superaquecido, quando então a lesão térmica direta pode ocorrer abaixo da carina. Quando o calor entra em contato com a superfície mucosa ou tecido pulmonar, ele causa dano pelo aumento do fluxo sanguíneo secundário ao aumento da permeabilidade da microvasculatura, aumento do fluxo sanguíneo brônquico e redução da vasoconstrição pulmonar hipóxica. Também pode haver destruição direta da superfície mucosa, inativação do surfactante e ativação dos neutrófilos. As lesões podem levar a edema considerável dentro dos tecidos.

Achados clínicos

Os achados iniciais do exame físico da lesão por inalação térmica incluem queimaduras na face e pescoço, fuligem na boca, escarro carbonáceo, narinas queimadas, estridor, roncos e disfonia. Um elevado nível de suspeita com base na história é importante, pois a lesão térmica da via aérea pode ainda não ser evidente devido ao edema tecidual tardio. A lesão significativa irá causar progressão do edema, resultando ao final em macroglossia, macroúvula, epiglotite induzida pelo calor e crupe. Quando grave, o edema induzido pelo calor pode causar obstrução aguda ou subaguda da via aérea. Além disso, a obstrução da via aérea pode ser agravada pelo laringospasmo e broncospasmo induzidos pelo edema.

LESÃO QUÍMICA

Mecanismo

A fumaça é uma combinação dinâmica de material carbonáceo misturado com compostos tóxicos criados pela combustão dos conteúdos de um fogo. A lesão química localizada ocorre primariamente na via aérea inferior e no parênquima pulmonar. As causas comuns de lesão química pulmonar em crianças estão relacionadas com as toxinas dentro de materiais inflamáveis dos edifícios e conteúdos domésticos, como madeira, algodão, plástico cloreto de polivinil (PVC) e poliuretano. A queima do plástico PVC isoladamente produz mais de 50 compostos potencialmente danosos, incluindo ácido hidroclorídrico, fosgênio e cloreto.

O ácido hidroclórico causa desnaturação de proteínas e morte celular dentro da via aérea. Ele também pode causar lacrimejamento e irritação dos olhos, inflamação das mucosas e dispneia.

A acroleína é um composto tóxico encontrado frequentemente em lesões por inalação. É um produto da combustão de madeira, de papel e de algodão. Assim como o ácido hidroclórico, a acroleína causa desnaturação das proteínas, que pode resultar em queixas oculares em baixas concentrações. Em concentrações mais altas ou exposição prolongada, ela pode resultar em morte secundária a edema pulmonar significativo e hipóxia.

Outros compostos causam dano mais comumente por meio de ativação dos mediadores inflamatórios que causam broncoconstrição, broncoespasmo, edema pulmonar e formação de cilindros. Muitos irritantes inativam o surfactante diretamente ao contato, contribuindo ainda mais com a incompatibilidade ventilação\perfusão (V\Q).

Achados clínicos

Uma história detalhada pode levantar suspeita de lesão química por inalação, independente de sinais mínimos ou ausentes de doença inicialmente no SE. O curso clínico é progressivo, e os sintomas frequentemente são tardios.

Irritantes hidrossolúveis são prontamente absorvidos no parênquima pulmonar e podem resultar em dispneia, sibilos, roncos e estertores. Contudo, os achados frequentemente estão ausentes na presença de dano pulmonar. Compostos lipossolúveis podem levar muitas horas para serem absorvidos, e os sintomas podem ser retardados até 48 horas. O padrão-ouro atual para o diagnóstico de lesão química inalatória é a broncoscopia por fibra óptica para visualização direta da via aérea, mas o seu uso é limitado à via aérea superior. A broncoscopia é usada prontamente nos centros de queimados, mas não está disponível em todos os SEs, tornando o diagnóstico de lesão química inalatória difícil.

A tomografia computadorizada (TC) do tórax pode ser obtida rapidamente na maioria dos SEs e pode mostrar opacidades em vidro moído e consolidação de grandes vias aéreas adjacentes. A radiografia torácica frequentemente é normal no SE, mas deve ser obtida em condições basais.

INTOXICAÇÃO QUÍMICA SISTÊMICA

A intoxicação química sistêmica é causada por inalação de monóxido de carbono e cianeto. Estes compostos tóxicos representam causas importantes de morbidade e mortalidade associadas com lesão inalatória pediátrica. Elas devem ser suspeitadas em crianças com lesão por inalação ou queimaduras por um mecanismo substancial.

Mecanismo

▶ **Monóxido de carbono**

O monóxido de carbono é um gás invisível, inodoro e uma das principais causas de mortalidade imediata associada com incêndios. O monóxido de carbono é produzido por combustão incompleta de materiais quando a matéria é queimada. Após a inalação, ele se liga a todos os compostos que contêm heme. A afinidade do monóxido de carbono pela hemoglobina (Hb) é mais do que 200 vezes à do oxigênio, resultando na produção de carboxiemoglobina. A formação de carboxiemoglobina desvia a curva de dissociação da Hb para a esquerda, resultando em um oxigênio com ligações mais fortes e reduzindo exponencialmente o fornecimento de oxigênio para os tecidos. Ele também se liga à mioglobina, reduzindo o fornecimento de oxigênio para os músculos esqueléticos e músculo cardíaco, que pode resultar em rabdomiólise e disfunção cardíaca. Por fim, o monóxido de carbono também causa hipóxia pela ligação da citocromoxidase e diminui a respiração aeróbia em nível celular.

Cianeto

O cianeto de hidrogênio é um composto venenoso formado quando o calor de um incêndio é exposto a polímeros contendo nitrogênio, como a cola que mantém os laminados juntos. Quando inalado, o cianeto de hidrogênio se liga com grande afinidade à citocromoxidase mitocondrial. Essa associação causa parada imediata da fosforilação oxidativa, resultando em conversão do metabolismo aeróbio em metabolismo anaeróbio. Com o comprometimento da respiração celular, ocorre hipóxia, resultando em acidose láctica, que pode progredir para disfunção cardiovascular e neurológica.

Achados clínicos
Monóxido de carbono

O nível sérico de carboxiemoglobina deve ser medido em uma criança com exposição potencial ao monóxido de carbono. O nível normal de carboxiemoglobina é de 1 a 3%, mas pode estar discretamente elevado em crianças que são expostas regularmente à fumaça de tabaco. Um nível de carboxiemoglobina maior do que 15% se correlaciona diretamente com a gravidade dos sintomas. Uma intoxicação menor geralmente apresenta tontura, cefaleia, náuseas e vômitos. Mais do que 50% dos sintomas progridem para disfunção neurológica, incluindo confusão, ataxia, convulsão, coma e morte.

Os bebês são particularmente difíceis de diagnosticar, uma vez que eles podem ser apenas irritáveis e levemente letárgicos até que sinais mais graves apareçam. A clássica pigmentação vermelho-cereja da pele está presente em menos de 40% dos pacientes com intoxicação por monóxido de carbono e não deve ser usada como um único indicador. A maioria dos oxímetros de pulso e equipamentos usados para medir os gases sanguíneos venosos e arteriais não diferenciam a oxiemoglobina da carboxiemoglobina e não são acurados para avaliar hipoxemia. Para obter a oxigenação tecidual acurada, a carboxiemoglobina deve ser subtraída da saturação de oxigênio ($SatO_2$) total.

A inalação de 100% de oxigênio reduz a meia-vida da carboxiemoglobina de 4 a 5 horas para aproximadamente 1 hora. É importante lembrar-se disso, já que muitos pacientes são transportados por SAMU para o SE e estão respirando oxigênio a 100% antes da chegada. O intervalo do tratamento pré-hospitalar pode levar a erro no nível inicial da carboxiemoglobina e deve ser considerado caso a caso.

Cianeto

Similar ao monóxido de carbono, a intoxicação por cianeto deve ser suspeitada em uma criança que teve uma exposição potencial. Infelizmente, os sintomas, com frequência, são vagos e nenhum exame específico está prontamente disponível no SE para confirmar o diagnóstico de intoxicação por cianeto. Os pacientes podem mostrar sinais e sintomas, incluindo cefaleia, confusão, dispneia, convulsões, edema pulmonar, coma e morte. Acidose láctica não resolvida após oxigênio suplementar e elevada $SatO_2$ venosa podem ajudar no diagnóstico, mas ambas podem ocorrer em muitas outras patologias relacionadas com queimaduras.

Tratamento
Manejo da via aérea

A suspeita de lesão considerável por inalação de fumaça justifica a intubação endotraqueal (IET). Isso inclui crianças com queimaduras na face e no pescoço, escarro carbonáceo, estridor, dispneia, exame pulmonar anormal ou queimaduras superficiais significativas. Uma via aérea definitiva, protegida, é fundamental em crianças com suspeita de lesão por inalação. Comparado com adultos, a resistência da via aérea está mais aumentada com relativamente menos edema devido ao menor diâmetro dessas vias. Mesmo em crianças com via aérea patente e lesão moderada, a IET deve ser considerada. O edema progressivo na fase subaguda pode levar a intubações difíceis e à necessidade de manejo cirúrgico da via aérea.

A succinilcolina é um agente paralisante seguro para uso em sequência rápida de intubação (SRI) dentro de 24 horas da lesão inicial sem preocupação com hipercalemia. Ela não deve ser utilizada após 24 horas. O uso de tubos endotraqueais (TETs) com balonetes é recomendado atualmente, uma mudança em relação às recomendações anteriores. Isso é o resultado de uma tentativa de reduzir o número de TETs sem balonete que precisam ser trocados por tubos com balonete para ventilar adequadamente as crianças. Há um risco significativo de distorção da via aérea associado à troca dos tubos após a ocorrência de edema. Há casos documentados de parada cardíaca em trocas de tubo não complicadas que duram menos de 30 segundos, secundária ao estado gravemente enfermo do paciente e ao seu frágil equilíbrio cardiopulmonar.

Manejo adicional

Quando uma via aérea definitiva estiver protegida ou for considerada desnecessária, o oxigênio em alto fluxo deve ser iniciado. A avaliação do gás arterial e dos níveis de carboxiemoglobina deve ser realizada. Os gases sanguíneos venosos e o nível de lactato também podem ser úteis. Pacientes com lesão por inalação térmica ou química localizada devem receber broncodilatadores inalatórios, como o salbutamol. Uma higiene pulmonar agressiva deve ser instituída. No SE, deve ser feita a aspiração agressiva de secreções e evitados os sedativos em excesso para permitir a tosse. Estas medidas serão continuadas e aumentadas pela fisioterapia torácica e broncoscopia na unidade de terapia intensiva (UTI).

Terapia específica para monóxido de carbono

Níveis elevados de carboxiemoglobina ou a suspeita de intoxicação por monóxido de carbono devem ser tratados com oxigênio de alto fluxo a 100% por uma via adequada. O oxigênio sozinho reduz a meia-vida da carboxiemoglobina para menos de um terço da meia-vida correspondente enquanto respira ar ambiente, como observado.

A terapia com oxigênio hiperbárico reduz ainda mais a meia-vida e pode ser considerada como um tratamento se estiver prontamente disponível ou for possível com transporte. Ela deve ser considerada em pacientes que estão hemodinamicamente estáveis com disfunção neurológica progressiva ou acidose metabólica não resolvida. Os benefícios do tratamento hiperbárico para a intoxicação por monóxido de carbono não estão completamente claros, e a decisão de instituir essa terapia deve ser feita caso a caso. Deve ser levada em consideração a pequena quantidade de espaço dentro da câmara para equipamentos médicos e estabilidade do paciente.

Terapia específica para cianeto

A intoxicação por cianeto foi tratada no passado com muitos compostos diferentes, mais especificamente o tiossulfato de sódio e a hidroxicobalamina. O tiossulfato de sódio não é mais recomendado de rotina em crianças devido à formação do subproduto metemoglobina. Crianças são especialmente suscetíveis à metemoglobinemia devido aos baixos níveis de metemoglobina redutase e à facilidade com que a Hbfetal se converte em metemoglobina. A hidroxicobalamina se combina com o cianeto para formar um composto não tóxico chamado cianocobalamina, e é o tratamento de escolha em crianças com suspeita de intoxicação por cianeto. O tratamento profilático da intoxicação por cianeto não é recomendado, e a hidroxicobalamina deve ser administrada apenas na suspeita de intoxicação.

Encaminhamento

Crianças com suspeita de lesão por inalação devem ser observadas no hospital por pelo menos 24 horas para monitorar o aparecimento de sinais e sintomas tardios. Os pacientes que são intubados ou para os quais há preocupação de provável intubação devem ser monitorados em UTI. Pacientes com nível de carboxiemoglobina de 20% ou mais devem ser internados para observação.

> Duke J, Wood F, Semmens J, et al: A study of burn hospitalizations for children younger than 5 years of age: 1983-2008. *Pediatrics*. 2011;127(4):e971-e977 [PMID: 21382945].
>
> Fidkowski CW, Fuzaylov G, Sheridan RL, et al: Inhalation burn injury in children. *Paediatr Anaesth*. 2009;19:147-154 [PMID: 19143954].
>
> Hall AH, Dart R, Bogdan G: Sodium thiosulfate of hydroxycobalamin for the empiric treatment of cyanide poisoning? *Ann Emerg Med*. 2007;49(6):806-813 [PMID: 17098327].
>
> Mlcak RP, Suman OE, Herndon DN: Respiratory management of inhalation injury. *Burns*. 2007;33(1):2-13 [PMID: 17223484].
>
> Toon MH, Maybauer MO, Greenwood JE, et al: Management of acute smoke inhalation injury. *Crit Care Resusc*. 2010;12(1):53-61 [PMID: 20196715].

QUEIMADURAS QUÍMICAS

Considerações gerais

A ingestão cáustica é o mecanismo mais frequente para as queimaduras químicas em crianças, comparado com exposições ocupacionais em adultos. Crianças com menos de 6 anos frequentemente passam por uma fase de exploração física, que inclui tocar e, às vezes, provar as coisas dentro do seu alcance. Muitos itens domésticos são tóxicos quando em contato com a pele ou mucosa. Inúmeras substâncias têm sido implicadas em queimaduras químicas pediátricas e geralmente caem em dois tipos: ácidos e álcalis. Os fatores que contribuem para a mortalidade e morbidade associadas com tais ingestões incluem o pH e a preparação da substância, tempo de contato com o tecido e o local exposto (especialmente se o local compromete a irrigação).

Queimaduras causadas por substâncias ácidas causam necrose coagulativa, limitando a profundidade da queimadura. Os ácidos domésticos ingeridos comumente incluem líquidos de limpeza de sanitários, ácidos de bateria e líquidos de limpeza a seco. Em contraste, as queimaduras por álcalis produzem necrose liquefativa, que leva a uma queimadura mais profunda e maior morbidade e mortalidade. As substâncias alcalinas induzem trombose na vasculatura em torno, causando isquemia tecidual adicional. Os álcalis domésticos comuns são os desentupidores de canos, limpadores de forno e sabões contendo soluções desinfetantes. Cada tipo de queimadura química pode causar lesão gastrintestinal, incluindo perfuração e estenose esofágica e pilórica.

Achados clínicos

Crianças que vêm ao SE após a ingestão ou exposição cutânea a substâncias químicas podem ter uma ampla variedade de apresentações, desde assintomáticas até sepse secundária à perfuração de víscera. Estudos têm tentado definir sinais e sintomas que colocam um paciente em maior risco de lesão gastrintestinal após a ingestão, mas não há diretrizes claras. A história e o exame físico devem ser direcionados às queixas de náusea, vômitos, disfagia, dificuldade de manejar secreções, estridor, lesão ou ulceração visível da mucosa e dor abdominal. A ausência de lesão visível na orofaringe não exclui uma possível patologia esofágica ou gastrintestinal. Ingestões substanciais podem levar à coagulação intravascular disseminada (CIVD), insuficiência renal aguda (IRA) e insuficiência hepática aguda.

Tratamento

A base do tratamento para uma queimadura cutânea relacionada à substância química é a irrigação com grandes quantidades de água. Os agentes cáusticos ingeridos requerem um plano de tratamento mais complicado. A irrigação do esôfago e do estômago com grandes quantidades de água pode levar a vômitos da substância ofensora, o que deve ser evitado, para limitar a reexposição dos tecidos esofágicos e orais. Uma quantidade considerável de líquido dentro do estômago também obstrui a visão da mucosa gástrica durante endoscopia, que é atualmente o padrão-ouro para o diagnóstico de dano esofágico e gástrico.

Os antieméticos devem ser usados para prevenir ou limitar vômitos. O Centro de Controle de Intoxicação deve ser contatado (nos Estados Unidos, ligar 800-222-1222)* para mais informações a respeito de exposições químicas específicas e para relatar a ingestão para o banco de dados nacional. A via aérea deve ser avaliada no exame inicial e protegida se necessário.

Encaminhamento

Uma criança que apresenta o que parece ser um abdome agudo secundário à perfuração do esôfago ou de uma víscera deve ser avaliada imediatamente por um cirurgião. A endoscopia pode ser necessária para determinar a extensão da lesão. A presença de sintomas significativos ou piora da condição clínica indica a necessidade de observação complementar no SE ou internação.

QUEIMADURAS POR ELETRICIDADE

Ver Capítulo 45.

QUEIMADURAS DE CONTATO

As queimaduras de contato são a segunda causa mais comum de queimaduras pediátricas que vêm ao SE em todos os Estados Unidos. Elas ocorrem quando a pele entra em contato com uma superfície quente, incluindo ferro elétrico, fornos, fogão, chapinhas para cabelo, cano de escapamento de motocicletas e fontes de calor relacionadas. Um mecanismo adicional para as queimaduras de contato é a exposição prolongada a um objeto com uma temperatura menor, como uma placa de aquecimento.

Achados clínicos

As queimaduras de contato ocorrem predominantemente nas extremidades superiores, secundárias ao mecanismo da lesão. As queimaduras geralmente são limitadas a uma pequena porcentagem de ASC, mas podem ser bastante profundas. Assim como em todas as lesões pediátricas, o exame detalhado para os padrões deve ser conduzido para ajudar a excluir o trauma não acidental (TNA) como uma causa (ver Capítulo 5).

Tratamento

O tratamento das queimaduras de contato varia com o grau de envolvimento da derme e se correlaciona com os esquemas de tratamento para queimaduras térmicas pediátricas. O cuidado local e a analgesia são os tratamentos primários de emergência. A maioria das queimaduras de contato é de natureza acidental. A educação dos pais e cuidadores também deve ser instituída em um esforço de prevenir eventos futuros.

---

* N. de R. T. Na página do Sistema Nacional de Informações Tóxico-farmacológicas (http://www.fiocruz.br/sinitox_novo/cgi/cgilua.exe/sys/start.htm?tpl=home), é possível obter informações sobre o assunto. Além disso, a Agência Nacional de Vigilância Sanitária (Anvisa) disponibiliza um telefone para informações de atendimento e esclarecimento à população. O número do Disque-Intoxicação é 0800-722-6001, a ligação é gratuita e o usuário é atendido por uma das 36 unidades da Rede Nacional de Centros de Informação e Assistência Toxicológica (Renaciat), presente em 19 Estados.

Encaminhamento

Queimaduras de contato menores podem ser manejadas do mesmo modo que queimaduras térmicas com cuidados locais, analgesia oral e acompanhamento ambulatorial. Queimaduras de contato maiores devem ser manejadas como queimaduras térmicas maiores com internação e possível transferência para um centro de queimados.

QUEIMADURAS POR EXPOSIÇÃO AO SOL

As queimaduras por exposição ao sol são causadas por uma resposta inflamatória dentro da pele em reação à exposição aos raios ultravioletas (UV). Elas são mais proeminentes em indivíduos de pele clara, mas podem ocorrer em qualquer tipo de pele. As queimaduras de sol geralmente são limitadas ao primeiro grau e pequenas queimaduras de segundo grau, mas podem ser mais extensas com a exposição prolongada aos raios UV e predisposição subjacente. As camas de bronzeamento são atualmente uma fonte significativa de queimaduras de sol e têm sido implicadas em casos até de crianças menores, mas são mais comuns em adolescentes.

Achados clínicos

As queimaduras de sol são muito comuns e fáceis de reconhecer clinicamente por meio de uma história e exame físico. A inflamação da pele atinge um pico cerca de 12 a 24 horas após a exposição e declina em significado clínico daí em diante. As queimaduras de sol são classificadas pelos mesmos critérios que todas as outras queimaduras térmicas com base nos achados do exame físico.

Tratamento

O tratamento primário da maioria das queimaduras de sol é o cuidado suportivo com analgesia com agentes orais não esteroides. Embora incomum, queimaduras mais graves podem ser tratadas como queimaduras térmicas com reposição de líquidos e analgesia parenteral. A educação dos pais e cuidadores deve ser feita ainda no SE como uma forma de prevenir queimaduras de sol futuras e as sequelas de câncer de pele no longo prazo.

Encaminhamento

A maioria dos pacientes com queimaduras de sol, avaliados e tratados dentro do SE, pode ter alta para casa para acompanhamento com seu médico de cuidados primários se necessário. Pacientes com queimaduras mais extensas necessitando de reposição de líquidos ou analgesia parenteral devem ser internados para observação e tratamento.

Faurschou A, Wulf HC: Topical corticosteroids in the treatment of acute sunburn. *Arch Dermatol*. 2008;144(5):620-624 [PMID: 18490588].

Salzman M, O'Malley RN: Updates on the evaluation and management of caustic exposures. *Emerg Med Clin North Am*. 2007;25(2):459-476 [PMID: 17482028].

Smollin CG: Toxicology: Pearls and pitfalls in the use of antidotes. *Emerg Med Clin North Am*. 2010;28(1):149-161 [PMID: 19945604].

Toon MH, Maybauer DM, Arceneaux LL, et al: Children with burn injuries: Assessment of trauma, neglect, violence and abuse. *J Inj Violence Res*. 2011;3(2):98-110 [PMID: 21498973].

Emergências ambientais

Dorian Drigalla, MD, FACEP
Tyler McSpadden, MD

EMERGÊNCIAS POR EXPOSIÇÃO AO CALOR

CONSIDERAÇÕES GERAIS

As doenças relacionadas ao calor ocorrem quando a capacidade do corpo de dissipar o calor é superada por sobrecargas de calor endógenas e/ou ambientais. À medida que a temperatura corporal central (TCC) se eleva, ocorre uma continuidade da enfermidade, desde achados cutâneos leves até coma e morte. Distúrbios leves, como o edema do calor e as câimbras do calor, são sequelas dos mecanismos compensatórios do corpo para dissipar calor. Os princípios do tratamento são dirigidos primariamente aos cuidados de suporte, para a doença leve, e resfriamento mais hidratação, para lesões hipertérmicas mais graves. Crianças não estão em maior risco devido a motivos anatômicos ou fisiológicos comparadas com adultos. Contudo, os bebês e crianças muito pequenas podem ter um maior risco de doenças relacionadas ao calor em situações de abandono, negligência e incapacidade de reidratação.

O corpo usa quatro mecanismos para dissipar calor: radiação, condução, convecção e evaporação. O corpo tenta a termorregulação por dois métodos fisiológicos. O desvio de sangue dos vasos centrais para os vasos periféricos dilatados permite a condução e a convecção, se a temperatura ambiente e o movimento de ar permitirem um gradiente de calor. A sudorese permite a evaporação na superfície da pele e é eficaz até uma umidade relativa de cerca de 75%. Temperaturas muito altas, exposições prolongadas e umidade relativa alta podem superar os esforços de dissipação de calor do corpo e levar a doenças relacionadas ao calor.

ERUPÇÃO POR CALOR (MILIARIA RUBRA)

Achados clínicos

A erupção cutânea por calor ocorre quando a sudorese satura a pele, se mistura com a oleosidade e com células mortas e obstrui os ductos sudoríparos. Ela se caracteriza por erupção papulovesicular, que pode ser pruriginosa ou levemente dolorosa. Pequenas pústulas ou vesículas podem aparecer à medida que os ductos obstruídos continuam a produzir suor, infiltrando a derme e a epiderme. Os surtos geralmente ocorrem em áreas cobertas por roupas, nas quais a roupa abafa o suor na pele, impedindo a sua evaporação.

Tratamento

A manutenção da área seca e fresca deve resolver o problema em uma semana. Loções como a calamina e os corticosteroides tópicos podem fornecer alívio sintomático se a erupção for desconfortável. Raramente, pode ocorrer superinfecção por estafilococos ou estreptococos em erupções vesiculares. Infecções secundárias devem ser tratadas com antibióticos tópicos ou orais adequados.

Encaminhamento

Na ausência de celulite grave ou infecção que se dissemina rapidamente, os pacientes com erupções por calor podem ter alta para casa. Os pais e cuidadores devem ser alertados a respeito de sinais de disseminação de infecção.

EDEMA DO CALOR

Achados clínicos

O edema do calor é mais típico em pessoas mais velhas, mas pode ocorrer em crianças. É um edema benigno bilateral das extremidades inferiores causado por vasodilatação periférica, sendo visto quase exclusivamente em indivíduos não aclimatados durante os primeiros dias de exposição a condições muito quentes. O líquido intersticial em geral se resolve espontaneamente à medida que a aclimatação ocorre.

Tratamento

Meias de compressão e elevação das extremidades devem acelerar a resolução. Não se devem administrar diuréticos, uma vez que não são necessários e podem levar à depleção de volume e a problemas mais graves por calor em um paciente já suscetível.

Encaminhamento

Os pacientes podem ter alta para casa com precauções e acompanhamento adequado.

SÍNCOPE DEVIDO AO CALOR

Achados clínicos

A síncope devido ao calor é um possível efeito deletério da vasodilatação periférica e acúmulo de sangue venoso. A condição é vista mais comumente em crianças que estão praticando esportes ou se exercitando e cessam a atividade temporariamente, talvez para sentar-se, permitindo que o sangue se acumule nas extremidades. Ao ficar de pé ou voltar à atividade, ocorre a síncope por hipoperfusão cerebral transitória.

Tratamento

Os sintomas se resolvem rapidamente com o paciente colocado em posição supina com as pernas elevadas para aumentar o retorno venoso. A avaliação no SE deve ser dirigida a excluir causas potenciais de síncope na faixa etária da criança, especialmente se as circunstâncias em torno do evento não forem claras. Hipovolemia e ortostase são as etiologias mais prováveis. Os sinais vitais devem ser medidos em ortostase, e a hidratação oral ou intravenosa (IV) deve ocorrer até que o paciente não esteja mais hipotenso. Considerar uma eletrocardiografia (ECG).

Encaminhamento

A alta para casa é apropriada quando o paciente está tolerando líquidos por via oral (VO), não ocorreram outros sintomas, os sinais vitais se normalizaram e etiologias graves adicionais foram excluídas.

CÂIMBRAS DO CALOR

Achados clínicos

A exposição ao calor com sudorese excessiva, geralmente durante atividade física, pode levar a espasmo/contratura dolorosa dos músculos. A depleção de água e sódio pela sudorese, acoplada com reidratação inadequada durante a atividade, é a condição comum. Os grandes grupos musculares das extremidades inferiores (panturrilhas, quadríceps) são os mais frequentemente envolvidos, seguidos pelos braços e músculos abdominais.

Tratamento

Os sintomas geralmente respondem bem ao alongamento passivo dos músculos afetados e reidratação oral com uma solução eletrolítica. Nos casos refratários ou persistentes, a hidratação IV com um bólus de 20 mL/kg de solução fisiológica (SF) normal está indicada e é rapidamente curativa.

Encaminhamento

Pacientes com câimbras por calor geralmente podem ter alta para casa com precauções e instruções complementares para hidratação. Se os sintomas persistirem no SE, considerar a avaliação laboratorial e a possibilidade de outras etiologias subjacentes (rabdomiólise).

EXAUSTÃO POR CALOR

Considerações gerais

Doenças mais graves ocorrem com a elevação da TCC e a falha da capacidade de termorregulação do corpo. O calor intrínseco e a exposição ambiental ao calor podem ter um papel na piora do quadro clínico. A desidratação excessiva pode resultar em hiponatremia, que pode persistir ou piorar quando a reidratação oral é realizada com água, em vez de soluções eletrolíticas. A hiponatremia e a desidratação são as causas precipitantes dos sintomas de exaustão pelo calor. Sem o reconhecimento ou tratamento adequado, a condição pode progredir de forma fácil e rápida para insolação.

Achados clínicos

A exaustão pelo calor pode se apresentar como mal-estar, fadiga, vertigem, câimbras, náuseas, vômitos, fraqueza e/ou síncope diante de exposição ao calor. Os pacientes provavelmente terão sudorese profusa com pele fria e pegajosa. Os fundamentos do diagnóstico são sensório normal e TCC menor do que 40 °C com uma exposição conhecida a um ambiente quente. As crianças podem progredir rapidamente para insolação, portanto, a observação cuidadosa e reavaliação frequente da TCC e do sensório são cruciais.

Tratamento

O paciente com estado neurológico normal e TCC entre 37 ° e 40 °C podem necessitar apenas tratamento de suporte. Transferir o paciente para um ambiente fresco e fornecer hidratação oral ou IV, permitindo que a TCC normalize e os sintomas sejam revertidos. A avaliação laboratorial está indicada para avaliar os distúrbios eletrolíticos, especialmente a hiponatremia. Se o paciente exibir um declínio na cognição ou outra evidência de distúrbio do sistema nervoso central (SNC), iniciar o tratamento para insolação imediatamente enquanto avalia outras causas potenciais.

Encaminhamento

Crianças com exaustão do calor devem ser hospitalizadas, para observação da normalização dos sintomas e achados clínicos.

INSOLAÇÃO

Com a elevação prolongada da TCC acima de 41 a 42 °C, começa a ocorrer lesão celular direta. As proteínas são desnaturadas e precipitam, causando lise celular e acúmulo de toxinas. As citocinas são produzidas iniciando a cascata inflamatória. O endotélio vascular é danificado causando comprometimento da circulação e possivelmente coagulação intravascular disseminada (CIVD). A isquemia e a inflamação subsequentes podem levar à falência de múltiplos órgãos (FMO). Sem um tratamento imediato, é possível a morte ou a incapacidade permanente.

Achados clínicos

A insolação pode apresentar sinais ou sintomas de exaustão por calor junto com disfunção neurológica e uma TCC maior do que 40 °C. Deve-se ter em mente que algum resfriamento pode ter ocorrido durante o transporte e a temperatura pode estar abaixo de 40 °C no momento da apresentação. Pacientes com insolação devido a uma elevada exposição ao calor ambiental podem exibir pele morna, seca, e aqueles com insolação por esforço ainda podem estar sudoréticos. Embora o aspecto da pele e a ausência de sudorese (anidrose) sejam parte convencional do diagnóstico de insolação, elas não influenciam no manejo. Os sintomas neurológicos podem ser sutis, como lentidão ou confusão, mas em crianças tendem a ser mais profundos, como *delirium*, alucinações, convulsão ou coma. Se o tempo de exposição for muito longo ou houver um retardo na busca de cuidados, o paciente pode exibir sinais de falência de órgão na apresentação inicial. Um cenário clássico é um bebê ou criança menor trancada em um carro quente por um longo período de tempo, apresentando-se *in extremis*. Sem uma história clara, a insolação pode ser facilmente confundida com sepse, ingestão tóxica ou estado epiléptico (EE).

Tratamento

Na chegada e na identificação de uma possível lesão por calor, o paciente deve ser levado para um ambiente arejado e fresco. Avaliar a via aérea, a respiração e a circulação (ABC) e controlar a via aérea, se necessário. Se o paciente estiver apresentando convulsões, usar benzodiazepínicos para controlar a atividade convulsiva. Avaliar a TCC por meio da temperatura retal imediatamente. Começar logo o resfriamento. Sangue deve ser coletado para avaliação laboratorial, mas não à custa de retardo no resfriamento. Se possível, a imersão em água gelada fornece o resfriamento mais eficiente e deve ser a primeira opção para a redução rápida da TCC. A imersão em água gelada pode não ser exequível devido à ventilação mecânica (VM) ou outras restrições relacionadas ao paciente ou às instalações. Espalhar líquidos e ventilar o paciente, combinado à aplicação de compressas de gelo nas virilhas, no pescoço e nas axilas, é uma alternativa até que um meio mais avançado de resfriamento possa ser usado. A lavagem peritoneal com solução dialisada sem potássio, fria, e a irrigação contínua da bexiga com SF refrigerada podem ajudar os esforços de resfriamento. Frequentemente, a temperatura retal deve ser reavaliada, e as medidas de resfriamento devem continuar até que seja atingida uma TCC menor do que 39 °C, preferencialmente nos primeiros 30 a 60 minutos. Quando as estratégias de resfriamento são iniciadas, deve ocorrer a avaliação para evidência de falência de órgão-alvo. Também deve ser determinado o estado acidobásico por meio da gasometria arterial (GA) e venosa, especialmente se a criança exibir sofrimento respiratório. A glicose sanguínea deve ser verificada para avaliar hipoglicemia. Hemograma completo (HC), perfil metabólico completo (PMC), tempo de protrombina (TP), coeficiente internacional normalizado (INR), creatinocinase (CK) e exame qualitativo de urina (EQU) serão úteis para avaliar a presença de CIVD, lesão hepática, distúrbio eletrolítico, rabdomiólise e insuficiência renal. Diante de sofrimento respiratório, uma radiografia torácica deve ser solicitada para avaliar edema pulmonar. Sintomas neurológicos persistentes ou pressão intracraniana (PIC) aparentemente aumentada, independente dos esforços de resfriamento, justificam uma TC. Diante de uma arritmia, é recomendado o retardo na cardioversão elétrica até que a TCC esteja abaixo de 39 °C.

O restante do manejo é dirigido ao cuidado de suporte à abordagem da lesão ou da falência orgânica que tenha ocorrido. A terapia com líquidos IV não apenas é benéfica no tratamento da rabdomiólise, da hipovolemia e a insuficiência renal, mas também pode contribuir para o resfriamento. Os benzodiazepínicos podem ser benéficos, ao reduzirem o tremor que pode acompanhar as estratégias de resfriamento, bem como diminuir esse processo.

Encaminhamento

Qualquer criança que apresenta insolação deve ser internada em uma unidade de terapia intensiva pediátrica (UTIP) ou um nível similar de cuidados após o resfriamento e a ressuscitação. A manifestação tardia de falência de órgão é possível, e a observação cuidadosa é fundamental devido ao elevado potencial de morbidade e mortalidade.

Adams T, Stacey E, Stacey S, et al: Exertional heat stroke. *Br J Hosp Med*. 2012;73(2):72-78 [PMID: 22504748].

Bouchama A, Dehbi M, Chaves-Carballo E: Cooling and hemodynamic management in heatstroke: Practical recommendations. *Crit Care*. 2007;11:R54 [PMID: 17498312].

Howe AS, Boden BP: Heat-related illness in athletes. *Am J Sports Med*. 2007;35(8):1384-1395 [PMID: 17609528].

McDermott BP, Casa DJ, Ganio MS, et al: Acute whole-body cooling for exercise-induced hyperthermia: A systematic review. *J Athl Train*. 2009;44:84 [PMID: 19180223].

Rowland T: Thermoregulation during exercise in the heat in children: Old concepts revisited. *J Appl Physiol*. 2008;105(2):718-724 [PMID: 18079269].

EMERGÊNCIAS POR EXPOSIÇÃO AO FRIO

ERITEMA (PERNIOSE)

Achados clínicos

Eritema (pernio ou perniose) é uma condição cutânea inflamatória que parece ser causada por uma resposta vascular anormal à exposição ao frio. O eritema pernio é caracterizado por lesões dolorosas eritematosas a violáceas observadas mais comumente nas extremidades distais, nas orelhas e no nariz diante de exposição repetida ao frio. Os pacientes podem experimentar um pródromo de formigamento ou prurido na área afetada logo após a exposição ao frio, seguido 12 a 24 horas mais tarde por lesões dolorosas que se resolvem geralmente de forma espontânea após 1 a 3 semanas. Embora rara, em alguns pacientes, essas lesões podem progredir para bolhas ou ulcerações, e a reexposição crônica pode levar à fibrose ou cicatrização da área afetada.

Tratamento

O tratamento é de suporte e direcionado primariamente à prevenção. As áreas afetadas devem ser envolvidas em material seco e aquecido, com cuidado para evitar trauma mecânico. Os pais e o paciente devem ser aconselhados a evitar exposição ao frio e a usar vestuário extra para proteção como uma estratégia de prevenção. Sucesso foi relatado com o uso da nifedipina no tratamento agudo e profilaxia de perniose. Adicionalmente, os corticosteroides tópicos e orais podem prover algum alívio sintomático.

Encaminhamento

Como a perniose é um diagnóstico clínico de exclusão e há uma associação relatada com doença reumatológica, o encaminhamento para o pediatra ou reumatologista para investigação complementar deve ser considerado.

Prakash S, Weisman MH: Idiopathic chilblains. *Am J Med.* 2009;122(12):1152-1155 [PMID: 19958897].

Vano-Galvan S, Martorell A: Chilblains. *CMAJ.* 2012;184(1):67 [PMID: 22025653].

GELADURA (CONGELAMENTO PARCIAL)

A geladura é causada pela exposição dos tecidos a temperaturas congelantes resultando na formação de cristais de gelo dentro dos espaços intra e extracelular. Vasoconstrição, dano endotelial e lise celular levam a um estado protrombótico, resultando em oclusão capilar. A isquemia é um fator maior na perda permanente de tecido devido à geladura. No paciente pediátrico, uma lesão imobilizante, roupas inadequadas e exposição prolongada a um ambiente frio são os principais fatores contribuintes. A sensação inicial de frio progride para áreas dolorosas ou dormentes de palidez cutânea, e termina com um tecido firme, insensível e pele esbranquiçada.

Achados clínicos

Na avaliação inicial da geladura, as duas variáveis mais importantes são o tempo desde a lesão e o aspecto clínico do tecido. Como muitas lesões por geladura ocorrem em viagens recreacionais (escaladas, caminhadas) e a atenção médica está distante, é importante estabelecer a cronicidade da lesão, porque o tempo irá afetar as estratégias de tratamento. As lesões por geladura são classificadas com base em quatro características clínicas: profundidade de congelamento tecidual, cor do tecido, bolhas/necrose e edema tecidual (Tabela 45-1). A extensão completa da lesão e a demarcação podem não ser aparentes por alguns dias após a lesão.

Tratamento

O tratamento da geladura tem quatro objetivos primários:

- Tratamento das condições comórbidas com risco de morte;
- Reaquecimento;
- Prevenção de infecção e lesão adicional;
- Restauração do fluxo sanguíneo para áreas isquêmicas.

A lesão traumática imobilizante é uma causa subjacente comum de geladura pediátrica e deve ser suspeitada. A hipotermia sistêmica também deve ser suspeitada, e o tratamento priorizado antes de se concentrar na lesão localizada.

Após a abordagem das condições com risco à vida, começar com o reaquecimento das áreas afetadas pela imersão em uma banheira de hidromassagem ou outra fonte de água contendo clorexidina ou outro agente antisséptico a 40° ou 41°C por 30 minutos, ou até que todos os tecidos estejam quentes, vermelhos e maleáveis. O reaquecimento deve ser realizado por 30 minutos duas vezes ao dia até que haja evidência de cicatrização

Tabela 45-1 Classificação de geladura

Classe	Profundidade do congelamento tecidual	Cor do tecido	Bolhas/necrose	Edema tecidual
1	Espessura parcial	Eritematoso/hiperemiado	Não	Pouco ou nenhum
2	Espessura total	Eritematoso	Claro, bolhas com líquido	Moderado
3	Espessura total e envolvimento subcutâneo	Azul ou preto	Bolhas hemorrágicas; pequenas áreas de necrose possíveis	Significativo
4	Espessura total, e envolvimento de tecido subcutâneo, muscular, tendões e ossos	Inicial: mosqueado ou vermelho; depois: preto, mumificado	Necrose extensa	Pouco ou nenhum

tecidual ou demarcação clara de necrose. O reaquecimento pré-hospitalar não deve ser iniciado se houver uma possibilidade de recongelamento, pois as lesões de congelamento-descongelamento-recongelamento são mais prejudiciais do que eventos congelantes únicos. Não se deve massagear a área afetada, pois isso pode causar dano tecidual adicional.

O tecido necrótico é um ninho potencial para infecção. Um paciente com evidência de tecido não viável deve ser tratado com antibióticos de largo espectro e vacina antitetânica. O desbridamento cirúrgico precoce de tecidos com aspecto necrótico não é recomendado devido ao intervalo de tempo para que ocorra a demarcação clara. Bolhas claras, não tensas podem ser deixadas de lado, mas algumas fontes recomendam a aspiração estéril de bolhas tensas ou hemorrágicas devido ao risco aumentado de infecção. As áreas afetadas devem ser mantidas aquecidas e secas com curativos de proteção frouxos para prevenir dano adicional a esse tecido friável. No caso de geladura das extremidades inferiores, o paciente não deve apoiar peso sobre a extremidade. O tratamento com ibuprofeno pode limitar a produção de prostaglandina nos tecidos inflamados e pode ser benéfico.

Há evidências que suportam o uso de ativador do plasminogênio tecidual (t-PA) intra-arterial para pacientes que são atendidos dentro de 24 horas da lesão e com evidência de geladura grave, na qual é esperada perda tecidual. Embora não existam estudos pediátricos até o momento, não há contraindicação ao uso dessa estratégia em crianças que não têm risco à trombólise. Uma causa importante de geladura na população pediátrica é o trauma imobilizante e, portanto, uma elevada porcentagem de crianças terá contraindicações ao uso do t-PA. Se o paciente é atendido dentro de 24 horas da lesão e tem evidência de geladura Classe 3-4, considerar a realização de uma angiorressonância magnética (ARM) ou angiotomografia computadorizada (angio-TC) do membro afetado para avaliar a presença de trombose intra-arterial. Se for identificada uma área de oclusão, considerar uma avaliação com um radiologista intervencionista para a administração de t-PA intra-arterial. Em um pequeno estudo, a incidência de amputação digital após uma geladura foi reduzida de 41 para 10% com o uso de t-PA. A reperfusão irá provavelmente causar aumento do edema para a área e pode resultar em síndrome do compartimento.

Encaminhamento

Pacientes com geladura Classe I não abrangente podem ter alta para casa após reaquecimento com acompanhamento ambulatorial. Crianças com lesão Classe 2 ou acima ou geladura Classe 1 abrangente envolvendo duas ou mais extremidades ou uma grande área de superfície devem ser internadas para observação complementar. A diferenciação entre classificações e a demarcação da geladura podem ser difíceis e às vezes levam muitos dias. Se ocorrer destruição tecidual significativa, rabdomiólise, infecção secundária ou sepse podem complicar o curso. O controle da dor é importante tanto na fase aguda quanto no longo prazo e provavelmente é facilitado com o paciente internado.

Bruen KJ, Ballard JR, Morris SE, et al: Reduction of the incidence of amputation in frostbite injury with thrombolytic therapy. *Arch Surg.* 2007;142:546-551 [PMID: 17576891].

Hallam MJ, Cubison T, Dheansa B: Managing frostbite. *BMJ.* 2010;341:c5864 [PMID: 21097571].

Imray C, Grieve A, Dhilon S: Cold damage to the extremities: Frostbite and non-freezing cold injuries. *Postgrad Med J.* 2009;85:481-488 [PMID: 19734516].

HIPOTERMIA

Considerações gerais

A hipotermia acidental é uma redução não intencional na TCC para menos de 35 °C. A hipotermia resulta da exposição a uma temperatura baixa o suficiente por uma quantidade de tempo suficiente para superar a capacidade de compensação do corpo. A hipotermia é classificada como: leve – 32 °-35 °C, moderada – 28 °-32 °C e grave, menos de 28 °C. Embora haja características clínicas previstas dentro de cada faixa de temperatura, o processo da doença representa uma sequência de sintomas compensatórios que vão de leves (tremores) a distúrbios fatais (assistolia, fibrilação ventricular [FV]). Os princípios do tratamento são orientados pelo grau de hipotermia e pelas características clínicas do paciente. O tratamento consiste primariamente em reaquecimento, reposição de líquidos e ressuscitação cardiopulmonar (RCP).

As diferenças fisiológicas fundamentais em crianças as tornam mais suscetíveis à hipotermia. Os bebês não têm capacidade de tremer. Crianças menores têm depósitos de glicogênio limitados para o aumento do metabolismo. Do mesmo modo, crianças têm uma maior proporção de área de superfície corporal (ASC) em relação à massa, levando a um aumento da perda de calor para o ambiente. Hipovolemia, sedimentação sanguínea devido ao frio, bradicardia e redução da contratilidade cardíaca contribuem para um débito cardíaco (DC) diminuído e colapso circulatório.

Achados clínicos

Hipotermia leve: 32 a 35 °C. Este estágio é caracterizado pela tentativa do corpo de gerar e preservar calor. A vasoconstrição periférica causa cianose das mãos, lábios e pés, bem como palidez e aumento do tempo de enchimento capilar. Se a criança tiver mais de 1 ano de idade, ela mais provavelmente estará apresentando calafrios e a pele irá exibir piloereção. O sensório deve estar intacto.

Hipotermia moderada: 28 a 32 °C. Neste estágio, os mecanismos compensatórios do corpo são esgotados e ocorrem distúrbios fisiológicos. Os calafrios cessam e o sensório começa a ficar deprimido. A criança inicialmente pode parecer agitada, evoluindo para sonolenta e confusa. A frequência respiratória (FR) e a frequência cardíaca (FC) podem flutuar antes de ficarem baixas. Arritmias fatais são possíveis.

Hipotermia grave: < 28 °C. Abaixo de 28 °C, os distúrbios enzimáticos causam graves manifestações de hipotermia. A criança pode parecer em choque ou comatosa. Em casos extremos, as pupilas podem estar fixas e os sinais de vida ausentes. A disfunção das fibras musculares pode causar rigidez, embora o tecido esteja acima da temperatura de congelamento. A respiração pode estar gravemente deprimida ou ausente e arritmias são prováveis.

Tratamento

▶ Cuidados pré-hospitalares

Evitar o manuseio do paciente e mantê-lo em posição horizontal, pois o miocárdio está potencialmente instável e pode ser facilmente irritável provocando uma arritmia fatal. As roupas molhadas devem ser removidas, e o paciente envolto em mantas ou roupas aquecidas e secas durante o transporte. Tentativas adicionais de reaquecimento devem ser retardadas até que a criança seja trazida ao SE. Isso é feito para evitar uma nova queda da temperatura central que pode resultar da mobilização do sangue frio e acidótico das extremidades para a circulação central.

▶ Avaliação inicial

Proceder a avaliação do ABC. Há algumas variações do tratamento normal das anormalidades primárias detectadas e são discutidas adiante. A lesão traumática imobilizante é uma causa importante de hipotermia em crianças, e uma investigação secundária cuidadosa deve ser feita, especialmente se a criança está incapacitada de contar a história. Remover as roupas molhadas restantes e envolver o paciente em mantas secas, aquecidas. A temperatura central deve ser medida com um termômetro da leitura baixa. As leituras de temperatura retal são as mais usadas, mas a temperatura retal pode ficar atrás da temperatura central, especialmente se houver fezes na ampola retal. Os sensores esofágicos trazem o risco de estimulação miocárdica durante a colocação e podem estar falsamente elevados pelo ar quente na traqueia. Os sensores venosos centrais podem ser afetados pela administração de líquidos quentes. Os sensores vesicais colocados por meio de uma sonda de Foley com sensor de temperatura são acurados e serão afetados adversamente apenas se o paciente estiver recebendo lavagem peritoneal morna.

Os exames de laboratório e por imagem estão indicados, mas não devem atrasar o reaquecimento. Eletrólitos, hemograma, glicose, lipase e estudos de coagulação são de particular interesse no manejo. A análise do ECG pode revelar elevação do ponto J (ver Figura 45-1), condução lenta com intervalos prolongados ou uma variedade de arritmias. A imagem deve incluir uma radiografia torácica para avaliar aspiração ou edema pulmonar, especialmente se o paciente tiver sintomas respiratórios. Imagens adicionais podem estar indicadas diante de trauma, mas não devem interferir com os esforços de reaquecimento.

▶ Manejo

O reaquecimento é orientado pelo grau de hipotermia, estado cardiopulmonar do paciente e disponibilidade de cada modalidade. O cuidado de suporte abrangente pode ser necessário

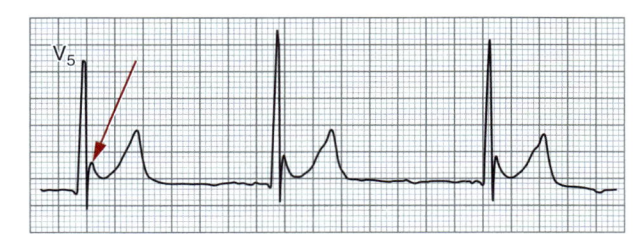

▲ **Figura 45-1** Onda de Osborn (marcada com uma seta), observada imediatamente após o complexo QRS, na hipotermia.

durante o reaquecimento e é discutido adiante. A instituição rápida do reaquecimento é o elemento mais crucial do tratamento, e outras medidas podem não ser eficazes até que a temperatura central comece a se elevar.

▶ Modalidades de reaquecimento

- Reaquecimento passivo. Remover as roupas molhadas, enxugar o paciente e isolar com mantas aquecidas. Isso permite que o corpo se aqueça enquanto previne mais perda de calor.
- Reaquecedores de ar compelido. Disponível na maioria das instituições e usados em salas de cirurgia. Eles são eficazes, mas podem causar vasodilatação periférica e desvio do sangue frio e acidótico para a circulação central, causando nova queda da temperatura central.
- Lâmpadas de calor ou equipamentos de calor radiante. Adjuntos a outras terapias, também mantêm a área de tratamento quente.
- Placas/compressas de calor. Aplicar ao tórax ou abdome. A reavaliação frequente da pele subjacente é necessária, uma vez que esses dispositivos podem produzir queimaduras em uma pele mal perfundida.
- Oxigênio umidificado e morno, seguro e aceitável para a maioria dos pacientes como um adjunto, previne perda de calor adicional por meio da respiração.
- Líquidos IV aquecidos. Indicados para a maioria das crianças hipotérmicas. Sistemas para fornecimento especial são necessários para fornecer líquidos aquecidos IV (tubos e equipamentos IV normais resultam em resfriamento do líquido antes da infusão e podem piorar a situação).
- Lavagem com SF morna. Muito eficaz para elevar a TCC. Sem a capacidade de aquecer grandes quantidades de SF rapidamente, pode ser substituída por água morna. Os líquidos aquecidos a 40 a 44 °C podem ser utilizados para:
  - Irrigação vesical: Inserir uma sonda de Foley com três entradas e fornecer irrigação vesical com líquidos aquecidos.
  - Lavagem gástrica: Aplicada facilmente por meio de sonda nasogástrica (SNG) ou orogástrica, pode aumentar o risco de aspiração e é mais bem usada no paciente intubado.
  - Lavagem peritoneal: Um cateter de grande calibre pode ser inserido facilmente no espaço peritoneal e uma SF

morna ou líquida de diálise livre de potássio infundida periodicamente e retirada. Isso tem o potencial para dano de órgão interno pela inserção traumática ou lesão térmica, devendo ser usada com cautela.

- Lavagem pleural: O método mais eficaz à base de líquidos aquecidos. Isso envolve a colocação de um ou mais tubos torácicos pelos quais a SF aquecida é infundida e drenada. Há inúmeras estratégias para realizar lavagem pleural, nenhuma das quais se mostrou clinicamente superior. O método mais simples envolve a colocação de um dreno torácico de grande calibre do lado esquerdo, inserindo 500 mL de SF aquecida, pinçando o tubo por 2 a 3 minutos, permitindo, então, a drenagem do líquido. Isso também pode ser realizado com tubos torácicos bilaterais e alternando o lado da infusão a cada aplicação. Alternativamente, colocar dois tubos torácicos do mesmo lado, um anterior e um posterior, que permitem a infusão quase contínua de líquido morno. Teoricamente, o coração será aquecido mais de maneira eficiente pela lavagem pleural do lado esquerdo; contudo, há um possível aumento do risco de indução de arritmia cardíaca pela irritação do ventrículo esquerdo (VE) durante a colocação do tubo. Não há evidência para a recomendação de um método em relação ao outro.
- Aquecimento extracorpóreo: Em casos extremos e quando disponível, o aquecimento extracorpóreo pode ser necessário. Um circuito de *bypass* cardíaco e uma oxigenação por membrana extracorpórea (ECMO) são os meios mais eficazes de elevar a TCC e também fornecem suporte circulatório e oxigenação. A contraindicação primária ao uso dessas modalidades é o risco de sangramento com a heparina, mas isso pode ser evitado pelo uso de circuitos não heparinizados quando disponíveis.

Hipotermia

Hipotermia leve: Crianças com hipotermia leve podem responder bem ao reaquecimento passivo isolado. É importante monitorar continuamente a TCC para avaliar a eficácia do tratamento e assegurar que não ocorra queda de temperatura. Os reaquecedores de ar compelido e oxigênio umidificado morno também são adequados para conforto e reaquecimento rápido.

Hipotermia moderada: Nesta faixa de temperatura (28-32 °C), é necessária monitorização agressiva. Se o estado respiratório estiver intacto, o oxigênio umidificado morno deve ser aplicado e a infusão de SF morna, iniciada. Um bólus de líquido morno de 20 mL/kg deve preceder outras medidas devido ao potencial para o choque de reaquecimento quando ocorrer vasodilatação periférica. A combinação de líquidos aquecidos IV e reaquecedor de ar compelido pode ser suficiente para tratar crianças neste estágio de hipotermia; contudo, o envolvimento cardiopulmonar é possível e medidas mais invasivas podem ser necessárias. Independentemente da temperatura, o colapso circulatório deve ser tratado como hipotermia grave.

Hipotermia grave: O tratamento da hipotermia grave depende amplamente do estado circulatório. Em muitos casos, o pulso e a respiração podem ser muito lentos e difíceis de detectar. Se a criança não tem pulso detectável, o aquecimento extracorpóreo está indicado e deve ser instituído se disponível. Quando indisponível ou diante de um retardo significativo, a lavagem pleural em combinação com um bólus de líquido morno e outras modalidades de aquecimento devem ser iniciadas imediatamente. As medidas de suporte avançado de vida, inclusive a RCP, devem ser iniciadas. Há duas modificações fundamentais no suporte avançado de vida para a criança hipotérmica. Primeiro, o miocárdio hipotérmico é improvável de responder à desfibrilação. Se estiver presente um ritmo desfibrilável (FV ou taquicardia ventricular [TV] sem pulso), a tentativa de desfibrilação deve ser feita, mas observando que choques repetidos são improváveis de ter sucesso antes que ocorra o reaquecimento. Segundo, o fígado frio não metaboliza as medicações tão rapidamente, portanto deve ser considerado o espaçamento das doses. As compressões torácicas devem ser continuadas até o retorno da circulação espontânea ou a disponibilidade de um *bypass* cardíaco. Se a criança recuperar o pulso, a lavagem pleural, a reposição de líquido com SF morna e outros métodos de reaquecimento devem ser instituídos sem demora. As bradiarritmias são comuns na hipotermia, mas são bem toleradas devido aos efeitos protetores cerebrais do frio. Não deve ser colocado marca-passo nem feitas compressões torácicas na presença de pulso.

Os cuidados intensivos serão necessários. O suporte respiratório pode ser necessário. O acesso venoso é crucial e dois acessos IV de grande calibre são adequados inicialmente. Considerar a colocação de uma linha femoral precocemente, uma vez que a vasoconstrição pode tornar as linhas periféricas difíceis de serem obtidas. As linhas nas veias jugular interna e subclávia devem ser evitadas para prevenir a indução de arritmia.

A hipoglicemia é comum na hipotermia e deve ser tratada com SG, 0,5 g/kg. A lesão traumática comórbida ou condições clínicas subjacentes devem ser avaliadas e tratadas adequadamente.

A hipotermia pode ter um efeito protetor profundo no corpo, particularmente no cérebro. Inúmeros casos relatam recuperação neurológica completa em pacientes hipotérmicos após parada cardíaca prolongada. Por este motivo, medidas de reanimação não devem ser suspensas até que o paciente tenha atingido uma TCC de 35 °C e ainda esteja refratário às medidas de suporte avançado de vida.

Encaminhamento

Após a avaliação de condições ou lesões subjacentes que podem ter levado à hipotermia, crianças com hipotermia leve podem ter alta para casa com segurança se tiverem atingido normotermia e sensório basal. Crianças com hipotermia moderada a grave devem ser internadas para monitorização ampla e terapia continuada. Edema pulmonar, coagulopatia e insuficiência renal são possíveis após o reaquecimento. Casos graves e pacientes com estratégias de tratamento invasivas devem ser tratados em unidades de terapia intensiva (UTIs).

Avellanas ML, Ricart A, Botella J, et al: Management of severe accidental hypothermia. *Med Intensiva*. 2012;36:200-212 [PMID: 22325642].

Brown DJ, Brugger H, Boyd J, et al: Accidental hypothermia. *N Engl J Med*. 2012;367(20):1930-1938 [PMID: 23150960].

Gordon L, Peek GJ, Ellerton JA: Extracorporeal life support is recommended for severe accidental hypothermia. *BMJ*. 2010;341:c7411 [PMID: 21193508].

Hughes A, Riou P, Day P: Full neurological recovery from profound (18.0 degrees C) acute accidental hypothermia: Successful resuscitation using active invasive rewarming techniques. *Emerg Med J*. 2007;24(7):511-512 [PMID: 17582054].

Kjaergaard B, Bach P: Warming of patients with accidental hypothermia using warm water pleural lavage. *Resuscitation*. 2006;68(2):203-207 [PMID: 16378671].

Waibel BH, Durham CA, Newell MA, et al: Impact of hypothermia in the rural, pediatric trauma patient. *Pediatr Crit Care Med*. 2010;11(2):199-204 [PMID: 19794329].

DOENÇA DE GRANDES ALTITUDES

Considerações gerais

A doença de grandes altitudes é um termo coletivo para patologias sistêmicas, cerebrais e pulmonares que ocorrem após a ascensão a grandes alturas, causadas por exposição aguda à baixa pressão parcial de oxigênio a altas altitudes. A maioria das manifestações da doença de grandes altitudes pode ser prevenida pela subida gradual com o tempo adequado para aclimatação. Há três tipos de doença de grandes altitudes: doença aguda da montanha (DAM), edema cerebral de grandes altitudes (ECGA) e edema pulmonar de grandes altitudes (EPGA). As condições resultam de estresse hipóxico nas grandes alturas e são caracterizadas por acúmulo excessivo de líquidos extravasculares. As manifestações pulmonares e cerebrais da doença de grandes altitudes podem ser fatais se não forem tratadas, mas todos os tipos respondem à descida da altura e oxigenoterapia. Crianças com doença de grandes altitudes devem suspender a subida, e a descida deve ser considerada.

Prevenção

Embora não estudado em crianças, alguns autores recomendam medicações profiláticas para prevenir ou atenuar a doença. A acetazolamida é usada como profilaxia para DAM e ECGA na ausência de alergia à sulfa. Ela acelera a aclimatação por aumentar a excreção renal de bicarbonato para combater a alcalose respiratória, podendo ser administrada em uma dose pediátrica de 2,5 mg/kg duas vezes ao dia até 125 mg por dose, começando no dia anterior à subida e novamente nos dois dias seguintes ou até que a altitude máxima seja atingida. A dexametasona é útil para o tratamento de DAM ou ECGA moderado a grave e é dada em doses de 0,15 mg/kg a cada 6 horas. Ela não ajuda na aclimatação e deve ser reservada para pacientes sintomáticos. A nifedipina é usada para a prevenção de EPGA e pode ser dada a crianças em uma dose de 0,5 mg/kg até 20 mg a cada 8 horas começando no dia anterior da subida e continuando por 3 a 5 dias em altitude máxima. A nifedipina não é recomendada universalmente em crianças e são indicados estudos complementares a respeito do seu uso na doença de altitude.

É impossível prever se crianças saudáveis em outros aspectos irão sofrer de doença de grandes altitudes, mas alguns fatores subjacentes podem ser predisponentes. A ascensão rápida a uma grande altitude é um achado comum. A história de doença de grande altitude em uma altitude similar provavelmente indicaria profilaxia. A infecção respiratória superior recente ou recorrente, pneumonia ou outra infecção são fatores de risco independentes para EPGA. Crianças com defeitos cardíacos congênitos ou síndrome de Down estão em maior risco de DGA. Condições clínicas crônicas, como anemia falciforme, fibrose cística e apneia obstrutiva do sono, podem ser contraindicações relativas a viagens a grandes alturas quando uma subida lenta e gradual não é possível.

DOENÇA AGUDA DA MONTANHA

Achados clínicos

A DAM é a forma mais comum de doença de grandes altitudes e parece estar em continuidade com a ECGA. Em crianças com DAM, cefaleia provavelmente será o primeiro sintoma, combinado com náusea, vômito ou anorexia, tontura, fraqueza e fadiga. O tempo até a instalação pode variar amplamente de 1 a 2 horas a 3 a 4 dias. Em crianças menores e bebês, a DAM pode ser mais difícil de reconhecer, apresentando-se apenas como irritação, anorexia, vômito ou falta de sono. Os médicos do SE devem ter um baixo limiar de suspeita para DAM em crianças menores, porque ela pode ser facilmente confundida com alterações comportamentais associadas a viagens e, se não reconhecida, pode progredir para ECGA ou EPGA potencialmente fatal.

Tratamento

Casos leves de DAM podem ser tratados com a cessação da subida, repouso, oxigênio suplementar e terapia sintomática com anti-inflamatórios não esteroides (AINEs) para cefaleia e antieméticos para náusea. Os sintomas devem se resolver quando a aclimatação ocorrer. Em pacientes com piora dos sintomas, sensório diminuído ou suspeita de ECGA ou EPGA, a descida rápida para um nível igual ou inferior a 1.500 m (4.000 pés) ou pelo menos 1.000 metros (3.281 pés) da altitude atual está indicada. Se a descida não for possível ou for retardada, a administração de oxigênio suplementar por meio de máscara facial ou pressão positiva contínua na via aérea (CPAP), ou uso de uma câmara hiperbárica portátil (bolsa de Gamow) irá servir de medida temporária.

O tratamento farmacológico com acetazolamida pode melhorar os sintomas, mas é melhor para a profilaxia. A dexametasona 0,15 mg/kg pode ser dada a cada 6 horas nos casos mais significativos. A avaliação do SE pediátrico de crianças que subiram recentemente a grandes altitudes inclui uma radiografia torácica diante de sinais ou sintomas pulmonares.

Encaminhamento

A cessação da ascensão para uma maior altura pode permitir a aclimatação. Os pais devem ser aconselhados a limitar a atividade física e evitar voos aéreos no início da recuperação. Se o paciente estiver sendo tratado em um SE ou outro local de grande altura, e diante de achados clínicos persistentes, a descida é fundamental para o manejo e o encaminhamento. Quando os sintomas se resolverem e o paciente não estiver tomando dexametasona, a continuação da subida é aceitável. A profilaxia com acetazolamida é recomendada.

EDEMA PULMONAR DE GRANDES ALTITUDES

Achados clínicos

O EPGA é a doença de altitude com maior mortalidade e é de natureza não cardiogênica. Em crianças mais velhas, o EPGA se apresenta como tosse persistente, falta de ar aos mínimos esforços que podem não responder ao repouso e, às vezes, escarro espumoso rosado ou ferruginoso. Em crianças menores e bebês, os sinais podem não ser prontamente aparentes e eles podem exibir apenas inquietação, palidez, letargia ou sofrimento respiratório progressivo. O tempo de início após a subida varia amplamente e pode ser insidioso ou súbito. O edema pulmonar e o colapso respiratório podem ocorrer se o EPGA não for reconhecido.

Uma radiografia torácica pode demonstrar infiltrados maculares, artérias pulmonares dilatadas e tamanho cardíaco normal. Edema pulmonar mais generalizado não será observado nos casos graves. Um ecocardiograma está indicado quando o EPGA não é claro, na presença de um sopro cardíaco sem história conhecida, ou quando as anormalidades cardíacas subjacentes parecem estar contribuindo para a doença.

Tratamento

A suspeita de EPGA em desenvolvimento nas condições adequadas é importante. O suporte respiratório inicial com oxigênio suplementar está indicado e deve continuar após a descida. A CPAP pode ser útil para melhorar os sintomas. A intubação pode ser necessária para suporte respiratório nos casos graves. Quando a descida é retardada ou impossível, uma bolsa de Gamow age como uma medida temporizadora. A nifedipina pode ser considerada em casos significativos.

Encaminhamento

A descida para uma altitude mais baixa e a hospitalização está indicada em pacientes com EPGA.

EDEMA CEREBRAL DE GRANDES ALTITUDES

Achados clínicos

O ECGA pode se apresentar de modo similar à DAM, com piora do quadro ou sintomas adicionais. Os sintomas neurológicos diferenciam o ECGA da DAM e podem ocorrer na presença ou ausência de EPGA. Os pacientes irão exibir ataxia de tronco, confusão ou outro distúrbio neurológico. A ataxia é, frequentemente, um achado precoce e deve ser considerada como sinal de gravidade. As paralisias de nervos cranianos e o papiledema indicam aumento da pressão craniana e herniação cerebral iminente. As hemorragias retinianas podem ser vistas. Um paciente comatoso com história recente de aumento rápido da altitude deve ser considerado como um diagnóstico de ECGA até prova em contrário.

Tratamento

Na presença de exposição à altitude e alteração do sensório ou outros achados neurológicos, está indicada uma TC craniana no SE. Devem ser consideradas condições como desidratação, hipoglicemia e hiponatremia. A RM irá permitir a avaliação detalhada de lesão estrutural e PIC aumentada. As anormalidades dos nervos cranianos provavelmente significam herniação e indicam a necessidade de descompressão urgente. A descida deve ocorrer quando possível, ou ser considerada uma câmara hiperbárica portátil. Oxigênio suplementar e dexametasona devem ser utilizados até que o paciente esteja assintomático.

Encaminhamento

Pacientes com ECGA devem ser admitidos para monitorização e terapia continuada. Quando não há clínica ou hospital disponível: parar a subida, descer quando possível, e utilizar uma câmara hiperbárica quando disponível. Se houver anormalidades neurológicas significativas, ou evidência radiográfica aparente de herniação iminente do tronco cerebral, deve ser obtida uma avaliação neurocirúrgica. Os pacientes com sintomas graves no momento da apresentação provavelmente necessitam de internação independentemente da resolução. A monitorização em UTI pode ser necessária para sintomas graves persistentes, especialmente diante de sensório alterado em evolução.

Imray C, Wright A, Subudhi A, et al: Acute mountain sickness: Pathophysiology, prevention, and treatment. *Prog Cardiovasc Dis.* 2010;52(6):467-484 [PMID: 20417340].

Luks LM, McIntosh SE, Grissom CK, et al: Wilderness Medical Society consensus guidelines for the prevention and treatment of acute altitude illness. *Wilderness Environ Med.* 2010;21(2)146-155 [PMID: 20591379].

Ritchie ND, Baggott AV, Andrew Todd WT: Acetazolamide for the prevention of acute mountain sickness: A systematic review and meta-analysis. *J Travel Med.* 2012;19(5):298-307 [PMID: 22943270].

Stream JO, Grissom CK: Update on high-altitude pulmonary edema: Pathogenesis, prevention, and treatment. *Wilderness Environ Med.* 2008;19(4):293-303 [PMID: 19099331].

LESÕES POR ANIMAIS VENENOSOS

As crianças são naturalmente curiosas sobre animais e novidades da natureza. Envenenamentos, mordidas e ferroadas são comuns na população pediátrica e requerem do médico da emergência tratamentos padronizados e antídotos. Os envenenamentos e o tratamento são discutidos adiante.

PICADAS DE COBRA

Considerações gerais

Em todo o mundo, as cobras variam consideravelmente entre as espécies, incluindo a presença ou ausência de veneno e a toxicidade resultante. Nas áreas rurais e nações subdesenvolvidas, a prevalência de picada de cobra é mais alta, bem como a morbidade e a mortalidade. Viajantes e indivíduos expostos regularmente às florestas rudimentares devem usar roupas de proteção, incluindo calças compridas e mangas, e botas quando possível, particularmente se a vegetação for densa ou a visibilidade baixa. O conhecimento médico moderno tem suprido opções de tratamento específicos, dependentes do tipo de cobra relatado. As mordidas de cobra nos Estados Unidos têm taxas incrivelmente baixas de fatalidade, que parece ser devido a um veneno menos letal das cobras nativas. As espécies não indígenas às vezes estão envolvidas, frequentemente como animais de estimação. Quando possível, a identificação da cobra irá orientar o médico da emergência nas opções terapêuticas.

Duas famílias principais de cobras venenosas são nativas dos Estados Unidos. A família *Viperidae* inclui três cobras da subfamília *Crotalinae* (víboras domésticas): a cabeça de cobre, a boca de algodão e a cascavel. A família *Elapidae* inclui apenas a cobra coral nos Estados Unidos, embora a espécie do Texas *Micrurus tener* tenha mostrado diferir da cobra coral do leste, *Micrurus fulvius*.*

Achados clínicos

Picadas de cobra ocorrem mais frequentemente nas extremidades. A perna exposta é um alvo para as cobras ao nível do chão, e a extremidade superior é picada com frequência como resultado de tentativa de tocar ou segurar a cobra. A dor localizada instantânea e o sangramento no local das punções são prováveis. Edema, sensibilidade, descoloração e disseminação do edema para a extremidade tendem a seguir quando ocorre envenenamento significativo. Sintomas sistêmicos também podem resultar, incluindo náuseas e vômitos, cefaleia e mal-estar.

▸ *Elapidae*

Em geral, essas cobras são conhecidas por vários efeitos venenosos de muitas espécies na África e na Ásia. O seu veneno é conhecido primariamente como neurotóxico, e os efeitos podem ser retardados por várias horas. Paralisia de grupos musculares, especialmente aqueles que envolvem a função respiratória, a face e o pescoço, pode trazer preocupações significativas com a via aérea e a respiração. Várias lesões teciduais, incluindo lesões bolhosas e descamação da pele necrótica, podem ocorrer. Efeitos hematológicos e musculares também podem ser vistos, incluindo rabdomiólise.

▸ *Crotalinae* (víboras domésticas)

O envenenamento pode variar desde o envolvimento leve das extremidades até o envolvimento do tronco. As crianças podem experimentar efeitos corporais totais. Hematomas e bolhas podem ocorrer nas primeiras horas. Instabilidade hemodinâmica pode ocorrer, assim como hemorragia, incluindo sangramento do trato gastrintestinal (TGI), pulmões, cavidade oral, nariz e pele. Trombocitopenia, hemólise, coagulopatia e comprometimento cardiopulmonar grave foram descritos.

Tratamento

Medidas de primeiros socorros, previamente descritas, como aplicação de torniquetes, incisões locais, crioterapia, choque elétrico e aspiração, têm sido desencorajadas. O paciente deve ser transportado para o hospital mais próximo, com a extremidade picada imobilizada com uma tala tradicional. Muitos autores também advogam o método de imobilização sob pressão (banda de compressão) em conjunto com a tala diante de um envenenamento grave e presença de sintomas sistêmicos. Estudos têm relatado compressões de 20 a 55 mmHg no uso dessas bandas, e estas devem ser deixadas intactas até a chegada ao hospital. O delineamento do edema e descoloração aparentes e indicação do tempo são úteis para avaliação de progressão.

No SE, a avaliação inicial deve começar com a via aérea e a função cardiopulmonar. A reanimação, com vasopressores, líquidos IV e possivelmente hemoderivados, pode estar indicada. A progressão do edema e a presença de equimoses devem ser documentadas. A síndrome do compartimento é rara, mas o médico da emergência deve estar consciente dessa possibilidade e consultar o cirurgião, conforme indicado. Um cirurgião geral, de trauma, ortopédico ou plástico pode ser necessário, dependendo da localização da síndrome do compartimento. A avaliação laboratorial inclui hemograma (HC) completo, perfil de coagulação, eletrólitos, tipo sanguíneo e reação cruzada e bioquímica sérica.

O antídoto é a base do tratamento para as picadas de cobras venenosas. Quando indicada, a CroFab (crotalida polivalente imune Fab) é a terapia-padrão atualmente nos Estados Unidos e tem sido demonstrada como segura para uso em crianças. É necessária atenção particular à dosagem e às instruções de

---

* N. de R. T. No Brasil, são quatro gêneros de cobras venenosas mais frequentemente encontrados: *Bothrops* (jararaca), *Crotalus* (cascavel), *Lachesis* (surucucu, na Amazônia) e *Micrurus* (coral). Para cada uma delas há um soro antiofídico específico.

reconstituição. A CroFab foi aprovada inicialmente para o tratamento de picada de cascavel e também tem mostrado ser eficaz e adequada para picadas de cabeça de cobre. Um teste inicial IV lento deve preceder o tratamento completo, uma vez que foram relatadas reações alérgicas. Diretrizes específicas do fabricante para a terapia devem ser seguidas com base no nível de sintomas do paciente; a dose é ajustada para a gravidade do envenenamento, em vez de peso. A sobrecarga de volume é uma preocupação potencial para crianças com menos de 10 kg ou com outras condições comórbidas que limitam a ingestão de líquidos. A dose de CroFab é diluída em 250 mL de SN. A administração continuada está indicada até que a progressão dos sintomas esteja controlada. A dose de manutenção pode estar indicada de acordo com as instruções incluídas.

Outros antídotos estão disponíveis potencialmente em regiões geográficas onde espécies específicas são prevalentes. Há um antídoto para a cobra coral do leste e é usado para tratar picadas de cobra coral em adultos, quando indicado. A variedade de cobra coral do Texas tem mostrado menos toxemia na maioria dos pacientes, requerendo antídoto menos frequentemente. Há dados limitados a respeito do uso deste tratamento em crianças; os riscos e benefícios do antídoto devem ser ponderados contra a gravidade da apresentação.

Indicações para o antídoto:

- Hemorragia/coagulopatia;
- Hemólise;
- Choque/hipotensão
- Neurotoxicidade
- Rabdomiólise;
- Edema rápido;
- Dano tecidual grave, incluindo bolhas e hematomas.

Cuidados adicionais apropriados com o ferimento e imunização antitetânica devem ser fornecidos quando indicados.

Encaminhamento

Pacientes recebendo antídoto devem ser internados no hospital para monitorização hemodinâmica e observação da lesão. A maioria das instituições utiliza a UTI para essas internações. Efeitos de rebote potenciais do veneno ou reação ao antídoto podem ocorrer, e exames seriados e avaliações laboratoriais estão indicadas. O paciente assintomático com avaliação laboratorial normal e sem piora dos sintomas pode ter alta para casa após um período de observação de 6 a 8 horas.

Goto CS, Feng S: Crotalidae polyvalent immune Fab for the treatment of pediatric crotaline envenomation. *Pediatr Emerg Care.* 2009;25:273-279 [PMID: 19369845].

Morgan DL, Borys DJ, Stanford R, et al: Texas coral snake (Micrurus tener) bites. *South Med J.* 2007;100:152-156 [PMID: 17330685].

Warrell DA: Venomous bites, stings, and poisoning. *Infect Clin Dis North Am.* 2012;26:207-223 [PMID: 22632635].

ENVENENAMENTO POR ANIMAIS MARINHOS

ARRAIAS

Considerações gerais

A distribuição de vida marinha varia em todo mundo com uma ampla variedade de espécies. Os efeitos tóxicos podem ser vistos com a exposição física ou consumo de certos animais marinhos. A exposição às arraias ocorre aproximadamente 1.500 a 2.000 vezes ao ano nos Estados Unidos, embora os números pediátricos específicos não sejam conhecidos. As arraias têm glândulas contendo veneno ao longo de suas caudas pontiagudas alongadas. O veneno é complexo e inclui peptídeos, histamina e enzimas. A maioria das exposições ocorre nas extremidades inferiores de pessoas que caminham em águas rasas ao longo de praias ou arrecifes. Arrastar os pés ao longo da areia e o uso de calçados de proteção é recomendado para minimizar o risco de exposição.

Achados clínicos

O envenenamento por arraias resulta em súbita disseminação de calor e dor que sobe pelo membro afetado. O "ferrão" da arraia pode causar um único ferimento de punção, ou dependendo do tamanho e se o paciente cair, uma laceração ou lesão penetrante pode estar presente. Dependendo do momento da avaliação, pode haver uma infecção aparente por espécies *Vibrio* ou outra bactéria. Efeitos sistêmicos, incluindo distúrbios gastrintestinais, instabilidade hemodinâmica e achados neurológicos, podem ocorrer.

Tratamento

Irrigar extensamente o ferimento. A imersão em água quente do membro afetado é recomendada. Qualquer ferrão ou espinha remanescente deve ser removido. Uma radiografia para avaliar a presença de corpo estranho, bem como a anestesia local do ferimento podem ajudar o médico a garantir uma exploração apropriada do ferimento. A terapia antibiótica deve ser instituída para suspeita de infecções bacterianas e deve ser a cobertura adequada para espécies marinhas. Grandes ferimentos devem ser cobertos ou deixados abertos. A instabilidade hemodinâmica deve ser manejada com medidas de suporte avançado de vida.

Encaminhamento

Um envenenamento por arraia com efeitos sistêmicos ou significativos deve ser observado por pelo menos 4 a 6 horas. Pacientes hemodinamicamente estáveis podem ter alta para casa. O acompanhamento imediato de pacientes para cuidado de ferimentos e reavaliação é necessário.

ÁGUA-VIVA

Considerações gerais

Envenenamentos por águas-vivas ocorrem frequentemente ao longo de praias e águas rasas. As espécies variam por localização geográfica e incluem vespa do mar, Irukandji e caravelas portuguesas. A costa do Atlântico nos Estados Unidos é uma região conhecida pela exposição às espécies *Chrysaora*. A inflamação cutânea local é mais comum, mas podem ocorrer vários efeitos sistêmicos significativos. Roupas de neoprene e roupas de proteção podem prevenir queimaduras pelos cistos capsulados (nematocistos) ao longo dos tentáculos das águas-vivas.

Achados clínicos

O envenenamento por águas-vivas geralmente resulta em dor imediata intensa e frequentemente aparecem erupções cutâneas. Síndromes mais graves são descritas dependendo do tipo de água-viva.

▶ Vespa do mar (*box jellyfish*)

A *Chironex fleckeri* é a espécie da região australiana conhecida por causar fatalidades, especialmente em crianças. Esta água-viva pode causar sofrimento respiratório e tosse, náusea, vômito, sudorese, mialgias e parada cardiorrespiratória. Podem ocorrer alterações no sensório com evolução para o coma. Um considerável eritema em faixa ocorre ao longo da pele e pode progredir para erupções necróticas ou vesiculares.

▶ Água-viva (*irukandji jellyfish*)

Dor muscular e articular intensa, hipertensão, calafrios com tremores e piloereção ocorrem, geralmente após 30 minutos da exposição. Edema pulmonar e disfunção cardíaca são complicações tardias conhecidas.

▶ Caravelas portuguesas

As faixas cutâneas frequentemente lembram um cordão de contas. Efeitos sistêmicos intensos podem ocorrer, como descrito. Também podem ocorrer hemólise intravascular, lesão renal e espasmo vascular.

Tratamento

▶ Vespa do mar

Manejar todas as apresentações graves com medidas de suporte básico e avançado de vida. Vinagre comercial de 2 a 10% de ácido acético irão inativar os nematocistos. O antídoto está disponível e é indicado nos casos de envenenamento grave; contudo, a disponibilidade pode ser limitada e sua efetividade não está clara. Os analgésicos IV provavelmente serão necessários. O tratamento com água quente irá aliviar a dor.

▶ Água-viva

Vinagre ou ácido acético deve ser usado, como mencionado. Uma lâmina pode ser usada para raspar os tentáculos que ainda estiverem agarrados à pele. Analgesia IV e controle da pressão arterial (PA), bem como monitorização dos efeitos sistêmicos são necessárias. Insuficiência cardíaca (IC) e comprometimento respiratório podem ocorrer e devem ser considerados.

▶ Caravelas portuguesas

O tratamento com água quente está indicado, mas o vinagre não é eficaz. O controle complementar da dor provavelmente será necessário.

▶ Espécies *Chrysaora*

Fermento químico e água misturados 1:1 resultam em uma pasta que é útil para aliviar a ferroada destas espécies observadas ao longo da costa leste americana.

Encaminhamento

Os pacientes evoluindo com efeitos sistêmicos graves após o envenenamento devem ser internados para avaliação complementar e manejo dos sintomas. A exposição grave deve, por outro lado, ser observada no SE por 6 a 8 horas, ou internados para monitorização com base na progressão tardia dos sintomas. Crianças menores devem ser consideradas de alto risco para piora progressiva.

ENVENAMENTO POR ARTRÓPODES

Considerações gerais

As espécies hymenoptera incluem muitas variedades de abelhas, vespas, marimbondos, besouros e formigas. As reações anafiláticas são esperadas com uma única ferroada de qualquer um desses insetos. As abelhas assassinas africanas têm sido observadas nos Estados Unidos há quase duas décadas e são a fonte mais comum de múltiplas ferroadas. Os venenos coletivos incluem aminas, fosfolipases, hialuronidases e neurotoxinas. Reações alérgicas e efeitos diretos do veneno são possíveis. As reações alérgicas sistêmicas são relativamente raras, mas podem ocorrer em até 4% nos Estados Unidos. A dessensibilização com venenos purificados é uma opção para o paciente com alergia conhecida.

Achados clínicos

Reação localizada formando um vergão ou pústula dolorosa e pruriginosa é comum. Urticária e outros sintomas alérgicos podem ocorrer, ou progredir para anafilaxia. Crianças com exposição prévia a ferroadas que resultam em urticária têm uma probabilidade de 10% de reação significativa. Pacientes com uma anafilaxia prévia têm uma probabilidade de reação de 50 a 60% com a ferroada subsequente. A anafilaxia é um estado rapidamente progressivo, que inclui rubor, vertigem, sibilos, angioedema oral e facial, desconforto gastrintestinal e hipotensão. Hemólise, insuficiência renal, coagulação intravascular disseminada (CIVD) e rabdomiólise são possíveis.

Tratamento

A remoção do ferrão ou espinho é recomendada, uma vez que é possível a continuação do envenenamento com o ferrão de abelhas. Vespas e marimbondos podem picar mais de uma vez. Compressas frias e analgesia oral, bem como difenidramina são suficientes para reações locais confinadas. Reações locais significativas podem requerer esteroides e bloqueadores histamínicos (H_1). A anafilaxia sistêmica deve ser tratada com epinefrina intramuscular (IM) 0,01 mg/kg a 0,1% (solução 1:1000). Broncodilatadores, vasopressores e intubação podem ser necessários. O manejo adicional será orientado a outros efeitos sistêmicos.

Encaminhamento

Reações locais isoladas podem ter alta para casa. Para crianças com reações mais significativas e todos os casos de anafilaxia, a internação e a monitorização por 24 horas devem ocorrer. Um autoinjetor de epinefrina de emergência adequado ao paciente deve ser prescrito, sendo fornecidas as precauções de anafilaxia.

ENVENENAMENTO POR ESCORPIÕES

Considerações gerais

A maioria das ferroadas por escorpiões resulta em reações localizadas que são extremamente dolorosas. O *Centruroides exilicauda*, uma espécie norte-americana, comum no Arizona, Novo México e Texas, é conhecido por sua neurotoxicidade que pode causar sintomas consideráveis. A gravidade dos sintomas varia entre as espécies em todo o mundo.*

Achados clínicos

Uma ferroada inicialmente dolorosa é seguida por rápida progressão de sintomas sistêmicos. Sintomas colinérgicos iniciais incluem vômitos, sudorese, dor abdominal e piloereção. Sintomas adrenérgicos tardios podem levar a distúrbios cardiopulmonares, incluindo hipertensão, choque, arritmias e edema pulmonar. Efeitos neurotóxicos são vistos com frequência em crianças com envenenamento por *C. exilicauda* e incluem fasciculações, espasticidade e movimentos oculares rápidos. Pode ocorrer sofrimento respiratório.

---

* N. de R. T. Na América do Sul, predomina a espécie Tityus.

Tratamento

Anestésicos locais e controle sistêmico da dor são recomendados. Compressas geladas podem melhorar a reação dolorida local. Crianças com reações intensas devem ser manejadas de acordo com os sintomas. A terapia clínica para hipertensão, choque e sintomas progressivos ou persistentes está indicada.

Encaminhamento

A maioria das crianças evolui sem intervenção importante. Os pacientes que requerem medicações vasoativas ou monitorização neurológica contínua são manejados na UTI.

PICADA DE ARANHA VIÚVA-NEGRA

Achados clínicos

A aranha viúva negra, *Latrodectus mactans*, é conhecida por seu veneno neurotóxico e aspecto característico. A fêmea é preta brilhante com ventre em ampulheta de cor vermelha e ocasionalmente com pontilhado vermelho dorsal. O macho em geral é cinza ou marrom e não é perigoso. A picada é dolorosa, porém localizada. Sudorese e piloereção no local são características da picada e os sintomas sistêmicos se seguem. Linfadenopatia, disseminação da dor para as extremidades, sudorese difusa, hipertensão, irritabilidade, priapismo e espasmos musculares podem ocorrer. A rigidez dos masseteres pode progredir para trismo, e a rigidez da musculatura abdominal pode imitar um abdome cirúrgico. Os bebês têm o maior risco de mortalidade.

Tratamento

Os analgésicos narcóticos são recomendados. A imobilização é considerada útil, e o antídoto está disponível para pacientes gravemente afetados, em especial bebês. Reações alérgicas têm sido relatadas com frequência com antídoto que deve ser usado com cautela.

Encaminhamento

Crianças picadas pela aranha viúva negra devem ser observadas para os sintomas progressivos por pelo menos 12 horas. Há recomendação para internação de crianças com suspeita ou confirmação de picada e qualquer sintoma progressivo.

PICADAS DE ARANHA MARROM

Considerações gerais

A aranha marrom, *Loxosceles reclusa*, tem um corpo marrom com uma marca mais escura em forma de violino no lado dorsal. Ela é conhecida por seu veneno contendo esfingomielinase-D. O veneno é citotóxico e conhecido por causar lesões necróticas. A picada é indolor, mas eventualmente ocorre dor em queimação. A lesão clássica é descrita como uma lesão em alvo ou vermelha, branca e azul: eritema, cercada por um halo de vasoconstrição. O tecido cianótico pode circundar as áreas vermelha e branca. Uma escara necrótica escura segue essa reação inicial nos dias seguintes e pode deixar uma área ulcerada considerável. Aproximadamente 10% dos pacientes desenvolvem sintomas sistêmicos, incluindo febre, erupção cutânea, cefaleia, hemólise intravascular e lesão renal. Crianças de menor tamanho têm maior risco de sintomas graves.

Tratamento

Ferimentos menores podem ser manejados de forma expectante com cuidados locais e profilaxia adequada para tétano. Lesões mais graves ou progressivas podem necessitar acompanhamento cirúrgico. O desbridamento cirúrgico tardio é preferido, em vez da exploração cirúrgica imediata, devido à piora progressiva da maioria dos ferimentos.

Encaminhamento

A maioria das picadas pode ser manejada ambulatorialmente com acompanhamento e precauções adequadas. A intoxicação sistêmica e ferimentos graves são indicações para internação para manejo complementar.

Forrester JA, Holstege CP, Forrester JD: Fatalities from venomous and nonvenomous animals in the United States (1999-2007). *Wilderness Environ Med*. 2012;23:146-152 [PMID: 22656661].

Warrell DA: Venomous bites, stings, and poisoning. *Infect Clin Dis North Am*. 2012;26:207-223 [PMID: 22632635].

EMERGÊNCIAS POR ENERGIA ELÉTRICA

LESÕES POR ELETRICIDADE

Considerações gerais

A lesão causada por energia elétrica (choque ou queimadura elétrica) varia desde lesão menor até devastadora, dependendo de inúmeros fatores. A lesão térmica ou o tamanho da queimadura frequentemente é enganador e pode subestimar o possível dano do choque aos tecidos mais profundos. O termo eletrocução se refere à execução ou morte por eletricidade e não é clinicamente adequado para a maioria dos pacientes pediátricos que apresentam uma lesão por choque elétrico. A gravidade da lesão irá variar com a voltagem, o tipo de corrente, o tempo de exposição e a resistência. A maioria das lesões elétricas pediátricas resulta de exposições domésticas a corrente alternada (AC) a 120 volts. Aproximadamente 60 a 70% estão associadas com fios elétricos, e 10 a 15% com tomadas elétricas residenciais. Lesões de alta voltagem (> 1.000 volts) são raras. A duração da exposição se correlaciona diretamente com uma temperatura crescente e formação de arco elétrico. A exposição à AC pode ser muito curta, "atirando" a vítima fisicamente para longe, ou iniciando uma contração tetânica causando um contato prolongado. A pele é relativamente protetora contra a passagem de corrente devido à sua alta resistência, comparada com os tecidos nervosos, vasculares e musculares. A umidade e os ferimentos abertos são fatores que baixam a resistência. Os tecidos mais profundos como tendões e ossos tendem a ter a maior resistência e ganham a maior quantidade de calor durante as exposições enquanto a resistência da pele é ultrapassada. Em adição à exposição do tecido, as queimaduras térmicas podem resultar de roupas ou materiais inflamados pela fonte elétrica.

Achados clínicos

Uma história detalhada combinada com suporte avançado de vida deve guiar a avaliação inicial do médico da emergência. A perda de consciência, breve ou prolongada, pode indicar uma história de exposição mais grave. Lesões aparentes devem ser inspecionadas, devendo ocorrer uma estimativa clínica da profundidade potencial da lesão tecidual. Devem ser feitas considerações a respeito das lesões traumáticas, como as luxações, as fraturas por compressão e os traumas cranianos por ser arremessado e por contratura tetânica. Os efeitos no sistema nervoso central (SNC) podem ocorrer de forma aguda ou tardia. Arritmias podem ocorrer e incluir FV, fibrilação atrial (FA), taquicardia ou bradicardia sinusal, prolongamento de QT, bloqueio cardíaco de vários graus, anormalidades inespecíficas de ST e assistolia. Dano físico está relacionado com o local da exposição e a via frequentemente não definida através do corpo pela qual a corrente atravessa. Queimaduras periorais após a exposição boca-a-fio elétrico são relativamente específicas a pacientes pediátricos. A contratura da comissura oral, cicatrizes hipertróficas ou sangramento tardio da artéria labial (em 10-14 dias) podem ser complicações significativas desse tipo de queimadura.

Tratamento

O tratamento inicial da lesão elétrica deve começar com a avaliação de ameaças potenciais à vida ou em evolução. No local de atendimento, o socorrista deve garantir proteção pessoal por meio de roupas ou vestuário e remover o paciente da fonte elétrica. Desconectar a fonte de força ou mover o paciente para um local seguro. O ABC deve ser avaliado e tratado de acordo com a necessidade. As queimaduras superficiais visíveis devem ser tratadas da forma usual (ver Capítulo 44), bem como ser suspeitado de lesão tecidual profunda. A extensão da lesão pode não ser percebida por vários dias. A função renal deve ser investigada, com avaliação de rabdomiólise. Na presença de queimaduras e rabdomiólise, a reposição adequada de líquidos deve ser iniciada. Qualquer queixa de dor pode indicar lesão de órgão interno ou musculoesquelética, devendo indicar avaliação laboratorial ou de imagem imediata.

Diante de uma exposição à alta voltagem, deve ser feito um ECG em todos os pacientes e deve ser considerado também em certas exposições a equipamentos domésticos de baixa voltagem. Uma recente revisão baseada em evidências não recomenda ECG ou monitorização com internação em crianças assintomáticas saudáveis expostas à corrente doméstica (sem envolvimento de água). A parada cardíaca ou arritmia ventricular documentada após a exposição domiciliar são exceções e devem ser monitoradas. A revisão indicou que pacientes pediátricos com um ECG inicial normal não demonstram arritmias tardias. Aqueles com anormalidades não fatais no ECG ou ritmos anormais retornam ao normal espontaneamente em 24 horas. O manejo clínico é adequado para anormalidades significativas do ECG. Alguns autores recomendam a monitorização continuada por telemetria para o paciente com parada cardíaca, uma anormalidade do ECG ou arritmia documentada ou perda de consciência (no SE ou no local de atendimento). A lesão cardíaca pode ocorrer. Biomarcadores cardíacos, como a CK-MB e a troponina, são de valor duvidoso na avaliação desta lesão. O dano permanente às vias de condução, ao miocárdio e às artérias coronárias tem sido descrito.

Exames seriados da extremidade lesionada eletricamente são indicados para avaliar lesão tecidual profunda e síndrome do compartimento. O estado neurológico e vascular deve ser avaliado, bem como o aspecto tecidual. A ausência de pulso geralmente é o último achado na síndrome do compartimento. A avaliação imediata com um cirurgião deve ser considerada se houver suspeita de síndrome do compartimento.

Queimaduras orais devem ser avaliadas por um cirurgião plástico. Pacientes com lesões traumáticas resultantes de exposição elétrica devem ser internados ou ter alta de acordo com a necessidade.

Encaminhamento

Todos os pacientes com lesão elétrica são internados para monitorização por pelo menos 24 horas. Estudos com pacientes adultos começaram a questionar a necessidade dessa prática em exposições de baixa voltagem, e revisões mais recentes documentaram evidências pertinentes à crianças. Crianças com história de exposições de baixa voltagem (a maioria doméstica) podem ter alta para casa com segurança a partir do SE. O encaminhamento de um paciente exposto à alta voltagem é, frequentemente, específico da instituição; algumas instituições internam todos os pacientes expostos à alta voltagem, e outras, apenas aqueles com lesões que necessitam manejo hospitalar ou monitorização cardíaca continuada.

As queimaduras superficiais devem ser tratadas adequadamente (em geral, com acetato de mafenida e/ou sulfadiazina de prata) e ser acompanhadas ambulatorialmente em 48 a 72 horas para reavaliação do ferimento e possível desbridamento. A fisioterapia e a terapia ocupacional provavelmente serão utilizadas ambulatorialmente. Pacientes com queimaduras significativas podem necessitar internação ou transferência para um centro de queimados. Os pais devem ser orientados sobre o potencial de sangramento intenso se houver suspeita de uma lesão da artéria labial por queimaduras orais (frequentemente retardadas em 10-14 dias após a lesão inicial) e encaminhamento para um cirurgião. Se não houver nenhuma outra indicação de internação, o acompanhamento com um cirurgião deve ser arranjado como parte do plano de alta.

Arnoldo BD, Purdue GF: The diagnosis and management of electrical injuries. *Hand Clin*. 2009;25:469-479 [PMID: 19801121].

Chen EH, Sareen A: Do children require ECG evaluation and inpatient telemetry after household electrical exposures? *Ann Emerg Med*. 2007;49:64-67 [PMID: 17141143].

Toon MH, Maybauer DM, Arceneaux LL, et al: Children with burn injuries-assessment of trauma, neglect, violence, and abuse. *J Inj Violence Res*. 2011;3:98-110 [PMID: 21498973].

LESÕES POR ARMAS DE CONDUÇÃO ELÉTRICA

Considerações gerais

Os agentes da lei utilizam armas de condução elétrica (frequentemente modelos da marca TASER) para lidar com indivíduos perigosos ou não cooperativos, inclusive menores em algumas jurisdições. Os dispositivos-padrão têm o formato de uma arma e atiram dois ganchos conectados a fios para ligar ao indivíduo. Outros são desenhados como equipamentos de contato direto. O dispositivo é desenhado para emitir pulsos elétricos ao ser posicionado, imobilizando o suspeito quando o circuito elétrico é completado. A exposição elétrica é considerada leve e breve em comparação com as correntes elétricas e domiciliares. A maioria dos episódios envolvendo crianças inclui adolescentes com mais de 12 anos de idade.

Achados clínicos

Em geral, são relatadas lesões menores; mais comumente são ferimentos puntiformes dos ganchos quando o contato é feito. Abrasões, laceração superficial e trauma relacionado a quedas compreendem a maioria das lesões relatadas. Há poucas pesquisas sobre esse tópico pertinente a crianças, mas os dados disponíveis sugerem que anormalidades do ECG e do ritmo cardíaco são raras. O paciente pode ter queixas de palpitações, tonturas ou dor torácica se for usado um estímulo elétrico prolongado. Devido ao potencial da corrente transtorácica afetar o ritmo cardíaco, todas as queixas relacionadas devem ser consideradas.

Tratamento

Devido aos estudos limitados sobre esses equipamentos em crianças, as recomendações gerais incluem o tratamento dos ferimentos, como na prática normal, e a remoção dos ganchos elétricos do mesmo modo que anzóis. O paciente sintomático deve receber tratamento orientado pelos sintomas e avaliação, incluindo um ECG de rastreamento ou monitorização por telemetria se indicado.

Encaminhamento

Os dados disponíveis sugerem que a maioria dos pacientes irá apresentar sintomas limitados, de autorresolução, após a exposição. Pacientes assintomáticos podem ter alta com precauções padronizadas do SE.

> Gardeer AR, Hauda WE, Bozeman WP, et al: Conducted electrical weapon (TASER) use against minors: A shocking analysis. *Pediatr Emerg Care*. 2012;28:873-877 [PMID: 22929134].

LESÕES POR RAIOS

Considerações gerais

As lesões por raios ocorrem aproximadamente 400 vezes por ano nos Estados Unidos; aproximadamente 10% são fatais. A maioria das mortes ocorre em adultos jovens. Os meses de verão, o horário da tarde e os locais no sul dos EUA predominam na maioria dos casos.

A lesão é classificada em uma de quatro tipos:

1. Lesão de ataque direto é rara e ocorre quando uma pessoa é atingida sem interrupção por um objeto ou fonte;
2. Lesão de contato ocorre quando o raio atinge um objeto em contato direto com a pessoa;
3. Lesão de respingo lateral resulta e grande quantidade de corrente que pula de um objeto atingido para a pessoa;
4. Lesão por corrente do solo ocorre quando o raio atinge primeiro o chão e depois viaja pelo solo até a pessoa.

As medidas de prevenção de lesões por raios incluem buscar o maior abrigo interno possível disponível longe de portas e janelas, e evitar estar perto de pontos altos ou torres. O isolamento do solo com um objeto não condutor, ficar de pé com os pés juntos para minimizar o ponto de contato com o chão e sentar com os pés elevados do chão também é recomendado.

Achados clínicos

▶ Cardiopulmonares

Parada cardíaca e respiratória súbita são os mecanismos da lesão fatal por raios. Assistolia parece ser o ritmo mais comum, embora a FV tenha sido descrita. Um retorno de ritmo, geralmente bradicardia, ocorre antes da função respiratória. Ao contrário das vítimas de outras situações em massa, os mortos aparentes na cena de um raio podem ter uma chance significativa de recuperação se os protocolos de suporte avançado de vida forem realizados e a função respiratória for sustentada. Outras arritmias no paciente sem parada cardiorrespiratória podem estar presentes, ou podem se apresentar tardiamente até 72 horas.

▶ Queimaduras

As queimaduras por raios podem ocorrer como resultado de "descarga luminosa" sobre a pele, em vez de penetração da pele, como em outras queimaduras elétricas. As queimaduras lineares ao longo de linhas de suor são de natureza parcial na espessura. As queimaduras puntiformes parecem ser evidência da corrente do raio saindo do corpo a partir de tecidos mais profundos. Queimaduras cutâneas resultantes de objetos quentes ou roupas derretidas/inflamadas também podem ocorrer e necessitam de cuidados. As figuras de Lichtenberg são patognomônicas das lesões por raio e parecem ser o resultado de chuvas de elétrons. Um padrão em pena aparece na pele e não é uma queimadura, resolvendo-se em 24 horas.

▶ Neurológicos

Alteração do sensório, cefaleia, perda de consciência, convulsão e parestesias podem ocorrer. Os sintomas frequentemente são temporários, mas podem durar longos períodos. A keraunoparalisia é, geralmente, uma paralisia temporária após uma lesão por raio, afetando as extremidades inferiores com mais frequência do que as superiores. Os sintomas de síndrome do compartimento podem ser aparentes, devido à perda de pulso e hiperestimulação autonômica. A lesão espinal e a parada cardíaca também podem ocorrer Os efeitos paralisantes podem durar várias horas. A lesão do SNC pela natureza maciça do ataque pode ocorrer e pode ser permanente, incluindo lesões hipóxicas e hemorragia intracraniana. Achados neurológicos tardios foram descritos.

▶ Musculoesqueléticos

Lesão traumática e aquelas associadas com lesões elétricas descritas são possíveis. Uma avaliação detalhada para fraturas, síndrome do compartimento, lesão de tronco e rabdomiólise está justificada.

▶ Faciais

O nervo óptico e o cristalino são vulneráveis à lesão por raio, e a formação de catarata é uma complicação oftálmica frequente. Pupilas dilatadas podem ser transitórias, não devendo ser considerado um indicador inicial de lesão neurológica devastadora. A ruptura da membrana timpânica é considerada uma lesão de alta incidência (~60%). Surdez, perda parcial da audição e outras lesões auditivas também são observadas.

Tratamento

No local do acidente, é recomendado "um rastreamento de campo reverso". Pacientes em parada cardíaca têm uma maior sobrevida após uma lesão por raio, comparados com a categoria geral de parada cardíaca. Estes pacientes devem ser tratados antes dos pacientes responsivos, mais estáveis. As medidas de suporte avançado de vida devem ser iniciadas imediatamente.

O ECG e o ecocardiograma são recomendados para todas as vítimas de acidentes diretos com raios e para aqueles pacientes que apresentam dor torácica, perda de consciência, achados neurológicos focais ou trauma focal aparente. A monitorização complementar por telemetria no SE deve ser feita. Os marcadores cardíacos são considerados de valor limitado e são provavelmente anormais.

A avaliação detalhada deve incluir a busca por lesão traumática, investigação de lesão ou queimadura dos tecidos profundos e exame neurológico. A avaliação radiográfica para a lesão subjacente é adequada. O cuidado de rotina do trauma e da queimadura deve proceder em paralelo com outras considerações. A avaliação com um oftalmologista, otorrinolaringologista, neurologista ou outro especialista pode estar indicada, dependendo dos achados na apresentação.

Encaminhamento

Muitos autores recomendam internar todas as vítimas de raios para monitorização cardíaca e neurológica. As vítimas de ataque direto, bem como aquelas com um ECG ou ecocardiograma anormal devem ser internados para monitorização complementar por pelo menos 24 horas.

Davis C, Engeln A, Johnson E, et al: Wilderness Medical Society practice guidelines for the prevention and treatment of lightning injuries. *Wilderness Environ Med.* 2012;23:260-269 [PMID: 22854068].

Ingestões e exposições tóxicas

46

Sing-Yi Feng, MD
Collin S. Goto, MD

MANEJO GERAL DO PACIENTE INTOXICADO

CENTROS DE CONTROLE DE VENENOS

Os centros de controle de intoxicações foram desenvolvidos para fornecer aconselhamento imediato de especialistas treinados em envenenamento para auxiliar no manejo. Nos Estados Unidos, o número para ligações gratuitas em todo o país para um centro regional é 1(800) 222-1222.* Um toxicologista clínico está disponível para fornecer uma avaliação com especialista.

PRINCÍPIOS DO MANEJO DO PACIENTE INTOXICADO

AVALIAÇÃO DO PACIENTE

História

A obtenção de uma história acurada é de suma importância.

▶ Natureza da(s) toxina(s)

Deve ser obtido o nome comercial, a marca, o nome genérico ou a substância química. É importante ser preciso, porque produtos com nomes similares podem ter composições diferentes. As concentrações ou quantidades de vários componentes do rótulo são úteis. Tabletes e cápsulas desconhecidas frequentemente podem ser identificadas pelo código impresso ao longo do item, junto com a cor e o formato.

---

* N. de R. T. A Agência Nacional de Vigilância Sanitária (Anvisa) disponibiliza um telefone para informações de atendimento e esclarecimento à população. O número do Disque-Intoxicação é **0800-722-6001**. A ligação é gratuita e o usuário é atendido por uma das 36 unidades da Rede Nacional de Centros de Informação e Assistência Toxicológica (Renaciat), presente em 19 Estados.

▶ Magnitude da exposição

Deve-se estimar o volume de líquido ou número de tabletes ou cápsulas ingeridas. No caso de ingestão intencional, a história pode não ser acurada, frequentemente subestimando a quantidade e a natureza do que foi consumido. Quando a quantidade exata não é conhecida, é prudente manejar o paciente de acordo com o pior cenário.

▶ Tempo de exposição

Sinais e sintomas de toxicidade geralmente ocorrem dentro de algumas horas da ingestão para a maioria das *overdoses*. Contudo, alguns venenos demonstram um início tardio da toxicidade. Exemplos de toxicidade tardia incluem paracetamol, metanol, etileno glicol e medicamentos de liberação modificada.

▶ Progressão dos sintomas

A gravidade e a progressão da toxicidade são determinantes da necessidade de terapia.

▶ Outras condições clínicas (agudas e crônicas)

Condições clínicas preexistentes podem aumentar a suscetibilidade a uma toxina específica. Uma gravidez indesejada pode precipitar uma tentativa de suicídio. Além disso, o efeito da toxina sobre o feto deve ser considerado.

TOXIDROMES

Toxidromes são síndromes tóxicas (sinais e sintomas característicos causados por uma toxina particular) e podem facilitar o diagnóstico quando a toxina é desconhecida. Elas também são úteis para antecipar sinais e sintomas que são prováveis de ocorrer quando a toxina é conhecida. A Tabela 46-1 descreve as toxidromes encontradas comumente.

Tabela 46-1 Síndromes tóxicas comuns

Síndrome	Sinais e sintomas	Fontes
Anticolinérgica	**Mnemônico anticolinérgico:** Louco como um chapeleiro (*delirium*, alucinações), Quente como uma lebre (hipertermia), Seco como um osso (boca e pele seca), Cego como um morcego (midríase), Vermelho como uma beterraba (rubor cutâneo), Também taquicardia, íleo paralítico e retenção urinária	Alcaloides da beladona (como atropina, escopolamina, hiosciamina e outras encontradas em certas plantas e ervas medicinais), anti-histamínicos, antidepressivos tricíclicos, agentes antiparkinsonianos, agentes antipsicóticos
Colinérgicos (muscarínicos e nicotínicos)	**Mnemônico muscarínico: DUMBELLS** D: diarreia, sudorese U: excesso de urina M: miose B: broncorreia, broncoespasmo, bradicardia E: êmese L: lacrimejamento L: letargia S: salivação **Mnemônico nicotínico: Dias da semana (em inglês)** Sunday: sonolência Monday: midríase Tuesday: taquicardia Wednesday: fraqueza (*weakness*) Thrusday: hipertensão Friday: fasciculações Saturday: convulsões (*seizures*)	Inseticidas organofosforados e carbamatos. Agentes neurológicos, nicotina
Extrapiramidais	**Distonia aguda:** Contração muscular involuntária, crise oculogírica, contrações faciais (caretas), torcicolo, disfonia **Acatisia:** Inquietação **Síndrome neuroléptica maligna (SNM):** Alteração do sensório, hipertermia, instabilidade autonômica, anormalidades motoras, incluindo rigidez **Parkinsonismo:** Rigidez, bradicinesia, fácies em máscara, tremor em repouso **Discinesia tardia:** Movimentos mastigatórios orobucolinguais, coreia, tiques	Agentes antipsicóticos (as síndromes extrapiramidais ocorrem mais comumente com os antipsicóticos típicos comparados com os antipsicóticos atípicos mais novos)
Síndrome serotoninérgica	Alteração do sensório, hipertermia, instabilidade autonômica, anormalidades motoras, incluindo tremor, mioclonia, hiper-reflexia e rigidez	Agentes serotoninérgicos; precursores ou agonistas serotoninérgicos; fortalecedores da liberação da serotonina; inibidores da receptação da serotonina; inibidores da quebra da serotonina
Opioides/simpaticolíticos	Sensório reduzido, depressão respiratória, miose, hipotensão, bradicardia, hipotermia	Opioides: clonidina e outras imidazolinas, metildopa, *guanabenz*, *guanfacine*
Simpaticomiméticos	Agitação, hipertermia, taquicardia, hipertensão, midríase, sudorese, aumento dos ruídos intestinais	Cocaína, anfetaminas, outros estimulantes

As toxidromes têm várias limitações. Muitas intoxicações não se apresentam com uma síndrome reconhecível. As toxidromes podem ser confundidas quando múltiplas drogas com efeitos farmacológicos que competem estão envolvidas ou quando os pacientes têm comorbidades que alteram o efeito previsto de uma toxina.

EXAMES LABORATORIAIS

Rastreamento toxicológico

O rastreamento (*screnning*) toxicológico deve ser solicitado apenas quando o resultado for alterar o manejo do paciente. O tempo de retorno do laboratório pode ser mais longo do que o período crítico para a intervenção em uma intoxicação. A história, o exame físico e os exames laboratoriais comuns geralmente restringem o diagnóstico diferencial, permitindo um manejo adequado do paciente. O rastreamento toxicológico mais comum é por meio do painel de drogas ilícitas na urina e do painel amplo para drogas (sangue e urina). Os resultados devem ser interpretados no contexto clínico do paciente, porque a presença qualitativa de uma droga não confirma que ela esteja contribuindo para os sintomas. Além disso, podem ocorrer resultados falso-positivos e falso-negativos.

O painel de drogas ilícitas na urina tem um tempo de retorno rápido e pode ajudar a apoiar o diagnóstico clínico. O imunoensaio é limitado e apenas detecta um painel de várias drogas comuns. As drogas sintéticas, contudo, geralmente não são detectadas. Um painel toxicológico sanguíneo e urinário amplo tem um tempo de retorno mais lento e não é útil no manejo inicial do paciente. Em casos graves com um diagnóstico que não está claro, os painéis podem ajudar no manejo do paciente após a internação hospitalar. Esses painéis geralmente utilizam técnicas de cromatografia por gás e a fotoespectrometria de massa para detectar um grupo grande, porém selecionado de drogas comuns.

Cálculos da toxicidade

▶ O ânion *gap*

O ânion gap é a diferença entre os cátions e ânions séricos medidos e representam os ânions não medidos.

$$\text{Ânion } gap = [Na] - ([Cl] + [HCO_3])$$

A faixa normal é de 8 a 12 mEq/L. O mnemônico LA MUD PIES é usado para lembrar as toxinas ou doenças associadas com uma acidose metabólica com um ânion *gap* elevado e inclui:

Acidose Láctica, cetoacidose Alcoólica, Metanol e Metformina, Uremia e cetoacidose Diabética. Além disso, Paraldeído e fenformina também podem causar um ânion *gap* elevado, junto com ferro (Iron), Ibuprofeno, Isoniazida (quando as convulsões já ocorreram), certos erros Inatos do metabolismo. Etileno glicol, Salicilatos e cetose do jejum (starvation). Muitas toxinas ou condições que interferem com o transporte ou a utilização normal de oxigênio irão produzir acidose láctica, incluindo monóxido de carbono, cianeto, metemoglobinemia, hipoxemia, convulsões prolongadas, sepse, choque e muitas outras doenças.

▶ O gap osmolar

O gap osmolar é a diferença entre a osmolalidade sérica medida e a osmolaridade sérica calculada. Uma amostra do sangue do paciente é enviada para o laboratório, a fim de determinar a osmolalidade sérica medida, o sódio, a glicose e a ureia.

$$\text{Gap osmolar} = \text{Osm (medido)} - \text{Osm (calculado)}$$
$$\text{Osm (calculado)} = 2[Na] + [\text{glicose}]/18 + [\text{ureia}]/2,8$$

O gap normal é de menos de 10 mOsm.

As substâncias que produzem um gap osmolar aumentado incluem álcool (como metanol, etanol e álcool isopropílico), glicóis (como etileno glicol) e cetonas (como acetona).

> Gelbakhiani G, Ebralidze K, Zedania Z, Tugushi M: Osmolar gap in the clinical practice and the way of decrease the quantative data of osmolar gap by using fundamentally new method measuring of osmolality. *Georgian Med News*. 2009;(169):48-51 [PMID: 19430044].

RADIOLOGIA

As radiografias abdominais ajudam na visualização de certas substâncias, como benzoatos, medicações radiopacas, metais, pacotes cheios de drogas. As medicações radiopacas incluem hidrato de cloral, preparações contendo ferro, carbonato de cálcio, compostos iodados, acetazolamida, bussulfan e preparações de potássio. Anti-histamínicos, fenotiazinas e antidepressivos tricíclicos têm radiopacidades variáveis. Radiografias abdominais seriadas são úteis para avaliar descontaminação gastrintestinal em tais pacientes.

DESCONTAMINAÇÃO

Descontaminação gastrintestinal

As técnicas de descontaminação gastrintestinal (GI), como a lavagem gástrica, o carvão ativado, catárticos ou a irrigação completa do intestino, não são recomendadas de rotina para cada paciente que se apresenta ao hospital com uma *overdose*. Estas técnicas são reservadas para pacientes selecionados, como aqueles com uma ingestão recente com risco de morte, especialmente se não houver um antídoto ou tratamento efetivo disponível. A decisão de realizar uma descontaminação GI deve ser individualizada e pode ser discutida com o centro de controle regional de intoxicação.

O carvão ativado é um adsorvente efetivo para muitas drogas e substâncias químicas. O carvão ativado não se liga a metais, a alcoóis de baixo peso molecular, a ácidos minerais, a álcalis, cianeto, a ácido bórico, a maioria dos solventes orgânicos, a hidrocarbonetos e a certos inseticidas.

O carvão ativado pode ser considerado se um paciente ingeriu uma quantidade potencialmente tóxica de um veneno (que se sabe que é adsorvido pelo carvão) em um intervalo de até 1 a 2 horas.

A dose de carvão ativado é de 10 a 30 g em crianças menores e 50 a 100 g em crianças maiores e adultos (~1-2 g/kg), administrado por via oral (VO) ou por sonda nasogástrica (SNG). O carvão ativado não deve ser administrado a um paciente com alteração do sensório e uma via aérea não protegida. O uso repetido de catárticos (mais comumente sorbitol) com o carvão ativado não é recomendado.

A irrigação completa do intestino é a administração enteral de solução eletrolítica de polietileno glicol (PEG) para irrigar o conteúdo intestinal, incluindo quaisquer toxinas não absorvidas. A velocidade de administração por meio de SNG é de 25 a 40 mL/kg/h em crianças até 2 L/h em adolescentes e adultos. O objetivo é a saída de um líquido retal claro, que pode levar 6 a 10 horas. As indicações incluem *overdose* de produtos de liberação prolongada e substâncias não adsorvidas por carvão ativado, como ferro e lítio. As contraindicações incluem via aérea não protegida ou a presença de doença GI ou íleo paralítico.

Descontaminação cutânea

A exposição dérmica pode resultar em absorção das toxinas, bem como em lesão cutânea. A remoção de roupas contaminadas diminui a exposição em até 80%. O pessoal que faz a descontaminação e trata os pacientes deve usar equipamentos de proteção, inclusive luvas. A pele afetada deve ser lavada com quantidades copiosas de água ou sabão. O uso de abrasivos deve ser evitado, porque eles podem aumentar a absorção dérmica. Outros solventes, como vaselina, álcool e PEG, podem ser usados para remover substâncias específicas não removidas prontamente pela água.

Descontaminação ocular

A maioria das substâncias químicas é irritante para os olhos. Contudo, agentes cáusticos, como ácidos e álcalis, podem causar lesões devastadoras ao olho. A descontaminação ocular deve ser iniciada imediatamente após a exposição. A descontaminação inicial envolve lavar os olhos com quantidades abundantes de água. Lentes de contato devem ser removidas. A atenção médica imediata é necessária para as exposições cáusticas.

No SE, a irrigação complementar está indicada até que o pH das lágrimas no sulco palpebral retorne à faixa neutra medida pelo papel de tornassol.

Descontaminação respiratória

A exposição por inalação aguda pode resultar em irritação da via aérea, broncoespasmo, lesão pulmonar, asfixia ou toxicidade sistêmica. As vítimas devem ser movidas para local com ar fresco e receber oxigênio. Os socorristas devem tomar cuidado para evitar a inalação.

> Benson BE, Hoppu K, Troutman WG, et al: Position paper update: Gastric lavage for gastrointestinal decontamination. *Clin Toxicol (Phila)*. 2013;51:140-146 [PMID: 23418938].
>
> Hojer J, Troutman WG, Hoppu K, et al: Position paper update: Ipecac syrup for gastrointestinal decontamination. *Clin Toxicol (Phila)*. 2013;51:134-139 [PMID: 23406298].

AUMENTO DA ELIMINAÇÃO

Os procedimentos para promover a eliminação aumentam a velocidade de excreção das toxinas da circulação sistêmica. As intervenções incluem múltiplas doses de carvão ativado, alcalinização da urina e hemodiálise.

Carvão ativado em múltiplas doses

O carvão ativado em múltiplas doses (CAMD) é uma técnica que permite a descontaminação e o aumento da eliminação por (1) romper a recirculação entero-hepática da toxina; (2) utilizar a mucosa intestinal como uma membrana de diálise (diálise intestinal) por retirar a toxina da corrente sanguínea para o lúmen intestinal; e (3) ligar-se a uma toxina presente no lúmen intestinal. O carvão pode aumentar a eliminação do fenobarbital, salicilato, quinidina, teofilina, carbamazepina, dapsona ou qualquer outro medicamento que sofra recirculação entero-hepática. A dose de carvão ativada sem catárticos é de 0,5 a 1 g/kg por VO ou SNG ou orogástrica a cada 4 horas. As contraindicações incluem íleo paralítico, vômitos persistentes, alteração do sensório com via aérea não protegida e doença GI. As complicações incluem aspiração, benzoar e obstrução intestinal.

Alcalinização urinária

A alcalinização urinária aumenta a eliminação renal de medicamentos que são ácidos fracos. O medicamento ionizado é capturado no túbulo renal e eliminado na urina. A intoxicação por salicilatos é a indicação mais comum, e a administração intravenosa (IV) de bicarbonato de sódio para alcalinização urinária é discutida na intoxicação por salicilatos.

Hemodiálise

A hemodiálise é usada para corrigir os líquidos, os eletrólitos e os desequilíbrios acidobásicos e para aumentar a eliminação de toxinas específicas do sangue. Ela é eficaz para toxinas com pequenos volumes de distribuição (< 1 L/kg), baixo peso molecular e baixa ligação proteica. Indicações adicionais incluem um nível sanguíneo da toxina associado com toxicidade grave ou morte, comprometimento do mecanismo natural de eliminação, condição clínica em deterioração, independente de cuidados de suporte máximos e toxinas com efeitos tardios graves.

ANTÍDOTOS

Um antídoto impede ou reverte os efeitos da intoxicação. Os antídotos podem reduzir a toxicidade por alterar a absorção, a distribuição, o metabolismo ou a eliminação, competindo com as toxinas pelos receptores ou alterando o efeito fisiológico da toxina. Os antídotos só estão disponíveis para um número limitado de toxinas e não substituem os cuidados de suporte e o bom julgamento clínico. Os riscos e benefícios de um antídoto devem ser considerados cuidadosamente antes da administração. A Tabela 46-2 delineia as indicações e as dosagens de antídotos selecionados.

ENCAMINHAMENTO

Pacientes assintomáticos são observados pelo tempo suficiente para determinar se há ocorrência de efeitos tóxicos, com base no início de ação conhecido do agente envolvido. Se ocorrerem sintomas, o paciente é internado para manejo complementar. Um paciente com intoxicação grave necessita internação em uma unidade de terapia intensiva (UTI). Um período de observação mais longo é necessário para toxinas com início de ação tardio, agentes que são convertidos em metabólitos tóxicos e medicamentos com distribuição tardia. Todas as intoxicações em crianças requerem avaliação social para determinar a segurança doméstica e fornecer educação sobre prevenção de intoxicações.

Tabela 46-2 Antídotos selecionados para dose pediátrica

Antídoto	Indicação	Dose pediátrica
N-acetilcisteína	Paracetamol	IV: 150 mg/kg durante 1 h, 50 mg/kg durante 4 h, 100 mg/kg durante 16 h VO: 140 mg/kg seguido por 70 mg/kg a cada 4 h por 17 doses
Atropina	Inibidores da colinesterase	50 mcg/kg IV (dose mínima de 0,1 mg) duplicada a cada 3-5 min até que a broncorreia se resolva
L-carnitina	Hiperamoniemia ou aumento das transaminases induzida por ácido valproico	100 mg/kg (máx 6 gr) IV durante 30 min seguido por 15 mg/kg IV a cada 4 h
Crotalina Fab	Picada de cobra Crotalinae	Dose para controle dos sintomas: 4-6 ampolas IV Manutenção: 2 ampolas a cada 3 h x 3 doses
Deferoxamina	Ferro	5 mg/kg/h e titular até 15 mg/kg/h. Dose máxima diária 6 g/d
Fragmentos de anticorpos específicos para digoxina (Fab)	Digoxina	Dose empírica: Intoxicação aguda: 10 ampolas IV Intoxicação crônica: 1-2 ampolas IV e repetir como necessário
Dimercaprol (BAL)	Encefalopatia por chumbo	75 mg/m^2 IM a cada 4 h. Contraindicado na alergia a amendoim
Edetato de cálcio dissódico (EDTA CaNa$_2$)	Encefalopatia por chumbo	1.500 mg/m^2/d (máx 3 g/d) IV continuamente
Etanol	Etilenoglicol/metanol	800 mg/kg IV de dose de ataque, seguido por 100-150 mg/kg/h de infusão. Diluir etanol farmacêutico (96%) em solução 10% com D5A
Fomepizol	Etilenoglicol/metanol	15 mg/kg IV durante 30 min, próximas 4 doses a 10 mg/kg a cada 12 h, doses adicionais a 15 mg/kg a cada 12 h. Administrar a cada 4 h enquanto o paciente estiver em diálise
Glucagon	β-bloqueador/bloqueador dos canais de cálcio	50 mcg/kg IV durante 1-2 min
Hidroxicobalamina	Cianeto	70 mg/kg até 5 gr. Repetir uma segunda dose como necessário
Terapia (HIE)	β-bloqueador/bloqueador dos canais de cálcio	1 U/kg IV em bólus de insulina humana regular e seguir com 0,5 U/kg/h, titular até a PA adequada. Monitorar a glicose sanguínea a cada 30 min até estável e depois a cada 1 h. Manter a glicemia em 100-200 mg/dL. Pode precisar um bólus de glicose a 25% seguida por infusão contínua de glicose para manter a glicemia adequada
Lipídeo 20%	Parada cardíaca por medicamentos lipofílicos (bloqueadores dos canais de cálcio, anestésicos locais)	1,5 mL/kg durante 1 min seguido de infusão IV de 0,25 mL/kg/min. Repetir o bolo a cada 3-5 min até uma dose total de 3 mL/kg até que a circulação seja restaurada. Se a PA diminuir, aumentar a velocidade para 0,5 ml/kg/min. Dose máx total de 8 mL/kg
Azul de metileno	Metemoglobinemia	1-2 mg/kg IV durante 5 min. Repetição máx 1x.
Naloxona	Opioides	0,4-2 mg IV, repetir a 2-3 min de intervalo até atingir a resposta desejada. Opioides sintéticos podem requerer doses mais altas. Se 10 mg não produzir respostas, outras etiologias precisam ser consideradas
Nitritos e tiossulfato de sódio (kit antídoto do cianeto)	Cianeto	Nitrito de sódio: 6-8 mL/m^2 (máx 300 mg) IV durante 2-5 min Tiossulfato de sódio: 7 gr/m^2 (máx 12,5 g) IV durante 10-30 min
Octreotide	Hipoglicemia induzida por sulfonilureia	1,25 mcg/kg (máx 50 μg) SC ou IV a cada 6 h
Fisostigmina	Síndrome anticolinérgica	20 μg/kg IV (máx 0,5 mg). Repetir se necessário
Pralidoxima (2-PAM)	Inibidores da colinesterase	20-50 mg/kg (máx 1-2 g) infundido durante 30-60 min e depois 10-20 mg/kg/h (máx 500 mg/h)
Piridoxina	Isoniazida	1 g para cada g de isoniazida ingerida até 70 mg/kg (máx 5 g) IV em infusão a 0,5 g/h até fim da convulsão
Ácido dimercaptosuccínico	Chumbo, mercúrio	350 mg/m^2 VO a cada 8 h por 5 dias, depois a cada 12 h por 14 dias

IV, intravenoso; IM, intramuscular; VO, via oral; SC, subcutânea; HIE, terapia hiarinsulinêmica euglicêmica.

Os pacientes podem ter sido intoxicados intencionalmente como uma forma de abuso físico ou exploração sexual. Uma *overdose* intencional justifica uma avaliação psiquiátrica para investigar a intenção suicida. Pacientes com dependência química devem ser encaminhados para um programa adequado de tratamento.

AGENTES FARMACÊUTICOS

PARACETAMOL

Mecanismos da intoxicação

O paracetamol é metabolizado no fígado em um metabólito altamente ativo por meio do sistema do citocromo P450. O metabólito tóxico é inativado normalmente pelo glutation hepático. Após uma grande *overdose*, os depósitos de glutation hepático estão devastados, resultando em necrose hepatocelular.

Apresentação clínica

Uma única ingestão de mais de 150 a 200 mg/kg em crianças ou 7,5 g no total em adultos é potencialmente hepatotóxica. Pacientes que tomaram doses supraterapêuticas de paracetamol durante o curso de dias consecutivos também devem ser avaliados para hepatotoxicidade. A Tabela 46-3 enumera os estágios da intoxicação por paracetamol.

Avaliação diagnóstica

A concentração de paracetamol plasmática deve ser obtida não antes de 4 horas após a ingestão aguda. A concentração do paracetamol deve ser organizada no nomograma de Rumack Matthew (Figura 46-1) para estimar o potencial de hepatotoxicidade.

A lesão hepática é avaliada com a AST (do inglês *transaminases serum are*) e ALT (do inglês *liver transaminases are*) sérica. Se tiver ocorrido lesão significativa, outros indicadores da função hepática devem ser verificados, como o tempo de protrombina (TP)/a razão de normalização internacional (INR), a bilirrubina e a amônia.

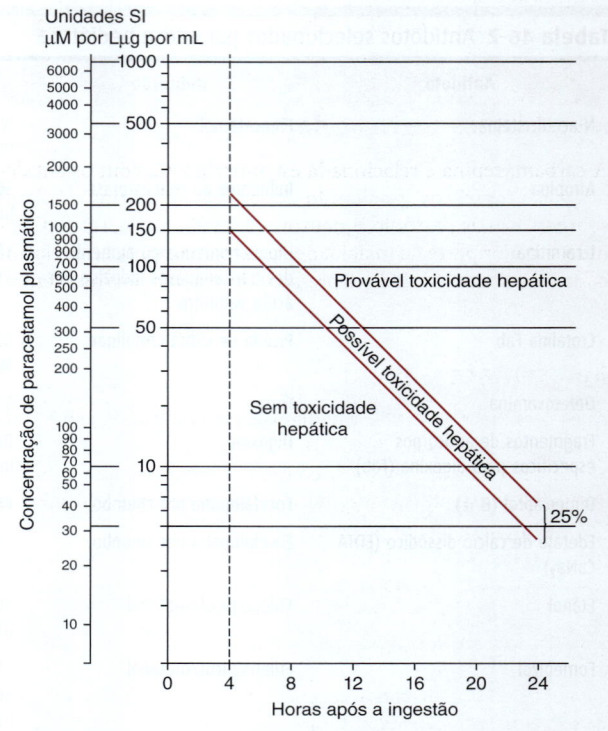

▲ **Figura 46-1** Protocolo de tratamento para o paracetamol. (Adaptada de Rumack BH, Peterson RC, Koch GG, Amara IA. Acetaminophen overdose: 662 cases with evaluation of oral acetylcysteine treatment. *Arch Intern Med.* 1981;141:382 [PMID: 7469629]. Direitos Autorais © 1981 American Medical Association. Todos os direitos garantidos.)

Tratamento

A N-acetilcicteína (NAC) é o antídoto para a intoxicação por paracetamol e age por repor os depósitos de glutation, bem como por ser um potente eliminador de radicais livres. Ele é mais eficaz quando dado dentro de 8 horas de uma ingestão aguda. O NAC deve ser administrado se a concentração plasmática de paracetamol estiver na faixa tóxica (ver Tabela 46-2 para dosagem).

Tabela 46-3 Estágios da toxicidade do paracetamol

Estágios	Tempo de instalação (pós-ingestão)	Sinais e Sintomas
1	0-24 h	Dor epigástrica, náusea, vômitos, sudorese, mal-estar
2	24-36 h	Hepatotoxicidade, sensibilidade no QSD abdominal
3	72-96 h	Hepatotoxicidade máxima, encefalopatia, edema cerebral, coagulopatia, insuficiência renal e insuficiência hepática fatal
4	3-5 dias	Recuperação hepática

QSD, quadrante superior direito.

Emmett M: Acetaminophen toxicity and 5-oxoproline (pyroglutamic acid): A tale of two cycles, one an ATP-depleting futile cycle and the other a useful cycle. *Clin J Am Soc Nephrol.* 2014; 9:191-200 [PMID: 242335282].

Green JL, Heard KJ, Reynolds KM, Albert D: Oral and intravenous acetylcysteine for treatment of acetaminophen toxicity: A systematic review and meta-analysis. *West J Emerg Med.* 2013;14:218-226 [PMID: 23687539].

Kanji HD, Mithani S, Boucher P, Dias VC, Yarema MC: Coma, metabolic acidosis, and methemoglobinemia in a patient with acetaminophen toxicity. *J Popul Ther Clin Pharmacol.* 2013;20:e207-211 [PMID: 24077426].

ANTICONVULSIVANTES

CARBAMAZEPINA

Mecanismos de toxicidade

A carbamazepina é relacionada estruturalmente com os antidepressivos tricíclicos, resultando em efeitos inibitórios similares sobre os canais de sódio e neurotransmissão colinérgica. Contudo, a maior parte da toxicidade da carbamazepina está relacionada com a sua atividade depressora do sistema nervoso central (SNC) e anticolinérgica.

Apresentação clínica

Após uma ingestão aguda, a carbamazepina promove efeitos anticolinérgicos, depressão do SNC e toxicidade cardiovascular (CV). Sinais cerebelares, postura incomum, convulsões aumentadas, ataxia, coma e depressão respiratória podem ocorrer. A toxicidade CV inclui alargamento do complexo QRS, arritmias cardíacas, bloqueio atrioventricular (BAV) e hipotensão. Hiponatremia pode resultar do efeito hormonal antidiurético da carbamazepina.

Avaliação diagnóstica

Os níveis séricos da carbamazepina estão amplamente disponíveis. A concentração sérica terapêutica normal é de 4 a 12 mg/L. Em geral, é observada toxicidade leve com concentrações séricas de mais de 12 mg/L. Níveis maiores de 25 mg/L estão associados com toxicidade mais grave.

Tratamento

A necessidade de monitorização intensiva e cuidado de suporte deve ser antecipada após ingestões substanciais. As convulsões são tratadas com benzodiazepínicos. Líquidos e inotrópicos estão indicados para hipotensão. O alargamento significativo do QRS de mais de 120 milissegundos pode responder ao bicarbonato de sódio IV. Considerar a administração de múltiplas doses de carvão para neutralizar circulação entero-hepática potencial em pacientes com toxicidade grave pela carbamazepina.

FENOBARBITAL

Mecanismo da toxicidade

O fenobarbital aumenta a ação inibitória do ácido gama-aminobutírico (GABA), resultando em depressão do SNC. *Overdoses* podem resultar em depressão miocárdica direta.

Apresentação clínica

Sinais e sintomas iniciais incluem depressão do SNC, com diminuição da coordenação, da fala e da cognição. Na *overdose* grave, podem ocorrer coma, falência respiratória e colapso CV. Os reflexos tendinosos profundos e do tronco cerebral estão deprimidos, e o paciente pode estar bradicárdico e hipotérmico.

Avaliação diagnóstica

A maioria dos laboratórios hospitalares quantifica as concentrações séricas do fenobarbital rapidamente. A toxicidade é manifestada geralmente com níveis de fenobarbital acima de 30 mg/L. O coma profundo ocorre com níveis maiores do que 60 mg/L.

Tratamento

A depressão respiratória frequentemente requer intubação endotraqueal (IET) e ventilação mecânica (VM) em pacientes com *overdose* grave de fenobarbital. A hipotensão em geral responde inicialmente à expansão do volume intravascular e aos inotrópicos. A hemodiálise pode ser considerada para toxicidade com risco à vida que não responde aos cuidados de suporte. Considerar a administração de múltiplas doses de carvão para neutralizar circulação entero-hepática potencial em pacientes com toxicidade grave por fenobarbital.

FENITOÍNA

Mecanismo da toxicidade

A fenitoína inibe os canais de sódio dependentes de voltagem. A fenitoína também é classificada como um medicamento antiarrítmico de classe Ib, mas a cardiotoxicidade pela *overdose* oral não é relatada. A formulação IV da fenitoína contém propilenoglicol como um diluente que pode causar depressão miocárdica e parada cardíaca quando infundida rapidamente. A fenitoína IV também causa necrose tecidual quando infiltrada via SC. A fosfenitoína IV é uma pró-medicação hidrossolúvel, que não contém propilenoglicol e não causa toxicidade cardíaca com a administração IV rápida ou necrose tecidual local com infiltração.[*]

Apresentação clínica

A fenitoína não produz depressão respiratória e central do SNC relacionadas à dose vista com outros anticonvulsivantes. A maior parte da toxicidade da fenitoína resulta do acúmulo da medicação por dosagem inadequada ou interações medicamentosas. Níveis séricos de fenitoína maiores do que 15 mg/L estão associados com nistagmo. Concentrações maiores do que 30 mg/L estão associadas com ataxia e má coordenação. Letargia, fala arrastada e sintomas piramidais e extrapiramidais são vistos com concentrações maiores do que 50 mg/L.

Avaliação diagnóstica

Concentrações séricas de fenitoína estão prontamente disponíveis na maioria dos laboratórios e devem ser obtidas em todos os casos de *overdose* de fenitoína. Níveis tóxicos (> 20 mg/L) devem ser monitorados até que haja uma tendência de queda.

---

[*] N. de R. T. Não disponível frequentemente.

Tratamento

O tratamento da toxicidade pela fenitoína é principalmente de suporte. Felizmente as fatalidades são raras.

> Gupta V, Yadav TP, Yadav A: Phenytoin toxicity presenting as acute meningo-encephalitis in children. *Neurol India.* 2011;59:66-67 [PMID: 21339662].

ÁCIDO VALPROICO

Mecanismo da toxicidade

O ácido valproico é um anticonvulsivante de amplo espectro com três mecanismos primários: (1) inibição dos canais de sódio dependentes de voltagem; (2) inibição dos canais de cálcio dependentes de voltagem; (3) prevenção da quebra do GABA.

O metabolismo do ácido valproico consiste em glicoronidação, que responde por 80% do seu metabolismo, β-oxidação mitocondrial (14%) e β-oxidação citosólica (6%). A β-oxidação depleta os depósitos de carnitina e de acetil CoA. A depleção de carnitina suspende a β-oxidação, levando à esteatose hepática. A depleção de acetil CoA leva a comprometimento da ureogênese e hiperamoniemia.

A encefalopatia hiperamoniêmica induzida pelo valproato parece ser devida a aumento das concentrações de amônia por concentrações elevadas de metabólitos neurotóxicos de ácido valproico.

Apresentação clínica

Os efeitos comuns associados com a toxicidade do ácido valproico incluem sedação, ataxia, náusea e tremores. As complicações metabólicas incluem hipernatremia, hipocalcemia, acidose metabólica por elevação do ânion *gap* e hiperamoniemia. A supressão da medula óssea pode ser vista 3 a 5 dias após uma *overdose* maciça aguda, mas geralmente é autolimitada. As complicações como a pancreatite, a hepatotoxicidade e a insuficiência renal são raras nas *overdoses* agudas de ácido valproico, mas podem estar associadas com terapia crônica com ácido valproico. A encefalopatia hiperamoniêmica induzida por valproato se apresenta com alteração do sensório, aumento da frequência de convulsões e coma.

Avaliação diagnóstica

Os níveis séricos de ácido valproico estão amplamente disponíveis. Os níveis terapêuticos de ácido valproico são definidos em 50 a 100 mg/L. As concentrações séricas de ácido valproico maiores do que 150 mg/L são consideradas tóxicas. Os níveis séricos de ácido valproico devem ser repetidos a cada 4 a 6 horas até que seja documentada uma tendência de queda. Eletrólitos, gasometria arterial (GA), testes de função hepática, hemograma (HGR) completo, amônia sérica e níveis de lactato devem ser monitorados em pacientes com *overdose* de ácido valproico que exibem comprometimento neurológico.

Tratamento

Além do cuidado de suporte, a L-carnitina deve ser dada a pacientes com amônia sérica elevada ou hepatotoxicidade. A L-carnitina pode ser administrada por via IV (ver Tabela 46-2 para doses). A hemodiálise é recomendada para pacientes com intoxicação grave por ácido valproico para remover metabólitos e amônia e corrigir os distúrbios metabólicos com risco de morte.

> Chateauvieux S, Morceau F, Dicato M, Diederich M: Molecular and therapeutic potential and toxicity of valproic acid. *J Biomed Biotechnol.* 2010;2010:ID number 479364 [PMID: 20798865].
> Lheureux PE, Hantson P: Carnitine in the treatment of valproic acid-induced toxicity. *Clin Toxicol (Phila).* 2009;47:101-111 [PMID: 19280426].

ANTIPSICÓTICOS

Mecanismo da toxicidade

A toxicidade pelos antipsicóticos resulta da inibição dos receptores dopaminérgicos, muscarínicos e α, bem como dos canais miocárdicos de sódio e potássio. Os efeitos predominantes variam entre os agentes.

Apresentação clínica

As síndromes extrapiramidais incluem reações distônicas agudas, acatisia, acinesia, síndrome maligna aguda e discinesia tardia. Reações distônicas têm sido vistas em doses terapêuticas, embora as *overdoses* produzam distonia mais frequentemente. A toxicidade extrapiramidal é muito menos comum com os novos agentes antipsicóticos atípicos.

A *overdose* aguda frequentemente resulta em sedação, taquicardia e outros efeitos anticolinérgicos, podendo progredir para coma, convulsões e depressão respiratória. Hipotensão é atribuída a bloqueio α-adrenérgico periférico. A inibição dos canais de sódio miocárdicos leva ao alargamento do intervalo QRS, à taquicardia ventricular (TV) e ao colapso CV. A inibição dos canais de potássio miocárdicos leva ao prolongamento do intervalo QT e TV polimórfica (torsade de pointes).

Avaliação diagnóstica

Níveis séricos quantitativos não têm valor e não são recomendados.

Tratamento

Reações distônicas respondem aos anticolinérgicos como a difenidramina. Acatisia (inquietação) é tratada com benzodiazepínicos e anticolinérgicos. A síndrome neuroléptica maligna é uma condição com risco de morte caracterizada por alteração do sensório, rigidez, tremor, hipertermia e instabilidade autonômica. Ela deve ser tratada agressivamente com resfriamento, sedação com benzodiazepínicos, dantrolene e bromocriptina. A dose de dantrolene é de 1 mg/kg IV até 2,5 mg/kg. Pode ser repetido conforme necessário a cada 5 a 10 minutos até uma dose cumulativa de 10 mg/kg. A dose pediátrica para bromocriptina não é bem definida. Em adultos, deve ser dado 2,5 a 10 mg por VO ou por sonda gástrica 3 a 4 vezes ao dia, diariamente. A discinesia tardia é um distúrbio do movimento de início tardio com a terapia antipsicótica de longo prazo que é tratada com anticolinérgicos e suspensão do agente causador. A hipotensão é tratada com líquidos IV e agentes inotrópicos/vasoativos. A intoxicação dos canais de sódio é tratada com bicarbonato de sódio IV. As torsades de pointes são tratadas com sulfato de magnésio IV ou supressão com marca-passo (*overdrive*).

Aggarwal S, Burnett P: Tardive dyskinesia with atypical antipsychotics in youth. *Australas Psychiatry*. 2013:21:507-508 [PMID: 24085720].

β-BLOQUEADORES

Mecanismo da toxicidade

Estes medicamentos bloqueiam os receptores β-adrenérgicos com graus variáveis de seletividade pelo β-receptor. A seletividade do β-receptor frequentemente é perdida após uma *overdose*. Além disso, vários β-bloqueadores têm toxicidades adicionais. Por exemplo, o propranolol tem efeitos bloqueadores dos canais de sódio e é lipossolúvel, resultando em penetração no SNC, com coma e convulsões.

Apresentação clínica

Bradicardia e hipotensão são comuns e podem levar a choque. Pode ocorrer broncoespasmo em pacientes com asma. Outros efeitos incluem depressão do SNC, convulsões, depressão respiratória, hipoglicemia e hipercalemia.

Avaliação diagnóstica

Os níveis séricos quantitativos não estão disponíveis rapidamente e não têm valor clínico.

Tratamento

Bradicardia e hipotensão podem responder às medidas de suporte-padrão, como infusões de líquidos IV em bólus, atropina e catecolaminas. Contudo, *overdoses* significativas de β-bloqueadores devem ser tratadas com o antídoto específico, o glucagon. Ver a Tabela 46-2 para a dosagem. A hemodiálise é útil para aumentar a eliminação apenas do acebutolol, atenolol, nadolol e sotalol.

BLOQUEADORES DOS CANAIS DE CÁLCIO

Mecanismo de toxicidade

Os bloqueadores dos canais de cálcio inibem a entrada de cálcio nos canais de cálcio no coração e no músculo liso vascular, resultando em vasodilatação sistêmica e coronária, comprometimento da condução cardíaca, redução da velocidade dos impulsos elétricos cardíacos e depressão da contratilidade miocárdica. A seletividade dos agentes específicos para os canais de cálcio do músculo liso vascular *versus* cardíaco pode ser perdida na *overdose*.

Apresentação clínica

A *overdose* por bloqueadores dos canais de cálcio causa hipotensão e bradicardia, que podem ser intensas, resultando em choque intratável, dissociação AV, parada sinusal e assistolia. A depressão do SNC ocorre por má perfusão cerebral. Hiperglicemia resulta de inibição da liberação de insulina dependente do cálcio a partir do pâncreas.

Avaliação diagnóstica

As concentrações plasmáticas específicas não estão prontamente disponíveis.

Tratamento

Pacientes na *overdose* grave por bloqueadores dos canais de cálcio podem não responder às medidas de suporte padrão, incluindo líquidos IV, atropina, marca-passo cardíaco, infusões de catecolamina, inibidores do cálcio ou da fosfodiesterase, como a milrinona. O glucagon é um antídoto específico para a *overdose* de β-bloqueador e geralmente tem pouco benefício no bloqueio dos canais de cálcio.

A HIE (administração de insulina em altas doses simultaneamente com glicose suficiente para manter uma glicose sérica normal) é recomendada para melhorar a contratilidade cardíaca na *overdose* grave de bloqueadores dos canais de cálcio (ver Tabela 46-2 para dosagem). Além disso, há evidências crescentes para o uso de emulsão lipídica IV (ver Tabela 46-2 para dosagem). Medidas extraordinárias, como o balão intra-aórtico (BIA), o *bypass* cardiopulmonar e a oxigenação por membrana extracorpórea (ECMO), têm mostrado sucesso em relatos de casos. Para pacientes com intoxicação grave por bloqueadores dos canais de cálcio, insulina em altas doses, terapia com emulsão lipídica ou EMCO devem ser consideradas antes da ocorrência de choque intratável e de falência múltipla de órgãos (FMO).

Arroyo AM, Kao LW: Calcium channel blocker toxicity. *Pediatr Emerg Care*. 2009;25:532-538 [PMID: 19687715].

CLONIDINA

Mecanismo da toxicidade

A clonidina é um agonista dos receptores α_2-adrenérgicos que inibe o estímulo simpático central, resultando em bradicardia, hipotensão, sedação e depressão respiratória.

Apresentação clínica

Os sintomas aparecem geralmente dentro de 30 a 60 minutos após a ingestão. Os sinais de toxicidade do SNC mais comuns são miose, letargia, coma, que podem ser acompanhados por depressão respiratória. Essa apresentação clínica imita as *overdoses* por opioides. Os sinais CV incluem bradicardia e hipotensão.

Avaliação diagnóstica

As medidas séricas desses agentes não são úteis clinicamente.

Tratamento

Não há antídoto específico, e o tratamento é primariamente de suporte.

A naloxona tem sido recomendada devido à similaridade da *overdose* da clonidina e opioides e das interações teóricas da clonidina com os receptores opioides. Contudo, os resultados são inconsistentes. Pacientes com depressão respiratória significativa requerem IET. A bradicardia sintomática pode ser tratada com atropina, e a hipotensão é tratada com líquidos IV e vasopressores. O carvão ativado e a irrigação intestinal total são recomendadas para o paciente que ingeriu um adesivo de clonidina, desde que a proteção da via aérea tenha sido garantida.

Farooqi M, Seifert S, Kunkel S, Johnson M, Benson B: Toxicity from a clonidine suspension. *J Med Toxicol.* 2009;5:130-133 [PMID: 19655285].

ANTIDEPRESSIVOS CÍCLICOS

Mecanismos da toxicidade

A toxicidade dos antidepressivos tricíclicos (ATCs) se manifesta por efeitos anticolinérgicos, bloqueio dos canais de sódio, bloqueio dos receptores α e inibição da receptação das catecolaminas.

Apresentação clínica

Os sinais e sintomas precoces incluem sonolência, mucosas secas, midríase, hiper-reflexia e taquicardia rapidamente progredindo para coma, convulsões, arritmias com complexo QRS alargado e colapso CV.

Avaliação diagnóstica

Uma eletrocardiografia (ECG), revelando um complexo QRS alargado, junto com uma história e apresentação clínica consistentes podem estabelecer o diagnóstico de intoxicação por TCA. Alguns rastreamentos de drogas na urina detectam ATCs. Os níveis séricos não são úteis no tratamento da ingestão aguda.

Tratamento

A hipotensão é tratada com líquidos IV e infusões de catecolaminas. Pacientes com alargamento do QRS maior do que 120 milissegundos, arritmias cardíacas e hipotensão se beneficiam do tratamento com bicarbonato de sódio, que reduz a toxicidade pela alcalinização sérica e fornecimento de uma carga de sódio para superar o bloqueio dos canais de sódio. As convulsões são tratadas com benzodiazepínicos. Os pacientes com intoxicação grave por ATCs necessitam IET para proteger a via aérea. Medidas extraordinárias como ECMO podem ser consideradas em casos extremos. A terapia com emulsão lipídica também tem sido efetiva em relatos de casos limitados.

Gheshlaghi F, et al: Evaluation of serum sodium changes in tricyclic antidepressants toxicity and its correlation with electrocardiography, serum pH, and toxicity severity. *Adv Biomed Res.* 2012;1:68 [PMID: 23326798].

Suksaranjit P, Ratanapo S, Srivali N, et al: Electrocardiographic changes in tricyclic antidepressant toxicity. *Am J Emerg Med.* 2013;31:751-752 [PMID: 23399330].

DIGOXINA E GLICOSÍDEOS CARDÍACOS

Mecanismos de toxicidade

Os glicosídeos cardíacos inibem a bomba de Na^+/K^+ ATPase. Esse mecanismo é usado para tratar a insuficiência cardíaca congestiva (ICC), porque aumenta o cálcio intracelular nas células miocárdicas, resultando em melhora na contratilidade. Durante a repolarização, a bomba de Na^+/K^+ ATPase restaura o potencial de repouso da membrana bombeando os íons de potássio para dentro da célula miocárdica em troca por íons de sódio para fora da célula. Quando essa bomba é inibida pelos glicosídeos cardíacos, o resultado é um aumento no sódio intracelular e aumento no potássio extracelular. O sódio intracelular aumentado inibe a saída de cálcio por meio do cotransportador de Na^+/Ca^{++} na membrana celular. Com a intoxicação pela digoxina, aumentos excessivos no cálcio intracelular causam distúrbios no potencial da membrana, resultando em ectopia e taquiarritmias. Além disso, a digoxina melhora o tônus vagal, diminui a velocidade de despolarização e condução através dos nós sinoatrial (AS) e atrioventricular (AV).

Apresentação clínica

A apresentação clínica da intoxicação aguda pela digoxina inclui características cardíacas e não cardíacas. Os efeitos não cardíacos incluem manifestações GI, com náusea, vômitos e diarreia; manifestações neurológicas, como confusão, cefaleia, paresia e convulsões; e manifestações visuais, como visão borrada, escotoma e xantopsia (predominância da visão amarela).

Os efeitos cardíacos da intoxicação pela digoxina são a preocupação primária, mas sintomas cardíacos com risco de morte podem ser retardados até 18 horas devido a uma fase de distribuição prolongada para o compartimento intracelular. As alterações iniciais do ECG incluem intervalo PR prolongado, intervalo QT encurtado, segmento ST deprimido e ondas T achatadas ou invertidas. Bradicardia e graus variáveis de BAV podem ocorrer. Isso frequentemente é seguido por aumento da automaticidade e da excitabilidade miocárdica, resultando em ectopia atrial, juncional e ventricular e taquiarritmias. As mortes ocorrem por arritmias intratáveis, hipotensão e FV.

Avaliação diagnóstica

A medida da concentração da digoxina sérica é um aspecto importante do diagnóstico e do manejo. Contudo, o nível da digoxina deve ser interpretado cuidadosamente. A digoxina demonstra um padrão de distribuição bifásico seguindo uma *overdose* aguda. Os níveis séricos serão elevados inicialmente sem intoxicação clínica, porque a distribuição para os tecidos ocorre durante muitas horas. As concentrações de digoxina sérica então declinam à medida que a medicação é distribuída para os tecidos e eliminada pelos rins, e é durante essa fase que a toxicidade pode começar. Na intoxicação crônica, a concentração sérica da digoxina é um reflexo da concentração estável e, portanto, um preditor da toxicidade mais adequado. Embora a faixa terapêutica para a digoxina sérica seja geralmente de 0,5 a 2 ng/mL, até 10% dos pacientes nesta faixa pode demonstrar intoxicação. A maioria dos pacientes com intoxicação tem concentração sérica maior do que 2 ng/mL quando medida pelo menos 6 horas após a última dose. Ao interpretar o significado destes níveis, também é importante levar em consideração o estado geral do paciente além da concentração sérica. Crianças saudáveis toleram níveis muito mais altos do que os adultos e do que pacientes com doença cardíaca subjacente. A maioria dos laboratórios mede a concentração total da digoxina. Após a administração de Fab específico para digoxina, os níveis de digoxina sérica total aumentam drasticamente porque a digoxina é retirada do compartimento tecidual para dentro do espaço intravascular, onde ele é ligado pelos fragmentos Fab e inativado. Portanto, a medição continuada da concentração sérica total de digoxina não é útil após a administração de Fab específico para digoxina.

Além da concentração sérica da digoxina, é importante avaliar frequentemente a bioquímica sérica, em especial potássio, cálcio, magnésio e creatinina (Cr). A hipercalemia é uma consequência esperada e um marcador de intoxicação aguda por digoxina devido à inibição da bomba Na^+/K^+ ATPase. Nesta condição, uma concentração de potássio sérico maior do que 5,5 mEq/L é preditiva de cardiotoxicidade grave. Em contraste, hipocalemia pode estar presente com a intoxicação crônica por digoxina devido à perda de potássio prolongada, especialmente em pacientes que também estão em uso de diuréticos. A hipocalemia também piora a toxicidade pela digoxina. A monitorização contínua do ECG é necessária para detectar anormalidades da condução, ectopia e arritmias.

Tratamento

O manejo da homeostasia do potássio, o magnésio e do cálcio é de fundamental importância. A hipercalemia é uma consequência da intoxicação pela digoxina e pode ser tratada com bicarbonato de sódio ou glicose e insulina, para deslocar o potássio para dentro das células. A administração de cálcio é contraindicada, pois a digoxina já causou uma entrada excessiva de cálcio nas células miocárdicas. A administração de cálcio adicional aumenta a incidência de arritmias. Embora a digoxina cause inicialmente uma concentração de potássio extracelular elevada, a eliminação renal aumentada leva a uma depleção dos depósitos totais corporais. As concentrações de potássio sérico com frequência caem vertiginosamente após o Fab específico para digoxina e o potássio deve ser verificado com frequência.

Hipocalemia é especialmente perigosa na intoxicação digitálica porque exacerba a cardiotoxicidade. Pacientes com intoxicação crônica por digoxina frequentemente são hipocalêmicos devido a tratamento concomitante com diuréticos. A hipocalemia significativa deve ser corrigida com cautela, em especial no paciente com insuficiência renal.

O magnésio tem um papel importante na intoxicação digitálica porque é um cofator na bomba Na^+/K^+ ATPase. A hipomagnesemia potencializa a cardiotoxicidade induzida pela digoxina e inibe a correção da hipocalemia. Pacientes que estão em terapia crônica com digoxina podem estar hipomagnesiêmicos devido ao uso concomitante de diuréticos. A depleção intracelular de magnésio pode estar presente, independente de uma concentração sérica normal de magnésio. A reposição de magnésio está indicada para pacientes com cardiotoxicidade relacionada à digoxina, hipocalemia e hipomagnesemia documentada. Deve-se ter cautela em pacientes com insuficiência renal.

O tratamento de escolha para intoxicação digitálica grave (ou outro esteroide cardioativo) é a administração IV de fragmentos do anticorpo Fab específico para digoxina. As indicações incluem arritmias com risco de morte, retardo na condução, hipercalemia (> 5 mEq/L), choque cardiogênico ou parada cardíaca por *overdose* de digoxina. Outras indicações são baseadas em uma probabilidade elevada de progressão para intoxicação digitálica com risco de morte, nível sérico de digoxina igual ou maior do que 15 ng/mL a qualquer momento ou igual ou maior do que 10 ng/mL 6 horas após a ingestão, ou sinais e sintomas progressivos de intoxicação por digoxina.

Há fórmulas disponíveis para calcular a dose de Fab específico para digoxina com base na concentração de digoxina sérica ou na quantidade conhecida de digoxina que foi ingerida. Contudo, a história da quantidade ingerida é notoriamente inacurada, e após uma exposição aguda, a concentração de digoxina sérica não reflete a distribuição estabilizada. É mais prático administrar uma dose empírica de 10 a 20 ampolas de Fab específico para digoxina para *overdose* aguda, repetindo como necessário para reverter a intoxicação com risco de morte. Uma dose mais baixa é recomendada para a intoxicação crônica por digoxina para neutralizar uma fração da digoxina enquanto mantém os benefícios terapêuticos no paciente com doença cardíaca subjacente. A dose empírica de Fab específico para digoxina para intoxicação crônica é de 1 a 2 ampolas para crianças e 3 a 6 ampolas para adultos, titulados para o efeito clínico. Os efeitos adversos são raros e incluem reações de hipersensibilidade, hipocalemia e piora de ICC preexistente.

Ip D, Syed H, Cohen M: Digoxin specific antibody fragments (Digibind) in digoxin toxicity. *BMJ.* 2009;339:b2884 [PMID: 19729422].

Levine M, Nikkanen H, Pallin DJ: The effects of intravenous calcium in patients with digoxin toxicity. *J Emerg Med.* 2011;40:41-46 [PMID: 19201134].

FERRO

Mecanismo da toxicidade

A toxicidade do ferro é multifatorial, resultante de efeitos corrosivos diretos dos sais de ferro no trato GI (TGI) e toxicidade celular disseminada após absorção sistêmica. O ferro em excesso (excedendo a capacidade de ligação do ferro) se distribui amplamente por toda a vasculatura e se deposita nos órgãos principais, nos quais ocorre intoxicação celular. O ferro participa em reações de redução que geram radicais livres, resultando em dano oxidativo às membranas das células e necrose celular. A lesão à vasculatura resulta em vasodilatação e aumento da permeabilidade vascular e perda de líquidos, com subsequente hipotensão e acidose metabólica. Degeneração gordurosa e necrose são vistas nos hepatócitos, nos túbulos renais e nas células miocárdicas. A fosforilação oxidativa mitocondrial é interrompida, resultando em produção reduzida de energia celular e aumento da acidose metabólica.

Apresentação clínica

A intoxicação aguda por ferro segue caracteristicamente um curso bifásico. A toxicidade GI ocorre primeiro, seguida pela intoxicação sistêmica. Os vômitos ocorrem geralmente dentro de 30 minutos a 1 hora após a ingestão. Os vômitos podem ser sanguinolentos e continuar por várias horas. Tabletes de liberação intestinal podem passar para o intestino delgado sem causar sintomas gástricos. Dor abdominal, fezes escuras ou diarreia sanguinolenta, letargia e, nos casos graves, acidose e choque podem ocorrer dentro das primeiras 6 a 12 horas. A criança pode parecer melhorar clinicamente à medida que os sintomas GI cedem, e depois desenvolve colapso CV profundo horas mais tarde. Essa fase de intoxicação sistêmica pode incluir hipovolemia, vasodilatação, contratilidade cardíaca diminuída, acidose metabólica, insuficiência renal, coma, convulsões, coagulopatia, insuficiência, hepática, síndrome da angústia respiratória aguda (SARA) e morte. Os pacientes que sobrevivem à intoxicação grave por ferro com lesão corrosiva GI podem desenvolver a complicação tardia de obstrução da via digestória grave semanas mais tarde.

Em contraste com pacientes com intoxicação grave, aquelas que não manifestam sintomas GI dentro de 6 horas da ingestão de sais de ferro não são expostas a uma quantidade significativa de ferro elementar e se evoluem bem. Os pacientes com intoxicação leve a moderada manifestam distúrbios GI e acidose leve, mas não progridem para intoxicação sistêmica grave e choque.

Avaliação diagnóstica

A concentração de ferro sérico deve ser obtida dentro de 4 a 6 horas da ingestão. As concentrações máximas de ferro sérico menores do que 300 mcg/dL geralmente não são tóxicas, e níveis entre 300 a 500 mcg/dL frequentemente resultam em toxicidade leve a moderada. Concentrações de ferro sérico maiores do que 500 mcg/dL estão associadas com intoxicação grave e aquelas acima de 1.000 mcg/dL podem ser letais. Outros exames laboratoriais úteis incluem hemograma completo, análise dos gases sanguíneos, eletrólitos, glicose, ureia, Cr, testes de função hepática, amônia, lactato e estudos de coagulação para avaliar anemia, acidose metabólica, hipoglicemia, insuficiência hepática, insuficiência renal e coagulopatia. As radiografias abdominais podem identificar tabletes de ferro, concreções ou ar livre do abdome.

Tratamento

A deferoxamina é um agente quelante específico para o ferro que se liga ao ferro férrico com grande afinidade, formando a ferrioxamina, que é eliminada pelos rins. A coloração clássica em *vinho rosé* da urina nem sempre ocorre, mesmo na presença de intoxicação grave pelo ferro. As indicações para a deferoxamina após uma *overdose* de ferro incluem pacientes com níveis de ferro sérico igual ou maior do que 500 mcg/dL, com ou sem sintomas, e pacientes com sintomas significativos de hipotensão e acidose metabólica, independente do nível de ferro sérico (ver Tabela 46-2 para dose da deferoxamina). A terapia deve ser descontinuada quando a toxicidade sistêmica se resolve e os níveis de ferro sérico retornam ao normal. A infusão rápida de deferoxamina pode resultar em hipotensão, e a terapia prolongada com deferoxamina tem sido associada com SARA e sepse por *Yersinia enterocolitica*. Devem ser evitados bólus rápidos de deferoxamina, e a terapia com deferoxamina deve ser descontinuada após 24 horas em todos os casos, exceto os mais graves.

Valentine K, Mastropietro C, Sarnaik AP: Infantile iron poisoning: challenges in diagnosis and management. *Pediatr Crit Care Med.* 2009;10:e31-33 [PMID: 19433938].

ISONIAZIDA

Mecanismo da toxicidade

A isoniazida (INH) e seus metabólitos depletam a piridoxina do SNC (vitamina B6) e inibem a formação do piridoxal 5-fosfato (a forma ativa da vitamina B6). O piridoxal 5-fosfato é um cofator necessário para a enzima descarboxilase do ácido glutâmico, que converte o glutamato no neurotransmissor inibitório GABA. Uma redução no GABA resulta em convulsão. A isoniazida também inibe a conversão do lactato em piruvato, resultando em acidose láctica.

Apresentação clínica

O quadro clínico típico consiste em coma, convulsões e acidose metabólica. Os sinais clínicos iniciais incluem vômitos, visão borrada, ataxia e sensório reduzido.

Avaliação diagnóstica

A INH não é detectada nos rastreamentos de medicamentos de rotina, e os níveis séricos geralmente não estão disponíveis. A análise dos gases sanguíneos pode demonstrar acidose metabólica grave com ânion *gap* após apenas uma ou duas convulsões.

Tratamento

O hidrocloreto de piridoxina dado por via IV é o antídoto específico para as convulsões induzidas pela INH. A piridoxina deve ser administrada até que as convulsões sejam bem controladas (ver Tabela 46-2 para a dose da piridoxina). Os benzodiazepínicos isoladamente podem não terminar as convulsões, porque necessitam a presença do GABA. A acidose metabólica é tratada com bicarbonato de sódio enquanto se oferece uma ventilação adequada.

> Gokhale YA, Vaidya MS, Mehta AD, Rathod NN: Isoniazid toxicity presenting as status epilepticus and severe metabolic acidosis. *J Assoc Physicians India*. 2009;57:70-71 [PMID: 19753763].

LÍTIO

Mecanismo da toxicidade

O mecanismo de ação exato do lítio não é bem compreendido, embora vários mecanismos teóricos complexos tenham sido postulados.

Apresentação clínica

A intoxicação por lítio pode ser classificada como aguda, crônica e aguda-sobrecrônica.

▶ Intoxicação aguda

As ingestões agudas de lítio produzem irritação GI, náusea, vômitos e diarreia. Desidratação e hiponatremia diminuem a eliminação renal de lítio. As manifestações neurológicas são retardadas devido à lenta redistribuição de lítio dentro do SNC. Níveis elevados de lítio estão associados com achatamento ou inversão da onda T, intervalos QT prolongados, disfunção sinoatrial e bradicardia.

▶ Intoxicação crônica

O lítio tem uma faixa terapêutica muito estreita. As concentrações séricas de 0,6 a 1,2 mmol/L são terapêuticas. Níveis mais altos podem resultar em toxicidade crônica, com sintomas neurológicos, como ataxia, movimentos coreoatetoides, clônus, disartria, fasciculações, hiper-reflexia, nistagmo, tremores, rigidez, agitação, confusão, coma e convulsões. A terapia crônica com lítio está associada com o desenvolvimento de diabetes insípido (DI) nefrogênico e nefropatia túbulo-intersticial crônica, bem como com disfunção da glândula tireoide e paratireoide.

▶ Intoxicação aguda-sobrecrônica

Pacientes em terapia de manutenção com lítio que sofrem uma *overdose* aguda irão manifestar sinais e sintomas de intoxicação aguda e crônica,

Avaliação diagnóstica

Uma concentração de lítio sérico deve ser obtida imediatamente e repetida de modo seriado, em situações em que são usadas preparações de liberação prolongada. As amostras sanguíneas devem ser colocadas em tubos livres de lítio para evitar um resultado falso-positivo. Outra avaliação laboratorial inclui eletrólitos séricos, ureia, Cr e HGR completo. Um ECG também deve ser obtido para prolongamento de QT e arritmias.

Tratamento

Deve-se enfatizar a otimização do volume intravascular, da homeostasia do sódio e da avaliação da função renal. A eliminação renal do lítio está comprometida por hipovolemia, hiponatremia e insuficiência renal. Os pacientes são tratados com bólus de solução fisiológica (SF) para restaurar o volume normal seguido pela hidratação endovenosa (EV) a 1,5 a 2 vezes a velocidade de manutenção. Deve-se ter cautela para evitar a sobrecarga de líquidos, que resulta em ICC e edema pulmonar. Hemodiálise ou hemofiltração venovenosa contínua (HVVC) é recomendada para pacientes com sinais e sintomas neurológicos graves, pacientes com insuficiência renal que exibem sinais e sintomas de intoxicação por lítio e pacientes com intoxicação por lítio que não podem tolerar a repleção de sódio, como aqueles com ICC.

A irrigação intestinal total é recomendada na eliminação de preparações de lítio de liberação prolongada. O carvão ativado não se liga ao lítio.

> Dennison U, Clarkson M, O'Mullane J, Cassidy EM: The incidence and clinical correlates of lithium toxicity: A retrospective review. *Ir J Med Sci*. 2011;180:661-665 [PMID: 21516355].
>
> McKnight RF, Adida M, Budge K, Stockton S, Goodwin GM, Geddes JR: Lithium toxicity profile: A systematic review and meta-analysis. *Lancet*. 2012;379:721-728 [PMID: 22265699].
>
> Wells JE, Cross NB, Richardson AK: Toxicity profile of lithium. *Lancet*. 2012;379 (9834):2338 [PMID: 22726509].

ANESTÉSICOS LOCAIS

Mecanismos da toxicidade

Os anestésicos locais inibem os canais de sódio nos nervos periféricos. A toxicidade CV e do SNC ocorre com a *overdose*. A metemoglobinemia tem sido associada com certos anestésicos locais, inclusive a lidocaína, a tetracaína e a prilocaína. Estes anestésicos locais são metabolizados em agentes oxidantes resultando em metemoglobinemia.

Apresentação clínica

Um paciente acordado, porém toxêmico, terá queixas de distúrbios auditivos e visuais, dormência em torno da cavidade oral, confusão, desorientação, letargia e tontura.

À medida que a concentração sérica aumenta, tremores e convulsões se desenvolvem. Com níveis maiores, pode ocorrer parada cardíaca e respiratória.

O mecanismo da toxicidade CV geralmente é o bloqueio dos canais de sódio. Choque e colapso CV estão relacionados com arritmias, inotropismo diminuído e tônus vascular reduzido. A toxicidade CV geralmente ocorre com concentrações séricas maiores do que a que causa sintomas no SNC.

Ver tópico Metemoglobinemia apresentado adiante para o diagnóstico e o tratamento daquela toxicidade em particular.

Avaliação diagnóstica

Um ECG deve ser obtido logo que haja suspeita de toxicidade sistêmica por anestésico local para avaliar arritmias cardíacas. Testes séricos para concentrações de anestésicos locais não estão prontamente disponíveis para ajudar no manejo clínico. Um nível de metemoglobina deve ser obtido em pacientes com suspeita de metemoglobinemia.

Tratamento

Ao primeiro sinal de intoxicação, a administração do anestésico local deve ser suspensa imediatamente. O comprometimento da via aérea e as convulsões devem ser tratados rapidamente, porque a hipóxia e a acidose pioram a toxicidade do SNC e CV. Os benzodiazepínicos IV são usados para tratar a atividade convulsiva. Os protocolos-padrão para suporte cardíaco avançado de vida são usados para tratar a toxicidade CV. Há forte evidência para o uso de emulsões lipídicas IV (ELI) para o tratamento de intoxicação por anestésicos locais. Essa terapia deve ser iniciada imediatamente para intoxicação por anestésico local com risco de morte (ver Tabela 46-2 para dose). O principal mecanismo parece ser a captação da medicação no "depósito" de lipídeos intravascular, removendo-a dos canais de sódio.

> Dix SK, Rosner GF, Nayar M, et al. Intractable cardiac arrest due to lidocaine toxicity successfully resuscitated with lipid emulsion. *Crit Care Med.* 2011;39:872-4 [PMID: 21263316].

OPIOIDES

Mecanismo da toxicidade

Os opioides se ligam aos receptores específicos no SNC produzindo os efeitos desejados, como analgesia ou euforia. Doses excessivas resultam em coma, depressão respiratória e comprometimento hemodinâmico.

Apresentação clínica

A toxidrome clássica consiste em miose, coma e depressão respiratória. Bradicardia, hipotensão, hipotermia e edema pulmonar não cardiogênico também ocorrem.

Opioides específicos podem ter efeitos tóxicos únicos. Por exemplo, meperidina, pentazocina e propoxifeno podem não apresentar miose. As convulsões estão associadas com meperidina, propoxifeno e tramadol. A infusão rápida de fentanil causa rigidez da parede torácica e incapacidade de ventilar. O propoxifeno tem antagonismo com os canais de sódio resultando em arritmias de complexo largo. A metadona aumenta o intervalo QT e o risco de torsade de pointes.

Avaliação diagnóstica

Na maioria dos casos, o diagnóstico é feito clinicamente em pacientes que apresentam a toxidrome por opioides e uma resposta positiva à naloxona. Embora muitos opioides sejam detectados no rastreamento urinário de drogas, certas drogas como os opioides sintéticos não são detectados. Um painel urinário positivo apenas implica uso recente e pode não ser completamente confiável para explicar a apresentação do paciente.

Tratamento

Pacientes com depressão respiratória frequentemente necessitam de suporte respiratório com ventilação por bolsa-válvula-máscara (BVM) até que a naloxona possa ser administrada. A naloxona é um antagonista dos opioides que reverte a depressão respiratória do SNC associada com a intoxicação opioide (ver Tabela 46-2 para dose de naloxona). Doses de naloxona maiores do que as usadas podem ser necessárias para reverter os efeitos de opioides sintéticos. Doses menores geralmente são eficazes para reverter os efeitos da heroína e, com frequência, são tituladas apenas até que a depressão respiratória seja revertida, evitando acordar totalmente o paciente e precipitar os sintomas de retirada. Independentemente da disponibilidade de naloxona, certos pacientes com intoxicação por opioides irão necessitar IET, como aqueles com edema pulmonar, aspiração, instabilidade hemodinâmica, convulsões e ingestão de múltiplas drogas, trauma ou outras comorbidades.

> Bektas F, Eken C, Sayrac V: Opioid toxicity as a result of oral/transmucosal administration of transdermal fentanyl patch. *Eur J Emerg Med.* 2009;16:344-345 [PMID: 19904081].
>
> Madadi P, Ross CJ, Hayden MR, et al: Pharmacogenetics of neonatal opioid toxicity following maternal use of codeine during breastfeeding: A case-control study. *Clin Pharmacol Ther.* 2009;85:31-35 [PMID: 18719619].

SALICILATOS

Mecanismos da toxicidade

Os salicilatos inibem a ciclo-oxigenase (COX), resultando em efeitos analgésicos, anti-inflamatórios e antipiréticos. Os salicilatos estimulam diretamente o centro respiratório no cérebro causando hiperventilação e alcalose respiratória. Eles também inibem as enzimas do ciclo de Krebs, que diminui a produção de trifosfato de adenosina (ATP). Os salicilatos desorganizam a fosforilação oxidativa resultando em hipertermia e acidose láctica. Por fim, mas não menos importante, os salicilatos aumentam o metabolismo dos ácidos graxos, contribuindo para acidose metabólica com ânion *gap*.

Além disso, o ácido acetilsalicílico é um irritante gástrico, diminui a adesividade plaquetária e inibe a síntese do fator VII de coagulação, aumentando o risco de sangramento.

A ingestão de óleo de gaultéria[*] é especialmente perigosa para crianças pequenas. Um mililitro de óleo de gaultéria (99% de salicilatos) contém a quantidade de salicilato equivalente a 1,4 g de ácido acetilsalicílico.

Apresentação clínica

Náusea, vômitos e dor abdominal ocorrem logo após a ingestão. Tinido é um sintoma inicial da elevação da concentração sérica de salicilatos. A alcalose respiratória resulta de estimulação respiratória e hiperventilação, e a acidose metabólica ocorre devido ao acúmulo de ácido láctico e outros ácidos orgânicos. Acidose respiratória e metabólica, combinadas, indica intoxicação grave por salicilato e geralmente são um achado pré-PCR (reação em cadeia da polimerase). Desidratação e distúrbios eletrolíticos são comuns. Febre e sudorese contribuem para desidratação. Os sintomas do SNC incluem cefaleia, irritabilidade, *delirium*, convulsões e coma.

Hiperglicemia e glicosúria transitória são comuns; crianças pequenas podem desenvolver hipoglicemia. Outras complicações incluem diáteses hemorrágicas pela inibição da síntese de protrombina ou disfunção das plaquetas e edema pulmonar ou cerebral. A morte resulta de falência respiratória, colapso CV e edema cerebral.

Avaliação diagnóstica

A concentração sérica de salicilatos deve ser determinada inicialmente e depois a cada 4 horas de forma seriada, até que seja registrada uma tendência de queda para níveis não tóxicos. A absorção de salicilatos pelo TGI é notoriamente tardia e errática. Pacientes com intoxicação por salicilatos também devem ter uma verificação dos eletrólitos séricos, glicemia, ureia, Cr e gases sanguíneos a cada 4 a 6 horas, bem como o pH urinário para monitorar a alcalinização urinária adequada.

---

[*] N. de R. T. Óleo aromatizante usado em produtos farmacêuticos.

Tratamento

Líquidos, eletrólitos e glicose são administrados conforme necessário para corrigir desidratação, acidose, hipoglicemia e desequilíbrio eletrolítico. Deve ser estabelecido um bom fluxo urinário, e a alcalinização da urina aumenta a eliminação dos salicilatos. Começar com uma dose inicial de 1 a 2 mEq/kg de bicarbonato de sódio IV seguido por uma infusão contínua de 150 mEq de bicarbonato de sódio em 1 litro de SG5 em duas vezes a velocidade de manutenção. O pH urinário deve ser mantido em 7,5 a 9. A hipocalemia deve ser corrigida, porque ela inibe a alcalinização urinária. Quando o débito urinário for adequado, o cloreto de potássio deve ser adicionado aos líquidos IV em uma concentração de 30 a 40 mEq/L. A administração de bicarbonato de sódio também corrige a acidose metabólica favorecendo a movimentação dos salicilatos dos tecidos para o compartimento sérico. Deve-se tomar cuidado para evitar a alcalinização excessiva (pH sérico > 7,55).

O CAMD é recomendado para diminuir a absorção GI de salicilatos, especialmente se houver suspeita de um bezoar ou de uma preparação de liberação estendida.

A hemodiálise é eficaz na remoção dos salicilatos, bem como na correção dos distúrbios líquidos, acidobásicos e eletrolíticos. A hemodiálise deve ser considerada precocemente em pacientes com intoxicação grave, concentração de salicilatos muito alta ou progressivamente crescente, insuficiência renal, melhora clínica inadequada com cuidados de suporte e administração de bicarbonato de sódio.

A IET do paciente com intoxicação grave por salicilatos deve ser realizada com bastante cuidado. Estes pacientes têm acidose metabólica grave e qualquer aumento na pressão parcial arterial de gás carbônico ($PaCO_2$) durante ou após a intubação piora a acidose, frequentemente resultando em colapso CV. Se for possível, os distúrbios de líquidos e eletrólitos devem ser corrigidos antes da intubação. A pré-oxigenação e a preparação meticulosa para garantir o sucesso na intubação são críticas, a fim de evitar tempo de apneia prolongado. Imediatamente após a intubação, deve ser dada atenção à hiperventilação para reduzir a $PaCO_2$. Ajustes subsequentes da ventilação podem ser orientados pela análise seriada dos gases sanguíneos, pela condição do paciente e pela resposta à terapia.

> Bora K, Aaron C: Pitfalls in salicylate toxicity. *Am J Emerg Med.* 2010;28(3):383-384 [PMID: 20223401].
>
> O'Malley P: Sports cream and arthritic rubs: The hidden dangers of unrecognized salicylate toxicity. *Clin Nurse Spec.* 2008;22:6-8 [PMID: 20223401].

SULFONILUREIAS

Mecanismos da toxicidade

As sulfonilureias se ligam aos receptores das células β-pancreáticas, resultando em liberação de insulina com resultante hipoglicemia. Um único tablete de sulfonilureia tem o potencial de produzir hipoglicemia em uma criança pequena.

Apresentação clínica

As manifestações iniciais da hipoglicemia resultam de aumento da liberação de catecolamina, incluindo ansiedade, sudorese, taquicardia, tremor e vômitos. A neuroglicopenia progressiva pode resultar em déficit neurológico focal, confusão, letargia, coma, convulsões, lesão neurológica permanente e morte. A hipoglicemia geralmente começa dentro de 4 horas e atinge um pico dentro de 12 horas após a ingestão. Contudo, raros casos de início tardio da hipoglicemia são relatados. Grandes ingestões resultam em hipoglicemia grave e prolongada. A *overdose* de sulfonilureia deve ser suspeitada em pacientes que apresentam alteração do sensório e hipoglicemia inexplicada que é resistente ao tratamento.

Avaliação diagnóstica

É essencial verificar a concentração sérica da glicose de forma seriada para detectar hipoglicemia. A avaliação da concentração sérica de sulfonilureia não está disponível imediatamente e não ajuda no manejo agudo. Contudo, o sangue pode ser enviado para um laboratório de referência para detecção qualitativa ou quantitativa de sulfonilureias em casos incomuns de hipoglicemia nos quais haja suspeita de administração inadvertida.

Tratamento

O acesso IV é necessário para que o paciente não precise sofrer múltiplas punções para exames de sangue seriados e para prover uma via de administração de glicose e outros tratamentos. A determinação rápida da glicemia à beira do leito com as fitas reagentes fornece a confirmação imediata da hipoglicemia de modo que o tratamento possa ser iniciado sem atraso.

Pacientes assintomáticos devem ser observados com determinações seriadas da glicemia e acesso normal aos alimentos e líquidos. A administração profilática de dextrose não é recomendada para pacientes assintomáticos com glicemia normal, porque isso mascara a instalação de hipoglicemia e prolonga o período de observação. A glicose em excesso irá estimular a liberação de insulina. A maioria das autoridades recomenda a hospitalização por 24 horas para todos os pacientes devido à possibilidade de hipoglicemia de início tardio.

Os pacientes que se tornam hipoglicêmicos necessitam de glicose IV e internação hospitalar. Crianças com hipoglicemia devem receber 2 a 4 mL/kg de glicose a 25% IV, repetido como necessário, para normalizar a glicose sérica. Isso deve ser seguido por uma infusão contínua IV de glicose a 5 ou 10% em solução fisiológica (SF) com 20 mEq/L de cloreto de potássio por litro a uma vez a velocidade de manutenção, titulado para manter a glicose sérica normal. Os pacientes com hipoglicemia grave podem necessitar acesso venoso central para infusão de glicose em concentrações de 25% ou mais para manter a normoglicemia.

Os pacientes com grande necessidade de glicose também devem ser tratados com octreotide, um análogo semissintético da somatostatina de ação prolongada. O octreotide se liga a um receptor nas células β-pancreáticas que inibe a liberação de insulina. Ver a Tabela 46-2 para dose. A intoxicação mais significativa pela sulfonilureia irá necessitar de terapia com octreotide por 24 horas e outras 24 horas de observação após a descontinuação da terapia para monitorar a hipoglicemia recorrente.

> Rowden AK, Fasano CJ: Emergency management of oral hypoglycemic drug toxicity. *Emerg Med Clin North Am*. May 2007;25:347-356 [PMID: 17482024].

ANTICOAGULANTES À BASE DE VARFARINA

Mecanismo da toxicidade

A emergência de cepas de ratos resistentes à varfarina levou ao desenvolvimento de "super-varfarinas" ou veneno de ratos à base de varfarinas de ação prolongada. Estes derivados incluem o brodifacoum e a 4-hidroxicumarina de segunda geração que bloqueia a síntese dos fatores de coagulação dependentes da vitamina K (II, VII, IX e X). Os efeitos máximos não são vistos por 2 a 3 dias devido às meias-vidas longas dos fatores IV e X. As super-varfarinas podem resultar em coagulopatia por semanas a meses após ingestões grandes ou repetidas.

Apresentação clínica

Uma única ingestão pequena, não intencional, de super-varfarina é improvável de causar prolongamento do INR. É ainda menos provável de causar anticoagulação clinicamente significativa. A maioria das crianças com ingestões não intencionais da super-varfarina são assintomáticas com um perfil normal de coagulação. Contudo, uma coagulopatia clinicamente significativa pode resultar, especialmente com a ingestão repetida, intencional ou sub-reptícia. Hemorragia intracraniana, hemorragia GI, sangramento retroperitoneal, choque hemorrágico, hemartrose e epistaxe foram relatados.

Avaliação diagnóstica

A medida de rotina do TP e do INR é desnecessária para a maioria das crianças com uma única ingestão pequena, não intencional, de super-varfarina raticida. Se forem recomendados testes de coagulação, o tempo ideal é de 2 a 3 dias após uma única exposição.

Se houver hemorragia ou tiver ocorrido uma exposição grande ou repetida a raticidas, deve ser determinado o TP/INR e hemoglobina (Hb)/hematócrito (Ht) na apresentação, com 24 horas e 48 horas após a ingestão. O tempo de tromboplastina parcial (TTP) geralmente não está prolongado, exceto nas intoxicações graves.

Tratamento

Pacientes que apresentam perda de sangue ativa e instabilidade hemodinâmica irão necessitar transfusão de concentrado de hemácias (CH). Embora a transfusão de CH ajude a repor a perda sanguínea, ela não corrige a coagulopatia. O plasma fresco congelado (PFC) e outros concentrados de fatores também são necessários.

A vitamina K está indicada para pacientes que apresentam coagulopatia significativa. A avaliação hematológica é recomendada para otimizar o tratamento dos pacientes. As super-varfarinas de ação prolongada necessitam de semanas a meses de monitorização e tratamento cuidadoso.

> Altay S, Cakmak HA, Boz GC, Koca S, Velibey Y: Prolonged coagulopathy related to coumarin rodenticide in a young patient: Superwarfarin poisoning. *Cardiovasc J Afr.* 2012;23:e9-e11 [PMID: 23108575].
>
> Fang Y, Ye D, Tu C, et al: Superwarfarin rodent poisons and hemorrhagic disease. *Epidemiology.* 2012;23:932-934 [PMID: 23038123].
>
> Watson KS, Mills GM, Burton GV: Superwarfarin intoxication: Two case reports and review of pathophysiology and patient management. *J La State Med Soc.* 2012;164:70-72 [PMID: 22685854].

DROGAS DE USO NÃO MEDICAMENTOSO

ANFETAMINAS

Mecanismo da toxicidade

As anfetaminas são estimulantes do sistema nervoso simpático. Elas aumentam a liberação de catecolaminas e serotonina, cuja atividade relativa depende do composto específico e da dose; por exemplo, a metilenedioximetanfetamina (ecstasy) tem mais propriedades serotoninérgicas. Um grande número de compostos anfetamínicos foram sintetizados como drogas de rua conhecidas como "sais de banho" (catinonas).

Apresentação clínica

Os efeitos iniciais do SNC de euforia e estimulação podem progredir para agitação grave, combatividade, convulsões e coma. Taquicardia, hipertensão, tremor e sudorese são comuns. A intoxicação mais grave inclui hipertermia, isquemia miocárdica aguda e infarto, arritmias, hemorragia intracraniana, rabdomiólise, FMO, colapso CV e morte.

Avaliação diagnóstica

O diagnóstico e o manejo de intoxicação por estimulantes se baseia na identificação da toxidrome simpaticomimética. Os eletrólitos séricos devem ser verificados especialmente em pacientes com convulsão. O "ecstasy" pode causar síndrome da secreção inapropriada do hormônio antidiurético (SIADH) e hiponatremia. O teste urinário para drogas recreativas pode confirmar a exposição recente à anfetamina. Contudo, certos compostos não são detectados no rastreamento urinário de rotina. Por exemplo, a confirmação da exposição aos "sais de banho" (catinonas) pode necessitar o envio da amostra de sangue ou urina a um laboratório de referência e, portanto, os resultados não estarão disponíveis imediatamente para o manejo clínico do paciente. Resultados falso-negativos do painel urinário para drogas também podem ser causados por outras substâncias que têm estrutura similar à anfetamina.

Tratamento

O tratamento da intoxicação grave por anfetamina requer cuidados de suporte agressivos com ênfase no controle da agitação, da hipertermia e da hipertensão. A contenção física inicial seguida por grandes doses de benzodiazepínicos pode ser necessária. Os pacientes que são extremamente hipertérmicos, combativos ou hemodinamicamente instáveis podem necessitar sequência rápida de intubação (SRI) imediata e paralisia neuromuscular continuada. A hipertensão grave geralmente melhora com essas medidas, mas, às vezes, um vasodilatador de curta ação como o nitroprussiato ou a nitroglicerina está indicado. Os β-bloqueadores são desencorajados porque a estimulação α-adrenérgica sem oposição pode piorar a hipertensão. O resfriamento externo e a reposição de volume intravascular são aspectos importantes do manejo.

> Spiller HA, Hays HL, Aleguas A: Overdose of drugs for attention-deficit hyperactivity disorder: Clinical presentation, mechanisms of toxicity, and management. *CNS Drugs.* 2013;27:531-543 [PMID: 23757186].

CANABINOIDES

Mecanismos da toxicidade

A maconha contém delta-9-tetraidrocanabinol (THC) e outros homólogos que se ligam a receptores canabinoides específicos no cérebro e em outras partes do corpo. A ação nestes receptores pode resultar em estimulação, sedação e alucinações. Os canabinoides sintéticos com nomes de rua como *spice* e "K9" têm ações similares, embora pareçam produzir mais estimulação e toxicidade CV.

Apresentação clínica

Fumar ou ingerir maconha geralmente produz um estado de euforia e relaxamento, comprometendo a capacidade de realizar tarefas motoras e psicológicas complexas, como dirigir. Doses altas podem causar comportamento paranoico ou psicose com alucinações e comportamento bizarro. O coma pode ocorrer após grandes ingestões em crianças pequenas.

Também podem ocorrer taquicardia e hipotensão postural. Dor torácica e infarto do miocárdio foram relatadas em pacientes jovens, saudáveis, que usaram canabinoides sintéticos.

Avaliação diagnóstica

O diagnóstico de intoxicação por canabinoides se baseia na história do uso e na presença de sinais e sintomas como alteração do sensório, injeção conjuntival e taquicardia. O THC é detectado na maioria dos painéis de rastreamento de drogas recreativas. Os testes urinários positivos apenas refletem o uso prévio e não se correlacionam com os efeitos clínicos. O THC pode ser detectado até vários dias após o consumo de um único cigarro de maconha e até 4 semanas após a última exposição em usuários crônicos. Os canabinoides sintéticos não são detectados nos painéis urinários de drogas recreativas. As amostras sanguíneas ou urinárias podem ser enviadas para laboratórios de referência para detecção de certos canabinoides sintéticos. Contudo, os resultados não estão disponíveis imediatamente para ajudar no manejo do paciente.

Tratamento

O tratamento é limitado a cuidados de suporte.

> Lewis TF, Mobley AK: Substance abuse and dependency risk: The role of peer perceptions, marijuana involvement, and attitudes toward substance use among college students. *J Drug Educ.* 2010;40:299-314 [PMID: 21313988].
>
> Stanger C, Budney AJ, Kamon JL, Thostensen J: A randomized trial of contingency management for adolescent marijuana abuse and dependence. *Drug Alcohol Depend.* 2009;105:240-247 [PMID: 19717250].
>
> Thoma RJ, Monnig MA, Lysne PA, et al: Adolescent substance abuse: The effects of alcohol and marijuana on neuropsychological performance. *Alcohol Clin Exp Res.* 2011;35:39-46 [PMID: 20958330].
>
> Wu LT, Pan JJ, Blazer DG, et al: An item response theory modeling of alcohol and marijuana dependences: A National Drug Abuse Treatment Clinical Trials Network study. *J Stud Alcohol Drugs.* 2009;70:414-425 [PMID: 19371493].

COCAÍNA

Mecanismos da toxicidade

A cocaína causa estimulação simpática por aumento da liberação neuronal de catecolaminas e inibição da sua receptação. A cocaína inibe os canais de sódio, resultando em anestesia local, mas grandes doses inibem os canais de sódio do miocárdio e levam a prolongamento do QRS e comprometimento da contratilidade.

Apresentação clínica

Os efeitos sobre o SNC incluem euforia inicial seguida por agitação, *delirium*, coma e convulsões. A agitação psicomotora intensa leva à hipertermia, à rabdomiólise, à acidose metabólica e à FMO. Os efeitos CV incluem hipertensão, taquicardia e vasoconstrição. Grandes doses de cocaína inibem os canais de sódio miocárdico, resultando em prolongamento do QRS, arritmias ventriculares e colapso CV. A hipertensão grave em pacientes que usam cocaína pode levar a acidente vascular encefálico hemorrágico (AVEh) ou dissecção aórtica. A dor torácica e o infarto miocárdico resultam de espasmo da artéria coronária e trombose. Do mesmo modo, pode ocorrer infarto do cérebro, rim ou intestino. Cheirar ou fumar cocaína pode resultar em pneumomediastino, pneumotórax, edema pulmonar e hemorragia alveolar. Infiltrados pulmonares ("pulmão de *crack*") são relatados em pacientes que fumam crack.

Avaliação diagnóstica

O diagnóstico em geral é feito clinicamente com base na história do paciente e em sintomas típicos de intoxicação por cocaína. Os painéis urinários de drogas recreativas detectam benzoilecgonina. A cocaína sofre metabolismo rápido e hidrólise, mas o seu metabólito benzoilecgonina pode ser detectado 2 a 3 dias após a exposição.

Tratamento

O tratamento da intoxicação grave por cocaína requer cuidado de suporte agressivo com ênfase no controle da agitação, da hipertermia e da hipertensão. Pode ser necessária a contenção física inicial seguida por grandes doses de benzodiazepínico. Pacientes que estão extremamente hipertérmicos, combativos ou hemodinamicamente instáveis podem necessitar SRI imediata e paralisia neuromuscular continuada. A hipertensão grave geralmente melhora com tais medidas, mas, às vezes, estão indicados vasodilatadores de curta ação, como o nitroprussiato ou a nitroglicerina. Os β-bloqueadores são desencorajados, porque a estimulação α-adrenérgica sem bloqueio pode piorar a hipertensão. O resfriamento externo e a reposição de volume intravascular são aspectos importantes do manejo.

As arritmias supraventriculares melhoram geralmente com resfriamento, líquidos e benzodiazepínicos. A fibrilação atrial (FA) rápida e as taquicardias de reentrada de complexo estreito podem necessitar diltiazem. A avaliação para isquemia miocárdica ou infarto é feita de rotina.

A toxicidade secundária ao bloqueio dos canais de sódio cardíaco, como o prolongamento do QRS, a diminuição do inotropismo e a TV, geralmente, melhoram com bicarbonato de sódio IV. As arritmias ventriculares refratárias podem responder à lidocaína ou cardioversão elétrica.

> Goldstein RA, DesLauriers C, Burda A, Johnson-Arbor K: Cocaine: history, social implications, and toxicity: A review. *Semin Diagn Pathol.* 2009;26:10-17 [PMID: 19292024].
>
> Heard K, Palmer R, Zahniser NR: Mechanisms of acute cocaine toxicity. *Open Pharmacol J.* 2008;2:70-78 [PMID: 19568322].

INALANTES

Mecanismos da toxicidade

A maioria dos inalantes são hidrocarbonetos lipofílicos, que permitem sua rápida difusão no SNC, resultando em alterações do sensório.

Apresentação clínica

Os inalantes produzem euforia inicial seguida por depressão do SNC. Os hidrocarbonetos sensibilizam o miocárdio às catecolaminas endógenas, levando a taquiarritmias ventriculares espontâneas e fibrilação ("morte súbita da aspiração"). Há efeitos únicos associados com inalantes particulares: metemoglobinemia (nitritos), neuropatia periférica (uso crônico de *n*-hexane) e monóxido de carbono (cloreto de metileno). O uso do tolueno pode resultar em acidose tubular renal (ATR), hipocalemia e fraqueza muscular intensa. Produtos como limpadores de carburador contêm metanol, resultando em acidose metabólica e cegueira quando inalados. O uso crônico de inalantes pode resultar em leucoencefalopatia debilitante.

Avaliação diagnóstica

O diagnóstico do uso de inalantes pode ser difícil, a não ser que haja indícios clínicos, como o odor de solventes, manchas de tinta ou dermatite em torno da boca ou das mãos. O painel urinário para drogas recreativas não detecta os inalantes.

Tratamento

O tratamento é de suporte. As toxicidades específicas, como a hipocalemia, a metemoglobinemia e a intoxicação por monóxido de carbono, devem ser investigadas e tratadas adequadamente. Pacientes com arritmias cardíacas secundárias à sensibilização miocárdica às catecolaminas podem se beneficiar do tratamento com β-bloqueadores.

> Gupta SK, Bali S, Jiloha RC: Inhalant abuse: An overlooked problem. *Indian J Psychiatry*. 2009;51:160-161 [PMID: 19823642].
>
> Kerridge BT, Saha TD, Smith S, et al: Dimensionality of hallucinogen and inhalant/solvent abuse and dependence criteria: Implications for the diagnostic and statistical manual of mental disorders, 5th ed. *Addict Behav*. 2011; 36(9):912-916 [PMID: 21621334].
>
> Konghom S, Verachai V, Srisurapanont M, et al: Treatment for inhalant dependence and abuse. *Cochrane Database Syst Rev*. 2010(12):CD007537 [PMID: 21154379].
>
> Marsolek MR, White NC, Litovitz TL: Inhalant abuse: monitoring trends by using poison control data, 1993-2008. *Pediatrics*. 2010;125:906-913 [PMID: 20403928].
>
> Perron BE, Howard MO: Adolescent inhalant use, abuse and dependence. *Addiction*. 2009;104:1185-1192 [PMID: 19426292].

DIETILAMIDA DO ÁCIDO LISÉRGICO E OUTROS ALUCINÓGENOS

Mecanismo da toxicidade

A dietilamida do ácido lisérgico (LSD) e outros alucinógenos alteram a atividade da serotonina e da dopamina no SNC e aumentam a estimulação simpática.

Apresentação clínica

Os pacientes frequentemente parecem ansiosos e amedrontados e podem exibir um comportamento bizarro. Eles podem ser combativos e autodestrutivos. Midríase, taquicardia e sudorese são comuns. A intoxicação grave resulta em hipertermia, hiper-reflexia, rigidez muscular, convulsões, arritmias cardíacas, hipertensão ou hipotensão e rabdomiólise.

Avaliação diagnóstica

O diagnóstico geralmente se baseia na história e nos sintomas. O rastreamento urinário de rotina de drogas recreativas não detecta o LSD e outros alucinógenos.

Tratamento

Ansiedade e agitação são mais bem tratados com isolamento sensorial e tranquilização. Se for necessário um agente farmacológico, os benzodiazepínicos são os agentes de escolha. O tratamento da intoxicação mais grave é de suporte com o controle da agitação e a correção da hipertermia, desidratação, distúrbios eletrolíticos e instabilidade CV.

> Iaria G, Fox CJ, Scheel M, et al: A case of persistent visual hallucinations of faces following LSD abuse: A functional magnetic resonance imaging study. *Neurocase*. 2010;16:106-118 [PMID: 19927262].

TOXINAS AMBIENTAIS E DOMÉSTICAS

MONÓXIDO DE CARBONO

Mecanismo da toxicidade

A toxicidade do monóxido de carbono (CO) resulta de vários mecanismos: (1) o CO se liga à Hb, com uma afinidade 250 vezes maior do que à do oxigênio, reduzindo a capacidade de transporte do oxigênio, (2) o CO desvia a curva de dissociação da oxiemoglobina para a esquerda, diminuindo a liberação de oxigênio para os tecidos, (3) o CO se liga à citocromo-oxidase, afetando adversamente a capacidade dos tecidos de utilizar o oxigênio.

Apresentação clínica

Os sinais e sintomas de intoxicação por CO relativos aos níveis de carboxiemoglobina (CoHb) estão listados na Tabela 46-4. Os sinais e sintomas nem sempre se correlacionam com os níveis de CoHb medidos, refletindo os múltiplos mecanismos da intoxicação por CO. Além disso, quando o indivíduo é removido da exposição, os níveis de CoHb no sangue diminuem rapidamente e podem não refletir as lesões aos tecidos que têm alta demanda de oxigênio dos sistemas CV e SNC.

Tabela 46-4 Concentração sanguínea de carboxiemoglobina e apresentação clínica

Nível de CoHb (%)	Apresentação clínica
0-10	A maioria das pessoas é assintomática. Cefaleia leve, tolerância ao exercício diminuída. Pode comprometer a habilidade para dirigir
10-20	Cefaleia, fadiga, náusea
20-30	Cefaleia grave, síncope, tontura, alterações visuais, fraqueza, náuseas, vômitos
30-40	Cefaleia, síncope, confusão, perda de consciência, taquicardia, náusea, vômitos
40-50	Coma, convulsões, taquicardia, taquipneia
50-60	Coma, convulsões, colapso cardiorrespiratório
> 60	Morte

Avaliação diagnóstica

Um nível arterial ou venoso de CoHb deve ser obtido por meio de co-oximetria. Um baixo nível não exclui intoxicação se a medição for obtida várias horas após a exposição. A saturação de oxigênio ($SatO_2$) será baixa se for medida diretamente. Muitos analisadores da gasometria calculam a $SatO_2$, em vez de medir a saturação diretamente. A análise dos gases sanguíneos demonstra acidose metabólica se tiver ocorrido comprometimento significativo do fornecimento e da utilização de oxigênio.

Tratamento

Administrar oxigênio a 100% por meio de máscara sem reinalação ou tubo endotraqueal (TET). A meia-vida de CO é de aproximadamente 4 a 6 horas em ar ambiente, mas é encurtada para 1 a 2 horas com oxigênio a 100% e 20 a 30 minutos com oxigênio hiperbárico a 3 atmosferas (OHB). As indicações potenciais para tratamento com OHB são uma concentração de CoHb maior do que 25% (menos se a paciente estiver grávida); sintomas maiores, incluindo perda de consciência, convulsões ou arritmias cardíacas; ou sintomas não responsivos à terapia com oxigênio a 100%.

Kealey GP: Carbon monoxide toxicity. *J Burn Care Res*. 2009;30:146-147 [PMID: 19060737].

Laing C: Acute carbon monoxide toxicity: The hidden illness you may miss. *Nursing*. 2010;40:38-43 [PMID: 20890232].

Prockop LD: Carbon monoxide brain toxicity: Clinical, magnetic resonance imaging, magnetic resonance spectroscopy, and neuropsychological effects in 9 people. *J Neuroimaging*. 2005;15(2):144-149 [PMID: 15746226].

Suner S, Partridge R, Sucov A, et al: Non-invasive pulse CO-oximetry screening in the emergency department identifies occult carbon monoxide toxicity. *J Emerg Med*. 2008;34:441-450 [PMID: 18226877].

SUBSTÂNCIAS CÁUSTICAS OU CORROSIVAS

Mecanismos da toxicidade

Os álcalis produzem necrose liquefativa com lesão aos tecidos profundos e risco de perfuração. Os ácidos produzem necrose por coagulação com menor risco de perfuração. Agentes corrosivos adicionais causam lesão por alquilação, desnaturação, oxidação ou redução das proteínas celulares e desengorduração dos tecidos superficiais. Os sais metálicos de vazamento de pilhas ou baterias em forma de botão ingeridas e possivelmente por descarga de corrente elétrica também podem resultar em lesões corrosivas.

Apresentação clínica

Queimaduras orais podem se manifestar como lesões esbranquiçadas com dor em queimação associadas. A dor retroesternal, a salivação, a disfagia e os vômitos contendo muco e sangue sugerem lesão esofágica. A lesão gástrica ou intestinal apresenta dor abdominal e hematêmese.

Hipotensão pode se desenvolver devido à hemorragia GI. Perfuração do trato digestório pode resultar em mediastinite ou peritonite com choque séptico resultante. As sequelas ao longo prazo incluem estenose esofágica ou obstrução da via de saída gástrica. Queimaduras dérmicas e oculares também podem ocorrer.

Avaliação diagnóstica

O diagnóstico de queimaduras cáusticas em geral é feito clinicamente. As radiografias torácicas abdominais podem revelar a presença de baterias em forma de pastilha.

Tratamento

Após a ingestão, não induzir vômitos ou realizar lavagem gástrica. A boca do paciente deve ser lavada exaustivamente e líquidos claros deglutidos, conforme tolerância, para diluir o agente cáustico. O carvão ativado não se liga aos agentes cáusticos e obscurece a visão do endoscopista.

Se houver suspeita de uma ingestão significativa, o paciente deve ser internado e um gastrenterologista consultado para endoscopia. A avaliação cirúrgica deve ser obtida para todos os pacientes com suspeita de perfuração.

A terapia antibiótica não está indicada, a não ser que haja perfuração ou evidência de infecção.

A descontaminação ocular e dérmica deve ser realizada rapidamente para reduzir a duração do tempo de contato com o agente agressor. A roupa contaminada deve ser removida e a pele lavada com água morna por 15 minutos. Não se deve tentar neutralizar o álcali ou ácido. A exposição ocular aos agentes cáusticos, especialmente álcalis, pode resultar em lesão ocular grave e cegueira. Os olhos devem ser lavados imediatamente com água ou SF por pelo menos 15 minutos. O pH das lágrimas no saco conjuntival deve então ser medido usando o papel de tornassol. Nova irrigação está indicada até que o pH volte à faixa neutra de 7,4. Colírios oftálmicos anestésicos tópicos usados antes da irrigação facilitam o conforto e a aquiescência do paciente. O exame com corante fluoresceína com lâmpada de Wood e lâmpada de fenda está indicado para avaliar lesões oculares. A avaliação com um oftalmologista é aconselhada.

As baterias em forma de pastilha localizadas no esôfago devem ser removidas. Se a bateria já tiver passado pelo estômago, espera-se a passagem espontânea e a remoção não é necessária, a não ser que haja complicações, como obstrução ou perfuração.

> Bicakci U, Tander B, Deveci G, Rizalar R, Ariturk E, Bernay F: Minimally invasive management of children with caustic ingestion: Less pain for patients. *Pediatr Surg Int.* 2010;26:251-255 [PMID: 19936762].
>
> Chang JM, Liu NJ, Pai BC, et al: The role of age in predicting the outcome of caustic ingestion in adults: A retrospective analysis. *BMC Gastroenterol.* 2011;11:72 [PMID: 21672200].
>
> Karagiozoglou-Lampoudi T, Agakidis CH, Chryssostomidou S, Arvanitidis K, Tsepis K: Conservative management of caustic substance ingestion in a pediatric department setting, short-term and long-term outcome. *Dis Esophagus.* 2011;24:86-91 [PMID: 20659141].
>
> Kumaraaguru N, Haddad M: Multiple button battery ingestion. *Arch Dis Child.* 2010;95:213 [PMID: 20308338].
>
> Rafeey M, Shoaran M: Clinical characteristics and complications in oral caustic ingestion in children. *Pak J Biol Sci.* 2008;11:2351-55 [PMID: 19137870].

CIANETO

Mecanismo da toxicidade

O cianeto (CN) inibe a respiração celular por interferir com o uso do oxigênio na cadeia de transporte de elétrons, inibindo especificamente a citocromo-oxidase.

Apresentação clínica

A inalação de gás CN pode ser fatal dentro de minutos com o aparecimento de ansiedade, cefaleia, hipertensão e hiperpneia, seguidos rapidamente por confusão, coma, acidose metabólica profunda, convulsões e, finalmente, parada respiratória e CV. O sangue venoso pode parecer vermelho brilhante, e as veias e artérias retinianas também podem parecer vermelhas. A monitorização cardíaca pode mostrar evidência de isquemia miocárdica.

Ingestões letais de sais de CN produzem uma progressão similar, porém menos rápida dos sintomas. Náusea, vômitos e gastrite hemorrágica são seguidos por sintomas progressivos de intoxicação sistêmica, como descrito.

Avaliação diagnóstica

Um rastreamento de drogas de rotina não detecta o CN. Uma determinação de CN no sangue total ou plasma pode ser diagnóstica, mas não está prontamente disponível e, portanto, não é clinicamente útil. Do mesmo modo, os níveis de CN podem não ser acurados, porque o CN é uma intoxicação intracelular. A avaliação laboratorial demonstra acidose metabólica grave com ânion *gap*, lactato aumentado, $SatO_2$ venoso aumentado e menor diferença do oxigênio arteriovenoso, porque os tecidos são incapazes de utilizar o oxigênio.

Tratamento

Administrar oxigênio a 100% e instituir medidas de suporte à vida. O tratamento de escolha é a hidroxicobalamina, que se liga ao CN para formar a cianocobalamina (vitamina B_{12}), que então é eliminada pelos rins (ver Tabela 46-2 para dose da hidroxicobalamina e o antigo kit para cianeto). Se a hidroxicobalamina não estiver disponível, o antigo kit para CN pode ser usado.

O kit antídoto para CN contém três agentes administrados na seguinte ordem:

1. Uma ampola de nitrito de amila (esmagada e inalada por 30 segundos enquanto os outros agentes estão sendo preparados);
2. Nitrito de sódio para uso IV;
3. Tiossulfato de sódio para uso IV.

Os nitritos produzem metemoglobina que se liga ao CN, liberando a citocromo-oxidase para retomar a respiração celular. A metemoglobinemia induzida pelos nitritos pode ser perigosa, e os nitritos não devem ser dados se os sintomas forem leves ou o diagnóstico for incerto. Os nitritos são vasodilatadores e, portanto, não devem ser dados a pacientes hipotensos. Os níveis de metemoglobina não devem exceder 30% (70% é fatal). O tiossulfato age como um doador de sulfidrila para aumentar a atividade do rodanese, a enzima limitante da velocidade na desintoxicação. Essa enzima converte a CN em tiocianato, que é excretado na urina.

Como a metemoglobina não transporta o oxigênio, a terapia com nitritos pode ser omitida em pacientes que provavelmente já têm altos níveis de metemoglobina ou em pacientes com exposição a CN e CO (como em um incêndio em ambientes fechados), pacientes cianóticos, ou aqueles com doença CV grave que podem não tolerar hipotensão. O tiossulfato de sódio sozinho, sem a administração prévia de nitrito, pode ser um antídoto eficaz.

> Barillo DJ: Diagnosis and treatment of cyanide toxicity. *J Burn Care Res.* 2009;30:148-152 [PMID: 19060738].
>
> Thomas C, Svehla L, Moffett BS: Sodium-nitroprusside-induced cyanide toxicity in pediatric patients. *Expert Opin Drug Saf.* 2009;8:599-602 [PMID: 19645589].

HIDROCARBONETOS

Mecanismos da toxicidade

A maioria das mortes após a ingestão dos hidrocarbonetos resulta de aspiração pulmonar. Os produtos com baixa viscosidade, alta volatilidade e baixa tensão na superfície trazem um alto risco de aspiração. A pneumonite química resulta de lesão tecidual direta, inflamação e rompimento do surfactante, resultando em redução das trocas gasosas e da complacência pulmonar. A maioria dos hidrocarbonetos comuns são mal absorvidos a partir do TGI e não resultam em intoxicação sistêmica. Contudo, certos compostos, como os hidrocarbonetos aromáticos ou halogenados, podem resultar em intoxicação sistêmica, incluindo depressão do SNC, convulsões ou arritmias cardíacas.

Apresentação clínica

A ingestão de hidrocarbonetos pode levar à tosse ou asfixia imediata com aspiração pulmonar. A ingestão produz irritação gástrica significativa com o risco de vômitos e nova aspiração. A aspiração significativa pode levar ao rápido desenvolvimento de pneumonite química grave com tosse, grunhidos, batimentos da asa do nariz, taquipneia, retrações, estertores, hipoxemia, cianose e sensório diminuído, progredindo rapidamente para falência respiratória.

Avaliação diagnóstica

O rastreamento toxicológico de rotina não identifica estes agentes. A oximetria de pulso, a análise dos gases sanguíneos e a radiografia torácica são estudos importantes em pacientes com aspiração pulmonar.

Tratamento

Administrar oxigênio a 100% e instituir medidas de suporte de vida. Pacientes com pneumonite química grave irão necessitar IET e VM. Contudo, a necessidade de alta pressão positiva ao final da expiração (PEEP) aumenta o risco de barotrauma. Nestes pacientes, a ventilação a jato de alta frequência e a ECMO podem ser necessárias. Se ocorrerem arritmias cardíacas, um β-bloqueador de curta ação pode ser eficaz. Se estiverem indicados vasopressores, um α-agonista puro como a norepinefrina é menos arritmogênico do que outras catecolaminas.

Solventes na pele devem ser removidos com grandes volumes de água e sabão. Os olhos devem ser lavados com quantidade abundante de água por pelo menos 10 a 15 minutos.

CHUMBO

Mecanismo da toxicidade

O chumbo causa intoxicação multissistêmica por interromper inúmeras funções celulares. Os mecanismos incluem ligações com grupos sulfidrila e outros ligantes em receptores, enzimas e proteínas estruturais, bem como interação com cálcio e outros cátions para quebrar enzimas, sistemas mensageiros secundários, função da membrana, produção de energia, liberação de neurotransmissores e muitos outros processos biológicos.

Apresentação clínica

Crianças com exposição ao chumbo podem ser assintomáticas ou demonstrar um espectro de toxicidades que geralmente se correlacionam com a concentração crescente de chumbo no sangue (Tabela 46-5). A consequência mais grave é encefalopatia aguda por chumbo, resultando em coma, edema cerebral, pressão intracraniana (PIC) aumentada e morte.

A avaliação com um toxicologista é aconselhada.

Avaliação diagnóstica

Um nível ou concentração de chumbo no sangue venoso (NCS) deve ser obtido, embora os resultados possam não estar disponíveis imediatamente. Os níveis de chumbo no sangue capilar podem estar falsamente elevados e devem ser confirmados com uma amostra venosa. Os dados de suporte laboratoriais incluem uma concentração de protoporfirina eritrocitária elevada e um HGR demonstrando anemia devido à inibição da síntese da heme. O pontilhismo basofílico eritrocitário pode ser visto no esfregaço sanguíneo devido ao agrupamento de RNA danificado. O exame qualitativo de urina (EQU) e a bioquímica sérica são úteis para avaliar lesão renal. O chumbo é radiopaco e pode ser detectado em uma radiografia abdominal. As radiografias dos ossos longos de crianças em crescimento podem demonstrar densidades de "linhas de chumbo" nas metáfises. A TC craniana está indicada para pacientes com encefalopatia e suspeita de edema cerebral.

Tratamento

Todos os pacientes devem ser removidos da fonte de exposição de chumbo. A irrigação total do intestino pode ser usada para descontaminar o TGI quando o chumbo é visto nas radiografias abdominais.

Tabela 46-5 Intoxicação por chumbo na infância

Gravidade	NCS (mcg/dL)*	Quelação
Grave (Encefalopatia) Palidez, vômitos, ataxia, letargia, coma, convulsão, paralisia dos nervos cranianos, edema cerebral, PIC aumentada, morte	> 70	Unidade de terapia intensiva BAL e EDTA CaNa$_2$ parenteral
Leve a moderada Perda dos marcos do desenvolvimento, apatia, irritabilidade, anorexia, dor abdominal em cólica, vômitos, constipação, anemia. Pode ser assintomática	45-70	Internação hospitalar para sintomas significativos BAL e EDTA CaNa$_2$ parenteral Manejo ambulatorial se assintomático Ácido dimercaptosuccínico oral
Assintomático Comprometimento neurocognitivo sutil	< 45	Manejo ambulatorial Quelação geralmente não é necessária

*NCS (Nível de chumbo no sangue) não se correlaciona exatamente com a gravidade. A avaliação com um especialista em toxicologia é aconselhada. PIC, pressão intracraniana; BAL, dimecaprol (do inglês *British anti-Lewisite*).

A base do tratamento é a terapia de quelação com agentes que se ligam ao chumbo no compartimento vascular, com a eliminação subsequente na urina (ver Tabela 46-2 para a dose). Os pacientes com sintomas significativos ou NCS maior do que 70 mcg/dL devem ser hospitalizados. Pacientes assintomáticos com NCS muito alto devem ser considerados para internação hospitalar se não puder ser garantido uma garantia de acompanhamento dos pais, um ambiente livre de chumbo ou a monitorização e acompanhamento ambulatorial cuidadosos. Pacientes assintomáticos com NCS menor do que 45 mcg/dL geralmente não necessitam quelação. As diretrizes de manejo ambulatorial para o rastreamento e acompanhamento para o chumbo estão disponíveis a partir da American Academy of Pediatrics (AAP) e dos Centers for Diseases Control and Prevention (CDC).

Flora G, Gupta D, Tiwari A: Toxicity of lead: A review with recent updates. *Interdiscip Toxicol.* 2012;5:47–58 [PMID: 23118587].

MERCÚRIO

Mecanismos da toxicidade

O mercúrio se distribui por todo o corpo, resultando em intoxicação de múltiplos órgãos. A interação com os ligantes como a sulfidrila, a fosforila e outros grupos funcionais leva à interrupção da função da membrana, das proteínas estruturais, dos sistemas de transporte, das enzimas e dos processos biológicos adicionais. A toxicidade do mercúrio é determinada por ele ser elementar (metálico), um sal inorgânico ou mercúrio orgânico. A via de absorção, dose, cronicidade da exposição e outros fatores também determinam a toxicidade.

Apresentação clínica

▶ **Mercúrio elementar**

O mercúrio metálico é mal absorvido pelo TGI. O risco principal do mercúrio elementar é a inalação, porque ele é um líquido volátil em temperatura ambiente. A inalação aguda do mercúrio elementar causa pneumonite química com tosse e febre, que pode ser seguida por desconforto GI, sintomas neurológicos e disfunção renal. A exposição crônica ao mercúrio elementar ou inorgânico pode resultar em neurastenia, caracterizada por fadiga, fraqueza, depressão e cefaleias. Os pacientes podem demonstrar eretismo com rubor e vermelhidão da pele frequentes, timidez extrema, ansiedade, irritabilidade e insônia. Gengivomastite, hipertensão, taquicardia e tremor também podem estar presentes.

▶ **Mercúrio inorgânico**

A ingestão aguda de sais de mercúrio (cloreto de mercúrio) é cáustica para o TGI, que leva rapidamente à gastrenterite hemorrágica com queimaduras orais, dor abdominal, vômitos, sangramento GI, perfuração intestinal, colapso CV, necrose tubular aguda (NTA) e insuficiência renal.

A exposição crônica ao mercúrio inorgânico pode resultar em neurastenia e eretismo, como discutido. Além disso, uma síndrome idiossincrática chamada acrodinia (doença rósea) tem sido descrita como uma erupção eritematosa de extremidades, irritabilidade, tremores, fraqueza, sudorese, taquicardia e hipertensão. Também pode ocorrer disfunção renal, incluindo síndrome nefrítica.

▶ **Mercúrio orgânico**

A ingestão de compostos de mercúrio orgânico (metilmercúrio) geralmente resulta em neurotoxicidade profunda, que é aparente algumas semanas após a exposição. Os sintomas incluem parestesias, tremor, ataxia, fraqueza, hiper-reflexia, cegueira e demência. As crianças nascidas de mães que foram expostas ao metilmercúrio em Minamata, Japão, tiveram quadriparesia espástica, retardo no desenvolvimento, surdez, cegueira e convulsões.

Avaliação diagnóstica

A avaliação diagnóstica para intoxicação por mercúrio deve ser interpretada dentro do contexto clínico, incluindo os sintomas do paciente, a forma do mercúrio e a cronicidade da exposição. A coleta da urina de 24 horas para metais pesados é usada, às vezes, como um teste de rastreamento para mercúrio, arsênico e chumbo. Quando há uma suspeita especificamente de mercúrio, devem ser obtidas concentrações de mercúrio na urina e no sangue total. A coleta de urina pode ser durante 24 horas ou uma única coleta corrigida para a excreção de Cr. Outros exames úteis incluem a bioquímica sérica e o EQU para avaliar a função renal.

Tratamento

O manejo consiste em cuidado suportivo e terapia de quelação. Os pacientes com intoxicação por mercúrio elementar ou inorgânico são tratados com dimercaprol (british antilewisite [BAL]) parenteral quando a intoxicação é grave, ou ácido dimercaptosuccínico (DMSA), quando o paciente está estável o suficiente para tolerar a terapia oral (ver Tabela 46-2 para a dose). Pacientes com intoxicação por mercúrio orgânico geralmente têm dano neurológico irreversível e não se beneficiam da terapia de quelação. O DMSA pode ser considerado, mas o BAL é contraindicado devido à redistribuição do mercúrio no cérebro.

Tezer H, Kaya A, Kalkan G, et al: Mercury poisoning: A diagnostic challenge. *Pediatr Emerg Care.* 2012;28:1236-1237 [PMID: 23128656].

METANOL E ETILENOGLICOL

Mecanismo da toxicidade

O metanol e o etilenoglicol são absorvidos rapidamente a partir do TGI e quantidades muito pequenas podem resultar em intoxicação. Os compostos originais causam inebriação do mesmo modo que outros alcoóis, mas são convertidos em metabólitos mais tóxicos.

O metanol é metabolizado pela álcool desidrogenase em formaldeído, que então é convertido em ácido fórmico pela aldeído desidrogenase, resultando em acidose metabólica com ânion *gap* aumentado. O formiato inibe a fosforilação oxidativa, afetando particularmente o nervo óptico e certas áreas do SNC, como os gânglios basais.

O etilenoglicol é metabolizado pela álcool desidrogenase em glicoaldeído, e depois por meio da aldeído desidrogenase e outras enzimas em ácido glicólico, glioxal, ácido glioxílico e ácido oxálico. Os metabólicos causam uma acidose metabólica com ânion *gap* aumentada. O ácido oxálico se combina com o cálcio para formar o oxalato de cálcio, que então se precipita nos rins e em outros órgãos. Isso resulta em falência renal e edema cerebral. A hipocalcemia resultante pode causar arritmias cardíacas.

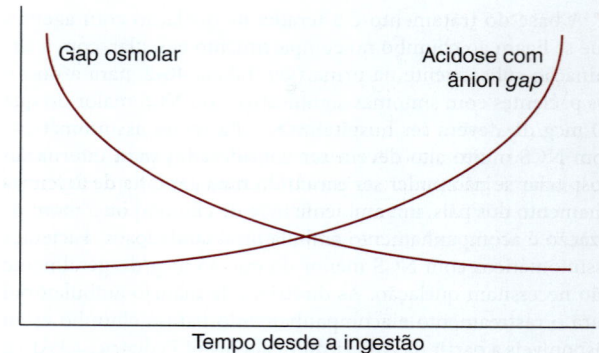

▲ **Figura 46-2** Relação recíproca da acidose e gap osmolar com o tempo.

Apresentação clínica

A intoxicação por metanol e etilenoglicol é caracterizada por inebriação inicial e gastrite, seguida por um retardo até que ocorra uma intoxicação mais grave à medida que o álcool original seja convertido lentamente em metabólitos mais tóxicos. A acidose grave com ânion *gap* é a característica da intoxicação pelo metanol e etilenoglicol.

A intoxicação pelo metanol se apresenta após um retardo de 24 a 30 horas com acidose metabólica progressiva, respirações de Kussmaul, distúrbios visuais, cegueira, coma e convulsões. O exame fundoscópico pode demonstrar ingurgitamento venoso e hiperemia ou edema do disco óptico.

A intoxicação por etilenoglicol pode ocorrer após um período latente de 4 a 12 horas. Os sintomas incluem aumento da acidose metabólica, respirações de Kussmaul, insuficiência renal, coma, convulsões e hipocalcemia com tetania ou arritmias cardíacas.

Avaliação diagnóstica

Concentrações séricas de metanol e etilenoglicol devem ser obtidas, mas decisões sobre o tratamento geralmente são feitas antes que os resultados estejam disponíveis devido ao tempo de retorno demorado do laboratório. Além disso, se o paciente vem ao SE tardiamente no curso da intoxicação, a concentração sérica de metanol ou de etilenoglicol pode estar baixa devido ao metabolismo do composto original. Os dados laboratoriais incluem um gap osmolar inicial causado pelo álcool, seguido por uma acidose metabólica aumentada com ânion *gap* causada por metabólitos tóxicos (Figura 46-2).

Ver tópico Cálculos da toxicidade apresentado anteriormente para cálculo do *gap* osmolar e ânion *gap*. A avaliação laboratorial útil inclui eletrólitos séricos, osmolalidade sérica, transaminases hepáticas, nível do etanol e análise dos gases sanguíneos. Hipocalcemia, insuficiência renal e cristais de oxalato de cálcio na urina sugerem intoxicação por etilenoglicol. Além disso, se a intoxicação por etilenoglicol for o resultado da ingestão de anticongelante contendo fluoresceína, a urina pode ficar fluorescente sob a lâmpada de Wood.

Tratamento

A base do tratamento é o cuidado de suporte; bloqueio da enzima desidrogenase alcoólica, para prevenir a formação de metabólitos tóxicos; e hemodiálise, para remover o metanol, o etilenoglicol e seus metabólitos; bem como a correção acidobásica, eletrolítica e anormalidade dos líquidos.

O fomepizol (4-metilpirazol 4-MP) é o medicamento preferido para bloquear a desidrogenase alcoólica (ver Tabela 46-2 para dose). A iniciação do fomepizol precocemente na intoxicação antes que os metabólitos tóxicos tenham se formado pode dispensar a necessidade de diálise. Alternativamente, o fomepizol não é benéfico tardiamente na intoxicação após todo o álcool original ter sido metabolizado. Se o fomepizol não estiver disponível, o etanol pode ser usado para bloquear a desidrogenase alcoólica, mas essa terapia é menos confiável e mais inconveniente (ver Tabela 46-2 para dose).

As indicações para o fomepizol ou etanol incluem concentrações de metanol sérico ou etilenoglicol maiores do que 20 mg/dL, ou ingestão suspeita com gap osmolar inexplicado maior do que 10 mOsm/L e acidose metabólica com bicarbonato sérico menor do que 20 mEq/L ou pH arterial menor do que 7,3. Os cristais de oxalato de cálcio na urina também sugerem intoxicação por etilenoglicol e a necessidade de terapia nesta condição.

As indicações de hemodiálise incluem insuficiência renal, acidose metabólica grave, nível sérico de metanol ou etilenoglicol maior do que 50 mg/dL (a não ser que o paciente seja assintomático e esteja em uso de fomepizol) e distúrbios visuais diante de *overdose* de metanol.

Administração de piridoxina, folato e tiamina pode favorecer a conversão para metabólicos menos tóxicos.

> Brent J: Fomepizole for the treatment of pediatric ethylene and diethylene glycol, butoxyethanol, and methanol poisonings. *Clin Toxicol (Phila)*. 2010;48:401-406 [PMID: 20586570].

METEMOGLOBINEMIA

Mecanismo da toxicidade

A metemoglobina é a forma oxidada da Hb, que é incapaz de transportar o oxigênio. A metemoglobinemia geralmente é causada por um indutor que oxida a Hb ferrosa (Fe^{2+}) em Hb férrica (Fe^{3+}). Além disso, a curva de dissociação de O_2-Hb é desviada para a esquerda, inibindo a liberação de oxigênio para os tecidos.

Apresentação clínica

Os sintomas de metemoglobinemia são devidos à hipóxia celular e incluem cefaleia, tontura e náusea. A metemoglobinemia leve é bem tolerada, mas concentrações maiores do que 20% irão resultar em cianose. A descoloração da pele pode ser significativa, com níveis mais baixos de metemoglobina, e é descrita como "cianose chocolate". Pacientes com metemoglobinemia leve a moderada parecem profundamente cianóticos, mas podem ser relativamente assintomáticos. À medida que os níveis de metemoglobina aumentam, os sintomas se tornam mais graves, com dispneia, confusão, convulsões e coma. Níveis de metemoglobina maiores do que 70% são, em geral, letais.

Avaliação diagnóstica

A metemoglobina é suspeitada se o sangue do paciente é "marrom-chocolate". A descoloração é observável quando os níveis de metemoglobina são maiores do que 15%. O diagnóstico é confirmado com uma dosagem do gás arterial por meio de um analisador co-oxímetro. Um analisador co-oxímetro mede diretamente a $SatO_2$ e as porcentagens de metemoglobina. O azul de metileno, o antídoto para metemoglobinemia, pode causar níveis falsamente elevados de metemoglobina no co-oxímetro. Um analisador de gases sanguíneos de rotina não deve ser usado para cuidados clínicos diretos na metemoglobinemia, porque ele irá calcular uma concentração de oxigênio falsamente normal. A oximetria de pulso também não é confiável, pois ela não reflete acuradamente o grau de hipoxemia em um paciente com metemoglobinemia. A oximetria de pulso será falsamente anormal em pacientes que receberam azul de metileno.

Tratamento

O antídoto, azul de metileno, está indicado em pacientes sintomáticos (ver Tabela 46-2 para dose). O azul de metileno pode piorar a metemoglobinemia se dado em quantidades excessivas. Como o azul de metileno é um corante, ele irá interferir com a oximetria de pulso. Em pacientes com deficiência de G6PD, o azul de metileno pode agravar a metemoglobinemia e causar hemólise. O ácido ascórbico, que pode reverter a metemoglobinemia por meio de uma via metabólica alternativa, tem sido usado em pacientes incapazes de tolerar o azul de metileno. Todavia, o seu lento início de ação impede o uso agudamente. Se o azul de metileno for contraindicado ou ineficaz, a exsanguineotransfusão ou a terapia com oxigênio hiperbárico pode ser considerada.

Lehr J, Masters A, Pollack B: Benzocaine-induced methemoglobinemia in the pediatric population. *J Pediatr Nurs*. 2012;27:583-588 [PMID: 22819745].

COGUMELOS

Mecanismo da toxicidade

Cogumelos venenosos são classificados de acordo com as toxinas que eles contêm e as síndromes tóxicas que eles produzem. O mecanismo da toxicidade depende das toxinas envolvidas, como mostrado na Tabela 46-6.

Apresentação clínica

Gastrenterite pode ser a única queixa da ingestão, mas pode ser um sinal de muitas outras síndromes. Se ocorrer gastrenterite, deve ser buscada a identificação do cogumelo. Outras síndromes de intoxicação incluem hepatotoxicidade potencialmente letal, (ciclopeptídeos; monometilidralazina), reação dissulfiram (coprina), crise colinérgica (muscarina), *delirium* ou alucinações (muscimol, ácido ibotênico, psilocibina), síndrome anticolinérgica (ácido ibotênico, muscinol) e insuficiência renal (orelina) (ver Tabela 46-6 para categorias de intoxicação por cogumelos).

Avaliação diagnóstica

A identificação do cogumelo deve ser buscada em todos os casos sintomáticos. As amostras devem ser mantidas em um saco de papel na geladeira. O conteúdo gástrico e as fezes que são guardadas e refrigeradas podem ser úteis para identificação dos esporos. A identificação definitiva do cogumelo deve ser feita em conjunto com um micologista e o centro regional de controle de envenenamentos. Frequentemente, nenhuma amostra está disponível e um diagnóstico presuntivo se baseia na localização geográfica, na história e na apresentação clínica. A avaliação laboratorial, como os testes de função hepática ou função renal, também depende da apresentação clínica.

Tratamento

Além do cuidado de suporte, tratamentos específicos e antídotos estão listados na Tabela 46-6. O tratamento com carvão ativado pode prevenir a absorção adicional da toxina, quando usado precocemente. Contudo, a maioria dos pacientes chega ao serviço de emergência (SE) tardiamente em relação ao início dos sintomas. Além disso, a presença de vômitos e diarreia impede a administração de carvão.

Eren SH, Demirel Y, Ugurlu S, Korkmaz I, Aktas C, Guven FM: Mushroom poisoning: Retrospective analysis of 294 cases. *Clinics (Sao Paulo)*. 2010;65:491 [PMID: 20535367].

Trabulus S, Altiparmak MR: Clinical features and outcome of patients with amatoxin-containing mushroom poisoning. *Clin Toxicol (Phila)*. 2011;49:303 [PMID: 21563906].

Tabela 46-6 Síndromes de intoxicação por cogumelo

Toxina/mecanismo	Espécies representativas	Instalação	Apresentação clínica	Tratamento
Amatoxinas (amanitina)/interfere com a transcrição mediada pela RNA polimerase II	Amanita phalloides, Galerina autumnalis	6-24 h	Dor abdominal, vômito, diarreia	Reposição de líquidos e eletrólitos IV, penicilina G 300.000 – 1.000.000 U/kg/d
		36-48 h	Hepatite	Silibinina (investigacional), N-acetilcisteína, transplante hepático
Orelina, cortinarina A e B/ nefrite tubulointersticial devido à inibição da fosfatase alcalina	Cortinarius orellanus	36 h-20 d	Náusea, vômitos, e insuficiência renal progressiva	Cuidados de suporte, hemodiálise
Muscimol, ácido ibotênico, muscazona/imita o GABA no receptor, atividade anticolinérgica periférica	Amanina muscaria, Amanita pantherina	30-90 min	Sensório diminuído, *delirium*, alucinações, ataxia	Cuidados de suporte, tratamento sintomático
Monometil hidrazona/inibe a etapa dependente da piridoxina na síntese do GABA	Gyromitra esculenta	5-10 h	Convulsões, náuseas, vômitos, insuficiência hepatorrenal	Piridoxina 25 mg/kg para sintomas neurológicos, benzodiazepínicos
Muscarina, histamina/liga-se fortemente ao receptor de acetilcolina causando estimulação prolongada	Inocybe geophylla, Omphalotus olearius	30-120 min	Efeitos muscarínicos: diarreia, excesso de urina, miose, broncorreia, broncoespasmo, êmese, lacrimejamento, salivação	Atropina
Coprina/inibe a aldeído desidrogenase	Coprinus atramentarius	20 min – 2 h	Reação do tipo dissulfiram se for ingerido álcool antes ou dentro de 72 horas da ingestão de cogumelos	Cuidados de suporte, tratamento sintomático
Psilocibina, psilocina/estimulam o sistema nervoso autônomo e os receptores de serotonina	Psilocybe caerulipes, Psilocybe cubensis, Gymnopilue spectabilis	30-60 min	Ataxia, náusea, vômitos, alucinações	Cuidados de suporte

INSETICIDAS ORGANOFOSFORADOS E CARBAMATOS

Mecanismo da toxicidade

Estes compostos interferem com enzimas que quebram a acetilcolina, permitindo, assim, a transmissão continuada de impulsos nas fibras nervosas muscarínicas e nicotínicas. As enzimas afetadas incluem a acetilcolinesterase (encontrada principalmente nas hemácias e nos neurônios), a pseudocolinesterase (presente no soro, nos hepatócitos e em outros órgãos) e a estearase neurotóxica no SNC.

Os compostos organofosforados interferem de forma não competitiva com a degradação da acetilcolina. Inicialmente sua atividade é reversível. Para muitos dos organofosforados, ocorre o "envelhecimento" da ligação entre o organofosforado e o local ativo da enzima, tornando a ligação permanente e o bloqueio da atividade enzimática irreversível. O envelhecimento pode ocorrer de alguns minutos até mais de 48 horas após a exposição. O composto químico específico e o hospedeiro determinam a duração de tempo para inibição permanente. Quando o envelhecimento tiver ocorrido, a atividade enzimática é abolida permanentemente e pode ser restaurada apenas com a síntese de uma nova enzima, um processo que, em geral, requer semanas a meses. Embora os carbamatos também se liguem à colinesterase, essa ligação é reversível durante um período de horas e o envelhecimento não ocorre.

Apresentação clínica

Os sinais e sintomas característicos do excesso colinérgico são resumidos nas toxidromes muscarínica e nicotínica (ver Tabela 46-1). A hipersecreção da glândula exócrina geralmente resulta em salivação aumentada e sudorese. Vômitos e diarreia são comuns. A estimulação colinérgica excessiva da junção neuromuscular resulta em fasciculações musculares e paresia. Os efeitos do SNC incluem agitação, coma e convulsões. A insuficiência respiratória é a causa mais comum de morte devido à combinação de broncorreia, broncoespasmo, paresia dos músculos da respiração, depressão do SNC e convulsões.

Avaliação diagnóstica

O metabolismo rápido torna a detecção de organofosforados e carbamatos no sangue difícil. A detecção de metabólitos na urina pode ser possível por até 48 horas após a exposição, dependendo da cinética individual e da extensão da exposição.

A atividade da colinesterase pode ser medida no soro ou nas hemácias. A medida da colinesterase sérica (pseudocolinesterase) reflete exposição recente nos últimos dias ou semanas. A atividade da colinesterase das hemácias (acetilcolinesterase das hemácias), por outro lado, pode continuar a cair por vários dias após uma única exposição aguda e permanece deprimida por 1 a 3 meses. Os fatores que podem deprimir a atividade da enzima incluem desnutrição, disfunção hepática, gravidez, anticoncepcionais orais e anemias hemolíticas.

Tratamento

A base do manejo inclui a descontaminação, o cuidado de suporte, a atropina e o pralidoxima (2-PAM). A descontaminação imediata do paciente é essencial para prevenir nova absorção da toxina e para a proteção daqueles que cuidam do paciente. O pessoal do SE deve usar equipamento de proteção ao descontaminar os pacientes, porque esses agentes são absorvidos pela pele. Os pacientes devem ser descontaminados antes de entrar na unidade de tratamento. As roupas contaminadas devem ser removidas e colocadas em sacos plásticos vedados, longe da área de cuidados dos pacientes. A pele exposta deve ser lavada com água e sabão. Se tiver ocorrido uma ingestão recente, pode ser considerada a lavagem gástrica e o uso do carvão ativado se a via aérea estiver devidamente protegida. A boa circulação do ar deve ser garantida, e os profissionais devem evitar a inalação de vapores. Os profissionais sintomáticos devem ser substituídos, e os procedimentos de segurança da descontaminação devem ser revistos.

A atropina é o primeiro antídoto a ser considerado na intoxicação por organofosforados ou carbamatos. Ela está prontamente disponível no carro de ressuscitação, e os médicos do SE estão familiarizados com seu uso. A indicação mais importante para a atropina é o sofrimento respiratório e o alívio da broncorreia e do broncoespasmo. Podem ser necessárias doses muito altas para superar o excesso de colinérgicos (ver Tabela 46-2 para doses). O objetivo do tratamento é a reversão do sofrimento respiratório. A atropina reverte o excesso muscarínico, mas não tem efeito sobre os efeitos nicotínicos da fasciculações musculares e paresia.

O segundo antídoto a ser considerado para a intoxicação por organofosforados é o pralidoxima (2-PAM), que regenera a atividade da enzima anticolinesterase e, portanto, tem um efeito poupador de atropina (ver Tabela 46-2 para dose). A restauração da função da enzima melhora os efeitos muscarínicos e nicotínicos, incluindo a fraqueza muscular. Contudo, o pralidoxima deve ser dado precocemente, antes que o processo de envelhecimento torne a inibição enzimática irreversível. O pralidoxima geralmente não é indicado para a intoxicação por carbamato, porque a inibição da colinesterase é reversível e autolimitada, e os pacientes podem ser manejados com cuidados de suporte e atropina.

Jokanovic M: Medical treatment of acute poisoning with organophosphorus and carbamate pesticides. *Toxicol Lett*. 2009;190:107-115 [PMID: 19651196].

PLANTAS

Mecanismo da toxicidade

O mecanismo da toxicidade depende da planta específica envolvida e da toxina que ela contém. Muitas exposições a plantas resultam em nenhum sintoma ou causam apenas leve irritação local, gastrenterite ou dermatite. Contudo, certas plantas contêm potentes toxinas sistêmicas que causam intoxicação grave ou com risco de morte.

Apresentação clínica

A maioria das exposições pediátricas às plantas são não intencionais e não resultam em intoxicação grave, porque a planta não é tóxica ou apenas uma pequena quantidade foi ingerida. A toxicidade grave geralmente é o resultado de uso errado, consumo intencional ou tentativa de suicídio. A toxicidade de plantas selecionadas comuns ou perigosas é resumida na Tabela 46-7.

Avaliação diagnóstica

A maioria dos constituintes das plantas não pode ser medida nos líquidos corporais. A avaliação diagnóstica é orientada pela planta específica envolvida e pelos sintomas presentes. A identificação da planta pode ser auxiliada por meio do contato com o centro regional de controle de envenenamentos ou especialistas em botânica.

Tratamento

Pacientes com exposição à plantas que causam intoxicação sistêmica necessitam cuidado de suporte e tratamentos específicos, como resumido na Tabela 46-7. A avaliação com o centro regional de envenenamento é recomendada. O carvão ativado pode ser considerado para ingestões recentes se a via aérea estiver protegida.

Glatstein MM, Alabdulrazzaq F, Garcia-Bournissen F, Scolnik D: Use of physostigmine for hallucinogenic plant poisoning in a teenager: Case report and review of the literature. *Am J Ther*. 2010;19:384-388 [PMID: 20861718].

Schep LJ, Slaughter RJ, Beasley DM: Nicotinic plant poisoning. *Clin Toxicol (Phila)*. 2009;47:771-781 [PMID: 19778187].

TOXINAS E VENENOS NATURAIS

PICADAS DE COBRA

Mecanismo da toxicidade

Aproximadamente 20 espécies de cobras venenosas são nativas nos Estados Unidos. Estas incluem crotalídeos, como as

Tabela 46-7 Plantas venenosas selecionadas

Toxina	Sintomas e tratamento especial	Plantas	Nome científico
Abrina	Sensação de queimação na boca e garganta, gastrenterite tardia, depressão do centro vasomotor, colapso vascular	Feijão suplicante (ervilha rosário)	*Abrus precatorius*
Aconitina	Inquietação, salivação, arritmias cardíacas	Chapéu de frade Espora	*Aconitum* sp. *Delphinium* sp.
Aglicona	Irritação das mucosas, gastrenterite	Anemona	*Anemone* sp.
Alcaloides anticolinérgicos: atropina, solanina e glicoalcaloides relacionados	Boca seca; midríase e perda da acomodação; pele quente, vermelha; hipertermia; convulsões. Tratamento: fisostigmina para sintomas anticolinérgicos graves (convulsões, alucinações, hipertensão, arritmias) (ver Tabela 46-2 para dose)	Erva-moura Erva-moura trepadeira Meimendro Estramônio Horse nettle Cereja de Jerusalém	*Solanum nigrum* *Solanum dulcamara* *Atropa belladonna* *Hyoscyamus niger* *Solanum carolinense* *Datura* sp. *Solanum pseudocapsicum*
Capsicum	Irritante forte; ardência e queimação das membranas mucosas	Pimenta de natal	*Capsicum annum*
Glicosídeos cardíacos	Toxicidade CV. Tratamento: medição do potássio sérico e tratar se elevado; fragmento digoxina-específico Fab [Digibind]	Lírio do vale Dedaleira Oleander	*Convallaria majalis* *Digitalis purpurea* *Nerium oleander*
Cicutoxina	Convulsões. Tratamento: benzodiazepínicos, salivação, vômitos e diarreia	Water hemlock	*Cicuta maculata*
Colchicina	Toxicidade GI, respiratória, renal e do SNC	Autumn crocus Gloriosa	*Colchicum autumnal* *Gloriosa* sp.
Conina	Excesso nicotínico: salivação, náusea, vômitos, diarreia, distúrbios sensoriais, convulsões, coma; morte pode ocorrer por paralisia respiratória	Cicuta	*Conium maculatum*
Glicosídeos cianogênicos (no caroço de frutas)	Dispneia, paralisia, convulsões, coma e morte	Cerejeira Macieira Pessegueiro Damasco Ameixeira	*Prunus* sp. *Malus sylvestris* *Prunus pérsica* *Prunus armeniaca* *Prunus virginiana*
Di-hidrocumarina	Queimação e irritação do TGI, diarreia sanguinolenta, estupor, paresia e convulsões	Dafne	*Daphne* sp.
Graianotoxina	Irritação local e GI, depressão CV e respiratória	Mountain laurel Rododendro	*Kalmia latifólia* *Rhododendron* sp.
Ilexantina e ácido ilexico	Vômitos e diarreia	Azevinho	*Ilex aquifolium*
Ácido lisérgico	Estimulação psíquica e do SNC, alucinações	Glória da manhã	*Ipomoea leptophylla*
Licorine	Vômitos e diarreia	Narciso Amarilis Narciso amarelo	*Amaryllidaceae* sp.
Nicotina	Toxidrome nicotínica (ver Tabela 46-1)	Tabaco	*Nicotiana* sp.

(continua)

Tabela 46-7 Plantas venenosas selecionadas *(continuação)*

Toxina	Sintomas e tratamento especial	Plantas	Nome científico
Oxalatos	Irritação da mucosa bucal, edema da faringe, gastrenterite; grandes ingestões podem resultar em hipocalcemia. Tratamento: lavar a boca com leite; usar sais de cálcio para hipocalcemia sistêmica	Filodendro Caladium Dumb cane Orelha de elefante Lírio da paz Pothos Jack in the pulpit Calla Skunk cabbage	*Philodendron* sp. *Caladium* sp. *Dieffenbachia* sp. *Colocasia* sp. *Spathiphyllum* sp. *Epipremnum aureum* *Arisaerna triphyllum* *Calla palustres* *Symplocarpus foetidus*
Foratoxina	Gastrenterite e colapso CV	Visco	*Phoradendron flavescens*
Resinas do tipo podofilotoxina	Vômitos, sudorese, cólica, diarreia, depressão do SNC	Pokeweed	*Phytolacca* sp.
Podofilotoxina	Pode produzir neuropatia periférica, vômitos, cólicas, diarreia, torpor, comprometimento da visão	Flor de maio	*Podophyllum* sp.
Protoanemonina	Irritação GI	Ranúnculo amarelo	*Ranunculus* sp.
Piretrina	Reações cutâneas	Crisântemo	*Chrysanthemum* sp.
Alcaloide da pirrolizodina	Paresia, debilidade, vômitos e tremores. Também pode se apresentar com insuficiência hepática. Tratamento: N-acetilcisteína	Snakeroot	*Ageratina altissima*
Ricina	Sensação de queimação da boca e da garganta, gastrenterite tardia, depressão do centro vasomotor, lesão hepática, hemólise, convulsões e morte	Mamona	*Ricinus* sp.
Taxina	BAV, hipotensão, QRS largo	Yew	*Taxus* sp.
Urushiol	Dermatite manifestada por bolhas vermelhas, pruriginosas e claras, que produzem líquido. se ingerida causa grave irritação da mucosa	Hera venenosa Urtiga	*Toxicodendron* sp.
Alcaloide veratrum	Irritação GI, depressão respiratória e cardíaca	Green hellebore False hellebore Death camus	*Veratrum viride* *Veratrum californicum* *Zygadonus venerious*

CV, cardiovascular; GI, gastrintestinal; SNC, sistema nervoso central; TGI, trato gastrintestinal; BAV, bloqueio atrioventricular.

cascavéis, boca de algodão (mocassim d'água), cabeça de cobre e elapídeos (cobra coral).

Os venenos crotalídeos são misturas complexas de proteínas com atividade enzimática. Estas enzimas são capazes de causar lesão à maioria dos sistemas orgânicos. O veneno dos elapídeos é primariamente uma neurotoxina, afetando o SNC e o sistema nervoso periférico.

Apresentação clínica

O envenenamento por crotalídeos geralmente produz dor local, equimose, necrose e edema ascendente. Além disso, fasciculações e parestesias podem ser observadas. Sinais sistêmicos incluem coagulopatia, trombocitopenia, hipotensão, paralisia respiratória, edema pulmonar e disfunção renal. O envenenamento por elapídeos produz vertigem, paresia, tremores, náusea, vômitos e disfunção dos nervos cranianos com insuficiência respiratória.

Avaliação diagnóstica

Nenhum teste laboratorial está prontamente disponível para confirmar uma suspeita de picada de cobra. O diagnóstico se baseia na história e na apresentação clínica do paciente. Os testes laboratoriais úteis para pacientes com envenenamento por crotalídeos incluem HGR, TP/INR e fibrinogênio.

Tratamento

Pacientes com picadas de crotalídeos devem ser monitorados para o desenvolvimento de sintomas por pelo menos 6 a 8 horas. Se os pacientes estiverem assintomáticos após um período de observação, eles podem ter alta para casa com segurança. Se os sintomas se desenvolverem durante a observação, então o tratamento com o antídoto deve ser considerado, junto com a avaliação ao centro de envenenamento.

Um antídoto à base do fragmento ovino Fab está disponível nos Estados Unidos para o tratamento do envenenamento por crotalídeos (ver Tabela 46-2 para dose). O antídoto é seguro e altamente eficaz para o tratamento dos efeitos locais e sistêmicos em crianças. Os pacientes recebendo o antídoto devem ser monitorados de perto para as reações alérgicas e tratados adequadamente. A síndrome do compartimento muscular verdadeira é incomum e a necessidade de fasciotomia é rara. A terapia agressiva com o antídoto frequentemente remove a necessidade de fasciotomia, mas se o edema e as pressões no compartimento continuam a aumentar, independente do manejo médico, a avaliação cirúrgica deve ser obtida rapidamente.

Não há um antídoto disponível aprovado pelo FDA atualmente nos EUA para o tratamento do envenenamento por cobra coral. Contudo, há um antídoto equino Fab2 produzido no México para *Micrurus nigrocintus* que tem mostrado reatividade cruzada com as espécies *Micrurus* da América do Norte. O centro regional de envenenamento deve ser contatado no caso de envenenamento por cobra coral para ajudar na obtenção do antídoto, se necessário. Se o antídoto não estiver disponível, os pacientes com paresia muscular progressiva podem necessitar de IET e VM.

Antes do uso do antídoto, o centro regional de envenenamento deve ser notificado para avaliação com um toxicologista.

> Ashton J, Baker SN, Weant KA: When snakes bite: The management of North American Crotalinae snake envenomation. *Adv Emerg Nurs J*. 2011;33:15-22 [PMID: 21317694].
>
> Norris RL, Pfalzgraf RR, Laing G: Death following coral snake bite in the United States—first documented case (with ELISA confirmation of envenomation) in over 40 years. *Toxicon*. 2009;53:693-697 [PMID: 19673084].

ENVENENAMENTO POR HIMENÓPTERA

Mecanismo da toxicidade

As himenópteras são um grupo de artrópodes que incluem abelhas, vespas e formigas. As ferroadas de himenópteras estão associadas com dois mecanismos de toxicidade: reações de envenenamento e de hipersensibilidade. O veneno da himenóptera contém inúmeros peptídeos que causam liberação de histamina, necrose muscular e hemólise intravascular.

Apresentação clínica

As reações de hipersensibilidade aguda incluem sinais típicos de angioedema, obstrução da via aérea superior, hipotensão, insuficiência respiratória, urticária, rubor e prurido. Reações tardias de doença do soro também ocorrem. O envenenamento envolvendo grandes e múltiplas doses de veneno exibem edema, falência respiratória, hipotensão e insuficiência renal. O dano disseminado ao músculo pode ocorrer, causando rabdomiólise e insuficiência renal. Hemólise intravascular também foi relatada.

Avaliação diagnóstica

Nenhum teste diagnóstico específico está disponível para os efeitos do veneno.

Tratamento

Os ferrões que estão retidos na pele devem ser raspados, em vez de removidos com fórceps ou outros métodos. A raspagem do ferrão impede a compressão da bolsa com o veneno e previne nova exposição ao veneno. A área afetada deve ser lavada com sabão e um antisséptico.

O tratamento de múltiplas ferroadas é de suporte, porque não há antídoto disponível. Devido à possibilidade de liberação de histamina que não seja mediada pela IgE complicando a exposição maciça ao veneno, a terapia anti-histamínica deve ser considerada na ausência de outras manifestações de uma reação de hipersensibilidade.

As reações de hipersensibilidade podem ser tratadas com epinefrina. Os aerossóis β_2-agonistas podem ser úteis no tratamento do broncoespasmo agudo. Anti-histamínicos e corticosteroides devem ser administrados para quaisquer manifestações sistêmicas. O encaminhamento a um especialista em alergia-imunologia é apropriado. Os pacientes devem ser mandados para casa com um autoinjetor de adrenalina.

> Broides A, Maimon MS, Landau D, Press J, Lifshitz M: Multiple hymenoptera stings in children: Clinical and laboratory manifestations. *Eur J Pediatr*. 2010;169:1227-1231 [PMID: 20461529].
>
> Friedman LS, Modi P, Liang S, Hryhorczuk D: Analysis of hymenoptera stings reported to the Illinois Poison Center. *J Med Entomol*. 2010;47:907-912 [PMID: 20939389].
>
> Golden DB, Kelly D, Hamilton RG, Craig TJ: Venom immunotherapy reduces large local reactions to insect stings. *J Allergy Clin Immunol*. 2009;123:1371-1375 [PMID: 19443022].
>
> Jennings A, Duggan E, Perry IJ, Hourihane JO: Epidemiology of allergic reactions to hymenoptera stings in Irish school children. *Pediatr Allergy Immunol*. 2010;21:1166-1170 [PMID: 20408970].

ENVENENAMENTOS POR ESPÉCIES MARINHAS

Mecanismos de toxicidade

Muitas espécies marinhas são capazes de envenenamento, particularmente nas águas Indo-Pacíficas. Os médicos da América do

Tabela 46-8 Envenenamento por espécies marinhas selecionadas

Espécies	Exemplos	Toxicidade	Sinais e sintomas	Tratamento
Invertebrados				
Cnidaria	Chironex fleckeri (cubozoários) Physalia utriculus (caravela portuguesa)	Nematocistos liberando veneno. O veneno depende da espécie	Dor intensa, erupção linear, náuseas, vômitos, espasmos musculares, cefaleia, febre, calafrios.	Remoção do nematocisto, antídoto, se necessário Imergir o ferimento em vinagre ou água quente
Mollusca	Cefalópodes: Hapalochlaena maculosa (polvo de anel azul)	Tetrodoxina: bloqueia a condução de sódio nos neurônios	Parestesias, paralisia muscular, falência respiratória	Cuidados de suporte
	Gastrópodes: Conus sp. (caramujo de cone)	Nematocisto injeta conotoxina: antagoniza a voltagem e os canais iônicos controlados por ligantes	Dor intensa, isquemia tecidual, dormência	Remoção do nematocisto Controle da dor Imersão em água quente
Vertebrados				
Scorpaenidae	Pterois volitans (peixe-leão) Scorpaena guttata (peixe-pedra)	Espinhas venenosas. O veneno depende das espécies	Dor intensa, cefaleia, vômitos, dor abdominal, *delirium*	Remover as espinhas retidas Antídoto se necessário Controle da dor
Chondrichthyes	Dasytidae sp. (arraia)	Espinhas venenosas. O veneno depende das espécies	Dor intensa	Remover as espinhas retidas Imersão em água quente Controle da dor
Reptilia (cobra marinha)	Enhydrina schistose (cobra de bico do mar)	Presas venenosas. O veneno depende das espécies	Rigidez muscular dolorosa, mioglobinúria, paralisia flácida ascendente, disfagia, trismo	Antídoto, se disponível

Norte são mais prováveis de encontrar casos de envenenamento por espécies marinhas que vivem em aquários ou em águas rasas próximas às costas leste e oeste, incluindo peixe-leão ou peixe-pedra, arraia, água-viva e ouriço-do-mar. Os efeitos tóxicos dos envenenamentos por espécies marinhas são devidos a mecanismos complexos que variam dependendo das espécies.

Apresentação clínica

Os sinais e sintomas do envenenamento dependem do tipo de animal. A Tabela 46-8 descreve a apresentação clínica e o tratamento do envenenamento por espécies marinhas selecionadas.

Avaliação diagnóstica

O veneno de animais marinhos não pode ser medido nos líquidos corporais. A avaliação diagnóstica depende do animal específico envolvido e dos sintomas presentes.

Tratamento

Os ferimentos devem ser perfeitamente limpos, com especial atenção à remoção de espinhas residuais. Os sintomas sistêmicos são tratados com cuidados de suporte.

O tratamento com antídotos está disponível apenas para cobras marinhas, cubozoários e peixe-pedra. Estas espécies geralmente são encontradas na região Indo-Pacífica e são improváveis de ser encontradas nos Estados Unidos. O centro regional de envenenamento ou aquário deve ser contatado para avaliação a respeito de envenenamento por espécies marinhas.

PICADAS DE ARANHAS

Mecanismo da toxicidade

Duas espécies em particular são capazes de toxicidade significativa: a espécie *Lactrodectus* (aranha viúva negra) e a espécie *Loxosceles* (aranha marrom solitária). A α-latronina das aranhas viúvas negras é uma neurotoxina que causa a rápida liberação de vários neurotransmissores endógenos das membranas pré-sinápticas nervosas. O veneno da aranha marrom solitária contém várias enzimas destruidoras teciduais capazes de produzir lesão local e permitir a disseminação do veneno. A necrose tecidual que se desenvolve é o resultado dos lipossomas liberados por células polimorfonucleares atraídos para a área da picada. Os componentes do veneno também causam lise das hemácias.

Apresentação clínica

As picadas das viúvas negras causam dor e espasmo muscular. A picada pode não ser dolorosa imediatamente, e os sintomas inflamatórios locais serem leves ou ausentes. A dor começa à medida que as câimbras musculares iniciam e progridem para dor torácica ou cólica abdominal que é facilmente confundida com apendicite aguda. A dor pode ser intensa e associada com hipertensão e taquicardia. Os sintomas geralmente atingem um pico dentro de poucas horas do envenenamento e cedem em um período de horas a dias. A morte é rara.

As picadas pela aranha marrom geralmente são indolores até o desenvolvimento de sintomas locais. As lesões típicas se desenvolvem dentro de algumas horas com uma bolha central cercada por anéis concêntricos de tecido isquêmico pálido e eritema. A bolha pode crescer lentamente e se tornar roxa até preta em alguns dias. A ruptura da bolha pode levar a uma úlcera central que cicatriza lentamente em semanas. Áreas necróticas podem se tornar grandes e, às vezes, necessitar enxerto tecidual. Uma reação sistêmica (loxocelismo) ocorre em um pequeno número de pacientes caracterizado pode febre, hipotensão, calafrios, náusea, mialgia, insuficiência renal, convulsões, hemólise e, às vezes, coagulação intravascular disseminada (CIVD). Os sintomas sistêmicos podem progredir em um período de vários dias após o envenenamento.

Avaliação diagnóstica

O diagnóstico se baseia na apresentação clínica e na evidência de envenenamento. Não há um teste diagnóstico específico disponível.

Tratamento

O controle da dor com opioides é o tratamento preferido para a picada por *Lactrodectus* (aranha viúva negra). Um antídoto equino está disponível comercialmente. A dose é 1 a 2 ampolas administradas em uma hora. O antídoto está associado com o risco de doença do soro e anafilaxia, devendo ser reservado apenas para casos graves.

Não há um antídoto disponível para picadas por aranha marrom solitária nos Estados Unidos. O tratamento é o cuidado do ferimento, opioides para controle da dor e agentes antipruriginosos. A excisão da picada precocemente não melhora o desfecho e os corticosteroides também não têm valor comprovado. Dados limitados em humanos têm sugerido o uso de dapsona, um agente que inibe a migração dos leucócitos. A dose é 0,5 mg/kg/dia por 2 dias, aumentando para 1 mg/kg/d se tolerado. Os efeitos colaterais da dapsona incluem metemoglobinemia e anemia hemolítica (particularmente em pacientes cm deficiência de G6PD), devendo ser considerada apenas em casos graves.

Gaisford K, Kautz DD: Black widow spider bite: A case study. *Dimens Crit Care Nurs*. 2011;30:79-86 [PMID: 21307681].

Emergências dermatológicas

Craig T. Carter, DO
Timothy R. Howes, MD
Evan Moore, MD

47

INTRODUÇÃO E CONSIDERAÇÕES GERAIS

Embora o título deste capítulo seja Emergências dermatológicas, os pacientes que chegam à emergência com erupção cutânea, apesar de serem casos dermatológicos, quase nunca se apresentam como emergências. Poucas erupções cutâneas são emergências; porém, os médicos da emergência nunca deixarão de ter um fluxo constante de erupções cutâneas em suas salas de exame, devendo conhecer a maioria dessas erupções. É importante identificar se a erupção é uma emergência, indicativa de um processo emergente ou necessita de tratamento específico.

AVALIAÇÃO INICIAL

Como em qualquer queixa que chega ao serviço de emergência (SE), é importante avaliar primeiro a via aérea, a respiração e a circulação (ABC) do paciente. Após a avaliação inicial, história e exame físico completos fornecerão as informações mais úteis para o diagnóstico.

HISTÓRIA

Deve ser realizada uma história abrangente, incluindo exposição a alimentos, substâncias químicas, animais, plantas, medicamentos, insetos, imunizações, toxinas e contatos com doentes. Deve-se prestar atenção a medicamentos, a alergias, à história médica pregressa (especialmente a história de erupção igual ou parecida no passado), à história social e à história sexual. Os sintomas associados devem ser descobertos, pois são importantes para o diagnóstico da maioria das erupções cutâneas.

EXAME

O paciente deve vestir um avental e ser examinado em uma sala com iluminação adequada. Deve-se ter o cuidado de expor todas as áreas pertinentes de pele, incluindo couro cabeludo, unhas e membranas mucosas. Registrar a distribuição, o padrão, o arranjo, a morfologia, a extensão e as alterações evolutivas das lesões. Para um diagnóstico acurado, deve-se ter o cuidado de diferenciar lesões primárias de lesões secundárias. Por fim, devem-se documentar os achados usando a terminologia descritiva. As Tabelas 47-1 e 47-2 listam descritores e morfologia das lesões.

> Humphries RL, Stone C.: Dermatologic emergencies. In: Humphries RL, Stone C, eds. *Current Diagnosis & Treatment Emergency Medicine*. 7th ed. New York: McGraw-Hill; 2011.
>
> Thomas JJ, Perron AD, Brady WJ: Approach to skin disorders in the emergency department. In: Tintinalli JE, Kelen GD, Stapczynski JS, eds. *Tintinalli's Emergency Medicine: A Comprehensive Study Guide*. 7th ed. New York: McGraw-Hill; 2011.

ERUPÇÕES FÚNGICAS COMUNS

FUNDAMENTOS DO DIAGNÓSTICO

▶ Infecções fúngicas superficiais.
▶ Placas planas e escamosas.
▶ Lesões eritematosas e pruriginosas.

Considerações gerais

Os dermatófitos incluem um grupo de fungos que infectam as estruturas cutâneas queratinizadas não viáveis, como o estrato córneo, as unhas e os pelos. As infecções são geralmente superficiais em hospedeiros imunocompetentes.

Achados clínicos

▶ ***Tinea capitis***

A *Tinea capitis* é uma lesão comum do couro cabeludo causada por vários dermatófitos. A *Tinea capitis* comumente afeta

Tabela 47-1 Descritores de configuração das lesões

Descritor	Configuração
Anular	Tipo anelar ou relativa à borda externa
Arqueada	Curvada ou relativa à curva
Circinada	Circular
Confluente	Fundidas
Dermatômica	Tipo cinto ou limitada a um lado do corpo em dermátomo anatômico
Discoide	Sólida, arredondada, discretamente elevada ou relativa a um disco
Distinta	Separada ou individual
Agrupada	Em aglomerados
Gutata	Esparsas
Girata	Espiraladas ou enroladas
Herpetiforme	Aspecto mutante
Íris	Círculos concêntricos
Linear	Em uma linha
Policíclica	Círculos ou bordas de curvas irregulares sobrepostos
Reticulada	Tipo rede
Serpiginosa	Tipo cobra

(Reproduzida com permissão de Tintinalli JE, Stapczynski JS, Ma OJ, Cline DM, Cydulka RK, Meckler GD: *Tintinalli's Emergency Medicine: A Comprehensive Study Guide*, 7th ed. New York, McGraw-Hill, 2011. Copyright © McGraw-Hill Education LLC.)

crianças com idade de 6 a 10 anos; porém, podem ser infectadas pessoas de qualquer idade. As lesões em geral se apresentam como placas escamosas secas que podem lembrar dermatite seborreica ou atópica. Os achados podem incluir alopecia, com cabelos quebradiços e aspecto de "pontos pretos". As lesões podem progredir para foliculite ou uma massa inflamatória dolorosa severa conhecida como quérion (Figura 47-1).

Tratamento

O tratamento tópico é ineficaz para a *Tinea capitis*, e o tratamento sistêmico com griseofulvina (crianças com mais de 12 meses de idade, 10-20 mg/kg/dia divididos em 2-4 doses; considerar a verificação do hemograma [HGR] e perfil metabólico completo [PMC] antes de iniciar o medicamento) por 6 a 8 semanas é a terapia de primeira linha. Os tratamentos de segunda linha incluem terbinafina, itraconazol e fluconazol. O xampu de sulfeto de selênio a 2,5% pode ser usado como adjunto do tratamento sistêmico. O quérion irá melhorar com medicamentos antifúngicos orais usuais. Não há necessidade de incisão e drenagem para o tratamento do quérion.

▶ Tinea corporis

A *Tinea corporis* é uma infecção causada por dermatófitos e que envolve o corpo, excluindo pés, mãos e virilha. A *Tinea corporis* é mais frequentemente causada por *Trichophyton rubrum*. A tinha (*ringworm*), ou *T. circinatum*, é a forma mais comum de *Tinea corporis* e geralmente inicia como uma placa plana escamosa com bordas elevadas e palpáveis. A tinha avança de forma gradual as suas bordas para fora deixando uma área central mais clara. A *Tinea corporis* pode apresentar-se também como placas escamosas pruriginosas eritematosas e bem demarcadas (Figura 47-2).

Tratamento

Os casos leves de *Tinea corporis* geralmente podem ser tratados com preparados tópicos vendidos sem prescrição médica, como nitrato de miconazol ou clotrimazol. Os agentes prescritos incluem creme de cetoconazol a 2% ou nitrato de econazol. Os medicamentos tópicos devem ser continuados por 1 a 2 semanas após a resolução dos sintomas. A doença extensa pode necessitar de terapia oral. As terapias orais incluem griseofulvina, itraconazol, terbinafina e fluconazol.

▶ Tinea cruris

A *Tinea cruris*, ou "prurido de jóquei", afeta a região da virilha, poupando a genitália. Os homens são mais acometidos do que as mulheres e a condição é mais comum nos meses de verão (Figura 47-3).

Tratamento

A *Tinea cruris* geralmente pode ser tratada com terapia antifúngica tópica usada por 2 a 3 semanas (ver Tratamento em *Tinea corporis* apresentado anteriormente). A região deve ser mantida seca, pois é comum haver umidade e maceração. O uso de pós-antifúngicos e roupas mais soltas costuma ser útil. Um corticosteroide tópico leve (creme de hidrocortisona a 1%) pode ser usado com cautela por um curto período para ajudar a aliviar o prurido, que costuma ser severo. Os corticosteroides podem ser usados apenas por 48 a 72 horas; o uso mais prolongado é contraindicado. Como na *Tinea corporis*, a doença resistente pode necessitar de terapia oral.

▶ Tinea pedis

A *Tinea pedis* é uma infecção do pé causada por dermatófitos, conhecida como "pé de atleta". Ela causa eritema, descamação, maceração e, algumas vezes, formação de bolhas. Na maioria dos casos, ela é causada por *T. rubrum*. Ela é dividida em três subtipos. O tipo mais prevalente é o interdigital, uma condição crônica que ocorre com fissuras e maceração entre os dedos dos pés. O segundo tipo, a *Tinea pedis* em mocassim, tem uma distribuição plantar em que a superfície plantar é dolorosa e eritematosa. As infecções por *Tinea pedis* costumam ser cobertas por escamas prateadas. O terceiro tipo é o tipo úmido vesicular. Algumas vezes, as lesões de *Tinea pedis* podem ter infecção secundária (Figura 47-4).

EMERGÊNCIAS DERMATOLÓGICAS — CAPÍTULO 47

Tabela 47-2 Morfologia das lesões

Descritor	Morfologia	Natureza da lesão	Altura em relação à pele adjacente	Imagem
Escoriação	Marcas lineares por coçadura	Secundária	Plana	
Erosão	Vesícula ou bolha rota com epiderme desnuda	Secundária	Deprimida	
Fissura	Rachaduras lineares na superfície cutânea	Secundária	Plana	
Úlcera	Perda de tecido de epiderme ou derme	Secundária	Deprimida	

(continua)

Tabela 47-2 Morfologia das lesões *(continuação)*

Descritor	Morfologia	Natureza da lesão	Altura em relação à pele adjacente	Imagem
Mácula	Alteração de cor plana e circunscrita ≤ 1 cm em diâmetro; a cor varia	Primária	Plana	
Petéquia	Manchas de cor púrpura sem branqueamento à pressão < 2 mm em diâmetro	Primária	Plana	
Esclerose	Pele firme e indurada	Secundária	Plana ou elevada	
Telangiectasia	Capilares superficiais pequenos e com branqueamento à pressão	Primária	Plana	
Púrpura	Alteração cutânea de cor púrpura e sem branqueamento à pressão	Primária	Plana	

(continua)

Tabela 47-2 Morfologia das lesões *(continuação)*

Descritor	Morfologia	Natureza da lesão	Altura em relação à pele adjacente	Imagem
Abscesso	Nódulo flutuante, eritematoso e doloroso	Primária	Elevada	
Cisto	Bolsa contendo material líquido ou semissólido	Primária	Elevada	
Nódulo	Lesão sólida palpável < 1 cm em diâmetro	Primária	Elevada	
Tumor	Lesão sólida palpável > 1 cm em diâmetro	Primária	Elevada	

(continua)

Tabela 47-2 Morfologia das lesões *(continuação)*

Descritor	Morfologia	Natureza da lesão	Altura em relação à pele adjacente	Imagem
Cicatriz	Área de pele esclerótica	Secundária	Plana ou elevada	
Vergão	Pápula ou placa transitória e edematosa com eritema periférico	Primária	Plana ou elevada	
Vesícula	Lesão bolhosa elevada circunscrita e de paredes finas < 5 mm em diâmetro	Primária	Elevada	
Bolha	Lesão bolhosa elevada, circunscrita e de paredes finas > 5 mm em diâmetro	Primária	Elevada	

(continua)

EMERGÊNCIAS DERMATOLÓGICAS — CAPÍTULO 47

Tabela 47-2 Morfologia das lesões *(continuação)*

Descritor	Morfologia	Natureza da lesão	Altura em relação à pele adjacente	Imagem
Pústula	Vesícula contendo líquido purulento	Primária	Elevada	
Pápula	Lesão palpável, sólida e elevada < 1 cm em diâmetro; a cor varia	Primária	Elevada	
Placa	Elevação com topo plano formada por confluência de pápulas > 0,5 cm em diâmetro	Primária	Elevada	
Comedão	Pápula com uma unidade pilossebácea impactada	Primária	Elevada	

(Reproduzida com permissão de Tintinalli JE, Stapczynski JS, Ma OJ, Cline DM, Cydulka RK, Meckler GD: *Tintinalli's Emergency Medicine: A Comprehensive Study Guide*, 7th ed. New York, McGraw-Hill, 2011. Copyright © McGraw-Hill Education LLC.)

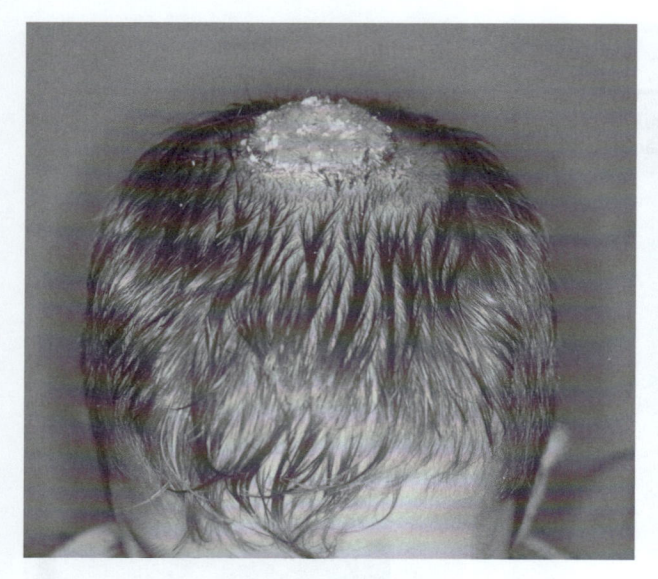

▲ **Figura 47-1** *Tinea capitis* com quérion. (Fonte: Centers for Disease Control and Prevention.)

Tratamento

Os casos leves de *Tinea pedis* podem ser tratados com 1 a 4 semanas de terapia antifúngica, em conjunto com o uso de pós secantes (*spray*, creme ou pó de butenafina ou tolnaftato). Os casos severos podem necessitar de terapia oral. Medicamentos como griseofulvina, fluconazol e itraconazol são efetivos. Os casos costumam ser recorrentes se houver doença ungueal concomitante.

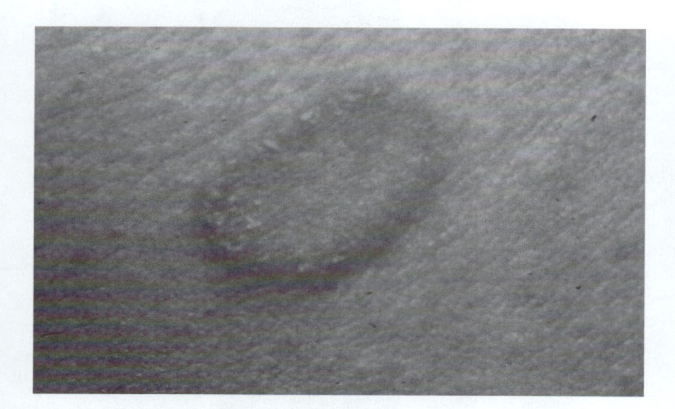

▲ **Figura 47-2** *Tinea corporis* (tinha). (Contribuição da fotografia: Department of Dermatology, Wilford Hall USAF Medical Center and Brooke Army medical Center, Sann Antonio, TX. Reproduzida com permissão de Knoop KJ, Stack LB, Storrow AB, Thurman R: *The Atlas of Emergency Medicine*, 3rd ed. New York: McGraw-Hill, 2010. Copyright © McGraw-Hill Education LLC.)

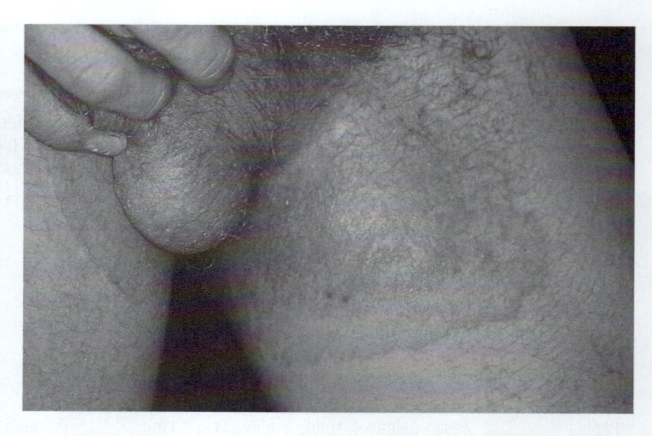

▲ **Figura 47-3** *Tinea cruris*. (Contribuição da fotografia: James J. Nordlund, MD. Reproduzida com permissão de Knoop KJ, Stack LB, Storrow AB, Thurman R: *The Atlas of Emergency Medicine*, 3rd ed. New York: McGraw-Hill, 2010. Copyright © McGraw-Hill Education LLC.)

▶ ### Tinea versicolor

A *Tinea versicolor* afeta uma camada mais profunda da pele em comparação com as infecções descritas. Ela é causada pela levedura *Malassezia furfur* e costuma estar associada com múltiplas lesões maculares hipopigmentadas distribuídas no tronco e nas extremidades. As cores mais comuns são marrom (hiperpigmentadas) e laranja-esbranquiçado (hipopigmentadas). A exposição à luz do sol acentua as lesões, que não bronzeiam normalmente como a pele ao redor. Costuma haver uma fina descamação (Figura 47-5).

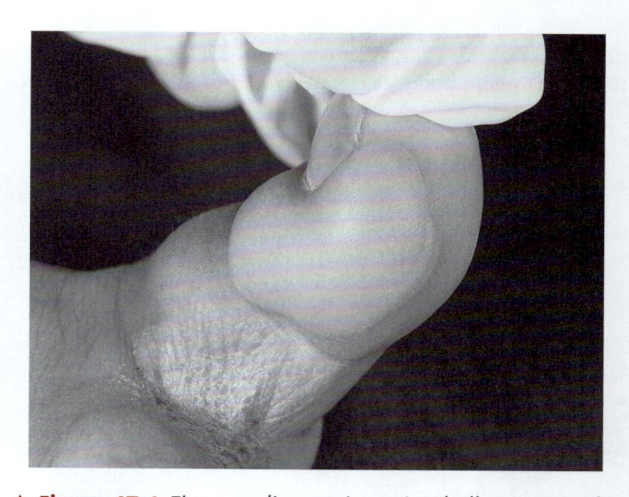

▲ **Figura 47-4** *Tinea pedis* com impetigo bolhoso secundário. (Contribuição da fotografia: Binita R. Shah, MD. Reproduzida com permissão de Shah BR, Lucchesi M, eds: *Atlas of Pediatric Emergency Medicine*, 2nd ed. New York: McGraw-Hill, 2013. Copyright © McGraw-Hill Education LLC.)

EMERGÊNCIAS DERMATOLÓGICAS CAPÍTULO 47 671

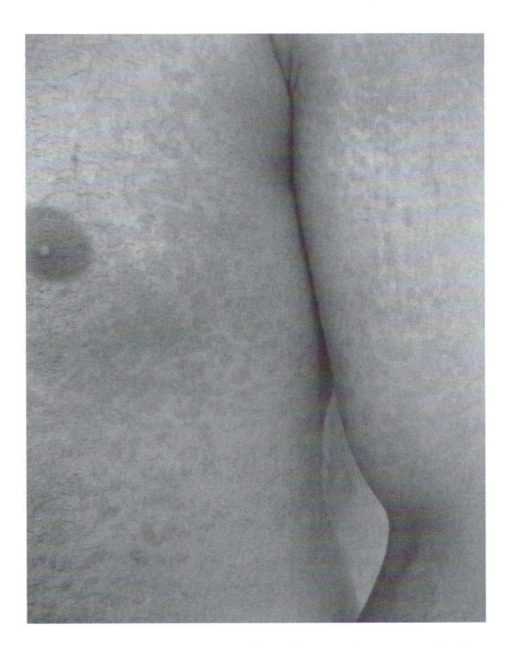

▲ **Figura 47-5** *Tinea versicolor.* (Contribuição da fotografia: Sharon A. Glick, MD. Reproduzida com permissão de Shah BR, Lucchesi M, eds: *Atlas of Pediatric Emergency Medicine*, 2nd ed. New York: McGraw-Hill, 2013. Copyright © McGraw-Hill Education LLC.)

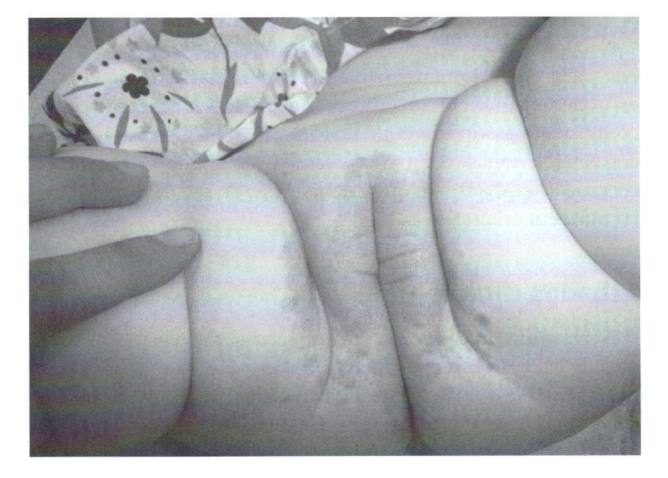

▲ **Figura 47-6** Dermatite das fraldas por *Candida*. Envolvimento de pregas perianais e inguinais com as clássicas pápulas-satélite. (Contribuição da fotografia: Julie Cantatore, MD. Reproduzida com permissão de Shah BR, Lucchesi M, eds: *Atlas of Pediatric Emergency Medicine*, 2nd ed. McGraw-Hill, Inc., 2013. Fig 7-116. Copyright © McGraw-Hill Education LLC.)

Tratamento

A *Tinea versicolor* limitada pode ser tratada com sulfeto de selênio tópico a 2,5%. Vários regimes têm sido defendidos para o uso do xampu de sulfeto de selênio a 2,5%. Um método é aplicar topicamente e deixar por 15 minutos antes de enxaguar 3 a 4 vezes por semana até a resolução. A aplicação diária de cetoconazol nas regiões afetadas por 3 dias é um regime alternativo. A recorrência da doença pode ser evitada com o uso de uma aplicação mensal de sulfeto de selênio a 2,5% ao deitar.

▶ Dermatite perineal por *Candida*

A dermatite perineal por *Candida* geralmente se apresenta como infecção secundária da dermatite das fraldas. A dermatite das fraldas é causada por irritação, mas poupa as dobras de pele. O supercrescimento de *Candida* que resulta em dermatite perineal por *Candida* pode ser diferenciado da dermatite irritativa das fraldas pelo envolvimento das pregas cutâneas, bem como por lesões-satélite que se estendem além da área de eritema. A dermatite por *Candida* é um efeito colateral comum do uso de antibióticos. A apresentação típica inclui eritema difuso na região perianal com descamação e lesões-satélite (Figura 47-6).

Tratamento

O tratamento da dermatite perineal por *Candida* é o uso tópico de nistatina, cetoconazol ou clotrimazol.

Bonfante G, Rosenau AM. Chapter 134. Rashes in infants and children. In: Tintinalli JE, Kelen GD, Stapczynski JS, eds. *Tintinalli's Emergency Medicine: A Comprehensive Study Guide*. 7th ed. New York: McGraw-Hill; 2011.

Hardin J: Cutaneous conditions. In: Knoop KJ, Stack LB, Storrow AB, Thurman RJ, eds. *The Atlas of Emergency Medicine*. 3rd ed. New York: McGraw-Hill; 2010.

Mendez-Tovar LJ: Pathogenesis of dermatophytosis and tinea versicolor. *Clin Dermatol*. 2010;28:185 [PMID: 20347661].

Shah BR: Dermatology. In: Shah BR, Lucchesi M, eds. *Atlas of Pediatric Emergency Medicine*. New York: McGraw-Hill; 2006.

Wolff K, Johnson RA, Suurmond D: Fungal infections of the skin and hair. In: Wolff K, Johnson RA, Suurmond D, eds. *Fitzpatrick's Color Atlas and Synopsis of Clinical Dermatology*. 6th ed. New York: McGraw-Hill; 2009.

ERUPÇÕES CUTÂNEAS BACTERIANAS COMUNS

FEBRE ESCARLATINA

FUNDAMENTOS DO DIAGNÓSTICO

▶ Doença aguda febril.
▶ Dor de garganta.
▶ Espécies de *Streptococcus* do grupo A ou grupo C.
▶ Erupção tipo lixa vermelha.
▶ Língua em "morango".

Considerações gerais

A escarlatina é uma doença aguda febril causada por toxina eritrogênica (TE). O *Streptococcus* do grupo A é a espécie mais comumente associada com a produção de TE; porém, outras cepas bacterianas, como *Streptococcus* do grupo C e *Staphylococcus aureus*, podem produzir a TE. A escarlatina é mais comum em crianças.

Achados clínicos

A escarlatina começa como uma doença aguda febril com sintomas de febre, dor de garganta, cefaleia, rubor, taquicardia e linfadenopatia cervical. Um exantema eritematoso com aspecto de lixa e finamente pontilhado aparece primeiro na parte superior do tronco 1 a 2 dias após o início da febre e pode se espalhar para abdome e extremidades, em geral poupando palmas e solas. A erupção pode, algumas vezes, ser acentuada em pregas cutâneas, como axila e virilha formando as linhas de Pastia. A erupção dura de 4 a 5 dias e é seguida por descamação da pele, incluindo palmas e solas. Os pacientes podem apresentar faringite leve ou subclínica e a erupção, buscando atendimento devido à descamação. A febre escarlatina também costuma estar associada com um enantema com faringe vermelho-vivo, máculas vermelhas pequenas em palato mole e duro chamadas de manchas de Forcheimer e uma língua branca que evolui para uma língua vermelha tipo morango após 4 a 5 dias de doença (Figura 47-7).

Diagnóstico

A escarlatina é um diagnóstico clínico; porém, os anticorpos antiestreptolisina O (ASLO) geralmente estarão elevados. A cultura da faringe pode ser realizada, embora os testes de rastreamento rápidos tenham sensibilidade entre 85 a 90% e especificidade ainda mais alta. Os critérios de Centor: (1) história de febre; (2) linfadenopatia cervical anterior dolorosa; (3) ausência de tosse e (4) exsudato tonsilar também podem ser úteis para determinar a probabilidade pré-teste de *Streptococcus* e para orientar a decisão médica de rastreamento/cultura ou tratamento do paciente para faringite por *Streptococcus*.

Tratamento

Penicilina oral (15-17 mg/kg/dose a cada 8 horas) ou amoxicilina (45 mg/kg/dose a cada 12 horas) por um curso de 10 dias. Penicilina G benzatina IM (25.000-50.000 unidades/kg, máximo de 1,2 milhões de unidades) em dose única. Clindamicina (10 mg/kg a cada 8 horas) ou azitromicina (12 mg/kg/dose a cada 24 horas por 5 dias) são opções para pacientes alérgicos à penicilina. Paracetamol ou ibuprofeno para tratamento sintomático da febre. Emolientes e anti-histamínicos são recomendados para a erupção cutânea. O tratamento antibiótico por 24 horas é recomendado antes do retorno à escola. É recomendado o acompanhamento para garantir a resolução dos sintomas.

> Bonfante G, Rosenau AM: Rashes in infants and children. In: Tintinalli JE, Kelen GD, Stapczynski JS, eds. *Tintinalli's Emergency Medicine: A Comprehensive Study Guide*. 7th ed. New York: McGraw-Hill; 2011.
> Wiebe RA, Shah MV: Exanthems. In: Wiebe RA, Ahrens WR, Strange GR, Schafermeyer RW, eds. *Pediatric Emergency Medicine*. 3rd ed. New York: McGraw-Hill; 2009.
> Wolff K, Johnson RA, Suurmond D: Bacterial infections involving the skin. In: Wolff K, Johnson RA, Suurmond D, eds. *Fitzpatrick's Color Atlas and Synopsis of Clinical Dermatology*. 6th ed. New York: McGraw-Hill; 2009.

CELULITE E ERISIPELA

FUNDAMENTOS DO DIAGNÓSTICO

▶ **Celulite**
▶ Infecção mais profunda envolvendo pele e tecidos subcutâneos profundos.

▶ **Erisipela**
▶ Infecção eritematosa superficial, palpável, elevada e bem demarcada.
▶ Geralmente acomete face e extremidades inferiores.

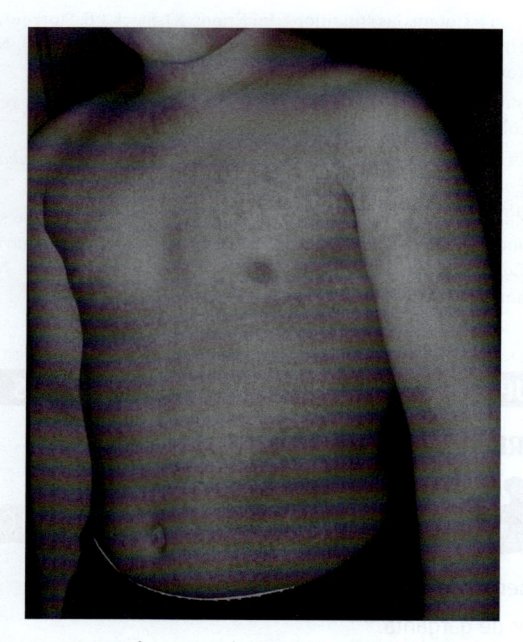

▲ **Figura 47-7** Febre escarlatina. (Contribuição da fotografia: Lawrence B. Stack, MD. Reproduzida com permissão de Knoop KJ, Stack LB, Storrow AB, Thurman R: *The Atlas of Emergency Medicine*, 3rd ed. New York: McGraw-Hill, 2010. Copyright © McGraw-Hill Education LLC.)

Considerações gerais

Celulite e erisipela são infecções que envolvem tecidos subcutâneos com rupturas nas barreiras da pele. A erisipela é uma infecção mais superficial da derme superior e nos linfáticos (Figura 47-8), e a celulite está associada com estruturas mais profundas, incluindo tecido subcutâneo e gordura. Cerca de 80% dos casos de celulite são causados por bactérias gram-positivas (*Streptococcus* β-hemolítico, *S. aureus*). A erisipela é geralmente causada por *Streptococcus* β-hemolítico do grupo A, mas também pode ser causada por outras cepas de *Streptococcus*.

Se não houver tratamento, celulite e erisipela podem causar sepse. Outras complicações incluem abscessos, gangrena com celulite e trombose de seio cavernoso.

Achados clínicos

Erisipela e celulite se apresentam como áreas de pele edemaciada com eritema, edema e calor. A erisipela envolve as camadas mais superficiais da pele e, como resultado, as bordas são mais claramente demarcadas com placas induradas e, algumas vezes, bordas palpáveis. Em contraste, a celulite envolve as camadas dérmicas da pele, bem como as camadas mais profundas de tecidos, como a gordura subcutânea. A erisipela facial pode resultar em aspecto de "borboleta". Uma característica que diferencia as erisipelas é o envolvimento da orelha (sinal da orelha de Milian), pois a orelha não contém tecidos dérmicos mais profundos. Febre e calafrios são mais comumente associados com erisipela.

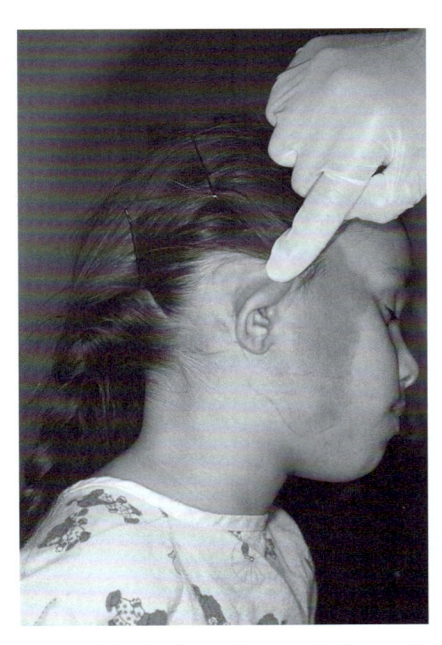

▲ **Figura 47-8** Erisipela. (Contribuição da fotografia: Binita R. Shah. Reproduzida com permissão de Shah BR, Lucchesi M, eds: *Atlas of Pediatric Emergency Medicine*, 2nd ed. New York: McGraw-Hill, 2013. Copyright © McGraw-Hill Education LLC.)

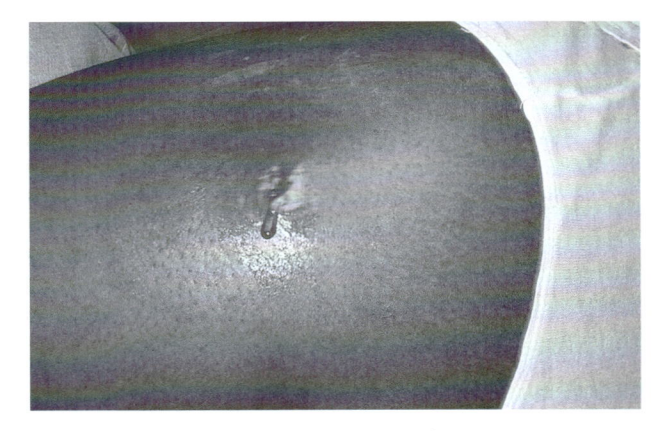

▲ **Figura 47-9** Abscesso cutâneo causado por S. aureus resistente à meticilina. (Public Health Image Library [PHIL]. Department of Health and Human Services. Centers for Disease Control and prevention.)

A celulite tem um curso mais indolente, demorando alguns dias para produzir sintomas. As características encontradas em ambas incluem vesículas, bolhas, equimose e textura tipo casca de laranja ("peau d'orange") ao redor de folículos pilosos devido à formação de reentrâncias na pele pelo edema. As bordas da celulite não costumam ser tão definidas nem palpáveis. As áreas de infecção são quentes e com edema doloroso.

Diagnóstico

O diagnóstico é feito clinicamente em ambos os casos. Algumas vezes, a celulite é acompanhada por coleções líquidas indicativas de abscesso (Figura 47-9). A ultrassonografia (US) é utilizada mais comumente no SE para identificar essa situação clínica e direcionar a terapia apropriada.

Tratamento

O tratamento geral envolve repouso, elevação da região afetada, sabonetes antibacterianos e antibióticos apropriados. Tratar a pele seca com agentes tópicos como hidratantes contendo emolientes. A celulite que apresenta drenagem purulenta costuma estar associada com *Staphylococcus aureus* resistente à meticilina (MRSA), podendo der tratada com clindamicina oral (10 mg/kg/dose a cada 8 horas), sulfametoxazol-trimetoprima (SMZ-TMP) (3-5 mg/kg de trimetoprima a cada 12 horas) ou linezolida (10 mg/kg/dose a cada 8 horas) por 7 a 10 dias. Os antibióticos intravenosos (IV) estão indicados para pacientes com febre alta, celulite de rápida evolução, imunodepressão ou incapacidade de tomar antibióticos orais. O tratamento antibiótico IV com clindamicina (15-25 mg/kg/dia divididos a cada 6-8 horas) ou vancomicina (10-15 mg/kg/dose a cada 6-8 horas com dose máxima de 1 g/dose) são escolhas adequadas. A celulite em neonatos é tratada com vancomicina IV e cefotaxima ou gentamicina. A dose de antibióticos em neonatos é determinada pela idade em dias e pelo peso. A erisipela pode ser tratada com antibióticos orais (penicilina, amoxicilina, eritromicina) ou antibióticos IV (ceftriaxona [50 mg/kg/dose a cada 12 horas] ou cefazolina [30 mg/kg/dose a cada 8 horas]).

> Baddour LM: Cellulitis and erysipelas. In: Rose B, ed. *UpToDate*. 2012. Available at http://www.uptodateonline.com.
> Kelly EW, Magilner D: Soft tissue infections. In: Tintinalli JE, Kelen GD, Stapczynski JS, eds. *Tintinalli's Emergency Medicine: A Comprehensive Study Guide*. 7th ed. New York: McGraw-Hill; 2011.
> Shah BR: Infectious diseases. In: Shah BR, Lucchesi M, eds. *Atlas of Pediatric Emergency Medicine*. New York: McGraw-Hill; 2006.
> Wolff K, Johnson RA, Suurmond D: Bacterial infections involving the skin. In: Wolff K, Johnson RA, Suurmond D, eds. *Fitzpatrick's Color Atlas and Synopsis of Clinical Dermatology*. 6th ed. New York: McGraw-Hill; 2009.

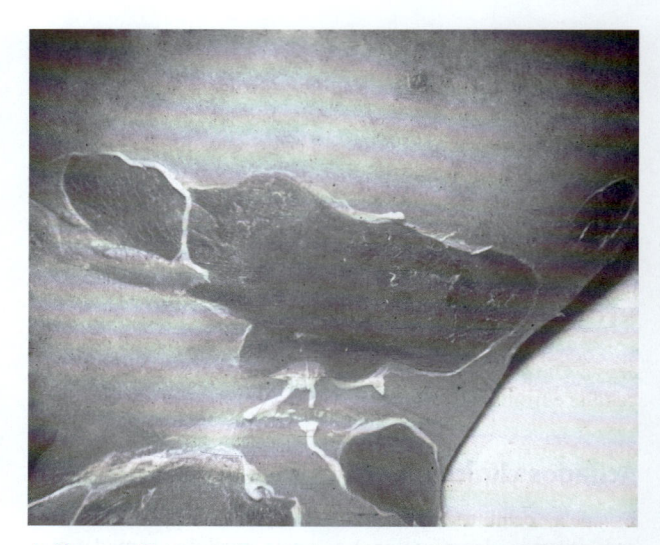

▲ **Figura 47-10** Síndrome da pele escaldada estafilocócica. (Reproduzida com permissão de Shah BR and Laude TL: *Atlas of Pediatric Clinical Diagnosis*. Philadelphia: WB Saunders, 2000. Copyright Elsevier.)

SÍNDROME DA PELE ESCALDADA ESTAFILOCÓCICA E IMPETIGO BOLHOSO

FUNDAMENTOS DO DIAGNÓSTICO

- ▶ A pele é escaldada, vermelho-vivo, com aspecto de bolhas.
- ▶ Aspecto de lixa ao toque.
- ▶ Dor aguda com a pressão da pele.

Considerações gerais

A síndrome da pele escaldada estafilocócica (SPEE) (Figura 47-10) e o impetigo bolhoso (Figura 47-11) representam um espectro do mesmo processo de doença. As lesões do impetigo bolhoso estão localizadas no local da infecção e aquelas da SPEE são distantes e mais disseminadas, afetando com mais frequência as crianças com menos de 5 anos. Ambas resultam de uma exotoxina esfoliativa produzida por determinadas cepas de *S. aureus*. As cepas produtoras da exotoxina esfoliativa são encontradas primariamente na nasofaringe, mas também podem ser encontradas em abscessos e seios da face. A toxina (esfoliatina) circula no sangue e se liga à desmogleína 1 nas camadas granulares da pele, levando à separação das células. As membranas mucosas são poupadas na SPEE, o que a diferencia da síndrome de Stevens-Johnson (SSJ) e da necrólise epidérmica tóxica (NET).

As taxas de mortalidade em crianças são de 11% com envolvimento cutâneo severo. A esfoliação da pele pode cobrir uma grande superfície, levando a perdas significativas de líquidos e a desequilíbrio eletrolítico. Os lactentes com envolvimento de grandes áreas de superfície corporal (ASCs) são suscetíveis à hipotermia. A perda da barreira da pele pode levar a infecções secundárias.

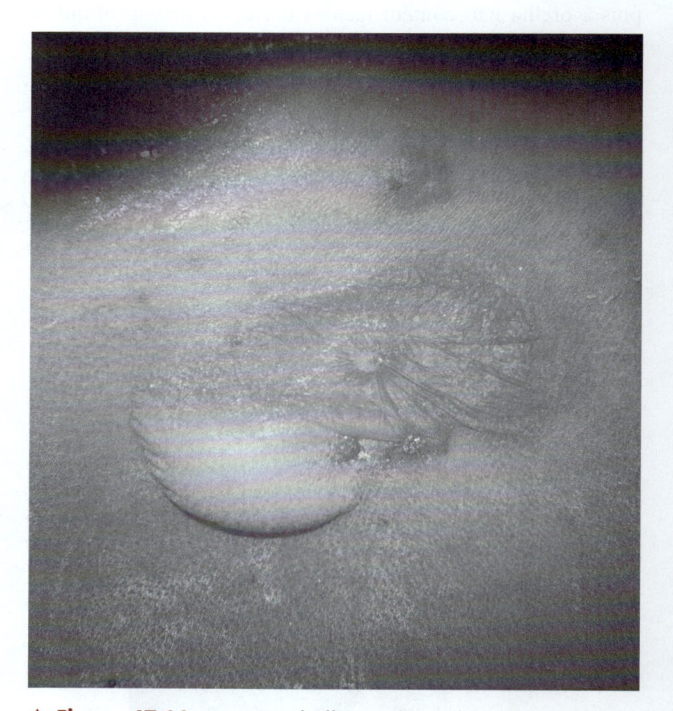

▲ **Figura 47-11** Impetigo bolhoso. (Contribuição da fotografia: Binita R. Shah, MD. Reproduzida com permissão de Shah BR, Lucchesi M, eds: *Atlas of Pediatric Emergency Medicine*, 2nd ed. New York: McGraw-Hill, 2013. Copyright © McGraw-Hill Education LLC.)

Achados clínicos

A apresentação inicial é febre, mal estar, irritabilidade e dificuldade de alimentação. O impetigo bolhoso pode não ter sintomas sistêmicos. O paciente pode passar por uma avaliação após uma infecção da via aérea superior (IVAS) e, incluindo rinorreia, conjuntivite ou faringite. A pele desenvolverá uma erupção eritematosa com possível formação de crostas ao redor dos olhos, boca e pescoço, semelhante a um aspecto de queimadura solar que geralmente começa na face, no pescoço, nas axilas e na virilha. A erupção se tornará dolorosa à palpação e em 2 a 3 dias a pele começará a cair; a pressão sobre as bolhas aumentará a extensão das lesões bolhosas (sinal de Nikolsky). À medida que a SPEE progride, aparecem bolhas flácidas.

Diagnóstico

Para o diagnóstico de SPEE, são coletadas culturas de sangue e de todos os orifícios. Biópsias de pele podem ser obtidas da borda das bolhas e da pele normal, se houver necessidade. O impetigo bolhoso não necessita de exames de cultura; é um diagnóstico clínico.

Tratamento

A terapia é direcionada para tratamento de *S. aureus* e eliminação da produção de toxinas. A nafcilina (25 mg/kg/dose a cada 6 horas) é o medicamento IV de escolha. Outros antibióticos incluem o uso IV de clindamicina, cefalosporina de primeira geração ou penicilinas semissintéticas resistentes à penicilinase (dicloxacilina). Os eletrólitos devem ser cuidadosamente monitorados. Tratar a dor com narcóticos conforme a necessidade. Os corticosteroides estão contraindicados. Os pacientes com envolvimento extenso devem ser tratados em unidade de queimados. O impetigo bolhoso é tratado com antibióticos orais, como cefalexina (25-50 mg/kg/dia divididos em duas doses diárias), dicloxacilina (12,5 mg/kg/dia divididos em 4 x/dia), amoxicilina-clavulanato (40 mg/kg/dia) ou clindamicina (10-25 mg/kg/dia divididos a cada 6-8 horas) em crianças alérgicas à penicilina.

Brown L: Rashes in infants and children. In: Cline DM, Ma OJ, Cydulka RK, Meckler GD, Handel DA, Thomas SH, eds. *Tintinalli's Emergency Medicine Manual*. 7th ed. New York: McGraw-Hill; 2012.

Mittiga MR, Gonzalez del Rey JA, Ruddy RM: Pediatric conditions. In: Knoop KJ, Stack LB, Storrow AB, Thurman RJ, eds. *The Atlas of Emergency Medicine*. 3rd ed. New York: McGraw-Hill; 2010. Available at http://www.accessemergencymedicine.com/content.aspx?aID=6004422. Accessed October 12, 2012.

Morelli JG: Skin. In: Hay WW, Levin MJ, Sondheimer JM, Deterding RR, eds. *Current Diagnosis & Treatment: Pediatrics*. 20th ed. New York: McGraw-Hill; 2011. Available at http://www.accessmedicine.com/content.aspx?aID=6580202. Accessed October 12, 2012.

Shah BR: Infectious diseases. In: Shah BR, Lucchesi M, eds. *Atlas of Pediatric Emergency Medicine*. New York: McGraw-Hill; 2006.

Welsch MJ, Laumann AE: Dermatologic conditions. In: Hall JB, Schmidt GA, Wood LD, eds: *Principles of Critical Care*. 3rd ed. New York: McGraw-Hill; 2005. Available at http://www.accessmedicine.com/content.aspx?aID=2281907. Accessed October 12, 2012.

Wiebe RA, Shah MV: Superficial skin infections. In: Wiebe RA, Ahrens WR, Strange GR, Schafermeyer RW, eds. *Pediatric Emergency Medicine*. 3rd ed. New York: McGraw-Hill; 2009. Available at http://www.accessemergencymedicine.com/content.aspx?aID=5344406. Accessed October 12, 2012.

SÍNDROME DO CHOQUE TÓXICO

FUNDAMENTOS DO DIAGNÓSTICO

- Febre.
- Erupção descamativa em palmas e solas.
- Hipotensão.
- Envolvimento de três ou mais sistemas orgânicos.

Considerações gerais

A síndrome do choque tóxico (SCT) é causada por exotoxinas (A, B, C) que agem como um superantígeno causando ativação maciça de células T com uma taxa de mortalidade de 10 a 15%. Originalmente a SCT estava associada com o uso de absorventes femininos, mas ela pode ser causada por muitos outros tipos de curativos, incluindo ferimentos, lesões nasais e abscessos.

Achados clínicos

A SCT é descrita como hipotensão, cefaleia, confusão, náuseas, vômitos, diarreia aquosa, febre alta, erupção descamativa em palmas e solas (Figura 47-12), com envolvimento de múltiplos órgãos em três ou mais sistemas orgânicos. Há várias definições, mas uma inclui o isolamento do *Streptococcus* do grupo A ou *S. aureus* com hipotensão mais pelo menos dois dos sinais listados: diarreia, vômitos, comprometimento renal, elevação de enzimas hepáticas, síndrome da angústia respiratória aguda (SARA), coagulação intravascular disseminada (CIVD), eritema cutâneo, inflamação de tecidos moles ou necrose. As hemoculturas são negativas em 85% dos pacientes.

Diagnóstico diferencial

Os sintomas da SCT podem sobrepor-se àqueles de pielonefrite aguda, choque séptico, doença inflamatória pélvica (DIP), síndrome hemolítico-urêmica (SHU), síndrome de Reye, NET, escarlatina, SPEE, eritema multiforme, exantema viral, doença por *Rickettsia*, doença de Kawasaki (DK) e leptospirose.

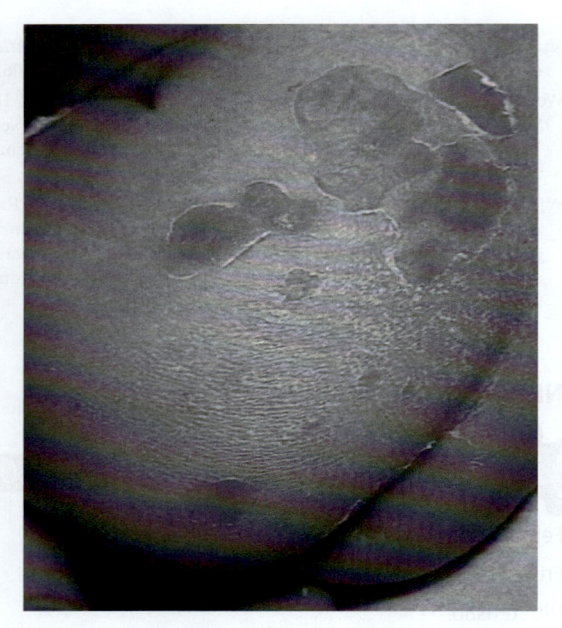

▲ **Figura 47-12** Síndrome do choque tóxico estafilocócico. (Reproduzida com permissão de Tintinalli JE, Stapczynski JS, Ma OJ, Cline DM, Cydulka RK, Meckler GD: *Tintinalli's Emergency Medicine: A Comprehensive Study Guide*, 7th ed. New York, McGraw-Hill, 2011. Copyright © McGraw-Hill Education LLC.)

Diagnóstico

Os exames laboratoriais gerais a serem solicitados são hemocultura e urocultura, gasometria arterial (GA), HGR, eletrólitos com magnésio, cálcio, exames de coagulação, exame qualitativo de urina (EQU), radiografia torácica e eletrocardiografia (ECG). A SCT pode produzir linfocitopenia, leucocitose, trombocitopenia, azotemia, mioglobinúria, anemia, elevação de enzimas hepáticas, acidose metabólica, hipocalcemia, hipofosfatemia, hiponatremia e hipocalemia.

Tratamento

O tratamento envolve a emergencial remoção da fonte de infecção seguida por cuidado de suporte, expansão volumétrica rápida, vasopressores e antibióticos IV. O tratamento antibiótico típico inclui o uso IV de clindamicina e vancomicina.

> Cunningham FG, Leveno KJ, Bloom SL, Hauth JC, Rouse DJ, Spong CY: Puerperal infection. In: Cunningham FG, Leveno KJ, Bloom SL, Hauth JC, Rouse DJ, Spong CY, eds. *Williams Obstetrics.* 23rd ed. New York: McGraw-Hill; 2010.
> Hoffman BL, Schorge JO, Schaffer JI, Halvorson LM, Bradshaw KD, Cunningham FG, Calver LE: Gynecologic infection. In: Hoffman BL, Schorge JO, Schaffer JI, Halvorson LM, Bradshaw KD, Cunningham FG, Calver LE, eds. *Williams Gynecology.* 2nd ed. New York: McGraw-Hill; 2012.
> Laumann AE: Dermatologic conditions. In: Hall JB, Schmidt GA, Wood LD, eds. *Principles of Critical Care*. 3rd ed. New York: McGraw-Hill; 2005.
> Mackay G: Sexually transmitted diseases & pelvic infections. In: DeCherney AH, Nathan L, Laufer N, Roman AS, eds. *Current Diagnosis & Treatment: Obstetrics & Gynecology*. 11th ed. New York: McGraw-Hill; 2013.
> Perry SJ, Reid RD: Toxic shock syndrome and streptococcal toxic shock syndrome. In: Tintinalli JE, Stapczynski JS, Cline DM, Ma OJ, Cydulka RK, Meckler GD, eds. *Tintinalli's Emergency Medicine: A Comprehensive Study Guide*. 7th ed. New York: McGraw-Hill; 2011.
> Schwartz BS: (2013). Chapter 33. Bacterial & chlamydial infections. In Papadakis MA, McPhee SJ, Rabow MW, eds. *Current Medical Diagnosis & Treatment*; 2013.

CELULITE E INFECÇÕES CUTÂNEAS RELACIONADAS AO *S. AUREUS* RESISTENTE À METICILINA

S. AUREUS RESISTENTE À METICILINA

FUNDAMENTOS DO DIAGNÓSTICO

▶ Causa de celulite, furúnculos, carbúnculos, abscessos e outras infecções.
▶ O MRSA adquirido na comunidade (CA-MRSA) é mais agressivo do que o MRSA adquirido em hospital ou cuidados de saúde (HA-MRSA).
▶ Lesões quentes, eritematosas e dolorosas.
▶ Diagnóstico clínico.

Considerações gerais

O CA-MRSA é prevalente em todos os grupos etários e causa a maioria dos abscessos de pele em crianças. O CA-MRSA contém um fator de virulência que o torna mais agressivo do que o HA-MRSA.

CA-MRSA e HA-MRSA podem causar infecções graves e invasivas. O CA-MRSA é mais agressivo, com complicações graves mais frequentes, incluindo sepse, osteomielite, infecções articulares e morte. A maioria das infecções causadas por CA-MRSA é de infecções de pele e tecidos moles, incluindo celulite, abscessos (ver Figura 47-9), furúnculos e carbúnculos.

Diagnóstico

O CA-MRSA deve ser identificado precocemente para o tratamento adequado e, por essa razão, é um diagnóstico clínico. As infecções em que *S. aureus* e espécies de *Streptococcus* poderiam ser as bactérias responsáveis devem ser tratadas como MRSA devido a sua alta prevalência na comunidade.

Tratamento

A escolha dos antibióticos para o tratamento de MRSA é difícil devido à sua resistência à cefalexina, à dicloxacilina e à resistência crescente à clindamicina. Os abscessos causados por MRSA podem ser tratados apenas com incisão e drenagem (I&D). O tratamento com antibióticos é opcional. Os antibióticos são aconselhados para o tratamento de pacientes imunocomprometidos e para aqueles com celulite circundante após a I&D. A celulite leve pode ser tratada com clindamicina ou SMZ-TMP. A celulite moderada deve ser tratada com o uso IV de vancomicina ou linezolida. As infecções ou celulites graves devem ser tratadas com vancomicina em adição a meropeném ou piperacilina.

Deve-se observar que a celulite também pode ser causada por *Streptococcus pyogenes* (estreptococo do grupo A) e, por essa razão, se for prescrito SMZ-TMP, haverá necessidade de adicionar cefalexina ou amoxicilina em crianças.

FOLICULITE, FURÚNCULO E CARBÚNCULO

FUNDAMENTOS DO DIAGNÓSTICO

▶ A foliculite é a inflamação de folículos pilosos relacionada com infecção, irritação química ou lesão física.
▶ A foliculite é uma infecção bacteriana superficial.
▶ Um furúnculo pode ser resultado de uma infecção mais extensa dos folículos pilosos.
▶ Um carbúnculo é uma coleção de furúnculos.

FOLICULITE

Considerações gerais

A foliculite é mais comumente causada por *S. aureus*, mas também pode ser causada por vírus, fungos, *Candida* ou *Pseudomonas*. A "foliculite da banheira" é atribuída a *Pseudomonas* e ocorre em piscinas ou banheiras de água quente que não foram adequadamente tratadas com cloro. A foliculite por *Candida* é mais comum em pacientes que recebem antibióticos de amplo espectro, glicocorticoides ou que são imunocomprometidos.

Achados clínicos

A foliculite mais comumente envolve a parte superior do dorso, tórax, nádegas, quadris e axilas, mas pode ocorrer em qualquer local em que exista um folículo piloso. A foliculite se apresenta como um aglomerado de lesões eritematosas e pruriginosas que acabam desenvolvendo pústula central (Figura 47-13). A "foliculite da banheira" ou foliculite por *Pseudomonas* ocorre nas áreas expostas à água contaminada.

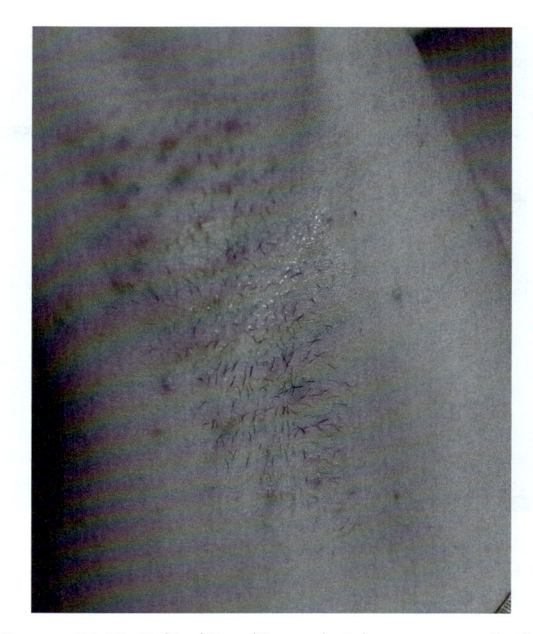

▲ **Figura 47-13** Foliculite. (Reproduzida com permissão de Wolff K, Johnson RA, Suurmond D. In: Wolff K, Johnson RA, Suurmond D, eds: *Fitzpatrick's Color Atlas and Synopsis of Clinical Dermatology*, 6th ed. New York, McGraw-Hill, 2009. Copyright © McGraw-Hill Education LLC.)

Diagnóstico

A foliculite é um diagnóstico clínico.

Tratamento

Os casos simples de foliculite são tratados com a remoção do agente agressor ou predisponente e limpeza duas vezes ao dia com sabonete suave. Compressas mornas podem ser aplicadas para tratamento sintomático e podem ser usadas pomadas tópicas. Antibióticos orais com cobertura para *Streptococcus* e *Staphylococcus*, como cefalexina, dicloxacilina ou azitromicina, podem ser usados na foliculite mais extensa ou dolorosa.

FURÚNCULO E CARBÚNCULO

Considerações gerais

Furúnculos e carbúnculos são infecções que envolvem a epiderme, o que as diferenciam dos abscessos, os quais envolvem tecidos mais profundos. Furúnculos ou carbúnculos podem ocorrer em pacientes sem fatores de risco.

Achados clínicos

Furúnculos ou carbúnculos são causados por diversos micro-organismos, incluindo o *Staphylococcus aureus* sensível à

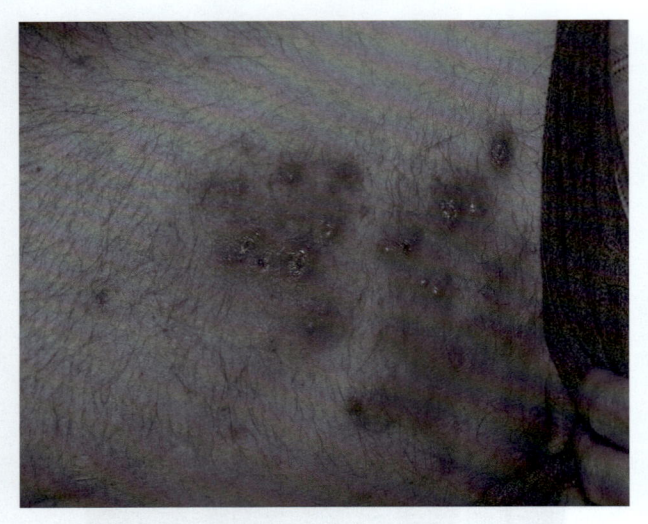

▲ **Figura 47-14** Furúnculo. (Reproduzida com permissão de Wolff K, Johnson RA, Suurmond D. In: Wolff K, Johnson RA, Suurmond D, eds: *Fitzpatrick's Color Atlas and Synopsis of Clinical Dermatology*, 6th ed. New York, McGraw-Hill, 2009. Copyright © McGraw-Hill Education LLC.)

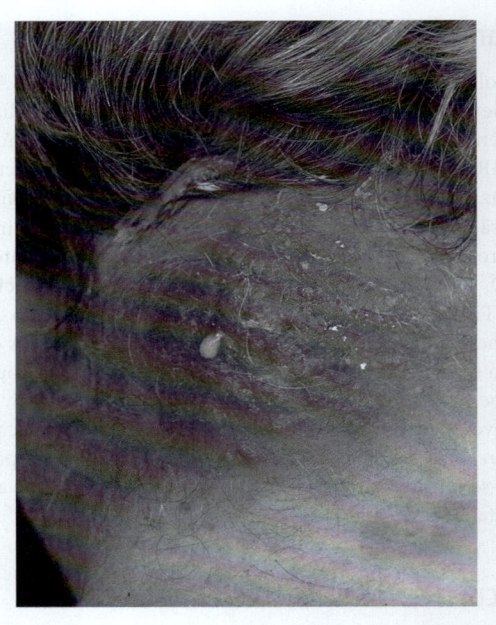

▲ **Figura 47-15** Carbúnculo. (Reproduzida com permissão de Wolff K, Johnson RA, Suurmond D. In: Wolff K, Johnson RA, Suurmond D, eds: *Fitzpatrick's Color Atlas and Synopsis of Clinical Dermatology*, 6th ed. New York, McGraw-Hill, 2009. Copyright © McGraw-Hill Education LLC.)

meticilina (MSSA), o MRSA, o *Pseudomonas*, a *Candida* e outros patógenos. Os furúnculos raramente se apresentam com sintomas sistêmicos. Os carbúnculos podem estar associados com febre e mal estar.

Diagnóstico

O diagnóstico de furúnculos (Figura 47-14) e carbúnculos (Figura 47-15) é clínico e pode ser diferenciado de abscessos por US e aspiração com agulha.

Tratamento

Os furúnculos pequenos podem ser tratados com compressas mornas ou banho em água quente. Apesar de incomuns, furúnculos e carbúnculos grandes se comportam mais como abscessos e necessitam de I&D para sua resolução. Antibióticos não são necessários após a I&D, mas estão indicados em casos de celulite extensa ou sintomas sistêmicos. Antibióticos IV ou orais devem ser usados com cobertura para MRSA.

Encaminhamento

A maioria dos pacientes com furúnculos ou carbúnculos pode ser manejada ambulatorialmente com orientações claras de praticar a lavagem de mãos e boa higiene. Os pacientes com sintomas sistêmicos ou celulite extensa devem ser hospitalizados para antibióticos IV.

Bonfante G, Rosenau AM: Rashes in infants and children. In: Tintinalli JE, Kelen GD, Stapczynski JS, eds. *Tintinalli's Emergency Medicine: A Comprehensive Study Guide*, 7th ed. New York: McGraw-Hill; 2011.

Kelly EW, Magilner D: Soft tissue infections. In: Tintinalli JE, Kelen GD, Stapczynski JS, eds. *Tintinalli's Emergency Medicine: A Comprehensive Study Guide*, 7th ed. New York: McGraw-Hill; 2011.

Tubbs RJ, Savitt DL, Suner S: Extremity conditions. In: Knoop KJ, Stack LB, Storrow AB, Thurman RJ, eds. *The Atlas of Emergency Medicine*, 3rd ed. New York: McGraw-Hill; 2010.

Wolff K, Johnson RA, Suurmond D: Bacterial infections involving the skin. In: Wolff K, Johnson RA, Suurmond D, eds. *Fitzpatrick's Color Atlas and Synopsis of Clinical Dermatology*, 6th ed. New York: McGraw-Hill; 2009.

Wolff K, Johnson RA, Suurmond D: Disorders of hair follicles and related disorders. In: Wolff K, Johnson RA, Suurmond D, eds. *Fitzpatrick's Color Atlas and Synopsis of Clinical Dermatology*, 6th ed. New York: McGraw-Hill; 2009.

IMPETIGO

FUNDAMENTOS DO DIAGNÓSTICO

▶ Lesão eritematosa superficial com vesículas crostosas.
▶ Crostas de cor amarela tipo mel.

EMERGÊNCIAS DERMATOLÓGICAS CAPÍTULO 47

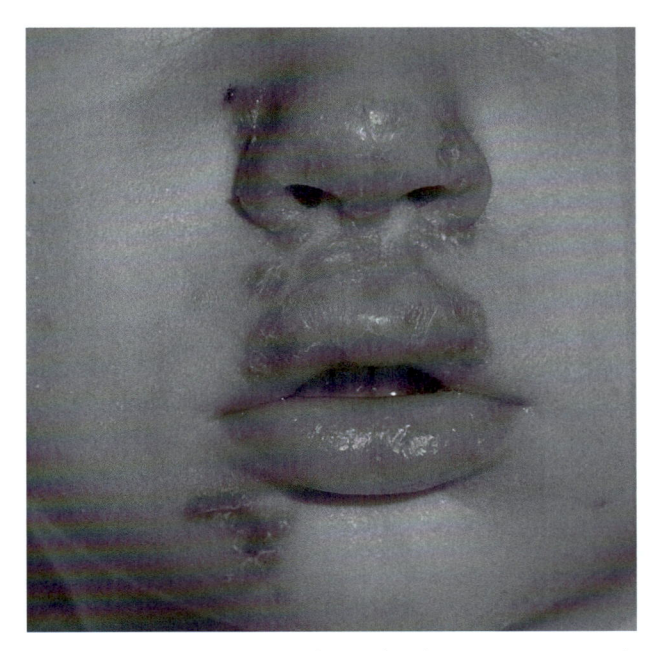

▲ **Figura 47-16** Impetigo. (Reproduzida com permissão de Wolff K, Johnson RA, Suurmond D. In: Wolff K, Johnson RA, Suurmond D, eds: *Fitzpatrick's Color Atlas and Synopsis of Clinical Dermatology*, 6th ed. New York, McGraw-Hill, 2009. Copyright © McGraw-Hill Education LLC.)

Bonfante G, Rosenau AM: Rashes in infants and children. In: Tintinalli JE, Kelen GD, Stapczynski JS, eds. *Tintinalli's Emergency Medicine: A Comprehensive Study Guide*, 7th ed. New York: McGraw-Hill; 2011.

Mittiga MR, Gonzalez del Rey JA, Ruddy RM: Pediatric conditions. In: Knoop KJ, Stack LB, Storrow AB, Thurman RJ, eds. *The Atlas of Emergency Medicine*, 3rd ed. New York: McGraw-Hill; 2010.

Shah BR: Infectious diseases. In: Shah BR, Lucchesi M, eds. *Atlas of Pediatric Emergency Medicine*. New York: McGraw-Hill; 2006.

Wiebe RA, Shah MV: Superficial skin infections. In: Wiebe RA, Ahrens WR, Strange GR, Schafermeyer RW, eds. *Pediatric Emergency Medicine*, 3rd ed. New York: McGraw-Hill; 2009.

MENINGOCOCCEMIA

Ver Capítulo 41.

FUNDAMENTOS DO DIAGNÓSTICO

▶ Febre e erupção de petéquias em 70% dos pacientes com meningococcemia.
▶ Doença febril aguda com início rápido e muita toxicidade.
▶ Progressão rápida para hipotensão, CIVD e falência de múltiplos órgãos (FMO).

Considerações gerais

A meningococcemia é uma doença bacteriana sistêmica rapidamente progressiva causada pelo diplococo gram-negativo *Neisseria meningitidis*. A meningococcemia aguda pode se apresentar como faringite, bacteremia ou meningite. A meningococcemia é mais comum em pacientes com menos de 20 anos, com a maioria dos pacientes tendo menos de 5 anos de idade. A *N. meningitidis* é transmitida por gotículas aerossolizadas. Uma baixa contagem de leucócitos com menos de 10.000 células/mm³ ou uma coagulopatia podem indicar prognóstico ruim.

▶ *S. aureus* ou *S. pyogenes*.
▶ Grandes bolhas flácidas no impetigo bolhoso.

Achados clínicos

O impetigo é uma infecção bacteriana superficial que é causada por *S. aureus* ou *S. pyogenes*. Em algumas regiões geográficas, o MRSA é a causa da maioria dos casos de impetigo. O impetigo pode ser bolhoso ou não bolhoso (Figura 47-16) com o impetigo bolhoso sendo sempre causado pelo *S. aureus* (fago II tipo 71) que tem como alvo a desmogleína 1 na camada granular. O diagnóstico é clínico. O impetigo bolhoso costuma ter sintomas sistêmicos; porém, eles não costumam ocorrer no impetigo não bolhoso.

Tratamento

A mupirocina tópica é um tratamento efetivo para a maioria dos casos de impetigo. A pomada de mupirocina deve ser aplicada 2 a 3 vezes ao dia até a resolução das lesões. As infecções que envolvem áreas maiores podem ser tratadas com antibióticos orais. Para o tratamento sistêmico, os padrões de resistência locais devem ser observados; porém, um curso de 10 dias de cefalexina costuma ser suficiente. A clindamicina pode ser usada em regiões com taxas elevadas de MRSA. Os pacientes devem ser estimulados a realizar boa higiene das mãos para limitar a disseminação da doença.

Achados clínicos

A infecção clínica se desenvolve 3 a 4 dias após a exposição com início rápido de doença grave. Os sintomas da apresentação inicial são cefaleia, febre, náuseas, vômitos, mialgias, alteração do sensório, dor articular, rigidez de nuca e erupção cutânea. A erupção cutânea da meningococcemia classicamente inclui petéquias (Figura 47-17), urticária ou púrpura palpável. A púrpura pode progredir rapidamente e evoluir para centros necróticos acinzentados que são patognomônicos de infecção meningocócica. A erupção está presente em 70% dos pacientes.

Manejo

A doença meningocócica pode progredir rapidamente para púrpura fulminante (Figura 47-18) de maneira que, quando o

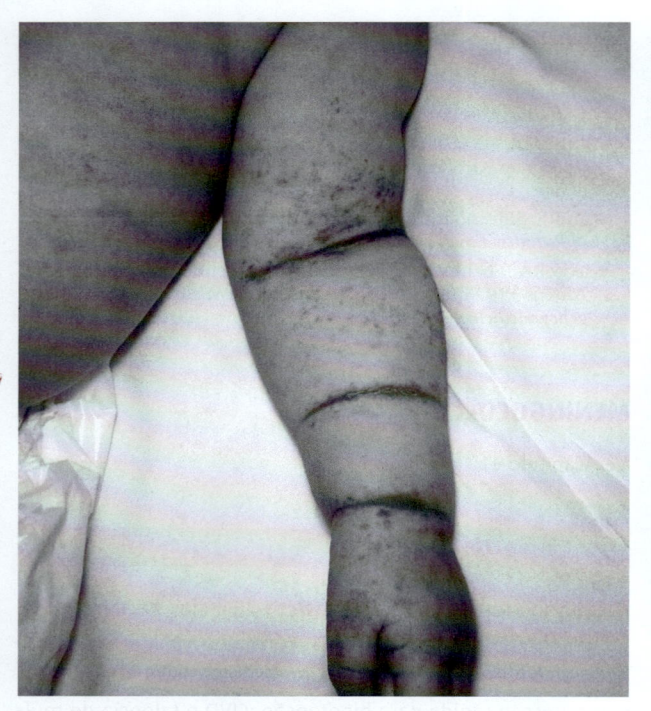

▲ Figura 47-17 Lactente com petéquias, choque séptico e coagulação intravascular disseminada por meningococcemia. (Contribuição da fotografia: Binita R. Shah, MD. Reproduzida com permissão de Shah BR, Lucchesi M, eds: *Atlas of Pediatric Emergency Medicine*, 2nd ed. New York: McGraw-Hill, 2013. Copyright © McGraw-Hill Education LLC.)

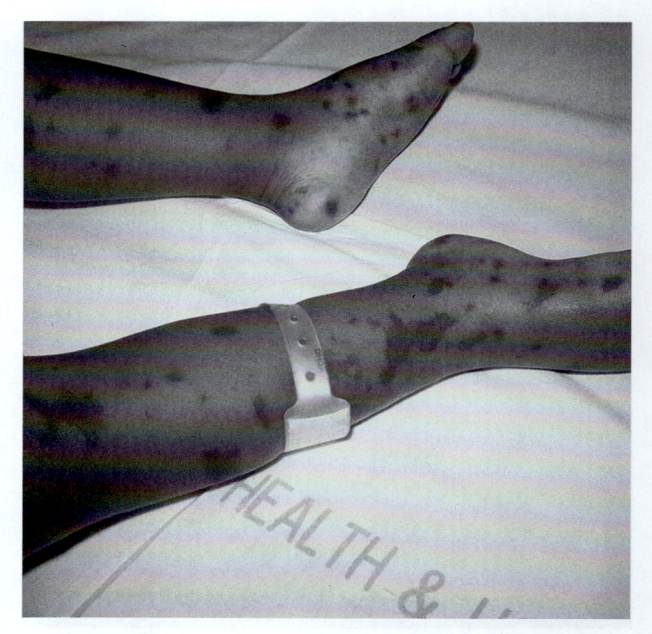

▲ Figura 47-18 Meningococcemia. (Contribuição da fotografia: Binita R. Shah, MD. Reproduzida com permissão de Shah BR, Lucchesi M, eds: *Atlas of Pediatric Emergency Medicine*, 2nd ed. New York: McGraw-Hill, 2013. Copyright © McGraw-Hill Education LLC.)

diagnóstico é considerado, devem ser feitas rapidamente as intervenções de emergência. O ABC da ressuscitação deve ser realizado com administração IV de líquidos para sinais de choque. Antibióticos parenterais devem ser administrados assim que houver suspeita de meningococcemia. As culturas de sangue, lesões cutâneas (se indicado) e de líquido cerebrospinal (LCS) devem ser obtidas em pacientes com suspeita de meningococcemia. O tratamento de escolha inclui cefotaxima (200 mg/kg/dia) ou ceftriaxona (100 mg/kg/dia). A penicilina G (300.000 unidades/kg/dia) é um medicamento de escolha após a realização de testes de suscetibilidade.

> Mittiga MR, Gonzalez del Rey JA, Ruddy RM: Pediatric conditions. In: Knoop KJ, Stack LB, Storrow AB, Thurman RJ, eds. *The Atlas of Emergency Medicine*. 3rd ed. New York: McGraw-Hill; 2010.
>
> Shah BR: Infectious diseases. In: Shah BR, Lucchesi M, eds. *Atlas of Pediatric Emergency Medicine*. New York: McGraw-Hill; 2006.
>
> Thomas JJ, Perron AD, Brady WJ: Serious generalized skin disorders. In: Tintinalli JE, Kelen GD, Stapczynski JS, eds. *Tintinalli's Emergency Medicine: A Comprehensive Study Guide*, 7th ed. New York: McGraw-Hill; 2011.

SÍFILIS

FUNDAMENTOS DO DIAGNÓSTICO

- Infecção por espiroquetas (*Treponema pallidum*).
- Úlcera indolor (cancro).
- Episódios de doença ativa com episódios de latência intermitentes.

Considerações gerais

Foi observada uma incidência aumentada de sífilis na população adolescente. A sífilis tem um período de incubação de 2 a 6 semanas antes do aparecimento das lesões primárias. Ocorre um período de latência (o prazo pode variar) que é seguido por um segundo estágio da infecção. Um terço dos pacientes não tratados no segundo estágio pode progredir para um estágio terciário. Há elevadas taxas de infecção em homens que fazem sexo com homens, bem como outros fatores de risco, como abuso de substâncias e redução no uso de preservativo. A transmissão ocorre em 30 a 50% das situações de sexo desprotegido com uma pessoa infectada.

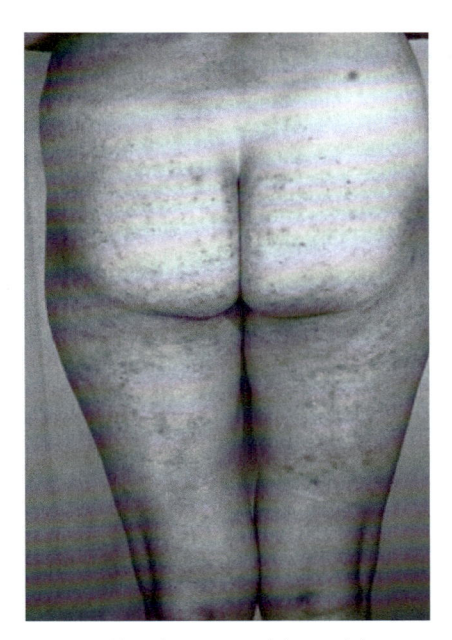

Figura 47-19 Sífilis. (De CDC, Public Health Image Library.)

Achados clínicos

A sífilis é dividida em três estágios: primária, secundária e terciária. O estágio primário é caracterizado por linfadenopatia não dolorosa ou úlceras indolores localizadas na genitália, na língua, nos lábios, na faringe e no reto. O segundo estágio pode apresentar-se com febre, linfadenopatia e erupção generalizada (Figura 47-19), incluindo palmas e solas, condiloma *lata* e lesões envolvendo membranas mucosas. Sinais menos comuns durante o segundo estágio são meningite, artrite, hepatite e irite. O estágio terciário pode se apresentar com diversos sinais, mas a formação de gomas é mais característico desse estágio. Este estágio também envolve alterações cardiovasculares e do sistema nervoso central (SNC). Os sinais vasculares incluem aortite, aneurismas e regurgitação aórtica. Os achados no SNC incluem demência, psicose, parestesias, crises agudas de dor e reflexos anormais.

Diagnóstico diferencial

Cancroide, herpes genital, câncer, linfogranuloma venéreo, trauma, síndrome de Reiter, eritema multiforme e pitiríase rósea.

Diagnóstico

O diagnóstico pode ser realizado com avaliação laboratorial e inclui VDRL (*venereal disease research laboratory*), RPR (*rapid plasma reagin*), teste de anticorpos treponêmicos e microscopia em campo escuro.

Tratamento

A sífilis primária, secundária e terciária é tratada com penicilina G benzatina 2,4 milhões de unidades IM. Uma resposta inflamatória que lembra uma sepse bacteriana, conhecida como reação de Jarisch-Herxheimer, é um efeito colateral comum do tratamento e pode ser manejada com antipiréticos.

> Katz KA: Syphilis. In: Goldsmith LA, Katz SI, Gilchrest BA, Paller AS, Leffell DJ, Dallas GJ, eds. *Fitzpatrick's Dermatology in General Medicine*. 8th ed. New York: McGraw-Hill; 2012. Available at http://www.accessmedicine.com/content.aspx?aID=56090705. Accessed April 2, 2013.
>
> Lukehart SA: Syphilis. In: Longo DL, Fauci AS, Kasper DL, Hauser SL, Jameson JL, Loscalzo J, eds. *Harrison's Principles of Internal Medicine*. 18th ed. New York: McGraw-Hill; 2012. Available at http://www.accessmedicine.com/content.aspx?aID=9102029. Accessed April 2, 2013.
>
> Nobay F, Promes SB: Sexually transmitted diseases. In: Tintinalli JE, Kelen GD, Stapczynski JS, eds. *Tintinalli's Emergency Medicine Manual*. 7th ed. New York: McGraw-Hill; 2011. Available at http://www.accessemergencymedicine.com/content.aspx?aID=6364645. Accessed April 2, 2013.
>
> Papadakis MA, McPhee SJ: Syphilis. *Quick Medical Diagnosis & Treatment*. Available at http://www.accessmedicine.com/quickam.aspx.
>
> Shah BR, Rawstron S, Suss A: Sexual abuse, gynecology, and sexually transmitted diseases. In: Shah BR, Lucchesi M, eds. *Atlas of Pediatric Emergency Medicine*. New York: McGraw-Hill; 2006. Available at http://www.accessemergencymedicine.com/content.aspx?aID=78599. Accessed April 2, 2013.

ERUPÇÕES VIRAIS COMUNS

ENTEROVÍRUS: INFECÇÕES POR COXSACKIEVÍRUS

O vírus Coxsackie é um grande subgrupo de enterovírus dividido em grupos A e B com mais de 50 sorotipos. Eles causam várias síndromes clínicas que ocorrem principalmente durante o verão e são transmitidas primariamente pela rota fecal-oral, bem como por aerossóis respiratórios.

Achados clínicos

As síndromes associadas com infecções por Coxsackievírus são doença febril inespecífica, herpangina, pleurodinia epidêmica, meningite asséptica, pericardite aguda inespecífica, miocardite, doença mão-pé-boca e conjuntivite epidêmica.

▶ Herpangina (A2-6, 10:B3)

A herpangina apresenta-se com início súbito de febre alta (40,6 °C) com dor de garganta, cefaleia e mal-estar. Vesículas orais aparecerão no palato mole, úvula e pilares tonsilares, as quais romperão para formar úlceras rasas e dolorosas. Mucosa bucal, língua, gengiva e geralmente os lábios são poupados, o que faz

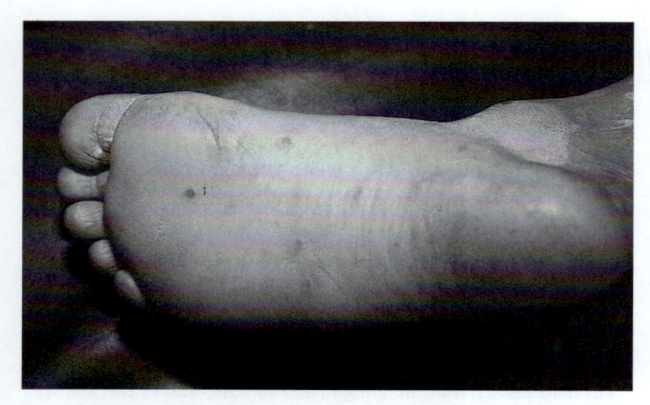

▲ **Figura 47-20** Coxsackie: doença mão-pé-boca. (Contribuição da fotografia: Raymond C. Baker, MD. Reproduzida com permissão de Knoop K, Stack L, Storrow A, Thurmond RJ: *Atlas of Emergency Medicine*, 3rd ed. New York: McGraw-Hill, 2010. Copyright © McGraw-Hill Education LLC.)

a diferença em relação à infecção herpética. A infecção viral é autolimitada, e o tratamento é sintomático.

▶ Doença mão-pé-boca (A5, 10, 16)

A doença mão-pé-boca é uma infecção viral com ulcerações orais e faríngeas que se apresenta com erupção vesicular em palmas e solas e que se espalha para os membros adjacentes (Figura 47-20). As vesículas cicatrizam sem formar crostas, o que faz a diferença em relação a infecções por herpesvírus ou poxvírus. A doença mão-pé-boca comumente afeta crianças de 1 a 3 anos e na idade escolar. As crianças infectadas devem permanecer em casa até o desaparecimento das lesões. É sugerido o tratamento de suporte. As complicações incluem miocardite, pneumonia e meningoencefalite. Vários sorotipos apresentam-se com lesões nas nádegas, além de palmas, solas e boca.

Achados laboratoriais

Nenhum, pois é um diagnóstico clínico.

Tratamento e Prognóstico

O tratamento é basicamente sintomático. As crianças costumam apresentar dificuldade na alimentação ou sinais de desidratação, podendo necessitar de líquidos IV.

Brooks GF, Carroll KC, Butel JS, Morse SA, Mietzneron TA: Picornaviruses (enterovirus & rhinovirus groups). In: Brooks GF, Carroll KC, Butel JS, Morse SA, Mietzneron TA, eds. *Jawetz, Melnick, & Adelberg's Medical Microbiology*. 25th ed. New York: McGraw-Hill; 2010. Available at http://www.accessmedicine.com/content.aspx?aID=6431439. Accessed February 18, 2013.

Go S: Oral and dental emergencies. In: Cline DM, Ma, OJ, Cydulka RK, Meckler GD, Handel DA, Thomas SH, eds. *Tintinalli's Emergency Medicine Manual*. 7th ed. New York: McGraw-Hill; 2011. Available at http://www.accessemergencymedicine.com/content.aspx?aID=56279753. Accessed February 18, 2013.

Levinson W: RNA Nonenveloped viruses. In: Levinson W, ed. *Review of Medical Microbiology & Immunology*. 12th ed. New York: McGraw-Hill; 2010. Available at http://www.accessmedicine.com/content.aspx?aID=56759812. Accessed February 18, 2013.

Mittiga MR, Gonzalez del Rey JA, Ruddy RM: Pediatric conditions. In: Knoop KJ, Stack LB, Storrow AB, Thurman RJ, eds. *The Atlas of Emergency Medicine*. 3rd ed. York: McGraw-Hill; 2010. Available at http://www.accessemergencymedicine.com/content.aspx?aID=6004422. Accessed February 18, 2013.

HERPES SIMPLES

FUNDAMENTOS DO DIAGNÓSTICO

▶ Base eritematosa com vesículas.

▶ Vírus herpes simples tipo 1 (HSV-1), principalmente cavidade oral; vírus herpes simples tipo 2 (HSV-2), geralmente genital.

▶ Contagioso, com disseminação por contato direto.

Considerações gerais

O vírus herpes simples (HSV) é um vírus DNA de fita dupla que é disseminado por contato direto e é uma das principais causas de lesões recorrentes orais, faciais e genitais. O HSV também pode causar ceratite e encefalite. A infecção primária costuma ser a pior infecção em termos de sintomas. Após uma infecção primária, o vírus pode permanecer indefinidamente em neurônios sensoriais onde pode ser reativado. O HSV está associado a dois tipos: HSV-1 e HSV-2. O HSV-1 ocorre comumente com mais lesões orais e se dissemina por contato com a saliva. O HSV-2 comumente causa lesões genitais e se dissemina por contato sexual; porém, HSV-1 e HSV-2 podem, ambos, causar infecções orais ou genitais.

O herpes em neonatos ocorre em 1:3.000-1:20.000 nascimentos. As infecções congênitas pelo HSV são raras e geralmente resultam em nascimento prematuro com microcefalia, erupção vesicular e retinite. O panarício herpético também é comumente visto em crianças, sendo causado por uma infecção secundária da boca para os dedos (crianças que chupam dedos ou polegar).

Achados clínicos

▶ Infecção primária por herpes simples

Uma infecção primária pelo HSV é mais severa e costuma durar 2 a 3 semanas, com algumas durando até 6 semanas. Uma criança apresenta-se com irritabilidade, artralgias, mal-estar, febre, perda de apetite e linfadenopatia. As lesões apresentam-se

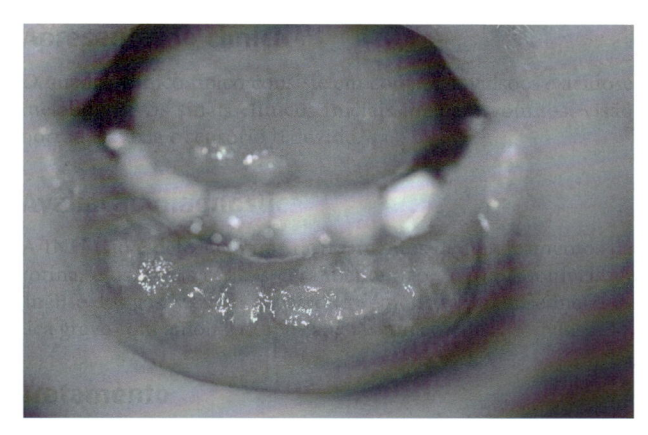

▲ **Figura 47-21** Vírus herpes simples. (Contribuição da fotografia: Lawrence B. Stack, MD. Reproduzida com permissão de Knoop KJ, Stack LB, Storrow AB, Thurman R: *Atlas of Emergency Medicine*, 3rd ed. New York: McGraw-Hill, 2010. Copyright © McGraw-Hill Education LLC.)

Tabela 47-3 Tratamento da infecção primária por vírus herpes simples em adolescentes de 13 anos ou mais

Antiviral	Dose	Quantidade	Quanto tempo
Aciclovir	400 mg VO	3 ×/dia	10 d
Fanciclovir	250 mg	3 ×/dia	7-10 d
Valaciclovir	1 g	2 ×/dia	7-10 d

como um grupo de vesículas que evoluirão com erosão, pontos ou desnudamento sobre base eritematosa edemaciada e dolorosa. As vesículas romperão e formarão úlceras e a dor se relaciona a adenopatias. O HSV-1 se manifesta mais comumente como gengivoestomatite (Figura 47-21), e o HSV-2 se manifesta com lesões genitais (em pênis, vulva, vagina, ânus e períneo). Deve ser realizada uma avaliação para abuso em crianças com lesões vesiculares na região genital.

Infecção recorrente por vírus herpes simples

As infecções que ficam latentes podem ser reativadas por desencadeantes. Estudos sugerem que febre, estresse, fadiga, trauma por relação sexual, menstruação e luz ultravioleta (UV) são causas potenciais de reativação. Os pacientes podem apresentar-se com dor focal, prurido e hipersensibilidade que ocorrerão antes do aparecimento das vesículas. As vesículas romperão e cicatrizarão dentro de uma semana. Os pacientes devem evitar o contato com a pele enquanto as lesões estiverem úmidas ou até que as lesões estejam completamente secas e cicatrizadas. A incidência de reativação diminui com a idade.

Diagnóstico

O diagnóstico pode ser feito clinicamente, mas um diagnóstico mais definitivo pode ser feito nas infecções primárias e recorrentes por herpes com cultura ou detecção de antígenos. Em casos de encefalite herpética, a reação em cadeia da polimerase (PCR) para HSV ou a cultura viral do líquido cerebrospinal (LCS) determinarão o diagnóstico. O HSV pode ser diferenciado dos enantemas pelo Coxsackievírus pela presença de gengivite intensa ou pela localização. A estomatite herpética se apresenta na parte anterior de lábios em contraste com a herpangina, que costuma ser vista na faringe posterior e pilares das tonsilas.

Tratamento

Infecção primária

O alívio sintomático é obtido com antipiréticos ou analgésicos. Aciclovir, valaciclovir e fanciclovir podem ser administrados por 7 a 10 dias. Os pacientes com doença grave e encefalite por HSV ou doença neonatal devem receber aciclovir IV 10 mg/kg a cada 8 horas. O tratamento ambulatorial de infecções primárias ou recorrentes para adolescentes é descrito nas Tabelas 47-3 e 47-4. Para crianças com idade de 1 a 12 anos e sintomas severos que são capazes de receber tratamento ambulatorial, usar aciclovir 40-80 mg/kg/dia VO em 3 doses divididas (dose máxima 1 g) por 5-10 dias ou valaciclovir 20 mg/kg/dose VO 3 ×/dia por 5 a 10 dias.

Não há necessidade de antibióticos, a menos que haja suspeita de infecção bacteriana. As meninas adolescentes com herpes genital primário também podem apresentar vaginite por *Candida*.

Aciclovir, valaciclovir e fanciclovir reduzirão o tempo e a duração da disseminação viral quando administrados no início da doença. Os pacientes devem evitar o contato de pele nas lesões ativas.

Encaminhamento

Em pacientes com doença grave, as hospitalizações podem ser necessárias, principalmente no caso de herpes genital primário com sintomas sistêmicos ou outras complicações (meningite asséptica, bexiga neuropática). Pacientes gestantes com herpes genital recém-diagnosticado devem consultar um obstetra.

Complicações

A desidratação é a complicação mais comumente vista em crianças com estomatite herpética. Os pacientes, principalmente as mulheres com herpes genital, podem desenvolver meningite

Tabela 47-4 Tratamento de infecção recorrente pelo vírus herpes simples em adolescentes com 13 anos ou mais

Antiviral	Dose	Quantidade	Quanto tempo
Aciclovir	400 mg VO	3 ×/dia	5 d
Fanciclovir	125 mg	2 ×/dia	5 d
Valaciclovir	500 mg	2 ×/dia	3 d

asséptica. As complicações mais graves do HSV ocorrem em pacientes imunocomprometidos e neonatos.

Beaudreau RW: Oral and dental emergencies. In: Tintinalli JE, Kelen GD, Stapczynski JS, eds, *Tintinalli's Emergency Medicine: A Comprehensive Study Guide*. 7th ed. New York: McGraw-Hill; 2011. Available at http://www.accessemergencymedicine.com/content.aspx?aID=6388278. Accessed December 2, 2012.

Drugge JM, Allen PJ. A nurse practitioner's guide to the management of herpes simplex virus-1 in children. Pediatr Nurs. 2008;34:310-18 [PMID: 18814565].

Ray CG, Ryan KJ: Herpesviruses. In: Ray CG, Ryan KJ, eds. *Sherris Medical Microbiology*. 5th ed. New York: McGraw-Hill; 2010. Available at http://www.accessmedicine.com/content.aspx?aID=6939841. Accessed December 2, 2012.

Rothman RE, Marco CA, Yang S: Human immunodeficiency virus infection and acquired immunodeficiency syndrome. In: Cline DM, Ma, OJ, Cydulka RK, Meckler GD, Handel DA, Thomas SH, eds. *Tintinalli's Emergency Medicine Manual*. 7th ed. New York: McGraw-Hill; 2011. Available at http://www.accessemergencymedicine.com/content.aspx?aID=6365597. Accessed December 2, 2012.

Wiebe RA, Shah MV: Exanthems. In: Wiebe RA, Ahrens WR, Strange GR, Schafermeyer RW, eds. *Pediatric Emergency Medicine*. 3rd ed. New York: McGraw-Hill; 2009. Available at http://www.accessemergencymedicine.com/content.aspx?aID=5344456. Accessed December 2, 2012.

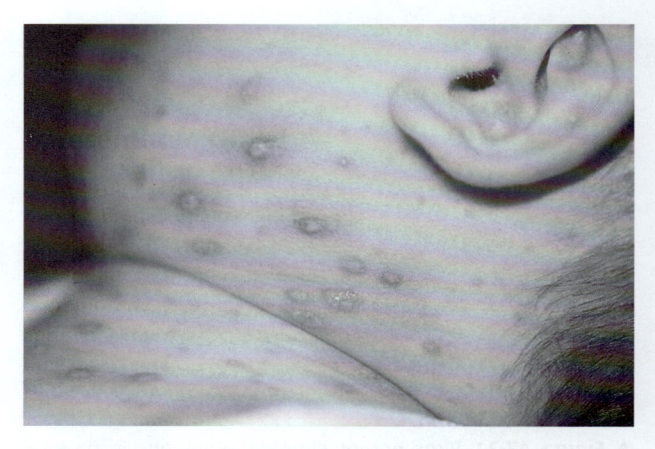

▲ **Figura 47-22** Varicela. (Contribuição da fotografia: Lawrence B. Stack, MD. Reproduzida com permissão de Knoop KJ, Stack LB, Storrow AB, Thurman R: *Atlas of Emergency Medicine*, 3rd ed. New York: McGraw-Hill, 2010. Copyright © McGraw-Hill Education LLC.)

INFECÇÃO PRIMÁRIA POR VARICELA

FUNDAMENTOS DO DIAGNÓSTICO

▶ A maioria dos pacientes é de crianças com menos de 10 anos de idade.

▶ Muito menos comum agora devido à vacinação contra varicela.

▶ A erupção aparece como vesículas pruriginosas em forma de "lágrima" sobre base eritematosa que se espalham por todo o corpo; descritas como "gota de orvalho sobre pétala de rosa".

▶ Extremamente contagiosa, com disseminação por ar ou contato dias antes do desenvolvimento da erupção.

Considerações gerais

O vírus varicela-zóster (VVZ) é um vírus DNA de fita dupla altamente contagioso. A transmissão inicial do VVZ ocorre pelo ar ou por contato direto pessoal com secreções respiratórias e, algumas vezes, pelo líquido das vesículas de pacientes com herpes-zóster.

Achados clínicos

Os pacientes costumam apresentar uma constelação de sintomas inespecíficos, incluindo febre, mal-estar, tosse, coriza e dor de garganta, que precedem o desenvolvimento da erupção característica em 1 a 2 dias.

Diagnóstico

O diagnóstico costuma ser clínico. A erupção pruriginosa é vesicular sobre base eritematosa e costuma iniciar no tronco, na face e no couro cabeludo antes de se espalhar; porém, as extremidades distais raramente são envolvidas (Figura 47-22). As membranas mucosas costumam estar envolvidas. As vesículas rompem facilmente e formam crostas. Costumam ser vistos três estágios de lesões, mácula eritematosa, mácula com vesícula central e lesões crostosas, ao mesmo tempo durante a evolução da erupção. Pode ser preparada uma lâmina de Tzanck para a pesquisa de células gigantes multinucleadas, mas isso não costuma ser necessário. PCR ou cultura viral podem ser feitos para um diagnóstico definitivo. Os pacientes também podem desenvolver varicela após a imunização, mas isso não é comum, e a erupção costuma ser leve com muito menos lesões do que seria esperado após uma infecção primária por varicela (Figura 47-23). O herpes-zóster é a reativação do vírus latente da varicela, o qual pode estar latente em nervos cutâneos. A erupção vesicular é dolorosa e localizada em um dermátomo específico (Figura 47-24).

Tratamento

O tratamento costuma ser sintomático com anti-histamínicos para prurido que não melhora com banhos de leite de aveia e antipiréticos (exceto ácido acetilsalicílico) para controle da febre. Em pacientes imunocomprometidos, está indicado aciclovir (< 12 anos: 20 mg/kg/dose IV a cada 8 horas por 7 dias; > 12 anos: 10 mg/kg/dose IV a cada 8 horas por 7 dias). Os pais devem ser orientados a manter as crianças (aquelas que ainda desenvolvem novas lesões) longe de pacientes imunocomprometidos ou de mulheres gestantes sem imunidade primária para varicela.

EMERGÊNCIAS DERMATOLÓGICAS   CAPÍTULO 47   685

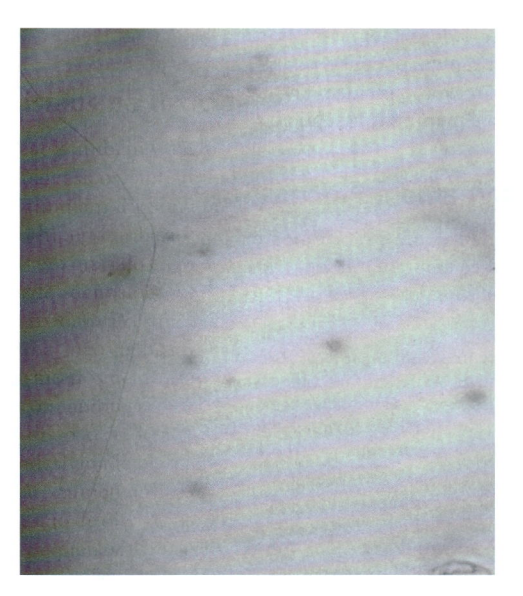

▲ **Figura 47-23** Imunização contra varicela 10 dias antes em menino de 1 ano. (Reproduzida com permissão de Wolff KL, Johnson R, Suurmond R: *Fitzpatrick's Color Atlas & Synopsis of Clinical Dermatology*, 6th ed. New York: McGraw-Hill, Inc., 2009. Copyright © McGraw-Hill Education LLC.)

Cline DM: Occupational exposures, infection control, and standard precautions. In: Tintinalli JE, Kelen GD, Stapczynski JS, eds. *Tintinalli's Emergency Medicine: A Comprehensive Study Guide*. 7th ed. New York: McGraw-Hill; 2011. Available at http://www.accessemergencymedicine.com/content.aspx?aID=6375423. Accessed December 2, 2012.

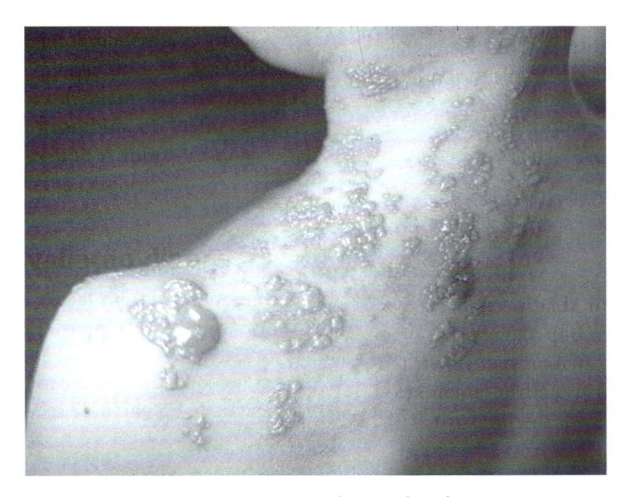

▲ **Figura 47-24** Herpes-zóster. (Reproduzida com permissão de Weinberg S, Prose NS, Kristal L, eds: *Color Atlas of Pediatric Dermatology*, 4th ed. New York: McGraw-Hill, 2008. Copyright © McGraw-Hill Education LLC.)

Hardin J. Cutaneous conditions. In: Knoop KJ, Stack LB, Storrow AB, Thurman RJ, eds. *The Atlas of Emergency Medicine*. 3rd ed. New York: McGraw-Hill; 2010. Available at http://www.accessemergencymedicine.com/content.aspx?aID=6003676. Accessed December 2, 2012.

Hess MR, Hess SP: Skin disorders common on the trunk. In: Tintinalli JE, Kelen GD, Stapczynski JS, eds. *Tintinalli's Emergency Medicine: A Comprehensive Study Guide*. 7th ed. New York: McGraw-Hill; 2011. Available at http://www.accessemergencymedicine.com/content.aspx?aID=6367974. Accessed December 2, 2012

Humphries RL, Stone C: Dermatologic emergencies. In: Humphries RL, Stone C, eds. *Current Diagnosis & Treatment Emergency Medicine*. 7th ed. New York: McGraw-Hill; 2011. Available at http://www.accessemergencymedicine.com/content.aspx?aID=55759117. Accessed December 2, 2012.

Varicella vaccine information sheet. Available at www.cdc.gov/vaccines/pubs/vis/downloads/vis-varicella.pdf. Accessed March 13, 2008.

Wiebe RA, Shah MV: Exanthems. In: Wiebe RA, Ahrens WR, Strange GR, Schafermeyer RW, eds. *Pediatric Emergency Medicine*. 3rd ed. New York: McGraw-Hill; 2009. Available at http://www.accessemergencymedicine.com/content.aspx?aID=5344456. Accessed December 2, 2012.

ERITEMA INFECCIOSO (QUINTA DOENÇA)

FUNDAMENTOS DO DIAGNÓSTICO

- Pródromos com sintomas leves em via aérea superior.
- A erupção começa como eritema de bochechas, primeiro macular e, depois, reticular.
- A erupção dura 1 a 3 semanas.

Considerações gerais

O eritema infeccioso, quinta doença, é uma infecção aguda comum na infância e que raramente causa doença significativa.

▶ Patogênese

A quinta doença é causada por um vírus DNA de fita simples, o parvovírus B19, transmitido principalmente pelo contato com secreções respiratórias. O vírus pode atacar precursores de hemácias e causar redução na formação destas células. A quinta doença ocorre de forma esporádica principalmente na primavera, sendo vista com mais frequência nas crianças com 5 a 15 anos de idade. As crianças são contagiosas durante a fase de pródromos. A erupção não é contagiosa, sendo um fenômeno imunomediado que ocorre após a infecção.

Achados clínicos

A quinta doença começa com um estágio de pródromos e sintomas de IVAS, cefaleia e febre baixa. A erupção começa com

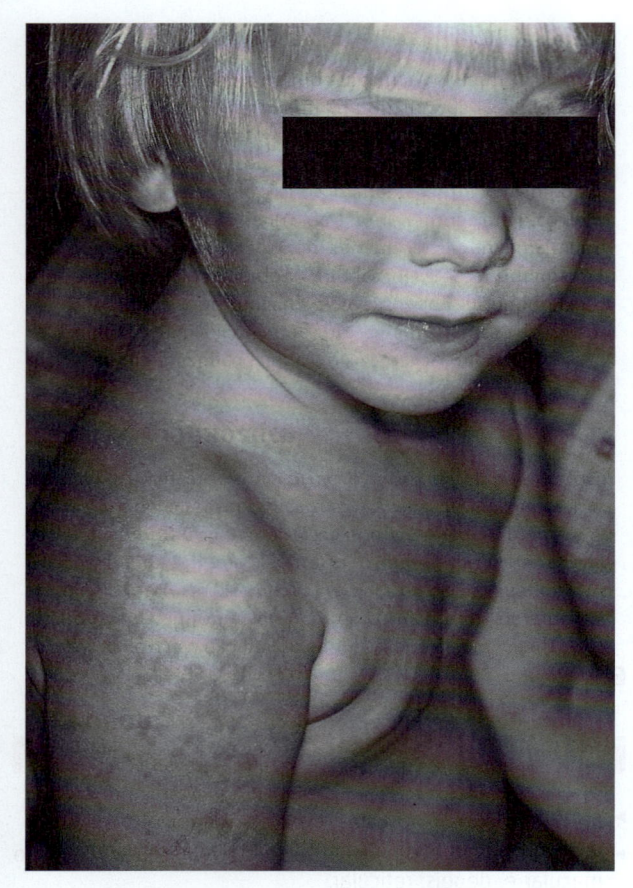

Figura 47-25 Eritema infeccioso (quinta doença, parvovírus B19). (Contribuição da fotografia: Anne W. Lucky, MD. Reproduzida com permissão de Knoop K, Stack L, Storrow A, Thurman RJ: *Atlas of Emergency Medicine*, 3rd ed. New York: McGraw-Hill, 2010. Copyright © McGraw-Hill Education LLC.)

rubor facial ("face esbofeteada") evoluindo para uma erupção macular (Figura 47-25), seguida por erupção reticular em extremidades e tronco. A erupção irá melhorar em poucos dias, mas pode reaparecer, especialmente após exposição solar ou banho quente.

Diagnóstico diferencial

Rubéola, infecções por enterovírus, escarlatina, sarampo, roséola infantil, doenças vasculares do colágeno (lúpus eritematoso sistêmico [LES], artrite reumatoide juvenil [ARJ]) e erupções medicamentosas.

▶ **Complicações**

As gestantes apresentam risco de hidropsia fetal, especialmente no primeiro trimestre. Os pacientes com anemia hemolítica crônica (como anemia falciforme) podem apresentar renovação celular rápida, podendo ocorrer anemia grave. Outras complicações são raras e incluem artrite, artralgias, púrpura trombocitopênica e meningite asséptica.

Tratamento e Prognóstico

O cuidado é de suporte nos pacientes imunocompetentes. Os pacientes com anemia hemolítica podem necessitar de transfusões de sangue.

> Bonfante G, Rosenau AM: Rashes in infants and children. In: Tintinalli JE, Kelen GD, Stapczynski JS, eds. *Tintinalli's Emergency Medicine: A Comprehensive Study Guide*. 7th ed. New York: McGraw-Hill; 2011. Available at http://www.accessemergencymedicine.com/content.aspx?aID=6383200. Accessed February 18, 2013.
>
> Place R, Lagoc AM, Mayer TA, Lawlor CJ: Oncology and hematology emergencies in children. In: Tintinalli JE, Kelen GD, Stapczynski JS, eds. *Tintinalli's Emergency Medicine: A Comprehensive Study Guide*. 7th ed. New York: McGraw-Hill; 2011. Available at http://www.accessemergencymedicine.com/content.aspx?aID=6383506. Accessed February 18, 2013.
>
> Shah BR: Infectious diseases. In: Shah BR, M. Lucchesi M, eds. *Atlas of Pediatric Emergency Medicine*. New York: McGraw-Hill; 2006. Available at http://www.accessemergencymedicine.com/content.aspx?aID=77310. Accessed February 18, 2013.
>
> Wiebe RA, Shah MV: Exanthems. In: Wiebe RA, Ahrens WR, Strange GR, Schafermeyer RW, eds. *Pediatric Emergency Medicine*. 3rd ed. New York: McGraw-Hill; 2009. Available at http://www.accessemergencymedicine.com/content.aspx?aID=5344456. Accessed February 18, 2013.

ROSÉOLA (EXANTEMA SÚBITO, SEXTA DOENÇA)

FUNDAMENTOS DO DIAGNÓSTICO

▶ Febre alta com início súbito.

▶ Crianças com idade de 6 a 36 meses.

▶ O exantema se desenvolve 3 a 4 dias após a melhora da febre.

Patogênese

A roséola, sexta doença, da família dos herpesvírus humanos (HHV) com a maioria dos casos sendo causada por HHV-6A, HHV-6B e HHV-7. A infecção é raramente vista em lactentes com menos de 3 meses devido à imunidade passiva a partir de anticorpos e nas crianças com mais de 4 anos. A maioria dos pacientes se apresenta com 6 e 12 meses de idade; a roséola ocorre durante o ano todo. A infecção primária ocorre a partir de secreções orofaríngeas.

Achados clínicos

A roséola classicamente se apresenta com início abrupto de febre entre 38,9 e 41,1 °C que permanece alta até por volta do

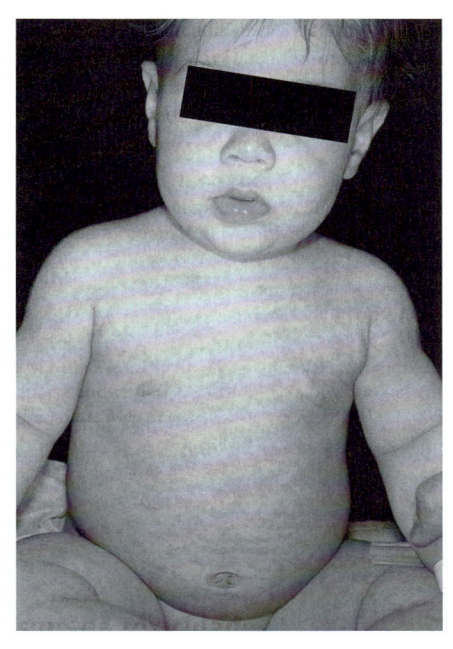

▲ **Figura 47-26** Roséola (6ª doença). (Contribuição da fotografia: Binita R. Shah, MD. Reproduzida com permissão de Shah BR, Lucchesi M, eds: *Atlas of Pediatric Emergency Medicine*, 2nd ed. New York: McGraw-Hill, 2013. Copyright © McGraw-Hill Education LLC.)

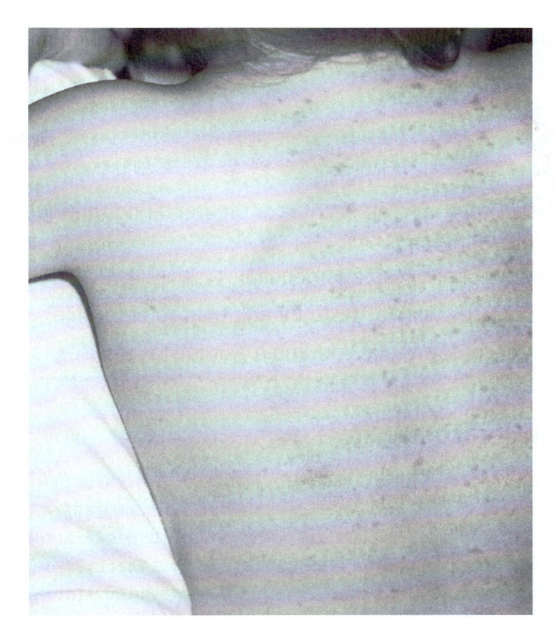

▲ **Figura 47-27** Roséola (6ª doença). (Reproduzida com permissão de Karen Wiss, MD.)

quarto dia, quando a temperatura cai e aparece a erupção cutânea. Não costuma haver sintomas adicionais. A erupção é de máculas e pápulas rosadas que sofrem branqueamento à pressão com distribuição ao longo do tronco e que se espalham para braços, pescoço, face e pernas. A erupção geralmente desaparecerá em 3 dias (Figuras 47-26 e 47-27). As crianças com febre parecerão bem, com possíveis sinais de uma IVAS, desconforto abdominal e anorexia.

Achados laboratoriais

Não há necessidade de investigação laboratorial. É um exame clínico.

Diagnóstico diferencial

Exantema morbiliforme, sarampo, rubéola, parvovírus B19, mononucleose infecciosa, urticária papular e escarlatina.

Complicações

Há raros casos de encefalite ou hepatite fulminante, mas a complicação mais comum é a convulsão febril, a qual pode ocorrer em até um terço dos pacientes.

Tratamento e Prognóstico

É sugerido o tratamento sintomático. A doença é uma infecção benigna e autolimitada.

Bonfante G, Rosenau AM: Rashes in infants and children. In: Tintinalli JE, Kelen GD, Stapczynski JS, eds. *Tintinalli's Emergency Medicine: A Comprehensive Study Guide*. 7th ed. New York: McGraw-Hill; 2011. Available at http://www.accessemergencymedicine.com/content.aspx?aID=6383200. Accessed February 18, 2013.

Levin MJ, Weinberg A: Infections: viral & rickettsial. In: Hay Jr WW, Levin MJ, Deterding, RR, Ross JJ, Sondheimer JM, eds. *Current Diagnosis & Treatment: Pediatrics. 21st ed.* New York: McGraw-Hill; 2012. Available at http://www.accessmedicine.com/content.aspx?aID=56833136. Accessed February 18, 2013.

Mittiga MR, Gonzalez del Rey JA, Ruddy RM: Pediatric conditions. In: Knoop KJ, Stack LB, Storrow AB, Thurman RJ, eds. *The Atlas of Emergency Medicine.* 3rd ed. New York: McGraw-Hill; 2010. Available at http://www.accessemergencymedicine.com/content.aspx?aID=6004422. Accessed February 18, 2013.

Suurmond D: Viral infections of skin and mucosa. In: Suurmond D, ed. *Fitzpatrick's Color Atlas & Synopsis of Clinical Dermatology.* 6th ed. New York: McGraw-Hill; 2009. Available at http://www.accessmedicine.com/content.aspx?aID=5195325. Accessed February 13, 2013.

Wiebe RA, Shah MV: Exanthems. In: Wiebe RA, Ahrens WR, Strange GR, Schafermeyer RW, eds. *Pediatric Emergency Medicine.* 3rd ed. New York: McGraw-Hill; 2011. Available at http://www.accessemergencymedicine.com/content.aspx?aID=5344456. Accessed February 18, 2013.

MONONUCLEOSE INFECCIOSA/ VÍRUS EPSTEIN-BARR

FUNDAMENTOS DO DIAGNÓSTICO

- Classicamente se apresenta com febre, faringite exsudativa e adenopatia cervical.
- Linfadenopatia, esplenomegalia.
- Monoteste positivo (teste de aglutinação heterófila).
- Esfregaço de sangue com muitos linfócitos atípicos.

Considerações gerais

A mononucleose infecciosa é uma infecção primária pelo vírus Epstein-Barr (EBV) e é caracterizada por febre, faringite exsudativa e adenopatia. As crianças com EBV podem não apresentar sintomas ou apenas uma doença febril leve. As crianças maiores e os adolescentes têm mais chances de apresentar sintomas. O EBV costuma ser transmitido por secreções orais.

Achados clínicos

O EBV tem um período de incubação de 30 a 50 dias, com sintomas de fadiga, mal-estar, dor de garganta, aumento de tonsilas e febre baixa. A faringite pode estar presente na forma exsudativa ou não exsudativa. A linfadenopatia cervical posterior bilateral é um sinal característico. Outros achados podem incluir dor esplênica em estágios iniciais ou esplenomegalia em estágios tardios. Outros sinais relatados incluem erupção maculopapular (Figura 47-28) ou edema periorbital bilateral.

Achados laboratoriais

O esfregaço de sangue periférico pode mostrar linfócitos atípicos de tamanho aumentado em mais de 10% dos pacientes. O teste de anticorpos Monoteste detecta anticorpos Imunoglobulina M (IgM) por aglutinação de látex. O Monoteste em condições ideais tem sensibilidade de 85% e especificidade de quase 100%. Os estágios iniciais da doença reduzem a sensibilidade, e as crianças com menos de 2 anos de idade terão Monoteste negativo. Um título significativamente positivo sugere EBV, mas não comprova a infecção. Podem haver falso-positivos em pacientes com citomegalovírus (CMV), rubéola, LES, artrite reumatoide (AR), vírus da imunodeficiência humana (HIV) e herpes simples. O PCR para o DNA do EBV é o método de escolha para infecções do SNC e oculares. Pode haver necessidade de medir títulos de anticorpos específicos (contra antígeno do capsídeo viral IgM) e/ou PCR para EBV quando os anticorpos do Monoteste não estiverem presentes, como nas crianças menores.

Diagnóstico diferencial

CMV, infecção aguda pelo HIV, infecção por Micoplasma, abscesso peritonsilar, influenza, síndrome da fadiga crônica, hepatite viral, toxoplasmose, rubéola e pertussis.

Complicações

As complicações relatadas incluem ruptura esplênica (0,5-1%), hepatite, hepatite fulminante, colecistite acalculosa, edema de úvula, paralisia de Bell, neurite óptica, encefalite, síndrome de Guillain-Barré, mielite transversa e meningite asséptica. As infecções pelo EBV estão associadas ao linfoma de células B, doença de Hodgkin, linfoma de Burkitt e carcinoma nasofaríngeo.

Tratamento

A infecção é autolimitada, e o tratamento é primariamente sintomático para casos não complicados. O paracetamol pode ser usado para tratar a febre e o desconforto na garganta. Deve-se ter cuidado no seu uso na presença de hepatite por EBV. O tratamento com esteroides é controverso, e as evidências são insuficientes para sustentar o seu uso. Os pacientes devem evitar atividade física extenuante, incluindo esportes, por 3 semanas. Os pacientes infectados por EBV e tratados com amoxicilina ou ampicilina no caso de dúvida diagnóstica com faringite estreptocócica podem desenvolver uma erupção morbiliforme.

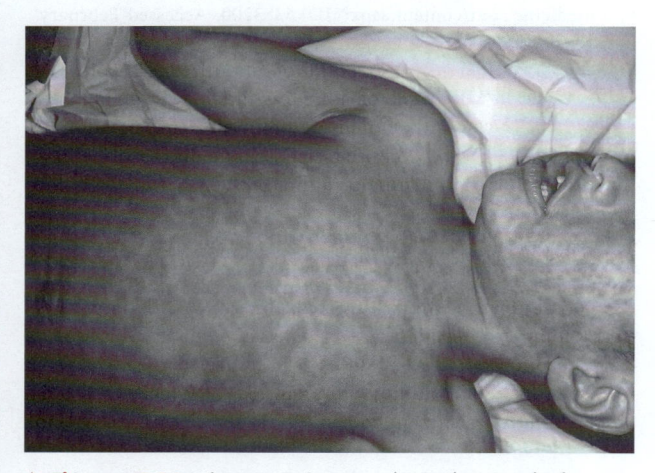

▲ **Figura 47-28** Vírus Epstein-Barr. (Contribuição da fotografia: Binita R. Shah, MD. Reproduzida com permissão de Shah BR, Lucchesi M, eds: *Atlas of Pediatric Emergency Medicine*, 2nd ed. New York: McGraw-Hill, 2013. Copyright © McGraw-Hill Education LLC.)

Belazarian LT, Lorenzo ME, Pearson AL, Sweeney SM, Wiss K: Exanthematous viral diseases. In: Goldsmith LA, Katz SI, Gilchrest BA, Paller AS, Leffell DJ, Dallas NA, eds. *Fitzpatrick's Dermatology in General Medicine*. 8th ed. New York: McGraw-Hill; 2012. Available at http://www.accessmedicine.com/content.aspx?aID=56087223. Accessed February 18, 2013.

Levin MJ, Weinberg A. Infections: viral & rickettsial. In: Hay Jr WW, Levin MJ, Deterding RR, Ross JJ, Sondheimer JM, eds. *Current Diagnosis & Treatment: Pediatrics*. 21st ed. New York: McGraw-Hill; 2012. Available at http://www.accessmedicine.com/content.aspx?aID=56833136. Accessed February 18, 2013.

Shah BR: Infectious diseases. In: Shah BR, Lucchesi M, eds. *Atlas of Pediatric Emergency Medicine*. New York: McGraw-Hill; 2006. Available at http://www.accessemergencymedicine.com/content.aspx?aID=77310. Accessed February 18, 2013.

Shandera WX, Roig IL: Viral & rickettsial infections. In: Papadakis MA, McPhee SJ, Rabow MW, eds. *Current Medical Diagnosis & Treatment 2013*. New York: McGraw-Hill; 2013. Available at http://www.accessmedicine.com/content.aspx?aID=17051. Accessed February 19, 2013.

Takhar SS, Moran GJ: Disseminated viral infections. In: Tintinalli JE, Kelen GD, Stapczynski JS, eds. *Tintinalli's Emergency Medicine: A Comprehensive Study Guide*. 7th ed. New York: McGraw-Hill; 2011. Available at http://www.accessemergencymedicine.com/content.aspx?aID=6365448. Accessed February 18, 2013.

ZeigerRoni F: *McGraw-Hill's Diagnosaurus 2.0*. Available at http://www.accessmedicine.com/diag.aspx.

SARAMPO

FUNDAMENTOS DO DIAGNÓSTICO

▶ Tosse, coriza e conjuntivite.
▶ Febre, mal-estar, manchas de Koplik, fotofobia.
▶ A erupção aparece 3 a 4 dias após o início da doença.
▶ Erupção maculopapular irregular vermelha que se dissemina da face para as extremidades.

Patogênese

O sarampo é uma infecção aguda causada por um paramixovírus de RNA de fita simples e transmitida primariamente entre pessoas por gotículas respiratórias. O vírus é altamente contagioso e apresenta um pico entre inverno e primavera. Ele penetra na via aérea e fica incubado por 10 dias com a fase de pródromos durando 3 dias e sendo seguida pela erupção cutânea. Os pacientes são contagiosos nos primeiros 5 dias dos sintomas. A incidência é baixa nos Estados Unidos devido às vacinações, mas está aumentando devido a um grande número de crianças não vacinadas. As infecções por sarampo apresentam morbidade e mortalidade significativas em pacientes pediátricos.

Achados clínicos

O sarampo se apresenta clinicamente com tosse, coriza e conjuntivite junto com a febre. Três dias após o início dos sintomas aparece uma erupção maculopapular eritematosa que inicia na face (Figura 47-29) e se espalha para tronco e extremidades. As características manchas de Koplik (pequenos pontos esbranquiçados irregulares com uma base vermelha na mucosa bucal próximo do ducto de Stensen) aparecem nos estágios iniciais da infecção. A febre irá passar 3 dias após o início da erupção, e a maioria dos sintomas melhora em 7 a 8 dias.

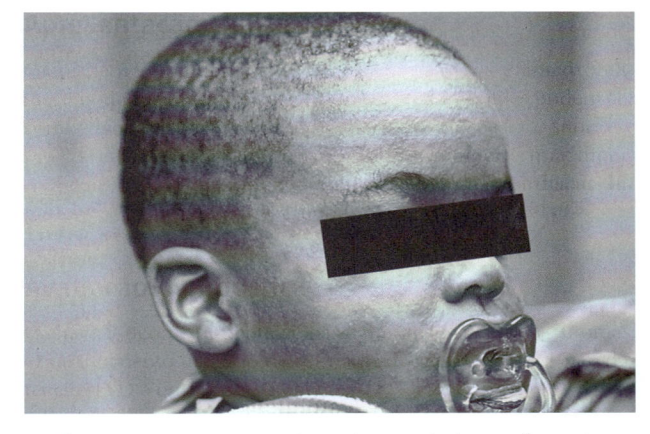

▲ **Figura 47-29** Sarampo. (Contribuição da fotografia: Javier A. Gonzalez del Rey, MD. Reproduzida com permissão de Knoop KJ, Stack LB, Storrow AB, Thurman R: *The Atlas of Emergency Medicine*, 3rd ed. New York: McGraw-Hill, 2010. Copyright © McGraw-Hill Education LLC.)

Achados laboratoriais

A leucopenia comumente está presente. Outros valores laboratoriais incluem trombocitopenia e proteinúria. A detecção de anticorpos IgM utilizando ELISA pode definir o diagnóstico. Se houver suspeita clínica de sarampo, devem ser feitos testes confirmatórios após contato com autoridades de saúde.

Diagnóstico diferencial

Febre escarlatina, rubéola, eritema infeccioso, exantema súbito e mononucleose infecciosa.

Complicações

A otite média (OM) é a complicação mais comum e ocorre em 25% das crianças. Outras complicações incluem pneumonia e diarreia. As complicações graves incluem encefalite, cegueira e panencefalite esclerosante subaguda (PEES). A PEES é uma doença degenerativa tardia do SNC que ocorre 5 a 15 anos depois.

Tratamento e Prognóstico

É sugerido o cuidado de suporte nos casos não complicados. A vitamina A tem sido usada para ajudar a evitar ulcerações corneanas e cegueira nas crianças mal nutridas. As crianças suscetíveis e expostas ao sarampo devem receber imunoglobulina IV (IGIV) dentro de 6 dias da exposição. A dose sugerida para crianças imunodeficientes expostas é de 400 mg/kg.

Bonfante G, Rosenau AM: Rashes in infants and children. In: Tintinalli JE, Kelen, GD Stapczynski JS, eds. *Tintinalli's Emergency Medicine: A Comprehensive Study Guide*. 7th ed. New York: McGraw-Hill; 2011. Available at http://www.accessemergencymedicine.com/content.aspx?aID=6383200. Accessed February 19, 2013.

Cline DM: Occupational exposures, infection control, and standard precautions. In: Tintinalli JE, Kelen GD, Stapczynski JS, eds. *Tintinalli's Emergency Medicine: A Comprehensive Study Guide.* 7th ed. New York: McGraw-Hill; 2011. Available at http://www.accessemergencymedicine.com/content.aspx?aID=6375423. Accessed February 19, 2013.

Galbraith JC, Verity R, Tyrrell LD: Encephalomyelitis. In: Hall JB, Schmid GA, Wood LD, eds. *Principles of Critical Care.* 3rd ed. New York: McGraw-Hill; 2005. Available at http://www.accessmedicine.com/content.aspx?aID=2291508. Accessed February 19, 2013.

Mittiga MR, Gonzalez del Rey JA, Ruddy RM: Pediatric conditions. In: Knoop KJ, Stack LB, Storrow AB, Thurman RJ, eds. *The Atlas of Emergency Medicine.* 3rd ed. New York: McGraw-Hill; 2010. Available at http://www.accessmedicine.com/content.aspx?aID=6004422. Accessed February 19, 2013

MMR vaccine information sheet. Available at www.cdc.gov/vaccines/pubs/vis/downloads/vis-mmr.pdf. Accessed April 20, 2012.

Shandera WX, Roig IL (2013). Chapter 32. Viral & rickettsial infections. In Papadakis MA, McPhee SJ, Rabow MW, eds. *Current Medical Diagnosis & Treatment 2013.* New York: McGraw-Hill; 2013. Available at http://www.accessmedicine.com/content.aspx?aID=17051. Accessed February 19, 2013.

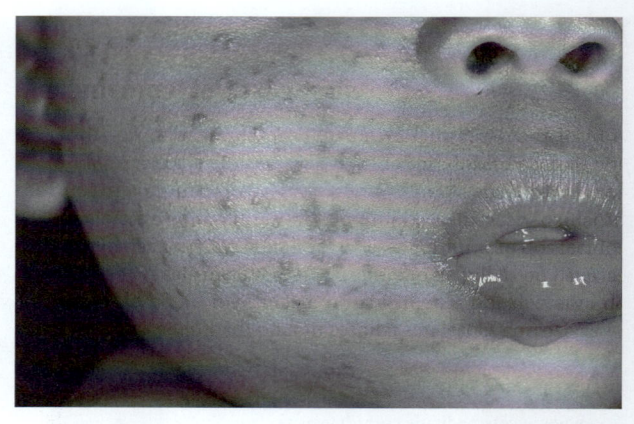

▲ **Figura 47-30** Rubéola. (Contribuição da fotografia: Binita R. Shah, MD. Reproduzida com permissão de Shah BR, Lucchesi M, eds: *Atlas of Pediatric Emergency Medicine*, 2nd ed. New York: McGraw-Hill, 2013. Copyright © McGraw-Hill Education LLC.)

RUBÉOLA (SARAMPO ALEMÃO)

FUNDAMENTOS DO DIAGNÓSTICO

▶ Não há pródromos em crianças.
▶ Linfadenopatia cervical posterior e auricular posterior.
▶ Erupção maculopapular que se espalha da face para as extremidades.

Patogênese

O vírus da rubéola é um vírus RNA de fita simples que faz parte da família Togavírus e que se dissemina por gotículas respiratórias. A infecção primária começa na nasofaringe e se espalha para linfonodos locais. A infecção é geralmente leve e autolimitada. Os pacientes são contagiosos 1 semana antes e apenas cerca de 5 a 7 dias após o início da erupção; porém, os lactentes com a síndrome da rubéola congênita podem disseminar o vírus por até um ano. A rubéola é perigosa para gestantes, especialmente nas primeiras 20 semanas, quando pode causar grande morbidade e mortalidade no feto. Conforme o CDC, a rubéola foi notificada pela última vez em 2004, mas surtos ainda ocorrem em países em desenvolvimento, e os médicos ainda necessitam ficar atentos para a doença.

Achados clínicos

A infecção por rubéola costuma ser leve e assintomática. Ela se apresenta com tosse, coriza, conjuntivite, febre baixa e erupção cutânea. A erupção maculopapular eritematosa irregular e de cor rosa começa na face (Figura 47-30) e se espalha para as extremidades. A rubéola difere do sarampo no início da erupção: a erupção da rubéola aparece junto ou logo depois do início dos sintomas. Os sintomas desaparecem em 3 a 4 dias. Achados clínicos adicionais incluem linfadenopatia auricular posterior, poliartralgias e poliartrite.

Os lactentes que contraem a infecção a partir da mãe podem ter a síndrome da rubéola congênita, a qual é reconhecida por hepatoesplenomegalia, erupção tipo "*muffin* de mirtilo", microcefalia e baixo peso ao nascer. As anormalidades congênitas incluem ducto arterioso patente, catarata, glaucoma e perda auditiva.

Achados laboratoriais

A detecção da rubéola é feita por títulos de anticorpos IgM específicos. A rubéola congênita é detectada pela mensuração de anticorpos IgG específicos. Na maioria dos pacientes, ela é diagnosticada como outros exantemas virais. Não há necessidade de investigação laboratorial, a menos que o diagnóstico seja necessário em determinados casos, como em crianças imunossuprimidas.

Diagnóstico diferencial

Sarampo, eritema infeccioso, exantema súbito, mononucleose infecciosa, infecção por enterovírus, infecção por adenovírus e febre maculosa das Montanhas Rochosas (FMMR).

Complicações

As complicações mais comuns que ocorrem são trombocitopenia e encefalite. Em mulheres gestantes, a infecção adquirida pode causar morte fetal e síndrome da rubéola congênita.

Tratamento e Prognóstico

Na maioria dos pacientes, não há necessidade de terapia específica, sendo usado o tratamento sintomático nessa infecção autolimitada. A rubéola é altamente contagiosa, e os pacientes devem permanecer fora de contato por 7 dias após o início da erupção cutânea. A imunoglobulina intramuscular (IM) (0,55 mL/kg) tem sido usada para reduzir a carga viral e tratar as gestantes expostas.

> Bonfante G, Rosenau AM: Rashes in infants and children. In: Tintinalli JE, Kelen GD, Stapczynski JS, eds. *Tintinalli's Emergency Medicine: A Comprehensive Study Guide*. 7th ed. New York: McGraw-Hill; 2011. Available at http://www.accessemergencymedicine.com/content.aspx?aID=6383200. Accessed February 20, 2013.
>
> Brown L: Rashes in infants and children. In: Cline DM, Ma OJ, Cydulka RK, Meckler GD, Handel DA, Thomas SH, eds. *Tintinalli's Emergency Medicine Manual*. 7th ed. New York: McGraw-Hill; 2012. Available at http://www.accessemergencymedicine.com/content.aspx?aID=56274747. Accessed February 20, 2013.
>
> Shah BR: Infectious diseases. In: Shah BR, Lucchesi M, eds. *Atlas of Pediatric Emergency Medicine*. New York: McGraw-Hill; 2006. Available at http://www.accessemergencymedicine.com/content.aspx?aID=77310. Accessed February 20, 2013.
>
> Shandera WX, Roig IL: Viral & rickettsial infections. In: Papadakis MA, McPhee SJ, Rabow MW, eds. *Current Medical Diagnosis & Treatment 2013*. New York: McGraw-Hill; 2013. Available at http://www.accessmedicine.com/content.aspx?aID=17051. Accessed February 19, 2013.
>
> Zimmerman LA, Reef SE: Rubella (German measles). In: Longo DL, Fauci AS, Kasper DL, Hauser SL, Jameson JL, Loscalzo J, eds. *Harrison's Principles of Internal Medicine*. 18th ed. New York: McGraw-Hill; 2012. Available at http://www.accessmedicine.com/content.aspx?aID=9124501. Accessed February 20, 2013

MOLUSCO CONTAGIOSO

FUNDAMENTOS DO DIAGNÓSTICO

▶ Infecção viral.
▶ Pequenas pápulas rosadas bem circunscritas peroladas e elevadas com uma depressão central.

Considerações gerais

O molusco contagioso é uma infecção viral comum da pele causada pelo poxvírus por meio de contato direto de pele. Ela é comumente vista em crianças com idade de 3 e 16 anos. O vírus pode causar lesões múltiplas na pele distribuídas por todo o corpo. Na maioria dos casos, ela é autolimitada e melhorará de forma espontânea em aproximadamente 8 semanas. Os pacientes imunocomprometidos (HIV) podem apresentar lesões grandes e disseminadas por um período maior. A infecção é geralmente disseminada por contato direto de pele, incluindo o contato sexual; porém, fômites também podem transmitir a doença.

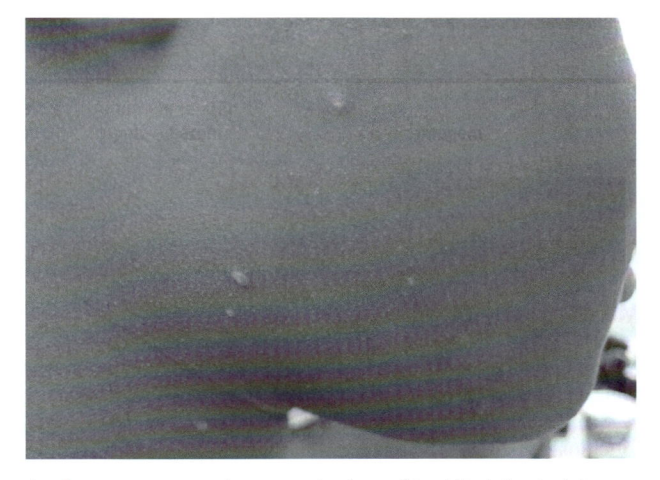

▲ **Figura 47-31** Molusco contagioso. (Contribuição da fotografia: Sharon A. Glick, MD. Reproduzida com permissão de Shah BR, Lucchesi M, eds: *Atlas of Pediatric Emergency Medicine*, 2nd ed. New York: McGraw-Hill, 2013. Copyright © McGraw-Hill Education LLC.)

Achados clínicos

O molusco contagioso em geral se apresenta como pápulas arredondadas e elevadas cor de carne com umbilicação central, podendo ainda ter aspecto rosa perolado (Figura 47-31). As pápulas têm geralmente 1 a 5 mm de diâmetro, mas podem ser maiores em pacientes imunocomprometidos. As lesões podem ser encontradas em qualquer lugar do corpo, mas são raras em palmas ou solas. As pápulas tendem a estar agrupadas com menos de 20 presentes.

Diagnóstico

O diagnóstico pode ser feito clinicamente pela identificação das lesões.

Tratamento

Na maioria dos pacientes, as lesões desaparecerão com o tempo sem tratamento. As crianças são geralmente observadas, mas podem ser tratadas com creme de imiquimod a 5%, cantaridina, congelamento ou curetagem. As lesões localizadas no períneo e genitália são tratadas para evitar a disseminação por contato sexual. O tratamento das lesões é feito por criocirurgia ou curetagem. As terapias tópicas têm efeito limitado (ácido láctico, podofilina, cantaridina, nitrato de prata). Os pacientes devem ser orientados a evitar a natação em piscinas e atividades que envolvem múltiplos contatos até a cicatrização das lesões.

> Morrell DS, Nelson K: Disorders of the groin and skinfolds. In: Tintinalli JE, Kelen GD, Stapczynski JS, eds. *Tintinalli's Emergency Medicine: A Comprehensive Study Guide*. 7th ed. New York: McGraw-Hill; 2011.

ERUPÇÕES INFANTIS BENIGNAS COMUNS

MÍLIA

Mília são pequenos cistos epidérmicos brancos preenchidos com material queratinoso e limitados à face e couro cabeludo (Figura 47-32). Os cistos se originam de glândulas sebáceas na base dos folículos pilosos. A erupção é autolimitada e não há necessidade de tratamento. As lesões melhoram em semanas a meses.

MILIÁRIA

Miliária, erupção pelo calor, é uma obstrução das glândulas sudoríparas écrinas que leva às lesões de pele. A miliária é composta por vários grupos, incluindo miliária cristalina, miliária rubra, miliária pustulosa e miliária profunda. A miliária rubra é formada por pápulas e máculas eritematosas encontradas na cabeça e na parte superior do tronco de lactentes febris superaquecidos (erupção pelo calor). A miliária pustulosa (Figura 47-33) é uma progressão da *M. rubra* (Figura 47-34) que resulta de uma oclusão de ductos sudoríparos com maior duração. A miliária cristalina (Figura 47-35) é uma obstrução de glândulas sudoríparas superficiais que causa pequenas vesículas claras na pele. A miliária profunda é uma obstrução menos frequente de glândulas sudoríparas mais profundas na pele, levando à formação de pápulas. Em geral, a tranquilização dos pais é a parte mais importante do tratamento, pois a miliária cristalina e a miliária rubra são condições benignas. O manejo e a prevenção são feitos com as seguintes recomendações: 1) evitar o superaquecimento, 2) remover o excesso de roupas e 3) banhos refrescantes e ar condicionado.

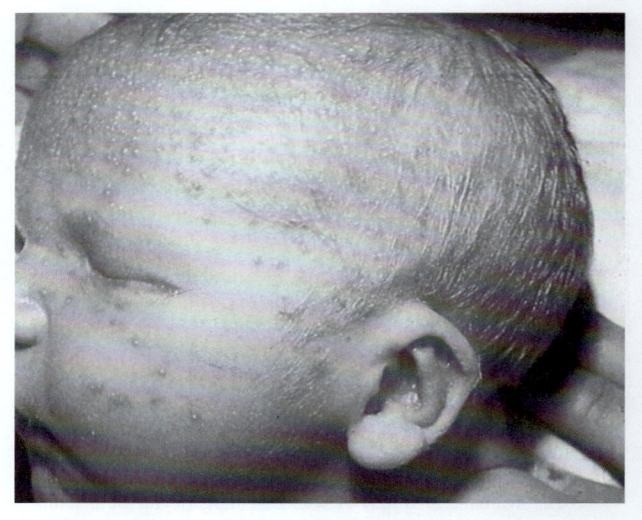

▲ **Figura 47-33** Miliária pustulose. (Reproduzida com permissão de Weinberg S, Prose NS, Kristal L, eds: *Color Atlas of Pediatric Emergency Medicine*, 4th ed. New York: McGraw-Hill, 2008. Copyright © McGraw-Hill Education LLC.)

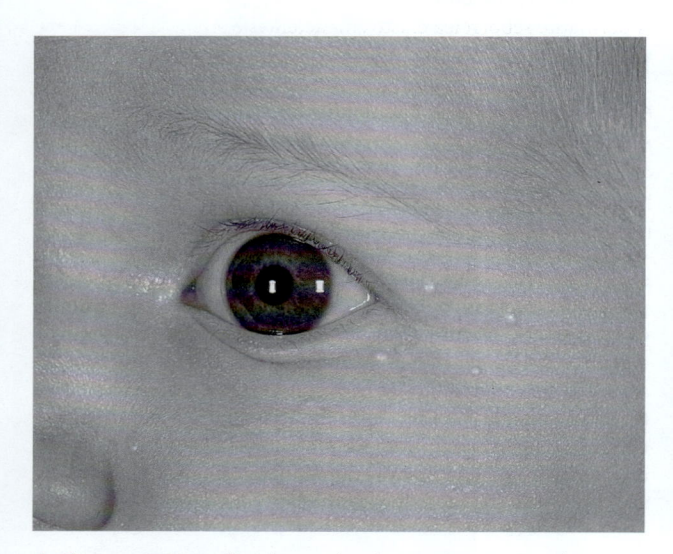

▲ **Figura 47-32** Mília. (Reproduzida com permissão de Weinberg S, Prose NS, Kristal L, eds: *Color Atlas of Pediatric Emergency Medicine*, 4th ed. New York: McGraw-Hill, 2008. Copyright © McGraw-Hill Education LLC.)

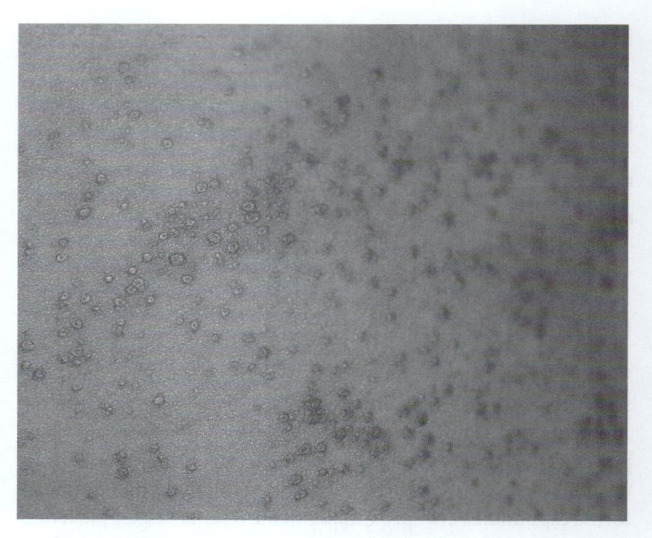

▲ **Figura 47-34** Miliária rubra. (Reproduzida com permissão de Weinberg S, Prose NS, Kristal L, eds: *Color Atlas of Pediatric Emergency Medicine*, 4th ed. New York: McGraw-Hill, 2008. Copyright © McGraw-Hill Education LLC.)

EMERGÊNCIAS DERMATOLÓGICAS   CAPÍTULO 47   693

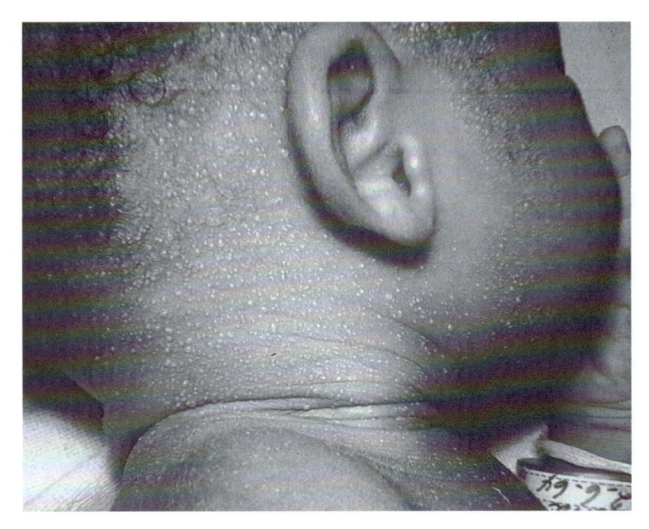

▲ **Figura 47-35** Miliária cristalina. (Reproduzida com permissão de Weinberg S, Prose NS, Kristal L, eds: *Color Atlas of Pediatric Emergency Medicine*, 4th ed. New York: McGraw-Hill, 2008. Copyright © McGraw-Hill Education LLC.)

ERITEMA TÓXICO

O eritema tóxico ocorre em 50% dos neonatos 24 a 48 horas após a liberação e dura 1 semana. A erupção é descrita como lesões papulopustulares puntiformes sobre base vermelha que aparecem em face, no tronco e nas extremidades (Figura 47-36). O uso da coloração de Wright em raspados da erupção revelará

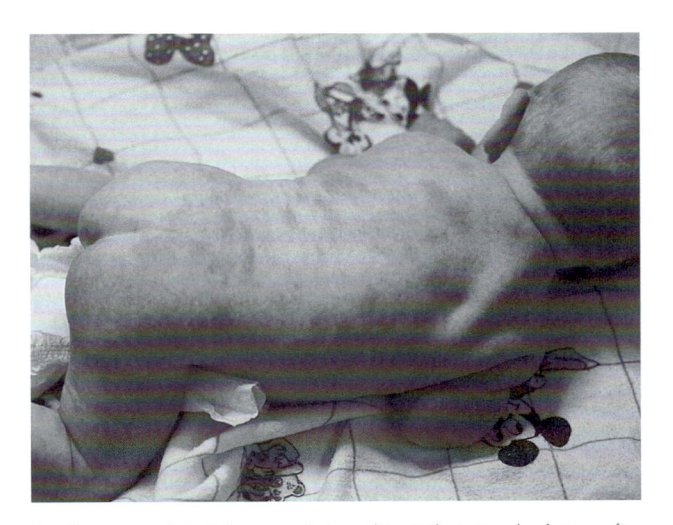

▲ **Figura 47-36** Eritema tóxico. (Contribuição da fotografia: Kevin J. Knoop, MD. Reproduzida com permissão de Knoop K, Stack L, Storrow A, Thurman RJ: *Atlas of Pediatric Emergency Medicine*, 3rd ed. New York: McGraw-Hill, Inc., 2010. Copyright © McGraw-Hill Education LLC.)

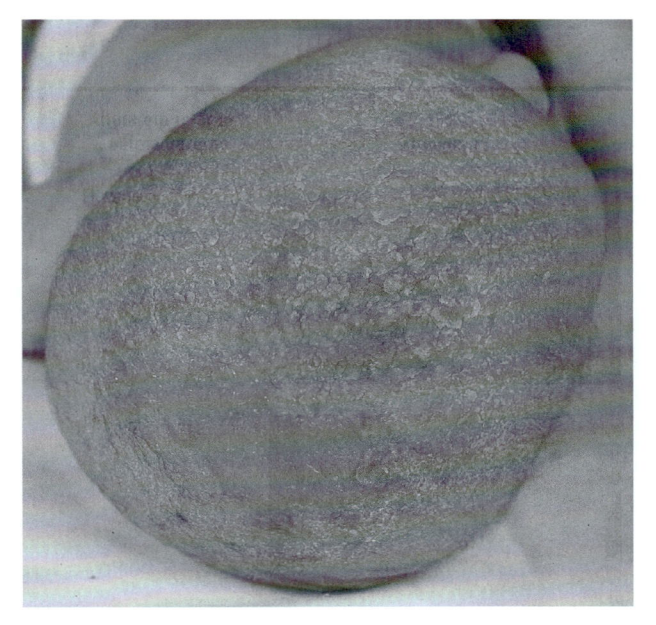

▲ **Figura 47-37** Dermatite seborreica. (Reproduzida com permissão de Fleischer AB Jr, Feldman SR, McConnell CF et al: *Emergency Dermatology: A Rapid Treatment Guide*. New York: McGraw-Hill, 2002. Copyright © McGraw-Hill Education LLC.)

eosinófilos característicos da erupção. Em geral, deve se tranquilizar os pais sobre a natureza benigna e transitória da erupção.

Dermatite seborreica

A dermatite seborreica existe em lactentes e adultos. Em lactentes, a erupção costuma aparecer durante as primeiras 4 semanas de vida (Figura 47-37). A erupção aparece como placas oleosas bem demarcadas de cor amarela, vermelha e marrom. A causa não está clara, mas a produção excessiva de sebo leva a escamas oleosas. Corticosteroides de baixa potência, como o creme de hidrocortisona a 1%, são usados para tratar a inflamação. O tratamento adicional inclui banhos de leite de aveia. O xampu de cetoconazol (parece ser um tratamento seguro e eficaz para lactentes com dermatite seborreica). Alguns autores recomendam a massagem do couro cabeludo com óleo mineral e a escovação suave para soltar as escamas antes da aplicação do xampu.

Dermatite das fraldas

A dermatite das fraldas é uma dermatite irritativa da região das fraldas. A dermatite se origina da exposição cutânea prolongada à urina, a fezes, a sabões e a substâncias químicas na fralda. A erupção aparece como eritema cutâneo macular ou papular com escamas que exclui as pregas cutâneas (Figura 47-38). A *Candida* pode ser uma fonte de infecção secundária envolvendo as pregas cutâneas. A superinfecção na região perineal e perianal é

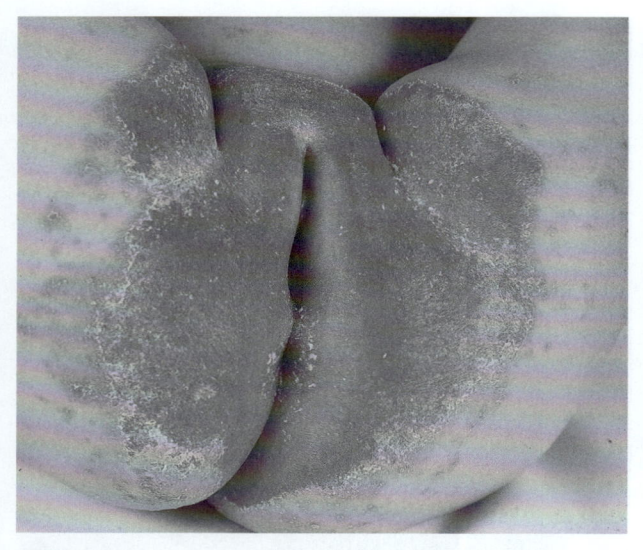

▲ **Figura 47-38** Dermatite das fraldas. (Reproduzida com permissão de Wolff KL, Johnson R, Suurmond R: *Fitzpatrick's Color Atlas & Synopsis of Clinical Dermatology*, 6th ed. New York: McGraw-Hill, Inc., 2009. Copyright © McGraw-Hill Education LLC.)

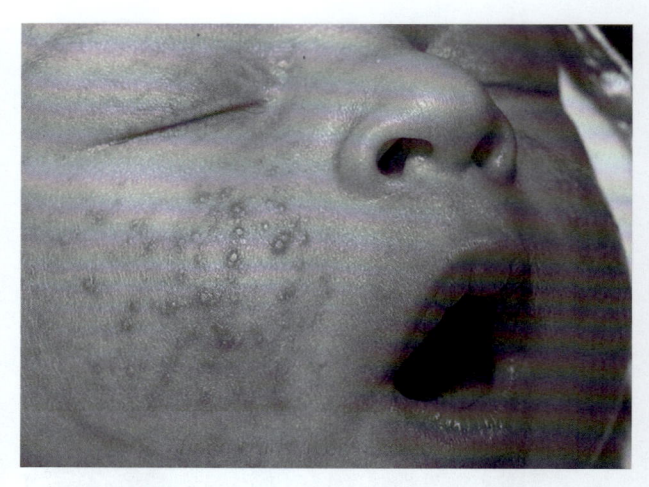

▲ **Figura 47-40** Acne neonatal. (Reproduzida com permissão de Wolff K, Goldsmith LA, Katz SL, et al: *Fitzpatrick's Dermatology in General Medicine*, 7th ed. New York: McGraw-Hill, Inc., 2008. Copyright © McGraw-Hill Education LLC.)

comumente causada por S. aureus ou Streptococcus do grupo A (Figura 47-39) e necessita de antibióticos orais. A infecção perianal por *Streptococcus*, outra complicação da dermatite das fraldas, apresenta-se com eritema ao redor do ânus e é tratada com antibióticos orais. Antifúngicos tópicos, como nistatina, cetoconazol ou clotrimazol, são usados para tratar a infecção secundária por *Candida*. A secagem adequada da pele antes da colocação das fraldas é uma boa medida preventiva, pois é o excesso de umidade, por urina e fezes ou pelo suor, que proporciona as condições para a ocorrência da erupção. Evitar que a umidade atinja a pele com o uso de cremes de barreira disponíveis sem receita médica (cremes de óxido de zinco e vaselina) é um método útil para reduzir a suscetibilidade cutânea à infecção por *Candida*.

Acne neonatal

A acne neonatal ocorre em até 20% dos lactentes geralmente durante a terceira semana de vida devido à estimulação das glândulas sebáceas pelos hormônios maternos. A acne apresenta-se como pápulas e pústulas eritematosas, principalmente ao redor da face e algumas vezes no tronco (Figura 47-40). O diagnóstico é clínico e não há necessidade de tratamento, pois as lesões melhorarão geralmente durante o terceiro mês de vida.

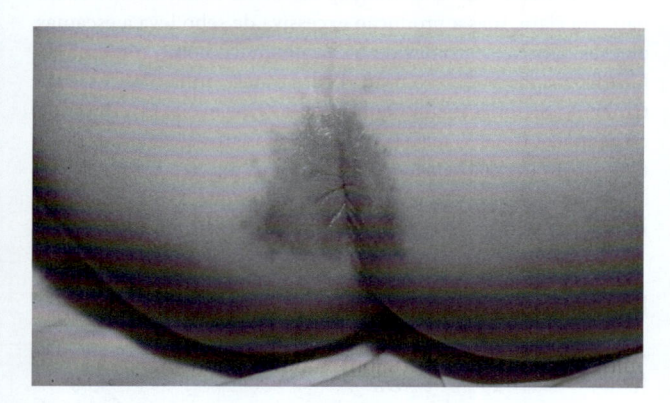

▲ **Figura 47-39** Infecção estreptocócica perianal. (Contribuição da fotografia: Raymond C. Baker, MD. Reproduzida com permissão de Knoop K, Stack L, Storrow A, Thurman RJ: *Atlas of Pediatric Emergency Medicine*, 3rd ed. New York: McGraw-Hill, 2010. Copyright © McGraw-Hill Education LLC.)

Bonfante G, Rosenau AM: Rashes in infants and children. In: Tintinalli JE, Stapczynski JS, Cline DM, Ma OJ, R.K. Cydulka RK, Meckler GD, eds. *Tintinalli's Emergency Medicine: A Comprehensive Study Guide*. 7th ed. New York: McGraw-Hill; 2011. Available at http://www.accessmedicine.com/content.aspx?aID=6383200. Accessed February 20, 2013.

Collins CD, Hivnor C: Seborrheic dermatitis. In: Goldsmith LA, Katz SI, Gilchrest BA, Paller AS, Leffell DJ, Dallas NA, eds. *Fitzpatrick's Dermatology in General Medicine*. 8th ed. New York: McGraw-Hill; 2012. Available at http://www.accessmedicine.com/content.aspx?aID=56027072. Accessed February 20, 2013.

Laumann AE: Dermatologic conditions. In: Hall JB, Schmidt GA, Wood LD, eds. *Principles of Critical Care*. 3rd ed. New York: McGraw-Hill; 2005. Available at http://www.accessmedicine.com/content.aspx?aID=2281907. Accessed February 20, 2013.

Morelli JG, Prok LD: Skin. In: Hay Jr WW, Levin MJ, Deterding RR, Ross JJ, Sondheimer JM, eds. *Current Diagnosis & Treatment: Pediatrics*. 21st ed. New York: McGraw-Hill; 2006. Available at http://www.accessmedicine.com/content.aspx?aID=56816195. Accessed February 20, 2013.

OConner NR, McLaughlin MR, Ham P. Newborn Skin: Part I. Common Rashes. 2008;77:47-52 [PMID:18236822].

Tintinalli JE, Kelen GD, Stapczynski JS. Neonatal emergencies and common neonatal problems. In: Tintinalli JE, Kelen GD, Stapczynski JS, eds. *Tintinalli's Emergency Medicine: A Comprehensive Study Guide*. 7th ed. New York: McGraw-Hill; 2011.

REAÇÕES DE HIPERSENSIBILIDADE

URTICÁRIA

FUNDAMENTOS DO DIAGNÓSTICO

► Urticária são lesões tipo vergões, pruriginosas, elevadas e de cor vermelho/rosa geralmente associadas com desencadeante alérgico.

► Confirmar que o paciente não apresenta sintomas sistêmicos do desencadeante alérgico que necessitem de intervenção precoce e agressiva.

A urticária é formada por placas cutâneas eritematosas pálidas, elevadas e de cor vermelho/rosa e conhecidas como vergões, de natureza pruriginosa e muitas vezes como sinal de reação alérgica (Figura 47-41). A urticária afeta até 20% da população e pode ser confundida com eczema, dermatite de contato, picadas/ferroadas de insetos e eritema multiforme. Como a urticária costuma ser desencadeada pela exposição a um alérgeno, deve-se avaliar imediatamente a presença de sintomas sistêmicos, como falta de ar, comprometimento da via aérea, angioedema, vômitos e comprometimento cardiovascular. Após a confirmação de que a urticária é cutânea e não sistêmica, deve-se realizar uma história abrangente para identificar episódios prévios, tratamentos e desfechos, tentando identificar o alérgeno causador. Desencadeantes comuns incluem medicamentos, alimentos específicos (nozes, ovos, frutos do mar) e qualquer nova exposição reconhecida (detergentes/sabões de limpeza, animais de estimação, substâncias químicas). Se houver sintomas sistêmicos, pode haver necessidade emergencial de epinefrina IM 0,01 mg/kg 1:1.000 até uma dose de 0,3 mg. O tratamento da urticária moderada a severa inclui terapia com bloqueador H_1, como difenidramina (1,25 mg/kg VO/IV/IM) ou hidroxizina (0,5 mg/kg VO ou IM) e terapia com bloqueador H_2, como ranitidina (1 mg/kg IV) ou famotidina (0,5 mg/kg IV). Os glicocorticoides são usados para casos moderados a severos, incluindo prednisona (1-2 mg/kg) para crianças maiores e prednisolona (1-2 mg/kg) para crianças menores. Os alérgenos ingeridos podem causar um efeito prolongado; assim, pode ser necessária a administração continuada dos medicamentos após o tratamento inicial. Dependendo da intensidade da reação alérgica, pode haver necessidade de se prescrever uma dose injetável de epinefrina (Epi-Pen), bem como de encaminhamento para alergista.

Frigas E, Park MA: Acute urticaria and angioedema: Diagnostic and treatment considerations. *Am J Clin Dermatol*. 2009;10(4):239 [PMID: 19489657].

Poonawalla T, Kelly B: Urticaria: A review. *Am J Clin Dermatol*. 2009;10(1):9 [PMID: 19170406].

Simons FE: Anaphylaxis. *J Allergy Clin Immunol*. 2010;125(2 suppl 2):S161 [PMID: 20176258].

ANGIOEDEMA

FUNDAMENTOS DO DIAGNÓSTICO

► Edema de apresentação aguda da derme profunda, geralmente envolvendo face, boca e estruturas intraorais.

► O angioedema pode ser uma emergência que ameaça a vida por obstrução da via aérea. Pode haver necessidade de manejo agressivo, precoce e definitivo.

O angioedema é uma reação aguda que envolve edema das camadas profundas da derme, mas que muitas vezes envolve face, lábios, estruturas intraorais ou via aérea profunda. Outros nomes incluem edema de Quincke e edema angioneurótico. O angioedema alérgico, uma reação relacionada com IgE e histamina, costuma ocorrer com uma exposição aguda ao alérgeno e está associada à urticária. Há dois tipos de angioedema não alérgico: hereditário e adquirido. Eles envolvem a diminuição da função do inibidor de C1 de base hereditária ou por produção de complexos autoimunes. Uma causa primária do angioedema não alérgico é o grupo de medicamentos inibidores da enzima conversora da angiotensina (IECA). O tratamento, independente da etiologia, é o manejo agressivo da via aérea e a manutenção da respiração e da circulação. O angioedema severo pode resultar em rápida

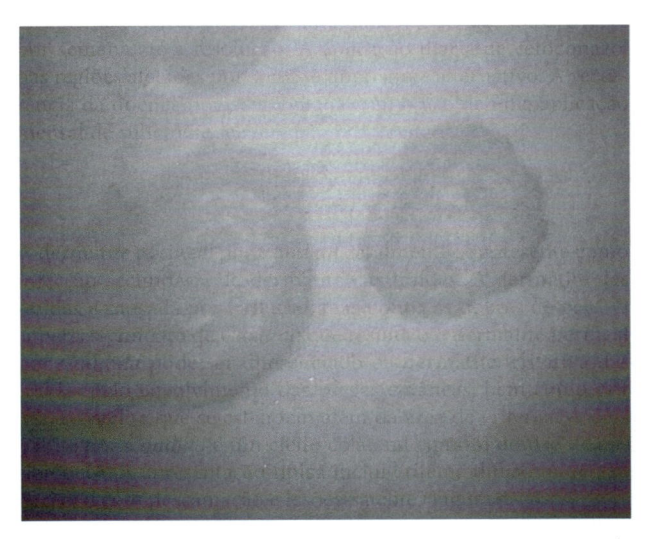

▲ **Figura 47-41** Urticária. (Reproduzida com permissão de Weinberg S, Prose NS, Kristal L, eds. *Color Atlas of Pediatric Dermatology*, 4th ed. New York: McGraw-Hill, 2008. Copyright © McGraw-Hill Education LLC.)

obstrução da via aérea, que pode necessitar de intubação do paciente ou realização de uma via aérea de emergência. Se a etiologia do angioedema puder ser identificada, as opções de tratamento podem ser modificadas. O angioedema alérgico é tratado de maneira semelhante à urticária com uso IV de anti-histamínicos, bloqueadores H_2 e esteroides, muitas vezes com epinefrina IM. No angioedema não alérgico, os tratamentos descritos têm valor limitado para a melhora dos sintomas. O plasma fresco congelado (PFC) mostrou-se benéfico em alguns pacientes. As infusões de ecalantide (Kalbitor), icatibant (Firazyr) e C1-INH (Berinert) estão aprovadas para o tratamento do angioedema hereditário.

Craig T, Aygören-Pürsün E, Bork K, et al: WAO guideline for the management of hereditary angioedema. *World Allergy Organ J.* 2012;5(12):182 [PMID: 23282420].

Kumar SA, Martin BL: Urticaria and angioedema: Diagnostic and treatment considerations. *J Am Osteopath Assoc.* 1999;99(suppl 3):S1 [PMID: 10217914].

Marx J, Hockberger R, Walls R: Urticaria and angioedema. *Rosen's Emergency Medicine.* 7th ed. Mosby; 2009.

Dermatite de contato

A dermatite de contato é definida por vergões, um tipo de eritema cutâneo localizado, elevado e pruriginoso, sendo desencadeado por uma irritação da derme. A dermatite de contato pode se apresentar como pápulas, máculas, vesículas ou placas. A reação da derme é uma resposta inflamatória com dano direto da pele. Isso difere da dermatite de contato alérgica (DCA), a qual é uma reação dérmica devido à sensibilidade do paciente a um alérgeno em particular.

PLANTAS: HERA VENENOSA, CARVALHO, SUMAGRE

FUNDAMENTOS DO DIAGNÓSTICO

▶ Hera venenosa, carvalho e sumagre podem causar dermatite de contato grave por meio de sua resina oleosa (urushiol).

▶ Ela pode ser disseminada por contato direto com a planta, inalação, ingestão ou por contato com animais de estimação, ferramentas e roupas que tenham entrado em contato.

▶ As vesículas lineares clássicas são um sinal característico.

▶ O tratamento é sintomático com esteroides sistêmicos para casos graves.

A causa mais comum de dermatite de contato nos meses de verão é o urushiol, uma resina oleosa de plantas da classe Toxicodendron que inclui hera venenosa, carvalho e sumagre. A hera venenosa é uma plante de três folhas que cresce por todos os Estados Unidos e sul do Canadá, com exceção da costa oeste dos Estados Unidos. Porém, a costa oeste tem o carvalho venenoso. O óleo de urushiol que vem do contato direto com a planta, ou por contato indireto com o óleo encontrado em calçados, luvas, roupas, ferramentas, animais de estimação, causará uma erupção extremamente pruriginosa que pode durar 1 a 3 semanas. Inicialmente, a erupção apresenta-se com pápulas lineares ou únicas que evoluem para vesículas. A fumaça de plantas que são queimadas pode ser inalada e causar irritação pulmonar significativa e, se for acidentalmente ingerida, pode causar a mesma reação no revestimento mucoso do trato gastrintestinal (TGI). Se ocorrer a exposição, enxaguar imediatamente a região com água morna, bem como as roupas e qualquer coisa que tenha sido exposta. A erupção pode apresentar-se com duração variável, o que pode indicar a quantidade de urushiol que foi exposto à pele ou que o paciente continua a espalhar o óleo a partir de uma fonte, como óleo nos calçados que não tenham sido limpos. A erupção por si só, e o líquido vesicular que surge, não é contagiosa após a limpeza cutânea inicial. O tratamento inclui alívio sintomático com anti-histamínicos, creme de esteroides tópicos, banhos de leite de aveia, loção de calamina e compressas frias. Os esteroides orais (prednisona 0,5-1 mg/kg/dia por 7-10 dias seguidos por redução gradual por 7-10 dias) estão indicados quando há envolvimento de face, genitália ou difuso da pele. Algumas vezes, o paciente pode apresentar uma reação alérgica difusa devido a essa dermatite de contato. Preparados vendidos sem prescrição médica, como Ivy Block, podem ser aplicados de maneira semelhante a filtros solares para evitar a absorção cutânea de urushiol, se houver exposição, e o Zanfel pode ser benéfico para alívio sintomático do prurido e para ligar-se ao urushiol na derme após a exposição.

American Academy of Dermatology, 2013. Available at http://www.aad.org/skin-conditions/dermatology-a-to-z/poison-ivy#.UVEUEY6EPGs.

HIPERSENSIBILIDADE A MEDICAMENTOS/ERUPÇÕES CAUSADAS POR MEDICAMENTOS

FUNDAMENTOS DO DIAGNÓSTICO

▶ A hipersensibilidade a medicamentos ou induzida por eles costuma ser uma reação tipo 4.

▶ Uma erupção morbiliforme é a lesão cutânea mais comumente encontrada.

▶ Os medicamentos mais comumente envolvidos são antimicrobianos, anticonvulsivantes e anti-inflamatórios não esteroides (AINEs).

Diversos medicamentos foram identificados como causadores de reação de hipersensibilidade a medicamentos resultando em erupção cutânea. É surpreendente que a maioria das reações a medicamentos seja de reações de hipersensibilidade retardada mediada por células tipo 4. Apenas um pequeno número é formado pelas clássicas reações mediadas por IgE que causam urticária e anafilaxia. A maioria das reações tipo 4 ocorre 7 a 15 dias após o medicamento ser iniciado e apresenta-se com uma

EMERGÊNCIAS DERMATOLÓGICAS   CAPÍTULO 47   697

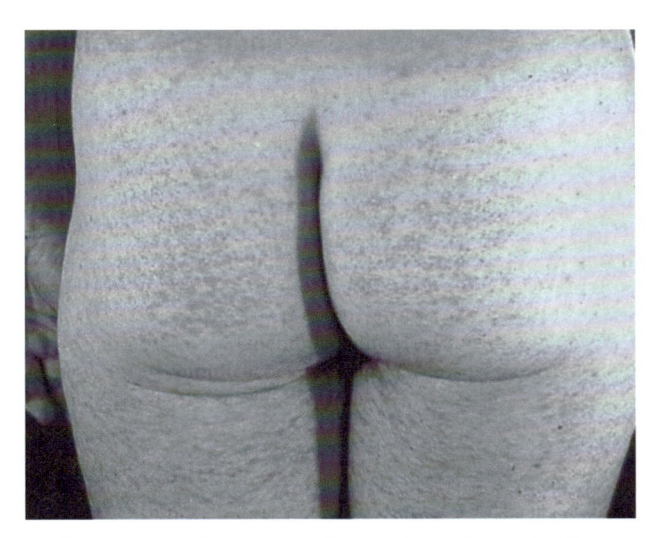

▲ **Figura 47-42** Erupção medicamentosa. (Reproduzida com permissão de Weinberg S, Prose NS, Kristal L, eds. *Color Atlas of Pediatric Dermatology*, 4th ed. New York: McGraw-Hill, 2008. Copyright © McGraw-Hill Education LLC.)

erupção morbiliforme clássica (Figura 47-42) que poupa as palmas das mãos e solas dos pés; porém, a erupção pode ter apresentações variadas. A maioria dos agentes agressores está dentro de umas poucas categorias farmacológicas: antimicrobianos à base de penicilina e sulfa são os mais prevalentes, AINEs, anticonvulsivantes, como fenitoína e ácido valproico, e anti-hipertensivos como IECA ou diuréticos. O tratamento pode incluir algum alívio sintomático com terapia antipruriginosa e esteroides. Porém, como a maioria das reações é do tipo reação de hipersensibilidade tipo 4, o verdadeiro tratamento é a remoção do agente agressor com resolução da erupção em 2 a 3 dias. Como a intensidade da erupção fica dentro de um espectro, todas as mucosas e as áreas de derme consistentes com descamação devem ser avaliadas quanto à progressão para SSJ e NET.

Gendernalik SB, Galeckas KJ: Fixed drug eruptions: A case report and review of the literature. *Cutis*. 2009;84(4):215 [PMID: 19911677].

Greenberger PA: Drug allergy. *J Allergy Clin Immunol*. 2006;117(2 Suppl Mini-Primer):S464 [PMID: 16455348].

DERMATITE ATÓPICA/ECZEMATOSA

FUNDAMENTOS DO DIAGNÓSTICO

▶ Placas secas e escamosas geralmente localizadas em superfícies flexoras de articulações e na face.

▶ Etiologia desconhecida, mas desencadeantes, incluem hereditariedade, pele seca, indução por alérgenos e clima frio.

A dermatite atópica apresenta-se com placas elevadas eritematosas e descamativas que podem evoluir para espessamento crônico da derme ou liquenificação. Ela costuma ser encontrada na face e em superfícies flexoras de articulações, como a fossa antecubital. Ela costuma estar associada com história familiar positiva, conhecida como sensibilidade a alérgenos e asma. O início em crianças ocorre geralmente com 2 a 12 meses de idade, e a maioria dos casos melhora na idade adulta. Embora a etiologia da dermatite atópica seja desconhecida, fatores que sabidamente exacerbam os sintomas incluem estresse, climas frios e secos e exposição a alérgenos. O objetivo do tratamento é o manejo da pele para evitar exacerbações agudas da dermatite atópica. Aspectos fundamentais para o tratamento incluem produtos umectantes para a pele (Cetaphil, Aveeno, Aquaphor, produtos à base de vaselina) e não utilização de sabonetes que causem ressecamento da pele. Os esteroides tópicos podem ser utilizados em potências variáveis, dependendo da intensidade da dermatite atópica. Recomenda-se evitar o uso de esteroides tópicos na face e região periorbital para evitar o afilamento da pele. As infecções cutâneas superficiais secundárias podem ser comuns na dermatite atópica; recomenda-se a avaliação cuidadosa da derme para identificar etiologia inflamatória *versus* infecciosa com o uso de antibióticos orais no caso de celulite secundária. Tratamentos adicionais incluem preparações de alcatrão, AINEs tópicos e inibidores tópicos da calcineurina, como pimecrolimus e tacrolimus.

Boguniewicz M: Topical treatment of atopic dermatitis. *Immunol Allergy Clin North Am*. 2004;24:631-644 [PMID: 15474863].

Kvenshagen B, Jacobsen M, Halvorsen R: Atopic dermatitis in premature and term children. *Arch Dis Child*. 2009;94:202-205 [PMID: 18829619].

Ong PY, Boguniewicz M: Atopic dermatitis. *Prim Care*. 2008;35: 105-117 [PMID: 18206720].

ERITEMA MULTIFORME/SÍNDROME DE STEVENS--JOHNSON/NECRÓLISE EPIDÉRMICA TÓXICA

FUNDAMENTOS DO DIAGNÓSTICO

▶ Reação de hipersensibilidade tipo 4 que resulta em lesão tipo "olho de boi".

▶ O eritema multiforme (EM) é a forma leve, com a intensidade dos sintomas progredindo até a SSJ e, então, NET com base no envolvimento de mucosa e descamação de área de superfície corporal (ASC).

O EM é uma reação de hipersensibilidade tipo 4 aguda com desencadeantes conhecidos que incluem etiologias infecciosas e alguns medicamentos. As lesões cutâneas aparecem inicialmente

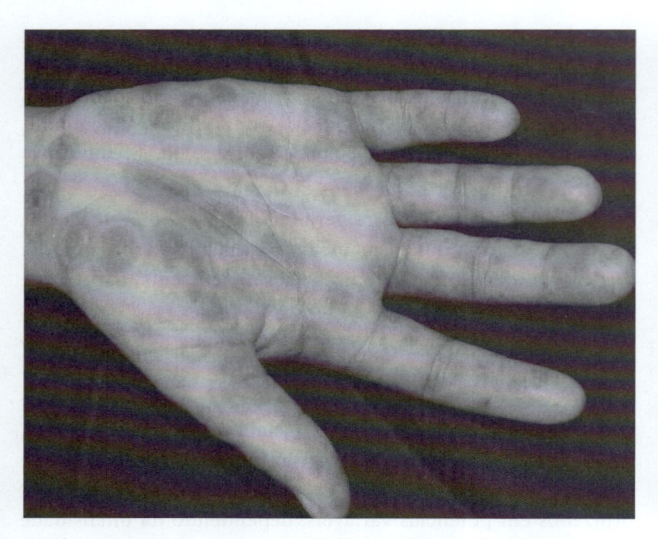

▲ **Figura 47-43** Eritema multiforme. (Reproduzida com permissão de Weinberg S, Prose NS, Kristal L, eds. *Color Atlas of Pediatric Dermatology*, 4th ed. New York: McGraw-Hill, 2008. Copyright © McGraw-Hill Education LLC.)

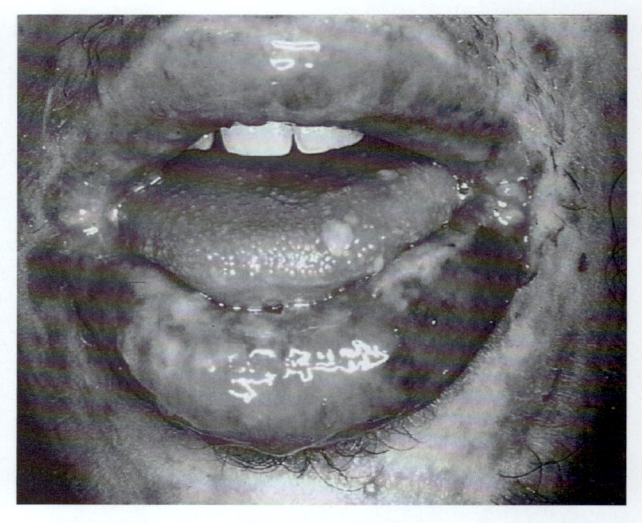

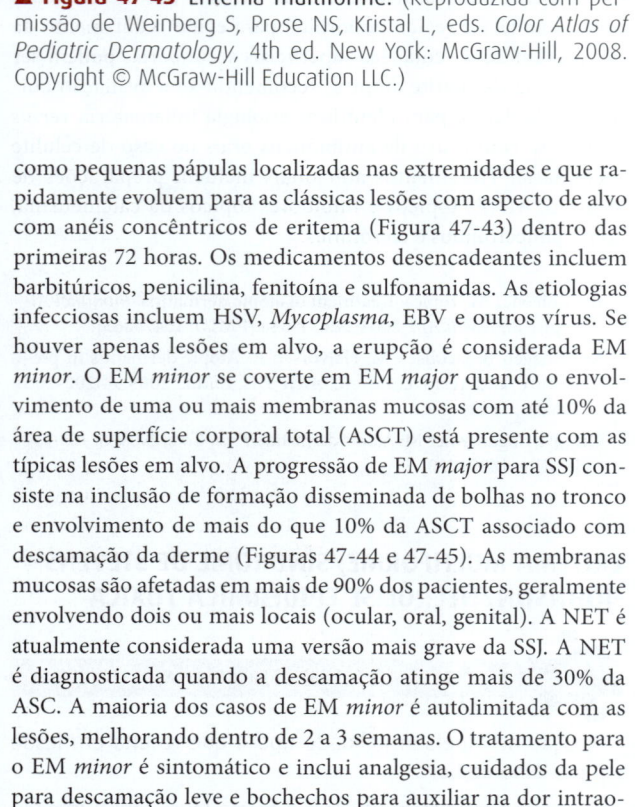

▲ **Figura 47-44** Síndrome de Stevens-Johnson. (Reproduzida com permissão de Weinberg S, Prose NS, Kristal L, eds. *Color Atlas of Pediatric Dermatology*, 4th ed. New York: McGraw-Hill, 2008. Copyright © McGraw-Hill Education LLC.)

como pequenas pápulas localizadas nas extremidades e que rapidamente evoluem para as clássicas lesões com aspecto de alvo com anéis concêntricos de eritema (Figura 47-43) dentro das primeiras 72 horas. Os medicamentos desencadeantes incluem barbitúricos, penicilina, fenitoína e sulfonamidas. As etiologias infecciosas incluem HSV, *Mycoplasma*, EBV e outros vírus. Se houver apenas lesões em alvo, a erupção é considerada EM *minor*. O EM *minor* se coverte em EM *major* quando o envolvimento de uma ou mais membranas mucosas com até 10% da área de superfície corporal total (ASCT) está presente com as típicas lesões em alvo. A progressão de EM *major* para SSJ consiste na inclusão de formação disseminada de bolhas no tronco e envolvimento de mais do que 10% da ASCT associado com descamação da derme (Figuras 47-44 e 47-45). As membranas mucosas são afetadas em mais de 90% dos pacientes, geralmente envolvendo dois ou mais locais (ocular, oral, genital). A NET é atualmente considerada uma versão mais grave da SSJ. A NET é diagnosticada quando a descamação atinge mais de 30% da ASC. A maioria dos casos de EM *minor* é autolimitada com as lesões, melhorando dentro de 2 a 3 semanas. O tratamento para o EM *minor* é sintomático e inclui analgesia, cuidados da pele para descamação leve e bochechos para auxiliar na dor intraoral. A avaliação da causa subjacente do EM é fundamental e envolve a eliminação do medicamento causador ou o tratamento da infecção subjacente desencadeadora. O EM *major* e a NET necessitam de cuidado hospitalar e manejo com líquidos IV para a reidratação, manejo da dor e cuidado de feridas para a descamação de mucosa e derme. A NET severa pode necessitar de internação em unidade de queimados para manejo e cuidados definitivos.

Hazin R, Ibrahimi OA, Hazin MI, Kimyai-Asadi A. Stevens-Johnson syndrome: Pathogenesis, diagnosis, and management. *Ann Med.* 2008;40(2):129-38. PMID: 18293143

Sokumbi O, Wetter DA. Clinical features, diagnosis, and treatment of erythema multiforme: A review for the practicing dermatologist. *Int J Dermatol.* 2012;51(8):889 [PMID: 22788803].

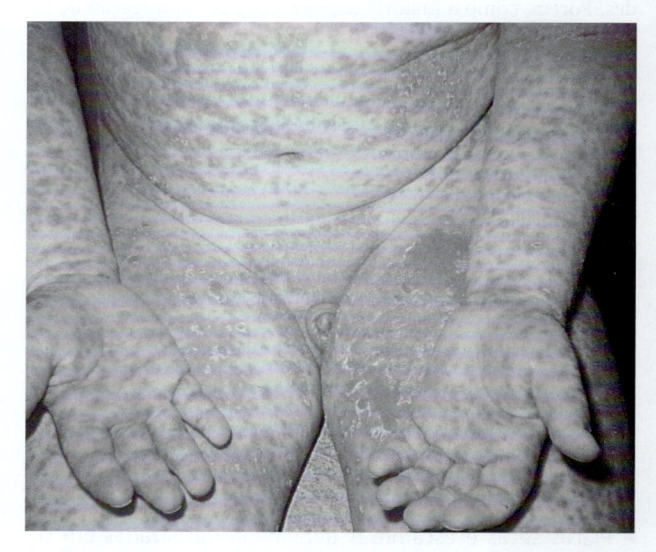

▲ **Figura 47-45** Síndrome de Stevens-Johnson. (Reproduzida com permissão de Weinberg S, Prose NS, Kristal L, eds. *Color Atlas of Pediatric Dermatology*, 4th ed. New York: McGraw-Hill, 2008. Copyright © McGraw-Hill Education LLC.)

EMERGÊNCIAS DERMATOLÓGICAS   CAPÍTULO 47

FOTOSSENSIBILIDADE

FUNDAMENTOS DO DIAGNÓSTICO

- A luz UV causando lesão direta da derme pode resultar em queimadura superficial.
- Dor, calor e formação de bolhas podem ocorrer com base na intensidade, geralmente evoluindo para descamação superficial.
- A fotossensibilidade induzida por medicamentos resulta em queimadura superficial com aspecto de dermatite de contato nas áreas expostas da pele. Medicamentos específicos reduzem o limiar da derme para a reação.

▶ Dano solar agudo

A luz UV solar pode causar lesão direta da derme levando a queimaduras superficiais, conhecidas como queimaduras de primeiro grau. Comuns em crianças menores com pele clara ou sensível, as camadas superficiais da derme ficam eritematosas, quentes ao toque, dentro de 3 a 4 horas da exposição, apresentando um pico em 24 horas. Os fatores de risco incluem determinados medicamentos, moradia em grandes altitudes, álcool e gênero masculino. A pele geralmente cicatriza em 4 a 7 dias, em geral evoluindo com descamação da derme superficial. Nos casos graves, pode haver queimaduras de espessura parcial da pele que se apresentam com vesículas ou bolhas. O tratamento é feito com banhos de água fria e AINEs. A desidratação, quando presente, pode ter de ser tratada nos casos mais graves. Hidratantes tópicos, como *aloe vera*, podem fornecer alívio sintomático. Os esteroides tópicos não se mostraram benéficos para melhorar ou encurtar o curso dos sintomas de queimaduras.

Brown TT, Quain RD, Troxel AB, Gelfand J: The epidemiology of sunburn in the US population in 2003. *J Am Acad Dermatol.* 2006;55(4):577 [PMID: 17010735].

Cokkinides V, Weinstock M, Glanz K, Albano J, Ward E, Thun M: Trends in sunburns, sun protection practices, and attitudes toward sun exposure protection and tanning among US adolescents, 1998-2004. *Pediatrics.* 2006;118(3):853 [PMID: 16950974].

▶ Fotossensibilidade induzida por medicamentos

Vários medicamentos podem causar fotossensibilidade aguda quando combinados com exposição ao sol (UV). Medicamentos específicos e comuns na população pediátrica incluem antibióticos (sulfonamidas, tetraciclinas, fluoroquinolonas), AINEs (ibuprofeno) e antifúngicos (griseofulvina). Classes de medicamentos menos comumente utilizados em pediatria são hipoglicemiantes orais, diuréticos e neurolépticos. Classicamente, a hipersensibilidade induzida por medicamentos terá características semelhantes à combinação de queimadura solar de primeiro grau com dermatite de contato, estando presente apenas em superfícies expostas ao sol. O tratamento inclui a suspensão do medicamento, impedir a exposição solar e usar filtros solares para evitar a exposição à luz UV. Deve-se observar que o filtro solar pode ser o agente agressor ou de exacerbação.

Onoue S, Seto Y, Gandy G, Yamada S: Drug-induced phototoxicity; an early in vitro identification of phototoxic potential of new drug entities in drug discovery and development. *Curr Drug Saf.* 2009;4(2):123-36. [PMID: 19442106].

VASCULITES E ERUPÇÕES AUTOIMUNES

ERITEMA NODOSO

FUNDAMENTOS DO DIAGNÓSTICO

- Nódulos dolorosos de 2 a 3 cm localizados na parte anterior das extremidades inferiores.
- A etiologia inclui infecções bacterianas por *Streptococcus* e *Mycoplasma*, medicamentos à base de sulfa e doenças enteropáticas: doença de Crohn, colite ulcerativa e linfoma de Hodgkin.

O eritema nodoso (EN) é uma reação de hipersensibilidade induzida por doenças ou medicamentos e que resulta em erupções nodulares dolorosas, geralmente localizadas na região tibial anterior das extremidades inferiores. Ela é mais prevalente em mulheres e em adolescentes ou adultos jovens. O surgimento dos nódulos dolorosos, eritematosos ou com aspecto de equimose, de 2 a 3 cm (Figura 47-46) costuma ser precedido por uma

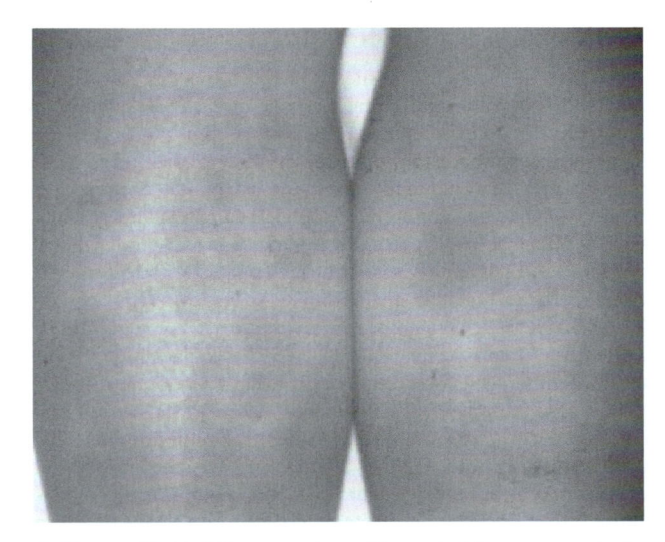

▲ **Figura 47-46** Eritema nodoso. (Reproduzida com permissão de Weinberg S, Prose NS, Kristal L, eds. *Color Atlas of Pediatric Dermatology*, 4th ed. New York: McGraw-Hill, 2008. Copyright © McGraw-Hill Education LLC.)

doença tipo influenza. As lesões podem durar até 2 semanas e são comumente vistas com mialgias e artralgias. As causas pediátricas específicas incluem etiologias bacterianas, geralmente pneumonia por *Streptococcus* ou *Mycoplasma*, infecções fúngicas, comumente a coccidioidomicose, reações induzidas por medicamentos por sulfonamidas e doenças enteropáticas, como doença de Crohn e colite ulcerativa, tuberculose, sarcoidose e doença de Hodgkin. Os pacientes com suspeita de EN devem coletar hemoculturas, velocidade de hemossedimentação (VHS), HGR com diferencial, rastreamento ou cultura para *Streptococcus* e, se necessário, exames de fezes. O tratamento da doença desencadeante subjacente é o único manejo necessário, com alívio sintomático com AINEs, elevação e repouso.

Mert A, Ozaras R, Tabak F, Pekmezci S, Demirkesen C, Ozturk R: Erythema nodosum: An experience of 10 years. *Scand J Infect Dis.* 2004;36(6-7):424-7 [PMID: 15307561].

ERITEMA CRÔNICO MIGRATÓRIO

Ver Erupções por parasitas/vetores, apresentado adiante.

PÚRPURA DE HENOCH-SCHÖNLEIN

FUNDAMENTOS DO DIAGNÓSTICO

▶ Vasculite aguda com febre, púrpura de extremidades inferiores, dor abdominal e sangramento gastrintestinal.

▶ Pode haver envolvimento renal em 50% dos pacientes.

▶ A síndrome pode estar associada com intussuscepção.

A púrpura de Henoch-Schönlein (PHS) é uma vasculite aguda mediada pela imunoglobulina A (IgA) que se apresenta com uma constelação de sintomas em crianças com 2 a 11 anos de idade. Ela costuma estar associada com artralgias, febre, púrpura cutânea geralmente localizada em extremidades inferiores (Figura 47-47), dor abdominal e cólicas, sangramento gastrintestinal (GI) e nefrite aguda. Dor e edema escrotais podem estar presentes em pacientes masculinos. A púrpura pode começar como erupção macular que evolui para lesões purpúricas de 0,5-2 cm que podem coalescer em áreas que parecem equimoses. À medida que a vasculite progride, até 50% dos pacientes podem ter envolvimento renal. Outra complicação grave pode ser a intussuscepção em até 3% dos pacientes. Como a dor abdominal é um achado comum, a diferenciação entre dor abdominal simples e intussuscepção pode ser difícil. Não há exame laboratorial diagnóstico. A avaliação inclui HGR, que pode mostrar leucocitose e trombocitose, um teste de guáiaco fecal, para pesquisa de sangue oculto, um exame de urina, para avaliar a presença de sangue ou proteínas, e um perfil metabólico, para avaliação da função renal. Considerar exames de coagulação, se a erupção for de petéquias. O tratamento é de suporte. Muitas crianças precisarão de hospitalização para monitorar o sangramento GI, dor abdominal e função renal. Os pacientes com PHS leve e sem sintomas de envolvimento sistêmico podem ser liberados para casa com acompanhamento cuidadoso. Recomenda-se o uso de AINEs para a dor e as artralgias.

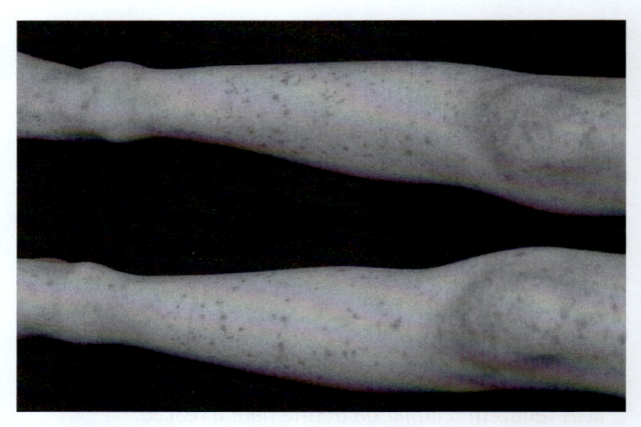

▲ **Figura 47-47** Púrpura de Henoch-Schönlein. (Reproduzida com permissão de Kane KS, Lio PA, Stratigos AJ, Johnson RA, eds. *Color Atlas & Synopsis of Pediatric Dermatology*, 4th ed. McGraw-Hill, Inc., 2009. Copyright © McGraw-Hill Education LLC.)

Ebert EC: Gastrointestinal manifestations of Henoch-Schönlein Purpura. *Dig Dis Sci.* 2008;8:2011 [PMID: 18351468].

Nong BR, Huang YF, Chuang CM, Liu CC, Hsieh KS: Fifteen-year experience of children with Henoch-Schönlein purpura in southern Taiwan, 1991-2005. *J Microbiol Immunol Infect.* 2007;40(4):371 [PMID: 17712473].

PITIRÍASE RÓSEA

FUNDAMENTOS DO DIAGNÓSTICO

▶ Lesão arredondada/oval vermelha de 2 a 10 cm (placa precursora).

▶ A placa precursora é seguida por múltiplas lesões de 1 a 2 cm agrupadas em tronco, dorso e abdome que podem seguir um padrão de "árvore de natal".

▶ Tratamento sintomático para o prurido; pode-se usar a luz UV para acelerar a resolução.

A pitiríase rósea (PR) tem um exantema característico, a placa precursora, que é arredondada ou oval e tem 2 a 10 cm de tamanho com centro eritematoso e bordas elevadas e escamosas (Figura 47-48). A placa precursora costuma ser confundida com eczema ou *tinea corporis* (Figura 47-49). Dias ou semanas após a apresentação da lesão solitária inicial, o paciente apresentará placas de 1 a 2 cm de cor salmão agrupadas em tronco, abdome e extremidades.

EMERGÊNCIAS DERMATOLÓGICAS   CAPÍTULO 47   701

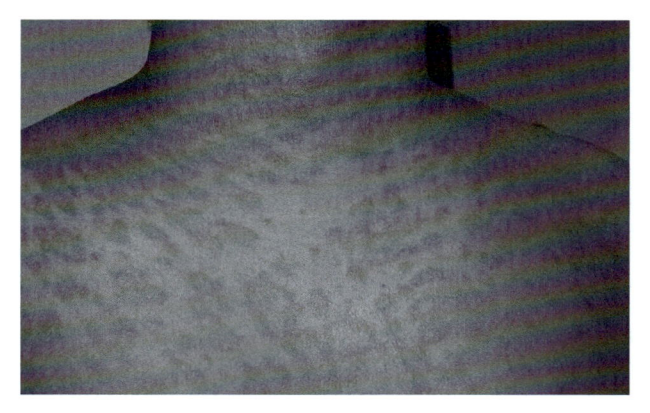

▲ **Figura 47-48** Pitiríase rósea. (Reproduzida com permissão de Kane KS, Lio PA, Stratigos AJ, Johnson RA, eds. *Color Atlas & Synopsis of Pediatric Dermatology*, 4th ed. McGraw-Hill, Inc., 2009. Copyright © McGraw-Hill Education LLC.)

Essas lesões secundárias são conhecidas com aspecto de "árvore de natal" devido ao alinhamento das lesões no dorso. O prurido ocorre em até 75% dos pacientes. A erupção pode durar até 8 semanas, melhorando espontaneamente. A causa da PR é desconhecida, mas acredita-se que seja uma resposta imune a um gatilho viral. O tratamento inclui alívio sintomático com difenidramina e aplicação tópica de hidrocortisona e cremes hidratantes. O tratamento com luz UV pode auxiliar na resolução da erupção. A PR é mais comum nos meses de primavera e inverno, ocorrendo com mais frequência em adolescentes. Foi demonstrado que a PR causa hipopigmentação cutânea nos locais das lesões, tendo sido associada com risco aumentado de abortamentos se os sintomas ocorrerem nas primeiras 15 semanas de gestação.

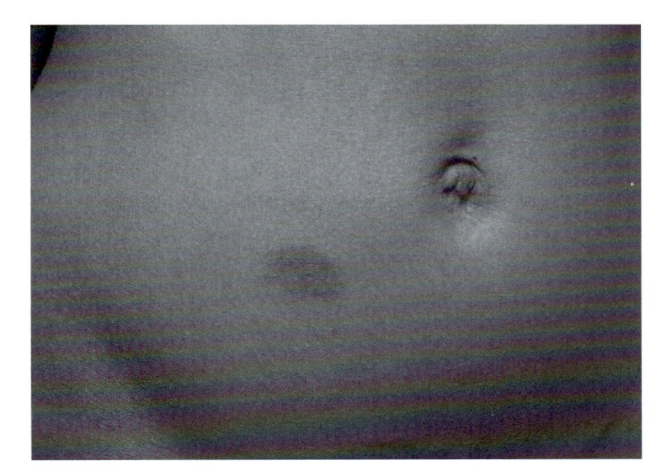

▲ **Figura 47-49** Pitiríase rósea, placa percursora. (Reproduzida com permissão de Kane KS, Lio PA, Stratigos AJ, Johnson RA, eds. *Color Atlas & Synopsis of Pediatric Dermatology*, 4th ed. McGraw-Hill, Inc., 2009. Copyright © McGraw-Hill Education LLC.)

Browning JC: An update on pityriasis rosea and other similar childhood exanthems. *Curr Opin Pediatr*. 2009;21(4):481 [PMID: 19502983].

Drago F, Broccolo F, Zaccaria E, et al: Pregnancy outcome in patients with pityriasis rosea. *J Am Acad Dermatol*. 2008;58(5 suppl 1):S78 [PMID: 18489054].

Lim SH, Kim SM, Oh BH, et al: Low-dose ultraviolet A1 phototherapy for treating pityriasis rosea. *Ann Dermatol*. 2009;21(3):230 [PMID: 20523795].

DOENÇA DE KAWASAKI

FUNDAMENTOS DO DIAGNÓSTICO

▶ Início com febre por mais de 5 dias.

▶ Febre e 4 de 5 critérios: linfadenopatia cervical, conjuntivite bilateral, edema de mãos e pés, eritema e descamação, mucosa oral seca com lábios quebradiços e língua com aspecto de morango, erupção vermelha no corpo geralmente em virilhas e extremidades inferiores.

▶ Alto risco de vasculite arterial coronariana, incluindo aneurismas e trombose se não houver tratamento.

A doença de Kawasaki (DK) (síndrome do linfonodo mucocutâneo, poliartrite infantil) é uma doença pediátrica aguda que causa uma vasculite inflamatória. Ela ocorre quase exclusivamente (90-95%) em crianças com menos de 10 anos, com a maioria das crianças tendo menos de 5 anos. Considerada imunomediada, ela começa com febre alta e persistente por pelo menos 5 dias, a qual é de difícil controle com a terapia antipirética habitual. Além da febre por 5 dias, os critérios necessários para um diagnóstico de Kawasaki pela American Heart Association (AHA) incluem quatro dos seguintes cinco sintomas: conjuntivite bilateral aguda indolor; envolvimento de mucosa oral com lábios secos e quebradiços e língua com aspecto de morango; mãos e pés com eritema e edema geralmente associado com descamação (Figura 47-50); linfadenopatia cervical edemaciada geralmente unilateral e maior do que 1,5 cm; e uma erupção generalizada não vesicular geralmente localizada em virilhas e extremidades inferiores. Achados adicionais incluem dor e derrame articular, irritabilidade, vômitos e diarreia e tosse com congestão nasal, miocardite e pericardite. A avaliação laboratorial pode demonstrar níveis elevados de VHS, proteína C reativa e α-1-antitripsina, bem como trombocitose e piúria estéril no exame de urina. Diagnóstico e tratamento precoces são fundamentais, pois 20 a 25% dos pacientes não tratados desenvolverão complicações cardíacas, variando desde aneurismas de artérias coronárias, trombose de artéria coronária, infarto agudo do miocárdio (IAM) até morte; assim, deve ser obtido um ECG na apresentação. A avaliação seriada com ecocardiografia para as complicações descritas é recomendada. O tratamento hospitalar, que consiste em terapia com gamaglobulina IV e ácido acetilsalicílico, deve começar dentro de 10 dias do início da febre. A

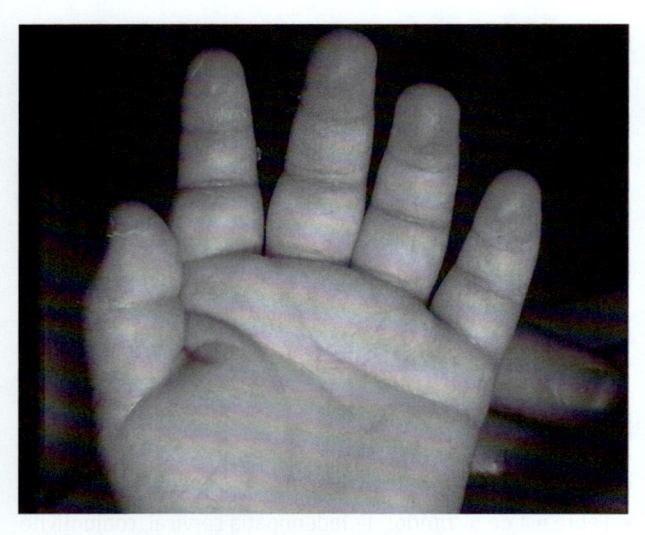

▲ **Figura 47-50** Doença de Kawasaki, edema de mão com descamação. (Reproduzida com permissão de Weinberg S, Prose NS, Kristal L, eds. *Color Atlas of Pediatric Dermatology*, 4th ed. New York: McGraw-Hill, 2008. Copyright © McGraw-Hill Education LLC.)

DK é atualmente a principal causa de cardiopatia adquirida nos Estados Unidos nas crianças com menos de 5 anos.

Baker AL, Lu M, Minich LL, et al: Associated symptoms in the ten days before diagnosis of Kawasaki disease. *J Pediatr*. 2009;154(4):592. e2 [PMID: 19038400].

Heuclin T, Dubos F, Hue V, et al: Increased detection rate of Kawasaki disease using new diagnostic algorithm, including early use of echocardiography. *J Pediatr*. 2009;155(5):695. e1 [PMID: 19595368].

Rowley AH, Shulman ST: Pathogenesis and management of Kawasaki disease. *Expert Rev Anti Infect Ther*. 2010;8(2):197 [PMID: 20109049].

Satou GM, Giamelli J, Gewitz MH: Kawasaki disease: Diagnosis, management, and long-term implications. *Cardiol Rev*. 2007;15(4):163 [PMID: 17575479].

ERUPÇÕES POR PARASITAS/VETORES

FEBRE MACULOSA DAS MONTANHAS ROCHOSAS

FUNDAMENTOS DO DIAGNÓSTICO

▶ Doença transmitida por carrapatos e causada pelo parasita *Rickettsia rickettsii*.

▶ A infecção causa uma vasculite sistêmica aguda que costuma se apresentar com petéquias; a maioria dos pacientes infectados apresenta-se com febre e cefaleia.

▶ O achado característico da FMMR é a progressão da erupção com petéquias em palmas das mãos e solas dos pés.

A FMMR é uma doença transmitida por carrapatos e causada pelo parasita *Rickettsia rickettsii*. O vetor é primariamente o carrapato do cachorro, *Dermacentor variabilis*, encontrado primariamente no leste dos Estados Unidos, e o *Dermacentor andersoni*, encontrado na região das Montanhas Rochosas. Este cocobacilo gram-negativo é transmitido pela mordida do carrapato, que necessita de um mínimo de 6 horas de acoplamento ao hospedeiro para a transferência da *Rickettsia*. O período de incubação pode variar de 3 a 12 dias. A maioria dos pacientes infectados apresenta febre e cefaleia, com menos de 25% apresentando déficits neurológicos. Essa infecção parasitária causa uma vasculite sistêmica aguda que costuma se apresentar com erupção de petéquias entre os dias 2 e 8 após a mordida do carrapato. Uma erupção macular se inicia em punhos e tornozelos e pode, inicialmente, sofrer branqueamento à pressão. O achado característico da FMMR é a progressão da erupção com petéquias em palmas das mãos e solas dos pés, as quais podem estar presentes em 30 a 80% dos pacientes (Figura 47-51). A face costuma ser poupada. É interessante observar que até 15% dos pacientes podem não ter essa apresentação clássica da erupção durante a doença. Achados adicionais incluem conjuntivite com edema periorbital, dor torácica com miocardite, que pode levar à insuficiência cardíaca congestiva (ICC), e bradicardia, pneumonite, dor abdominal com hepatoesplenomegalia e icterícia, mialgias severas, alteração do sensório, com meningoencefalite e sepse. Os achados laboratoriais muitas vezes incluem leucocitose e trombocitopenia, anemia, hiponatremia, elevação de bilirrubinas e aminotransferases (TGO) e pleocitose no LCS, com aumento de monócitos. O tratamento consiste em terapia antibiótica precoce, a qual diminui a taxa de mortalidade de 20 para 5%. Os medicamentos de escolha incluem doxiciclina seguida por cloranfenicol. Cursos breves de doxiciclina não

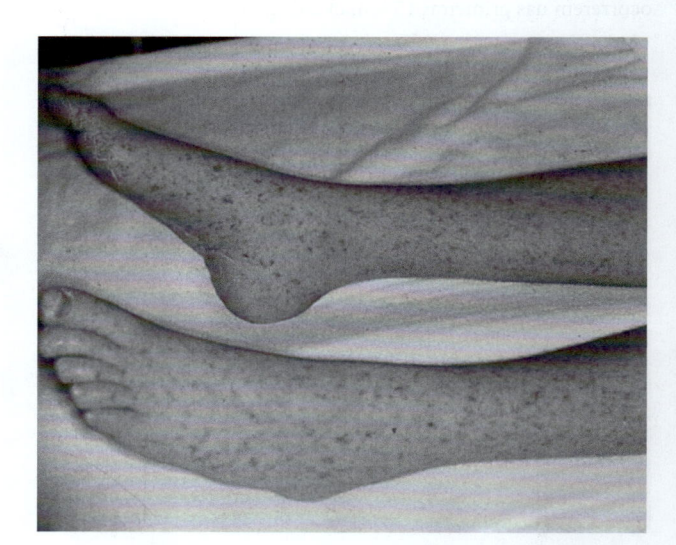

▲ **Figura 47-51** Febre maculosa das Montanhas Rochosas. (Reproduzida com permissão de Weinberg S, Prose NS, Kristal L, eds. *Color Atlas of Pediatric Dermatology*, 4th ed. New York: McGraw-Hill, 2008. Copyright © McGraw-Hill Education LLC.)

causam impregnação dos dentes e são atualmente recomendados como terapia de primeira linha pela AAP. Tratamento de suporte agressivo em casos de sepse.

Buckingham SC, Marshall GS, Schutze GE, et al: Clinical and laboratory features, hospital course, and outcome of Rocky Mountain spotted fever in children. *J Pediatr.* 2007;150(2):180,184.e1 [PMID: 17236897].

Chapman AS, Bakken JS, Folk SM, et al: Diagnosis and management of tickborne rickettsial diseases: Rocky Mountain spotted fever, ehrlichioses, and anaplasmosis—United States: A practical guide for physicians and other health-care and public health professionals. *MMWR Recomm Rep.* 2006;55:1 [PMID: 16572105].

DOENÇA DE LYME

FUNDAMENTOS DO DIAGNÓSTICO

▶ Infecção transmitida pelo carrapato do cervo e causada pela espiroqueta *Borrelia burgdorferi*.

▶ Erupção clássica com aspecto de "olho de boi" ou "alvo" e chamada de eritema crônico migratório (ECM).

▶ Os sintomas sistêmicos incluem fadiga, mialgias, sintomas tipo influenza e febre.

A doença de Lyme é uma infecção causada pela espiroqueta *Borrelia burgdorferi* e transmitida pela mordida de um carrapato dos cervos, especificamente pela espécie *Ixodes*. A probabilidade de infecção está claramente relacionada com a duração do acoplamento do carrapato ao hospedeiro e, embora seja improvável que o hospedeiro contraia a infecção se o carrapato ficar acoplado por menos de 24 horas, isso é possível. Vinte e cinco por cento dos pacientes são crianças com a mesma porcentagem de pacientes que não recordam da mordida de carrapato. A infecção inicial localizada costuma ocorrer no local da mordida do carrapato entre os dias 7 e 10 com o aspecto clássico de "olho de boi" ou "alvo" do ECM (Figura 47-52) em 90% dos pacientes infectados. A maioria das lesões é de máculas planas e eritematosas com porção clara central com 2 a 15 cm ou mais; 40% dos pacientes desenvolverão lesões secundárias de ECM. Os sintomas sistêmicos adicionais incluem fadiga, mialgia, sintomas tipo influenza, cefaleia e febre. O tratamento da doença inicial, com ausência de achados neurológicos ou cardíacos, é doxiciclina, amoxicilina ou cefuroxima por 14 dias. Se houver sintomas de artrite, a duração da terapia é aumentada para 30 dias. Se houver sintomas neurológicos ou se o paciente tiver menos de 8 anos, recomenda-se 14 dias de antibióticos por via parenteral.

Centers for Disease Control and Prevention, Division of Vector-borne Infectious Diseases. *Lyme disease statistics*: 2009. Available at http://www.cdc.gov/ncidod/dvbid/lyme/ld_statistics.htm.

Dandache P, Nadelman RB: Erythema migrans. *Infect Dis Clin North Am.* 2008;22(2):235, vi [PMID: 18452799].

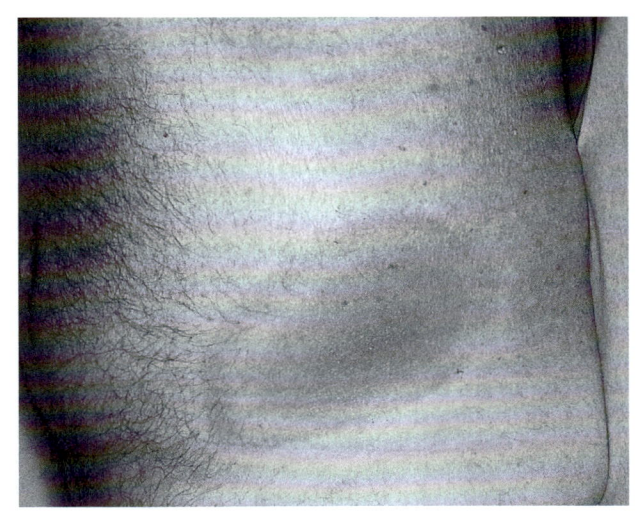

▲ **Figura 47-52** Eritema crônico migratório (doença de Lyme). (Reproduzida com permissão de Weinberg S, Prose NS, Kristal L, eds. *Color Atlas of Pediatric Dermatology*, 4th ed. New York: McGraw-Hill, 2008. Copyright © McGraw-Hill Education LLC.)

Halperin JJ, Shapiro ED, Logigian E, et al: Practice parameter: Treatment of nervous system Lyme disease (an evidence-based review): Report of the Quality Standards Subcommittee of the American Academy of Neurology. *Neurology.* 2007;69(1):91 [PMID: 17522387].

ARTRÓPODES

ESCABIOSE

FUNDAMENTOS DO DIAGNÓSTICO

▶ O artrópode *Sarcoptes scabiei var hominis* é uma infecção parasitária extremamente comum que causa erupção cutânea altamente pruriginosa.

▶ A transmissão do pequeno ácaro se dá por contato direto com a pele.

▶ A escabiose apresenta-se com lesões consistindo de túneis, que são traços tortuosos, elevados e de cor rosa com 2 a 3 mm de comprimento ao longo da epiderme superficial com uma pequena vesícula no final.

O artrópode *Sarcoptes scabiei var hominis* é uma infestação parasitária extremamente comum que causa erupção cutânea extremamente pruriginosa e afeta mais de 300 milhões de pessoas no mundo todo a cada ano. A transmissão do pequeno parasita se dá por contato direto da pele, sendo que os humanos são o único hospedeiro que pode fornecer um ambiente para o ciclo vital do parasita. A escabiose pode sobreviver apenas 72 horas fora do hospedeiro humano. Nas infestações clássicas da escabiose, o hospedeiro pode ser assintomático por até 4 semanas, carregando entre 5 e 50 ácaros. A escabiose norueguesa, uma forma muito mais grave de infestação, acomete primariamente imunodeprimidos, idosos e pessoas com problemas de desenvolvimento. Os ácaros têm tamanho menor e podem estar presentes aos milhares ou milhões no hospedeiro. Isso também torna o hospedeiro mais contagioso para os outros. A escabiose clássica se apresenta com lesões cutâneas altamente pruriginosas que consistem em túneis, os quais são traços tortuosos, elevados e de cor rosa com 2 a 3 mm de comprimento ao longo da epiderme superficial com uma pequena vesícula no final (Figura 47-53). As lesões podem aparecer com pústulas, pápulas, nódulos e até placas, geralmente localizadas em pregas cutâneas, como espaços interdigitais ou superfícies flexoras de punhos, braços, pernas e virilha. As lesões podem estar presentes na região abdominal e genital. Em crianças com menos de 2 anos, as lesões ocorrem na cabeça, pescoço, palmas, solas e axilas. Os túneis também podem se apresentar como celulite secundária ou com aspecto de impetigo devido à severa coçadura realizada pela criança na região infectada. A escabiose norueguesa, devido ao elevado número de ácaros, apresenta-se com crostas e placas em superfícies flexoras de articulações. O diagnóstico pode ser feito por raspado cutâneo de túneis, seguido por avaliação em microscópio para a pesquisa do ácaro, ovos e fezes. Porém, a ausência de achados ao microscópio não descarta o diagnóstico; assim, uma simples boa história clínica e um exame físico são necessários para o diagnóstico. O tratamento consiste no uso tópico de lindane ou permetrina, bem como alívio sintomático do prurido com anti-histamínicos orais ou curso breve de terapia esteroide. O lindano não é recomendado para crianças menores devido à preocupações em relação à neurotoxicidade. A permetrina é o tratamento tópico de escolha para crianças e lactentes com mais de 2 meses. Nos casos severos ou na escabiose norueguesa, a ivermectina, embora não aprovada pelo FDA para tratamento da escabiose, costuma ser utilizada com sucesso em crianças com mais de 15 kg.

Currie BJ, McCarthy JS: Permethrin and ivermectin for scabies. *N Engl J Med*. 2010;362(8):717 [PMID: 20181973].

Gunning K, Pippitt K, Kiraly B, Sayler M: *Pediculosis and scabies: Treatment update*. Am Fam Physician. 2012;86(6):535-541 [PMID: 23062045].

Hicks MI, Elston DM: Scabies. *Dermatol Ther*. 2009;22(4):279 [PMID: 19580575].

Scheinfeld N: Controlling scabies in institutional settings: A review of medications, treatment models, and implementation. *Am J Clin Dermatol*. 2004;5(1):31 [PMID: 14979741].

MORDIDA DE ARANHA

FUNDAMENTOS DO DIAGNÓSTICO

▶ A maioria das mordidas de aranha se apresenta como uma simples pápula focal única eritematosa e pruriginosa.

▶ A aranha viúva negra fêmea tem cor preta brilhante e uma carapaça vermelha na parte de baixo do abdome, sendo produtora de uma neurotoxina.

▶ A α-latrotoxina da viúva negra afeta o paciente dentro de 1 hora após a mordida, causando espasmos severos da musculatura abdominal, cãibras ou espasmos musculares, náuseas, vômitos, cefaleia e ansiedade.

▶ A aranha reclusa marrom tem 1 a 3 cm de comprimento e cor amarronzada com uma forma característica de "violino" no dorso.

▶ A mordida da reclusa marrom é inicialmente indolor, mas o veneno tem propriedades citotóxicas e hemolíticas, causando isquemia tecidual. Inicialmente, há formação de uma pequena vesícula que evolui para uma escara escurecida em 2 a 3 dias.

▶ A aranha Hobo encontrada no noroeste do Pacífico é marrom com marcações amarelas em seu abdome e sua mordida causa necrose tecidual secundária à isquemia e hemólise.

Os pacientes costumam se apresentar com queixas primárias de mordida de aranha como a causa da lesão de pele. A maioria das "mordidas de aranha" são, na verdade, abscessos por MRSA, e a percepção do paciente sobre a lesão não deve confundir o julgamento do médico. Há diferenças importantes que podem identificar as duas lesões distintas. Se o paciente realmente visualizar a aranha na sua pele na localização da lesão de pele ou se o paciente trouxer o espécime de artrópode para avaliação, deve-se suspeitar

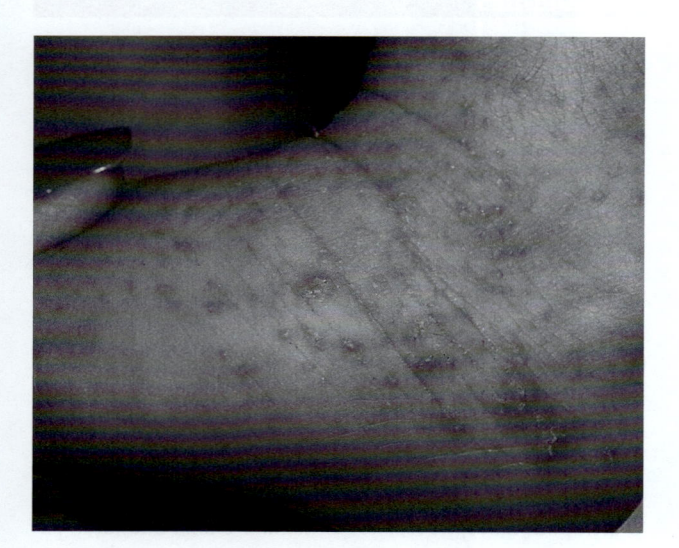

▲ **Figura 47-53** Escabiose. (Reproduzida com permissão de Weinberg S, Prose NS, Kristal L, eds. *Color Atlas of Pediatric Dermatology*, 4th ed. New York: McGraw-Hill, 2008. Copyright © McGraw-Hill Education LLC.)

fortemente de mordida de aranha como causa. A maioria das mordidas de aranha se apresenta como simples pápula única focal eritematosa e pruriginosa. Também pode ser encontrada uma lesão tipo urticária. Porém, há três aranhas venenosas nos Estados Unidos que devem ser consideradas quando houver possibilidade de mordida de aranha e houver sintomas específicos.

▶ Aranha viúva negra

A viúva negra é endêmica nos Estados Unidos, mas é mais prevalente nas regiões sul e oeste do país. Ela tem 1 a 2 cm de comprimento e apenas a fêmea, que é de cor preta brilhante e tem uma carapaça vermelha na parte de baixo do abdome e produz uma toxina, é neurotóxica. O local da mordida estará eritematoso e edemaciado com um possível halo ou aspecto de alvo e dor na região. A α-latrotoxina começa a afetar o paciente dentro de 1 hora após a mordida e causa sintomas de cãibras ou espasmos musculares, náuseas, vômitos, cefaleia e ansiedade. Podem haver espasmos severos da musculatura abdominal semelhante a um abdome agudo. O tratamento inclui benzodiazepínicos e anti-histamínicos. O antídoto é uma opção para o paciente com sintomas severos, quando disponível. O gliconato de cálcio não é mais recomendado para o tratamento.

CDC: www.cdc.gov/niosh/topics/spiders/

▶ Aranha reclusa marrom

A aranha reclusa marrom tem 1 a 3 cm de comprimento e cor marrom com um característico formato de violino no dorso. Ela é endêmica em todos os Estados Unidos, mas é mais prevalente no meio-oeste e na região sul. A mordida é inicialmente indolor, mas devido às propriedades citotóxicas e hemolíticas do veneno, a dor no local da lesão começa poucas horas após a mordida devido à isquemia tecidual. Inicialmente, pode haver uma pequena vesícula que evolui para uma escara escurecida ao longo de 2 a 3 dias (Figura 47-54). À medida que o tecido fica necrótico, pode começar a formação de uma úlcera. A resposta sistêmica ao veneno pode incluir náuseas, vômitos, calafrios, febre, hemólise, convulsões e insuficiência renal. O tratamento da ferida inclui mínimo desbridamento e cuidados básicos. Não há estudos que sustentem uma linha específica de terapia, mas dapsona e esteroides têm sido utilizados, assim como o oxigênio hiperbárico para o tratamento da ferida.

▶ Aranha Hobo

A aranha Hobo é uma aranha grande encontrada no noroeste do Pacífico, com seu corpo medindo 1 a 1,5 cm além das pernas longas, finas e protuberantes. Ela tem marcações de cor marrom e amarela no abdome e constrói uma teia afunilada para capturar suas presas. A mordida tem praticamente o mesmo efeito da aranha marrom reclusa, causando necrose tecidual secundária à

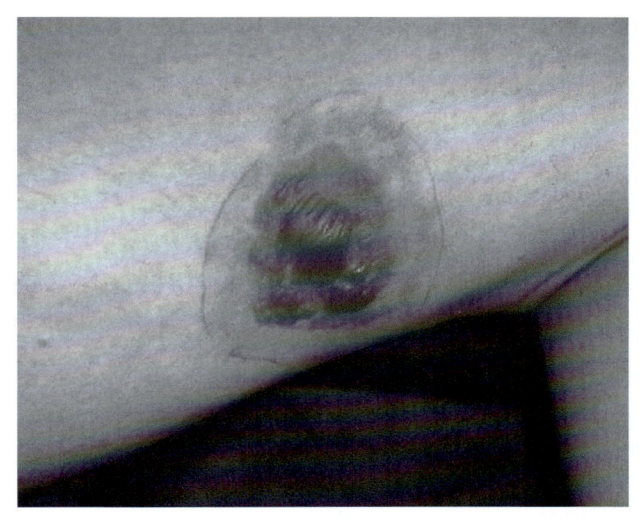

▲ **Figura 47-54** Mordida de aranha reclusa marrom. (Reproduzida com permissão de Weinberg S, Prose NS, Kristal L, eds. *Color Atlas of Pediatric Dermatology*, 4th ed. New York: McGraw-Hill, 2008. Copyright © McGraw-Hill Education LLC.)

isquemia e hemólise. Os sintomas locais e sistêmicos são semelhantes, bem como o tratamento citado.

ERUPÇÕES COM PETÉQUIAS

TROMBOCITOPENIA

FUNDAMENTOS DO DIAGNÓSTICO

- ▶ A trombocitopenia ocorre quando a produção de plaquetas é reduzida, quando há aumento da destruição das plaquetas circulantes ou um aumento na destruição ou sequestro de plaquetas no baço ou fígado.
- ▶ É definida como uma contagem de plaquetas de menos de 50.000/μL.
- ▶ Baixa contagem de plaquetas pode resultar em erupção de petéquias, que aparecem como pequenos pontos espalhados, não elevados e de cor púrpura/vermelha na pele.

As plaquetas do sangue auxiliam na coagulação para criar a hemostasia. O soro normal contém 150.000-450.000 plaquetas/μL de sangue. A trombocitopenia ocorre quando não há fabricação de número suficiente de plaquetas pela medula óssea, ou quando há aumento da destruição das plaquetas circulantes no sistema vascular ou aumento de destruição, ou sequestro de plaquetas em baço ou fígado. Ela costuma ser definida como uma contagem de plaquetas de menos de 50.000/μL. Independentemente da etiologia, a baixa contagem de plaquetas pode resultar em erupção de petéquias que aparecem como pequenos pontos não elevados, espalhados e de cor escura púrpura/vermelha na pele. As petéquias, além de indicar uma baixa contagem de plaquetas, podem indicar várias doenças ou problemas fisiopatológicos no paciente pediátrico. Se as petéquias coalescerem e aumentarem de tamanho na derme, esta mancha ou placa grande é chamada de púrpura.

PÚRPURA TROMBOCITOPÊNICA IMUNOLÓGICA

FUNDAMENTOS DO DIAGNÓSTICO

▶ A púrpura trombocitopênica imunológica (PTI) é uma resposta autoimune que gera um distúrbio hemorrágico por meio da destruição de plaquetas mediada por anticorpos.

▶ Encontrada primariamente em crianças de 2 a 4 anos de idade.

A PTI é uma resposta autoimune que cria um distúrbio hemorrágico por meio da destruição de plaquetas mediada por anticorpos. Ela costuma ser encontrada primariamente em crianças de 2 a 4 anos de idade, com aproximadamente 50 pacientes por 1 milhão ao ano, após uma infecção viral aguda. Ela também pode estar associada com medicamentos que podem induzir trombocitopenia. Os sintomas comuns de apresentação incluem petéquias (Figura 47-55), púrpura (Figuras 47-56 e 47-57), sangramento oral, sangramento GI ou achados mais graves, como sangramento intracraniano e hemorragias retinianas. Os exames de coagulação costumam ser normais com trombocitopenia isolada no HGR. O tratamento inclui hemostasia, transfusão de

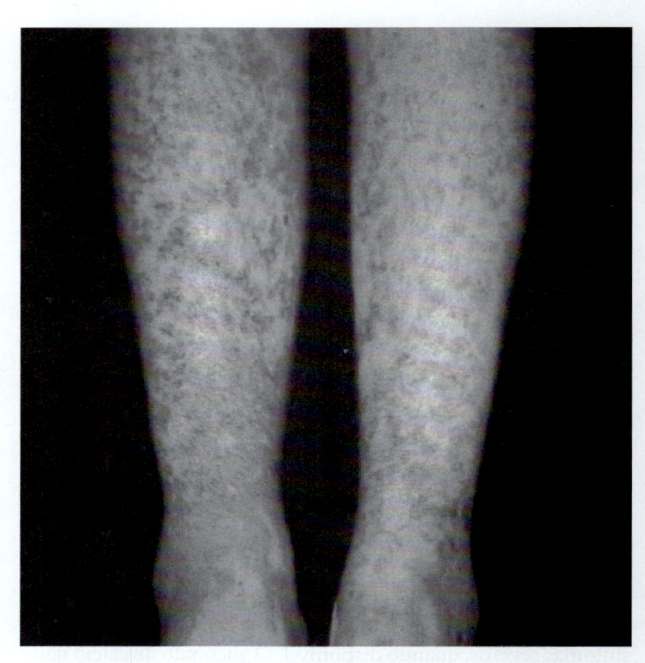

▲ **Figura 47-56** Púrpura. (Reproduzida com permissão de Weinberg S, Prose NS, Kristal L, eds. *Color Atlas of Pediatric Dermatology*, 4th ed. New York: McGraw-Hill, 2008. Copyright © McGraw-Hill Education LLC.)

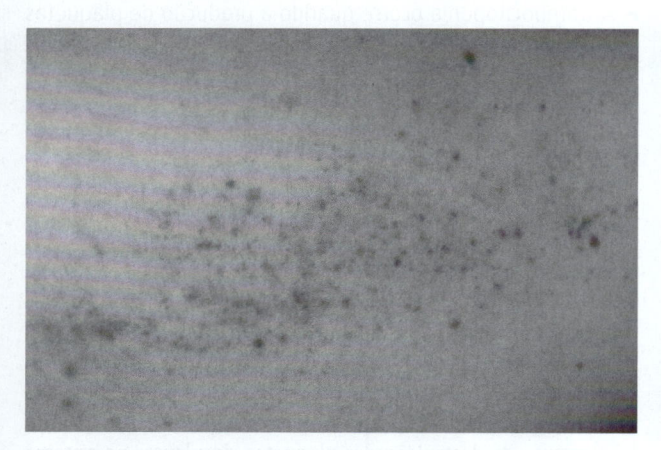

▲ **Figura 47-55** Púrpura trombocitopênica imunológica. (Reproduzida com permissão de Kane KS, Lio PA, Stratigos AJ, Johnson RA, eds: *Color Atlas & Synopsis of Pediatric Dermatology*, 4th ed. McGraw-Hill, Inc., 2009. Copyright © McGraw-Hill Education LLC.)

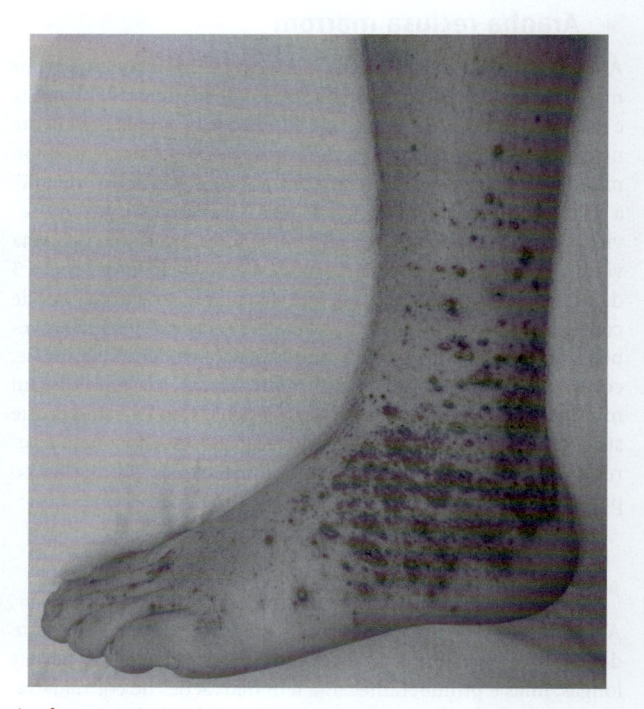

▲ **Figura 47-57** Púrpura com petéquias adjacentes. (Fonte: James Heilman, MD/CC-BY-AS-3.0. http://upload.wikimedia.org/wikipedia/commons/5/5e/Vasculitis.JPG.)

plaquetas, se houver sangramento que ameace a vida, IGIV, terapia esteroide, imunoglobulina anti-Rho(D) e avaliação/internação com hematologia pediátrica. Cerca de 90% das crianças se recuperam, com taxa de mortalidade de aproximadamente 2%.

Arnold DM, Kelton JG. Current options for the treatment of idiopathic thrombocytopenic purpura. *Semin Hematol.* Oct 2007;44(4 Suppl 5):S12-S23. [PMID: 18096468].

PÚRPURA TROMBOCITOPÊNICA TROMBÓTICA/SÍNDROME HEMOLÍTICO-URÊMICA

FUNDAMENTOS DO DIAGNÓSTICO

▶ A púrpura trombocitopênica trombótica (PTT) se refere à coagulação de pequenos vasos sanguíneos levando à trombocitopenia.

▶ Ela resulta em púrpura, alteração do sensório e convulsões, envolvimento renal, febre e anemia hemolítica.

▶ A variante infantil (SHU) tem mais envolvimento renal.

▶ A SHU está associada com um gatilho de colite infecciosa causada pelos patógenos *E. coli* O157:H7 e *Shigella*.

▶ O esfregaço de sangue periférico mostrará esquizócitos.

A PTT ocorre muito menos comumente do que a PTI, diferindo em sua etiologia, a qual engloba a coagulação de pequenos vasos sanguíneos levando à PTT. Ela resulta em púrpura da pele, sequelas neurológicas, como alteração do sensório e convulsões, envolvimento renal, febre e anemia hemolítica. Embora a PTT ocorra primariamente em adultos e tenha um predomínio de envolvimento neurológico, a variante infantil da PTT é conhecida como SHU e tem mais envolvimento renal. A SHU costuma estar associada com um gatilho de colite infecciosa pelos patógenos *Escherichia coli* O157:H7 e *Shigella*. Na avaliação, o HGR pode mostrar elevação da contagem de leucócitos com redução de Hb e da contagem de plaquetas. O esfregaço de sangue periférico mostrará esquizócitos. O envolvimento renal é confirmado pela elevação de ureia e creatinina (Cr). A desidrogenase láctica (LDH) também costuma estar elevada na SHU. As opções de tratamento são semelhantes para PTT e SHU, mas a plasmaférese com PFC é utilizada com mais frequência na PTT, e a diálise renal costuma ser o tratamento escolhido para a SHU.

Bouw MC, Dors N, van Ommen H, Ramakers-van Woerden NL: Thrombotic thrombocytopenic purpura in childhood. *Pediatr Blood Cancer.* 2009;53(4):537 [PMID: 19544391].

Marn Pernat A, Buturovic-Ponikvar J, Kovac J, et al: Membrane plasma exchange for the treatment of thrombotic thrombocytopenic purpura. *Ther Apher Dial.* 2009;13(4):318 [PMID: 19695067].

CÂNCER INFANTIL/LEUCEMIA/SUPRESSÃO DA MEDULA ÓSSEA

FUNDAMENTOS DO DIAGNÓSTICO

▶ A leucemia é responsável por 25% do total de cânceres em pediatria.

▶ A leucemia linfoblástica aguda (LLA) é responsável por 80% dos casos de leucemia.

▶ A leucemia de início recente geralmente terá leucocitose linfocítica significativa e anemia severa, trombocitopenia e neutropenia.

O câncer infantil é visto em cerca de 16 crianças e adolescentes por 100.000, com a leucemia sendo responsável por 25% do total de casos, seguida de perto por tumores do SNC, neuroblastoma, linfoma não Hodgkin, tumor de Wilms e linfoma de Hodgkin. A LLA é responsável por 80% dos casos de leucemia primariamente em crianças com menos de 5 anos. O paciente que apresenta leucemia de início recente geralmente terá leucocitose linfocítica significativa e anemia severa, trombocitopenia e neutropenia. À medida que a medula óssea é infiltrada por linfócitos, os precursores da formação de hemácias e plaquetas ficam incapacitados. Com essa trombocitopenia severa, a queixa de apresentação da leucemia em pediatria pode ser petéquias, sangramento fácil, fadiga por anemia, febre ou, até, sangramento espontâneo. A quimioterapia é o tratamento primário, o qual pode levar à supressão da medula óssea, resultando em pancitopenia, a qual, por sua vez, pode causar petéquias, púrpura e sangramento espontâneo.

US Cancer Statistics Working Group. *United States Cancer Statistics: 1999–2005 Incidence and Mortality Web-based Report.* Atlanta (GA): Department of Health and Human Services, Centers for Disease Control and Prevention, and National Cancer Institute; 2009 National Cancer Institute, 2008. Available at www.cancer.gov/cancertopics/factsheet/Sites-Types/childhood.

PETÉQUIAS FISIOLÓGICAS/TRAUMÁTICAS

FUNDAMENTOS DO DIAGNÓSTICO

▶ As crianças podem se apresentar com petéquias periorbitais e petéquias no palato por condições como vômitos, esforço físico intenso, crises de apneia e tosse.

▶ As crianças que sofreram abuso por mecanismo de sufocação ao redor do pescoço também apresentarão abrasões cervicais por trauma direto e petéquias acima da área comprimida.

As petéquias também podem ser encontradas em pacientes com contagem normal de plaquetas por várias razões. As crianças podem se apresentar com petéquias periorbitais e petéquias no palato por sintomas, como vômitos, esforço físico, crises de apneia e tosse. Qualquer um desses pode levar a uma manobra de Valsalva involuntária que aumenta a pressão intratorácica, o que, por sua vez, aumenta a pressão microvascular que causa a ruptura de leitos capilares e resulta em petéquias. As crianças que sofreram abuso por mecanismo de sufocação ao redor do pescoço também apresentarão abrasões cervicais por trauma direto e petéquias acima da área comprimida. Traumas, incluindo quedas, golpes diretos, lesões por torção e lesões por compressão, podem resultar em petéquias. As petéquias também podem ser encontradas na esclera em qualquer das situações citadas pelo efeito da manobra de Valsalva ou trauma.

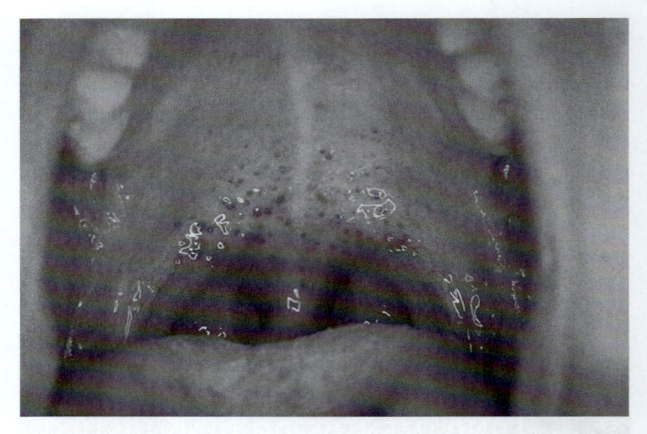

▲ **Figura 47-58** Petéquias no palato por faringite estreptocócica. (Fonte: Heinz Eichenwald, MD, CDC Public Health Image Library.)

PETÉQUIAS ASSOCIADAS COM ETIOLOGIA INFECCIOSA

FUNDAMENTOS DO DIAGNÓSTICO

▶ As infecções faríngeas pelo *Streptococcus* do grupo A podem causar petéquias localizadas ao longo dos arcos posteriores do palato mole.

▶ Petéquias de extremidades/mãos/pés são um achado comum na endocardite infecciosa.

▶ Faringite estreptocócica

A faringite aguda secundária a infecções pelo *Streptococcus* do grupo A (*S. pyogenes*) pode causar febre, linfadenopatia cervical anterior dolorosa, exsudato faríngeo posterior e petéquias localizadas ao longo dos arcos posteriores do palato mole (Figura 47-58). O tratamento primário do *Streptococcus* do grupo A é a penicilina.

▶ Endocardite infecciosa

A endocardite infecciosa (EI) pode ser vista na população pediátrica, especialmente na cardiopatia reumática, cardiopatia congênita, ducto arterioso patente, defeitos de septo ventricular e prolapso de valva mitral. O uso de drogas IV em adolescentes pode causar endocardite infecciosa. Os micro-organismos causadores incluem *Streptococcus viridans* e *bovis*, enterococos e *Staphylococcus aureus*. As petéquias em extremidades são um achado comum na EI inicial, junto com hemorragias em estilhaço nos leitos ungueais, as quais aparecem como lesões lineares subungueais de cor vermelho-escuro. Sopros cardíacos, êmbolos sépticos que causam alterações neurológicas e abscessos pulmonares, palidez, atrito pericárdico, dor torácica, febre e arritmias também são encontrados na endocardite infecciosa. A ecocardiografia identificará as vegetações ou lesões em válvulas cardíacas, e as hemoculturas seriadas identificarão o micro-organismo causador. O tratamento com oxigênio e manejo da possível ICC e da insuficiência renal podem ser necessários na fase aguda do tratamento. Os antibióticos IV por longo prazo são necessários, e a intervenção cirúrgica cardíaca pode ser necessária em casos de destruição valvar pelo micro-organismo bacteriano.

Murdoch DR, Corey GR, Hoen B, et al: Clinical presentation, etiology, and outcome of infective endocarditis in the 21st century: The International Collaboration on Endocarditis-Prospective Cohort Study. *Arch Intern Med*. 2009;169(5):463 [PMID: 19273776].

COAGULAÇÃO INTRAVASCULAR DISSEMINADA/ PÚRPURA FULMINANTE

FUNDAMENTOS DO DIAGNÓSTICO

▶ A CIVD é a ativação da coagulação sanguínea resultando em trombos microvasculares.

▶ O consumo de plaquetas com depleção dos fatores da coagulação leva a petéquias que podem ocorrer em qualquer parte da pele.

▶ A púrpura fulminante pode ser vista com hemorragia cutânea e necrose tecidual.

A CIVD é a ativação da coagulação sanguínea resultando em trombos microvasculares em múltiplos órgãos com consequente depleção de fatores da coagulação e plaquetas, o que pode levar a sangramentos intratáveis graves. As causas incluem sepse, trauma, câncer, reações transfusionais, insuficiência hepática e complicações obstétricas. Com o consumo de plaquetas e a depleção de fatores da coagulação, pode haver a formação de plaquetas em qualquer região da pele. À medida que a CIVD

EMERGÊNCIAS DERMATOLÓGICAS   CAPÍTULO 47   709

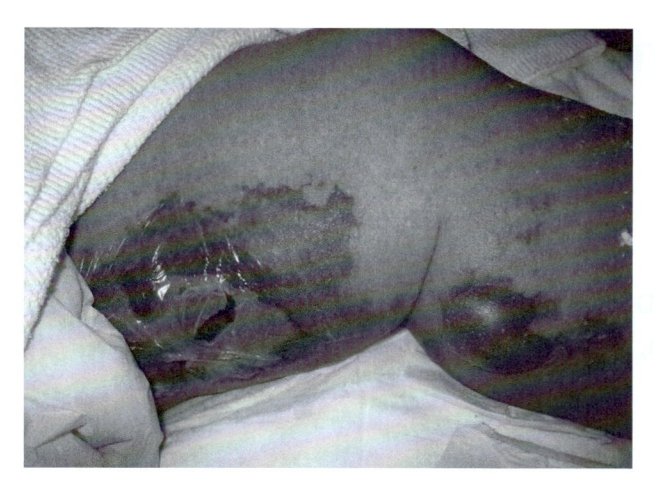

▲ **Figura 47-59** Coagulação intravascular disseminada, púrpura fulminante. (Reproduzida com permissão de Kane KS, Lio PA, Stratigos AJ, Johnson RA, eds: *Color Atlas & Synopsis of Pediatric Dermatology*, 4th ed. McGraw-Hill, Inc., 2009. Copyright © McGraw-Hill Education LLC.)

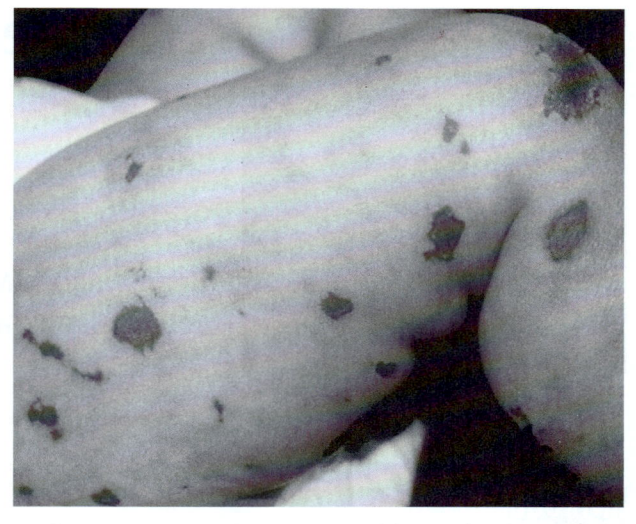

▲ **Figura 47-60** Meningococcemia. (Reproduzida com permissão de Kane KS, Lio PA, Stratigos AJ, Johnson RA, eds: *Color Atlas & Synopsis of Pediatric Dermatology*, 4th ed. McGraw-Hill, Inc., 2009. Copyright © McGraw-Hill Education LLC.)

progride pela sepse, pode ser vista a púrpura fulminante com hemorragia cutânea e necrose tecidual (Figura 47-59). Isso também pode ocorrer na deficiência de proteínas C ou S. O tratamento engloba a correção da coagulopatia, realização de hemostasia conforme a necessidade, correção da hipervolemia e tratamento agressivo da etiologia subjacente da CIVD.

MENINGOCOCCEMIA

Ver tópico anterior sobre Meningococcemia.

FUNDAMENTOS DO DIAGNÓSTICO

- A *Neisseria meningitidis*, um diplococo gram-negativo, é o micro-organismo causador da meningococcemia.
- Como a meningococcemia pode se apresentar com uma clássica erupção de petéquias, ela pode evoluir rapidamente para púrpura.
- O tratamento rápido inclui antibióticos parenterais com cefalosporina de terceira geração, manejo do choque com reposição de líquidos IV e manejo da hipotensão com vasopressores e inotrópicos.

A *N. meningitidis*, um diplococo gram-negativo, é o micro-organismo bacteriano que causa a meningococcemia. Ela se apresenta inicialmente com sintomas virais clássicos, como febre, vômitos, cefaleia, mialgias e dor abdominal, mas rapidamente progride para bacteremia e/ou meningite. À medida que a meningococcemia progride rapidamente, ela pode causar hipotensão, choque, erupção clássica com petéquias que, em questão de horas, podem evoluir para púrpura (Figura 47-60), seguida por meningite, CIVD e morte, se não for tratada de forma agressiva. Com mortalidade de até 10%, o tratamento rápido inclui antibióticos parenterais com cefalosporina de terceira geração, manejo do choque com reposição de líquidos IV e possível manejo da hipotensão com vasopressores e inotrópicos, como norepinefrina, dobutamina ou dopamina. O isolamento na comunidade e o tratamento de pessoas expostas à *N. meningitidis* deve ser realizado dentro de 24 horas.

Kaplan SL, Schutze GE, Leake JA, et al: Multicenter surveillance of invasive meningococcal infections in children. *Pediatrics*. 2006;118(4):e979 [PMID: 17015517].

Pollard AJ, Nadel S, Ninis N, Faust SN, Levin M: Emergency management of meningococcal disease: Eight years on. *Arch Dis Child*. 2007;92(4):283 [PMID: 17376933].

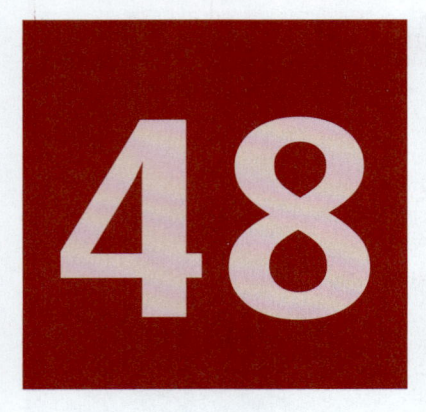

48 Emergências psiquiátricas

Brian Wagers, MD
Selena Hariharan, MD, MHSA

INTRODUÇÃO E DEMOGRAFIA DA DOENÇA MENTAL EM PEDIATRIA

As crianças chegam cada vez mais ao serviço de emergência (SE) com queixas relacionadas à psiquiatria. Estima-se que 21% das crianças de 9 a 17 anos tenham um transtorno de saúde mental identificável. Há várias razões para o aumento de casos pediátricos que chegam ao SE, incluindo a maior demanda por serviços psiquiátricos em pediatria que não podem ser encontrados em nível ambulatorial, a falta de condições do médico da atenção primária em relação às doenças psiquiátricas, a diminuição do número de profissionais em psiquiatria para crianças e adolescentes e diversos fenômenos culturais. O aumento no número de crianças que se apresentam com transtornos psiquiátricos também está levando a um aumento no número de crianças hospitalizadas por razões de saúde mental.

Muitas crianças que chegam ao SE vivem em ambientes com fatores de risco para uma saúde mental ruim. Isso inclui pobreza, viver com apenas um dos pais, abuso doméstico testemunhado, doença mental dos pais e abuso de substâncias em casa. Como os médicos da atenção primária estão cada vez menos confortáveis com as queixas psiquiátricas, e a quantidade de psiquiatras para crianças/adolescentes não consegue acompanhar a demanda, o SE é cada vez mais visto como o ponto de acesso do paciente para o sistema de saúde mental.

Como os médicos do SE devem avaliar crianças com necessidades psiquiátricas, é imperativo que eles tenham conhecimento adequado para fazer o rastreamento adequado das crianças quanto a causas orgânicas para seus sintomas, identificando a doença psiquiátrica quando estiver presente. As indicações de que um distúrbio orgânico pode estar causando os sintomas de um paciente incluem um início relativamente recente dos sintomas, o uso/abuso de substâncias e sinais vitais ou os achados de exame físico anormais.

Um aspecto importante da história e do exame físico do paciente psiquiátrico em pediatria é o exame do estado mental (Tabela 48-1).

Após a determinação do estado mental do paciente, é imperativo ter uma abordagem sistemática para se obter uma história psiquiátrica da doença atual. Deve-se ter o cuidado de perguntar sobre os eventos que levaram à situação de apresentação do paciente, o desempenho escolar, a situação familiar, os fatores de estresse, os relacionamentos e os diagnósticos psiquiátricos e tratamentos prévios. Uma história familiar de doença mental também é importante. O médico deve rastrear todas as crianças quanto à presença de ideação suicida ou homicida, sendo que isso pode ser feito utilizando algum dos vários sistemas de rastreamento rápido (Tabelas 48-2 e 48-3).

A avaliação inicial da criança que se apresenta com uma queixa psiquiátrica inclui rastreamento toxicológico e, em mulheres, um teste de gravidez urinário, embora a realização destes exames não deva retardar a avaliação e o tratamento do paciente no SE, pois há pouco que o médico possa fazer em relação a estes resultados. Além disso, se a obtenção destes exames vai agitar o paciente, eles devem ser postergados. Os resultados desses exames fornecem informações valiosas para os médicos, que farão o acompanhamento do paciente a longo prazo. Outros testes ou exames de imagem devem ser feitos conforme a suspeita pelos achados da história e do exame físico. Em pediatria, não há painel de exames padronizados para a avaliação de causa orgânica para os sintomas, embora tenha sido sugerido que no paciente realmente indiferenciado, os exames úteis podem incluir hemograma (HGR) completo, glicemia, função renal, nível de álcool, função de tireoide, eletrocardiografia (ECG), exames de imagem intracraniana ou punção lombar (PL). Essa informação deriva da literatura de adultos e não existe um padrão real para a avaliação laboratorial de rastreamento em pediatria.

Crianças e adolescentes que chegam ao SE por queixas psiquiátricas raramente necessitam de contenção, mas no caso de pacientes violentos ou agitados, pode haver necessidade. Em uma avaliação recente, 1 de cada 15 crianças com doença psiquiátrica necessitaram de contenção no SE. O médico do SE deve estar confortável com contenção física e química; porém, o médico deve sempre tentar controlar a situação antes de usá-la. Isso pode incluir uma demonstração de força com o pessoal da segurança, o isolamento do paciente em relação a fatores de estresse agudo (geralmente cuidadores), redução das luzes,

Tabela 48-1 Elementos essenciais no exame do estado mental

Elemento	Descrição
Orientação	Determinar o nível de consciência e a orientação em todas as esferas: pessoa, lugar, tempo e situação
Aparência	Avaliar o tamanho físico, a higiene pessoal, as roupas, o asseio, a arrumação, a postura e a marcha
Memória	Avaliar tanto a memória de curto prazo como a de longo prazo
Cognição	Avaliar o nível aproximado de inteligência, a base de conhecimentos e a capacidade de pensar ou raciocinar conforme a idade
Comportamento	Observar a atividade para determinar a adequação para a idade em relação ao direcionamento para objetivos e velocidade. Avaliar o grau de distração e a capacidade de manejar a raiva
Capacidade de relacionamento	Avaliar a capacidade de relacionamento com o examinador com base em contato visual, a conversação espontânea, a confiança e o desejo de buscar aprovação
Discurso	Avaliar o discurso em relação à espontaneidade, à coerência, à articulação, ao conteúdo (vocabulário) e à qualidade do processo de pensamento
Afeto	Determinar o estado global do afeto e observar a presença de flutuações
Pensamento	Determinar conteúdo e processamento, observando temas predominantes, bem como alucinações, delírios, grandiosidade, ideias de referência e tendências de suicídio ou homicídio atuais ou prévias
Insight e julgamento	Avaliar o grau de compreensão do problema atual e a capacidade da criança para pensar antes de agir
Potenciais	Determinar áreas de interesse, competência e motivação como prelúdio para o desenvolvimento de intervenções positivas
Síntese	Integrar a informação descrita para formar uma descrição abrangente da criança

Reproduzida com permissão de Baren JM, Mace SE, Hendry PL et al: Children's mental health emergencies – part 2: Emergency department evaluation and treatment of children with mental health disorders. *Pediatr Emerg Care*. 2008;24:485 [PMID: 18633314].

Tabela 48-2 Comportamento suicida em crianças com menos de 12 anos: um desafio diagnóstico para a equipe do serviço de emergência

Avaliação do risco de suicídio
1. Você alguma vez já pensou em se machucar?
2. Você já se sentiu tão triste a ponto de querer ir embora e não voltar?
3. Você quer se machucar/matar agora?
4. Você alguma vez já tentou se machucar/cometer suicídio?
5. Você quer morrer?
6. Você acha que iria morrer fazendo X?
7. Alguém que você conhecia já se matou?
8. Você tem estado sob estresse ultimamente?
9. Você estará seguro?
10. Na última semana, você pensou em se machucar?
11. Avaliações prévias no SE por acidentes inexplicados.
12. Abuso de substâncias.
13. Capacidade cognitiva da criança.
14. Circunstâncias familiares.

SE, serviço de emergência.

Dados de Tishler CL, Reiss NS, Rhodes AR: Suicidal behavior in children younger thann twelve: A diagnostic challenge for emergency department personnel. *Acad Emerg Med*. 2007;14:813 [PMID: 17726127].SE, serviço de emergência.

contenção e os funcionários que a aplicaram. Recomenda-se que equipes de segurança treinadas apliquem a contenção física e auxiliem a enfermagem na administração da contenção química. Uma relação mínima de 5:1 entre equipe e paciente deve ser usada para facilitar uma contenção segura de cada membro e da cabeça durante o processo de aplicação (contenção física ou química). A Tabela 48-4 fornece detalhes sobre o uso de contenções.

Tabela 48-3 Avaliação do risco de violência do paciente psiquiátrico em relação aos outros

Avaliação do risco de dano aos outros
1. Há história prévia de violência?
2. Avaliar a percepção do paciente de sua situação – ele se sente desesperançado ou angustiado?
3. Há perda de realidade, como sentir-se controlado por força externa ou paranoia?
4. O paciente também é suicida?
5. Há abuso de álcool/drogas?
6. Como é a situação do paciente fora do hospital?
7. Certificar-se de avisar as pessoas ameaçadas pelo paciente.

Dados de Theinhaus OJ, Piasecki M. Assessment of psychiatric patient's risk of violence toward others. *Psychiatr Serv*. 1998;49:1129 [PMID: 9735952].

redução de estímulos externos e falar com o paciente de maneira contínua e suave. Se isso falhar e o médico precisar aplicar medidas de contenção no cuidado do paciente agitado ou violento, é imperativo que a decisão seja acompanhada pela documentação adequada que descreva as razões para a contenção, os mecanismos empregados, a avaliação regular da necessidade, bem como da segurança do paciente durante a

Tabela 48-4 Uso de contenção física ou mecânica

(A) Indicações para o uso de isolamento e contenção
- Quando o paciente tem perigo de causar dano a si ou a outros (para evitar comportamento perigoso)
- Para evitar ruptura importante do programa de tratamento, incluindo dano significativo à propriedade
- Quando medidas menos restritivas falharam ou não são possíveis

(B) Práticas de isolamento/contenção que são contraindicadas e/ou perigosas
- Uso como castigo
- Uso para conveniência
- Uso por pessoal sem treinamento
- Uso quando proibido por diretrizes/leis do Estado
- Uso que compromete clinicamente o paciente
- Contenção física ou mecânica que cause obstrução da via aérea (p. ex., contenção cervical)*
- Cobertura da face do paciente com toalha, bolsa ou outro objeto*
- Imobilização do paciente em posição prona (face para baixo)*
- Imobilização com braços e pernas restritos atrás do paciente*
- Evitar contenções em pacientes instáveis que necessitem de monitorização cuidadosa
- Evitar posições que causem alteração da mecânica respiratória e obstrução da via aérea
- Evitar contenção em posição prona
- Evitar obstrução da via aérea – não afundar a face/pescoço do paciente em travesseiros, colchões, etc.
- Não restringir os pulmões do paciente com pressão excessiva no dorso

(C) Métodos apropriados para contenção física ou mecânica
- Usar atitude treinada e sem riscos (a simples demonstração de força da equipe calma e treinada pode conseguir que um paciente violento se acalme)
- Tenha número suficiente de pessoas ("equipe de contenção") (≥ 5 pessoas necessárias para conter um indivíduo violento)
- Se uma paciente feminina for ser contida, deve-se ter pelo menos uma mulher na equipe de contenção
- Tenha um líder na equipe de contenção e um protocolo de contenção
- O líder da equipe de contenção (em geral, o médico) explica calmamente e de forma organizada a necessidade da contenção e o que irá ocorrer (p. ex., avaliação psiquiátrica, exame médico), instruindo o paciente a colaborar
- Nunca negociar com o paciente
- Cada membro da equipe faz contenção de uma extremidade controlando a articulação maior (p. ex., joelho ou cotovelo) enquanto o líder da equipe faz contenção da cabeça
- Aplicar a contenção de maneira segura em cada extremidade e amarrar a contenção na parte sólida da maca e não nas grades laterais
- Podem ser usados dois colchões para a imobilização ("fazendo um sanduíche") do paciente violento
- Permita que a cabeça do paciente se mova em rotação livremente
- Elevar a cabeceira da cama, se possível, para diminuir o risco de aspiração
- Lembrar que pacientes intoxicados por cocaína ou estimulantes e sob contenção têm risco aumentado de desfechos adversos
- Documentar a razão específica (comportamento violento, ameaças, etc., como uma enfermeira que seria agredida, tentativa de agredir o médico), em vez de uma indicação geral ("estava violento")
- Faça outro colega também documentar a necessidade de contenção (≥ 2 pessoas da equipe de saúde devem documentar a necessidade)

*Pode causar risco aumentado de asfixia/comprometimento respiratório posicional, bem como outras complicações da restrição física, como a rabdomiólise.
Reproduzida com permissão de Baren JM, Mace SE, Hendry PL et al: Children's mental health emergencies – part 2: Emergency department evaluation and treatment of children with mental health disorders. *Pediatr Emerg Care*. 2008;24:485 [PMID: 18633314].

As contenções físicas e químicas têm efeitos colaterais importantes que devem ser considerados. No caso da restrição física, deve-se considerar rabdomiólise, necrose cutânea, asfixia e comprometimento neurovascular no membro restrito. No caso de restrição química, os efeitos colaterais são aqueles efeitos sabidamente associados ao agente escolhido, embora se deva considerar a interação entre medicamentos que o paciente estava usando e o agente escolhido para a contenção química. A Tabela 48-5 lista os medicamentos comumente usados para a contenção química. O tipo de contenção usada fica a critério do médico, mas, em geral, a contenção física é usada antes e é seguida pela contenção química, a menos que o comportamento do paciente impeça a colocação segura da contenção física.

Na maioria dos casos, crianças e adolescentes que chegam ao SE por queixas psiquiátricas são posicionados com a aprovação do cuidador e do paciente. Algumas vezes, é necessário manter o paciente com indicação médica para garantir o tratamento e a segurança do paciente ou a segurança de pessoas conhecidas do paciente. As leis referentes a circunstâncias e exigências para a colocação de crianças nessa internação psiquiátrica involuntária variam conforme o Estado, devendo o médico avaliaçor o código revisado do Estado para as exigências específicas do local de atuação. Essa informação está prontamente disponível aos médicos no local de cuidados por meio de portais de internet, serviço social da instituição de cuidados ou setor jurídico local.

Tabela 48-5 Medicamentos comumente usados para a contenção química

Medicamento	Indicação habitual	Contraindicação	Via de administração	Dose para agitação (máximo)	Complicações	Observações
Ziprasidona	Transtorno bipolar Tiques Autismo TPD-NE	Alergia QT prolongado História de arritmia Medicamentos que possam interagir	VO IM	5-11 anos: 10 mg ≥ 12 anos: 10-20 mg Adulto máx: 40 mg/d	QTc prolongado SNM Sintomas extrapiramidais Hiperglicemia Reação alérgica	FDA aconselhou que pode ser efetivo para crianças 10-17 anos, mas não concluiu que era seguro
Haloperidol	Agitação Transtorno de Tourette Psicose	Alergia Glaucoma de ângulo estreito Supressão da medula óssea Depressão do SNC Coma Doença grave hepática ou cardíaca Parkinsonismo	VO IM	3-12 anos: 0,01-0,03 mg/kg/d 6-12 anos: pode usar dose IM de 1-3 mg/dose Adulto máx. habitual: 30 mg/d	QTc prolongado Sintomas extrapiramidais Supressão de medula óssea Reação alérgica	
Midazolam	Sedação Ansiólise Convulsões	Alergia Glaucoma de ângulo estreito	VO IM IV Intranasal VR	IM/IV: 0,1 mg/kg VO/VR: 0,25-0,5 mg/kg Intranasal: 0,2-0,3 mg/kg IM/IV máx: 10 mg VO máx: 20 mg	Depressão/parada respiratória Reação alérgica	Flumazenil como agente de reversão
Lorazepam	Sedação Ansiólise Convulsões	Alergia Depressão do SNC Glaucoma de ângulo estreito Dor Hipotensão	VO IM IV	VO/IM/IV: 0,05-0,1 mg/kg Dose única máx: 4 mg Máx total: 8 mg	Depressão/parada respiratória Reação alérgica	Bólus IV lento Flumazenil como agente de reversão

SNC, sistema nervoso central; VO, via oral; IM, intramuscular; IV, intravenoso; VR, via retal; TPD-NE, transtorno pervasivo do desenvolvimento não especificado; SNM, síndrome neuroléptica maligna.

Dados de Lexi-Comp Online, Pediatric & Neonatal Lexi-Drugs Online, Hudson, Ohio: *Lexi-Comp, Inc.* 2012;7.

American Academy of Pediatrics, Committee on Pediatric Emergency Medicine; American College of Emergency Physicians and Pediatric Emergency Medicine Committee. Pediatric mental health emergencies in the emergency medical services system. *Pediatrics.* 2006;118:1764-1767 [PMID: 17015573].

Baren JM, Mace SE, Hendry PL, et al: Children's mental health emergencies—part 1: Challenges in care: definition of the problem, barriers to care, screening, advocacy, and resources. *Pediatr Emerg Care.* 2008;24:399-408 [PMID: 18562887].

Baren JM, Mace SE, Hendry PL, et al: Children's mental health emergencies—part 2: Emergency department evaluation and treatment of children with mental health disorders. *Pediatr Emerg Care.* 2008;24:485-498 [PMID: 18633314].

Dorfman DH, Mehta SD: Restraint use for psychiatric patients in the pediatric emergency department. *Pediatr Emerg Care.* 2006;22:7 [PMID: 16418605].

Grupp-Phelan J, Mahajan P, Foltin GL: Referral and resource use patterns for psychiatric-related visits to pediatric emergency departments. *Pediatr Emerg Care.* 2009;25:217 [PMID: 19382317].

Lexi-Comp Online: *Pediatric & Neonatal Lexi-Drugs Online*, Hudson, Ohio: Lexi-Comp, Inc. Accessed July 7, 2012.

DEPRESSÃO

Visão geral

A depressão é muito comum em crianças e pode levar a reduções significativas no funcionamento do indivíduo e da família. Como na maioria dos transtornos psiquiátricos, há uma grande variação na intensidade dos sintomas que uma criança pode manifestar, mas a depressão pode ser observada mesmo em crianças pequenas. Há taxas semelhantes de depressão em meninos e meninas antes da puberdade; mas, após a puberdade, há uma relação 2:1 entre meninas e meninos. Várias condições são comumente encontradas como comorbidades da depressão, incluindo transtorno de déficit de atenção/hiperatividade (TDAH),

Tabela 48-6 Medicamentos psiquiátricos comumente usados em pediatria

Classe farmacológica	Nome do fármaco	Usos comuns em crianças/adolescentes	Riscos potenciais	Observações
SIRS	Fluoxetina	Depressão TOC Mutismo eletivo	Sangramento anormal Perda ponderal Vômitos Midríase (risco aumentado de glaucoma agudo de ângulo estreito) Redução do crescimento Síndrome SIRS	Pode piorar a depressão/ideação suicida Outros SIRSs não são aprovados pelo FDA em crianças
SIRS	Sertralina	Depressão TOC	Sangramento anormal Perda ponderal Vômitos Redução do crescimento Síndrome SIRS	Pode piorar a depressão/ideação suicida
SIRS	Escitalopram	Depressão	Sangramento anormal Vômitos (especialmente em crianças pequenas) Prejuízo mental e motor Síndrome SIRS	Pode piorar a depressão/ideação suicida
ATCs	Amitriptilina	Depressão Dor Profilaxia de enxaqueca	Efeitos anticolinérgicos Sedação Problemas de condução cardíaca	Aumento de pensamento suicida
Antipsicóticos atípicos	Olanzapina	Transtorno bipolar (mania aguda ou episódios mistos) Esquizofrenia Anorexia nervosa Síndrome de Tourette Transtorno de tiques	SNM Reações extrapiramidais Hiperglicemia Discrasias sanguíneas Sedação	Pode piorar a depressão/ideação suicida
Antipsicóticos atípicos	Aripiprazol	Transtorno bipolar (mania aguda ou episódios mistos) Esquizofrenia Autismo Síndrome de Tourette Transtorno de tiques	SNm Reações extrapiramidais Hiperglicemia Discrasias sanguíneas Sedação	Pode piorar a depressão/ideação suicida Não aprovado pelo FDA para tratamento de depressão em pediatria
Antipsicóticos atípicos	Quetiapina	Transtorno bipolar (mania) Autismo (uso não autorizado) Esquizofrenia	SNM Reações extrapiramidais Hiperglicemia Arritmias cardíacas Efeitos anticolinérgicos Discrasias sanguíneas	Pode piorar a depressão/ideação suicida
Antipsicóticos atípicos	Risperidona	Autismo Transtorno bipolar Esquizofrenia Síndrome de Tourette	SNM Reações extrapiramidais Hiperglicemia Discrasias sanguíneas	
Antipsicóticos atípicos	Ziprasidona	Transtorno bipolar Síndrome de Tourette Transtorno de tiques Autismo Irritabilidade TPD-NE Agitação aguda	QTc prolongado SNM Reações extrapiramidais Hiperglicemia Discrasias sanguíneas	Ver Tabela 48.5

(continua)

Tabela 48-6 Medicamentos psiquiátricos comumente usados em pediatria *(continuação)*

Classe farmacológica	Nome do fármaco	Usos comuns em crianças/adolescentes	Riscos potenciais	Observações
Inibidor da recaptação de dopamina	Bupropiona	Depressão TDAH	Convulsões Estimulação do SNC Anorexia	Pode aumentar a depressão e pensamento suicida Não aprovado pelo FDA para uso em crianças
Inibidor da recaptação de serotonina/norepinefrina	Venlafaxina	TDAH Autismo Depressão	Convulsões Midríase Ansiedade Nervosismo Insônia Mania Anorexia Problemas de crescimento Problemas de sangramento	Pode aumentar a depressão e pensamento suicida Não aprovado pelo FDA Com base em estudos isolados e pequenos *Não recomendado*
Agente antiansiedade	Buspirona	Ansiedade	Efeitos no SNC (baixo risco)	Informação limitada *Não* usar com IMAO
Benzodiazepínicos	Diazepam	Ansiedade Convulsões Sedação	Depressão respiratória Hipotensão Sedação Reação paradoxal	Flumazenil é um agente de reversão
Estimulante	Dextroanfetamina/anfetamina	TDAH Narcolepsia	Complicações cardíacas Hipertensão Problemas de crescimento Psicose Mania Abuso de drogas Tiques	Estudos recentes não mostraram associação com complicações cardíacas
Estimulante	Hidrocloreto de metilfenidato	TDAH	Complicações cardíacas Hipertensão Problemas de crescimento Psicose Mania Abuso de drogas	Estudos recentes não mostraram associação com complicações cardíacas
SRIN	Atomoxetina	TDAH	Mania (se bipolar) Complicações cardíacas Psicose Hipertensão Retenção urinária Raynaud	Risco aumentado de pensamento suicida Estudos recentes não mostraram associação com complicações cardíacas
Agente α₂-adrenérgico	Guanfacina	TDAH Hipertensão	Bradicardia Hipotensão Síncope Erupção cutânea	Relação causal com erupção cutânea é desconhecida, mas deve-se suspender o medicamento
Agonista α-adrenérgico	Clonidina	Síndrome de abstinência neonatal Hipertensão TDAH Dor neuropática Transtorno de tiques Síndrome de Tourette	Complicações cardíacas Hiperatividade simpática rebote Hipotensão Bradicardia Sedação	

ISRS, inibidor seletivo de recaptação da serotonina; TOC, transtorno obssessivo-compulsivo; SNC, sistema nervoso central; TDHA, transtorno de déficit de atenção/hiperatividade; TPD-NE, transtorno pervasivo do desenvolvimento não especificado; IMAOs, inibidores da monoaminoxidase; ATCs, antidepressivos tricíclicos; ISRN, inibidor seletivo de recaptação da norepinefrina; SNM, síndrome neuroléptica maligna; FDA, Food and Drug Administration.

Dados de Lexi-Comp Online, Pediatric & Neonatal Lexi-Drugs Online, Hudson, Ohio: *Lexi-Comp, Inc*; 2012;7.

uso de substâncias, transtorno oposicionista-desafiante (TOD) ou transtorno de conduta. Deve-se também pesquisar a presença de lesões autoinfligidas no paciente que chega com queixas de depressão.

Achados clínicos

Os sintomas de transtorno depressivo maior em crianças incluem humor deprimido ou irritável, anedonia, perda de peso ou incapacidade de ganhar o peso esperado, distúrbios do sono, agitação ou retardo psicomotor observável, fadiga, capacidade de concentração ou foco diminuída e pensamentos recorrentes sobre morte. Algumas crianças desenvolvem até mesmo características psicóticas, como delírios ou alucinações ou sintomas de ansiedade, como isolamento social. As estimativas de prevalência variam de até 2% em crianças pré-puberais a até 3 a 8% em adolescentes que experimentam a constelação de sintomas depressivos. Outra revisão colocou as taxas de prevalência de depressão em 0,9% em crianças de idade pré-escolar, 2,5% em crianças de idade escolar e 4,7 a 6,1% em adolescentes. É importante pesquisar por fatores de estresse na vida da criança, pois a presença de um fator de estresse significativo e a duração dos sintomas determinará o diagnóstico de transtorno depressivo que o paciente receberá. O médico deve questionar sobre ideação e planejamento suicida ou homicida em qualquer paciente que apresente sintomas de depressão.

Diagnóstico diferencial

Como em muitos transtornos psiquiátricos, o diagnóstico diferencial de depressão inclui problemas psiquiátricos e não psiquiátricos. Transtorno de estresse pós-traumático (TEPT), transtorno bipolar, transtorno de ajustamento, transtorno de ansiedade, uso de substâncias, psicose, endocrinopatias (diabetes, distúrbios da tireoide, distúrbios da paratireoide), intoxicação ou abstinência de drogas, anormalidades hepáticas e distúrbios eletrolíticos devem ser considerados ao avaliar-se um paciente com sintomas de depressão.

Tratamento

Após se determinar que o paciente está sofrendo de depressão, deve-se decidir sobre o tratamento. Idealmente, o tratamento é feito sob a supervisão de um psiquiatra treinado no tratamento de crianças/adolescentes, mas dada a escassez desses especialistas, grande parte da carga do tratamento recai sobre o médico da atenção primária. Atualmente, os ISRSs e a terapia cognitivo-comportamental (TCC) são as modalidades primárias de tratamento (ver Tabela 48-6). Há um alerta em vários ISRSs indicando que há um aumento na ideação suicida e em tentativas de suicídio após o início do tratamento, mas sem risco aumentado de suicídio completo. A TCC é a segunda parte de um regime duplo de tratamento para transtornos depressivos. Um grande estudo com adolescentes demonstrou que a combinação de ISRS (fluoxetina) e a TCC era o regime de tratamento mais eficaz, seguido pela fluoxetina de forma isolada. A TCC isolada era o tratamento menos eficaz.

Encaminhamento

O encaminhamento de crianças deprimidas depende do risco de elas cometerem dano a si próprias. Se for considerado que elas não têm alto risco de causar dano a si próprias, ou seja, que elas se comprometem com sua segurança, não têm história prévia de comportamento de automutilação e não tomaram *overdose* de medicamentos, elas podem ser liberadas para casa após avaliação com psiquiatra. É importante ter em mente que não há evidências que demonstrem a eficácia de um comprometimento pela segurança e isso só deve ser usado como parte da avaliação do risco total da intenção/capacidade da criança para tentar e completar o suicídio. Se a criança cometer uma tentativa de suicídio com pouca esperança de resgate e não informar ninguém que ela fez a tentativa, deve-se considerá-la como de maior risco em relação ao paciente que ameaça o suicídio após uma discussão com os pais, mas não tem meios ou planos para completar a tentativa. O médico do SE pediátrica deve programar o acompanhamento dos pacientes, de forma que possam receber o tratamento necessário. Se uma criança não preenche os critérios para uma liberação segura, ela deve ser hospitalizada em setor de psiquiatria ou leito clínico, dependendo da disponibilidade de serviço de psiquiatria.

Baren JM, Mace SE, Hendry PL, et al: Children's mental health emergencies—part 2: Emergency department evaluation and treatment of children with mental health disorders. *Pediatr Emerg Care.* 2008;24:485-498 [PMID: 18633314].

Nischal A, Tripathi A, Nischal A, et al: Suicide and antidepressants: What current evidence indicates. *Mens Sana Monogr.* 2012;10:33-44 [PMID: 22654381].

Prager LM: Depression and suicide in children and adolescents. *Pediatr Rev.* 2009;30:199-205 [PMID: 1948742].

TRANSTORNO BIPOLAR

Visão geral

Os transtornos bipolares são cada vez mais considerados como um fenômeno real em crianças, embora isso seja debatido há apenas 5 a 10 anos. Dois terços dos adultos com transtorno bipolar relatam que o início de sua doença ocorreu na infância, e cerca de 16% das crianças que apresentam queixas psiquiátricas em hospitais terciários demonstram evidências de mania. Em análises recentes de adultos com transtornos bipolares, 10 a 20% das pessoas que responderam indicaram que os sintomas de seu transtorno bipolar começaram antes dos 10 anos de idade. Em estudos recentes, cerca de 1,8% das crianças demonstraram achados consistentes com transtorno do espectro bipolar. O transtorno bipolar pediátrico está bem documentado em famílias e, dessa forma, acredita-se que exista um componente genético importante, embora o gene específico responsável não tenha sido elucidado. Um membro da família com a doença é o fator de risco mais significativo para que uma criança desenvolva o transtorno bipolar pediátrico.

Achados clínicos

O transtorno bipolar em crianças é diagnosticado utilizando-se os mesmos critérios dos adultos. Essencialmente, uma pessoa deve ter um episódio de mania para ser qualificada para o diagnóstico de transtorno bipolar, mas isso deve ser parte de sintomas novos que persistem por pelo menos 2 semanas. Os sintomas que os adolescentes mais comumente manifestam durante períodos de mania incluem distração excessiva, discurso que é rápido e grandioso, diminuição de desejo e necessidade de sono e aumento da energia. Crianças e adolescentes demonstram a presença tanto de episódios maníacos quanto depressivos de forma simultânea com maior frequência do que os adultos. As crianças com transtorno bipolar ficam períodos de tempo maiores em fase maníaca e/ou depressiva em comparação com adultos. Para se ter um diagnóstico definitivo, um sintoma que dure o período de 2 semanas deve incluir humor deprimido.

O transtorno bipolar pediátrico costuma ocorrer como comorbidade com outras condições psiquiátricas, devendo ser oferecido o tratamento para essas condições. Em especial, TDAH e TOD costumam ser encontrados em crianças com transtorno bipolar. Em um estudo recente, 62% das crianças com transtorno bipolar demonstraram sintomas de TDAH e 53% demonstraram sintomas de TOD. A presença de TDAH ou TOD complica significativamente o tratamento do transtorno bipolar, pois os medicamentos usados para tratar TDAH e TOD podem precipitar mania, e essas crianças costumam manifestar a mania como psicose concomitante com depressão. A intensidade da apresentação nessas crianças geralmente necessita que a criança seja hospitalizada para tratamento intensivo e avaliação adicional. As crianças com TDAH ou transtornos de ansiedade e transtorno bipolar demonstram eficácia reduzida dos estabilizadores do humor.

Estimativas recentes afirmam que cerca de 28 a 36% das crianças com transtorno bipolar têm comorbidades clínicas. Hipertensão, diabetes melito (DM) e obesidade são as mais comuns; porém, epilepsia, enxaqueca e asma ocorrem com taxas maiores em crianças com transtorno bipolar em comparação com crianças com outros transtornos psiquiátricos. Uma discussão sobre o transtorno bipolar pediátrico não estaria completa sem dar atenção ao risco aumentado de tentativas de suicídio e suicídios completos em crianças com esse problema. Aproximadamente 75% das crianças com transtorno bipolar apresentam tendência suicida, e entre 20 e 50% tentarão o suicídio. As crianças com transtorno bipolar têm aproximadamente o dobro do risco de tentativas de suicídio em comparação com crianças que apresentam transtorno depressivo maior, tendo um risco de suicídio muito maior do que as crianças saudáveis. É importante observar que o transtorno bipolar pediátrico leva a números aumentados de tentativas de suicídio, a tentativas mais letais e a uma idade menor na primeira tentativa de suicídio em comparação com as crianças não acometidas pela doença.

Diagnóstico diferencial

O diagnóstico diferencial do transtorno bipolar inclui muitas das condições comórbidas comumente encontradas no paciente com transtorno bipolar. Essas condições incluem TDAH, transtorno de ansiedade, intoxicação ou abstinência de substâncias, transtorno depressivo maior, TOD e TOC. Os distúrbios orgânicos, como endocrinopatias, desequilíbrios metabólicos, causas infecciosas e *delirium*, também devem ser considerados. Em crianças, a irritabilidade pode ser um sintoma diagnóstico do transtorno bipolar, e a natureza subjetiva deste sintoma pode levar a um diagnóstico diferencial muito amplo ao se considerar as causas potenciais de irritabilidade em crianças.

Tratamento

O tratamento do transtorno bipolar é primariamente focado no tratamento da mania aguda, e não nas manifestações depressivas da doença. O tratamento farmacológico é a terapia de primeira linha para o transtorno bipolar pediátrico. Estudos demonstraram que medicamentos antipsicóticos mais novos, como olanzapina, aripiprazol, quetiapina, risperidona e ziprasidona, têm maior eficácia do que os estabilizadores de humor mais antigos, como o lítio ou o divalproato (ver Tabela 48-6). Este efeito do tratamento não é visto em adultos e parece ser exclusivo das crianças. Os efeitos colaterais, particularmente sedação e ganho ponderal, parecem mais prevalentes em crianças na comparação com adultos tratados com os antipsicóticos mais novos; porém, as crianças demonstram menos acatisia do que os adultos tratados com medicamentos semelhantes. É fundamental a estabilização aguda do paciente com benzodiazepínicos ou antipsicóticos, como a ziprasidona, que são comumente usados com este propósito no SE. Devido à natureza complexa do transtorno bipolar pediátrico, é melhor deixar o tratamento farmacológico de longo prazo com o médico da atenção primária ou com o terapeuta pediátrico, especialmente se houver comorbidades como TDAH ou TOD. As modalidades de psicoterapia são mais bem usadas como adjuntos do tratamento farmacológico. As estratégias de psicoterapia focam na adesão ao tratamento medicamentoso e na incorporação da estrutura familiar no suporte da criança, além do reforço na redução do estresse e nos mecanismos de resolução de problemas.

Encaminhamento

O encaminhamento de crianças com uma manifestação aguda de transtorno bipolar geralmente inclui internações devido ao risco significativo que elas trazem para si e para os outros. A hospitalização pode se dar em serviço psiquiátrico ou em serviço clínico com avaliação psiquiátrica.

Goldstein BI: Recent progress in understanding pediatric bipolar disorder. *Arch Pediatr Adolesc Med.* 2012;166:362-371 [PMID: 22213607].

Nanagas MT: Bipolar disorders. *Pediatr Rev.* 201;32:502-503 [PMID: 22045900].

TRANSTORNOS DE ANSIEDADE

Visão geral

Os transtornos de ansiedade estão disseminados na população geral e podem ocorrer como pano de fundo ou comorbidade em muitas crianças que chegam ao SE. A prevalência vitalícia de transtornos de ansiedade é estimada em 29%, e eles são responsáveis por cerca de 42,3 a 46,6 bilhões de dólares anuais em custos de cuidados de saúde. A média de idade do início dos transtornos de ansiedade em crianças é de 11 anos. As crianças que sofrem de transtornos de ansiedade costumam apresentar problemas sociais e dificuldades na escola. Elas também têm risco aumentado de problemas psiquiátricos na idade adulta. Essas crianças costumam ser tratadas por médicos da atenção primária, mas frequentemente chegam ao SE para avaliação e tratamento, especialmente se nunca tiverem recebido um diagnóstico. De fato, as crianças costumam chegar ao SE pediátrico várias vezes por queixas somáticas. Apenas após o padrão ser reconhecido e nenhuma causa orgânica ser encontrada na avaliação, o médico pode colocar o diagnóstico de transtorno de ansiedade. As queixas somáticas mais comuns nas crianças incluem dor torácica, fadiga, cefaleia, insônia, dor abdominal, náuseas e vômitos. Quanto mais inespecífica é a sintomatologia que a criança manifesta, maior é a chance de que a ansiedade esteja presente na apresentação.

Achados clínicos

Há diversos tipos de transtornos de ansiedade, incluindo transtorno de ansiedade generalizada (TAG), transtorno de ansiedade social (TAS), TEPT, transtorno de pânico, TOC e transtorno de ansiedade da separação. O TAG se manifesta como medo de dano à própria criança ou família e está restrito ao mundo da criança. Se não for tratado, o TAG pode progredir para a agorafobia. O TAS é a típica criança "tímida", mas a patologia do transtorno está no fato de que ele afeta o funcionamento da criança. Uma criança com TAS pode se negar a ir para a escola ou brincar com outras crianças. O TEPT é único entre os transtornos de ansiedade pelo fato de que ele necessita de um evento incitante e difere do transtorno de estresse agudo por sua longevidade (> 1 mês). Essas crianças manifestam um estado de alerta exagerado, reexperimentam o evento repetidas vezes e evitam situações que as recordam do evento traumatizante de tal maneira que há prejuízo do funcionamento normal. Há evidências fisiológicas de que as crianças com aumento da atividade simpática imediatamente após um evento traumático têm risco aumentado de TEPT. No TOC, as crianças formam uma obsessão que fica associada a uma compulsão que necessita de rituais específicos para reduzir a ansiedade ao redor da obsessão. Por fim, esses rituais e compulsões interferem com o funcionamento normal da criança. O TAS é muito comum em crianças menores que são descritas como "grudadas", mas o transtorno acaba interferindo com o desenvolvimento normal, pois elas têm medo de explorar e experimentar coisas novas.

O diagnóstico de transtornos de ansiedade costuma ser aparente após uma história detalhada. O obstáculo principal para a obtenção de uma história adequada é o ambiente apressado do SE. Há diversos questionários para ajudar o médico a determinar se um transtorno de ansiedade está na base das queixas do paciente. Essas escalas se concentram em questões sobre sintomas físicos, evitação de dano, ansiedade social e ansiedade da separação. O médico também deve buscar uma história familiar de transtornos semelhantes ou outros problemas psiquiátricos e pesquisar potenciais fatores desencadeantes, especialmente no caso do TEPT.

Muitos transtornos psiquiátricos podem ocorrer como comorbidades dos transtornos de ansiedade, incluindo TDAH, TOD, síndrome de Tourette, abuso de substâncias, transtornos alimentares e transtornos do espectro do autismo.

Diagnóstico diferencial

Como na maioria dos transtornos psiquiátricos, o diagnóstico diferencial dos transtornos de ansiedade inclui muitos problemas clínicos. O médico deve determinar que a função da tireoide e da paratireoide está normal. Uma história cuidadosa sobre medicamentos usados deve ser obtida para garantir que um paraefeito de medicamentos não seja responsável pelos sintomas observados. Distúrbios do sono, distúrbios convulsivos, abuso de substâncias, outros distúrbios endócrinos e problemas cardíacos devem ser considerados e descartados por história, exame físico e testes limitados.

Tratamento

A TCC é o tratamento não farmacológico de primeira linha com o objetivo primário de mudar os padrões de pensamento da criança. O tratamento costuma tentar a dessensibilização da criança em relação às situações que induzem medo por meio da visualização e real exposição após ela aprender a dominar os mecanismos de controle dos sintomas. Estudos controlados randomizados demonstram o benefício sustentado da TCC no tratamento dos distúrbios de ansiedade.

No SE, o médico geralmente tem de fornecer às crianças a terapia para ajudá-las a se acalmar, e os benzodiazepínicos são medicamentos efetivos a curto prazo para essas condições. Esses medicamentos não fazem nada para o tratamento a longo prazo da criança, mas permitem a avaliação segura da criança que está em crise aguda. Após o manejo, a terapia farmacológica de primeira linha é um ISRS, embora o uso de ISRS para o tratamento de ansiedade não seja aprovado pelo FDA. O uso de ISRS tem a aprovação do FDA apenas para TOC. Deve-se orientar a família e o paciente para serem vigilantes sobresobre sinais de tendência suicida, reagindo prontamente em qualquer suspeita, pois esses medicamentos podem aumentar os pensamentos suicidas, especialmente se a depressão for uma comorbidade no paciente. Os ISRNs, como a venlafaxina, também tratam com sucesso os transtornos de ansiedade, mas não são tão eficazes como os ISRSs e trazem alertas semelhantes sobresobre aumento das tendências suicidas (ver Tabela 48-6). Os ATCs são uma opção menos dispendiosa, mas têm um risco letal em caso de *overdose* e também têm efeitos colaterais significativos de sedação e outros efeitos anticolinérgicos. Vários medicamentos demonstraram sucesso nos transtornos de ansiedade, incluindo buspirona, bupropiona, gabapentina, D-ciclosserina e propranolol, mas os medicamentos costumam não ser aprovados para uso em crianças. De fato, a D-ciclosserina é eficaz apenas como adjunto de outros tratamentos psicofarmacológicos.

Encaminhamento

O encaminhamento da maioria das crianças com transtornos de ansiedade será feito para casa com acompanhamento ambulatorial, a menos que elas manifestem sintomas que preocupem o médico quanto à sua própria segurança e de outros. Todos os pacientes liberados do SE para casa devem já ter um plano de acompanhamento para que iniciem o tratamento psiquiátrico formal. Também deve ser discutido um plano de crise com o paciente e a família para garantir a segurança do indivíduo. Como em todos os pacientes psiquiátricos, deve ser feita uma discussão com a família sobre a existência de armas de fogo em casa ou outros meios facilmente acessíveis e letais para melhorar o ambiente para o qual o paciente está sendo liberado.

> DeVane CL, Chiao E, Franklin M, Kruep EJ: Anxiety disorders in the 21st century: Status, challenges, opportunities, and comorbidity with depression. *Am J Manag Care*. 2005;11:S344-S353 [PMID: 16236016].
>
> Herrick SE, Purcell R, Garner B, Parslow R: Combined pharmacotherapy and psychological therapies for post traumatic stress disorder (PTSD). *Cochrane Database Syst Rev*. 2010:7:CD007316 [PMID: 20614457].
>
> Kirsch V, Wilhelm FH, Goldbeck L: Psychophysiological characteristics of PTSD in children and adolescents: A review of the literature. *J Trauma Stress*. 2011;24:307 [PMID: 21438015].
>
> Kodish I, Rockhill C, Varley C: Pharmacotherapy for anxiety disorders in children and adolescents. *Dialogues Clin Neurosci*. 2011;13:439-452 [PMID: 22275849].
>
> Ramsawh HJ, Chavira DA, Stein MB: The burden of anxiety disorders in pediatric medical settings: Prevalence, phenomenology, and a research agenda. *Arch Pediatr and Adolesc Med*. 2010;164:965-972 [PMID: 20921356].
>
> Seligman LD, Ollendick TH: Cognitive-behavioral therapy for anxiety disorders in youth. *Child Adolesc Psychiatr Clin N Am*. 2011;20:217 [PMID: 21440852].

PSICOSE

Visão geral

A psicose pediátrica é um fenômeno relativamente raro, afetando mais os meninos do que as meninas. A maioria dos pacientes pediátricos que apresentam psicose terá seu primeiro surto psicótico no final da adolescência, geralmente entre 16 e 30 anos de idade. Muitos elementos sutis estão presentes na história das crianças afetadas pela psicose, incluindo leve retardo dos marcos do desenvolvimento, diminuição do rendimento educacional, redução da competência social e diminuição da função cognitiva. Um fator de risco importante para o desenvolvimento de psicose é um parente de primeiro grau com sintomas psicóticos. É comum que a psicose não seja diagnosticada por algum tempo na maioria das crianças com sintomas sutis por pelo menos 5 anos antes de seu primeiro surto psicótico e com francos sintomas psicóticos por cerca de 1 ano antes. É importante rastrear todas as crianças com sintomas de psicose para a tendência suicida, pois apresentam risco aumentado de tentativa de suicídio e de suicídio completo.

Diagnóstico diferencial

O diagnóstico diferencial é amplo na psicose pediátrica, devendo ser consideradas muitas condições. Distúrbios neurodegenerativos, como a doença de Huntington e a esclerose múltipla, causas infecciosas, como HIV e sífilis, *delirium* de etiologia desconhecida, deficiências nutricionais, como deficiências de B_{12} e folato, distúrbios hereditários, como a doença de Wilson, tumores primários e metastáticos, endocrinopatias, como DM e distúrbios da tireoide/paratireoide, vasculites, doenças reumáticas, como lúpus, condições neurológicas, incluindo enxaquecas e outros problemas de desenvolvimento, e condições psiquiátricas devem ser considerados na avaliação do paciente com psicose.

Achados clínicos

Os sintomas de psicose são semelhantes àqueles vistos na esquizofrenia pediátrica, incluindo sintomas positivos (alucinações, delírios e transtornos do pensamento) e negativos (anedonia, afeto embotado). Como nos adultos, os sintomas negativos são mais difíceis de tratar em comparação com os sintomas positivos. Na psicose pediátrica, as alucinações auditivas são os sintomas mais comuns e costumam comandar a criança para a realização de tarefas ou para pensarem de determinada maneira. Nos estágios iniciais, os sintomas costumam ser considerados problemas comportamentais, mas acabam progredindo para a psicose franca.

Tratamento

O tratamento da psicose pediátrica traz um alto risco de falha com um estudo demonstrando a recorrência dos sintomas em 80% dos pacientes que pararam de tomar sua medicação.

Estudos demonstram que cerca de 10 a 20% dos primeiros episódios psicóticos são refratários ao tratamento. Como as crianças têm mais recorrência dos sintomas, o prognóstico para um tratamento bem-sucedido é pior. A adesão aos medicamentos é limitada pelos seus efeitos colaterais usados no tratamento da psicose pediátrica e pode ser melhorada com a manutenção de uma aliança terapêutica com o paciente e a família, embora isso seja difícil de ser obtido em situações de crise. Vários estudos demonstraram o início bem-sucedido do tratamento durante uma fase de "pródromos" da doença, na qual o paciente começa a sentir sintomas positivos ou negativos e imediatamente inicia o tratamento. Essa estratégia reduz as consequências dos efeitos colaterais, pois o paciente não faz uso contínuo dos medicamentos; porém, a estratégia necessita de monitorização intensiva por parte dos cuidadores e de um paciente com excelente autoconhecimento, ambos podendo ser difíceis no paciente psicótico. As bases do tratamento são os antipsicóticos atípicos, como olanzapina, quetiapina, risperidona e aripiprazol (ver Tabela 48-6). Esses medicamentos têm menos efeitos colaterais do que os antipsicóticos mais antigos, como haloperidol e clorpromazina. Um benefício dos antipsicóticos atípicos é que eles tratam os sintomas negativos de maneira mais efetiva do que os antipsicóticos mais antigos. Um aspecto negativo dos antipsicóticos é que eles estão associados com ganho ponderal significativo que pode exacerbar ou até causar a síndrome metabólica. É importante dizer aos familiares que os medicamentos não fazem efeito imediatamente; em vez disso, eles necessitam de um período de ajuste de cerca de 1 a 2 semanas com ajuste da dose sendo feito a cada 1 a 2 semanas até se obter o efeito desejado. Os antipsicóticos mais antigos (haloperidol, clorpromazina, droperidol) têm vários efeitos colaterais, incluindo sintomas extrapiramidais, discinesia tardia, ginecomastia, galactorreia, alterações da condução cardíaca e risco de SNM.

Encaminhamento

É importante que o médico da emergência esteja ciente da necessidade de ajuste gradual da medicação de forma que ele possa dar instruções de liberação e aconselhamento adequados. Na prática, é provável que o médico da emergência não prescreva esses medicamentos, e a maioria das crianças com sintomas psicóticos seja hospitalizada para estabilização e tratamento.

Berger G, Fraser R, Carbone S, McGorry P: Emerging psychosis in young people–Part 1. Key issues for detection and assessment. *Aust Fam Physician*. 2006;35:315-321 [PMID: 16680211].

Berger G, Fraser R, Carbone S, McGorry P: Emerging psychosis in young people–Part 2. Key issues for acute management. *Aust Fam Physician*. 2006;35:323-327 [PMID:16680212].

Berger G, Fraser R, Carbone S, McGorry P: Emerging psychosis in young people–Part 3. Key issues for prolonged recovery. *Aust Fam Physician*. 2006;35:329-333 [PMID: 16680213].

Messias E, Chen C: Epidemiology of schizophrenia: Review of findings and myths. Psychiatr Clin North Am. 2007;30(3):323-338 [PMID: 17720026].

Robinson DG, Woerner MG, Delman HM, Kane JM: Pharmacological treatments for first-episode schizophrenia. *Schizophr Bull*. 2005:31:705-722 [PMID: 16006592].

Young CM, Findling RL: Pharmacologic treatment of adolescent and child schizophrenia. *Expert Rev Neurother*. 2004;4:53-60 [PMID: 15853615].

ESQUIZOFRENIA

Visão geral

A esquizofrenia é um distúrbio da cognição que afeta a habilidade social de um indivíduo. Ela é relativamente rara antes da puberdade, mas está documentada em crianças de até 5 anos de idade. A maioria dos casos em crianças aparece após os 13 anos de idade e a incidência aumenta com a idade. Aproximadamente 10 a 20% das crianças diagnosticadas com esquizofrenia têm quocientes de inteligência de 2 desvios-padrão ou quase abaixo do nível médio de inteligência.

Achados clínicos

A esquizofrenia em crianças é diagnosticada utilizando-se os mesmos critérios dos adultos. Os critérios diagnósticos incluem dois dos seguintes sintomas por uma parte significativa de pelo menos 1 mês: delírios, alucinações, padrão de discurso desorganizado, comportamento catatônico ou desorganizado e sintomas negativos de afeto embotado e redução de pensamentos ou discurso. O diagnóstico de esquizofrenia também pode ser feito se o paciente apresentar apenas um dos seguintes: delírios bizarros, alucinações auditivas fazendo comentários sobre comportamento ou pensamento ou duas ou mais vozes que conversam entre si.

A maioria das crianças com esquizofrenia é do sexo masculino e apresenta comorbidades clínicas ou psiquiátricas significativas. A esquizofrenia de início infantil tem prognóstico ruim, pois quanto mais jovem é a criança no momento do diagnóstico, mais grave é a apresentação.

Diagnóstico diferencial

Vários distúrbios podem ser comorbidades ou se apresentar como a esquizofrenia. Transtornos psiquiátricos, como transtorno afetivo bipolar e TEPT, devem ser considerados e descartados antes do diagnóstico de esquizofrenia. Distúrbios orgânicos que podem causar sintomas parecidos com esquizofrenia incluem epilepsia, tumor cerebral, lesão cerebral traumática, doença de Huntington, doença de Wilson, distúrbios do armazenamento de lisossomas, uso e abuso de substâncias (prescritas e recreativas), intoxicação por metais pesados, abstinência de substâncias, encefalite e HIV. História, exame físico e testes focados podem reduzir a miríade de possibilidades para sintomas do tipo esquizofrenia no SE. Um rastreamento toxicológico na urina e exames de imagem apropriados ou outros testes indicados pela história e/ou exame físico são apropriados. O rastreamento toxicológico na urina é especialmente apropriado pelo fato de que cerca de 50% de indivíduos com esquizofrenia têm história de uso de álcool ou drogas.

Tratamento

O tratamento da esquizofrenia é primariamente feito com psicofarmacologia com auxílio de psicoterapia. Os antipsicóticos atípicos são os medicamentos de escolha em crianças (ver Tabela 48-6). Como na maioria dos distúrbios psiquiátricos, o tratamento da esquizofrenia deve idealmente ser feito por um psiquiatra treinado no atendimento de crianças e adolescentes, pois há efeitos colaterais significativos associados com antipsicóticos atípicos e o tratamento deve ser seguido por longo prazo, pois mudança nas medicações é a regra. Os efeitos colaterais mais comuns incluem efeitos extrapiramidais, ganho de peso e desenvolvimento da síndrome metabólica.

Encaminhamento

O encaminhamento da maioria dos pacientes com esquizofrenia no SE pediátrica, particularmente no momento de sintomas ativos, será a hospitalização em serviço de psiquiatria ou em serviço clínico até a transferência para uma instituição psiquiátrica capacitada para treinamento hospitalar. Em raras circunstâncias, o paciente esquizofrênico pode ser liberado para casa, mas isso só deve ser feito após a criança ter sido avaliada por profissionais da psiquiatria e eles concordarem com a liberação do paciente para casa.

Messias E, Chen C: Epidemiology of schizophrenia: Review of findings and myths. Psychiatr Clin North Am. 2007;30(3):323-338 [PMID: 17720026].

Robinson DG, Woerner MG, Delman HM, Kane JM: Pharmacological treatments for first-episode schizophrenia. *Schizophr Bull.* 2005;31(3):705-722 [PMID: 16006592].

Young CM, Findling RL: Pharmacologic treatment of adolescent and child schizophrenia. *Expert Rev Neurother.* 2004;4(1):53-60 [PMID: 15853615].

COMPORTAMENTO AGRESSIVO (TRANSTORNO OPOSICIONISTA-DESAFIANTE, TRANSTORNO DE CONDUTA)

Visão geral

Estimativas recentes sugerem que a prevalência do transtorno agressivo esteja entre 3 e 7% na população pediátrica. Os critérios diagnósticos estão incluídos em sucessivas revisões do *Manual Diagnóstico e Estatístico (DSM)*, da American Psychiatric Association. O *DSM-IV-TR* define o TOD como um distúrbio em uma criança que com menos de 8 anos demonstra "comportamentos negativistas, desafiadores, desobedientes e hostis em relação a figuras de autoridade". A prevalência do TOD em amostras pediátricas gerais varia de 2 a 15%, mas é de 28 a 65% em amostras de crianças com transtornos psiquiátricos conhecidos. O TOD é mais prevalente em meninos na comparação com as meninas durante a infância, mas essa diferença desaparece durante a adolescência. O TOD é um fator de risco significativo para o desenvolvimento de comorbidades como transtornos de humor e transtornos comportamentais mais graves, como transtorno de personalidade antissocial e transtorno de conduta. Em um estudo recente que investigou o TOD, 92,4% dos participantes preencheram critérios para outro transtorno psiquiátrico (humor 45,8%, ansiedade 62,3%, impulso-controle 68,2% e uso de substâncias 47,2%). Nem todas as crianças e adolescentes diagnosticados com TOD progridem para transtorno de conduta.

Estado socioeconômico baixo, disciplina rígida dos pais e pouca supervisão dos pais estão associados com TOD e transtorno de conduta. Os maus-tratos da criança, especialmente antes de 2 anos de idade, demonstram correlação com o comportamento agressivo mais tarde, da mesma forma que a violência contra o parceiro testemunhada pela criança. Em pacientes com TOD ou transtorno de conduta, o médico deve considerar o uso de substâncias como uma possível causa para o comportamento, bem como avaliar outros transtornos psiquiátricos que possam ser comorbidades ou a causa do comportamento agressivo.

Achados clínicos

O comportamento agressivo é mais bem compreendido como um espectro que varia desde o estágio de desenvolvimento normal até o patológico, como TOD e transtorno de conduta. Se o comportamento em questão durar apenas um curto período, ele pode ser considerado parte do desenvolvimento normal da criança, ao passo que a demonstração prolongada de sintomas indica a probabilidade de um transtorno agressivo subjacente. No lado leve, acessos de raiva, rivalidade entre irmãos e brigas ou mordidas em outras crianças podem ser comportamentos normais do desenvolvimento, e roubos, vandalismo, destruição de propriedade e oposição obstinada a figuras de autoridade podem causar problemas familiares e sociais para o indivíduo que manifesta esses comportamentos. A maioria dos atos de agressão causa estresse na família, mas as crianças com sintomas leves raramente chegam ao SE pediátrica para avaliação. O médico do SE tem muito mais chance de encontrar a criança com sintomas graves.

O *DSM IV-TR* define transtorno de conduta como um "padrão repetitivo e persistente de comportamento no qual os direitos básicos dos outros ou as principais normas e regras sociais adequadas para a idade são violadas". Em crianças, os comportamentos definitivos caem em quatro categorias gerais: agressão contra pessoas/animais; falsidade e roubo; desrespeito a normas sociais; e desconsideração com a propriedade de outros. Os critérios diagnósticos são diferentes para crianças menores e para aquelas com mais de 10 anos. Uma criança com menos de 10 anos deve demonstrar comportamentos duradouros (>

6 meses) de uma das categorias descritas. Uma criança com mais de 10 anos deve demonstrar comportamento duradouro de pelo menos três das quatro categorias. As estimativas de prevalência variam muito (0,8-16%) para o transtorno de conduta, com 2 a 4% das crianças em idade escolar sendo as taxas mais comumente encontradas. Há diferenças persistentes de gênero no transtorno de conduta, com os meninos tendo aproximadamente o dobro de chances de mostrar os sintomas em comparação com as meninas. O transtorno de conduta está ligado com o desenvolvimento tardio de transtorno de personalidade antissocial e não exibe a predileção por outras comorbidades psiquiátricas que o TOD demonstra.

Diagnóstico diferencial

O diagnóstico diferencial do comportamento agressivo inclui várias doenças psiquiátricas, como depressão, transtorno bipolar, transtorno de ansiedade, uso de substâncias, transtorno de ajustamento e TEPT. Doenças não psiquiátricas estão incluídas no diagnóstico diferencial. Anormalidades endócrinas, como distúrbios da tireoide/paratireoide e feocromocitomas, *delirium*, distúrbios convulsivos, doença de Wilson, distúrbios pervasivos do desenvolvimento, déficit cognitivo, lesão cerebral traumática e distúrbios metabólicos devem ser considerados como possíveis etiologias para o comportamento agressivo em crianças.

Tratamento

As bases do tratamento para TOD e transtorno de conduta são TCC especificamente focadas na habilidade para a solução de problemas e treinamento de manejo para os pais. Uma combinação dessas duas modalidades mostrou eficácia aumentada em comparação com cada modalidade em separado. Apenas após essas duas modalidades terem sido completamente exploradas com o paciente é que a farmacoterapia deve ser considerada. Para tratar de maneira efetiva o TOD e o transtorno de conduta com medicamentos, o médico deve avaliar comorbidades subjacentes que possam exacerbar as tendências agressivas. É importante observar que o tratamento farmacológico deve ser visto como adjunto da terapia, e não como a própria solução. A farmacoterapia deve focar em comorbidades para minimizar os efeitos de exacerbação da agressividade por condições orgânicas ou psiquiátricas, permitindo que a TCC se concentre no TOD e no transtorno de conduta. Com essa perspectiva, recomenda-se que sejam utilizadas as terapias padronizadas para as condições psiquiátricas (ISRSs para depressão, medicamentos para TDAH ou antipsicóticos para agressividade).

Encaminhamento

O encaminhamento dessas crianças depende da intensidade de seu comportamento agressivo e de seu comportamento contra as normas. As crianças geralmente chegam ao SE pediátrica sob custódia policial e devem ser encaminhadas para as autoridades apropriadas após a avaliação clínica. Por fim, muitas crianças serão hospitalizadas para tratamento e avaliação psiquiátrica adicionais.

> American Psychiatric Association: *Diagnostic and Statistical Manual of Mental Disorders*, 4th ed. Text-Revision (DSM IV-TR). Washington, DC: American Psychiatric Association. 83, 1994.
>
> Loeber R, Burke J, and Pardini DA: Perspectives on oppositional defiant disorder, conduct disorder and psychopathic features. *J Child Psychol Psychiatry*. 2009;50:133-142 [PMID: 19220596].
>
> Nock MK, Kazdin AE, and Hiripi E, et al: Lifetime prevalence, correlates, and persistence of oppositional defiant disorder: Results from the National Comorbidity Survey Replication. *J Child Psychol Psychiatry*. 2007;48:703-713 [PMID: 17593151].
>
> Sanders LM, Schaechter J: Conduct disorder. *Pediatr Rev.* 2007;28:433-434 [PMID: 17974708].
>
> Turgay A: Psychopharmacological treatment of oppositional defiant disorder. *CNS Drugs*. 2009;23:1-17 [PMID: 19062772].
>
> Zahrt DM, Melzer-Lange MD: Aggressive behavior in children and adolescents. *Pediatr Rev.* 2011;32:325-332 [PMID: 21807873].

TRANSTORNO DE DÉFICIT DE ATENÇÃO/HIPERATIVIDADE

Visão geral

O TDAH é um transtorno das crianças que é definido por níveis inadequados de hiperatividade, comportamento desatento e impulsividade. Estima-se que a prevalência do TDAH em crianças de idade escolar seja de 5 a 8%, com uma predominância de meninos de 2,5:1. Não foi demonstrada predileção de TDAH com base em informações sociais ou demográficas, como etnia, raça ou estado socioeconômico; porém, fatores biológicos, como prematuridade e condições que levam a baixo peso ao nascer, bem como fatores ambientais, como exposição a toxinas (chumbo, fumaça de cigarro, etanol), podem aumentar o risco de a criança manifestar sintomas consistentes com TDAH.

Achados clínicos

Os achados clínicos do TDAH se dividem em três categorias: aquelas consideradas impulsivas, aquelas que demonstram desatenção e aquelas que indicam hiperatividade. A definição de TDAH mudou ao longo dos anos à medida que evoluiu a visão da comunidade de saúde mental sobre a doença. A iteração mais recente dos critérios diagnósticos no *DSM IV-TR* é "um padrão persistente de desatenção e/ou hiperatividade-impulsividade que é mais frequente e severo do que o mais comumente observado em indivíduos com níveis comparáveis de desenvolvimento". Há três tipos de TDAH: predominantemente hiperativo, predominantemente desatento e o tipo combinado. Para que uma criança seja diagnosticada com o tipo hiperativo ou desatento, ela deve preencher seis de nove critérios delineados no

DSM IV-TR; para que seja diagnosticada com o tipo combinado, ela deve demonstrar seis de nove sintomas da categoria de hiperatividade e de desatenção.

Embora as crianças com TDAH se apresentem no SE (porém, elas têm mais chance de ter lesões físicas significativas), o transtorno é mais bem diagnosticado e monitorado no cenário da relação entre paciente-médico da atenção primária, pois há necessidade de observação longitudinal do paciente e dos efeitos dos medicamentos. Como a população vulnerável pode não ter um médico da atenção primária, o médico da emergência pediátrica deve reconhecer os sintomas desse transtorno comum e ser capaz de fazer encaminhamentos conforme a necessidade para manejo e cuidados adequados. No SE, devem-se pesquisar os achados que podem sugerir um transtorno com maior potencial para dano imediato (psicose, trauma/abuso, depressão, transtorno bipolar) e, quando características de um diagnóstico mais grave estiverem presentes, fazer o tratamento adequado.

Diagnóstico diferencial

Conforme discutido, diversos transtornos de saúde mental em crianças podem se manifestar com sintomas semelhantes ao TDAH. TOD, transtorno de conduta, TEPT, esquizofrenia/psicose, transtornos do humor (depressão e transtorno bipolar), TPDs, transtornos de ajustamento por fatores de estresse, dificuldades de aprendizado, transtornos de ansiedade e deficiências intelectuais podem ter sintomas que lembram muito os achados no TDAH. Devem-se também considerar outros distúrbios, como epilepsia, distúrbios do sono, expectativas irreais dos pais/escola e, em crianças maiores, uso/abuso de drogas. Em até dois terços das crianças com TDAH, pode-se esperar encontrar comorbidades, sendo fundamental a pesquisa de qualquer sintoma sugestivo de uma comorbidade para se permitir o tratamento adequado do paciente.

Tratamento

O TDAH deve ser imaginado como um problema clínico crônico que necessitará de tratamento a longo prazo. Muitas crianças continuarão a apresentar sintomas na idade adulta, necessitando de tratamento por tempo indefinido. A base do tratamento do TDAH é medicamentosa. A medicação de forma isolada é mais efetiva no tratamento do TDAH do que a terapia ou uma combinação de medicamento e terapia (a menos que haja comorbidade psiquiátrica, quando então uma combinação de medicamento e terapia é o regime mais efetivo). Há dois tipos de medicamentos que são prescritos para o TDAH: estimulantes e não estimulantes. Os medicamentos estimulantes são considerados como o tratamento de primeira linha para o TDAH. Mais de 150 estudos demonstraram os benefícios dos medicamentos estimulantes.

Há dois agentes principais para o tratamento do TDAH: metilfenidato e derivados da anfetamina. Se o metilfenidato não for efetivo, o paciente pode ter o tratamento trocado para um medicamento derivado da anfetamina. No ambiente do SE, é importante lembrar-se de que os medicamentos estimulantes podem ter efeitos significativos sobre o apetite em crianças, podendo ser considerados uma causa potencial em crianças com perda de peso aguda. O efeito colateral deve ser discutido com os cuidadores antes do início do tratamento com medicamentos estimulantes e o peso deve ser cuidadosamente monitorado para garantir um crescimento adequado. Também podem ocorrer distúrbios do sono com os estimulantes, o que pode ser melhorado com o uso de preparações de ação mais curta que demonstrem eficácia. Os efeitos colaterais mais preocupantes, como mania ou alucinações, ocorrem raramente, mas os estimulantes devem ser considerados como causa potencial dos sintomas nas crianças tratadas com estimulantes para o TDAH. Todas as crianças devem ter uma história e exame físico detalhado em relação a fatores de risco cardíaco antes de iniciar o uso de estimulantes, devendo ter a pressão arterial (PA) medida regularmente para monitorização de elevações significativas. Se ocorrer hipertensão significativa, deve-se suspeitar de um problema clínico subjacente.

Os medicamentos não estimulantes devem ser considerados como terapia de segunda linha e apenas três estão atualmente aprovados para o tratamento do TDAH: atomoxetina, guanfacina e clonidina (ver Tabela 48-6). A atomoxetina tem uma meia-vida mais longa do que os estimulantes e pode demorar até 6 semanas para demonstrar efeito. Há um alerta na embalagem da atomoxetina em relação a um risco potencial de tendência suicida. Outros efeitos colaterais da atomoxetina incluem desconforto gastrintestinal (GI) e sonolência. A guanfacina pode reduzir a PA e causar cefaleia e sonolência. A clonidina pode causar efeitos colaterais semelhantes à guanfacina, exceto que ela pode também causar insônia. Apesar de uma discussão completa sobre os efeitos colaterais dos vários medicamentos estarem fora do escopo deste capítulo, esses são os sintomas principais que os pacientes podem apresentar no SE.

As intervenções não médicas são importantes no ambiente escolar. As crianças com TDAH estão qualificadas para planos de aprendizado individualizados para acomodar os diversos sintomas que uma criança pode manifestar como parte do transtorno. As crianças e adolescentes com TDAH têm mais chance de apresentar falhas ou dificuldades acadêmicas, sendo imperativo intervir de forma adequada para permitir que a criança alcance seu potencial completo. O comportamento impulsivo e hiperativo pode causar estresse significativo na família; o tratamento bem-sucedido pode melhorar muito a dinâmica familiar. Com o passar dos anos, a automedicação para sensação de inquietude pode causar dano e piorar ainda mais o funcionamento do indivíduo. Os pacientes adequadamente tratados demonstram risco menor de abuso de substâncias em relação àqueles que não foram tratados.

Encaminhamento

As crianças que chegam ao SE com sintomas de TDAH geralmente podem ser seguramente liberadas para casa, a menos que comorbidades psiquiátricas ou problemas clínicos não permitam que isso seja feito de maneira segura. Deve ser feito o encaminhamento adequado para um psiquiatra.

American Academy of Pediatrics Subcommittee on Attention-Deficit/Hyperactivity Disorder Committee on Quality Improvement. Clinical Practice Guideline: Treatment of the school-aged child with attention deficit/hyperactivity disorder. *Pediatrics.* 2001;108:1033-1044 [PMID: 11581465].

American Psychiatric Association: *Diagnostic and Statistical Manual of Mental Disorders,* 4th ed. Text-Revision (DSM IV-TR). Washington DC: American Psychiatric Association. 83, 1994.

Perrin JM, Friedman RA, Knilans TK; Black Box Working Group, Section on Cardiology and Cardiac Surgery: Cardiovascular monitoring and stimulant drugs for attention-deficit/hyperactivity disorder. *Pediatrics.* 2008;122:451-453 [PMID: 18676566].

Polanczyk G, Jensen P: Epidemiologic considerations in attention deficit hyperactivity disorder: A review and update. *Child Adolesc Psychiatr Clin N Am.* 2008;17:245-260 [PMID: 18295145].

Stein MT, Perrin JM: Diagnosis and treatment of ADHD in school-age children in primary care settings: A synopsis of the AAP practice guidelines. *Pediatr Rev.* 2003;24:92-98 [PMID: 12612186].

Wilms Floet AM, Schneider C, Grossman L: Attention deficit/hyperactivity disorder. *Pediatr Rev.* 2010;31:56-69 [PMID: 20124275].

Crianças com necessidades especiais e dependentes de alta tecnologia

49

Julie Phillips, MD
Cristina M. Estrada, MD

Os avanços médicos recentes levaram a uma maior sobrevida de crianças com doenças crônicas, geralmente chamadas de crianças dependentes de alta tecnologia. Como resultado, os serviços de emergência (SEs) estão vendo com mais frequência esses pacientes clinicamente fragilizados. Os pacientes com derivação de líquido cerebrospinal (LCS), cânula de traqueostomia, necessidade de terapia com oxigênio, suporte ventilatório invasivo ou não invasivo, diálise crônica, sonda de gastrostomia (SG) ou cateter venoso central (CVC) de longa permanência, entre outros, são definidos como dependentes da tecnologia. A revisão dos registros médicos prévios disponíveis e o contato com o serviço médico ou com o médico da atenção primária logo no início do atendimento do paciente pode fornecer informações que auxiliem a guiar o processo de tomada de decisões.

DERIVAÇÕES DE LÍQUIDO CEREBROSPINAL

CONSIDERAÇÕES GERAIS

O LCS é produzido e absorvido pelo corpo a uma taxa constante. Sendo principalmente produzido no plexo coroide, ele flui pelos ventrículos laterais para o terceiro e quarto ventrículos, onde passa para o espaço subaracnoide. Ele é reabsorvido por válvula unidirecional no sistema venoso. Quando há excesso de líquido por hiperprodução, bloqueio da circulação ou redução da absorção, ocorre hidrocefalia. Esses pacientes ficam sintomáticos quando esse aumento do LCS aumenta a pressão intracraniana (PIC). O procedimento neurocirúrgico mais comum em crianças é a colocação de ume derivação de LCS. O papel de uma derivação do LCS é desviá-lo do cérebro para outra parte do corpo. A porção proximal do cateter pode estar no ventrículo cerebral, em um cisto intracraniano ou no espaço subaracnoide lombar. Mais comumente, o LCS é desviado para a cavidade peritoneal por meio de uma derivação ventrículo-peritoneal (DVP). Algumas vezes, a extremidade distal drena para o sistema vascular por meio de uma derivação ventrículo-atrial (DVA). A maioria das derivações de LCS é formada por três componentes: tubo de derivação proximal, sistema de reservatório e tubo de derivação distal.

OBSTRUÇÃO DA DERIVAÇÃO

Achados clínicos

A obstrução do lúmen do cateter ou a desconexão das partes de uma derivação de LCS leva à sua disfunção. As obstruções de derivações são mais comuns dentro de 6 meses da colocação da derivação. Cefaleia, distúrbios visuais, vômitos e letargia são os sinais e sintomas mais comuns de uma obstrução mecânica da derivação. Em lactentes com fontanela aberta, pode haver aumento da circunferência da cabeça ou abaulamento da fontanela. Os pais podem relatar que a criança "não está agindo direito" ou está menos ativa do que o habitual. Podem ser vistas convulsões naqueles pacientes com lesões cerebrais predisponentes; porém, é raro que elas sejam a única manifestação de disfunção de uma derivação de LCS.

Ao exame físico, os sinais de disfunção da derivação incluem papiledema, aumento de tamanho da cabeça, abaulamento de fontanela e ingurgitamento de veias da cabeça. As anormalidades no exame neurológico incluem aumento de reflexos tendinosos profundos, aumento de tônus em extremidades inferiores e sinal de Babinski positivo. Paralisias de nervos cranianos nos sextos nervos cranianos, levando a desvio lateral do olhar, ou nos quartos nervos cranianos, levando à limitação do olhar para cima, também conhecida como olhar em "pôr- do- sol".

À medida que a obstrução persiste, a PIC do paciente continua a aumentar. Pode haver desenvolvimento da tríade de Cushing, com hipertensão, bradicardia e padrão respiratório anormal.

Tratamento

Quando há suspeita de disfunção da derivação de LCS, há necessidade de tomografia computadorizada (TC) de crânio sem contraste para avaliação do tamanho dos ventrículos em comparação com exames prévios, quando possível. Muitos centros pediátricos instituíram o uso de ressonância magnética (RM) cerebral de sequência rápida para a avaliação de hidrocefalia com derivação. Ela evita os efeitos deletérios da radiação e permite a avaliação adequada dos ventrículos. Esse método tem sido usado com sucesso em lactentes e crianças menores sem o uso de sedação. Algumas derivações de LCS programáveis podem ser afetadas pela RM, de maneira que os médicos devem estar em alerta para essa possibilidade, consultando um neurocirurgião se houver qualquer dúvida. Uma série radiológica de derivação, a qual inclui radiografias simples de crânio, de tórax e de abdome, pode avaliar a integridade dos componentes da derivação e garantir que não haja dobras, rupturas ou descontinuidade nas tubulações. A aspiração da derivação pode ser realizada para avaliação de infecção, bem como para avaliar a PIC. Ela deve ser realizada se o paciente estiver em situação extrema, com deterioração neurológica ou com sinais de herniação na TC.

Recomenda-se que um neurocirurgião seja consultado e que seja dada a ele a primeira opção para a realização do procedimento (Figura 49-1). Pode ser que o neurocirurgião já tenha manipulado o equipamento várias vezes, sendo responsável pelas revisões e acompanhamento da derivação. Uma punção lombar (PL) nunca deve ser realizada em lugar da punção da derivação. A obstrução do sistema de derivação pode resultar em hidrocefalia obstrutiva. A PL em um paciente com hidrocefalia obstrutiva pode resultar em um diferencial de pressão significativo, precipitando a herniação cerebral.

As radiografias simples podem ser úteis se for difícil identificar o reservatório pela palpação. Para preparar o paciente, o cabelo adjacente deve ser raspado ou cortado. O couro cabeludo é limpo antes com álcool e então com três aplicações de solução de iodopovidona. Deve-se dar tempo para que a pele seque antes de cada aplicação. Uma agulha calibre 23G ou 25G é inserida de forma oblíqua no reservatório da derivação. A tubulação em borboleta deve ser mantida verticalmente perpendicular ao assoalho. A medida da altura em centímetros do LCS dentro da tubulação representa a PIC do paciente. Uma pressão maior do que 20 cm é consistente com disfunção distal da derivação. Há suspeita de disfunção proximal da derivação quando há fluxo lento ou ausência de fluxo a partir do reservatório proximal. Porém, ventrículos em fenda também podem causar fluxo lento. Embora a aspiração da derivação possa aliviar os sintomas de PIC elevada, aconselha-se a remoção de apenas LCS suficiente para reduzir a PIC para 20 cm. Um volume maior de remoção de LCS pode lesar vasos subdurais por desvio abrupto de líquido. O manejo clínico da PIC elevada é um tratamento temporário até que possa ser realizado o reparo cirúrgico. As intervenções incluem acetazolamida 30-80 mg/kg/dia em situações não emergenciais. Naqueles pacientes com sinais vitais instáveis e com sinais de PIC elevada, solução fisiológica (SF) a 3% 3-5 mL/kg ou manitol 0,25 a 2 g/kg podem ser administrados por via intravenosa (IV). Pode-se usar a hiperventilação em um paciente intubado. O alvo de pressão parcial arterial de gás carbônico ($PaCO_2$) é de 30 a 35 mmHg. Se houver sinais de hipovolemia, considerar um bólus de 20 mL/kg de SF.

Se não estiver disponível o reparo cirúrgico imediato e o paciente não responder ao manejo clínico, considerar a punção do orifício de trepanação. Este é um procedimento de alto risco que só deve ser realizado se o paciente apresentar sintomas que ameacem a vida por uma disfunção proximal da derivação. A palpação do aspecto posterior do crânio pode identificar o orifício criado durante a colocação da derivação. Após a limpeza do couro cabeludo com iodopovidona, inserir uma agulha espinal de 3 ½ polegadas perpendicularmente ao crânio. A agulha deve ser avançada através do orifício até uma profundidade máxima de 5 cm. A remoção do estilete da agulha permite a drenagem espontânea de líquido. Continuar a drenagem de líquido até que o fluxo fique mais lento. Esse procedimento causará laceração do cateter proximal da derivação. Assim, ele é usado como medida temporária até a realização do tratamento cirúrgico.

Encaminhamento

O manejo definitivo de obstruções de derivação de LCS é a revisão cirúrgica. Os pacientes devem ser transferidos para instituições com neurocirurgiões.

INFECÇÕES DE DERIVAÇÕES

Achados clínicos

As infecções das derivações de LCS são mais comumente vistas no período perioperatório. A maioria é vista dentro de 2 meses da colocação. A maior incidência de infecção da derivação é vista em crianças com menos de 4 anos. As infecções dentro das primeiras semanas da colocação da derivação costumam ser causadas por espécies de *Staphylococcus* e outros micro-organismos gram-negativos. Após a derivação estar no local por 6 meses, os micro-organismos gram-negativos são mais comumente vistos.

Os sinais meníngeos clássicos não costumam ser vistos, pois a derivação impede a comunicação entre o ventrículo infectado e as meninges. A infecção da derivação pode se apresentar sem sintomas. Os sinais e sintomas de infecção da derivação incluem febre, mudança de sensório, irritabilidade, vômitos ou

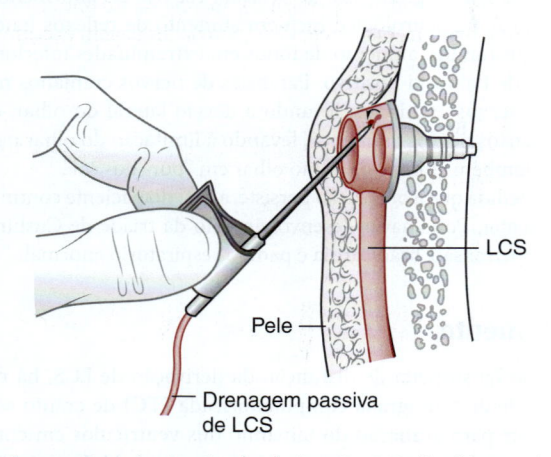

▲ **Figura 49-1** Aspiração da derivação. LCS, líquido cerebrospinal. (Reproduzida com permissão de Reichman EF, Simon RR: *Emergency Medicine Procedure*. New York: McGraw-Hill, 2004. © McGraw-Hill LLC.)

dor abdominal. Porém, à medida que a infecção progride, pode haver disfunção ou obstrução da derivação, fazendo com que o paciente apresente sinais clínicos de PIC elevada.

Podem ocorrer também infecções de pele e tecidos moles sobrejacentes ao dispositivo. Sem tratamento imediato, elas podem ser tratadas antes da infecção da derivação. Os sinais de infecção de ferida incluem eritema, dor ou edema sobre qualquer porção do reservatório ou tubulação da derivação. Um trato eritematoso linear ao longo da pele paralelamente à tubulação da derivação da cabeça ao tórax é muito suspeito de uma infecção de derivação do LCS. Além disso, qualquer solução de continuidade da pele expondo os componentes internos de uma derivação é considerada como infecção da derivação.

Uma infecção peritoneal primária ou a passagem de LCS infectado através da derivação pode causar infecção distal da derivação. Pseudocistos, que são cistos infectados e loculados, podem surgir ao redor da porção terminal do cateter. Esses pacientes exibirão sinais de peritonite, incluindo febre, dor abdominal e anorexia. Nas infecções distais da derivação, o LCS obtido do reservatório pode não mostrar sinais de infecção.

As infecções da derivação em casos de DVA podem causar bacteremia, resultado da invasão do LCS infectado na corrente sanguínea, endocardite e embolia séptica.

Tratamento

O diagnóstico de infecções de derivações de LCS necessita da sua aspiração direta, conforme descrito na seção anterior. Se houver evidência de infecção na pele sobrejacente, isso deve ser evitado para que não se introduzam bactérias no sistema da derivação. Quando possível, esse procedimento deve ser realizado por um neurocirurgião. O líquido coletado deve ser encaminhado para cultura, coloração de Gram, contagem celular com diferencial e concentrações de glicose e proteína. As anormalidades nas contagens celulares podem ser sutis, pois a infecção de derivações de LCS geralmente resulta em menos inflamação do que a meningite bacteriana. Os pacientes sem infecção podem ter até 500 leucócitos/mm³. A contagem diferencial do LCS pode ser útil para o diagnóstico. Os pacientes com mais de 10% de neutrófilos têm mais chance de ter uma infecção da derivação.

Nos pacientes com dor abdominal, com ou sem febre, considerar radiografias e ultrassonografia (US) abdominal para avaliação de pseudocisto.

O tratamento clínico isoladamente costuma ter uma taxa de sucesso baixa no tratamento de infecções de derivações. Devem ser selecionados antibióticos de amplo espectro enquanto se aguardam os resultados da coloração de Gram e cultura do LCS. Vancomicina e cefalosporina de terceira geração (cefotaxima/ceftriaxona) fornecem cobertura para *Staphylococcus* coagulase negativa e flora Gram negativa endógena.

Encaminhamento

O manejo definitivo de uma infecção de derivação de LCS é cirúrgico. A neurocirurgia deve ser chamada para a remoção do dispositivo infectado, colocação de um dreno externo temporário e antibióticos parenterais. Quando o LCS estiver estéril, pode-se colocar uma derivação nova.

DRENAGEM EXCESSIVA

Achados clínicos

A drenagem excessiva de LCS pode resultar em PIC baixa. Isso ocorre mais comumente em lactentes com menos de 6 meses com a derivação. Os lactentes com drenagem excessiva podem apresentar fontanela deprimida, microcefalia ou acavalamento de ossos parietais. Queixas intermitentes de cefaleia, náuseas, vômitos e letargia podem ser vistas em crianças mais velhas. A drenagem de LCS melhora na posição ortostática. Assim, os sintomas de hipotensão intracraniana podem ser piores quando o paciente está de pé ou após ficar acordado por algumas horas. Deitar por algumas horas reduz a drenagem e pode aliviar os sintomas.

Tratamento

Uma TC sem contraste ou RM é obtida. Costumam ser vistos ventrículos pequenos. Apenas um pequeno número de pacientes apresentará a síndrome do ventrículo em fenda, na qual a abertura do cateter proximal é bloqueada por um ventrículo colapsado. Isso bloqueia ainda mais a drenagem de LCS. Os analgésicos orais e a colocação do paciente em posição supina podem tratar casos leves de drenagem excessiva. Episódios recorrentes da síndrome do ventrículo em fenda podem ser cirurgicamente corrigidos. As opções de manejo incluem o aumento da resistência da válvula de drenagem ou a inserção de um dispositivo antissifão, as quais são realizadas conforme a avaliação da neurocirurgia.

Encaminhamento

Se a dor, o desconforto e a náusea puderem ser controlados, o paciente pode ser liberado para acompanhamento ambulatorial com neurocirurgia. O manejo cirúrgico da drenagem excessiva é realizado de forma eletiva.

Horton C, Byrd L, Lucht L, et al: Emergency care of children with high-technology neurological disorders. *Clin Pediatr Emerg Med*. 2012;13(2):114-124.

Wait S, Lingo R, Boop F, Einhaus S: Eight-second MRI scan for evaluation of shunted hydrocephalus. *Child Nerv Syst*. 2012;28:1237-1241.

TUBOS DE TRAQUEOSTOMIA

CONSIDERAÇÕES GERAIS

Várias doenças resultam em insuficiência respiratória crônica (IRC), que necessita de traqueostomia e ventilação mecânica (VM). É frequente que a proteção inadequada da via aérea, como em eventos frequentes de aspiração, ausência do reflexo de vômito ou controle oromotor ruim, seja a indicação primária da traqueostomia em pacientes pediátricos. As crianças com obstrução de via aérea, como resultado de anormalidade anatômica, estenose subglótica ou tumor, doença pulmonar crônica, hipoventilação central, doença neuromuscular ou uma combinação dessas, também podem ser manejadas com uma traqueostomia. A maioria dos tubos de traqueostomia é feita de polivinilcloreto ou silicone, os quais se adaptam ao formato da traqueia sem colapsar. Há muitos tipos de tubos de traqueostomia e é importante conhecer os que estão disponíveis para os médicos, bem como saber fazer a conversão de uma marca para outra (Tabela 49-1). Cada tubo varia em termos do diâmetro interno, do diâmetro externo e do comprimento. O diâmetro interno do tubo costuma ser padronizada e impresso no tubo independentemente do fabricante. Porém, o diâmetro externo e o comprimento do tubo são mais variáveis.

O tubo também pode ter balonete ou não. Os balonetes criam um selo ao redor da traqueia, limitando o vazamento de ar em pacientes em VM, além de reduzirem a aspiração. Os balonetes também estabilizam o tubo da traqueostomia dentro da via aérea. Se houver necessidade de manipular um tubo de traqueostomia com balonete, este deve ser desinflado. Alguns tubos de traqueostomia têm cânula dupla. A vantagem de uma cânula dupla é que a cânula interna pode ser removida para limpeza, ao passo que a cânula externa mantém a via aérea. Porém, a cânula interna tem diâmetro interno menor, tornando-a suscetível a obstruções. Nesse tipo de tubo de traqueostomia, apenas a porção proximal da cânula interna pode ser conectada a um bolsa-válvula-máscara (BVM) de ressuscitação manual. Assim, ela deve estar posicionada antes de se tentar a ventilação com BVM. Para a vocalização do paciente com traqueostomia, o ar deve subir pelas pregas vocais. A fenestração de alguns tubos de traqueostomia permite que o ar exalado entre na laringe para facilitar a fala. A extremidade do tubo de traqueostomia pode ser conectada a um dispositivo giratório. O papel desse sistema giratório é permitir que a criança se mova sem colocar tração no tubo de traqueostomia se estiver conectada a um ventilador. Na respiração normal, o nariz é responsável por aquecer e umidificar o ar. Como a traqueostomia cria um atalho em relação ao nariz, acrescenta-se um sistema de umidificação. Um sistema de troca calor-umidade que segura a umidade exalada pelo paciente e a aquece para a inalação da próxima respiração pode ser acrescentado na extremidade de um tubo de traqueostomia. Se o paciente for receber ventilação prolongada com BVM, é importante ter esse sistema de troca de calor-umidade para evitar o ressecamento da mucosa.

OBSTRUÇÃO/DECANULAÇÃO DA TRAQUEOSTOMIA

Achados clínicos

A decanulação ou a obstrução do tubo de traqueostomia são as emergências que mais ameaçam a vida em um paciente com via aérea artificial. Os pacientes pediátricos estão particularmente em risco de obstrução ou decanulação devido ao tamanho de seus tubos de traqueostomia. O comprimento do tubo

Tabela 49-1 Conversão de tubos de traqueostomia

Tamanho	Diâmetro interno	Diâmetro externo	Comprimento mm
Bivona			
2,5 Neo	2,5	4,0	30
3,0 Neo	3,0	4,7	32
3,5 Neo	3,5	5,3	34
4,0 Neo	4,0	6,0	36
2,5 Ped	2,5	3,0	38
3,0 Ped	3,0	4,7	39
3,5 Ped	3,5	5,3	40
4,0 Ped	4,0	6,0	41
4,5 Ped	4,5	6,7	42
5,0 Ped	5,0	7,3	44
5,5 Ped	5,5	8,0	46
Shiley			
3,0 Neo	3,0	4,5	30
3,5 Neo	3,5	5,2	32
4,0 Neo	4,0	5,9	34
4,5 Neo	4,5	6,5	36
3,0 Ped	3,0	4,5	39
3,5 Ped	3,5	5,2	40
4,0 Ped	4,0	5,9	41
4,5 Ped	4,5	6,5	42
5,0 Ped	5,0	7,1	44
5,5 Ped	5,5	7,7	46
Jackson			
00	2,4	4,5	33
0	2,8	5,0	36/38
1	3,0	5,5	40/44
2	3,4	6,0	44/51
3	4,3	7,0	48/58
4	5,3	8,0	52/62
5	6,2	9,0	56/68

de traqueostomia em um lactente pode ser de apenas 3 a 4 cm. O risco geral de obstrução de um tubo de traqueostomia no paciente pediátrico é maior do que em adultos. O diâmetro interno do tubo de traqueostomia, bem como a traqueia do paciente são menores do que em adultos. Além disso, as crianças menores apresentam tosse mais fraca e menos efetiva, dificultando a limpeza de um tubo obstruído. O paciente pode apresentar sinais de sofrimento respiratório. Uso de musculatura acessória, batimentos de asas do nariz, taquipneia e cianose podem ocorrer. Se tiver havido um período prolongado de sofrimento respiratório, o paciente pode estar cansado e, assim, com sensório deprimido ou letárgico.

Avaliar a posição do tubo de traqueostomia. O tubo deve estar completamente inserido na traqueia e fixado adequadamente. Embora o tubo possa estar no estoma, sua extremidade pode não estar na traqueia. Se tiver sido tentada uma troca de tubo antes da apresentação clínica, pode ter sido criado um falso trajeto nos tecidos moles do pescoço. O pescoço deve ser palpado. A presença de crepitação no pescoço pode indicar ar no subcutâneo introduzido por um tubo de traqueostomia mal posicionado. A ausculta deve avaliar a simetria da entrada de ar.

Tratamento

Quando um paciente com traqueostomia chega em sofrimento respiratório, o paciente deve ser imediatamente colocado para receber oxigênio umidificado de alto fluxo. O tubo de traqueostomia deve ser aspirado. Esse procedimento tem duas funções: ele pode eliminar as secreções da via aérea, bem como avaliar a permeabilidade do tubo. Os cuidadores geralmente podem fornecer informações sobre o tamanho habitual do cateter de sucção utilizado e a profundidade que ele é colocado. Se não houver cuidador presente, selecionar um cateter de aspiração que tenha menos da metade do diâmetro interno do tubo de traqueostomia. O cateter de aspiração deve ser inserido até a extremidade do tubo de traqueostomia. A inserção além do tubo de traqueostomia pode resultar em dano da mucosa ou desencadear estimulação vagal. A aspiração deve ser aplicada à medida que o cateter é retirado em movimentos de rotação.

Se o paciente for dependente do ventilador, ele deve ser retirado do ventilador, sendo usada uma BVM autoinsuflante. Se houver sofrimento respiratório continuado, conectar a BVM autoinsuflante ao tubo de traqueostomia. A administração de várias ventilações com pressão positiva pode deslocar um plugue de muco. Se houver resistência significativa nas ventilações feitas, devem-se evitar respirações adicionais. Esse achado deve levantar a suspeita de tubo deslocado. Nesse caso, o tubo deve ser reposicionado. Além disso, se a aspiração de uma traqueostomia não aliviar a obstrução, o tubo de traqueostomia deve ser trocado. No caso de uma traqueostomia recente (< 7 dias da inserção do tubo), o novo tubo de traqueostomia deve ser do mesmo tamanho ou menor do que o original. As traqueostomias recentes têm mais chances de criar um falso trajeto com a reposição em relação àquelas com trajetos maduros. Se houver balonete, o tubo de traqueostomia substituto deve ser avaliado antes da colocação. O estilete deve ser inserido no tubo de traqueostomia. O procedimento deve ser realizado por duas pessoas. A primeira pessoa deve desinflar o balonete, se houver, no tubo de traqueostomia antigo. A parte frontal da traqueostomia deve ser agarrada em ambos os lados e o tubo deve ser removido com um movimento suave. A segunda pessoa está preparada com o novo tubo. A ponta do novo tubo deve receber lubrificante estéril e hidrossolúvel. Ele deve ser segurado da mesma forma e inserido com pressão delicada em direção posterior e inferior. Introduzir o tubo até a parte frontal encontrar a pele e fixá-lo adequadamente. Se o tamanho adequado de tubo não estiver disponível, deve ser colocado um tubo endotraqueal (TET) que seja meio tamanho menor do que o tubo de traqueostomia. Se houver resistência significativa à colocação de um tubo de traqueostomia ou endotraqueal, não forçar o tubo adiante, pois isso pode criar um falso trajeto, levando a enfisema subcutâneo e comprometimento adicional da via aérea. Nesses pacientes, tentar a ventilação BVM com BVM autoinsuflante. Além disso, pode ser usado um cateter de aspiração como guia para o tubo de traqueostomia. Colocar um grande cateter de aspiração através do tubo de traqueostomia. Inserir o cateter no estoma e guiar o tubo de traqueostomia até seu local. Se não for possível ventilar o paciente, deve ser tentada a intubação oral. Todos os profissionais devem usar um escudo facial e proteção ocular, pois isso pode forçar as secreções para fora através do estoma aberto.

Se o paciente também estiver com uma SG, ela deve ser aberta. Isso faz a descompressão do abdome, o que pode estar contribuindo para aumentar o trabalho respiratório do paciente.

Encaminhamento

Os pacientes com suporte respiratório aumentado ou com aumento das necessidades de oxigênio necessitam de hospitalização. Nos casos de deslocamento dentro de 7 dias da colocação, o serviço responsável pela colocação do tubo deve ser contatado. Todos os pacientes com traqueostomias recentes devem ser observados no SE ou hospital após a recolocação bem-sucedida da cânula. Um otorrinolaringologista (ORL) deve ser contatado para qualquer problema relacionado à traqueostomia.

INFECÇÃO DA TRAQUEOSTOMIA

Achados clínicos

As infecções associadas com tubos de traqueostomias incluem celulite periostomal localizada, traqueíte e pneumonia. Tubos de traqueostomia, tubulação do ventilador e circuitos de umidificação costumam ser colonizados por bactérias. Os micro-organismos que geralmente colonizam os tubos de traqueostomia incluem cocos gram-positivos, bacilos gram-negativos e anaeróbios. As lesões de mucosa relacionadas com a canulação da via aérea permitem que os mesmos micro-organismos causem infecção.

O risco de celulite periostomal ocorre em pacientes com má higiene ou com cobertura inadequada ao redor do tubo da traqueostomia. O local da traqueostomia deve ser avaliado quanto a sinais de infecção. O eritema isolado costuma ser o resultado de irritação. Avaliar a área abaixo dos cadarços da traqueostomia quanto a sinais de inflamação. Se houver calor, dor, febre ou drenagem purulenta associados, isso deve ser considerado como celulite periostomal. A presença de alterações eritematosas e lesões satélite deve levantar a suspeita de infecção fúngica.

É difícil diferenciar entre colonização traqueal e infecção traqueal (traqueíte). Os pacientes costumam apresentar alterações na qualidade, no volume ou na cor da secreção traqueal. Além disso, os cuidadores podem relatar a mudança na necessidade de oxigênio suplementar ou nos parâmetros de VM. Se o paciente apresentar hipercarbia ou hipoxemia, podem estar sonolentos ou combativos. O diagnóstico deve ser considerado quando o paciente apresenta sinais de sofrimento respiratório ou doença sistêmica, sendo importante incluir a avaliação da oxigenação por oximetria de pulso.

Tratamento

Se o paciente não estiver recebendo oxigênio umidificado, ele deve ser administrado. O oxigênio umidificado reduz o risco de oclusão do tubo por manter o muco mais fino e evitar o ressecamento das secreções. As secreções traqueais devem ser aspiradas para limpar a via aérea. As secreções podem ser enviadas para coloração de Gram, cultura e ensaio rápido de detecção viral. A predominância de um micro-organismo na coloração de Gram e a leucocitose são sugestivos de traqueíte bacteriana. Quando disponível, revisar os resultados de aspirados traqueais prévios com cultura e teste de sensibilidade. Deve ser obtida uma radiografia torácica. A presença de um infiltrado novo é sugestiva de pneumonia bacteriana.

Em pacientes com irritação de pele ao redor do estoma, pode ser efetivo o aumento da frequência dos cuidados em casa. A área deve ser limpa regularmente com solução diluída de peróxido de hidrogênio. Se houver eritema atrás dos cadarços da traqueostomia, pode-se colocar mais proteção, devendo-se tentar manter secos os cadarços. A presença de infecção fúngica deve ser tratada com antifúngicos tópicos. Casos leves de celulite periostomal podem ser tratados com antibióticos orais. Devem ser usados antibióticos orais, como sulfametoxazol/trimetoprima (SMZ-TMP) ou clindamicina. Em crianças, a dose de SMZ-TMP é de 8 mg/kg do componente trimetoprima/dia por via oral (VO) divididos em duas tomadas diárias. A dose de clindamicina é de 8 a 16 mg/kg VO divididos a cada 6 a 8 horas.

Encaminhamento

Os pacientes com bom aspecto geral e com seguimento adequado podem ser tratados ambulatorialmente. Se houver aumento das necessidades de oxigênio ou aumento do suporte ventilatório, o paciente deve ser hospitalizado. Devem ser iniciados antibióticos IV, escolhidos com base em dados prévios de culturas e suscetibilidade local com higiene pulmonar agressiva.

SANGRAMENTO DA TRAQUEOSTOMIA

Achados clínicos

Embora não seja uma complicação comum, um tubo de traqueostomia pode causar sangramento. O momento do sangramento em relação à colocação da traqueostomia pode indicar a fonte. Dentro de 6 semanas da colocação, deve-se descartar uma fístula traqueia-artéria inominada. Embora a formação de uma fístula seja rara, ela está associada a elevada mortalidade. Metade dos pacientes apresentará um pequeno sangramento sentinela antes da hemorragia catastrófica. O sangramento sentinela pode apresentar-se como hemoptise, sangramento do estoma ou presença de sangue nas secreções traqueais. Os pacientes que apresentam sangramento por mais de 6 semanas após a colocação inicial da traqueostomia têm mais chance de ter traqueobronquite, tecido de granulação ou mucosa friável. O tecido de granulação desenvolve-se como resultado de inflamação crônica. Quando o ar não é adequadamente umidificado, a mucosa fica ressecada e friável. A irritação pelo tubo pode levar a sangramento, especialmente no estoma, ao nível do balonete e adjacente à sua ponta. Além disso, a aspiração com pressões elevadas (> 150 mmHg) e a aspiração frequente podem levar a sangramento.

Tratamento

O aumento da umidificação do ar inspirado costuma ser efetivo no manejo de sangramento traqueal de pequeno volume. A aspiração deve ser minimizada em sangramentos de pequeno volume, para reduzir a irritação, e a pressão de aspiração deve ser mantida entre 100 e 150 mmHg. A persistência de sangramento de pequeno volume costuma ser resultado de granuloma. A visualização direta por um ORL pode identificar e tratar um granuloma. Sangramentos de pequeno volume dentro de 6 semanas da traqueostomia devem ser avaliados por um ORL, pois podem representar sangramento sentinela.

O sangramento de grande volume na traqueostomia é uma emergência cirúrgica. Antes da manipulação da via aérea ou broncoscopia, obter acesso IV e iniciar a reposição de volume. Tipagem sanguínea e provas cruzadas devem ser feitas, e derivados de sangue devem estar disponíveis. O tubo de traqueostomia deve ser deixado no local para garantir que haja uma via aérea definitiva. Realizar aspirações frequentes do tubo para eliminar o sangue e reduzir o risco de aspiração. Se o local de sangramento for identificado, pode ser aplicada pressão direta no local. A hiperinflação do balonete do tubo de traqueostomia pode tamponar o vaso sangrante. Deve ser obtida uma avaliação com ORL precocemente, de modo que o vaso sangrante possa ser identificado e ligado.

Encaminhamento

Sangramentos pequenos podem ser manejados ambulatorialmente com encaminhamento para ORL para a avaliação da presença de granulomas. Sangramentos de grande volume necessitam de intervenção cirúrgica de emergência.

> Bassham BS, Kane I, MacKeil-White K, et al: Difficult airways, difficult physiology and difficult technology: Respiratory treatment of the special needs child. *Clin Pediatr Emerg Med.* 2012;13(2):81-90.
>
> Bradley PJ: Bleeding around a tracheostomy wound: What to consider and what to do? *J Laryngol Otol.* 2009;123(9):952-956 [PMID: 19374781].
>
> Engels PT, Bagshaw SM, et al: Tracheostomy: From insertion to decannulation. *Can J Surg.* 2009;52(5):427-433 [PMID: 19865580].
>
> Graf J, Stein F: Tracheitis in pediatric patients. *Semin Pediatr Infect Dis.* 2006;17(1):11-13 [PMID: 16522500].
>
> Graf J, Montagnino B, et al: Pediatric tracheostomies: A recent experience for one academic center. *Pediatr Crit Care Med.* 2008;9(1):96-100 [PMID: 18477921].
>
> Joseph R: Tracheostomy in infants: Parent education for home care. *Neonatal Netw.* 2011;30(4):231-242 [PMID: 20636760].
>
> Mitchell R, Hussey H, et al: Clinical consensus statement: Tracheostomy care. *Otolaryngol Head Neck Surg.* 2013;148(1):6-20 [PMID: 22990518].
>
> Peterson-Carmichael S, Cheifetz I: The chronically critically ill patient: Pediatric considerations. *Respir Care.* 2012;57(6):993-1003 [PMID: 22663972].

CATETER VENOSO CENTRAL DE LONGA PERMANÊNCIA

CONSIDERAÇÕES GERAIS

Os CVCs são colocados em pacientes que necessitam de acesso vascular semipermanente. As indicações para a colocação incluem quimioterapia, terapia de substituição renal, nutrição parenteral total (NPT), acesso periférico ruim ou terapia antibiótica prolongada. Os tipos de CVC incluem tunelizados e não tunelizados, de lúmen simples ou múltiplo, e cateteres centrais de inserção periférica (CCIP). O objetivo da colocação do CVC é posicionar a ponta do cateter na maior veia possível. Idealmente, a ponta deve ficar dentro da veia cava superior (VCS) ou da veia cava inferior (VCI), mas fora do saco pericárdico. Os cateteres não tunelizados têm comprimento típico de 12 a 15 cm. Eles costumam ser inseridos na veia subclávia, jugular interna ou femoral. Esse tipo de cateter é adequado para acesso por curto prazo, como para a administração de antibióticos IV. Os CCIPs têm até 40 cm de comprimento. Eles são inseridos na veia cefálica, braquial ou basílica com a ponta ficando na VCS. No caso dos cateteres tunelizados, um cateter de grosso calibre é tunelizado vários centímetros sob a pele, terminando em uma veia central. Ele é ancorado na pele por um balonete de Dacron, o qual estimula a fibrose nos tecidos adjacentes e evita a migração de bactérias para o vaso. A tunelização de um cateter reduz o risco de infecção, pois a entrada na pele se situa a muitos centímetros da entrada na veia. Uma ponta fêmea tipo *Luer lock* se localiza na extremidade proximal do CVC.

Outro tipo de CVC é o acesso venoso totalmente implantável que fica inteiramente sob a pele. A extremidade proximal do cateter está ligada a um reservatório de silicone no subcutâneo, o qual é ancorado à parede muscular com suturas. Uma agulha não cortante (agulha Huber) é usada para puncionar o reservatório.

OCLUSÃO DO CATETER

Achados clínicos

O cateter pode ser parcial ou totalmente ocluído, dificultando a limpeza e a infusão no acesso ou a aspiração de sangue. Isso costuma ser o resultado da formação de trombo. O trombo pode ser o resultado da deposição de fibrina dentro do CVC, ao redor da ponta ou como uma bainha por fora do cateter. As causas adicionais de oclusão incluem dobras no cateter, a localização da ponta contra uma parede de vaso ou válvula e a cristalização de medicamentos, como diazepam ou fenitoína, dentro da tubulação. A NPT pode ocluir um cateter com precipitados céreos ou precipitados particulados de cálcio e fósforo devido a sua pouca solubilidade. Os cateteres de silicone têm risco de obstrução, pois as emulsões lipídicas têm mais chance de aderir à parede do cateter.

Tratamento

O cateter deve ser cuidadosamente inspecionado para determinar se há suspeita de obstrução mecânica. Possíveis obstruções incluem dobras (*kinking*) da tubulação, suturas muito apertadas, agulha Huber mal posicionada ou clampe inadvertidamente fechado. Pode ser feito um exame contrastado para avaliar uma dobra interna no cateter. No caso de obstrução mecânica pela ponta estar situada contra a parede do vaso ou válvula ou por dobradura interna, pode-se chamar a cirurgia para uma possível troca do cateter. Após a avaliação para obstrução mecânica, as oclusões internas não trombóticas, como precipitados, devem ser consideradas. Elas costumam ser secundárias à precipitação de medicamentos ou constituintes da nutrição parenteral. O tratamento apropriado depende das propriedades do agente agressor suspeito. Medicamentos com pH baixo têm risco de precipitação em soluções básicas. Algumas instituições sugerem a infusão de ácido clorídrico (0,1 mol/L). Porém, várias instituições baniram essa prática devido a preocupações sobre danos à integridade do cateter. É importante revisar as políticas de sua instituição com relação ao volume e à duração da infusão. Por outro lado, medicamentos com pH alto podem ser eliminados com o uso de bicarbonato de sódio (1,0 mol/L) ou hidróxido de sódio (0,1 mol//L). Novamente, pesquisar as políticas de sua instituição em relação à administração. O tratamento de oclusões de etiologia trombótica é feito com o uso de ativador do plasminogênio tecidual (tPA). Isso catalisa a conversão do plasminogênio ligado ao coágulo em plasmina, a qual ativa a cascata da fibrinólise. Há vários produtos de tPA disponíveis para uso com dosagens variadas e diretrizes de administração variadas. Novamente, devem-se pesquisar as políticas de sua instituição com relação à escolha do medicamento e sua administração.

A flebotomia pode ser facilitada aumentando-se o gradiente de pressão venosa ao longo do cateter. As técnicas para aumentar o gradiente de pressão incluem pedir para o paciente tossir ou realizar manobras de Valsalva, colocar o paciente em posição de Trendelenburg reversa ou manter os braços acima da cabeça. Se isso falhar, o cateter deve ser delicadamente irrigado com 3 mL de SF. Isso pode deslocar o coágulo, o qual deve ser então aspirado com a seringa. Deve-se evitar empurrar o coágulo para dentro do sistema venoso colocando-se 2 a 3 mL de líquido dentro e para fora do cateter. O uso de força excessiva pode deslocar o coágulo para a corrente sanguínea ou romper o cateter.

Encaminhamento

Quando a permeabilidade do cateter estiver restaurada, o paciente pode ser liberado para casa. Se a permeabilidade não puder ser restaurada e o paciente necessitar de acesso venoso, considerar a colocação de um acesso IV periférico e hospitalizar o paciente para nova intervenção sem emergência.

RUPTURA DO CATETER

Achados clínicos

Os pacientes com um cateter rompido apresentam vazamento de líquido ou sangue da porção externa do cateter. Nos cateteres de longa permanência, o vazamento leva a acúmulo de líquido ou sangue em tecidos subcutâneos. Esses pacientes apresentam edema sobre o reservatório do cateter. A ruptura costuma ocorrer durante os cuidados de rotina, embora o trauma durante atividades recreativas também possa danificar o cateter.

Tratamento

Clampear o cateter exteriorizado na parte imediatamente proximal à ruptura. Limpar a área com solução de iodopovidona e cobrir com curativo estéril até o reparo. Se o cateter exteriorizado for curto demais para ser clampeado, aplicar pressão direta sobre o local de entrada na veia. Para estabelecer o local de entrada na veia, palpar ao longo do cateter desde o local de saída até onde ele não pode mais ser sentido, aplicando pressão nesse local.

Cada tamanho de cateter tem um *kit* de reparo disponível, o qual contém um segmento de cateter externo com uma conexão macho oca, seringa, agulha e cola. Utilizando técnica estéril, cortar a extremidade proximal do cateter e colar no local dentro do conector macho do novo segmento. Idealmente, o cateter deve ser reparado por uma pessoa familiarizada com o procedimento.

Nos pacientes com cateteres implantáveis, deve ser obtida uma radiografia para avaliação do segmento quebrado. Há necessidade de manejo cirúrgico para o reparo.

Encaminhamento

Após o reparo do cateter, ele deve ser avaliado quanto à permeabilidade retirando-se sangue e lavando-se o sistema. Se o cateter estiver funcionando, o paciente pode ser liberado do SE. Um cateter de longa permanência necessita de reparo cirúrgico.

DESLOCAMENTO E MIGRAÇÃO DO CATETER

Achados clínicos

A porção venosa do cateter pode ser deslocada do vaso, em geral como resultado de puxada inadvertida do cateter exteriorizado. O maior risco de deslocamento ocorre nas primeiras semanas após a colocação, antes que ocorra fibrose ao redor do cateter. Os cateteres implantáveis podem ser deslocados em ambas as extremidades. Porém, há necessidade de grande quantidade de tensão para criar força suficiente para deslocamento da extremidade distal da veia. Quando há migração da extremidade distal, ela costuma se localizar em tecidos moles adjacentes. Porém, a ponta do cateter pode estar no sistema arterial, no mediastino, na pleura ou no pericárdio. Quando a ponta atravessa a parede da veia, o sangramento em tecidos moles costuma ser mínimo. Isso ocorre porque o sistema venoso de baixa pressão é tamponado por estruturas adjacentes. Porém, se a ponta tiver entrado em outra cavidade do corpo de baixa pressão, pode haver sangramento maciço. Uma ponta deslocada para a cavidade pleural pode resultar em hemotórax maciço ou derrame pleural. Os cateteres que migram pelo lado direito da VCS, ázigos, hemiázigos ou veia torácica interna, podem ter acesso ao espaço pleural. Um CVC que faz erosão através do átrio direito ou porção distal da VCS pode causar tamponamento cardíaco por sangramento ou infusão. A erosão de um CVC através da veia femoral pode ter acesso ao espaço peritoneal. As complicações incluem migração da ponta do cateter, arritmias cardíacas, pneumotórax e síndrome da VCS.

Tratamento

No caso de CVC exteriorizado, a presença de parte do cateter fora da superfície da pele leva à suspeita de deslocamento do cateter. No caso de cateter implantável, a dificuldade em obter fluxo livre de sangue durante a aspiração leva à suspeita de deslocamento de cateter. O cateter não deve ser usado até que sua localização tenha sido confirmada. Clampear o cateter e fixá-lo próximo à pele. Pode ser usada uma radiografia para visualizar a localização da ponta do cateter. Se houver dúvida em relação à posição do CVC, pode ser injetada uma pequena quantidade de contraste hidrossolúvel sob fluoroscopia para identificar a posição da ponta.

Após trauma torácico, deve-se suspeitar de deslocamento do cateter implantável se o dispositivo não estiver funcionando. Uma coleção de sangue ou líquido leva a aumento de volume ou a abaulamento doloroso sobre o reservatório. O manejo cirúrgico é necessário para o reparo. Costuma ser mais seguro deixar o CVC no local enquanto se aguarda o manejo cirúrgico, pois ele pode atravessar um grande vaso.

Quando o CVC está deslocado para dentro de outro sistema de baixa pressão, como espaço pleural, espaço peritoneal ou saco pericárdico, o cateter deve ser mantido em posição. Isso ajuda a fechar o buraco nesses espaços. Deve ser obtido um acesso venoso adicional para a ressuscitação de volume. A infusão dentro do pericárdio pode causar tamponamento cardíaco. Se for confirmado o tamponamento, deixar o CVC no local e tentar aspirar líquido através dele. Se isso não obtiver sucesso, deve ser realizada uma pericardiocentese. Há necessidade de avaliação de emergência com cirurgião ou radiologista intervencionista.

Encaminhamento

Um cateter deslocado necessita de avaliação imediata com cirurgia ou radiologia intervencionista.

INFECÇÃO DE ACESSO VENOSO CENTRAL

Achados clínicos

Colonização de cateter, infecção de corrente sanguínea relacionada a cateter e infecção do local de saída são os tipos mais comuns de infecção de CVC. A colonização geralmente resulta da contaminação da parte proximal do cateter ou da migração de bactérias ao longo da interface entre a pele e o cateter. Os cateteres de longa permanência têm risco aumentado de bacteremia e fungemia. Há maior risco de infecção do cateter em um CVC exteriorizado em relação a um cateter de longa permanência. Os CVCs femorais se tornam infectados com maior frequência do que os CVCs em subclávia e jugular interna. Na infecção inicial, os únicos sinais podem ser alterações locais. Os sintomas de uma infecção no local de saída incluem dor, edema, induração e eritema presentes dentro de 2 cm do local onde o cateter sai da pele. Se houver suspeita de infecção do local de saída do cateter, deve ser removido todo o curativo para que possa ser examinado o local de saída e o trato do cateter. Pode haver bacteremia sem sinais de infecção cutânea. A febre é mais provável quando há bacteremia ou sepse. Calafrios, hipotensão e enchimento capilar retardado podem ser vistos em pacientes com bacteremia ou sepse.

Tratamento

Os patógenos mais comuns nessas infecções são micro-organismos gram-positivos, especialmente o *Staphylococcus aureus* resistente à meticilina (MRSA) e o *Enterococcus*. Fungos, gram-negativos e micro-organismos polimicrobianos são mais comumente vistos em pacientes imunossuprimidos. Os pacientes que recebem NPT têm risco aumentado de infecções por gram-negativos.

As infecções do local de saída costumam ser semelhantes à celulite. Se houver drenagem purulenta no local do cateter, ela deve ser coletada e enviada para cultura e coloração de Gram. Quando houver sinais de sepse, o cateter deve ser removido e a ponta deve ser enviada para cultura. Se houver necessidade de outro CVC, ele deve ser colocado em local distante. Devem ser usados antibióticos orais, como SMZ-TMP ou clindamicina. Nas crianças, a dose de SMZ-TMP é de 8 mg/kg do componente trimetoprima/dia divididos em duas tomadas diárias. A dose de clindamicina é de 8 a 16 mg/kg/dia divididos a cada 6 a 8 horas. Em pacientes com bom aspecto geral, é difícil determinar se uma cultura positiva representa colonização do cateter ou verdadeira infecção da corrente sanguínea relacionada ao cateter. Assim, uma hemocultura do cateter e uma cultura de acesso periférico devem ser obtidas. Deve-se coletar 1 a 2 mL de sangue para cada cultura. Em cateteres com múltiplos lúmens, deve-se usar a luz mais distal para a coleta da cultura. Devem ser obtidas culturas para fungos em pacientes imunocomprometidos com história de doença fúngica invasiva. Idealmente, as culturas devem ser obtidas antes do início dos antibióticos. Um HGR com diferencial pode ser útil, mas resultados normais podem ser vistos em infecções bacterianas invasivas. Nos pacientes com aspecto geral ruim, considerar exames adicionais, como estudos da coagulação.

No SE, o tratamento inicial é feito com antibióticos IV e medidas de suporte. Devem ser iniciados antibióticos de amplo espectro (Tabela 49-2). Embora oxacilina e gentamicina costumem ser opções de primeira linha, algumas instituições usam vancomicina e gentamicina com base nos padrões de resistência local. Os pacientes neutropênicos com aspecto geral ruim devem receber cobertura para *Pseudomonas* com ceftazidima ou cefepima. Os pacientes que recebem antibióticos de amplo espectro e/ou NPT, com transplante de órgãos sólidos ou células-tronco ou com câncer hematológico, têm maior risco de infecção por *Candida*.

Os CVCs de curto prazo, como os CCIPs, devem ser removidos em casos de infecção da corrente sanguínea. Os CVCs de longo prazo ou com reservatório podem ser mantidos desde que o paciente permaneça estável. O cateter pode ser trocado com guia se não houver sinais de infecção do local de saída ou sepse. No caso de sepse, o cateter deve ser removido e colocado em outro local. Se o cateter for removido, a ponta deve ser enviada para cultura. Se for removido um cateter venoso com reservatório, o reservatório subcutâneo deve ser enviado para cultura. Uma cultura positiva do reservatório é mais sensível do que uma cultura da ponta. Outras indicações para a remoção do cateter incluem infecção do túnel subcutâneo, infecção persistente, doença crítica, endocardite e tromboflebite.

Tabela 49-2 Doses de medicamentos para infecções de acesso central

Medicamento	Dose e frequência	Dose máxima
Oxacilina	150-200 mg/kg/dia IV divididos a cada 6-8 horas	2 g por dose
Gentamicina	2,5 mg/kg IV a cada 8 horas	
Vancomicina	10 mg/kg IV a cada 6 horas	2 g ao dia
Ceftazidima	30-50 mg/kg IV a cada 8 horas	6 g ao dia
Cefepima	50 mg/kg IV a cada 8 horas	2 g por dose

Encaminhamento

Os pacientes com suspeita de infecção de CVC necessitam de hospitalização para terapia antibiótica adicional. Os pacientes com sinais de sepse podem necessitar de internação em unidade de terapia intensiva pediátrica (UTIP) para monitorização cuidadosa.

> Baskin JL, Pui CH, Reiss U, et al: Management of occlusion and thrombosis associated with long-term indwelling central venous catheters. *Lancet*. 2009;374(9684):159-169 [PMID: 19595359].
>
> Chopra V, Anand S, Krein SL, et al: Bloodstream Iinfection, venous thrombosis, and peripherally inserted central catheters: Reappraising the evidence. *Am J Med*. 2012;125(8):733-741 [PMID: 22840660].
>
> Gibson F, Bodenham A: Misplaced central venous catheters: Applied anatomy and practice management. *Br J Anaesth*. 2013;110(3):333-346 [PMID: 23384735].
>
> Meek ME: Diagnosis and treatment of central venous access-associated infections. *Tech Vasc Interv Radiol*. 2011;14(4):212-216 [PMID: 22099013].
>
> Ogston-Tuck S: Intravenous therapy: Guidance on devices, management and care. *Brit J Community Nurs*. 12012;7(10)474-483.
>
> Weber DJ, Rutala WA: Central line-associated bloodstream infections: Prevention and management. *Infect Dis Clin North Am*. 2011;25(1):77-1102 [PMID: 21315995].
>
> Zaghal A, Khalife M, Mukherji D, et al: Update on totally implantable venous access devices. *Surg Oncol*. 2012;21(3):207-215 [PMID: 22425356].

SONDA DE GASTROSTOMIA

CONSIDERAÇÕES GERAIS

As sondas de gastrostomias (SGs) são colocadas através de um estoma criado cirúrgica ou endoscopicamente para dentro do estômago, em geral para a administração de nutrição ou de medicamentos. As indicações para a colocação de SG incluem déficits neurológicos, refluxo gastrintestinal severo, síndromes de má absorção crônica, atresia esofágica, queimaduras esofágicas e malformações craniofaciais significativas. As sondas de jejunostomia (SJs) são colocadas em um estoma criado cirurgicamente que traz o jejuno até a superfície da pele para permitir a alimentação pós-pilórica. As indicações para a colocação de SJ incluem esvaziamento gástrico retardado, pneumonia aspirativa recorrente e refluxo gastresofágico grave. Uma sonda de gastrojejunostomia (SGJ) é usada quando há necessidade de alimentação pós-pilórica e administração de medicamentos no estômago. Há várias sondas entéricas com diferentes comprimentos, número de reservatórios, tipos de pontas de cateter e número de lúmens. A maioria das SGs é de sondas de gastrostomia de baixo perfil (Mic-Key, Bard) que são sondas no nível da pele com ponta em balão ou formato de cogumelo. A sonda foi introduzida para pacientes pediátricos e é conhecida como "botão", sendo atualmente também usada em pacientes adultos. A vantagem dessa sonda é que há menos chance de ela ser retirada, sendo mais fácil de esconder sob a roupa. A sonda costuma ser colocada após a maturação do trato do estoma, substituindo a SG original.

SONDA ENTÉRICA DESLOCADA

Achados clínicos

A remoção acidental de uma sonda entérica é a complicação mais comum, especialmente em crianças menores e em pacientes agressivos ou confusos. As sondas entéricas podem ser deslocadas quando se aplica tensão na tubulação externa, quando há ruptura do balonete ou desinsuflação oculta do balonete. É importante avaliar o local do estoma. Na maioria dos pacientes, não haverá lesão no estoma. Pode haver sangramento ativo local secundário ao trauma.

Tratamento

O objetivo do manejo de uma sonda entérica deslocada é manter o trato do estoma sem infligir trauma adicional. É importante saber o momento da colocação inicial da sonda entérica. As SGs com tratos maduros podem ser substituídas à beira do leito. A SG substituída deve ser do mesmo tamanho e comprimento para se adequar ao trato do estoma. Se o tamanho da sonda não for conhecido ou se o tamanho apropriado não estiver disponível, deve ser colocada uma sonda de Foley para manter o trato do estoma. Antes da inserção da SG nova, o balonete deve ser testado. Ele deve então ser desinsuflado. Pode ser aplicada uma lubrificação cirúrgica na SG. Deve ser aplicada uma pressão delicada, porém consistente, para baixo na SG à medida que ela passa pelo trato do estoma. Evitar o uso de força excessiva na substituição de uma SG, pois isso pode levar a um falso trajeto para a cavidade peritoneal. O balonete deve ser inflado com a quantidade recomendada na embalagem de SF para ancorar a SG no local. O trato pode fechar rapidamente. Quanto mais tempo o trato ficar sem a SG, maior é a chance de que uma SG de tamanho apropriado não progrida. Assim, deve ser inserida uma sonda de substituição ou sonda de Foley um ou dois tamanhos menores do que a original. Se houver resistência, abortar a tentativa de passagem da sonda de Foley e usar um tamanho menor. Dilatações seriadas com sondas de Foley sequencialmente maiores podem restaurar o estoma até o tamanho apropriado e permitir que seja colocada uma SG de tamanho adequado. Quando a SG estiver no lugar, deve-se tentar aspirar conteúdo gástrico. Se isso não obtiver sucesso, deve-se lavar internamente a sonda. Se houver dificuldade para a lavagem ou para a aspiração da SG ou suspeita de que ela não esteja adequadamente posicionada, a fluoroscopia com instilação de contraste hidrossolúvel pode confirmar o posicionamento da ponta. Deve-se notar que a SG de baixo perfil do tipo Bard necessitará de um obturador para a colocação, devendo-se usá-lo com cuidado para evitar perfuração. Cirurgiões e gastrenterologistas podem auxiliar na substituição deste tipo de SG.

Uma SG que foi inicialmente colocada a menos de 4 semanas da apresentação é tratada de forma diferente de uma em paciente com trato de estoma maduro. A SG não deve ser substituída às cegas à beira do leito. Nesse período de tempo, o trato ainda não ficou maduro, permitindo a separação entre parede abdominal e parede gástrica. A colocação às cegas pode deixar a ponta na cavidade peritoneal. A colocação temporária de uma sonda de

Foley no estoma pode evitar a separação entre o estômago e a parede abdominal anterior. Deve ser consultado um gastrenterologista ou cirurgião para o manejo definitivo.

Se uma SJ ou SGJ estiver deslocada, ela necessita ser recolocada pelo subespecialista que a colocou. Enquanto se aguarda a intervenção do subespecialista, pode ser inserida uma SG do mesmo tamanho no estoma para manter o trato. Radiologistas intervencionistas utilizam a fluoroscopia para recolocar uma SJ através de uma SG. As SJs colocadas cirurgicamente necessitam de um cirurgião para a substituição.

Encaminhamento

Se houver dúvidas em relação ao posicionamento de uma SG após a substituição, deve ser injetado contraste hidrossolúvel na SG para a confirmação radiológica. Isso deve ser realizado antes de iniciar a alimentação. Se a SG está em posição adequada, o paciente pode ser liberado do SE.

SONDA ENTÉRICA OBSTRUÍDA

Achados clínicos

A obstrução de uma sonda entérica por medicamentos ou dieta é um dos tipos mais comuns de disfunção de sondas entéricas. Ela também pode ser causada por torção ou dobradura da sonda. Os cuidadores relatarão dificuldade para lavar a sonda do paciente.

Tratamento

Se a dieta estiver obstruindo a sonda, deve-se primeiro tentar aspirar e lavar delicadamente a sonda. A água morna é a solução ideal para irrigação de uma sonda entérica obstruída. Recomenda-se a lavagem interna da sonda com seringa de 60 mL. Se possível, devem-se remover os tubos extensores antes da lavagem. Deve-se evitar a colocação do estilete na sonda para deslocar a obstrução. Isso pode perfurar o tubo atrás da pele. Escovas especialmente projetadas para desmanchar material obstrutivo podem ser usadas se essas técnicas falharem. Se a sonda permanecer obstruída, remover a SG antiga e substituir por uma nova. Se a gastrostomia foi colocada no último mês ou se houver um componente de SJ, deve-se consultar um gastrenterologista ou cirurgião antes da remoção.

Encaminhamento

Quando o fluxo através da sonda entérica estiver restaurado, o paciente pode ser liberado do SE.

VAZAMENTO DE SONDA ENTÉRICA

Achados clínicos

Os vazamentos de sonda entérica podem surgir na área periostomal ou no lúmen da sonda. Se o estoma for amplo demais, o líquido contido no estômago pode vazar ao redor do tubo. O vazamento periostomal geralmente ocorre nos primeiros dias após a colocação da sonda. Os pacientes com cicatrização ruim, como aqueles desnutridos ou que usam corticosteroides, têm maior risco de vazamento. O vazamento também pode ser visto em pacientes quando a parte externa é fixada muito apertada, levando à redução do fluxo sanguíneo para essa área, à lesão da pele e, por fim, a vazamento no periostomal. Além disso, um balonete que esteja pouco insuflado também pode causar vazamento ao redor da sonda. O vazamento do lúmen da sonda pode indicar que a válvula não está mais patente.

A pele ao redor do estoma deve ser limpa e seca antes da avaliação. Pode haver dermatite por irritação se houver vazamento crônico de líquido. O estoma pode ter pequenas lesões vesiculares com eritema circundante.

Tratamento

A lesão de pele pode ser abordada com a adição de agentes absorventes em pó ou pasta de óxido de zinco. O afrouxamento da parte externa pode permitir uma circulação mais adequada de sangue, promovendo a cicatrização. A colocação de uma SG maior no trato não é útil, pois distenderá ainda mais o trato, o que não promove a cicatrização.

Os pacientes com tratos maduros (SG colocada > 4 semanas atrás) podem se beneficiar da remoção temporária (24-48 horas) da SG. Colocar uma sonda de Foley pelo menos dois tamanhos menor do que a SG no estoma. Isso permite que o trato do estoma feche um pouco. Outra abordagem é a remoção completa da SG por várias horas. Deve-se tomar cuidado, pois os tratos fecham em velocidades diferentes e alguns podem fechar dentro de 24 horas. Após permitir a contração do trato, deve ser inserida uma SG do mesmo tamanho da anterior. Deve-se lembrar de que SGJs e SJs não devem ser removidas à beira do leito, necessitando dos subespecialistas para a sua substituição. O vazamento desses tipos de sondas pode ser manejado ambulatorialmente pelo serviço responsável pela sonda entérica.

Encaminhamento

Se não houver sinais de infecção no estoma, a maioria dos vazamentos de SG pode ser tratada ambulatorialmente. Porém, se houver suspeita de ruptura do estoma, deve ser realizada a avaliação com um cirurgião.

ULCERAÇÃO GÁSTRICA

Achados clínicos

Se a ponta da SG for muito longa, ela pode arranhar a mucosa do lado oposto. A irritação continuada da mucosa pode levar à formação de uma úlcera gástrica. Algumas SGs são ancoradas com um coxim interno e externo. Quando é exercida uma pressão excessiva entre as duas, pode haver erosão da mucosa. Além disso, quando o balonete está hiperinsuflado, ele pode fazer fricção e irritar a mucosa. A dilatação excessiva do balonete pode resultar da infusão de medicamentos ou soluções de lavagem no lúmen errado da SG.

Os pacientes com ulceração gástrica apresentam queixas de dor abdominal, irritabilidade, hematêmese, hematoquezia ou drenagem tipo borra-de-café pela SG.

Tratamento

Se houver suspeita de ulceração gástrica, deve ser realizada uma lavagem com SF. Se o líquido não for sanguinolento, considerar o início de medicamentos para a redução de dano adicional. Bloqueadores H_2, sucralfato ou antiácidos devem ser considerados. A redução da acidez deve ser continuada por 4 a 6 semanas. Como a maioria das úlceras gástricas nessa população está relacionada com a SG, ela deve ser trocada e o balonete deve ser insuflado conforme a orientação do fabricante. Se a SG for ancorada com coxins, eles devem ser fixados de maneira que uma tração suave na SG crie um espaço de 0,5 a 1 cm abaixo do outro coxim.

Encaminhamento

Sem sinais de sangramento ativo, os pacientes com ulceração gástrica devem ser agendados para endoscopia digestiva alta em nível ambulatorial.

CELULITE DO ESTOMA

Achados clínicos

A irritação, geralmente causada por exposição crônica ou intermitente a secreções ao redor do estoma, pode levar à celulite. A infecção geralmente inicia com alterações eritematosas, calor ou dor ao redor da SG. À medida que a infecção progride, o paciente pode exibir sinais sistêmicos, como febre. A manipulação da sonda pode causar dor à medida que ela se move ao longo da pele irritada; os pais podem relatar que o paciente tem dificuldade para tolerar a dieta. A infecção localizada pode levar à formação de abscesso periostomal. Quando há um abscesso, costuma aparecer uma área de flutuação. A celulite também pode ser causada por infecção fúngica. Nesse caso, podem ser vistas placas vermelhas ao redor do estoma.

Tratamento

A celulite deve ser tratada com antibióticos sistêmicos. Com mais frequência, essas infecções são causadas por micro-organismos gram-positivos, incluindo *Staphylococcus* e *Streptococcus*. Assim, um curso de 5 a 7 dias de cefalosporina de primeira geração ou fluoroquinolona costuma ser adequado. Porém, se houver evidências de abscesso, deve ser realizada a incisão e a drenagem antes da administração de antibióticos. Quando houver suspeita de infecção fúngica, a área deve ser mantida seca, sempre que possível. O uso tópico de pomada de clotrimazol ou nistatina é efetivo na maioria dos pacientes. Se houver suspeita de MRSA, deve-se tratar da forma apropriada.

Encaminhamento

A maioria das infecções de SG pode ser tratada em nível ambulatorial com antibióticos orais ou antifúngicos tópicos, conforme a indicação. Porém, se o paciente apresentar sinais de doença sistêmica, deve-se considerar a administração de antibióticos IV.

OBSTRUÇÃO DA VIA DE SAÍDA GÁSTRICA

Achados clínicos

A migração do coxim interno da sonda para o piloro ou intestino delgado pode levar à obstrução da via de saída gástrica. O diâmetro interno pequeno do intestino coloca a população pediátrica em maior risco para isso. Em geral, a parte externa é mais frouxa, permitindo a migração distal da sonda. Os sinais de obstrução incluem dor abdominal em cólicas e vômitos intermitentes. A posição do coxim interno deve ser documentada com uma radiografia.

Tratamento

A obstrução costuma ser aliviada à beira do leito. É usada uma tensão sobre a sonda para mover o coxim interno de volta em direção à mucosa gástrica. O coxim externo da sonda deve ser fixado em uma posição que a ancore em uma posição adequada.

Encaminhamento

Quando a sonda é reposicionada e se confirma a posição adequada (seja por aspiração de conteúdo gástrico ou pela administração de contraste radiopaco seguida por radiografia), a sonda deve ser utilizada. Se não houver recorrência de vômitos ou dor abdominal, o paciente pode ser liberado e a sonda pode voltar a ser utilizada.

Bogie AL, Guthrie C: High-technology gastroenterology disorders in children. *Clin Pediatr Emer Med*. 2012;13(2):106-111.

Covarrubias DA, O'Connor OJ, McDermott S, et al: Radiologic percutaneous gastrostomy: Review of potential complications and approach to managing the unexpected outcome. *AJR Am J Roentgenol*. 2013;200(4):921-931 [PMID: 23521471].

Stayner JL, Bhatnagar A, McGinn AN, et al: Feeding tube placement: Errors and complications. *Nutr Clin Pract*. 2012;27(6):738-748 [PMID: 23064019].

COLOSTOMIA E ILEOSTOMIA

CONSIDERAÇÕES GERAIS

Em uma colostomia, uma porção do cólon é trazida até o nível da pele e é criada uma via de saída. O paciente continua a ter fezes semiformadas, pois o cólon continua a absorver água e armazenar material fecal. O íleo é trazido até a pele em uma ileostomia. O paciente irá apresentar evacuações frequentes e amolecidas, pois não haverá funcionamento do intestino grosso. Há múltiplas indicações para a criação de uma colostomia ou ileostomia. Lesões gastrintestinais congênitas que podem levar a derivações gastrintestinais incluem doença de Hirschsprung ou ânus imperfurado. Os pacientes com doença inflamatória intestinal (DII), enterocolite necrosante ou lesões traumáticas do intestino também podem necessitar de uma colostomia ou ileostomia. A localização da doença e a duração prevista da necessidade do conduto influenciam o método cirúrgico a ser utilizado. Uma bolsa de ostomia é, em geral, colocada sobre o estoma para coletar os efluentes.

ESTENOSE DO ESTOMA

Achados clínicos

Os pacientes podem apresentar redução ou ausência de débito fecal, diarreia ou dor abdominal em cólicas. A estenose severa pode levar à obstrução intestinal. Um exame de toque cuidadoso no estoma deve ser realizado para avaliar o grau de estenose. Porém, em pacientes com estoma muito pequeno para o toque, deve ser passado um cateter. Quando houver suspeita de obstrução intestinal, devem ser realizadas radiografias abdominais.

Tratamento

Se houver suspeita de obstrução intestinal, há necessidade de avaliação imediata com cirurgião.

Encaminhamento

A estenose do estoma necessita de revisão cirúrgica. Um cirurgião deve ser consultado para o manejo.

PROLAPSO DO ESTOMA

Achados clínicos

O aumento do tamanho do estoma após ficar maduro leva ao prolapso do estoma. A maioria dos casos de prolapso do estoma não é uma emergência. As complicações emergenciais do prolapso incluem o encarceramento do intestino. Nesse caso, o prolapso pode ser doloroso e ter débito diminuído. Uma coloração escurecida no estoma prolapsado indica haver isquemia ou estrangulamento, havendo necessidade de manejo cirúrgico imediato. Também pode haver escoriação da pele e sangramento.

Tratamento

Para reduzir o prolapso do estoma, ele deve ser segurado com ambas as mãos. Deve ser aplicada uma pressão delicada com os polegares para reduzir a área prolapsada de volta para dentro do estoma. Isso deve ser feito várias vezes enquanto se aguarda o manejo cirúrgico definitivo. Quando é difícil a redução do estoma prolapsado, pode ser tentada a terapia osmótica. Aplica-se açúcar granulado no estoma prolapsado e deixa-se no local por 30 minutos. Desvios osmóticos de líquidos podem reduzir as alterações edematosas, permitindo a redução manual. Se houverem sinais de isquemia, deve ser realizada a avaliação com o cirurgião.

Encaminhamento

Os pacientes sem sinais de encarceramento e com redução manual bem-sucedida podem ser liberados. Quando há encarceramento, haverá necessidade de avaliação urgente com cirurgião para o manejo.

DERMATITE DE CONTATO PERIOSTOMAL

Achados clínicos

Fezes frequentes e aquosas são produzidas por pacientes com ileostomias. Ocorre a irritação quando os efluentes alcalinos e enzimas proteolíticas entram em contato com a pele. Quando a ostomia é retraída, o risco de irritação aumenta. Pacientes obesos têm risco aumentado de irritação da pele quando a ostomia estiver posicionada ao longo de uma prega abdominal. Uma bolsa de ileostomia que não é esvaziada com frequência permite o acúmulo de efluente, irritando ainda mais a pele.

A dermatite de contato leva ao eritema ao redor da ostomia, geralmente em torno da bolsa de ostomia. A pele irritada tem risco aumentado de irritação fúngica. Nesse caso, o eritema terá lesões satélite associadas.

Tratamento

As infecções fúngicas periostomais respondem bem aos agentes antifúngicos tópicos. Devido à dermatite associada, deve ser aplicado um agente selador sobre o antifúngico. Deve ser permitido um tempo suficiente para a secagem antes de recolocar a bolsa. Se o eritema tiver o formato do dispositivo da ostomia, deve haver suspeita de reação alérgica. Esteroides tópicos podem ser aplicados para reduzir a inflamação e proteger a pele de irritação adicional.

Encaminhamento

Dermatite de contato, dermatite alérgica e dermatite fúngica respondem bem aos tratamentos tópicos em ambiente ambulatorial.

Brandt AR, Schouten O: Sugar to reduce a prolapsed ileostomy. *N Engl J Med*. 2011;364:1855 [PMID: 21561351].

Martin ST, Vogel JD: Intestinal stomas: Indications, management, and complications. *Adv Surg*. 2012;46:19-49 [PMID: 22873030].

Shabbir J, Britton DC: Stoma complications: A literature overview. *Colorectal Dis*. 2010;12(10):958-964 [PMID: 19604288].

DERIVAÇÕES URINÁRIAS

São utilizados vários tipos de derivações urinárias. As derivações de longo prazo mais comuns incluem ureterostomias (ureter dilatado trazido até o nível da pele), vesicostomias (bexiga aberta para a pele), pielostomias (pelve renal dilatada trazida até o nível da pele) e condutos ileais (ureteres ligados a um segmento curto de íleo exteriorizado). Além disso, condutos temporários, incluindo cateteres de drenagem percutânea, são utilizados e estão fora do escopo deste capítulo. Ânus imperfurado, extrofia cloacal, extrofia vesical, válvulas uretrais posteriores e bexiga neurogênica por mielomeningocele, ou como resultado de lesão traumática, são indicações para a criação de derivações geniturinárias. Muitas dessas derivações são suficientemente baixas no abdome para que o efluente possa ser coletado nas fraldas.

PROLAPSO VESICAL

Achados clínicos

O aspecto posterior da bexiga pode fazer prolapso através do estoma. Isso se apresenta como uma massa vermelha. Quanto mais exteriorizada, maior é o risco de comprometimento vascular, resultando em coloração arroxeada.

Tratamento

Aplicar pressão sobre a bexiga com o dedo indicador e empurrar delicadamente a bexiga para dentro do estoma. Muitas crianças com extrofia da bexiga desenvolvem alergia ao látex; assim, esse procedimento deve ser realizado com luvas sem látex. O procedimento pode ser mais fácil se o paciente receber sedativos. Aqueles prolapsos que não podem ser manualmente reduzidos necessitam de revisão cirúrgica de emergência.

Encaminhamento

Os pacientes cujos prolapsos foram reduzidos com sucesso podem ser liberados para casa. Os prolapsos que não podem ser manualmente reduzidos necessitam de revisão cirúrgica de emergência.

ESTENOSE ESTOMAL

Achados clínicos

Os pacientes podem relatar micção involuntária ou sintomas de infecção do trato urinário (ITU). A pressão de armazenamento continua a aumentar, pois a bexiga não consegue esvaziar, podendo levar a um aumento na chance de que bactérias ascendam ao trato urinário superior. Os pacientes podem relatar que o estoma parece menor. Se um paciente com uma vesicostomia apresenta estenose estomal, a bexiga pode ser palpável. O estoma também pode parecer puntiforme.

Tratamento

Um cateter urinário pequeno deve ser colocado na bexiga para a descompressão. Geralmente, podem-se usar cateteres 6F ou 8F. Se isso não obtiver sucesso e o paciente tiver a uretra intacta, o cateterismo vesical através da uretra deve ser tentado. Se o cateterismo não obtiver sucesso, ele pode ser deixado no local enquanto se aguarda a revisão cirúrgica. A contaminação do estoma leva muitas vesicostomias a serem colonizadas com bactérias. Devido à associação com ITU, deve ser obtida uma amostra de urina, para análise, e cultura, se houver febre ou outros sinais sistêmicos. Se não for encontrada nenhuma fonte para a febre, o tratamento antibiótico deve ser iniciado.

Encaminhamento

A estenose estomal necessita de revisão cirúrgica. Há necessidade de avaliação com um urologista para o manejo.

Floyd S, Gray M: Managing the cutaneous vesicostomy. *J Wound Ostomy Continence Nurs*. 2009;36(1):94-99 [PMID: 19155829].

BOMBAS INTRATECAIS (BOMBA DE BACLOFENO)

Dispositivos de bombeamento implantáveis, especificamente bombas intratecais de baclofeno, se tornaram uma opção terapêutica em crianças para o tratamento de espasticidade, de atetose e de distonia, em associação com paralisia cerebral; lesões de medula espinal; e lesões cerebrais anóxicas.

Embora a liberação de baclofeno por um dispositivo implantável de bombeamento ofereça benefícios significativos e melhore a qualidade de vida, podem ocorrer complicações graves (Tabela 49-3). Essas complicações estão associadas com risco

Tabela 49-3 Complicações da infusão intratecal de baclofeno

Hipotensão
Bradicardia
Apneia
Sedação excessiva
Depressão respiratória
Derrames na bolsa da bomba
Falha mecânica
Extrusão do cateter
Deslocamento do cateter
Infecção local
Meningite
Formação de fístula de LCS

LCS, líquido cerebrospinal.
Reproduzida com permissão de Tintinalli JE, Stapczynski JS, Ma OJ, Cline DM, Cydulka RK, Meckler GD: *Tintinalli's Emergency Medicine: A Comprehensive Study Guide*, 7th ed. New York: McGraw-Hill, 2011. © McGraw-Hill LLC.

aumentado de morbidade e mortalidade. Se a infusão contínua de baclofeno por meio de bomba intratecal necessitar ser interrompida, pode ocorrer a síndrome de abstinência do baclofeno. Isso inclui hipertonicidade e espasmos que podem levar à rabdomiólise. Baclofeno oral, dantrolene e benzodiazepínicos orais ou parenterais podem ser usados para aliviar os sintomas.

As apresentações clínicas mais comuns em pacientes com infecções superficiais são de inflamação local, purulência, eritema e dor. Os pacientes com febre, alteração do sensório, letargia e dor severa ou eritema devem ser avaliados quanto à possibilidade de sepse e meningite. Os micro-organismos identificados incluem *Staphylococcus aureus* sensível à meticilina (MSSA), *Enterococcus fecalis* e espécies de *Corynebacyerium*. Um neurologista deve ser consultado em todos os casos envolvendo bombas de baclofeno.

> Dickey M, Rice M, Kinnett D, et al: Infectious complications of intrathecal baclofen pump devices in a pediatric population. *Pediatr Infect Dis J*. 2013;32(7):715-722 [PMID: 23429557].

ESTIMULADOR DO NERVO VAGO

A estimulação do nervo vago (ENV) tem sido usada para tratamento de epilepsia refratária em pacientes pediátricos desde a década de 1990. O espectro de tipos de convulsões que têm sido tratadas pela ENV inclui convulsões parciais e rapidamente generalizadas e síndromes de epilepsia, como a síndrome de Lennox-Gastaut. A estimulação do nervo vago é feita por um dispositivo que consiste em um gerador de pulso e um conjunto de fios com terminação ao redor do nervo vago por meio de uma bobina. O estimulador e a bateria são colocados em uma bolsa subcutânea, geralmente na fossa infraclavicular.

Os efeitos adversos comuns incluem a alteração intermitente da voz durante a estimulação. Isso tem sido descrito como rouquidão ou vibração da voz. Outros efeitos adversos menos comuns descritos pelos pacientes são parestesias faríngeas, tosse, salivação excessiva, sensação de falta de ar, cefaleia, náuseas e lesões de pele sobre o dispositivo e infecções. Os eventos adversos mais significativos incluem fratura de cabos e disfunção do dispositivo. Embora as infecções da bolsa do ENV sejam incomuns, elas podem causar morbidade considerável. As infecções superficiais ao dispositivo podem ser tratadas adequadamente com antibióticos de forma isolada. Porém, infecções mais profundas na bolsa são incomuns e ocorrem em 3 a 8% dos dispositivos colocados. Os micro-organismos responsáveis incluem MSSA e MRSA. O manejo das infecções relacionadas à bolsa do ENV, como em outras infecções relacionadas a dispositivos, pode necessitar da remoção do dispositivo, além do tratamento com antibióticos IV, necessitando de hospitalização. Recomenda-se a avaliação neurológica em todas as questões relacionadas ao ENV.

> Patel N, Edwards M: Vagal nerve stimulator pocket infections. *Pediatr Infect Dis J*. 2004;23(7):681-683 [PMID: 15247613].
>
> Sunny O, Chandrasekaran K: Vagal nerve stimulator: Evolving trends. *J Nat Sci Biol Med*. 2013;4(1):8-13 [PMID: 23633829].

Índice

As referências de página seguidas da leta *f* indicam figuras, e as seguidas da letra *t* indicam tabelas.

2-PAM. *Ver* Pralidoxima
4-hidroxicumarinas, 646
5-aminossalicilatos (5-ASA), 441
5-ASA. *Ver* 5-aminossalicilatos
6-mercaptopurina, 441
α-dornase (Pulmozyme), 399
α-glicosidase (Myozyme), 462*t*
β_2-agonistas, 102–103
β-bloqueadores, 411, 635*t*, 639
γ-hidroxibutirato, 198

A
abdome
    ausculta de, 152, 415
    feridas de, 347
    palpação de, 152, 415
    percussão de, 152, 415
    sinais de, 416
aborto, 499–500, 503–504
    completo, 499, 503–504
    espontâneo, 500, 503–504
    incompleto, 499, 503–504
    inevitável, 499
    perdido, 499, 503–504
    séptico, 504
abscesso. *Ver também locais específicos*
    incisão e drenagem de, 46
    MRSA, 676–677
    ultrassonografia de, 12, 12*f*
abscesso
    dental, 542
    do iliopsoas, 600–601
    do psoas, 600–601
    peritonsilar, 387–388, 387*f*, 392*t*, 541–542
    retrofaríngeos, 134, 388, 389*f*, 392*t*, 541–542
    tubo-ovariano (ATO), 435, 435*f*
abuso. *Ver* Drogas ilícitas; trauma não acidental
    emocional, 61
    físico, 60
    avaliação diagnóstica de, 65–68, 67*f*, 68*f*
    diagnóstico diferencial de, 65, 65*t*
    encaminhamento após, 70
    epidemiologia de, 61
    exame físico, 2
    exame físico para, 62–65, 62*f*, 63*f*, 64*f*
    obtenção de história para, 61–62
    restrição física, 710–712, 711*t*, 712*t*
    suspeita de, 2, 61
    tratamento de, 68–70, 69*f*
    tratamento imediato para, 60
    infantil. *Ver* Trauma não acidental
    sexual, 60–61
    ataque agudo, 73–75, 75*t*
    avaliação diagnóstica de, 71–72, 72*f*, 73*f*
    mimetismo de, 77–79, 77*f*, 78*f*, 78*t*, 79*f*
    sangramento vaginal causado por, 76, 77*f*
    secreção vaginal causada por, 75–76, 76*t*
acebutolol, 635*t*, 639
ACEP. *Ver* American College of Emergency Physicians
acesso intraósseo, 40, 42–43, 42*f*, 86
acesso venoso central, 35–39, 36*t*, 37*f*, 38*f*, 39*f*
    cateteres internos, 731–734, 733*t*
    ultrassonografia para, 20–22, 20*f*, 21*f*
acetazolamida, 210, 453*t*, 462*t*, 621, 726
aciclovir, 142*f*, 160, 199, 207, 337, 447–448, 512*t*, 541, 566, 573, 683–684, 683*t*
acidemias metabólicas, 584*t*, 586
acidente vascular encefálico, 458–459, 529, 529*t*
ácidos
    exposição/ingesta tóxica de, 650–651
    queimaduras, 370–371, 612–613
ácido acético, 625
ácido acetilsalicílico, 147, 409, 634, 645
ácido dicloroacético (BCA), 512*t*
ácido hidroclorídrico, 731
ácido lisérgico (LSD), 649
ácido tricloroacético (TCA), 512*t*, 573
ácido valpróico, 203–205, 203*f*, 449*t*, 452*t*–455*t*, 635*t*, 638
acne neonatal, 694, 694*f*
Acticoat, 609
adalimumabe, 441
adenoidectomia, 390–391
adenosina, 88, 89*t*, 118*f*, 411
aderências labiais, 77, 494, 494*f*
adesivo tecidual de cianoacrilato, 353–354
adesivos de tecido, 353–354
adesivos, fechamento de ferida com, 353–354
ADH. *Ver* Hormônio antidiurético
administração de oxigênio
    de pacientes com hipotermia, 619–620
    para asma, 128–129
    para cefaleia, 209
    para choque, 116, 117*f*
    para cianose, 124
    para doença de grandes altitudes, 621–622
    para emergências cardíacas, 406–407
    para emergências GI, 413
    para exposição ao monóxido de carbono, 650
    para intubação endotraqueal, 106, 215
    para lesão por inalação de fumaça, 611–612
    para lesões por submersão, 139–140
    para pacientes de trauma torácico, 243, 245
    para parada cardíaca, 85, 87

para sofrimento respiratório, 126, 128-135
para via respiratória comprometida, 101-103
ADTs. *Ver* Antidepressivos tricíclicos
afogamento. *Ver* Lesões por submersão
agentes de bloqueio neuromuscular, 108, 108*t*, 216*t*
agentes osmóticos
    para cefaleia, 210
    para coma, 192, 196
    para PIC aumentada, 218
agentes α-adrenérgicos, 715*t*
agonistas β-adrenérgicos, 129, 135, 175
água viva, 625
AHAI. *Ver* Anemia hemolítica autoimune
AINEs. *Ver* Medicamentos anti-inflamatórios não esteroides
albendazol, 167*t*, 494
albumina, 89*t*
alcalinização urinária, 634
álcalis
    exposição/ingesta tóxica de, 650-651
    queimaduras, 370, 612-613
alergia. *Ver também* Reações de hipersensibilidade
    conjuntivite causada por, 368-369, 369*t*
    dor de garganta causada por, 392*t*
    proteína do leite, 419
alergia à proteína do leite, 419
almotriptana, 208, 456
alprostadil, 402, 402*t*
alucinógenos, 649
ambiente
    cianose causada por, 123
    de pacientes com traumas múltiplos, 219
AME. *Ver* Atrofia muscular espinal
ameaça de aborto, 499, 503-504
American College of Emergency Physicians (ACEP), 53
American Society of Anesthesiologists (ASA), classificação da gravidade da doença do paciente, 54, 54*t*
American Spinal Injury Association (ASIA), ISNCSCI de, 271, 272*f*-273*f*
amicacina, 541

amilase. *Ver* Amilase sérica
amilase sérica, 153, 253, 442, 442*t*
amiodarona, 88, 89*t*, 411
amitriptilina, 714*t*
amoxicilina, 79, 166*t*, 211, 381-382, 392*t*, 393, 400, 83, 3*t*, 448, 510*t*, 546*t*, 547, 548*t*, 551, 556, 556*t*, 563, 575
amoxicilina-clavulanato, 211, 338, 358, 358*t*, 382, 384, 439, 483*t*, 542, 546*t*, 547, 550, 557, 563, 570, 675
ampicilina, 142, 142*f*, 143*f*, 160, 166*t*, 198, 199*t*, 447, 483, 541, 551, 556, 556*t*, 570
ampicilina-sulbactam, 384, 434*t*, 504, 508, 510*t*, 548*t*, 549, 564
amputações
    feridas de, 357
    mão, 340-341
    ponta do dedo, 331-332
    traumática, 285-286
analgesia. *Ver também* Sedação procedural e analgesia
    anafilaxia, 134
    anemia, 121, 522, 523*t*
    choque anafilático, 114, 118, 119*t*
    obstrução anatômica de via aérea, 133
    para dor abdominal, 154
    para enxaquecas, 208
    para trauma craniano, 223
    para trauma de mão, 323-325, 325*f*, 326*f*, 327*f*
analgesia/sedação
    moderada, 53
    profunda, 53
anemia
    falciforme, 522-524, 524*t*
    hemolítica autoimune (AHAI), 522
anestesia. *Ver também* Sedação procedural e analgesia
    para olho, 375*t* anestesia geral, 53-54
anestésicos
    inalatórios
    locais
        exposição/ingesta tóxica de, 643-644
        para exame de trauma de mão, 324-325, 325*f*, 326*f*, 327*f*
        para intubação de toracostomia, 28, 29*f*

para olho, 375*t*
para tratamento de ferida, 345, 348-350, 348*f*, 348*t*, 349*f*, 350*f*
tópicos, 348
anfetaminas, 198, 647, 715*t*, 723
angioedema, 695-696
angiotensina, 118*f*
ânion *gap*, 633
anomalias congênitas de via aérea superior, 134
anorexia, 149, 152
anormalidades da artéria coronária, 180-181
anormalidades pulmonares, cianose causada por, 123
ansiólise, 53
antagonistas da histamina, 161, 418
antagonistas de dopamina, 208
antagonistas dos receptores AVP, 198
antagonistas receptor leucotrieno, 397
antibióticos. *Ver Agentes específicos*
anticoagulantes. *Ver também Agentes específicos*
    exposição/ingesta tóxica de, 646-647
anticonvulsivantes
    exposição/ingesta tóxica de, 635*t*, 637-638
    para convulsão, 203-205, 203*f*, 451, 452*t*-455*t*
anti-D, 526
antidepressivos, 714*t*-715*t*
antidepressivos tricíclicos (ADTs), 198, 640, 714*t*, 719
antídotos, 634, 635*t*
antieméticos, 154, 208, 613
anti-histamínicos, para choque, 118, 119*t*
antipsicóticos. *Ver também Agentes específicos*
    exposição/ingesta tóxica de, 638-639
antipsicóticos atípicos, 714*t*, 717, 720-721
antivenina, 623-625, 660, 661, 662
anúria, 467-469, 468*t*
aortografia, 248
apêndices testiculares, torção de, 470
apendicite, 12-13, 13*f*, 150*t*, 155, 429-430, 431*f*, 507-508
apneia, 81, 92
apneia infantil, 92

ÍNDICE

apofisite
  calcânea, 321–322
  de epicôndilo medial, 296
  tibial, 313, 596–597
apofisite calcânea, 321–322
aquecimento extracorporal, 620
aranha reclusa marrom, 626–627, 661–662, 704–705, 705f
aranha viúva-negra, 626, 661–662, 704–705
aripiprazol, 714t, 717, 720
arritmias, 411, 411t. *Ver também* Cardiopatia elétrica
  hipotermia causadora, 619–620, 619f
  lesões elétricas causadoras, 627–629
  letal, 86–87
arritmias letais, 86–87
artéria coronária direita ou esquerda anômala originada do seio aórtico oposto, 180
artrite séptica, 561–562, 596
artrocentese, 50–51
ASA. *Ver* American Society of Anesthesiologists
asfixia traumática, 249
ASIA. *Ver* American Spinal Injury Association
asma, 128–129, 396–397, 396f, 397t
aspectos legais, de TNA, 70
aspiração, 133
atelectasia, 131
atenolol, 635t, 639
ativador do plasminogênio tecidual (t-PA), 618, 731
ATO. *Ver* Abscesso tubo-ovariano
atomoxetina, 715t, 724
atrofia muscular espinal (AME), 463t–464t
atropina, 57, 88, 89t, 106, 108t, 117, 117f, 216t, 375t, 411, 624, 635t, 657
augmentina. *Ver* Amoxicilina-
-clavulanato
ausculta, verificação da colocação de TET usando, 109
autoprejuízo, 73
avaliação cirúrgica, para dor abdominal, 154
avaliação neurológica
  de pacientes com trauma espinal, 271, 272f–273f
  de pacientes em coma, 190–191, 191t, 192t
  para trauma de mão, 329, 329f, 330f
avaliação ultrassonográfica estendida focada para o trauma (EFAST), 3–5, 4f, 5f, 6f, 7f
avaliação ultrassonográfica focada para o trauma (FAST), 253, 254f, 255, 257. *Ver também* Avaliação ultrassonográfica estendida focada para o trauma
avulsão da unha, 332–333
avulsão de tecido, trauma maxilofacial causador de, 232
azatioprina, 441
azitromicina, 75t, 132, 136, 166t, 211, 381, 384, 400, 403, 471t, 510t–511t, 514, 516, 546t, 551, 556–557, 556t, 573, 672
azul de metileno, 635t, 655

B

Baby BIG-IV. *Ver* Imunoglobulina botulínica humana
bacitracina, 339, 355, 375t, 609
bacitracina e polimixina B, 375t
BAL. *Ver* Dimercaprol
balanopostite, 476–477
barbitúrico, 54, 107, 108t, 192, 216t
BCA. *Ver* Ácido dicloroacético
bebês
  erupções benignas de, 692–694, 692f, 693f, 694f
  intubação endotraqueal para, 104–105
benzatina penicilina G, 392t, 513t, 515, 672, 681
benzil álcool, 569
benzodiazepínicos
  para convulsão/EE, 200, 202, 203f, 205, 449t, 452t, 452t–455t
  para hiperpirexia maligna, 616
  para pacientes de queimadura, 608
  para SPA, 54, 56–58, 56t
  para SRI, 107, 108t, 216t
  para transtornos psiquiátricos, 715t, 717–718
  restrição química usando, 713t
betametasona, 474
bexiga
  cateterismo de, 52, 266–267, 267t
  lesões de, 266–267, 267f, 267t
  neurogênica, 283
  prolapso de, 738
bicarbonato. *Ver* Bicarbonato de sódio
bicarbonato de sódio, 89t, 175, 348, 634, 645, 731
Biobrane, 609
BiPAP. *Ver* Pressão positiva em dois níveis na via aérea
bisacodil, 432, 433t
bloqueadores de canal de cálcio, 411
  exposição/ingesta tóxica de, 635t, 639
bloqueio
  atrioventricular (BAV), 185
  AV. *Ver* Bloqueio atrioventricular
  cardíaco, 185
  de nervo axilar, 9, 9f
  de nervo do dedo, 324, 325f, 326f, 349
  de nervo femoral, 7–8, 8f
  de nervo infraorbital, 349–350, 350f
  de nervo supraorbital, 350, 350f
  de plexo braquial, 8–9, 9f
  de punho, 324, 326f, 327f
  do nervo ciático, 8, 8f
  do nervo mediano, 324, 326f, 349, 349f
  do nervo ulnar, 324, 326f, 327f, 349, 350f
  o nervo radial, 324, 327f, 349, 349f
bloqueios nervosos. *Ver também* bloqueios específicos
  guiado por ultrassom, 7–9, 8f, 9f
bloqueios transtecais digitais, 324, 326f
bolha, 668t
bolsa de Morrison, ultrassonografia de, 3, 4f, 15
bolsa-válvula-máscara (BVM), 85, 102, 106
bombas de baclofeno, 738–739, 738t
bombas intratecais, 738–739, 738t
botulismo, 465
botulismo infantil, 465
box jellyfish, 625, 661t
brodifacoum, 646
brometo de ipratrópio, 129, 397
bromocriptina, 638
broncodilatadores, 129, 135, 396–397, 397t, 398, 611

bronquiolite, 10, 10f, 135, 397–398, 553–554
bupivacaína, 324, 348t, 349
bupropiona, 715t, 719
buspirona, 715t, 719
butoconazol, 511t
butóxido de piperonila, 513t
BVM. *Ver* Bolsa-válvula-máscara

C
cabeça radial
    deslocamento da, 297, 298f
    subluxação de, 49–50, 296–297, 297f, 590
CAD. *Ver* Cetoacidose diabética
CAE. *Ver* Canal auditivo externo
cãibras cardíacas, 615
calázio, 368
cálcio
    para hipoparatireoidismo, 582
    para parada cardíaca, 88, 89t, 90
cálculos de vesícula, 16, 17f
cálculos renais. *Ver* Nefrolitíase
CAMD. *Ver* Carvão ativado em múltiplas doses
CA-MRSA. *Ver* MRSA adquirido na comunidade
canabinoides, 647–648
canal auditivo externo (CAE), corpos estranhos no, 46–47, 383–384
câncer. *Ver também* Emergências oncológicas
    erupções petequiais de, 707
cancroide, 511t, 516
cantaridina, 691
cânula nasal, 101
capnografia, 395–396, 395f, 396f
CAPTA. *Ver* Child Abuse Prevention and Treatment Act
caravelas portuguesas, 625, 660–661, 661t
carbamazepina, 453t–455t, 637
carbúnculo, 677–678, 678f
cardiopatia
    congênita, 121, 405–407, 406f, 407t
        ducto-relacionada, 406–407, 407t
    elétrica, 180t, 182–186, 182f, 183f, 184f, 185f
    estrutural, 179–181, 180t
    funcional, 180t, 181

cardioversão, 30, 84
caroço, 592–593, 592f, 593f
cartões de dose de fármaco, 81, 82f–83f
carvão ativado, 633–634
carvão ativado em múltiplas doses (CAMD), 634
catarata, 374
cateteres
    de acesso venoso interno, 731–734, 733t
    de Foley, 267, 267t
    intravenosos (IV)
        colocação de, 33–34
        para convulsão, 202
        para pacientes de queimadura, 607
        para parada cardíaca, 86
    IV periféricos, 21–22, 33–34
cateterismo
    arterial, 43–44, 43t
        da artéria femoral, 43–44, 43t
        da artéria radial, 43–44, 43t
    bexiga, 52, 266–267, 267t
        suprapubiano, 52
    colocação de, 33–34
    da veia basílica, 39–40
    da veia jugular interna, 20, 20f, 21f, 36–37, 36t, 38f
    de vaso umbilical, 34–35, 34f, 35f
    de veia femoral, 35–37, 36t, 38f
    de veia jugular externa, 33–34
    de veia safena distal, 39–40, 41f
    de veia subclávia, 36–37, 36t, 39, 39f
    de venostomia, 39–40, 41f
    interno, 731–734, 733t
    IV periférico, 21–22, 33–34
    para convulsão, 202
    para pacientes de queimadura, 607
    para parada cardíaca, 86
    ultrassonografia para, 20–22, 20f, 21f
    vaso umbilical, 34–35, 34f, 35f
    venoso central, 20–22, 20f, 21f, 35–39, 36t, 37f, 38f, 39f
    venostomia, 39–40, 41f
cáusticos, 650–651
cefaleia
    condições potencialmente fatais causadoras, 206–207
    em salvas, 209,
    por tensão, 209

    primária, 208–209
    secundária, 209–211
cefalexina, 337, 341, 439, 470–471, 483t, 550–551, 675
cefalosporinas. *Ver agentes específicos*
cefazolina, 340, 341, 344, 551, 561, 562
cefdinir, 381, 384, 546t, 547, 570
cefepima, 546, 733t
cefixima, 439, 471t, 483t, 510t, 570
cefotaxima, 142, 142f, 166t, 198, 199t, 384, 434t, 447, 483, 483t, 510t, 541, 680
cefotetano, 434t, 508, 510t, 573
cefoxitina, 434t, 504, 508, 510t, 573
cefpodoxima, 381, 439, 483t, 546t
cefprozila, 439, 483t
ceftazidima, 483t, 546, 733t
ceftizoxima, 434t, 510t
ceftriaxona, 75t, 132, 142, 143, 143f, 166t, 198, 199t, 382, 384, 434t, 447, 471t, 483t, 504, 510t–511t, 513t, 517, 541, 551, 573, 680
cefuroxima, 381, 483t, 575
celulite. *Ver também locais específicos*
    erupção de, 672–674, 673f
    escrotal, 427t
    estomal, 736
    MRSA, 673, 673f, 676–677
    orbital, 365–366, 548–549, 548t
    periorbital, 368, 548–549, 548t
    peritonsilar, 387–388, 387f
    ultrassonografia de, 12, 12f
centros de controle de venenos, 631
centros de queimadura, 608
cérebro
    abscesso, 196, 447–448
    herniação, 191–192, 193t
    lesões estruturais, 194–196, 194t
    tumores, 195–196, 210
certolizumabe, 441
cervicite, 510t
cetamina, 53, 56–57, 56t, 107–108, 108t, 111, 117, 117f, 129
cetoacidose diabética (CAD), 577–578, 577t
cetoconazol, 664, 670–671
cetorolaco, 208
Child Abuse Prevention and Treatment Act (CAPTA), 70

choque
  anafilático, 114, 118, 119t
  cardiogênico, 115–116, 119t
  compensado, 115
  distributivo, 114, 116–119, 117f, 118f
  durante SPA, 55
  fisiopatologia de, 113–114
  hipovolêmico, 114, 116, 119t
  manifestação clínica de, 115–116
  não compensado, 115–116
  neurogênico, 114, 116, 119t, 270
  obstrutivo, 115
  pacientes de abuso sexual com, 73, 76
  séptico, 114–118, 115t, 117f, 118f, 535–536, 536t
  tratamento de, 116–119, 117f, 118f, 119t
  URCH para, 11, 15–16, 15f, 16f
cianose, 99–100, 120–124, 121f, 122f, 405–407
cicatriz, 668t
ciclopentolato, 375t
cifose, 598–599
cifose de Scheuermann, 598–599
cintilografia óssea, 67
ciprofloxacina, 166t, 375t, 441, 511t
circulação
  avaliação da
    em pacientes de queimadura, 607
    na parada cardíaca, 86
    no trauma cervical e maxilofacial, 230
    no trauma craniano, 221–222
    no trauma espinal, 270
    no trauma múltiplo, 217–218
    no trauma torácico, 242
  insuficiência de, 113–114
circuncisão, 479
cisaprida, 161
cistite, 151t, 156, 507
cisto ovariano, 505
  rompido, 505
cistos
  cutâneo, 667t
  glândula de Bartholin, 495
  ósseos, 602
  ovariano, 505
citomegalovírus (CMV), 565–566
citrato de magnésio, 432, 433t
CIVD. Ver Coagulação intravascular disseminada

clamídia, 509, 510t, 514, 571–573, 572t
  conjuntivite causada por, 368–369, 369t
  dor abdominal e, 153
  em casos de abuso sexual, 74–75, 75t
  epididimite/orquite por, 470–471, 471t
  secreção vaginal causada por, 75–76, 76t
claritromicina, 211, 551
classificação de Mallampati, 105, 105f
classificação de Salter-Harris, 285, 286f
clindamicina, 135, 338, 358t, 384, 387–388, 434t, 494, 504, 510t–511t, 542, 545, 548t, 549–551, 557, 561, 563–564, 573, 672, 672–677, 730
clobazam, 453t
clonazepam, 453t
clonidina, 639–640, 715t, 724
cloranfenicol, 375t
cloreto de cálcio, para hipercaliemia, 175
clorprocaína, 348t
clotrimazol, 477, 511t, 664, 671
CMV. Ver Citomegalovírus
CNFB. Ver Convulsões neonatais familiares benignas
CO_2 corrente, 109
coagulação intravascular disseminada (CIVD), 527–528, 708–709, 709f
coagulopatia, trauma craniano em pacientes com, 228
cobra boca-de-algodão. Ver Cobra mocassim d'água
cobra cabeça de cobre, 623–624, 657, 659–660
cobra coral, 623–624, 657, 659–660
cobra mocassim d'água, 623–624, 657, 659–660
cocaína, 198, 648
colapso pulmonar, 130–131, 130f
colecistite, 16, 17f, 437–438, 437f
colelitíase, 437–438, 437f
coleta de evidência, 74
cólica, 417–418,
  menstrual, 505,
  renal, 151t, 156–157
colírios, 374
colite ulcerativa, 169–170, 439–441, 440t
colocação de cateter arterial, 43–44, 43t

coloides, para choque, 116–119
coloração da córnea, 377
colostomia, 736–737
com paroxismos occipitais
coma
  avaliação de, 193–194, 193t
  causas potencialmente fatais de, 443, 444t, 445t
  indução de, para convulsão, 203f, 204
  morte cerebral e, 200–201
  tratamento de
    avaliação neurológica, 190–191, 191t, 192t
    convulsão, 200
    distúrbios metabólicos, 196–200, 199t
    imediato, 190–192, 191t, 192t, 193t
    inicial, 190, 191t
    lesões cerebrais estruturais, 194–196, 194t
    síndromes de herniação e PIC aumentada, 191–192, 193t
    TNA, 200
combatividade, pacientes com, 222–223
comedo, 669t
complicações respiratórias, de lesão medular espinal, 284
comportamento agressivo, 721–722
compressas quentes, 376
concussão, 209–210, 223–224, 223t
concussão cardíaca, 249–250
condilomas acuminados, 571–572, 572t
conivaptana, 198
conjuntiva, 372–373
conjuntivite, 362t, 368–369, 369t
consciência alterada, 65t
constipação, 152, 431–432, 433t
contagem sanguínea, 153
controle da dor
  na anemia falciforme, 523–524, 524t
  para emergências gastrintestinais, 417
  para pacientes com trauma craniano, 223
  para pacientes com trauma torácico, 242
  para pacientes de queimadura, 608–609
contusão
  de pacientes de abuso sexual, mimetismo de, 78–79, 78t, 79f

de pacientes de TNA, 62, 63f, 65t
contusões
  cerebral, 226
  miocárdica, 246
  pulmonar, 245, 245f
convulsão. *Ver também* Estado epilético
  coma por, 200
  emergências neurológicas causadas por, 450-451, 450t, 452t-455t,
  febril, 450-451, 452t,
  medicamentos causadores de, 198
  neonatal, 450-451, 450t, 452t
  pacientes com trauma craniano com, 222
convulsões
  focais, 450, 454t
  neonatais familiares benignas (CNFB), 450t
  parciais, 450, 454t
    complexas, 450, 454t
    simples, 450, 454t
  tônico-clônicas generalizadas (CTCG), 450, 450t, 455t
coração. *Ver também* Emergências cardíacas
  ultrassonografia de, 4, 5f, 6f, 11, 11f, 15
corantes, oftálmico, 374
coreia de Sydenham, 465-466
córnea
  abrasões de, 373
  corpos estranhos em, 373, 376
  edema de, 364
  erosão de, 362t
  infecções de, 362t, 369
  trauma de, 372
corpo ciliar, 372
corpos estranhos
  emergências ONG causadas por, 378-379
  na córnea ou conjuntiva, 373, 376
  na mão, 340
  nasal, 47-48, 385
  no canal auditivo, 46-47, 383-384
  obstrução de via aérea por, 126-127, 127f, 133-134
  vaginal, 494-495
corrosivos, 650-651
corticosteroides
  para AHAI, 522

para asma, 129, 396-397
para choque, 118, 119t
para coma, 192, 196
para DII, 441
para distrofia muscular, 461t
para dor de garganta, 392t
para erupção pelo calor, 614
para faringite, 543
para fimose, 474
para frieira, 617
para HSC, 583
para lesão medular espinal, 270-271
para líquen escleroso, 79
para meningite, 206, 447, 541
para paralisia de Bell, 465
para PTI, 525-526
para síndrome nefrótica, 490
para urticária, 695
cotovelo
  apofisite de epicôndilo medial, 296
  artrocentese de, 51
  da babá, 590
    redução de, 49-50
    trauma de membro superior causador de, 296-297, 297f
  deslocamentos de, 295, 295f
  de tenista, 590
  distúrbios ortopédicos de, 590-591
  do jogador de golfe, 590-591
  fraturas de, 292-294, 293f, 294f
  fratura-separação de fise umeral distal, 294-295
  tracionado, 296-297, 297f
couro cabeludo
  feridas de, 347
  introdução de cateter IV no, 33-34
  lacerações de, 224-225
CPAP. *Ver* Pressão positiva contínua na via aérea
criança imunocomprometida, febre em, 147
crianças dependentes de alta tecnologia
  bombas intratecais, 738-739, 738t
  cateteres de acesso venoso interno, 731-734, 733t
  colostomias e ileostomias, 736-737
  desvios de LCS, 458, 725-727, 726f
  desvios urinários, 737-738
  tubos de gastrostomia, 45, 45f, 734-736

  tubos de traqueostomia, 727-731, 728t
cricotirotomia,
  cirúrgica, 110,
  por jato de agulha, 110-111
criminoso, 337, 337f
crise aplásica, 524
crise de grande mal. *Ver* Convulsões tônico-clônicas generalizadas
cristaloides
  para choque, 116-119, 119t
  para depleção de volume, 171-172
critérios de Boston, 537, 537t
critérios de Duke, 408, 408t
critérios de Kocher, 562
critérios de Ottawa para tornozelos, 318
critérios de Rochester, 537, 537t
critérios Philadelphia, 537, 537t
CroFab, 623-624, 635t, 660
crupe, 134, 392t, 554-555
CTCG. *Ver* Convulsões tônico-clônicas generalizadas
cuidado de queimadura tópico, 609
cuidado pré-hospitalar
  para hipotermia, 619
  para queimaduras, 605-606
cuidados de pós-ressuscitação, 87, 90
cuidados pós-morte, 91
curativos
  cuidado de ferida com, 354
  para trauma de mão, 330
  para tubo de toracostomia, 29, 30f

D

dacrioadenite, 367
dacriocistite, 367
DAM. *Ver* Doença de alterações mínimas
dantroleno, 638
DAO. *Ver* Deslocamento atlanto-occipital
dapsona, 662
DBC. *Ver* Ducto biliar comum
DBP. *Ver* Displasia broncopulmonar
D-ciclosserina, 719
DDAVP. *Ver* Desmopressina
DDQ. *Ver* Displasia do desenvolvimento do quadril
DEA. *Ver* Desfibrilador externo automático

dedo
  deflagrador, 339
  de jersey, 341
  em martelo, 333-334, 334f
dedos da mão. *Ver* Deslocamentos de dedo
DEFC. *Ver* Deslizamento de epífise femoral capital
deferoxamina, 635t, 642
deformidade do pescoço de cisne, 334, 334f
deformidade em botoeira, 335, 335f
dente
  anatomia do, 234, 234f
  avulsão de, 235
  fraturas de, 234-235, 234f
depleção de volume, 171-172
depressão, 713, 714t-715t, 716
depressão respiratória, 55
depuração, espinha cervical, 274
derivação ventriculoperitoneal (DVP), 458, 725-727, 726f
derivados do ergot, 208
dermatite
  atópica, 697
  de contato, 696, 736
  de contato periestomal, 737
  de fralda, 693-694, 694f
  eczematosa, 697
  seborreica, 693, 693f
desbridamento, 350-351, 609
descanulação, de tubo de traqueostomia, 728-729
descolamento de placenta, 503
descolamento retinal, 24-25, 25f, 364, 366-367, 366f
descontaminação
  gastrintestinal (GI), 633
  ocular, 634
  para ingesta e exposição à toxina, 633-634, 650-651
  respiratória
desfibrilação, 30, 84-85
desfibrilador externo automático (DEA), 85
desidratação. *Ver* Depleção de volume
deslizamento
  de apófise vertebral, 280
  de epífise femoral capital (DEFC), 305, 305f, 595, 595f

deslocamento
  atlanto-occipital (DAO), 276, 277f
  de cateter, 732-733
  do ligamento anular, 590
  rotatório atlanto-axial, 276-277
deslocamentos. *Ver também locais específicos*
  de dedo, 50
  de falange, mão, 300-302, 301f
  redução de, 49-50, 290, 290f, 291f
  tibiofemorais, 306-308, 308f
desmopressina (DDAVP), 527, 580
desvios
  cardiopatia congênita com, 406
  de líquido cerebrospinal (LCS), 458, 725-727, 726f,
  urinários, 737-738
detectores de intubação esofágica (DIEs), 109
dexametasona, 129, 196, 198, 206, 210, 392t, 396, 447, 541, 554-555, 583, 621-622
dexmedetomidina, 56, 56t, 57
dextroanfetamina, 715t
dextrose
  para coma, 190, 191t, 197
  para convulsão, 202
  para emergências gastrintestinais, 413
  para exposição/ingesta tóxica, 646
  para hipotermia, 620
  para pacientes de queimadura, 608
  para parada cardíaca, 89t, 90
diabetes
  insípido (DI), 580-581, 580t
  melito (DM), 163-165, 576, 577t
diarreia
  avaliação de, 159t
  causas de, 165, 165t
  dor abdominal com, 152
  emergências GI causadoras, 414-415
  infecciosa, 165-170, 166t-167t
  parenteral, 170
diazepam, 57, 202, 203f, 449t, 452t, 715t
dicloxacilina, 675
DIEs. *Ver* Detectores de intubação esofágica
difenidramina, 89t, 392t, 626, 695
digoxina, 409, 635t, 640-641
digoxina-específico Fab, 635t, 641
DII. *Ver* Doença inflamatória intestinal

dimercaprol (BAL), 635t, 653
DIP. *Ver* Doença inflamatória pélvica
discite, 600
disfunção patelofemoral, 597
dismenorreia, 505
displasia
  broncopulmonar (DBP),132-133, 398
  do desenvolvimento do quadril (DDQ), 593, 594f
disritmias. *Ver* Arritmias
distribuição de oxigênio, insuficiência de, 113-114
distrofia
  miotônica tipo 1, 463t
  muscular de Duchenne, 461t
  muscular de membro-cíngulo, 461t
distrofias
  musculares, 460, 461t-462t
  congênitas (DMC), 462t
distúrbio
  bucais, 393
  de cálcio, 176-177, 176t, 532, 582
  de canal iônico, 462t
  de condução, 721-722
distúrbios de hipercoagulação
  acidente vascular encefálico, 458-459, 529, 529t
  de leucócitos, 525
  de membro inferior
    joelho, 596-597
    marcha, 591-593, 591t, 592f, 593f
    parte inferior da perna, 597-598
    quadril, 593-596, 594f, 595f
  de membro superior
    cotovelo, 590-591
    ombro, 589-590
  de potássio, 174-176, 174t, 175f
  de sangramento. *Ver* Plaquetas e distúrbios de sangramento
  hereditários, 526-527, 527t
  desmielinizantes, 457-458
  de sódio, 172-174, 172t, 173t, 174t, 198, 581, 581t
  eletrofisiológicos, 411, 411t
  eritrocitários
    AHAI, 522
    anemia grave, 522, 523t
    hemoglobinopatias/ anemia falciforme, 522-524, 524t
  espinais, 598-600, 599f

hepatobiliares, 156
intestinais, dor abdominal causada por, 155-156
neuromusculares, genéticos, 460, 461t-464t
ortopédicos
  abscesso do psoas, 600-601
  de coluna vertebral, 598-600, 599f
  de membros inferiores, 591-598, 591t, 592f, 593f, 594f, 595f
  de membros superiores, 589-591
  de pescoço, 589
  dores crescentes, 601
  tumores benignos, 601-602
  tumores malignos, 603
renais
  glomerulonefrite pós--estreptocócica, 487-488
  SHU, 488-489, 707
  síndrome nefrótica, 489-490
  urolitíases, 485-486
  UTIs, 438-439, 480-484, 480t, 481t, 482t, 483t, 507, 569-571, 570t
TEV/EP, 136-137, 401, 528-529
vaginais, 493-495, 494f
disúria, 480, 481t
diuréticos. *Ver agentes específicos*
divertículo de Meckel, 425-426, 426f
DLCP. *Ver* Doença de Legg--Calve-Perthes
DM. *Ver* Diabetes melito
DMA. *Ver* Doença aguda da montanha
DMC. *Ver* Distrofias musculares congênitas
dobutamina, 116, 118f, 119, 119t, 270, 402, 402t
documentação, de TNA, 68-69, 69f
doença aguda da montanha (DAM), 621-622
doença de alterações mínimas (DAM), 489-490
doença de Blount, 598
doença de Crohn, 169-170, 439-441, 440t
doença de grandes altitudes, 621-622
doença de Graves, 586-588
doença de Kawasaki (DK), 181, 408-409, 701-702, 702f
doença de Legg-Calve-Perthes (DLCP), 593-595, 594f

doença de Lyme, 575, 703, 703f
doença de mão-pé-e-boca, 682, 682f
doença de Panner, 294, 590-591
doença de Pompe, 462t
doença de Sever, 321-322
doença de von Willebrand, 526-527, 527t
doença do refluxo gastresofágico (DRGE),161, 418
doença estreptocócica
  após GN, 487-488
  perianal, 79, 79f
doença estreptocócica perianal, 79, 79f
doença hemorrágica do recém-nascido, 526
doença inflamatória intestinal (DII), 169-170, 439-441, 440t
doença inflamatória pélvica (DIP), 432-435, 434t, 435f, 510t, 516-517
doença mental. *Ver* Emergências psiquiátricas
doença Osgood-Schlatter (DOS), 313, 596-597
doença pulmonar intersticial, 10, 10f, 400
doenças geniturinárias masculinas
  balanopostite, 476-477
  complicações da circuncisão, 479
  epididimite, 427t, 470, 471t, 511t
  espermatocele, 427t, 472
  fimose, 474
  hidrocele, 428-429, 429f, 471
  lesões por zíper, 478, 478f, 479f
  orquite, 427t, 470-471, 471t
  parafimose, 474-476, 475f, 476f, 477f
  priapismo, 472-474, 472t, 473f, 524
  síndrome do torniquete do cabelo, 477-478
  torção de apêndices testiculares, 470
  torção testicular, 151t, 157, 427, 427t, 428f, 469-470, 470f
  tumores testiculares, 472
  varicocele, 14, 15f, 427t, 472
doenças sexualmente transmissíveis (DSTs), 508, 509t
  causas bacterianas de
    cancroide, 511t, 516
    DIP, 432-435, 434t, 435f, 510t, 516-517
    sífilis, 513t, 515, 680-681, 681f
    vaginose bacteriana, 493-494, 511t, 515-516

causas fúngicas de, candidíase vulvovaginal, 493-494, 511t, 519-520
causas virais de
  HIV, 74-75, 400
  HPV, 512t, 518-519, 571-573, 572t
  HSV, 512t, 517-518, 571-573, 572t
em casos de abuso sexual, 74-75, 75t
infecções geniturinárias causadas por, 571-573, 572t
parasitas causadores de
  piolho púbico, 513t, 520
protozoários causadores de, *Trichomonas vaginalis*, 74-75, 75t, 511t, 519
sarna, 514t, 520
secreção vaginal causada por, 75-76, 76t
tratamento e encaminhamento para, 508-509, 510t-514t
dopamina
  para choque, 116-119, 117f, 118f, 119t, 536
  para edema pulmonar, 402, 402t
  para emergências gastrintestinais, 413
  para pacientes com trauma espinal, 270
dor
  abdominal
    avaliação de, 149-154, 150t-151t
    distúrbios hepatobiliares causadores, 156
    distúrbios intestinais causadores, 155-156
    emergências GI causadoras, 414-415, 414t, 415t
    outros distúrbios causadores, 156-157
  de garganta, 391, 392t
  dor pélvica
    achados clínicos na, 501-502
    causas ginecológicas/obstétricas de, 501, 501t
    causas não ginecológicas de, 507-508
    condições comuns, 505-506
    condições potencialmente fatais, 502-505
dores crescentes, 601

DOS. *Ver* Doença de Osgood-Schlatter
doxiciclina, 75*t*, 166*t*, 400, 434*t*, 471*t*, 504, 510*t*–511*t*, 513*t*, 517, 573–575, 574*t*, 703
drenagem
 de abscesso, 46
 de tórax, 26–30, 27*f*, 27*t*, 28*f*, 29*f*, 30*f*
drenagem excessiva, desvios de LCS, 727
DRGE. *Ver* Doença do refluxo gastresofágico
drogas ilícitas, 647–649
DSTs. *Ver* Doenças sexualmente transmissíveis
ducto biliar comum (DBC), 18, 18*f*
E
EARM. *Ver* Eventos com aparente risco de morte
EBECT. *Ver* Epilepsia benigna com espículas centrotemporais
EBV. *Ver* Vírus Epstein-Barr
ECG. *Ver* Eletrocardiografia
ECGA. *Ver* Edema cerebral de grandes altitudes
ECM. *Ver* Eritema crônico migratório
ECN. *Ver* Enterocolite necrosante
econazol, 664
eczema herpético, 565–566
edema
 cerebral, 577–578
  de grandes altitudes (ECGA), 622
 corneal, 364
 por calor, 614–615
 pulmonar, 10, 131, 132*f*, 401–402, 402*t*
  de grandes altitudes (EPGA), 622
edetato dissódico de cálcio, 635*t*
EE. *Ver* Estado epilético
EEC. *Ver* Estado epilético convulsivo
EEG. *Ver* Eletrencefalografia
EENC. *Ver* Estado epilético não convulsivo
EFAST. *Ver* avaliação ultrassonográfica estendida focada para o trauma
efedra, 198
efusão pleural, 9
EHP. *Ver* Estenose hipertrófica de piloro
EHS. *Ver* Encefalite por herpes simples
EI. *Ver* Endocardite infecciosa
EIM. *Ver* Erros inatos do metabolismo

eletrencefalografia (EEG), de convulsão, 451, 452*t*–455*t*
eletrocardiografia (ECG)
 de contusão miocárdica, 246
 de distúrbios eletrofisiológicos, 411, 411*t*
 de hipercalemia, 174–175, 175*f*
 de lesões elétricas, 627–628
 de pacientes com hipotermia, 619, 619*f*
 de pericardite, 410, 410*f*
 para síncope, 180*t*
eletrólitos. *Ver* Equilíbrio hídrico e eletrolítico; eletrólitos séricos
eletrólitos séricos, 153
eliminação, para ingesta e exposição à toxina, 634
EM. *Ver* Eritema multiforme
EM. *Ver* Esclerose múltipla
embolia pulmonar (EP), 136–137, 401, 528–529
EMDA. *Ver* Encefalomielite disseminada aguda
emergência ambiental
 doença de grandes altitudes, 621–622
 energia elétrica, 339, 627–630
 envenenamentos. *Ver* Envenenamento
 exposição ao calor, 614–616
 exposição ao frio. *Ver* Emergências de exposição ao frio
emergência vascular, procedimentos
 acesso intraósseo, 40, 42–43, 42*f*
 acesso venoso central, 20–22, 20*f*, 21*f*, 35–39, 36*t*, 37*f*, 38*f*, 39*f*
 cateterismo de venostomia, 39–40, 41*f*
 cateterismo vaso umbilical, 34–35, 34*f*, 35*f*
 colocação cateter IV periférico, 21–22, 33–34
 colocação de cateter arterial, 43–44, 43*t*
 ultrassonografia para, 20–22, 20*f*, 21*f*
emergências cardíacas
 cardiopatia congênita, 121, 405–407, 406*t*, 407*t*
 cianose causada por, 121, 405–407
 distúrbios eletrofisiológicos, 411, 411*t*
 DK, 181, 408–409, 701–702, 702*f*
 endocardite infecciosa, 407–408, 408*t*, 550–551, 708

miocardite, 180*t*, 181, 409, 551–552
pericardite, 410–411, 410*f*
procedimentos para
 cardioversão e desfibrilação, 30
 pericardiocentese, 31–32, 32*f*
 uso de marca-passo, 30–31
síncope causada por
 doença elétrica, 180*t*, 182–186, 182*f*, 183*f*, 184*f*, 185*f*
 doença estrutural, 179–181, 180*t*
 doença funcional, 180*t*, 181
 tratamento imediato de, 405–406, 406*t*
emergências de energia elétrica, 339, 627–630
emergências de exposição ao frio
 eritema, 616–617
 geladura, 339–340, 617–618, 617*t*
 hipotermia, 139, 198, 219, 618–621, 619*f*
emergências dermatológicas
 avaliação inicial para, 663
 erupções bacterianas, 671–681, 672*f*, 673*f*, 674*f*, 676*f*, 677*f*, 678*f*, 679*f*, 680*f*, 681*f*
 erupções fúngicas, 663–664, 670–671, 670*f*, 671*f*
 erupções infantis benignas, 692–694, 692*f*, 693*f*, 694*f*
 erupções petequiais, 705–709, 706*f*, 708*f*, 709*f*
 erupções por artrópode, 703–705, 704*f*, 705*f*
 erupções por parasita/vetor, 702–703, 702*f*, 703*f*
 erupções virais, 681–691, 682*f*, 683*f*, 683*t*, 684*f*, 685*f*, 686*f*, 687*f*, 688*f*, 689*f*, 690*f*, 691*f*
 exame físico de, 663, 664*t*, 665*t*–669*t*
 história, 663
 reações de hipersensibilidade, 695–699, 695*f*, 697*f*, 698*f*
 vasculite e erupções autoimunes, 699–702, 699*f*, 700*f*, 701*f*, 702*f*
emergências endócrinas/metabólicas
 CAD, 577–578, 577*t*
 coma por, 196–200, 199*t*
 DI, 580–581, 580*t*
 DM, 163–165, 576, 577*t*
 doença de Graves, 586–588
 EIM, 199, 584–586, 584*t*, 585*f*

hiperglicemia, 576-577, 577t
hipoglicemia, 578-580, 579t
hiponatremia, 173-174, 174t, 198, 581, 581t
hipoparatireoidismo manifesto como hipocalcemia, 582
hipotireoidismo congênito, 586
HSC, 582-583
SIADH, 581, 582t
síndrome de Cushing, 583
tireotoxicose, 587-588
emergências gastrintestinais (GI). *Ver também* Dor abdominal
  alergia à proteína do leite, 419
  apendicite, 12-13, 13f, 150t, 155, 429-430, 431f, 507-508
  avaliação de, 413-417, 414t, 415t, 416t
  cólica, 417-418
  constipação, 152, 431-432, 433t
  DII, 169-170, 439-441, 440t
  divertículo de Meckel, 425-426, 426f
  doença da vesícula biliar, 437-438, 437f
  doença inflamatória pélvica, 432-435, 434t, 435f
  DRGE, 161, 418
  enterocolite necrosante, 150t, 155-156, 420
  gastrenterite, 160, 162-163, 165, 166t-167t, 168, 419, 558-559
  hérnia inguinal, 150t, 155, 427t, 428-429, 429f, 486-487
  intussuscepção, 18-19, 19f, 20f, 150t, 155, 161-162, 422-425, 424f
  má rotação, 150t, 155, 420-422, 421f
  obstrução, 158-162, 164
  pancreatite, 151t, 156, 441-442, 442t
  procedimentos para, 45, 45f
  torsão de ovário, 151t, 157, 436, 502
  torsão testicular, 151t, 157, 427, 427t, 428f
  tratamento imediato de, 413, 414t
  trauma abdominal causador de, 259-260, 260f
  UTIs, 438-439, 480-484, 480t, 481t, 482t, 483t, 507, 569-571, 570t
emergências geniturinárias. *Ver* Emergências renais e geniturinárias
emergências ginecológicas. *Ver também* Doenças sexualmente transmissíveis

desenvolvimento normal e, 492, 493t
distúrbios vaginais, 493-495, 494f
dor pélvica, 501-508, 501t
exame de, 492
sangramento vaginal, 76, 77f, 495-500, 496t, 497f
emergências hematológicas
  cianose causada por, 121, 123
  distúrbios de hipercoagulação e trombose. *Ver* distúrbios de hipercoagulação
    acidente vascular encefálico, 458-459, 529, 529t
    TEV/EP, 136-137, 401, 528-529
  distúrbios eritrocitários. *Ver* Distúrbios eritrocitários
  distúrbios leucócitários, 525
  plaquetas e distúrbios de sangramento. *Ver* Plaquetas e distúrbios de sangramento
emergências metabólicas. *Ver* Emergências endócrinas/metabólicas
emergências neurológicas
  condições potencialmente fatais
    coma. *Ver* Coma
    distúrbios infecciosos, 444-448, 447t
    estado epilético, 198, 202-205, 203f, 205t, 449, 449t
    hipertensão intracraniana, 443-444, 446f, 446t
  queixas, síndromes e sintomas manifestos como
    acidente vascular encefálico, 458-459, 529, 529t
    botulismo, 465
    convulsão, 450-451, 450t, 452t-455t
    coreia de Sydenham, 465-466
    distúrbios desmilienizantes do SNC, 457-458
    distúrbios neuromusculares genéticos, 460, 461t-464t
    enxaqueca, 208-209, 451, 456, 456t
    mau funcionamento de derivação VP, 458, 725-727, 726f
    paralisia de Bell, 460, 465
    paralisia do carrapato, 460
    SGB, 459-460

emergências oncológicas
  febre e neutropenia, 533-534, 533f, 534t
  hipercalcemia, 532
  hiperleucocitose, 531
  linfoma, 530, 531f
  malignidades hematológicas, 530, 530t, 531f
  síndrome da lise tumoral, 532
  síndrome da veia cava superior/mediastino superior, 532
  tumores sólidos, 530-531
emergências ONG. *Ver* Emergências/infecções de orelha, nariz e garganta
emergências orais
  abscessos peritonsilares, 387-388, 387f, 392t, 541-542
  abscessos retrofaríngeos, 134, 388, 389f, 392t, 541-542
  complicações pós-operatórias, 390-391
  dor de garganta, 391, 392t
  epiglotite, 134, 388-390, 390f, 392t, 549
  infecção, 380-383
  infecções odontogênicas, 393
  obstrução, 378-379
  tratamento imediato de, 378-379
emergências psiquiátricas
  comportamento agressivo, 721-722
  demografia e avaliação da doença mental, 710, 711t
  depressão, 713, 714t-715t, 716
  esquizofrenia, 714t, 720-721
  medicamentos comumente usados em, 714t-715t
  psicose, 719-720
  restrição para, 710-712, 711t, 712t, 713t
  TDAH, 715t, 722-723
  transtorno bipolar, 714t, 716-717
  transtornos da ansiedade, 715t, 718-719
emergências pulmonares. *Ver* Emergências respiratórias
emergências renais e geniturinárias. *Ver também* Emergências ginecológicas
  anúria/oligúria, 467-469, 468t
  condições potencialmente fatais

doenças geniturinárias masculinas. *Ver* Doenças geniturinárias masculinas
hematúria, 484–485, 484*t*
hérnia inguinal encarcerada, 150*t*, 155, 427*t*, 428–429, 429*f*, 486–487
LRA, 467–469, 468*t*
tratamento imediato de, 467–469, 468*t*
emergências respiratórias
   asma, 128–129, 396–397, 396*f*, 397*t*
   avaliação diagnóstica de, 395, 395*f*, 395*t*
   bronquiolite, 10, 10*f*, 135, 397–398, 553–554
   displasia broncopulmonar, 132–133, 398
   doença pulmonar intersticial, 10, 10*f*, 400
   edema pulmonar, 131, 132*f*, 401–402, 402*t*
   EP, 136–137, 401
   FC, 398–399
   influenza, 400–401
   insuficiência respiratória, 104, 394–395
   pertussis, 136, 136*t*, 402–403, 557–558
   pneumonia, 132, 132*f*, 399–400, 400*t*, 555–557, 556*t*
   SARA, 403
   TB, 403
   tratamento imediato de, 394–395
emergências/infecções de orelha, nariz e garganta (ONG)
   abscesso dental, 542
   abscessos peritonsilares, 387–388, 387*f*, 392*t*, 541–542
   abscessos retrofaríngeos, 134, 388, 389*f*, 392*t*, 541–542
   celulite periorbital e orbital, 365–366, 548–549, 548*t*
   complicações pós-operatórias, 390–391
   corpos estranhos nasais, 47–48, 385
   corpos estranhos no canal auditivo, 46–47, 383–384
   dor de garganta, 391, 392*t*
   epiglotite, 134, 388–390, 390*f*, 392*t*, 549
   epistaxe, 48–49, 385–386, 386*f*
   faringite, 391, 392*t*, 543, 708, 708*f*
   impactação de cerume, 383
   infecções odontogênicas, 393
   mastoidite, 382–383, 546–547
   obstrução, 378–379
   OM, 170, 381–382, 545, 546*t*
   otite externa, 380–381
   sinusite, 211, 384, 547
   traqueíte bacteriana, 135, 544–545, 544*f*
   tratamento imediato de, 378–379
EN. *Ver* Eritema nodoso
encefalite, 448
encefalite por herpes simples (EHS), 207
encefalomielite disseminada aguda (EMDA), 457
endocardite, 407–408, 408*t*, 550–551, 708
endocardite infecciosa (EI), 407–408, 408*t*, 550–551, 708
endoftalmite, 365
endometriose, 506
enema de fosfato, 432, 433*t*
enemas, 432, 433*t*
enoxaparina, 401, 528–529
ensaios de coagulação, 253
enterocolite. *Ver* Enterocolite necrosnate
enterocolite necrosante (ECN), 150*t*, 155–156, 420
enterovírus, 681–682, 682*f*
ENV. *Ver* Estimulação do nervo vago
envenenamento. *Ver também* Ingesta e exposição à toxina
   animal, 623–624, 657, 659–660
   anticolinérgico, 632*t*, 635*t*
   chumbo, 635*t*, 652–653, 652*t*
   inseto, 427*t*, 625–627, 660–662
   marinho, 624–625, 660–661, 661*t*
   por *água viva*, 625, 660– 661, 661*t*
   por arraias, 624, 660–661, 661*t*
   por carbamato, 656–657
   por cianeto, 611–612, 635*t*, 651
   por cogumelo, 655, 656*t*
   por escorpião, 626
   por etilenoglicol, 635*t*, 653–654, 654f
   por ferro, 635*t*, 642
   por hidrocarboneto, 651–652
   por inibidor de colinesterase, 635*t*
   por inseticida, 656–657
   por inseto, 427*t*, 625–627, 660–662
   por lítio, 643
   por mercúrio, 635*t*, 653
   por metanol, 635*t*, 653–654, 654f
   por monóxido de carbono, 188, 610–612, 649–650, 650*t*
   por organofosfato, 656–657
   por salicilatos 634, 645
   por sulfonilureia, 635*t*, 645–646
   químico, 610–611
   sistêmico, 610–611
enxaqueca, 208–209, 451, 456, 456*t*
   Ver também Cefaleia
EP. *Ver* Embolia pulmonar
EPGA. *Ver* Edema pulmonar de grandes altitudes
Epicondilite
   lateral, 590
   medial, 590–591
epicôndilo medial, apofisite de, 296
epicôndilo, apofisite de, 296
   epicondilite, 590–591
epididimite, 427*t*, 470, 471*t*, 511*t*
epidural abscesso, 600
epifisiólise, umeral proximal, 589–590
epiglotite, 134, 388–390, 390*f*, 392*t*, 549
epilepsia
   astática mioclônica, 453*t*
   benigna com espículas centrotemporais (EBECT), 450*t*, 455*t*
   benigna de infância com paroxismos occipitais, 450*t*
   da ausência, 450*t*, 453*t*
   da ausência infantil, 450*t*, 453*t*
   da ausência juvenil, 450*t*, 453*t*
   mioclônica juvenil, 450*t*, 455*t*
   rolândica. *Ver* Epilepsia benigna com espículas centrotemporais
epilepsias generalizadas criptogênicas do início da infância, 453*t*
epinefrina
   para anafilaxia, 134
   para asma, 129, 397
   para choque, 117–119, 117*f*, 118*f*, 119*t*, 536
   para crupe, 554–555
   para dor de garganta, 392*t*
   para emergências GI, 413
   para envenenamento marinho, 624
   para exame de trauma de mão, 324–325

ÍNDICE

para lacerações do couro cabeludo, 224
para obstrução de via aérea superior, 127, 134
para parada cardíaca, 87, 89t, 90
para picadas de artrópode, 626
para tratamento de ferida, 345, 348, 348t
para urticária, 695
para via aérea comprometida, 103
epistaxe, 48-49, 385-386, 386f
anterior, 48
posterior, 48-49
eponíquia, 336, 336f
equilíbrio hídrico e eletrolítico
distúrbios de cálcio que perturbam, 176-177, 176t, 532, 582
distúrbios de potássio que perturbam, 174-176, 174t, 175f
distúrbios de sódio que perturbam, 172-174, 172t, 173t, 174t, 198, 581, 581t
distúrbios de volume que perturbam, 171-172
técnicas hidratação para, 177-178
terapia de déficit para, 177
terapia de manutenção intravenosa para, 177, 177t
erisipelas, 672-674, 673f
eritema
crônico migratório (ECM), 703, 703f,
de pacientes de abuso sexual, 78-79, 78t, 79f
infeccioso, 566-567, 685-686, 686f
multiforme (EM), 697-698, 698f
nodoso (EN), 699-700, 699f
tóxico, 693, 693f,
eritromicina, 75t, 79, 166t, 375t, 381, 471t, 510t-511t
erliquiose, 573-575, 574t
erosão, pele, 665t
erros inatos do metabolismo (EIM),199, 584-586, 584t, 585f
erupção pelo calor, 614, 692, 692f, 693f
erupções. *Ver* Emergências dermatológicas, 623-624, 657, 659-660
autoimunes, 699-702, 699f, 700f, 701f, 702f
fúngicas, 663-664, 670-671, 670f, 671f

petequiais, 705-709, 706f, 708f, 709f
por vetor, 702-703, 702f, 703f
escala de coma de Glasgow (GCS), 190, 191t, 218, 218t, 222, 222t, 443, 444t
escalas de sedação, 55, 55t
escala de sedação de Ramsay (ESR), 55, 55t
escitalopram, 714t
esclerose, 666t
esclerose múltipla (EM), 457-458
escoliose, 598
escopolamina, 375t
escore clínico modificado de asma, 396, 397t
escore de APGAR, 120, 121f, 122f
escoriação, 665t
escotoma central, 364
esfregação mecânica, de feridas, 351
esfregação, de feridas, 351
esmolol, 587
espasmos infantis, 452t
espectinomicina, 510t
espermatocele, 427t, 472
espinha cervical
fisiologia e anatomia pediátrica da, 271, 271t
imagem e depuração de, 274
imobilização de, 216, 221
lesões traumáticas da, 276-279, 277f, 278f, 279f, 280f, 281f
espondilite anquilosante, 599-600
espondilolistese, 599, 599f
esquizofrenia, 714t, 720-721
ESR. *Ver* Escala de sedação de Ramsay
estabilidade hemodinâmica
após trauma de mão, 323
de pacientes de abuso sexual, 73, 76
durante SPA, 55
estado epilético (EE), 449, 449t
convulsivo (EEC), 202-204, 203f
medicamentos causadores de, 198
não convulsivo (EENC), 205, 205t
estágios de Tanner, 492, 493t
estenose
estomal, 737-738 ,
hipertrófica de piloro (EHP),18, 18f, 19f, 422, 423f ,
pilórica, 422, 423f
dor abdominal causada por, 150t, 155

ultrassonografia de, 18, 18f, 19f
vômito por, 158-160
esteroides. *Ver também* Corticosteroides
para lesão medular espinal, 270-271
para miocardite, 409
estilete, para colocação de TET, 106
estímulação do nervo vago, 739
estimulantes, para TDAH, 715t, 723
estiripentol, 453t
estrógeno
para aderências labiais, 77
para prolapso uretral, 78
para sangramento vaginal anormal, 499
retirada de, 497
etanol. *Ver também* Intoxicação
para exposição/ingesta tóxica, 635t, 654
etilsuccinato, 75t
etomidato, 56, 56t, 58, 89t, 107, 108t, 111, 216t
etossuximida, 453t
eventos adversos, durante SPA, 55
eventos com aparente risco de morte (EARM), 92-97, 94t, 95t, 9t
exame da lâmpada de fenda, 361
exame de fezes, 152-153
exame geniturinário, 2, 71-72, 72f, 73f
exames seriados, para dor abdominal, 154
exantema súbito. *Ver* Roséola
exaustão por calor, 615
exposição
de pacientes com trauma craniano, 222
de para pacientes com traumas múltiplos, 219
extensores
de mão
exame de, 328-329, 329f
lesões de, 333-335, 333f, 334f, 335f, 341
de punho, 328
do dedo, 328
do polegar, 328
extrínsecos, da mão, 328-329, 329f

F
falha do crescimento, 62, 62f
famciclovir, 512t, 573, 683, 683t
famotidina, 695

faringite, 391, 392t, 543, 708, 708f
  estreptocócica, 708, 708f
fasciíte necrosante, 564
FAST. *Ver* Avaliação ultrassonográfica focada para o trauma
febre
  aguda, 141–145, 142f, 143f
  de origem desconhecida, 145–147,
  dor abdominal com, 152
  em criança imunocomprometida, 147
  escarlatina, 671–672, 672f,
  infecção com, 536–540, 537t
  maculosa das Montanhas Rochosas (FMMR), 573–575, 574t, 702–703, 702f
  malignidade com, 533–534, 533f, 534t
  tratamento de, 147
febre em, 141–142, 142f
  choque, 118–119, 118f
  doença de Graves, 587–588
  pneumonia, 399
  sangramento vaginal, 497
  tireotoxicose, 588
  vômito em, 158–161, 160t
felbamato, 453t, 455t
fenazopiridina, 483
fenilefrina, 48, 116, 119t, 270, 375t, 386, 407, 473–474
fenilpropanolamina, 198
fenitoína, 200, 202, 203f, 205, 449t, 452t–455t, 637
fenobarbital, 203–205, 203f, 449t, 452t, 637
fentanil, 56, 56t, 58, 106–107, 108t, 111, 197, 216t, 223, 242, 245, 249, 417, 608
feridas
  anestesia para, 345, 347–350, 348f, 348t, 349f, 350f
  avaliação de, 346–347
  cuidado pós-tratamento de, 354, 354t
  de amputações, 357
  de lesão por esmagamento, 347
  de lesão por estiramento, 347
  de lesões por injeção à alta pressão, 357
  de punção plantar, 358–359
  em membro, 347
  faciais, 347
  fechamento de, 351–354, 353t
  lesões blásticas, 357
  limpeza e desbridamento de, 350–351
  orais, 356–357
  oral, 356–357
  orientações de seguimento para, 356
  por abrasão, 346–347
  por avulsão, 347,
  por punção, 347, 358–359
  por sucção torácica. *Ver* Pneumotórax aberto
  prevenção de infecção para, 354–356, 355t
  punção plantar, 358–359
  queimadura, 609
  tratamento de mordida, 355–358, 358t
  tratamento imediato de, 345–346
ferrões, 282–283
fibrilação ventricular (FV), 86–87
fibroma, 602
  não ossificante, 602
  ossificante, 602
fibrose cística, 398–399
fimose, 474
fisostigmina, 635t
fissura, 665t
fita Broselow, 81, 106
flexores
  de mão, 327–329, 328f, 341
  de punho, 327
  do dedo, 327, 328f
  extrínsecos, da mão, 327–329, 328f
  profundos, da mão, 327
  superficiais, da mão, 327–328
fluconazol, 511t, 520, 664, 670
fludrocortisona, 583
flumazenil, 56t, 58, 190
fluoresceína, 374, 377
fluoxetina, 714t, 716
FMMR. *Ver* Febre maculosa das Montanhas Rochosas
foliculite, 677, 677f
foliculite da banheira quente, 677
fomepizol, 635t, 654
fórmula de Parkland para queimadura, 608
fórmula do Galveston Shriners Hospital, 608
fosfenitoína, 200, 202, 203f, 205, 449t, 581
fotossensibilidade, 699,
  fármaco-induzida, 699
fratura
  de Chance, 280, 283f
  de Galeazzi, 298, 299f
  de Jefferson, 276
  de Jones, 320
  de Segond, 312, 312f
  do complexo zigomaticomaxilar (CZM), 237–238, 237f
  do enforcado, 278, 279f
  do processo alveolar da maxila, 235
  do úmero proximal, 291–292
  escafoide, 300, 300f
  odontoide, 277–278, 278f
  torus, 299, 300f
  ulnar proximal, 297, 298f
fraturas. *Ver também locais específicos*
  aberta, 225–226, 225f, 286–287
  calcâneas, 319–320, 319f, 320f
  carpais, 300, 300f
  classificação de Salter-Harris de, 285, 286f
  com afundamento de crânio, 225–226, 225f
  cranianas basilares, 225–226, 225f
  de canto, 67, 67f
  de clavícula, 287–288
  de côndilo lateral, 293, 294f
  de costela, 67, 67f, 248–249, 249f
  de crânio, 68, 225–226, 225f
  de falange, pé, 321
  de fêmur distal, 308
  de fíbula, 315
  de Le Fort, 235–237, 236f
  de maléolo, 316
  de mandíbula, 233–234, 233f
  de Monteggia, 297, 298f
  de osso longo, 67–68, 68f
  de plano triplo, 316–317, 317f
  de processo espinhoso, 67
  de rádio distal, 299
  de ulna distal, 299
  do esterno, 67, 249
  do osso temporal, 240–241, 241f
  do seio frontal, 239–240
  em pacientes de TNA, 65t, 67–68, 67f, 68f
  em talo verde, mandíbula, 233–234, 233f

ÍNDICE

epicondilares mediais, 293–294, 294f
eritema, 616–617
escapulares, 67, 68f
femorais, 306, 307f, 308
maxilares, 235–237, 236f
metatarsais, 320–321
nasais, 238–239, 239f
orbitais, 238
pélvicas, 68, 302–303, 302f
por cisalhamento, 279
por compressão, 279
por explosão, 279–280, 282f
supracondilares, 292–293, 293f
talares, 319–320, 319f
trauma torácico causador, 248–249, 249f
ultrassonografia de, 22, 22f
frequência respiratória, 99
fundoscopia, 361
furosemida, 210, 402, 402t, 468, 490
furúnculo, 677–678, 678f
FV. *Ver* Fibrilação ventricular

G

gabapentina, 453t–454t
gap osmolar, 633
garganta. *Ver* Emergências/infecções de orelha, nariz e garganta
gases sanguíneos arteriais, 126, 395
gases sanguíneos venosos, 395, 395t
gastrenterite, 160, 162–163, 165, 166t–167t, 168, 419, 558–559
gastrostomia endoscópica percutânea (GEP), 45, 45f
GCS. *Ver* Escala de coma de Glasgow
geladura, 339–340, 617–618, 617t
gentamicina, 142, 142f, 198, 199t, 375t, 434t, 447, 483, 483t, 508, 510t, 541, 562–563, 570, 733, 733t
GEP. *Ver* Gastrostomia endoscópica percutânea
GI. *Ver* Gastrintestinal
glândulas de Bartholin, 495
glaucoma, 362t
glicocorticoides
para coma, 196
para faringite, 543
gliconato de cálcio, 175, 176
glicopirrolato, 57

glicose
para hipoglicemia, 579–580, 579t
para parada cardíaca, 89t, 90
glicosídeos cardíacos, 635t, 640–641
glomerulonefrite (GN), 487–488
pós-estreptocócica, 487–488
glucagon
para coma, 197
para convulsão, 202
para exposição/ingesta tóxica, 635t, 639
para hipoglicemia, 580
GN. *Ver* Glomerulonefrite
gonorreia, 509, 510t, 571–573, 572t
dor abdominal e, 153
em casos de abuso sexual, 74–75, 75t
epididimite/orquite por, 470–471, 471t
secreção vaginal em meninas pré-adolescentes causada por, 75–76, 76t
gráfico de Lund-Browder, 605, 606f
grampos, fechamento de ferida com, 353–354
grãos de milhete, 692, 692f
gravidez
dor pélvica na, 501–505
ectópica, 151t, 157, 499–500, 502–503
em casos de abuso sexual, 74, 75t
sangramento vaginal durante, 498–500
síncope durante, 188
griseofulvina, 664, 670
guanfacina, 715t, 724

H

haloperidol, 713t
HA-MRSA. *Ver* MRSA adquirida no hospital
Hb. *Ver* Hemoglobina
HBIG. *Ver* Imunoglobulina para hepatite B
HBPM. *Ver* Heparinas de baixo peso molecular
HED. *Ver* Hematoma epidural
heliox, 103
hematócrito, 253, 257
hematoma
auricular, 240–241
do couro cabeludo, 224

epidural (HED), 195, 226, 227f
subdural, 195, 227, 228f
subungueal, 332
hematoquezia, 152
hematúria, 484–485, 484t
hemianopia, 364
hemodiálise, 634
hemofilia, 526–527, 527t
hemoglobina (Hb), 253, 257, 522, 523t
hemoglobinopatias, 522–524, 524t
hemorragia. *Ver também locais específicos*
de feridas, 345–346
intracraniana (HIC), 194–195, 194t
orbital, 373
pacientes com traumas múltiplos com, 217–218
subaracnoide (HSA), 207, 227–228
subconjuntival, 368
espontânea, 368
subdural (HSD), 66
vítrea, 365
hemotórax, 4–5, 7f, 131, 217, 244, 244f
heparina, 137, 401, 459, 528–529,
de baixo peso molecular (HBPM), 401, 528–529
não fracionada (HNF), 528, 529,
hepatite, 74–75, 75t, 151t, 156, 559–560, 559t
hepatização pulmonar, 10, 10f
hera venenosa, carvalho e sumagre, 696
hérnia, 427t
diafragmática, 246–247, 247f
inguinal, 150t, 155, 427t, 428–429, 429f, 486–487,
encarcerada, 150t, 155, 427t, 428–429, 429f, 486–487
heroína, 198
herpangina, 681–682
herpesvírus humano (HHV), 565–566, 686–687, 687f
herpes-zóster, 684, 685f
HHV. *Ver* Herpesvírus humano
HIC. *Ver* Hemorragia intracraniana
hidrocele, 14, 14f, 427t, 428–429, 429f, 471
hidrocodona, 197
hidrocortisona, 89t, 116–117, 117f, 118f, 583
hidrotórax, 131

ÍNDICE

hidroxicobalamina, 612, 635t, 651
hidróxido de magnésio, 432, 433t
hidróxido de sódio, 731
hidroxizina, 695
HIE terapia. *Ver* Terapia hiperinsulinêmica euglicêmica
hifema, 364, 365f, 369–370
hímen íntegro, 506
hiperamonemia, 584, 584t, 585f
hipercalcemia, 176–177, 176t, 532
hipercalemia, 174–175, 174t, 175f
hiperglicemia, 576–577, 577t
hiperleucocitose, 531
hipernatremia, 172–173, 172t, 173t
hiperpirexia maligna, 615–616
hiperplasia suprarrenal congênita (HSC), 582–583
hipertensão
    intracraniana, 443–444, 446f, 446t, idiopática, 210–211
    pulmonar persistente do recém-nascido (HPPRN), 124
hipertermia, 198
hipertrofia tonsilar, 134
hiperventilação, 137
hiperventilação psicogênica, 137
hipocalcemia, 176, 176t, 582
hipocalemia, 175–176
hipoglicemia, 578–580, 579t
    coma por, 196–197
    estado epiléptico por, 202
    síncope causada por, 189
hiponatremia, 173–174, 174t, 198, 581, 581t
hipoparatireoidismo, 582
hipópio, 365, 365f
hipotensão
    choque com, 113
    ortostática, 188
    pacientes com trauma craniano com, 221–222
    URCH para, 11, 15–16, 15f, 16f
hipotermia, 139, 198, 219, 618–621, 619f
hipotireoidismo, 586,
    congênito, 586
hipóxia. *Ver* Sofrimento respiratório
história, 1–2
história,
    familiar, 1
    médica, 1–2

HIV. *Ver* Vírus da imunodeficiência humana
HNF. *Ver* Heparina não fracionada
hordéolo, 367
hormônio antidiurético (ADH), 580–581, 582t. *Ver também* Vasopressina
HPPRN. *Ver* Hipertensão pulmonar persistente do recém-nascido
HPV. *Ver* Papilomavírus humano
HSA. *Ver* Hemorragia subaracnoide
HSC. *Ver* Hiperplasia suprarrenal congênita
HSD. *Ver* Hemorragia subdural
HSV. *Ver* Vírus herpes simples

I

IBG. *Ver* Infecção bacteriana grave
IBPs. *Ver* Inibidores da bomba de prótons
ibuprofeno, 147, 208, 417, 456, 505, 524t, 596, 618
IDMs. *Ver* Inaladores de dose metrificada
íleo paralítico, 284
ileostomia, 736–737
imagem. *Ver modalidades de imagem específicas*
imiquimod, 512t, 691
imobilização
    de fraturas de tíbia e fíbula, 315
    de fraturas femorais, 306, 307f
    de pacientes com trauma espinal, 269
    esquema, 322t
    para cuidado de ferida, 354
    para trauma de mão, 330, 331f, 335
impactação de cerume, 383
impetigo, 678–679, 679f
impetigo bolhoso, 674–675, 674f
imunização. *Ver* Vacinação
imunoglobulina
    botulínica humana (Baby BIG-IV), 465
    contra raiva (RIG), 356
    intravenosa (IGIV), 409, 522, 525–526, 689
    para hepatite B (HBIG), 75t, 560
    $RH_0(D)$, 504, 526
    tetânica (TIG), 335
inaladores de dose metrificada (IDMs), 397

inalatórios, 648–649
incapacitação de pacientes com trauma craniano, 222, 222t
    de pacientes com trauma cervical e maxilofacial, 230
    de pacientes com traumas múltiplos, 218, 218t
incisão e drenagem, de abscesso, 46
infecção
    bacteriana grave (IBG), 141–144, 142f, 143f, 536, 539
    cardíaca
        endocardite, 407–408, 408t, 550–551, 708
        miocardite, 180t, 181, 409, 551–552
    choque séptico, 114–118, 115t, 117f, 118f, 535–536, 536t
    coma por, 198–199, 199t
    da via aérea superior (IVAS), 552–553
    de derivação do LCS, 726–727
    de tubo de traqueostomia, 729–730
    diarreia por, 165–170, 166t–167t
    do trato urinário (ITU), 438–439, 480–484, 480t, 481t, 482t, 483t, 507, 569–571, 570t
    DSTs. *Ver* Doenças sexualmente transmissíveis
    em pacientes com anemia falciforme, 523
    erupções petequiais de, 708, 708f
    febre com, 536–540, 537t
    ferida, 354–356, 355t
    gastrintestinal
        gastrenterite, 160, 162–163, 165, 166t–167t, 168, 419, 558–559
        hepatite, 74–75, 75t, 151t, 156, 559–560, 559t
    geniturinária. *Ver* Doenças sexualmente transmissíveis
    gonocócica disseminada, na mão, 338
    IBG, 141–144, 142f, 143f, 536, 539
    infecção por *Candida*
        dermatite perianal, 671, 671f
        vulvovaginal, 493–494, 511t, 519–520
    linfa, 550
    linha, 539–540
    linha central, 733–734, 733t
    malignidade com, 533–534, 533f, 534t

mão, 336–338, 336f, 337f
musculoesquelética, 560–562, 596
neurológica. *Ver* Infecções
  neurológicas
olho, 362t, 365–369, 369t,
  548–549, 548t
ONG. *Ver* Emergências/infecções de
  orelha, nariz e garganta
pele. *Ver* Infecções cutâneas
por *Gardnerella*, 493–494
por parvovírus, 566–567,
  685–686, 686f
por *Shigella*, 493–494
renal, 438–439, 480–484, 480t, 481t,
  482t, 483t, 507, 569–571, 570t
respiratória. *Ver* Infecções da
  via aérea
transmitida por carrapato
  doença de Lyme, 575, 703, 703f
  FMMR e erliquiose, 573–575,
    574t, 702–703, 702f
tratamento imediato de,
  535–536, 536t
vômito causado por, 160, 162–164
vulvovaginite causada por, 493–494
infecções
  cardíacas
    endocardite, 407–408, 408t,
      550–551, 708
    miocardite, 180t, 181, 409,
      551–552
  da orelha externa, 380
  da via aérea
    bronquiolite, 10, 10f, 135,
      397–398, 553–554
    crupe, 134, 392t, 554–555
    influenza, 400–401
    pertussis, 136, 136t, 402–403,
      557–558
    pneumonia, 132, 132f, 399–400,
      400t, 555–557, 556t
    superior, 552–553
    TB, 403
  de linha, 539–540
  gastrintestinais (GI)
    gastrenterite, 160, 162–163, 165,
      166t–167t, 168, 419, 558–559
    hepatite, 74–75, 75t, 151t, 156,
      559–560, 559t
  geniturinárias. *Ver* Doenças
    sexualmente transmissíveis

infecções cutâneas
  abscesso e celulite, 562–563
  erupções bacterianas, 671–681,
    672f, 673f, 674f, 676f, 677f,
    678f, 679f, 680f, 681f
  erupções fúngicas, 663–664,
    670–671, 670f, 671f
  erupções virais, 681–691, 682f,
    683f, 683t, 684f, 685f, 686f,
    687f, 688f, 689f, 690f, 691f
  fasciíte necrosante, 564
  herpesvírus, 565–566, 682–688,
    683f, 683t, 684f, 685f, 686f,
    687f, 688f
  parvovírus, 566–567,
    685–686, 686f
  piolho, 569
  sarampo, 567–568, 689, 689f
  sarna, 514t, 520, 568,
    703–704, 704f
musculoesqueléticas
  artrite séptica, 561–562, 596
  osteomielite, 560–561
neurológicas
  abscesso cerebral, 196, 447–448
  encefalite, 448
  meningite, 198–199, 199t,
    206–207, 444–447, 447t,
    540–541, 541t
odontogênicas, 393
pelo vírus coxsackie, 681–682, 682f
renais, 438–439, 480–484, 480t, 481t,
  482t, 483t, 507, 569–571, 570t
transmitidas por carrapato
  doença de Lyme, 575, 703, 703f
  FMMR e erliquiose, 573–575,
    574t, 702–703, 702f
infliximabe, 441
influenza, 400–401
infusão
  intraóssea, 177
  subcutânea, 178
ingesta e exposição à toxina
  agentes farmacêuticos
    ADTs, 640
    anestésicos locais, 643–644
    anticoagulantes à base de
      varfarina, 646–647
    anticonvulsivantes, 635t,
      637–638
    antipsicóticos, 638–639

bloqueadores do canal de cálcio,
  635t, 639
clonidina, 639–640
digoxina e glicosídeos cardíacos,
  635t, 640–641
ferro, 635t, 642
INH, 635t, 642–643
lítio, 643
opiáceos/opioides, 197, 632t,
  635t, 644
paracetamol, 635t, 636, 636f, 636t
salicilatos, 634, 645
sulfonilureias, 635t, 645–646
β-bloqueadores, 635t, 639
antídotos para, 634, 635t
avaliação de, 631–633, 632t
centros de controle de venenos, 631
descontaminação para, 633–634,
  650–651
drogas ilícitas, 647–649
eliminação intensificada para, 634
encaminhamento após, 634, 636
inalação de fumaça como causa de,
  610–611
toxinas domésticas e ambientais.
  Ver Toxinas ambientais
  e domésticas
toxinas naturais e envenenamentos.
  Ver Envenenamento
vômito por, 163–164
INH. *Ver* Isoniazida
inibidores
  da bomba de prótons (IBPs)
    para DRGE, 161, 418
    para ulceração gastrintestinal por
      estresse, 284
  da recaptação de dopamina, 715t
  da recaptação de serotonina/
    norepinefrina, 715t
  seletivos da recaptação de
    norepinefrina (ISRNs),
    715t, 719
  seletivos da recaptação de serotonina
    (ISRSs), 714t, 716, 719
instabilidade
  cardíaca congestiva, 406–408
  cardiopulmonar, 104
  de fusão de linha média, 77, 77f
  insuficiência respiratória, 104,
    394–395
    aguda, 394–395

hipercárbica, 394
hipoxêmica, 394
macrocirculatória, 113–114
microcirculatória, 114
perineal de fusão de linha média, 77, 77f
insulina, 175, 576, 578
interferon, 512t, 559t, 560
interferon-β, 409
International Standards for Neurological and Functional Classification of Spinal Cord Injury (ISNCSCI), 271, 272f–273f
intoxicação, 73, 197
intoxicação por álcool. *Ver* Intoxicação
intubação. *Ver também* Intubação endotraqueal
para lesões por submersão, 140
intubação endotraqueal
considerações anatômicas para, 98, 99f
para pacientes com traumas múltiplos, 215–216, 216t
para via aérea comprometida
complicações de, 109–110
cuidados de pós-intubação para, 111
equipamento para, 105–106
escalas de gradação para, 105, 105f
indicações para, 104–105
laringoscopia direta com, 109
métodos alternativos de, 110
preparação para, 106–108, 107f, 108t
verificação da colocação do tubo durante, 109
intussuscepção, 18–19, 19f, 20f, 150t, 155, 161–162, 422–425, 424f
iodoquinol, 167t
íris, 372
irite, 362t
irrigação
de feridas, 351
para exposição a cáustico ou corrosivo, 650–651
remoção de corpo estranho com, 47
irritação química, do olho, 368–369, 369t
ISNCSCI. *Ver* International Standards for Neurological and Functional Classification of Spinal Cord Injury

isoniazida (INH), 635t, 642–643
ISRNs. *Ver* Inibidores seletivos da recaptação de norepinefrina
ISRSs. *Ver* Inibidores seletivos da recaptação de serotonina
itraconazol, 664, 670
ITU. *Ver* Infecção do trato urinário
IVAS. *Ver* Infecção da via aérea superior
ivermectina, 167t, 514t, 568, 569, 704

J
janela
pélvica, 4, 6f
QSE, 3, 4f, 5f
RUQ, 3, 4f
janelas pleurais, 5, 7f
jock itch. *Ver Tinea Cruris*
joelho
artrocentese de, 50
deslocamentos de, 306–308, 308f
deslocamentos patelares de, 50, 309–310
distúrbios ortopédicos de, 596–597
do saltador, 310–311, 597
fraturas patelares de, 309, 309f
lesões de tecido mole de, 310–313, 310f, 312f

L
labetalol, 195
laceração
da bochecha, 357
da língua, 357
laceração de borda vermelha, 357
lacerações, 347
auriculares, 241
couro cabeludo, 224–225
de ligamento cruzado anterior (LCA), 311–312, 312f
mão, 331, 333, 333f, 334f, 341
oral, 356–357
pálpebra 373
lacosamida, 454t
lactato de Ringers (RL), 608
lactulose, 432, 433t
lâmina
de laringoscópio, 106
de Macintosh, 106
de Miller, 106
lamivudina, 559t

lamotrigina, 452t–455t
lansoprazol, 161
laparotomia emergencial, 252, 252t
laparotomia, para trauma abdominal, 252, 252t, 255–258
laringoscopia, 109
laringotraqueobronquite. *Ver* Crupe
lavado peritoneal diagnóstico, 254, 254t, 260
lavagem, solução fisiológica aquecida, 619–620
laxantes, 432, 433t
L-carnitina, 635t, 638
LCT. *Ver* Lesão cerebral traumática
lesão
craniana fechada, 223–224, 223t
de C1, 276
de C2, 276–278, 278f, 279f, 280f
de C3–C7, 279, 281f
de eixo. *Ver* Lesão de C2
de medula espinal sem anormalidade radiográfica (LMESAR), 281–282
do atlas. *Ver* Lesão de C1
e glândula parótida, 232
medular espinal
avaliação e classificação de, 271, 272f–273f
complicações tardias de, 283–284
esteroides para, 270–271
síndromes de, 275–276, 276f
por inalação, 610–612
de fumaça, 610–612
renal aguda (LRA), 467–469, 468t
traqueobrônquica, 248
lesão axonal difusa, 226
lesão cerebral traumática (LCT), 222–223
lesões
abertas, mão, 334–336
blásticas, 357
da orelha, 233, 240–241, 241f
da placa de crescimento, 285, 286f
da ponta do dedo, 331–333
de antebraço, 296–299, 297f, 298f, 299f, 300f
de LCL. *Ver* Lesões, do ligamento colateral lateral
de membro inferior
de joelho, 306–313, 308f, 309f, 310f, 312f

esquema de imobilização para, 322t
fraturas femorais, 306, 307f, 308
lesões de pé, 318-322, 319f, 320f
lesões no tornozelo, 315-318, 316f, 317f
tíbia/fíbula, 313-315, 314f
de nervo
　trauma de mão causador de, 341, 342f
　trauma maxilofacial causador de, 232
dentárias, 234-235, 234f
de pé, 318-322, 319f, 320f
de punho, 300-302, 300f, 301f
desfigurantes, 343-344
de tecido mole. *Ver também* Feridas
　de joelho, 310-313, 310f, 312f
　maxilofacial, 232-233, 233f
de traqueia, 229
do cíngulo do ombro, 287-290, 288f, 289f, 290f, 291f
do LCM. *Ver* Lesões, do ligamento colateral medial
do ligamento
　colateral, 312
　　lateral (LCL), 312
　　medial (LCM), 312
　cruzado, 311-312, 312f
esplênicas, 255-256, 256f, 256t
hepáticas, 256-258, 257f, 257t
laríngeas, 229
membro superior
　apofisite de epicôndilo medial, 296
　deslocamentos de cotovelo, 295, 295f
　esquema de imobilização para, 322t
　fraturas de côndilo lateral, 293, 294f
　fraturas de diáfise umeral, 292
　fraturas do úmero proximal, 291-292
　fratura-separação de fise umeral distal, 294-295
　fraturas epicondilares mediais, 293-294, 294f
　fraturas supracondilares, 292-293, 293f
　lesões de antebraço, 296-299, 297f, 298f, 299f, 300f

lesões de punho e mão, 300-302, 300f, 301f
metafisárias, de pacientes de TNA, 67, 67f
nasais, 232, 233f
ortopédicas. *Ver* Trauma de membro
por fogos de artifício, 340
por injeção à alta pressão, 341, 343, 357
por pistola de condutividade elétrica, 628
por relâmpago, 629-630
por submersão, 138-140
por zíper, 478, 478f, 479f
renais, 258-259, 259f, 261-262, 262t, 263f-264f
straddle, 77-78, 78f, 267-268
térmicas
　classificação de, 604-605, 605f, 606f
　contato, 613
　de mão, 339-340
　de pacientes de TNA, 62-63, 64f
　inalação de fumaça, 610
　ocular, 371
　queimadura solar, 613, 699
　ressuscitação de, 605-608
　tratamento ambulatorial de, 608-609
testiculares, 265
ureterais, 262, 264-265
uretrais, 266, 266f
venenosas. *Ver* Envenenamento
viscerais, 259-260, 260f
leucemia, 530, 530t, 531f, 707
levalbuterol, 103
levantamento esquelético, 66
levantamento primário
　de pacientes com trauma craniano, 221-222, 222t
　de pacientes com traumas múltiplos, 213-219, 216t, 218t
levantamento secundário, 219-220
levetiracetama, 200, 203-205, 203f, 449t, 452t-455t
levofloxacina, 384, 400, 510t, 510t-511t
levonorgestrel, 75t
levotireoxina 586
lidocaína, 8, 89t, 90, 106-107, 108t, 216t, 224, 324-325, 345, 348-350, 348t, 644

ligação, 345-346
limpeza, de feridas, 350-351
lindane, 514t, 568-569, 704
linezolida, 673, 677
linfadenite, 550
linfogranuloma venéreo, 511t
linfoma, 530, 531f
linha Kline, 305, 305f
linhas B, 10, 10f
lipase sérica, 153, 253, 442, 442t
lipídeo a 20%, 635t, 644
lipomas, 602
líquen escleroso, 79, 79f
líquidos de manutenção, 177, 177t
　malation, 513t, 569
líquidos quentes, para hipotermia, 619-620
livedo, 120
lixivaptana, 198
LMESAR. *Ver* Lesão de medula espinal sem anormalidade radiográfica
locação de calamina, 614
lorazepam, 57, 200, 202, 203f, 449t, 713t
LRA. *Ver* Lesão renal aguda
LSD, 649

M
má rotação, 150t, 155, 420-422, 421f
maconha, 647-648
mácula, 666t
malignidade. *Ver* Câncer; tumores
malignidades hematológicas, 530, 530t, 531f
manitol, 192, 196, 210, 218, 578, 726
manobra
　de levantamento do queixo, 101, 214-215
　do empurre mandibular, 101, 101f, 214-215
marcha, 591-593, 591t, 592f, 593f
máscara
　de oxigênio simples, 101
　de oxigênio unidirecional, 101-102
massa intracraniana, 195-196, 210
mastoidite, 382-383, 546-547
maturidade sexual, 492, 493t
maus-tratos infantis, 60-61
MCH. *Ver* Miocardiopatia hipertrófica
mebendazol, 494

mecônio, 104
medicamentos anti-inflamatórios não esteroides (AINEs)
　para dismenorreia, 505
　para dor de anemia falciforme, 524, 524t
　para enxaqueca, 456
　para pericardite, 410
　para sangramento vaginal anormal, 499
　para sinovite transiente, 596
medicamentos oftálmicos, 374, 375t
melena, 152
membranas de ferida, 609
menarca, 497–499
meningite, 198–199, 199t, 206–207, 444–447, 447t, 540–541, 541t
　bacteriana, 198–199, 199t, 206–207, 444–447, 447t, 540–541, 541t
meningococemia, 679–680, 680f, 709, 709f
mepivacaína, 348t
mercúrio elementar, 653
mercúrio inorgânico, 653
mercúrio orgânico, 653
meropeném, 677
metadona, 197
metemoglobinemia, 121, 123, 655
metilfenidato, 715t, 723
metilprednisolona, 211, 270–271, 392t, 397, 525
metimazol, 587–588
metoclopramida, 161, 208
método FARES, 290
meto-hexital, 54
metotrexato, 441, 503
metronidazol, 75t, 167t, 196, 434t, 441, 448, 494, 508, 510t, 510t–511t, 516–517, 519, 573
miconazol, 477, 511t, 664
midazolam, 56–58, 56t, 107, 108t, 202, 203f, 204, 223, 449t, 713t
midriáticos, 375t
migração, cateter, 732–733
miliária, 692, 692f, 693f
miliária rubra. *Ver* Erupção pelo calor
milrinona, 89t, 116, 118f, 119t
miocardiopatia, 179, 180t, 181
　dilatada, 180t, 181
　hipertrófica (MCH), 179, 180t
miocardite, 180t, 181, 409, 551–552

miopatias, 461t–462t
　congênitas, 461t–462t
　do core central, 462t
　metabólicas, 462t
　miotubular, 461t
Miozyme. *Ver* α-glicosidase
Mittelschmerz, 506
molusco contagioso, 691, 691f
monitorização
　da velocidade de fluxo expiratório máximo (VFEM), 396
　de pacientes de queimadura, 608
　de PTFE. *Ver* Monitorização da velocidade de fluxo expiratório máximo
　durante SPA, 54–55, 55t
mononucleose infecciosa, 392t, 565–566, 688, 688f
montelucaste (Singulair), 397
mordidas
　de animal
　　mão, 338
　　maxilofacial, 232
　　tratamento de ferida para, 355–358, 358t
　　venenosa, 623–624, 657, 659–660
　de cachorro, 358, 358t
　de gato, 358, 358t
　humanas, 338, 358, 358t
morfina, 154, 242, 245, 249, 417, 524t
morte cerebral, 200–201
morte, cuidado após, 91
movimentação em bloco, 219, 269
MRSA adquirida no hospital (HA-MRSA), infecções cutâneas, 676–677
MRSA adquirido na comunidade (CA-MRSA), infecções cutâneas, 676–677
MRSA. *Ver Staphylococcus aureus* resistente à meticilina
mupirocina, 679
músculo ciliar, 372
músculos extraoculares, 361
músculos intrínsecos, da mão, 328–329

N
N-acetilcisteína (NAC), 635t, 636
nadolol, 635t, 639
nafcilina, 561, 562, 675

naloxona, 56t, 58, 89t, 190, 191t, 197, 635t, 640, 644
naproxeno, 505
narcóticos. *Ver* Opiáceos
nariz. *Ver* Emergências/infecções de orelha, nariz e garganta
náusea, 149, 152. *Ver também* Vômito
necrólise epidérmica tóxica (NET), 697–698, 698f
nefrolitíase, 507
negligência, 60, 62, 62f
Neisseria meningitidis, 540, 679, 709
neomicina, 355
neomicina com bacitracina e polimixina B, 375t
neonatos
　cianose em, 120–124, 121f, 122f
　intubação endotraqueal para, 104
　parada cardíaca em, 87
nervo
　mediano
　　compressão de, 338
　　exame de, 329, 330f
　　lesões do, 341, 342f
　radial
　　exame de, 329, 329f
　　lesões no, 341, 342f
　ulnar
　　exame de, 329, 330f
　　lesões do, 341, 342f
NET. *Ver* Necrólise epidérmica tóxica
neuromielite óptica (NMO), 457
neutropenia
　febril, 539–540
　malignidade com, 533–534, 533f, 534t
　sem malignidade, 525
nicardipina, 195
nifedipina, 617, 621–622
nistatina, 511t, 671
nitazoxanida, 167t
nitrato de prata, 386
nitrito de amila, 651
nitrito de sódio, 651
nitritos, 635t
nitrofurantoína, 439, 483, 483t, 570
nitroglicerina, 402, 402t
nitroprussiato, 402, 402t
NMO. *Ver* Neuromielite óptica
nódulo, pele, 667t

norepinefrina, 116–117, 117f, 119t, 270, 413, 536
norfloxacina, 375t

O

OACEAP. *Ver* Origem anômala da coronária esquerda a partir da artéria pulmonar
obstipação, 152
obstrução
    abertura gástrica, 736
    da abertura gástrica, 736
    de cateter, 731–732
    de derivação de LCS, 458, 725–726, 726f
    de tubo de traqueostomia, 728–729
    de via aérea superior, 126–127, 127f, 133–134
    GI, 158–162, 164
    via aérea, 126–127, 127f, 133–135
OCD. *Ver* Osteocondrite dissecante
octreotida, 197, 580, 635t, 646
OEA. *Ver* Otite externa aguda
ofloxacina, 375t, 510t, 510t–511t
OI. *Ver* Osteogênese imperfeita
olanzapina, 714t, 717, 720
óleo mineral, 432, 433t
olho
    descontaminação do, 634, 650–651
    emergências de
        avaliação de, 361–365, 362t, 363f, 364f, 365f
        condições requerendo tratamento imediato, 365–367, 366f
        corantes para, 374
        equipamento e medicações para, 374, 375t
        não traumática, 367–370, 369t
        queimaduras, 370–371
        técnicas comuns usadas para, 374–377, 376f
        traumática, 362, 371–374
    infecções do, 362t, 365–369, 369t, 548–549, 548t
    lesão por trauma maxilofacial, 232
    negro, 372–373
    ultrassonografia de, 24–25, 24f, 25f
    vermelho, 361–362, 362t, 363f, 364f
oligúria, 467–469, 468t
OM. *Ver* Otite média
OMA. *Ver* Otite média aguda
ombro
    deslocamento de, 50, 288–290, 289f, 290f, 291f
    distúrbios de, 589–590
    do jogador de beisebol juvenil, 589–590
omeprazol, 161
ondansetrona, 163
opiáceos/opioides
    exposição/ingesta tóxica de, 197, 632t, 635t, 644
    para dor de anemia falciforme, 524t
    para emergências gastrintestinais, 417
    para enxaquecas, 208
    para pacientes com trauma craniano, 223
    para pacientes com trauma torácico, 242, 245, 249
    para pacientes de queimadura, 608–609
    para SPA, 56–58, 56t
orelha do nadador. *Ver* Otite externa aguda
origem anômala da coronária esquerda a partir da artéria pulmonar (AACEAP), 180–181
orquite, 427t, 470–471, 471t
oseltamivir, 401
osteocondrite dissecante (OCD), 597
osteocondroma, 602
osteogênese imperfeita (OI), 601
osteomielite, 560–561
osteossarcoma, 603
otite
    externa, 380–381
        aguda (OEA), 380–381
    média (OM), 170, 381–382, 545, 546t
        aguda (OMA), 381–382
oxacilina, 561, 562, 733, 733t
oxcarbazepina, 453t–455t
óxido nítrico, 124
óxido nitroso, 118f, 119, 348
oxigenação, avaliação de, 126
oxigênio umidificado, 103
oximetazolina, 48, 386
oximetria de pulso, 123, 126, 395, 395t
oxiúros, 494

P

pacientes sem pulsação, 81, 86–87
pais, de pacientes de TNA, 70
pálpebra
    equimose de, 372–373
    eversão de, 374, 376f
    infecção de, 368
    lacerações de, 373
    trauma da, 372
panarício herpético, 337, 682
pancreatite, 151t, 156, 441–442, 442t
papilomavírus humano (HPV), 512t, 518–519, 571–573, 572t
pápula, 668t, 669t
paracetamol, 147, 208, 417, 456, 524, 524t, 596
    exposição/ingesta tóxica de, 635t, 636, 636f, 636t
parada cardíaca
    arritmias letais, 86–87
    circulação, 86
    considerações pediátricas em, 81
    criança apneica/sem pulsação, 81
    cuidados de pós-morte para, 91
    cuidados de pós-ressuscitação para, 87, 90
    em neonatos, 87
    guias auxiliares de minimização de erro para, 81, 82f–83f
    lesões por submersão com, 139
    presença da família durante a ressuscitação e, 91
    RCP para, 81, 84–85, 87, 91
    respiração, 85, 87
    término da ressuscitação para, 91
    tratamento farmacológico de, 88–90, 89t
    via aérea, 85, 87
parafimose, 474–476, 475f, 476f, 477f
paralisia
    de Bell, 460, 465
    do carrapato, 460
    periódica hipercalêmica, 462t
paralíticos. *Ver* Agentes de bloqueio neuromuscular
parênquima pulmonar, perda de função, 131–133, 132f
paroníquia, 336, 336f
patela
    deslocamentos de, 50, 309–310
    fraturas de, 309, 309f
    subluxação de, 597
    tendinite de, 310, 597

PCR. *Ver* Reação em cadeia da polimerase
pé de atleta. *Ver* Tinea pedis
pediculose, 513*t*, 520, 569
pele. *Ver também* Emergências dermatológicas
　após lesão medular espinal, 284
　de mão, 327
　de pacientes de TNA, 62, 63*f*
　descontaminação de, 633–634, 650–651
　lesões de, 665*t*–669*t*
penicilina, 79, 286, 513*t*, 515, 543, 672
penicilina G, 680–681
penicilina G cristalina aquosa, 513*t*
pênis. *Ver* Doenças geniturinárias masculinas
pentobarbital, 203*f*, 204, 449*t*
perda auditiva, 241, 241*f*
perda da visão, 362–365, 365*f*
pericardiocentese, 31–32, 32*f*
pericardite, 410–411, 410*f*
peri-hepatite, 434–435
períodos de suspensão da respiração, 187
permetrina, 513*t*, 514*t*, 568, 569, 704
pérnio. *Ver* Frieira
peróxido de hidrogênio, 351
pertussis, 136, 136*t*, 402–403, 557–558
pescoço
　distúrbios ortopédicos de, 589
　feridas de, 347
　trauma de, 229–232, 230*f*
petéquias, 666*t*
　fisiológicas, 707–708
　traumática, 707–708
PGE. *Ver* Prostaglandina E
PHS. *Ver* Púrpura de Henoch-Schönlein
PIC. *Ver* Pressão intracraniana
picadas, 347
　de aranha, 626–627, 661–662, 704–705, 705*f*
　de aranha hobo, 704–705
　de artrópode, 427*t*, 625–626, 661–662, 703–705, 704*f*, 705*f*
　de *Chrysaora*, 625
　de cobra, 623–624, 657, 659–660
　de cobra *Crotalinae*, 623–624, 657, 659–660
　de cobra *Elapidae*, 623–624, 657, 659–660
　inseto, 427*t*, 625–627, 660–662
　mão, 338
　maxilofacial, 232
　tratamento de ferida para, 355–358, 358*t*
　venenosa, 427*t*, 623–627, 657, 659–660
pielonefrite, 151*t*, 156, 507
pílulas anticoncepcionais, 499
PIO. *Ver* Pressão intraocular
piolho. *Ver* Pediculose
piolho púbico, 513*t*, 520
piperacilina, 483*t*
piperacilina-tazobactama, 504, 508, 564, 677
piretrinas, 513*t*
piridoxina, 452*t*, 635*t*, 643
placa, 669*t*
plantas
　exposição/ingesta tóxica de, 657, 658*t*–659*t*
　reações de hipersensibilidade a, 696
plaquetas e distúrbios de sangramento
　CIVD, 527–528, 708–709, 709*f*
　distúrbios de sangramento hereditários, 526–527, 527*t*
　doença hemorrágica do recém-nascido, 526
　PTI, 525–526, 706–707, 706*f*
　reações transfusionais, 527
pneumonia, 10, 10*f*, 132, 132*f*, 399–400, 400*t*, 555–557, 556*t*
　por *Pneumocystis jirovecii*, 400
pneumotórax
　aberto, 217, 243
　cianose causada por, 123
　pacientes com traumas múltiplos com, 216–217
　por tensão, 128, 216–217, 243, 243*f*
　sofrimento respiratório causado por, 128, 130–131, 130*f*
　trauma torácico causador de, 243, 243*f*
　ultrassonografia de, 5, 7*f*, 16
podofilina, 512*t*, 573
podofilox, 512*t*
polietilenoglicol, 432, 433*t*, 633
polimixina, 355
polimixina B e trimetoprima, 375*t*
pomada de petrolato, 354–355
pomadas
　aplicações no olho, 374, 376
　cuidado de ferida com, 354–355
pooling venoso, perianal, 79, 79*f*
potássio, para CAD, 578
PPE. *Ver* Profilaxia pós-exposição
PR. *Ver* Ptiríase rosa
pralidoxima (2-PAM), 635*t*, 657
prednisolona, 695
prednisona, 129, 209, 396, 465, 490, 522, 526, 695
prematuridade com sofrimento respiratório, 104
pré-oxigenação, para intubação endotraqueal, 106
presença da família durante a ressuscitação, 91
preservação de tecido, 323
pressão intracraniana (PIC), aumentada
　coma por, 191–192, 193*t*
　em traumas múltiplos, 218
　ultrassonografia ocular para, 25, 25*f*
　vômito por, 160–161, 163–164
pressão intraocular (PIO), 362, 376–377
pressão positiva contínua em dois níveis na via aérea (BiPAP), 103, 394
pressão positiva contínua na via aérea (CPAP), 103, 394
pressão, para tratamento de ferida, 345
priapismo, 472–474, 472*t*, 473*f*, 524
prilocaína, 348, 348*t*, 644
probenecida, 510*t*, 513*t*
probióticos, 441
procaína, 348*t*
procaína-penicilina, 513*t*
procainamida, 89*t*, 90
procedimentos de emergência
　cardíaco, 30–32, 32*f*
　de otorrinolaringologia
　　remoção de corpo estranho do CAE, 46–47
　　remoção de corpo estranho nasal, 47–48
　　tratamento de epistaxe, 48–49
　gastrintestinal, 45, 45*f*
　modalidades não invasivas, 100–104, 101*f*, 102*f*
　musculoesquelética
　　artrocentese, 50–51
　　redução de subluxação e deslocamento, 49–50

musculoesquelético, 49–51
neurológica, 51–52
neurológico, 51–52
otorrinolaringologia, 46–49
para tecido mole, 46
tecido mole, 46
torácico, 26–30, 27f, 27t, 28f, 29f, 30f
urológica, 52
urológico, 52
vascular. *Ver* Procedimentos de emergência vascular
via aérea, 26
    modalidades invasivas, 104–111, 105f, 107f, 108f
    tratamento de traumas múltiplos, 214–216, 216t
proclorperazina, 208
profilaxia antitetânica, 355, 355t
profilaxia da raiva, 355–356
profilaxia pós-exposição (PPE), para HIV, 75
progesterona, 499
progestina, 499
prolapso estomal, 737
prolapso uretral, 78, 78f, 497, 497f
proparacaína, 375t
propiltiouracil (PTU), 587–588
propofol, 54, 56, 56t, 57–58, 107, 108t, 111, 203f, 204, 216t, 223, 449t
propranolol, 587–588, 635t, 639
prostaglandina E (PGE), 118f, 119, 124, 402, 402t, 407
prova de função pupilar, 361
provas de função hepática, 153, 253, 257
provas de função renal, 153
pseudo-subluxação de C2 em C3, 278, 280f
pseudotumor cerebral. *Ver* Hipertensão intracraniana idiopática
psicose, 719–720
PTI. *Ver* Púrpura trombocitopênica imunológica
ptiríase rosa (PR), 700–701, 701f
PTT. *Ver* Púrpura trombocitopênica trombótica
PTU. *Ver* Propiltiouracil
puberdade
    feminina, 492, 493t
    precoce, 496–497
pulmão. *Ver também* Emergências respiratórias
    ultrassonografia de, 5, 7f, 9–10, 10f, 16
Pulmozyme. *Ver* α-dornase
punção lombar, 51–52, 204, 446–447, 447t
púrpura, 666t
    de Henoch-Schönlein (PHS), 427t, 700, 700f
    fulminante, 708–709, 709f
    trombocitopênica imunológica (PTI), 525–526, 706–707, 706f
    trombocitopênica trombótica (PTT), 707
pústula, 669t

Q

QT. *Ver* Quadriparesia transitória
quadril
    claudicação causada por, 592–593, 592f, 593f
    DEFC de, 305, 305f, 595, 595f
    deslocamento de, 303–305, 304f
    distúrbios ortopédicos de, 593–596, 594f, 595f
    fraturas de, 303, 303f
    fraturas pélvicas e, 302–303, 302f
    ultrassonografia de, 22, 23f
quadriparesia transiente (QT), 282–283
queimaduras
    elétrica, 339, 627–630
    ocular, 370–371
    por contato, 613
    química, 370–371, 612–613
    químicas, 370–371, 612–613
    solar, 613, 699
    térmica. *Ver* Lesões térmicas
quérion, 664, 670f
quetiapina, 714t, 717, 720
quinta doença. *Ver* Eritema infeccioso

R

rabdomiossarcoma, 603
rádio, fraturas de, 298–299, 299f
radiografia
    de trauma abdominal, 253, 255, 257–258
    de trauma espinal, 274
    de traumas múltiplos, 220
    para TNA, 65–68, 67f, 68f
RAI. *Ver* Tratamento com iodo radioativo
ranitidina, 161, 392t, 695
ratreamentos toxicológicos, 632–633
RCP. *Ver* Ressuscitação cardiopulmonar
reação em cadeia da polimerase (PCR), para avaliação da dor abdominal, 153
reações de hipersensibilidade
    dermatológica, 695–699, 695f, 697f, 698f
    farmacológica, 696–697, 697f
reações transfusionais, 527
reaquecimento, 617–620
recesso esplenorrenal. *Ver* Janela QSE
reflexo à percussão do calcanhar, 416
reflexos troncoencefálicos, 191, 192t
reflexos, avaliação de, 191, 192t
regra dos nove, 604–605, 605f
reimplantação
    de amputações traumáticas, 285–286
    de mão, 340–341
relato, de TNA, 70
remoção de pelo, de feridas, 351
remoção de roupa, 219
reparo de tendão, de tendões extensores, 333, 334f
respiração
    avaliação da
        em pacientes de queimadura, 607
        na parada cardíaca, 85, 87
        no trauma cervical e maxilofacial, 229–230
        no trauma craniano, 221
        no trauma múltiplo, 216–217
        no trauma torácico, 242
    rasa, 127–128
    superficial, 127–128
ressonância magnética (RM)
    de TNA, 66–67
    de trauma espinal, 275
ressuscitação. *Ver também* Ressuscitação cardiopulmonar
    para lesões por submersão, 139–140
    presença da família durante, 91
    queimaduras, 605–608
    término de, 91
ressuscitação cardiopulmonar (RCP), 81, 84–85, 87, 91, 139
ressuscitação/terapia com líquido
    déficit, 177
    manutenção, 177, 177t
    para asma, 129

para CAD, 578
para choque, 116–119, 117f, 118f, 119t, 536
para depleção de volume, 171–172
para DI, 580
para diarreia, 165, 168–169
para emergências de exposição ao calor, 615–616
para emergências GI, 413
para gastrenterite, 419, 559
para hiperglicemia, 576
para LRA, 468
para pacientes com trauma abdominal, 252
para pacientes com traumas múltiplos, 218
para pacientes de queimadura, 607–608
para vômito, 162–163
técnicas para, 177–178
restrição
para emergências psiquiátricas, 710–712, 711t, 712t, 713t
química, 710–712, 711t, 713t
retina, perda visual aguda e, 364
ribavirina, 398, 559t, 560
rifampicina, 199t
rifaximina, 441
rigidez, dor abdominal com, 152
rins. *Ver* emergências renais e geniturinárias; lesões renais
risperidona, 714t, 717, 720
rizatriptana, 208, 456
RL. *Ver* Lactato de Ringers
RM. *Ver* Ressonância magnética
rocurônio, 108, 108t, 111, 216t
ropivacaína, 348t
roséola, 565–566, 686–687, 687f
rubéola, 690–691, 690f
rufinamida, 453t
ruptura
aórtica, 247–248
de esôfago, 247
ruptura de globo, 24, 24f
de mecanismo extensor, 310–311
de menisco, 311
de tendão patelar, 310–311
do frênulo, 357
do LCA. *Ver* Lacerações de ligamento cruzado anterior
do ligamento cruzado posterior (LCP), 311–312
do tendão de Aquiles, 22–23, 23f, 318-319
do tendão quadríceps, 310–311
LCP. *Ver* Rupturas de ligamento cruzado posterior
testicular, 14, 14f, 427t
uterina, 505

S

salbutamol, 89t, 102–103, 129, 135, 175, 396–397, 397t, 611
sangramento. *Ver também* Hemorragia
de pacientes de abuso sexual, 73, 76, 77f
emergências GI causadoras, 414–415, 414t
nasal. *Ver* Epistaxe
retal, 414–415, 414t
traqueostomia, 730–731
vaginal, 76, 77f, 495–500, 496t, 497f
anormal pós-menarca, 497–499
SARA. *Ver* Síndrome da angústia respiratória aguda
sarampo, 567–568, 689, 689f
sarampo alemão. *Ver* Rubéola
sarcoma de Ewing, 603
sarna, 514t, 520, 568, 703–704, 704f
saúde mental, após ataque sexual, 75
SCT. *Ver* Síndrome do choque tóxico
SDMO. *Ver* Síndrome de disfunção múltipla de órgãos
secreção vaginal, 75–76, 76t
sedação. *Ver também* Sedação procedural e analgesia
após intubação, 111
consciente. *Ver* Sedação procedural e analgesia
mínima, 53
para pacientes com trauma craniano, 223
para SRI, 107–108, 108t, 216t
procedural e analgesia (SPA)
agentes usados para, 56–58, 56t
avaliação para, 54, 54t
conclusão de, 56
considerações gerais para, 53
monitorização durante, 54–55, 55t reversão de, 58
disposição após, 56

escaldas de sedação para, 55, 55t
estágios de, 53–54
para tratamento de ferida, 350
uso de restrição química, 713t
sene, 432, 433t
sensório
alterado, 127–128
avaliação da oxigenação usando, 126
exame, 710, 711t
separação da articulação acromioclavicular (AC), 288, 288f
separações-fraturas de fise umeral distal, 294–295
sequência rápida de intubação (SRI), 106–108, 108t, 111, 215–216, 216t
sequestro esplênico, 524
sertralina, 714t
SETM. *Ver* Síndrome do estresse tibial medial
sexta doença. *Ver* Roséola
SGB. *Ver* Síndrome de Guillain-Barré
SHU. *Ver* Síndrome hemolítico-urêmica
SIADH. *Ver* Síndrome da secreção inadequada de hormônio antidiurético
sífilis, 513t, 515, 680–681, 681f
SII. *Ver* Síndrome do intestino irritável
sildenafila, 124
sinais vitais, 536t
sinal
de Markle, 416
de Murphy ultrassonográfico (SMU), 416
de Rovsing, 153, 416
do cinto de segurança, 259, 260f, 264, 280, 283f
do iliopsoas, 153, 416
do obturator, 153, 416
do pseudo-rim, 19, 20f
síncope
por calor, 615
síncope
avaliação diagnóstica de, 186–187
causas cardíacas de, 179–186, 180t, 182f, 183f, 184f, 185f
causas de, 186, 186t
condições mimetizantes, 189
epidemiologia de, 186

exame físico de, 186
gravidez como causa de, 188
hipoglicemia causadora de, 189
hipotensão ortostática causadora de, 188
história de, 186
monóxido de carbono como causa de, 188
períodos de suspensão da respiração causadores de, 187
situacional, 187
STOP como causa de, 188
tratamento imediato de, 179-186, 180t, 182f, 183f, 184f, 185f
vasovagal, 187
situacional, 187
vasovagal, 187
síndrome
da angústia respiratória aguda (SARA), 403
da lise tumoral, 532
da morte súbita infantil (SMSI), 92-97
da pele escaldada estafilocócica (SPEE), 674-675, 674f
da resposta inflamatória sistêmica (SIRS), 114-115, 535
da secreção inadequada de hormônio antidiurético (SIADH), 581, 582t
da VCS. *Ver* Síndrome da veia cava superior
da veia cava superior (VCS), 532
de Brown-Sequard, 276, 276f
de Brugada, 180t, 183, 183f
de Cushing, 583
de disfunção múltipla de órgãos (SDMO), 115
de Doose. *Ver* Epilepsia astática mioclônica
de Dravet, 453t
de Guillain-Barré (SGB), 459-460
de Janz. *Ver* Epilepsia mioclônica juvenil
de Lennox-Gastaut, 453t
de Panayiotopoulos. *Ver* Epilepsia benigna com espículas centrotemporais
de Reye, 199-200
de serotonina, 632t

de Stevens-Johnson (SSJ), 697-698, 698f
de taquicardia ortostática postural (STOP), 188
do choque tóxico (SCT), 675-676, 676f
do compartimento, 287, 343, 607
do cordão anterior, 275, 276f
do cordão central, 276, 276f
do estresse tibial medial (SETM), 597-598
do intestino irritável (SII), 170
do nó sinusal (SNS), 185-186
do QT longo (SQTL), 180t, 182-183, 182f
do torniquete do cabelo, 477-478
do túnel do carpo, 338
FHC. *Ver* Síndrome Fitz-Hugh e Curtis
Fitz-Hugh e Curtis (FHC), 434-435
hemolítico-urêmica (SHU), 488-489, 707
nefrótica, 489-490
pós-concussiva (SPC), 209-210
tóxica colinérgica, 632t
tóxica extrapiramidal, 632t
tóxica simpatolítica, 632t
tóxica simpatomimética, 632t
WPW. *Ver* Síndrome Wolff-Parkinson-White
síndromes de herniação, 191-192, 193t
sinecatequinas, 512t
Singulair. *Ver* Montelucaste
sinovite
de quadril, 596
transiente, de quadril, 596
sinusite, 211, 384, 547
SIRS. *Ver* Síndrome da resposta inflamatória sistêmica
sistema Cormack-Lehane, 105, 105f
sistema nervoso central (SNC)
distúrbios desmilienizantes de, 457-458
vômito relacionado ao, 160-161, 163-164
SMSI. *Ver* Síndrome da morte súbita infantil
SMU. *Ver* Sinal de Murphy ultrassonográfico
SMZ-TMP. *Ver* Sulfametoxazol-trimetropima

SNC. *Ver* Sistema nervoso central
SNS. *Ver* Síndrome do nó sinusal
sobrecarga de volume, 172
sofrimento respiratório
alteração do sensório com, 127-128
asma, 128-129, 396-397, 396f, 397t
avaliação de, 126
causas de, 100
colapso pulmonar, 130-131, 130f
EP, 136-137, 401
hiperventilação psicogênica, 137
imediato, 126-129, 127f
obstrução de via respiratória, 126-127, 127f, 133-135
perda de parênquima pulmonar funcional, 131-133, 132f
pertussis, 136, 136t, 402-403, 557-558
pneumotórax, 128, 130-131, 130f
prematuridade com, 104
sinais de, 98-100
sons respiratórios, 100
sorbitol, 432, 433t
sotalol, 635t, 639
SPA. *Ver* Sedação procedural e analgesia
SPC. *Ver* Síndrome pós-concussiva
SPEE. *Ver* Síndrome da pele escaldada estafilocócica
SQTL. *Ver* Síndrome do QT longo
SRI. *Ver* Sequência rápida de intubação
SRI neuroprotetora, 106-107, 108t
SSJ. *Ver* Síndrome de Stevens-Johnson
Staphylococcus aureus, infecções cutâneas por MRSA, 673, 673f, 676-677
Staphylococcus aureus resistente à meticilina (MRSA), infecções cutâneas, 673, 673f, 676-677
STOP. *Ver* Síndrome de taquicardia ortostática postural
subluxações. *Ver também locais específicos*
redução de, 49-50, 296-297, 297f
sucção
após intubação, 111
nasogástrica, 154
para via aérea comprometida, 101, 106
remoção de corpo estranho com, 47
succímero, 635t
succinilcolina, 108, 108t, 216t, 223

sufocação, 93
suicídio, 73, 710, 711*t*
sulfacetamida sódica, 375*t*
sulfadiazina de prata, 339, 609
sulfametoxazol-trimetoprima (SMZ-TMP), 166*t*–167*t*, 338, 358*t*, 381, 403, 439, 470–471, 483*t*, 494, 546*t*, 548*t*, 549–550, 563, 569, 570, 673, 677, 729
sulfato de magnésio, 89*t*, 90, 129, 397
sulfureto de selênio, 664, 671
sumatriptana, 208–209, 456
superdosagem de substância, 197
suporte básico de vida (SVB), 84
suporte vital avançado, 84
supositórios de glicerina, 432, 433*t*
supressão da medula óssea, 707
suturas
    absorvíveis, 352–353, 353*t*
    de *nylon*, 352, 353*t*
    de poliéster, 352, 353*t*
    de polipropileno, 352, 353*t*
    de seda, 352, 353*t*
    do intestino, 352–353, 353*t*
    fechamento de ferida com, 352–354, 353*t*, 354*t*
    ligação imediata de ferida com, 345–346
    não absorvíveis, 352, 353*t*
    para tubo de toracostomia, 29, 29*f*
    sintéticas absorvíveis, 353, 353*t*
SVB. *Ver* Suporte básico de vida

T
tala de tração de Hare, 306, 307*f*
tamponamento
    cardíaco, 218, 244
    pericárdico, 4, 6*f*, 11, 11*f*
    posterior com compressa de gaze, 48–49
    posterior com sonda de Foley, 49
taquicardia
    supraventricular (TSV), 183–184, 184*f*
    ventricular polimórfica catecolaminérgica (TVPC), 180*t*, 184–185
    ventricular (TV), 86–87
TB. *Ver* Tuberculose
TC. *Ver* Tomografia computadorizada
TCA. *Ver* Ácido tricloroacético
TDAH. *Ver* Transtorno do déficit de atenção/hiperatividade
técnica
    de Allis, 304, 304*f*
    de manipulação escapular, para redução do ombro,
    de rotação externa, para redução do ombro, 290, 290*f*
    de Seldinger, 36, 37*f*
    de Stimson, 290
técnicas
    de hidratação, 177–178
    de pressão positiva, para remoção de corpo estranho, 47–48
    transtecais para via aérea, 110–111
tegumento. *Ver* Pele
telangiectasia, 666*t*
tendinite, cotovelo, 590
tendinite, patelar, 310, 597
tenossinovite
    de mão, 338–339
    de Quervain, 339
    flexora estenosante, 339
    supurativa, de mão, 338
teofilina, 397
terapia
    antipirética, 147
    com líquido de manutenção intravenosa, 177, 177*t*
    de déficit de líquido, 177
    de reidratação oral
        para diarreia, 165, 168–169
        para emergências de exposição ao calor, 615
        técnica de, 177
        para gastrenterite, 419, 558–559
    de reposição de fator, 526–527, 527*t*
    hiperinsulinêmica euglicêmica (HIE), 635*t*,
    inotrópica
        para choque, 116–117, 117*f*, 118*f*, 119, 119*t*
        para edema pulmonar, 402, 402*t*
        para vômito, 162–163
    trombolítica, para acidente vascular encefálico, 459, 529
terbinafina, 664
terbutalina, 89*t*, 397
terçol. *Ver* Hordéolo

terconazol, 511*t*
teste
    de acuidade visual,
    de Allen, 44
    de campo visual, 361, 364
    de Galeazzi, 592, 592*f*
    de gravidez, 153
    de hiperoxia, 123–124
    de sangue oculto nas fezes, 153
    de substância, 74
    FABER, 592, 593*f*
testículos. *Ver* Doenças geniturinárias masculinas
    ultrassonografia de, 13–14, 14*f*, 15*f*
TET. *Ver* Tubo endotraqueal
    com manguito, 98, 105
tet spells, 120, 407
tetracaína, 348, 375*t*, 644
tetraciclina, 166*t*–167*t*, 513*t*
tetralogia de Fallot, 407
TEV. *Ver* Tromboembolia venosa
TGs. *Ver* Tubos de gastrostomia
tíbia
    apofisite de, 313, 596–597
    distal, acesso intraósseo à, 43
    fraturas de, 313–315, 314*f*
    proximal, acesso intraósseo à, 42–43
    SETM de, 597–598
    vara, 598
TIG. *Ver* Imunoglobulina contra raiva
TIG. *Ver* Imunoglobulina tetânica
tinea
    cruris, 664, 670f
    capitis, 663–664, 670f
    corporis, 664, 670f
    pedis, 664, 670, 670f
    versicolor, 670–671, 671*f*
tinidazol, 511*t*
tioconazol, 511*t*
tiopental, 107, 108*t*
tiossulfato de sódio, 635*t*, 651
tipoias, 330
tireotoxicose, 587–588
TNA. *Ver* Trauma não acidental
tobramicina (Tobrex), 375*t*, 483*t*
TOD. *Ver* Transtorno oposicionista desafiante
tolvaptana, 198
tomografia computadorizada (TC)
    de TNA, 66–67

de trauma abdominal, 254–258, 255t, 256f, 256t, 257f, 257t, 259f, 260
de trauma craniano, 223, 223t, 224, 225f
de trauma espinal, 275
de trauma geniturinário, 262
de traumas múltiplos, 220
tonometria, 376–377
tonsilectomia, 390–391
topiramato, 210, 452t–455t
toracotomia, 250
toracotomia de emergência, 250
tórax
    elevação do, verificação da colocação de TET usando, 109
    feridas do, 347
    oscilante, 217, 244–245, 244f
    procedimentos de emergência para, 26–30, 27f, 27t, 28f, 29f, 30f
torção
    de ovário, 151t, 157, 436, 502
    testicular, 13–14, 14f, 151t, 157, 427, 427t, 428f, 469–470, 470f
torcicolo, 589
    muscular adquirido, 589
torções, tornozelo, 318
torniquetes
    para exame de trauma de mão, 325
    para tratamento de ferida, 345
tornozelo
    artrocentese de, 50–51
    deslocamento de, 315–316, 316f
    fraturas de, 316–317, 317f
    torções de, 318
touca de berço, 693, 693f
toxidrome, 631, 632t
toxinas ambientais e domésticas
    cáustico ou corrosivos, 650–651
    cianeto, 635t, 651
    cogumelos, 655, 656t
    ferro, 635t, 652–653, 652t
    hidrocarbonetos, 651–652
    inseticidas organofosfato e carbamato, 656–657
    mercúrio, 635t, 653
    metanol e etilenoglicol, 635t, 653–654, 654f
    metemoglobina, 655
    monóxido de carbono, 649–650, 650t
    plantas, 657, 658t–659t

toxinas naturais. *Ver* Envenenamento
t-PA. *Ver* Ativador do plasminogênio tecidual
tração/contra-tração, para redução do ombro, 50, 290, 291f
tração, de fraturas femorais, 306, 307f
transfusão de plaquetas, para infecção em malignidade, 534, 534t
transporte, intubação endotraqueal para, 105
transtorno
    bipolar, 714t, 716–717
    da ansiedade, 715t, 718–719
    do déficit de atenção/hiperatividade (TDAH), 715t, 722–723
    oposicionista desafiante (TOD), 721–722
traqueíte, 135, 544–545, 544f
traqueíte bacteriana, 135, 544–545, 544f
tratamento com iodo radioativo (RAI), 587
tratamentos nebulizados, para via aérea comprometida, 102–103
trauma. *Ver também* Trauma não acidental; *anatomia específica*
    cianose causada por, 123
    da coluna torácica, 279–280, 282f
    da espinha lombar, 280, 283f
    de câmara anterior,
    de lente, 372, 374
    de mão
        anatomia envolvida no, 327–330, 328f, 329f, 330f, 331f
        estabilização após, 323
        exame de
            analgesia/anestesia para, 323–325, 325f, 326f, 327f
            avaliação radiográfica, 329–330, 331f
            desempenho de, 325–326
            extensores e flexores extrínsecos, 327–329, 328f, 329f
            músculos intrínsecos, 328–329
            nervos, 329, 329f, 330f
            posicionamento do paciente para, 323
            tegumento, 327
            terminologia relacionada ao, 326–327

        história de, 323–324
        infecções com, 336–338, 336f, 337f
        lacerações, 331, 333, 333f, 334f, 341
        lesões complexas, 340–344, 342f
        lesões da ponta do dedo, 331–333
        lesões de nervo, 341, 342f
        lesões de osso e articulação, 335–336
        lesões desfigurantes, 343–344
        lesões de tendão extensor e flexor proximal, 341
        lesões do tendão extensor distal, 333–335, 333f, 334f, 335f
        lesões por corpo estranho, 340
        lesões térmicas, 339–340
        problemas constritivos com, 338–339
        síndrome do compartimento com, 343
        talas, tipoias e curativos para, 330, 331f, 335
        trauma de membro superior com, 300–302, 300f, 301f
    de membro
        amputações, 285–286
        classificação de Salter-Harris de, 285, 286f
        fraturas abertas, 286–287
        lesões de membro inferior. *Ver* Lesões de membro inferior
        lesões de membro superior. *Ver* Lesões de membro superior
        lesões de quadril, 302–305, 302f, 303f, 304f, 305f
        lesões de TNA, 65, 66–67
        lesões do cíngulo do ombro, 287–290, 288f, 289f, 290f, 291f
        mão. *Ver* Trauma de mão
        síndrome do compartimento, 287
escrotal, 427t
espinal
    avaliação e classificação de lesão medular, 271, 272f–273f
    complicações tardias da lesão medular, 283–284
    considerações fisiológicas e anatômicas pediátricas, 271, 271t
    ferrões e quadriparesia transiente, 282–283

imagem de, 274-275
lesões da coluna lombar, 280, 283f
lesões da coluna torácica, 279-280, 282f
lesões da espinha cervical, 276-279, 277f, 278f, 279f, 280f, 281f
LMESAR, 281-282
síndromes de lesão medular espinal em, 275-276, 276f
tratamento imediato de lesões suspeitas, 269-271, 270t
geniturinário
lesões de bexiga, 266-267, 267f, 267t
lesões em *straddle*, 267-268
lesões testiculares, 265
lesões ureterais, 262, 264-265
lesões uretrais, 266, 266f
renal cego, 261-262, 262t, 263f-264f
maxilofacial
fraturas, 233-240, 233f, 234f, 236f, 237f, 239f
lesões da orelha, 233, 240-241, 241f
lesões de tecido mole, 232-233, 233f
ponto de McBurney, 416
tratamento imediato de, 229-230
múltiplo. Ver Traumas múltiplos
não acidental (TNA). Ver também Abuso sexual
avaliação diagnóstica de, 65-68, 67f, 68f
coma por, 200
definições de maus-tratos à criança para, 60-61
diagnóstico diferencial de, 65, 65t
disposição após, 70
epidemiologia de, 61
exame físico para, 62-65, 62f, 63f, 64f
obtenção da história para, 61-62
suspeita de, 2, 61
tratamento de, 68-70, 69f
tratamento imediato para, 60
trauma craniano por, 63-64, 64f, 65t, 66, 228
orbital, 372
penetrante

abdominal, 251
olho, 371-372
pescoço, 230-231, 230f
torácico, 250
perfurante, olho, 371-372
torácico
asfixia, 249
concussão cardíaca, 249-250
considerações pediátricas em, 242
fraturas, 248-249, 249f
lesões penetrantes, 250
lesões potencialmente fatais, 242-248, 243f, 245f, 247f
tratamento imediato de, 242
trauma abdominal
considerações pediátricas no, 251, 252t
lesões esplênicas, 255-256, 256f, 256t
lesões hepáticas, 256-258, 257f, 257t
lesões renais, 258-259, 259f
lesões viscerais, 259-260, 260f
tipos de, 251
tratamento imediato de, 251-255, 252t, 254f, 254t, 255t
trauma cego
abdominal, 251
olho, anexos oculares e órbita, 372
pescoço, 231-232
renal, 261-262, 262t, 263f-264f
trauma craniano
coagulopatia afetando, 228
concussão/lesão craniana fechada, 209-210, 223-224, 223t
contusões cerebrais, 226
critérios de liberação para, 228
distúrbios otológicos subsequentes, 241, 241f
fraturas de crânio, 68, 225-226, 225f
HED, 195, 226, 227f
hematoma de couro cabeludo, 224
hematoma subdural, 195, 227, 228f
hemorragia subaracnoide, 207, 227-228
lacerações do couro cabeludo, 224-225

lesão axonal difusa, 226
TNA, 63-64, 64f, 65t, 66, 228
tratamento imediato de, 221-223, 222t
vítreo, 372
traumas múltiplos
considerações fisiológicas e anatômicas pediátricas em, 213-214, 217-218
levantamento primário de, 213-219, 216t, 218t
levantamento secundário de, 219-220
mortes causadas por, 213, 214t
Trichomonas vaginalis, 74-75, 75t, 511t, 519, 571-573, 572t
trifluridina, 375t
triptanos, 208-209, 456
trombocitopenia, 705-706
tromboembolia venosa (TEV), 528-529. *Ver também* Embolia pulmonar
trombose
acidente vascular encefálico, 458-459, 529, 529t
seio cavernoso, 366
TEV/EP, 136-137, 401, 528-529
TSV. *Ver* Taquicardia supraventricular
tuberculose (TB), 403
tubo
de toracostomia, 26-29, 27f, 27t, 28f, 29f, 30f
endotraqueal (TET), 98, 105, 215
entérico deslocado, 734-735
entérico entupido, 735
nasogástrico, 220
orogástrico, 220
tubos
de gastrostomia (TGs), 45, 45f, 734-736
de toracostomia, 27, 27t. *Ver também* Tubo de toracostomia
de traqueostomia, 727-731, 728t
entéricos, 734-736
torácicos, 27, 27t. *Ver também* Tubos de toracostomia
tumores. *Ver também locais específicos*
escrotais, 427t
ortopédicos, 601-603
sólidos, 530-531
testiculares, 472

tutor, de pacientes de TNA, 70
TV. *Ver* Taquicardia ventricular
TVPC. *Ver* Taquicardia
    ventricular polimórfica
    catecolaminérgica

U

úlcera
    de estresse, 284
    gástrica de estresse, 284
úlcera gástrica, 735-736
ulceração
    corneal, 362t, 369
    cutânea, 665t
    gástrica, 735-736
    GI, 284
ulna, fraturas de, 297-299, 298f
ultrassonografia
    aórtica, 16
    bloqueios nervosos, 7-9, 8f, 9f
    cardíaca, 4, 5f, 6f, 11, 11f, 15
    da vesícula biliar, 16-18, 17f, 18f, 437, 437f
    de abscesso tubo-ovariano, 435, 435f
    de apendicite, 12-13, 13f, 430, 431f
    de emergências GI, 417, 417t
    de estenose pilórica, 18, 18f, 19f, 422, 423f
    de hérnia inguinal, 429, 429f
    de intussuscepção, 18-19, 19f, 20f, 423, 424f
    de pulmão, 5, 7f, 9-10, 10f, 16
    de tecido mole, 12, 12f
    de testículos, 13-14, 14f, 15f, 427, 428f
    EFAST, 3-5, 4f, 5f, 6f, 7f
    FAST, 253, 254f, 255, 257
    musculoesquelética, 22-23, 22f, 23f
    ocular, 24-25, 24f, 25f
    para acesso vascular, 20-22, 20f, 21f
    rápida para choque e hipotensão (URCH), 11, 15-16, 15f, 16f
    URCH, 11, 15-16, 15f, 16f
úmero
    epifiseólise proximal de, 589-590
    fraturas de, 291-295, 293f, 294f
UR. *Ver* Uretrografia retrógrada
URCH. *Ver* Ultrassonografia rápida para choque e hipotensão
uretrite não gonocócica, 510t
uretrografia retrógrada (UR), 266, 266f

urocultura
    para avaliação de dor abdominal, 153
    para hematúria, 484t, 485
    para LRA, 467-468
    para pacientes com trauma abdominal, 253, 258
    para síndrome nefrótica, 490
    para trauma geniturinário, 261-262
    para UTIs, 438-439, 480-482, 481t, 482t
urolitíase, 485-486
urticária, 695, 695f
uso de marca-passo
    cardíaco externo. *Ver* Uso de marca-passo transtorácico
    cardíaco interno. *Ver* Uso de marca-passo transvenoso
    transtorácico, 30-31
    transvenoso, 31
uso de músculo acessório, 99

V

vacina
    de toxoides de difteria e do tétano e de pertussis acelular (DTaP), 355
    de toxoides de tétano e difteria (Td), 355
    de toxoide tetânico, toxoide diftérico reduzido e pertussis acelular (Tdap), 335
vacinação
    hepatite B, 560
    HPV, 519, 573
    para tratamento de ferida, 355-356, 355t
vaginite, 493-494
vaginose bacteriana, 493-494, 511t, 515-516
valaciclovir, 512t, 573, 683, 683t
VAML. *Ver* Via aérea por máscara laríngea
vancomicina, 135, 167t, 196, 198, 199t, 408, 447-448, 534, 541, 545-546, 548t, 549, 551, 557, 561, 563-564, 674, 676-677, 732, 732t
vapor de água, verificação da colocação de TET usando, 109
varfarina, 529, 646-647
varicela. *Ver* Vírus varicela-zóster

varicocele, 14, 15f, 427t, 472
vasculite, 699-702, 699f, 700f, 701f, 702f
vasopressina, 89t, 118f
vazamento de tubo entérico, 735
VCI. *Ver* Veia cava inferior
VCP. *Ver* Ventilação controlada por pressão
VCV. *Ver* Ventilação controlada por volume
vecurônio, 108, 108t, 111
veia cava inferior (VCI), 15, 15f
venlafaxine, 715t, 719
ventilação
    controlada por pressão (VCP), 111
    controlada por volume (VCV), 111
    não invasiva com pressão positiva (VNIPP), 103, 394
    para asma, 129
    para convulsão, 204
    parâmetros para, 111
    para parada cardíaca, 85
    VNIPP, 103, 394
verapamil, 209
verrugas genitais, 512t, 518-519, 571-573, 572t
versado, 111, 216t
vesícula, 668t
    biliar
        doença da, 437-438, 437f
        ultrassonografia de, 16-18, 17f, 18f
via aérea. *Ver também* Sofrimento respiratório
    anatomia de, 98, 99f, 214
    avaliação/tratamento de, 26
        em lesões por inalação de fumaça, 611
        em pacientes de queimadura, 606-607
        modalidades invasivas, 104-111, 105f, 107f, 108t
        modalidades não invasivas, 100-104, 101f, 102f
        na convulsão, 202
        na parada cardíaca, 85, 87
        no trauma cervical e maxilofacial, 229
        no trauma craniano, 221
        no trauma espinal, 269-270
        no trauma múltiplo, 213-216, 216t